HANDBUCH
DER
INNEREN MEDIZIN

BEARBEITET VON

L. BACH-MARBURG, J. BAER-STRASSBURG, G. VON BERGMANN-BERLIN, R. BING-BASEL, H. CURSCHMANN-MAINZ, W. FALTA-WIEN, W. A. FREUND-BERLIN, H. GUTZMANN-BERLIN, C. HEGLER-HAMBURG, K. HEILBRONNER-UTRECHT, R. HEINZ-ERLANGEN, G. JOCHMANN-BERLIN, K. KISSLING-HAMBURG, O. KOHN-STAMM-KÖNIGSTEIN, W. KOTZENBERG-HAMBURG, P. KRAUSE-BONN, B. KRÖNIG-FREIBURG, F. KÜLBS-BERLIN, F. LOMMEL-JENA, E. MEYER-BERLIN, E. MEYER-KÖNIGSBERG, L. MOHR-HALLE, P. MORAWITZ-FREIBURG, E. MÜLLER-MARBURG, F. ROLLY-LEIPZIG, O. ROSTOSKI-DRESDEN, M. ROTHMANN-BERLIN, C. SCHILLING-BERLIN, H. SCHOTTMÜLLER-HAMBURG, R. STAEHELIN-BASEL, E. STEINITZ-DRESDEN, J. STRASBURGER-BONN, F. SUTER-BASEL, F. UMBER-ALTONA, R. VON DEN VELDEN-DÜSSELDORF O. VERAGUTH-ZÜRICH, H. VOGT-STRASSBURG, F. VOLHARD-MANNHEIM, K. WITTMAACK-JENA

HERAUSGEGEBEN VON

PROF. DR. L. MOHR   UND   PROF. DR. R. STAEHELIN
DIREKTOR DER MEDIZIN. POLIKLINIK
ZU HALLE (SAALE)
DIREKTOR DER MEDIZIN. KLINIK
ZU BASEL

ERSTER BAND

INFEKTIONSKRANKHEITEN

MIT 288 ZUM TEIL FARBIGEN TEXTABBILDUNGEN UND 3 TAFELN IN FARBENDRUCK

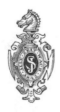

SPRINGER-VERLAG BERLIN HEIDELBERG GMBH 1911

ISBN 978-3-662-42891-7   ISBN 978-3-662-43178-8 (eBook)
DOI 10.1007/978-3-662-43178-8

Zur Einführung.

Das Werk, dessen ersten Band wir hiermit der Öffentlichkeit übergeben, soll eine handbuchmäßige Darstellung der inneren Medizin sein, die, unter voller Berücksichtigung der pathologischen Anatomie sich vor allem auf pathologisch-physiologischer Grundlage aufbaut, soweit dies bei dem jetzigen Stande der Forschung möglich ist.

An und für sich liegt gewiß diesem Plane kein prinzipiell neuer Gedanke zugrunde in einer Zeit, wo das physiologische Denken an den Lehr- und Forschungsstätten der klinischen Medizin seit einigen Dezennien so feste Wurzeln geschlagen hat, daß die Klinik und das klinische Laboratorium selbst an vielen Stellen mit dem größten Erfolg an der Bearbeitung physiologischer und experimentell-pathologischer Probleme sich beteiligt haben und weiter beteiligen. Mit einer gewissen Berechtigung wird man vielmehr die Frage aufwerfen können, ob der gegenwärtige Stand der Entwicklung der klinischen Medizin die Durchführung des Gedankens möglich erscheinen läßt.

Wir selbst haben die Schwierigkeiten des Unternehmens niemals verkannt. Sie liegen vor allem darin, daß nur ein kleines Gebiet der klinischen Medizin nach der angegebenen Richtung einigermaßen erforscht ist, daß andere überhaupt fast nicht in Angriff genommen sind und daß einige dieser Betrachtungsweise zurzeit überhaupt nicht zugänglich sind. Nicht zum geringsten aber gerade dieser Zustand der ungleichmäßigen Entwicklung war es, der uns in dem Wunsche bestärkte, mit Hilfe berufener Fachgenossen die klinische Medizin auf der erwähnten Basis zu bearbeiten, um den Stand des zurzeit Erreichten vor Augen zu führen und die vielen Lücken und Fragestellungen aufzudecken, von deren Erledigung eine weitere erfolgreiche Entwicklung unserer Disziplin abhängig ist. Glaubten wir auf diese Weise dem Forscher und Lehrer von Nutzen sein zu können, so war auf der anderen Seite die Rücksicht auf das Interesse des am Krankenbette handelnden Arztes ein weiterer entscheidender Faktor für die Durchführung des Unternehmens. Im Gegensatz zu der Klinik ist leider von einer Herrschaft des pathologisch-physiologischen Gedankens beim Handeln am Krankenbett nicht überall die Rede. Noch herrscht hier die Neigung, sich mit dem Systematisieren von Krankheitsbildern und Symptomenkomplexen zufrieden zu geben, und die funktionelle Analyse der vielgestaltigen Syndrome, die die Krankenbeobachtung liefert, ist noch keineswegs Allgemeingut der ärztlichen Denk- und Handlungsweise geworden. Hier klärend zu wirken und gerade auch die Vorteile der pathologisch-physiologischen Richtung in praktisch-therapeutischer Beziehung zu zeigen, soll eine wesentliche Aufgabe des Handbuches sein.

Auch in der Verteilung und im Umfang des Stoffes hoffen wir den Interessen des Forschers und Arztes gerecht geworden zu sein. Die Darstellung der Erkrankungen der einzelnen Organe und Organsysteme enthält einen allgemeinen Teil, der die Anatomie, Physiologie und experimentelle Pathologie behandelt. Ferner ist jedem Abschnitt ein Literaturverzeichnis beigegeben, das die grundlegenden und einzelne, besonders wichtige Spezialarbeiten umfaßt. Auf die ausführliche Berücksichtigung der Therapie und ihrer wissenschaftlichen Grundlagen wurde ein besonderer Wert gelegt.

Auf die einzelnen sechs Bände des Werkes ist der Stoff folgendermaßen verteilt: 1. Bd. Infektionskrankheiten. 2. Bd. Erkrankungen der Respirations- und Zirkulationsorgane und des Mediastinums, Erkrankungen der oberen Atemwege. 3. Bd. Erkrankungen der Verdauungsorgane und Nieren. 4. Bd. Erkrankungen der abführenden Harnwege und Genitalien, der Drüsen mit innerer Sekretion, Stoffwechsel- und Konstitutionsstörungen, Erkrankungen der blutbildenden Organe, der Bewegungsorgane, Vergiftungen, Erkrankungen durch physikalische Einflüsse (Luftdruck, Hitze, Elektrizität, Röntgenstrahlen, Radium). 5. Bd. Erkrankungen des Nervensystems. 6. Bd. Grenzgebiete (Chirurgie, Gynäkologie, Ophthalmologie, Otiatrie). Die Bearbeitung der Grenzgebiete von innerer Medizin und Chirurgie hatte Lenhartz, der anerkannte Meister auf diesem Gebiete, übernommen und mit seinem Schüler Kissling auch bereits in Angriff genommen, als ihn in unerwarteter Weise nach kurzer Krankheit der Tod hinwegraffte. An seine Stelle sind seine Schüler getreten, so daß auf diese Weise die wertvollen Erfahrungen der Hamburger Schule dem Werke erhalten bleiben.

Wir hoffen, daß die einzelnen Bände in rascher Folge erscheinen können und daß das ganze Werk im Laufe des nächsten Halbjahres im Druck vorliegen wird.

Allen unseren Herren Mitarbeitern möchten wir an dieser Stelle für ihre bereitwillige Unterstützung danken. Vor allem sind wir aber auch dem Verlage sehr verpflichtet, der in liberaler und großzügiger Weise für Druck und Ausstattung des Werkes Sorge getragen hat.

Halle (Saale) und Basel, Oktober 1911.

L. Mohr.   R. Staehelin.

Vorwort zum ersten Band.

Hinsichtlich der Stoffeinteilung bei den Infektionskrankheiten ist zu bemerken, daß eine Reihe von Erkrankungen auf infektiöser Basis in diesem Bande nicht Platz gefunden haben. So haben wir bei den Infektionen durch den Tuberkelbazillus an der üblichen Organeinteilung festgehalten, ebenso bei der syphilitischen Infektion. Dementsprechend wird die spezielle Bakteriologie der Tuberkulose beim Kapitel Lungentuberkulose, die der Spirochaeta pallida beim Kapitel Mundhöhle besprochen. Ebenso werden Echinokokkeninfektion und Helminthiasis (mit Ausnahme der Trichinosis) nicht in diesem Bande, sondern die letztere bei den Erkrankungen des Darms, die erste bei den entsprechenden Organen beschrieben. Auch Angina, Noma, Chorea, Pneumonie finden sich bei der Besprechung der betreffenden Organerkrankungen. Ferner werden die Infektionen des Darmes mit Ausnahme der ruhrartigen Erkrankungen im dritten Band abgehandelt.

In den ersten Band „Infektionskrankheiten" haben wir dagegen aufgenommen die Cerebrospinalmeningitis und die epidemische Kinderlähmung, entsprechend der Aufklärung, welche die Ätiologie dieser Erkrankungen in letzter Zeit erfahren hat. Von den Tropenkrankheiten haben nur die wichtigsten in dem Handbuch Platz gefunden; der große Umfang dieses Spezialgebietes machte eine solche Auswahl unbedingt nötig.

Der allgemeine Teil ist mit Absicht knapper gehalten, als manchem Beurteiler bei dem großen Umfang dieses Gebietes nützlich erscheinen möchte. Da er aber nur einen orientierenden Überblick über den gegenwärtigen Stand der Infektions- und Immunitätslehre geben soll, glauben wir doch, daß er dieses Bedürfnis vollauf befriedigen wird. Die spezielle Biologie und Morphologie der Infektionserreger wird bei den einzelnen Krankheitsgruppen besprochen.

Halle (Saale) und Basel, Oktober 1911.

L. Mohr.   R. Staehelin.

Inhaltsverzeichnis.

A. Allgemeiner Teil.

Von Professor Dr. **O. Rostoski**, dirigierender Arzt der inneren Abteilung des Krankenhauses Johannstadt zu Dresden.

B. Spezieller Teil.

Septische Erkrankungen. Von Professor Dr. **G. Jochmann**, Privatdozent, dirigierender Arzt der Abteilung für Infektionskrankheiten des Städt. Rudolf Virchow-Krankenhauses zu Berlin

Infektionskrankheiten.

A. Allgemeiner Teil.

Von

O. Rostoski-Dresden.

Mit 4 Abbildungen.

1. Infektion.

Begriffsbestimmung. Die Erscheinungen einer Infektionskrankheit werden dadurch bewirkt, daß kleinste Lebewesen, Mikroorganismen, von außen in den Körper eindringen, dort geeignete Bedingungen für ihre Entwicklung finden, sich vermehren und dabei den Organismus durch Giftwirkung schädigen. Allerdings können wir auch, namentlich bei gewissen Nahrungsmittelvergiftungen, das ganze Bild einer Infektionskrankheit entstehen sehen, ohne daß ein lebendes Agens im Körper wirksam ist. In diesem Falle sind Stoffe, die beim Wachstum der Mikroorganismen außerhalb des Körpers gebildet wurden, in ihn eingedrungen und haben ihn vergiftet. Also auch hier sind die mittelbare Ursache lebende Krankheitserreger. Experimentell kann man durch lebende Mikroorganismen und durch die von ihnen erzeugten unbelebten Gifte dieselben Krankheiten hervorrufen. So bewirkt das Tetanusgift das gleiche klinische Bild wie der Bazillus selbst. Nach Behring müssen wir in beiden Fällen von Infektionskrankheiten sprechen.

Kontagiöse und miasmatische Krankheiten. Bevor die Untersuchungen von Pasteur und Robert Koch die Lehre von den ansteckenden Krankheiten in neue Bahnen lenkten, hatte man über die Übertragung und Verbreitung der Infektionskrankheiten folgende in ihren Grundzügen bis auf Hippokrates zurückgehende Vorstellungen. Man machte 3 Unterabteilungen. Für eine Gruppe galt, daß sie von Person zu Person entweder direkt oder durch beschmutzte (infizierte) Gegenstände anstecke vermittelst eines sog. Kontagiums (kontagiöse Krankheiten). Bei einer zweiten Gruppe nahm man an, daß das Krankheitsgift von der Außenwelt her in den Körper gelange, sei es, daß es in der Außenwelt entstanden war, sei es, daß es von einem Kranken stammte, aber außerhalb des Organismus erst einen Reifungsprozeß durchmachen mußte. Das krankmachende Agens bezeichnete man in letzterem Falle als Miasma und die Krankheiten als miasmatische. Bei einer dritten Gruppe endlich hielt man beide Arten der Übertragung für möglich und nannte sie miasmatisch-kontagiös. Bei dem Miasma dachte man hauptsächlich an in bestimmten Gegenden oder Räumen aufsteigende „verpestete" Luft und hielt auch die miasmatischen Krankheiten für gebunden an diese Lokalitäten.

Heute wissen wir, daß die Quelle jeder Infektion in letzter Linie ausschließlich der erkrankte tierische oder menschliche Organismus ist und daß dieselbe Krankheit im Sinne der obigen Auffassung das eine Mal rein kontagiös, das andere Mal rein miasmatisch sich verbreiten kann.

Spezifität. Die Arbeiten von Robert Koch und Ferdinand Cohn haben uns auch gelehrt, daß jeder Krankheitserreger nur eine Krankheit erzeugen, daß diese Krankheit nur von ihm hervorgerufen werden kann und daß der krankmachende Keim stets seine Art beibehält und sich nicht in einen anderen Keim verwandeln kann. So verdankt also der Tetanus stets demselben Bazillus seine Entstehung, andererseits kann der Tetanusbazillus nur den Wundstarrkrampf hervorrufen und auch nicht durch besondere Umstände seine Art aufgeben. Man drückt dieses Verhalten kurz dadurch aus, daß man sagt, die einzelnen Krankheitserreger sind für die Krankheit spezifisch.

Parasiten, Saprophyten. Nicht alle Mikroorganismen können sich im tierischen Körper vermehren. Ist ihnen dies möglich, so besitzen sie, wenn auch oft nur in geringem Grade, die Fähigkeit, ihren Träger zu schädigen. Man nennt sie dann infektiöse oder pathogene Keime oder auch Parasiten. Im Gegensatz dazu heißen Saprophyten jene Mikroben, die nicht im Organismus sich vermehren und ihn deshalb auch nicht schädigen können. Sie siedeln sich nur auf seiner Oberfläche an.

Allgemeine Methodik des Nachweises von Infektionserregern
von F. Rolly-Leipzig [1]).

Erste Vorbedingung bei allen bakteriologischen Arbeiten ist Keimfreiheit der Gegenstände und Nährböden, welche wir gebrauchen. Dieselbe kann erreicht werden:

1. Durch Erhitzen über der Flamme (Platinnadel, Messer, überhaupt Instrumente, kleine Glasgegenstände).

2. Durch Erhitzen im Trockenschrank oder Heißluftsterilisator 1—2 Stunden lang auf 160° (größere wasserfreie Glasgegenstände, Petrischalen, Reagenzröhrchen mit Watteverschluß).

3. Durch Kochen in Wasser oder 1¼ proz. Sodalösung 10—15 Minuten lang (alle Instrumente, Nähr- und sonstige Flüssigkeiten).

4. Durch strömenden Dampf mittelst des von Koch angegebenen Dampftopfes an 3 aufeinanderfolgenden Tagen je ½ Stunde (Nährböden).

5. Durch Kochen im Digestor oder Autoklaven für solche Substanzen besonders, welche eine höhere Temperatur als 100° vertragen.

6. Durch die sog. diskontinuierliche Sterilisation. (Tyndall): 2 Stunden langes Aussetzen der Gegenstände einer Temperatur von 60° an je 7 aufeinanderfolgenden Tagen. (Eiweißhaltige Flüssigkeiten, welche bei höherer Temperatur gerinnen.)

7. Durch keimfreie Filtration mittelst Chamberland-Berkefeld- und Pukallfilter (geeignet u. a., um Bakterien von ihren Stoffwechselprodukten zu trennen).

8. Durch Chemikalien (z. B. Chloroformzusatz zu Serum). Bei Anwendung von Sublimat (1 ‰) muß dasselbe bei fernerem Gebrauch der so desinfizierten Gegenstände wieder peinlichst entfernt werden.

----

[1]) Die Einfügung dieser kurzen allgemeinen Darstellung der bakteriologischen Diagnostik erschien uns in diesem Zusammenhang immerhin wichtig. Eine genaue Orientierung in den Lehr- und Handbüchern dieser Disziplin können und sollen diese Ausführungen nicht ersetzen, die wir mit Zustimmung des Autors dem von Rolly bearbeiteten Abschnitt „Bakteriologische Untersuchungsmethoden" in dem demnächst erscheinenden „Taschenbuch der klinischen Diagnostik von L. Mohr", Verlag von J. Springer, Berlin, entnehmen.   (Die Herausgeber.)

Die gebräuchlichsten Nährböden.

Bouillon. ½ kg fein gehacktes, fettfreies Rindfleisch wird mit 1 l Wasser 12 Stunden lang im Eisschrank stehen gelassen, alsdann durch ein Tuch gepreßt; das Filtrat wird auf 1 l ergänzt, 10 g Pepton. sicc. (1 %), 5 g Kochsalz (0,5 %) zugefügt, im Dampftopf bis zur Lösung erhitzt, mit Sodalösung neutralisiert (rotes Lackmuspapier muß gerade eben blau werden), alsdann ca. ½ Stunde lang gekocht, filtriert, darauf nochmals die Reaktion mit Lackmus geprüft, wieder gekocht und, wenn Bouillon nicht ganz klar, nochmals filtriert. Alsdann ev. Abfüllung der Bouillon in Röhrchen und Sterilisation derselben an drei aufeinanderfolgenden Tagen im Kochschen Dampftopf.

Nährgelatine. Die bereits fertig gestellte Bouillon wird mit 10 % weißer Gelatine versetzt, alsdann im warmen Wasserbad (50⁰) gelöst, mit Sodalösung neutralisiert, darauf wird die Nährlösung gekocht, filtriert (Heißwassertrichter, bei nicht völliger Klärung Zusatz von Eiereiweiß), nachher ev. nochmals neutralisiert, in Reagenzröhrchen abfiltriert und wie oben sterilisiert.

Nährgelatine schmilzt bei 22—28⁰ und erstarrt beim Abkühlen unter 20⁰ wieder. Ist die Gelatine längere Zeit gekocht worden, so liegt der Schmelzpunkt tiefer (16—18⁰).

Nähragar. Zu Bouillon wird fein geschnittener, in Wasser vorher etwas gequollener Agar-Agar (im Verhältnis 1—2 : 100) zugesetzt, das Ganze eine Stunde und länger bis zur Lösung des Agars gekocht, neutralisiert, nochmals ca. 1 Stunde gekocht, nachher durch Heißwassertrichter filtriert. Darauf Abfüllen in Reagenzgläser und Sterilisation derselben wie oben.

Nähragar schmilzt bei 90—100⁰, erstarrt beim Abkühlen bei ca. 38⁰ wieder.

Zusätze zu den Nährböden. 1. Glyzerin (2—5 %); auf den Glyzerinnährböden wachsen die meisten pathogenen Bakterien besser.

2. Zucker (0,5—2 %).

3. Blut (als Blut, Serum oder Hämoglobin). Im klinischen Laboratorium werden am meisten verwandt die Blutagarplatten (ca. ⅓ Blut und ⅔ Agar), ferner das Löfflersche Blutserum. Das letztere wird erhalten, indem man zu 3 Teilen Hammelserum 1 Teil einer 1 %-igen Traubenzuckerbouillon hinzufügt und langsam ½ Stunde (bei 70⁰) schräg erstarren läßt. An den beiden nächstfolgenden Tagen werden diese erstarrten Serumröhrchen ½ Stunde im strömenden Dampf sterilisiert.

4. Aszites- und andere Punktionsflüssigkeiten. Dieselben sind auch für sich allein zu Kulturzwecken geeignet.

5. Farbstoffe: Hier sind besonders aufzuführen:

a) Der Drigalski-Conradische Lackmuslaktoseagar, mittelst dessen wir erkennen, ob ein Bakterium den Milchzucker unter Bildung von Säure, wodurch Lackmus gerötet wird, zersetzen kann (Unterschied von Bac. typhi und coli). Der Nährboden enthält 3 % Agar, außerdem 1 % Tropon oder Nutrose), Kristallviolett (1 % einer Lösung 0,1 : 100), 1½ % Milchzucker; der Kristallviolettzusatz bewirkt, daß viele im Stuhle vorkommenden Bakterien außer Bac. typhi und coli in ihrem Wachstum gehemmt werden.

b) Der Endosche Lackmuslaktoseagar, bei welchem außer Milchzucker (1 %) noch eine Fuchsin- und Natriumsulfitlösung (½⁰/₀ konz. alkohol. Fuchsin — und 2½⁰/₀ einer 10⁰/₀-igen Natriumsulfitlösung) hinzugesetzt werden. Der Fuchsinnährboden ist bei alkalischer Reaktion und Anwesenheit von Natriumsulfit farblos. Bakterien, welche den Milchzucker in Milchsäure umwandeln, bilden auf ihm rote Kolonien, die anderen, welche dies nicht vermögen, sind farblos.

c) Malachitgrünagar (3⁰/₀ neutraler Agar + 5 ccm Normal-NaOH (auf 1000 ccm) + 1⁰/₀ Nutrose + 1 ccm einer 1⁰/₀-igen wässrig. alkohol. Malachitgrünlösung (Höchst) s. auch Rolly, Münch. med. Wochenschr. 1911. Nr. 12), überhaupt Malachitgrün I (Höchst) und andere Grünzusätze zu den verschiedensten Nährböden. Diese Grünzusätze bezwecken, daß das Bac. coli sowie verschiedene andere alkalibildende Bakterien im Wachstum gehemmt werden.

Von anderen Nährböden sind als viel gebräuchlich vom klinischen Standpunkte aus noch zu nennen:

1. Kartoffel; am zweckmäßigsten nach Esmarch zubereitet, indem äußerlich mit der Bürste gereinigte Kartoffeln in Scheiben geschnitten, die Scheiben in Petrischalen gelegt und sterilisiert werden. Koch legt halbierte, im Dampf sterilisierte Kartoffeln in eine feuchte Kammer; ferner können schräg halbierte Kartoffelzylinder in Reagenzgläschen sterilisiert und alsdann als Nährmaterial benutzt werden. Außerdem wird Kartoffelbrei allein oder in Mischung mit Gelatine und Agar als Nährboden verwandt.

2. Milch: als solche sterilisiert, oder als Molke (filtriert) nach Petruschky mit Lackmuszusatz.

3. Blut: abgesehen von den Zusätzen zu anderen Nährböden (s. o.) als Serumnährboden in flüssigem Zustande. Dabei ist steriles Auffangen des Blutes in sterile Gefäße und Versetzen des ausgetretenen Serums mit Chloroform (Einwirkung des letzteren 2—3 Monate lang), um etwaige Bakterienverunreinigungen auszuschalten, das gewöhnliche Verfahren der Gewinnung.

Andere Nährböden wie Eier, Harn, Hirnbrei, Reis usw. spielen im klinischen Laboratorium eine geringere Rolle.

Gang der bakteriologischen Untersuchung.

Um irgendein menschliches oder anderes Substrat bakteriologisch zu untersuchen, ist es fürs erste notwendig, Reinkulturen der in dem betreffenden Substrat enthaltenen Bakterien anzulegen. Zu diesem Zwecke nimmt man mittelst einer ausgeglühten Platinöse oder Platinnadel ein winziges Teilchen des zu untersuchenden Gegenstandes, trägt dieses in vorher erwärmte flüssige Gelatine ein und gießt diese geimpfte Gelatine in sterile Petrischalen. Die Gelatine wird in den Petrischalen erstarren und die einzelnen übergeimpften Keime werden alsdann getrennt voneinander zur Entwicklung kommen.

Da nun in dem zu untersuchenden Substrat eine Unmenge von Bakterien enthalten sein können, so wird es zweckmäßig sein, damit man die einzelnen Kolonien auf den Gelatineplatten schön räumlich getrennt erhält, von dem Material der Platinöse außerdem noch Verdünnungen anzulegen, etwa in der Weise, daß man mit der ursprünglichen Platinöse, nachdem man ein 1. Gelatineröhrchen infiziert hat, sofort ein 2. und 3. Röhrchen infiziert. Es werden bei einer großen Menge Bakterien im Ausgangsmaterial sicherlich noch Mikroorganismen nach der 2. Impfung der Platinöse anhaften.

Um nun oberflächlich gelegene Bakterienkolonien auf den Platten zu erhalten, kann man auch mit einem rechtwinklig gebogenen, sterilen Glasstabe an der Oberfläche der sterilen Kulturplatten 1 Öse des Ausgangsmateriales verreiben. Für gewöhnlich wird man bei der Isolierung der Bakterien aus dem Tierkörper nicht Gelatine, sondern Agarplatten verwenden, da wir bei Agar Brutofentemperatur, bei Gelatine aber, ohne sie zu verflüssigen, nur eine Temperatur von ca. 20° anwenden dürfen, und die meisten pathogenen Bakterien bei 37° das Optimum ihres Wachstums haben. Wenn wir Agar als Nährsubstrat bei Anlegung der Platten anwenden, so müssen wir den Agar in den Röhrchen vor der Impfung auf 100° erhitzen, bis er flüssig ist, ihn alsdann auf 40° abkühlen und bei dieser Temperatur ihn infizieren und in Petrischalen gießen.

Daß bei der Überimpfung möglichst peinlich aseptisch vorgegangen werden muß usw., braucht nicht weiter betont zu werden.

Nachdem die Agarplatten nun 1, 2 oder 3 Tage im Brutofen gestanden haben, werden sie makroskopisch oder ev. auch mikroskopisch mit schwacher Vergrößerung auf vorhandene Bakterienkolonien untersucht. Es kann bei dieser Untersuchung festgestellt werden:

1. Die Menge der Bakterienkolonien, d. h. ob viel oder wenig Bakterien in der übergeimpften Platinöse vorhanden waren,

2. ob es sich um ein oder mehrere Arten von Bakterienkolonien handelt.

Letzteres wird an dem Aussehen der Kolonien, an der Größe, Farbe, Gestalt derselben schon makroskopisch sehr oft wahrgenommen. Dabei achte man in erster Linie auf die oberflächlichen Kolonien, da gerade diese die meisten Charakteristika aufweisen, die tiefen Kolonien dagegen sehr oft uncharakteristisch sind.

Nach dieser Untersuchung erfolgt diejenige der einzelnen Bakterienkolonien in bezug auf die sie zusammensetzenden Bakterien.

Dieselbe besteht:

1. In der mikroskopischen Untersuchung der Bakterien im hängenden Tropfen;

2. in der Färbung und Mikroskopie der Bakterien;

3. in der Impfung dieser Bakterien auf die verschiedensten Nährböden und Beobachtung der Wachstumseigenheiten daselbst;

4. in der Überimpfung auf Tiere.

Die Untersuchung im hängenden Tropfen. Mittelst derselben können wir die Gestalt und Größe der Bakterien feststellen und erkennen, ob es sich um Bazillen oder Kokken handelt, ferner ob dieselben beweglich sind oder nicht.

Die Untersuchung im hängenden Tropfen wird in der Weise vorgenommen, daß man mit einer sterilen Platinöse einen kleinen Tropfen steriler Bouillon auf ein reines Deckgläschen aufträgt, in diesen Tropfen mit einer sterilen Platinnadel ein Teilchen der zu untersuchenden Bakterienkolonie, welche auf der Petrischale gut isoliert sein muß, verreibt. Vorher hat man sich schon die Aushöhlung eines hohl geschliffenen Objektträgers mit Vaseline gut umrandet, legt diesen Objektträger auf das den Bakterientropfen enthaltende Deckgläschen auf, so daß der Tropfen in die Mitte der Aushöhlung kommt und das Deckgläschen vermittelst der Vaseline an den Objektträger anklebt; alsdann wird der Objektträger mit dem an ihm haftenden Deckgläschen umgedreht und auf den Objekttisch des Mikroskopes gelegt. Der Rand des Tropfens wird zunächst mit schwacher, alsdann mit starker Vergrößerung (Immersion) eingestellt und bei möglichst enger Blende untersucht.

Bei der Untersuchung der Bakterien im hängenden Tropfen ist Eigenbewegung und molekulare Bewegung streng zu unterscheiden, und es darf erst dann eine Eigenbewegung diagnostiziert werden, wenn die Bakterien Lage und Ort gegeneinander ändern.

Leuchtende Körnchen im Innern des Bakterienleibes dürfen nur dann als Sporen angesprochen werden, wenn sie bei weiterer Untersuchung die typische Sporenfärbung geben, eine größere Resistenz als der Plasmaleib haben, ferner ihre Auskeimung zu Bazillen verfolgt werden kann. Leuchtende Pünktchen in den Bakterien beruhen oft auf einem verschiedenen Bau und dadurch bedingter verschiedener Lichtbrechung des Protoplasmaleibes.

Die Färbung der Bakterien. Nach der Untersuchung der Bakterien im hängenden Tropfen erfolgt die Färbung derselben. Dieselbe gibt Auskunft über Gestalt, Größe und Bau des Bakteriums, außerdem treten dabei verschiedene Färbeeigentümlichkeiten mancher Bakterienarten zutage, wodurch die Diagnose einer Bakterienart gemacht werden kann.

Um ein Färbepräparat herzustellen, gibt man zuerst mit einer sterilen Öse einen Tropfen steriles Wasser auf einen Objektträger, sticht mit einer sterilen Platinnadel etwas von der zu untersuchenden Bakterienkolonie ab, zerreibt die an der Platinnadel haftenden Bakterien in dem Tropfen Wasser und läßt darauf nach Verteilung des Tropfens auf dem Objektträger das Wasser mit den Bakterien eintrocknen.

Nach der Eintrocknung erfolgt die Fixation des Präparates. Dieselbe wird gewöhnlich durch Hitze (3 maliges Durchziehen des Objektträgers durch eine Flamme), oder 5 Minuten langes Einlegen des Objektträgers in absoluten Alkohol oder Alkoholäther bewerkstelligt.

Sodann kommt die Färbung der Bakterien an die Reihe. Dieselbe wird so ausgeführt, daß ein paar Tropfen der filtrierten, bereitstehenden Farblösungen auf das fixierte Präparat gegeben werden. Die Dauer der Einwirkung der Farblösung ist je nach der Färbekraft und der Art der Bakterien verschieden; sie schwankt gewöhnlich zwischen ½—5 Minuten. Nach dieser Zeit wird die Farblösung mit Wasser gut abgespült, das Präparat alsdann getrocknet; nach der Trocknung kann sofort ein Tropfen Immersionsöl auf das gefärbte Objekt gebracht und mit der Immersionslinse (bei weiter Blende) untersucht werden. Will man das Präparat aufheben oder mit schwächerer Vergrößerung untersuchen, so wird am besten ein Tropfen Kanadabalsam auf den Objektträger und darauf ein Deckgläschen aufgelegt. Irrtümlich aufgetragenes Immersionsöl oder auch Kanadabalsam kann mittelst Xylol wieder sehr gut abgespült werden.

Anstatt Objektträger kann man auch Deckgläschen zu den Präparaten nehmen, jedoch sind die ersteren bei bakteriologischen Arbeiten zweckmäßiger.

Sind die Präparate überfärbt, so kann man mittelst verschiedener Mittel wieder teilweise entfärben. Solche Differenzierungsflüssigkeiten sind Wasser, Alkohol, Anilin- und Nelkenöl, verdünnte Säuren.

Man verwendet bei der Färbung im allgemeinen Anilinfarbstoffe und unterscheidet basische und saure Farbstoffe. Die gebräuchlichsten basischen Farbstoffe sind Fuchsin, Methylenblau, Safranin, Bismarckbraun, Gentianaviolett; zu den sauren gehören Eosin, Säurefuchsin. Die basischen Farbstoffe haben eine große Affinität zu den Kernen, weswegen sich die Kerne ganz besonders mit ihnen tingieren, während das Protoplasma sich wegen seiner Affinität zu den sauren Farbstoffen mit Vorliebe mit den letzteren färbt.

Die Farblösungen stellt man sich in der Weise her, daß man sich entweder 1—2%-ige wässerige Lösungen der verschiedenen Färbpulver verfertigt, oder aber man bewahrt sich konzentrierte alkoholische Stammfarblösungen (5—7% Farbstoff aufgelöst in Spiritus) auf, welche man bei Gebrauch mit der 4—5 fachen Menge Wassers verdünnt, so daß auf diese Weise eine ca. 1%-ige wässerig-alkoholische Farblösung resultiert.

Die Färbekraft der einzelnen Farblösungen kann gesteigert werden:

1. Durch einen 5%-igen Karbolzusatz (z. B. Ziehl - Nielsensche Karbolfuchsinlösung bei der Tuberkelbazillenfärbung).

2. Durch Kalilaugezusatz (z.B. Löfflers Methylenblau, Kalilaugezusatz 1 : 10000).

3. Durch Zusatz von Anilinwasser. Dasselbe bereitet man sich aus Anilinöl stets frisch, indem man Anilinöl im Reagenzglas mit ca. 10 Teilen Wasser vermischt, 1 Minute schüttelt, darauf durch ein vorher angefeuchtetes Filter filtriert. Das Filtrat ist hell und wird z. B. bei der Gramschen Färbung im Verhältnis von ungefähr 10 : 1 Teil Gentianaviolettlösung angewandt.

Spezielle Färbemethoden.

Gramsche Färbung. Läßt man auf mit Karbolgentianaviolettlösung gefärbte Bakterien eine Jodjodkaliumlösung einwirken, so entsteht eine dunkelblauviolette Verbindung des Jod mit dem Gentiana, welche bei nachfolgender Alkoholeinwirkung von bestimmten Bakterien sehr festgebunden, von anderen aber sehr leicht abgegeben wird. Wendet man alsdann nachher noch eine Kontrastfarbe an (Vesuvin, Fuchsin usw.), so erscheinen die grampositiv sich färbenden Bakterien dunkelblauviolett, die gramnegativen in der Kontrastfarbe rot.

Die Ausführung der Färbung gestaltet sich folgendermaßen:

1. Färben des Präparates mit Anilinwasser oder auch Karbolgentianaviolett unter Erwärmen 1—3 Minuten lang.

2. Einwirkenlassen der Lugolschen Lösung (Jod 1, Kal. jod. 2, Aq. destill. 300,0)
1—3 Minuten lang.

3. Entfärben mit absolutem Alkohol, bis keine Farbwolken mehr abgehen.

4. Nachfärbung mit wässeriger Vesuvinlösung ca. 30 Sekunden lang.
Abspülen in Wasser, Trocknen.

Positiv nach Gram färbbar sind: Milzbrand-, Tuberkel-, Lepra-, Diphtherie-,
Tetanusbazillen, Staphylo-, Strepto-, Pneumokokken, Microc. tetragenus, Streptothrix,
Actinomyces, Hefe. Negativ färbbar sind: Typhus-, Coli-, Friedländer-, Influenza-,
Ducrey-, Rotz-, Cholerabazillen, Meningo-, Gonokokken, Rekurrensspirillen, Bazillen des
malignen Ödems, Bact. pyocyaneum, Microc. katarrhalis.

Sporenfärbung. Die Sporen nehmen infolge ihres festen Protoplasmagefüges
einen Farbstoff sehr schwer an. Man kann infolgedessen zwecks Färbung derselben ähnliche
Methoden wie z. B. bei der Tuberkelbazillenfärbung anwenden, man muß nur das Präparat
mit der Karbolfuchsinlösung längere Zeit (10 Minuten) kochen, damit der Farbstoff in die
Sporen eindringen kann und darf alsdann mit Salzsäurealkohol nur ganz kurz entfärben.
Wenn man darauf als Kontrastfarbe eine Methylenblaulösung anwendet, so erscheinen bei
gelungener Färbung die Sporen rot und die Bazillen blau. Nach Möller behandelt man
vor dieser Färbung das Präparat außerdem noch 5—10 Minuten lang mit einer 5 %-igen
Chromsäurelösung.

Kapselfärbung. Am besten kann man sich für gewöhnlich die Kapseln der Bakterien dadurch kenntlich machen, daß man ein solches Präparat längere Zeit mit einer verdünnten (1 : 10) Karbolfuchsinlösung oder auch Anilinwassergentianaviolettlösung unter
Erwärmen färbt, mit Wasser abspült und alsdann sofort in Wasser mit dem Mikroskop
untersucht.

Herstellung von Schnittpräparaten. In der klinischen bakteriologischen Diagnostik
spielt dieselbe nur eine untergeordnete Rolle. Man nimmt kleine Gewebsstückchen, härtet
dieselben zuerst (Alkohol steigender Konzentration. Formol usw.), und bettet sie alsdann
in Celloidin oder Paraffin ein. Bei der Celloidineinbettung muß man, da das Celloidin in
absolutem Alkohol nicht löslich, dagegen löslich in Alkoholäther āā ist, letzteren zwischen
der Alkohol- und Celloidinbehandlung und bei der Paraffineinbettung, da das Paraffin in
Alkohol ebenfalls unlöslich ist, Xylolbehandlung der Gewebsstückchen einschieben.

Nach dem Schneiden werden die einzelnen Gewebsschnitte in wässrigen Farblösungen
gefärbt, darauf in steigendem Alkohol entwässert, worauf die Aufhellung mit Xylol, Berga-
mott-, Nelkenöl usw. und ev. sich anschließender Einschluß in Kanadabalsam erfolgt.

Bei den Paraffinschnitten muß vor der Aufhellung das Paraffin mittelst Xylol auf
dem Objektträger entfernt werden. (Genaue Technik siehe Lehrbücher der Histologie.)

Kulturelle Untersuchungen der Bakterien. Nach der Färbung eines Bakteriums
wird dasselbe auf seine Wachstumseigenheiten auf den verschiedensten Nährböden
untersucht. Es wird zuerst mit der sterilen Platinnadel ein kleines Teilchen der zu untersuchenden Bakterienkolonie in Bouillon geimpft und beobachtet, ob allgemeine Trübung,
Bodensatz, Oberflächenhäutchen und ähnliches im Verlauf von 1—3 × 24 Stunden erscheint. Auch ist mittelst der Bouillonkultur zu erkennen, ob von dem betreffenden Bakterium mehr Alkali oder Säure (durch Titration mit Normallösungen zu bestimmen), ferner
ob Indol gebildet wird oder nicht.

Indolreaktion: 1. Gibt man zu 10 ccm einer Indol enthaltenden Bouillonkultur
ca. 1 ccm 0,02 %-ige Kaliumnitritlösung und 1 ccm konzentrierte reine Schwefelsäure, so entsteht eine rote Verfärbung.

Es gibt nun verschiedene Bakterien (z. B. Choleravibrionen), welche außer Indol
in der Bouillon noch Nitrite aus den in der Bouillon vorhandenen Nitraten (Pepton) bilden.
Bei solchen Bakterien braucht man, um die rote Verfärbung zu erzielen, nur konzentrierte
Schwefelsäure hinzuzugeben (Nitrosoindol-, auch Cholerarotreaktion genannt).

2. Nicht immer sicher, aber doch meist sehr deutlich, scheint die Legalsche (Azeton-)
Probe auf Indol zu sein.

Die Bouillonkultur wird mit ein paar Körnchen Natriumnitroprussid und
1—3 ccm Kalilauge zersetzt, es wird die Bouillon alsdann rot. Bei Zusatz von Eisessig
im Überschuß tritt bei Anwesenheit von Indol eine blaue Färbung ein, bei Nichtanwesen-
heit wird die Bouillon gelblich.

Verschiedentlich ist man gezwungen, das Wachstum mancher Bakterien in Zuckerbouillon (eventuell verschiedene Zuckerarten) zu beobachten. Man kann die Säurebildung (durch Vergärung des Zuckers) quantitativ durch Titration bestimmen, oder es wird
die Zuckerbouillon in Gärungsröhrchen gefüllt, geimpft und die Gasbildung in dem geschlossenen Schenkel des Gärungsröhrchens beobachtet.

Bei der Impfung auf Gelatinenährböden ist, abgesehen von der Gestalt, Farbe,
dem schnellen und langsamen Wachstum der Bakterienkolonien, besonders darauf zu
achten, ob Verflüssigung der Gelatine statthat.

Es verflüssigen die Gelatine die Choleravibrionen, Milzbrand-, Pyocyaneus-, alle anaerobe Bazillen und die Staphylokokken, dagegen nicht die Typhus-Kolibazillen-gruppe, Diphtheriebazillen, Streptokokken usw.

Über die Schnelligkeit und Art des Wachstums, Geruch bei der Entwickelung, Farb-stoffbildung, Aussehen der einzelnen Kolonien geben die Agarkulturen ausgezeichneten Aufschluß, es ist bei der Impfung neben einer Agarstrich- auch eine Agarstichkultur an-zulegen, da das Wachstum mancher Bakterien im Stich charakteristische Differenzen gegenüber anderen aufweist. Eine Vergärung von Zuckerarten unter Gasbildung läßt sich durch die sog. Agarschüttelkultur sehr gut nachweisen.

Man kocht Zuckeragar, kühlt denselben bis auf 40⁰ wieder ab und impft in den noch flüssigen Nährboden die zu untersuchenden Bakterien mittels einer Öse ein. Bei nach-folgender Gasbildung durch Zersetzung des Zuckers treten Luftblasen im Zuckeragar auf.

Durch die Milchkultur eines Bakteriums erfahren wir, ob dasselbe imstande ist, die Milch zu koagulieren und den Milchzucker zu zersetzen. Letzteres wird aus der als-dann auftretenden sauren Reaktion geschlossen. Denselben Endzweck hat auch eine Impfung auf den Drigalski-Conradi- und Endonährböden, woselbst die auf diesen Nährböden erscheinenden, rot gefärbten Bakterienkolonien infolge Zersetzung des Milch-zuckers zu Säure und daraus folgender Rotfärbung entstanden sind.

Manche Bakterien (Pyocyaneus, Proteus, Anaerobier) produzieren eiweißspal-tende Fermente. Letztere weist man mittelst Verimpfung der Bakterien auf Löfflers Hammelserum (s. o.) oder Blutagarplatten (s. o.) nach. An der Stelle der Kolonien wird das Eiweiß verflüssigt, und es entstehen Vertiefungen der Oberfläche des Nährbodens da-selbst.

Das Reduktionsvermögen der Bakterien wird in der Weise geprüft, daß ge-färbte Nährböden (Methylenblau 1—2 Tropfen einer 1%igen Lösung auf 100 ccm Nähr-lösung oder 0,1 % indigoschwefelsaures Natron oder Neutralrot [bei Typhus] u. a.) mit den zu untersuchenden Bakterien geimpft werden. Die betreffenden Nährböden werden am Boden des Reagenzglases infolge der Reduktion durch die Bakterien entfärbt, in den oberen Schichten der Nährlösung kann wegen des Einflusses des O der Luft keine Reduk-tion stattfinden, es müßte denn durch Aufschichten von Paraffin. liquid. und ähnlichem die Luft von dem Nährboden abgeschlossen werden.

Die Kartoffelkultur soll bei jeder Prüfung einer Bakterienart angelegt werden, da viele Bakterien ein charakteristisches Wachstum daselbst zeigen. (Z. B. Bac. coli braunes, Bac. typh. farbloses Wachstum.)

Ferner ist darauf zu achten, bei welcher Temperatur das Optimum des Wachs-tums stattfindet, ob das Bakterium phosphoreszierende Eigenschaften besitzt (Leuchten im Dunkeln), ob Schwefelwasserstoffbildung stattfindet (Bleipapier wird schwarz), ferner wie hoch die Resistenz des Bakteriums gegenüber Erhitzen, Austrocknen und chemischen Desinfizientien ist.

Die meisten pathogenen Bakterien wachsen sowohl bei An- wie bei Abwesenheit des O der Luft (fakultative Aerobier), einige wenige nur bei Anwesenheit des O (obli-gate Aerobier: Bac. influenz., pestis, pyocyaneus, mallei, tuberculosis, Pneumokokken und Gonokokken). Es gibt nun auch manche (Bac. tetani, oedem. mal., botulinus), welche nur bei Abwesenheit von O gedeihen (obligate Anaerobier).

Der O der Luft wird ausgeschaltet:
1. Durch Austreiben der Luft (z. B. mittelst Wasserstrahlpumpe) und dann Züchtung in diesem Vakuum.
2. Durch Verdrängung der Luft mittelst Auskochens der Nährlösung.
3. Durch Verdrängung der Luft durch ein anderes Gas (z. B. Wasserstoff, Leuchtgas).
4. Durch Absorption des O durch chemische Mittel (z. B. Pyrogallussäure und Kalilauge).

Sehr zweckmäßig ist es, bei allen Untersuchungen der Anaerobier den Nährböden reduzierende Substanzen (1—2 % Traubenzucker oder 0,1 % indigoschwefelsaures Natrium) zuzusetzen, außerdem die Nährböden ca. ½ Stunde lang direkt vor dem Impfen auszukochen, bei Reagenzglaskulturen außerdem noch nach der Impfung einen sterilen Nähr-boden auf den infizierten aufzuschichten. Da fast alle für uns in Betracht kommenden Anaerobier gegenüber Erhitzung ziemlich resistente Sporen besitzen, so ist es zweckmäßig, zwecks Herstellung von Anaerobenreinkulturen einen Teil des zu untersuchenden Sub-strates kürzere oder längere Zeit vor der Impfung zu erhitzen (½ Stunde oder länger auf 70—80⁰), oder sogar kurz aufzukochen, wodurch andere, ev. in dem Nährboden außer-dem enthaltene, nicht Sporen tragende Bakterien abgetötet werden.

Der Tierversuch.

Für gewöhnlich wenden wir subkutane, intravenöse, intraperitoneale, eventuell auch subdurale Injektionen usw. mit den zu untersuchenden Bakterien an. Wir erfahren durch diese Versuche unter anderm, ob dieselben virulent für die betreffende Tierart sind. Gewisse Bakterien sind für bestimmte Tiere virulent, für andere nicht, was für die Diagnose des betreffenden Bakteriums verwendbar ist.

Ferner ist der Tierversuch zur Reinzüchtung und Erkennung mancher Bakterienarten in einem Bakteriengemische verschiedentlich von großem Werte (z. B. Bac. tetani, auch tuberculos., anthrac., Strepto- und Pneumokokken).

Ausscheidung der Mikroben durch die Fäces. Wenn die Ausbreitung einer Infektionskrankheit in letzter Instanz wieder auf ein erkranktes menschliches oder tierisches Individuum zurückzuführen ist, so ist es natürlich für die Verhütung neuer Erkrankungen außerordentlich wichtig zu sehen, wie der Ansteckungsstoff den Körper verläßt, wie er sich eventuell außerhalb des Körpers lebensfähig halten kann und wie er von neuem sich Eingang verschafft. Es ist ohne weiteres klar, daß die Krankheitserreger, die sich im Darmkanal ansiedeln, mit den Fäces ausgeschieden werden. So sind beim Typhus, bei der Cholera, bei der Dysenterie die Entleerungen des Kranken das am meisten gefürchtete Ansteckungsmaterial. Noch nicht so lange bekannt ist, daß Patienten, die eine dieser Krankheiten durchgemacht haben, nun dauernd jahrelang mit den Fäces die infektiösen Keime entleeren. Beim Typhus hat man gefunden (Forster), daß in vielen Fällen sich die Typhusbakterien in der Gallenblase halten und von dort schubweise in den Darm gelangen, ein Umstand, der auch schon zur Exstirpation der Gallenblase in mehreren Fällen geführt hat. Oft haben sich einzelne Dauerträger von Typhuserregern als eine große Gefahr für ihre Umgebung erwiesen. Im allgemeinen ist ihre Bedeutung wohl aber überschätzt worden. So entfallen nach einer Zusammenstellung von Frosch von 100 Typhusinfektionen in den Reichslanden nur 4,11 auf Weiterverbreitung durch Dauerträger.

Ausscheidung durch den Harn. Ganz übersehen ist bis vor kurzem auch, daß durch den Harn bis weit in die Rekonvaleszenz hinein Typhusbakterien den Körper verlassen können. Es geschieht dies etwa in $\frac{1}{4}$—$\frac{1}{3}$ aller Fälle, und zwar unter Umständen so reichlich, daß der Urin ganz trüb durch die Bazillen ist. Daß bei ausgesprochener Nephritis die Typhusbakterien die Niere passieren, ist zuerst von Rostoski festgestellt worden. Petruschky fand, daß die Bazillen auch die scheinbar ganz gesunde Niere passieren können, wenigstens war in dem Urin kein Eiweiß zu finden. Dabei ist allerdings noch nicht festgestellt, wie man sich die Durchwanderung der Niere vorzustellen hat. Auch bei anderen Infektionen als Typhus kann es zur Bakteriurie kommen, so insbesondere bei Maltafieber und bei schweren tödlich verlaufenen Pestfällen, gelegentlich auch bei Milzbrand, Tuberkulose, Rotz und Streptokokken-Erkrankungen. Auch experimentell ist die Frage untersucht worden, indem man Kaninchen und Meerschweinchen Bouillonkulturen verschiedener Bakterienarten in die Venen einspritzte. Wenn es zu einer Bakteriurie kam, fand man die Keime frühestens nach 5—12 Minuten im Harn. Entzündliche Erscheinungen an den Nieren wurden teils vermißt, teils auch festgestellt (Wyssokowicz, Rolly).

Ausscheidung durch den Speichel und die Milch. Das Virus der Hundswut gelangt durch die Speicheldrüsen am reichlichsten zur Ausscheidung, wie ja auch in praxi die Übertragung der Krankheit hauptsächlich durch den Biß kranker Hunde vor sich geht. In der Milch finden wir beim Menschen und beim Rinde Tuberkelbazillen, und zwar auch wenn die Brustdrüse vollkommen gesund ist. Natürlich werden wir in der Kuhmilch besonders reichlich Tuberkelbazillen haben, wenn eine Eutertuberkulose vorliegt. Auch Milzbrandbazillen gehen in die Milch über, aber nur dann, wenn durch eine gleichzeitig bestehende Mischinfektion die Brustdrüse erkrankt ist.

Ausscheidung durch den Auswurf. Daß den Absonderungen des erkrankten Respirationstraktus eine sehr große Bedeutung für die Verbreitung von Infektionskrankheiten zukommt, ist allgemein bekannt. Vor allem die Tuberkelbazillen gelangen durch den Auswurf nach außen, ferner Pneumokokken, Influenzabazillen, Diphtheriebazillen, gelegentlich auch Typhus- und Pesterreger und wahischeinlich auch die Erreger der akuten Exantheme.

Stäubchen- und Tröpfchen-Infektion. Früher nahm man an, daß die Verbreitung hauptsächlich durch den ausgetrockneten Auswurf geschehe; derselbe sollte zu Staub verteilt, aufgewirbelt und in feinsten Teilchen eingeatmet werden. Allein schon Cornet wies darauf hin, wie schwierig es sei, Auswurf ganz auszutrocknen und im Mörser zu pulverisieren. Der Muzingehalt bewirkt, daß sich kleinste flugfähige Partikelchen nur schwer ablösen. Die Stäubcheninfektion ist deshalb wohl nicht so wichtig, wie man früher angenommen hat. Dagegen hat Flügge auf einen zweiten Modus hingewiesen, wie Infektionserreger mit den Sekreten des Respirationstraktus nach außen gelangen können. Beim Husten, beim Räuspern, beim Niesen, bei vielen Personen auch sehr stark beim Sprechen werden vom Mund aus feinste Tröpfchen in die Luft geschleudert und bilden unter Umständen einen förmlichen Nebel. Diese Tröpfchen werden von dem geringsten Luftzug weiter getragen und können sich unter Umständen 30 Minuten in der Luft schwebend erhalten. Das Gefährliche ist, daß mit den Tröpfchen auch Krankheitserreger in die Luft gelangen. Wenn ein schwerkranker Phthisiker hustet oder niest, wird er deshalb leicht eine Menge infektiösen Materials in die Umgebung entsenden.

Ausscheidung durch Eiter, Sekrete etc. Daß mit den Sekreten erkrankter Schleimhäute und der erkrankten Haut Infektionserreger nach außen gelangen, dürfte selbstverständlich sein, sei es, daß es sich um einfache katarrhalische Affektionen, sei es, daß es sich um geschwürige Prozesse handelt. So enthalten der Trippereiter Gonokokken, die Fäces bei Darmtuberkulose Tuberkelbazillen. Natürlich werden auch bei jedem Abszeß, der sich entleert, Keime den Körper verlassen. Leichen von Menschen oder Tieren, die an Infektionskrankheiten gestorben sind, können ebenfalls bei ihrer Verwesung Keime an die Außenwelt gelangen lassen.

Übertragung durch Insekten. Endlich ist darauf hinzuweisen, daß bei einer Anzahl von Krankheiten Insekten mit dem Blut auch Infektionserreger in sich aufsaugen und durch ihren Stich wieder auf Gesunde übertragen können. Es sind dies Anopheles maculipennis u. a. bei Malaria, Glossina palpalis bei der Schlafkrankheit, Stegomyia fasciata bei dem Gelbfieber, Ornithodorus moubata bei dem afrikanischen Rekurrens und Boophilus bovis beim Texasfieber des Rindes. Für die Rekurrensspirochäten ist nachgewiesen, daß sie sich bis zu 1½ Jahren in ihrem Wirtstier halten können und daß sogar noch die zweite Generation von jungen Zecken, die nie selbst gesogen haben, die Krankheit übertragen kann.

Verhalten der Keime außerhalb des Körpers. Außerhalb des tierischen Körpers vermögen sich die Keime ganz verschieden lange zu erhalten, je nach den Bedingungen, die sie zu ihrem Wachstum finden, und den Schädlichkeiten, die auf sie einwirken. Genügendes Nährmaterial haben die Keime meist zunächst, weil sie mit eiweißhaltigen Sekreten nach außen entleert sind. So können sich z. B. Choleravibrionen in der Wäsche, die mit den Dejektionen des Kranken beschmutzt ist, erheblich weiter vermehren. Besonders günstig treffen die Keime es natürlich dann, wenn sie in menschliche Nahrungsmittel wie Milch, Fleisch etc. hineingelangen. Schädlich wirken die Austrocknung, das Licht, besonders das direkte Sonnenlicht, das Zusammenwachsen mit verschiedenen Saprophyten, die Freßtätigkeit einiger im Wasser vorkommenden Flagellaten und der schließliche Nahrungsmangel. Wenig in Betracht kommt der Einfluß der Temperatur, der für die künstliche Abtötung aller Keime eine so große Rolle spielt.

Im allgemeinen ist die Erwärmung im Sommer zur Abtötung der Bakterien zu gering, und die Winterkälte ist sogar ein vorzügliches Konservierungsmittel für viele pathogene Keime. So halten sich Choleravibrionen lange Zeit im gefrorenen Erdboden. Im einzelnen ist der Einfluß der genannten Schädlichkeiten auf die Mikroorganismen recht verschieden und hängt auch noch sehr von anderen äußeren Bedingungen ab. Gegen die Austrocknung sind die Dauersporen einzelner Keime sehr weitgehend geschützt. Milzbrandsporen halten sich jahrzehntelang in getrocknetem Zustande. Choleravibrionen, die an Seidenfäden angetrocknet sind, gehen meist schon nach wenig Stunden zugrunde, Typhusbakterien halten sich unter diesen Umständen bis zu 28 Tagen, Diphtheriebazillen bis zu 14 Tagen lebensfähig. Verhältnismäßig gut verträgt auch der Tuberkelbazillus die Austrocknung. Beim Sonnenlicht entfalten besonders die kurzwelligen blauen, violetten und ultravioletten Strahlen eine sehr starke desinfizierende Wirkung.

Bazillenträger. Die Übertragung des Krankheitsgiftes auf ein neues Individuum geschieht nun entweder durch den Erkrankten direkt oder durch Vermittlung irgend welcher Gegenstände oder Lebewesen, die die Keime enthalten. Zur neuen Erzeugung einer Krankheit gehört natürlich, daß sie auch in den Organismus eindringen. Wie das geschieht, ist keineswegs für alle Fälle schon sicher bekannt. Das Problem erscheint überhaupt komplizierter, als es zunächst den Anschein hat, wenn man sich vergegenwärtigt, daß auf der Haut und den verschiedensten Schleimhäuten pathogene Bakterien stets in großer Anzahl anzutreffen sind. Es wurde schon erwähnt, daß nach Überstehen einer Infektionskrankheit die Erreger den Körper des nun Gesunden weiter bewohnen können. Aber abgesehen davon sieht man sie auch bei Individuen, die nie an der betreffenden Krankheit gelitten haben, besonders wenn sie in der Umgebung von Kranken sich aufhalten. So findet man in der Mundhöhle Diphtheriebazillen, in der Nasenhöhle Staphylokokken, Streptokokken und Pneumokokken, ja sogar Tuberkelbazillen bei Krankenwärtern auf Phthisikerstationen. Die Zahl der Diphtheriebazillenträger beträgt in der Umgebung von Diphtheriekranken etwa 8%, sonst 2,5% aller Gesunden.

In der Umgebung von Genickstarrekranken können sogar auf einen Patienten 40 Personen kommen, die Meningokokken in der Nasenhöhle beherbergen. Auf der Konjunktiva findet man in 4% aller Gesunden Pneumokokken. Im Darm von Pflanzenfressern trifft man fast regelmäßig die Erreger des Tetanus und des malignen Ödems. Auch sonst ist der Darm eine Brutstätte der verschiedensten Mikroben, wie Bacterium coli, Staphylokokken und Streptokokken. Zu Cholerazeiten findet man auch im Darm von ganz Gesunden Choleravibrionen. Die äußere Haut ist stets reich an Eitererregern. In all diesen Fällen handelt es sich oder kann es sich wenigstens handeln nicht etwa um abgeschwächte Mikroben, die keine Krankheiten erzeugen können, sondern um vollvirulente Erreger, die gleichwohl nie die Rolle eines Parasiten zu übernehmen brauchen, sondern als Saprophyten weiter vegetieren. Erzeugen Mikroben, die, wie wir soeben sahen, auf Haut- und Schleimhäuten vollkommen Gesunder leben, bei ihrem eigenen Wirt plötzlich eine Krankheit, so spricht man von einer Autoinfektion.

Eintrittspforten der Mikroben. Wenngleich auch bei der Frage, weshalb es hier nicht zu Erkrankungen kommt, sicher Immunitätsprobleme (Abwehrvorrichtungen des Organismus) eine große Rolle spielen, so kann man doch sicher sagen, daß auch in sehr vielen Fällen keine Infektion entsteht, weil eine Eintrittspforte fehlt. Nach allem, was wir wissen, scheint die unverletzte äußere Haut überhaupt für das Eindringen der Mikroorganismen einen undurchdringlichen Wall zu bilden. Beim Einreiben von Bakterien in die Haut kann es natürlich zu Substanzverlusten kommen, namentlich wenn dieselbe vorher rasiert ist. Deshalb sprechen auch die Untersuchungen von Garrè und Schimmelbusch, welche durch Verreibungen von Staphylokokken

Furunkel auf ihrer eigenen gesunden Haut erzeugten, und die der österreichischen Pestkommission, welche durch Verreiben von Pestkulturen auf
der rasierten Haut der Meerschweinchen stets tödliche Erkrankungen erzeugten, nicht gegen diese Annahme. Wenn eine Infektion von der äußeren
Haut aus erfolgt, so ist also gewöhnlich ein Epithelverlust die
Voraussetzung.

Die Schleimhäute verhalten sich verschieden. Auf der intakten Konjunktiva gelingt durch einige Mikroorganismen die Infektion (z. B. Gonokokken,
Erreger der Darmdiphtherie der Kaninchen bei zahlreichen Versuchstieren).

In wieder anderen Fällen kann vom Bindehautsack aus eine Infektion
erfolgen, weil die Bakterien durch den Thränennasenkanal in die Nase gelangen
und die Infektion von der Nasenschleimhaut vor sich geht (Pesterreger, Paul
Roemer). Durch gleichzeitig mit den Mikroorganismen eingeführten Staub
nimmt die Empfänglichkeit der Bindehaut sehr zu. Es kann sich dabei wohl
nur um feinste Verletzungen der Schleimhaut handeln.

In der Mundhöhle sind besonders die Tonsillen eine Eintrittsstätte für
viele Infektionen. Stöhr hat in den Tonsillen eine reichliche Wanderung von
Leukocyten aus dem Innern des Körpers zwischen den Epithelzellen an die
Oberfläche gefunden. Diese Wanderung findet auch sonst auf den Schleimhäuten statt. Es ist ihr öfters eine Bedeutung für das Eindringen der Krankheitskeime vindiziert worden. Wie man sich das näher zu denken hat, steht
noch dahin. Es ist an eine Auflockerung des Epithels oder eine Rückwan-
derung der mit Krankheitskeimen beladenen Leukocyten in den Körper gedacht worden. Im letzteren Fall müßten wir aber auch eine weitgehende Vernichtung der aufgenommenen Bakterien annehmen. Die vielen
mit den Speisen in den Magen gelangenden Bakterien sind nur zum Teil
gegen die Salzsäure des Magens sehr empfindlich, andere nicht. Aber
auch die ersteren werden nicht alle vernichtet werden, weil stets zu Beginn
der Verdauung (und auch später noch) Bissen in den Darm gelangen, die
keine Reaktion auf freie HCl geben! Im allgemeinen ist also anzunehmen,
daß stets reichlich Bakterien mit dem Speisebrei in den Darm gelangen. Bezüglich des Eindringens in die Schleimhaut müssen wir vielleicht für einzelne
annehmen, daß sie sich erst vermehren und durch ihre Gifte die Schleimhaut
schädigen (Typhus, Cholera), bevor sie in dieselbe eindringen, um so mehr als
wir von den Gonokokken wissen, daß eine Schädigung der Harnröhrenschleim-
haut durch ihre Stoffwechselprodukte möglich ist. Bei dem langsam wachsenden
Tuberkelbazillus, der bei Tieren sicher, beim Menschen sehr wahrscheinlich
von der Darmschleimhaut aus infizieren kann, ist solche präparatorische Schädigung der Schleimhaut allerdings nicht möglich. Unzweifelhaft spielt auch die
Menge der in den Darm gelangten Erreger eine große Rolle. Geringe Mengen
können sicher von der normalen Flora des Darmes überwuchert und vernichtet
werden. Nach Ficker ist ferner der Darmkanal saugender Tiere ohne weiteres
für Bakterien durchlässig, beim Hunger und bei Überarbeitung nimmt auch der
Darmkanal erwachsener Tiere diese Eigenschaft an. So hat man beobachtet,
daß unter diesen Umständen die normalerweise im Darm lebenden Mikroben
das Epithel durchwandern können. Selbstverständlich wird die Empfänglichkeit der Darmschleimhaut durch Läsionen aller Art sehr gesteigert.

In den Luftwegen ist die Nasenschleimhaut im allgemeinen kein geeignetes Feld für die Einwanderung pathogener Bakterien. Ihr normales Sekret
wirkt auf viele Mikroorganismen schädigend. Nur für die Infektion mit Pestbazillen ist sie nach den Feststellungen der österreichischen Pestkommission
hervorragend geeignet. Im Gegensatz zum Darm ist die Schleimhaut der unteren
Trachea bis zu den Lungenalveolen hinab wahrscheinlich immer steril (Baum-

garten, Hildebrandt, Fr. Müller); doch sind von Dürck bei frisch geschlachteten Haustieren auch Mikroben, sogar pathogene, in der Lunge gefunden worden. Wahrscheinlich gelangen solche aber nur bei ganz tiefen Inspirationen dorthin. Daß das Flimmerepithel der Luftwege ein Schutz gegen
das Hinabgelangen der Bakterien ist, ist ja eine bekannte Tatsache. Daher
begünstigen auch Entzündungen der Schleimhäute der oberen Luftwege durch
ihre Epithelschädigung sicher das Hinabwandern der Bakterien in die Lungen.
Wenn demnach ein starker Gehalt der Einatmungsluft an Bakterien mit
forcierten Inspirationen und mit Entzündungen der oberen Luftwege zusammentrifft, so werden die Verhältnisse für das Hineingelangen der Mikroben
in die Lunge besonders günstig sein, namentlich wenn noch durch den Mund
oder eine Tracheal-Kanüle geatmet wird. Nach Baumgarten ist die Lunge
befähigt, Mikroben in ziemlich erheblicher Menge abzutöten, andererseits läßt
aber auch das zarte Plattenepithel der Alveolen Keime passieren. Allgemeinerkrankungen des Körpers kommen von der Lunge aus
nicht allzu häufig vor und nie, ohne daß zu gleicher Zeit
die Lunge selbst oder die benachbarten Lymphdrüsen erkrankt sind.

Die Vagina hat stets eine Bakterienflora, die der sauren Reaktion ihres
Sekretes angepaßt ist. Fremde Eindringlinge werden meist durch diese Reaktion
und durch die anderen dort lebenden Mikroben vernichtet. Die männliche
Harnröhre enthält Bakterien bis zur Pars prostatica.

Bedeutung einer bestimmten Eintrittspforte. Verschiedene Mikroben
können nun jede Eintrittspforte, die sich ihnen darbietet, benützen, während das Eindringen anderer an einen ganz bestimmten Infektionsweg
gebunden ist. Der Pestbazillus z. B. kann von überall her eine tödliche
Krankheit inszenieren, die Dysenteriebazillen und die Choleravibrionen wirken
nur von der Darmschleimhaut aus schädlich. Wenn man Choleravibrionen
unter die Haut spritzt, so kommt es zu keiner Erkrankung, nur bei sehr
großen Dosen findet eine Wanderung auf die Darmschleimhaut und nachfolgende Erkrankung statt. Diphtheriebazillen und Gonokokken bevorzugen
zwar bestimmte Schleimhäute, können aber auch auf anderen eindringen und
Krankheiten erzeugen. Dagegen bleiben sie auf Hautwunden ohne Wirkung.
Rinder sind durch subkutane Injektion sehr leicht mit Rauschbrand zu infizieren, während dieselbe Menge Gift ohne Schaden in die Vene injiziert werden
kann. In den Fällen, in denen mehrere Eintrittspforten zur Verfügung stehen, ist doch die Wahl derselben für den ganzen Verlauf
der Krankheit meist von großer Bedeutung.

Menge des Krankheitsgiftes. Ebenso spielt die Menge des Krankheitsgiftes, wie zuerst von Chauveau betont wurde, eine große Rolle. Auch bei
sehr stark wirkenden Mikroben ist stets eine bestimmte Menge nötig zur
Erzeugung einer tödlichen Infektion. Im übrigen ist diese Dosis (minimal
letale Dosis) abhängig von dem Mikroorganismus und dem infizierten Tier.
Zudem erfolgt der Tod des Tieres um so schneller, je größer die Menge der
inzifierenden Keime war.

Mischinfektion. Sekundärinfektion. Unter Umständen finden wir bei
einer Infektionskrankheit nicht eine, sondern mehrere Mikrobenarten in dem
erkrankten Körper. Wir sprechen dann, von einer Mischinfektion oder
von einer Sekundärinfektion, von letzterer wenn die Infektion mit einem
zweiten Mikroorganismus erst später erfolgt. Die Symbiose zweier Krankheitserreger hat klinisch eine große Bedeutung. So vermögen die Tetanusbazillen nicht zu wachsen, wenn man sie in gesundes Gewebe einimpft,
erst wenn die benachbarten Weichteile durch mechanische Schädigungen

lädiert sind, ist ihr Wachstum möglich. Wenn sie dagegen, wie es bei der nicht künstlichen Infektion meist der Fall ist, mit Eitererregern zusammen in die Wunde gelangen, können sie sich ohne weiteres vermehren. Die Tätigkeit der Eitererreger muß also wohl auf einer präparatorischen Schädigung der Gewebe beruhen. Meist wird das klinische Bild durch eine Misch- oder Sekundärinfektion sehr wesentlich beeinflußt, die Krankheit wird schwerer, das Fieber zeigt einen anderen Typus, es bilden sich Komplikationen. Die schweren septischen (meist tödlichen) Diphtherie- und Scharlachfälle sind auf gleichzeitige Streptokokkeninfektion zurückzuführen. Auch bei Ruhr und Typhus sind Sekundärinfektionen keineswegs selten. So findet man z. B. in den Eiterungen, die bei und nach schwerem Typhus auftreten, sehr selten Typhusbakterien, meist dagegen Staphylokokken. Bekannt ist auch, daß das typische Fieber bei der Lungentuberkulose auf Streptokokkeninfektion zurückzuführen ist. Bei allen genannten Beispielen bedeutete die Sekundärinfektion immer eine Verschlimmerung des Krankheitsbildes. Daß eine Misch- oder Sekundärinfektion auch einmal heilsam wirken kann, indem sie an sich wenig schädlich ist und die anfangs vorhandenen Erreger an ihrem weiteren Wachstum hindert, ist bisher nicht nachgewiesen, theoretisch aber wohl denkbar. Wir sahen ja schon, daß gewisse Bakterienarten andere unterdrücken und ganz abtöten können.

Gifte der Mikroben. Sind die Mikroben in den Körper eingedrungen und finden sie hier günstige Bedingungen für ihr Wachstum, d. h. können sie sich den neuen Verhältnissen z. B. der Temperatur anpassen, so fragt es sich, auf welche Weise sie den Körper schädigen. Für gewisse Fälle spielt schon die Fremdkörperwirkung eine Rolle durch die Verstopfung der Blutgefäße lebenswichtiger Organe (z. B. beim Milzbrand). Diese mechanische Schädigung fällt aber in den meisten Fällen ganz fort, zudem könnte sie auch nicht die große Verschiedenheit in dem Verlauf der einzelnen Infektionskrankheiten erklären. Auch der Verbrauch von Körpersubstanz durch die wachsenden Mikroben kann keineswegs der Grund für ihre verheerende Wirkung sein. Ihre Macht beruht vielmehr auf einer chemischen Wirkung, auf der Produktion von Giften.

Ptomaine. Von diesen sind am längsten bekannt die zuerst von Brieger rein dargestellten Ptomaine, welche die Mikroben beim Wachsen aus ihren Nährmedien bilden und die Spaltungs- und Abbauprodukte der Nährmedien darstellen. Ptomaine sind aus faulendem Fleisch von Säugetieren und Fischen und aus menschlichen Leichenteilen gewonnen worden. Es sind basische alkaloidartige Substanzen von bekannter chemischer Konstitution. Bemerkenswerterweise werden die einzelnen Arten, die man findet, durch das Nährsubstrat bestimmt (nicht durch die Bakterien). Aus Rindfleisch bilden also z. B. alle möglichen Mikroben dieselben Ptomaine (nämlich Neurin, Neuridin, Mydatoxin und Methylguanidin). Nur ein Teil der Ptomaine ist giftig, so z. B. das Äthylendiamin, Muskarin, Methylguanidin. Das Kadaverin dagegen, das sich aus Fischen und menschlichen Leichenteilen isolieren läßt, ist nicht giftig. Neuerdings ist es jedoch Faust gelungen, aus faulender Hefe eine Vorstufe des Kadaverins, das stark giftig wirkende Sepsin zu isolieren. Mit der spezifischen krankmachenden Wirkung der Mikroben haben die Ptomaine nichts zu tun.

Proteine. Die Proteine Buchners sind eiweißartige Bestandteile der Mikrobenleiber. Sie sind ausgezeichnet durch eine große Beständigkeit gegenüber chemischen Eingriffen und vertragen eine Erhitzung auf 120° eine Stunde lang. Man kann sie aus den Mikrobenleibern durch längere Digestion mit schwacher Kalilauge und nachfolgende vorsichtige Ansäuerung gewinnen, wobei sie als

voluminöser Niederschlag ausfallen. Alle besitzen bei Injektion unter die Haut
eine stark eitererregende Wirkung, welche auch den aus nicht pathogenen Mikroorganismen gewonnenen Proteinen zukommt. Das alte Kochsche Tuberkulin
und das Mallein, das Nocard aus Rotzbazillen gewann, bestehen wohl zu
einem großen Teil aus Proteinen. Alle Proteine, die aus den verschiedensten
Mikrobenleibern gewonnen sind, haben untereinander eine sehr weitgehende
Ähnlichkeit. Schon aus dieser Tatsache geht hervor, daß sie ebenfalls nicht die
Ursache für die spezifische krankmachende Wirkung der pathogenen
Mikroorganismen sein können.

Toxine. Letztere Aufgabe kommt vielmehr den Toxinen zu. Wird eine gut
gewachsene, ältere Diphtherie- oder Tetanusbouillonkultur durch ein Bakterienfilter filtriert, so findet man das Filtrat außerordentlich giftig. Es ist imstande,
dieselben Erscheinungen hervorzurufen wie die Erreger selbst. Es müssen also
von den Bakterien Produkte in die Nährbouillon sezerniert worden sein, die man
Toxine nennt. Die Bildung solcher Substanzen ist im Gegensatz zu den Ptomainen
in weitgehendem Maße unabhängig von dem Nährboden, der nur einen indirekten
Einfluß auf ihre Produktion besitzt, dagegen durchaus abhängig von dem
betreffenden Mikroorganismus. Tetanustoxin kann nur vom Tetanusbazillus,
Diphtherietoxin nur vom Diphtheriebazillus gebildet werden. Über die chemische
Zusammensetzung der Toxine ist man sich keineswegs klar; man hat sie so weit
von Eiweißkörpern reinigen können, daß sie keine Eiweißreaktion mehr gaben.
Wie die Fermente kann man sie nur an ihren Wirkungen studieren. Dieselben
sind allerdings gewaltig, so ist z. B. vom Tetanustoxin eine Menge, geringer
als ein zehnmillionstel Gramm (0,0000001 g) noch imstande, eine weiße Maus
zu töten. Dabei ist keineswegs gesagt, daß die zur Injektion verwendete
Substanz schon reines Toxin darstellt. Gegen chemische Einwirkungen und
Hitze sind die Toxine ebenfalls wie die Fermente sehr empfindlich. Ihre Wirkung
ist dadurch ausgezeichnet, daß sie sich auf bestimmte Organe und Zellarten
ganz besonders erstreckt. So greift das Tetanus- und das Botulismustoxin in
erster Linie gewisse Partien des Zentralnervensystems an. Von Staphylokokken stammt das die roten Blutkörperchen lösende Staphylolysin und das
die weißen Blutkörperchen schädigende Leukozidin. Andere wirken wieder
speziell auf die Nieren (Nephrotoxine). Bei der Einverleibung durch den
Magen-Darmkanal sind die meisten Toxine unwirksam, weil sie durch die Verdauungsfermente zerstört werden. Eine Ausnahme bildet das Botulismusgift. —
Das zuerst entdeckte Toxin, das Diphtheriegift, wurde von Roux und Yersin
dargestellt (1888), dann folgte die Entdeckung des Tetanusgiftes durch Kitasato,
Neuerdings sind auch bei der Dysenterie (Kruse, Lüdke), bei der Cholera
und dem Typhus (Kraus) Toxine gefunden worden.

Endotoxine. Wenn auch jetzt die Zahl der uns bekannten Toxine zunimmt,
so ist doch daran festzuhalten, daß bei der Filtration gewisser Kulturen, z. B.
mehrere Tage alter Cholera- und Typhusbouillonkulturen, das Filtrat nur ganz
wenig wirksam ist, daß das Gift vielmehr auf dem Filter in den Bakterienleibern
zurückgeblieben ist — ganz im Gegensatz zu Tetanus und Diphtherie. Tötet
man die auf dem Filter verbliebenen Diphtheriebazillen oder Choleravibrionen
vorsichtig durch Chloroformdämpfe ab, so kann man mit ihnen schon in
geringen Mengen typische Krankheitserscheinungen hervorrufen, weil nämlich
in den Mikrobenleibern neben dem Protein ein Gift enthalten ist, das man
als Endotoxin bezeichnet. Im Gegensatz zu ihm nennt man das Toxin
auch wohl Ektotoxin. Beim Zerfall der Mikrobenleiber, den man auf verschiedene Weise bewirken kann, wird das Endotoxin frei. Bekanntlich hat
Eduard Buchner durch Auspressen unter hohem Druck das wirksame Prinzip
der Hefezellen in Form eines klaren eiweißreichen Preßsaftes erhalten, den man

als Zymase bezeichnet. Ebenso kann man auch aus den pathogenen Mikroben einen äußerst wirksamen Zellsaft gewinnen, der dieselben Erscheinungen wie die Bakterien selbst hervorruft. Noch andere Darstellungsarten des Endotoxins sind ebenfalls bekannt. Das Endotoxin ist wie das Toxin und im Gegensatz zum Protein gegen chemische und thermische Einflüsse sehr empfindlich. Schon durch kurze Erwärmung auf 60⁰ geht es in eine weniger giftige Modifikation über. — Bei allen Bakterien ist es bisher noch nicht gelungen, intra- oder extrazelluläre Gifte zu finden. So hat man z. B. beim Milzbrandbazillus bis jetzt noch kein Toxin darstellen können. Daraus ist aber keineswegs zu schließen, daß er überhaupt keines bildet, es spricht vielmehr verschiedenes dafür, daß seine Wirksamkeit ebenfalls auf Giftproduktion zurückzuführen ist. Vielleicht entsteht hier das Toxin nur unter den allergünstigsten Bedingungen, nämlich beim Wachsen im tierischen Gewebe, und wird dann sofort an die entsprechenden Organe gebunden. Daß es aber aus diesen nicht extrahiert werden kann, ist nicht zu verwundern, da die zur Gewinnung von Giftstoffen aus den Geweben zur Verfügung stehenden Extraktionsmethoden keineswegs mit indifferenten Mitteln arbeiten.

Aggressine. Endlich ist hier noch eine Gruppe von Sekretionsprodukten der Mikroorganismen zu erwähnen, nämlich die von Bail entdeckten sog. Aggressine. Sie sind an sich ungiftig, haben aber die Fähigkeit, den tierischen Körper für eine Infektion gewissermaßen vorzubereiten. Dosen von lebenden Bazillen, die an sich nicht tödlich wirken, werden durch gleichzeitige Aggressininjektion zu tödlichen. Bei der Dysenterie rief noch ¹/₁₀₀₀ der letalen Dosis den Tod hervor, wenn man zu gleicher Zeit Aggressin einspritzte. Die Wirkung der Aggressine soll darauf beruhen, daß sie die weißen Blutkörperchen mit ihren bakterienfeindlichen Eigenschaften vom Ort der Infektion fern halten. — Man findet die Aggressine in Exsudaten und kann sie aus den Kulturen auch durch Digerieren mit Kochsalzlösung gewinnen. Nur virulente Kulturen geben eine reichliche Aggressinausbeute. Ganz sichergestellt ist die Aggressinwirkung noch nicht. Es bleibt immer zu berücksichtigen, daß man bei der Injektion von Exsudaten und Extraktionsflüssigkeiten von Kulturen zu gleicher Zeit zugrunde gegangene Bakterien einspritzt. Die Aggressinwirkung könnte daher auch eine Giftwirkung sein.

Infektions- und Intoxikationskrankheiten. Mit der Frage der Toxinproduktion hängt auch eine Unterscheidung der ansteckenden Krankheiten eng zusammen. Wir nennen nämlich Erkrankungen, bei denen die pathogenen Keime an ihrer Eintrittsstelle bleiben und nur ihre Gifte in den Körper senden, **Intoxikationskrankheiten**, z. B. Tetanus, Diphtherie, während wir als **Infektionskrankheiten** (im engeren Sinne) solche bezeichnen, bei denen die Mikroben selbst ins Blut übertreten und sich dort vermehren (Bakteriämie, Septikämie), z. B. Milzbrand. Allerdings findet man neuerdings bei vielen Erkrankungen, die man früher als eine Intoxikation auffaßte, auch die Keime im Blut (z. B. Pneumonie, Erysipel). Andererseits haben wir gesehen, daß es sich bei den Infektionen in letzter Linie doch auch um eine Toxinwirkung handelt. Die Unterscheidung ist also im allgemeinen weniger scharf, als man früher annahm.

Verteilung der Toxine im Körper. Speicherung in den Organen. Die von den Mikroben gebildeten Gifte werden nun, soweit sie nicht am Orte ihrer Entstehung liegen bleiben und hier krankhafte Veränderungen erzeugen, mit dem Lymph- und Blutstrom fortgetragen und gelangen so über den ganzen Körper. Sie bleiben aber nicht nur im Blut, sondern werden von den Organen aufgefangen und hier aufgespeichert. Daß tatsächlich einzelne Organe ein weitgehendes Bindungsvermögen für gewisse Gifte besitzen können,

davon kann man sich schon durch Reagenzglasversuche überzeugen. So haben
Wassermann und Takaki Tetanustoxinlösung mit einer Emulsion frischer
Hirnsubstanz zusammengebracht und nach kurzer Zeit zentrifugiert. Dabei
zeigte sich, daß alles Toxin aus der Lösung an die Hirnsubstanz herange-
treten war, und zweitens, daß es dabei seine Giftigkeit verloren hatte. Ebenso
wird das blutkörperchenlösende Staphylolysin von den roten Blutkörperchen
im Reagenzglas aufgenommen. Bei diesen Versuchen ist zweierlei zu beachten: 1. daß immer nur ganz bestimmte Zellen bzw. Organe ein bestimmtes
Gift in sich aufnehmen, und 2. daß diese Organe auch von ganz bestimmten
Tieren stammen müssen. Bei der Bindung des Toxins an die Organe findet
gewöhnlich eine Entgiftung desselben statt, so daß man mit den giftbe-
ladenen Organen andere Tiere impfen kann, ohne daß sie erkranken. Dieser
Fall tritt dann ein, wenn das Organ von einem Tier stammt, das selbst erkranken würde.

Im lebenden Tier, welches krank wird, ist die Avidität der Organe
für das Toxin so groß, daß, wie Dönitz nachweisen konnte, schon nach 4—8
Minuten alles in das Blut gespritzte Toxin aus demselben verschwunden ist,
ohne daß es im Harn erscheint. Im Gegensatz dazu stehen die Tiere, die
nicht erkranken. Metschnikoff fand, daß eine bei 20⁰ gehaltene Eidechse,
welche nicht erkrankt und auch keine speicherungsfähigen Organe besitzt,
eingespritztes Tetanustoxin noch zwei Monate lang im Blute aufwies, so daß
man mit ihrem Blute Mäuse vergiften konnte. Ein besonderes Verhalten zeigen
die Skorpione. Spritzt man ihnen Tetanustoxin ein, so erkranken sie nicht.
Sie vermögen aber gleichwohl das Toxin in ihren Lebern zu speichern. Dabei
bleibt es aber wirksam. Man kann mit den Lebern bei Mäusen typischen
Wundstarrkrampf hervorrufen.

Die Speicherung in gewissen Organen ist keineswegs eine Eigenschaft,
die nur eingespritztem Toxin zukommt. Auch Arzneimittel, Farbstoffe, Alkaloide zeigen nach ihrer Einverleibung in den Körper keineswegs eine gleichmäßige Ablagerung in allen Organen. Man braucht sich nur daran zu erinnern,
daß beim Ikterus das Gehirn stets weiß bleibt, während das Bilirubin sonst
alle Organe tingiert. Während man aber durch die Untersuchungen von Ehrlich, Hans Meyer, Overton u. a. weiß, daß für die Verteilung der letztgenannten Stoffe hauptsächlich rein physikalische Kräfte, nämlich ihre
Löslichkeitsverhältnisse, maßgebend sind, nehmen die meisten Forscher als
sicher an, daß die Bindung des Toxins an das Organ eines empfindlichen Tieres
ein rein chemischer Vorgang ist, wie z. B. die Bindung von Base und Säure.
Dafür spricht auch sehr, daß es in allen diesen Fällen zur Bildung eines Antitoxins kommt, wie wir im nächsten Kapitel sehen werden.

Die Toxine nehmen auch darin eine Sonderstellung ein, daß von ihnen
außer der Verteilung durch das Blut auch noch andere Wege zur Wanderung
im Körper benutzt werden. So wissen wir, daß das Tetanusgift überhaupt
nicht durch die Blut- und Lymphbahnen an das Zentralnervensystem herantreten kann, sondern auf dem Wege der motorischen Nerven, in die es durch
die muskulären Endapparate eindringt, dahin gelangt. Den motorischen
Nerven kann es wiederum nur in zentripetaler Richtung durchwandern.

Verteilung der Mikroben über den Körper. Wie die Verteilung der Toxine im
Körper bestimmten Gesetzen gehorcht, so machen sich auch bei der Ausbreitung der
Mikroben Unterschiede bemerkbar. Von größter Wichtigkeit ist es zunächst, ob die
Krankheitserreger die Fähigkeit haben, sich im Blut und den Organsäften zu vermehren wie
wie die Pestbakterien, oder ob sie nur an der Eintrittsstelle wachsen können wie die
Choleravibrionen. Haben sie die Möglichkeit, im Blute zu gedeihen, so können sie ent-
weder stets im Blute bleiben, wie z. B. die Rekurrensspirochäten, oder sich daneben
auch an bestimmten Körperstellen lokalisieren. Für die Lokalisierung und Verteilung ist

die Menge der infizierenden Keime von großer Wichtigkeit. Nach diesem Gesichtspunkt unterscheidet Kruse folgende Gruppen:

I. Gruppe. Die Injektion kleiner Mikrobenmengen erzeugt bereits eine Verbreitung der Keime mit dem Blut über den ganzen Körper, sog. Septikämien, z. B. Milzbrand- oder Pestbazillus. II. Gruppe. Kleine Mengen erzeugen Lokalisationen an verschiedenen Stellen (Metastasen), größere Septikämie, z. B. Rotz bei Feldmäusen. III. Gruppe. Kleine Mengen erzeugen einen Lokalaffekt an der Eintrittsstelle, mittlere Metastasen, größere Septikämie, z. B. Pneumokokken und Streptokokken beim Kaninchen. IV. Gruppe. Kleine Mengen wachsen überhaupt nicht, mittlere und große bewirken Lokalisationen an der Eintrittsstelle und Metastasen. V. Gruppe. Auch große Mengen entwickeln sich nur an der Eintrittsstelle. VI. Gruppe. Auch die größten Mengen sind nicht wachstumsfähig, die Mikroben sind also reine Saprophyten. Natürlich kann die Abgrenzung der einzelnen Stufen dieser Skala keine sehr scharfe sein. Das geht schon daraus hervor, daß, wie wir noch sehen werden, der Grad der Infektiosität bei derselben Mikrobenart ein ganz verschiedener sein kann.

In wieder anderen Fällen bleibt die Ansiedelung der Keime auch bei der Infektion mit einer großen Menge im allgemeinen streng an der Eintrittspforte lokalisiert, doch wandern immer vereinzelte Erreger auch mit dem Blut durch den ganzen Körper, wie man das neuerdings beim Tetanus und bei der Diphtherie nachgewiesen hat.

Endlich ist zu beachten, daß für die Ansiedelung gewisser im Blute zirkulierender Mikroben bestimmte Organe allein oder vorwiegend in Betracht kommen. Es wurde früher schon erwähnt, daß Choleravibrionen, die in den Kreislauf gebracht sind, sich nur in der Darmschleimhaut ansiedeln. Ebenso kann man durch intravenöse Injektion von Staphylokokken bei jugendlichen Kaninchen eine Lokalisation in der Nähe der Epiphysen hervorrufen, was auch mit der Tatsache in Einklang zu bringen ist, daß sowohl beim Menschen wie bei Tieren jugendliche Individuen zu Osteomyelitiden prädisponiert sind. Die Vorliebe für Lokalisation der Staphylokokken in den Epiphysenlinien junger Individuen erklärt sich wohl ungezwungen aus der Hyperämie jener Gegenden (physiologische Entzündung!). Auch künstlich kann man günstige Bedingungen für die Ansiedelung der Bakterien schaffen. So kann es bei tuberkulösen Individuen (bei denen Tuberkelbazillen im Blut kreisen) gelingen, durch ein Trauma eines Gelenkes eine Gelenktuberkulose zu erzeugen. Wenn man die Herzklappen verletzt, siedeln sich intravenös eingespritzte Mikroben mit Vorliebe auf ihnen an und erzeugen Endocarditis.

Untergang der Mikroben im Körper. Bei einer Infektion findet nun aber nicht nur eine Vermehrung von Krankheitserregern statt, es gehen stets auch Keime in großer Zahl zugrunde. Davon kann man sich überzeugen, wenn man Kaninchen Choleravibrionen oder andere pathogene Keime in die Bauchhöhle bringt und von Zeit zu Zeit Proben mit einer Glaskapillare herausnimmt. Man findet dann bei Anwendung gewisser Färbemethoden stets eine große Anzahl zugrunde gehender Keime. Das Absterben und die Auflösung der Mikroben ist deshalb von so großer Wichtigkeit, weil dabei die Endotoxine frei werden. Bei der Beurteilung der Verderblichkeit einer Infektion kommt es deshalb unter Umständen mehr auf die Zahl der zugrunde gegangenen als der lebenden Mikroben an. So findet man bei schweren Milzbrandaffektionen oft nur wenig lebende Bazillen und muß wohl annehmen, daß zahlreiche zugrunde gegangene das schwere Krankheitsbild erklären. Ferner kann man Meerschweinchen, denen man eine Dose Cholerakultur eingeimpft hat, vor dem Tode schützen, wenn man ihnen zu gleicher Zeit ein Serum injiziert, das die Vibrionen abtötet. Steigert man aber die Menge der Vibrionen, so gelingt es auch durch die größten Dosen dieses Serums nicht, die Tiere zu schützen, weil eben die beim Absterben so vieler Keime frei werdenden Toxine das Tier töten. Vorausgesetzt ist natürlich, daß dieses Serum auf die Toxine selbst keinen entgiftenden Einfluß hat.

Inkubation. Alles, was bisher erörtert wurde, macht es schon wahrscheinlich, daß Infektion und Ausbruch der Krankheit nicht zugleich einsetzen. Das ist auch tatsächlich der Fall. Man bezeichnet die Zeit, die zwischen beiden gelegen ist, als Inkubationsdauer. Sie wird ausgefüllt durch die Vermehrung der Mikroben, die dabei erfolgende Produktion des Giftes und endlich durch die Wanderung desselben an den Ort seiner Einwirkung. Aber auch, wenn es hierhin gelangt ist und sich verankert hat, treten nicht sofort die Krankheitssymptome auf. Man kann sich davon überzeugen, wenn man künstlich eine genügend große Giftmenge direkt an den Ort seiner Einwirkung bringt. Spritzt man also nach dem Vorgange von Meyer und Ransom Tetanusgift in das Lumbalmark von Katzen, so bleiben die Tiere während der ersten 3—5 Stunden vollkommen gesund. Man kann nicht annehmen, daß diese ganze Zeit zur Verankerung des Giftes in Anspruch genommen wird. Ferner erliegen Frösche, denen man dasselbe Gift eingespritzt hat und die auf 30—32⁰ erwärmt werden, ihm erst nach einer Zeit bis zu 2—3 Tagen. Läßt man die Tiere zunächst bei niederer Temperatur leben und bringt sie dann auf höhere Wärmegrade, so erkranken sie erst, nachdem sie dieselbe Zeit wie vorher den höheren Wärmegraden ausgesetzt waren. Auch wenn man zwischen niederer und höherer Temperatur wechselt, kommt schließlich zusammen dieselbe Zeit für die Inkubation bei der höheren Temperatur heraus. Da auch in der Kälte, wie Morgenroth zeigen konnte, eine Bindung des Toxins im Körper stattfindet, so muß man schließen, daß die Giftwirkung zwar bedingt ist durch die vorherige Giftbindung, daß sie aber, da sie zeitlich nicht mit ihr zusammenfällt, einen besonderen Vorgang darstellt. Ehrlich hat deshalb auch zwei getrennte Bestandteile des Toxins, einen bindenden und einen krankmachenden, angenommen. Ja man muß sogar unter Umständen zwei gesonderte krankmachende Bestandteile annehmen. So kann man im Experiment zeigen, daß das Diphtheriegift bei Meerschweinchen früh eine nekrotisierende Wirkung ausübt, daß es aber nach mehreren Wochen erst zu Lähmung und Paresen kommt. Man bezeichnet diese letztere Wirkung im Gegensatz zur Toxinwirkung als Toxonwirkung.

Früher nahm man an, daß die Inkubationsdauer charakteristisch für ein echtes Toxin sei. Tatsächlich fehlt auch den meisten chemisch wohlbekannten Giften, wie z. B. dem Strychnin, diese Eigentümlichkeit. Seitdem man aber einerseits bakterielle Gifte mit sehr kurzer Inkubationsdauer kennt und andererseits gefunden hat, daß einige Saponinsubstanzen und Metallgifte durch eine lange Latenzzeit bis zum Eintreten ihrer Wirkung ausgezeichnet sind, hat diese Unterscheidung viel von ihrer Bedeutung eingebüßt. Die Dauer der Inkubationszeit ist verschieden nach der Krankheit und nach der Tierart. Aber auch bei den einzelnen Individuen einer Gattung kann dieselbe Krankheit eine ganz verschiedene Inkubationsdauer aufweisen. Sie schwankt z. B. beim Typhus des Menschen zwischen 7 und 21 Tagen, bei der Cholera zwischen einigen Stunden und einigen Tagen. Diese Verschiedenheit ist abhängig von der Fähigkeit des infizierten Organismus, Abwehrmaßregeln zu ergreifen, und dann von den Bakterien selbst, und zwar von der Zahl der eindringenden Keime und, was noch wichtiger ist, von ihrer Fähigkeit, sich zu vermehren und Gifte zu produzieren.

Virulenz. Letztere beiden Eigenschaften werden zusammengefaßt unter der Bezeichnung der Virulenz der Mikroben. Man nennt also einen Mikroorganismus pathogen oder virulent, wenn er imstande ist, sich im Tierkörper zu vermehren und ev. auch ein Gift zu erzeugen. Je nachdem diese Fähigkeiten ausgebildet sind, ist der Grad der Virulenz ein verschiedener. Man muß annehmen, daß ursprünglich alle Krankheitserreger nur als Saprophyten auf der Oberfläche der Tiere lebten und hierbei erst allmählich die Eigenschaft angenommen haben, auch im Organismus zu wachsen, also virulent zu werden. Experimentell gelingt es auch heute noch, harmlose Saprophyten in pathogene Mikroben umzuwandeln (z. B. Bact. vulgatum und prodigiosum). Andererseits ist es eine häufig gemachte Erfahrung, daß Mikroben, welche längere Zeit im Laboratorium gezüchtet sind, ihre pathogenen Eigenschaften verlieren, avirulent werden. Das wichtigste Mittel, solche Keime wieder virulent zu machen bezw. ihre Virulenz zu erhalten, ist die erneute Züchtung im lebenden Organismus, die sog. Tierpassage. Bei mehreren aufeinander folgenden Tierpassagen wird die Virulenz immer mehr gesteigert, bis ein Maximum erreicht ist. In solchen Fällen spricht man dann nach Pasteur von einem Virus fixe.

Wieviel Tierpassagen zur Erlangung dieses Zustandes notwendig sind, hängt ganz von der Virulenz des Ausgangsmaterials ab. Sind die Mikroben schon sehr lange auf künstlichem Nährboden gewachsen, so gelingt es unter Umständen gar nicht mehr, sie wieder pathogen zu machen. Deshalb ist es auch notwendig, im Laboratorium alle Krankheitserreger hin und wieder „durch den Tierkörper zu schicken". Hierbei ist nun zu bemerken, daß die Mikroben in jeder Tierspezies hinsichtlich der osmotischen Verhältnisse, des Temperatur- und Alkaleszenzgrades, der Salze, Nährstoffe, der Abwehrvorrichtungen besondere Bedingungen finden. Deshalb ist auch gar nicht gesagt, daß eine Mikrobenart, welche für eine Tierspezies virulent ist, diese Eigenschaft auch für eine andere besitzt. Zum mindesten können recht erhebliche Unterschiede des Virulenzgrades vorhanden sein. Man kann daher auch nicht schlechtweg von virulenten Mikroben sprechen, sondern muß sie immer in Beziehung zu einer bestimmten Tierspezies setzen.

Will man den Virulenzgrad eines Mikrobenstammes ziffernmäßig ausdrücken, so bestimmt man die minimal tödliche Dosis einer Kultur dem Gewicht nach — entweder in Bruchteilen eines mg oder der 2 mg fassenden „Normalöse". Selbstverständlich muß man stets Tiere derselben Rasse und desselben Gewichtes nehmen und dieselbe Applikationsweise wählen. Beträgt also die Virulenz eines Cholerastammes gegenüber Meerschweinchen ¹/₅ Öse, so heißt das, daß ¹/₅ Öse genügt, um ein Meerschweinchen zu töten. Von manchen besonders virulenten Kulturen bestimmter Mikroben reichen allerdings schon wenige Einzelindividuen zur Tötung eines empfänglichen Tieres hin. Eine andere weniger gebräuchliche Methode der Virulenzbestimmung rechnet mit der verschieden langen Inkubationsdauer bei verschiedenen Stämmen.

2. Immunität.

Wir hatten schon im vorigen Kapitel Gelegenheit zu sehen, daß es bei einer ansteckenden Krankheit nicht nur auf die infizierenden Mikroben ankommt. Eine ebenso große Rolle spielt der tierische Organismus. Wir müssen ihn nach seiner Eignung als Nährmedium für die Bakterien betrachten, wir wissen aber auch, daß er über direkte Abwehrmaßregeln gegen die eindringenden Feinde verfügt. Der Eintritt einer Krankheit und der Verlauf derselben hängt daher immer ab einmal von der Pathogenität und Virulenz der Krankheitserreger und dann von der Empfänglichkeit des Organismus.

Ist ein Individuum gegen eine gewisse Infektion oder Intoxikation geschützt, so nennt man es immun. Im Gegensatz hierzu steht die Disposition oder Empfänglichkeit für eine Krankheit.

Die verschiedenen Formen der Immunität.

Die Widerstandskraft des Organismus kann angeboren sein oder im Laufe des Lebens erworben werden. Man bezeichnet die angeborene Immunität auch als Resistenz. Der erworbene Schutz gegen eine Krankheit wird gewöhnlich durch ein früheres Überstehen eben dieser Erkrankung erreicht. Dabei kann die erste Infektion spontan erfolgen oder sie kann in einer planmäßigen Einverleibung der Krankheitserreger oder deren Gifte bestehen. Hieraus ergibt sich je nach der ersten oder zweiten Möglichkeit eine natürlich oder künstlich erworbene Immunität. Da das einmalige Überstehen einer Krankheit nur einen Schutz gegen dasselbe Leiden mit sich bringt, so sind die Abwehrvorrichtungen bei der erworbenen Immunität im allgemeinen spezifischer Natur, während wir es bei der angeborenen Immunität meist mit nicht so streng spezifischen Einrichtungen zu tun haben.

Wir müssen schließlich den Schutz gegen die Bakterien von dem gegen die Gifte oder Toxine unterscheiden und sprechen demgemäß von einer Bakterien- und einer Toxinimmunität.

Immunität.

I Angeboren (Resistenz)   II Erworben
   a) antibakteriell   1. natürlich
   b) antitoxisch   a) antibakteriell
                              b) antitoxisch
                        2. künstlich
                              a) antibakteriell
                              b) antitoxisch.

I. Die angeborene Immunität oder Resistenz.

a) Die antibakterielle Resistenz.

Die antibakterielle Resistenz kann das Erbe einer ganzen Art sein, kann sich aber auch nur auf eine bestimmte Rasse erstrecken, ja nur auf ein einzelnes Individuum beschränken. Für jeden Fall gibt es eine Reihe von Beispielen. So ist bekannt, daß dem Menschen Rinderpest, Schweinerotlauf, Rauschbrand und andere Tierseuchen nichts anhaben können, daß dagegen kein Tier an Scharlach oder Masern erkrankt. Wiederkäuer sind für Rotz, Hunde für Milzbrand, Hühner für Tetanus nicht empfindlich. Daß geringe Rassenunterschiede bei der Resistenz eine große Rolle spielen können, beweist das Beispiel der algerischen Schafe, welche gegen Milzbrand und Pocken, und der Yorkshire-Schweine, welche gegen Schweinerotlauf viel resistenter sind als die anderen Rassen derselben Tierart. Ebenso erkrankt nur die Feldmaus leicht an Rotz, nicht oder nur sehr schwer die Hausmaus und die weiße Maus.

Von dem Bestehen einer individuellen angeborenen Immunität kann man sich bei jeder Epidemie wie Scharlach, Masern, Pocken, Cholera überzeugen. Ein Bruchteil der Bevölkerung bleibt immer von der Krankheit verschont, auch wenn die Ansteckungsmöglichkeit die gleiche ist. Dieselben Beobachtungen macht man auch bei Tierseuchen.

Bisweilen wird allerdings eine angeborene Resistenz vorgetäuscht, wo es sich tatsächlich um erworbene Immunität handelt. Das betreffende Individuum hat früher einmal die Krankheit in ganz leichter Form überstanden und ist deshalb immun. Da die erste Erkrankung so leicht gewesen sein kann, daß sie fast keine typischen Symptome machte und deshalb auch nicht erkannt wurde, ist diese Immunität erst in letzter Zeit richtig gewürdigt worden. So ist die Resistenz von Negern gegen Malaria falsch gedeutet worden und in Wirklichkeit eine erworbene Immunität. Auch der Typhus levissimus sive ambulatorius kann eine Immunität hinterlassen und eine angeborene Resistenz vortäuschen.

Ursachen der bakteriellen Resistenz. Der Grund für die bakterielle Resistenz kann ein verschiedener sein. Daß Haut und Schleimhäute in unverletztem Zustande unter Umständen einen vollkommenen Schutz bieten, wurde schon erwähnt. Hier soll nur noch darauf hingewiesen werden, daß nach den Untersuchungen von von Behring die Schleimhaut des Verdauungstraktus beim neugeborenen und jungen Individuum für Bakterien leicht durchlässig ist, während später die lückenlose Schleimzellenschicht einen guten Schutz bietet.

Der Organismus als ungünstiges Kulturmedium für Bakterien. Sind die Bakterien in den Organismus gedrungen, so kann eine Behinderung ihres Wachstums aus doppelter Ursache stattfinden. Es können nämlich einmal die Organe und Gewebe des lebenden Organismus genau so wie jeder ungeeignete leblose Nährboden ein ungünstiges Kulturmedium für die Mikroorganismen bilden, oder es können besondere, keimtötende Kräfte wirksam sein. Prinzipiell sind diese beiden Möglichkeiten streng voneinander zu scheiden. Um auf die erste einzugehen, so machen die Mikroorganismen gewisse Ansprüche an Temperatur, Salzgehalt, Alkaleszenzgrad ihres Nährbodens, die ihnen im lebenden Organismus nicht immer erfüllt sind. Ebenso braucht ihnen der osmotische Druck nicht angemessen zu sein, und die stickstofffreien und stickstoffhaltigen Nährsubstanzen können ihnen nicht in entsprechender Form, so daß sie dieselben für ihre Ernährung verwenden können, dargeboten sein. Im einzelnen Falle wird man nicht immer unterscheiden können, ob ein schlechter Nährboden oder Abwehrmaßregeln oder vielleicht beides die Ursache der antibakteriellen Resistenz sind. Ein schlechter Nährboden für den Milzbrandbazillus, der bei Säugetiertemperatur gedeiht, sind gewisse Kaltblüter und Vögel; erstere wegen zu niederer, letztere wegen zu hoher Temperatur. Systematisch kann man den Milzbrandbazillus aber an niedere und auch an höhere Temperaturen gewöhnen, so daß er nun auch für Kaltblüter und Vögel pathogen wird.

Zu den Abwehrmaßregeln des Organismus gehören die Aufnahme der Krankheitserreger in die weißen Blutkörperchen und die Bakterienvernichtung und -auflösung durch die Körpersäfte.

Phagocytose. Das Studium des ersteren Vorgangs knüpft sich an den Namen von Metschnikoff und seinen Schülern. Man bezeichnet ihn als Phagocytose. Das bessere Verständnis derselben als speziellen Immunitätsproblems erheischt ein kurzes Eingehen auf diesen Vorgang ganz im allgemeinen. Man versteht unter Phagocytose die Aufnahme geformter Teilchen durch zellige Elemente. Bei den einzelligen Organismen, Amöben und anderen Rhizopoden, geschieht dies in der Weise, daß sie den Fremdkörper mit Protoplasmafortsätzen umgeben und ihn dann in ihr Inneres aufnehmen. Hier dient die Phagocytose der Ernährung. Das aufgenommene Partikelchen umgibt sich mit Vakuolen, die, wie die mikrochemische Reaktion anzeigt (aufgenommene Lackmuskörnchen), einen leicht sauren Inhalt haben und das Partikelchen allmählich auflösen, falls es überhaupt löslich ist. Bakterien können auf diese Weise ebenfalls von den Protozoen aufgelöst werden.

Auch bei den Metazoen ist die Phagocytose, die sich durch das ganze Tierreich verfolgen läßt, von großer Bedeutung. Bei den niedersten Formen der Metazoen, bei denen die Zellen noch nicht sehr differenziert sind, haben auch noch alle die Fähigkeit, korpuskuläre Elemente in sich aufzunehmen und intrazellulär zu verdauen. Im Laufe der weiteren Entwicklung geht zuerst dem Ektoderm die Phagocytose verloren, während die Zellen des Entoderms diese Fähigkeit noch beibehalten und auch zur Nahrungsaufnahme benutzen (niedere wirbellose Tiere). In dem Maße wie sich dann das Entoderm differenziert und drüsige Organe, die Sekrete produzieren, bildet, erfolgt die Verdauung nur noch extrazellulär, und die entodermalen Zellen sind nicht mehr der Phagocytose fähig (Nacktschnecken). Vom Mesoderm abstammende Elemente bewahren jedoch diese Funktion bis hinauf zu den Säugern. Es sind dies die Gefäßendothelien der Blut- und Lymphbahnen, die die fixen Phagocyten repräsentieren und die weißen Blutkörperchen, welche die beweglichen oder wandernden Phagocyten darstellen. Bei den höheren Tieren haben die Freßzellen nicht mehr die Funktion der Ernährung. Sie dienen vielmehr einmal der Resorption, indem sie überall dort erscheinen, wo Gewebe eingeschmolzen und resorbiert werden soll und dann, wenn fremdes Zellenmaterial, Blutkörperchen oder Bakterien aufgelöst und fortgeschafft werden sollen.

Metschnikoff bezeichnet die polynukleären Leukocyten als Mikrophagen und stellt ihnen als Makrophagen die mononukleären Leukocyten, die großen Lymphocyten, die Riesenzellen und die Pulpazellen der Milz und des Knochenmarks gegenüber.   Zur Aufnahme der Bakterien mit Ausnahme der Erreger der Tuberkulose und Aktinomykose dienen vorzugsweise die Mikrophagen, zur Aufnahme tierischer Zellprodukte in erster Linie die Makrophagen.

Die Phagocyten behalten ihre Freßtätigkeit auch bei, wenn man sie aus den Körperflüssigkeiten isoliert und in physiologischer Kochsalzlösung aufschwemmt.   Dagegen machen sie bestimmte Ansprüche an Salzgehalt und Reaktion des umgebenden Mediums.   Entziehung des Salzes oder Vermehrung desselben sowie Änderungen im Alkaleszenzgrad heben die Phagocytose auf.

Chemotaxis.   Die Freßzellen weisen ein eigentümliches Verhalten chemischen Reizen gegenüber auf, das man als Chemotaxis bezeichnet.   Wenn man bestimmte chemische Produkte (besonders bakterieller Herkunft) unter die Haut eines Tieres bringt, so sammeln sich an dieser Stelle die weißen Blutkörperchen in großer Menge an.   Man nennt diese Stoffe positiv chemotaktisch, andere scheinen chemotaktisch durchaus indifferent zu sein, und eine dritte Gruppe endlich wirkt sogar abstoßend auf die Leukocyten, negative Chemotaxis.   Am besten kann man sich von diesem Verhalten durch die Pfeiffersche Kapillarröhrenmethode überzeugen, bei der sich die unter die Haut gebrachten Röhrchen mit Leukocytenpfröpfchen füllen, wenn sie positiv chemotaktische Substanzen enthalten, während diese Erscheinung bei indifferenter oder negativer Chemotaxis ausbleibt.   Es ist zu beachten, daß dieselben Lösungen je nach ihrer Konzentration verschiedenes chemotaktisches Verhalten aufweisen können, verdünnte Lösungen wirken eventuell gerade entgegengesetzt wie konzentrierte.

Auch daß zuerst eine negative Chemotaxis auftritt, die dann einer positiven Platz macht, hat man nach intraperitonealer Injektion von Pepton- und Salzlösungen, fremden Blutkörperchen, Spermatozoen etc. beobachtet.   Der Peritonealinhalt ist in solchen Fällen zunächst ganz arm an weißen Blutkörperchen, die zum Teil zugrunde gehen (Phagolyse), zum Teil sich in den Serosafalten anhäufen und unbeweglich bleiben.   Erst nach einer oder mehreren Stunden erscheinen die unbeweglichen Blutkörperchen wieder im Peritonealinhalt, zugleich durchwandern andere in reichlicher Menge die Kapillargefäße, und es beginnt nun die Phagocytose, die der Aufnahme, der Verdauung und dem Weitertransport der körperfremden Substanzen dient.   Spritzt man dieselben Lösungen ins Blut, so beobachtet man zunächst auch eine Abnahme der weißen Blutkörperchen, der dann eine Vermehrung folgt.   Erstere wird dadurch bewirkt, daß die Leukocyten in den Kapillaren verschiedener Organe mit verlangsamter Zirkulation ruhig liegen bleiben, letztere hat ihre Ursache darin, daß diese Zellen massenhaft aus den blutbereitenden Organen auswandern. Danach wären Leukocytose und Leukopenie nur der Ausdruck einer verschiedenen Verteilung der weißen Blutzellen im Körper.   Eventuell findet daneben aber auch eine absolute Vermehrung bezw. Verminderung derselben statt.

Auch bei dem Eindringen von Mikroben in den Organismus trifft man gewöhnlich Phagocytose an.   Die weißen Blutkörperchen sammeln sich an der Eintrittspforte der Bakterien und verleiben sich diese massenhaft ein.   Es darf dabei als sicher gelten, daß die Phagocyten nicht nur abgeschwächte und tote, sondern auch vollvirulente lebende Bakterien in sich aufnehmen können. Namentlich bei Fischen und beim Frosch sind derartige Beobachtungen mit Milzbrandbazillen gemacht worden.   Typhus- und Cholerabazillen hat man sogar in den Ernährungsvakuolen der Phagocyten noch lebhafte Bewegungen vollführen sehen.   Auch daß die Freßzellen lebend aufgenommene Krankheitserreger in sich abzutöten vermögen, ist für eine Reihe von Mikroben (Streptokokken, Pneumokokken, Typhusbakterien u. a.) als erwiesen anzusehen. Andere Mikroorganismen wie die Tuberkelbazillen scheinen der intrazellulären Vernichtung nicht zu unterliegen. Wenn aber nun auch die Möglichkeit der Aufnahme virulenter Mikroben und ihre Vernichtung durch die Phagocyten besteht, so fragt es sich immer noch, ob dieser Vorgang die Regel oder die Ausnahme bildet, ob nicht in den allermeisten Fällen nur vorher in ihrer Virulenz abgeschwächte oder gar abgetötete Mikroben aufgenommen werden.

Metschnikoff und seine Schüler haben an mehreren Beispielen gezeigt, daß bei resistenten Tieren eine lebhafte Phagocytose besteht, welche bei empfänglichen Tieren lange nicht in dem Maße ausgesprochen ist. Die weiße Ratte, welche für Milzbrand beinahe immun ist, zeichnet sich durch eine lebhafte phagocytäre Reaktion bei der Injektion von Anthraxbazillen aus. Kaninchen und Meerschweinchen, welche leicht an Milzbrand erkranken, weisen die Reaktion lange nicht in dem Maße auf. Erst wenn man einem Kaninchen abgeschwächte Milzbrandbazillen (unter die Haut des Ohres) injiziert, sieht man, wie sich Phagocyten um die Bazillen anhäufen. Es kommt zu einem eitrigen Exsudat und die Erkrankung bleibt lokalisiert. Diese Tatsachen deutet Metschnikoff so, daß das Primäre die Phagocytose ist, und daß der Körper mit der Invasion fertig wird, weil die Phagocytose eben so reichlich stattgefunden hat. Deutsche Forscher, unter ihnen Pfeiffer und Kruse, nehmen an, daß die Mikroben zunächst durch die bakteriziden Kräfte des Blutserums vernichtet und erst dann — sekundär — durch die Freßzellen aufgenommen werden, oder, wie Baumgarten bezeichnenderweise sagt, die Freßzellen treten nicht als „die Helden des Tages", sondern als „die Hyänen des Schlachtfeldes" auf. Jedenfalls dürfte heute die Bedeutung der Phagocytose noch nicht klargestellt sein, wenngleich man auch in Deutschland geneigt ist, ihr eine größere Bedeutung zuzumessen, als man es früher tat.

Die bakterizide Wirkung des Blutes. Alexine. Sicher ist der Körper nicht allein auf die Phagocytose angewiesen. Auch in zellfreien Gewebsflüssigkeiten findet eine Vernichtung von Bakterien statt. Wir haben im ersten Kapitel schon gesehen, daß auch dann, wenn eine Infektion tödlich verläuft, neben der Bakterienzunahme stets auch ein Absterben von Mikroorganismen stattfindet. Im Reagenzglase kann man sich leicht von der bakteriziden Wirkung des Blutes oder Blutserums überzeugen, indem man eine bestimmte Menge einer Bakterienaufschwemmung in einige Kubikzentimeter der zu prüfenden Flüssigkeit bringt und nun nach gutem Durchschütteln sofort, nach $\frac{1}{2}$, 1, 2, 5 Stunden von dem Gemisch Agarplatten gießt. Die Anzahl der Kolonien wird nach 24 Stunden auf den Platten gezählt. Dabei beobachtet man die deutlichste Keimabnahme nach 2 Stunden und später. Nach 5 Stunden sind oft schon alle Keime vernichtet. In einzelnen Fällen ist nach einem anfänglichen Absinken später wieder ein Ansteigen der Kolonienzahl zu beobachten, besonders dann, wenn die Aussaatmenge sehr groß war. Man muß aber immer daran festhalten, daß das Resultat kein absoluter Wert des Bakterienzerfalls ist, sondern anzeigt, um wieviel die Zerstörung der Bakterien ihre Vermehrung überwiegt. In jeder Kolonie sind alte, wenig resistente Keime, die zunächst absterben und andere, die sich noch vermehren und erst später der Vernichtung anheimfallen. Ihnen dient das Serum zunächst als Nährflüssigkeit, eine Eigenschaft, die man noch durch Nährstoffzusatz steigern kann.

Zur bakteriziden Wirksamkeit des Blutes ist eine gewisse Temperatur (am besten Körpertemperatur), leicht alkalische oder neutrale Reaktion und ein gewisser Salzgehalt notwendig. Ändert man eine dieser Eigenschaften, entfernt man z. B. durch Dialyse gegen destilliertes Wasser die Salze aus demselben, so verschwindet die keimtötende Kraft, die dann durch Zusatz von

Salzen wieder hergestellt werden kann. Durch ½—1 stündiges Erwärmen auf 55—60° wird sie dagegen für immer vernichtet, das Serum stellt jetzt nur noch einen guten Nährboden für Bakterien dar, es ist inaktiviert worden.

Die Vernichtung der Bakterien im Blutserum ist von einer Reihe von Forschern (Baumgarten, A. Fischer) auf osmotische Störungen zurückgeführt worden, die der Bakterienleib in einem Medium mit höherem oder tieferem osmotischen Druck erfahren sollte. Buchner jedoch, dessen Theorie allgemeinere Anerkennung gefunden hat, nahm besondere aktive fermentartige Körper an, die er als Alexine oder Schutzstoffe bezeichnete. In der Tat sprechen eine Reihe von Eigenschaften, die Empfindlichkeit gegen Erhitzung (Thermolabilität), die Notwendigkeit einer bestimmten Reaktion und des Vorhandenseins gewisser Neutralsalze sehr zugunsten des fermentartigen Charakters dieser hypothetischen Stoffe.

Metschnikoff hat angenommen, daß die Alexine erst durch das Absterben von Leukocyten frei werden und nicht im Plasma zirkulieren. Man kann aber durch Abbinden und Ausschneiden einer Vene aus dem Säugetierkörper und dann folgendes Sedimentieren der Blutkörperchen vollkommen unverändertes Plasma gewinnen, das reich an Alexinen ist. Wahrscheinlich scheiden die lebenden Leukocyten Alexine ab. Ob die Alexine noch aus anderen Körperzellen entstehen, ist zweifelhaft.

Wie man nicht immer einen Parallelismus zwischen Phagocytose und Resistenz findet, so ist auch ein solcher zwischen bakterizider Wirkung des Serums und Resistenz keineswegs jedesmal vorhanden. Hierbei spielt jedenfalls die Tatsache eine Rolle, daß die Mikroben unter Umständen die Fähigkeit haben, Kapseln zu bilden, durch die sie wieder gegen die Schutzstoffe des Organismus immun sind. So schützt sich der Milzbrandbazillus im Kaninchen gegen dessen stark bakterizide Substanzen durch Kapseln und tötet das Tier, im Körper des Huhns und Hundes dagegen geht er zugrunde, bevor er Zeit hatte, Kapseln zu bilden (Immunität der Bakterien).

Opsonine. Endlich ist noch einer Eigenschaft des Serums zu gedenken, die für die natürliche Immunität von großer Wichtigkeit ist. Metschnikoff hatte bereits die Vermutung ausgesprochen, daß im Serum Stoffe vorhanden sein müßten, welche die Phagocyten zu ihrer Tätigkeit anregten. Er nannte diese Substanzen Stimuline. Die spätere Forschung, die sich besonders an die Namen von Wright und Douglas knüpft, hat dann ergeben, daß nicht die Phagocyten, wohl aber die Bakterien beeinflußt werden. Letztere werden durch die Einwirkung des Serums leichter phagozytiert. Man nennt die Stoffe, welche die Mikroben gewissermaßen zur Phagocytose vorbereiten, Opsonine (von opsono — ich bereite zur Mahlzeit vor). Sie spielen bei der natürlichen Resistenz jedenfalls eine große Rolle. Immerhin muß man aber daran festhalten, daß Phagocytose ganz ohne Opsoninwirkung erfolgen kann, daß also Bakterien „aufgefressen" werden können, auf die sicher kein Serum eingewirkt hat. So konnte Löhlein nachweisen, daß Leukocyten, die durch sorgfältiges Waschen von jeder anhaftenden Serumspur befreit sind, pathogene lebende Bakterien in sich aufnehmen und verdauen. Allerdings verhielten sich die Mikroben bei diesen Versuchen verschieden. Einige waren ohne Serum phagozytabel, andere nur mit Serum, eine dritte Gruppe endlich weder mit noch ohne Serum. Im allgemeinen kann man sagen, daß virulente Mikroben, um phagozytiert zu werden, eher der Opsonin-Wirkung bedürfen, als avirulente. (Im Zusammenhang wird bei der erworbenen Immunität (S. 39) noch einmal von den Opsoninen die Rede sein.)

Schließlich ist zu erwähnen, daß sich im Blut von normalen Menschen eine Reihe von Stoffen finden, wie Lysine, Antitoxine, die sicher auch ausschlaggebend für die natürliche Resistenz sind. Eine Hauptrolle spielen sie aber bei der erworbenen Immunität und werden deshalb auch dort erst eingehendere Betrachtung finden.

Herabsetzung und Steigerung der Resistenz. Die angeborene Immunität ist in den seltensten Fällen eine ganz absolute, wie z. B. die des Menschen gegen Rinderpest und die der Tiere gegen Scharlach. Meist gelingt es, durch künstliche Einverleibung s e h r g r o ß e r Mengen von virulentem Infektionsmaterial scheinbar absolut resistente Tiere krank zu machen. Junge Organismen sind oft empfänglicher als erwachsene. Auch zeitlich kann man Unterschiede bei demselben erwachsenen Individuum feststellen. Daß beim Menschen ungünstige Lebensbedingungen, wie schlechte Ernährung, Überanstrengung, zu wenig Schlaf, Vergiftungen, besonders Alkoholismus, Erkältungseinflüsse, sowie Sorge und Kummer die Resistenz herabzusetzen vermögen, sind bekannte klinische Tatsachen. Dem entsprechen auch die experimentellen Befunde. So stellten Canalis und Morpurgo fest, daß Hühner und Tauben durch Nahrungsentziehung ihre Resistenz gegen Milzbrand einbüßen. Weiße Ratten waren aber auch durch Hunger nicht für Milzbrand empfänglicher zu machen. Noch energischer als Hunger wirkt Durst. Ein Beispiel für die Schädlichkeit der Übermüdung sind wieder Ratten, die durch längeres Gehen in einer Tretmühle an ihrer Widerstandsfähigkeit gegen Milzbrand erheblich einbüßen. Die gegen eben diese Krankheit immunen Frösche erkranken, wenn sie in Wasser von 35^0 gehalten werden. Wenn man Ratten und Hühner abkühlt durch Verbringen in Schnee oder kaltes Wasser oder letztere auch durch Entfiedern, so werden sie ebenfalls für Milzbrand empfänglich. Vergiftungen mit Opium, Chloralhydrat und Alkohol bewirken bei sehr vielen Tieren ein Aufhören der Resistenz. Als Ursache dieser Resistenzverminderung ist wohl kaum eine Verbesserung der Lebensbedingungen für die Mikroben im lebenden Organismus anzunehmen. Auch die phagozytären Schutzeinrichtungen werden weniger alteriert. Hauptsächlich ist wohl eine Abnahme der übrigen Schutzkräfte des Serums anzunehmen.

Eine S t e i g e r u n g der Resistenz wird man natürlich im allgemeinen durch günstige Lebensbedingungen erreichen. Experimentell hat man durch verschiedene Maßnahmen die lokale Widerstandsfähigkeit erhöhen können. So kann man durch intraperitoneale Einspritzung von Bouillon, Serum, Tuberkulin etc. eine erhöhte Resistenz gegen die intraperitoneale Einverleibung von Krankheitserregern schaffen. Der Grund hierfür liegt in der lokalen Konzentration bakterizider Substanzen.

b) Die antitoxische Resistenz.

Ebenso wie für die Bakterien selbst sind auch gewisse Tiere für Bakterientoxine unempfindlich. Zunächst ist festzustellen, daß die Giftempfindlichkeit bei Tieren, die verschiedenen Spezies angehören, auch eine ganz verschiedene ist. Am besten kann man die Unterschiede feststellen, wenn man auf 1 g bezw. kg lebendes Körpergewicht berechnet, wieviel Toxin nötig ist, um ein Tier zu töten. Pferde sind für Tetanustoxin sehr empfänglich. Von einem starken Gift genügen $1/4000$ ccm, um ein Pferd von 500 kg Gewicht zu töten. Bezeichnet man die Menge Gift, die ein 1 g Pferdegewicht bei subkutaner Einverleibung tötet, als Einheit, so sind für 1 g Meerschweinchengewicht 2 Einheiten, für 1 g Kaninchengewicht 2000 Einheiten, für 1 g Huhngewicht 200000 Einheiten nötig. Man kann also das Huhn als beinahe immun bezeichnen. Wenn es dagegen durch Kälte geschwächt ist, wird es schon für kleine Dosen empfindlich. Völlig resistent sind Schildkröte und Alligator, sowie der Frosch bei 10^0. Von Diphtherietoxin ist die tödliche Dosis für 1 kg lebend Mäusegewicht 20000 mal so groß, als für 1 kg lebend Meerschweinchengewicht. Ratten sind für Diphtheriegift noch weniger empfänglich.

Ebenso wie die Bakterientoxine verhalten sich tierische Gifte, wie Schlangengift und Skorpiongift. Igel und Schweine z. B. vertragen Schlangengift sehr gut, Skorpione sind gegen ihr eigenes Gift resistent.

Wichtig ist, daß bei der Einverleibung per os im allgemeinen die Schädlichkeit der Toxine und der tierischen Gifte aufhört oder sehr wesentlich herabgesetzt wird. Es war schon im Altertum bekannt, daß das Schlangengift vom Magen aus verhältnismäßig wenig wirksam ist. Neuerdings hat man dieselbe Tatsache für Tetanusgift, Diphtheriegift und Tuberkulin festgestellt. Der Grund für die Giftresistenz ist nicht in dem Vorhandensein von Antitoxin zu suchen, wenigstens findet man weder im Blute des Huhns ein Tetanusantitoxin noch in dem der Ratte ein Diphtherieantitoxin. Nach der Ehrlichschen Theorie beruht die Giftresistenz vieler Tierspezies auf dem Fehlen jedes Angriffspunktes für das Toxin am Zellprotoplasma. Die angeborene Unempfänglichkeit der Zellelemente für Toxin hat man als histogene Immunität bezeichnet. (v. Behring). Im Organismus solcher Tiere wird das Gift auch nicht zerstört oder schnell ausgeschieden. Spritzt man Schildkröten Tetanustoxin ein, so bleiben sie gesund, man kann aber mit ihrem Blute noch 4 Monate nach der Injektion Mäuse töten. Für jeden einzelnen Fall der natürlichen Giftresistenz haben wir noch keine genügende Erklärung. Die Tatsache, daß manche Gifte vom Magendarmkanal aus gut vertragen werden, beruht zum Teil darauf, daß die Moleküle die innere Darmwand nicht passieren, zum Teil darauf, daß sie durch die Verdauungsfermente zerstört werden.

II. Die erworbene Immunität.

Der Schutz nach einer Infektionskrankheit dauert ganz verschieden an, wie allgemein bekannt ist. Eine verhältnismäßig lange Immunität, meist für das ganze Leben, wird durch das Überstehen von Pocken, Scharlach und Masern gewonnen, auch Typhus und Pest hinterlassen gewöhnlich längeren, Cholera dagegen kürzer dauernden Schutz. Nach anderen Krankheiten (Diphtherie, Recurrens, Influenza, Pneumonie) dauert der Widerstand des Körpers offenbar nur sehr kurze Zeit an, wenigstens erkranken die Individuen bei einer neuen Infektionsgefahr wieder, so daß man nicht von einer Immunität sprechen kann. Einmaliges Überstehen von Erysipel, vielleicht auch von Pneumonie, scheint sogar für ein ferneres Auftreten dieser Krankheit zu prädisponieren.

Besonders zu beachten ist, daß eine leicht verlaufende Krankheit denselben Schutz verleihen kann wie eine schwere, eine Erkenntnis, die zur künstlichen Immunisierung mit abgeschwächten Kulturen geführt hat.

Die erworbene Immunität ist wohl zum Teil auf eine Erhöhung der natürlichen Resistenz nach dem Überstehen einer Infektionskrankheit zurückzuführen. Zum anderen Teil wird sie aber auch bedingt durch Stoffe, die während der Krankheit im Blutserum auftreten und mit deren Hilfe der Organismus die eingedrungenen Feinde überwindet. Dieselben Stoffe stehen dann bei einer zweiten Erkrankung als Abwehrvorrichtungen zur Verfügung. Wenn sie auch nicht mehr im Blute kreisen sollten, so werden sie doch auf einen Reiz hin von den Zellen, die sie früher produziert hatten, sofort wieder in Menge gebildet, so daß es gar nicht zu einer neuen Erkrankung kommt oder dieselbe nur leicht verläuft. (Tenazität der Zellen, Leube). Man nennt die Stoffe, mit deren Hilfe der Organismus eine Infektion überwindet, **Antikörper**, und jene Substanzen, die die Bildung der Antikörper auslösen, **Antigene.** Die gegen die Bakterien produzierten Antikörper sind verschieden von denen gegen die

Toxine gebildeten. Im letzteren Falle haben wir es mit den Antitoxinen zu tun, im ersteren mit Agglutininen und Lysinen. Daß alle diese Stoffe spezifisch sind, d. h. nur auf das Antigen reagieren, das ihre Bildung auslöste, wurde schon erwähnt. Aber nicht nur gegen Bakterien und Toxine werden Antikörper produziert, sondern auch gegen eine Reihe anderer, einem Organismus injizierter Substanzen, wie gegen verschiedene Zellen, besonders rote Blutkörperchen, Eiweißstoffe und Fermente.

Die Antikörperimmunität ist eine allgemeine Immunität des ganzen Organismus. Ihr steht eine **lokale** oder **histogene** Immunität gegenüber. Wenn Infektionserreger in bestimmten Geweben eine Zeitlang wuchern, so erfahren die Gewebe durch die Mikroben und deren Stoffwechselprodukte allmählich eine derartige Umstimmung, daß die Mikroben nun nicht mehr in ihnen gedeihen können. Das Darmepithel eines Menschen, der Typhus hatte, wird so verändert, daß die Typhusbakterien nicht mehr in dasselbe eindringen können, sondern im Darmlumen als Saprophyten vegetieren müssen. Da die histogene Immunität naturgemäß die Eintrittspforten der Keime betreffen wird, stellt sie auch einen guten Schutz gegen die Krankheit überhaupt dar.

Bei der Besprechung der einzelnen Antikörper gehen wir zunächst wieder auf die Bakterienimmunität (Agglutinine und Lysine), dann auf die Giftimmunität (Antitoxine) ein. Den Agglutininen sollen die ihnen verwandten und zum Teil auch noch zur Bakterienimmunität in Beziehung stehenden Präzipitine vorangestellt werden und mit den Agglutininen und Lysinen nicht nur die für Bakterien, sondern auch die für andere Zellen behandelt werden. Vorher ist jedoch noch auf eine Hypothese einzugehen, welche sich mit allen Antikörpern beschäftigt.

Die Ehrlichsche Seitenkettentheorie. Von allen Erklärungsversuchen für die bei der Bildung und Wirkung der Antikörper in Betracht kommenden speziellen Verhältnisse hat keiner eine annähernd so große Bedeutung erlangt, wie die von Paul Ehrlich aufgestellte, unter dem Namen der Seitenkettentheorie bekannte Hypothese. Sie gestattet es, das große Gebiet verhältnismäßig leicht zu überblicken und hat sich außerordentlich fruchtbar erwiesen, indem sie die Veranlassung zur Aufdeckung neuer Tatsachen war. Es sollen hier nur die Grundzüge angegeben werden. Auf Spezielles näher einzugehen, wird bei den einzelnen Antikörpern Gelegenheit sein. Ehrlich ging von bekannten chemischen Tatsachen aus und unterschied am funktionierenden Protoplasma verschiedene, durchaus nicht gleichwertige Atomkomplexe, einen Leistungskern und Seitenketten. Letztere sind zwar für die spezifische Zellfunktion von untergeordneter Bedeutung, kommen aber für die Assimilation und Ernährung in Betracht. Sie sind es, welche dem Protoplasmamolekül die Fähigkeit geben, fremde Moleküle an sich zu fesseln. Mit Rücksicht hierauf nannte Ehrlich die Seitenketten **Rezeptoren**.

Ein fremdes Molekül kann nur dann mit dem Protoplasma in Verbindung treten, wenn es seinerseits eine Atomgruppierung, eine sog. **haptophore** Gruppe besitzt, die für einen Rezeptor paßt (wie die Finger in den Handschuh — um ein oft gebrauchtes Beispiel zu wiederholen). Damit, daß das fremde Molekül mit dem Protoplasma in Verbindung tritt, ist noch nicht gesagt, daß es auch eine besondere Wirkung auf dasselbe ausübt, es kann lediglich die Rezeptoren besetzen. Soll es das Protoplasma beeinflussen, so muß für diesen Zweck noch eine besondere Atomgruppierung bestehen. Handelt es sich z. B. um Gifte, so muß neben der **haptophoren** noch eine **toxophore** Gruppe vorhanden sein.

Endlich, werden Rezeptoren reichlich besetzt, so werden neue gebildet, die dann zum großen Teil von dem Protoplasmamolekül abgestoßen werden

und ins Blut gelangen, wo sie sich mit denselben haptophoren Gruppen wie
an der Zelle verbinden können. Wenn also z. B. Toxine die Rezeptoren besetzen, werden schließlich neugebildete Rezeptoren an das Blut abgegeben
und bilden hier die Antitoxine. von Behring faßt das Wichtigste der Ehrlichschen Hypothese in folgenden Worten zusammen: „Dieselbe Substanz
im lebenden Körper, welche in der Zelle gelegen Voraussetzung und Bedingung einer Vergiftung ist, wird Ursache der Heilung, wenn sie sich in der
Blutbahn befindet."

    Ehrlich unterscheidet drei Arten von Rezeptoren. Den eigentlichen verankern-
den Teil nennt er auch bei ihnen haptophore Gruppe. Die Rezeptoren erster Ord
nung besitzen nur eine haptophore Gruppe. Sie haben also nur die Möglichkeit, eine

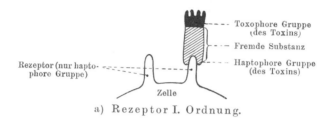

a) Rezeptor I. Ordnung.

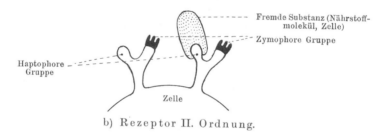

b) Rezeptor II. Ordnung.

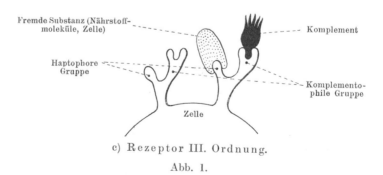

c) Rezeptor III. Ordnung.

Abb. 1.

fremde Substanz mit dem Protoplasmamolekül zu verbinden. Die Rezeptoren zweiter
Ordnung besitzen eine haptophore Gruppe und eine zweite sog. ergophore oder zymophore Gruppe. Mit der haptophoren Gruppe fesseln sie eine fremde Substanz an das
Protoplasma, mit der ergophoren beeinflussen sie dieselbe. Wenn es sich also z. B.
um ein Nährstoffmolekül handelt, assimilieren sie dieses mittelst der ergophoren Gruppe,
nachdem sie es mit der haptophoren an sich gezogen haben. Die Rezeptoren dritter
Ordnung endlich besitzen zwei haptophore Gruppen. Die eine ist für die fremde Substanz (Nährstoffmolekül, Bakterium) bestimmt, die andere für ein Ferment oder Komplement, das aus dem Blutserum aufgenommen wird und erstere assimiliert oder löst. Man
nennt die zweite haptophore Gruppe auch komplementophile Gruppe (Abb. 1).

Präzipitine. Unter Präzipitinen versteht man Antikörper, die in einer Lösung von Eiweißstoffen bezw. eiweißähnlichen Stoffen einen Niederschlag hervorrufen, den man als Präzipitat bezeichnet. Die Antigene, welche die Bildung der Präzipitine im tierischen Organismus auslösen, nennt man Präzipitinogene. Insofern als in ihren Lösungen dann wieder der Niederschlag entsteht, kann man sie auch als präzipitable Substanz bezeichnen. Man unterscheidet Eiweiß- und Bakterienpräzipitine.

Eiweißpräzipitine. Sie sind von Bordet und Tchistowitch entdeckt und entstehen, wenn man ein Tier (Kaninchen oder anderes, nicht fleischfressendes Tier) mit einer Eiweißlösung, am besten durch intravenöse Injektion, vorbehandelt. Zum Verständnis ihrer Bildung ist darauf hinzuweisen, daß alles körperfremde Eiweiß, das einem Organismus mit Vermeidung des Magendarmkanals („parenteral") einverleibt wird, giftig wirkt. Im Magendarmkanal wird das große Eiweißmolekül in kleinere Moleküle (Aminosäuren) aufgespalten und aus diesen einzelnen „Bausteinen" baut sich dann der Körper sein eigenes Eiweißmolekül wieder auf, wobei zu bemerken ist, daß jede Tierart, ja vielleicht jedes Individuum, sein eigenes Eiweiß besitzt. Fehlt nun dem einzuverleibenden Eiweiß die Vermittlung des Magendarmkanals, so kann es auch nicht ab- und in anderer Form wieder aufgebaut werden, es wird dann im Organismus als Fremdkörper und Gift betrachtet und es werden Antikörper gegen dasselbe gebildet. Diese Antikörper haben die Eigentümlichkeit im Reagenzglase in den entsprechenden verdünnten Eiweißlösungen erst eine Trübung, aus der sich nach einiger Zeit Flocken bilden, und dann einen Niederschlag hervorzurufen. In der Bildung dieses Präzipitates scheint übrigens nicht das Wesentliche der Reaktion zu liegen, die Bindung von Antigen und Antikörper (Eiweißlösung und Präzipitin) ist auch hier das Wichtige; die Entstehung des Niederschlages haben wir wohl nur als zufällige Begleiterscheinung zu betrachten, die auch wahrscheinlich im Tierkörper gar nicht auftritt (Rostoski). Nach den Untersuchungen von Friedemann und Isaac wird das parenteral einverleibte Eiweiß im Körper abgebaut. Bei einem im N-gleichgewicht befindlichen Hunde nimmt die N-ausscheidung, wie die genannten Autoren fanden, entsprechend dem parenteral beigebrachten Eiweiß zu, und zwar sowohl nach der ersten wie nach späteren Injektionen. Immerhin ist als sicher anzunehmen, daß durch die erste Injektion Stoffe entstehen, welche die Fähigkeit besitzen, Eiweißkörper abzubauen. Man kann wenigstens durch ein Eiweißimmunserum im Reagenzglas in der entsprechenden Eiweißlösung Spaltprodukte erzeugen. (Weichardt u. a., vgl. auch Anaphylaxie.)

Die Eiweißpräzipitine sind spezifisch; Lösungen von ganz differenten Eiweißkörpern, z. B. phosphorhaltiges und nicht phosphorhaltiges Eiweiß (Kasein und Albumin der Milch), Eigelb und Eiklar geben auch verschiedene Präzipitine. Dabei ist es ganz gleichgültig, ob die Eiweißkörper von verschiedenen oder demselben Tier stammen. In anderen Fällen, in denen die Eiweißkörper wahrscheinlich auch chemisch nicht so different sind, reagieren dieselben Präzipitine auf verschiedene Eiweißkörper desselben Tieres z. B. Albumin und Globulin des Blutes, wenngleich gewisse quantitative Unterschiede bestehen. (Obermeyer und Pick, Rostoski, Michaelis, Umber.) Meist hat man Blutserum, Eiereiweiß oder Milch zur Erzeugung dieser Antikörper benutzt und hat dabei beobachtet, daß das Präzipitin außer in der Eiweißlösung, die zu seiner Erzeugung benutzt wurde, also z. B. im Blutserum eines Tieres, noch in dem Serum eines verwandten Tieres einen Niederschlag hervorrief. Ein Menschenserumpräzipitin wirkt auch auf Affenserum und zwar am stärksten auf das Blut der anthropoiden Affen, ein Pferdeserumpräzipitin noch am meisten auf Eselblut. Die weitgehendsten Untersuchungen in dieser Richtung sind von Nuttal angestellt, der in der Präzipitinreaktion einen Ausdruck für die Verwandtschaft des Menschen und der Tiere untereinander fand. Stets ist in dem Serum, das zur Injektion benutzt wurde, die Reaktion am stärksten und tritt am frühesten auf. Je ferner ein anderes Tier phylogenetisch steht, um so schwächer ist die Reaktion in seinem Blut bzw. Serum. Es gibt also bei der Präzipitinreaktion **Gruppenwirkungen.**

Nach Weichardt kann man dieselben in folgender Weise ausschließen. Ein stark wirkendes Menschenblut-Immunserum wirkt auch noch auf Pferdeserum. Man mischt nun Menschenblutimmunserum mit Pferdeserum, filtriert von dem Niederschlage ab und setzt so oft von neuem Pferdeserum hinzu, als noch eine Ausfällung entsteht, schließlich resultiert ein Serum, das nur noch auf Menschenblut wirkt.

Wenn man ein Kaninchen stets mit dem Serum desselben Menschen behandelt, erhält man ein Antiserum, das für das Serum dieses Menschen am stärksten wirksam ist, ein Anhaltspunkt dafür, daß das Eiweiß der einzelnen Individuen derselben Art nicht ganz identisch ist. Behandelt man ein Kaninchen mit dem Serum eines anderen Kaninchens, so erhält man unter Umständen ein Antiserum, das im Serum anderer Kaninchen einen Niederschlag hervorruft (Isopräzipitine). — Endlich ist es gelungen, durch Injektion eines Präzipitinserums für Eiweißkörper von Milch (Laktoserum) Antipräzipitine zu erzeugen, die die Wirkung der Präzipitine aufheben (Antilaktoserum). Sie können also auch wieder als Antigen funktionieren. — Sie vertragen ferner eine Temperatur von 55—60°, sind also thermostabil. Bei längerem Aufbewahren oder bei Erhitzung auf 70° geht die ausfällende Atomgruppe verloren, nur die haptophore bleibt erhalten, es entstehen also aus den Präzipitinen Präzipitoide.

Der Niederschlag, das Präzipitat, setzt sich aus dem Eiweiß des Antigens und dem des Antiserum zusammen. Er ist wieder löslich und ist deshalb auch nicht mit koaguliertem Eiweiß zu vergleichen; die Präzipitatbildung ist eher mit der Aussalzung der Eiweißkörper auf eine Stufe zu stellen. Ein bestimmter Salzgehalt und eine nicht zu stark von der neutralen abweichende Reaktion sind für die Präzipitatbildung nötig. Bei höheren Temperaturgraden verläuft die Präzipitinreaktion ebenso wie andere chemische Reaktionen schneller, solange, als nicht durch die Erhitzung die Eiweißkörper denaturiert werden (Rostoski, Alkan, v. Horn).

Noch in sehr verdünnten Eiweißlösungen (bis 1 : 100 000) kann ein Antiserum einen Niederschlag hervorrufen. Die biologische Reaktion ist also hier der chemischen überlegen. In solch verdünnten Lösungen muß natürlich der Niederschlag im wesentlichen aus den Eiweißkörpern des Antiserums bestehen (Globulin, Moll).

Bakterienpräzipitine. Wie Kraus fand, entsteht bei der Mischung des Filtrates einer älteren Typhusbouillonkultur mit Typhusserum in der anfangs vollkommen klaren Flüssigkeit nach längerem Stehen eine Trübung, die sich allmählich als Niederschlag zu Boden setzt. Die Reaktion ist spezifisch und tritt nur beim Zusammenbringen von Bouillonkulturfiltrat mit einem homologen Serum auf. Außer in Typhuskulturen entsteht sie noch besonders deutlich in Cholerabouillonkulturen, in anderen dagegen, wie in Diphtheriekulturen, nicht. Da besonders ältere Kulturen das Kraussche Phänomen hervortreten lassen, nimmt man an, daß aufgelöste Leibessubstanzen von Bakterien präzipitiert werden. Nach Kraus und Paltauf stehen die Präzipitine in sehr enger Beziehung zu den gleich zu erwähnenden Agglutininen, indem es sich bei der Agglutination auch um einen Präzipitationsvorgang handeln soll, bei dem die präzipitierbare = agglutinierbare Substanz zum Teil noch den Bakterienkörpern anhaftet. Andere Forscher glauben jedoch, die Präzipitine von den Agglutininen trennen zu sollen.

Agglutinine. Die Agglutinine sind Antikörper, die bei der Bakterienimmunität in Betracht kommen. Sie wurden von Gruber und Durham und fast gleichzeitig von R. Pfeiffer und Kolle zuerst beschrieben. Es finden sich Agglutinine schon im normalen Serum. Diese sind in nicht zu starker Verdünnung des Serums (1 : 10 bis 1 : 20 bis 1 : 50) auf die verschiedensten Bakterien wirksam und deshalb nicht spezifisch, am meisten und stärksten wirken sie aber doch auf Typhusbakterien (Lüdke). Demgegenüber hat das Serum eines Menschen, der eine Infektionskrankheit, z. B. Typhus oder Cholera durchmacht oder durchgemacht hat, bzw. das Serum eines Tieres, dem Kulturen dieser Bakterien eingespritzt sind, eine agglutinierende Wirkung, die in viel stärkerer Verdünnung noch eintritt (1 : 5000 und mehr) und spezifisch ist, d. h. sich nur auf die betreffenden Krankheitserreger erstreckt.

Im Reagenzglase gibt sich das Agglutinationsphänomen in folgender Weise kund. Gibt man in eine homogene Typhusbouillonkultur eine entsprechende Menge Serum, so sieht man, wie sich Flocken bilden, die immer größer werden und sich allmählich auf dem Boden des Glases ansammeln. Dabei wird die überstehende Flüssigkeit klar. Unter dem Mikroskop beobachtet man, wie die Bakterien ihre Beweglichkeit einbüßen und je nach der agglutinierenden Kraft des Serums zu größeren oder kleineren Häufchen zusammentreten. Über die Bildungsstätte dieser Antikörper im tierischen Organismus ist noch nichts Sicheres bekannt. Durch die Untersuchungen von Stäubli wissen wir, daß sie durch placentare Übertragung von dem Muttertier auf die Jungen übergehen.

Eine Abtötung der Bakterien ist mit der Agglutination nicht verbunden. Die zusammengeballten Mikroben vermehren sich sogar noch weiter. Wenn man Bakterien in ein sie agglutinierendes Serum impft, so wachsen sie von vornherein in Häufchen und Fädchen. Pfaundler hat speziell beim Kolibakterium und beim Proteus vulgaris beobachtet, wie diese Mikroben in einem spezifischen Serum in Form von langen verfilzten Fäden wuchsen (Fadenreaktion). Die Agglutination ist auch wahrscheinlich nur als eine Nebenerscheinung der Immunität aufzufassen. Mit der Vernichtung der Bakterien hat sie nichts zu tun. Es gibt Sera, die vorzugsweise Agglutinine, solche, die vorzugsweise Lysine und endlich solche, die beide Antikörper in annähernd gleichen Mengen enthalten. Künstlich gewinnt man, wenn man zur Impfung bei 60⁰ abgetötete Typhusbakterien verwendet, ein stark agglutinierendes und stark lytisches Serum. Nimmt man bei 75⁰ abgetötete Bakterien, so hat das Serum eine viel stärker agglutinierende als lytische Kraft. Bei Abtötung der Bakterien durch Chloroform endlich erhält man ein stark lytisches, aber schwach agglutinierendes Serum.

Eine sehr wichtige Eigenschaft der Agglutinine ist, daß sie bei einer Temperatur von 55—60⁰ auch nach längerer Zeit nicht vernichtet werden, also thermostabil sind, erst durch Hitzegrade von 70⁰ werden sie zerstört. Nach der Ehrlichschen Theorie nimmt man an den Agglutininen zwei Funktionsgruppen an, eine haptophore, welche sich mit den Rezeptoren der Bakterien verbindet und eine agglutinophore oder zymophore, welche die Verklebung der Bakterien bewirkt. Die letztere ist die empfindlichere. Sie geht bei längerer Aufbewahrung des Serums und bei stärkerem Erhitzen zugrunde. Dabei entstehen aus den Agglutininen sog. Agglutinoide, welche wohl die Rezeptoren der Bakterien besetzen, dieselben aber nicht mehr miteinander verkleben können.

Läßt man die Serumflüssigkeit im Vakuum verdunsten, so daß nun ein aus Eiweiß und Salzen bestehendes Pulver übrig bleibt, so finden sich in diesem die Agglutinine, die in der trockenen Form längere Zeit haltbar und auch gegen Erhitzen noch resistenter sind. Zum Gebrauch muß man sie dann wieder in einer entsprechenden Menge Wasser auflösen. Auch an Bakterien schon gebundene Agglutinine vertragen eine Temperatur von 100⁰.

Wenn auch die bei der Immunisierung entstehenden Agglutinine spezifisch sind, so agglutinieren sie doch verwandte Bakterien ebenfalls, wenn auch in viel geringerem Maße bzw. bei viel stärkerer Konzentration des Serum (Mitagglutination).

Man muß also annehmen, daß verwandte Bakterienarten zum Teil identische Rezeptoren haben. Anders liegen die Verhältnisse, wenn eine Infektion mit zwei Krankheitserregern erfolgt ist (Mischinfektion). Hier werden beide Mikroben agglutiniert, weil für beide besondere Agglutinine gebildet wurden (Mischagglutination).

Durch den Absättigungsversuch von Castellani kann man unterscheiden, ob es sich um Mitagglutination oder Mischagglutination handelt. Agglutiniert z. B. ein Serum Typhusbakterien stark, Paratyphusbakterien nur wenig schwächer, so versetzt man das Serum zunächst mit entsprechenden Mengen Typhuskultur und zentrifugiert nach einiger Zeit ab. Agglutiniert dieses Serum nun noch Paratyphusbakterien, so handelte es sich um eine Mischinfektion bzw. Mischagglutination, sonst nur um eine Mitagglutination.

Hämagglutinine. Ebenso wie man durch Vorbehandeln von Tieren mit Bakterien Bakterienagglutinine gewinnt, so erhält man durch Einspritzung fremder roter Blutkörperchen Hämagglutinine, die diese roten Blutkörperchen zusammenballen. Sie verhalten sich im allgemeinen wie die Bakterienagglutinine. Erst bei Erhitzen auf 70⁰ gehen sie zugrunde und bilden Agglutinoide. Zur Hämolyse (siehe unten) ist eine vorherige Agglutination nicht nötig. Auch bei der Vorbehandlung eines Tieres mit Blutkörperchen eines Tieres derselben Art werden Hämagglutinine gebildet, die man in diesem Fall Isoagglutinine nennt, zum Unterschied von den Heteroagglutininen, welche auf Blutkörperchen einer anderen Art wirken. Endlich ist zu erwähnen, daß es Antihämagglutinine gibt. Sie entstehen bei der Vorbehandlung eines Tieres mit Hämagglutininen und heben die Wirksamkeit derselben auf.

Lysine und Cytotoxine. Außer den Agglutininen bereitet der Organismus gegen Zellen, die in sein Inneres eindringen, andere spezifische Antikörper, Lysine oder Cytotoxine. Sie lösen die fremden Zellen auf, oder schädigen sie doch schwer (Cytotoxine). Am genauesten untersucht, besonders durch die Arbeiten von Ehrlich und Morgenroth ist die Einwirkung dieser Stoffe auf die roten Blutkörperchen, die Hämolyse. Wir beginnen deshalb mit der Besprechung dieses Vorganges und schließen erst hieran die Bakteriolyse und die spezifische Schädigung anderer Zellen.

Hämolyse. Unter Hämolyse versteht man das Austreten des roten Blutfarbstoffes aus den Blutkörperchen und seine Lösung im umgebenden Medium, so daß das Blut lackfarben wird. Die Stromata bleiben gewöhnlich erhalten. Zum Nachweis der Hämolyse nimmt man jetzt ganz allgemein 5 % Aufschwemmungen von defibriniertem Blut in 0,85 % Kochsalzlösung. Die Blutkörperchen müssen durch mehrmaliges Zentrifugieren mit Kochsalzlösung von dem anhaftenden Serum befreit werden. Viele wohlbekannte chemische Substanzen, wie Äther, Chloroform, Saponin, Digitalis usw. sind imstande, Hämolyse hervorzurufen. Auch Bakterienprodukte wie das Tetanolysin in Tetanuskulturen und das Staphylolysin in Staphylokokkenkulturen wirken hämolytisch, ebenso eine Reihe von Schlangengiften, wie das Cobragift.

Seit langem bekannt ist auch, daß normales Serum hämolytische Eigenschaften für Blutkörperchen fremder Tierarten besitzt. So löst Aalserum menschliche Blutkörperchen im Reagenzglas, Hundeserum Kaninchen- und Meerschweinchen-Blutkörperchen, Menschenserum Hammel-Blutkörperchen usw. (natürliche Hämolyse). Diese hämolytischen Eigenschaften kann man nun wesentlich steigern bzw. für andere Blutkörperchen neu hervorrufen, wenn man einem Tier Blutkörperchen einer fremden Art injiziert (künstliche Hämolyse). Das Serum dieses Tieres löst dann spezifisch die Erythrocyten der anderen Art. Also z. B. das Serum eines Kaninchens, das mit Hammel-Blutkörperchen vorbehandelt wurde, löst nun Hammel-Blutkörperchen im Reagenzglase, oder das Serum eines Meerschweinchens, das mit Kaninchen-Blutkörperchen behandelt war, Kaninchen-Blutkörperchen (Bordet). Eine Hämolyse von Blutkörperchen anderer Tiere findet nur in sehr beschränktem Maße statt und erstreckt sich nur auf die der nächsten Verwandten (Mensch und Affe, Huhn und Taube). Die Spezifität der künstlichen Hämolysine ist also recht ausgesprochen.

Erhitzt man hämolytisches Serum ½ Stunde auf 55—60⁰, so verliert es seine lösende Wirkung, es ist also thermolabil. Ebenso geht die lösende Wirkung zu Grunde, wenn man das Serum einige Tage bei Zimmertemperatur aufhebt. In der Kälte hält es sich länger. Setzt man zu einem so inaktivierten hämolytischen Serum geringe Mengen normales Serum (das an sich nicht lösend wirkt), so wird die hämolytische Eigenschaft wieder hergestellt. Das Serum wird reaktiviert. Das Hämolysin besitzt demnach eine komplexe Natur und besteht aus einem hitzebeständigen und einem hitzeempfindlichen Anteil. Ehrlich nennt den ersten (hitzebeständigen) Immunkörper oder Ambozeptor und den zweiten (hitzeempfindlichen) Komplement. Nur der Ambozeptor wird bei der Immunisierung (Injektion fremden Blutes) gebildet, das Komplement findet sich schon vorgebildet im Serum und kann, wenn es vernichtet ist, durch Zusatz frischen Serums ergänzt werden.

Zur näheren Prüfung der beiden Teile des hämolytischen Serums stellten Ehrlich und Morgenroth folgende Versuche an:

1. Brachten sie ein inaktiviertes hämolytisches Serum, das also nur Ambozeptor enthält, mit den entsprechenden Blutkörperchen zusammen und zentrifugierten dann, so zeigte sich, daß die sedimentierten Blutkörperchen sich durch nunmehrigen Zusatz von normalem Serum lösten. Die beim Zentrifugieren überstehende Flüssigkeit hatte dagegen alle hämolytische Kraft verloren, auch beim Zusatz von normalem Serum löste es keine Blutkörperchen mehr. Die Blutkörperchen hatten also dem inaktivierten hämolytischen Serum den Ambozeptor entzogen.

2. Bringt man Blutkörperchen in normales Serum und zentrifugiert nach einiger Zeit ab, so kann man mit Hilfe dieses normalen Serums und inaktivierten hämolytischen Serums Blutkörperchen auflösen. Dem normalen Serum wird also durch die Blutkörperchen kein Komplement entzogen.

3. Brachte man Blutkörperchen, dazu gehöriges inaktiviertes Serum und normales Serum bei einer Temperatur von 0—3⁰, bei welcher keine Hämolyse stattfindet, zusammen und zentrifugiert nun ab, so zeigte sich, daß die Blutkörperchen dem Gemisch den Ambozeptor entzogen hatten, denn erst bei Zusatz von normalem Serum (Komplement) zu den abzentrifugierten Blutkörperchen trat Hämolyse ein. Andererseits enthielt auch die beim Zentrifugieren überstehende Flüssigkeit keinen Ambozeptor, denn sie löste keine Blutkörperchen mehr. Man kann also in der Kälte das Komplement getrennt von Blutkörperchen und Ambozeptor gewinnen, die Vereinigung und damit die Hämolyse tritt erst bei 30⁰ ein.

Mit Hilfe der Ehrlichschen Theorie sind diese Versuche folgendermaßen zu deuten (Abb. 2, S. 34). Der Ambozeptor besitzt zwei haptophore Gruppen, eine mit Avidität für die Blutkörperchen, die so stark ist, daß er sich schon in der Kälte mit diesen verbindet (zytophile Gruppe) und eine zweite für das Komplement, deren Avidität geringer ist (komplementophile Gruppe). Zur Bindung gehört hier höhere Temperatur. Der Ambozeptor kann die Auflösung der Blutkörperchen nicht bewirken, diese Tätigkeit ist vielmehr die Funktion des Komplementes. Er hat nur die Aufgabe, die Verbindung zwischen den Blutkörperchen und dem Komplement herbeizuführen, welches allein nicht an sie herantreten kann. Das Komplement besitzt außer der haptophoren Gruppe für den Ambozeptor noch eine zymotoxische oder ergophore Gruppe, welche die Lösung der Blutkörperchen bewirkt. Beim Erwärmen auf 60⁰ wird die zymotoxische Gruppe des Komplements vernichtet, die haptophore bleibt erhalten und kann noch die komplementophile Gruppe des Ambozeptors besetzen. Man nennt das so veränderte Komplement dann Komplementoid, welches natürlich einen Ambozeptor nicht mehr aktivieren kann.

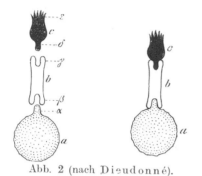

Abb. 2 (nach Dieudonné).

a Blutkörperchen
b Ambozeptor
c Komplement
α Rezeptor des Blutkörperchen
β zytophile Gruppe ⎫
γ komplementophile Gruppe ⎬ des Ambozeptors
δ haptophore Gruppe ⎫
ε ergophore Gruppe ⎬ des Komplements.

Zur Hämolyse ist ein gewisser Salzgehalt der Flüssigkeit notwendig. Bei Salzmangel ist das Komplement nicht mehr wirksam. Es zerfällt dabei in zwei Teile, von denen der eine in Lösung bleibt, der andere ausfällt. Das Komplement selbst besitzt also auch wieder komplexe Natur. Zur Demonstration dieser Tatsache befreit man das Serum durch Dialyse von seinem Salzgehalt.

Nach Ehrlich und Morgenroth ist die durch ein normales Serum bewirkte Hämolyse genau als derselbe Vorgang wie die durch ein Immunserum bewirkte aufzufassen. Zu ihrer Entstehung müssen auch Ambozeptor und Komplement zusammenwirken. Das normale Blut enthält verhältnismäßig wenig Ambozeptoren, erst bei der Immunisierung entstehen dieselben in reichlicher Zahl. Die lytischen Substanzen des normalen Serums, die Alexine Buchners, bestehen demnach auch aus dem thermostabilen Ambozeptor und dem labilen Komplement. Gruber und Bordet nehmen allerdings an, daß das Komplement des normalen Serums unter Umständen allein schon lytische Eigenschaften besitzt.

Bei den hämolytisch wirkenden Schlangengiften kann, wie Sachs und Kyes nachweisen konnten, das **Lecithin die Rolle des Komplementes** vertreten. Diese Gifte wirken auf bestimmte Erythrocyten ohne weiteres lösend (Meerschweinchen, Mensch), weil hier das Lezithin nicht fest an die Blutkörperchen gebunden und für die Komplettierung des Giftes disponibel ist; auf andere Erythrocyten, die das Lecithin an das Stroma fest verankert haben, wirken sie erst nach Zusatz von Lecithin oder anderm Komplement (Ochs, Ziege, Hammel). Daß die Komplementwirkung im übrigen nicht eine Lecithinwirkung ist, geht schon daraus hervor, daß die Wirksamkeit des Lecithins im Serum bei 65⁰ nicht zerstört wird, sondern dann erst recht hervortritt, weil bei dieser Temperatur das meist an Eiweißkörper gebundene Lecithin frei wird. Echtes Komplement müßte natürlich, wie wir eben sahen, bei dieser Temperatur zugrunde gehen. Cholesterin hemmt die Kobrahämolyse. Nach den Angaben von Kyes besteht der Vorgang dieser Hämolyse darin, daß Kobragift und Lecithin sich zu einem komplexen Hämolysin vereinigen, dem Kobralezithid. — Wir müssen übrigens nach v. Dungern u. a. annehmen, daß wir im Kobragift zwei verschiedene Hämolysine zu unterscheiden haben, von denen das eine immunkörperähnlich ist und mit Serumkomplement zusammen wirkt, während das andere, viel stärkere, die Lecithinhämolyse vermittelt. Letztere ist außerdem nach v. Dungern komplizierter zu erklären, als durch die einfache Bildung eines Lecithids. Geklärt ist die Frage noch nicht.

Der Kobrahämolyse durchaus vergleichbar ist die durch Faust, Tallquist, Friedemann, L. Mohr, Freund u. a. studierte **Organhämolyse.** Es lassen sich nämlich aus frischen oder der Autolyse unterworfenen Organen (Leber, Milz, Darmschleimhaut, Placenta, Pankreas), zum Teil durch Extraktion mit Äther, zum Teil durch solche mit Alkohol, Stoffe (Lipoide) gewinnen, welche hämolytisch wirken. Es liegt der Gedanke nahe, daß bei der Entstehung der verschiedenen Anämien derartige Organlipoide ev. zur Erklärung herangezogen werden müssen. Auch der ätherische Extrakt aus Bothriocephalusgliedern wirkt hämolytisch, wodurch vielleicht ein Anhaltspunkt für die Entstehung der Bothriocephalusanämie gegeben ist.

Nach einer in letzter Zeit von Waldvogel (Deutsche med. Wochenschr. 1911, Nr. 15) ausgesprochenen Ansicht ist überhaupt die ganze Antikörperlehre mit Rücksicht auf die Lipoide einer Revision zu unterziehen. Die bei der fettigen Degeneration der Organe frei werdenden Lipoide haben Antikörperwirkung.

Von der von Ehrlich und Morgenroth vertretenen Auffassung über die Hämolyse weicht die anderer Autoren etwas ab. Nach Bordet erfahren die Blutkörperchen schon durch den Ambozeptor eine Schädigung und werden auf diese Weise für die Einwirkung des Komplementes empfindlich (sensibel) gemacht. Das Komplement besorgt dann die Lösung. Bordet nennt den Ambozeptor Sensibilisator = substance sensibilatrice, das Komplement im Ehrlichschen Sinne bezeichnet er als Alexin. Nach Gruber gehen Ambozeptor und Komplement ebenfalls keine Bindung miteinander ein. Der Immunkörper (Ambozeptor) wird von den Zellen fixiert und bereitet sie dadurch für die Komplemente (= Alexine) zur Lösung vor. Gruber nennt deshalb den Immunkörper Präparator. Metschnikoff endlich bezeichnet ihn als Fixateur und glaubt, daß er an sich die Zellen nicht schädigt, sie aber zur Aufnahme in die Leukocyten vorbereitet.

J. Traube erklärt die Erscheinungen der Inaktivierung hämolytischer Sera folgendermaßen. Es entstehen bei der Inaktivierung Stoffe von geringem Haftdruck, die sich an der Oberfläche der festen Phase, also der Blutkörperchen, anhäufen müssen. Hierdurch tritt eine Verdickung der Lipoidhülle ein, so daß ein spezifischer Ambozeptor wohl noch haften, aber nicht mehr in Aktion treten kann. Frisch zugesetztes Komplement wirkt in der Weise, daß es die Hüllsubstanz zerstört.

Nach der Ehrlichschen Seitenkettentheorie ist die **Bildung von Ambozeptoren** folgendermaßen zu erklären. Die Ambozeptoren haften zunächst als mit zwei haptophoren Gruppen ausgestattete Rezeptoren (III. Ordnung) am Protoplasma. Die in den tierischen Körper gelangenden roten Blutkörperchen besetzen die eine haptophore Gruppe dieser Rezeptoren, während die andere das Komplement aufnimmt. Auf diese Weise kann auch am Protoplasmamolekül das Komplement auf die roten Blutkörperchen einwirken. Durch die Inanspruchnahme der Rezeptoren wird eine Überproduktion und Abstoßung derselben angeregt. Die infolgedessen im Blut zirkulierenden Rezeptoren stellen die Ambozeptoren dar. Da gelegentlich auch zu anderen Zeiten Abstoßung von Rezeptoren stattfindet, so zirkulieren auch normalerweise immer Rezeptoren in beschränkter Zahl im Blut. Es ist sicher, daß die Ambozeptoren desselben Serums nicht immer miteinander identisch sind, wie aus folgendem hervorgeht. Ziegenserum löst Meerschweinchenblut und Kaninchenblut. Keine dieser beiden Blutarten kann aber den ganzen Ambozeptorgehalt des Serums adsorbieren, denn nach dem Zentrifugieren löst die überstehende Flüssigkeit immer noch die andere Blutart. Ebenso sind auch die Ambozeptoren für die Blutkörperchen verschieden von denen für andere Zellen, speziell Bakterien. Daß die Komplemente der verschiedenen Tierspezies voneinander verschieden sind, muß als sicher gelten, da nicht alle auf denselben Ambozeptor reagieren.

Es ist aber auch wahrscheinlich, daß in jedem Serum eine Anzahl verschiedener Komplemente vorhanden ist (Ehrlich).

Die gegen die Blutkörperchen einer fremden Tierart gebildeten oder vorhandenen Hämolysine muß man nach der geltenden Nomenklatur als Heterolysine bezeichnen. Man kann auch Isolysine gewinnen, wenn man ein Tier mit Blutkörperchen eines anderen Tieres derselben Art behandelt, z. B. eine Ziege mit Blutkörperchen einer anderen Ziege. Das Serum der ersten Ziege löst dann die Blutkörperchen anderer Ziegen, aber durchaus nicht aller. Lysine für die eigenen Blutkörperchen, Autolysine, bilden sich bei diesen Versuchen nicht.

Das Hämolysin kann auch als Antigen wirken, indem durch Injektion desselben ein Antihämolysin entstehen kann, das die hämolytische Wirkung eines Serums aufhebt, sogar das bereits an die Blutkörperchen verankerte Hämolysin kann es unwirksam machen. Nach der Zusammensetzung des Hämolysins ist ein antikomplement- und ein antiambozeptorenhaltiges Serum zu erwarten und tatsächlich auch nachgewiesen worden.

Bakteriolyse. Die Bakteriolysine wurden von Pfeiffer entdeckt. Sie finden sich im Blute von Menschen, die eine Infektionskrankheit, wie Typhus oder Cholera, durchgemacht haben. Künstlich kann man sie gewinnen, wenn man Menschen oder Tieren entsprechende Kulturen einspritzt. Von dem Mechanismus und der Erzeugung der Bakteriolysine gilt das, was schon von den Hämolysinen gesagt wurde. Wenn man also ein bakteriolytisches Serum mehrere Tage im Reagenzglas aufbewahrt oder ½ Stunde auf 55—60° erhitzt, so verliert es seine Wirksamkeit, wird inaktiviert. Die Reaktivierung gelingt durch Zusatz geringer Mengen normalen Serums. Auch hier haben wir es mit dem thermostabilen Immunkörper oder Ambozeptor und dem thermolabilen Komplement zu tun. Der Ambozeptor wird bei der Immunisierung gebildet, das Komplement ist in jedem Serum vorhanden.

Vergegenwärtigen wir uns noch einmal das Pfeiffersche Phänomen, das schon in dem Kapitel „Infektion" erwähnt wurde. Man injiziert hochwertiges Choleraimmunserum und Choleravibrionen einem Meerschweinchen in die Bauchhöhle und nimmt von Zeit zu Zeit mit Glaskapillaren Tropfen wieder heraus. Man sieht dann, wie die Bakterien augenblicklich ihre Beweglichkeit einbüßen, dann aufquellen und in Kügelchen zerfallen, bis nach 40—60 Minuten nichts mehr von ihnen zu sehen ist. Die Choleravibrionen haben sich in dem Exsudate der Bauchhöhle aufgelöst und verleihen ihm eine etwas fadenziehende Beschaffenheit. Das Meerschweinchen bleibt am Leben, es sei denn, daß sehr viel Choleravibrionen eingespritzt wurden, deren Endotoxine das Tier töten können (vgl. Kapitel „Infektion"). Das in die Bauchhöhle injizierte Choleraimmunserum kann die Vibrionen im Reagenzglase ganz unverändert lassen. Dieser Versuch ist folgendermaßen zu deuten. Das Immunserum enthält den Ambozeptor, aber wenn es nicht ganz frisch ist, kein Komplement, es ist daher nicht aktiviert und kann nicht wirken. Im Organismus des Meerschweinchens tritt etwas Exsudat in die Bauchhöhle aus, dadurch wird Komplement mit dem Immunserum in Verbindung gebracht und nun kann es wirken. Daß diese Auffassung die richtige ist, geht daraus hervor, daß dasselbe Serum auch außerhalb des Tierkörpers im Reagenzglase wirkt, wenn man ihm etwas frisches Serum oder Exsudatflüssigkeit zufügt. Ebenso wirkt ein frisch gewonnenes Immunserum auch außerhalb des Tierkörpers bakteriolytisch.

Metschnikoff allerdings deutet den Pfeifferschen Versuch so, daß durch die Injektion der Choleravibrionen in die Bauchhöhle eine Anzahl von Phagocyten zugrunde gehen. Dabei wird ein wirksamer Stoff, Zytase, frei, der dann im Verein mit dem Immunkörper die Vibrionen vernichtet. Das Komplement stammt also nach Metschnikoff aus den Leukocyten.

Wie bei der Agglutination die Spezifität keine ganz ausgesprochene ist, so verhält es sich auch bei der Lyse. Ein Typhusserum wirkt z. B. auf dem Typhuserreger verwandte Bakterienarten etwas stärker abtötend als normales Serum. Stets ist aber die Wirkung auf Typhusbakterien die stärkste.

Die Bildungsstätten der bakteriziden Stoffe sind in erster Linie die blutbereitenden Organe, wie Knochenmark, Milz und Lymphdrüsen (Pfeiffer,

Marx, Wassermann). Doch beteiligen sich nach Wassermann auch andere Zellen daran. Das geht schon daraus hervor, daß bei Injektion der Bakterien in die Bauchhöhle das Peritonealexsudat, bei Injektion in den Pleuraraum die Pleuraflüssigkeit, bei Injektion in das Blut das Serum die stärkste Wirkung zeigt. Auch die Muskelfasern bilden möglicher Weise Schutzstoffe. Die Menge Antigen, die zur Produktion eines hochwirksamen Serums gehört, ist unter Umständen sehr klein, namentlich bei intravenöser Injektion, jedenfalls stehen einverleibte Bakterien und gebildete Lysine in gar keinem Verhältnis zueinander. Durch 1 mg abgetöteter Cholerakultur können für viele Tausend mg bakterizide Stoffe erzeugt werden. Von einem sehr hochwertigen Serum genügt unter Umständen schon $^{1}/_{10}$ mg, um eine sicher tödliche Menge Cholera-kultur im Peritoneum des Kaninchens zur Auflösung zu bringen.

Man kann in jedem Fall die Mindestmenge Serum bestimmen, welche im-stande ist, im Tierkörper eine gewisse Quantität Bakterienkultur zu vernichten. Dabei spielt allerdings die Virulenz der Kultur eine große Rolle, indem wenig virulente Kulturen viel leichter abgetötet werden als hochvirulente. Wenn man die Infektionsdosis steigert, also z. B. die doppelte oder dreifache nimmt, so gelingt es nicht durch die doppelte bezw. dreifache Menge Immunserum das Tier zu schützen, das sog. Gesetz der multiplen Proportionen kann also nicht für die Bakterien-Immunität angewendet werden.

Wie schon aus der Tatsache hervorgeht, daß reichliche, durch Immun-serum aufgelöste Choleravibrionen durch ihr Toxin ein Tier töten können, besitzt ein bakteriolytisches Serum keine wesentlichen antitoxischen Eigenschaften.

Wir haben bisher bei der Lyse das quantitative Verhältnis von Ambo-zeptor und Komplement zueinander nicht berücksichtigt. Tatsächlich spielt es aber eine wichtige Rolle. Wenn in Reagenzglasversuchen die Menge des Ambozeptors reichlich vermehrt wird, die Menge des Komplements aber die-selbe bleibt, so kann die Bakteriolyse ausbleiben. Neißer und Wechsberg setzten zu einer bestimmten Menge einer 24 stündigen Kultur des Vibrio Metschnikoff stets gleiche Mengen normalen frischen Serums (Komplement) und steigende Quantitäten inaktivierten Immunserums (Ambozeptor). Auf diese Weise wurde zunächst festgestellt, welche Menge Ambozeptor zur Ver-nichtung der Vibrionen nötig ist. Vermehrte man dann die Ambozeptormenge, so wurde die Bakteriolyse allmählich geringer und hörte ganz auf, wenn 100—200 mal so viel Ambozeptor vorhanden war, als zur Lyse erforderlich ist. Dieser Versuch ist nach Ehrlich so zu erklären: Wenn auch die Bakterien mehr Ambozeptoren binden können, als sie zur Vernichtung brauchen, so ist doch die Aufnahmefähigkeit einmal erschöpft. In diesem Falle bleiben die Ambozeptoren in der umgebenden Flüssigkeit. Ist nun das Komplement nicht auch vermehrt worden, so werden sich nicht nur die gebundenen, sondern auch die freien Ambozeptoren mit demselben sättigen. Dadurch wird aber ein Teil des Komplements geradezu von den Bakterien abgelenkt, und es muß der Zeitpunkt eintreten, wo das für dieselben restierende Komplement nicht mehr zur Vernichtung genügt. Vielleicht kommt noch dazu, daß die Ambozeptoren, welche an die Bakterien gebunden sind, also schon eine haptophore Gruppe besetzt haben, weniger komplementgierig sind, als die noch freien Immun-körper. Man nennt diese Erscheinung **Komplementablenkung**.

Unter **Komplementbindung** oder Komplementfixation versteht man da-gegen folgenden Vorgang. Wie wir sahen, gehören zur Hämolyse Blutkörper-chen, spezifische Ambozeptoren (inaktiviertes Immunserum) und Komplement (frisches Normalserum), zur Bakteriolyse gehören dieselben Substanzen. Wir müssen natürlich im letzteren Falle für Blutkörperchen Bakterien und für den

hämolytischen Ambozeptor einen spezifischen bakteriolytischen Ambozeptor
setzen, das Komplement ist aber für beide Prozesse dasselbe. Bringt man nun
Bakterien z. B. Typhusbakterien mit dem dazu gehörigen Ambozeptor und mit
Komplement zusammen und läßt 1 Stunde bei 37⁰ stehen, so wird der Ambozeptor das Komplement an die Bakterien verankert haben. Wenn man jetzt
Blutkörperchen und einen zu ihnen gehörigen Ambozeptor (hämolytisches
System) in dieselbe Mischung gibt, so wird es nicht zur Hämolyse kommen,
das Blut wird deckfarben bleiben, weil das zur Verfügung stehende Komplement schon aufgebraucht (gebunden oder fixiert) wurde. In einem
anderen Versuch bringt man zunächst Typhusbakterien mit Choleraimmunserum
und Komplement für 1 Stunde bei 37⁰ zusammen. Das Komplement wird
jetzt nicht an die Bakterien gebunden werden können, weil der spezifische
Ambozeptor fehlt. Fügt man nun Blutkörperchen und dazu gehörigen Ambozeptor zu dem Gemisch, so kommt es zur Hämolyse, weil das Komplement
noch frei ist. Es leuchtet ohne
weiteres ein, daß man mit
Hilfe der Komplementbin-
dung erkennen kann, ob
ein zu untersuchendes
Immunserum den Ambo-
zeptor für ein bekanntes
Bakterium darstellt. Ent-
hält das zu untersuchende
Serum Ambozeptor für das
bekannte Antigen (Bakte-
rium), so bleibt die Hämolyse aus, im anderen Falle
tritt sie ein (Abb. 3).

Genau so wie Bakterien
und dazu gehörige Ambozeptoren
Komplement binden können, ist
dies auch der Vereinigung von Antigen und Antikörper in einem anderen
Falle, nämlich von Eiweiß und Präzipitin möglich (Gengou, Moreschi,
Neisser, Sachs).

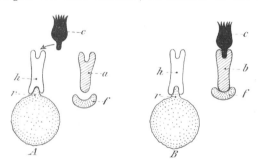

Abb. 3 (nach Dieudonné).

r Rezeptor der Blutkörperchen }
h Ambozeptor   } hämolytisches System
c Komplement
a, b Immunserum
f Antigen (Bazillus, Blutkörperchen).

     Auch das Serum von Patienten, die an Helminthiasis leiden
(Taenia, Anchylostomum, Ascaris, Echinococcus), gibt Komplementbindung mit
den Extrakten aus den betr. Parasiten bezw. dem Inhalt von Echinokokken-
zysten. Die Reaktion ist ebenfalls spezifisch und beweist, dass die Träger
derartiger Parasiten Stoffe von ihnen aufnehmen und Antikörper gegen dieselben bilden. Gelegentlich findet man auch in dem Blute von Individuen
mit Taenien oder Echinokokken Präzipitine gegen deren Eiweißkörper. Doch
ist die Präzipitinreaktion nicht so konstant wie die Komplementbindungsreaktion (v. d. Velden, L. Mohr u. a.).

     Cytotoxine. Außer den roten Blutkörperchen erzeugen die verschiedenen
tierischen Zellen bei ihrer Injektion Antikörper, die die betreffenden Zellen
nicht immer aufzulösen vermögen, aber doch schwer schädigen. Man hat auf
diese Weise Antikörper erhalten durch Vorbehandlung mit Flimmerepithelien,
Spermatozoen, weißen Blutkörperchen, Leberzellen, Nierenzellen, Gehirnsubstanz u. a. Interessant ist, daß sich bei diesen Versuchen weniger
Spezifität für die betreffenden Gewebe oder Zellen als für die betreffende Tierart ergeben hat.

     Der Antikörper gegen die weißen Blutkörperchen des Kaninchens, z. B. das Leuko-
toxin, schädigt zwar am meisten die weißen Blutkörperchen, wirkt aber auch auf alle

übrigen Organe des Kaninchens in hohem Grade giftig und tötet, in genügender Dosis, das Tier nach wenigen Stunden. In ganz geringen Dosen bewirkt Leukotoxineinspritzung Leukocytose. Auf die weißen Blutkörperchen anderer Tiere wirkt das Gift viel weniger schädlich. Ein durch Injektion von Spermatozoen gewonnenes Serum wirkt nicht nur spermatotoxisch, sondern auch hämolytisch auf die betreffende Tierart. Ein Antiserum, gewonnen durch Injektion von Leberzellen des Kaninchens, wirkt auf alle Zellen dieser Tierart, am stärksten allerdings auf Leberzellen, gar nicht dagegen auf die Zellen anderer Tiere. Die Versuche, Krebsantisera durch Injektion von Krebszellen zu gewinnen, haben bisher noch kein praktisch einigermaßen sicher zu verwertendes Resultat ergeben.

Die Cytotoxine bestehen wie die Hämolysine und Bakteriolysine aus Ambozeptor und Komplement.

Opsonine, Immunopsonine, Bakteriotropine. Wir haben früher gesehen, daß das normale Serum Opsonine enthält (S. 24), welche die Mikroben zur Phagozytose vorbereiten. Auch im Immunserum werden solche Substanzen, gebildet, die Immunopsonine oder Bakteriotropine (Neufeld und Rimpau). Zum ersten Male haben übrigens schon im Jahre 1896 Denys und Lecleff den Nachweis geführt, daß bei künstlich immunisierten Tieren derartige Stoffe im Blutserum vorhanden sind. Die Immunopsonine oder Tropine sind streng von den Opsoninen zu unterscheiden.

Ein normales Serum verliert nämlich durch $\frac{1}{4}$ stündige Erhitzung auf 60—65 ⁰ seine opsonische Kraft vollständig; nur wenn $\frac{1}{4}$ Stunde vor der Erhitzung die Bakterien in das Serum gebracht wurden, gehen die Opsonine, die sich inzwischen an die Mikroben gebunden hatten, nicht zugrunde. Die Normalopsonine bestehen ferner ebenso wie die Lysine mit großer Wahrscheinlichkeit aus zwei Komponenten, von denen die eine sich bei 0 ⁰ schon mit den Mikroben verbindet, während die andere bei dieser Temperatur im Serum zurückbleibt. Wahrscheinlich sind sogar die Opsonine des normalen Serums mit den Lysinen identisch (Neufeld u. a.), indem es sich hier um eine andere Wirkung derselben Stoffe handelt. Nach Pfeiffers Annahme dauen sie als Opsonine die Bakterien an und machen Stoffe aus ihnen frei, die die Leukocyten anlocken.

Wie Wright festgestellt hat, ist die Wirkung eines Serums auf die verschiedenen Bakterienarten hinsichtlich seiner bakteriziden und opsonischen Kraft ganz verschieden. Es gibt Mikroben, die nur der opsonischen Wirkung unterliegen, und solche, die bakterizid und opsonisch, und endlich solche, die gar nicht beeinflußt werden. — Es gelingt, aus einem Serum die Opsonine durch Absorption zu entfernen. Durch derartige Versuche hat man auch gefunden, daß die Opsonine für die einzelnen Bakterienarten verschieden sind. Brachten Bulloch und Western menschliches Blutserum mit Tuberkelbazillen zusammen und entfernten die Bazillen wieder, so hatte das Serum nur für Tuberkelbazillen, nicht auch für Staphylokokken wesentlich an opsonischer Kraft eingebüßt. Umgekehrt verhält sich ein Serum, in das man Staphylokokken gebracht hat. Es werden hier im wesentlichen nur die Opsonine für diese Mikroben absorbiert, die für Tuberkelbazillen bleiben erhalten.

Im Gegensatz zu den Normalopsoninen sind die Immunopsonine oder Tropine thermostabil, vertragen also Erhitzen auf 60 ⁰ und sind keineswegs mit den Lysinen oder deren thermostabiler Komponente, dem Ambozeptor, identisch. Durch Absorption kann man Sera gewinnen, die entweder nur Lysine oder nur Tropine enthalten. Die Wirkung der Tropine erfolgt nach Neufeld in der Weise, daß sich unter ihrem Einfluß an der Oberfläche der Mikroben Reiz- oder „Schmeckstoffe" für die weißen Blutkörperchen bilden.

Die Methodik des Opsoninnachweises ist besonders von Wright und Douglas ausgearbeitet worden. Sie gewannen die Leukocyten aus Blut, das durch Zusatz von zitronensaurem Natron ungerinnbar gemacht wurde. Die Leukocyten wurden nun mit Serum und Bakterienaufschwemmung in bestimmtem Mengenverhältnis für 15 Minuten im Brutschrank zusammengebracht. Darauf wurde ein gefärbtes mikroskopisches Präparat hergestellt und auf ihm gezählt, wieviel Bakterien jedes weiße Blutkörperchen aufgenommen hatte. Der Durchschnitt, aus einer größeren Menge Leukocyten (20—100) berechnet, gibt die sog. phagocytische Zahl (phagocytic count). Dieselbe ist natürlich in hohem Maße von der Menge der verwendeten Bakterien abhängig, und es können daher auch nur solche Werte miteinander verglichen werden, die sich auf denselben Bakterienzusatz beziehen. Bei dem Vergleich des Serums einer großen Zahl Gesunder ergibt sich, daß der Opsoningehalt derselben in engen Grenzen schwankt. Bei Krankheiten ist die phagocytische Zahl dagegen verändert. Das Verhältnis des phagocytic count eines Kranken zu dem eines Gesunden bezeichnet Wright als opsonischen Index. (O. I.) Dieser gibt also an, um wieviel kleiner oder größer die opsonische Kraft des Serums eines Kranken als die eines Gesunden ist. Der opsonische Index eines Gesunden ist = 1 zu setzen, der eines Kranken wird dann durch eine Dezimalzahl ausgedrückt. Man kann also z. B. den opsonischen Index einer Hauttuberkulose = 0,65, den einer Sepsis = 0,47 finden.

Im allgemeinen ist der Opsoningehalt beim Kranken, speziell bei Staphylokokken-Infektionen und Tuberkulose, kleiner als beim Gesunden, seltener größer. Weiter finden wir gewöhnlich in Exsudaten, in denen die infizierenden Mikroben wachsen, einen geringeren Opsoningehalt als in dem Serum desselben Individuums. Letztere Tatsache ist darauf zurückzuführen, daß die Bakterien ebenso wie in vitro auch im Organismus dem Serum Opsonine entziehen können. Gleichwohl nimmt Wright nicht an, daß der geringere Opsoningehalt des Serums eines Kranken durch Absorption zu erklären ist. Nach ihm ist das Verhältnis ein umgekehrtes. Weil die Körpersäfte eine so geringe opsonische Kraft besaßen, war das Haften und die Vermehrung der pathogenen Keime im Körper möglich.

Die Bedeutung der Opsonine für die Immunität hängt natürlich ganz von der Bedeutung der Phagocytose ab, da sie nur als Hilfskräfte für diese fungieren.

Es folgen nun die eingehend studierten Antikörper, durch welche die Giftimmunität bedingt ist, die Antitoxine. Es wird bei ihrer Betrachtung nötig sein, auch auf die Toxine noch näher einzugehen.

Antitoxine. Antitoxine finden sich im Serum von Menschen und Tieren, die mit toxinbildenden Bakterien infiziert waren. Künstlich erzeugt man die Antitoxine bei Tieren, indem man sie mit geringen, nicht tödlichen Giftdosen impft. Auf die Injektion erfolgt eine Reaktion des Körpers und nach einer bestimmten Zeit Antitoxinbildung. Wenn man die Toxindosen methodisch steigert, kann man die Produktion einer großen Menge Antitoxin bewirken, welche frei im Blut des betreffenden Tieres zirkuliert. Man hat Antitoxine hauptsächlich dargestellt gegen Diphtherie-, Tetanus-, Botulismus- und Pyocyaneustoxin, später auch gegen die Endotoxine von Dysenterie-, Typhus- und Cholerakulturen. Auch mehrere Pflanzengifte, wie Rizin, Abrin, Krotin, Robin und tierische Gifte, wie Schlangen-, Aal-, Kröten-, Skorpiongift bilden nach ihrer Einverleibung Gegengifte. Chemisch wohl bekannte Gifte dagegen wie Alkaloide (z. B. Morphin) und Glykoside besitzen nicht die Fähigkeit, Antikörper zu erzeugen. Ihre Wirkung auf die Zellen erfolgt durch Vermittlung physikalischer Kräfte, nämlich durch Lösung in gewissen fettartigen, lipoiden Zellbestandteilen. Nach Ehrlich sind aber nur solche Substanzen fähig, als Antigen zu funktionieren und Antikörperbildung auszulösen, welche vom Protoplasma chemisch gebunden werden.

Die Antitoxine gehen von einer immunen Mutter durch plazentare Übertragung auf die Jungen über. Vom Vater wird die Immunität nicht vererbt. Das junge Tier besitzt aber bei der Geburt nur Antitoxine im Blut, dagegen keine Antitoxin bereitenden Organe. Deshalb verschwinden die Antitoxine auch nach einiger Zeit. Junge Tiere können Antitoxine auch durch die Milch der Mutter aufnehmen. Ehrlich vertauschte die Jungen von Abrin- und Rizin- immunen Mäusen mit denen normaler Mäuse und fand, daß dann die

Jungen normaler Tiere reichlich Antikörper mit der Milch aufnehmen, die anderen dagegen allmählich ihre Antikörper verloren (Ammenversuche).

Die Antitoxine wirken nur auf die Gifte, nicht etwa auch auf die Bakterien, welche die letzteren produzieren. Sie zirkulieren, wie schon erwähnt, frei im Blut. Wenn man daher einem immunisierten Tier Blut entzieht, so kann man sie im Serum nachweisen. Bringt man im Reagenzglase Antitoxin und eine sicher tödliche Dosis Toxin zusammen, so ist dieses Gemisch unschädlich. Ebenso kann man ein Tier, dem man eine letale Menge Gift injiziert hat, durch Einspritzung von Antitoxin retten. Das gelingt unter Umständen auch noch, wenn das Tier bereits erkrankt ist.

Auch lokal kann man sich von der entgiftenden Wirkung des Antitoxins überzeugen. Das Abrin, das Gift der Jequiritybohne, ruft, in die Bindehaut des Auges geträufelt, eine starke Entzündung hervor. Mischte nun Paul Roemer im Reagenzglase Abrin und Antiabrinserum, so blieb eine Wirkung auf das Auge aus. Brachte er dagegen beide Bestandteile getrennt in die Bindehaut, so entstand eine starke Entzündung. Letztere Erscheinung ist so zu erklären, daß das Serum schnell aus dem Bindehautsack resorbiert wird, bevor es noch das Abrin unschädlich machen konnte, letzteres dagegen fest haftet. Wenn dagegen Abrin und Antiabrin im Reagenzglas gemischt sind, so gehen sie eine feste Bindung miteinander ein und das Abrin kann nicht mehr anders gebunden werden.

Über die chemische Natur der Antitoxine ist noch nichts bekannt, man hat sie bisher nur an die Eiweißkörper des Blutserums gebunden darstellen können. Eine Schädigung erfahren sie durch hohe Hitzegrade, Luft, Licht und chemische Einwirkungen (Säuren).

Was die Wirkungsweise des Antitoxins anlangt, so haben sich einige Autoren dafür ausgesprochen, daß es die Körperzellen beeinflusse und diese in einen Zustand versetze, daß sie das Gift besser vertrügen. Diese Möglichkeit wurde aber dadurch aus der Diskussion ausgeschaltet, daß man Antitoxine fand, die ihre Wirkung in sichtbarer Weise im Reagenzglas äußerten. Das Rizin z. B. agglutiniert Blutkörperchen, das Antitoxin hebt diese Wirkung in vitro auf. Eine weitere Möglichkeit der Wirkung war die, daß das Antitoxin das Toxin chemisch zerstört. Da es aber gelingt, wie wir gleich sehen werden, eine unwirksame Mischung von Toxin und Antitoxin wieder in die Komponenten zu zerlegen (Calmette u. a.), muß man auch von dieser Erklärung absehen.

Entgegen diesen Vorstellungen nimmt man jetzt an, daß die Unschädlichmachung des Toxins durch das Antitoxin durch chemische Bindung der beiden Substanzen erfolgt. Diese Anschauung stammt von Ehrlich. Etwa wie Base und Säure reagieren beide aufeinander. Das entstehende neue Produkt ist für die Körperzellen unschädlich, weil die Affinität des Toxins gesättigt ist. Die Bindung zwischen beiden Substanzen ist erst nach einer gewissen Zeit vollendet und erfolgt bei höherer Temperatur und in konzentrierter Lösung schneller als bei niedriger Temperatur und in verdünnter Lösung. Zur Unschädlichmachung einer bestimmten Menge Toxin gehört auch eine bestimmte Menge Antitoxin, die in jedem Versuch die gleiche ist. Die doppelte Menge Toxin erfordert dann auch die doppelte Quantität Antitoxin usw. (Gesetz der Multipla). Wenn Toxin (Schlangen- und Pyocyaneusgift) und Antitoxin noch nicht lange aufeinander gewirkt haben (weniger als 15 Minuten), so kann man durch Erwärmen auf 80° wieder eine giftige Lösung herstellen, indem das Antitoxin bei dieser Temperatur zugrunde geht. Nach längerer Zeit als 15 Minuten ist die Bindung so fest geworden, daß dieser Versuch nicht mehr gelingt, dagegen ist dann noch eine Trennung des Toxins vom Antitoxin durch Salzsäure möglich. — Das Antitoxin besitzt so große Moleküle, daß es nicht durch ein Gelatinefilter hindurchgeht, während das Toxin passiert. Läßt man beide Substanzen bis zur völligen Bindung aufeinander einwirken, geht nichts durch das Gelatinefilter hindurch. Alle diese Versuche sprechen dafür, daß Toxin und Antitoxin eine Bindung miteinander eingehen.

Nach Ehrlich muß man am Toxin eine haptophore und eine toxophore Gruppe unterscheiden (s. S. 27). Erstere dient nur dazu, das Toxin an die Zelle zu binden, vermöge der letzteren erfolgt die spezifische Giftwirkung. Man kann also die Toxinwirkung in zwei Phasen zerlegen. Die erste beruht auf der Wirkung der haptophoren Gruppe und besteht in der Bindung des Toxins an die Zelle, bei der zweiten tritt die toxophore Gruppe in Tätigkeit und übt die spezifische Giftwirkung aus. Auch experimentell läßt sich die getrennte Wirkung beider Gruppen nachweisen. Injiziert man nämlich einem Frosch, der bei 8^0 gehalten wird, Tetanusgift, so wird das Toxin im Körper gebunden. Gleichwohl kommt es bei dieser Temperatur nie zu einer Giftwirkung. Erst wenn man den Frosch auf 37^0 bringt, erkrankt er, weil nun die toxophore Gruppe in Aktion tritt, nach 4 Tagen an Tetanus; das Intervall der 4 Tage ist die Inkubation.

Die Antitoxinbildung geht in der Weise vor sich, daß die Toxine sich an Zellen binden, die passende Rezeptoren besitzen. Sind auf diese Weise die Rezeptoren eines Protoplasmamoleküls besetzt, so erfolgt Neubildung, aber nicht nur ein Ersatz der in Anspruch genommenen, sondern eine Übergeneration. Die im Überschuß gebildeten Rezeptoren werden zum großen Teil ins Blut abgestoßen. Sie verbinden sich gegebenenfalls schon dort mit Toxinen und können auf diese Weise die Gifte von den Zellen fernhalten. Die Antitoxine sind also abgestoßene Rezeptoren (und zwar Rezeptoren I. Ordnung). Die toxophore Gruppe des Toxins ist empfindlicher als die haptophore, sie geht bei längerem Aufbewahren und bei stärkerem Erwärmen zugrunde; es entsteht dann aus dem Toxin eine vollkommen ungiftige Modifikation, das Toxoid. Natürlich vermag das Toxoid auch noch Rezeptoren zu besetzen und demgemäß auch Antitoxine zu bilden, ja hochempfindliche Tiere kann man meist durch Toxoide besser immunisieren als durch Toxine. Ganz geringe Mengen Toxin müssen aber noch vorhanden sein, sonst gelingt die Immunisierung nicht. Durch Behandlung mit Salzsäure werden die Toxine in eine weitere Modifikation übergeführt, die ungiftig ist, sich aber auch mit den Antitoxinen nicht verbindet. Neutralisierung der Reaktion stellt die Giftigkeit wieder her.

Wenn die Toxoide Rezeptoren besetzen und die Bildung von Antitoxinen bewirken können, so müssen sie natürlich auch Antitoxine binden können. Ein Diphtheriegift kann nach längerer Zeit so an Giftigkeit abnehmen, daß erst die dreifache Menge der ursprünglichen die letale Dosis darstellt. Gleichwohl wird aber noch dieselbe Menge Antitoxin abgesättigt wie früher, weil eben auch die Toxoide binden. Daraus läßt sich auch die Tatsache verstehen, daß bei mehreren Toxinen Giftigkeit und Bindungsvermögen keineswegs parallel gehen und daß bei gleicher Toxizität das Neutralisationsvermögen ein ganz verschiedenes sein kann. Die Menge der ungiftigen Komponente, die aber doch bindet, kann eine sehr wechselnde sein.

Wie auch bereits erwähnt wurde, hat man beim Diphtheriegift außer dem Toxin noch das Toxon zu unterscheiden, das sich nicht in allen, aber doch in vielen Diphtheriekulturen findet. Das Toxon bewirkt die Spätlähmungen bei Menschen und Tieren. Auch beim Tetanusgift muß man das Tetanusspasmin von dem Tetanuslysin trennen. Ersteres ist die Ursache für die Krampf- lähmungen, letzteres löst die roten Blutkörperchen auf. Man hat außerdem nach Ehrlich daran festzuhalten, daß die Toxine nicht immer einheitlicher Natur zu sein brauchen, sondern daß sie ein Gemisch verschiedener Körper sein können (Proto-, Deutero-, Tritotoxine) und ferner, daß schon gleich nach der Gewinnung fortwährend geringe Mengen Toxine in Toxoide übergehen. Die Bedeutung dieser Anschauung beruht darauf, daß die einzelnen Gifte eine ganz verschiedene Avidität für die Antitoxine besitzen. So haben die Toxine die geringste Bindungskraft, die Toxoide eine gleiche oder sogar noch größere als die Toxine. Wenn nicht genug Antitoxin zur vollkommenen Sättigung vorhanden ist, so werden zunächst die Gifte mit der stärksten Avidität den Antikörper an sich reißen. Erst wenn diese neutralisiert sind, können auch die Gifte mit schwächerer Avidität Antitoxin binden. Ehrlich setzt voraus, daß die Affinität zwischen Toxin und Antitoxin eine große ist, so daß eine vollkommene und für unsere Methoden restlose Vereinigung erfolgt, und macht dann, wie gesagt, die Annahme, daß eine Reihe von Giften mit verschiedener Avidität bestehen, so daß beim Antitoxinzusatz die mit der geringsten Avidität zuletzt gesättigt werden.

Arrhenius und Madsen dagegen haben auf Grund ihrer Studien über die Bindungsverhältnisse zwischen Tetanolysin und seinem Antitoxin eine andere Auffassung über diesen Neutralisationsvorgang gewonnen. Sie betrachten die Affinität zwischen Antigen und Antikörper als eine relativ geringe, etwa wie die zwischen einer starken Base und einer schwachen Säure, z. B. Ammoniak und Borsäure. In diesem Fall wird dann die Vereinigung nur sehr unvollkommen erfolgen, so daß neben dem Reaktionsprodukt (der Verbindung von Antigen und Antikörper) stets noch gewisse Mengen der beiden reagierenden Körper in freiem Zustande gelöst sind, oder, wie man sich ausdrückt, die Verbindung ist stark dissoziiert. Wenn die eine Komponente im Überschuß vorhanden ist, so wird der ungebundene Rest der anderen um so kleiner sein, je größer dieser Überschuß ist. Man kann demnach um so sicherer alles Toxin absättigen, je mehr Antitoxin man nimmt. Das Verhältnis von Antigen, Antikörper und neutraler Verbindung ist für jeden einzelnen Fall stets ein konstantes und regelt sich nach einem bestimmten Gesetz, dem Guldberg-Waageschen Gesetz der Massenwirkungen. Dieses Gesetz hat aber nur bei sog. reversiblen Reaktionen Geltung, d. h. bei solchen, die ebensogut in dem einen wie in dem anderen Sinne verlaufen können, bei denen also die Bindung sich auch leicht wieder löst. Reversible Reaktionen erreichen auch stets denselben Gleichgewichtszustand bei Verwendung gleicher Mengen reagierender Substanzen.

Wie Danysz, von Dungern und Sachs zeigen konnten, ist die Bindung zwischen Antitoxin und Toxin aber keine reversible Reaktion, indem nämlich das Reaktionsprodukt nach einiger Zeit sich nicht mehr in seine Komponenten auflösen läßt. Danysz setzte zu einer bestimmten Menge Antitoxin eine Quantität Gift, so daß das Gemisch keine wesentliche Giftwirkung mehr besitzt. In einem zweiten Versuch gab er dieselbe Menge Toxin in mehreren Fraktionen hinzu und erhielt zum Schluß ein stark giftiges Gemisch. Die Erklärung war folgende: Im ersten Falle hat das Antitoxin aus dem zugesetzten Gift das avidere Toxin gesättigt und das weniger avide und weniger giftige Toxon ganz oder zum Teil ungesättigt gelassen. Im zweiten Fall dagegen mußte das Antitoxin in der zuerst zugesetzten Giftmenge sowohl Toxin- wie Toxonmoleküle binden. Erfolgte dann der Zusatz der zweiten Giftmenge erst nach einiger Zeit, so wurde das Toxon, weil es sich eben nicht um eine reversible Reaktion handelt, nicht mehr aus seiner Bindung gelöst, es mußte also schließlich etwas Toxin ungesättigt bleiben, und deshalb das Gemisch giftig wirken. Bei einer reversiblen Reaktion ist es gleichgültig, ob einer der beiden reagierenden Körper im ganzen oder fraktionsweise zugesetzt wird.

3. Überempfindlichkeit. Anaphylaxie.

Bisher hatten wir davon gesprochen, wie der Organismus Schutzkräfte gegen fremde Eindringlinge bereit stellt und wie er durch diese Maßregeln eine zweite Invasion besser erträgt als die erste. Speziell beim Toxin sahen wir, daß ein Individuum bei späteren Einspritzungen bei weitem größere Mengen vertragen kann als das erste Mal. Dieser Erscheinung steht eine andere gegenüber, die sich darin äußert, daß ein Mensch oder Tier auf einen wiederholten Reiz stärker reagiert als auf den ersten. Wolff-Eisner spricht in solchen Fällen von Überempfindlichkeit, Richet bezeichnet den Zustand als Anaphylaxie (Schutzlosigkeit) im Gegensatz zur Prophylaxie (= Immunität), von Pirquet nennt ihn, wie jede Änderung der Reaktionsfähigkeit des Organismus, Allergie. Der Ausdruck Anaphylaxie hat sich auf diesem neuesten Gebiete der Serumforschung am meisten eingebürgert.

Die Fähigkeit, Anaphylaxie zu erzeugen, kommt allen körperfremden Eiweißsubstanzen zu (Serumeiweiß, Organeiweiß, Bakterieneiweiß). Außerdem beobachtet man auch öfters nach der Injektion von Toxinen Überempfindlichkeit, wie sie v. Behring zuerst beim Diphtheriegift beschrieben hat. Die Toxinüberempfindlichkeit scheint von der Eiweißüberempfindlichkeit nicht prinzipiell verschieden zu sein. Die Toxine reagieren in diesem Falle wie Eiweißkörper, „haben sich auf ihre Eiweißnatur besonnen". Übrigens ist die Toxinüberempfindlichkeit nach Römer häufiger, als man früher dachte.

Vergleicht man die klinischen Erscheinungen nach einer ersten Injektion mit denen nach einer späteren, wenn Überempfindlichkeit eingetreten ist, so fallen 3 Merkmale auf, die für die Anaphylaxie charakteristisch sind, nämlich 1. die verkürzte Inkubation, 2. der beschleunigte Ablauf der Reaktionserscheinungen und 3. der verstärkte Ablauf derselben. Wolff-Eisner beschreibt den Symptomenkomplex der Überempfindlichkeit nach Eiweißinjektionen beim Tier folgendermaßen: „Nach einem kurzen, oft nur Minuten währenden Inkubationsstadium entwickelt sich mit einer an die Erscheinungen der Luftembolie erinnernden Plötzlichkeit eine schwere Dyspnoe; unter tonisch-klonischen Krämpfen erfolgt bisweilen der Exitus und zwar nach wenigen Minuten, in anderen Fällen ist die Dyspnoe transitorisch, die Kaninchen erholen sich oft in überraschend kurzer Zeit, in einigen Stunden, wieder und bieten dann das Aussehen völlig normaler Tiere. Macht man aber nach einiger Zeit die nächste Injektion, so stellen sich doch dieselben Erscheinungen in verstärktem Maße wieder ein, und das Tier geht an denselben zugrunde." Ferner kann man nachweisen Blutdrucksenkung, Lungenemphysem, hervorgerufen durch einen Krampf der Bronchialmuskeln, Temperatursturz, Leukopenie, Herabsetzung der Gerinnungsfähigkeit des Blutes und Komplementschwund. Lüdke fand auch ein Zurückgehen der Agglutinine. Im übrigen hat die Beschreibung allgemeine Gültigkeit, nur treten in einzelnen Fällen, wenn es sich um spezifische Giftstoffe handelt, deren Wirkungen auf (z. B. Erbrechen bei Mytilokongestin und Aktinokongestin, Richet). Wir verfügen jetzt über eine große Menge wichtiger Feststellungen aus dem Gebiet der Anaphylaxie.

Richet injizierte Hunden den eiweißartigen Giftstoff gewisser Quallen und Mießmuscheln, der in kleinen Dosen eine brechenerregende Wirkung besitzt, in größeren das Tier tötet. Spritzte er die kleine brechenerregende Dosis ein, so fand er, wenn er nach einer Reihe von Tagen eine zweite Injektion machte, daß die brechenerregende Dosis nicht, wie erwartet wurde, gesteigert, sondern auf $^1/_4$—$^1/_5$ herabgesetzt war. — Wurde die minimale letale Dosis injiziert, so traten die ersten Krankheitserscheinungen (Erbrechen) bei frischen Tieren erst nach einer Latenzzeit auf, der Tod erfolgte nie vor Ablauf von drei Tagen, bei den reinjizierten Tieren jedoch machten sich die Krankheitserscheinungen fast augenblicklich bemerkbar und verliefen äußerst stürmisch. Zunächst trat Erbrechen auf, dann Dyspnoe und Krampfzustände. Der Tod erfolgte nach 12—24 Stunden unter lähmungsartiger Schwäche.

Die größte praktische Wichtigkeit hat die Serumanaphylaxie erlangt, obwohl das Serumeiweiß von allen körperfremden Eiweißarten die geringste Giftigkeit besitzt. Schon in der Ära der Bluttransfusionen wurde man auf Überempfindlichkeitserscheinungen aufmerksam. Von mir wurde 1902 beschrieben, daß Kaninchen nach mehrmaligen Injektionen von Pferdeserum zugrunde gehen, während sie die ersten Einspritzungen mit denselben Dosen gut vertrugen; namentlich junge Tiere sind empfindlich. Wurden die einzelnen Eiweißkörper des Serums isoliert, so fand sich das Globulin bei späteren Injektionen besonders giftig. Der Tod erfolgt bei intravenöser Injektion ganz unter den Erscheinungen, wie sie oben geschildert sind. Arthus hat darauf aufmerksam gemacht, daß die Überempfindlichkeit gegen Serum spezifisch ist; Kaninchen also, die mit Pferdeserum behandelt werden, vertragen später Serum anderer Tiere ganz gut. Allerdings machen sich auch bei der Überempfindlichkeit Gruppenreaktionen bemerkbar, wie wir sie schon bei den Präzipitinen und Agglutininen fanden. Besonders empfindlich für Serumanaphylaxie scheinen Meerschweinchen zu sein. Kaninchen sind viel weniger den Gefahren der Überempfindlicheit ausgesetzt. Smith hat beobachtet, daß Meerschweinchen, denen man Diphtherietoxin und -antitoxin zur Auswertung des letzteren injiziert hatte, schon eine zweite Injektion nach 14 Tagen nicht vertrugen, sondern unter den charakteristischen Erscheinungen zugrunde gingen. Der Tod ist auf die Überempfindlichkeit gegen das mit dem Antitoxin injizierte Pferdeserum zurückzuführen.

Die Frage, inwieweit das in einem Serum enthaltene Toxin die Überempfindlichkeit beeinflußt, ist dahin zu beantworten, daß Diphtherietoxin die Überempfindlichkeit gegen Pferdeserum begünstigt und daß Tetanustoxin sie zum mindesten nicht hindert.

Der Mensch ist der Serumanaphylaxie durch die Injektion der Heilsera ausgesetzt. Früher nahm man an, daß dieselben so gut wie nie schaden könnten. Heute ist man anderer Ansicht. Allerdings muß man daran festhalten, daß die gelegentlichen Schäden zu dem Nutzen der Serumtherapie in keinem Verhältnis stehen. Daß parenteral einverleibtes körperfremdes Eiweiß giftig wirkt, sahen wir schon bei der Besprechung der Präzipitine. von Pirquet und Schick haben die Symptome, die nach Injektionen von Serum auftreten, als **Serumkrankheit** beschrieben. Sie stellen sich gewöhnlich nach einer Inkubation von 8—12 Tagen ein und äußern sich in urtikariaartigen Exanthemen, die von der Injektionsstelle ausgehen und sich über den ganzen Körper verbreiten und auch die Schleimhäute befallen können, ferner Ödemen, Gelenkschmerzen, Lymphdrüsenschwellungen, Fieber und Nierenreizungen. Die Serumkrankheit tritt um so heftiger auf, je größer die injizierte Dosis des Heilserum ist. So hat man sie bei der Verwendung des Moserschen Scharlachserums, von dem 100—200 ccm eingespritzt werden, in 85% der Fälle beobachtet, bei dem früher gebrauchten, nicht hochwertigen, Diphtherieserum, von dem man 20—30 ccm injizierte, in 22% der Fälle. Als dann später die Menge des Serums infolge seiner höheren Wertigkeit heruntergesetzt wurde auf wenige ccm, trat die Serumkrankheit auch nur in 6—7% auf.

Das Wichtigste ist nun, daß wir bei Reinjektionen die Serumkrankheit bei weitem häufiger finden als bei ersten Injektionen, und insofern gehört sie mit unter die Erscheinungen der Anaphylaxie. Wird eine zweite Injektion nur wenige Tage nach der ersten gemacht (1—6), so ist die Gefahr der Überempfindlichkeit nicht sehr groß. Das Individuum wird allerdings schon deshalb leichter erkranken, weil mit der zweiten Injektion auch mehr Serum zugeführt wird, die „Umstimmung" des Organismus ist aber noch nicht erreicht. Dann kommt eine Wochen oder Monate dauernde Periode, in der die Überempfindlichkeit voll entwickelt ist. von Pirquet und Schick fanden, wenn die zweite Injektion nach 3—8 Wochen vorgenommen wurde, Serumkrankheit in 91,6% der Fälle. Hierauf folgt wieder die Zeit des Abklingens der veränderten Reaktionsfähigkeit. So sahen die oben erwähnten Autoren bei einer Reinjektion nach 6—9 Monaten 50% der Fälle erkranken. Sicher kann sich die Überempfindlichkeit aber recht lange erhalten. Daher hat man in jedem Fall von Antitoxininjektion bei Diphtherie zu berücksichtigen, ob früher schon einmal Serum eingespritzt wurde. Durch mehr als zwei Injektionen wird die Möglichkeit des Auftretens der Überempfindlichkeit natürlich noch größer. Einzelne Individuun scheinen aber zu existieren, die gar nicht erkranken. Bei der Reinjektion genügen unter Umständen bereits ganz geringe Serummengen (1 ccm) zum Ausbruch der Erscheinungen und diese selbst treten überstürzt auf. Entweder sind sie nur ganz kurze Zeit (bis zu einigen Stunden) von der Einspritzung getrennt (sofortige Reaktion), oder die Inkubationszeit ist doch erheblich abgekürzt (4—6 Tage, sonst 8—12 Tage), (beschleunigte Reaktion). Auch die Krankheitserscheinungen pflegen stürmischer zu verlaufen als nach einer ersten Injektion. Immerhin hat man so schwere Symptome wie beim Tier doch nur selten beim Menschen beobachtet. Am ehesten treten sie noch bei intravenöser Injektion auf. Man soll daher eine zweite Einspritzung nie in die Venen machen.

Die Anaphylaxie hat auch deshalb so große Bedeutung, weil alle Heilsera bisher mit Pferdeserum hergestellt wurden. Man muß aber angesichts der jetzt aufgedeckten Tatsachen die Forderung aufstellen, daß auch andere Tiere zur Herstellung von Heilserum benutzt werden. Wie wir ja bereits sahen, ist die Überempfindlichkeit eine spezifische Erscheinung. Wenn also jemand bereits ein- oder mehreremale Pferdeserum injiziert bekommen hat, kann man ihm ein anderes Serum einspritzen, ohne daß man Anaphylaxie zu fürchten braucht.

Überempfindlichkeit nach Injektion von Toxin ist von verschiedenen Autoren (von Behring, Knorr, Ransom, Brieger) beobachtet worden. Sie tritt besonders bei hochimmunisierten Tieren auf und findet ihren Ausdruck darin, daß diese Tiere schon durch minimale Toxindosen zugrunde gehen. So war bei den Versuchen von v. Behring mit Diphtheriegift schon $^{1}/_{700}$—$^{1}/_{800}$ der ursprünglichen letalen Dosis imstande Meerschweinchen zu töten. Kretz zeigte, daß ein Toxin-Antitoxingemisch, welches so äquilibriert ist, daß normale Tiere darauf nicht reagieren, vorher immunisierte Tiere krank machen kann.

Es gibt noch eine große Reihe von Krankheiten, bei denen Überempfindlichkeit eine Rolle spielt, auf die hier aber nicht näher eingegangen werden kann. Vielleicht ist dieses Phänomen überhaupt berufen, unsere ganzen Anschauungen über Immunität und Infektion etwas zu modifizieren. Es soll hier nur noch erwähnt werden, daß die Tuberkulinreaktion bei Tuberkulösen eine anaphylaktische Erscheinung ist, daß Wolff-Eisner das Heufieber (Aufnahme von Polleneiweiß) und die Urtikaria auf Überempfindlichkeit durch wiederholte Aufnahme körperfremden Eiweißes zurückführt. Eventuell beruhen auch die Eklampsieerscheinungen auf der wiederholten Resorption von Plazentarzotten (Rosenau).

In allen bisher angeführten Fällen muß man von aktiver Anaphxlaxie sprechen. Ihr steht die passive gegenüber. Es gelingt nämlich durch Übertragung des Serums eines anaphylaktischen Tieres auf ein anderes, dieses letztere nach einer kurzen Inkubationszeit anaphylaktisch zu machen. Spritzt man ihm nachher das betreffende Antigen ein, so beobachtet man dieselbe Reaktion wie in dem Körper des Tieres, das immunisiert war und dem das Serum entzogen wurde. Die passive Anaphylaxie hat man bei Anwendung von Serumeiweiß, Bakterienprodukten und anderen Antigenen beobachtet. Sie scheint aber nicht regelmäßig bei Übertragung anaphylaktischen Serums aufzutreten. Meerschweinchen, die, wie wir sahen, überhaupt sehr empfindlich sind, eignen sich auch am besten zur Übertragung. Man kann sie sowohl durch das Serum eines Kaninchens als eines anderen Meerschweinchens passiv anaphylaktisch machen. Sonst gelingt aber die passive Übertragung der Überempfindlichkeit, wenn sie überhaupt in Erscheinung tritt, nur bei Verwendung des Serums derselben Tierart (homologes Serum), nicht durch das Serum einer anderen Tierart (heterologes Serum). Auf ein Kaninchen kann man also z. B. die Anaphylaxie nur von einem anderen Kaninchen übertragen. Auch das Übergehen der Überempfindlichkeit vom Muttertier auf das Junge ist beobachtet. Anaphylaxie und Immunität verhalten sich hier also gleich.

Die Anaphylaxie tritt nicht in Erscheinung, wenn bei der folgenden Injektion noch Reste des Antigens, also des artfremden Serums, unverändert im Körper vorhanden sind. Es ist deshalb die Angabe von Otto verständlich, daß das zeitliche Auftreten der Anaphylaxie von der Größe der ersten Serumdosis abhängt. Man scheint auch die Anaphylaxieerscheinungen dadurch vermeiden zu können, daß man den Tieren am Tage vor der zweiten Injektion eine ganz geringe Menge des Antigens intravenös injiziert (Besredka). Man bezeichnet den Zustand, in dem keine Anaphylaxieerscheinungen auftreten, als Antianaphylaxie (Besredka).

An theoretischen Erwägungen für die Erklärung der Überempfindlichkeit hat es nicht gefehlt. Es sollen die wichtigsten Ansichten der Autoren angeführt werden. Jedenfalls muß an der Tatsache festgehalten werden, daß das wirksame Agens im Blute zirkuliert, weil es mit dem Blute auf andere Tiere übertragen werden kann. Man nimmt nun im Blut einen „anaphylaktischen Reaktionskörper", den man Toxogenin oder Anaphylaktin genannt hat, an. Derselbe soll die Fähigkeit besitzen, das eingespritzte Antigen in einen giftigen Stoff zu verwandeln, der dann die Krankheitserscheinungen auslöst. Die Umwandlung des Antigens in eine giftige Modifikation soll etwa in derselben Weise erfolgen, wie durch die fermentative Einwirkung des Emulsins aus dem Amygdalin die giftige Blausäure entsteht (Richet). Viele Autoren halten den anaphylaktischen Reaktionskörper auch direkt für ein Ferment.

Nicolle und Wolff-Eisner vertreten die Anschauung, daß überall dort, wo Lysine gebildet werden, Gelegenheit zum Auftreten von Überempfindlichkeit gegeben ist, während gleichzeitig mit den Agglutininen Unempfindlichkeit entsteht. Im Sinne dieser Theorie sind die Eiweißkörper nur scheinbar lösliche Substanzen. Sie bedürfen ebenso wie Bakterien und andere Zellen einer Lysinwirkung, um tatsächlich gelöst (resorbiert) werden zu können (Albuminolysine). Bei ihrer Aufschließung werden giftige Substanzen frei. Je stärker die Lysinwirkung ist, um so mehr werden Eiweißmoleküle oder Zellen zur Auflösung gelangen, um so reichlicher werden aber auch Gifte in die Zirkulation kommen können, die die Ursache der anaphylaktischen Erscheinungen bilden. Wenn man sich vergegenwärtigt, daß Agglutinine und Präzipitine nicht wesentlich voneinander unterschieden sind, so stimmt mit der Wolff-Eisnerschen Theorie die kürzlich von Brown gefundene Tatsache überein, daß die Serumkrankheit hauptsächlich dann auftritt, wenn die Neigung zu Präzipitinbildung keine große ist (Mensch, Meerschweinchen), daß sie dagegen bei allen Tieren schwerer zu erzielen ist, die leicht Präzipitine bilden. Es besteht also folgendes Gesetz: Überwiegen bei der Immunisierung die Koaguline (= Agglutinine und Präzipitine), so haben wir Antitoxine und Unempfindlichkeit, überwiegt die lytische Komponente, so entsteht Überempfindlichkeit.

Pfeiffer und seine Mitarbeiter legen bei der Anaphylaxieerklärung ebenfalls den Hauptwert auf eine Eiweißspaltung. Sie gehen dabei von der Tatsache aus, daß der anaphylaktische Anfall der Peptonvergiftung außerordentlich ähnlich ist (Temperaturabfall, Blutdrucksenkung). Nach ihren Versuchen wirkt der anaphylaktische Reaktionskörper eiweißlösend. Bei der Mischung von Serum anaphylaktischer Meerschweinchen mit Antigen konnten sie auch im Reagenzglase durch die Biuretreaktion direkt das Auftreten peptonartiger Abbauprodukte des Eiweißes beobachten. Bei präzipitierendem Kaninchenserum gelang dieser Nachweis allerdings nicht, weil, wie sie annehmen, das Abbauprodukt nicht löslich ist, sondern in das Präzipitat einbezogen wird. Das zersetzte Eiweiß ist aber nicht das Antigen, sondern das körpereigene Eiweiß. Um wirksam zu werden, muß der anaphylaktische Reaktionskörper aus dem Serum, in dem er zuerst auftritt, an die Zellen herantreten, sessil werden. Deshalb kann auch ein Tier noch anaphylaktisch sein, aus dessen Serum der Reaktions-Körper schon vollkommen verschwunden ist, und deshalb ist auch die passive Anaphylaxe an eine gewisse Inkubationszeit gebunden.

Die Entstehung von Eiweißspaltprodukten durch eine Reinjektion nach einer ersten „sensibilisierenden" Einspritzung wurde auch durch die Untersuchungen von Abderhalden (mit Hilfe der optischen Methode), Friedberger, Schittenhelm und Weichardt nachgewiesen. Die letzteren Autoren sehen in der Giftigkeit dieser Produkte den Grund für das Auftreten der Überempfindlichkeit. Schittenhelm und Weichardt konnten ebenso giftige Produkte durch Eiweißverdauung mit genuinem Magensaft gewinnen. Wahrscheinlich ist unter den Abbauprodukten des Eiweißes immer nur eine ganz bestimmte (hochmolekulare) Abbaustufe besonders giftig. Nach Friedberger entstehen aus allen Eiweißarten, also auch aus dem Bakterieneiweiß, dieselben Abbauprodukte, und es gibt nach ihm deshalb nur ein Anaphylaxiegift, eine Anschauung, der von Weichardt und Schittenhelm widersprochen wird, die darauf hinweisen, daß „bei der Aufspaltung verschiedener Eiweiße von doch zweifellos verschiedener Struktur neben gleichartigen sicher auch verschiedene Spaltprodukte entstehen müssen."

Jedenfalls kann man nach allem, was bekannt ist, wohl daran festhalten, dass durch eine erste parenterale Zufuhr von Eiweiß („sensibilisierende Injektion") im Organismus Antikörper entstehen, welche bei weiteren Injektionen aus dem Eiweiß giftige Abbauprodukte bilden, die ihrerseits wieder die Erscheinungen der Anaphylaxie auslösen.

Nach Wolff-Eisner wirkt nun der bei der Überempfindlichkeit im Blut kreisende Giftstoff im Hirn auf das vasomotorische Zentrum, durch dessen Reizung alle Erscheinungen der Überempfindlichkeit zu erklären sind (Quaddeln, Ödeme). Menschen, die eine starke vasomotorische Labilität besitzen, sind deshalb für den Eintritt der Serumkrankheit am meisten prädisponiert. Für die Entstehung durch vasomotorische Einflüsse spricht auch die Tatsache, daß die schwersten Symptome der Überempfindlichkeit innerhalb verhältnismäßig kurzer Zeit wieder verschwinden können bis zum Zustande völliger Gesundheit. Ferner sind die pathologisch-anatomischen Erscheinungen beim Überempfindlichkeitstode am besten durch vasomotorische Störungen zu erklären. Man sieht unter anderen die Kapillaren der Lunge bis zum Verschwinden des

Alveolarlumens erweitert. Besredka hat gefunden, daß man durch Narkose (mit Äther, Chloräthyl, Urethan) den Ausbruch der schweren Anaphylaxieerscheinungen gänzlich verhindern kann. Wenn man bedenkt, daß diese Stoffe auch auf die vasomotorischen Zentren wirken, so gewinnt dadurch die Wolff-Eisnersche Theorie noch mehr an Wahrscheinlichkeit. Morphium und Opium haben nicht den gleichen Effekt wie die oben genannten Narkotika, sie wirken auch nicht in der Weise auf die vasomotorischen Zentren ein. Nach´Wolff-Eisner wäre also zum Zustandekommen der Überempfindlichkeit außer dem im Blute kreisenden Gift noch ein empfindliches Vasomotorenzentrum erforderlich. Wenn bei der Übertragung des Blutes überempfindlicher Tiere auf andere die passive Anaphylaxie bisweilen ausbleibt, so fehlt ein empfindliches Gefäßzentrum.

Praktisch ergibt sich die größte Vorsicht, wenn man Leuten mit vasomotorischer Labilität Seruminjektionen macht. Speziell Asthmatiker sind gefährdet. In der Literatur findet man auch tatsächlich Todesfälle bei Asthmatikern nach Seruminjektionen.

4. Verwendung der Immunitätsreaktionen zu diagnostischen und therapeutischen Zwecken.

Die spezielle Verwendung der Antikörper und ihrer Reaktionen zu diagnostischen und therapeutischen Zwecken wird bei den einzelnen Krankheiten, bei denen man sich ihrer bedient, zu schildern sein. Hier kommt nur ein allgemeiner Überblick in Frage, nur ausnahmsweise soll auf Spezielles eingegangen werden.

Serumdiagnose.

Zu diagnostischen Zwecken bedient man sich der Präzipitine, Agglutinine, Lysine und der Komplementbindung, der Opsonine und der Anaphylaxie.

Die **Präzipitine** (S. 29) haben vor allen Dingen für die **forensische** Praxis Bedeutung erlangt. Schon gleich nach ihrem Bekanntwerden haben Uhlenhuth und Wassermann auf ihre Wichtigkeit für die **Blutdiagnose** hingewiesen.

Ausgebaut ist diese Methode besonders durch Uhlenhuth. Man macht von der Tatsache Gebrauch, daß die Präzipitine je nach der Herkunft ihres Antigens von Mensch oder Tier spezifisch sind. Um Fehlerquellen zu vermeiden, darf man in der Praxis nur hochwertige Sera, zu deren Erzeugung man Kaninchen nimmt, und stark verdünnte Eiweißlösungen verwenden. Außerdem muß man erst auf chemischem Wege den Nachweis erbringen, daß es sich tatsächlich um Blut handelt. Die biologische Reaktion zeigt dann nur die Provenienz des Eiweißes an. Ein brauchbares Serum muß, wenn es in einer Menge von 0,1 ccm zu 2 ccm der betreffenden Blutlösung hinzugesetzt wird, bei einer Verdünnung von 1 : 1000 sofort, 1 : 10 000 nach 3 Minuten, 1 : 20 000 nach 5 Minuten eine Reaktion geben, die nach 20 Minuten beendet sein muß. Die Reaktion tritt zunächst auf dem Boden des Reagenzglases ein, auf den der Tropfen Serum sinkt. Zur Gewinnung so starker Sera sind nur wenig Kaninchen geeignet, von 10 Tieren sind meist nur 1—2 brauchbar. Die Sera werden steril, ohne Zusatz von Antisepticis, in kleinen Gläschen eingeschmolzen, aufgehoben, und halten sich so monatelang.

Das zu untersuchende Blut bekommt man gewöhnlich in Form von Blutflecken auf irgendwelchen Gegenständen, die dann mit physiologischer Kochsalzlösung ausgelaugt werden. Man stellt die Blutlösung so dünn her, daß man beim Kochen und nachträglichem Zusatz von Salpetersäure noch eine feine Eiweißtrübung erhält. Eine solche Eiweißlösung besitzt ungefähr eine Konzentration von 1 : 1000. Ist das Material so gering, daß man nur wenig Blutlösung hat, so saugt man diese und das Antiserum in Kapillaren und beobachtet an der Berührungsstelle beider einen feinen grauweißen Eiweißring.

Bemerkenswert ist, daß auch altes gefaultes Blut und Blutflecken, die viele Jahre alt sind (bis zu 66 Jahren hat man beobachtet), die Ausflockung noch geben. Ja sogar Mumieneiweiß hat mit Antiserum reagiert.

Damit die Reaktion brauchbar ist, müssen natürlich Blutlösung und Serum absolut klar sein. In der Praxis wird es sich fast immer zunächst um die Beantwortung der Frage handeln, ob Menschenblut vorhanden ist. Man versetzt also zunächst die zu untersuchende Blutlösung mit Menschenblutantiserum und gibt zur Kontrolle in ein zweites Gläschen noch ein anderes Antiserum. Weitere Kontrollen, die klar bleiben müssen, sind ein Gläschen mit Blutlösung ohne Zusatz und ein Gläschen mit Antiserum in Kochsalzlösung. Der positive Nachweis, daß es sich um Menschenblut handelt, ist gebracht, wenn das Gläschen, in das das Menschenblutantiserum gegeben wurde, eine Trübung zeigt, das zweite aber klar bleibt. Ist Menschenblut ausgeschlossen, so wird der spezielle Nachweis der Blutart gelingen, wenn man genügend Antisera anwenden kann.

Die Differenzierung der verschiedenen Eiweißkörper eines und desselben Tieres ist durch die Präzipitinreaktion gewöhnlich nicht möglich. Blutimmunserum gibt auch mit verschiedenen Organsäften und Sekreten desselben Tieres, z. B. auch mit Sperma einen Niederschlag.

Außer für die Blutdiagnose hat man die Präzipitinreaktion zum Nachweis der Fleischsorten in Hackfleisch, Pökelfleisch und Würstchen benutzt. Trotz des Räucherns und Pökelns war die Reaktion mit einem wässerigen Extrakt aus diesen Fleischwaren noch möglich. Gruber und Horiuchi konnten nachweisen, daß der Fleischsaft Puro, der angeblich aus Ochsenfleisch hergestellt sein sollte, tatsächlich kein lösliches Rindereiweiß, wohl aber Eiweiß aus Hühnereiern enthält. Auch für die Beurteilung des Bienenhonigs und seiner Verfälschungen ist die Präzipitinreaktion durch Lauger dienstbar gemacht worden.

Die **Agglutinine** benutzt man einmal zur Diagnose einer fraglichen Infektionskrankheit, indem man ermittelt, in wie starker Verdünnung bekannte Infektionserreger von dem zu untersuchenden Serum agglutiniert werden. Das bekannteste und in der Praxis wichtigste Beispiel hierfür ist die Gruber-Widalsche Reaktion, von der ausführlich in dem Kapitel „Typhus" gesprochen wird.

Hier soll nur darauf hingewiesen werden, daß unter Umständen die Agglutininbildung bei typhuskranken Menschen erst in der Rekonvaleszenz erfolgt, selten sogar einmal in erheblicher Menge ausbleiben kann und daß andererseits auch andere Bakterien wie Typhuserreger (Staphylokokken, Streptokokken, Proteus) öfters Agglutinine für Bacterium typhi bilden, die letzteres sogar stärker agglutinieren können als die Erreger selbst. Auch bei einem hohen Titer kann deshalb die Gruber-Widalsche Reaktion nicht als absoluter Beweis für das Bestehen eines Typhus betrachtet werden. Ihre klinische Bewertung ist dieselbe wie die eines der übrigen sogenannten Kardinalsymptome dieser Krankheit, typisches Fieber, Milzschwellung, Roseolen usw., die auch gelegentlich einmal fehlen und auch bei anderen Krankheiten vorkommen können. Allerdings ist sie wohl unbedingt an die Spitze der Hauptsymptome zu stellen (Richard Stern, Rostoski).

Dann aber stellt man auch mit Hilfe der Agglutinine die Identität von Bakterien fest. Zu diesem Zweck muß man natürlich agglutinierende Sera von bekannter Wirksamkeit haben. Man sieht dann z. B. nach, ob auf Pneumokokken verdächtige Streptokokken von einem Pneumokokkenserum agglutiniert werden. Ist dies der Fall, so hat sich der Verdacht bestätigt. Zuletzt handelt es sich bei der Diagnose der Bakterien doch auch immer wieder um die Diagnose einer Krankheit. Außer zum Nachweis von Pneumokokken haben sich die Agglutinine bewährt zur genauen Feststellung von Choleravibrionen und vielen anderen Mikroben.

Die **Lysine** werden ganz in demselben Sinne gebraucht wie die Agglutinine — zur Diagnose eines Bakteriums und eines Serums — und zwar fast ausschließlich für die Diagnose von Cholera und Typhus.

Wie der Pfeiffersche Versuch verläuft, ist schon (S. 36) geschildert worden. Zur Anstellung desselben wird im Vakuum getrocknetes Immunserum von bekanntem und unveränderlichem Wirkungswert vom Kgl. preußischen Institut für Infektionskrankheiten in Berlin in Dosen von 0,2 g in kleinen braunen Glasröhrchen abgegeben. Bei Cholera muß die Wertigkeit des Serums so groß sein, daß 0,0002 g genügen, um 2 mg einer 18-stündigen Agarkultur binnen einer Stunde im Peritoneum des Meerschweinchens zu körnigem Zerfall zu bringen. Das Serum wird dann in der fünf- und zehnfachen Titerdosis mit einer Öse 18 stündiger Agarkultur des fraglichen Bakteriums in 1 ccm Bouillon gemischt und in die Bauchhöhle des Meerschweinchens gespritzt. Zur Kontrolle injiziert man ein drittes Tier mit derselben Menge Kultur und normalem Serum und ein viertes Tier nur mit der Bakterienkultur, um zu sehen, ob diese virulent ist. Tritt bei den ersten beiden Tieren spätestens nach einer Stunde körniger Zerfall der Bakterien ein, so ist die Reaktion positiv und der betreffende Mikroorganismus war der verdächtige Krankheitserreger. Umgekehrt kann man ein Serum als von einem Typhus- oder Cholerakranken bzw. Rekonvaleszenten herrührend diagnostizieren, wenn man zur Anstellung des Versuches den bekannten Erreger nimmt. Man gibt das verdächtige Serum gewöhnlich in einer Verdünnung von 1 : 20, 1 : 50 und 1 : 500 mit dem Mikroben in die Bauchhöhle des Meerschweinchens und beobachtet wieder, ob die Bakterien körnig zerfallen und dann verschwinden.

Der bakterizide Versuch läßt sich aber auch in vitro anstellen und diagnostisch verwerten. Stern und Korte haben inaktiviertes Typhusserum in verschiedenen Verdünnungen mit Komplementserum (frischem Kaninchenserum) und Typhusbazillen in Reagenzgläsern zusammengebracht und dann durch Gießen von Agarplatten gesehen, in welchen Verdünnungen das Typhusserum die Keime abgetötet oder wenigstens gegen die Kontrolle wesentlich vermindert hatte. Die Abtötung erfolgt gewöhnlich in einer Verdünnung von $^1/_{1000}$ und in noch geringerer Konzentration. Die Methode ist für die Diagnose des Typhus brauchbar, hat aber den Nachteil, viel umständlicher zu sein, als die Gruber-Widalsche Reaktion und wird deshalb wenig angewendet.

Unter **Komplementbindung** versteht man bekanntlich die Tatsache, daß Antigen und spezifischer Antikörper zusammen Komplement verankern, so daß dieses aus einem hämolytischen System (Komplement, Ambozeptor, Blutkörperchen) herausgenommen wird, und dann natürlich keine Hämolyse erfolgen kann. Man kennt eine Komplementbindung, die durch Präzipitin und Eiweiß-Antigen (Gengou und Moreschi) erfolgt, und eine solche durch Ambozeptor und Bakterien-Antigen (Bordet und Gengou). Bei beiden hat man für die Diagnose wertvolle Methoden ausgearbeitet.

Das Gengou-Moreschische Phänomen findet ebenso wie die Präzipitinreaktion für die forensische Blutdifferenzierung Verwendung und ist nach dem Vorgange von Neisser und Sachs zu diesem Zweck zuerst verwendet worden.

Als hämolytisches Serum benutzt man gewöhnlich Rinderblutantiserum, das inaktiviert ist und deshalb nur noch Ambozeptor enthält, als Komplement Meerschweinchenserum. Die gewaschenen Rinderblutkörperchen werden in 5 % Aufschwemmung verwendet. Dann braucht man noch Eiweißantiserum und die Eiweißlösung bzw. Blutlösung, deren Herkunft festgestellt werden soll. In den meisten praktischen Fällen wird es sich zunächst wieder darum handeln, ob Menschenblut vorhanden ist. Man bringt also die Eiweißlösung, die man sich ev. durch Auflösen eines Blutfleckens hergestellt hat, mit Menschenblutantiserum und Komplement zusammen und läßt eine Stunde bei 37 ⁰ stehen. Ist das zweifelhafte Blut Menschenblut, so wird jetzt die Bindung des Komplementes erfolgen, und wenn man nun noch die fehlenden Komponenten des hämolytischen Systems (Ambozeptor und Blutkörperchen) hinzugibt, so wird keine Hämolyse auftreten. Wenn aber das zweifelhafte Blut Tierblut ist, so kann das Komplement nicht gebunden werden, und es tritt jetzt die Hämolyse ein. Die Methode erfordert ein sehr sorgfältiges vorhergehendes Austitrieren des Ambozeptors, des Komplementes und des Präzipitinserums und ist deshalb bedeutend umständlicher als die Uhlenhuthsche. Da das Präzipitinserum nur in sehr geringer Menge genommen wird, fällt die Wirkung auf verwandtes Blut in höherem Grade fort, als bei der einfachen Präzipitinmethode. Das Verfahren besitzt daher als besonderen Vorteil eine größere Spezifität. Interessant ist, daß auch bei seiner Anwendung die verwandtschaftlichen Verhältnisse der Tiere untereinander Ausdruck finden, und daß Bruck, der mit diesem Verfahren das Verhältnis der Affen zueinander und des Menschen zum Affen biologisch festzustellen suchte, fand, daß der Orang-Utang dem Menschen näher steht, als gewisse andere Affen (Makakenarten).

Auch zur Diagnose der Echinokokkencyste wird neuerdings eine Blutserumprobe, die auf Komplementbindung beruht, angestellt (vgl. S. 38).

Die Reaktion scheint ziemlich konstant zu sein, jedenfalls häufiger als die Präzipitinreaktion in solchen Fällen. (Unter 7 Fällen 6 mal positive Komplementablenkung und 2 mal positive Präzipitinreaktion.) Als Antigen kann man Hydatidenflüssigkeit von Hammeln benutzen. Ein Paralellismus zwischen der bei Echinokokkus ebenfalls beobachteten Eosinophilie und Antikörperreaktion besteht nicht. Letztere kann stark vorhanden sein und erstere fehlen.

Mit besonders großem Erfolg ist aber die Methode der Verankerung des Komplementes durch Bakterien-Antigen und dazu gehörigen Ambozeptor (Bordet und Gengou) zum Nachweis antibakterieller Antikörper (Ambozeptoren) benutzt worden und zwar in der Weise, daß man bei bekanntem Antigen feststellte, ob das zu untersuchende Serum den spezifischen Ambozeptor enthielt. Die Bakterien, die als Antigen dienen sollen, tötet man zu diesem Zwecke durch 24 Stunden langes Erhitzen auf 60° und verwendet den wässerigen Extrakt von ihnen. Außerdem braucht man natürlich noch das hämolytische System und das Serum, das untersucht werden soll. Mischt man entsprechende Mengen Extrakt mit dem zu prüfenden Serum und gibt nun wieder zunächst das Komplement, dann die beiden anderen Anteile des hämolytischen Systems hinzu, so bleibt in letzterem die Auflösung der Blutkörperchen aus, wenn das Serum tatsächlich den spezifischen Ambozeptor für die betreffende Bakterienart enthält. Die Methode ist bei Typhus, Tuberkulose (Wassermann, Lüdke, Schloßmann) chronischer Gonorrhöe u. a. angewandt worden, hat aber ihren größten Triumph bei der Serumdiagnose der Syphilis gefeiert. Ihre Brauchbarkeit hierfür wurde zuerst von Wassermann, Neißer und Bruck erwiesen. Der Name **Wassermannsche Reaktion** hat sich jetzt allgemein eingebürgert. Die genannten Autoren haben gezeigt, daß das Serum syphilitischer Affen und Menschen vermischt mit wässerigen Extrakten syphilitischer Organe (Primäraffekte, Papeln, am besten aber Organe von syphilitischen Föten) Komplement absorbiert. Es mußten also einerseits die Organextrakte spezifische Stoffe von Syphiliserregern und andererseits das Blutserum spezifische syphilitische Antikörper enthalten. Die Extrakte der spirochätenhaltigen Organe ersetzten also die sonst angewendeten Bakterienextrakte. Als hämolytisches System benutzt man gewöhnlich Hammelblutkörperchen mit dem dazu gehörigen, von Kaninchen gewonnenen Antiserum, das inaktiviert wird und deshalb nur Ambozeptor enthält, sowie Meerschweinchenserum als Komplement. Letzteres Komplement wendete man schon, bevor die Wassermannsche Reaktion gefunden wurde, bei hämolytischen Versuchen allgemein statt des im hämolytischen Serum vorhandenen an, um mit konstanten Werten zu arbeiten. Die Anstellung genügender Kontrollen ist bei der Ausführung der Wassermannschen Reaktion sehr wichtig. Man muß sich von der entsprechenden Wirksamkeit des Extraktes, des Hämolysins und des Komplementes jedesmal überzeugen und muß auch beachten, daß es Sera gibt, die schon an sich (ohne Extraktzusatz) die Hämolyse hemmen (autotrope Sera).

Ausführung der Komplementbindungsreaktion. Die notwendigen 5 Substanzen sind:

1. das Antigen, 2. der Ambozeptor, 3. das Komplement, 4. das Hämolysin, 5. die Erythrozyten.

ad. 1. Das Antigen gewinnt man, da die Erreger der Lues nicht in Reinkultur vorhanden sind, aus einem Extrakt von syphilitischen Organen. Bewährt haben sich die Extrakte aus der Leber hereditär-syphilitischer Föten (über Ersatzantigen siehe später). Auf 1 g Lebersubstanz gibt man 5 ccm 0,5 % Phenol enthaltende physiologische Kochsalzlösung, schüttelt 24 Stunden im Schüttelapparat und zentrifugiert bis zum Gewinnen klarer überstehender Flüssigkeit. Das Zentrifugat wird in dunkler Flasche im Eisschrank aufbewahrt. Aus normaler Leber werden Kontrollextrakte hergestellt. Die bindende Dosis des Extraktes wird im Vorversuch festgestellt. Nur Antigene, die bei 0,4 ccm nicht mehr Komplement binden, sind zu verwerten.

ad. 2. Als Ambozeptor wird das bei 56 ⁰ C ½ Stunde inaktivierte Serum von Lues-Verdächtigen genommen (auch Aszites-, Pleura-, Peritoneal-Lumbalflüssigkeit kann verwendet werden). Zur Kontrolle dient Serum von Gesunden oder unverdächtigen Kranken.

ad. 3. Als Komplement dient frisch entnommenes und durch Zentrifugieren geklärtes Meerschweinchenserum.

ad. 4. Als Hämolysin dient inaktiviertes Serum von Kaninchen, die 3—4 intravenöse Injektionen von 1—2 ccm gewaschenen Hammelblutkörperchen in fünftägigen Intervallen bekommen haben. 8—10 Tage nach der letzten Injektion wird Blut entnommen und das Serum austitriert. Der Mindesttiter soll 1 : 1000 betragen.

ad. 5. Hammelblutkörperchen, die aus defibriniertem Hammelblut gewonnen sind, werden in 0,85 % Kochsalzlösung aufgeschwemmt und zweimal nach Zusatz der Kochsalzlösung zentrifugiert und so gewaschen. Aus dem Bodensatz der Hammelblutkörperchen bereitet man sich eine 5 %-ige Aufschwemmung in 0,87 %-iger Kochsalzlösung.

Diese 5 Substanzen werden in der Weise zusammengebracht, daß man in einem Reagenzglas das Antigen, das ambozeptorhaltige Blutserum und das Komplement mischt und auf 1 Stunde in den Brutschrank zur Bindung bringt, hierauf setzt man das hämolytische System hinzu, schüttelt um und läßt das Ganze zwei Stunden im Brutschrank. Dann kann das Resultat abgelesen werden. Die Substanzen werden in verschiedenen Dosen miteinander gemischt. Zweckmäßig ist das Schema Citrons:

1. 0,2 luet. Antigen + 0,2 Luesserum + 0,1 Kompl. + 2 × lösende Dosis Kaninchenserum + 1 ccm 5 % Hammelblutkörpercken.
2. 0,1 luet. Antigen + 0,2 Luesserum + 0,1 Kompl. + 2 × lösende Dosis Kaninchenserum + 1 ccm 5 % Hammelblutkörperchen.
3. 1 ccm 0,85 % Kochsalzlös. + 0,2 Luesserum + 0,1 Kompl. + 2 × lösende Dosis Kaninchenserum + 1 ccm 5 % Hammelblutkörperchen.
4. 0,2 luet. Antigen + 1 ccm 0,85 % Kochsalzlös. + 0,1 Kompl. + 2 × lösende Dosis Kaninchenserum + 1 ccm 5 % Hammelblutkörperchen.
5. 0,2 luet. Antigen + 0,2 Normalserum + 0,1 Kompl. + 2 × lösende Dosis Kaninchenserum + 1 ccm 5 % Hammelblutkörperchen.
6. 1 ccm 0,85 % Kochsalzlös. + 0,2 Normalserum + 0,1 Kompl. + 2 × lösende Dosis Kaninchenserum + 1 ccm 5 % Hammelblutkörperchen.
7. 0,2 Normal-Extrakt + 0,2 Luesserum + 0,1 Kompl. + 2 × lösende Dosis Kaninchenserum + 1 ccm 0,85 % Hammelblutkörperchen.
8. 0,2 Normal-Extrakt + 0,2 Normalserum + 0,1 Kompl. + 2 × lösende Dosis Kaninchenserum + 1 ccm 0,85 % Hammelblutkörperchen.
9. 0,2 Normal-Extrakt + 1 ccm 0,85 % Kochsalzlös. + 0,1 Kompl. + 2 × lösende Dosis Kaninchenserum + 1 ccm 0,85 % Hammelblutkörperchen.
10. 1 ccm 0,85 % Kochsalzlös. + 1 ccm 0,85 % Kochsalzlös. + 0,1 Kompl. + 2 × lösende Dosis Kaninchenserum + 1 ccm 0,85 % Hammelblutkörperchen.

Das Resultat ist entweder komplette Hämolyse, wenn alle Blutkörperchen aufgelöst sind und die Blutaufschwemmung lackfarben und vollkommen durchsichtig geworden ist. Oder unkomplette Hämolyse, wenn die Lösung trübe und ein Teil ungelöst bleibt. Die ungelösten Erythrocyten werden durch die im Kaninchenserum vorhandenen Hämagglutinine agglutiniert und fallen zu Boden; dadurch entsteht am Boden des Reagenzglases eine ungelöste Kuppe von roten Blutkörperchen und darüber eine mehr oder weniger rotscheinende klare Lösung. Bleibt die Lösung ganz aus, so ist die Blutaufschwemmung deckfarben und ganz undurchsichtig. Nach längerem Stehen fallen die Erythrocyten zu Boden; die darüber stehende Schicht ist klar, aber frei von Hämoglobin (siehe Abb. 4, S. 54).

Nach Margarete Stern benutzt man statt des Meerschweinchen-komplementes das Komplement des zu untersuchenden menschlichen Serums. Letzteres muß also frisch sein und darf nicht inaktiviert werden. Bauer ersetzt den künstlichen Ambozeptor für Hammelblutkörper durch den natürlichen Ambozeptor des zu untersuchenden Serums, und Hecht bedient sich sowohl des natürlichen Ambozeptors wie des Komplementes in dem zu untersuchenden Patientenserum, das natürlich auch frisch sein, also am besten vom selben Tage stammen muß. Nach Hecht braucht man für die Reaktion also nur frisches Patientenserum, Hammelblutkörperchen und Antigen (Extrakt). Die Modifikationen besitzen alle den Vorteil, daß sie einfacher sind und weniger Material erfordern. Nach M. Stern spart man das Meerschweinchenserum, nach Bauer und Hecht einen künstlich herzustellenden Ambozeptor. Am meisten brauchbar ist die Methode von M. Stern. Sie gibt auch in manchen Fällen noch positive Resultate, wenn die ursprüngliche

Wassermannsche Reaktion negativ ist. Einstweilen stellt man sie aber nie allein, sondern mit der ursprünglichen Wassermannschen oder auch noch zugleich mit der Hechtschen Methode an und gibt das Resultat für jede der drei Methoden an.

Die Untersuchungen verschiedener Autoren (L. Michaelis u. a.) haben nun gezeigt, daß man die Extrakte syphilitischer Organe auch durch wässerige oder alkoholische Extrakte gesunder Organe vom Menschen oder Tier ersetzen kann. Ja sogar chemisch wohl definierte Substanzen wie oleinsaures Natron, Cholesterin, glykocholsaures und taurocholsaures Natron sind imstande, zusammen mit einem Luetikerserum das Komplement zu binden. Mit der Konstatierung der Tatsache, daß zum positiven Ausfall der Reaktion (Ausbleiben der Hämolyse) kein spezifisches Antigen nötig ist, war auch ausgesprochen, daß es sich im Grunde bei der Wassermannschen Reaktion nicht um eine spezifische Immunitätsreaktion handelt. Aber es hat sich doch durch eine außer-

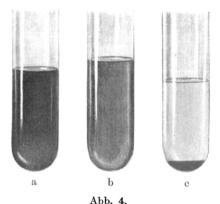

Abb. 4.
a) komplett gelöst. b) partiell gelöst. c) ungelöst.

ordentlich große Zahl von Untersuchungen herausgestellt, daß ihr dadurch nichts von ihrer praktischen Verwendbarkeit genommen wird, daß sie vielmehr für Syphilis „charakteristisch" ist. Wie ihr Zustandekommen zu erklären ist, ist noch nicht über allen Zweifel erhaben. Wassermann stellte mit G. Meier und Porges zusammen fest, daß Serum von Syphilitischen imstande ist, Lezithinemulsionen auszuflocken. Da diese Fähigkeit des Syphilisserums besteht, mit Lipoiden zu reagieren, so nahm Wassermann an, daß auch in den normalen Organextrakten Lipoide mit dem Syphilisantikörper des Serums in Reaktion treten. Da er aber stets betonte, daß die Probe mit Extrakten syphilitischer Organe bessere Resultate gebe, als mit denen normaler Extrakte, so nahm er weiter an, daß in den syphilitischen Organen neben den nicht spezifischen Lipoiden auch noch geringe Mengen spezifischer Substanzen für die Reaktion in Betracht kämen. Andere Autoren haben abweichende Erklärungen gegeben, indem sie den Vorgang rein physikalisch-chemisch erklären.

Praktisch hat die Reaktion so große Bedeutung gewonnen, weil sie einmal bei Syphilis, wenn auch nicht konstant, so doch außerordentlich häufig ist, und weil sie zweitens bei anderen Krankheiten als Syphilis nur ganz selten zur Beobachtung kommt. In den ersten 4 Wochen nach der Infektion pflegt sie nicht vorhanden zu sein, dann nimmt sie an Häufigkeit allmählich zu bis zum Auftreten der sekundären Erscheinungen, bei manifester sekundärer Lues ist sie in über 90% der Fälle nachzuweisen, beinahe ebenso häufig bei manifester tertiärer Lues. Seltener ist sie im Latenzstadium, nach Bruck etwa in 50—60% der Fälle, wobei sie etwas häufiger in der frühlatenten Periode als in der spät-latenten Periode ist. Von den syphilitischen Nachkrankheiten wird sie bei progressiver Paralyse in 96% der Fälle oder noch häufiger, bei Tabes in 70—80% gefunden. Bei den letzteren Erkrankungen kommt sie auch in der Lumbalflüssig-keit vor. Bei Leichenuntersuchungen hat sie Schlimpert in 17% aller Sek-tionen angetroffen.

Wenn man sich fragt, wie häufig sie bei den nicht luetisch Kran-ken zu finden ist, muß man immer berücksichtigen, daß jemand, der an irgend einer Krankheit leidet, von einer früheren Lues her eine positive Reaktion haben kann. Ganz gesunde Leute, die früher nie eine syphilitische Infektion gehabt haben, weisen die Reaktion auch so gut wie nie auf. Dagegen wird sie bisweilen beobachtet bei bösartigen Tumoren, Tuberkulose, Lepra, akuten Infektionskrankheiten wie Pneumonie, Typhus, Scharlach, Malaria, Trypano-somenerkrankungen u. a. Die Angabe des relativ häufigen Vorkommens bei Scharlach (in 40% Much und Eichelberg) ist von anderen Autoren nicht bestätigt worden. Außerdem verschwindet sie auch bei dieser Krank-heit schon nach 80—90 Tagen. Von Nervenkrankheiten, die nicht syphili-tischer Natur sind, wird sie gelegentlich bei multipler Sklerose angetroffen. Alle diese genannten Krankheiten wird man meist ausschließen können, so daß sie differential-diagnostisch nicht in Betracht kommen.

Aus den Angaben über die Häufigkeit geht aber hervor, daß die Wasser-mannsche Reaktion weder ein absolut sicherer Beweis für noch gegen das Vorhandensein einer früheren syphilitischen Infektion ist. Es können deshalb die Resultate der Blutuntersuchung nie allein verwendet werden. Vielmehr muß im einzelnen Fall das ganze Krankheitsbild und die Anamnese sorgfältig berücksichtigt werden. Wir haben also hier ein ähnliches Verhalten wie bei der Gruber-Widalschen Reaktion. Zu beachten ist auch, daß die Wasser-mannsche Reaktion nur eine allgemeine konstitutionelle Diagnose, aber keine lokale Organdiagnose gestattet (Fischer und Meier). Der positive Ausfall zeigt nur an, daß das Individuum syphilitisch infiziert ist, nicht aber, daß eine gerade bestehende Organveränderung syphilitischer Natur sein müsse.

Über den Wert der Wassermannschen Reaktion für Prognose und Therapie sind die Ansichten noch geteilt. Wenn man wissen will, wie eine Syphilis durch eine Quecksilberkur beeinflußt ist, darf man frühestens 3 Wochen nach Beendigung derselben untersuchen, weil vorher Schwankungen häufig sind. Auch dann muß man im Fall einer negativen Reaktion die Untersuchung nach einiger Zeit wiederholen lassen, weil ein einmaliger negativer Ausfall noch nicht die Gewähr gibt, daß die Reaktion auch dauernd negativ bleibt. Sicher ist, daß in vielen Fällen die positive Reaktion durch die Kur in eine negative übergeht, ein Erfolg, der beim Salvarsan seltener vorhanden zu sein scheint. Außerdem weicht bei tertiärer Lues die Wassermannsche Reaktion der Therapie viel seltener als bei sekundärer. Wenn es nicht gelingt, eine negative Reaktion zu erzielen, so ist dies wahrscheinlich als ein schlechtes Zeichen zu betrachten mit Rücksicht auf die Tatsache, daß fast alle Paralytiker und die meisten Tabiker positiv reagieren und sich also aus den positiv bleibenden Fällen rekrutieren. Es ist wohl nicht anzunehmen, daß eine posi-tive Reaktion mit dem Ausbruch der Paralyse wieder auftritt. Die meisten Autoren nehmen heute auch an, daß eine positive Reaktion anzeigt, daß noch irgendwo im Körper Spirochäten vorhanden sind, und daß sie deshalb, auch wenn die Syphilis im übrigen latent ist, bekämpft werden muß, daß dagegen bei dauernder Symptomenfreiheit und negativer Reaktion, öftere und sorgfältige Untersuchungen vorausgesetzt, eine Behandlung nicht mehr indiziert ist.

Die **Opsonine** können insofern der Diagnose dienstbar gemacht werden, als nach Wright ein dauernd normaler opsonischer Index für eine bestimmte Bakterienart eine Infektion mit diesen Erregern ausschließen läßt. Ist der Index dagegen dauernd herabgesetzt, so handelt es sich um einen lokalen Prozeß, ist er dauernd erhöht, so ist die Krankheit überwunden, oder es sind von einem Krankheitsherd Bakterien aufgenommen, oder endlich es hat eine künstliche Injektion von Bakterien stattgefunden. Da ferner die normalen Opsonine thermolabil, die Immunopsonine dagegen thermoresistent sind, so beweist eine starke opsonische Kraft des erhitzten Serums, daß eine Infektion anzunehmen ist. Allein zu diagnostischen Zwecken macht man von den Opsoninen, meist wohl wegen der Umständlichkeit der Methode, wenig Gebrauch.

Ein **Anaphylaxiesymptom** hat H. Pfeiffer für die forensische Praxis verwendet. Beim Meerschweinchen äußert sich die Anaphylaxie durch Temperaturabsturz. Man spritzt diesen Tieren nun zuerst das zu untersuchende Eiweiß- oder Blutmaterial, ev. in inaktiviertem Zustande, in geringer Menge ein. Die Menge soll 0,01 Blut oder Serum nicht überschreiten. Die Reinjektion erfolgt dann nach 14 Tagen mit 1,0 ccm jener inaktivierten Serum- oder Eiweißart, auf die Verdacht vorliegt. Hat beide Male dasselbe Eiweiß vorgelegen, so tritt bei der zweiten Injektion als Anaphylaxieerscheinung ein Temperatursturz ein, der durch häufiges Messen festzustellen ist. Diese Methode hat vor der Präzipitinmethode den Vorzug, daß sie bei hochgradiger Veränderung des Materials besser verwendbar ist.

Als **allergische** Reaktionen sind die verschiedenen Tuberkulinproben aufzufassen (Injektionen von Alttuberkulin, Pirquetsche Probe, Morosche Probe, Konjunktivalreaktion), von denen an anderer Stelle zu sprechen ist.

Von Much ist angegeben worden, daß das Serum von Paralytikern und anderen Geisteskranken im Gegensatz zum Serum Gesunder die Kobragifthämolyse menschlicher Blutkörperchen hemmt. Doch scheint diese Reaktion (Psychoreaktion) nach anderen Untersuchungen zu wenig konstant zu sein, als daß sie diagnostische Bedeutung finden könnte.

Immunisierung und Serumtherapie.

Zu therapeutischen Zwecken werden die Immunitätsreaktionen sowohl benutzt, wenn es sich darum handelt, bei bestehender Infektionsgefahr einer Erkrankung vorzubeugen, als auch wenn die Heilung einer bereits bestehenden Infektion in Frage kommt.

Wir haben nach Ehrlich zu unterscheiden zwischen einer aktiven und passiven Immunisierung. Bei der ersten verleiben wir dem Organismus Bakterien oder Bakterienprodukte ein, bei der zweiten bedienen wir uns des Serums eines vorher aktiv immunisierten Tieres. Unter Umständen arbeitet man auch gleichzeitig mit beiden Methoden (Simultanimpfung).

Die **aktive Immunisierung** bewirkt Reaktionen im injizierten Körper. Durch seine Zelltätigkeit entstehen die uns bekannten Antistoffe, nämlich wenn Toxine eingespritzt wurden, die Antitoxine, wenn nur Bakterien einverleibt wurden, Präzipitine, Agglutinine, Lysine, Tropine (Immunopsonine). Es muß noch einmal betont werden, daß wir die Wirkung dieser Stoffe zwar kennen, daß wir aber — abgesehen von den Antitoxinen — nicht sicher wissen, welche Bedeutung sie im einzelnen für das glückliche Überstehen einer Krankheit besitzen. Die Bakterien-Präzipitine und die Agglutinine scheinen sogar nichts mit dem Schutz des Körpers gegen eine zweite Infektion zu tun zu haben, sie stellen offenbar nur Reaktionsprodukte des Organismus auf die Bakterieneinverleibung, aber keine Schutzstoffe dar. Die übrigen müssen ihrer Wirkung entsprechend wohl zweifellos als Schutzstoffe betrachtet werden. Aber auch bei ihnen ist der Nachweis eines Parallelgehens ihrer Bildung mit dem Grade der Immunität keineswegs erbracht. Es gibt sogar Beispiele, die diese Parallelität direkt vermissen lassen. So fand Jürgens trotz hoher bakterizider Eigenschaft des Serums gegen Typhuserreger ein Typhusrezidiv auftreten und Böhme trotz hohen Opsoningehaltes ebenfalls ein Typhusrezidiv.

Eine Antikörperart, die bei der Immunisierung eine Rolle zu spielen scheint und in zweifelhaften Fällen die Ursache der Immunität aufklären kann, ist hier noch zu erwähnen, nämlich die **Antiaggressine.** Wir sahen, daß die Aggressine (S. 15), welche man in den Exsudaten der Kranken findet und die sich auch aus frischen Bakterienkulturen durch Digerieren mit Kochsalz-lösung gewinnen lassen, die Wirksamkeit der Bakterien wesentlich erhöhen, indem sie die Leukozyten mit ihrer Freßtätigkeit von den Bakterien fernhalten. Spritzt man z. B. einem Tiere Choleravibrionen in subletaler Dosis ein und zu gleicher Zeit eine gewisse Menge von sterilisiertem Peritonealexsudat, das durch Injektion von Choleravibrionen in die Bauchhöhle eines Meerschweinchens gewonnen wurde, so wird diese Dosis zu einer letalen. Gegen die Aggressine werden nun auch Antiaggressine gebildet. Ja man kann sogar durch In-jektion von Exsudaten oder den eben erwähnten Extraktionsflüssigkeiten frischer Bakterien (Wassermann und Citron) eine Immunität erzielen, bei der das Immunserum keine bakteriolytische Wirkung entfaltet. Bei gewissen Septikämien, z. B. der Hühnercholera, gegen welche eine aktive Immunisierung sonst nur sehr schwer gelingt, läßt sie sich auf diese Weise erzielen. Zu be-achten ist, daß die Exsudate natürlich immer gelöste Bakterienleiber enthalten werden, und daß auch bei Extraktion der Bakterien Leibessubstanz gelöst wird. Diese giftigen Substanzen können einen Organismus ebenfalls schädigen und so die stärkere Wirkung gleichzeitig injizierter Bakterien erklären, ohne daß man gerade neue Stoffe, nämlich die Aggressine, anzunehmen braucht. Die durch die Antiaggressine bewirkte Immunität wäre dann auch nur eine aktive Immunität, die durch Einspritzung von Leibessubstanz der Bakterien hervor-gerufen wird.

Da bei der aktiven Immunität der Körper seine Schutzstoffe selbst bilden muß, wird natürlich eine gewisse Zeit vergehen, bis er sie bereit gestellt hat. Diese Zeit schwankt nach den Bakterien und Individuen und dauert meist nur einige Tage. Während derselben ist der Körper Infektionen besonders stark ausgesetzt. Klinisch finden wir Störungen des Allgemeinbefindens. Wir sprechen von einer sog. negativen Phase. Dieselbe ist uns durch die Unter-suchungen von Wright verständlicher geworden. Wright konnte nämlich nachweisen, daß nach einer Impfung der Opsoningehalt des Serums sinkt, um nach 1—2 Tagen wieder anzusteigen. Erst auf die negative Phase folgt das Stadium der Unempfindlichkeit oder Unterempfindlichkeit, die Immunität. Die Schutzstoffe kreisen dann ziemlich lange im Blut und werden erst allmählich ausgeschieden. Der Schutz hält aber offenbar noch länger an, als die Schutz-stoffe vorhanden sind. Die Zellen haben die Bereitung derselben gelernt und reagieren auf einen neuen geringen Reiz mit einer starken Antikörperproduktion. Dadurch kommt es bei einer zweiten Infektion gar nicht zum Ausbruch der Krankheit oder nur zu einer leichten vorübergehenden Affektion.

Folgende Versuche sind ein Beweis für diese Anschauung. Wassermann und Rufus J. Cole behandelten Kaninchen mit Typhusbazillen und warteten, bis alle Agglu-tinine aus dem Blut verschwunden waren. Wurde diesen Tieren nun eine minimale Menge Typhuskultur injiziert, die auf gesunde Kaninchen gar keinen Einfluß hat, so reagierten sie mit starker Agglutininproduktion. v. Dungern fand ebenso bei Kaninchen, die Präzipitine gegen Majaplasma gebildet und wieder verloren hatten, bei einer erneuten

Injektion eine viel stärkere und schnellere Bildung der Antikörper als das erste Mal. Shiga endlich wies an sich selbst 12 Jahre nach dem Überstehen eines Typhus nach, daß schon 0,25 ccm eines Typhusimpfstoffes hinreichten, um seinem Serum einen Agglutinationstiter von 1 : 640 zu geben. Bei Personen dagegen, die noch nicht an Typhus erkrankt waren, bewirkten 0,5 ccm desselben Impfstoffes nur eine Agglutinationsfähigkeit des Blutes in einer Verdünnung von 1 : 80.

Die aktive Immunisierung hätte eine geringere Bedeutung, wenn es nicht gelänge, durch künstlich abgeschwächtes Krankheitsgift volle Immunität zu erreichen. Es ist klar, daß die Impfung mit lebendem vollvirulentem Material mit Gefahren verknüpft ist. Das Arbeiten mit künstlich abgeschwächten Bakterien zum Zweck der Immunisierung wurde zuerst von Pasteur eingeführt, der auch die auf diese Weise gewonnenen Impfstoffe als Vakzine bezeichnete. Dieselben haben in der prophylaktischen Immunisierung ganz hervorragende Dienste geleistet. Gefährliche Infektionskrankheiten wie Rauschbrand, Milzbrand, Hühnercholera und Schweinerotlauf sind durch sie verhütet worden. Man kann die Abschwächung vornehmen durch hohe Temperatur, durch Passage durch den Körper weniger empfänglicher Tiere, durch Eintrocknung und durch Chemikalien. Das klassische Beispiel für die Abschwächung eines Impfstoffes durch Tierpassage ist die Jennersche Schutzpockenimpfung. Durch Eintrocknung wird der Impfstoff abgeschwächt bei der im Jahre 1885 zum erstenmal von Pasteur beim Menschen ausgeführten Tollwutimpfung. Hier erfolgt die prophylaktische Impfung während der Inkubationsperiode. In der wochen- bis monatelang dauernden Latenzzeit bis zum Ausbruch der Erscheinungen wird die erfolgreiche Impfung ausgeführt. Statt des abgeschwächten Virus kann man unter Umständen auch abgetötes oder auch Bakterienextrakte nehmen. Die aktive Immunisierung mit abgetöteten Kulturen knüpft sich an die Namen von Pfeiffer und Kolle und ist beim Menschen als Präventivimpfung mit praktischem Nutzen durchgeführt worden bei Cholera, Typhus, Pest und Ruhr. Man hat aber auch nach Ausbruch einer Infektionskrankheit noch eine Immunisierung des bereits erkrankten Organismus mit abgetöteten Bakterien oder deren Stoffwechselprodukten vorgenommen. Wir müssen uns dabei noch einmal bekannten Antikörpern zuwenden.

Unter Kontrolle der Opsonine spritzt man nämlich bei schon bestehenden Infektionskrankheiten verschiedener Art abgetötete Bakterienkulturen ein, um ein Ansteigen des opsonischen Index herbeizuführen.

Wright hat bei seinen Opsoninstudien von vornherein praktische Zwecke im Auge gehabt. Da nach seinen Anschauungen der geringe Opsoningehalt des Serums die Ursache dafür ist, daß der Organismus von einer Infektion befallen werden kann bezw. ihr unterliegt, kommt es natürlich vor allem darauf an, während einer Krankheit die Produktion dieser Schutzstoffe möglichst anzuregen. Dies gelingt dadurch, daß man dem betreffenden Individuum eine abgetötete Bakterienkultur derselben Art injiziert. Am besten nimmt man Bakterien, die aus dem erkrankten Organismus selbst gezüchtet sind. Eine frische Agarkultur wird mit physiologischer Kochsalzlösung abgeschwemmt und durch einstündiges Erhitzen auf 60 ⁰ abgetötet. Nachdem man sich überzeugt hat, daß keine lebenden Keime mehr vorhanden sind, ist das Vakzin zu therapeutischen Zwecken verwendbar. Je nach der Menge, die man von ihm injiziert, wird der opsonische Index ganz verschieden beeinflußt.

Spritzt man eine ganz kleine Dosis ein, so steigt der opsonische Index sofort an. Die Erhöhung ist aber nur eine geringe und hält nur 2—3 Tage an, dann sinkt der Opsoningehalt wieder zu seinem früheren Werte ab, die ganze Reaktion ist nach 5 Tagen beendet. Bei mittleren Dosen des Vakzins beobachten wir zunächst ein unmittelbares Absinken des opsonischen Index um ein Geringes, nach 24—36 Stunden beginnt dann die Steigerung, die bald den anfänglichen Gehalt übertrifft und nach 7—9 Tagen beendet ist, jetzt sinkt der Index wieder, das definitive Resultat ist aber doch eine Vermehrung gegen den Anfangswert. Nach 10—14 Tagen ist die Reaktion beendet. Die Zeit des anfänglichen Zurückgehens der Schutzstoffe bezeichnet Wright als negative Phase, die darauf folgende Vermehrung als positive. Die Kurve der Opsoninproduktion entspricht ganz der der Bildung anderer Antikörper. Während der negativen Phase ist der Organismus arm an Schutzstoffen und einer neuen Infektion besonders ausgesetzt. Eine eventuelle neue Vakzineinjektion ist während des Absinkens der positiven Phase vorzunehmen. Auf keinen Fall darf sie direkt auf die erste Inokulation folgen. Ist die injizierte Vakzinemenge groß, so sehen wir ein sofortiges Absinken des Opsoningehaltes, der erst ganz langsam wieder zum anfänglichen Wert zurückkehrt. Durch eine minimale Vakzindosis soll es in solchen Fällen auch noch gelingen, die negative Phase in eine positive zu verwandeln.

Der Effekt, den man gewöhnlich durch die Vakzinationen erreicht, ist eine Steigerung der Opsonine auf den doppelten Wert. Das Höchste, was man verzeichnet, ist das Drei- bis Vierfache. Damit bleibt die Produktion der Opsonine weit hinter der der übrigen Antikörper zurück.

Wenn auch bei Infektionen im allgemeinen der opsonische Index für das infizierende Bakterium herabgesetzt ist, so sehen wir doch auch in manchen Fällen Schwankungen, so daß er sich bisweilen ziemlich hoch über die Norm erhebt. Derartige Vorkommnisse sind nach Wright als Autoinokulationen aufzufassen und dadurch zu erklären, daß von einem nicht völlig abgekapselten Infektionsherd Bakterien oder deren Stoffwechselprodukte in den Kreislauf gelangen. Denselben therapeutischen Wert wie die Einspritzungen können die Autoinokulationen natürlich nicht besitzen. Denn einmal wird lebendes Infektionsmaterial statt des abgetöteten aufgenommen und dann erfolgt die Aufnahme zu regellos, als daß sie immer den gewünschten Effekt der Steigerung der Opsonine und ihrer Erhaltung auf der Höhe haben könnte.

Die Forderung, bei einem jeden einzelnen Patienten aus dem eigenen Körper den pathogenen Erreger zu züchten und damit die Vakzine herzustellen, läßt sich nicht immer durchführen, schon weil unter Umständen zuviel Zeit verloren gehen würde, und weil in anderen Fällen, z. B. bei der Tuberkulose, die Züchtung auf erhebliche Schwierigkeiten stößt. Man verwendet deshalb bei Tuberkuloseerkrankungen das Kochsche Neutuberkulin als Vakzine. Für Staphylokokken, Gonokokken und Typhusbakterien werden in London (Parke, Davis & Co.) fertige, möglichst polyvalente Vakzine (sog. Stammvakzine) hergestellt, in Deutschland auch auf Strubells Anregung eine Staphylokokkenvakzine und auf Brucks Anregung eine Gonokokkenvakzine. Für Koli- und Pneumokokkeninfektionen scheint nur die „Autovakzinationsbehandlung" zu empfehlen zu sein.

Für die Vakzinationstherapie erscheinen die Krankheiten, bei denen schon reichlich Bakterien im Blut kreisen, die Bakteriämien, nicht geeignet, weil hier Autoinokulationen schon eine so große Rolle spielen, daß die Wirkung der Vakzination daneben verschwindet, unter Umständen aber direkt schädlich wirken kann, indem eine positive Phase dadurch in eine negative verwandelt werden kann. Lokalisierte Herde, von denen aus nur gelegentlich Bakterien in den Kreislauf übertreten, erscheinen schon eher geeignet, das eigentliche Feld dafür sind aber streng lokalisierte Infektionsprozesse (Georg Wolfsohn). Was die einzelnen Krankheiten anlangt, so wendet man die Vakzinationstherapie vorzugsweise bei Tuberkulose, Staphylokokken-, Streptokokken-, Gonokokken- und Koliinfektionen an.

Der Wert einer Bestimmung des opsonischen Index für die Therapie ist nicht unbestritten geblieben. Einmal hängt natürlich die ganze Frage mit der noch immer nicht absolut sichergestellten Bedeutung der Phagocytose zusammen. Neufeld hebt zudem hervor, daß für die beiden wichtigsten Bakterien bei der Opsonintherapie, die Staphylokokken und Tuberkelbazillen, der Nachweis, daß sie in den weißen Blutkörperchen abgetötet werden, noch nicht erbracht ist. Aber auch ein Parallelgehen des opsonischen Index mit dem klinischen Befund bezw. den Immunisierungsvorgängen existiert nicht immer (Neufeld, Jürgens, Calmette u. a.), obwohl Wright selbst an eine sehr weitgehende Parallelität glaubt, indem er eine positive Phase für gleichbedeutend mit einer klinischen Besserung, eine negative für gleichbedeutend mit einer Verschlechterung ansieht. Aber man hat trotz hohen opsonischen Index für Tuberkelbazillen keine Besserung der Tuberkulose gesehen, trotz hohen opsonischen Index für Typhusbazillen trat ein Rezidiv auf.

Dazu kommt noch die außerordentlich schwierige Technik der Opsoninbestimmung, die einer allgemeinen Einführung von vornherein hinderlich ist, indem sie ein entsprechendes Laboratorium und für eine beschränkte Anzahl Patienten die Arbeitsleistung einer sehr geübten Kraft verlangt. Von einigen Autoren sind der Technik der Opsoninbestimmung direkt bedeutende Fehlerquellen nachgesagt worden. Jedenfalls ist sicher, daß brauchbare Resultate nur durch jemand erzielt werden, der gründlich eingearbeitet ist. Eine Reihe von Autoren gibt auch an, daß der Opsoningehalt beim normalen Individuum keineswegs konstant ist, sondern schwankt (Neufeld, Saathof, Schlimpert u. a.).

Es fragt sich nun: soll man eine Vakzinationstherapie mit totem Material bei schon bestehender Krankheit ohne fortlaufende Bestimmung des opsonischen Index durchführen? Wenn man sich bei Fällen, bei denen Autoinokulationen häufiger vorkommen, zu einer Vakzinationstherapie entschließt, wird der opsonische Index nicht viel Wert haben und seine Bestimmung kann deshalb unterbleiben. Vor allen Dingen ist die klinische Beobachtung des Patienten nötig. In allen Fällen, wo Autoinokulationen nicht vorkommen, soll man auch sorgfältig klinisch beobachten, wie die Injektion gewirkt hat, namentlich dann, wenn der Krankheitsherd einer Beobachtung direkt zugängig ist (Lupus, Furunkulose). Immerhin ist natürlich zuzugeben, daß in solchen Fällen, sorgfältiges und fehlerfreies Arbeiten vorausgesetzt, die Bestimmung des opsonischen Index sehr wertvoll ist. Als direkt wünschenswert muß sie bezeichnet werden, wenn der Krankheitsherd verborgen ist (chronische Lymphdrüsen- und beginnende Lungentuberkulose). Vor Beginn der Behandlung ist der opsonische Index schon fortlaufend zu bestimmen, um Autoinokulationen sicher auszuschließen.

Unter **passiver Immunisierung** verstehen wir die Immunisierung mit dem Blutserum eines vorher aktiv immunisierten Tieres. Das Blut natürlich resistenter Tiere ist nicht imstande, einen Schutz auf andere Tiere zu übertragen. Die ersten Arbeiten über passive Immunisierung von Richet und Héricourt, die feststellten, daß das Serum eines Hundes der mit Staphylokokken behandelt war, einen Staphylokokkenschutz für andere Tiere besaß, sowie die von Babes und Lepp, welche fanden, daß die immunisierenden Stoffe bei Lyssa mit dem Blut übertragen werden können, stammen aus den Jahren 1888 und 1889. Im Jahre 1890 teilten dann von Behring und Kitasato mit, daß es mittelst des Serums aktiv immunisierter Tiere gelänge, infizierte Tiere zu heilen und gesunde vor einer Ansteckung zu schützen. Später folgten die Versuche von Ehrlich über Abrin- und Rizinimmunität. — Bei der passiven Immunisierung tritt keine Reaktion im geimpften Körper ein. Da die Schutzstoffe fertig gebildet einverleibt werden, ist der Schutz sofort da, die negative Phase fehlt. Dagegen hält die Immunität im Gegensatz zur aktiven Immunisierung nicht lange an. Sie verschwindet, sobald die Antikörper wieder ausgeschieden sind, was gewöhnlich bei Antitoxinen nach 10—14 Tagen der Fall ist. Nur wenn man zur Injektion Serum derselben Tierart verwendet (z. B. von Pferden gewonnenes Tetanusserum bei Pferden), bleibt der Schutz erheblich längere Zeit bestehen, aber nie solange wie bei der aktiven Immunisierung.

Man unterscheidet antitoxische Sera, welche auf das von den Bakterien sezernierte Gift neutralisierend wirken, und bakterizide (antiinfektiöse, antibakterielle) Sera, die die Bakterien abtöten, aber ihre Toxine unbeeinflußt lassen. Die wichtigsten **antitoxischen** Sera sind das Diphtherieserum und das Tetanusserum. Die Tatsache, daß das Diphtherieserum nur auf die Toxine wirkt, scheint nicht ganz mit den klinischen Erfahrungen übereinzustimmen. Wir sehen nämlich nach der Injektion des Serums, daß der ganze Verlauf ein beschleunigter wird, daß speziell auch die Membranen, die die Bakterien enthalten, schneller verschwinden. Dieser scheinbare Widerspruch ist wahrscheinlich damit zu erklären, daß ein entgifteter Körper auch schneller mit den Erregern fertig wird als ein giftdurchtränkter. In diesem Sinne schützt ein antitoxisches Serum, obwohl es selbst mit der Vernichtung der Bakterien gar nichts zu tun hat, nicht nur gegen die Intoxikation, sondern auch gegen die gleichzeitige Infektion.

Bei einigen Bakterien kann man je nach der Immunisierung ein antitoxisches oder antibakterielles Serum erhalten. Wassermann zeigte, daß das in Bouillon gezüchtete Bacterium pyocyaneum bei Verwendung der Bazillenleiber ein bakterizides Serum, bei Verwendung der von den Bakterien befreiten Bouillon dagegen ein antitoxisches Serum lieferte. Ebenso gelingt es auch bei der Diphtherie, neben dem bekannten antitoxischen Serum ein antibakterielles zu gewinnen, wenn man die Tiere mit den Bazillenleibern selbst vorbehandelt.

Für die praktische Verwendung der antitoxischen Sera ist es notwendig, daß sie möglichst antitoxinreich sind, damit man nicht zu viel Serum einzuspritzen braucht. Zunächst muß man für diesen Zweck ein starkes und gleichmäßiges Toxin gewinnen, von dem man die niedrigste tödliche Dosis festzustellen hat. Als Grundimmunität bezeichnet man die Widerstandskraft gegen die minimal tödliche Dosis. Man stellt sie her, indem man die Einspritzung mit ganz kleinen Dosen Toxin beginnt oder indem man Gift nimmt, das durch Zusatz von chemischen Stoffen (Jod) abgeschwächt ist, oder endlich, indem man zunächst mit einem Toxin-Antitoxingemisch beginnt. Auf jede Einspritzung reagiert der Körper des Tieres mit Fieber, Störung des Allgemeinbefindens und Abnahme des Körpergewichtes. Die folgende Injektion nimmt man immer erst vor, wenn die Reaktion vollständig abgeklungen ist. Hochimmunisierte Tiere zeigen schließlich Überempfindlichkeit. Brieger und Ehrlich studierten die Bildung des Antitoxins an der Milch einer Ziege, die mit Tetanusgift immunisiert wurde. Wie wir bereits gesehen haben, gehen die Antitoxine in die Milch über. Es trat nach jeder neuen Toxineinspritzung zunächst ein Rückgang des Antitoxins ein, der stärker war, als durch die Bindung des Antitoxins an das neueingeführte Toxin zu erklären ist (negative Phase). Vom fünften Tage ab stieg der Antitoxingehalt stetig an und erhob sich über den ursprünglichen (positive Phase). Am 17. Tage war das Maximum erreicht, das sich kurze Zeit hielt, dann folgte ein neuerlicher geringer Abfall (zweite negative Phase) bis zum Konstantbleiben. Bei hochimmunisierten Tieren kann man den Immunitätsgrad festhalten, indem man ihnen von Zeit zu Zeit kleine Dosen injiziert. Im großen werden alle antitoxischen Sera vom Pferde gewonnen. Die Technik ihrer Darstellung ist im einzelnen verschieden.

Die Gewinnung der **antibakteriellen Sera** ist schwieriger als die der antitoxischen. Durch Behandlung von Tieren anfangs mit abgetöteten, später
ev. mit lebenden Kulturen lassen sich zwar Sera herstellen, die die spezifischen
Antikörper enthalten. Doch gelingt es schwer, eine hohe Wirksamkeit derselben zu erzielen. Als heilsame Faktoren kommen bei ihnen wahrscheinlich
nicht Agglutinine, aber sicher Lysine, Tropine, und Antiaggressine in Betracht.
Man hat zu beachten, daß man vom Lysin nur einen Bestandteil, nämlich
den Ambozeptor, einspritzt, das Komplement geht beim Aufbewahren des
Serums zugrunde. Es muß also aus dem Blut des Individuums ersetzt werden,
dem man das Serum injiziert. Bordet nimmt nur ein einziges Komplement
im Serum jeder Tierspezies an, die Ehrlichsche Schule rechnet mit einer Viel-
heit von Komplementen. Jedenfalls besteht die Möglichkeit, daß injizierte
Ambozeptoren kein oder nicht genügend passendes Komplement zu ihrer
vollen Wirksamkeit finden. Um dieses Vorkommnis zu vermeiden, hat man
vorgeschlagen, verschiedene Tierarten vorzubehandeln und die erhaltenen
Immunsera zu mischen. Da die Ambozeptoren jeder Tierart verschieden
sind, ist auch eher die Gefahr ausgeschlossen, daß passende Komplemente
fehlen. Man nennt solche Sera polyvalente.

Polyvalent kann ein Serum auch noch in anderem Sinne sein. Es ist z. B.
sehr wahrscheinlich, daß es eine Reihe artverschiedener Streptokokken gibt.
Würde man nun ein Antistreptokokkenserum herstellen durch Einspritzung
nur eines Stammes, so könnte die Infektion gerade durch eine andere Strepto-
kokkenart bewirkt sein und das Serum wäre nutzlos. Um dieser Möglichkeit
zu begegnen, verwendet man ein Gemisch der verschiedensten virulenten Streptokokken zur Gewinnung des Serums. Derartige polyvalente Antistreptokokkensera wurden zuerst von Denys und van der Velde eingeführt.

Bei Anwendnug bakterizider Sera kann der tödliche Ausgang doch noch
an Vergiftung erfolgen. Wir sahen schon, daß die reichliche Auflösung von
Bakterien durch Freiwerden der Endotoxine das Ende eines Individuums
bewirken und so gefährlich werden kann. Insofern nun als nach seiner Einverleibung auf einmal viel Bakterien zugrunde gehen, kann ein bakteriolytisches
Serum sogar schädlich wirken.

Wolff-Eisner erklärt die gefährliche Wirkung aufgelöster Bakterien durch Überempfindlichkeit oder Anaphylaxie. Genau so wie bei Injektion von Serumeiweiß Überempfindlichkeit entsteht, geschieht dies auch durch die Leibessubstanz der Bakterien.
Bei einer weiteren Injektion lösen die gebildeten Lysine die Bakterien schnell auf und
es kommen Proteine in den Kreislauf, gegen welche von der früheren Injektion her schon
eine Überempfindlichkeit besteht.

Jedenfalls ist ein Serum, das nur die Krankheitserreger abtötet und
auflöst, für die meisten Fälle nicht brauchbar. Neuerdings hat man deshalb
auch bei den Krankheiten, die man als Infektionskrankheiten im Gegensatz
zu den Intoxikationskrankheiten bezeichnet, Sera mit antitoxischen Eigenschaften hergestellt (Typhus, Cholera, Dysenterie, Pest). Von diesen Bakterien selbst gilt es noch immer als zweifelhaft, ob sie Toxine sezernieren,
oder ob die meist geringen giftigen Eigenschaften des Filtrates einer frischen
Bouillonkultur nicht vielmehr durch zugrunde gegangene und gelöste Bakterien
bedingt sind. Im letzteren Falle würden diese Bakterien nur Endotoxine besitzen. Obwohl Pfeiffer angegeben hatte, daß sich gegen Endotoxine keine
Gegengifte gewinnen lassen, und obwohl man diese Eigenschaft sogar für
charakteristisch gehalten hatte, hat man doch bei der Cholera Antikörper erhalten, die sicher als Antiendotoxine aufzufassen sind. Sie unterscheiden sich
wesentlich von den gewöhnlichen Antitoxinen. Während nämlich die Ab-
sättigung der Toxine durch die Antitoxine nach dem Gesetz der Multipla
vor sich geht, so daß also z. B. die zehnfache Menge Gift durch die zehnfache

Menge Gegengift unschädlich gemacht wird, gilt dieses Verhalten keineswegs für Endotoxin und Antiendotoxin. Bekanntlich hat auch bei der Vernichtung der Bakterien durch Immunserum das Gesetz der Multipla keine Gültigkeit.

In allen Fällen ist uns die Wirkungsweise der antiinfektiösen (antibakteriellen) Sera nicht bekannt. Außer den oben genannten kommen wahrscheinlich noch andere Stoffe in Betracht. Dem Milzbrandserum z. B. fehlen agglutinierende, bakteriolytische, bakteriotrope und antitoxische Eigenschaften, oder sind doch nicht nachweisbar. Nach Sobernheim können auch bei ihm Antiaggressine nicht zur Erklärung herangezogen werden, ebenso nicht die von Ascoli angenommene antiblastische Wirkung, nach der das Serum die Kapselbildung der Milzbrandbazillen innerhalb des Organismus verhindern soll. Gleichwohl ist der therapeutische Effekt sichergestellt. Bei der Wirkung des Streptokokkenserums spielen anscheinend Ambozeptor und Komplement eine viel geringere Rolle als die Phagocytose, die durch die Bakteriotropine des Immunserums angeregt wird (Neufeld). Daß aber die Phagocytose das alleinige und ausschlaggebende Moment für die Heilung ist, kann keineswegs mit Sicherheit behauptet werden. Fest steht nur, „daß im Serum vorbehandelter Tiere Immunkörper auftreten, welche andere Versuchstiere vor einer Streptokokkeninfektion zu schützen und gleichzeitig auch bei vorgeschrittener Infektion Heilung herbeizuführen vermögen" (Fritz Meyer).

So ist es für unsere theoretischen Vorstellungen von dem Wesen und dem Wert der Antikörper bei jedem neu hergestellten Serum sehr wichtig, möglichst genau nachzuweisen, welche Antikörper in ihm wirksam sind; die Frage, ob das Serum einen therapeutischen Wert besitzt, kann aber nur am erkrankten Tier oder am erkrankten Menschen entschieden werden.

Aktive und passive Immunisierung hat man auch kombiniert angewendet (Serovakzination oder Simultanimpfung) und zwar bisher prophylaktisch bei verschiedenen Krankheiten (Streptokokkeninfektionen F. Meyer und Jochmann, Milzbrand Sobernheim, Schweinepest Citron, Pest Besredka u. a.). Die Immunisierung erfolgt, indem man gleichzeitig oder in kurzem Abstand Impfungen mit Immunserum und Infektionsstoff macht. Diese Immunisierung verbindet die Vorzüge der aktiven und passiven. Der Schutz tritt sofort ein, hält aber doch längere Zeit an. Außerdem verlaufen die Reaktionen, die nach der Einspritzung der Bakterien erfolgen, durch das Vorhandensein des Immunserums im Blute milder.

Literatur.

Arrhenius, Immunochemie. Leipzig 1907. — Aschoff, Ehrlichs Seitenkettentheorie und ihre Anwendung auf die künstlichen Immunisierungsprozesse. Jena 1902. — v. Behring, Die Blutserumtherapie bei Diphtherie und Tetanus. Zeitschr. f. Hygiene. Bd. XII. 1892. — Bail, Deutsche med. Wochenschr. 1905. — Bordet, Le mécanisme de l'Agglutination. Annales de l'Institut Pasteur 1899. — Brieger, Die Ptomaine, Berlin 1885 u. 1886. — Buchner, H., Münchn. med. Wochenschr. 1897. — Dieudonné, Arbeiten a. d. Kais Gesund.-Amt 1894. — Dieudonné, Immunität, Schutzimpfung und Serumtherapie. 6. Aufl. 1909. — v. Dungern, Die Antikörper. Jena 1903. — Ehrlich, Gesammelte Arbeiten über Immunitätsforschung. Berlin 1904. — Ehrlich, Schlußbetrachtungen, Nothnagel, Spez. Pathologie u. Therapie. Bd. 8. 1001. — Ehrlich u. Wassermann, Über die Gewinnung der Diphtherieantitoxine aus Blutserum und Milch immunisierter Tiere. Zeitschr. f. Hygiene. Bd. 18. 1894. — Flügge, Zeitschr. f. Hygiene 1899. — Gengou, Contribution à l'étude de l'orgine de l'alexine des serums normaux. Annales de l'Institut Pasteur 1901. — Ghedini, Zeitschr. f. Immunitätsforsch. Bd. 1. Ref. — Graciner, Die bakterientötende Wirkung des zellfreien Blutserums. Zentralbl. f. Bakteriol. Bd. 5 u. 6. 1889. — Graciner, Untersuchungen über die bakterienfeindlichen Wirkungen des Blutes u. Blutserums. Arch. f. Hygiene. Bd. 10. 1890. — Jacoby, Immunität und Disposition. Wiesbaden 1906. — Kolle und

Wassermann, Handbuch der pathogenen Mikroorganismen Bd. 1, Jena, 1903, Beiträge von Wassermann, Kolle, Freud, Blumenthal, Oppenheimer. — Kolle,
Wassermann, Handbuch der pathogenen Mikroorganismen. Bd. 4. Jena 1904 und
Supplementbände. — W. Kolle u. H. Hetsch, Die experimentelle Bakteriologie
und die Infektionskrankheiten mit besonderer Berücksichtigung der Immunitätslehre.
2. Auflage. Berlin u. Wien 1908. — Metschnikoff, Die Immunität bei Infektionskrankheiten, übersetzt von Meyer, Jena 1902. — Metschnikoff, Roux und Tauvelli-
Salimberi, Ann. de l'Institut Pasteur 1896. — Meyer, H., Archiv f. experimentelle
Pathologie 1899—1901. — Meyer und Ransom, Arch. f. exper. Path. 1903. — Mulzer,
P., Syphilisdiagnose. Berlin 1910. — Müller, Paul Theodor, Vorlesungen über In-
fektion und Immunität. 2. Aufl. 1909. — Pasteur, Compt. rend. de l'acad. 1882. —
Pfeiffer, Hermann, Das Problem der Eiweißanaphylaxie. Jena 1910. — Pfeiffer
und Wassermann, Zeitschr. f. Hygiene Bd. 14, 1893. — Petruschky, Zentralbl. f.
Bakteriologie 1898. — v. Pirquet und Schick, Die Serumkrankheit. Wien 1905. —
Roemer, Paul, Die Ehrlichsche Seitenkettentheorie. Wien 1904. — Tchistowitch,
Etude sur les propriétés du sang des animaux injectés de sang ou de sérum d'une
autre espèse animale. Arch. russe de Pathol. 1899. — Wassermann, Neisser u.
Bruck, Eine serodiagnostische Reaktion bei Syphilis. D. med. Wochenschr. 1906. —
Wassermann und Citron, Berl. klin. Wochenschr. 1905; Deutsche med. Wochenschr.
1905; Zentralbl. f. Bakteriol, 1907. — Weinberg, Zur Serodiagnostik der Echino-
kokkenkrankheit. Annal. de l'Instit. Pasteur 1909. — Wolff-Eisner, Handbuch der
Serumtherapie und experimentellen Therapie. München 1910. — Wright, A. E., The
opsonic theory. The Practictioner 1906.

B. Spezieller Teil.

Akute Exantheme.

Von

F. Rolly-Leipzig.

Masern (Morbilli).

(Franz.: rougeole; englisch: measles; italienisch: rosolia.)

Mit 18 Abbildungen.

Geschichtliches. Es kann keinem Zweifel unterliegen, daß schon in den früheren Jahrhunderten die Masern den Ärzten und dem Publikum bekannt waren, nur wurden dieselben in diesen Zeiten mit den anderen Exanthemen, besonders Scharlach und Pocken, in einen Topf geworfen. Es scheint ziemlich sicher zu sein, daß die von dem arabischen Arzte Rhazes im 9. Jahrhundert n. Chr. mit dem Namen Hashbah belegte Krankheit Masern gewesen sind. Aber trotzdem sehen wir, daß auch noch im Mittelalter die Masern von den übrigen Exanthemen nicht als Krankheit sui generis abgetrennt wurden; erst Sydenham und Morton haben in der 2. Hälfte des 17. Jahrhunderts eine gewisse Differenzierung vollzogen, wenn sie auch Masern noch nicht streng von Scarlatina abzusondern imstande waren. Die Mitte des 18. Jahrhunderts schaffte auch hierin Klarheit und seitdem gelten die Masern als eine kontagiöse, wohl charakterisierte und selbständige Erkrankung.

Ätiologie. Die Krankheit wird durch ein lebendes, uns bis jetzt völlig unbekanntes Kontagium erzeugt; die alte Anschauung, daß atmosphärische oder sonstige Einflüsse sie hervorrufen, ist völlig verlassen. Lombroso hat im Rete Malpighii der Maserneffloreszenzen einen kleinen Kokkus, ähnlich demjenigen, welchen auch v. Leyden gesehen hat, nachgewiesen. Döhle berichtet über protozoenähnliche Gebilde im Blute, Canon und Pielecke fanden im Blute, Auswurf, Nasen- und Augensekret einen in Bouillon züchtbaren Bazillus, und andere Autoren sprechen andere Mikroorganismen als die Erreger der Krankheit an. Auch die Hypothese Sittlers (Münch. med. Wochenschr. 1909, S. 2705), daß die Masern durch den Staphylococcus albus resp. dessen Toxine hervorgerufen werden, ist gänzlich unbewiesen und hat nicht einmal viel Wahrscheinlichkeit für sich. Solange es nicht gelingt, durch Überimpfung der Reinkultur eines Mikroorganismus das typische Krankheitsbild hervorzurufen, ist es auch nicht gestattet, einen von den gefundenen Lebewesen für den Erreger der Masern zu erklären.

Trotzdem wir nun den Erreger nicht kennen, sind wir doch imstande, über die Natur, das Wesen und die Art der Ansteckung verschiedenes auszusagen.

Daß der Erreger sich in vielem von den bekannten Mikroorganismen, mit denen wir es bei den übrigen Infektionskrankheiten zu tun haben, unterscheiden muß, ist ohne weiteres klar. Er scheint auf unseren gewöhnlichen, im Laboratorium gebräuchlichen Nährböden nicht zu gedeihen, was alle kulturellen Blutuntersuchungen bei diesen Kranken bewiesen haben.

Hectoen hat dies neuerdings noch einmal gezeigt, indem er das bei Masernkranken aus der Vene entnommene Blut in Aszitesflüssigkeit verteilte und in letzterer nach eintägigem Stehen im Brutschrank Bakterien nicht nachweisen konnte. Impfte er aber darauf diese Aszitesflüssigkeit mit dem Blute einem Gesunden, welcher Masern noch nicht durchgemacht hatte, ein, so traten typische Masern bei dem Geimpften auf.

Mit diesem Experiment war zu gleicher Zeit bestätigt, was Home und später andere schon vor 150 Jahren bewiesen hatten, daß der Masernerreger im Blute während der Krankheit anwesend ist, und daß er auch außerhalb des Körpers sich lebensfähig erhalten kann. Ob allerdings diese Vitalität außerhalb des menschlichen Körpers eine sehr große ist, wird von den meisten kompetenten Autoren bezweifelt. Ja, es wird sogar verschiedentlich (Mayr) bestritten, daß gut ausgelüftete Kleidungsstücke Masernkranker andere Menschen anzustecken vermögen, und es wird alsdann nur mit einer direkten Übertragung des Giftes vom Kranken auf den Gesunden gerechnet. Sicher ist jedenfalls nach Ansicht der meisten Beobachter, daß die bei der Übertragung anderer Infektionskrankheiten (Typhus) heutzutage so gefürchteten gesunden Bazillenträger, welche den Giftstoff beherbergen, aber selbst nicht erkranken, bei der Übertragung der Masern keine oder nur eine verschwindend geringe Rolle spielen. Allerdings gibt es auch Autoren (Grancher), welche ganz gegenteiliger Ansicht sind und eine Infektion ganz besonders durch derartig gesunde Zwischenträger annehmen.

Außer im Blut haftet der Infektionsstoff noch im Sekret der Augen, Nase, Mundschleimhaut, im Sputum, in den Epidermisschuppen der Haut; im Stadium der Desquamation scheint dagegen nach den Untersuchungen von Mayr derselbe nicht mehr in infektiösem und lebensfähigem Zustande bei den Patienten vorhanden zu sein.

Vom Kranken erfolgt also die Übertragung des Infektionsstoffes durch direkte Berührung des Kranken auf gesunde Personen. Ob auch die Luft selbst den Keim, ohne daß eine Berührung stattgefunden hat, übertragen kann, ist in Anbetracht der Untersuchungen Granchers fraglich, aber doch schließlich nicht völlig ausgeschlossen.

Grancher umgab nämlich das Bett eines Masernkranken mit einem Drahtgeflecht, so daß die in dem betr. Krankensaal liegenden benachbarten, noch nicht durchmaserten Kinder nicht in direktem Kontakt mit dem Masernkranken kommen konnten. Keines der gesunden Kinder akquirierte Masern.

Da Masernkranke schon geraume Zeit (3—5 Tage) vor dem Ausbruche des Exanthems den Krankheitsstoff beherbergen und auf andere übertragen können, so ist während dieser Zeit, in welcher intensivere Krankheitserscheinungen gewöhnlich fehlen, genügend Gelegenheit gegeben, denselben auf alle möglichen Personen zu übertragen; diese letzteren verschleppen denselben alsdann wieder auf dieselbe Weise während des Inkubationsstadiums auf weitere Gesunde. So kommt es meist, daß ein einziger Masernkranker fast explosionsartig eine große Masernepidemie hervorrufen kann. Für die Entstehung einer solchen muß natürlich die Vorbedingung vorhanden sein, daß die mit dem Kranken in Berührung kommenden Personen Masern noch nicht überstanden haben.

Fast jeder Mensch in jedem Lebensalter ist für die Ansteckung mit Masern empfänglich, doch scheinen die verschiedenen Lebensalter eine etwas verschiedene Disposition zu der Krankheit zu haben. So ist eine Infektion in den ersten fünf Lebensmonaten nach den verschiedenen Statistiken ziemlich selten, am meisten werden Kinder im Alter von 1—5 Jahren von der Krankheit betroffen; bei Erwachsenen ist die Morbiditätsziffer deswegen so gering, weil dieselben in ihrer Kindheit Masern meist schon einmal überstanden haben und infolgedessen immun gegen die Krankheit sind. Sind dagegen Erwachsene in ihrer Jugend einer Infektion nicht ausgesetzt gewesen, so sind auch sie für die Krankheit fast ebenso empfänglich wie Kinder.

Ein sehr schönes Beispiel für eine Masernepidemie von vorwiegend Erwachsenen ist die von Panum beschriebene auf den Faröerinseln vom Jahre 1846. Daselbst war seit 1781 kein Masernfall mehr vorgekommen, als im genannten Jahre durch einen Tischler die Masern eingeschleppt und von beinahe 8000 Bewohnern mehr als 6000 von der Krankheit befallen wurden. Bei dieser Epidemie wurden solche Erwachsene verschont, welche bereits in ihrer frühesten Kindheit die Masern überstanden hatten.

Einmaliges Überstehen der Masern erzeugt für gewöhnlich eine Immunität für das ganze Leben, jedoch gibt es sicherlich auch Fälle, wo Menschen zwei- und sogar dreimal von Masern befallen werden. Und zwar können zwischen den einzelnen Erkrankungen entweder nur ein paar Tage oder Wochen, oder aber auch Monate und Jahre liegen.

Im ersten Falle, wo also zwischen der ersten und der Neuinfektion nur Tage liegen und wir von einem Rezidiv sprechen, erfolgt jedenfalls die Reinfektion nicht durch Ansteckung von außen durch andere Patienten, sondern durch Autoinfektion; tritt aber die Neuerkrankung später ein, so muß der Keim eines anderen Patienten die Ursache der Erkrankung abgegeben haben.

Bei dem von mir bearbeiteten Material (796 Fälle der Leipziger medizinischen Klinik, 210 Fälle der Heidelberger Kinder- und Poliklinik) wurde in der Anamnese nicht allzu selten von den Patienten angegeben, daß sie schon einmal, gewöhnlich vor Jahren, eine Masern-

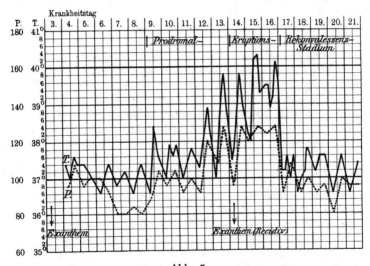

Abb. 5.
Rezidiv bei Masern (Med. Klinik Leipzig).

erkrankung überstanden haben. Solche Fälle entbehren jedoch meist der Kontrolle, weswegen ich nicht weiter darauf eingehen will. Dreimal jedoch hatten wir Gelegenheit, ein Rezidiv nach überstandenen Masern in der Rekonvaleszenz derselben zu beobachten. In dem einen Falle (siehe Abb. 5) erschien das Exanthem des Rezidivs 11 Tage, in dem zweiten 25 und in dem dritten Falle 13 Tage nach dem Ausbruch des ersten Exanthems. In sämtlichen drei Fällen wurde die erste und zweite Erkrankung von uns klinisch beobachtet, es ist deswegen jeglicher Irrtum bezüglich der Diagnose ausgeschlossen. Bei allen drei Fällen verlief das Rezidiv günstig, ohne jegliche Komplikation, nur in einem Falle kam nach dem Rezidiv durch eine Neuinfektion noch Scharlach hinzu.

Einen Einfluß der vorhergegangenen Masern auf das Rezidiv sahen wir bei den drei Fällen nicht, das Rezidiv gestaltete sich ungefähr so, als ob die erste Erkrankung nicht dagewesen wäre.

Verschiedentlich wird in der Literatur noch angegeben, daß das Rezidiv einen um so schwereren Verlauf gewöhnlich nähme, je milder die erste Erkrankung gewesen wäre.

Beide Geschlechter werden in gleicher Weise von Masern befallen, ferner ist kein Unterschied in der Empfänglichkeit bei den verschiedenen Menschenrassen zu konstatieren. Bei manchen Menschen wird eine zeitweilige Unempfänglichkeit beobachtet, insofern dieselben während einer Epidemie nicht erkrankt waren, bei einer späteren Gelegenheit jedoch sofort infiziert wurden.

Kommt ein Masernkranker in eine Gegend, wo seit langer Zeit keine Masernfälle vorgekommen sind, so muß daselbst sehr rasch bei unseren heutigen Verkehrsverhältnissen eine große Epidemie — eine Pandemie — entstehen, und erst dann wird dieselbe erlöschen, wenn durch das Überstehen der Krankheit allgemeine Immunität hervorgerufen ist. Eine derartige Masernepidemie geht gewöhnlich rasch (im Gegensatz zu Scharlach) vorüber, besonders da das Kontagium sehr flüchtig ist und in kürzester Zeit alle disponierten Menschen befällt. Dabei ist noch hervorzuheben, daß besonders in den kälteren Jahreszeiten (Herbst, Winter, Frühjahr) sich die Epidemien häufen, im Sommer dagegen keine oder nur vereinzelte Fälle vorkommen.

Der Grund für diese letztere Erscheinung kann darin liegen, daß in den Wintermonaten mit ihren wechselnden Witterungsverhältnissen Katarrhe des Respirationstraktus bei den Menschen an der Tagesordnung sind und hierdurch das Haften und Eindringen des Maserngiftes befördert wird. Oder es läßt sich dies auch in der Weise erklären, daß in den kälteren Jahreszeiten die Menschen sich im allgemeinen in schlecht gelüfteten Räumen aufhalten und das Sonnen- und Tageslicht nur wenig Zutritt zu den Wohnungen hat. Daß Luft und Licht dem Masernkontagium schädlich sind, haben die verschiedensten Beobachtungen ergeben.

Neben dem epidemischen Auftreten der Masern gibt es nun auch, namentlich in den Großstädten, fast zu jeder Jahreszeit sporadische Fälle. Man kann sich vorstellen, daß die Menschen in der Umgebung derartiger Kranker die Masern schon sämtlich überstanden haben, oder aber, daß der Infektionsstoff durch reichlichen Zutritt von Luft und Licht und durch andere uns noch unbekannte Ursachen so in seiner Virulenz abgeschwächt ist, daß er andere Menschen nicht mehr zu infizieren vermag. Ferner könnte eine zeitweise persönliche Unempfänglichkeit der den Kranken umgebenden Personen vorhanden sein, oder die Absperrungsmaßregeln sehr streng gehandhabt werden. Alles dies kann zusammen und für sich allein wirken und eine Epidemie verhüten.

Ansteckend sind jedenfalls Masernkranke, solange Krankheitssymptome vorhanden sind, demnach also schon 3—5 Tage vor Ausbruch des Exanthems. Und zwar scheint besonders im Initial- (Prodromal-) und Eruptionsstadium die Ansteckungsfähigkeit sehr groß, im Desquamations- und Rekonvaleszenzstadium dagegen schon wieder beträchtlich schwächer geworden zu sein. Im Gegensatz zu Scharlach scheinen die in der Rekonvaleszenz von Masern abgestoßenen Hautschuppen den Infektionsstoff überhaupt meist nicht mehr in virulentem Zustande zu enthalten. Allerdings gibt es auch Autoren (Heubner, Bendix u. a.), welche die Masern noch während der ganzen Abschuppungsperiode für infektionsfähig erklären.

Krankheitsbild. Was den Verlauf der Krankheit anlangt, so ist es zweckmäßig, je nach den Symptomen vier verschiedene Perioden zu unterscheiden: und zwar:

1. Stadium der Inkubation, 2. der Prodrome, 3. der Eruption, 4. der Rekonvaleszenz.

Bei einem regelrechten Verlauf dauert das Stadium der Inkubation 10—11, das Prodromalstadium 3 Tage, das Eruptionsstadium ebenfalls ca. 3 und das Stadium der noch fieberhaften Rekonvaleszenz ungefähr ebensolange oder auch länger. Es wurde zuerst von Panum bei der schon erwähnten Masernepidemie auf den Faröerinseln festgestellt, daß vom Tage der Infektion bis zum Ausbruch des Masernexanthems 14 Tage vergehen. Besonders die beiden ersten Stadien der Krankheit sind öfters nicht scharf voneinander zu sondern, sie gehen vielmehr ganz allmählich ineinander über oder das eine Stadium erscheint manchmal auf Kosten des anderen verlängert oder verkürzt.

Stadium der Inkubation. Während Thomas im Inkubationsstadium der Masern jegliche Krankheitssymptome von seiten der Patienten vermißt, hat Bohn Gesundheitsstörungen allgemeiner Natur fast stets wahrgenommen. Die Wahrheit dürfte in der Mitte liegen: Bei einem Teil der Infizierten fehlen jede Krankheitssymptome, bei dem anderen jedoch sind solche mehr oder weniger ausgesprochen vorhanden.

Leichtere allgemeine krankhafte Erscheinungen können in manchen Fällen während der ganzen Dauer des Inkubationsstadiums bestehen, gewöhnlich aber klagen die Kranken nur zeitweise, besonders abends und mehr gegen das Prodromalstadium hin, über Mattigkeit, Kopfschmerzen, Schläfrigkeit und Unwohlsein. Daneben besteht Appetitlosigkeit, schlechtes blasses Aussehen, manchmal vorübergehender Husten, selten Durchfälle oder Verstopfung. Beobachtet man die Kranken genauer, so findet man ab und zu einmal abends Temperatursteigerung, Erhöhung der Pulsfrequenz.

Gegen Ende des Inkubationsstadiums nehmen in der Regel die allgemeinen Krankheitserscheinungen zu, die Augenlider werden ein wenig gedunsen und gerötet, ebenso manchmal das Gesicht, es treten Beschwerden im Halse auf, und es folgt dann gewöhnlich mit einem Temperaturanstieg das Prodromalstadium, welches, da hier die krankhaften Erscheinungen besonders von seiten der Schleimhäute im Krankheitsbilde vorwiegen, auch katarrhalisches Stadium genannt wird.

Schon der äußere Aspectus eines Patienten in diesem Zustande ist äußerst charakteristisch: Das ganze Gesicht erscheint etwas gedunsen, die Augenlider geschwollen, gerötet, der Rand derselben gewöhnlich mit Borken bedeckt. Die geröteten Konjunktiven sezernieren ein schleimigeitriges Sekret, die Augen bleiben wegen Lichtscheu geschlossen, und beim Versuch, sie zu öffnen, tritt deutliches Blinzeln auf. Morgens sind die Lidränder verklebt, erst nach Wegwischen der Borken mit warmem Wasser oder gewaltsamem Entfernen derselben ist es den Patienten möglich, die Augen zu öffnen.

Die Nase erscheint von außen geschwollen, und besonders die Schleimhaut derselben zeigt sich gewöhnlich ganz außerordentlich hyperämisch und gerötet. Öfteres Niesen, manchmal Nasenbluten wird in diesem Stadium beobachtet. Die Zunge ist belegt, die Tonsillen (Gaumen- und Rachentonsillen) und Rachenschleimhaut diffus geschwollen und gerötet, es besteht ein trockener, „bellender" Husten, welcher manchmal an Crouphusten erinnert, die Stimme ist heiser. Auf der Haut sieht man von einem Exanthem während dieser Zeit noch nichts.

Meist erst gegen das Ende des Prodromalstadiums — kurz vor dem Ausbruch des Exanthems auf der Haut — tritt auf der Schleimhaut des Mundes, des Rachens, Gaumens, der Uvula ein für Morbilli charakteristisches Enanthem auf. Dasselbe besteht aus meist unregelmäßig gestalteten, seltener rundlichen, intensiv dunkelroten und dadurch von der nur schwach geröteten übrigen Schleimhaut deutlich kenntlichen Fleckchen. Letztere sind stecknadelkopf- bis linsengroß, konfluieren an verschiedenen Stellen und fallen bei Besichtigung gewöhnlich zuerst an der Uvula und dem weichen Gaumen auf. Hat man Gelegenheit, mit dem Kehlkopfspiegel den Kehlkopf und die Trachealschleimhaut zu dieser Zeit zu inspizieren, so kann man daselbst ebenfalls — allerdings seltener — ein ähnliches Exanthem wie im Munde wahrnehmen, auch die Darmmukosa zeigt, wie Autopsien ergeben haben, eine fleckige Rötung.

Neben diesem Enanthem beobachtet man in einer großen Anzahl von Masernfällen während des Prodromalstadiums an der Schleimhautseite der Wangen gegenüber den Backzähnen, an den Lippen die sog. **Koplikschen Flecke** (s. Abb. 6).

Dieselben stellen sich als wenig erhabene, bläulichweiße, runde, scharf umgrenzte Pünktchen von ungefähr Stecknadelkopfgröße dar, welche in der Regel von einem schmalen Ring von geröteter Schleimhaut umgeben sind. Wenn die Pünktchen älter werden, werden sie meist etwas größer, prominieren mehr, der sie umgebende gerötete Schleimhautring wird deutlicher und breiter, der Außenrand des letzteren unregelmäßig. Nach 2 bis 6 tägigem Bestehen verschwinden die Flecke wieder, ohne Läsionen der Schleimhaut zu hinterlassen.

Die Zahl dieser Flecke ist verschieden, 6—20 werden auf der Wangenschleimhaut gewöhnlich wahrgenommen. In differentialdiagnostischer Beziehung sind sie sofort bei einigermaßen genauer Betrachtung von Soor, Stomatitis

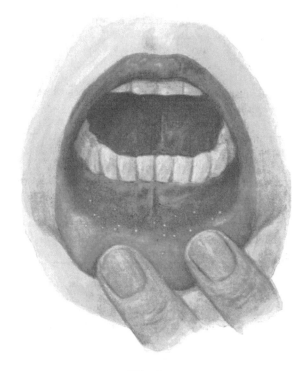

Abb. 6.
Kopliksche Flecke bei Masern.

aphthosa, Verletzungen, Speisepartikelchen (Milch usw.) zu unterscheiden, und da sie bei keiner anderen Krankheit (exklusive Röteln), vor allen Dingen nicht bei Scharlach, den übrigen Exanthemen und fieberhaften Affektionen vorkommen, sind sie von zweifellos großer diagnostischer Bedeutung für die Frühdiagnose der Masern. Das Vorhandensein dieser Flecke spricht mit absoluter Sicherheit dafür, daß in den nächsten Tagen das Masern-Exanthem erscheinen wird (s. auch das Kapitel „Röteln").

Ich konnte die Flecke während einer Masernepidemie (in Heidelberg im Jahre 1898 bis 1899) unter 74 Fällen nur 7 mal nicht nachweisen, in 24 von den 74 Fällen wurden die Koplikschen Flecke vor dem Auftreten des Exanthems gefunden, in den übrigen Fällen konnten sie erst mit dem Ausbruche des Exanthems beobachtet werden. Jedenfalls bestanden die Koplikschen Flecke auch in einem großen Teil der letztgenannten Fälle schon vor dem Hautexanthem, da die betreffenden Patienten meist erst in dem Stadium exanthematicum in meine Behandlung kamen.

Zuerst hat offenbar Gerhardt (1877) diese Flecke beobachtet, alsdann auch scheinbar Flint. Filatow hat im Jahre 1895 ihre diagnostische Bedeutung zum Teil erkannt, noch genauer und präziser hat sie alsdann Koplik im Jahre 1896 beschrieben.

Was nun die Temperatur anlangt, so steigt dieselbe gewöhnlich am ersten Tage des Prodromalstadiums auf mehr oder minder hohe Grade (Abb. 7 u. 5), bleibt jedoch nur wenige Stunden so hoch, um alsdann wieder beinahe bis zur Norm zurückzugehen (Abb. 8). Der zweite Tag des Prodromalstadiums verläuft gewöhnlich annähernd fieberfrei (Abb. 7 u. 8), manchmal auch noch der dritte (Abb. 9), sehr oft sehen wir jedoch am dritten Tage des Prodromalstadiums ein langsames staffelförmiges Ansteigen (Abb. 7), dem alsdann am ersten Tag des Eruptionsstadiums eine weitere beträchtliche Temperatursteigerung folgt.

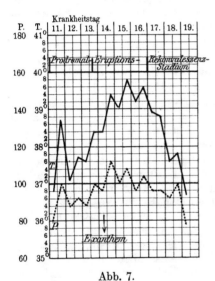

Abb. 7.

Normale Masernkurve (s. Rolly, Jahrbuch f. Kinderheilkunde, Bd. 50).

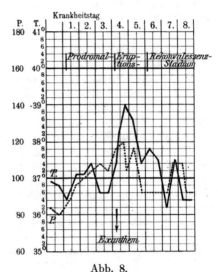

Abb. 8.

Normale Masernkurve. (Med. Klinik Leipzig.)

Variationen im Verhalten der Temperatur kommen vor, wie sie die Abb. 5, 7 u. 8 schon genügend zeigen. In Abb. 5 dauert das Prodromalstadium fünf Tage, in allen drei Figuren sehen wir deutlich, daß nach einer anfänglichen Steigerung der Temperatur im Prodromalstadium dieselbe die Neigung hat, wieder zu fallen, um alsdann am ersten Tag des Stadium exanthematicum mehr oder weniger plötzlich, mit oder ohne Frost, auf noch höhere Grade emporzuschnellen.

Der Puls wird entsprechend der Temperatur beeinflußt, ein irgendwie besonderes Verhalten zeigt derselbe nicht. Wie schon Abb. 8 zeigt, besteht manchmal im Prodromalstadium nur sehr geringe Temperatursteigerung. Die betreffenden Patienten haben dann auch nur sehr wenig zu klagen und zu leiden, so daß, abgesehen von geringem allgemeinen Krankheitsgefühl, einem geringen Schnupfen und mäßigem Husten keine intensive Erkrankung zu bestehen scheint.

Nun aber beginnt plötzlich unter rascher Zunahme der vorhandenen Krankheitssymptome die Temperatur anzusteigen, und zu gleicher Zeit mit dem

Temperaturanstieg beginnt der für Masern charakteristische Ausschlag auf der Haut zu erscheinen, so daß, wenn die Diagnose vorher noch nicht feststand, nunmehr wie mit einem Schlage das ganze Krankheitsbild geklärt ist. Wir stehen damit am ersten Tage des Eruptionsstadiums.

An diesem Tage, also am 13. oder 14. Tage nach der Infektion, schießen auf der Haut zuerst kleine, stecknadelkofpgroße, allmählich aber durch Wachstum und Konfluenz sich vergrößernde, später etwas dunkler werdende Fleckchen auf, in deren Mitte man bei genauerem Zusehen meist einen entzündeten Haarbalg entdecken kann. Diese Fleckchen haben meist eine unregelmäßige Begrenzung, können aber auch rundliche Formen annehmen. Während sie ganz im Anfang über das Niveau der Haut nicht emporragen, werden sie sehr bald papulös, so daß wir es dann mit einem meist großfleckigen, deutlich papulösen Exanthem zu tun haben.

Zwischen den einzelnen Papeln ist normale, blasse Haut vorhanden, so daß durch diesen Kontrast von rot und weiß die einzelnen Flecke sehr gut und schon von weitem zu erkennen sind.

Das Exanthem (s. Abb. 9) tritt zuerst im Gesicht, auf der behaarten Kopfhaut, ferner vor und hinter den Ohren in Erscheinung, breitet sich von da zuerst auf den Hals, Rumpf aus und greift gewöhnlich erst dann auf die Extremitäten über. Rumpf und namentlich Gesicht sind in der Regel ganz besonders stark befallen, indem hier die einzelnen Flecke dichter stehen, während an den Extremitäten dieselben spärlicher und auch nicht so ausgebildet sind und keine so intensive rote Färbung annehmen. Selten ist es, daß die Extremitäten einmal stärker von dem Exanthem befallen werden als das Gesicht.

Bei manchen Patienten zeigen die einzelnen Papeln eine ausgesprochene Neigung zur Konfluenz, so daß an solchen Hautstellen keine distinkten Rötungen und Papeln sich mehr vorfinden und die Haut infolgedessen diffus gerötet erscheint. Bei oberflächlicher Betrachtung ist ein derartiges Masernexanthem wegen der diffusen Röte mit Scharlach leicht zu verwechseln. Sieht man aber genauer zu, so kann man gewöhnlich an verschiedenen Stellen der Haut, und zwar besonders an den Extremitäten, distinkte Papeln und Rötungen noch erkennen, da eine Konfluenz der Papeln fast ausschließlich nur im Gesicht und Rumpf, und von letzterem besonders am Rücken und Gesäß und nicht an den Extremitäten vorzukommen pflegt.

Das Exanthem gebraucht bis zu seiner vollen Entwicklung eine gewisse Zeit, meist ca. zwei Tage. Am ersten Tage beschränkt sich dasselbe auf Gesicht und Hals und beginnt gerade eben am Rumpfe in Erscheinung zu treten, ergreift dann am nächsten Tage die übrigen noch freien Hautregionen. Verschiedentlich vollzieht die Ausbreitung und Entwicklung des Ausschlages sich langsamer, so daß erst am vierten bis fünften Tage das Höhestadium der Eruption erreicht ist.

Die anfänglich hellrote Farbe der Papeln geht, wie schon bemerkt, mit der weiteren Entwicklung mehr in eine dunkelrote über, es kann fernerhin zu zahlreichen kapillären Blutaustritten in dem Bereiche der Papeln kommen (hämorrhagische Masern). Abgesehen von der intensiv dunkeln Farbe der Papeln erkennt man derartige Blutaustritte an dem Umstand, daß die Röte durch Druck mit einem Glasspatel nicht verschwindet, was bei nichthämorrhagischen Papeln stets geschieht.

Zuweilen erheben sich in der Mitte der einzelnen Papeln kleine hirsekorngroße, mit wasserhellem Inhalte gefüllte Bläschen, wodurch das Bild eines Friesels (Miliaria) hervorgerufen wird. Es tritt diese Form des Ausschlages besonders bei gleichzeitig bestehenden starken profusen Schweißen auf.

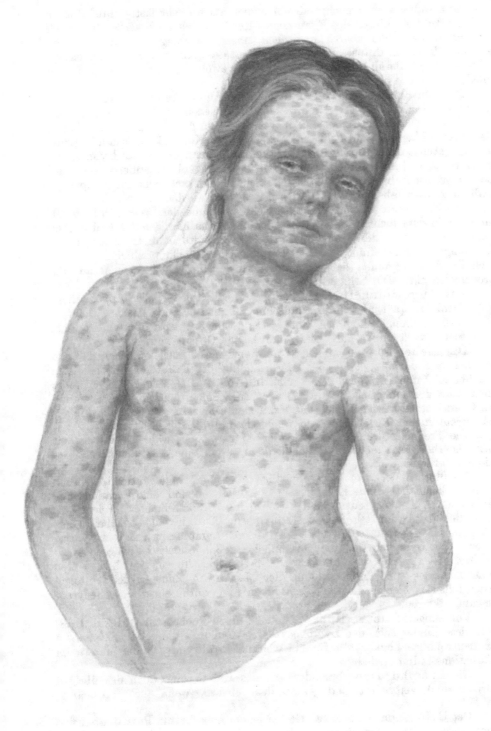

Abb. 9.
Masernexanthem (nach einer Lumière-Photographie der Med. Klinik Leipzig).

Zu erwähnen wäre noch, daß ein manchmal als sehr lästig empfundener Juckreiz das Aufschießen des Exanthems öfter begleitet, auch wird gelegentlich beobachtet, daß dem charakteristischen Masernausschlag ein paar Stunden oder auch Tage ein diffuses Erythem der Haut des ganzen Körpers vorausgeht, welches man als Rash bezeichnet und welches gewöhnlich nur ein paar Stunden anhält.

Mit dem Erscheinen des Exanthems haben nun alle übrigen Krankheitssymptome, welche in dem Prodromalstadium schon vorhanden waren, an Intensität zugenommen und steigern sich fernerhin gewöhnlich noch so lange, bis der Ausschlag der Haut völlig entwickelt ist. Die Konjunktivitis und Blepharadenitis, ebenso die Rhinitis haben sich verschlimmert, und es wird von seiten dieser Schleimhäute reichlich schleimigeitrige Flüssigkeit sezerniert. Während die Zunge stark belegt ist, blaßt das Schleimhautexanthem im Eruptionsstadium langsam ab und die Koplikschen Flecke werden undeutlich.

Die Entzündungen von seiten des Kehlkopfes und der Bronchien bestehen entweder in derselben Stärke weiter, oder aber, was häufiger der Fall ist, sie nehmen in diesem Stadium noch zu. Der Husten wird häufiger, es treten Erscheinungen von Atemnot infolge Schwellung der Kehlkopfschleimhaut oder auch durch Übergreifen der Schleimhautschwellung der Bronchien auf die Bronchiolen ein. Die Stimme ist heiser.

Das Allgemeinbefinden ist dabei stark alteriert, der Appetit liegt völlig darnieder, quälender Durst, Kopfschmerzen und, besonders nachts, Delirien, Bewußtseinstrübungen kommen hinzu. Der Stuhlgang wird öfter diarrhoisch, es besteht zuweilen auch hartnäckige und lästige Obstipation.

Das Fieber ist während dieses Stadiums meist hoch, zwischen 39^0 und 40^0 oder auch darüber, steigt mit der Ausbildung des Exanthems am nächsten und übernächsten Tage gewöhnlich noch an (Abb. 5 u. 7), zeigt dabei entweder einen mehr kontinuierlichen (Abb. 7) oder auch einen deutlich intermittierenden Charakter. Entwickelt sich das Exanthem sehr rasch, so geht die Fiebertemperatur in der Regel sehr bald wieder herunter (Abb. 8).

Die Frequenz des Pulses und der Atmung ist während dieser Zeit ebenfalls erhöht, letztere hauptsächlich dann, wenn eine ausgedehntere Bronchiolitis vorhanden ist.

Im Blute findet man durchschnittlich schon 5—7 Tage vor dem Ausbruch des Exanthems, falls keine Komplikationen vorhanden sind, eine Verminderung der absoluten Leukocytenzahl auf 4—3000 im Kubikmillimeter, welche mit Abfall des Fiebers im Rekonvaleszenzstadium wieder schwindet. Dabei ändert sich während dieser Zeit auch das Verhältnis der Lymphocyten zu den Neutrophilen. Die Lymphocyten, die gewöhnlich im Kindesalter im Gegensatz zu dem der Erwachsenen das numerische Übergewicht im Blute haben, treten im Inkubations- und Fieberstadium der Masern an Zahl zurück; infolgedessen läßt sich hier die Leukopenie in erster Linie durch einen Lymphocytenschwund erklären.

Von einigen Autoren (Hecker, Münch. med. Wochenschr. 1910, S. 1618) wird diese Leukopenie, der Lymphocytenschwund und die relative Zunahme der neutrophilen Leukocyten für ein wichtiges Frühsymptom der Masern im Inkubationsstadium gehalten.

Die Lymphdrüsen, besonders die des Halses, aber auch des übrigen Körpers sind vergrößert und geschwollen, ebenso, wenn auch nur mäßig, die Milz.

Der Urin nimmt an Menge, wie bei jedem fieberhaften Prozeß, ab, seine Konzentration ist währenddessen erhöht; zeitweilig zeigt sich febrile Albuminurie. Außerdem gibt der Urin fast stets schon vom Beginne des Eruptionsstadiums an eine starke Diazoreaktion, auch werden reichliche Mengen von Azetessigsäure und Propeptonen nachgewiesen.

Nach einem 3—5 tägigen Eruptionsstadium folgt nun das Stadium der Rekonvaleszenz. Die Temperatur, welche am letzten Tage des Eruptionsstadiums noch sehr oft die höchsten Grade erreicht hatte, sinkt gewöhnlich sehr rasch in 1—2 Tagen unter reichlicher Schweißbildung kritisch oder auch lytisch ab (s. Abb. 5, 7 u. 8). Zuweilen sieht man in den ersten Tagen der Rekonvaleszenz noch abendliche Temperatursteigerungen, letztere halten sich aber in unkomplizierten Fällen in der Regel unter 38°. Ebenso wird die Frequenz des Pulses niedriger, sie wird in den folgenden Tagen manchmal abnorm niedrig, selten irregulär. Bei anderen Patienten wieder ist die Pulsfrequenz im Anfang trotz niedriger Temperatur noch hoch und wird erst in der späteren Rekonvaleszenz normal.

Zu gleicher Zeit mit dem Sinken der Temperatur nimmt der Hautausschlag an Intensität ab, und zwar gewöhnlich in der Reihenfolge, in welcher er erschienen ist, so daß also zu einem gewissen Zeitpunkte z. B. das Exanthem im Gesicht schon im Erblassen begriffen ist, während es an den Extremitäten noch in voller Blüte steht. Handelt es sich nicht um die sog. hämorrhagischen Masern, so kann das Erbleichen des Ausschlags so rasch erfolgen, daß man in 3—4 Tagen von den Ausschlage nichts mehr sieht, und gewöhnlich sind dies Fälle, bei welchen die Temperatur kritisch abgefallen ist. In der Regel nimmt man aber die Flecke noch längere Zeit wahr und dies namentlich bei solchen Patienten, bei welchen der Ausschlag hämorrhagisch war. Da sieht man, wie das in die Haut abgelagerte Hämoglobin mit der Zeit alle Farben von rotbraun, gelb, grün usw. durchläuft, ganz ebenso wie bei Blutaustritten anderer Genese.

Charakteristisch für Masern ist in diesem Stadium die kleienförmige Abschuppung der Haut, welche schon während des Erbleichens des Exanthems einsetzt (im Gegensatz zu Scharlach, wo eine große lamellöse Abschuppung erst ca. 8 Tage nach Erblassen des Exanthems beginnt). Die Haut stößt sich dabei in kleinsten Schüppchen ab; die Abschuppung dauert nicht lange, in drei Tagen bis einer Woche kann sie völlig beendet sein.

Die Injektion der Augenlider und Konjunktiven läßt in der Rekonvaleszenz sehr bald nach, ebenso ihre schleimig-eitrige Sekretion und die Lichtscheu. In gleicher Weise mindern sich die Beschwerden von seiten der Nase. Der Belag der Zunge stößt sich ab, und man sieht jetzt sehr gut die vorher schon geschwollenen Papillen; eine Röte der Zunge wie bei Scharlach fehlt hier aber.

Längere Zeit nimmt für gewöhnlich die Abheilung der katarrhalischen Entzündung des Kehlkopfs und der Bronchien in Anspruch. Die Stimme bleibt sehr oft 8 Tage und mehr heiser, ebensolange oder noch länger besteht Husten und Auswurf. In der Regel wird der Husten mit Einsetzen des Rekonvaleszenzstadiums locker, die auf den Lungen bestehenden trockenen Rasselgeräusche werden feucht und verschwinden alsdann völlig.

Das Allgemeinbefinden bessert sich zuweilen zugleich mit dem Niedergang der Temperatur auffallend rasch. Der Appetit kommt wieder, das benommene Sensorium wird frei, und Kinder, welche am Tage vorher noch 40° Temperatur und mehr gehabt haben, fühlen sich ganz gesund und verlangen, aufzustehen.

In anderen Fällen zieht sich das Rekonvaleszenzstadium aber in die Länge, und namentlich sind es gewisse Komplikationen, welche dabei das Krankheitsbild verändern.

Anomalien des Verlaufs. Wie bereits auseinandergesetzt, haben alle krankhaften Erscheinungen während des Verlaufs der Krankheit eine gewisse

Dauer und Intensität. Geringfügige Änderungen derselben haben wir schon besprochen.

Nun gibt es Fälle, bei welchen die Dauer der einzelnen Stadien abnorm kurz und ebenso die Intensität der krankhaften Symptome ganz auffallend gering ist. Man bezeichnet solche als abortive Masern.

Dabei kommt das Initial- und Prodromalstadium gar nicht zur Entwicklung; die betreffenden Patienten erkranken plötzlich mit geringem Fieber und dem charakteristischen Hautausschlag. Das Fieber dauert nur 1—2 Tage und hält sich auf niedrigen Graden. Die Patienten haben sehr oft so wenig subjektive Beschwerden, daß sie sich gar nicht zu Bett legen wollen.

Bei einem Teil dieser leichten Fälle kann der Ausschlag völlig fehlen (M. sine exanthemate) und nur der Bronchialkatarrh, die Konjunktivitis, das geringe Fieber sprechen dafür, daß hier überhaupt eine fieberhafte Affektion vorliegt. Die Diagnose dieser Form der Masern kann nur dadurch gestellt werden, daß der Patient noch keine Masern durchgemacht hat und seine ganze Umgebung an Masern erkrankt ist. Da derartige Patienten für die Folgezeit ebenfalls immun sind, so akquirieren sie bei einer späteren Epidemie keine Masern mehr, und es dürfte dadurch auch noch nachträglich die Diagnose sichergestellt werden. Zu erwähnen wäre, daß bei solchen Fällen in der Regel auch das Enanthem und die Koplikschen Flecke fehlen.

Diese Morbilli sine exanthemate sind augenscheinlich äußerst selten, sind aber mit Bestimmtheit beobachtet worden (Seitz u. a.).

Weiterhin sind bei verschiedenen Masernpatienten die katarrhalischen Erscheinungen von seiten des Larynx und der Bronchien auf ein Minimum reduziert oder fehlen überhaupt ganz. Der Hautausschlag entwickelt sich bei solchen auch nur mäßig, es kommen auf der Haut nur wenige, etwas undeutliche Roseolen oder Papeln zum Vorschein, Kopliksche Flecke dagegen sind auf der Mundschleimhaut häufig vorhanden. Das Fieber hält sich dabei niedrig, dauert nur 1—3 Tage. Die Verlaufsweise derartiger Erkrankungen ähnelt sehr der der Röteln, ist aber doch gewöhnlich klinisch davon zu unterscheiden. (Siehe das Kapitel „Röteln".)

Endlich wären unter die leichten Formen noch die sog. „afebrilen Masern" zu zählen, bei welchen es wohl zu einem mäßigen Hautausschlag, Koplikschen Flecken und geringen katarrhalischen Krankheitssymptomen, aber nicht zu Fieber kommt.

Im Vergleich zu diesen leichten gibt es nun auch schwere Verlaufsweisen der Masernerkrankung. Bei letzteren erscheinen entweder die einzelnen Stadien der Krankheit noch annähernd normal und nur die eine oder andere Periode zeigt abnorm schwere Symptome, oder aber der Verlauf ist im ganzen unregelmäßig, in allen Stadien kommen abnorme und schwere Krankheitserscheinungen hinzu. So tritt zuweilen im Inkubationsstadium ein unregelmäßiges oder mehr anhaltendes, zuweilen sehr hohes Fieber auf, die Inkubationszeit wird länger (Henoch) und verläuft unter schweren Allgemeinsymptomen. Das diesem folgende Prodromalstadium und der übrige Verlauf kann dann wieder normal sein oder auch in sehr schwerer Form in Erscheinung treten. Gewöhnlich sieht man bei diesen graven Formen der Krankheit mit dem Aufschießen des Exanthems hyperpyretische Temperaturgrade, schweren typhösen Zustand, benommenes Sensorium, Delirien, Diarrhöe, schlechten, kleinen, fliegenden dikroten Puls u. dgl.

Relativ häufig macht man die Erfahrung, daß nach manchmal beträchtlichen Fiebertemperaturen im Anfange der Inkubationszeit die folgenden Tage dieser Periode fieberfrei sind, alsdann aber ein schweres Prodromalstadium mit schweren Allgemein- und intensiven katarrhalischen Erscheinungen einsetzt, mit der Eruption des Hautexanthems aber eine auffallende Besserung des Zustandes und eine sehr rasche Rekonvaleszenz folgt.

Ein anderes Mal verlaufen anfangs die Masern ganz normal, auch das Eruptionstadium ist nicht als besonders schwer zu bezeichnen, das Deferveszenzstadium aber zieht sich abnorm lange hin, die Temperatur bleibt hoch, wenn auch oft mit morgigen Intermissionen. Dabei können in allen Stadien die verschiedenartigsten Komplikationen, auf welche ich erst später eingehe, auftreten und das Krankheitsbild beherrschen.

Die verschiedenen Eigentümlichkeiten im Auftreten des Hautexanthems, die verschiedene Lokalisation, Gestalt, Aussehen, Farbe etc., habe ich vorhergehend bereits besprochen. Hier bei den schweren Formen wäre noch auf zwei Besonderheiten des Exanthems hinzuweisen: Man sieht zuweilen bei besonders schweren Formen, daß das Exanthem auf der Haut nicht die intensiv rote Farbe zeigt, daß die einzelnen Flecke nur klein, nicht erhaben, nicht deutlich sind und eine mehr blasse, bläulich verschwommene Farbe zeigen. Bei derartigen Patienten besteht gewöhnlich Herzschwäche, und es erfolgt sehr bald der Exitus.

Bei wieder anderen Fällen verlaufen die Masern anfangs anscheinend normal, das Exanthem ist auch in normaler Stärke und Intensität am ersten Eruptionstage aufgetreten, am zweiten Eruptionstage jedoch ist das ganze Krankheitsbild verändert: Der Patient macht im Vergleich zum vorhergehenden Tage einen schweren, verfallenen Eindruck, das Exanthem ist ganz undeutlich geworden, ist an verschiedenen Körperstellen überhaupt nicht mehr sichtbar, an anderen sehen die Flecke livide, blaßbläulich aus. Man hat bei solchen Patienten den Eindruck, als ob von dem einen auf den anderen Tag irgend eine Komplikation eingetreten ist wodurch besonders die Herztätigkeit schwer alteriert wurde. Bei den Laien sind diese schweren Formen mit Recht besonders gefürchtet, sie sprechen von einem „nach Innen Schlagen des Ausschlags".

Mit den hämorrhagischen Formen haben diese schweren Fälle aber nichts zu tun, besonders deswegen nicht weil die hämorrhagischen Formen prognostisch im allgemeinen nicht ungünstiger wie die nicht hämorrhagischen sind. Allerdings gibt es auch Fälle, wo Blutungen nicht nur in dem Exanthem der Haut, sondern auch in den exanthemfreien Partien derselben, ferner in ausgedehntem Maße in inneren Organen, Muskeln usw. bestehen; diese, zum Glück sehr seltenen Fälle, sind prognostisch außerordentlich ungünstig, meist letal.

Komplikationen. Treten im Krankheitsverlauf der Masern irgend welche krankhafte Prozesse hinzu, welche mehr oder weniger das Krankheitsbild beherrschen, so sprechen wir von Komplikationen.

Die verschiedenen Abnormitäten des Hautausschlages, die Morbilli confluentes, haemorrhagici, vesiculosi u. a. sind schon oben abgehandelt; sie sind streng genommen nicht unter die Komplikationen, sondern mehr unter die abnormen Verlaufsweisen zu rechnen.

Ein Ekzem der Haut, welches besonders bei skrofulösen Kindern vorhanden ist, modifiziert unter Umständen das Masernexanthem im Aussehen; irgend welchen Einfluß auf den Verlauf der Krankheit haben solche Ekzeme aber nicht, jedoch kommt es bei derartigen Skrofulösen sehr oft zu anderen Komplikationen von seiten der Lungen, des Darms und der Ohren.

Die Bläschen auf der Haut bei den Morbilli vesiculosi werden zuweilen eitrig, es entstehen Pusteln, wodurch eine Verzögerung der Rekonvaleszenz und Temperatursteigerung, namentlich abends, hervorgerufen wird.

Furunkulose der Haut wird besonders bei Kindern unter vier Jahren und zwar meist in der Abschuppungsperiode beobachtet. Zugleich mit dem

Auftreten der Furunkulose wird die Temperatur öfter erhöht und die Rekonvaleszenz der Masern dadurch in die Länge gezogen.

Herpes facialis tritt nicht gerade selten und ungefähr zu gleicher Zeit oder noch etwas eher als das Hautexanthem auf, auch Pemphiguseruptionen, Herpes zoster sind um dieselbe Zeit beobachtet worden, haben jedoch bei meinen Fällen (1000) keine beträchtliche Störung des normalen Masernverlaufs verursacht.

Komplikationen von seiten der Augen sind im allgemeinen selten; bei skrofulösen Kindern bleibt die katarrhalische Konjunktivitis und Blepharadenitis lange Zeit bestehen, ganz selten (1% meiner Fälle) tritt im Rekonvaleszenzstadium eine Exazerbation der Konjunktivitis unter gleichzeitiger Temperatursteigerung ein. Etwas häufiger kommt es im Rekonvaleszenzstadium zu der phlyktänulären Konjunktivitis, dagegen seltener zu einer profusen Blennorrhöe, Hornhautinfiltration, Keratitis, Iritis, sehr selten zu einer Panophthalmie, welch letztere besonders durch eine Sekundärinfektion mit Kokken (Streptokokken, Schumacher) verursacht ist.

Etwas häufiger treten Komplikationen von seiten der Nasenschleimhaut auf. Da entstehen infolge starker Eitersekretion an der Nasenöffnung Rhagaden, Entzündungen, Anschwellungen, Gangrän; seltener sieht man Geschwüre auf der Nasenschleimhaut. Eine mehr oder weniger heftige in dem Prodromalstadium vorkommende Epistaxis habe ich schon erwähnt.

Neben einer einfachen Stomatitis kann es in der Mundhöhle zu Ulzerationen, aphtösen Geschwüren und bei heruntergekommenen Kindern zu einem Soorbelag kommen. Die ulzerösen Prozesse nehmen daselbst zuweilen große Dimensionen an, sehen mißfarben brandig aus (Bild der Noma), und es entstehen dann, allerdings sehr selten, große Defekte der Weichteile, ver-

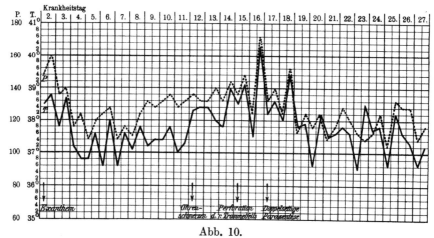

Abb. 10.
Masern, kompliziert mit Otitis media. (Med. Klinik Leipzig.)

schiedentlich sogar der Knochen oder Zähne. Derartige Komplikationen treten mit Vorliebe im Rekonvaleszenzstadium auf, wenn die Kinder stark heruntergekommen sind, die Appetitlosigkeit und der schlechte Allgemeinzustand noch weiterhin andauert.

Viel häufiger als die bis jetzt angeführten Komplikationen werden solche von seiten der Ohren bei Masern beobachtet. Der katarrhalische Prozeß der Nasen- und Mundschleimhaut setzt sich schon bei normalem Krankheitsverlaufe

durch die Tuba Eustachii auf das Mittelohr fort; oder aber die Mittelohrinfektion
steht in gar keinem Zusammenhange mit der Nasen- und Mundschleimhaut
und ist als eine exanthematische, durch den Masernprozeß selbst primär hervorgerufene zu betrachten. Gewöhnlich aber ist diese Entzündung nicht so
intensiv, daß besondere Beschwerden von seiten der Patienten geklagt werden.
Schwillt aber die Schleimhaut sehr stark, so daß Tubenverschluß eintritt,
kommt es außerdem zu einer Sekundärinfektion des bei allen Masernfällen wohl
in mäßiger Menge bestehenden Mittelohrexsudats, so wird das letztere puru-
lent, und es entsteht das Bild der Otitis media (siehe Abb. 10 u. 11).

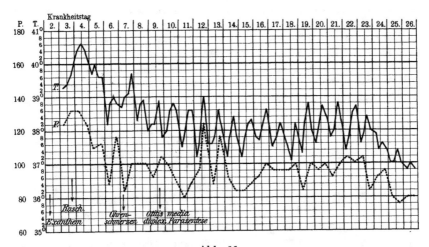

Abb. 11.
Masern, kompliziert mit Otitis media. (Med. Klinik Leipzig.)

Dieselbe trat bei den 800 Masernpatienten der Leipziger medizinischen
Klinik in 5,6 % ein, und zwar waren meist nur das eine, seltener beide Ohren
befallen. Der Krankheitsverlauf ist bei solchen Patienten gewöhnlich im
Prodromal- und Eruptionsstadium ganz komplikationslos, erst im Rekonvaleszenzstadium, während die Haut in der Abschuppung begriffen ist, werden
Ohren- und Kopfschmerzen geklagt; seltener treten diese Erscheinungen schon
im Eruptionsstadium auf.

Die Temperatur, welche im Rekonvaleszenzstadium bereits etwas gesunken
oder schon zur Norm herabgegangen war, steigt bei derartigen Fällen mit dem
Beginn der Ohrenschmerzen wieder an, es folgt ein meist unregelmäßiges re-
oder auch intermittierendes Fieber, schwere Allgemeinerscheinungen, Benommenheit, Delirien kommen hinzu.

Bei der Spiegeluntersuchung der Ohren erscheint das Trommelfell gerötet, vorgewölbt
und stark gespannt, außerdem ist Pulsation vorhanden. Macht man die Parazentese des
Trommelfells, so entleert sich ein trübseröses oder eitriges Exsudat aus dem Mittelohr. Wird
die Parazentese nicht rechtzeitig ausgeführt und wird das Trommelfell auch nicht spontan
perforiert, so geht häufig die Entzündung im inneren Ohr weiter, ergreift die Zellen des
Warzenfortsatzes, zerstört sie oder springt auf die Hirnhäute über; es kommt zu einer
eitrigen Sinusthrombose, Meningitis und ähnlichem. Von meinen 800 Fällen trat 4 mal
eine Vereiterung der Zellen des Warzenfortsatzes auf, drei Patienten starben durch Übergreifen des Entzündungsprozesses auf die Meningen infolge der eitrigen Sinusthrombose.

Wird aber das eitrige Exsudat rechtzeitig künstlich oder spontan aus dem Mittelohr entfernt, so dauert es wohl gewöhnlich noch eine gewisse Zeit, bis alle Krankheitserscheinungen verschwunden sind (Abb. 10 u. 11); in der Regel geht der Prozeß alsdann in Heilung
mit meist fast vollständiger Restitution des Gehörs aus. Seltener schließt sich an die akute

Entzündung eine chronische an, welche alsdann manchmal erst nach Jahren mit einer mehr oder weniger beträchtlichen Reduktion des Gehörs und dann auch oft nur auf operativem Wege ausheilt.

Ist die Perforationsöffnung im Trommelfell sehr klein, so kommt es im Verlauf der Otitis wieder zu erneuten Schmerzen, Fieberanstieg etc.; besteht eine Sinusthrombose, so sind septisch-pyämische Symptome mit Schüttelfrösten u. a. an der Tagesordnung.

Wie bereits mitgeteilt, besteht bei sämtlichen Masernpatienten eine mehr oder weniger ausgeprägte Laryngitis. Dieselbe kann sich namentlich bei kleinen Kindern, welche schon an und für sich einen engen Kehlkopfeingang haben, so steigern, daß das Leben bedrohende Stenoseerscheinungen zeitweise auftreten (Maserncroup). Letztere äußern sich in inspiratorischen Einziehungen des Thorax, Dyspnoe, Stridor und bellendem, trockenem Husten. Diese Stenoseerscheinungen können so zunehmen, daß die Kinder, wenn nicht künstliche operative Hilfe geschafft wird, ersticken, oder es kommen Krämpfe hinzu, und der tödliche Ausgang tritt dann manchmal sofort ein.

Derartige schwere Pseudocrouperscheinungen sind jedoch sehr selten und gewöhnlich leichter Natur, so daß eine Operation (Tracheotomie u. dgl.) nicht notwendig wird. Der trockene und bellende Husten löst sich meist spontan und hiermit verschwindet die Atemnot.

In meinen 800 Fällen wurden nur 7 mal schwerere Crouperscheinungen beobachtet; es handelte sich dabei um Patienten im Alter von 8 Monaten bis 3 Jahren. Bei allen traten die Crouperscheinungen erst nach dem Ausbruch des Hautexanthems auf, in keinem von ihnen wurden Diphtheriebazillen nachgewiesen. 4 dieser Fälle waren mit Bronchitis, 3 mit Bronchopneumonie kompliziert, die letzten drei starben an diesen Komplikationen (s. Abb. 12).

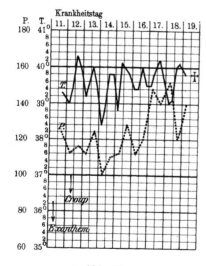

Abb. 12.
Masern, kompliziert mit Pseudocroup.
(Med. Klinik Leipzig.)

Diesem Pseudocroup sind diejenigen wirklichen croupösen Erkrankungen welche durch den Diphtheriebazillus hervorgerufen werden (siehe unten), gegenüberzustellen, welch beide klinisch jedoch sich meist nicht voneinander absondern lassen.

Bei dem Pseudocroup handelt es sich pathologisch-anatomisch entweder um eine sehr intensive katarrhalische Laryngitis, wodurch infolge der starken Injektion, des Ödems, des abgesonderten Schleims der Kehlkopfeingang zum Teil verlegt wird. Oder aber es befinden sich ulzeröse Geschwüre am oder in der Nähe des Kehlkopfes, wobei durch kollaterales Ödem eine Kehlkopfstenose hervorgerufen werden kann. Ferner ist infolge der durch die Masern verursachten Entzündung auf der Kehlkopfschleimhaut anderen Bakterien, besonders den Streptokokken, Gelegenheit zur Ansiedelung gegeben; und von den Streptokokken ist es ja allgemein bekannt, daß sie ähnliche Membranen wie die diphtherischen gelegentlich erzeugen. Alle diese Momente können zusammenwirken und schließlich einen schweren Pseudocroup herbeiführen.

Ein einfacher Katarrh der größeren und mittleren Bronchien gehört genau so wie ein solcher der Nasen-, Darm- und Konjunktivalschleimhaut zu den gewöhnlichen Begleiterscheinungen der Masern. Dagegen ist ein Katarrh der kleinsten Bronchien — Bronchitis capillaris —, wenn derselbe sich auf einen größeren Teil der Lunge erstreckt, für die Prognose eines Falles nicht gleichgültig.

Wir haben die Bronchitis capillaris meist während der Eruption des Hautexanthems gesehen, selten in früheren, eher noch in späteren Stadien.

In der Mehrzahl unserer Fälle ging die kapilläre Bronchitis teils mit einer mehr oder weniger ausgedehnten Atelektase der Lungen einher, teils folgte ihr eine konsekutive katarrhalische Pneumonie, welche alsdann das Krankheitsbild beherrschte. Bei einem Teil der Patienten war die Bronchiolitis mit mehrtägigen Temperatursteigerungen auf 39⁰ und höher verbunden.

Der Fall der Abb. 13 zeigt aber auch, daß eine sehr ausgedehnte Bronchiolitis ohne Einwirkung auf die Temperatur bestehen kann, indem daselbst nach einem zweitägigen Eruptionsfieber am zweiten Tag der Rekonvaleszenz die vorher schon bestehende Bronchitis stark zunahm und sich auf die kleinsten Bronchien ausdehnte und dadurch hochgradige Dyspnoe, enorm frequente Atmung (siehe Abb. 13), aber keine Erhöhung der Körperwärme des Patienten hervorrief. Die Dyspnoe nahm in den folgenden Tagen ab, und nach 14 Tagen war das Kind wieder vollkommen erholt.

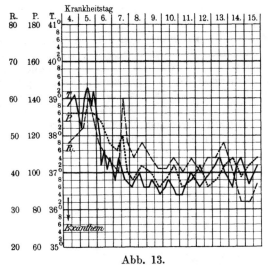

Abb. 13.
Masern, kompliziert mit Bronchiolitis.
(Med. Klinik Leipzig.)

Die Bronchitis, und vor allem die kapilläre Bronchitis, gehen gelegentlich der Bronchopneumonie, der gefürchtetsten und gefährlichsten Komplikation der Masern, voraus. Besonders disponiert zu derartigen Bronchopneumonien sind Patienten, welche an Rachitis und Skrofulose leiden.

Möller kommt auf Grund einer Statistik zu dem Schluß, daß die Wahrscheinlichkeit, diese Komplikation zu bekommen, für den Rachitischen fast dreimal so groß und die Wahrscheinlichkeit, daran zu sterben, doppelt so groß ist als für den Nichtrachitischen.

In unseren 800 Masernfällen wurde die katarrhalische Pneumonie 56 mal festgestellt, d. i. in 7 % aller Fälle; von diesen 56 Patienten waren 4 Kinder 5—7 Jahre, alle übrigen waren unter 4 Jahre bis herab zu 5 Monate alt und die meisten befanden sich in einem Alter von unter 2 Jahren; 34 von den 56 starben an der die Masern komplizierenden Bronchopneumonie und nur 22 kamen zur Heilung, d. h. also 60 % der an Masernpneumonie leidenden Patienten erlagen der Krankheit. Insgesamt starben von den 800 Masernfällen 44, und da von diesen 34 nach autoptischer Feststellung an Bronchopneumonie zugrunde gingen — bei einigen wurden allerdings neben der Bronchopneumonie noch andere, aber minderwertigere Komplikationen bei der Sektion festgestellt — so haben wir bei unseren 800 Masernfällen eine Mortalität von ca. 75 % an Bronchopneumonie zu verzeichnen. Als begünstigendes Moment für die Entwicklung der Bronchopneumonie wurden bei 1/3 dieser Obduzierten bei der Sektion Rachitis, Skrofulose und Atrophie (Pädatrophie) festgestellt.

Am häufigsten trat die Bronchopneumonie wenige Tage nach dem ersten Erscheinen des Hautexanthems in der Rekonvaleszenz auf, weniger häufig (in etwa 1/3 unserer Fälle) waren während der Eruption schon Anzeichen der Lungenverdichtung vorhanden, ganz selten — nur 2 mal — schon während des Prodromalstadiums. Setzte die Bronchopneumonie schon während des Eruptionsstadiums ein, so blieb die Temperatur auf ungefähr derselben Höhe, welche mit Ausbruch des Exanthems erreicht war, weiterhin bestehen, oder aber, wenn sie bereits schon in der Rekonvaleszenz abgefallen war, so stieg sie staffelförmig wieder in die Höhe auf 40—41⁰. Im allgemeinen ist der re- resp. intermittierende Fiebertypus während der Bronchopneumonie viel häufiger als der kontinuierliche, und geht die Krankheit in Heilung aus, so sinkt die Temperatur langsam meist staffelförmig zur Norm; tritt der Exitus ein, so erfolgt derselbe manchmal auffallend rasch, besonders bei heruntergekommenen schwächlichen Individuen (siehe Abb. 14).

Erwähnt mag auch noch werden, daß die Bronchopneumonie zu verschiedenen Zeiten, in den verschiedenen Epidemien ganz verschieden häufig und verschieden intensiv in Erscheinung tritt.

Das Allgemeinbefinden ist bei Auftreten der Bronchopneumonie gewöhnlich stark in Mitleidenschaft gezogen, der Puls frequent, die Atmung dyspnoisch, rasch; sehr quälender, verschiedentlich mit Brustschmerzen verknüpfter Husten kommt hinzu. Bei Untersuchung der Lungen findet man im Beginn meist nur abgeschwächtes oder verstärktes Vesikuläratmen mit zahlreichen nicht klingenden Rasselgeräuschen und leichte Blähung der Lungenränder. Sehr bald aber nehmen die Rasselgeräusche einen Klang an, es kommt zu Bronchialatmen, kleinen Dämpfungsbezirken, besonders in den hinteren unteren Lungenpartien; die Dämpfung und das Bronchialatmen breiten sich aus, zu gleicher Zeit wird die Atmung und der Allgemeinzustand schlechter, es folgen Delirien, Koma, Konvulsionen und ev. der Exitus letalis. Bei Ausgang in Heilung kann man sehr oft auffallend lange über einem Teil der Lunge Rasseln und etwas modifiziertes Atmen nachweisen, es erfolgt offenbar hier die Resorption des in die Bronchien ausgeschiedenen Exsudats sehr langsam. In sehr seltenen Fällen wird letzteres überhaupt nicht resorbiert, es resultieren alsdann unter Umständen chronisch fibröse Prozesse, Bronchiektasien, auch Nekrosen des Lungengewebes und ähnliches.

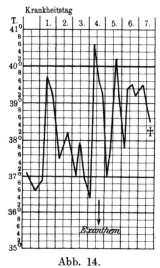

Abb. 14.

Masern, kompliziert mit Bronchopneumonie. (Med. Klinik Leipzig.)

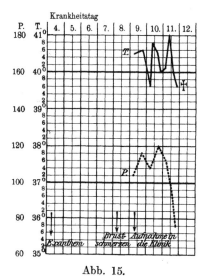

Abb. 15.

Masern, kompliziert mit croupöser Pneumonie. (Med. Klinik Leipzig.)

Im Gegensatz zu der katarrhalischen Pneumonie tritt die croupöse als Komplikation bei Masern nur äußerst selten auf, in unseren 800 Fällen nur zweimal.

Beide Male handelte es sich um erwachsene Patienten von 36 bzw. 21 Jahren, bei welchen im Rekonvaleszenzstadium die Temperatur unter Auftreten von Brustschmerzen plötzlich in die Höhe ging. Der eine Fall endete tödlich (siehe Abb. 15), und die Sektion desselben ergab eine croupöse Pneumonie des rechten Unterlappens.

In einer großen Anzahl von Fällen sieht man nach Ablauf der Masern Erscheinungen von Tuberkulose bei bis jetzt anscheinend gesunden Kindern hinzukommen, oder aber eine schon vorher bestehende Tuberkulose wird durch den Masernprozeß florid; es breiten sich, wenn vorher nur eine geringe tuberkulöse Infiltration einer Spitze oder der Bronchialdrüsen usw. bestanden hat, die Tuberkulbazillen von hier aus und überschwemmen die Lunge. Andererseits ist es auch möglich, daß infolge einer Infektion von außen her die Tuberkelbazillen durch die infolge der Masernbronchitis geschwollene und gelockerte Schleimhaut in das Parenchym der Lunge eindringen, hierselbst eine Peribronchitis tuberculosa hervorrufen und die peribronchialen Lymphdrüsen usw. infizieren.

Alle klinischen Erfahrungen deuten darauf hin, daß der Masernkranke für eine tuberkulöse Infektion sehr empfänglich ist und daß durch den Masernprozeß der Körper in seinen natürlichen Heilkräften gegen den Tuberkelbazillus eine Einbuße erlitten hat.

Experimentell wurden diese aus klinischen Beobachtungen schon längst bekannten Tatsachen durch Untersuchungen von v. Pirquet studiert, welcher fand, daß die kutane Tuberkulinreaktion, welche vor und nach der Masern infektion positiv war, während des Bestehens der Masern negativ ausfiel. v. Pirquet ist der Meinung, daß die Ergine, d. h. jene Körper, welche die klinische Reaktion zwischen Tuberkulin und Zelle vermitteln, infolge des Masernprozesses absorbiert werden. Infolgedessen, da während dieser Zeit diese Ergine ausgeschaltet sind, ist der Körper schutzlos dem Fortwuchern der Bazillen preisgegeben, und die Tuberkulose kann sich im Anschluß an eine Masernerkrankung im ganzen Körper mit Leichtigkeit ausbreiten. Ob diese Erklärung das richtige trifft, ist zurzeit sehr fraglich; vielmehr steht infolge von Untersuchungen verschiedener Autoren (cf. Rolly, Münch. med. Wochenschr. 1910 u. Münch. med. Wochenschr. 1911, Nr. 24) fest, daß auch im Verlauf anderer akuter und chronischer Infektionskrankheiten, welch letztere klinisch nicht den geringsten Einfluß auf den tuberkulösen Prozeß ausüben, die Pirquetsche kutane Tuberkulinreaktion in einem großen Prozentsatz der Fälle negativ gefunden wird, während sie nach Überstehen der Erkrankung deutlich positiv bei denselben Kranken ausfällt. Es müssen demnach außer einer durch die Krankheitsprozesse hervorgerufenen spezifischen Beeinflussung der Pirquetschen Reaktion, wie eine solche ja vielleicht bei Masern vorhanden sein könnte, bei den anderen Krankheiten aber noch andere Faktoren, welche wir bis jetzt noch nicht kennen und welche die Pirquetsche Reaktion hemmen, im Spiele sein. Auch wäre hier zu erwähnen, daß andere Hautreaktionen (Hamburger und Schey, Wiener klin. Wochenschr. 1910, S. 657) und namentlich solche nach Einimpfung mit den verschiedensten Bakterientoxinen (Rolly, Münch. med. Wochenschrift 1911) sowohl während des Bestehens der Masern als auch anderer Infektionskrankheiten stark herabgesetzt sind.

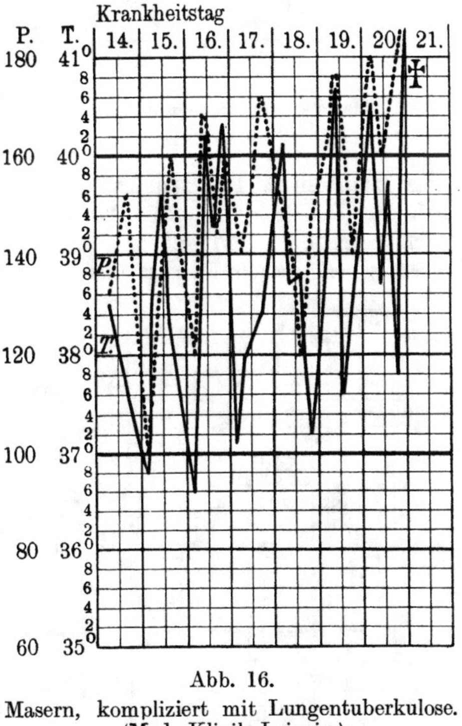

Ein Teil dieser mit Tuberkulose komplizierten Masernfälle verläuft sehr rasch unter kritischem Fieber, öfter mit reichlichem eitrigen Sputum zum Exitus letalis

Abb. 16.

Masern, kompliziert mit Lungentuberkulose.
(Med. Klinik Leipzig.)

(siehe Abb. 16, woselbst 20 Tage nach dem Auftreten des Hautexanthems der Exitus an Tuberkulose der Lungen bei einem vorher scheinbar gesunden Kinde eintrat).

Abb. 17 stellt die Temperaturkurve eines dreijährigen Patienten dar, welcher vor Ausbruch der Masern an skrofulösen Drüsen und Konjunktivitis litt und bei welchem auf den Lungen im Anfang nichts nachzuweisen war. Erst zwei Tage nach dem Ausbruch des Exanthems wurde eine Affectio apic. festgestellt und infolge dieser Komplikationen verzögerte sich die Rekonvaleszenz des Patienten beträchtlich. Da ihn seine Eltern frühzeitig aus der Klinik abholten, wurde er der weiteren Beobachtung entzogen.

Schwellungen der Lymphdrüsen werden bei Masern besonders im Exanthem- und Rekonvaleszenzstadium (nach einigen Autoren bereits schon im Inkubationsstadium) in der Hals- und Unterkiefer-, seltener in der Nacken-

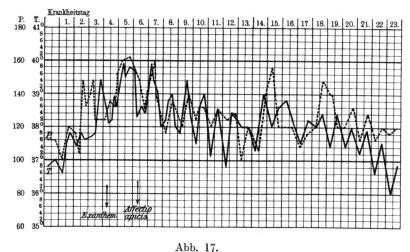

Abb. 17.
Masern, kompliziert mit Lungentuberkulose. (Med. Klinik Leipzig.)

gegend beobachtet. In einem Teil der Fälle sind schon vor der Masernerkrankung skrofulöse Drüsen vorhanden gewesen, dieselben werden durch den Masernprozeß vergrößert und gehen zuweilen in Eiterung über. Diese vereiterten Drüsen geben manchmal den Grund zu einer allgemeinen Sepsis oder Pyämie ab, wie bei dem Patienten von Abb. 18, woselbst es bei einem skrofulösen Jungen infolge der vereiterten Halsdrüsen zu Abszessen, allgemeiner Pyämie, Pleuritis purulenta, Peritonitis usw. kam.

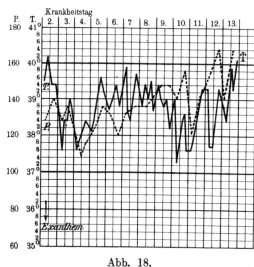

Abb. 18.
Vereiterung der Halsdrüsen, Pyämie bei Masern. (Med. Klinik Leipzig.)

Es ist hervorzuheben, daß im Eruptionsstadium auch die anderen lymphatischen Apparate des Körpers, die Tonsillen, adenoiden Vegetationen des Rachens, Peyerschen Plaques, Mesenterialdrüsen sich vergrößern; gewöhnlich verschwindet diese Schwellung in dem Rekonvaleszenzstadium wieder völlig, seltener bleiben chronische Vergrößerungen, besonders der Tonsillen und adenoiden Vegetationen zurück, welche dann ihrerseits wieder sekundär zu weiteren Komplikationen gelegentlich führen.

Eine Angina tonsillaris haben wir in unseren 800 Fällen 20 mal und zwar besonders im Rekonvaleszenzstadium wahrgenommen. Sie begann mit plötzlich einsetzender,

1—2 Tage dauernder Temperaturerhöhung auf 40—40,5° und endete meist mit kritischem Temperaturabfall. In den Follikeln der Tonsillen waren eitrigschleimige Pfröpfe nachweisbar.

Soor wurde bei unseren 800 Fällen im Rekonvaleszenzstadium dreimal beobachtet, zweimal war nur die Mundhöhle ergriffen, der dritte Fall endete tödlich, und es fand sich bei der Autopsie u. a., daß der Soorbelag auch auf Pharynx, Ösophagus, Larynx und Trachea übergegriffen hatte.

Ferner kommen gelegentlich Aphten, Noma, Stomatitis ulcerosa bei Masern vor.

Komplikationen von seiten des Verdauungsapparates sind bei Masern im allgemeinen nicht selten, da auch hier die Schleimhaut infolge des Masernprozesses gerade so affiziert werden kann, wie diejenige des Mundes und der Bronchien. Außerdem kommt noch hinzu, daß infolge dieser spezifischen Entzündung den im Darm vorhandenen Bakterien der Weg, in das Gewebe einzudringen und tiefergreifende Prozesse hervorzurufen, scheinbar geebnet ist.

Infolge der katarrhalischen Entzündung der Darmschleimhaut und des lymphatischen Apparates muß es demnach bei vielen Masernfällen zu Beschwerden von seiten des Darms, besonders zu Durchfällen kommen. Gewöhnlich beginnen die letzteren im Stadium prodromorum, dauern 3—4 Tage und sind im Rekonvaleszenzstadium verschwunden. Sind aber die Veränderungen im Darmtraktus intensiverer Natur, ist es zu Sekundärinfektion von seiten der Darmbakterien gekommen, so nehmen die Durchfälle besonders im Rekonvaleszenzstadium zu, die Stühle werden wässerig dünn, schleimig, schleimigeitrig, manchmal sogar blutig, dysenterisch. Dabei besteht aufgetriebener, schmerzhafter Leib, Tenesmus, öfter Erbrechen, die Temperatur zeigt keine Neigung herunterzugehen, das Allgemeinbefinden ist stark alteriert usw.

Bei unseren Fällen traten derartige schwere Erscheinungen von seiten des Darmes fast ausschließlich bei kleinen, unter 4 Jahre alten und unterernährten Kindern auf. Unter den 44 Masernautopsien (s. o.) wurden bei 10 Darmaffektionen gefunden; 9 unter diesen 10 starben aber nicht an. der Darmaffektion, sondern an der zu gleicher Zeit bestandenen Bronchopneumonie, so daß nur bei einem 6 Monate alten rachitischen Kinde die Darmaffektion als die hauptsächliche Todesursache gelten kann.

Auch Ikterus ist ganz selten im Stadium prodromor. aufgetreten (Friedjung, Allgem. Wien. med. Zeitg. 1910, S. 163). Es ist nicht ausgeschlossen, daß die Morbillen ihre ersten Erscheinungen am Verdauungstraktus zeigen und selbst zu einem flüchtigen Ikterus führen können.

Ist eine Schwellung der Milz vorhanden, so ist sie gewöhnlich nur gering und tritt meist erst im Eruptionsstadium deutlich in Erscheinung.

Komplikationen von seiten des Herzens sind sehr selten und wurden bei unseren 800 Fällen nicht beobachtet. Systolische Geräusche werden verschiedentlich während des Fiebers wahrgenommen, verschwinden aber regelmäßig nach dem Fieber. Ganz ausnahmsweise tritt in der Rekonvaleszenz ein systolisches Geräusch oder ein gering irregulärer Puls auf, diese Erscheinungen gehen aber sehr bald wieder vorüber. Unter Umständen kann wohl auch einmal in recht seltenen Fällen eine manifeste Mitralinsuffizienz resultieren.

Fast nur wenn andere Komplikationen, wie Bronchopneumonie, Nephritis, vorliegen, kommt es auch sekundär zu pathologischen Erscheinungen am Herzen, Dilatationen desselben usw. Perikarditische Exsudate sind äußerst selten, wurden aber doch einigemal von uns beobachtet.

Eine während des Fiebers bestehende Albuminurie wird nicht selten konstatiert, dieselbe verschwindet jedoch, sobald die Temperatur wieder zur Norm zurückgekehrt ist.

Eine akute Nephritis als Komplikation der Masern kommt sehr selten vor, und zwar tritt sie in der Regel im Rekonvaleszenzstadium zu einer Zeit auf, wo die Temperatur schon zur Norm zurückgekehrt ist, und verläuft ganz ähnlich wie eine Nierenentzündung nach überstandenem Scharlach: Die Menge des Urins nimmt ab, große Eiweißmengen, außerdem Blut, erscheinen in demselben; im Sediment findet man alle möglichen Arten Zylinder, Nierenepithelien, rote und weiße Blutkörperchen u. a. Allgemeine Ödeme, Kopfschmerzen, schließlich Urämie mit Konvulsionen und anderen Begleiterscheinungen können auftreten.

Derartige akute Nephritiden mit Urämie haben wir in unseren 800 Fällen 4 mal beobachtet (siehe Abb. 19 u. 20), 3 dieser Patienten waren außerdem noch in geringem Grade tuberkulös).

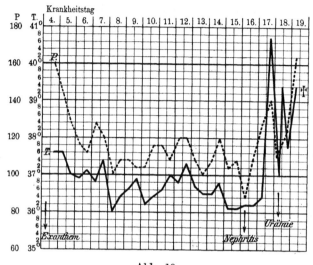

Abb. 19.
Nephritis bei Masern. (Med. Klinik Leipzig.)

Bei dem Patienten der Abb. 19 bestand während der ersten Tage der Beobachtung kein Eiweiß im Urin, erst 12 Tage nach Erscheinen des Hautexanthems wurde Eiweiß und Blut etc. im Urin bemerkt, 2 Tage später traten Krämpfe auf, denen Patient 2 Tage darauf erlag.

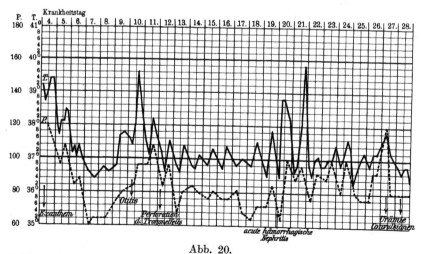

Abb. 20.
Otitis media und hämorrhagische Nephritis bei Masern. (Med. Klinik Leipzig.)

Bei dem Patienten der Abb. 20 war während des Fiebers und der Abblassung des Exanthems kein Eiweiß im Urin vorhanden; 6 Tage nach Erscheinen des Exanthems trat eine Otitis media mit Albumen im Urin aber ohne Zylinder etc. auf; mit Niedergang des Fiebers verschwand dieselbe wieder. Patient stand am 18. Krankheitstage auf, am 20. wurde nach dem Urinbefund eine akute hämorrhagische Nephritis festgestellt, vom 27. bis 29. Krankheitstage bestanden urämische Krämpfe, die Urämie schwand, ebenso das Eiweiß im Urin, vom 35. Krankheitstage an (in der Figur nicht mehr vermerkt, da normale Temperatur) konnte im Urin niemals mehr Eiweiß nachgewiesen werden.

Komplikationen von seiten der Genitalsphäre sind selten, von manchen Autoren wird über Fluor albus, auch über gangräneszierende Prozesse der Genitalien berichtet. Wir selbst konnten etwas Derartiges bei unseren 800 Fällen nicht konstatieren, dagegen sahen wir einmal in der Abschuppungsperiode — 11 Tage nach der Eruption des Hautexanthems — die Menses unter Fieber (38,5⁰), welches drei Tage lang anhielt, auftreten. Früher war ein ähnliches Vorkommnis bei der Patientin niemals vorgekommen. In einem anderen Fall erfolgte drei Tage nach dem Auftritt des Exanthems die frühzeitige Geburt eines noch nicht ausgetragenen, aber lebenden Kindes, welches ohne Exanthem zur Welt kam. Die Rekonvaleszenz war bei dieser Patientin etwas verlängert, verlief aber sonst, abgesehen von einem geringen Frost- und Temperaturanstieg vier Tage nach der Geburt des Kindes, vollkommen normal. Nach den Angaben Ahlfelds sollen übrigens die Frühgeburten bei Masern nicht sehr selten sein.

Schwere Erscheinungen von seiten des Nervensystems werden bei Masern in der Regel nicht beobachtet. Geringe Benommenheit, leichte Delirien treten gelegentlich im Eruptionsstadium oder direkt vor demselben auf. Werden die Erscheinungen schwerer, tritt völlige Bewußtlosigkeit mit Konvulsionen oder starken Delirien ein, so sind als Ursache dieser Symptome gewöhnlich andere Komplikationen, wie Otitis media mit Übergreifen der Entzündung auf die Meningen, Bronchopneumonie, Nephritis, Miliartuberkulose, anzusehen. Von verschiedenen Autoren wird auch über gutartige psychotische Zustände, Halluzinationen, ferner Neuralgien, Hysterie, Tetanie, Neuritis usw. berichtet. Jedenfalls ist aber im allgemeinen daran festzuhalten, daß das Maserngift für sich allein schwere Gehirn- und Nervenerscheinungen nicht hervorruft.

Eine Schwellung der Gelenke und das klinische Bild einer Polyarthritis kommt besonders im Rekonvaleszenzstadium vor, auch kann sich an diese rheumatische Affektion eine gutartige Endokarditis und Pleuritis anschließen; alles dies jedoch sind recht seltene Komplikationen!

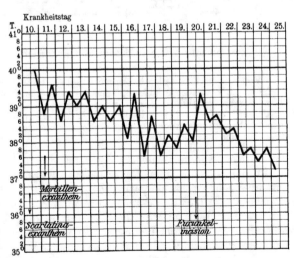

Abb. 21.
Zusammentreffen von Masern und Scharlach.
(Med. Klinik Leipzig.)

Zusammentreffen der Masern mit Scharlach. Gelegentlich erlebt man, daß Masern und Scharlach gleichzeitig bei einem Patienten in Erscheinung treten. Ist dieses der Fall, oder liegt die Infektion nur wenige Tage auseinander, so durchlaufen, wie ich bereits (Jahrb. für Kinderh. Bd. 50) mitgeteilt habe, die beiden Krankheiten ihre verschiedenen Stadien, und jede derselben zeigt ihre charakteristischen Komplikationen gerade so, als ob sie für sich allein bestände (siehe Abb. 21).

Liegt aber das Auftreten der beiden Exantheme einige Tage auseinander, so verlaufen Scharlacherkrankungen, welche zu Masern hinzukommen, im allgemeinen günstig. Ist es aber umgekehrt, so daß also Masern zu Scharlach hinzutreten, so ist der Verlauf dieser Masern schwerer, die Mortalitätsziffer größer, die Erkrankung dauert in der Regel länger, was durch Abb. 22 illustriert wird.

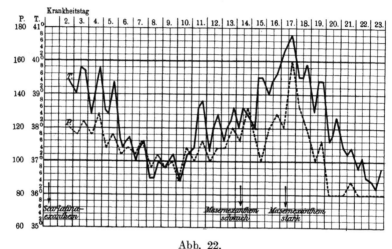

Abb. 22.
Zusammentreffen von Masern und Scharlach. (Med. Klinik Leipzig.)

Von unseren 800 Fällen haben wir 8 mal ein derartiges Zusammentreffen von Masern und Scharlach beobachten können, 7 mal trat das Scharlachexanthem im Rekonvaleszenzstadium der Masern auf, 1 mal umgekehrt (siehe Abb. 22). Bei 2 dieser 7 Patienten war der Krankheitsverlauf kompliziert, insofern als in dem einen Falle später eine Nephritis erschien, welche höchstwahrscheinlich auf das Konto der Scharlachinfektion zu setzen war und in völlige Heilung überging. Im anderen Fall setzten bald nach der Maserneruption blutige Stühle und eine Otitis media ein, 12 Tage nach der Maserneruption trat das Scharlachexanthem hinzu und an demselben Tage erfolgte noch der Exitus letalis.

In den verschiedenen Gegenden und Kliniken wird die Masernerkrankung in offenbar sehr wechselndem Prozentsatz mit einer diphtherischen Infektion kompliziert. Es darf nur dann naturgemäß von Diphtherie gesprochen werden, wenn der Löfflersche Diphtheriebazillus in dem Tonsillarbelag nachgewiesen worden ist. Der Verlauf dieser Fälle ist verschieden, je nachdem die Diphtherie nach resp. gleichzeitig mit den Masern auftritt, oder aber vorher sich bereits eingestellt hatte. Im ersten Falle verläuft gewöhnlich die diphtherische Infektion schwer, man hat direkt den Eindruck, als ob die Maserntracheitis und Masernbronchitis den Diphtheriebazillen den Weg zu weiterem Vordringen und zur Ansiedelung im Kehlkopf und Bronchien geebnet hätte.

Von unseren 4 Fällen, bei welchen die Diphtherie wenige Tage nach dem Masernexanthem einsetzte, griff sie bei allen auf den Kehlkopf über, es kam zu schweren Stenoseerscheinungen des Kehlkopfes, 3 dieser Patienten mußten tracheotomiert werden und starben. Andererseits verliefen bei uns 8 Fälle, bei welchen die Diphtherieinfektion vor dem Auftreten der Masern erfolgt war, günstig. In 5 von diesen Fällen waren in der Rekonvaleszenz geringe Komplikationen vorhanden: 2 mal Myocarditis, 3 mal eine leichte fieberhafte Angina.

Nicht so sehr selten ist auch das Zusammentreffen von Masern und Keuch-husten. Wir hatten den Eindruck bei unseren (11) Fällen, als ob es ziemlich einerlei ist, in welcher Reihenfolge die beiden Krankheiten zusammenkommen, jedenfalls wurde der Allgemeinzustand des Patienten durch dieses Zusammen-treffen immer ungünstig beeinflußt. Im übrigen haben wir einen abnormen Krankheitsverlauf dieser beiden Erkrankungen nicht konstatieren können; bei einem Kinde, bei welchem der Keuchhusten bereits vor der Masernerkrankung bestanden hatte, erfolgte der Tod 12 Tage nach Auftritt des Masernexanthems an tuberkulöser Meningitis.

Auch mit anderen akuten Infektionskrankheiten komplizieren sich Masern gelegentlich. So haben wir fernerhin Kombinationen mit Parotitis epidemica, Varizellen usw. gesehen. Eine deutliche, regelmäßige Beeinflussung der einen auf die andere Infektion in gutem oder schlechtem Sinne konnten wir hier nicht wahrnehmen, einerlei ob diese Krankheiten den Masern vorausgegangen waren oder ihnen direkt folgten.

Interessant ist die von verschiedenen Autoren gemachte Beobachtung eines Einflusses des Masernprozesses auf verschiedene Hautkrankheiten. So sahen z. B. Rubens und Friedjung (Deutsche med. Wochenschr. 1910, S. 125 u. 368) bei einem Psoriasiskranken am dritten Tage der Masern-erkrankung sämtliche Hautschuppen abfallen, und seit dem Tage war die Schuppenflechte verschwunden. Als regelmäßiges Vorkommnis scheint aber ein derartig günstiger Einfluß der Masernerkrankung auf Hautleiden nach unseren Beobachtungen nicht gelten zu dürfen.

Diagnose. Bei der Stellung der Diagnose muß man vor allen Dingen die in den einzelnen Stadien der Krankheit vorhandenen Symptome genau kennen. Wird man im Prodromalstadium zu einem Patienten gerufen, so sind die charakteristischen Erscheinungen hierselbst Konjunktivitis, Rhinitis, Bronchitis, Tracheitis, Kopliksche Flecke ev. Schleimhautexanthem. Alle diese Symptome außer den Koplikschen Flecken können bei anderen Infek-tionskrankheiten, bei Influenza, starker Erkältung, bei einem beginnenden Keuchhusten usw. vorkommen. Wir müssen demgemäß unser Augenmerk zu diesem Zeitpunkt ganz besonders auf das Vorhandensein dieser Flecke richten. Auch erkundigen wir uns in der Anamnese stets danach, ob der Patient Masern schon einmal überstanden hat, da ja, wie oben bemerkt, ein zwei-maliges Überstehen der Krankheit sehr selten ist. Eine gleichzeitig vorhandene Masernepidemie dürfte die Diagnose außerdem noch stützen helfen.

Im Stadium exanthematicum ist, sobald der Ausschlag voll ent-wickelt ist, schon durch das Aussehen desselben die Diagnose sofort zu stellen. Differentialdiagnostisch kommen hier folgende Krankheiten in Betracht:

1. Röteln. Es dürfte im allgemeinen sicher sein, daß die Röteln eine selbständige Krankheit darstellen. Es kann aber manchmal wegen des gleich-gearteten Verlaufs beider Krankheiten unmöglich werden, Röteln und Masern auseinanderzuhalten. Für Masern sprechen mehr die knötchenförmigen, im Gesicht konfluierenden, sehr zahlreichen, stark dunkelrot gefärbten Flecke, während bei Röteln die Flecke meist nicht sehr deutlich papulös, weniger in-tensiv rot gefärbt, nicht konfluierend und öfter nur rudimentär vorhanden sind. Die Röteln verlaufen öfter fast ganz fieberfrei ohne heftige Erscheinungen von seiten der Schleimhäute; alles Merkmale, durch welche sie unter Umständen von Masern abzutrennen sind. Bei einem Einzelfall ist es jedenfalls meist ganz unmöglich, eine sichere Differentialdiagnose zu stellen, dagegen bei einer gleich-zeitig herrschenden Epidemie unter Umständen sehr leicht. Wenn dann von der Krankheit z. B. auch zahlreich solche Individuen befallen werden, welche

früher mit Sicherheit Masern überstanden haben, so ist die Diagnose Röteln und nicht Masern zu stellen.

2. Scharlach: Das Scharlachexanthem ist meist sofort und leicht, sofern es ausgebildet ist, vom Masernexanthem zu unterscheiden. Beim Scharlach handelt es sich um eine mehr diffuse intensive Röte des ganzen Körpers, wobei das Gesicht erst spät ergriffen wird und die Gegend um den Mund frei ist, während bei Masern das Exanthem fleckig, papulös erscheint und besonders zuerst das Gesicht befällt (s. Abb. 9 und 24).

Nun bekommt aber in seltenen Fällen das Scharlachexanthem auch einmal ein etwas fleckiges Aussehen; auf der anderen Seite kann das Masernexanthem konfluieren und so die Unterscheidung der beiden Exanthemformen schwer machen. In solchen Fällen muß unbedingt jede Stelle des Körpers genau betrachtet werden; man wird alsdann bei Masern schon irgendwo zwischen den roten Flecken noch normale blasse Haut finden und auf diese Weise die Diagnose sichern. Außerdem ist auf die Lokalisation des Exanthems zu achten, insofern bei Masern ganz besonders das Gesicht und die Gegend um den Mund befallen ist. Auch fehlt bei Scharlach die Beteiligung der Schleimhäute in Form der Koplikschen Flecke und der fleckigen Rötung, dagegen findet man bei Scharlach die charakteristische skarlatinöse Angina, die Himbeerzunge. Bei Masern ist wohl gelegentlich auch eine mäßige Schwellung der Papillen der Zunge vorhanden, jedoch in der Regel niemals in dem Grade wie bei Scharlach und niemals eine so intensive Rötung derselben.

Überhaupt muß man bei Stellung der Differentialdiagnose der akuten Exantheme stets den ganzen Verlauf und alle Erscheinungen der Krankheit und nicht allein das Exanthem der Haut und Schleimhäute beachten. So beginnt Scharlach plötzlich, meist ohne Vorboten mit hohem Fieber, anginösen Beschwerden und sehr rasch erscheinendem Exanthem, während bei Masern der Beginn langsam mit den oben beschriebenen Vorboten erfolgt und das Exanthem erst am 3.—4. Tage hinzukommt. Koplikische Flecke sprechen unbedingt für Masern (oder Röteln s. später), die Temperaturkurve verläuft bei Masern anders als bei Scharlach usw.

Im Rekonvaleszenzstadium wird die Unterscheidung zwischen Masern und Scharlach auch ohne Kenntnis des voraufgegangenen Krankheitsverlaufs noch gut zu treffen sein: Eine lamellöse, erst spät einsetzende Abschuppung der Haut spricht für Scharlach, eine kleienförmige, sofort nach Abblassen des Exanthems einsetzende für Masern. Eine parenchymatöse Nephritis, das Fehlen von Bronchitis, Bronchopneumonie lassen wieder mehr Scharlach vermuten und Masern ausschließen.

3. Pocken. Bei den Pocken können besonders im Floritionsstadium Bronchial-, Konjunktival- und Nasenkatarrh vorkommen, auch die Erscheinungen auf der Haut besitzen im Anfange des Eruptionsstadiums sehr viel Ähnlichkeit bei Masern und Pocken. In solchen Fällen ist besonders Wert auf das schwere Allgemeinbefinden bei Pocken, auf das beim Ausbruch des Pockenexanthems exzessiv hohe Fieber (bis 41^0) zu legen, was bei Masern nicht in dem Maße vorhanden ist. Außerdem spricht für Masern außer den in diesem Stadium meist vorhandenen Koplikschen Flecken und gegen Pocken der Umstand, daß bei Masern das Fieber nach dem Erscheinen des Hautexanthems noch ein paar Tage auf dieser Höhe bleibt, meist sogar an den folgenden Tagen etwas ansteigt, während bei Variola nach dem Erscheinen des Exanthems die Temperatur konstant einen (oft ganz rapiden) Abfall erfährt.

Besteht das Exanthem schon ein paar Tage (2—3), dann ist natürlich, ganz abgesehen von allen übrigen Erscheinungen, keine Verwechslung der beiden Exantheme mehr möglich, insofern bei Pocken auf den Papeln sich Bläschen gebildet haben.

Ähnliches wie für Pocken gilt auch bei der Stellung der Differential-diagnose von Masern und Varizellen, bei welch letzteren die Bläschen auf den Papeln gewöhnlich sehr bald (nach wenigen Stunden) entstehen, wodurch eine Verwechslung nur in den ersten Stunden des Bestehens des Hautexan-thems möglich ist.

4. Typhus exanthematicus kann mit Masern im Initial- und Eruptions-stadium verwechselt werden, besonders weil bei ersterer Krankheit um den dritten Tag herum eine Roseola auf der Haut erscheint, welche jedoch meist das Gesicht verschont, und weil bereits vor dem Auftreten dieser Roseola katarrhalische Erscheinungen der Nasen-, Mund-, Kehlkopf-, Bronchial- und Konjunktivalschleimhaut neben stark gestörtem Allgemeinbefinden und Fieber bestanden hatten.

In differentialdiagnostischer Beziehung ist in diesem Stadium ganz be-sonders auf die Koplikschen Flecke, das geringer gestörte Allgemeinbefinden, das niedrigere Fieber, das ganz besondere Befallensein des Gesichts von seiten des Exanthems bei Masern zu achten. Sowie das Exanthem längere Zeit besteht, ist keine Verwechslung mehr möglich, da bei Typhus exanthematicus aus den einzelnen Flecken teilweise Petechien entstehen und auch im übrigen ganz andere Krankheitserscheinungen weiterhin auftreten.

Andere Ausschläge, wie sie bei Unterleibstyphus, bei septischen Infektionen, ganz selten auch einmal bei Influenza vorkommen, geben sehr selten zu Verwechslungen mit dem Masernexanthem Anlaß. Die betreffenden Krankheiten sind schon an und für sich gut charakterisiert, das Aussehen, die Verteilung und Größe der Effloreszenzen auf der Haut meist derartig ver-schieden von den für Masern charakteristischen, daß solche Verwechslungen kaum vorkommen dürften.

Häufiger führen Arzneiexantheme (Antipyrin, Jod, Kopaiva u. a.) und manchmal auch die Roseola syphilitica oder ein Serumexan-them nach Einspritzen von artfremdem Serum, sehr selten ein durch Raupen hervorgerufenes Exanthem, irre. Bei den Arzneiexanthemen sind in differ-rentialdiagnostischer Beziehung gegenüber Masern der fieberlose Verlauf, das Fehlen der anderen für Masern charakteristischen Symptome, die Anamnese, bei der Roseola syphilitica ebenfalls die Anamnese, die Initialsklerose und ev. sonst noch vorhandene Luessymptome, beim Serumexanthem das Fehlen der katarrhalischen Erscheinungen und die vorausgegangene Seruminjektion in Betracht zu ziehen.

Prognose. Verlaufen die Masern ohne Komplikationen, handelt es sich um kräftige Patienten, so ist die Prognose im allgemeinen gut. Nur jene Er-krankungen mit sehr hohem Fieber, schwer toxischem Zustand, mit schweren zerebralen Erscheinungen, Benommenheit geben eine schlechte Prognose.

Wie wir aber oben gesehen haben, treten ziemlich oft Komplikationen auf, und alsdann wird die Prognose je nach der Art der Komplikation mehr oder weniger getrübt.

Bei unserem Material (800 Fälle) hatten wir eine Mortalität von 5,6% zu ver-zeichnen, andere Autoren berichten über ähnliche Zahlen. Dabei ist jedoch besonders hervorzuheben, daß jede einzelne Epidemie ganz verschiedene Mortalitätsziffern auf-weisen kann. Es mag dies zum Teil besonders darin seinen Grund haben, daß die Virulenz des infektiösen Kontagiums in den verschiedenen Epidemien großen Schwankungen unter-worfen ist. Man spricht deswegen auch direkt von schweren und leichten Masern-epidemien.

Ein weiterer Faktor, welcher bei Stellung der Prognose in Frage kommt, ist das Alter des Patienten. Die Mortalität ist in den ersten drei Lebens

jahren am größten, vom 5.—20. Lebensjahr am geringsten. Die ersten fünf
Lebensmonate scheinen eine Ausnahme zu machen, insofern die Mortalität
hier selbst viel geringer ist, als in den nächsten 7 Monaten des 1. Lebensjahres.
Jenseits des 50. Lebensjahres wird die Mortalität wieder ziemlich groß.

Besonders gefährdet sind anämische, schwächliche, rachitische, skrofulöse und tuberkulöse Kinder, bei welch letzteren, wie wir gesehen haben, aus
einer latenten Phthise sehr oft eine floride wird. Ferner scheinen die hygienischen Verhältnisse (Ernährung, Wohnung usw.) während der Pflege der
Masernkranken eine große Rolle zu spielen, insofern die Mortalität bei den
besser Situierten im allgemeinen als geringer angegeben wird als bei den Kindern
armer Leute, bei welchen es vielfach an der nötigen Pflege fehlt oder welche
sich öfter in einem gewissen Unterernährungszustande befinden und alsdann
scheinbar viel leichter Komplikationen im Verlauf der Masernerkrankung
zu akquirieren vermögen.

Die am meisten gefürchtete Komplikation ist die Bronchopneumonie.
Bei unserem Material wurde bei 44 Masernsektionen allein 34mal (ca. 75%)
die Bronchopneumonie als alleinige Todesursache festgestellt. Von anderen
Autoren wird teilweise eine etwas geringere Zahl angegeben, dieselbe ist in
der Regel auch da noch enorm hoch (33%).

Eine sehr schlechte Prognose geben ferner diejenigen Masernfälle, welche
mit diphtherischem Croup kombiniert sind. Von unseren 4 hierher gehörigen
Fällen mußten 3 tracheotomiert werden, und alle 3 erlagen der Krankheit. Von
sonstigen Komplikationen, welche gelegentlich auch einmal die Todesursache
bilden, sind noch Otitis media, Sepsis, Nephritis und Darmerkrankungen zu nennen. Dieselben spielen aber lange nicht die Rolle wie die
Bronchopneumonie.

Geschlecht, klimatische Verhältnisse, Wochenbett kommen für die Prognose kaum in Betracht; vorausgegangene Krankheiten, insofern diese den All-
gemein- und Kräftezustand und die Widerstandsfähigkeit des Organismus beeinträchtigt haben, und besonders die Tuberkulose verschlechtern sie gewöhnlich. Bei Hochschwangeren scheint es öfter zu Frühgeburten zu kommen; diese
Komplikation ist jedoch scheinbar nicht imstande, die Prognose besonders
ungünstig zu gestalten. Die Jahreszeiten haben vielleicht insofern einen Einfluß, als in den kühleren Zeiten leichter Gelegenheit zu Erkältungen gegeben
ist und dadurch der Prozentsatz der gefürchtetsten Komplikation, der Bronchopneumonie, vergrößert wird.

Pathologische Anatomie. Kommt ein Kranker während des Eruptionsstadiums zur
Autopsie, so erscheinen an der Leiche die Papeln der Haut weniger deutlich als im Leben,
von mehr dunkler zyanotischer Farbe und weniger über die Hautoberfläche hervorragend,
wie dies ja bei allen Exanthemen post mortem die Regel ist. Bei der mikroskopischen
Untersuchung dieser Papeln findet man am Leichenmaterial Hyperämie und Erweiterung
der kleinen Blutgefäße und Kapillarnetze des Papillarkörpers, allerdings meist in minder-
starkem Grade als sich nach dem klinischen Befunde erwarten läßt. Das Ödem sammelt
sich nach Unna im Fettgewebe um die Knäueldrüsen, in den Scheiden der größeren
Hautgefäße der Hautmuskeln und der Follikel an, so daß man an Alkoholpräparaten die
Fetträubchen hochgradig ödematös, nur teilweise noch von stark erweiterten Alveolen
und rarefizierten Bindegewebscysten angefüllt und in einem Winkel des oberen Endes
der Cyste die dazu gehörige, durch das Ödem komprimierte Knäueldrüse findet. Außerdem sind an solchen Stellen teils erweiterte Lymphgefäße, teils dilatierte Saftquellen usw.
vorhanden und besonders hervorzuheben wäre, daß meist nur wenige Leukocyten emigriert
sind und sich in der Ödemflüssigkeit finden.

Im Desquamationsstadium verschwindet stellenweise die Körnerschicht, während
die basale Hornschicht sich verdickt, von welch letzterer sich alsdann die oberflächlichste
Schicht loslöst und als Masernschuppe frei wird. Infolge Mitosen und Vermehrung der
Epithelzellen wird der Epithelverlust ausgeglichen.

Ist aber die Veränderung intensiver, so bilden sich deutlich Entzündungserscheinungen mit reichlichen degenerativen Epithelprozessen und zahlreicher herdförmiger oder

reihenweise angeordneter Leukocytenemigration aus, es kommt zu einem Austritt von Blutfarbstoff und roten Blutkörperchen in das Rete Malpighii und Corium bei den hämorrhagischen Formen. Nach Ciaccio (Virch. Arch. Bd. 199, S. 378) handelt es sich bei dem besonders perivaskulär angeordneten Exsudat überwiegend um Lymphocyten und große uninukleäre Zellen im Gegensatz zu Scharlach, wo mehr polynukleäre Zellen angetroffen werden.

Die für die Diagnose der Masern so wichtigen Koplikschen Flecke lassen sich mit der Pinzette abheben und bestehen aus großen, zum Teil verfetteten Mundepithelien.

Es kann hier nicht meine Aufgabe sein, die übrigen pathologisch-anatomischen Veränderungen genau zu beschreiben, da dieselben, abgesehen von der später zu erwähnenden Bronchopneumonie sich in nichts von den bei anderen Krankheiten vorkommenden Prozessen unterscheiden. Die Konjunktivitis, Rhinitis, Stomatitis, Laryngitis, Bronchitis, Enteritis sind meist katarrhalischer Natur, durch besonders starke entzündliche Injektion und Schwellung der Submucosa ausgezeichnet, oder aber die Prozesse greifen tiefer, es entstehen schwere Entzündungen mit starker Schwellung der Submucosa, mit zellreichen Infiltrationen und sekundären Ulzerationen; die Otitis ist seröser oder eitriger Natur.

Wie besonders Heubner betont, besteht bei den meisten Masernpatienten zur Zeit der Eruption eine bedeutende Hyperplasie des gesamten lymphatischen Apparates: Die Lymphdrüsen, das adenoide Gewebe, die Rachen- und Gaumenmandeln, die Peyerschen Plaques, die solitären Follikel befinden sich im Zustande einer markigen Schwellung, so daß mikroskopisch Bilder, ähnlich denen beim Unterleibstyphus, wenn man von den Bazillen absieht, entstehen können.

In den meisten Organen finden sich kleine, mehr oder weniger umschriebene Nekrosen und Nekrobiosen. Auch kleinste zellige Infitrationen, welche aus lymphozytären Elementen bestehen, sind im Knochenmark und den blutbildenden Organen zu finden.

Die bei Masern selten vorkommenden Herzschädigungen sind ebenfalls nicht von denjenigen bei anderen Krankheiten abweichend; die im Rekonvaleszenzstadium selten auftretende Nephritis bietet pathologisch-anatomisch das Bild einer typischen Glomerulonephritis acuta, genau so wie im Rekonvaleszenzstadium des Scharlachs (siehe Scharlach).

Die katarrhalische Entzündung der feineren und feinsten Bronchien besitzt die Eigentümlichkeit, daß sie frühzeitig schon sehr tief in das peribronchiale und perivaskuläre Bindegewebe eindringt und daselbst zellige Infiltrate erzeugt, wodurch sich eine Peribronchitis und eine peribronchiale Bronchopneumonie entwickelt. Die Infiltrate bestehen aus Lymphocyten, Plasmazellen, Leukocyten und Myelocyten. Geht die Entzündung noch weiter, so wirken nach Heubner zwei Vorgänge in solch infizierten Lungen zusammen: „Einmal eine akute Nekrose des Gewebes", woraus schließlich ein Kernloswerden des Alveolenexsudats und des zellig infiltrierten Lungengewebes resultiert. „Zweitens eine ganz rapide sich vollziehende Bronchiektasiebildung", welche „auf eine Verdünnung und Haltlosigkeit der Bronchialwände zurückzuführen ist." Man sieht makroskopisch in solchen Lungen eine starke eitrige Bronchitis, gewöhnliche bronchopneumonische Infiltrationen, welche mehr oder weniger konfluieren können. Daneben erscheinen aber auf dem Durchschnitt Eiterhöhlen von sehr wechselnder Größe. Die Wand dieser Eiterhöhlen stellt sich bei näherem Zusehen als die veränderte und teilweise nekrotisch gewordene Bronchialwand dar. Auch die elastischen Fasern sind vielfach zerstört oder aber gelockert und auseinandergedrängt. Das übrige Lungengewebe ist ebenfalls stark in Mitleidenschaft gezogen, teilweise nekrotisch und infiltriert und erscheint meist in schmutziggrauer bis gelblicher Färbung. Außerdem erscheint an verschiedenen Stellen das bronchiale und peribronchiale Bindegewebe lebhaft gewuchert, an anderen Stellen macht es wieder den Eindruck, als ob durch Aspiration des eitrigen Sekretes, das sich in den erweiterten Bronchien angesammelt hatte, die noch freien, zu diesen Bronchien gehörigen Alveolen pneumonisch infiltriert worden wären.

Therapie. Man könnte die Frage aufwerfen, ob es überhaupt einen Zweck hat, bei Auftreten einer Masernepidemie durch strenge Absperrungsmaßregeln der Kranken die Ausbreitung der Krankheit zu verhindern, insofern ja doch fast alle Menschen einmal im Leben von der Krankheit ergriffen werden. Und in der Tat gibt es Autoren, welche eine derartige Prophylaxis nicht für notwendig halten.

Wenn wir uns auf diesen Standpunkt stellen, so müssen wir uns aber stets eingedenk sein, daß verschiedenes unbedingt dabei beachtet werden muß. Nach dem Gesagten dürfen wir keinesfalls rachitische, anämische, schwächliche Kinder, oder solche in einem Alter von unter drei Jahren, ferner Tuberkulöse, oder auch nur „Tuberkuloseverdächtige" einer Infektion aussetzen, vielmehr ist alles aufzuwenden, damit diese Kinder nicht infiziert werden.

Dies ist nun sehr schwer, da die Inkubationszeit zehn Tage beträgt, von welchen die letzten fünf Tage ganz besonders infektiös sind. Aber trotzdem müssen wir es versuchen und namentlich dann, wenn die gerade herrschende Epidemie in vorwiegend schwerer Form auftritt.

Die Schulen sind in diesem Falle zu schließen, jeder einigermaßen Verdächtige ist von den Gesunden abzusondern. Können es sich die Eltern gesunder, aber schwächlicher oder tuberkuloseverdächtiger kleiner Kinder erlauben, diese Kleinen während einer Masernepidemie an masernfreie Orte zu senden, so ist dies ärztlicherseits entschieden anzuraten, allerdings ist die Vorsicht dabei zu gebrauchen, daß mit dem Transport nicht auch die Krankheit verschleppt wird.

Ist die Krankheit bereits in einer Familie bei einem Kinde ausgebrochen, so ist meist eine Absperrung der übrigen Familienmitglieder illusorisch, aber bei schwächlichen, kleinen und anderen kränklichen, leidenden Kindern entschieden zu versuchen. Die noch gesunden Kinder dieser Familie sind vom weiteren Schulbesuch für die Dauer der Krankheit und auch noch 14 Tage nach Ablauf derselben fernzuhalten, da sie sich gelegentlich schon im Inkubationsstadium der Infektion befinden oder die Krankheit, in allerdings seltenen Fällen, zu verschleppen imstande sind. Es dürfte sich ferner sehr empfehlen, den Masernkranken in einer kinderreichen Familie möglichst rasch in einem Krankenhause unterzubringen, das Krankenzimmer und die Kleider mit Formalin usw. zu desinfizieren. Auch eine 1—2 Wochen dauernde Durchlüftung und Abschließung des Krankenzimmers nach erfolgter gründlicher Reinigung dürfte anstatt der Formalindesinfektion zur Abtötung des Maserngiftes und damit zur Vermeidung der Weiterverbreitung der Krankheit genügen.

Der Kranke selbst ist nach Überstehen der Krankheit für andere nicht mehr infektiös, es genügt dann einfach, ihn zu baden, ihn mit frischer Wäsche zu versehen und in ein anderes Zimmer zu bringen, worauf er wieder mit Gesunden verkehren kann.

Bei der Behandlung im Krankenhause ist Isolierung der Patienten nicht unbedingtes Erfordernis, wenn die Mitkranken im Saale Erwachsene und Durchmaserte sind. Im Kinderkrankenhause dagegen ist es stets ratsam, die Kranken zu isolieren, selbst wenn die anderen im Saale befindlichen Patienten die Masern schon überstanden haben. Die Gründe hierfür liegen auf der Hand und brauchen nicht weiter erörtert zu werden.

Der unkomplizierte Masernpatient ist im allgemeinen hygienisch-diätetisch zu behandeln. Wir kennen den Krankheitserreger nicht, infolgedessen ist die Indicatio causalis bei der Behandlung nicht zu erfüllen. Vor allen Dingen muß für ein großes luftiges Krankenzimmer gesorgt werden, und der Patient muß während des Fiebers und für die nächsten zwei Wochen nach demselben unbedingt Bettruhe beobachten. Erst in der 3. Woche nach dem Fieber darf dem Patienten das Aufstehen gestattet werden und in der 4. Woche soll er erst wieder ins Freie hinausgehen dürfen. Es ist notwendig, selbst bei unkompliziertem Verlauf den Patienten so lange Zeit an das Krankenzimmer zu fesseln, da in der Rekonvaleszenz derartige Patienten Erkältungen gegenüber sehr wenig widerstandsfähig erscheinen.

Aus diesem Grunde soll auch jeder Luftzug im Krankenzimmer während der Krankheit vermieden werden, dabei ist aber stets für frische reine Luft in reichem Maße zu sorgen. Man wird dies dadurch erreichen, daß man das Bett vom Fenster etwas abrücken und in einem anstoßenden Zimmer die Fenster öffnen läßt. Die Luft soll feucht sein, was man durch Aufstellen von kochendem Wasser, feuchtes Aufwaschen des Fußbodens, Spray usw. erreicht, sie darf außerdem keinen Staub oder sonstige Schädlichkeiten enthalten. Zweckmäßig ist es, wenn die Temperatur im Zimmer etwas höher wie gewöhnlich (18⁰ C) gehalten wird, da das Einatmen einer kühlen Luft öfter und lange quälenden Husten auslöst.

Vielfach wird das Zimmer verdunkelt, da die Tageshelle für den Patienten wegen der Konjunktivitis lästig ist. Wir halten das Verdunkeln des Zimmers nicht für ratsam und begnügen uns damit, das Kopfende des Bettes dem Fenster zuzukehren; man wird mit dieser Maßnahme in allen Fällen, falls nicht Komplikationen von seiten der Augen vorliegen, auskommen.

Die Kost sei flüssig, leicht verdaulich, man reiche Milch, Eier, Bouillon, Suppen, auch geschabten Schinken, geschabtes Fleisch, Kartoffel- und Gemüsepuree; gegen den Durst leichten Tee ev. Lindenblütentee, Fruchtsäfte, kalte Milch; besteht hartnäckige Verstopfung, so werden Apfelmus, Pflaumenmus, süße Fruchtsäfte gern genommen, man gebe aber keine Abführmittel, da ja die Darmmucosa schon durch den Krankheitsprozeß gewöhnlich in Mitleidenschaft gezogen ist. Ein Klysma mit warmem Wasser oder mit ungefähr $\frac{1}{3}$ Öl und $\frac{2}{3}$ Wasser wird die gewünschte Wirkung ebenfalls hervorbringen.

Bestehen starke Durchfälle, so werden dieselben gewöhnlich nach Darreichung von Kakao (ev. Eichelkakao), Schleimsuppen, verdünntem Rotwein, Reiswasser aufhören, wenn nicht, gebe man Adstringentien, Tannalbin, Tannigen, Wismut u. a.

Man sorge ferner für öfteres Wechseln der Wäsche, der Bettunterlagen, zur Vermeidung von Erkältung beim Umbetten erwärme man die frische Wäsche vor dem Anziehen ein wenig.

Die Augen werden öfter mit lauwarmem Wasser ausgewaschen und besonders dabei die Borken von dem Lidrand entfernt. Schmerzen die Augen sehr, so schaffen feuchte, kühle Tücher, die auf sie gelegt werden, Linderung. Bei starker Injektion der Konjunktiven kann man öfter am Tage $\frac{1}{4}$—$\frac{1}{2}$ % Zinc. sulfuricum-Lösung einträufeln, bei stärker entzündeten Lidrändern und starker unangenehmer Borkenbildung Einfetten derselben mittelst einer Zink-, Vasenol-, Lanolin-, Glyzerin- oder Alsolsalbe.

Bei Rhinitis bewirken Einatmung warmer, feuchter Dämpfe (ev. unter Zusatz von Kampfer, Ol. terebinth.) Linderung, desgleichen Einziehen von 1—2%-iger Wasserstoffsuperoxyd- oder 1—3%-iger Borlösung in die Nase, Schnupfen von Borax- und Mentholpulver u. dgl.; das Nasensekret ist mittelst Tüchern möglichst oft zu entfernen. Mit Ausspülung der Nase mittelst Gummiballons sei man vorsichtig, da bei etwas stärkerem Druck leicht Infektionskeime in die Nebenhöhlen derselben verschleppt werden können. Entstehen Rhagaden in der Nähe des Naseneinganges, so sind Einfettungen dieser Stelle mit Zink-, Alsolsalbe u. ä. von guter Wirkung.

Auf möglichst peinliche Mund- und Rachenpflege ist besonders zu achten. Bei kleinen Kindern gebe man nach jeder Mahlzeit etwas kalten Tee oder spüle den Mund mit einer indifferenten Flüssigkeit aus und gebe zwischen den Mahlzeiten geringe Mengen warmen, süßen Tees oder eines ähnlichen Getränkes. Erwachsene spülen nach jeder Mahlzeit Mund und Rachen mit Wasser, besser Borlösung, übermangansaurem oder chlorsaurem Kali aus. Zur Linderung der katarrhalischen Beschwerden gebe man Emser- oder Salzbrunnerwasser vermischt mit warmer Milch u. ähnl.

Eine Frage, welche von verschiedenen Autoren verschieden beantwortet wird, ist die, ob man einem Masernpatienten ohne Komplikationen Vollbäder geben soll oder nicht. Ich habe früher während meiner poliklinischen Tätigkeit jedem derartigen Kranken warme tägliche Vollbäder von 28—30⁰ mit Abkühlung auf 25⁰ oder ev. mit kaltem Nachguß applizieren lassen und habe niemals etwas Nachteiliges hiervon bemerkt; diese Prozeduren wurden von mir mehr prophylaktisch zur Verhütung von Lungenkomplikationen verordnet. Hier in der Klinik werden die Patienten, wenn keine besonderen Indikationen vorliegen, nur bei ihrem Eintritt und vor dem Aufstehen gebadet. Es ist wohl in das Belieben des einzelnen zu stellen, ob er eine Badeprozedur bei unkomplizierten Masern verordnen will oder nicht. Soll der Patient baden, so muß natürlich zur Vermeidung von Erkältungen das Zimmer gut warm sein und nach dem Bade die Haut völlig getrocknet und gut frottiert werden.

Will man aber keine Vollbäder anwenden, so ist mittelst anderer Maßnahmen (tägliche Abwaschungen des Körpers mit warmem Wasser usw.) eine sorgfältige Reinlichkeit und Hygiene der Haut zu erzielen. Ratsam dürfte es stets sein, dem Patienten in der Rekonvaleszenz, ehe er ins Freie und zu anderen Menschen gehen darf, ein bis zwei Reinigungsbäder, frische Wäsche usw. zu geben. Auf diese Weise dürfte also jeder unkomplizierte Masernkranke ohne aktive Therapie nur mit allgemeinen hygienisch-diätetischen Maßnahmen geheilt werden.

Die gefürchtetste Komplikation, die Bronchopneumonie, bekämpft man in erster Linie mittelst Hydrotherapie. Es empfiehlt sich öfter, namentlich bei rachitischen und solchen Kindern, welche zu Bronchialkatarrhen neigen, schon prophylaktisch (siehe oben) derartige Prozeduren anzuwenden. Ist die Bronchopneumonie oder kapilläre Bronchitis bereits aufgetreten, so können wir eine Hydrotherapie in zweierlei Form anwenden: 1. Voll- oder Halbbäder mit Abkühlung des Bades oder folgender Übergießung mit kaltem Wasser und 2. kühle Einpackungen.

Ich würde im allgemeinen bei der Wahl zwischen diesen beiden Prozeduren den Bädern den Vorzug vor den Einpackungen geben, und würde für Kontraindikation gegen die ersteren einen sehr schlechten Puls oder ein größeres pleuritisches Exsudat oder starke ev. blutige Diarrhöen halten. Ich habe es in der poliklinischen Praxis oft erlebt, daß infolge der Einpackungen die Kinder (namentlich rachitische, kleine, schwächliche) an der Atmung behindert, daß größere Komplexe der Lungen atelektatisch wurden usw. Ich habe deswegen bei derartigen Kindern von Einpackungen stets abgesehen und denselben nur Bäder verordnet. Erwachsenen und kräftigeren älteren Kindern wird man natürlich auch Einpackungen mit sehr gutem Erfolge verordnen, oder beide Prozeduren — Bäder und Einpackungen — kombinieren.

Die Verordnung der Bäder geschieht in der Weise, daß man die Patienten zuerst etwa fünf Minuten in Wasser von 28^0 R verweilen läßt, alsdann ungefähr ebensolange oder auch kürzere Zeit durch Zugießen von kälterem Wasser das Wasser auf 22—20^0 R abkühlt. Es ist öfter zweckmäßig, anstatt des Zugießens des kalten Wassers, dem Patienten dasselbe (von 18—20^0) über Brust, Kopf, Rücken zu schütten, um hierdurch ausgiebig tiefe Atmung und Exspektoration von Bronchialsekret zu erzielen. Die Vollbäder kann man dabei durch Halbbäder ersetzen und wird fast dasselbe therapeutisch erreichen.

Die Einpackungen werden öfter am Tage und je nach Bedarf vorgenommen. Es wird dabei ein größeres leinenes Tuch in kaltem Wasser ausgerungen, um den Körper geschlungen, darüber wird ein wollenes Tuch gelegt und der Patient so ungefähr $\frac{1}{2}$—2 Stunden in dieser Umhüllung, wobei die Arme natürlich frei bleiben, liegen gelassen. Zwischen das leinene Laken und das wollene Tuch kann man noch Guttaperchapapier oder einen anderen wasserundurchlässigen Stoff legen.

Anstatt dieser einfachen Packungen hat besonders Heubner Senfpackungen, um einen starken Hautreiz zu setzen und ableitend zu wirken, empfohlen. Heubner nimmt dazu anstatt des gewöhnlichen kühlen Wassers warmes Wasser, welches er mit Senfmehl ($\frac{1}{2}$ kg auf ca. $1\frac{1}{2}$ Liter Wasser) zuerst so lange verrührt, bis das sich entwickelnde Senföl für die Nase empfindlich ist. In diesem Wasser wird alsdann das Laken ausgewrungen und verfahren wie bei den einfachen Packungen, nur darf die Packung nicht länger als 15 bis 20 Minuten dauern. Darauf folgt ein warmes Bad mit ev. kühler Übergießung.

Außer diesen ableitenden werden „schweißtreibende" Methoden empfohlen. Ich würde, sollen solche angewandt werden, nur heiße Packungen kombiniert mit reichlichem Trinken von Lindenblütentee anwenden, dagegen von Pilokarpininjektionen entschieden abraten. Auch Brechmittel, welche früher sehr beliebt waren, sind zu verwerfen. Neben Emser Wasser mit heißer Milch sind verschiedene Exspektorantien zu empfehlen (Sirup. Althaeae, Liquor ammon. anisat. 3 mal 5 Tropfen. Mixtur. ammon. chlorat. [Ammon. chlorat. Succ. Liquirit. āā 2,0 Aq. foenicul. artific. 150,0, 2 stündlich 1 Eßlöffel], Decoct. rad. Althaeae [10,0:150,0], auch Senega, Ipecacuanha, Apomorphin kann versucht werden; ist der Hustenreiz sehr stark, so dürften kleine Dosen von Codein (Codein. phosphor. 0,1—0,3 : Aqu. amygd. amar. 10,0, 3 mal 10 Tropfen täglich) oder Codein mit Carragen (Decoct. Carragen 3,0:150,0, Tinct. Saccharin 0,75, Ol. citr. gtts. III, Codein. phosphor. 0,3 S, eßlöffelweise), ev. auch einmal Morphium in kleinen Dosen zu verwenden sein.

Dabei ist vor allen Dingen bei vorhandener Bronchopneumonie auf die Herztätigkeit zu achten und recht frühzeitig Herzmittel: starker Kaffee, Tee, Wein, Champagner, Kampfer, Digitalis, Digalen, Koffein, Adrenalin usw. zu verabreichen.

Was die Fieberbehandlung anlangt, so stehen wir heute auf dem Standpunkte, daß ein mäßiges Fieber, sobald es keine exzessiv hohen Grade (über 40^0) mit schweren zerebralen Symptomen, Bewußtlosigkeit usw., annimmt, dem Krankheitsverlauf im allgemeinen mehr nützlich als schädlich ist und besser überhaupt nicht behandelt wird. Glaubt man aber, die Temperatur herabsetzen zu müssen, so dürfte es sich empfehlen, vor allen Dingen zu versuchen, dies durch hydrotherapeutische Maßnahmen zu erreichen, um alsdann erst zu mäßigen Dosen der Antipyretika (Antipyrin 0,1—0,5 je nach Alter 3 mal täglich, Aspirin 3 mal 0,1—0,5, Euchinin 0,3—0,5, Phenacetin, Laktophenin usw.) zu greifen.

Bei diphtherischem Croup, welcher, wie wir oben gesehen haben, eine so schlechte Prognose bei Masern gibt, ist neben Prießnitzschem Umschlag oder auch Eiskravatte um den Hals usw. möglichst früh eine Diphtherieheilseruminjektion von wenigstens 3000 ev. auch noch mehr Immunitäts-Einheiten zu machen und diese Dosis mehrmals unter Umständen zu wiederholen. Sollte zu gleicher Zeit mit den Masern eine Diphtherieepidemie herrschen, so ist es geboten, den Masernkranken eine prophylaktische Injektion (2—600 I.-E. genügen) zu machen. Diese prophylaktische Injektion ist ev. nach 10—12 Tagen zu wiederholen, da ich es einmal in der Heidelberger Klinik erlebt habe, daß eine Neuinfektion mit Diphtherie 12 Tage nach der Injektion des Serums stattfand, welcher damals das Kind erlag.

Brechmittel bei Croup, ob letzterer diphtheritisch ist oder nicht, zu verabfolgen, halten wir nicht für zweckmäßig. Man kann versuchen, dem Kinde mit dem Teelöffel viel süße Milch, Milch mit Honig oder sonst eine süße, warme Flüssigkeit einzuflößen, und wird gewöhnlich alsdann sehen, daß Erbrechen, etwas lockerer Husten und Besserung der Dyspnoe erfolgt. Daneben gibt man natürlich die oben schon angeführten Exspektorantien. Läßt die Dyspnoe nicht nach, wird der Puls schlecht, so muß man sich zur Intubation oder Tracheotomie entschließen, wobei aber nochmals bemerkt sein soll, daß bei nichtdiphtherischem Croup ein operatives Vorgehen äußerst selten notwendig wird.

Weiterhin ist ganz besonders auf das Verhalten der Ohren bei Masern zu achten und bei akuter Otitis media die Parazentese auszuführen. Sind bei Bestehen von Ohrenschmerzen Rötung und Pulsation des Trommelfells noch nicht vorhanden, handelt es sich um eine seröse und noch nicht um eine eitrige Otitis media, so appliziere man einen Prießnitz auf das betreffende Ohr und lasse ein paar Tropfen Glyzerin, ev. Bor- (10—20%), Karbol- (3%) oder Thymolglyzerin in den äußeren Gehörgang einträufeln. Weist aber alles auf eine bereits eitrige Entzündung hin, so warte man nicht ab und mache die Parazentese des Trommelfells. Bei Druckempfindlichkeit des Proc. mastoideus ziehe man spezialärztliche Hilfe zu Rat, inzidiere und eröffne den kranken Knochen möglichst frühzeitig.

Die Behandlung der übrigen Komplikationen von seiten des Gehirns, Auges, Mundes, Darmes unterscheidet sich in nichts von der bei der Erkrankung dieser Organe angegebenen und ist anderweitig in diesem Buche ausgeführt.

Scharlach (Scarlatina).

(Französisch: scarlatine; englisch: scarlet-fever; italienisch: scarlatto.)

Mit 22 Abbildungen.

Geschichtliches. Es unterliegt keinem Zweifel, daß der Scharlach gleich den Masern schon vor vielen Jahrhunderten existiert hat, wenn er auch damals von den übrigen Exanthemen und Infektionskrankheiten nicht als Krankheit sui generis abgetrennt wurde. Erst Sydenham sonderte auf Grund von Beobachtungen aus den Londoner Epidemien der Jahre 1661—1675 das Krankheitsbild des Scharlachs von dem der anderen Infektionen ab. Sydenham war es auch, der als erster die wechselnde Gefährlichkeit des Scharlachs in den verschiedenen Epidemien erkannte, indem er zuerst nur gutartig verlaufene Fälle sah, einige Jahre später jedoch eine Epidemie von unglaublicher Bösartigkeit beobachten konnte, und so finden wir auch heute noch, daß die Mortalität der einzelnen Scharlachepidemien eine sehr verschiedene ist.

Ätiologie. Der Scharlach ist eine kontagiöse Erkrankung. Er wird hervorgerufen durch einen uns bis jetzt völlig unbekannten Mikroorganismus resp. dessen Toxine. Es sind Kokken, Bazillen, Plasmodien als die Erreger der Krankheit angesprochen worden, aber nicht mit Recht.

Insbesondere hat man bei einer großen Anzahl Patienten im Rachen auf den Tonsillen, im Blute, in den Hautschuppen und schließlich in den Leichenorganen Streptokokken verschiedentlich in Reinkultur gefunden, und es gibt Autoren, welche infolge dieser Untersuchungen die Streptokokken für die Erreger des Scharlachs halten. Es läßt sich auch nicht leugnen, daß manche Symptome im Krankheitsbilde des Scharlachs sich durch eine Infektion und Intoxikation mit Streptokokken erklären lassen. Gegen die ätiologische Bedeutung der Streptokokken sprechen jedoch folgende Momente:

Es müßte in erster Linie nachgewiesen werden, daß die Scharlachstreptokokken in Reinkultur bei anderen Menschen das Krankheitsbild des Scharlachs hervorzurufen imstande sind. Dies ist aber bis jetzt nicht der Fall gewesen, die Versuche, welche in dieser Hinsicht unternommen worden sind, verliefen negativ.

Ferner ist es niemals bekannt geworden, daß das Überstehen von Streptokokkeninfektionen zu einer Immunität gegenüber einer zweiten Infektion von Streptokokken bei dem betreffenden Individuum geführt hätte, während bei Scharlach ein einmaliges Überstehen der Krankheit in der Regel zu einer Immunität gegenüber Scharlach für das ganze Leben führt.

Drittens findet man bei tödlichen Scharlachfällen öfter und zwar in der Regel dann, wenn der Exitus schon am zweiten oder dritten Krankheitstage eingetreten ist, das Blut und die inneren Organe steril. Analog diesen Ergebnissen ist es bis jetzt noch niemals mit Sicherheit gelungen, während des Lebens am ersten oder zweiten Krankheitstage im zirkulierenden Blute Streptokokken nachzuweisen, auch in den Fällen nicht, wo die Blutuntersuchung an späteren Krankheitstagen ein positives Resultat ergab.

Namentlich diese letzteren Befunde deuten doch darauf hin, daß der Streptokokkus erst sekundär bei den Scharlachkranken in das Innere des Körpers eindringt, und daß die eigentliche Krankheit einen anderen Erreger haben muß. Dann kommt ferner noch hinzu, daß der von Scharlachkranken gezüchtete Streptokokkus sich kulturell und morphologisch keineswegs von Streptokokken anderer Herkunft (s. auch Rolly, Zentralblatt f. Bakteriologie, Originale 1911) unterscheidet, auch die Agglutination durch Scharlachserum öfter kein konstantes Unterscheidungsmerkmal der gewöhnlichen und Scharlachstreptokokken abgibt.

Die bis jetzt bekannten Streptokokken sind nicht in entferntem Maße derartig kontagiös, wie es das Scharlachvirus sein muß, sie sind nicht flüchtig, gehen, sobald sie keinen guten Nährboden haben, zugrunde, was sämtlich bei dem Scharlacherreger sich anders verhalten muß.

Alles spricht wohl dafür, daß den Streptokokken eine wichtige Rolle bei Scharlach durch Sekundärinfektion zukommt, als sicheres Faktum kann die Streptokokkentheorie in der Ätiologie des Scharlachs bis jetzt aber nicht gelten.

Trotz unserer Unkenntnis des Erregers können wir nun doch verschiedenes über ihn aussagen: Es ist ein von Boden- und klimatischen Verhältnissen völlig unabhängiges, durch Gesunde, Kranke, scheinbar auch durch Tiere übertragbares Kontagium, welches mit außerordentlicher Tenazität an allen möglichen Gegenständen, Kleidern etc. haftet und von da aus Gesunde direkt oder indirekt zu infizieren vermag. Es ist sehr wahrscheinlich, daß außerhalb des menschlichen Körpers eine Vermehrung und Wucherung der Erregers nicht stattfindet und daß er zu diesem Zwecke des menschlichen Körpers bedarf.

Namentlich durch Schulen, überhaupt Anstalten, wo viele Kinder aus allen möglichen Gegenden einer Stadt zusammenkommen, wird eine Infektion in die verschiedenen Stadtteile vermittelt, auch Ärzte können gelegentlich Überträger des Krankheitskeimes werden.

So hatte ein mir bekannter Arzt verschiedene Scharlachfälle in einer Ortschaft zu behandeln, welche 2 Stunden von seinem Heimatdorfe entfernt war. In keinem anderen Dorf der Umgebung außer dem soeben genannten war Scharlach vorhanden. Dieser Arzt infizierte seine eigenen beiden Kinder im Alter von 2 und 4 Jahren und nur durch streng durchgeführte Absperrungs- und Desinfektionsmaßregeln blieb der Krankheitsherd auf diese beiden Kinder in dem betreffenden Orte beschränkt.

Die Disposition ist im Gegensatz zu Masern bei Scharlach nicht allgemein. Ein klassisches Beispiel zeigt die Infektion auf der Insel der Faröer, wo im Jahre 1873—75 eine Scharlachepidemie herrschte, nachdem beinahe 60 Jahre kein Scharlachfall daselbst vorgekommen war. Es erkrankten während dieser Zeit in der Hauptstadt der Insel nur 38% der Einwohner an Scharlach, während von Masern im Jahre 1875 99% derselben Bevölkerung heimgesucht wurden.

Sehr charakteristisch für die Art und Weise der Verbreitung und Dauer des Scharlachs überhaupt ist der Verlauf der Epidemie auf dieser Insel. Während die Scharlachepidemie über 2 Jahre dauerte und dabei wie bemerkt nur 38% der ganzen Bevölkerung ergriff, wurden die 99% von den Masern in sehr kurzer Zeit befallen.

Die Disposition zu Scharlach ist weiterhin entsprechend dem Lebensalter verschieden. Die Altersstufen, welche besonders zu Scharlach disponiert sind, werden von verschiedenen Autoren nicht in gleicher Weise angegeben. Als günstigste Zeit für die Erwerbung der Krankheit wird gewöhnlich ein Alter von zwei bis fünf Jahren genannt, unter einem Jahr tritt sie nur sehr selten, noch seltener über 45 Jahren auf.

Von ca. 1400 Scharlachfällen der Leipziger medizinischen Klinik standen in einem Alter von

1—2	2—5	5—7	7—10	10—15	15—20	20—25	25—30	30—40	40—55 Jahren
60	205	316	254	193	384	192	71	33	8

älter als 55 Jahre war niemand, unter einem Jahr nur 1 Kind im Alter von 5 Monaten. Bemerkenswert ist in dieser Zusammenstellung die hohe Morbidität zwischen dem 15. bis 20. Lebensjahr, welche jedoch auf lokalen Verhältnissen beruhen dürfte, indem hier in Leipzig neben der Klinik noch ein Kinderkrankenhaus besteht, welch letzteres nur Patienten unter 15 Jahren aufnimmt. Es kommen mithin diese nur zum Teil, dagegen sämtliche über 15 Jahre alte in unsere Klinik.

Im Prodromal- resp. Inkubationsstadium ist mit größter Wahrscheinlichkeit ein Scharlachkranker noch nicht für andere ansteckend (im Gegensatz zu Masern); dagegen haftet das Scharlachgift von dem Zeitpunkt der ersten Krankheitserscheinungen (dem ersten Fiebertag) an, (nach einigen Autoren schon etwas früher) auf den Tonsillen, im Nasenrachensekret, auf der Haut, jedenfalls auch im Urin etc. Der Scharlachkranke ist mithin während des Fieber- und Rekonvaleszentenstadiums für andere ansteckungsfähig; wie lange die Infektionsfähigkeit in der Rekonvaleszenz dauern kann, ist von Fall zu Fall verschieden; man nimmt gewöhnlich an, daß nach der sechsten Krankheitswoche, nachdem der Patient gebadet und in ein anderes Zimmer verlegt worden, eine weitere Übertragung auf Gesunde ausgeschlossen ist. Man soll jedoch mit diesem Termine etwas vorsichtig sein und erst dann einen Patienten für nichtinfektionsfähig erklären, wenn er nicht mehr die geringsten Krankheitssymptome (Hautabschuppung, Ohrenlaufen usw.) zeigt. Alles, was vor dieser Zeit mit dem Kranken in Berührung gekommen ist, wird gelegentlich auch nach Monaten noch zu einer neuen Infektionsquelle. So können verschiedene Gegenstände, Wäsche, Spielzeug etc. aus dem Krankenzimmer weggebracht und irgendwo aufgestapelt worden sein; nach Monaten, nachdem das Krankenzimmer längst desinfiziert worden ist und man überhaupt nicht mehr an den Scharlach denkt, werden diese Gegenstände wieder hervorgeholt und vermögen alsdann andere Menschen zu infizieren.

Zur Infektion ist ein Berühren der mit dem Scharlachgift behafteten Gegenstände — wenn auch nur sehr kurz und flüchtig — nötig; dabei scheint eine Infektion in großen, luftigen, hellen Räumen nicht so leicht vorzukommen, als in kleinen, dumpfigen und dunkeln Zimmern.

Von Nahrungsmitteln wird gewöhnlich die Milch in erster Linie beschuldigt, den Scharlacherreger zuweilen zu verschleppen, es kann aber geradesogut jedes andere Nahrungsmittel, welches auf irgend eine Weise direkt oder indirekt mit einem Scharlachkranken in Berührung kam, die Übertragung desselben vermitteln.

Worauf es beruht, daß nur ein Teil der Menschen an Scharlach erkrankt, der andere nicht, ist unbekannt. Es kommt gelegentlich vor, daß sämtliche Mitglieder einer Familie infiziert werden, häufiger erkrankt nur ein Teil derselben. Ja, es wird zuweilen ein vom Scharlach zuerst trotz reichlicher Infektionsgelegenheit verschontes Kind durch eine spätere Infektion von der Krankheit ergriffen, es muß also bei diesem Kinde in der früheren Zeit eine temporäre Unempfänglichkeit bestanden haben.

Von manchen Autoren wird angegeben, daß Witterungsverhältnisse bei der Verbreitung des Scharlachs eine Rolle spielen, insofern als im Herbst die Krankheit öfter und häufiger auftritt als zu anderen Jahreszeiten. Hierzu ist jedoch zu bemerken, daß ein derartig konstantes Vorkommnis nicht immer vorhanden ist: ob das Wetter warm oder kalt, ob feucht oder trocken, ob Ebene oder Gebirge, Reichtum oder Armut, gute oder schlechte und elende Wohnungsverhältnisse, überall wird das Virus in gleicher Weise, sobald es auf empfängliche Individuen trifft, dieselben infizieren. Möglich ist vielleicht, daß verschiedene Individuen in manchen Jahreszeiten, wie oben schon bemerkt, empfänglicher als zu anderen sind.

Der Infektionsmodus ist wahrscheinlich derart, daß das Gift zuerst an die Tonsillen gelangt und von da aus in den Körper eindringt und eine Allgemeininfektion hervorruft. Nun gibt es aber auch Fälle, wo das Scharlachgift nicht von der Tonsille, sondern von einer Verletzung der äußeren Haut aus den Körper infiziert. Dieser sog. „chirurgische oder traumatische Scharlach" tritt gelegentlich nach den verschiedensten Körperverletzungen, Operationen, Verbrennungen, durch Infektion von Haut- und Varizellenblasen, im Wochenbett von der Plazentarwunde des Uterus oder von Dammrissen usw. aus auf. Wenn diese Art und Weise der Infektion auch gerade nicht sehr häufig ist, so kann man doch im allgemeinen sagen, daß durch derartige Kontinuitätstrennungen der Haut das Scharlachvirus einen bequemen Eingang in den Körper findet, und daß derartige verletzte Patienten mehr zu einer Scharlacherkrankung disponiert sind als andere.

Einmaliges Überstehen des Scharlachs ruft in der Regel Immunität für das ganze Leben hervor. Jedoch gibt es sicherlich auch Ausnahmen von dieser Regel, und, wie es scheint, sind dieselben sogar etwas häufiger als bei Masern. Auch drei-, sogar viermaliges Überstehen von Scharlach ist beschrieben worden; ob hier ein Irrtum der Autoren vorliegt, ist naturgemäß schwer zu entscheiden. Es dürfte sich empfehlen, von zwei- oder dreimaligem Scharlach nur dann zu reden, wenn die frühere Erkrankung Monate oder Jahre zurückliegt und die letzte nicht direkt im Anschluß an die erste Erkrankung aufgetreten ist; dagegen von einem „Rezidiv" in den Fällen, wo in der Rekonvaleszenz (meist dritte Woche) der ersten eine neue Scharlacherkrankung mit allen ihren Eigenheiten dazukommt. Von diesen wären die Nachschübe abzutrennen, bei welchen die neue Erkrankung einsetzt, ehe bereits das Fieber der ersten völlig zur Norm gefallen ist.

Als Beispiel eines Scharlachrezidivs möchte ich folgenden Fall anführen (Abb. 23):

F., 4 Jahre alt, aufgenommen am 1. Erkrankungstag, am 2. typisches Scharlachexanthem, am 5., 6. u. 7. Krankheitstag noch hohes Fieber wegen einer Bronchitis und Bronchopneumonie. Darauf Abfall der Temperatur, Schuppung etc. Am 39. Krankheitstag unter Schüttelfrost plötzlicher Temperaturanstieg, am Abend desselben Tages erneutes typisches Scharlachexanthem, welches an den beiden nächsten Tagen noch intensiver wird. Das Fieber zieht sich darauf wegen Drüsenschwellung am Halse etwas in die Länge, am 54. Krankheitstage setzt eine hämorrhagische Nephritis ein; die Temperatursteigerungen am 67. und 68. Krankheitstag sind mit großer Wahrscheinlichkeit auf den urämischen Zustand, Konvulsionen etc. zu beziehen. Danach Besserung, bis an den darauffolgenden Tagen wieder Verschlechterung des Zustandes auftritt, am 74. Krankheitstage wird klinisch eine Peritonitis festgestellt und am 75. Krankheitstage tritt der Exitus letalis infolge der Peritonitis ein. Die klinische Sektion ergab als Ursache der Peritonitis eine vereiterte mesenteriale Lymphdrüse, die mit dem Darm (Ileum) an einer Stelle verwachsen und dort einen Durchbruch des Darminhaltes in die Bauchhöhle hervorgerufen hatte.

Die erste Erkrankung scheint im allgemeinen auf die zweite Erkrankung keinen besonderen Einfluß zu haben, von manchen Autoren wird auch angegeben, daß die letztere gewöhnlich schwerer verläuft wie die erste.

Krankheitsbild. Das Krankheitsbild ist sowohl in den verschiedenen Epidemien als auch in einer und derselben so vielgestaltig und wechselnd, die Komplikationen zuweilen so zahlreich, manchmal wieder gar nicht vorhanden,

daß u. a. Gerhardt sogar an die Möglichkeit gedacht hat, daß wir in dem Schar
lach nicht eine einzige Krankheit, sondern eine ganze Krankheitsgruppe vor

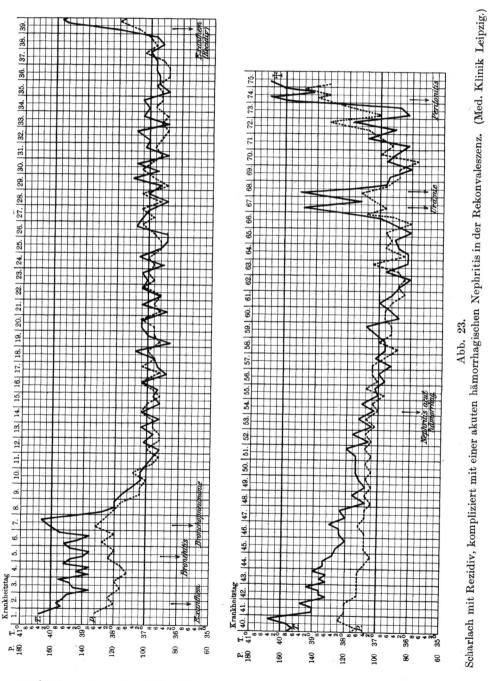

Abb. 23.

Scharlach mit Rezidiv, kompliziert mit einer akuten hämorrhagischen Nephritis in der Rekonvaleszenz. (Med. Klinik Leipzig.)

uns hätten. Trotzdem läßt sich aus dem gelegentlich so mannigfaltigen Symptomenkomplex ein ganz charakteristisches Krankheitsbild herausschälen.

Am zweckmäßigsten unterscheiden wir, wie bei den übrigen akuten Infektionskrankheiten vier Perioden des Verlaufs der Krankheit: 1. das Stadium der Inkubation, 2. das Stadium der Prodrome, 3. das Stadium exanthematicum, 4. das Stadium der Rekonvaleszenz.

Das Stadium der Inkubation umfaßt die Zeit vom Beginne der Infektion bis zum Ausbruch der ersten Krankheitserscheinungen. Diese Zeitdauer wird verschieden angegeben, sie ist im allgemeinen viel kürzer als bei Masern; unter Umständen beträgt sie nur einen, gewöhnlich aber vier bis sieben Tage. Die verschiedenen Angaben in der Literatur sind sofort verständlich, wenn man bedenkt, daß unter Umständen eine verschieden lange Zeit zwischen der Übertragung des Kontagiums und der Festsetzung desselben auf den Tonsillen etc. verstreicht.

Die klinischen Erscheinungen während der Inkubationszeit sind keineswegs charakteristisch. Manche Patienten klagen über Müdigkeit, Appetitlosigkeit, Unlust zu jeder Tätigkeit, Kopfschmerzen, Temperatursteigerung; objektiv krankhafte Symptome werden dagegen in diesem Stadium gewöhnlich nicht wahrgenommen.

In der Mehrzahl der Fälle haben die Patienten während dieser Zeit überhaupt keine Klagen, und nun beginnt ganz plötzlich — im Gegensatz zu dem mehr allmählichen Beginne bei Masern — die eigentliche Krankheit.

Das Stadium prodromorum setzt rasch unter einem oder mehreren Schüttelfrösten, seltener nur leichtem Frösteln ein. Es treten sehr häufig dabei Erbrechen und bei Kindern auch Durchfälle auf, welche bald darauf oft wieder verschwinden. Dabei erreicht die Temperatur in kürzester Frist 40°, der Kopf wird eingenommen, bei jüngeren Kindern kommt es während der Temperatursteigerung gelegentlich auch zu Konvulsionen. Die Patienten haben sofort ein schweres Krankheitsgefühl, klagen über Mattigkeit und Schwere in den Gliedern, Kreuz- und Kopfschmerzen, Brennen und Trockenheit im Munde, Kratzen und Schmerzen im Halse, besonders beim Schlucken. Die Nachtruhe ist gestört, es treten des Nachts öfter Delirien auf.

Objektiv findet man schon sehr bald nach dem Beginn der Erkrankung neben dem Fieber einen sehr hohen Puls, eine Rötung und Schwellung der Rachenschleimhaut, des weichen Gaumens und der Uvula (Enanthem), eine mäßige Vergrößerung und Rötung der Tonsillen, Druckempfindlichkeit derselben und der Drüsen am Unterkieferwinkel. Die Zunge ist stark weißgrau belegt, die Papillen treten besonders am Rande derselben hervor. Öfter erscheint das Gesicht etwas gedunsen, Schnupfen und Lichtscheu fehlt gewöhnlich, die Wangen sind fieberhaft gerötet, die Umgebung des Mundes erscheint dagegen auffallend blaß.

Nun tritt nach eintägiger Dauer des Fiebers, manchmal schon nach einem halben Tag, ganz selten erst nach drei bis vier Tagen der Hautausschlag auf, und es beginnt damit das **Stadium exanthematicum** des Scharlachs. Das Exanthem ist dadurch charakterisiert, daß es aus kleinen, dichtgedrängten, ungefähr hirsekorngroßen, seltener größeren, intensiv leuchtend roten Tüpfelchen besteht, welche so klein sind, daß sie bei oberflächlicher Betrachtung nicht einzeln und distinkt wahrgenommen werden. Zwischen den einzelnen Tüpfelchen befindet sich ein schmaler, unregelmäßig gestalteter Saum von annähernd normal aussehender Hautfarbe, welcher es ermöglicht, daß bei genauerem Zusehen die einzelnen roten Spritzchen voneinander abgetrennt werden können. An den verschiedensten Stellen der Haut fließen sehr oft die einzelnen Fleckchen zusammen, so daß die Haut wie mit roter Farbe überstrichen erscheint. Die anfangs mehr hellrote Farbe geht allmählich in ein dunkleres gesättigteres Rot (Scharlachrot) über.

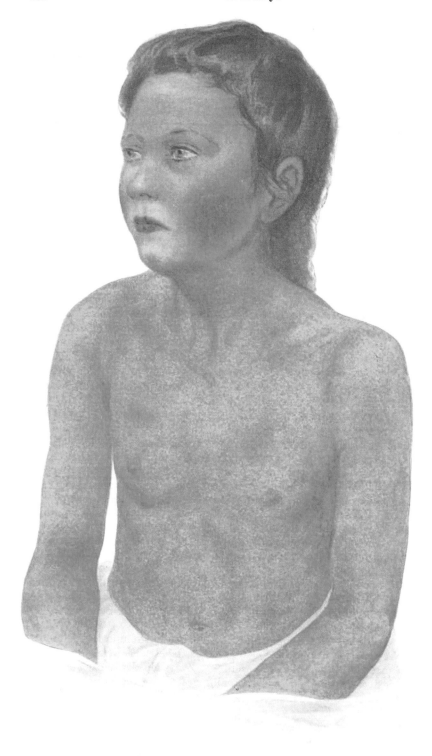

Abb. 24.
Scharlachexanthem (nach einer Lumière-Photographie der Med. Klinik Leipzig).

Der Ausschlag beginnt gewöhnlich zuerst an der oberen Brust- und Halsgegend, breitet sich von da sodann auf den Stamm, späterhin (nach ein bis drei Tagen) auch auf die Extremitäten aus, woselbst derselbe regelmäßig an deren Innenseite, der Kniekehle und Ellenbogenbeuge besonders deutlich hervortritt. Aber auch an der Streckseite, an den Fingern und Zehen wird der Ausschlag, wenn auch meist weniger intensiv, wahrgenommen.

In zwei bis vier Tagen nach Beginn der Eruption nimmt das Exanthem alle Körperteile ein, am wenigsten ist das Gesicht befallen, regelmäßig wird die Gegend um den Mund herum und das Kinn von demselben verschont. Dadurch erscheinen diese Teile merkwürdig blaß und kontrastieren — im Gegensatz zu den Masern — hierdurch sehr deutlich mit der übrigen roten Hautfarbe. Die Wangen und meist auch die Stirn sind infolge des Fiebers gewöhnlich leicht gerötet. Die Haut schwillt etwas und fühlt sich trocken, gespannt, heiß, samtartig und an verschiedenen Stellen infolge daselbst befindlicher geschwollener und hyperämischer Follikel wie Chagrinleder an. Mitunter ist mit der Anschwellung der Haut ein lästiges Juckgefühl verbunden.

Infolge Drucks mit dem Glasspatel auf die Haut schwindet die Röte bei einem Teil der Fälle völlig, bei dem anderen Teil bleibt dabei eine Anzahl kleiner bräunlichgelblicher Schüppchen bestehen, wodurch der Beweis für kleine Blutungen an diesen Stellen geliefert ist. Zu bemerken ist fernerhin, daß infolge eines mechanischen Reizes (Streichen etc.) eine weiße Farbe an der betreffenden Stelle der Haut auftritt, welche sich von dem übrigen roten Untergrund sehr scharf abhebt.

Schon vor dem Auftreten des Exanthems hat das Fieber eine Temperatur von meist 39—40° erreicht, steigt gewöhnlich mit einer morgendlichen Remission am nächsten Tag auf noch höhere Grade und hält sich so lange ungefähr auf

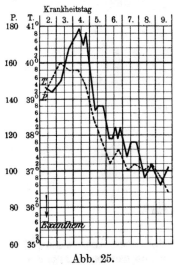

Abb. 25.
Temperaturkurve bei Scharlach.
(Med. Klinik Leipzig.)

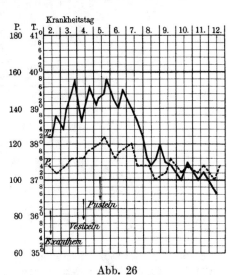

Abb. 26
Temperaturkurve bei Scharlach.
(Med. Klinik Leipzig.)

dieser Höhe, bis das Exanthem seine größte Intensität erlangt hat, was, wie aus Abb. 25 und 26 ersichtlich, eine kürzere oder längere Zeit beansprucht. Danach fällt die Temperatur bei unkomplizierten Fällen meist lytisch ziemlich rasch, um ungefähr vom 9. bis 12. Krankheitstage wieder normale Grade zu erreichen.

Der Puls ist (Abb. 25) in der Regel stärker, als es der Fiebertemperatur entspricht, beschleunigt, der Appetit liegt gänzlich darnieder, die Zunge ist stark belegt, die Halsschmerzen sind sehr lästig. Neben einer starken Rötung und Schwellung der Tonsillen zeigen sich auf denselben gelb- oder schmutzig-weißliche, dickeitrige, fleckige Beläge, die umliegenden Teile (weicher Gaumen, Uvula, Rachen) sind ebenfalls mehr oder weniger geschwollen und gerötet. Allmählich stößt sich von der Zunge der schmierige Belag ab, es kommen als-dann ungefähr zwischen dem fünften bis sechsten Krankheitstage die stark geschwollenen und geröteten Papillen an der Oberfläche der Zunge zum Vor-schein, welche ihr das Aussehen der Himbeerzunge geben. Die ganze Ober-fläche der Zunge ist dabei merkwürdig trocken und rissig.

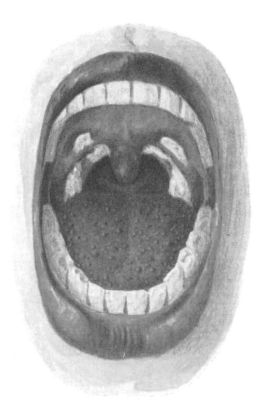

Abb. 27.
Angina und Zunge bei Scharlach.

Hand in Hand mit der Steigerung der skarlatinösen Angina schwellen die Lymphdrüsen am Kiefernwinkel noch mehr an und werden sehr schmerzhaft; auch die zervikalen und okzipitalen Lymphdrüsen zeigen fast regelmäßig eine geringe Schwellung.

Im übrigen bestehen während des Fiebers keine besonderen für Scarlatina spezifischen Symptome. Der Urin ist hochgestellt, zeigt manchmal geringe febrile Albuminurie, keine Diazoreaktion (im Gegensatz zu Masern), aber meist schon eine sehr frühzeitige Azetonurie; geringe Bronchitis tritt zuweilen auf, die Milz ist fast regelmäßig geschwollen, weich und deutlich palpabel.

Mit dem lytischen Abfall des Fiebers verschwinden diese Symptome
sämtlich, zu gleicher Zeit blaßt das Exanthem der Haut langsam ab und zwar
gewöhnlich in der Reihenfolge, in welcher es erschienen ist, so daß am Ende des
Fieberstadiums das Exanthem sehr oft am Rumpf schon fast gänzlich verschwunden, während es an der Innenseite der Oberschenkel, an den Ellenbogen-
beugen noch sehr gut sichtbar ist.

Mit dem Abblassen des Exanthems geht die Angina zurück, der bräunlich-
schmierige Belag, die Follikel stoßen sich los, die Tonsillen etc. schwellen ab,
die Rötung verschwindet, die regionalen Lymphdrüsen werden kleiner. Die
Oberfläche der Zunge wird wieder feucht, die rote Farbe daselbst verschwindet
langsam, während die Papillen manchmal recht lange Zeit während der Rekonvaleszenz noch geschwollen und vergrößert erscheinen.

Das Stadium der Rekonvaleszenz beginnt mit der fieberfreien Periode
der Erkrankung (manche Autoren zählen auch noch die letzten fieberhaften
Tage von dem Zeitpunkt an, von welchem das Exanthem im Rückgang begriffen ist, hinzu). In derselben verschwinden etwa noch von der vorhergehenden Periode übriggebliebene krankhafte Veränderungen, wie Tonsillen-,
Lymphdrüsenschwellung, Himbeerzunge völlig. Ebenso das Exanthem der Haut,
nachdem es nahezu eine Woche sichtbar war. Ungefähr zu gleicher Zeit, selten
schon früher, manchmal aber auch erst in der dritten oder vierten Woche der
Rekonvaleszenz beginnt die Abschuppung der Haut. Letztere ist anfangs
meist kleinförmig und alsdann von derjenigen bei Masern schlecht zu unterscheiden. Allmählich aber nimmt sie eine lamellöse Form an, so daß die
obersten Schichten der Epidermis sich in großen Lappen ablösen. Eine derartige lamellöse Abschuppung ist besonders an den Extremitäten, an Händen
und Füßen, aber auch am Rücken vorhanden, weniger ausgesprochen auf der
Brust, im Gesicht und am Abdomen, woselbst die Abschuppung mehr schuppen-
förmig vor sich geht; sie ist bei verschiedenen Fällen verschieden intensiv und
mehr oder weniger charakteristisch (lamellös) und die Dauer derselben sehr
wechselnd (einige Tage bis sechs Wochen und mehr). Das Eigenartige der
Schuppung verschwindet oder wird undeutlich, sobald die Patienten häufige
warme Bäder während dieser Zeit bekommen.

Anomalien des Verlaufs. Verlaufsanomalien des Scharlachs gibt es reichlich, in verschiedenen Epidemien sowohl als auch in einer und derselben. Zwar
kommt es vor, daß in einer Epidemie einmal z. B. nur leichte Erkrankungen
ohne Komplikationen auftreten. Dies gilt jedoch nicht für alle Fälle, und man
kann deswegen niemals im voraus nach der Schwere der Epidemie die Prognose eines Falles stellen.

Wenn wir vorläufig einmal von den Komplikationen des Scharlachs noch
gänzlich absehen, so können wir, wie schon bemerkt, leichte und schwere Formen
unterscheiden.

Die leichten Formen sind dadurch charakterisiert, daß entweder alle
Erscheinungen eines gewöhnlichen Scharlachs vorhanden sind, dieselben aber
sämtlich oder auch nur einige von ihnen rudimentär auftreten resp. gänzlich
fehlen. Das Allgemeinbefinden leidet bei diesen Patienten nur wenig, ja ein
Teil fühlt sich so wenig krank, daß er gar nicht Bettruhe einhalten will.

Erbechen und Schüttelfrost im Beginne der Erkrankung fehlt bei solchen
Patienten meist, die Temperatur erreicht nicht so hohe Grade, oder wenn sie
auch einen Tag lang einmal hoch war, so fällt sie am nächsten sofort kritisch
oder auch mehr lytisch zur Norm ab (Abb. 28, 29 und 30).

Die anginösen Beschwerden sind mehr oder weniger gering, der Hautausschlag ist nicht so intensiv und nur kurze Zeit sichtbar, ebenso die Desquamation viel kürzer oder gelegentlich gar nicht deutlich ausgeprägt.

Hierher gehören auch diejenigen Fälle, bei welchen die Rachenorgane und
die Lymphdrüsen am Halse nur unerheblich oder überhaupt nicht erkrankt
sind (Scarlatina sine angina); meist wird man jedoch bei solchen Patienten

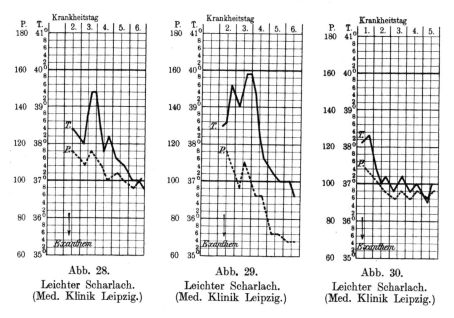

Abb. 28.   Abb. 29.   Abb. 30.
Leichter Scharlach.   Leichter Scharlach.   Leichter Scharlach.
(Med. Klinik Leipzig.)   (Med. Klinik Leipzig.)   (Med. Klinik Leipzig.)

eine mäßige Röte des Rachens und der Tonsillen wahrnehmen. Weiterhin
kommen Scharlacherkrankungen ohne Temperatursteigerung vor (Scarlatina
sine febre); das Exanthem ist bei diesen meist gering entwickelt, läßt sich
jedoch als typisches Scharlachexanthem in der
Regel noch gut erkennen.

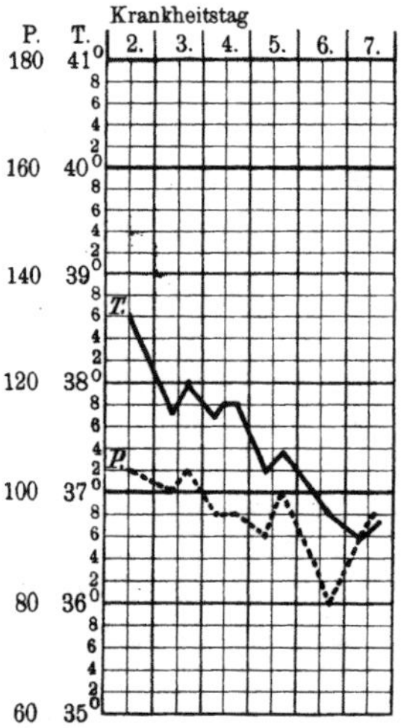

Bei anderen Patienten ist ein Hautexanthem
überhaupt nicht nachweisbar (Scarlatina sine
exanthemate, Abb. 31). Hier ist die Diagnose
manchmal sehr schwierig oder überhaupt nicht
mit Sicherheit zu stellen. Der Scharlach ist dann
meist nur daran erkennbar, daß in der Rekonvaleszenz die typische Scharlachschuppung auftritt, welche jedoch bloß bei einem Teil der Fälle
vorhanden ist. Oder aber es sind die anderen
Geschwister zu gleicher Zeit an einem regelrechten
Scharlach, der fragliche Patient aber nur an einer
Angina erkrankt. Kommt bei diesem Patienten
als Nachkrankheit z. B. eine Nephritis hinzu, so
dürfte die Diagnose Scarlatina als gesichert gelten.
Eine Nephritis als alleinige Nachkrankheit und
alleiniges Symptom genügt nicht zur Scharlach-
diagnose, da ja nach einer gewöhnlichen Strepto-
kokkenangina ebenfalls eine akute hämorrhagische
Nephritis gelegentlich auftritt. Die zuletzt genannten leichten Scharlachformen (Scarlatina sine

Abb. 31.
Scarlatina sine exanthemate.
(Med. Klinik Leipzig.)

febre, sine exanthemate, sine angina) sind nach unseren Erfahrungen recht
selten; das Material der Klinik kann jedoch hier nicht allein maßgebend sein,

da solche Erkrankungen wegen ihres leichten Verlaufs gewöhnlich nicht Gegenstand klinischer Behandlung werden.

Den klinisch leichten stehen die schweren Scharlachformen (Scarlatina gravissima) gegenüber, welche entweder schon in ein paar Stunden bis ein bis zwei Tagen oder in vier bis sechs Tagen zum Exitus letalis führen. Die nur kurze Zeit dauernden schweren Scharlacherkrankungen sind in der Regel selten, nur in manchen Epidemien scheinen sie etwas gehäuft vorzukommen. Sie beginnen gewöhnlich mit heftigem Erbrechen, starken Kopfschmerzen, Konvulsionen und sofort schweren Erscheinungen von seiten des Zentralnervensystems. Die Patienten sind unruhig, benommen, delirieren, schreien auf, diarrhoischer Stuhl und Urin geht ins Bett. Der Puls ist fliegend, wird allmählich immer weniger fühlbar, die Haut des Gesichtes blaß, eingefallen, zeigt schließlich eine lividbläuliche Verfärbung. Der Ausschlag auf der Haut kommt bei manchen derartigen Patienten nicht so recht zum Vorschein, bei anderen wieder ist er anfangs leuchtend rot, wird alsdann aber unter gleichzeitigem Auftreten von Herzschwäche zyanotisch oder livide verfärbt. Die Angina und die sonstigen charakteristischen Scharlachsymptome treten meist bei diesen Fällen zurück, es sind sehr oft nur Erscheinungen einer schweren allgemeinen Infektion resp. Intoxikation vorhanden.

Bei denjenigen Patienten dieser Kategorie, bei welchen die Krankheit längere Zeit (vier bis sechs Tage) bis zum Exitus letalis währt, hat man meist ein anderes klinisches Bild. Die Erkrankung beginnt hier wie ein gewöhnlicher Scharlach, alle für denselben charakteristischen Symptome sind die ersten zwei bis vier Tage vorhanden. Nur fällt in dieser Zeit gewöhnlich auf, daß der Puls sehr frequent, die Angina beträchtlich, der Hautausschlag intensiv usw. ist. Am vierten oder fünften Krankheitstage ändert sich plötzlich das Bild: Es tritt Kreislaufschwäche ein, das Aussehen des meist kräftigen und gut genährten Patienten wird schlecht, derselbe verfällt zusehends, das leuchtende Rot der Haut verschwindet und macht einer lividbläulichen Färbung Platz, es tritt Apathie, Koma ein. Die Rachenorgane sind bei diesen Patienten meist ganz besonders stark entzündet, infiltriert, schmieriggraugelb belegt, die Kiefer- und Halsdrüsen sehr stark geschwollen. Weniger häufig bestehen bei solchen Patienten Komplikationen von seiten der Lungen, auch eine in den Anfängen stehende Glomerulonephritis wird sehr oft bei der Sektion festgestellt (wie bei dem Patienten von Abb. 32).

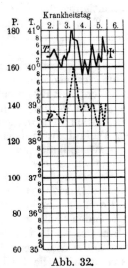

Abb. 32.
Scarlatina gravissima.
(Med. Klinik Leipzig.)

Zu den schweren Formen gehört auch der hämorrhagische Scharlach. Bei demselben kommt es außer zu schweren zerebralen Erscheinungen noch zu Blutungen in Haut, Unterhautzellgewebe, Schleimhäuten und inneren Organen. Diese Erkrankungsart verläuft anfangs die ersten zwei bis drei Tage meist wie ein schwerer oder mittelschwerer unkomplizierter Scharlach; plötzlich kommt es in der Regel schubweise zu punktförmigen Blutungen an verschiedenen Körperteilen, die Blutungen vergrößern sich, es entstehen größere Flecke und schließlich gelegentlich auch größere flächenförmige Sugillate. Weitere Blutungen erscheinen auf der Mundschleimhaut, in den Nieren und Harnwegen, Genitalien, Darm etc., und der Exitus letalis läßt nicht lange auf sich warten.

Nach unserer Erfahrung scheinen jedoch derartige Fälle außerordentlich selten zu sein.

Mit diesem hämorrhagischem Scharlach haben die oben bereits erwähnten Scharlachfälle nichts zu tun, bei welchen es zu kleinen hämorrhagischen Petechien (s. o.) auf der Haut, besonders an der Innenseite der Oberschenkel, Ellenbogenbeuge, Hals- und oberer Brustgegend etc. kommt. Dieselben sind prognostisch nicht anders zu beurteilen als die ohne diese kleinen Hämorrhagien einhergehenden Scharlacherkrankungen.

Der Hautausschlag zeigt weiterhin zuweilen noch Anomalien, welche prognostisch ebenfalls ohne Bedeutung sind. Abgesehen von der Farbe, der Zeitdauer des Bestehens, der Ausbreitungsweise, welche, wie bereits erwähnt, oft verschieden sind, ist das Exanthem manchmal nur auf einzelne Körperteile beschränkt, an den übrigen kommt es gar nicht zum Vorschein (partielles Exanthem). Gelegentlich erscheint es in Form von linsen-, bohnen- oder noch größeren, meist unregelmäßig begrenzten, stellenweise ein wenig erhabenen roten Flecken, welche entweder nur an dem einen oder anderen Körperteil, manchmal auch über den ganzen Körper ausgebreitet sind. Dieselben schwinden und kommen wieder, oder sie sind dauernd vorhanden und in letzterem Falle alsdann schwer von denen bei Masern zu unterscheiden (Scarlatina variegata). Kommt alsdann noch eine stärkere Anschwellung der Haut im Bereich dieser Flecke hinzu (Scarlatina papulosa), und sind diese Papeln auch im Gesichte vorhanden, so ist manchmal (allerdings sehr selten) auf Grund der Besichtigung der Haut keine sichere Diagnose zu stellen.

Eine weitere Abart des Scharlachexanthems ist der Scharlachfriesel (Scarlatina miliaris). Derselbe ist dadurch charakterisiert, daß an verschiedenen Stellen der Haut, besonders am Rumpfe und Halse, an einem Drucke ausgesetzten Hautstellen usw. am zweiten oder dritten Eruptionstage kleine stecknadelkopfgroße anfangs mit wasserhellem Inhalte gefüllte Bläschen auftreten; der Bläscheninhalt trübt sich späterhin und trocknet ein. Die Bläschen können zahlreich oder auch nur einzeln vorhanden sein; sie treten gelegentlich in manchen Epidemien besonders zahlreich auf, einen Einfluß auf den Verlauf des Scharlachs haben sie nicht.

Komplikationen. Zu den wichtigsten und häufigsten Komplikationen im Fieberstadium des Scharlachs gehören diejenigen von seiten des Rachens. Die Rachenorgane sind bei Scharlach fast immer, wenn auch in sehr verschiedener Intensität, erkrankt. Wird die Entzündung und Schwellung der Tonsillen und des Rachens sehr hochgradig, werden in den Entzündungsprozeß auch noch die anliegenden Teile, die Schleimhaut der Mundhöhle, Nase, Lymphdrüsen usw. einbezogen, so kommt es häufig zu Abszedierungen und nekrotischem Zerfall eines Teiles dieser entzündeten Gewebe. Bei weiterem Fortschreiten des Prozesses schwillt die Gegend der Parotis, des Halses, der Submaxillardrüsen in einer derartigen Weise an, daß fast völlige Kieferklemme, außerdem die Unmöglichkeit, den Kopf zu drehen und zu bewegen, resultieren kann. Starke Schluckbeschwerden treten ein, da der Entzündungsprozeß auch innen auf den weichen Gaumen, auf das retropharyngeale Zellgewebe fortschreitet, dazu gesellt sich, zum Glück selten, Glottisödem. Der Belag auf den Tonsillen, welcher anfangs gelblichschmutziggrau und auf die Tonsillen beschränkt war, nimmt eine schmierig-eitrige Konsistenz an, greift auf Gaumenbogen, Uvula, Rachenwand über, ja kann sich sogar auf Wangenschleimhaut, Nase und Lippen fortsetzen, gewöhnlich macht er jedoch am Kehlkopfeingange Halt.

In günstigen Fällen werden die putriden Massen ohne beträchtliche Defekte abgestoßen. Hat aber der Entzündungsprozeß die soeben beschriebene Ausdehnung bereits erreicht, so werden durch die tiefgreifenden, phlegmonösen

Prozesse die erkrankten Rachenorgane zur teilweisen oder vollkommenen Zerstörung gebracht. Bisweilen tritt sogar Verjauchung dieser Teile auf, wobei ein übelriechender Foetor ex ore erscheint. Auch die Nase mit ihren Nebenhöhlen, Ohr, Auge etc. werden gelegentlich in ähnlicher Weise affiziert. Endlich entstehen große Eiterhöhlen, Abszesse am Halse, welche unter Umständen von selbst nach außen durchbrechen und dann sehr schlecht heilen. Retropharyngealabszesse, Angina Ludovici, Arrosion der Karotis oder Jugularis interna mit meist tödlichen Blutungen, Knochenarrosionen, Zahnausfall, Nekrosen des Gaumens, der Wangen, Lippen, allgemeine Sepsis, insbesondere durch Streptokokken usw. kommen hinzu und führen in der Regel zum Tode. Sehr selten heilen derartige Prozesse und dann meist nur unter erheblicher Entstellung der betroffenen Teile. Ausgedehnte Narbenbildungen resultieren, es kommt gelegentlich zu Strikturen im Rachen und Halse; ja sogar Ösophagusstrikturen sind infolge ausgedehnter Entzündungen im Rachen und Ösophagus beobachtet worden. (Preleitner, Wiener klin. Wochenschr. 1910, S. 680).

Die Erkrankung setzt bei dieser Angina scarlatinosa maligna gewöhnlich wie jeder andere mittelschwere Scharlach ein, am dritten bis fünften Krankheitstage jedoch wird die Temperatur, der Puls höher als an den Vortagen, mit mehr oder minder großen morgendlichen Remissionen steigt die erstere auf exzessiv hohe Grade an und hält sich so hoch bis zum Exitus letalis.

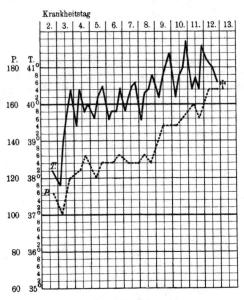

Abb. 33.
Scharlach mit Angina maligna.
(Med. Klinik Leipzig.)

Eine Illustration für einen derartigen Krankheitsverlauf zeigt der Patient der Abb. 33, woselbst im Beginn eine mittelstarke skarlatinöse Angina bestand, welche vom 3. Krankheitstage an an Intensität zunahm und darauf nekrotisch wurde; die Lymphdrüsen schwollen stark an; am 7. Krankheitstage griff der Prozeß auch auf die Nase über (Schwellung, starke, dünne, eitrige Sekretion mit einem schmierigen Belag der Nasenschleimhaut) und am 12. Krankheitstage trat der Exitus an Herzschwäche ein. Bei der Sektion fand sich noch eine Otitis med. purul., außerdem wurden Streptokokken im Herzblute nachgewiesen.

Von dieser nekrotischen Scharlachangina ist sowohl klinisch als auch besonders in ätiologischer Beziehung die wahre Scharlachdiphtherie abzutrennen, bei welcher im Tonsillarbelag neben den Streptokokken, welche ja bei allen Scharlachanginen angetroffen werden, der Löfflersche Diphtheriebazillus gefunden wird. Wir müssen also sagen, daß bei diesen Scharlachpatienten eine Sekundärinfektion mit Diphtheriebazillen stattgefunden hat, während primär der unbekannte Scharlacherreger allein vorhanden war.

Nun kann in jeder Phase des Verlaufs, auch in der Rekonvaleszenz eines Scharlachs eine Sekundärinfektion mit Diphtheriebazillen stattfinden, relativ häufig jedoch findet man dann zwischen dem dritten bis fünften Krankheitstage einer Scharlacherkrankung in den Rachen- und Tonsillenmembranen Diphtheriebazillen. Klinisch zeichnen sich diese Scharlachdiphtheriefälle durch einen Belag von mehr weißlich glänzender Farbe aus, die Membranen sind derb, fest zusammenhängend und mit der Unterlage fest verwachsen, so daß sie nur mit Mühe unter gleichzeitig stattfindender Blutung abgezogen werden können. Dagegen sind die Membranen der Scharlachangina oder des Scharlachdiphtheroids, wie Thomas es nennt, weit schmieriger und haben eine mehr gelblichschmutzige Farbe als die echten Diphtheriemembranen. Manchmal jedoch fehlen klinisch sichere Unterscheidungsmerkmale, es muß dann die Differentialdiagnose zwischen diphtherischer und diphtheroider Angina durch ein Färbepräparat und Ausstreichen des Belags auf dem Löfflerschen Blutserum gestellt werden.

Die Frage, ob wirkliche Diphtherie- oder nur Pseudodiphtheriebazillen hier vorhanden sind, welcher Unterschied nur durch den Tierversuch (Meerschweinchen) mit Sicherheit festgestellt werden kann, spielt nach unserer Erfahrung keine große Rolle, da, wenn Diphtheriebazillen in den Membranen gefunden werden, dieselben bei derartigen Prozessen stets als echte Diphtheriebazillen anzusprechen sind.

Was nun die Häufigkeit der Scharlachdiphtherie anlangt, so ist dieselbe im allgemeinen nicht so hoch, wie von verschiedenen Seiten angenommen wird (z. B. von v. Ranke in über 50% der Scharlachkranken, s. Münch. med. Wochenschr. 1896, Nr. 42). Unter unseren 1400 Scharlachfällen war die Gesamtzahl der mit echter Diphtherie komplizierten 78 (5,6%) (alle bakteriologisch festgestellt!), davon starben 26 (ca. 33%); es scheint demnach die Prognose dieser Fälle schlechter als bei dem gewöhnlichen Scharlach zu sein.

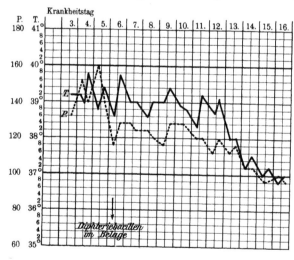

Abb. 34.
Scharlachdiphtherie. (Med. Klinik Leipzig.)

Diese echten Scharlachdiphtheriefälle können im übrigen wie ein gewöhnlicher mittelschwerer Scharlach verlaufen, meistenteils dauert jedoch das fieberhafte Stadium etwas länger (s. Abb. 34). Oder aber der Kehlkopf und die Luftwege werden ebenfalls durch den Diphtheriebazillus in den entzündlichen Prozeß einbezogen, was bei der nicht mit Diphtherie komplizierten Scarlatina ein sehr seltenes Vorkommnis ist. Es kommt alsdann meist zur Tracheotomie, und die Prognose dieser Fälle ist ganz schlecht. Das Auftreten von Lähmungen in der Rekonvaleszenz einer echten Scharlachdiphtherie scheint nach unseren Erfahrungen sehr selten zu sein.

Schon bei einem normalen Verlauf des Scharlachs sind die Lymphdrüsen geschwollen und zwar nicht allein diejenigen des Halses, sondern auch in geringem Grade die anderer Körperregionen. Wir müssen also annehmen, daß das Scharlachgift nicht nur einen schädlichen Einfluß auf die regionären Lymphdrüsen des Halses, sondern auf das lymphatische Gewebe des ganzen

Körpers überhaupt (Milz und Darmfollikel sind ebenfalls geschwollen) ausübt.

Infolge des anginösen Prozesses sind anderen Bakterien (besonders Streptokokken) die Wege für das Eindringen in den Körper geebnet. Dieselben setzen sich zuerst in den regionären Lymphdrüsen des Halses, Nackens fest, rufen eine starke Schwellung und Entzündung derselben hervor. Oberflächliche oder tiefe Hals-, Nacken-, Retropharyngealdrüsen werden auf diese Weise einzeln oder insgesamt, auf der einen oder auch auf beiden Halsseiten infiziert. Sehr bald wird das umliegende Zellgewebe in den entzündlichen Prozeß mit einbezogen, es entsteht eine bretthart Infiltration der einen oder beider Halsseiten, der unteren Parotisgegend usw. Das Aussehen des Patienten ist entstellt, das Gesicht oft gedunsen zyanotisch; die Drüsen vor und hinter dem Ohre schwellen ebenfalls an. Es tritt früher oder später Eiterung ev. auch Gangrän ein, die Haut wird über dem Abszeß gerötet, dünn, gespannt, es kommt zur Fluktuation an dieser Stelle. Wird zu diesem Zeitpunkt nicht inzidiert, so bricht der Abszeß nach außen auf, er kann aber auch nach unten in das Mediastinum sich einen Weg bahnen und so eine eitrige Mediastinitis, Pleuritis, Pericarditis hervorrufen. Tritt Heilung ein und entleert sich der Abszeß nach außen, so ist die Rekonvaleszenz meist sehr lang. Ein Teil der weniger geschwollenen Drüsen geht gelegentlich zurück, wie das ja bei den normalen Scharlachfällen stets die Regel ist, mitunter aber schwellen diese zurückgegangenen Drüsen in der späteren Zeit der Rekonvaleszenz von neuem an und vereitern erst dann (Abb. 23).

Genügt das Filter des Lymphapparates am Halse nicht, wird dasselbe durchbrochen, so bekommen wir das klinische Bild der Pyämie. Es entwickeln sich metastatische Abszesse in entlegenen Körpergebieten, serösen Höhlen, in den Gelenken und den verschiedensten Organen, und die Bakterien lassen sich in einem großen Prozentsatz dieser Fälle im Blute während der letzten Lebenstage nachweisen.

Als interessante Beobachtung ist hier der Fall von Abb. 23 zu erwähnen, insofern daselbst in der späteren Periode der Rekonvaleszenz (71. Krankheitstag) infolge einer Vereiterung einer vereinzelten Mesenterialdrüse eine Perforation in den Darm und Austreten von Darminhalt in die Peritonealhöhle, Peritonitis und Exitus letalis erfolgte. Wir müssen annehmen, daß sich in diesem Krankheitsfalle eine Metastase in einer Mesenterialdrüse etabliert hatte, welche später zur Vereiterung kam und dadurch den Tod herbeiführte.

Die Gesamtzahl unserer Scharlachsepsisfälle betrug 16 (unter 1400), darunter befanden sich 12 Kinder im Alter von 2—9 Jahren, 4 Erwachsene von 17, 19, 20 und 47 Jahren; sämtliche sind gestorben.

Eine schwere Rachenaffektion gibt nun oft auch Veranlassung zu einer stark entzündlichen Affektion der Nasenhöhle. Die Schleimhaut der letzteren ist dabei stark geschwollen und sezerniert unter Umständen ein jauchig-dünnflüssiges, seröses Sekret. Bisweilen gesellt sich, wie wir dies gelegentlich beobachteten, Coryza hinzu.

Häufiger als die schwereren Nasenerkrankungen sind eitrige Entzündungen des Mittelohres bei Scharlach vorhanden. Dieselben finden sich gewöhnlich am Ende der ersten Krankheitswoche, seltener etwas früher, ganz selten später. Sie traten bei uns in etwa 20% sämtlicher (1400) Scharlachfälle auf. Die Erkrankung beginnt mit Fiebersteigerung, gelegentlich auch einem Schüttelfrost, es treten Schmerzen und Sausen im Ohr, Schwerhörigkeit, Schmerzhaftigkeit des Warzenfortsatzes auf; in schweren Fällen gesellen sich Gehirnerscheinungen, meningitische Symptome hinzu. Bei kleinen Kindern kommt es dabei öfter zu Konvulsionen, starker Unruhe, Erbrechen.

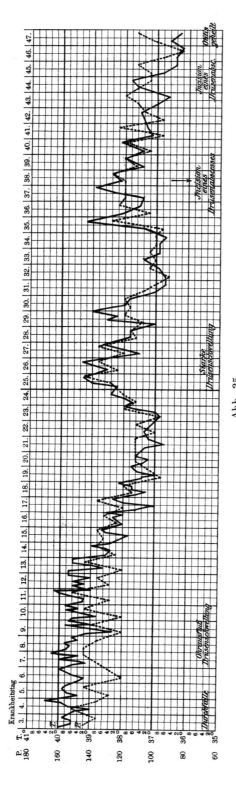

Abb. 35.
Scharlach mit Otitis media und Drüsenabszessen. (Med. Klinik Leipzig.)

Die Infektion des Mittel-
ohres geht wohl meist vom
Rachen oder der infizierten Nasenhöhle aus und breitet sich durch
die Tuba Eustachii auf die Schleimhaut des Mittelohres fort. Es entsteht im Mittelohr ein trübseröses,
sehr bald eitrig werdendes Exsudat. Das Trommelfell ist gerötet, vorgewölbt, pulsiert. In den
meisten Fällen tritt Perforation
desselben ein, es entleert sich
manchmal übelriechender Eiter.
Tritt spontane Trommelfellperfora-
tion nicht ein, so muß die Parazentese möglichst frühzeitig ausgeführt werden. Die Eiterung aus
dem Mittelohr dauert mehrere
Wochen lang, der Prozeß heilt
unter Vernarbung des Trommelfells mit oder ohne Schwerhörigkeit aus. In einem Teil der Fälle
jedoch greift die eitrige Einschmelzung von der Schleimhaut des
Mittelohres auf das Antrum, die
Warzenfortsatzzellen usw. über,
der Warzenfortsatz wird stark
druckempfindlich und kann unter
Umständen eitrig einschmelzen.
Wird nun hier nicht für guten Abfluß des Eiters gesorgt, so schreitet
der Prozeß nach innen auf das
Felsenbein und die Meningen fort,
es kommt zur infektiösen Sinusthrombose, Meningitis, Sepsis usw.

Klinisch (s. o.) besteht bei
diesen Ohrkomplikationen hohes
Fieber, sehr frequenter Puls,
schwere Allgemeinsymptome besonders zerebraler Natur, gelegentlich Durchfälle. Zu erwähnen wäre
noch, daß bisweilen und zwar ganz
im Beginne des Eruptionsstadiums
vorübergehende Ohrenschmerzen
vorhanden sind, welche einer zu
gleicher Zeit mit dem Auftreten
des Hautausschlages einhergehenden Hyperämie der Mittelohr-
schleimhaut ihren Ursprung verdanken. Diese frühzeitige Otitis
hat mit der beschriebenen, später
auftretenden Otitis media purulenta anscheinend nichts zu tun,

da sie offenbar durch den Scharlachprozeß selbst hervorgerufen wird, wogegen die letztere auf einer Sekundärinfektion mit Streptokokken usw. beruht.

Abb. 35 zeigt die Temperaturkurve eines 4 jährigen Mädchens, welches am 3. Krankheitstage mit Scharlachexanthem, Angina, mäßiger Halsdrüsenschwellung aufgenommen wurde. Am 8. Krankheitstage Perforation des rechten Trommelfelles infolge eitriger rechtsseitiger Mittelohrentzündung, die Halsdrüsen sind in dieser Zeit stark geschwollen, es besteht ein ziemlich intensiver diphtheroider (keine Diphtheriebazillen) Belag auf den Tonsillen. Erst am 22. Krankheitstage wird die Temperatur zum ersten Male annähernd normal, das Kind ist aber trotzdem noch sehr unruhig, eitrige Sekretion aus dem rechten Ohr besteht weiter, die Halsdrüsen rechts stark infiltriert, fast keine Angina mehr. Stühle diarrhoisch. Die Halsdrüsen schwellen am 24. Krankheitstage rechterseits wieder mehr an, es kommt am 38. und am 44. zu Inzisionen von Drüsenabszessen der rechten Halsseite. Das rechte Ohr sezerniert bis zum 47. Krankheitstage, Patientin wird später geheilt entlassen.

Erkrankungen der Augen bei Scharlach sind weit seltener als solche der Ohren. Meist dürfte eine Infektion derselben in der Weise vor sich gehen, daß die Entzündung von der Nase durch den Tränengang auf die Konjunktiven und schließlich auf den Bulbus übergreift.

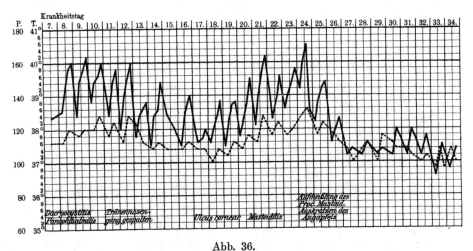

Abb. 36.
Scharlach mit Panophthalmie, Mastoiditis. (Med. Klinik Leipzig.)

Zur Illustration eines derartigen Vorkommnisses dient die Krankengeschichte des 4 jährigen Patienten K. (Abb. 36), welcher am 7. Krankheitstage mit einer Dacryocystitis dextr., Conjunctivitis dextr., Rötung und Schwellung der Augenlider, der rechten Wange, weißlichschmutziger Membran auf der rechten Conjunctiva bulbi, Himbeerzunge, etwas geröteten und geschwollenen Rachenorganen, schmierigem Belag auf den Tonsillen, geringgradiger, mehr kleienförmiger Schuppung der Haut der Schlüsselbeingegend aufgenommen wurde. In den folgenden Tagen sezerniert der rechte Tränensackkanal reichlich Eiter, die Kornea wird trübe, am 11. Krankheitstag wird der Tränennasengang gespalten, darauf tritt ein immer größer werdendes Geschwür auf der rechten Kornea auf, schließlich wird am 21. Krankheitstage der rechte Proc. mastoideus auf Druck sehr schmerzhaft, während zu gleicher Zeit die Haut des Körpers intensiv lamellös sich schuppt. Es kommt währenddem zur Vereiterung des rechten Auges, am 24. Krankheitstage wird der rechte Proc. mastoideus aufgemeißelt, außerdem der rechte Augapfel mit dem scharfen Löffel ausgekratzt. Danach Temperaturabfall und schließlich Heilung.

Außer durch Kontaktinfektion eines Auges könnte vielleicht auch einmal auf metastatischem Wege (Sepsis) eine Panophthalmitis hervorgerufen werden.

Komplikationen von seiten des Respirationsapparates sind bei Scharlach im Vergleich zu Masern als selten zu bezeichnen. Wie oben schon bemerkt, geht bei Scharlach die Halsentzündung sehr selten auf den Kehlkopf und die Bronchien herab; im allgemeinen sind es nur schwere Fälle, bei welchen solches vorkommt; es wandern hierbei die Streptokokken in die Lunge herunter; außer einer Laryngitis, Bronchitis entsteht so bei längerer Krankheitsdauer eine Bronchopneumonie.

Ein Glottisödem wird auf diese Weise fast niemals hervorgerufen, vielmehr tritt ein solches meist nur infolge einer stark ausgebreiteten Angina necrotica oder während einer Nephritis postscarlatinosa auf.

Von unseren 1400 Scharlachpatienten konnte ich 45 Fälle finden, welche in der Hauptsache Komplikationen von seiten der Lungen (Bronchopneumonie) aufweisen. Darunter sind 13 Todesfälle verzeichnet und von diesen befinden sich 11 Kinder im Alter von 1—5 Jahren und nur 2 Erwachsene.

Der Patient der Abb. 37 wurde am 4. Krankheitstage mit Scharlachexanthem, Angina scarlat., Lymphdrüsenschwellung am Halse, Bronchitis, Laryngitis, inspiratorischen Einziehungen im Jugulum und Epigastrium aufgenommen. Im Belage der Tonsillen werden im Anfang und in den nächsten Tagen keine Diphtheriebazillen, sondern nur Strepto- und Staphylokokken nachgewiesen. Die Einziehungen, der Crouphusten dauern vier Tage lang, bis zum 7. Krankheitstage, am 8. Krankheitstage wird außer der Bronchitis noch eine handtellergroße Infiltration im linken Oberlappen gefunden. Die Infiltration geht in den nächsten Tagen zurück, die Bronchitis ist allerdings noch längere Zeit in mäßigem Grade während der Rekonvaleszenz nachzuweisen. Ausgang der Krankheit in Heilung.

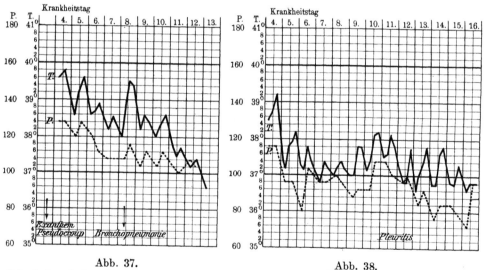

Abb. 37.
Scharlach mit Pseudocroup und Bronchopneumonie. (Med. Klinik Leipzig.)

Abb. 38.
Scharlach mit Pleuritis.
(Med. Klinik Leipzig.)

Noch seltener als die Bronchopneumonie tritt die croupöse Pneumonie als Komplikation zu Scharlach hinzu, etwas häufiger als die letztere dagegen scheint die Pleuritis serosa, fibrinosa oder purulenta (fortgeleitet oder metastatisch) zu sein. Schluckpneumonie (besonders bei Nekrose und Gangrän im Rachen) mit sekundärer Gangrän von Lungengewebe, Infarkte, Abszesse bei Sepsis, Lungenödem bei Nephritis können verschiedentlich ebenfalls das Krankheitsbild komplizieren.

Der Patient der Abb. 38 ist ein Beispiel einer Komplikation der Scarlatina mit Pleuritis sicca, derselbe wurde am 4. Krankheitstag in die medizinische Klinik mit Scharlachexanthem, Angina, Lymphdrüsenschwellung am Halse aufgenommen, am 9. Krankheitstage klagte Patient über Schmerzen auf der rechten Brustseite, am 10. hinten rechts unten und in der rechten Seite pleuritisches Reiben, welches bis zum 15. Krankheitstage hörbar war. Ausgang in Heilung ohne weitere Komplikationen.

Das Herz ist bei Scharlach gewöhnlich schon bei einem normalen Verlauf stärker in Mitleidenschaft gezogen als bei Masern., was sich u. a. sofort in einer ausnehmend hohen Pulsfrequenz während der Erkrankung äußert. Das Scharlachgift allein ist imstande, sowohl auf die Vasomotoren lähmend einzuwirken, als auch ganz besonders eine Schädigung des Herzmuskels hervorzurufen. Diese Myocarditis tritt klinisch schon am dritten oder vierten Krankheitstag, meist aber etwas später erst in Erscheinung, wobei die ersten Anfänge klinisch nicht immer sicher nachzuweisen sind. Sie äußert sich in abnorm hoher, selten niedriger Pulsfrequenz, kleinem Puls, Arhythmie, Verbreiterung der Herzdämpfung nach rechts und links, systolischen, nicht stets hörbaren Geräuschen, Galopprhythmus, ev. auch Erscheinungen von muskulärer Mitralinsuffizienz. Derartige Fälle können auf der Höhe der Erkrankung an Herzinsuffizienz sterben, oder erst in der Rekonvaleszenz zugrunde gehen. Kommt ein Kranker mit dem Leben davon, so dauert es gewöhnlich sehr lange Zeit, bis die Herztätigkeit wieder normal wird, man muß aber auch dann noch in der Behandlung, wie die Erfahrung lehrt, sehr vorsichtig sein, da die geringste Anstrengung (Defäkation etc.) unter Umständen einen tödlichen Kollaps zur Folge haben kann.

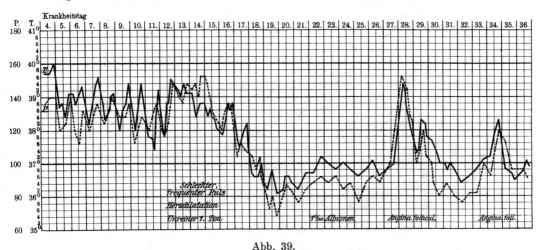

Abb. 39.
Scharlach mit Myocarditis und Angina follicularis. (Med. Klinik Leipzig.)

Abb. 39 stammt von einem Patienten, welcher am 4. Krankheitstage mit typischem Scharlachexanthem, Angina, Anschwellung der Halslymphdrüsen eingeliefert wurde. Außer etwas stark erhöhter Pulsfrequenz fiel im Anfang nichts weiter auf; am 7. Krankheitstage aber wurde der Puls klein und das Herz etwas dilatiert gefunden, das Fieber fiel nicht ab, obwohl keine sonstigen Komplikationen vorlagen. Es wurden Herzmittel gegeben, aber trotzdem wurde die Herzdämpfung immer größer, der Puls unregelmäßig; eine systolische Unreinheit kam hinzu, auch geringe Albuminurie stellte sich ein. Die Erscheinungen nahmen am 12. Krankheitstage einen bedrohlichen Charakter an, insofern neben der außerordentlich beschleunigten Pulsfrequenz Kurzatmigkeit und Zyanose auftrat. Dieser Zustand hielt die folgenden zwei Tage noch an, worauf eine langsame Besserung einsetzte. Die Rekonvaleszenz war durch eine zweimalige Angina tonsillaris (Kokken im Tonsillarbelag) am 28. und 34. Krankheitstage unterbrochen, der Puls auch in der späteren Rekonvaleszenz sehr labil und frequent, so daß Patient erst am 74. Krankheitstage die Klinik verlassen und zur weiteren Erholung sich auf das Land begeben konnte.

Außer der Myocarditis kommt gelegentlich auch eine Pericarditis vor, welch letztere durch Fortleitung vom erkrankten Myokard oder der erkrankten Pleura her entstehen, ferner auch als selbständige Erkrankung (Sepsis) auftreten kann.

Eine Endocarditis ist im allgemeinen bei Scharlach selten, häufiger jedoch als bei Diphtherie und Masern. Sie befällt oft nur die Herzwände (Wandendocarditis) und läßt die Klappen frei, kann aber auch als selbständige Erkrankung oder in Gesellschaft mit einer Polyarthritis scarlatinosa in Erscheinung treten.

Unter unseren 1400 Scharlachfällen zeigen 73 klinisch eine Affektion des Herzens, davon litten an Myocarditis 42, Endocarditis der Klappen 7, Pericarditis 5, die anderen 19 Fälle zeigten leichtere vorübergehende Affektionen.

Man unterscheidet im allgemeinen zwei Arten von Scharlachrheumatismus, eine leichte und eine schwere Form. Letztere ist sehr selten und dann meist Teilerscheinung einer allgemeinen Pyämie und endet in der Regel tödlich. Die erste leichte Form tritt in der Gestalt eines gewöhnlichen Gelenkrheumatismus entweder schon in den ersten Krankheitstagen oder erst in der Rekonvaleszenz bis gegen die dritte Woche hin auf. Regelmäßig sind mehrere Gelenke befallen, es tritt in denselben ein seröses Exsudat mit starker Schmerzhaftigkeit mit Schwellung und Rötung des ganzen Gelenkes auf. Gegenüber dem gewöhnlichen Gelenkrheumatismus unterscheidet sich dieser Gelenkrheumatismus vielleicht dadurch, daß er regelmäßiger verläuft, gewöhnlich keine Exazerbationen und Schübe zeigt, ungefähr eine Woche und darunter. selten darüber dauert und scheinbar seltener eine Endocarditis der Klappen nach sich zieht. Ein Übergang der leichten in die schwere Form scheint außerordentlich selten zu sein.

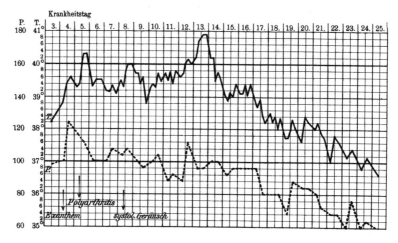

Abb. 40.
Scharlachrheumatismus mit Endocarditis. (Med. Klinik Leipzig.)

Patient der Abb. 40 wurde am 3. Krankheitstag mit Angina eingeliefert, am 4. zeigte sich ein typisch skarlatinöses Exanthem, am 5. Gelenkschwellung des linken Handgelenks, wozu an den folgenden Tagen Schwellung des anderen Handgelenks, der Ellenbogen-, Kniegelenke, außerdem Schmerzen der Halswirbelsäule, des linken Sternoklavikular- und der Mehrzahl der Sternokostalgelenke hinzukamen. Am 8. Krankheitstag erschien am Herzen ein systolisches Geräusch, die Herzdämpfung vergrößerte sich, im Urin wurde eine Spur Eiweiß nachgewiesen. Die Schmerzhaftigkeit der Gelenke hält bis zum 22. Krankheitstage an, das systolische Geräusch an der Mitralis nebst verstärktem 2. Pulmonalton ist in der Folgezeit stets vorhanden. Entlassung des Patienten späterhin mit einer manifesten und gut kompensierten Mitralinsuffizienz.

Abb. 41 zeigt die Temperatur und den Puls eines 18jährigen Patienten, bei welchem erst am 22. Krankheitstage nach einem verhältnismäßig leichten Scharlach eine Polyarthritis auftrat, wobei fast die meisten Gelenke befallen waren. Am Herzen konnte während der ganzen Beobachtungszeit niemals etwas Pathologisches nachgewiesen werden. Patient wurde schließlich als völlig geheilt entlassen.

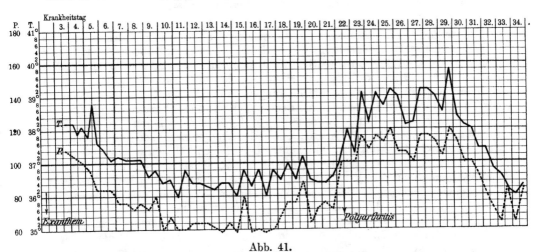

Abb. 41.

Polyarthritis bei Scharlach in der Rekonvaleszenz. (Med. Klinik Leipzig.)

Abb. 42 stammt von einem 22jährigen Patienten, welcher während eines mittelschweren Scharlachs bereits am 4. Krankheitstage einen leicht irregulären und im Verhältnis zur Temperatur langsamen Puls zeigte. Die Irregularität nahm an den nächsten Tagen zunächst nicht zu, die Temperatur fiel beinahe bis zur Norm ab, stieg aber dann wieder, während erneute Schluckbeschwerden auftraten; am 12. Krankheitstag setzten Gelenkschwellungen mit starker Schmerzhaftigkeit, besonders an den Hand- und Fußgelenken,

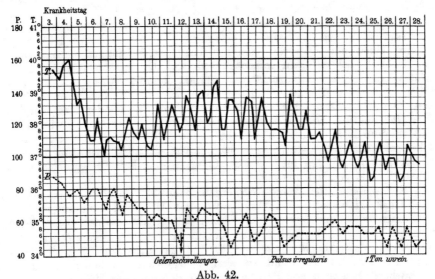

Abb. 42.

Scharlachrheumatismus mit Myocarditis. (Med. Klinik Leipzig.)

ein. Der Puls wurde noch langsamer, stärker irregulär, inäqual und weich; die Herzdämpfung erschien etwas verbreitert, der 1. Ton unrein, Patient klagte über Herzklopfen. Vom 25. Krankheitstage ab waren die Gelenke schmerzfrei, abgeschwollen, der Puls war aber noch in der späteren Rekonvaleszenz irregulär, weich, die Herztätigkeit besserte sich nur sehr langsam. Am 68.—70. Krankheitstage schnellte der Puls ziemlich plötzlich für ein paar Stunden von 70 auf 160 resp. 170 Schläge in der Minute in die Höhe; erst am 101. Krankheitstage konnte Patient zur weiteren Erholung in seine Heimat entlassen werden. Die Herztöne waren schon vorher wieder völlig rein geworden.

Erscheinungen von seiten des Digestionsapparates sind im klinischen Bild des Scharlachs gewöhnlich nicht sehr vielgestaltig. Während des Fiebers besteht völlige Appetitlosigkeit, im Anfang desselben auch, wie früher erwähnt, häufig Erbrechen. Durchfälle namentlich im Beginne der Erkrankung, welche später öfter einer Obstipation Platz machen, sind nichts Seltenes. Nur ganz vereinzelt kommt es zu dysenterischen Erscheinungen und zu dem sog. Scharlachtyphoid, bei welch letzterem Durchfälle mit Benommenheit, meteoristisch aufgetriebenem Leib einhergehen. Zum Unterschied von Typhus aber kommt es bei diesen Zuständen zu sehr hoher Pulsfrequenz; allerdings treten auch Darmblutungen auf, wodurch das klinische Bild einem Typhus sehr ähneln kann.

Erkrankungen von seiten der Leber scheinen, abgesehen von verschiedentlich klinisch nachweisbarer Vergrößerung (pathologisch-anatomisch besonders durch Lymphome bedingt), außerordentlich selten zu sein. Man unterscheidet zwei verschiedene Arten der Leberschädigung: 1. Leichte Erkrankungen, bei welchen nach Art eines katarrhalischen Ikterus (durch Duodenalkatarrh und katarrhalische Cholangitis) Gelbfärbung der Haut auftritt, welche in einigen Tagen wieder verschwindet. 2. Schwer septische Affektionen mit Ikterus, bei welchen eine allgemeine Verfettung der Eingeweide und das Bild der akuten gelben Leberatrophie vorliegt.

Peritonitis tritt wohl meist nur metastatisch bei allgemeiner Pyämie oder wie z. B. bei dem Patienten der Abb. 23 durch eine vereiterte Mesenterialdrüse und sekundäre Darmperforation auf.

Das Zentralnervensystem wird von dem Scharlachgift stets mehr oder weniger in Mitleidenschaft gezogen. Die Kranken sind stark benommen, delirieren, haben Konvulsionen, starke Kopfschmerzen, Kernigsches Phänomen, Opisthotonus, lassen unter sich gehen, werden komatös usw. (Meningismus, s. Sachs Jahrb. f. Kinderh. Bd. 73, p. 68.) Päßler beschreibt einen mit schweren meningitischen Erscheinungen einhergehenden Scharlachfall, bei welchem mikroskopisch um die feinsten Gefäße der Pia Infiltrationen festgestellt wurden. Ferner kommt es, wenn auch sehr selten, zu enzephalitischen Prozessen mit Lähmungen verschiedener Köperteile. Meningitis entsteht auf metastatischem Wege oder fortgeleitet von einer Ohraffektion, ebenso Abszesse des Gehirns. Neuritis ist während des Fieberstadiums wohl überhaupt nicht beobachtet worden, eher noch in der Rekonvaleszenz, wo aber auch nicht komplette Lähmungen (im Gegensatz zu Diphtherie), sondern mehr Ataxie, Paresen, unsichere Bewegungen der betroffenen Teile gesehen werden.

Eine seltene, aber keineswegs ernste Komplikation der Scarlatina stellt unter Umständen eine Erkrankung der Genitalien und zwar nur derjenigen bei Frauen dar. Bei unseren 1400 Fällen haben wir dreimal solche Genitalstörungen bemerkt. Einmal kam es im Anschluß an die Scharlacherkrankung zu starken Metrorrhagien, ein zweites Mal zu unregelmäßigen Menses mit Schüttelfrösten, das dritte Mal zu eitriger Sekretion aus dem retroflektierten und vorher, abgesehen von der Lageabnormität, gesunden Uterus.

Komplikationen von seiten der Haut treten mitunter besonders am Ende des Fieberstadiums oder im Beginn der Rekonvaleszenz auf. Es liegt in der Natur der Sache, daß die Haut infolge des skarlatinösen Prozesses nicht mehr so resistent sekundären Infektionen gegenüber ist, so daß die verschiedensten normalerweise schon auf der Haut vorkommenden Bakterien besser und leichter in sie eindringen und Erkrankungen zu setzen imstande sind. Auf diese Weise werden Dekubitus, Gangrän, Furunkel, Abszesse der Haut (letztere allerdings natürlich auch metastatisch bei sekundärer Sepsis) entstehen.

Pemphigusblasen treten sehr selten manchmal zu gleicher Zeit mit dem Exanthem in Erscheinung, ferner sind Urticaria, Herpes faciei beobachtet worden.

Außerdem möchte ich hier die Kurve eines Scharlachpatienten (Abb. 43) anführen, bei welchem am 7. Krankheitstage ein Erysipelas faciei zu der Scharlacherkrankung hinzukam. Die Erysipelkokken hatten in diesem Falle infolge Rhagaden am Naseneingang den Weg ins subkutane Gewebe gefunden und die Infektion hervorgerufen.

Fälle von Entzündung der Thyreoidea (J. Bauer, Monatsschrift f. Kinderh. IX, 1910, Nr. 11) scheinen bei Scharlach unserer Erfahrung nach äußerst selten zu sein.

Nachkrankheiten. Es war schon verschiedentlich davon die Rede, daß manche während des Fieberstadiums des Scharlachs vorkommenden und als Komplikationen bezeichneten Krankheiten auch in der Rekonvaleszenz auftreten resp. erst dann in Erscheinung treten.

Von denjenigen Krankheiten, welche fast ganz ausschließlich als Nachkrankheiten

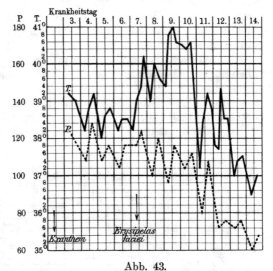

Abb. 43.

Scharlach mit Erysipelas faciei. (Med. Klinik Leipzig.)

hier aufzuführen sind, ist an erster Stelle die Nephritis (postscarlatinosa) zu nennen, welche gewöhnlich in der dritten Krankheitswoche, seltener später bis in die sechste Krankheitswoche oder früher, in der zweiten ihren Anfang nimmt.

Schick (Jahrb. für Kinderheilk. Bd. 65, 1907) spricht die Vermutung aus, daß die Erreger des Scharlachs im Organismus während der Fieberperiode zu einem kleinen Teil nicht abgetötet worden und im Körper noch lebend in der Rekonvaleszenz zurückgeblieben sind. In der zweiten bis sechsten Woche soll nun der Organismus gegenüber dem Scharlacherreger überempfindlich sein und deswegen sollen die Bakterien erneut toxische und infektiöse Wirkungen zu dieser Zeit entfalten und auf diese Weise die Nephritis und andere Nachkrankheiten hervorrufen.

Von der postskarlatinösen ist eine bereits im Beginn während des Fieberstadiums des Scharlachs auftretende Nephritis abzutrennen, welche ähnlich wie bei anderen Infektionskrankheiten verläuft und nichts für Scharlach Charakteristisches aufzuweisen hat. Dieselbe setzt gewöhnlich schon in den ersten Erkrankungstagen ein, die Eiweißmengen im Urin sind gering (Spur — 2 %/oo), mikroskopisch werden hyaline und gekörnte Zylinder, weiße Blutkörperchen, keine roten gefunden. In der zweiten Krankheitswoche verschwindet sie gewöhnlich.

Die mitunter unter graven Symptomen verlaufende postskarlatinöse Nephritis ist in den verschiedenen Epidemien verschieden häufig, sie kommt sowohl nach leichtem als schwerem Scharlach vor, man kann also niemals einem Scharlachpatienten in der ersten oder zweiten Krankheitswoche ansehen, ob eine Nephritis nachfolgt oder nicht. Unter unseren 1400 Fällen ist 98 mal eine derartige Nephritis vorhanden gewesen, d. i. also in ca. 7 %.

Als Ursache der Nephritis ist das Scharlachgift anzuschuldigen, vielleicht spielen nebenbei bei manchen Fällen gewisse Hilfsursachen, wie unzweckmäßige Nahrung, Erkältung, Disposition, zu frühes Aufstehen des Individuums eine gewisse Rolle. Die Streptokokken resp. deren Toxine als Ursache der Nephritis anzusprechen, geht nicht an, sie werden zwar mikroskopisch und kulturell in der Mehrzahl solcher Nieren bei der Autopsie nachgewiesen, — auch im Urin findet man sie häufig in großen Mengen — sind aber sicherlich nicht als die alleinigen Erreger der Krankheit anzusprechen. Mit der Frühnephritis hat, wie schon bemerkt, diese postskarlatinöse nichts zu tun; die beiden Nephritisformen nehmen einen ganz ungleichen klinischen Verlauf und ergeben auch pathologisch-anatomisch einen gänzlich verschiedenen Befund.

Klinisch beginnt die Nephritis postscarlatinosa unter den mannigfachsten Erscheinungen. Das erste Zeichen derselben kann eine Temperatursteigerung sein, dieselbe geht gelegentlich dem Auftreten von Eiweiß im Harn um einen oder mehrere Tage (Abb. 44) voraus. Das während der Nephritis bestehende Fieber kann hoch oder niedrig sein, gelegentlich aber auch gänzlich fehlen. Sehr bald treten Ödeme im Gesicht (besonders dem unteren Augenlid), an den

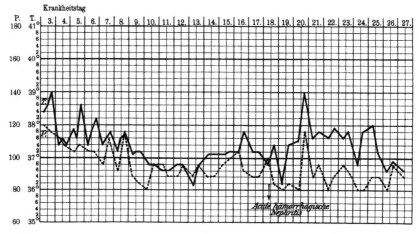

Abb. 44.
Nephritis acuta haemorrhagica postscarlatinosa. (Med. Klinik Leipzig.)

Knöcheln auf, allmählich breiten sie sich über den ganzen Körper aus, so daß die Haut gespannt, blaß, alabasterfarben, trocken erscheint. Es kommt zu Flüssigkeitsansammlungen in den Körperhöhlen, besonders zu Aszites, der Kranke wird matt, appetitlos, gelegentlich werden auch Druck und Schmerzen in der Lendengegend von seiten der Patienten geklagt.

Die Harnmenge nimmt ab, verschiedentlich besteht sogar Anurie; der Harn bekommt ein trübdunkelbräunliches Aussehen, setzt ein reichliches Sediment ab, welches aus Epithelial-, gekörnten, hyalinen und verfetteten roten Blutkörperchenzylindern, freien Nierenepithelien, roten und weißen Blutkörperchen besteht. Der Urin enthält reichlich Eiweiß (bis 10 und mehr $^0/_{00}$), sein spezifisches Gewicht ist erhöht. Die Dauer der Nephritis beträgt drei bis sechs (ev. auch mehr) Wochen, bei der Besserung des Zustandes tritt Polyurie unter gleichzeitigem Herabgehen der Eiweißmenge ein, die Wassersucht schwindet usw. Die Prognose ist bei leichten Fällen nicht ungünstig, meist tritt Heilung ein, selten ist ein Übergang der Nephritis in die chronische Form.

Bei den schweren Formen der Nephritis treten Störungen von seiten des Gehirns und Herzens hinzu und es kommt dann zu dem Symptomenkomplex der Urämie. Vor dem Ausbruche derselben machen die Kranken klinisch schon einen schwerkranken Eindruck, indem sie apathisch ohne jeglichen Appetit, manchmal etwas benommen daliegen und über Kopfschmerzen klagen. Es gesellen sich Erbrechen, verschiedentlich auch Diarrhöen hinzu, die Urinsekretion versiegt völlig. Die nun folgenden urämischen Krampfanfälle dauern einige Minuten lang und sind dadurch ausgezeichnet, daß während derselben die Patienten meist zuerst einen tonischen Krampf eines großen Teiles der Körpermuskulatur mit Atemstillstand zeigen, welcher nach ein paar Sekunden in klonische Zuckungen der verschiedensten Körpermuskeln und sehr frequente Atmung übergeht. Infolge des anfänglichen Atemstillstandes werden die Patienten zyanotisch, blutiger Schaum tritt aus dem Munde, öfter entsteht ein Zungenbiß. Im Anfall und gewöhnlich auch noch einige Zeit danach herrscht völlige Bewußtlosigkeit, die Sensibilität ist erloschen, unwillkürliche Harn- und Stuhlentleerung ist oft, Pupillenstarre dagegen konstant während des Anfalls vorhanden. Der Puls erscheint im Anfall frequent und klein, und, während am Schlusse des Anfalles die Zuckungen nachlassen, verschwindet allmählich die Zyanose, die Atmung wird tief und schnarchend.

Derartige Anfälle können sich in kurzen Zeitintervallen wiederholen, der Puls wird immer schlechter, und es erfolgt gelegentlich in einem Anfall der Exitus letalis an Herzschwäche oder auch Atemstillstand. Öfter jedoch tritt nach Überstehen von fünf oder mehr urämischen Krampfanfällen noch eine einige Stunden oder Tage lang anhaltende Bewußtlosigkeit, dann Besserung, Polyurie und Heilung ein. Kortikale Amaurose, Ohrensausen, Dyspnoe, Diarrhöen urämischer Natur werden beobachtet, alles dies geht mit Schwinden der Urämie wieder zurück.

Die Störungen von seiten des Herzens während der Scharlachnephritis äußern sich in Dilatation und Hypertrophie. Klinisch ist eine stärkere Hypertrophie des linken als des rechten Herzens nachzuweisen, der Puls wird schon sehr bald nach Einsetzen der Nephritis gespannt, die Pulswelle klein, die Frequenz meist erhöht, seltener verlangsamt. Dem vermehrten Druck vermag das Herz nun verschiedentlich nicht zu widerstehen, es wird dann noch mehr dilatiert und schließlich tritt unter den Erscheinungen des Lungenödems gelegentlich der Exitus letalis an Herzschwäche ein.

Eigenartige Fälle von Ödemen in der Rekonvaleszenz des Scharlachs sind beschrieben worden, bei welchen der Urin eine nephritische Beschaffenheit nicht aufgewiesen haben soll (Hydrops sine nephritide). Es hat sich aber gezeigt, daß die Nieren dieser Patienten bei der Sektion trotzdem stark verändert waren. Infolgedessen ist es sehr zweifelhaft, ob eine solche, durch das Scharlachgift bedingte isolierte Schädigung und abnorme Durchlässigkeit der Blutgefäße der Haut ohne eine Beteiligung der Nierengefäße, wie sie in den Publikationen dieser Fälle zum Teil angenommen wurde, überhaupt vorkommt.

Neuerdings (Rumpel-Leede, Münch. med. Wochenschr. 1911 Nr. 6) ist auf ein auch offenbar durch eine Gefäßschädigung hervorgerufenes Hautphänomen die Aufmerksamkeit gelenkt worden: Staut man 5—10 Minuten lang den venösen Blutabfluß mittelst einer Binde am Oberarm, so treten bei Scharlach mit großer Regelmäßigkeit Hautblutungen von verschiedener Größe in der Ellenbogenbeuge auf. Da diese Erscheinung nach unserer Erfahrung aber ebenfalls bei anderen Erkrankungen und insbesondere bei Masern, wenn auch nicht gerade in der Intensität als bei Scharlach auftritt, so ist sie in differentialdiagnostischer Beziehung nicht mit Sicherheit zu verwerten.

Was das sog. Nachfieber anlangt, so tritt dieses in den verschiedensten Formen, zuweilen nur einen oder zwei Tage, manchmal auch wochenlang in der Rekonvaleszenz des Scharlachs auf. Man bezeichnet als „Nachfieber" eine selbständige, durch keinen objektiven pathologischen Befund hervorgerufene

Temperaturerhöhung in der Rekonvaleszenz. Die Ursache kann in einer sekundären, nicht nachweisbaren Streptokokkeninfektion, in einer tief gelegenen und deshalb nicht auffindbaren entzündeten Lymphdrüse (ev. Mesenterialdrüse) oder in einem latenten Ohrleiden und ähnlichem beruhen. Im allgemeinen verlaufen diese Nachfieber günstig, mit Ausnahme natürlich derjenigen, welche durch einen pyämischen Prozeß hervorgerufen sind und welche streng genommen überhaupt nicht hierher gehören.

Erneuter Belag auf den Tonsillen und rezidivierende Angina, wobei nur Kokken (insbesondere Streptokokken) gefunden werden (siehe Abb. 39), führen gelegentlich ebenfalls zur Fiebersteigerung in der Rekonvaleszenz. Dasselbe ist, wie schon erwähnt, von Lymphdrüsenabszessen zu sagen, welche eine ganze Weile unter Umständen latent bleiben und erst in der späten Rekonvaleszenz Erscheinungen und sogar dann noch sekundär eine Pyämie hervorzurufen vermögen. Von manchen Autoren (Schick) wird behauptet, daß die Lymphadenitis postscarlatinosa in ihrem Auftreten ähnlichen Gesetzen folge wie die Nephritis und in einer gewissen Beziehung zu derselben stehe.

Das Vorkommen einer Polyarthritis (postscarlatinosa) in der Scharlachrekonvaleszenz mit und ohne Beteiligung des Herzens, ferner Endocarditis, Pleuritis, Augen- und Ohrenerkrankungen, Ikterus sind oben schon angeführt worden, auch Hautkrankheiten, Erysipel, Furunkulose, Komplikationen von seiten des Respirationsapparates, insbesondere die Bronchopneumonie, welch letztere oft mit Myocarditis und Nephritis zusammen angetroffen wird, sind als Nachkrankheiten bereits erwähnt.

Besonders hervorzuheben ist die Tatsache, daß Scharlach im Gegensatz zu Masern eine schon bestehende Skrofulose und Tuberkulose anscheinend nicht ungünstig beeinflußt; es sind außerordentlich wenig Fälle bekannt, bei welchen infolge der Scharlacherkrankung der tuberkulöse Prozeß verschlimmert worden ist.

Verschiedentlich tritt starke Anämie und Kachexie, Dekubitus, auch Gangrän der Haut oder ganzer Extremitäten infolge eitriger Thrombosen nach schwerem Scharlach auf, außerdem können Schwerhörigkeit, Taubheit, Facialislähmung infolge Ohrenerkrankungen, Narbenstrikturen am Rachen, Kehlkopf, Ösophagus, Mund und Umgebung entstehen. Hemiplegien infolge Encephalitis, choreatische und athetotische Bewegungsstörungen, chronisch epileptische Zustände als Scharlachnachkrankheiten sind wohl sehr selten. Noch seltener scheinen hämorrhagische Diathesen im Anschluß an Scharlach aufzutreten, welche sogar unter Umständen zum Tode führen.

Akute Psychosen (ängstlichverwirrtes Delirium mit großer Aufregung, Fluchtversuchen etc.) geben in der Rekonvaleszenz eine günstige Prognose und gehen meist in ca. einer Woche in Heilung über. Eine in der Rekonvaleszenz erscheinende Aphonie, auch Stenoseerscheinungen von seiten des Kehlkopfes sind öfter myopathischen Ursprungs.

Jede akute oder chronische Krankheit kann zu jedem Stadium des Scharlachs hinzutreten. Diphtherie und Scharlach stellen, wie oben schon bemerkt, eine schwerere Erkrankung dar als Scharlach allein, und schlechter scheint hier die Prognose in dem Falle zu sein, wenn Scharlach sekundär zur Diphtherie hinzukommt. Über Kombination von Masern und Scharlach wurde das Nötige bei den Masern schon besprochen. Komplikationen des Scharlachs mit Varizellen, Purpura, Variola, Typhus, Pertussis, Appendicitis wurden beobachtet, ohne daß eine gesetzmäßige Beeinflussung der einen durch die andere Erkrankung stattgefunden hätte.

Über Scharlachrezidiv siehe Abb. 23, S. 102. — Das von Thomas sogenannte Pseudorezidiv, welches bei noch anhaltendem Scharlachfieber, bevor der Kranke in die Rekonvaleszenz eingetreten ist, mit einem neuauftretenden, mehr masernähnlichen Exanthem in die Erscheinung tritt, ist mit großer Wahrscheinlichkeit als eine Sepsis und das Exanthem als ein septisches aufzufassen.

Pathologische Anatomie. Es können hier nur die für Scharlach charakteristischen Befunde erwähnt werden, in bezug auf das Übrige siehe die betreffenden Abschnitte dieses Handbuches.

Haut: In den oberen Schichten der Kutis und in der Epidermis ist im Anfange des Eruptionsstadiums eine akute Entzündung mit bald mehr serösem, bald mehr zelligem, meist zellig hämorrhagischem Exsudat vorhanden. Die Entzündungen sind entweder auf umschriebene Herde beschränkt oder flächenhaft ausgebreitet, lassen aber auch dann bald mehr, bald weniger dichtstehende Stellen erkennen, in welchen die Entzündung ganz besonders intensiv ist. Die umschriebenen Herde sitzen mit Vorliebe um die Talgdrüsenausführungsgänge, weniger häufig um diejenigen der Knäueldrüsen. Sie sind entweder mikroskopisch eben gerade wahrnehmbar oder bis 1 mm im Durchmesser groß.

Es sind zwei Stadien des Hautprozesses zu unterscheiden:

1. Stadium der Exsudation: Die Blut- und Lymphgefäße sind in den oberen Kutisschichten, besonders um die Talg- und Knäueldrüsen herum, erweitert, es besteht Ödem und perivaskuläre Infiltration des Gewebes (meist neutrophile, polymorphkernige Leukocyten, viel spärlicher Lymphocyten, eosinophile und Mastzellen, ferner rote Blutkörperchen); dieses flüssig-zellige, aus den Gefäßen ausgetretene Exsudat der oberen Kutisschichten tritt später in die Epidermis über. Dabei kommt es zu mikroskopischen oder schon makroskopisch sichtbaren Bläschen (Friesel).

2. Stadium der Schuppung: Die das Exsudat enthaltenden Epidermispartien verhornen und werden in Form von Schuppen abgestoßen, währenddem sich die darunterliegende Kutis mitunter noch als hyperämisch, ödematös und infiltriert mit polymorphkernigen Leukocyten, Erythrocyten und häufig auch mit einkernigen protoplasmareichen Rundzellen, welche zuweilen erweiterte Lymphgefäße dicht anfüllen, präsentiert. Bakterien sind weder in Hautschnitten noch in Bläschen nachweisbar.

Rachen: Bei leichteren Rachenaffektionen findet man hyperämische Infiltration und schleimigeitrigen Katarrh der Mucosa und Submucosa, außerdem Hyperplasie des gesamten adenoiden Gewebes (Follikel, Rachen- und Gaumenmandel, regionäre Lymphdrüsen). Bei mittleren und schweren Fällen geht dieser Zustand in eine nekrotisierende Entzündung über, indem sowohl Schleimhaut- als auch später tiefere Gewebspartien (Fettund Muskelgewebe) unter Bildung eines koagulierten, mitunter ein wenig hämorrhagischen Exsudats nekrotisch werden. Dieser geschwürige Zerfall greift über auf die Halslymphdrüsen, das Halszellgewebe, es kommt zur Sekundäreinwanderung von Streptokokken, Halsphlegmonen, Pyämie usw. Die pathologisch anatomischen Veränderungen sind also ähnlich denen des echt diphtherischen Prozesses, nur daß bei letzterem die tiefen Eiterungen seltener gefunden werden.

Zu erwähnen ist ferner, daß bei schwereren Fällen sich eine markige Infiltration und Hyperplasie des lymphatischen Gewebes des ganzen Körpers findet. Milz, alle Lymphdrüsen, die Peyerschen Plaques sind in solchen Fällen stark geschwollen und infiltriert, auch Lymphome in der Leber gewöhnlich vorhanden.

Herz: Die Myocarditis ist dadurch ausgezeichnet, daß sich bei ihr eine starke Rundzelleninfiltration mit mehr zurücktretender Faserveränderung findet. Im Anschluß an die Myocarditis treten Endo- und Pericarditis auf, welch beide in einem Teil der Fälle direkt vom Myokard her entstehen und von welchen die erste von der rheumatischen Endocarditis sich hauptsächlich dadurch unterscheidet, daß sie sich mehr an der Wand als an den Klappen des Herzens lokalisiert. Diese Wandendocarditis greift unter Umständen sekundär auf die Klappen über, wodurch erst manchmal längere Zeit nach überstandenem Scharlach ein Vitium sekundär in Erscheinung tritt.

Blut: Im Anfang des Scharlachs besteht 2—3 Tage lang eine sehr starke Vermehrung der Zahl der Leukocyten, dann wird dieselbe bei unkomplizierten Fällen etwas geringer, sinkt aber erst in 4—6 Wochen zur Norm herab. Die polymorphkernigen Leukocyten sind relativ und absolut vermehrt (auch Vermehrung der eosinophilen Zellen), bei Verminderung der Leukocytose können sie sogar relativ, aber niemals absolut unter die Norm herabfallen.

Bei schweren Fällen werden in einem Teil der Fälle im Blut Streptokokken, jedoch nie während der ersten zwei Krankheitstage, nachgewiesen. Im Leichenblut finden sich in ¾ sämtlicher Scharlachleichen im Blute Streptokokken.

Luftwege: Nach Henoch wird die Schleimhaut der Bronchien und das Lungenparenchym durch das Scharlachgift häufiger entzündlich affiziert, als man gewöhnlich annimmt. Die dadurch entstandene Bronchitis und Bronchopneumonie unterscheidet sich aber pathologisch anatomisch nicht von derjenigen anderer Ätiologie.

Verdauungsorgane: Im Magen und Darm findet man bei Sektionen gelegentlich Gastritis, Enteritis, Hyperplasie und Hyperämie des gesamten lymphatischen Gewebes, ganz selten nekrotisierende Entzündung am Magen, Verschwärung der Peyerschen Plaques und der Solitärfollikel und dysenterieartige Prozesse.

Nieren: Die Entstehung der in der Rekonvaleszenz auftretenden Scharlach-nephritis, welche neuerdings besonders von Löhlein studiert worden ist, ist unserer Ansicht nach durch das Scharlachgift bedingt und jedenfalls nicht durch eine Strepto-kokkeninvasion allein zu erklären. Pathologisch-anatomisch findet man im Anfange des Prozesses in erster Linie einen Untergang der Glomerulusschlingen — hyaline und fettige Entartung und Verlegung derselben — Verdickung der Wand des Kapselepithels, ver-schiedentlich Blutungen; nicht so regelmäßig werden leichte interstitielle Zellinfiltrationen, Verfettung des Epithels usw. ganz im Beginn der Erkrankung wahrgenommen. Nach einigen Tagen finden sich jedoch die zuletzt genannten Veränderungen ganz gewöhnlich, die Nieren sehen gelbgrau verfärbt aus, namentlich in der Rindengegend, man nimmt schon makroskopisch Blutungen wahr, die Zeichnung ist verwischt, die Niere in toto geschwollen. Mikroskopisch sind dann fast stets neben der Entartung der Glomerulusschlingen eine Verfettung und Degeneration des Nierenepithels, interstitielle entzündliche Prozesse in stellenweise sehr verschiedener Intensität nachzuweisen. Auch Streptokokken findet man öfter in solch veränderten Nieren; da man solche Veränderungen nur bei Scharlach-, Streptokokken-, Sepsis-Fällen findet, so hat Friedländer dieselbe pathologisch-ana-tomisch als „septische Nephritis" von den anderen bei Scharlach vorkommenden Nephri-tiden unterschieden.

Von der post-skarlatinösen Nephritis ist klinisch (s. o.) und pathologisch-anatomisch eine gelegentlich während des Scharlachfiebers vorkommende Nephritis abzutrennen, bei welcher in der Hauptsache nur eine mäßige Hyperämie der Nieren mit leichter Trübung und Schwellung des Epithels der gewundenen Harnkanälchen, hyaline und körnige Zylinder, zuweilen auch Rundzelleninfiltration im interstitiellen Gewebe gefunden werden.

Diagnose. Im Stadium prodromorum eine Diagnose zu stellen, ist un-möglich, dagegen ist dies im Stadium exanthematicum bei ausgesprochenen Fällen sehr leicht. Als Kennzeichen einer Scharlachinfektion in diesem Stadium sind anzuführen:

1. Die Angina, bei welcher es sich um eine intensive Rötung und Schwel-lung der Tonsillen, Rachenschleimhaut, Uvula, des weichen Gaumens handelt. Auch die gelblichschmierigen Beläge auf den Tonsillen sind zu beachten. Di-phtherische Membranen sehen mehr weiß und glänzend aus, sind schwerer ab-ziehbar; die sichere Differentialdiagnose zwischen Scharlach- und diphtherischer Angina ist jedoch nur durch ein bakteriologisches Färbepräparat oder die kul-turelle Untersuchung des Belags mittelst Löffler-Serum zu stellen.

2. Die Schwellung der Halslymphdrüsen, welche bei der gewöhn-lichen Angina nicht in dem Maße als bei Scharlach ausgebildet ist.

3. Die Himbeerzunge, welche am dritten bis fünften Krankheitstage in Erscheinung tritt.

4. Der ganze Verlauf der Krankheit: Plötzlicher Beginn mit Er-brechen, Schüttelfrost, hohe Temperatur, hohe Pulsfrequenz, nach einem Tag Exanthem, nach ein paar Tagen meist lytischer Abfall, in der Rekonvaleszenz alsdann die charakteristische lamellöse Abschuppung und die beschriebenen Nachkrankheiten (Nephritis haemorrhag. usw.).

5. Das Aussehen, die Art und Verteilung des Exanthems der Haut, welches am Halse beginnt und von da innerhalb ca. zwei Tagen den ganzen Körper überzieht. Die Gegend um den Mund bleibt frei und sieht eigentümlich blaß aus. Der Rumpf etc. erscheint wie mit roter Farbe bestrichen, bei genauem Zusehen jedoch erkennt man ungefähr stecknadelkopfgroße rote Flecke (s. o.). Ähnliche Ausschläge findet man gelegentlich bei septischen oder anderen infektiösen Prozessen (Abdominaltyphus, Pneumonie, Prodromalstadium der Pocken), ferner bei Chinin-, Atropin- und Antipyrinintoxikationen. Bei der Differentialdiagnose gegenüber diesen Exanthemen ist besonders auf das charak-teristische Aussehen und die intensive Farbe des Scharlachausschlags, auf die bei näherer Betrachtung feine, punktförmige Zeichnung, die Lokalisation des Aus-schlages, besonders das Freibleiben der Umgebung des Mundes, auf die Angina,

Scharlachzunge, das Fehlen sonstiger für Atropin- und die anderen Vergiftungen usw. sprechenden Symptome und auf den ganzen Krankheitsverlauf zu achten.

Am meisten Schwierigkeit macht gelegentlich noch die Unterscheidung des Scharlachexanthems von dem sog. Serumexanthem, wie es nach Serumeinspritzungen bei Diphtherie- und anderen Kranken vorkommt. Bei solchen Fällen sieht man alsdann öfter das Exanthem an der Injektionsstelle am ausgesprochensten, verschiedentlich aber ist man nicht in der Lage, eine sichere Differentialdiagnose zu stellen. Es bleibt alsdann nichts anderes übrig, als den Patienten im Krankenhaus zu isolieren und abzuwarten. Ist eine Angina vorhanden, tritt eine Scharlachzunge hinzu, folgt typisch lamellöse Abschuppung der Haut, ev. auch in der dritten Krankheitswoche eine hämorrhagische Nephritis, so ist natürlich die Diagnose sicher. Wenn aber diese Symptome nicht eintreten, so kann man die Diagnose „Scharlach" keineswegs ausschließen, da es ja rudimentäre Scharlachformen gibt.

Ob die Acetonurie, welche bei Scharlach stets von Anfang an vorhanden ist, eine Differentialdiagnose insbesondere gegenüber dem Serumexanthem in dem Sinne erlaubt, daß ein positiver Ausfall der Acetonprobe für Scharlach, ein negativer aber nicht dagegen spricht, müssen weitere Untersuchungen lehren.

Die größte Schwierigkeit bei der Diagnosestellung „Scharlach" beruht darauf, daß das eine oder andere charakteristische Symptom im Krankheitsbilde gelegentlich fehlt resp. mangelhaft ausgebildet ist. Ist z. B. kein Exanthem da, oder ist dasselbe nur rudimentär und in nicht charakteristischer Weise vorhanden, so wird die Diagnose schon sehr unsicher; kommt allerdings eine typische Angina, Himbeerzunge, hämorrhagische Nephritis etc. hinzu, so kann an der Diagnose wieder kein Zweifel sein. Nun fehlt aber mitunter auch die Angina, das Fieber etc., es kann dann die Diagnose öfter nur dadurch mit Wahrscheinlichkeit gestellt werden, daß der Patient mit einem Scharlachkranken verkehrt (z. B. in der Familie) oder andere infiziert hat, welch letztere alsdann an typischem Scharlach erkranken.

Schwieriger noch als die Diagnose des gewöhnlichen Scharlachs ist diejenige des traumatischen, chirurgischen und Wochenbetts-Scharlachs, bei welchem die Eintrittspforte des Scharlachvirus in den Körper nicht die Tonsillen sind. Anginöse Erscheinungen sind bei diesen Kranken überhaupt nicht oder nur in sehr geringem Maße vorhanden, auch die übrigen Symptome außer dem Exanthem fehlen gelegentlich. In solchen Fällen kann nur dadurch die Diagnose gestellt werden, daß der betreffende Patient unter Umständen andere infiziert. Auch wird bei einem traumatischen Scharlach stets ein unmittelbarer Übergang des Exanthems in der Umgebung der Wunde auf dasjenige des übrigen Körpers und ein früheres Auftreten desselben vor anderen Scharlachsymptomen (z. B. Angina) wahrgenommen. Ferner sind hier bei der Stellung der Diagnose Exantheme toxischer und septischer Natur zu berücksichtigen, welche bei offenen, mit Eitererregern infizierten Wunden nicht so selten sind.

Überhaupt empfiehlt es sich, bei unklaren Fällen lieber einmal zu viel als zu wenig zu tun und, da hinter allen diesen verdächtigen Erkrankungen und Exanthemen sich gelegentlich Scharlach verbergen kann, dieselben als echte Scarlatina anzusehen und als solche zu behandeln.

Prognose. Erst vom Ende der fünften Woche der Scharlacherkrankung ab kann man sagen, daß der Krankheitsprozeß zu Ende ist. Bei normalem Verlaufe ohne Komplikation ist die Prognose günstig, man ist aber nie imstande, derartige Komplikationen vorauszusagen, deswegen sei man mit der Prognose eines jeden Falles sehr zurückhaltend.

Die Mortalität schwankt in sehr weiten Grenzen in den einzelnen Epidemien; es gibt welche, wo die leichten, und solche, wo die schweren Fälle überwiegen. Bei unseren 1400 Fällen schwankte die Mortalität in den einzelnen Jahren von 1889—1909 zwischen 2,6 und 21%, im Durchschnitt betrug sie 8,8%. Das Lebensalter spielt insofern eine Rolle, als Erwachsene weniger gefährdet sind als Kinder (unter fünf Jahren). Zum Unterschied von Masern scheinen die besser situierten Patienten prognostisch nicht besser gestellt zu sein als diejenigen der ärmeren Bevölkerungsklasse.

Ein sehr heftiger Beginn der Erkrankung mit starken zerebralen Symptomen, frequentem Puls ist schon im voraus als prognostisch ungünstig zu beurteilen. Wenn weiterhin Nekrosen des Rachens, Otitis media, Endocarditis, Myocarditis, Bronchitis und Bronchopneumonie hinzukommen, so wird ein guter Ausgang schon sehr zweifelhaft. Ein hohes Fieber allein an und für sich für ein ungünstiges Zeichen zu halten, ist nicht richtig, viel eher noch eine hohe Pulsfrequenz. Treten schwere septische Symptome hinzu, werden im Blute ev. reichlich Streptokokken nachgewiesen, so ist die Prognose fast absolut letal.

Ist nun auch die Krankheit glücklich überstanden, so ist in der Rekonvaleszenz, abgesehen von den Nachfiebern und anderen Komplikationen, welche gelegentlich einen ungünstigen Ausgang herbeiführen, besonders die Nephritis mit der Urämie gefürchtet. Der weitaus größte Teil dieser Fälle von Nephritis geht in Heilung über, es gibt aber doch auch solche, wo der Exitus im urämischen Anfall oder an urämischer Herzinsuffizienz, oder wo die akute Nierenentzündung in die chronische Form übergeht und alsdann ein langes Leiden und Siechtum einleitet.

Therapie. Prophylaxe: Im Gegensatz zu Masern ist bei Scharlach ganz besonders darauf zu achten, daß Gesunde mit Scharlachkranken weder direkt noch indirekt in Berührung kommen. Masern sind eine Erkrankung, von welcher fast alle Menschen befallen werden, Disposition zu Scharlach besitzt jedoch nur ein Teil der Menschen und dieselbe sinkt mit steigendem Alter.

Es muß deswegen für strengste und rücksichtslose Absperrung des Scharlachkranken und seiner Pflegerin gesorgt werden, am besten wird, wenn angängig, der Patient sofort in ein Krankenhaus geschickt; alles, womit er in den letzten Tagen in Berührung gekommen ist, wird desinfiziert, das Schlafzimmer des Patienten für einige Zeit gemieden und dasselbe während dieser Zeit Tag und Nacht gelüftet.

Zuweilen ist eine Überführung in ein Krankenhaus mit Schwierigkeiten verknüpft, alsdann ist eine gute Isolierung in der Familie wohl in den seltensten Fällen möglich. Nichts darf aus dem Krankenzimmer herausgelangen, womit Gesunde in Berührung kommen, insbesondere ist die Wäsche des Kranken sofort nach Gebrauch in einen bereitstehenden Kübel mit Karbolwasser zu werfen, das Eßgeschirr ist im Krankenzimmer selbst zu reinigen, die Familienangehörigen dürfen den Patienten nur von außen durch das Fenster sehen usw. Derartig strenge Absperrungsmaßregeln müssen unbedingt sechs Wochen lang aufrecht erhalten werden, alsdann wird nach völliger Abschuppung und erst nach vollständiger Abheilung etwa vorhanden gewesener Komplikationen der Kranke ein bis zwei Reinigungsbädern unterzogen, er bekommt frische Wäsche zum Anziehen und wird in ein anderes Zimmer transferiert. Das Krankenzimmer selbst mit allen Geräten wird mit Formalin oder Autan, die Wäsche und Betten im Dampfsterilisator desinfiziert, weniger wertvolle Gegenstände, wie Spielsachen etc., werden verbrannt.

Bei Ausbruch einer Scharlacherkrankung in einer Schule würde man am besten die betreffende Schule sofort schließen. Da die Scharlachepidemien sich jedoch über längere Zeit hinziehen, so dürfte eine derartige Maßnahme nur in den wenigsten Fällen angängig sein; kommen aber mehrere Scharlach-infektionen in kurzen Zwischenräumen in derselben Schule vor, so muß unbedingt auf Schließung derselben gedrungen werden. Notwendig ist fernerhin, daß, solange in einer Familie ein Scharlachkranker vorhanden ist, die übrigen Familienangehörigen vom Schulbesuche für die ganze Krankheitsdauer ausgeschlossen werden, auch müssen letztere es vermeiden, mit anderen Gesunden in Versammlungen etc. zusammenzutreffen.

Bei Scharlachverdächtigen ist genau in derselben Weise wie bei wirklich Scharlachkranken zu verfahren, und erst dann sind die Absperrungsmaßregeln aufzuheben, wenn mit Sicherheit Scharlach auszuschließen ist. Ferner muß der Arzt es zu vermeiden suchen, selbst den Überträger des Krankheitskeimes zu spielen.

Der Kranke muß auch bei unkompliziertem Scharlach sechs Wochen lang Bettruhe beobachten. Das Krankenzimmer sei groß, luftig und hell, die Temperatur desselben nicht zu hoch (15—17° C); die Luft feucht (Wasserverdampfen oder Spray, Aufhängen von nassen Tüchern). Die Ernährung sei reizlos, flüssig oder breiig, enthalte keine starken Gewürze, wenig Kochsalz. Man meide womöglich Fleisch, Bouillon, Fleischextrakte und gebe vor allen Dingen Milch, Milchsuppen, ev. saure Milch, Buttermilch, Kefir; ferner Griesbrei, Reisbrei, Mehl-, Frucht- und Schleimsuppen, Eier, Butter, Zwiebäcke, Kompott (besonders Apfel- und Pflaumenmus); in der Rekonvaleszenz leichte Gemüse wie Spinat, Blumenkohl, Karotten, Kartoffelpuree. Gegen den Durst wird kalter Tee, Limonaden, bei Neigung zu Durchfall Kakao, kaltes Reiswasser gereicht.

Neben einer zweckmäßigen Ernährung sorge man für gute Mund- und Hautpflege. Erwachsene gurgeln öfter täglich mit einer Lösung von 1%igem chlorsaurem Kali oder Wasserstoffsuperoxyd, ferner mit Borax, Alaun, Borsäurelösung; bei Kindern, welche nicht gurgeln können, wird am Schlusse jeder Mahlzeit etwas Tee oder abgekochtes Wasser gegeben, oder es wird schonend der Mund mit einem feuchten reinen Läppchen ausgewischt und der Ausgang der Nase und die Lippen mit Borvaseline etwas eingefettet. Als Ersatz des Gurgelns werden auch Formaminttabletten (zwei bis dreistündig eine Tablette) empfohlen. Außerdem wird um den Hals ein Prießnitz oder eine Eiskravatte gelegt. Behufs guter Hautpflege werden allgemeine tägliche Waschungen oder tägliche resp. auch etwas seltenere lauwarme Bäder oder feuchte Umschläge (s. Masern) u. dgl. appliziert. Ich habe von täglichen lauwarmen Bädern auch bei Scharlach nie einen Nachteil gesehen; sie zu geben, ist aber nicht unumgänglich notwendig, allgemeine Waschungen des Körpers genügen. Juckt die Haut, was besonders im Desquamationsstadium der Fall ist, so verordne man Puder oder Einfetten mit Lanolinvaseline. Ein unkomplizierter Scharlach heilt ohne jegliches Medikament unter zweckmäßigen, allgemeinen, hygienischen, diätetischen Maßnahmen.

Von der Idee ausgehend, daß die Streptokokken wenn auch nicht die Erreger des Scharlachs, so doch im Krankheitsbilde desselben eine große Rolle spielen, hat man auch versucht, den Scharlach mittelst eines Antistreptokokkenserums zu beeinflussen. Am meisten angewandt werden das Moser-, Aronson- und Meyer-Ruppelsche (Höchst) Serum.

Die Ansichten über den Heilwert dieser Sera sind ganz widersprechend. A priori muß allgemein zugegeben werden, daß, da der Scharlacherreger nicht bekannt ist, mit diesen Seris der Scharlach keineswegs geheilt, sondern höchstens die sekundäre Streptokokkeninfektion günstig beeinflußt werden kann. Über eine Beeinflussung des Scharlachs durch die genannten Sera habe ich selbst keine Erfahrung; bei der gewöhnlichen Streptokokkensepsis des Menschen habe ich auch nicht den geringsten Heileffekt durch Injektion der verschiedensten Antistreptokokkensera gesehen.

Wenden wir diese Erfahrungen auf die Verhältnisse bei Scharlach an, so wäre vielleicht höchstens eine prophylaktische günstige Wirkung auf die ev. sekundär zu Scharlach hinzukommende Streptokokkeninfektion bei möglichst frühzeitiger Injektion zu erwarten. Daß aber überhaupt die Antistreptokokkensera einen prophylaktischen Nutzen aufzuweisen vermögen, ist meiner Meinung nach auch noch nicht bewiesen.

Alles in allem würde ich dem praktischen Arzte vorläufig raten, nach eigenem Gutdünken zu handeln und eine Seruminjektion auszuführen oder sie zu unterlassen; eine nähere Gebrauchsanweisung ist jedem Serum beigegeben. Neuerdings wird nun behauptet (Jochmann und Michaelis, Berl. klin. Wochenschr. 1910, S. 921), daß die Anwendung von Antistreptokokkenserum kombiniert mit der Vakzinetherapie günstige Erfolge bei schwerem Scharlachfieber gehabt habe. Wir haben diese Therapie bereits bei puerperaler Streptokokkensepsis in verschiedenen Fällen angewandt, hatten jedoch leider keinen Erfolg zu verzeichnen, da diese sämtlichen Patienten starben.

Bei stärkeren anginösen Beschwerden werden außer den schon angeführten Medikamenten Eiskrawatte, Schlucken von Eisstückchen, Spray von 2—3%igen Borsäurelösungen oder 1—2%igen Wasserstoffsuperoxyd, Einstäuben von Natrium sozojodolicum in den Rachen mittelst eines Pulverbläsers angewandt. Von Einspritzungen in die Tonsillen, Abziehen der Membranen, überhaupt von jedem gewaltsamen Eingriff sehe man lieber gänzlich ab, höchstens ist noch ein leichtes Betupfen der nekrotischen Partien mit einer $^1/_2\,^0/_{00}$ igen Sublimatlösung und nachherigem Gurgeln mit Tee und ähnlichem ab und zu zu empfehlen. Bei Kindern, welche nicht gurgeln können, spüle man, (aber schonend und mit Vorsicht!) Nase und Mund mit den genannten Desinfizientien, auch mit 5% igem Ammon. oder Natr. sulfoichthyolicum aus. Werden Diphtheriebazillen im Tonsillarbelag gefunden, so wird sofort Diphtherieserum injiziert, am besten auch dann, wenn der Belag nur als diphtherieverdächtig erscheint.

Gegen sehr langwierige Rhagaden oder ulzeröse Prozesse am Munde verordne man die auch bei anderen Prozessen gebräuchliche Argentum nitricum-Salbe (Argent. nitric., Balsam. Peruv. āā 0,5, Vaselin flav. ad. 20,0).

Gegen Lymphdrüsenschwellung werden eine Eiskravatte in den ersten Tagen, und ist eine Eiterung nicht mehr zu verhindern, heiße Umschläge (Leinsamen, Brei) und schließlich die Inzision gemacht. Es ist aber erst dann zu inzidieren, wenn deutliche Fluktuation vorhanden ist, anderenfalls ist mit der Inzision zu warten.

Komplikationen von seiten des Ohres sind anfangs mit Eisblase ev. Einträufelung von Karbol- oder Thymolglyzerin (1—2%) zu behandeln. Wölbt sich aber das Trommelfell vor, tritt Pulsation desselben auf, so ist die Parazentese mit Drainage des Mittelohreiters durch Xeroform- oder sonstige sterile Gaze ev. auch antiseptische (Wasserstoffsuperoxyd-, Borsäure-) Ausspülungen und Umschlägen von essigsaurer Tonerde angezeigt. Besonders zu beachten ist dabei, ob der Processus mastoideus druckempfindlich ist oder nicht; im ersteren Falle ist sofort die Aufmeißelung, Entfernung des kranken Knochens vorzunehmen, da bei nicht rechtzeitiger Operation die große Gefahr des Fortschreitens des krankhaften Prozesses auf die Nachbarteile, der eitrigen Sinusthrombose, Pyämie, etc. besteht.

Den Scharlachrheumatismus behandle man wie den gewöhnlichen Gelenkrheumatismus mit Watteeinpackungen der Gelenke, innerer Medikation von Aspirin (dreimal 0,5 pro die), Natr. salicyl. (dreimal 2,0 pro die) oder Antipyrin (dreimal 1,0 pro die).

Bei leichten Fällen von Nephritis verordnet man, abgesehen natürlich von der absoluten Bettruhe, vor allem Milchdiät (ev. mit Zusatz von Tee, Kakao, Kaffee, Schleim) und in zweiter Linie Vegetabilien: Weißbrot, Butter, Gemüse, Mehlsuppen, Obst, Honig; Fleisch und Gewürze werden gemieden, als Getränk empfiehlt sich Wildunger, Fachinger, Vichy-Wasser zu nehmen.

Auf diese Weise heilen die leichten Nephritisfälle aus. Sinkt aber die Urinsekretion stark, treten Kopfschmerzen und die ersten Vorboten der Urämie auf, so sind heiße Bäder von 30° R mit nachfolgenden heißen Packungen (ev. bei geschwächtem Herzen auch nur heiße Packungen), reichliches Trinken von heißem Tee während der Schwitzprozeduren am Platze. Bei Benommenheit, urämischen Anfällen ist ein Aderlaß von 100 bis 300 ccm Blut mit nachfolgender subkutaner Infusion von 500—1000 ccm physiologischer Kochsalzlösung vorzunehmen. Daneben ist vor allen Dingen eine etwa vorhandene Herzschwäche mit Digitalis, Digalen, Koffein, Kampfer, Wein, Champagner etc. zu behandeln, vor der intravenösen Injektion von Strophantin oder Adrenalin ist wegen einer meist zu gleicher Zeit bestehenden mehr oder weniger ausgebildeten Myocarditis zu warnen.

Es wird von verschiedener Seite empfohlen, die Nephritis prophylaktisch durch Helmitol oder Urotropin (dreimal 0,5) zu bekämpfen. Manche Autoren wollen die Nierenentzündung dadurch teilweise verhindert oder eine trotzdem aufgetretene Nephritis günstig beeinflußt haben. Von anderer Seite ist dem aber widersprochen worden. Aus allen Beobachtungen folgt, daß, wenn überhaupt ein günstiger Einfluß dieser Medikation zu bemerken war, derselbe überall sehr gering gewesen ist.

Über die Behandlung des Fiebers siehe die Ausführungen bei Masern. Bei starken nervösen Erscheinungen, Benommenheit, Delirien etc. verordne man Eisblase auf den Kopf, kalte Einpackungen, warme Bäder mit kalten Übergießungen oder letztere allein. Alle diese Maßnahmen sind bereits bei Masern beschrieben und sind auch hier am Platze; nur ist bei Scharlachkranken mit der Verordnung von eingreifenderen Badeprozeduren mehr Vorsicht geboten als bei Masern, da der Herzmuskel durch das Scharlachgift in der Regel mehr alteriert ist als bei Masern.

Die Therapie aller übrigen im Verlaufe des Scharlachs vorkommenden Erkrankungen, wie solche des Magendarmkanals, der Lungen, der Augen usw., ist an anderer Stelle dieses Werkes abgehandelt.

Röteln (Rubeola).

(Französisch: roubéole, roséole idiopathique; englisch: german measles.)

Mit 2 Abbildungen.

Geschichtliches. Mit der älteren Geschichte dieser Krankheit ist es insofern übel bestellt, als das, was in der Literatur unter dem Namen Röteln geht, meist keine Röteln sind, sondern unter Masern oder Scharlach zu rubrizieren ist.

Der erste, welcher für die Spezifität der Röteln eintrat, war Wagner, (1834). Ferner mag hier erwähnt werden, daß auf dem internationalen Ärztekongreß zu London im Jahre 1881 sich eine große Anzahl hervorragender Ärzte für eine Abtrennung der German measles (Röteln) von English measles (Masern) aussprachen. Daß aber bis in die neueste Zeit noch keine völlige allgemeine Übereinstimmung in der Auffassung der Röteln als selbständiges Krankheitsbild herrscht, zeigt z. B. das Buch von Henoch, „Vorlesungen über Kinderkrankheiten", in welchem eine Abhandlung über Röteln überhaupt nicht vorhanden ist. Henoch hält sich nach seiner Erfahrung „für nicht berechtigt, in dieser Frage ein entscheidendes Urteil abzugeben".

Auch Hebra und Kaposi haben mit Hartnäckigkeit noch den Standpunkt vertreten, daß die Röteln nichts weiter als abgeschwächte Masern oder Scharlach wären, und es hat diese Meinung unter dem Einfluß dieser Autoren große Verbreitung erlangt.

Ätiologie. Die Aufstellung der Röteln als selbständigen Krankheitsbildes gründet sich in erster Linie darauf, daß das Überstehen derselben immun
gegenüber einer zweiten Infektion macht, daß aber diese Immunität sich weder
auf Masern noch Scharlach erstreckt, mithin spezifisch für Röteln ist. Sieht
man also, daß in einer Epidemie die Kinder von einer Krankheit, deren Verlauf
dem leichter Masern ähnelt, befallen werden, und ergibt die Anamnese, daß
diese Kinder teilweise Masern überstanden haben, so hat man mit Sicherheit
„Röteln" vor sich.

Einmaliges Überstehen der Röteln macht, wie bereits erwähnt, gegen die
Krankheit immun; die ab und zu in der Literatur auftretenden Berichte über
zweimaliges Überstehen sind meist mit einem Fragezeichen zu versehen.

Das Krankheitsvirus ist unbekannt. Der Infektionsmodus ist ähnlich
wie bei Masern, nur ist die Kontagiosität lange nicht so groß als bei dieser
Krankheit. Die Disposition zur Krankheit ist weniger ausgebreitet, das
Krankheitsvirus nicht so flüchtig, als dies bei Masern der Fall ist. Es kommen
Röteln nur in kleinen, nicht so ausgedehnten Epidemien vor, auch scheint
es, daß die Krankheit, wenn auch sehr selten, durch Gesunde übertragen werden
kann. Geschlossene Anstalten, Schulen, besonders Kleinkinderschulen sorgen
für eine Verbreitung der Krankheit; die daselbst Infizierten stecken dann auch
die übrigen älteren Familienmitglieder an. Besonders Kinder im Alter von
2—10 Jahren werden von der Krankheit befallen, aber auch jüngere und ältere
Personen werden, wenn auch seltener, infiziert.

Am meisten ansteckend ist scheinbar das Prodromal- und besonders der
Anfang des Eruptionsstadiums, während des Abblassens des Exanthems und
später ist die Anteckungsgefahr viel geringer.

Krankheitsbild. Die Röteln zeigen im allgemeinen einen ähnlichen Krankheitsverlauf wie Masern mit dem Unterschied, daß die pathologischen Symptome
viel leichter verlaufen, die Zeitdauer der einzelnen Stadien kürzer ist und Komplikationen zu den Seltenheiten gehören. Wir unterscheiden wieder das Stadium
der 1. Inkubation, 2. Prodrome, 3. Eruption, 4. Rekonvaleszenz.

Das Stadium der Inkubation beträgt 14—23 Tage. Die ungleichen
Zeitangaben verschiedener Autoren mögen nach Thomas daher rühren, daß
zwischen der Infektionsmöglichkeit (Berühren eines Patienten) und der eigentlichen Infektion kürzere oder längere Zeit mitunter verstreichen kann. Irgend
welche krankhaften Symptome werden während dieser Inkubationszeit vermißt; es wird nur angegeben, daß sich im Blut ähnlich wie bei Masern eine
Hyperleukocytose zeigt, welche im Eruptionsstadium wieder verschwinden soll
(Platenga).

Das Prodromalstadium verläuft klinisch in einem Teil der Fälle
völlig symptomlos; in dem anderen Teil ist es durch katarrhalische, masernähnliche Erscheinungen von seiten der Schleimhäute ausgezeichnet, welche ein
paar Stunden bis zwei Tage, sehr selten drei Tage dauern. Leichter Husten,
Niesen (zuweilen mit Nasenbluten), Schlingbeschwerden, Halsschmerzen,
Lichtscheu usw. tritt verschiedentlich auf. Bei Inspektion des Mundes entdeckt man in einem Teil der Fälle besonders am weichen Gaumen ein etwas
schwer sichtbares, also nicht deutlich in die Augen fallendes, blaßrotes, kleinfleckiges oder mehr diffuses Enanthem. Bei einem Teil der Patienten sind auch
Kopliksche Flecke (siehe Masern) auf der Wangenschleimhaut usw. gesehen
worden (Widowitz, Bahrdt); von anderen Autoren wird dagegen ihr Vorkommen bei Röteln entschieden bestritten. Das Enanthem tritt meist erst
kurz vor dem Exanthem der Haut, manchmal sogar erst mit letzterem
zu gleicher Zeit auf.

Außer einer geringen Rötung und Schwellung der Tonsillen, der Uvula, des weichen Gaumens, einer leichten katarrhalischen Rhinitis, Pharyngitis, Laryngitis und Bronchitis sind auch öfter leichte Schwellungen der Zervikal- und auch solche der übrigen Lymphdrüsen beobachtet worden. Der Temperaturverlauf ist in diesem Stadium nicht charakteristisch, verschiedentlich ist die Temperatur erhöht, bleibt aber auch dann meist unter 39⁰. Entsprechend der Temperatur verhält sich auch die Pulsfrequenz. Irgend welche schwereren Erscheinungen werden gewöhnlich nicht wahrgenommen; die von manchen amerikanischen Autoren beschriebenen schweren Prodromalsymptome konnten von deutschen Ärzten nicht beobachtet werden.

Das Exanthem der Haut tritt, wie bemerkt, mit oder ohne vorausgegangene Prodromalerscheinungen auf. Meistenteils erscheint es zuerst im Gesicht und auf der behaarten Kopfhaut und geht von da aus in Schüben auf den übrigen Körper über, seltener bricht es an den verschiedensten Körperteilen zu gleicher Zeit hervor. Es stellt sich als ein kleinmakulöses (seltener kleinpapulöses), rosarot aussehendes Exanthem dar, welches von dem Masernexanthem dadurch abweicht, daß die einzelnen Flecke gewöhnlich nicht so groß sind und eine mehr hellrote Farbe aufweisen und außerdem nicht ausgesprochen deutlich über die Oberfläche der Haut hervorragen. Die Anordnung der Flecke auf dem Körper kann völlig derjenigen bei Masern gleichen, und wir könnten sehr gut das Exanthem seinem Aussehen nach als ein nicht sehr ausgebildetes, wenig intensives Masernexanthem ansprechen (Rubeola morbillosa). Die einzelnen Flecke oder Papeln stehen öfter mittelst Ausläufer und Streifen in Verbindung, so daß dann bei oberflächlicher Betrachtung eine Konfluenz vorgetäuscht wird. Ein vollständiges Konfluieren der Papeln findet aber nicht statt. Das Gesicht ist in toto gewöhnlich leicht gedunsen.

Nun gibt es auch Abarten des Exanthems, bei welchen die nicht erhabenen einzelnen Flecke so klein sind, daß dadurch der Hautausschlag in seinem Aussehen an Scharlach erinnert (Rubeola scarlatinosa). Die Verteilung des Exanthems über den Körper ist aber eine ganz andere als bei Scharlach, die Umgebung des Mundes, das Kinn, auch die Stirn sind nicht frei und die behaarte Kopffläche und die Ohren sehr oft ganz besonders affiziert.

Diese letzte Form des Exanthems ist, falls es sich überhaupt um echte Röteln handelt, sehr selten, es bleibt einem, namentlich um die Differentialdiagnose gegenüber der „vierten Krankheit" (siehe diese) zu stellen, nichts weiter übrig, als die Haut des ganzen Körpers von oben bis unten genau zu betrachten und besonders darauf zu achten, ob nicht doch an einer Stelle distinkte Flecke oder Papeln vorhanden sind, in welchem Falle dann „Röteln" und nicht „vierte Krankheit" zu diagnostizieren ist. Hervorzuheben ist jedoch, daß eine Konfluenz der einzelnen geröteten Hautstellen bei den Röteln selten und dann auch nur auf einzelne Hautstellen beschränkt ist.

Eine weitere Eigentümlichkeit des Rubeolenausschlages ist seine kurze Dauer: in 1—3 Tagen ist derselbe in der Regel ganz verschwunden. Da das Exanthem sehr oft schubweise an den einzelnen Körperteilen zu verschiedenen Zeiten auftritt, so sieht man es in seinem Höhestadium fast niemals zu gleicher Zeit über den ganzen Körper, gewöhnlich auch nicht gleichmäßig über die einzelnen Körperregionen ausgebreitet.

Meist wird nach dem Abblassen des Exanthems eine kleienförmige Abschuppung der Haut vermißt, seltener wird eine solche wahrgenommen.

Rezidive des Exanthems sind gelegentlich, aber selten, in der 2. Woche nach dem Abblassen des Exanthems beobachtet worden.

Zugleich mit dem Auftreten des Exanthems haben die Beschwerden von seiten des Patienten, vorausgesetzt, daß überhaupt welche da sind, ihren Höhepunkt erreicht.

Die Temperaturkurve verläuft ähnlich wie bei Masern, nur erreicht das Fieber während der Röteln nicht die Höhe wie bei Masern; verschiedentlich wird sogar über vollständig fieberlose Röteln berichtet. Nach Erscheinen des Exanthems ist gewöhnlich am folgenden Tage kein Fieber mehr vorhanden, manchmal hält jedoch eine ganz geringe Temperatursteigung (bis 38°) auch die nächsten Tage noch an.

Neben einer leichten Konjunktivitis, Rhinitis, Angina, Laryngitis und Bronchitis katarrhalis wird von manchen Autoren als regelmäßiger Befund im Eruptionsstadium eine besonders auffallende Anschwellung der Zervikallymphdrüsen bezeichnet, andere (Hamburger und Schey) haben auch eine allgemeine Lymphdrüsenschwellung mehrmals sogar schon einige Tage vor dem Erscheinen des Exanthems nachweisen können, und wir haben sie ebenfalls, aber nicht bei allen unseren Patienten, gesehen.

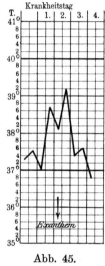

Abb. 45.
Temperaturkurve bei Röteln.
(Med. Klinik Leipzig.)

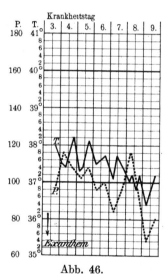

Abb. 46.
Temperaturkurve bei Röteln.
(Med. Klinik Leipzig.)

Irgend welche Nachkrankheiten oder Komplikationen des Krankheitsverlaufs sind von uns nicht wahrgenommen worden. Verschiedentlich wird von einem miliariaartigen Ausschlag anstatt des gewöhnlichen berichtet, auch sollen kleine Petechien manchmal im Zentrum verschiedener Papeln erscheinen, wodurch das Exanthem im Abblassungsstadium ein marmoriertes Aussehen gewinnt. Gelegentlich tritt eine stärkere Konjunktivitis, Rhinitis, Angina, Bronchitis, Bronchopneumonie, Gastritis, Enteritis usw. als Komplikation auf. Neben Röteln können natürlich auch andere akute Exantheme und Infektionskrankheiten, Masern, Scharlach, Varizellen usw., zu gleicher Zeit bei einem Patienten vorhanden sein, eine gegenseitige Beeinflussung ist mit Sicherheit nicht beobachtet worden.

Diagnose. Bei der Stellung der Diagnose ist besonders auf den Pleomorphismus und die Variationen im Krankheitsbild bei den verschiedenen Rötelnepidemien Gewicht zu legen, ja selbst in einer und derselben Epidemie können die einzelnen Erkrankungen unter Umständen einen ganz verschiedenen Verlauf annehmen. Ferner ist die Angabe, ob Masern bereits überstanden sind zu berücksichtigen. Die Differentialdiagnose zwischen Röteln, Masern und Scharlach ist bei den zuletzt genannten Krankheiten beschrieben.

Trotz aller Unterscheidungsmerkmale wird es schwer und manchmal fast unmöglich sein, einen sporadischen Rötelnfall sicher stets als solchen zu erkennen, dagegen sehr leicht, wenn zu gleicher Zeit eine größere Rötelnepidemie vorhanden ist und die meisten von der Krankheit ergriffenen Patienten noch vor nicht langer Zeit Masern überstanden haben. Bei der Differentialdiagnose der Röteln gegenüber den Masern ist vielleicht auch der negative Ausfall der Diazoreaktion im Urin bei den ersteren heranzuziehen, wenn auch Bäumler eine positive Diazoreaktion bei einigen sicheren Rötelnfällen gefunden hat.

Die Differentialdiagnose gegenüber anderen Erythemen, z. B. Erythema exsudativ. multiforme und Erythema infectiosum ist nicht schwierig. Bei dem Erythema exsudativ. multiforme sind die einzelnen Flecke ganz ungleichartig und anders lokalisiert als bei Röteln, bei dem Erythema infectiosum sind dieselben größer (bis handtellergroß), bestehen längere Zeit (5—10 Tage lang) und bilden guirlandenähnliche Zeichnungen auf der Haut.

Die **Prognose** ist stets günstig.

Therapie. Die Krankheit heilt ohne besondere therapeutischen Eingriffe; zweckmäßig ist es, die Patienten 1—2 Wochen Bettruhe beobachten zu lassen, während der Abschuppung ein paar Bäder zu verordnen und sich im übrigen auf allgemeine, hygienisch-diätetische Maßnahmen zu beschränken. Besondere Absperrungsmaßregeln sind nicht notwendig.

Vierte Krankheit (Rubeola scarlatinosa).

(Fourth disease. — Filatow-Dukessche Erkrankung.)

Geschichtliches. Nachdem in der Literatur verschiedentlich von scharlachähnlichen Röteln die Rede war, führte Thomas im Jahre 1877 folgendes aus: „Nach meinen Beobachtungen besitzt das Exanthem der Röteln nur Ähnlichkeit mit dem der Masern, nicht die geringste nähere Verwandtschaft mit dem des normalen Scharlachs. Ich stehe nicht an, die Möglichkeit zuzugeben, daß eine ebenbürtige spezifische Affektion mit scharlachähnlicher Hauterkrankung existiert, obgleich mir eine derartige Form trotz aller Aufmerksamkeit bis jetzt noch niemals vorgekommen ist. Ältere Beobachtungen, die auf eine solche hindeuten, sind vielleicht nichts als leichte Scharlachfälle."

Filatow trat alsdann im Jahre 1886 für die Selbständigkeit der Rubeola scarlatinosa als spezifischen Erkrankung ein und zwar aus folgenden Gründen: Im Jahre 1884 erkrankten in einer Familie 6 Familienmitglieder und die Gouvernante an einer anscheinend leichten Scarlatina. Im Jahre darauf trat nun Scarlatina in derselben Familie wieder auf und zwar erkrankten 4 Familienmitglieder, wovon 1 starb; die anderen 3 Erkrankten hatten im Jahre vorher die anscheinend skarlatinöse Erkrankung durchgemacht. Filatow schloß aus diesen Beobachtungen, daß die leichte Erkrankung der 3 Patienten im Jahre vorher wohl einem leichten Scharlach sehr ähnlich sei, aber von einem anderen Kontagium herrühren müsse, weil die daran Erkrankten nicht gegen eine Neuinfektion des Scharlachs immun geworden waren. Filatow folgerte daraus, daß, gerade so wie leichte Masern und die ihnen sehr ähnlichen Röteln (R. morbillosa) zwei spezifische und verschiedene Erkrankungen sind, auch die Selbständigkeit der skarlatinösen Röteln angenommen werden müsse, wenn abortive scharlachähnliche Erkrankungen bei Personen vorkommen, welche den Scharlach schon früher gehabt haben, und wenn durch das Überstehen einer derartigen Erkrankung die Patienten in Zukunft nicht gegen Scharlach immun geworden sind.

Nach Filatow sind dann Dukes und Weawers im Jahre 1891 resp. 1892 auf Grund ihrer Beobachtungen zu dem Resultat gekommen, daß die Rubeola scarlatinosa oder die „Vierte Krankheit", wie sie zuerst Dukes nannte, als eine selbständige und von Scharlach und Röteln abzusondernde Erkrankung zu betrachten sei.

Ob diese „Vierte Krankheit" eine gesonderte Existenzberechtigung hat, kann heute mit Sicherheit noch nicht entschieden werden, da die Beobachtungen noch zu spärlich sind. Ich selbst habe über diese Krankheit keine Erfahrung und kann deswegen nur referierend berichten.

Ätiologie. Der Krankheitserreger ist unbekannt. Er ist spezifisch und insbesondere von dem des Scharlachs abzutrennen, da das Überstehen von Scharlach keine Immunität gegenüber der Krankheit gewährt, als auch das Überstehen der „vierten Krankheit" vor nachheriger Scharlachinfektion nicht schützt.

Die Inkubationsdauer ist länger als bei Scharlach, ungefähr der der Röteln gleich (9—20 Tage).

Irgend welche krankhaften Erscheinungen im Inkubationsstadium sind nicht vorhanden; ein Prodromalstadium fehlt gewöhnlich.

Die Krankheit beginnt in der Regel unter geringen allgemeinen Krankheitserscheinungen und Anstieg der Temperatur mit dem Ausbruch des Exanthems. Letzteres ist scharlachähnlich, erscheint meist in ein paar Stunden am ganzen Körper. Das Gesicht ist bei der Mehrzahl der Patienten weniger befallen als der übrige Körper, die Mundumgebung ist, wie bei Scharlach frei von Ausschlag. Nach Weawer jedoch soll die Umgebung des Mundes ganz besonders vom Ausschlag eingenommen sein. Bei genauerem Zusehen besteht der Ausschlag genau wie bei Scharlach aus kleinen Stippchen, doch ist die Farbe derselben mehr blaßrot und weniger leuchtend.

Katarrhalische Angina mit Hals-Lymphdrüsenschwellung, gelegentlich auch Schwellung der übrigen Lymphdrüsen des Körpers, geringe katarrhalische Konjunktivitis sind bei der Krankheit sehr oft vorhanden. Ein Enanthem scheint nicht aufzutreten. Der Ausschlag der Haut ist nur ein bis drei Tage sichtbar, nach seinem Verschwinden erfolgt eine mehr kleienförmige, leichte Abschilferung derselben, welche ein bis zwei Wochen lang dauert.

Geringes Fieber ist meist im Eruptionsstadium vorhanden und dauert ein bis drei Tage; das bei der Temperatursteigerung bei Scharlach öfter vorkommende initiale Erbrechen fehlt völlig. Die Pulsfrequenz ist nicht besonders erhöht, jedenfalls nicht mehr als der Temperatur entspricht. Eine Ansteckungsgefahr für Gesunde ist scheinbar zwei bis drei Wochen nach Erscheinen des Exanthems völlig beseitigt.

Nachkrankheiten in der Rekonvaleszenz sind außer einer selten erscheinenden geringen Albuminurie (keine Nephritis) nicht beobachtet. Die Diagnose ist nur dann erlaubt, wenn eine Epidemie von ausschließlich leichten scharlachähnlichen Erkrankungen und zwar bei solchen Patienten vorliegt, von welchen ein Teil in früherer Zeit sicher schon einmal einen typischen Scharlach überstanden hat. Außerdem muß der Ausschlag alle Kriterien eines wenig intensiven Scharlachausschlags zeigen, darf also vor allen Dingen nicht papulös oder großfleckig sein. Die Prognose und Therapie verstehen sich aus dem Gesagten von selbst.

Zum Schlusse soll noch erwähnt werden, daß neuerdings in der Literatur auch eine „fünfte Krankheit" ihr Unwesen treibt. Meiner Meinung nach gehören die unter diesem Namen beschriebenen Krankheiten entweder überhaupt nicht hierher, oder sie sind unter die Röteln zu rubrizieren. Es wäre überhaupt zu wünschen, daß die betreffenden Autoren sich in der Aufstellung neuer Krankheitsbilder mehr Zwang auferlegen und die ganze Frage nicht noch unnötigerweise komplizieren wollten, denn sonst könnte uns nächstens vielleicht auch noch eine „sechste Krankheit" beschert werden.

Windpocken, Spitzpocken (Varicella).

(Franz: Varicelle, petite vérole volante, engl.: chicken pox).

Mit 6 Abbildungen.

Geschichtliches. Die Varizellen scheinen unter den verschiedensten Namen schon sehr lange bekannt gewesen zu sein, nur wurden sie früher mit leichten Pockenerkrankungen für identisch gehalten. Erst Heberden (1767) und später ganz besonders Heim trennten sie auch von diesen ab und erklärten sie für eine besondere Erkrankung. Heutzutage setzen wir in die Spezifität der Varizellenerkrankungen nicht mehr den geringsten Zweifel, wenn auch von autoritativer Seite (Hebra) dies noch vor einiger Zeit bestritten wurde.

Ätiologie und Epidemiologie. Die Varizellen sind eine kontagiöse Krankheit, das Krankheitsvirus ist uns völlig unbekannt. Dasselbe kann sich wahrscheinlich außerhalb des menschlichen Körpers nicht lange lebensfähig halten, so daß eine Ansteckung in der Regel nur von kranken auf disponierte gesunde Menschen möglich ist. Die Ansteckung muß aber sehr leicht erfolgen, insofern dazu nur ein ganz flüchtiges Zusammensein mit einem Kranken genügt.

Die Möglichkeit einer Infektion ist mit größter Wahrscheinlichkeit schon vor dem Ausbruch des Varizellenausschlages gegeben und erlischt erst mit der Entfernung der Krusten des Hautausschlages. Über die Eingangspforte des Giftes läßt sich etwas Sicheres nicht aussagen, vielleicht erfolgt das Eindringen in den menschlichen Körper durch die Tonsillen oder die Respirationsorgane. Ganz besonders hervorzuheben ist die Tatsache, daß eine Impfung mit dem Bläscheninhalt der Varizellen auf die Haut Gesunder meist einen negativen Erfolg hat. Die gegenteiligen Angaben in der Literatur dürften darauf beruhen, daß eine Infektion nicht durch die Impfung selbst, sondern durch die mit derselben verbundenen Begleitumstände hervorgerufen wurde. Im Gegensatz hierzu erfolgt nach der Impfung eines Pockenpustelinhaltes auf die Haut gesunder, zu Pocken disponierter Individuen stets eine Pockenerkrankung, d. h. also: Bei Varizellen ist das Krankheitsvirus mit größter Wahrscheinlichkeit nicht in dem Varizellenbläschen enthalten, bei Variola dagegen birgt die Pockenpustel dasselbe. Eine Verschiedenheit des Pockenpustel- und Varizellenpustelinhaltes läßt sich auch dadurch leicht zeigen, daß man die Kornea von Kaninchen mit dem Pustelinhalt impft und nachher die Hornhautzellen einer mikroskopischen Untersuchung unterzieht: Nach Überimpfung von Pockenbläscheninhalt findet man in den Hornhautzellen die Guarnierischen Körperchen (s. S. 148), während bei Inokulation von Varizellenbläscheninhalt solche nicht zu finden sind.

Die Disposition zur Varizellenerkrankung ist namentlich im Kindesalter bis zu 10 Jahren herauf sehr groß, so daß die meisten Menschen in diesem Alter von der Krankheit befallen werden. Auch Säuglinge erkranken, eine Erkrankung von Föten im Uterus ist jedoch (im Gegensatz zu Variola) noch niemals beobachtet worden; jenseits des 10. Lebensjahres kommen Erkrankungen an Varizellen nur äußerst selten vor, einesteils wohl, weil die Betreffenden schon in ihrer Kindheit dieselben überstanden haben, anderenteils aber auch infolge der fast verschwundenen Disposition zu der Erkrankung. Werden Erwachsene einmal von Varizellen infiziert, so ist der Verlauf derselben äußerst milde und rudimentär.

Meist treten die Varizellen in kleineren Epidemien auf, aber auch sporadisch. Fast während des ganzen Jahres hindurch werden sie besonders in Großstädten gelegentlich beobachtet. Die Infektion erfolgt meistens durch die Kleinkinder- und Spielschulen. Mit Pockenepidemien, welche nur zeitweilig und bei nicht rechtzeitiger Vakzination der Umgebung eines Kranken in größeren Epidemien erscheinen, haben die Varizellenepidemien nicht das geringste zu tun. Einmaliges Überstehen von Varizellen verschafft den Betroffenen in der Regel für immer eine Immunität gegen die Krankheit. Ausnahmen kommen allerdings vor (bei unserem Material kamen in 1% der Fälle später Neuerkrankungen vor). Eine Immunität gegenüber der Variola wird durch die Varizellenerkrankung nicht hervorgerufen, wie ferner umgekehrt infolge einer Pockenerkrankung eine Immunität niemals gegenüber Varizellen entsteht. Auch können Varizellen und Variola nebeneinander bei einem Individuum zu gleicher Zeit vorhanden *sein, es werden* fernerhin sowohl Kinder wie Erwachsene

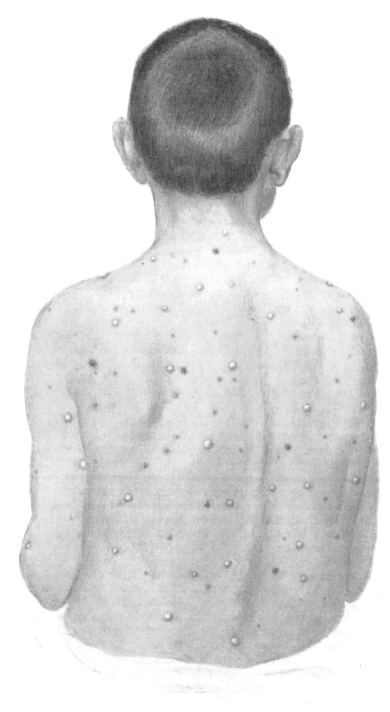

Abb. 47.
Varizellenexanthem (nach einer Lumière-Photographie der Med. Klinik Leipzig).

von den Pocken befallen, von Varizellen dagegen, wie bemerkt, fast nur Kinder und keine Erwachsenen.

Alles dies spricht dafür, daß wir es in den Varizellen mit einer spezifischen und von der Variola unbedingt abzusondernden Erkrankung zu tun haben, und daß beide Krankheiten nur zufällig und ganz äußerlich eine gewisse Ähnlichkeit miteinander in dem Aussehen des Hautausschlages besitzen.

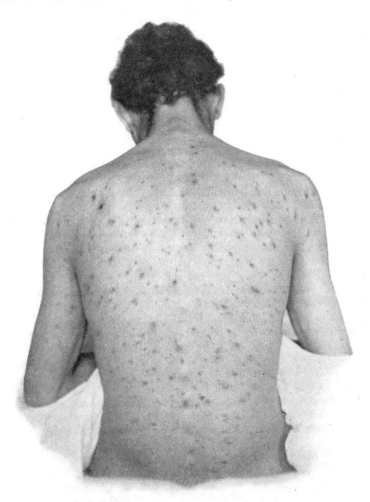

Abb. 48.
Varizellenexanthem. (Med. Klinik Leipzig.)

Die verschiedensten Kombinationen zwischen Varizellen und anderen Infektionskrankheiten kommen vor, und es hat den Anschein, als ob sie sich gegenseitig nicht beeinflussen. Dasselbe ist auch von ev. auftretenden Rezidiven oder Neuerkrankungen der Varizellen zu sagen.

Krankheitsbild. Eine Einteilung der Krankheit in die vier bekannten Stadien (Inkubation, Prodrome, Exanthem, Rekonvaleszenz) läßt sich nicht strikte durchführen, besonders da die Eruption schubweise an verschiedenen

Tagen erfolgt, und der Beobachter infolgedessen verschiedene Stadien zu gleicher Zeit, vielfach nebeneinander, bei demselben Individuum sieht.

Die Dauer der Inkubationszeit wird verschieden angegeben; sie währt meist zwei, kann jedoch auch bis zu drei, ganz selten bis zu vier Wochen betragen.

Gewöhnlich setzt die Krankheit fast ohne jegliche Prodromalsymptome mit dem Hervorbrechen des Ausschlages ein. Oder aber es bestehen ein bis zwei Tage lang vorher Abgeschlagenheit, Mattigkeit, geringe Temperaturerhöhung, Appetitlosigkeit, Kreuz-, Glieder- und Kopfschmerzen usw. Erbrechen oder gastrische Störungen sind nicht häufig, noch seltener Krämpfe, Delirien, Benommenheit. Sehr oft ist der Verlauf derart, daß die Kinder abends keinen rechten Appetit haben, nachts unruhig schlafen und sich heiß anfühlen, und morgens beim Bad wird dann der Varizellenausschlag bemerkt.

Das Exanthem erscheint zuweilen mit starkem Juckgefühl meist zuerst im Gesicht und der behaarten Kopfhaut, oder auch zuerst am Rumpfe und verbreitet sich rasch gewöhnlich ohne jede Regel von oben nach unten über einen großen Teil des Körpers. Es besteht anfangs aus stecknadelkopf- bis linsengroßen roten Flecken; die Flecke werden zum Teil sehr bald ein wenig erhaben, bilden sich also zu Papeln um, und alsdann innerhalb weniger Stunden bis zu einem Tag erscheinen in der Mitte der Papeln Bläschen, welche anfangs mit einer wasserhellen Flüssigkeit gefüllt sind.

Die Zahl dieser einzelnen Effloreszenzen ist verschieden, gewöhnlich 10—200, seltener darunter oder darüber. Sieht man ein Kind in diesem Stadium, so ist die Haut mit einer Anzahl dieser nicht oder nur wenig erhabenen roten Flecken regellos bestreut und ein Teil der letzteren weist bereits in seinem Zentrum ein Bläschen auf, welches oft von einem leicht geröteten Hof umgeben ist. Verschiedene der Varizellenbläschen konfluieren gelegentlich, es entstehen dann große bis zehnpfennigstückgroße Blasen, sehr selten größere. Sticht man ein Bläschen mit einer Nadel an, so läuft nur ein Teil des Inhaltes aus, da dasselbe mehrfächerig ist; der Inhalt stellt eine klare, alkalisch reagierende Flüssigkeit dar, in welcher nur ganz spärlich Leukocyten enthalten sind. Verschiedentlich, im allgemeinen jedoch selten sieht man in der Mitte des Bläschens eine Delle, meist jedoch nur eine Andeutung einer solchen. Man bezeichnet diese Stelle als den „Nabel" des Bläschens.

Die Bläschen sitzen ganz oberflächlich, ihre Bedeckung ist äußerst dünn, manchmal sind sie auch in Gruppen nach Art eines Herpes zoster angeordnet, besonders an solchen Körperstellen, welche einem Drucke der Kleidung etc. ausgesetzt sind.

Ein paar Stunden bis einen Tag bleiben die Bläschen in voller Entwicklung bestehen, alsdann bilden sie sich zurück, der Inhalt wird resorbiert oder trocknet von der Mitte her ein; es bildet sich an der Stelle des Bläschens in ein bis zwei Tagen eine gelblichbräunliche Kruste, welche im Verlauf der nächsten Tage abfällt.

Nun bleibt es aber, wie schon bemerkt, nicht bei dem einmaligen Ausbruch des Exanthems: In den nächsten Tagen nach der ersten Eruption, besonders nachts, treten erneut derartige Papelchen und Bläschen auf, so daß bei einer Besichtigung der Haut des Patienten am dritten oder vierten Erkrankungstag Effloreszenzen von verschiedenem Alter wahrgenommen werden. Das Auftreten von Nachschüben des Exanthems ist bei der Differentialdiagnose der Varizellen gegenüber der Variola ganz besonders zu beachten, da es bei Variola in der Regel keine derartigen Nachschübe gibt und die Effloreszenzen sich mithin bei dieser Krankheit sämtlich im gleichen Stadium befinden.

Sehr selten kommt es allerdings auch bei den Varizellen vor, daß das Exanthem mit einem Schube erledigt ist, die Regel ist aber das entgegengesetzte Verhalten.

Gelegentlich tritt eine Bläschenbildung bei verschiedenen Effloreszenzen überhaupt nicht auf, sondern die roten Flecke bilden sich, nachdem sie mehr oder weniger papulös geworden sind, in kürzester Zeit wieder zurück. Bei einem derartigen Verhalten des Exanthems sind aber doch meist noch ganz vereinzelte Bläschen bei dem einzelnen Patienten auf der Haut sichtbar. Kommt es bei einem Kranken nirgends zur Bläschenbildung, so sind natürlich derartige Fälle sehr schwer als Varizellen zu diagnostizieren, scheinen aber beobachtet worden zu sein (Thomas: Roseolae varicellosae).

Wird der Inhalt eines Bläschens trübe und eitrig, so besteht die so entstandene Pustel länger als oben angegeben. Der Hof derselben ist mehr infiltriert und gerötet; die Zeit der Eintrocknung, Krustenbildung und Abstoßung der Kruste bis zur Heilung nimmt gewöhnlich ebenfalls längere Zeit in Anspruch. Es kommt auf diese Weise aber auch nicht, wie dies gewöhnlich bei einem Varizellenausschlage der Fall ist, zu einer vollständigen Restitutio ad integrum der betreffenden Hautpartie, sondern es entsteht eine gerippte, narbige und strahlige, runde, haarlose Vertiefung an der betreffenden Hautstelle, welche für das ganze Leben unter Umständen bestehen bleibt und sich manchmal in nichts von einer Pockennarbe unterscheidet. Da jedoch bei Varizellen eine derartige Narbenbildung die Ausnahme bildet, die Anzahl der Narben sehr gering ist, so kann man in späteren Zeiten schon aus der Anzahl der Narben mit Sicherheit erkennen, ob sie von Varizellen oder Pocken herrühren.

Nicht allein die Haut, sondern auch die Schleimhäute werden von den Varizellenbläschen befallen. Und zwar sieht man solche auf der Mundschleimhaut, dem weichen Gaumen, der Zunge, dem Pharynx, Larynx, auch auf der Genitalschleimhaut, ferner auf den Konjunktiven, der Kornea auftreten.

Eine bestimmte und charakteristische Temperaturkurve ist den Varizellen nicht eigen. Gelegentlich besteht überhaupt gar kein Fieber (Abb. 49) während der Varizelleneruption. Meist dürfte jedoch ein solches in geringerem Maße besonders direkt vor oder zugleich mit dem Ausbruch des Exanthems und der Nachschübe, wenn auch manchmal nur für Stunden auftreten; bisweilen ist bei dem ersten Ausbruch keine Temperatursteigerung, wohl aber bei den folgenden vorhanden. Dies tritt namentlich dann ein, wenn sich Komplikationen vorbereiten oder bereits im Anzuge sind. Schließlich kann auch einmal während des ganzen Eruptionsstadiums und während der Eintrocknung der Bläschen ein re- resp. intermittierendes Fieber bestehen, öfter ist dasselbe jedoch in zwei bis drei Tagen zu Ende. Bei rascher Steigerung der Temperatur besonders vor der Eruption werden in seltenen Fällen Schüttelfröste mit und ohne Konvulsionen beobachtet.

Anomalien des Verlaufs. Komplikationen und Nachkrankheiten. Gelegentlich verlaufen die Varizellen, wie oben schon bemerkt, rudimentär, es kommt dann überhaupt nicht zur Bläschenbildung, sondern die einzelnen Varizelleneffloreszenzen stellen stecknadelkopf- bis linsengroße, manchmal etwas erhabene Roseolen dar (Roseola varicellosa), welche sehr bald wieder verschwinden.

Bei anderen Kranken erreichen die Bläschen eine beträchtliche Größe, und zwar besitzen sie diese Ausdehnung schon bei ihrem Auftreten, oder aber die anfangs kleinen und normal großen Bläschen vergrößern sich erst, wenn andere zu gleicher Zeit aufgetretene sich bereits mit einer Kruste bedeckt haben (Varicella bullosa oder pemphigosa). Auch durch Konfluenz verschiedener kleiner Varizellenbläschen können derartige größere Blasen entstehen.

Abb. 49 stammt von einem Falle von Varicella bullosa. Das Kind befand sich in der Rekonvaleszenz eines leichten Ekzems der Haut gerade im Krankenhaus, als auf einmal ein typischer Varizellenausschlag mit Nachschüben an den folgenden Tagen ohne jegliche Temperatursteigerung auftrat. Die Varizellenbläschen erreichten nicht 2 mm im Durchmesser.

Am 5. Krankheitstage vergrößerten sich aber plötzlich einzelne Bläschen am Rücken und der Wirbelsäule zu markstückgroßen und größeren Säckchen, worauf die Blasendecke wegen ihrer Dünne platzte. Am 6., 7. und 8. Krankheitstage nahm die Blasenbildung noch an Ausdehnung zu, so daß schließlich der ganze obere Teil des Rückens, die Außenfläche des linken Armes exkoriiert und mit Hautfetzen bedeckt war. Bei der Besichtigung erkannte man zu dieser Zeit noch gut die Ausdehnung der einzelnen Blasen, insofern am Rande derselben die Haut noch auf der Unterlage mehr oder weniger fest haftete. Die der Epitheldecke beraubte, stark gerötete Haut näßte stark und eiterte auch ein wenig. Am 8. Krankheitstage sank die Temperatur, am 9. entwickelte sich noch einmal eine über markstückgroße Blase in der Weichengegend. Die exkoriierten Stellen am Rücken und Arm heilten in ca. 7 Wochen; in der Rekonvaleszenz kam es späterhin noch zu verschiedenen Abszessen an den unteren Extremitäten, die Krankheit ging aber doch schließlich in Heilung aus.

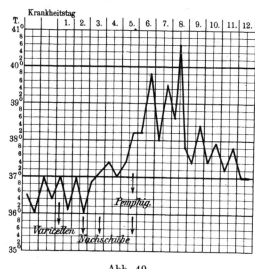

Abb. 49.
Varicella bullosa. (Med. Klinik Leipzig.)

In seltenen Fällen erscheint vor Ausbruch des Varizellenexanthems ein scharlachähnliches Exanthem (Rash), was hier ganz besonders erwähnt werden soll, da ein solches bei Variola resp. Variolois nicht selten gesehen wird. Ein derartiges diffuses Erythem tritt gewöhnlich mehrere Stunden vor der Bläscheneruption, seltener zu gleicher Zeit mit ihr auf und ist mehrere Stunden bis einen Tag, seltener länger sichtbar.

Ich will einen Auszug der Krankengeschichte eines derartigen Falles, welchen wir selbst beobachteten und welcher außerdem noch mit einer Varicella gangraenosa, Enteritis dysenterica kompliziert war, hier folgen lassen.

Elsa S. wird am 3. Krankheitstag eingeliefert, ist seit 2 Tagen unwohl; kein Exanthem, etwas Durchfall. Am 4. Krankheitstag erscheint am ganzen Körper ein diffuses Erythem, welches am 5. Krankheitstage noch sichtbar ist. Am zuletzt genannten Tage treten außerdem zu dem Erythem zahlreiche Varizellenbläschen auf Brust, Rücken und Gesicht. An den nächsten 3 Tagen erfolgen unter hohem Fieber Nachschübe. Am 11. Krankheitstage erscheint eine linsengroße Pustel und eine fünfpfennigstückgroße gangränöse Stelle. In den folgenden 14 Tagen heilen die betreffenden Stellen fast völlig ab, und nur an der Haut der Gegend des Os temporale tritt noch eine zweimarkstückgroße Blase auf.

Am 29. Krankheitstage setzt nun das klinische Bild einer Dysenterie mit anfangs dünnflüssigen, später typisch dysenterischen, blutigen Stühlen ein; es kommt außerdem zu einem Abszeß am Schulterblatt, welcher am 36. Krankheitstage inzidiert wird, ferner tritt am 33. Krankheitstage eine Albuminurie ($\frac{1}{4}\,^0/_{00}$) mit hyalinen Zylindern im Urinsediment auf.

Die Autopsie ergibt: Dysenterie des Dickdarmes mit follikulärer Schwellung, vergrößerten Mesenterialdrüsen, Trübung der Nierenrinde. Tumor lienis. Mit Wahrscheinlichkeit ist die Dysenterie als zufällige Begleiterscheinung der Varizellen zu betrachten.

Wie die mitgeteilten Krankengeschichten schon zeigen, kommt es verschiedentlich zu einer Vereiterung des Varizellenbläscheninhaltes (Varicella pustulosa), oder zu einer Gangrän der betreffenden Stellen (Varicella gangraenosa), schließlich stellt ein derartiges Bläschen gelegentlich die Eingangspforte für alle möglichen anderen Bakterien dar, es entstehen auf diese Weise Phlegmonen, Furunkel, Abszesse, Erysipele, Osteomyelitis, Gasphlegmonen, Pyämie, Sepsis.

Auch hämorrhagische Varizellen sind von uns und anderen beobachtet worden. Der Verlauf derselben ist meist derart, daß im Anfang sich die Bläschen von anderen gewöhnlichen Varizellenbläschen nicht unterscheiden, erst am zweiten oder dritten Tage der Eruption treten Petechien, Ekchymosen auf der Haut auf, der Inhalt der alten Varizellenbläschen wird hämorrhagisch, es entstehen subkonjunktivale und Schleimhautblutungen. Solche Fälle enden oft mit dem Tode.

Alle diese beschriebenen Komplikationen erscheinen mit Vorliebe entweder bei solchen Kindern, welche schon durch irgend eine Erkrankung in ihrer Vitalität geschwächt waren, oder deren Haut durch ein früher bestandenes Ekzem u. dgl. einer sekundären Infektion gegenüber weniger widerstandsfähig geworden war.

Komplikationen, welche vom Schleimhautexanthem ausgehen, wie stärkere Stomatitis, Rhinitis, Otitis media, Tenesmus, Incontinentia urinae, Magen- und Darmblutungen, sind von uns nicht beobachtet worden. Über Erstickungsanfälle infolge des Sitzes einer Varizellenblase im Kehlkopf an den Stimmbändern etc., über Unmöglichkeit, zu urinieren bei Sitz einer solchen in der Urethra und ähnliche derartige ganz seltene Zufälle ist berichtet worden. Weitere Raritäten im Verlaufe der Varizellenerkrankung stellen enzephalitische Prozesse, choreiforme Bewegungen in der Rekonvaleszenz, eitrige Pleuritis, Pericarditis, Peritonitis, Lymphdrüsenvereiterung, Mediastinalabszesse dar.

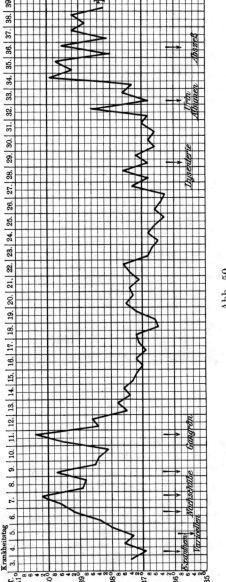

Abb. 50. Varizellen mit Gangrän und Abszeß der Haut und dysenterischer Enteritis. (Med. Klinik Leipzig.)

Eine Komplikation, welche direkt auf eine Einwirkung des Varizellenvirus resp. dessen Toxins zu beziehen ist, ist die akute (meist hämorrhagische) Nephritis. Dieselbe tritt gelegentlich zwei bis drei Tage nach der Varizelleneruption oder aber erst später, nach acht, seltener 14 Tagen auf. Von uns sind mehrere Fälle vorübergehender leichter Erkrankungen von akuter Nephritis beobachtet worden, in 2 % unserer Fälle jedoch haben wir eine ausgesprochene hämorrhagische Nephritis bei resp. nach den Varizellen beobachtet, welche die Prognose vorübergehend ernst gestaltete und mehrere Wochen bis zur Heilung währte. Aus dem Verlauf unserer Fälle geht auch hervor, daß diese varizellöse oder postvarizellöse Nephritis derjenigen der postskarlatinösen sehr ähnlich sein kann, insofern Ödeme, Herzerscheinungen usw. während derselben auftreten, daß jedoch die Stärke und Schwere der Symptome hinter derjenigen der postskarlatinösen Nephritis gewöhnlich zurücksteht.

Marie A., 4 Jahre alt, bekam in der Rekonvaleszenz eines leichten Ekzems plötzlich nachmittags Fieber, in der darauffolgenden Nacht erschienen Varizellenbläschen, am 3. und 4. Krankheitstage Nachschübe weiterer Bläschen. Letztere heilten in der Rekonvaleszenz gut ab, keine Geschwürsbildung etc. Am 8. und 9. Krankheitstage trat Erbrechen auf, am 10. im Urin Eiweiß und Blut, im Sediment hyaline, Epithelial- und rote Blutkörperchenzylinder neben geringen Ödemen besonders der Augenlider, auffallend blasser Gesichtsfarbe, irregulärem Puls. Die Nephritis dauerte ca. 2 Monate und während dieser Zeit wurden im Urin stets geringe Mengen Eiweiß und Blut und die verschiedenartigsten Zylinder nachgewiesen; deutlich ausgesprochene, urämische Symptome fehlten, der Puls war während des Vorhandenseins der Nephritis längere Zeit irregulär und inäqual. Ausgang in Heilung.

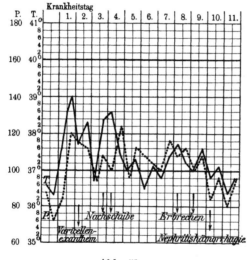

Abb. 51.
Varizellen mit hämorrhagischer Nephritis.
(Med. Klinik Leipzig.)

Gelenkaffektionen gehören zu den sehr seltenen Komplikationen der Varizellen, sie sind meist seröser, seltener eitriger Natur und gewöhnlich auf mehrere Gelenke ausgedehnt. Wir sahen derartige Gelenkschwellungen und -Schmerzen selten; sie verliefen ganz leicht und kurz und nur einmal trat ganz nach Art des akuten Gelenkrheumatismus die Affektion sehr heftig auf und ging erst nach wochenlangem Bestand in Heilung über. Von verschiedenen Autoren werden weiterhin Pleuropneumonie, Pleuritis, Empyem, eitrige Synovitis als Komplikationen bei Varizellen angegeben.

Einen besonders ungünstigen Einfluß scheinen die Varizellen ganz ähnlich wie die Masern auf eine tuberkulöse Erkrankung auszuüben. Bei einem Teil dieser Patienten wird die tuberkulöse Erkrankung überhaupt erst in der Rekonvaleszenz der Varizellenerkrankung bemerkt, bei dem anderen Teil hatte vorher bereits in geringem Maße ein Bronchialkatarrh scheinbar gutartiger Natur bestanden. Die tuberkulöse Erkrankung wird durch die Varizellen gewöhnlich in einem solchen Masse verschlimmert, daß die Patienten meist sehr bald in der Folgezeit daran zugrunde gehen.

Ein Beispiel hierfür gibt der Patient der Abb. 52, welcher mit typischen Varizellenbläschen aufgenommen wurde und früher stets gesund gewesen sein soll. Am 4. und 6. Krankheitstage traten Nachschübe des Ausschlages auf, am 14. Krankheitstage war alles abgeheilt. Nun setzte aber eine anfangs harmlos erscheinende Bronchitis ein, am 23. Krankheitstage trat Dyspnoe hinzu, Infiltration beider Oberlappen etc. und am 39. Krankheits-

tage Exitus letalis. Die Sektion ergab eine tuberkulöse, käsige Pneumonie beider Oberlappen und der oberen Partien der Unterlappen.

Einen ähnlichen Krankheitsverlauf wie den soeben beschriebenen nahmen 3 %
unserer gesamten Varizellenfälle.

Pathologische Anatomie.

Anatomisch unterscheidet sich
die Varizellenpustel gelegentlich
absolut nicht von der der Variola.
Beide sind mehrfächerig, haben
ein mehr oder weniger ausgebildetes papulöses Stadium und
zeigen einen ähnlichen Heilungsprozeß. Der Inhalt der Varizellenpustel ist nicht so häufig
eitriger Natur als bei den Pocken,
es werden gewöhnlich auch im
eitrigen Inhalt einer Varizellenpustel keine so große Anzahl
Leukocyten und niemals die
Guarnierischen Körperchen gefunden. Mit Ausnahme des Befundes der Guarnierischen Körperchen in dem Bläscheninhalt
bei Pocken gibt es also demnach
nur graduelle Unterschiede in der
Histologie des Hautausschlages
der Pocken und Varizellen.

Mit Luft gefüllte Bläschen
(Windpocken) kommen anscheinend selten bei den Varizellen vor,
bei Variola jedoch überhaupt nicht.

Diagnose.

Im allgemeinen
ist die Diagnose der Varizellen
leicht. Mit Pemphigus, Herpes,
Miliaria kann der Varizellenausschlag kaum verwechselt werden,
dagegen ist eine Verwechslung
mit Variolois schon möglich.

Bei der Differentialdiagnose
gegenüber Variolois hat man
folgendes zu berücksichtigen.

1. Handelt es sich um einen
Erwachsenen, so spricht die vorliegende Erkrankung mehr für
Variolois, da Varizellen bei Erwachsenen sehr selten sind. Man
ergreife also bei zweifelhaften
Fällen, wenn es sich nicht um
ein Kind handelt, lieber alle Vorsichtsmaßregeln, welche bei
Variola geboten sind.

2. Berücksichtige man die Dauer, Heftigkeit der Symptome, Temperatur
und Zeit vor der Hauteruption. Bei Variola gehen der Eruption des Ausschlages

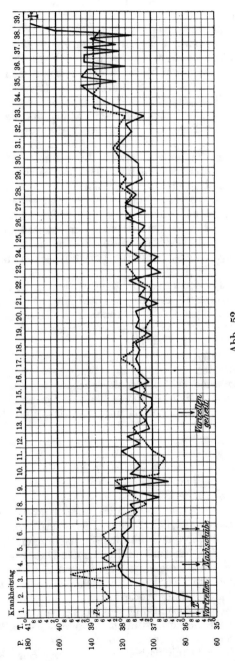

Abb. 52. Varizellen mit käsiger Pneumonie. (Med. Klinik Leipzig.)

mehrere Tage schwerer allgemeiner Symptome mit hohem Fieber voraus, nach der Eruption sinkt die Temperatur; bei Varizellen fehlen entweder diese Prodromalerscheinungen ganz, oder sie dauern nur ein paar Stunden bis einen Tag.

3. Entstehen bei Variolois nicht in dem Maße Nachschübe des Exanthems an den dem ersten Auftreten des Ausschlages nachfolgenden Tagen. Infolgedessen sind am zweiten oder dritten Eruptionstage bei Variola alle Effloreszenzen an einer Körperregion gleichalterig und in dem gleichen Entwicklungsstadium, während bei Varizellen, woselbst an den verschiedensten Tagen Nachschübe an allen Körperteilen erfolgen, die einzelnen Bläschen fast in allen Entwicklungsstadien (Papeln, Vesikeln, Pusteln, Krusten etc.) überall angetroffen werden können.

4. Die Dauer der Entwicklung der Papeln zu Bläschen dauert bei Variola ein paar Tage, bei Varizellen in der Regel nur ein paar Stunden.

5. Forsche man in der Anamnese danach, ob bei dem Erkrankten eine Vakzination in den letzten Jahren stattgefunden, auch ob derselbe Varizellen schon durchgemacht hat. Handelt es sich um ein Kind, liegt eine erfolgreiche Vakzination erst ein paar Jahre zurück und sind Varizellen noch nicht überstanden, so dürfte mit größter Wahrscheinlichkeit schon allein hierdurch die Diagnose auf Varizellen sichergestellt sein.

6. Die Epidermisdecke der Varizellenbläschen ist dünner als diejenige der Variolabläschen, infolgedessen haben die Varizellenbläschen ein etwas anderes Aussehen als die Variolabläschen und der Inhalt der ersteren schimmert gelblich klar durch.

Bei pockenverdächtigen Patienten ist unter Umständen auch eine Impfung der Hornhaut des Auges eines Kaninchens mit dem Inhalt der Bläschen des verdächtigen Falles vorzunehmen. Handelt es sich um die echten Pocken, so werden die Guarnierischen Körperchen (s. Ätiologie u. Abb. 53) in den Hornhautzellen nachgewiesen.

Prognose. Sie ist im allgemeinen günstig zu stellen. Nur schwächliche, an Hautleiden erkrankte und besonders tuberkulöse und skrofulöse Individuen geben eine schlechtere Prognose. Im übrigen ist ein ungünstiger Ausgang sehr selten und bei Reinlichkeit und guter Hautpflege etc. kaum in Betracht zu ziehen. Die Nephritis postvaricellosa und die anderen Komplikationen gehen auch gewöhnlich in Heilung über.

Therapie. Für gewöhnlich verlaufen die Varizellen günstig, so daß andere als allgemeine, hygienisch-diätetische Maßnahmen überflüssig sind. Vor allen Dingen müssen die Patienten Bettruhe bis zur völligen Abstoßung der Krusten einhalten, und es ist zu empfehlen, vor dem Aufstehen den Urin auf Eiweiß zu untersuchen.

Sehr große Sorgfalt ist auf eine gute Haut- und sehr sorgsame Mundpflege zu legen. Täglich warme Bäder mit vorsichtiger nachheriger Abtrocknung (nicht Reiben und ähnliches), nachfolgendem Einpudern mit Reismehl oder Zinkpuder, bei starkem Jucken der Haut ev. auch eine Ichthyol- oder Thymolsalbe. Ganz besondere Reinlichkeit der Genitalsphäre ist am Platze, da an den Labien mit Vorliebe Varizellenbläschen sitzen. Ist die Haut ein wenig entzündet, dann verordne man Umschläge mit essigsaurer Tonerde oder 1—2%iger Alsollösung, später Verband mit Alsolcreme und ähnlichem. Bei kleinen Kindern sind auch Vorkehrungen dafür zu treffen, daß ein Kratzen der wunden Haut unmöglich ist. Die Mundhöhle ist durch öfteres Spülen und Gurgeln mit Salbeitee, Alsol- oder Boraxlösungen peinlichst rein zu halten. Bei starken Schmerzen von seiten der unter Umständen im Munde oder Rachen vorhandenen Varizellen sind die wunden Stellen mit einer 2%igen Kokainlösung zu betupfen.

Die übrigen Komplikationen, Nephritis, Fieber etc., sind entsprechend den bei anderen Krankheiten (s. Masern) angeführten Grundsätzen zu behandeln. Eine Prophylaxe ist bei den Varizellen wegen der im allgemeinen guten Prognose kaum notwendig; nur Tuberkulöse und Skrofulöse sind möglichst vor einer Infektion zu schützen.

Pocken (Blattern, Variola).

(Franz.: petite vérole, engl.: small-pox, ital.: vajuolo.)

Mit 14 Abbildungen.

Geschichtliches. Schon lange vor Christi Geburt waren die Pocken in China und Indien heimisch und es scheint, daß sie erst im 6. Jahrhundert n. Chr. nach Ägypten und Europa eingeschleppt wurden. Sie waren in Europa im Anfang nur in den südlichen Ländern verbreitet und kamen erst gegen das Ende des 15. Jahrhunderts nach Deutschland, während sie in England bereits im 13. Jahrhundert gewütet haben. Auch nach den übrigen Ländern wurden sie verschleppt, so z. B. im Anfang des 16. Jahrhunderts nach Amerika sehr bald nach seiner Entdeckung. Überall wohin sie kamen, traten sie in großen unheilbringenden Epidemien auf, und es erlagen viele Menschen der Seuche.

Sie wurden ursprünglich mit anderen schweren Infektionskrankheiten in einen Topf zusammen geworfen; so konnten sie anfänglich von Masern nicht unterschieden werden, welche Trennung bekanntlich Sydenham zuerst präzise vollzog. Auch maligne Formen von Syphilis wurden mit ihnen verwechselt resp. zu den Pocken gezählt, weswegen später die Syphilis zum Unterschied als „große Pocken" und die wirklichen als „kleine Pocken" (smallpox und petite vérole) bezeichnet wurden.

Fernerhin scheint vielfach die Pest mit den Pocken in früheren Jahren verwechselt worden zu sein. So ist es z. B. wahrscheinlich, daß die sog. Antoninische Pest, welche seit dem 2. Jahrhundert p. Chr. in Italien wütete, nicht Pocken, wie von verschiedenen Autoren behauptet wird, sondern wirkliche Pest gewesen ist.

Die im 15., 16., 17., 18. Jahrhundert in den verschiedenen Ländern grassierenden Pockenepidemien hatten zum Teil eine ganz enorme Mortalität. So starben z. B. in Preußen im Jahre 1796 24 646 Menschen, in Frankreich im 18. Jahrhundert im Durchschnitt 30 000 Personen jährlich an Pocken, und andere Länder waren eher noch schlimmer als besser daran.

Bereits im 18. Jahrhundert suchte man die Mortalität durch die künstliche Pocken-Inokulation oder Variolation therapeutisch herabzusetzen. Im Beginne des 19. Jahrhunderts ersetzte alsdann infolge der Jennerschen Entdeckung die Vakzination die Variolation, und seit der Einführung des Impfgesetzes im Jahre 1874 sind die Pocken in Deutschland beinahe vollständig erloschen.

Ätiologie. Obwohl die ausgezeichnetsten Forscher sich bemüht haben, das Virus der Pocken aufzufinden, so müssen wir doch heutzutage sagen, daß wir die wirklichen Erreger derselben noch nicht kennen. Daß irgend ein Lebewesen die Krankheit hervorbringt, konnte schon seit langem nicht im mindesten zweifelhaft sein, und so wurden die verschiedensten Bakterien und andere kleine Lebewesen sowohl im Inhalt von Variola- und Vakzinebläschen als auch im Blute der Patienten gefunden und als die Erreger der Pocken angesprochen.

Ferdinand Cohn fand kokkenähnliche, kleinste, lichtbrechende Kügelchen besonders in der frischen Lymphe sehr zahlreich, er nannte sie Microsphaera variolae und rechnete sie zu den Schizomyzeten; auch Weigert fand in den Hautkapillaren der Pockenleichen solche kokkenähnliche Gebilde.

Andere Forscher beschrieben Streptokokken und Staphylokokken, weiterhin Bazillen, die sie für die Erreger der Pocken ausgaben. Jedoch muß all diesen Bakterienbefunden bei Pocken die experimentell sicher gestellte Tatsache entgegen gehalten werden, daß absolut bakterienfreie Lymphe bei der Verimpfung auf den Menschen trotzdem eine sichere Wirksamkeit besitzt. (Die Lymphe ist dadurch sehr einfach bakterienfrei zu bekommen, daß man sie ein Berkefeldfilter passieren läßt. Das Filter hält die gewöhnlichen Bakterien zurück, während das Pockenvirus hindurchgeht.)

Nun haben L. Pfeiffer und van der Loeff Protozoen im Inhalte von Variolapusteln gefunden, welche wahrscheinlich zu den Mikrosporidien gehören. Im Jahre 1892 beschrieb alsdann Guarnieri Protozoen in der Hornhaut von Kaninchen, welche er mit Vakzinelymphe geimpft hatte und welche intrazellulär in den Hornhautepithelzellen (s. Abb. 53) nachweisbar waren. Sowohl im frischen als alten Pockenpustelinhalt fanden sich diese Gebilde, welche man später als Guarnierische Körperchen bezeichnete. Setzt man jedoch die Vakzinelymphe 1 Stunde lang einer Temperatur von 58⁰ aus, so werden die Guarnierischen Körperchen nach Übertragung dieser Lymphe auf der Hornhaut von Kaninchen vermißt. (v. Prowazek, Zentralbl. f. Bakt. Bd. 56, 1910, Nr. 41.)

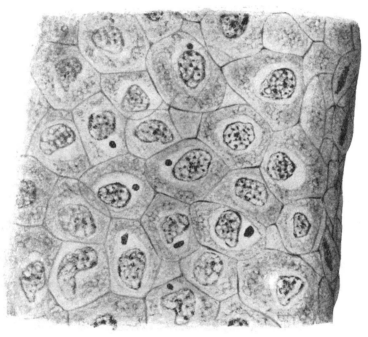

Abb. 53.
Guarnierische Körperchen in Hornhautepithelzellen.

Zur Darstellung dieser Gebilde verletzt man nach Jürgens die Kornea mittelst einer infizierten Lanzettnadel durch ganz seichte, tangential geführte Stiche und streicht auf dieselben noch etwas Pustelinhalt auf. Am 2. Tage wird das Tier getötet und die Bulbi herausgenommen, die Kornea frisch oder an mittelst Sublimat fixierten Präparaten untersucht.

Ungefärbt erscheinen die Guarnierischen Körperchen als runde, glänzende, von einem Hof umgebene Gebilde, welche durch ihre Lagerung innerhalb der Zellen, aber stets außerhalb des Zellkernes ausgezeichnet sind. In gehärteten und mit Eisenhämatoxylin gefärbten Präparaten sind die Körperchen dunkelblau bis schwarz, die Epithelzellen und Kerne blau. Da Guarnieri diese Gebilde bei andersartigen Erkrankungen nicht gefunden, und er außerdem bei den frischen Präparaten durch eine Erwärmung auf Körpertemperatur amöboide Bewegungen wahrgenommen hatte, so sprach er dieselben als die Erreger der Pocken an.

Gleiche Befunde wurden in der Folgezeit von vielen Autoren, so von E. Pfeiffer, Clarke, Monti, Wasiliewski u. a. (Literatur bei E. Paschen) erhoben, und es wurden diese Körperchen für die Erreger der Variola gehalten. Dieser Gruppe von Autoren steht eine andere gegenüber, welche die Guarnierischen Körperchen nicht für die Erreger, sondern für spezifische Reaktionsprodukte der erkrankten Zellen halten. Letztere sehen in ihnen nur Zelldegenerationen, andere wiederum glauben, daß sie aus eingewanderten und zerfallenen Leukocyten abstammen, für Variola und Vakzine aber trotzdem spezifisch seien.

Wenn demnach zurzeit die Parasitennatur dieser Gebilde nicht mit absoluter Sicherheit feststeht, ja sogar die Ansicht derjenigen, welche sie nur für Zelldegenerationsprodukte halten, mehr Wahrscheinlichkeit für sich hat, so muß man doch sagen, daß die Guarnierischen Körperchen in ursächlicher Beziehung zur Vakzine und Variola stehen, bei keiner anderen Krankheit gefunden werden und demnach ihr Nachweis diagnostisch verwertet werden kann.

Während das Vakzinevirus nach der Impfung auf die Kaninchenhornhaut nach v. Prowazek im Tierkörper überhaupt nicht kreist, kreist das Virus der Pocken in geringer Menge im Blute und wird alsbald in den Zellen abgelagert.

Franck und v. Dombrowski haben regelmäßig in Variola- und Vakzinenlymphe einen Parasiten, welcher zuerst als feiner Punkt, dann als Zyste (Morula) erschien, gesehen, und der letztere glaubt, daß der Parasit unter die Blastomyzeten gerechnet werden muß. Ferner wurden im Blute von einigen Autoren amöbenartige, teilweise mit Geißeln versehene Gebilde gefunden, welche Befunde aber von anderen Autoren wieder nicht bestätigt wurden.

Ob die von v. Prowazek bei Pocken gefundenen und auch von anderen Autoren (siehe Paschen) gesehenen kleinen ($\frac{1}{4} \mu$ großen) runden Körperchen, welche Berkefeld-Filter passieren, sich leuchtend rot bei Löfflerscher Beize plus Karbolfuchsin färben, die wirklichen Erreger der Pocken sind, müssen künftige Untersuchungen zeigen.

Der Erreger der Pocken ist nach alledem nicht mit absoluter Sicherheit bekannt. Trotzdem wissen wir über die Eigenschaften desselben Verschiedenes. Er ist immer sowohl in dem serösen als auch in dem eitrigen Inhalt des Pockenbläschens enthalten, auch scheint er auf der Haut und im Blute pockenkranker Menschen meist vorhanden zu sein. Ob die anderen Sekrete der Kranken (Urin, Speichel, Auswurf und Fäces) ihn enthalten, ist experimentell noch nicht sicher erwiesen, es scheint, daß Impfversuche mit diesen Sekreten nur dann positiv ausfallen, wenn sie mit Pockenpustelinhalt vermischt waren.

Aber nicht nur an Pockenkranken haftet der Erreger, sondern er ist auch in der Umgebung der Kranken vorhanden, und es macht den Eindruck, als ob er sich zum Teil direkt durch die Luft dahin verbreitet hätte. Es sind demnach alle in der Umgebung eines Kranken befindlichen Gegenstände infektiös und dieselben können, wenn sie aus dem Krankenzimmer gebracht werden, nach anderen Orten den Erreger verschleppen. Infolgedessen spielen bei der Ausbreitung der Krankheit Bazillenträger (Ärzte, Wärterinnen usw.), aber auch die Kleider, Bettstücke und ähnliches eine große Rolle und dies um so mehr, als das Pockengift, wenn es einigermaßen von frischer Luft abgeschlossen und nicht von der Sonne oder intensivem Tageslicht beschienen wird, sich fast unbegrenzt haltbar, besonders in eingetrocknetem Zustande zeigt. Im Freien, der Luft ausgesetzt, verliert es dagegen sehr bald seine Wirksamkeit.

Der Pockenkranke ist in allen Stadien der Krankheit für Gesunde als infektiös zu betrachten, sogar im Inkubationsstadium, woselbst bei ihm noch keine Krankheitssymptome wahrgenommen werden, sind Übertragungen von ihm auf Gesunde beobachtet worden (Schaper). In hervorragendem Maße sind auch Pockenleichen demgemäß ansteckend.

Über die Art und Weise, wie die Infektion bei Menschen stattfindet, kann bei der Unkenntnis des Erregers nichts Bestimmtes ausgesagt werden; die meisten Autoren glauben, daß der Erreger direkt mit der Atemluft auf die Schleimhaut der Respirationsorgane gelangt und so die Infektion erzeugt. Es ist aber nicht ganz von der Hand zu weisen, daß die Infektion sogar durch die unverletzte äußere Haut stattfinden kann. Offenbar muß aber bei dem letzten Infektionsmodus vorher eine intensivere Berührung der Haut mit dem Infektionserreger erfolgt sein.

Die Disposition für die Pocken ist allgemein. Alle Menschen können in jedem Lebensalter von ihnen befallen werden. Nur sehr wenige weisen eine angeborene Immunität gegen die Krankheit auf, selbst Kinder im Uterus können von der Seuche ergriffen werden. Die Disposition zu der Erkrankung scheint vom 1. bis zum 40. Lebensjahre am stärksten zu sein, es werden aber auch noch Menschen jenseits des 60. Lebensjahres infiziert. Das Geschlecht der Menschen hat auf die Empfänglichkeit keinen Einfluß, allerdings tritt während der Schwangerschaft und im Wochenbett die Krankheit ganz besonders bösartig auf, und es besteht während dieses Zustandes offenbar eine gewisse Prädisposition für die Erkrankung. Unter den Menschenrassen sollen die farbigen und ganz besonders die Neger mehr empfänglich sein.

Neben der schon erwähnten angeborenen Immunität gibt es nun auch eine vorübergehende Immunität, wobei verschiedene Personen zeitweilig unempfänglich für die Krankheit sind. Eine derartige Unempfänglichkeit für Pocken ist öfters bei solchen mit Scharlach, Masern oder Typhus behafteten Individuen konstatiert worden, sie scheint aber bei diesen Erkrankungen nur kurze Zeit zu währen, da direkt nach Überstehen derselben in der Rekonvaleszenz die betreffenden Kranken an Pocken sehr oft nachträglich noch erkranken. Ob andere Infektionskrankheiten außer den genannten sich ähnlich verhalten, steht nicht fest, auch nicht ob die im Fieber vorhandene verminderte Reaktionsfähigkeit der Haut Toxinen gegenüber (Rolly) irgendwie etwas mit der geringeren Empfänglichkeit Fieberkranker für Pocken zu tun hat. Abgesehen von solchen Infektionskrankheiten sind aber augenscheinlich auch noch andere uns nicht bekannte Umstände gelegentlich bei verschiedenen Menschen vorhanden, welche eine temporäre Unempfänglichkeit bedingen.

Eine erworbene Immunität gegenüber den Pocken entsteht bei den meisten Menschen, nachdem sie die Krankheit selbst durchgemacht haben. Dieselbe kann das ganze Leben hindurch oder aber doch lange Zeit währen. Nur ganz ausnahmsweise werden Personen zweimal von Pocken befallen, eine noch öftere Erkrankung ist wohl einmal beobachtet worden, stellt aber eine enorme Seltenheit dar. Die zweite Erkrankung dürfte im allgemeinen leichter als die erste sein.

Ist die zwischen den beiden Erkrankungen liegende Zeit kurz, so spricht man von Pockenrezidiven.

Eine gesteigerte Disposition gegenüber der Erkrankung besteht, abgesehen von den schon erwähnten Schwangeren und Wöchnerinnen, angeblich auch bei Säufern, bei durch Krankheit geschwächten Individuen in der Rekonvaleszenz, bei Hautkranken und bei solchen, deren Haut gewissen Schädlichkeiten ausgesetzt ist oder war.

Irgendwelche klimatische oder tellurische Einflüsse sind bei der Ausbreitung der Krankheit nicht vorhanden. Überall, wohin der Krankheitsstoff kommt, werden alle nichtvakzinierten und früher noch nicht an Variola erkrankte Menschen von der Krankheit befallen. Dieselbe tritt alsdann in Gegenden, in welchen die Menschen ungeimpft sind, in großen Epidemien auf, welche jahrelang dauernd und zeitlich exazerbieren können. Es scheint, daß in der kälteren Jahreszeit eine etwas größere Mortalität als in der warmen besteht. Durch Menschenansammlungen (Kriege etc.) wird die Krankheit natürlich rascher verbreitet, und es erfolgt alsdann ein Aufflackern der Epidemie. In Ländern, in denen die gesetzliche Impfung eingeführt ist, kommt es dagegen nur zu einem sporadischen Auftreten der Variola, welche gewöhnlich von angrenzenden, nichtvakzinierten Ländern eingeschleppt wird.

Krankheitsbild. Die Schwere und damit auch der ganze Verlauf der Variola ist sowohl in den einzelnen Epidemien als auch in einer einzigen Epidemie sehr wechselnd, so daß es zweckmäßig erscheint, bei der Besprechung der klinischen Symptome drei Arten von Erkrankungen zu unterscheiden. Und zwar trennen wir eine mittelschwere Form der Pocken (Variola vera) von einer leichten (Variolois) und einer schweren (Variola foudroyans, acutissima, nigra, haemorrhagica) ab.

Variola vera.

Der Krankheitsverlauf der Variola vera wird je nach den klinischen Symptomen in verschiedene Stadien eingeteilt und zwar:

1. Stadium incubationis, 2. prodromorum, 3. eruptionis. Bei letzterem wird zweckmäßig ein Stadium papulosum, vesiculosum, pustulosum und crustosum unterschieden.

Stadium incubationis. Die Dauer dieses Stadiums vom Beginne der Infektion bis zum Ausbruch der ersten Krankheitserscheinungen dauert gewöhnlich 10—13 Tage. Selten ist die Zeit länger oder kürzer. Nur bei der Impfvariola, welche in früheren Jahrhunderten ausgeführt wurde, ist sie viel kürzer, auch die schwere Variola hat nach Zülzer nur eine 6—8 Tage betragende Inkubationszeit.

In der größten Mehrzahl der Fälle verläuft dieses Stadium völlig symptomlos. Verschiedene Individuen klagen aber doch über ein Unwohlsein allgemeiner Art, Schwindel, Kopf- und besonders Kreuzschmerzen und haben leichte gastrische Beschwerden. Nach Obermeier soll in den letzten Tagen der Inkubationszeit eine leichte katarrhalische Pharyngitis und Angina zuweilen vorkommen.

Stadium prodromorum. Dasselbe dauert vom Beginn der ersten Krankheitserscheinungen bis zum Ausbruch des Variolaexanthems und währt in der Regel drei Tage, gelegentlich auch einen Tag mehr oder weniger. Es kann leichte und sehr schwere Symptome aufweisen, und es ist ganz besonders hier hervorzuheben, daß die Intensität der Erscheinungen keinen Schluß auf die Schwere des späteren Krankheitsbildes zu machen erlaubt. Fälle, welche mit den schwersten Symptomen begannen, können leicht verlaufen, dagegen kann als Regel gelten, daß bei leichten Symptomen im Prodromalstadium enorm selten eine schwere Variola folgt (Curschmann).

Die Krankheit beginnt gewöhnlich ganz akut, mit einem oder mehreren Schüttelfrösten, starken Kreuz- und Kopfschmerzen, Schwindel, Benommenheit, raschem Ansteigen der Temperatur (in wenigen Stunden bis auf 40°), bei Kindern auch öfter allgemeinen Krämpfen. Neben intensiven Kreuzschmerzen bestehen oft auch noch ziehende Schmerzen im Nacken und der Muskulatur, besonders der unteren Extremitäten. Schwindel, Ohrensausen, Delirien treten öfters auf, dagegen ist Koma selten.

Die Körpertemperatur steigt am zweiten und dritten Tage des Prodromalstadiums gewöhnlich auf über 40° (s. Abb. 57), sie ist meist an den nächsten
Tagen kontinuierlich, viel seltener remittierend und steigt in der Regel noch
etwas an. Der Puls ist bei gesunden Individuen entsprechend der Höhe der
Fiebertemperatur beschleunigt, gut und voll, nur manchmal ist uns eine im
Vergleich zu der Fiebertemperatur geringere Steigerung der Pulsfrequenz aufgefallen. Bei schwer- oder herzkranken Individuen kann der Puls auch unregelmäßig, und weich in dieser Zeit erscheinen.

Die Frequenz der Respiration ist im Vergleich zu der des Pulses fast
stets höher, und man denkt infolge des auffallend raschen und meist etwas
mühsamen Atmens, daß man es bei dem Patienten mit einer beginnenden Lungenaffektion zu tun hat.

Dabei herrscht in dieser Periode vollständige Appetitlosigkeit, die Kranken
klagen über starken Durst, haben Brechreiz und erbrechen auch; da starke
Kopfschmerzen, Nackenschmerzen etc. vorhanden sind, kommt man gelegentlich in Versuchung, eine beginnende Meningitis zu diagnostizieren. Die Patienten
sind unruhig, der Schlaf fehlt fast vollkommen. Der Stuhlgang ist öfter unregelmäßig, meist verstopft, aber auch gering diarrhoisch.

Die Haut ist intensiv heiß, gerötet, die Zunge stark belegt, in einem
Teil der Fälle bestehen anginöse Beschwerden, welche durch eine Schwellung und diffuse oder auch mehr fleckige Rötung der Mandeln und der ganzen
Rachenorgane hervorgerufen werden. Schnupfen, Nasenbluten, katarrhalische
Zustände des Kehlkopfes werden fernerhin beobachtet.

Verschiedentlich wird über ein zusammenschnürendes, beengendes Gefühl
auf der Brust, schmerzhafte Empfindungen in der Präkordialgegend von
seiten der Patienten geklagt, wobei eine physikalische Untersuchung der Brustorgane gewöhnlich resultatlos verläuft, höchstens wird noch eine geringe Bronchitis, besonders in den hinteren unteren Teilen der Lungen nachgewiesen.

Was die Milz betrifft, so wird dieselbe in diesem Stadium klinisch meist
noch nicht nennenswert vergrößert gefunden. Eine ausgesprochene und beträchtliche Vergrößerung der Milz hält Curschmann für prognostisch ungünstig.

Der Urin zeigt manchmal febrile Albuminurie, stärkerer Eiweißgehalt
kommt nur bei den schwersten Infektionen vor.

Von vielen Autoren wird das Verhalten der Menstruation bei Frauen
im Stadium prodromorum der Pocken für den Krankheitsverlauf insofern für
charakteristisch gehalten, als der Eintritt derselben durch die Krankheit beschleunigt wird. Sehr viele Frauen haben infolgedessen in dieser Zeit ihre
Periode.

Am zweiten oder dritten Tage des Prodromalstadiums erscheinen nun
mit einer in den einzelnen Epidemien offenbar verschiedenen Häufigkeit die
sog. Initial- oder Prodromalexantheme auf der Haut. Während in
früheren Epidemien dieselben scheinbar nicht beobachtet worden sind, wurden
sie in den Epidemien der siebziger Jahre des vergangenen Jahrhunderts fast
regelmäßig wahrgenommen, und es haben sie zu dieser Zeit Th. Simon und
Hebra genauer beschrieben.

Sie treten gewöhnlich in zwei Formen, einer hämorrhagischen und
einer nichthämorrhagischen auf. Was zunächst die letztere anbelangt,
so kann dieselbe entweder scharlach- oder masernartig sein. Ist das Exanthem
masernähnlich, so erscheint es niemals papulös, sondern nur makulös. Es kann
über den ganzen Körper verbreitet und zwar gewöhnlich zuerst im Gesicht,
aber auch besonders reichlich an den Extremitäten vorhanden sein. Dieser
Ausschlag geht sehr rasch zurück, meistenteils ist er nach 12—24 Stunden
schon wieder verschwunden, ohne daß eine Abschuppung der Haut nachfolgt.

Bei Frauen sah Curschmann derartige fleckige initiale Exantheme sehr oft um die Brustwarzen herum, sogar in solchen Fällen, wo am übrigen Körper kein Exanthem vorhanden war.

Durch Konfluenz der einzelnen Flecke auf der Haut kann eine gleichmäßige Röte entstehen, welche alsdann eine gewisse Ähnlichkeit mit dem Scharlachexanthem besitzt. Alle diese Hautausschläge werden durch eine Hyperämie der Haut hervorgerufen, ein Fingerdruck läßt die Röte verschwinden, welche nach Nachlassen des Druckes sofort wiederkehrt. Die Engländer bezeichnen derartige Initialexantheme auch als Rash. Nach der Erfahrung vieler Autoren ist der fleckige Ausschlag prognostisch von günstiger Bedeutung, insofern sich an ihn meist leichte Pockenerkrankungen anschließen.

Die zweite, hämorrhagische Form des Initialexanthems beginnt früher, meist schon am ersten Tage des Prodromalstadiums und setzt sich aus sehr kleinen, bis zur Größe eines Stecknadelkopfes dicht zusammenstehenden, in den oberen Schichten der Haut befindlichen Blutungen zusammen. Bei oberflächlicher Betrachtung hat dieses Exanthem ebenfalls sehr große Ähnlichkeit mit dem bei Scharlach, da, abgesehen von den kleinen Petechien, die übrige Haut stark gerötet ist. Mit dem Exanthem bei der bösartigen Variola haemorrhagica (s. später) ist dieses Initialexanthem nicht zu verwechseln.

Es befällt mit Vorliebe die untere Bauchhälfte und mit Ausschluß der Genitalien die Innenfläche der Oberschenkel bis zu den Knieen herab. Liegen die Kranken mit geschlossenen Beinen im Bett, so hat das Exanthem die Form eines Dreiecks, dessen Basis in Nabelhöhe liegt und dessen Spitze fußwärts gerichtet ist und bis in die Kniegelenksgegend reicht (Schenkeldreieck von Th. Simon).

Aber auch in der Umgebung dieser Region kann das Exanthem sich fortsetzen, so nach den Seitenflächen des Rumpfes, der Achselgegend, Innenfläche beider Oberarme usw.

Es besteht länger als das nichthämorrhagische und ist gewöhnlich auch noch während der nächsten Krankheitsstadien, wenn auch in abgeblaßter Form zu erkennen. Sehr eigentümlich ist, daß diejenigen Stellen, an welchen das genannte initiale Exanthem vorhanden war, von dem später auftretenden eigentlichen Pockenausschlag entweder ganz verschont oder in vermindertem Maße befallen werden (Trousseau, Hebra).

Manchmal sind auch beide Formen, die hämorrhagische und nichthämorrhag sche, bei einem Kranken zusammen vorhanden. Die hämorrhagischen Fleckchen verfärben sich nach dem Abblassen an den nächsten Tagen, bekommen eine bräunlich-bläuliche Farbnuance. Ob andere Formen vom Initialexanthem noch vorkommen, ist fraglich, wenn auch von Gornall ein urticariaartiges Initialexanthem beschrieben worden ist.

Das **Stadium eruptionis** beginnt am dritten oder vierten Tag nach Ausbruch der ersten Krankheitssymptome, indem unter Jucken und Kribbeln kleine, zuerst nur stecknadelkopfgroße, rote Pünktchen auftreten. Letztere werden allmählich immer größer, sind meist im Beginn schon papulös und mehr oder weniger dicht gestellt. Anfangs erscheinen sie blaßrot, allmählich nehmen sie dann ein tiefdunkelrotes Kolorit an und wachsen innerhalb 1—2 Tage zu Knötchen von Linsen- bis Erbsengröße an.

Am sechsten Krankheitstage, also am dritten Tage der Eruption, sieht man auf der Mitte der einzelnen Effloreszenzen ein kleines, anfangs mit heller seröser Flüssigkeit gefülltes Bläschen auftreten. An den beiden nächsten Tagen nimmt das Bläschen an Ausdehnung immer mehr zu. Die im Inneren des Bläschens enthaltene Flüssigkeit ist während dieser Zeit noch serös, trübt sich aber dann und wird *eitrig. Die Oberfläche* der Bläschen ist währenddessen

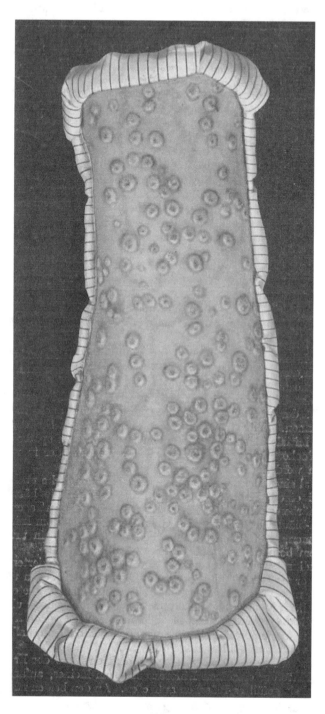

Abb. 54.
Variola discreta (Arm) nach einer Moulage der Med. Klinik Leipzig.

zum Teil noch eiförmig oder halbkugelig, zum größten Teil zeigt sie aber bereits in ihrer Mitte eine Einsenkung, die man den „Pockennabel" nennt.

In dieser Zeit, also gewöhnlich am 8.—9. Krankheitstage, haben die einzelnen Pockenleffloreszenzen ihre charakteristische Gestalt und ihre größte Ausbildung erlangt. Sie stellen erbsengroße, mit einer eitrigen Flüssigkeit prall gefüllte Bläschen dar, welche in der Mitte meist den deutlichen Pockennabel erkennen lassen und von einer entzündeten Hautpartie saumartig (dem sog. Halo) umgeben sind. Im Bereiche des letzteren ist die Haut nicht allein rot, sondern auch ödematös geschwollen, und an verschiedenen Teilen des Körpers, woselbst die Pocken dicht nebeneinander stehen, erstreckt sich die Schwellung unter Umständen auf die ganze Oberfläche der Haut.

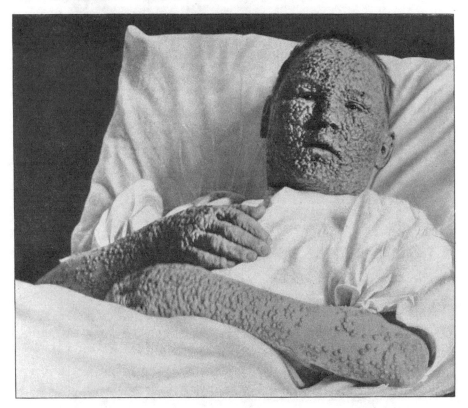

Abb. 55.
Variola discreta[1]).

Da die Pockenbläschen im Inneren mehrkammerig sind, so gelingt es nicht, mittelst eines Stiches das ganze Bläschen zu entleeren.

Ungefähr um den 9. Krankheitstag herum sind die Pockenpusteln mehr oder weniger eitrig geworden, und es beginnt zu diesem Termin das Stadium pustulosum oder suppurationis, welches gewöhnlich drei Tage, aber auch länger dauern kann. In diesem Stadium wird der Halo der Pocken deutlicher und größer, die Hautanschwellung nimmt noch mehr zu, so daß das Gesicht solcher Patienten zu dieser Zeit gelegentlich völlig entstellt und unkenntlich wird.

---

[1]) Abbildung ist aus dem demnächst im Verlage von Julius Springer, Berlin, erscheinenden „Lehrbuch der Infektionskrankheiten von G. Jochmann" entnommen.

Nach dem Suppurationsstadium folgt also ungefähr am 12. Krankheitstage, das Exsikkationsstadium, währenddem die eitrige Flüssigkeit der
Bläschen langsam verschwindet, die entzündete Umgebung der Pockeneffloreszenzen blaß wird und abschwillt und an Stelle der Eiterung eine Borke erscheint, welche sich an den nächsten Tagen abstößt.

Nun wird aber die ganze Haut des Patienten nicht zu gleicher Zeit von
dem Pockenexanthem befallen, sondern dasselbe entwickelt sich erst allmählich

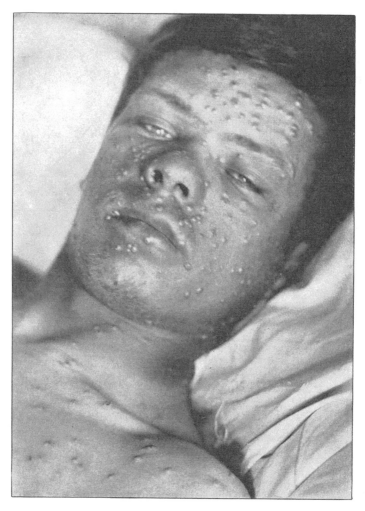

Abb. 56.
Variola discreta. (Nach einer Photographie der Dermatolog. Klinik Leipzig.)

in den ersten beiden Tagen des Eruptionsstadiums, und zwar erscheint es in der
Regel zuerst im Gesicht und auf dem behaarten Teil des Kopfes, breitet sich
von da schubweise auf der Haut der Brust, des Rückens aus, ergreift erst
später den Leib und am spätesten die unteren Extremitäten und von diesen
wieder zuletzt die Füße und die Unterschenkel.

Die Regel ist, daß die einzelnen Effloreszenzen im Gesicht am dichtesten stehen. Aber auch an anderen Teilen des Körpers und namentlich an solchen, an welchen die Haut infolge mechanischer oder chemischer Reize verändert ist, werden sie gewöhnlich in großer Anzahl angetroffen. So pflegt der Ausschlag an den Händen, am Halse und an anderen Stellen des Körpers, wo infolge der Kleidung oder der Art der Beschäftigung des Patienten die Haut einem andauernden Drucke (durch Korsett, Strumpfbänder etc.) ausgesetzt ist, ganz besonders dicht zu stehen.

Vom Ausschlage mehr oder weniger verschont wird die Haut des Simonschen Schenkeldreieckes, woselbst, wie bereits oben erwähnt, das Initialexanthem im Prodromalstadium seinen Sitz hat. Ob das vorausgegangene Initialexanthem den Grund für das spärliche Auftreten des eigentlichen Pockenexanthems abgegeben hat, kann nicht für alle Fälle behauptet werden, insofern der Pockenausschlag auch dann in dieser Gegend spärlich aufzutreten pflegt, wenn überhaupt kein Initialexanthem vorhanden gewesen war.

Gelegentlich zeigen die einzelnen Pockeneffloreszenzen Neigung zu konfluieren (Variola confluens im Gegensatz zur Variola discreta). Eine derartige Konfluenz kommt am häufigsten an solchen Stellen vor, an welchen die Pockenpusteln an und für sich dicht stehen. Es wird dann daselbst die Haut unter Umständen in großen mit Eiter gefüllten Blasen abgehoben. Findet im Gesicht eine Konfluenz statt, so wird dasselbe sehr oft derartig entstellt, daß die Konturen desselben vollständig verschwinden und das ganze Gesicht unkenntlich wird und mitsamt der Kopfhaut, den Ohren und der Nase nur noch eine formlose Masse darstellt.

Von weiteren Modifikationen des Hautausschlages wären hier die pustulös-hämorrhagischen Formen zu nennen. Es kann bei denselben vorkommen, daß nur wenige Bläschen sich mit Blut füllen. Alsdann hat diese Erscheinung auf den ferneren Verlauf der Erkrankung keinen Einfluß, und man sieht auch meist, daß irgendwelche mechanische Einwirkungen die Ursache zu den Blutungen in das Bläscheninnere abgegeben haben. Treten aber die Blutungen in größerer Menge ein, so sprechen wir von der Variola haemorrhagica pustulosa, und wir können sagen, daß, je früher die Blutung in den Pockeneffloreszenzen auftritt, um so schwerer prognostisch die Krankheit zu beurteilen ist. Ja, es kann vorkommen, daß, ehe überhaupt eine Pockenpustel zur Ausbildung gelangt ist, auf der Haut schon massenhaft Blutungen aufgetreten sind, und man nennt eine derartige Erkrankung, welche letal verläuft, „Purpura variolosa" (siehe später).

Vorsicht ist in bezug auf die Voraussage der Erkrankung überhaupt geboten, wenn verschiedene Pockenbläschen ohne äußere erkennbare Ursache sich mit Blut füllen. Handelt es sich dabei um eine beginnende hämorrhagische Diathese, so ist die Prognose stets sehr ungünstig.

Gerade wie auf der Haut, treten ungefähr zu derselben Zeit auch auf verschiedenen Schleimhäuten Pockeneffloreszenzen auf. Sie werden besonders an solchen Stellen gefunden, wo Haut und Schleimhäute aneinander grenzen. Nach Curschmann breitet sich das Exanthem auf den Schleimhäuten um so weiter aus, je leichter und ausgiebiger dieselben der atmosphärischen Luft zugänglich sind. So finden wir das Schleimhautexanthem im Mund, Nase und Rachen, auf den Tonsillen der Zunge, seltener im Kehlkopf, der Trachea und Bronchien. Der Verdauungskanal ist gewöhnlich nur bis zur Mitte des Ösophagus von oben her und von unten her nur die unterste Mastdarmpartie in geringer Weise in Mitleidenschaft gezogen. Auch auf den untersten Teilen der Vulva und der Vagina können (allerdings selten) Pockeneffloreszenzen lokalisiert sein, die Urethra ist mit Ausnahme ihrer Mündung fast stets frei.

Obwohl die Schleimhauteffloreszenzen völlig analog dem Hautexanthem zu setzen sind und auch ungefähr zur selben Zeit (meist etwas früher) auftreten und die gleichen Entwicklungsphasen durchmachen, unterscheiden sie sich doch bei genauer Untersuchung etwas von denjenigen der Haut: Im Stadium papulosum bilden sie mehr flache Erhebungen auf stark gerötetem und entzündetem Grunde. Die Schleimhaut ist während dieser Zeit schon diffus geschwollen und sehr schmerzhaft. Sehr bald wird diese flache Papel in ihrer Mitte exulzeriert und es entstehen dann ziemlich frühzeitig flache, ganz oberflächliche Substanzverluste, gleichzeitig geht eine katarrhalische Entzündung der ganzen Schleimhaut damit Hand in Hand. Aus der Papel entstehen darauf Bläschen, aber dieselben haben nur eine sehr kurze Dauer, da sich ihre Decke sehr schnell abstößt, wodurch Geschwüre sich bilden. Auch zu einer Konfluenz der verschiedenen Effloreszenzen auf der Schleimhaut kann es gelegentlich kommen.

Was nun die subjektiven Beschwerden von seiten der Patienten anbelangt, so sind dieselben direkt vor dem Erscheinen des Pockenausschlages (siehe oben) gewöhnlich am stärksten und nehmen nach der Entwicklung des Ausschlags verhältnismäßig rasch ab, so daß in dieser Zeit von seiten der Patienten in erster Linie über ein schmerzhaftes und brennendes Spannungsgefühl geklagt wird.

Zu gleicher Zeit sinkt die Temperatur bei leichten Fällen sehr bald nach Erscheinen des Ausschlags auf normale Werte. Die Kranken, welche vorher deliriert hatten und unklar waren, erlangen wieder die Besinnung und nach der am Ende des Stadium prodromorum vorhandenen Unruhe der Patienten tritt Ruhe und Schlaf ein. Bei den schwereren Fällen dagegen sehen wir in diesem Stadium nur eine geringe Besserung des Allgemeinzustandes mit nicht so starkem Herabgehen der Temperatur. Gewöhnlich ist die Temperatur am Beginne des Stadium vesiculosum am niedrigsten, steigt alsdann um den achten oder neunten Krankheitstag im Stadium pustulosum wieder, um darauf, je nachdem die Eiterung längere oder kürzere Zeit in Anspruch nimmt, noch ein paar Tage, aber auch länger in der Höhe zu bleiben. In dem nun folgenden Stadium exsiccationis sinkt sie langsam wieder zur Norm. Im Stadium pustulosum ist sie vielfach mehr oder weniger re- resp. intermittierend, erreicht aber in der Regel nicht die Höhe der Temperatur des Prodromalstadiums und nur bei schweren Erkrankungen und starker Eiterung kann sie so hoch wie im letzteren werden.

In dem Stadium pustulosum werden die Klagen der Patienten wieder größer, als im Stadium papulosum und vesiculosum, die Schmerzen auf der Haut und den Schleimhäuten nehmen zu. Die Patienten werden unruhig, unter Umständen wieder benommen, es treten gelegentlich starke Delirien namentlich bei Alkoholisten auf, das Brennen und Hitzegefühl auf der Haut wird den Patienten unerträglich, sie sind deswegen in fortwährender Aufregung und Unruhe.

Dazu kommen nun noch die Beschwerden von seiten der Affektion der Schleimhäute, es treten Brennen, Schmerzen im Munde, Rachen und in der Nase auf. Falls der Kehlkopf und die Bronchien befallen sind, kann Heiserkeit, Husten, ja sogar Atemnot etc. hinzukommen. Die Patienten haben unsägliche Schmerzen beim Sprechen und Schlucken, viele verweigern deswegen außer eiskalten Flüssigkeiten jegliche Nahrung.

In diesem Stadium tritt relativ häufig der Exitus letalis ein. Wir sehen bei diesen Patienten, daß die Allgemeininfektion fortwährend zunimmt, die Eiterbläschen auf der Haut konfluieren, es kommt zu pyämischen Prozessen usw.

Die Dauer des pustulösen Stadiums kann, je nachdem die Eiterung eine mehr oder weniger große Ausdehnung annimmt, eine längere oder kürzere Zeit in Anspruch nehmen, wie aus den von uns beobachteten Fällen von Abb. 57, 58 und 59 ohne weiteres hervorgeht.

J. T., Maurer, 20 Jahre alt. Diagnose: Variola vera discreta. Patient ist in seiner Kindheit geimpft, später nicht mehr. Seit 20. Februar fühlt sich Patient matt, unwohl, am 21. Februar Schüttelfrost, hohes Fieber, Erbrechen, Kreuzschmerzen, Zittern, Schwindel. Aufnahme am 2. Krankheitstag in die medizinische Klinik zu Leipzig, woselbst außer hohem Fieber (s. Abb. 57), heißer, trockener Haut, etwas benommenem Sensorium, mäßiger katarrhalischer Angina, ganz geringer febriler Bronchitis, frequentem regelmäßigen Puls, Druckempfindlichkeit der Kreuzbeingegend nichts gefunden wurde. Die Milz war nicht deutlich vergrößert. Patient war am 2. und 3. Krankheitstage sehr unruhig, am 4. erschienen sowohl auf der Haut als auch auf dem weichen Gaumen und dem Mund kleine stecknadelkopfgroße Papeln, welche an den nächsten beiden Tagen größer wurden. Patient klagte zu gleicher Zeit über Schlingbeschwerden, dagegen ließen die anfänglichen Kreuz- und Kopfschmerzen nach, ebenso die Unruhe.

Am 6. Krankheitstage erscheinen auf den Papeln Bläschen, deren Inhalt sich sehr rasch trübt, so daß am 7. Krankheitstage schon alle mit Eiter gefüllt sind. In der Umgebung der Bläschen ist meist ein rötlicher Hof vorhanden, außerdem auf der Mitte der meisten Bläschen eine Delle. Im Gesicht stehen sie am dichtesten, konfluieren aber nicht. Am 8. und 9. Krankheitstage werden die Suppurationserscheinungen stark, das ganze Gesicht ist geschwollen, die Augen bis auf kleine Spalten verquollen, stark tränend, sämtliche Bläschen sind von einem scharfen dunkelroten Hof umgeben, der Inhalt derselben ist gelblich und milchig.

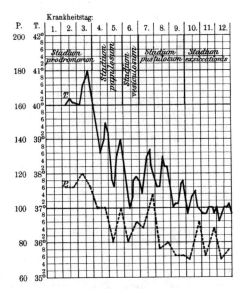

Abb. 57.
Variola vera. (Med. Klinik Leipzig.)

Auf der Schleimhaut des Gaumens, auf den Tonsillen usw. sind ebenfalls schön ausgebildete weiße Bläschen zu sehen. Das Schlucken ist an diesen Tagen sehr schmerzhaft. Auf dem übrigen Körper stehen die Bläschen nur vereinzelt. Stuhl angehalten, Harn ohne Eiweiß. Die Bronchitis hat im Vergleich zum Anfang während dieser Zeit nicht zugenommen.

Vom 10. Krankheitstage an beginnt bei dem Patienten das Stadium exsiccationis, die Schwellung des Gesichtes nimmt rasch ab. Die Epitheldecke eines Teiles der gelben Pusteln ist bereits schlaff, aus einzelnen sickert eine gelbliche, etwas getrübte und sehr bald eintrocknende Flüssigkeit heraus. Die Rötung um die Bläschen herum blaßt ab. In der Mundhöhle bestehen an der Stelle der Bläschen borkige Ulcera.

In den nächsten Tagen trocknen die Pusteln ziemlich rasch ein, das Gesicht wird wieder normal. Die an Stelle der Eiterbläschen entstandenen Borken stoßen sich unter Zurücklassung von Pockennarben ab, welche anfangs eine starke Pigmentierung zeigen und später weißlich glänzend werden. Vom 15. Krankheitstag ab hat Patient nicht mehr die geringsten Beschwerden, auch keinen Schmerzen beim Schlucken.

E. F., 18 Jahre alt, Magd. Diagnose: Variola vera. Patientin, welche nur in ihrer Kindheit geimpft war, wird am 5. Tage, am Ende des Stadium vesiculosum in die Klinik aufgenommen. Es bestehen an diesem Tage auf der Haut des ganzen Körpers und in besonders großer Anzahl im Gesicht Variolabläschen. Dieselben stehen ebenfalls sehr gedrängt auf der Haut beider Unterschenkel und zwar an der Stelle, wo die Strumpfbänder der Patientin gelegen haben. Nicht befallen vom Ausschlag sind die Fußsohlen, dagegen zeigen die inneren Handflächen einige Effloreszenzen und fast ganz fehlen sie im Simonschen Schenkeldreieck. Mundschleimhaut und Rachen sind ebenfalls affiziert. Die Milz ganz wenig geschwollen, sonst alles normal.

Am nächsten Tage werden aus den Bläschen Pusteln, die Temperatur (s. Abb. 58), die anfangs schon mäßig gesteigert war, wird allmählich höher. Das Sensorium wird benommen, es treten Delirien auf. Vom 12. Krankheitstage an erscheinen besonders im Gesicht an Stelle der Pusteln Borken, eine mäßige Konfluenz der Pusteln findet nur im Bereiche der linken Gesichtshälfte und der Streckseite der Handgelenksgegenden statt.

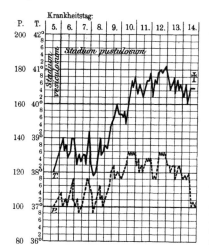

Abb. 58.
Variola vera mit tödlichem Ausgang.
(Med. Klinik Leipzig.)

Der Puls, welcher im Verlauf der Erkrankung ziemlich frequent war, wird am 12. Krankheitstage schlecht und Patientin stirbt am 14. Krankheitstage infolge der Schwere der Infektion an Herzschwäche.

Die Autopsie ergab mäßige fleckige Verfettungen der Muskulatur des linken Herzens, Bronchitis, mäßige Bronchopneumonie, besonders in den hinteren unteren Teilen der Lunge, Pharyngitis, mäßige Aussaat von Pockeneffloreszenzen auf der Zunge, der Mundschleimhaut, dem oberen Teil des Ösophagus, in der Trachea, außerdem stellenweise kleine Blutungen. Die Milz war nicht besonders vergrößert. Die Mesenteriallymphdrüsen erschienen etwas geschwollen. In der Leber einzelne Stellen von verfetteten und anämischen, scharf gegen die Umgebung abgegrenzten Bezirken.

Die Dauer des Stadium pustulosum kann sehr verschieden sein. Sie schwankt von 1—2 Tagen bis zu ebensoviel Wochen und mehr. Entsprechend dem mehr oder weniger hohen und meist intermittierenden Fieber ist auch die Frequenz des Pulses dabei erhöht und ebenso die Respiration. Öfter ist die Temperatur in diesem Stadium auch ganz irregulär.

Der Urin zeigt während des Eiterfiebers manchmal eine febrile Albuminurie. Die Kranken verlieren während dieser Zeit sehr viel an Gewicht.

Das Blut weist vom vesikulösen Stadium an eine mäßige Gesamtleukocytose (10—20000 im cmm) auf. Dieselbe ist durch eine beträchtliche absolute Vermehrung der Lymphocyten schon vom fünften Krankheitstage an bedingt. Während der Eruptions-, Suppurations- und Eintrocknungsperiode erreicht sie besonders hohe Werte und kann bis über 3 Monate nach dem Krankheitsbeginn noch als Lymphocytose bemerkbar sein. Die Neutrophilen sind prozentual vermindert, absolut aber durchschnittlich in normaler Menge vorhanden (Kämmerer).

Wie oben schon erwähnt, fängt am 11. oder 12. Krankheitstage die Austrocknung der einzelnen Pockeneffloreszenzen an und damit beginnt das Stadium exsiccationis. Je nachdem der Prozeß auf der Haut mehr oder weniger intensiv war, tritt auch dieses Stadium erst früher oder später ein und dauert eine längere oder kürzere Zeit.

Die Austrocknung der Pusteln beginnt in der Regel da, wo im Anfange der Ausschlag zuerst erschienen war, also gewöhnlich im Gesicht und am Kopfe und schreitet dann auf den Rumpf und zuletzt auf die Extremitäten fort. Es erfolgt dabei der Austritt einer gelblich milchigen Flüssigkeit auf der Oberfläche der Pusteln und allmählich entsteht an dieser Stelle eine Borke von dunkelbräunlicher Farbe. Zu selbiger Zeit schwinden alle Entzündungserscheinungen, die Anschwellung und Rötung der Haut geht zurück. Die anfangs an der Haut festhaftenden Borken lockern sich, zu gleicher Zeit schwinden die Schmerzen auf der Haut, an deren Stelle ein intensiver Juckreiz tritt. Nun stoßen sich die Borken ab, was auch wieder längere oder kürzere Zeit beanspruchen kann.

Vielfach sieht man, daß nach Abstoßung der ersten Borke ein- oder zweimal eine etwas dünnere Kruste an derselben Stelle erscheint.

Es resultieren nach der Abstoßung pigmentierte Flecken, welche anfangs teilweise etwas erhaben sind. In späterer Zeit blassen sie gänzlich ab und, gehen die Eiterungen nicht in die Tiefe, so können sie gänzlich verschwinden. Gewöhnlich bleiben aber vertiefte, strahlige Narben an Stelle der Pockeneffloreszenzen für das ganze Leben bestehen, und, da der Pockenausschlag ganz besonders im Gesichte vorhanden ist, so entstellen sie diese Patienten für immer (s. Abb. 59).

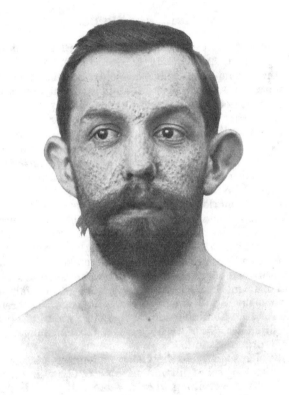

Abb. 59.
Pockennarben. (Med. Klinik Leipzig.)

Gleichzeitig mit der Abheilung der Pockeneffloreszenzen auf der Haut verschwinden letztere auch auf den Schleimhäuten; öfter sogar ist der Prozeß hier rascher abgeheilt als auf der Haut, weil die Geschwüre offenbar mehr oberflächlicher Natur waren.

Zu gleicher Zeit hebt sich das Allgemeinbefinden, die Temperatur geht staffelförmig herunter, die Unruhe und Delirien verschwinden, der Appetit bessert sich. Der vorher meist angehaltene Stuhl wird regelmäßig, der vorher spärliche Urin reichlich. Öfter setzt zu dieser Zeit ein Haarausfall auf dem Kopfe, am Barte usw. ein, welcher nachträglich noch sehr stark werden kann. Wenn die Pockeneiterungen in die Tiefe gegangen und die Haarbälge dadurch zerstört worden sind, so bleibt an diesen Stellen dauernde Kahlheit zurück. Anderenfalls wachsen die Haare später wieder.

Von der soeben beschriebenen Form der Variola vera gibt es nun, wie schon erwähnt, verschiedene Abweichungen im klinischen Krankheitsbilde. Im allgemeinen können wir solche gutartiger und bösartiger Natur unterscheiden. Zu den bösartigen gehören die Variola confluens, die Variola haemorrhagica und die Purpura variolosa, zu den gutartigen die Variolois und die Variola sine exanthemate.

Variola confluens.

Wir verstehen darunter diejenige Form, bei welcher die einzelnen Pockeneffloreszenzen in größerer Ausdehnung an verschiedenen Stellen konfluieren. Dasselbe pflegt ganz besonders intensiv an solchen Stellen zu geschehen, wo der Ausschlag am dichtesten auftritt, also am Gesicht, Kopf und Händen. Dabei ist die Anzahl der einzelnen Effloreszenzen schon im Beginn größer als bei der nichtkonfluierenden Form, jedoch sieht man bei der letzteren öfter auch ganz dicht stehende Pusteln, welche nicht die geringste Neigung zu konfluieren zeigen (s. Abb. 55). Es stellt eben die Variola confluens eine viel intensivere Erkrankung der Haut dar, infolgedessen die zwischen den einzelnen Pusteln befindlichen hyperämischen und geschwellten Hautpartien der entzündlichen Nekrose und eitrigen Einschmelzungen verfallen.

Früher, als die Vakzination noch nicht geübt wurde, war diese Erkrankungsform offenbar häufiger als jetzt; ob irgendwie eine besondere persönliche Disposition eine Rolle spielt, ist nicht mit Sicherheit zu sagen.

Nach Curschmann erlauben leichte Krankheitserscheinungen im Prodromalstadium mit ziemlicher Sicherheit konfluierende Pocken auszuschließen. Fast in der Regel bestehen bei diesen Formen vor dem Ausbruch des Exanthems sehr schwere und heftige Erscheinungen. Es wäre jedoch falsch, den umgekehrten Schluß zu ziehen, daß einem vorangegangenen schweren Prodromalstadium nun auch schwere konfluierende Pocken folgen müßten, insofern bei der Variolois im Prodromalstadium recht schwere Erscheinungen gar nicht so selten an der Tagesordnung sind.

Das aber läßt sich sagen, daß bei vielen Fällen von Variola confluens das Exanthem verhältnismäßig sehr früh und offenbar in überstürzter Weise hervorbricht und eine rasche Ausbreitung über die ganze Körperoberfläche erlangt. So erscheinen manchmal schon am zweiten Tage der Eruption auf den Papeln Bläschen, welche sehr rasch an Größe zunehmen und deren Inhalt sich sehr bald trübt und eitrig wird. Durch fortschreitende Eiterungen entstehen große flache Eitersäcke und in der Umgebung derselben starke Schwellung infolge entzündlichen Ödems. Die subjektiven Beschwerden von seiten der Hautaffektion sind dabei ganz enorm, jede Bewegung äußerst schmerzhaft.

Die Beteiligung der Schleimhäute ist bei dieser Form ebenfalls sehr intensiv, die einzelnen Pockeneffloreszenzen zeigen auch hier Neigung zur Konfluenz, es entstehen starke Schwellungen und große oberflächliche Geschwüre. Auch die Schleimhaut der Konjunktiva ist gewöhnlich von Effloreszenzen befallen.

Das Fieber ist während der ganzen Eiterperiode hoch, meist intermittierend und längere Zeit anhaltend, auch sehr oft irregulär. Schwere nervöse Symptome und starke Delirien, Kopfschmerzen, Koma sind an der Tagesordnung. Verschiedentlich besteht heftiges, fast unstillbares Erbrechen und Würgen, Verstopfung oder Diarrhöen, Albuminurie und ähnliches. Auch alle möglichen

Komplikationen wie Sepsis, multiple Abszesse, phlegmonöse, erysipelatöse, gangränöse Prozesse schließen sich an.

Selten gehen derartige Erkrankungsfälle in Genesung über, häufiger sterben sie entweder an der allgemeinen Toxinämie oder an den Komplikationen.

Im Falle der Genesung dauert das Stadium exsiccationis auch bei den im übrigen unkomplizierten Fällen sehr lange, und schließlich resultieren ausgedehnte und unregelmäßige Narben, die bei großen Substanzverlusten der Haut im Gesicht die gräßlichsten Entstellungen herbeiführen können.

Ein Beispiel einer Erkrankung von Variola confluens, welche in Genesung überging, gibt folgender von uns beobachteter Krankheitsfall:

K. R., 27 Jahre alt, Kellner. Diagnose: Variola vera confluens. Patient ist nur in der Kindheit geimpft. Erkrankt 2 Tage vor seiner Aufnahme in das Krankenhaus plötzlich mit Kopf-Kreuzschmerzen, Frost, Mattigkeit, Appetitlosigkeit, Stuhlverstopfung. Er wird am 3. Krankheitstag aufgenommen und am gleichen Tage treten in dem Gesicht, später auch am übrigen Körper, rötliche Effloreszenzen auf, welche an den beiden nächsten Tagen stark papulös werden. Keine Blutung. Temperatur s. Abb. 60. In den beiden folgenden Tagen wird über heftiges Brennen und Jucken im Gesicht und im Rachen

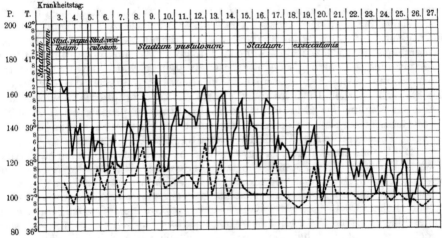

Abb. 60.
Variola vera confluens. (Med. Klinik Leipzig.)

geklagt, es erscheinen bereits am 5. Krankheitstage Bläschen. Vom 7. Krankheitstage an trüben sich die Bläschen. Die einzelnen Bläschen stehen mit Ausnahme der Schenkeldreiecksgegend sehr dicht, am dichtesten im Gesicht. Es beginnt eine Konfluenz derselben, starke Schwellung im Gesicht, Rücken und auch auf den oberen Extremitäten. Geringe Bronchitis.

Vom 8. Krankheitstage ab werden die Beschwerden des Patienten sehr heftig, Gesicht, Nase, Stirn, Wangen und besonders auch der Rücken sind stark geschwollen und mit großen Eitersäcken überzogen. An den unteren Extremitäten einige blutige Pusteln, starker Foetor ex ore, Zunge dick und schmierig belegt. Der ganze Gaumen in eine flache, gelbliche Geschwürsfläche verwandelt, mäßige Bronchitis, Milzschwellung. An den nächsten Tagen noch weitere Konfluenz der Bläschen und Fortschreiten der Eiterung, dabei ist Patient schlaflos, klagt über enorme Schmerzen, phantasiert, kann wegen Schwellung die Augen nicht eine Spur öffnen, verweigert sogar, wegen der Schmerzen Flüssigkeiten zu schlucken. An zahlreichen Stellen des Körpers platzen die großen Eiterblasen auf, und es sickert aus den Rissen eine leicht gerinnende, gelbliche und getrübte Flüssigkeit aus. Die Zunge wird noch dicker und unbeweglich, die Stimme ganz rauh, der äußere Gehörgang infolge von Pusteln ganz verschwollen. Stuhl ist angehalten. Urin ohne Eiweiß.

Dieser Zustand dauert bis zum 13. Krankheitstage, von welcher Zeit an eine ganz langsam vor sich gehende Besserung einsetzt. Die Pusteln werden schlaff und fallen allmählich zusammen, die Schwellung des Gesichtes und der übrigen Körperteile nimmt von da ab, die Unruhe des Patienten wird geringer. Zu derselben Zeit auch etwas Husten und Auswurf. Auf den Lungen ist aber nichts Weiteres als bronchitische Geräusche nachzuweisen.

In der Folgezeit bilden sich große bräunlich bis schwarze Borken auf der Haut, welche Risse aufweisen, aus denen beständig eine zähe Flüssigkeit aussickert. Die Borkenbildung beginnt zuerst im Gesicht, greift sodann auf die Hände usw. über, so daß allmählich eine ganz enorme Krustenbildung am ganzen Körper sich einstellt.

Vom 17. Krankheitstage an beginnen die Borken sich abzustoßen, besonders an den Händen fallen sie in großen handschuhförmigen Membranen ab. Im Mund und Gaumen reinigen sich allmählich die Geschwüre, es bestehen aber ziemlich lange Zeit Schmerzen beim Schlucken und Brennen und Schmerzempfindung auf der Haut. Die Stimme ist noch geraume Zeit fast aphonisch. Nach Abstoßen der Borken erscheinen große, im allgemeinen aber oberflächliche Ulzerationen, deren Rand eine beginnende Überhäutung zeigt. Bis zur völligen Heilung gebrauchen die Geschwüre beinahe noch 2 Monate.

Die hämorrhagischen Pocken.

Wie wir oben bereits gesehen haben, wird der Inhalt des einen oder anderen Bläschens im Verlaufe der Pockenerkrankung gelegentlich hämorrhagisch. Diese Erscheinung bildet die Brücke zu den eigentlich hämorrhagischen Formen, bei welchen eine größere Anzahl von Pockeneffloreszenzen sich mit blutiger Flüssigkeit füllt. Wir können demnach im allgemeinen sagen, daß bei den hämorrhagischen Pockenerkrankungen infolge eines uns noch unbekannten Grundes eine hämorrhagische Diathese zu dem eigentlichen Pockenprozeß hinzugekommen ist. Ferner können wir uns ganz gut vorstellen, daß der Beginn der hämorrhagischen Diathese nicht nur im Stadium eruptionis, sondern auch schon im Beginn der Erkrankung, d. h. im Stadium prodromorum einsetzt. Ist das letztere der Fall, so sprechen wir von einer Purpura variolosa, im anderen Falle von einer Variola haemorrhagica pustulosa.

Die **Variola haemorrhagica pustulosa** ist die häufigere der beiden hämorrhagischen Formen. Sie kommt scheinbar besonders bei Potatoren vor und beginnt in ähnlicher Weise wie die anderen Variolaformen; nur fällt gleich im Beginne auf, daß die Prodromalerscheinungen sehr schwerer Natur sind. Hohes Fieber, hoher Puls, intensive Kreuz- und Kopfschmerzen, Delirien, starke Abgeschlagenheit usw. sind im Prodromalstadium vorhanden, ohne daß sich jedoch sagen läßt, daß bei allen derartigen Formen dies der Fall sein müßte.

Am dritten Tag nach Erscheinen der ersten Symptome, manchmal noch früher, tritt der anfangs keine Besonderheiten aufweisende Pockenausschlag auf. Der weitere Verlauf der Erkrankung ist nun verschieden, je nachdem die Blutungen der Haut im Stadium papulosum, vesiculosum oder pustulosum auftreten. Meist sind dieselben regionär auf einzelne Körpergebiete beschränkt, wobei größtenteils die unteren Extremitäten zuerst befallen werden, oder sie sind über den ganzen Körper verbreitet. Die Papeln können von Anfang an schon blutig imbibiert sein, oder aber die Bläschen und Pusteln füllen sich erst nach ihrer Entwicklung mit Blut. Daneben bestehen auch noch andere Blutungen, welche nicht an der Stelle der Pockeneffloreszenzen lokalisiert und in Form von Petechien und Ekchymosen zwischen ihnen gelegen sind.

Meist zeigt sich an den Schleimhäuten ein ähnlicher Vorgang wie auf der Haut, es kommt daselbst ebenfalls zu Blutungen von verschiedener Größe. So erscheinen verschiedentlich Nasenbluten, Blut im Urin und Stuhl, Blutungen aus den Genitalien, Bluthusten usw. Diphtheroide Affektionen besonders im Rachen, Nase etc. treten hinzu, welche einen starken pestartigen Geruch in der Umgebung des Kranken verbreiten.

In den meisten Fällen verläuft die Erkrankung tödlich. Der Exitus letalis erfolgt zwischen dem 7. und 12. Krankheitstage, meist im Kollaps.

Erfolgt die hämorrhagische Diathese schon im Prodromalstadium, so sprechen wir klinisch von einer **Purpura variolosa.** Als Beispiel einer derartigen Erkrankung möchte ich folgende in der hiesigen medizinischen Klinik beobachtete anführen:

G. R., Färber und Wäscher, 21 Jahre alt. Diagnose: Purpura variolosa. Patient ist als Kind mit Erfolg geimpft worden, später aber nicht mehr. Er erkrankte ziemlich plötzlich mit heftigem Schüttelfrost, Kopf- und Leibschmerzen, großer Abgeschlagenheit, Mattigkeit, Appetitlosigkeit und starkem Durst. Kreuzschmerzen waren nicht in erheblichem Maße vorhanden. Am 2. Krankheitstage schon sollen die Augen verschwollen und blutig unterlaufen gewesen sein, Flecke auf der Haut bemerkte Patient nicht. Da das Befinden sich weiterhin verschlechterte, sucht Patient am 3. Erkrankungstag das Krankenhaus auf.

Bei der Aufnahme handelt es sich um einen großen, kräftigen, schwerkranken, nicht bewußtlosen Menschen, welcher über mäßige Kopf- und Leibschmerzen, starken Durst und Frostgefühl klagt.

Das Gesicht erscheint im ganzen gedunsen, am stärksten in der Umgebung der Augen. Die Lidspalten sind von einem intensiv dunkelroten Schleimhautsaum umrandet, welcher der blutig ödematösen Konjunktiva angehört. Sowohl die Conjunctiva palpebrarum als die der Bulbi bis zu dem Falze ist stark geschwollen und ziemlich gleichmäßig dicht blutig durchtränkt. Beim Versuch die Lider zu öffnen und die schmale Lidspalte zu vergrößern, treten Schmerzen auf.

Die Lippen sind blaurötlich gedunsen, fuliginös belegt, ebenso das vordere Zahnfleisch und die Zähne. Aus dem linken Mundwinkel fließt etwas schmutzig-blutiger Schleim ab.

Die Zunge ist mäßig geschwollen, wenig belegt und ebenso wie die Schleimhaut des Mundes, weichen Gaumens und Rachens frei von Blut. Nur eine kleine Blutung besteht am linken Gaumenbogen, dabei ein widerlicher Foetor ex ore.

Auf der Haut des ganzen Körpers ist ein intensives hochrotes, scharlachähnliches (Prodromal-)Exanthem vorhanden, welches am stärksten am Rumpfe, ein wenig schwächer an den Extremitäten ausgeprägt ist. Am meisten in die Augen fallend ist die Haut der Gegend des Unterleibes und der inneren Flächen beider Oberschenkel (Simons Schenkeldreieck), da sie daselbst, ganz abgesehen von der intensiven Scharlachröte, mit zahllosen äußerst dicht nebeneinander befindlichen Blutungen durchsetzt ist, welche die Größe von kleinsten Stippchen bis Linsen haben. Aber auch an der Haut des übrigen Körpers bestehen, wenn auch weniger zahlreich, solche Blutungen, so in der Gegend der Achselfalten, woselbst sie etwas größere (von Fingernagel bis Fingergliedergröße) und etwas mehr erhabene Flecke darstellen. Auf der Haut des Rumpfes finden sich ebenfalls kleinste bis hirsekorngroße Petechien. Einen ähnlichen Befund bietet die Haut der oberen Extremitäten dar, d. h. überall die skarlatinöse Röte und Blutungen.

Die Temperaturen schwanken am 3. Krankheitstage (dem Aufnahmetage) und in der darauffolgenden Nacht, in welcher der Exitus erfolgt zwischen 39—40°, Puls 128. Die Milz erscheint etwas vergrößert, verschiedene Teile des Körpers druckempfindlich.

Im Verlaufe des 3. Krankheitstages wird weiterhin eine enorme Vermehrung und Vergrößerung der einzelnen Hautblutungen konstatiert. Namentlich in der Gegend des Schenkeldreiecks sind die einzelnen Blutungen zu schwarzblauen, größeren Flecken zusammengeflossen, aber auch an allen übrigen Körpergegenden bestehen gegen Abend desselben Tages bereits größere lividverfärbte und schwarzblaue Flecke. Das blutige Ödem der Konjunktiven hat so zugenommen, daß die äußeren Lider stark gespannt und kugelig vorgewölbt sind und dadurch die Bulbi in Form von Blutwülsten verdecken. Die äußere Haut und die Augenlider erscheinen dunkelbläulich. Der Anblick des Gesichtes ist direkt grausig. Der widerliche Foetor ex ore ist schon in weiter Entfernung in der Umgebung des Patienten wahrzunehmen. Der Harn sieht wie reines Blut aus und enthält mikroskopisch massenhaft unveränderte Blutkörperchen. Die Respiration wird gegen das Ende etwas beschleunigt.

Bis zum Exitus, der in der Nacht nach dem 3. Krankheitstage erfolgt, wird der Zustand des Patienten noch schrecklicher. Es erscheinen neue Blutungen auf der Haut usw., dabei ist das Sensorium bis kurz vor dem Tode nicht besonders gestört.

Die Sektion ergibt den Befund der Purpura variolosa auf der Haut. Das sehr schlaffe Herz ist mittelgroß, die Muskulatur desselben von braungelber Farbe und fettigem Glanze, im Endokard des linken Ventrikels und den angrenzenden Muskelpartien längliche und runde Blutungen.

Die Bronchien braunrot, auf den Pleuren verschieden gestaltete, nicht über linsengroße Ekchymosen. Die Oberfläche der etwas vergrößerten Milz ist glatt, auf ihrer braunroten Schnittfläche sind eine Masse feiner polymorpher Herde mit dunkelbräunlichem Farbenton vorhanden.

Die Kapsel der beiden Nieren wird von mehreren roten und schwarzen Blutungen von verschiedener Größe durchsetzt, die Rindensubstanz ist von gelber Farbe und trockenem, fettigem Glanze auf der Schnittfläche, wenig blutreich und in geringem Grade verbreitert. Nierenbecken, Nierenkelche, Ureteren, Harnblase sind von einer dunkelbraunroten, blutigen Flüssigkeit erfüllt. An der Schleimhaut der Harnwege befinden sich kleinere oder größere Blutaustritte. Die Submucosa, weniger die Mucosa des Dünn- und besonders des Dickdarmes sind fleckig, mit geronnenem Blute durchtränkt, nirgends ist eine Eiterung wahrnehmbar. Auch im Magen zeigen sich zahlreiche Schleimhauthämorrhagien. Die Körperlymphdrüsen sind nicht geschwollen. Ferner besteht Lungenödem.

Der Verlauf dieses Falles kann im allgemeinen als typisch bei der Purpura variolosa gelten. Meist besteht eine verkürzte Inkubationszeit, worauf das Stadium prodromorum mit sehr schweren Erscheinungen einsetzt. Gewöhnlich tritt am zweiten Tag das Initialexanthem auf, welches sowohl scharlach- wie masernähnlich aussehen kann, und sehr bald danach erscheinen die bereits beschriebenen Blutungen der Haut. Das Fieber ist mehr oder weniger hoch, die Besinnung in diesem gräßlichen Zustande meist bis kurz vor dem Tode erhalten.

Was die Häufigkeit der hämorrhagischen Pocken (Variola haemorrhagica plus Purpura variolosa) anlangt, so werden nach Curschmann $5\frac{1}{3}$ % aller Pockenkranken von ihnen befallen.

Über die Ursache des schweren Verlaufes und der hämorrhagischen Diathese wissen wir nichts Sicheres. Man könnte an eine besondere Virulenz des Pockengiftes in solchen Fällen denken, ferner an eine Mischinfektion von Variola mit anderen Bakterien.

v. Pirquet hat neuerdings eine Theorie des Zustandekommens des Variolaexanthems aufgestellt und will mit derselben auch die genannten bösartigen Formen erklären. v. Pirquet stellt sich nämlich vor, daß bei der Infektion der Krankheitserreger auf dem Blutweg in den ganzen Körper gelangt. Dadurch soll während des Inkubationsstadiums eine Antikörperbildung angeregt werden, und durch die infolgedessen u. a. auch entstandenen Agglutinine sollen die Mikroorganismen im Blute sich zu Haufen zusammenballen und dadurch in den Kapillaren stecken bleiben. (Nach Dahn und v. Prowazek konnte jedoch eine Substanz im Serum von Pockenkranken, welche eine agglutinierende Wirkung auf Pockenlymphe ausgeübt hätte, nicht aufgefunden werden.) Diese Bakterienherde in der Haut wachsen nun, es entstehen Toxine in ihnen, und sobald diese Toxine in den Körperkreislauf gelangen, rufen sie allgemeine Krankheitssymptome hervor. (Stadium prodromorum.) Darauf werden wieder Antikörper gebildet und dieselben gehen mit den in der Haut liegenden Toxinen giftige Verbindungen (Anaphylatoxin) ein, wodurch besonders die Area um die Pockenpusteln und auch Fieber entsteht. Es wird so das ganze Exanthem bei Variola nach dieser Hypothese als eine Funktion der Antikörperbildung und als eine Teilerscheinung der spezifischen Überempfindlichkeitsreaktion erklärt und auf eine Stufe mit den Serumexanthemen bei der Serumkrankheit gesetzt.

Da nun an der Purpura variolosa meist Geimpfte erkranken, die Inkubationszeit bei dieser Krankheit und die Erscheinungen sehr kurz und stürmisch sind, so bringt sie v. Pirquet in Analogie mit der hyperergischen Frühreaktion bei der Revakzination (s. S. 182).

An leichten Erkrankungsformen der Variola kennen wir die Variolois und Variola sine exanthemate. Als Gründe für den leichten oder schweren Verlauf der Erkrankung sind hier, abgesehen von der v. Pirquetschen Hypothese (s. o. und S. 182) noch mehrere zu nennen: Es könnte sich um eine schwache Virulenz des Erregers handeln. Das ist jedoch unwahrscheinlich, da unter anderem das von leichten Erkrankungen herrührende Pockengift auf andere übergeimpft schwere Pockenerkrankungen hervorgerufen hat. Auch kommen in jeder Epidemie leichte und schwerere Erkrankungen nebeneinander vor.

Weiterhin könnten verschiedene Individuen eine verschiedene Disposition zu der Erkrankung zeigen. So hat man die Erfahrung gemacht, daß mit Kuhpockenlymphe Geimpfte oder solche, die vor langen Jahren schon einmal Pocken überstanden haben, besonders an der leichten Form erkranken. Aber auch vor der Einführung der Impfung gab es solch leichte Fälle fast in jeder Epidemie, und es müssen infolgedessen noch andere Faktoren hier mitspielen.

Variolois.

Was das Krankheitsbild anlangt, so zeigt dasselbe viele Unregelmäßigkeiten, so daß ein allgemein zutreffendes nicht aufgestellt werden kann. Es verlaufen alle Erscheinungen viel rascher, die einzelnen Perioden der Krankheit werden kürzer, und ein Teil der Krankheitssymptome ist gegenüber der Variola vera nur rudimentär vorhanden oder fehlt ganz. So beträgt das Inkubationsstadium meist weniger als 10 Tage. Im Prodromalstadium ist unter Umständen hohes Fieber vorhanden, gewöhnlich ist es aber dann nach dem Erscheinen des Ausschlages sehr rasch verschwunden und die Temperatur bleibt späterhin meist dauernd normal, während in wenigen Fällen gelegentlich noch 1 oder 2 Tage dauerndes Eiterfieber auftritt.

Diese Verhältnisse erläutern die drei folgenden Krankengeschichten und Kurven.

Kurve Abb. 61 stammt von einem 19jährigen Patienten, welcher am 3. Krankheitstage aufgenommen wurde. An demselben Tage kommt der Ausschlag auf der Haut hervor, am nächsten Tage fällt die Temperatur sofort ab, es bilden sich auf einzelnen Papeln Bläs

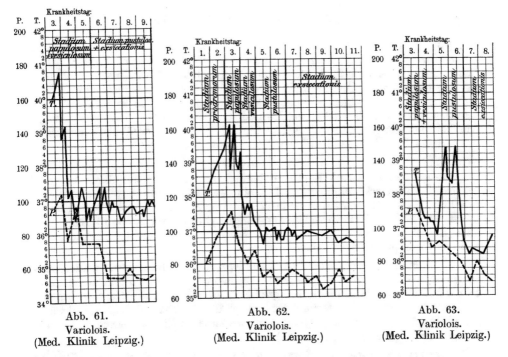

Abb. 61.
Variolois.
(Med. Klinik Leipzig.)

Abb. 62.
Variolois.
(Med. Klinik Leipzig.)

Abb. 63.
Variolois.
(Med. Klinik Leipzig.)

chen. Am 5. Krankheitstage sind dieselben schon teilweise mit Eiter gefüllt und trocknen dann sehr rasch ein, so daß am 10. Krankheitstage sich die Borken schon alle abgestoßen haben. Ein großer Teil der anfangs erschienenen Papeln verschwindet bereits in den ersten Tagen, ohne daß Bläschen oder Pusteln aufgetreten waren.

Einen ganz ähnlichen Verlauf nimmt die Krankheit bei der 28jährigen Patientin der Kurve Abb. 62, welche am ersten Tage des Prodromalstadiums aufgenommen wurde. Am 3. Tage erscheinen die Papeln auf der Haut und Schleimhaut. Am 4. Krankheitstage treten auf einem Teil der Papeln Bläschen auf, welche in den nächsten Tagen eitrig werden, vom 7. Krankheitstage an trocknen die Bläschen ein und am 11. Krankheitstage ist der Prozeß auf der Haut beendet.

Ein etwas anderes Aussehen hat die Temperaturkurve der 15jährigen Patientin L. G. (Abb. 63), wobei es im Stadium pustulosum noch einmal zu einer erheblichen zweitägigen Temperatursteigerung kommt. Die betreffende Patientin wird am 3. Tage, an welchem auch das papulöse Exanthem auf der Haut erscheint, aufgenommen; es bilden sich an diesem und dem nächsten Tage auf einem Teil der Papeln Bläschen, die teilweise am 5. und 6. Krankheitstage einen eitrigen Inhalt aufweisen. Vom 7. Krankheitstage ab trocknen die Pusteln ein.

Wir sehen aus den angeführten Krankengeschichten, daß bei der Variolois der Hautausschlag meist nur in verkümmertem Maße zum Vorschein kommt; manche Pockeneffloreszenzen blassen bereits im Stadium papulosum ab, ohne daß Bläschen oder Pusteln aufgetreten wären. Auf anderen Papeln entstehen Bläschen, welche aber sehr bald nach ihrem Erscheinen eintrocknen. Wird der Inhalt der Bläschen getrübt, d. h. eitrig, so geht auch dieser Prozeß gewöhnlich sehr rasch und ohne Komplikationen zurück.

Einen ebenso milden und raschen Verlauf zeigen nun auch die krankhaften Erscheinungen auf der Schleimhaut, so daß die subjektiven Beschwerden von seiten der Kranken, nachdem einmal das Stadium eruptionis begonnen hat, nicht mehr stark zu sein pflegen.

Variola sine exanthemate

beginnt, wie gewöhnliche Pocken, mit Fieber etc. Letzteres fällt aber, noch ehe es zu einem Pockenausschlag gekommen ist, wieder zur Norm, ab und damit hat die ganze Krankheit ihr Ende erreicht. Je nachdem nun während des Fiebers bei den betreffenden Patienten ein prodromales Exanthem aufgetreten ist oder nicht, können wir Formen mit und solche ohne prodromales Exanthem unterscheiden. Das schnell wieder verschwindende Prodromalexanthem (Rash) kann wie bei den gewöhnlichen Pocken scharlach- oder masernähnlich aussehen, auch kleine Petechien sind auf der Haut dabei beobachtet worden.

Komplikationen und Nachkrankheiten werden in erster Linie bei den schweren Pockenerkrankungen und besonders im Stadium pustulosum beobachtet. Sie sind entweder dadurch hervorgerufen, daß die Pockenerreger selbst zu starken Destruktionen der parenchymatösen Gewebe führen, oder aber die Veranlassung zu sekundärer Einwanderung von Eiterkokken und anderen Mikroorganismen geben.

So kommt es verschiedentlich zu phlegmonösen und abszedierenden Prozessen auf der Haut, welche eine große Ausdehnung annehmen und die Heilung sehr lange verzögern können. Sie greifen gelegentlich in die Tiefe, es kommt zu Muskelabszessen, Vereiterung der Lymphdrüsen usw. Erysipele, schwerer Dekubitus, Gangrän, Sepsis, Pyämie durch sekundäre Einwanderung von Eiterkokken sind die Folge (s. Abb. 64).

Der 12jährige Patient der Kurve Abb. 64 wurde am 6. Krankheitstage im Stadium vesiculosum in das Krankenhaus aufgenommen. Am nächsten Tage setzt schon das Stadium pustulosum ein, zahlreiche dichtstehende Bläschen auf der Haut beginnen an den Händen und im Gesicht zu konfluieren. Die Konfluenz nimmt an den nächsten Tagen zu, das Gesicht wird stark gedunsen. Delirien und große Unruhe treten auf, die Eiterbildung nimmt weiterhin stark zu. Wegen des intensiven Brennens und Juckens kratzt Patient viele Bläschen auf, und trotz reichlicher Bäder usw. wird vom 15. Krankheitstage an ein putrider Geruch der Hauteiterungen und starker Foetor ex ore wahrgenommen, die Eiterung dringt währenddessen immer mehr in die Tiefe. Am letzten Krankheitstage ganz enorme Re- und Intermissionen der Temperatur mit starken Delirien.

Die Sektion ergibt außer dem vereiterten Hautexanthem vereinzelte Pockengeschwüre im Kehlkopf und der Trachea, Bronchitis, beginnende Lobulärinfiltration auf den Lungen, Atelektasen und eine umschriebene Eiterung an der Basis des Gehirns.

Manchmal schließen sich an Variola Furunkulose und Akne der Haut an, auch Keloide, Abstoßung der Nägel usw. sind beschrieben worden.

Komplikationen von seiten des Respirationsapparates kommen sehr häufig vor. Schon bei unkomplizierter Variola finden wir gewöhnlich Bronchitis, Bronchiolitis. Durch Sekundärinfektionen können alsdann Bronchopneumonien, Aspirationspneumonien und hypostatische Pneumonien und sogar Lungengangrän sich entwickeln. Echte croupöse Pneumonien mit ev. Übergang in Abszedierung sind sehr selten. Embolische Abszesse in den Lungen kommen ebenfalls zur Beobachtung. Entzündung der Pleura, mit ev. raschem Übergang in Empyem treten zeitweilig auf. Gelegentlich sieht man auch im Anschluß an Variola sich tuberkulöse Lungenprozesse entwickeln und ausbreiten.

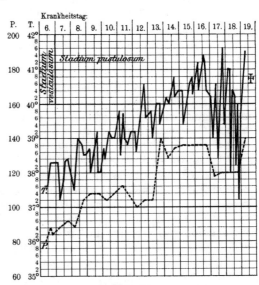

Abb. 64.
Variola vera confluens mit Pyämie.
(Med. Klinik Leipzig.)

Alle diese Lungen- und Pleuraaffektionen geben eine sehr schlechte Prognose. Daß sie auch einmal heilen können, beweist der Krankheitsverlauf der Patientin von nachstehender Kurve (Abb. 65), der 33jährigen Wirtschafterin H. B.

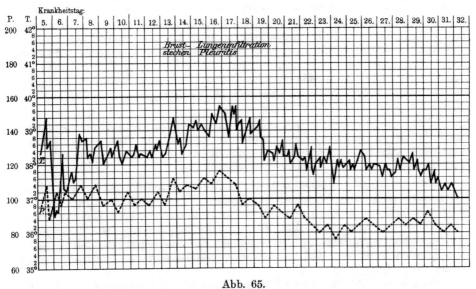

Abb. 65.
Variola vera mit Pleuropneumonie und Pleuritis. (Med. Klinik Leipzig.)

Dieselbe wurde am 2. Tag des Stadium eruptionis aufgenommen (angeblich am 5. Krankheitstag). Das Suppurationsfieber setzt am 7. Krankheitstage ein, vom 13. Krankheitstage ab klagt Patientin über heftiges Stechen auf der rechten Brustseite, es wird vorläufig daselbst Bronchitis und Bronchiolitis konstatiert, auch über der linken Lunge ist Bronchitis nachweisbar. An den nächsten Tagen rechts hinten unten eine Dämpfung mit bronchialem Atmen, klingendem Rasseln und pleuritischem Reiben. Am 18. Krankheitstage besteht im Bereiche des ganzen rechten Mittel- und Unterlappens Dämpfung, leises Bronchialatmen, in der Axillarlinie ausgedehntes pleuritisches Reiben. Die Dämpfung geht darauf von diesem Zeitpunkte an langsam zurück, das pleuritische Reiben ist noch lange Zeit hörbar. Ausgang in Heilung.

Auf der Mund- und Rachenchleimhaut entwickeln sich gelegentlich tiefere Geschwüre und diphtheroide Entzündungen, woran sich entzündliche Prozesse in den Speicheldrüsen, der Parotis, den regionären Lymphdrüsen, Halsphlegmonen usw. anschließen können. Auch Glottisödem infolge von Pockeneffloreszenzen im Kehlkopf kommt vor, selten wird Perichondritis und Nekrose der Kehlkopfknorpel beobachtet. Größere Geschwüre in den Nasengängen können zu Verwachsungen und Stenosen der Nasenlöcher etc. führen.

Akute entzündliche und eitrige Prozesse des Mittelohres mit ihren Folgezuständen entstehen zuweilen infolge einer Fortsetzung des katarrhalischen Prozesses auf der Rachenschleimhaut durch die Tuben. Aber auch abgesehen von einem derartigen Entstehungsmodus sind schon bei unkompliziertem Verlaufe entzündliche Prozesse im Mittelohr meist vorhanden, welche sich in Ohrensausen, Ohrenschmerzen, Schwerhörigkeit usw. kundgeben.

Affektionen der Augen kommen bei Pocken ziemlich häufig (nach Adler in beinahe 6 % aller Fälle) und zwar besonders im Stadium pustulosum vor, in welchem durch starke Schwellung der Lider das Augensekret einen sehr schlechten Abfluß hat. Während Pockeneffloreszenzen primär zuweilen auf der Konjunktiva (auf der Kornea scheinbar nicht) vorkommen, können sekundär ulzeröse diphtheroide Prozesse der Kornea, Keratitis und bei weiterem Umsichgreifen des Prozesses Iritis (Hypopyon), Chorioiditis und selbst Panophthalmie und Phthisis bulbi entstehen. Unter den Nachkrankheiten des Auges sind bei Variola Trübungen der Hornhaut, Staphylome, Verwachsungen der Iris, Synechien, auch Affektionen des Sehnerven beobachtet worden.

Auch das Gehirn ist nicht so selten der Sitz verschiedener Komplikationen bei Pocken, so sind akut enzephalitische, auch enzephalomalazische Prozesse mit Aphasie etc. beschrieben worden. Sehr selten scheint Meningitis und akutes Ödem vorzukommen. Häufiger scheinen die besonders von Westphal beschriebenen Fälle von Ataxie zu sein. Ferner sind akut verlaufene Fälle von diffuser Myelitis, herdweiser Sklerose, von akut aufsteigender Paralyse (Leyden u. a.) im Anschluß an Variola bekannt.

Zirkumskripte Lähmungen infolge einer Affektion der peripheren Nerven nach Variola sind äußerst selten (Curschmann u. a.); häufiger schon schließen sich psychische Störungen an die Krankheit an. Allerdings werden dieselben seltener als z. B. nach Typhus beobachtet.

Erkrankungen von seiten der Bewegungsorgane sind gar nicht so selten. Es handelt sich dabei besonders um seröse oder auch serös-eitrige Gelenkentzündungen und zwar in erster Linie um solche der großen Gelenke, unter Umständen mit Ausgang in Ankylose. Ist der Erguß eitrig, so ist möglichst früh operativ vorzugehen, ein Übergreifen der Entzündung auf die Gelenksenden der Knochen ist selten. Osteomyelitische Prozesse (Chiari) kommen weniger häufig vor.

Von Komplikationen von seiten des Herzens sind infektiöse Myocarditis, welche ähnliche Erscheinungen wie bei Scarlatina macht, benigne und maligne Endocarditis, ferner Pericarditis mit und ohne Beteiligung von Pleuritis gesehen worden.

Entzündungen der Niere sind bei den Pocken meist durch eine Sekundärinfektion bedingt und kommen besonders bei pyämischen Prozessen zur Beobachtung. Sie treten wie bei der Pyämie in einer zirkumskripten und diffusen Form auf.

Komplikationen von seiten der Baucheingeweide werden in der Literatur wenig erwähnt. Meist besteht während der Erkrankung Verstopfung, seltener Durchfälle. Sydenham hat aber auch dysenterieartige Darmentzündungen bei der Variola beschrieben. Bei den hämorrhagischen Pocken werden natürlich Bluterbrechen, blutige Durchfälle, blutiger Urin beobachtet.

Ziemlich häufig werden Schwangere von Komplikationen betroffen. Es tritt bei denselben in 25 bis beinahe 50 % Abort und Frühgeburt auf. Und zwar geschieht dies ganz besonders bei den schweren (hämorrhagischen) Pockenerkrankungen. Der Fötus ist bei der Geburt meist abgestorben, es folgen nach der Geburt starke Metrorrhagien und infolge Infektionen eitrige und diphtheroide Prozesse an der Plazentarstelle. Aber auch nicht schwangere Frauen neigen, wie schon oben ausgeführt, zu Gebärmutterblutungen resp. frühzeitiger Menstruation während des Variolaprozesses.

Weiterhin sind Orchitis in wechselnder Häufigkeit (Trousseau, Curschmann) beschrieben worden, Entzündungen der übrigen Geschlechtsorgane scheinen selten zu sein.

Pathologische Anatomie. In bezug auf die Entstehung der Effloreszenzen auf der Haut herrschen zwei verschiedene Ansichten. Weigert glaubt, daß infolge einer Einwirkung des Pockengiftes eine Koagulationsnekrose der tieferen Zelllagen der Epidermis hervorgerufen werde, und in der Umgebung dieser nekrobiotischen Herde komme es alsdann erst sekundär zu einer Entzündung der umliegenden Partien. Unna u. a. sehen aber in der ganzen Hautveränderung nichts weiter als einen akuten entzündlichen Prozeß ohne voraufgegangene Nekrose.

Schon im Stadium papulosum nahm Weigert in der Mitte der einzelnen Hautpapeln mikroskopisch trübe Schollen von unregelmäßiger Gestalt wahr. Er konnte direkt nachweisen, daß diese Schollen abgestorbene Epithelien des Rete Malpighii sind. Nach der Peripherie der Papel und zwar namentlich der größeren zeigten sich öfter noch mehrere kleine derartige abgestorbene Zellpartien (Nebenherde). Diese abgestorbenen Zellnester üben nach Weigert auf ihre Umgebung einen Reiz aus, und es kommt daselbst infolgedessen zu entzündlichen Prozessen.

Bereits noch im papulösen Stadium tritt ein Erguß einer anfangs hellen lymphatischen Flüssigkeit zwischen den abgestorbenen Zellen auf. Die Flüssigkeit vermehrt sich sehr rasch, wodurch in der Mitte der Papel die Kutis in Form eines Bläschens abgehoben wird. Die abgestorbenen Zellen und Zellstränge haften aber mehr oder weniger fest an der Decke des Bläschens und werden dadurch, daß das Bläschen sich nach außen vorwölbt, ausgezogen und membranös oder strangartig. Sie stellen somit die Maschen resp. Wände der mehrkammerigen Pockenpustel dar.

Infolge des Entzündungsprozesses kommt es in der Umgebung der Bläschen zu starken reaktiven Wucherungen der Zellen des Rete Malpighii, so daß letztere u. a. verschiedentlich mehrere Kerne aufweisen. Dadurch, daß Eiterkörperchen in die Lymphe immer reichlicher eintreten, wird der Inhalt des Bläschens allmählich völlig eitrig.

Die im Stadium pustulosum auf der Mitte vieler Bläschen erscheinende Delle kommt nach Auspitz und Basch dadurch zustande, daß in der Peripherie der Pustel eine im Vergleich zur mittleren Partie weit raschere Anschwellung der dort befindlichen Hautpartie erfolgt. Außerdem soll zu dieser Zeit eine teilweise Resorption der im Zentrum befindlichen Flüssigkeit und dadurch sekundär bedingte Einsenkung des Papillarkörpers daselbst vor sich gehen. Nach Weigert sollen auch die im Zentrum der Bläschen befindlichen Stränge sich nicht in dem Maße als in der Peripherie ausdehnen, wodurch ebenfalls durch Zug eine Einsenkung an dieser Stelle erzeugt wird. Ob ein Schweißdrüsenausführungsgang, welcher manchmal in der Mitte von Pockeneffloreszenzen angetroffen wird, Veranlassung zu einer derartigen Delle geben kann, wird von manchen Autoren (Weigert) verneint.

Dadurch daß die eitrige Flüssigkeit in den Pockeneffloreszenzen weiter zunimmt, verschwindet die Delle der Pockenbläschen später wieder, da infolge des Druckes resp. Zuges die Stränge in der Mitte zerreißen. Auch durch eitrigen Zerfall können sie einschmelzen und werden in diesem Falle ebenfalls zu einem Schwunde der Delle führen. Allmählich hört alsdann die Exsudation der aus dem Papillarkörper kommenden eitrigen

Flüssigkeit auf, durch Verdunstung und Eintrocknung verschwindet darauf das Bläschen und macht einer Borke Platz.

Der Papillarkörper ist wie schon erwähnt anfangs hyperämisch und geschwollen, wird aber jedenfalls durch den starken Druck im Bläschen druckatrophisch, wodurch nach Abfall des Schorfes eine leichte Vertiefung an der betreffenden Stelle resultiert. Wird aber der Papillarkörper selbst von dem entzündlichen Prozeß betroffen, was bei allen Formen der Variola mehr oder weniger der Fall ist, so entstehen unregelmäßige oder spaltförmige Defekte in ihm, infolgedessen im Stadium exsiccationis die an solchen Effloreszenzen befindlichen Borken sehr lange Zeit haften. Stoßen sich letztere später ab, so bleiben strahlige Narben zurück. Die Abstoßung des Schorfes erfolgt in der Weise, daß von der Peripherie der Effloreszenzen sich die neuentstehende Epidermis gegen das Zentrum hin vorschiebt, wodurch die Borke gelockert wird und abfällt.

Von den nichthämorrhagischen unterscheiden sich die hämorrhagischen Pusteln nur dadurch, daß ihr Inhalt blutig ist. Die Blutungen bei der Purpura variolosa entstehen durch Diapedese der roten Blutkörperchen durch die Wände der Gefäße hindurch und nicht durch Zerreißung derselben.

Die Effloreszenzen auf der Schleimhaut zeigen sich pathologisch-anatomisch im allgemeinen ähnlich denjenigen auf der äußeren Haut. Außer diesen für Variola spezifischen Befunden finden wir auf der Schleimhaut weiterhin diffuse Erkrankungen (katarrhalische Schwellungen, eitrige Infiltrationen, diphtheroide Nekrose und ähnliches).

Veränderungen in den Lungen werden fast bei allen Sektionen gefunden; neben den für Pocken spezifischen Effloreszenzen auf der Schleimhaut der mittleren Bronchien (die feinsten Bronchien sind von Pockenausschlag frei!) finden sich gewöhnlich diffuse Schwellungen der Bronchialschleimhaut, Bronchopneumonien, croupöse Pneumonien hypostatische Veränderungen usw., die sich nicht von den bei anderen Erkrankungen vorkommenden unterscheiden.

An den anderen inneren Organen findet man besonders im Stadium pustulosum parenchymatöse Degenerationen: so z. B. trübe Schwellungen und fettige Entartungen der Herzmuskulatur, Verfettungen der Leber, Trübungen und Verfettungen der Epithelien der Niere. Die Milz ist in wechselndem Grade vergrößert, ihre Kapsel straff gespannt. Pockeneffloreszenzen in den inneren Organen, im Magen und Darm (mit Ausnahme des untersten Teiles des Mastdarmes), den serösen Häuten usw. sind nicht beobachtet worden.

Bei Patienten, welche schon im Anfange der Krankheit gestorben sind (auch bei der Purpura variolosa) fehlen die parenchymatösen Veränderungen der inneren Organe. Bei pyämischen Prozessen im Anschluß an das Stadium pustulosum werden gelegentlich auch Endokardititen beobachtet.

Weigert fand im Anfange des Stadium pustulosum im Inneren von Leber, Milz, Nieren und Lymphdrüsen kleine umschriebene Herde, innerhalb welcher die spezifischen Organzellen nekrotisiert waren. In der Mitte dieser nekrotischen Bezirke erkannte er anscheinend in Blutgefäßen gelegene Bakterienhaufen. Wegen der großen Ähnlichkeit dieser Gebilde mit den Pockeneffloreszenzen auf der äußeren Haut ist er geneigt, sie in Analogie mit denen der Haut zu setzen.

Chiari konnte in Knochenmark und Hoden ähnliche Krankheitsherde nachweisen. Dieselben zeigten im Zentrum einen nekrotischen Bezirk, welcher von einem entzündlichen mit Zellinfiltration und Exsudation umgeben war.

Die hämorrhagischen Formen der Pocken sind dadurch ausgezeichnet, daß in fast allen inneren Organen sich größere und kleinere Blutungen, weiterhin solche auf den serösen Häuten, Schleimhäuten, im lockeren Zellgewebe der verschiedensten Körperteile sich befinden (mediastinales, retroperitoneales Zellgewebe, Fettkapsel der Niere, intramuskuläres Bindegewebe etc.). Auf fast allen Schleimhäuten des Respirationstraktus des Rachens, des Ösophagus zeigen sich ebenfalls mehr oder weniger ausgedehnte Blutungen. Auf der Uterus- und Tubenschleimhaut, in den Hoden, seltener in der Nierensubstanz werden fast konstant Blutungen angetroffen, während Leber, Milz und Zentralnervensystem verhältnismäßig selten der Ort von Blutungen sind. Die Milz ist gewöhnlich bei der Purpura variolosa nicht vergrößert.

Diagnose. Die Diagnose der Variola ist bei gut entwickeltem Hautexanthem im Stadium vesiculosum und pustulosum stets leicht zu stellen, und es können durch einfache Betrachtung der Effloreszenzen Variola vera discreta, confluens, haemorrhagica und variolois leicht voneinander unterschieden werden. Ist der Ausschlag dagegen nur spärlich entwickelt und kümmerlich, so kommen in den genannten Stadien in differentialdiagnostischer Beziehung besonders Varizellen (s. S. 145) in Frage. Verwechslungen mit Syphilis, Aknepusteln, Impetigo contagiosa (Pusteln einkammerig!) sind kaum möglich, da unter anderem bei diesen Erkrankungen das Allgemeinbefinden nur wenig oder gar nicht beeinträchtigt ist und die für Variola charakteristischen Prodromalerscheinungen nicht vorhanden sind.

Im Stadium prodromorum und im Beginn des Stadium papulosum ist dagegen die Diagnose unter Umständen sehr schwer und gelegentlich überhaupt nicht zu stellen. Da nun die Pocken während dieser Zeit für andere Gesunde schon ansteckend sind, so ist es von großer Wichtigkeit, die wahre Natur der Krankheit möglichst früh zu erkennen. Zu diesem Zwecke ist anamnestisch zunächst festzustellen, ob der betreffende Patient mit anderen Pockenkranken in Berührung gekommen sein kann und ob er bereits vor langer Zeit mit Erfolg geimpft ist oder nicht.

Es ist alsdann zu erwägen, daß die Pockenerkrankungen meist plötzlich mit Schüttelfrost, hohem Fieber und schweren Allgemeinsymptomen, starken Kreuz- und Kopfschmerzen beginnen. Außerdem ist besonderer Wert auf das oben beschriebene Prodromalexanthem zu legen, welches besonders im Schenkeldreieck scharlach- oder masernähnlich, oft auch hämorrhagischer Natur ist. Sodann ist darauf zu achten, ob mit dem Auftreten des Exanthems das Fieber auf beinahe normale Werte herabgeht, was bei keiner anderen Infektionskrankheit außer Pocken der Fall ist. Der Pockenausschlag erscheint typisch zuerst im Gesicht, öfters noch früher auf der Mundschleimhaut und geht dann schubweise auf den übrigen Körper über.

Verwechslungen sind aber trotzdem möglich und zwar hauptsächlich mit folgenden Krankheiten:

1. Masern: dieselben beginnen nicht so plötzlich und mit Schüttelfrost und hohen Temperaturen als die Pocken. Vor dem Auftritt des eigentlichen Masernexanthems bestehen katarrhalische Entzündungen der Konjunktiva, der Nase und der Bronchien und außerdem sind bei Masern die Koplikschen Flecke im Prodromalstadium vorhanden, was alles bei Pocken fehlt. Erscheinen die Maserneruptionen dann auf der Haut, so sind sie im Anfange größer als die kleinen Pockenstippchen.

Bei Variola beginnt das Exanthem zuerst im Gesicht und am Kopf und schreitet von da aus schubweise auf die verschiedenen Körperteile vor, wobei das Schenkeldreieck frei bleibt, während bei Masern die Entwicklung des Exanthems am Rumpf und Gesicht fast gleichzeitig beginnt. Außerdem geht bei Masern die Temperatur meist am nächsten oder auch übernächsten Tage nach dem Erscheinen des Exanthems noch in die Höhe, während sie bei Pocken an diesen Tagen abfällt.

Kommt es bei Pocken nicht zur Pustelbildung, sondern bleibt das Exanthem in dem Stadium papulosum stehen und verkümmert alsdann (sog. Variola verrucosa), so kann die Differentialdiagnose zwischen Pocken und Masern sehr schwer werden. Eine nachträgliche Impfung stützt dann manchmal die Diagnose insofern, als bei erfolgreicher Impfung die vorausgegangene Erkrankung keine Variola gewesen sein kann.

Da Scharlach sehr oft ähnlich wie Pocken mit einem Schüttelfrost und plötzlichem Beginn einsetzt, so bietet er wohl in diesem Stadium eine gewisse Ähnlichkeit mit den Pocken. Jedoch sind die Halsschmerzen bei den Pocken lange nicht in dem Maße vorhanden wie bei Scharlach. Tritt dann das scharlachähnliche Pockenprodromalexanthem hervor, so ist dasselbe bei den nicht hämorrhagischen Pockenformen leicht als solches zu erkennen, da es ganz anders und zwar besonders im Schenkeldreieck lokalisiert ist. Bei Scharlach bleibt die Gegend um den Mund und die Stirn von Exanthem frei, letzteres sieht am Rumpf etc. mehr hellrot aus und läßt bei näherer Betrachtung eine feine punktförmige Zeichnung erkennen. Das Variola-Prodromalexanthem ist mehr dunkelrot und die Haut ist öfter von Hämorrhagien durchsetzt. Läßt ein Betrachten des Exanthems trotzdem noch Zweifel an der Diagnose übrig, so klärt der Temperaturabfall im Eruptionsstadium bei Pocken die Sachlage.

Flecktyphus und Pocken sind im Anfang der Krankheit fast nicht zu unterscheiden, da beide Erkrankungen mit schweren Allgemeinsymptomen, hohem Fieber und einem verschiedentlich sehr ähnlich aussehenden Exanthem beginnen. Erst durch die Eruption des eigentlichen Pockenausschlages wird die Diagnose öfter sichergestellt.

Auch andere akute Infektionskrankheiten können mit Pocken verwechselt werden. So lassen manchmal die starken Kopfschmerzen, die Delirien, die Nacken- und Rückenschmerzen im Anfange an Meningitis resp. Zerebrospinalmeningitis denken, auch dürfte in den meisten Fällen eine sichere Unterscheidung der Pocken von der Febris recurrens und der Influenza unmöglich sein und zwar besonders dann, wenn ein Prodromalexanthem nicht vorhanden ist. Ferner beginnen manchmal Pneumonien mit ähnlichen schweren Erscheinungen und Schüttelfrost wie Variola. Namentlich sind dies die zentralen Pneumonien, bei welchen im Beginn ein objektiver pathologischer Befund auf den Lungen nicht erhoben werden kann. In all diesen Fällen wird die Art der Erkrankung erst bei der Eruption des Pockenausschlages erkannt.

Der Typhus abdominalis, welcher im Vergleich zu anderen Infektionskrankheiten weniger Veranlassung zu einer Verwechslung mit Pocken im allgemeinen geben dürfte, beginnt mehr allmählich ohne Prodromalexanthem mit langsamem staffelförmigen Ansteigen der Temperatur. Akute Miliartuberkulose, Febris ephemera etc. sind wohl sofort differentialdiagnostisch auszuschließen.

Der Ausschlag bei Erythema exsudativum multiforme weist manchmal wohl ein pockenähnliches Aussehen auf, es fehlt aber dabei der breite Entzündungshof um die einzelnen Pusteln. Nach reizenden Hauteinreibungen (Baunscheidts Heilverfahren etc.) entsteht öfter ebenfalls ein pockenähnlicher Hautausschlag; das allgemeine Krankheitsbild wird in solchen Fällen auch ohne Anamnese die richtige Diagnose stellen lassen.

Die Diagnose der Variola sine exanthemate ist nur dann mit einiger Sicherheit zu stellen, wenn während einer Pockenepidemie unter Allgemeinsymptomen das für Pocken typische Prodromalexanthem auftritt. Fehlt aber auch das letztere, so ist die Natur der Erkrankung erst nachträglich und dann auch nur mit einiger Wahrscheinlichkeit aus dem Erfolg der späteren Impfung (s. o.) zu erkennen.

Prognose. Die Prognose ist je nach den vorliegenden Pockenformen ganz verschieden. Während sie bei Variolois und bei Variola sine exanthemate als günstig zu stellen ist, kann sie bei den hämorrhagischen Pocken als ungünstig und bei der Purpura variolosa als völlig letal gelten. Weiterhin zeigt die Variola confluens eine größere Mortalität als die Variola discreta. Bei den nicht hämorrhagischen Pocken schwankt die Sterblichkeit zwischen 15 und 30%.

Bei Kindern unter 10 Jahren ist die Sterblichkeit größer (nach Curschmann 58%), in mittleren Jahren ist besonders das weibliche Geschlecht (darunter in erster Linie Schwangere und Wöchnerinnen) mehr gefährdet als das männliche, und vom 40.—50. Lebensjahre wird die Mortalität wieder höher. Potatoren, durch andere gleichzeitig bestehende Krankheiten geschwächte Individuen, Rekonvaleszenten nach verschiedenen Infektionskrankheiten erliegen den Pocken eher als kräftige gesunde Menschen.

In den einzelnen Epidemien ist die Mortalität um so geringer, je mehr Geimpfte von der Erkrankung befallen werden, da die Pocken bei diesen fast ausschließlich in der leichten Form (Variolois) aufzutreten pflegen. Vor der Einführung der Impfung war infolgedessen die Sterblichkeit sehr groß, so daß 7—12% aller Todesfälle durch die Pocken veranlaßt waren, während sie jetzt in den Ländern, wo der Impfschutz eingeführt ist, verschwindend gering ist (z. B. in Preußen 0,25 auf 100000 Menschen).

Aber auch aus den Symptomen des Einzelfalles lassen sich mit einer gewissen Wahrscheinlichkeit Schlüsse auf den Ausgang der Krankheit bei dem betreffenden Patienten ziehen: Bestehen im Prodromalstadium nur geringfügige Symptome, kein sehr hohes Fieber, ist das Prodromalexanthem nicht sehr ausgebildet und nur erythematös und nicht hämorrhagisch, so ist in der Regel eine leichte Erkrankung zu erwarten, andererseits können aber auch schwere Symptome in dieser Zeit eine leichte Form der Erkrankung im Gefolge haben. Auf sehr heftige, die Krankheit einleitende Kreuzschmerzen sollen öfter hämorrhagische Pocken folgen. Ein deutlich nachweisbarer Milztumor im Prodromalstadium soll im allgemeinen eine schwerere Erkrankung einleiten, jedoch ist dabei zu erwähnen, daß derselbe bei der Purpura variolosa gewöhnlich fehlt. Anzeichen einer schon in den ersten beiden Krankheitstagen auftretenden hämorrhagischen Diathese sind prognostisch sehr ungünstig zu beurteilen. Ein Abfall des Fiebers bis zur Norm im Stadium eruptionis ist von guter, unvollkommener und zögernder Abfall desselben in dieser Zeit von schlechter Vorbedeutung.

Je spärlicher die Effloreszenzen auf der Haut erscheinen, um so leichter verläuft die Erkrankung. Je größer ihre Anzahl und Ausdehnung, um so eher werden das Leben bedrohende Komplikationen von seiten der Lunge, des Herzens etc. eintreten. Auch die Anzahl und der Sitz der Schleimhauteffloreszenzen sind insofern von einer gewissen prognostischen Bedeutung als verschiedene Komplikationen (Glottisödem, Bronchopneumonien etc.) durch sie entstehen können. Ganz kleine Kinder verweigern wegen solcher Effloreszenzen auf der Zunge und im Munde die Nahrung und gehen sehr oft deswegen an Entkräftung zugrunde.

Daß schwere zerebrale Symptome während der Dauer des Eiterungsstadiums prognostisch nicht günstig sind, braucht nicht weiter erörtert zu werden.

Therapie. Prophylaxe: Wir können der Weiterverbreitung der Krankheit dadurch wirksam begegnen, daß wir die Disposition zu dieser Krankheit bei allen Menschen durch die Schutzpockenimpfung mit Kuhlymphe (s. S. 177 ff.) abschwächen oder aufheben.

Sodann müssen wir suchen, die Pockenkranken möglichst streng zu isolieren, um einer Weiterverbreitung des Krankheitskeimes auf andere Menschen vorzubeugen. Da, wie wir oben gesehen haben, das Krankheitsgift offenbar schon durch die Luft verbreitet werden kann, so ist es zweckmäßig, derartige Kranke in abgelegene und jedem Verkehr fernstehende Räume unterzubringen. Es eignen sich dazu am besten solche, von dem übrigen Krankenhaus abgetrennte Baracken, welche gut ventiliert, luftdicht und sehr geräumig sein müssen.

Das gesamte Pflegepersonal ist von jedem Verkehr mit der Außenwelt abzusondern, und nur diejenigen Personen sind zur Pflege geeignet, welche gegenüber den Pocken immun sind. Alle Wäsche, Kleider, Betten usw. sind sorgfältig zu desinfizieren, außerdem sind diejenigen, welche im Anfange der Erkrankung mit dem Pockenkranken in Berührung kamen, sofort zu impfen und womöglich 10 Tage (Dauer der Inkubationszeit) zu isolieren. Das Krankenzimmer selbst ist mit Formalindämpfen zu desinfizieren, das Haus des Kranken unter Umständen durch Anschlag kenntlich zu machen.

Da die Kranken schon im Prodromalstadium für andere infektiös sind und auch im Abtrocknungsstadium diese Infektiosität nicht vor vollständiger Reinigung der Haut von den Borken erlischt, so muß die Isolierung des Patienten

eine möglichst frühzeitige sein und lang ausgedehnt werden. Auch ist hauptsächlich darauf zu achten, daß die Ärzte die Krankheit nicht verschleppen, was
durch Wechseln der Kleidung, Desinfektion der Hände, Bäder etc. verhütet
werden muß.

Da die Leichen Pockenkranker stets infektiös sind, so ist bei der Be-
erdigung derselben große Vorsicht zu gebrauchen: Die Leichen sind früh ein-
zusargen, der Sarg ev. luftdicht zu verschließen und ein stilles Leichenbegängnis
ohne Gefolge anzuordnen.

Was die spezielle Behandlung der Krankheit anlangt, so kennen wir
spezifische Mittel bis jetzt noch nicht. Da die Impfung prophylaktisch einen
sicheren Schutz gegen die Krankheit verleiht, so hatten verschiedene Autoren
geglaubt, durch Vakzination von Patienten im Stadium incubationis, papulosum und eruptionis den Krankheitsprozeß günstig beeinflußt und sogar
koupiert zu haben.

Es steht heute fest, daß, wenn die Vakzination mit der Variolainfektion
zusammenfällt, erstere normal verläuft und die Variola sich nur durch einen
Fieberanfall dokumentiert (Pfeiffer 1871 cit. nach Huguenin). Fällt die
Impfung vor die Infektion, so bleibt jede Erkrankung an Pocken aus. Liegen
zwischen der Infektion mit Variola und der nachherigen Impfung nur wenige
Tage, so wird die Pockenerkrankung leicht verlaufen; wird dagegen der Patient
erst beim Ausbruch der ersten Fiebererscheinungen geimpft, so werden die Pocken
durch die Impfung nicht modifiziert werden.

Wir werden deshalb auf Grund dieser Erfahrungen nach Ausbruch der
Prodromalerscheinungen mit einer nachträglichen Vakzineimpfung nichts mehr
erreichen und darauf verzichten.

Auch andere Mittel, durch welche man die Krankheit im Prodromalstadium koupieren wollte, wie das Einnehmen von Chinin, Salizylsäure, Kaltwasserbehandlung usw. sind vollständig wertlos. Deshalb sind wir darauf angewiesen, die Krankheit symptomatisch zu behandeln.

Neben Bettruhe ist während des Fiebers nur flüssige, leichtverdauliche
Kost (Milch, Eier, Suppen, Brei, Mehl, Wein etc.) zu reichen, aber auch in
der fieberfreien Zeit ist den Patienten wegen der Schleimhautaffektion nur
flüssige, breiige, schleimige, im allgemeinen aber kräftige Nahrung in reichlicher Menge zu geben.

Im Prodromal- und Eruptionsstadium der Pocken sind kühle Bäder von
ca. 20—24° R zu empfehlen. Im Stadium pustulosum und exsiccationis sind
Abwaschungen der Haut und mehr lauwarme Ganz- oder Teilbäder am Platze;
zweckmäßig wird dem Badewasser dabei etwas Kleie, Malz oder Ähnliches
zugesetzt. Auch kühle, aber kurzdauernde und öfter gewechselte Prießnitzsche Umschläge leisten bei Schmerzen auf der Haut verschiedentlich gute
Dienste. Im Stadium exsiccationis wird das durch die sich abstoßenden Borken
hervorgerufene Jucken durch Salbenverbände, Einpudern etc. gemildert.

Von verschiedenen Autoren (Finsen) wird über eine gute Einwirkung des
roten Lichtes auf die Entwicklung des Hautausschlages berichtet, von anderen
dagegen wieder in Abrede gestellt. Ob eine Pinselung mit einer gesättigten
wässerigen Lösung von Kali permanganat. (Dreyer, Münch. med. Wochenschr.
1910, Nr. 31), welche an den ersten zwei Tagen 3—4 mal und später täglich
einmal auf die Haut des Patienten aufgetragen wird und neben einer braunroten
Verfärbung der Haut auch wohl eine gewisse desinfizierende Wirkung ausüben
dürfte, von Nutzen ist, müssen zukünftige Untersuchungen ergeben. Zweckmäßig ist, wenn im Eiterungsstadium möglichst wenig nasse Prozeduren mit
Ausnahme vielleicht von essigsauren Tonerdeumschlägen angewandt werden,

da hiermit fast stets eine Mazeration der Haut verknüpft ist. Trockene Einpackungen mit Verbandwatte sind hier mehr am Platze.

Bei starken nervösen Erscheinungen von seiten der Patienten, welche im Stadium prodromorum und bei schweren Fällen auch im Stadium pustulosum vorhanden sind, empfiehlt sich Eisblase auf den Kopf, Chininum muriaticum, Laktophenin, Antipyrin, Phenazetin u. a., bei nervöser Unruhe und Delirien Morphium, Bromkalium, Opium. Da die Delirien manchmal sehr stark sind, so müssen die Patienten streng überwacht werden.

Wegen der Schleimhautaffektion ist öfteres Schlucken von Eispillen, Gurgeln mit desinfizierenden und adstringierenden Wässern zu empfehlen (Kali chloricum, hypermangan., Borsäure, essigsaure Tonerde, Alsol, Wasserstoffsuperoxyd). Auch wird man zweckmäßig eine Salz- oder Phosphorsäuretinktur, ein Chinadekokt und bei Potatoren Alkohol in jeder Form reichen.

Im übrigen sind die Komplikationen nach den allgemeinen Regeln zu behandeln: bei Kollaps gebe man Wein, Digitalis, Digalen; injiziere Kampfer, Koffein subkutan, ev. Strophantin intramuskulär oder intravenös. Bei vorhandener Pneumonie sei die Behandlung auch ganz besonders auf die Erregung und Erhaltung der Herztätigkeit gerichtet. Hautgeschwüre, Hautabszesse sind mit Umschlägen von essigsaurer Tonerde, Teilbädern (s. o.), Inzisionen und antiseptischen Mitteln zu behandeln. Den Patienten ist das Kratzen zu untersagen und den Kindern sind zur Verhinderung desselben am besten Hände und Füße an das Bett anzubinden.

Die Serumtherapie hat bis jetzt bei den Pocken keine besonderen Erfolge aufzuweisen, trotzdem im Blutserum Pockenkranker nach den Untersuchungen von Regnaud, L. Pfeiffer, Beclère, Chambon, Ménard u. a. spezifische Antikörper vorhanden sind.

Die betreffenden Autoren haben die Antikörper insbesonders dadurch nachgewiesen, daß durch eine Vermischung von Serum von Tieren, welche gerade eben Pocken überstanden hatten, mit virulenter Lymphe die Virulenz der letzteren aufgehoben wurde. Ein derartiges 1 Jahr lang aufbewahrtes Serum war sogar nach dieser Zeit noch wirksam, also antikörperhaltig.

Weiterhin haben diese Forscher auch nachgewiesen, daß, wenn sie das Blut den Tieren nur 3 Monate nach der Impfung entnahmen, dasselbe viel weniger wirksam erschien, und nach 10 Jahren fanden sie überhaupt keine Einwirkung desselben auf die Virulenz der Lymphe.

Die Antikörper des Blutserums nach überstandenen Pocken scheinen demnach sehr bald wieder aus dem Körper zu verschwinden; sie sind wahrscheinlich in zu geringer Konzentration vorhanden, um in andere Organismen injiziert, eine heil- oder prophylaktische Wirkung hervorbringen zu können.

Gegen die zurückbleibenden Narben läßt sich im allgemeinen nichts ausrichten. Unna empfiehlt die wiederholte Abreibung mit feinem Sand. Curschmann hat bei der Variola verrucosa durch Einpinselung der Knötchen mit Jodtinktur (Tinct. Jod, Alkohol ana) einen guten kosmetischen Erfolg gesehen.

Gegen die hämorrhagischen Pocken sind wir therapeutisch vollkommen machtlos, es empfiehlt sich bei denselben möglichst frühzeitig Herztonika und sonstige Reizmittel anzuwenden.

Die Schutzpockenimpfung.

Von der Erfahrung ausgehend, daß ein einmaliges Überstehen der Pocken für das ganze Leben immun macht und andererseits jeder Mensch von den Pocken befallen werden kann, hat man schon im grauen Altertum versucht, durch Einimpfung der Pocken eine leichte Erkrankung herbeizuführen. Man hatte dabei wahrgenommen, daß die übergeimpften Pocken leichter verliefen und zwar ganz besonders dann, wenn die ursprüngliche Erkrankung ebenfalls leichter Natur gewesen war.

Diese Inokulation der Pocken (Variolation) wurde von den Chinesen (Einstopfung von Pockenschorfen in die Nase, Einimpfung des Eiters mit der Nadel), von den Indern, Arabern auf die verschiedenste Art und Weise geübt.

Nach England wurde die Methode der Variolation durch die Lady Montague aus Konstantinopel i. J. 1721 gebracht und fand damit in Europa Eingang. Da aber infolge der inokulierten Pocken stets neue Infektionsherde geschaffen wurden und die Erkrankung bei den Inokulierten vielfach auch letal verlief, so wurde sie in manchen Gegenden wieder verboten.

Der Verlauf der inokulierten Pocken war der, daß nach 3 Tagen an der Impfstelle eine Papel erschien, auf welcher an den nächsten Tagen ein Bläschen zu sehen war, das sich bis zum 9. Tage in eine Pustel umwandelte. Weiterhin folgte Eintrocknung der Pustel und Entstehen einer Impfnarbe. Gleichzeitig aber erschien bei dem Geimpften am 7. Tage nach der Impfung ein Prodromalfieber, und es erfolgte am 10. Tage ein Pockenausschlag über den ganzen Körper. Ein eigentliches Eiterfieber fehlte gewöhnlich, so daß also die Erkrankung zu den leichten Formen der Pocken (Variolois) gehörte.

Am 14. Mai 1796 führte Jenner seine erste Vakzination aus und 1798 erschien seine erste Publikation. Zwar war es schon vor Jenner in verschiedenen Gegenden (England, Deutschland, Mexiko etc.) bekannt, daß das Überstehen der Kuhpocken gegenüber Pocken Immunität verleihe. Das große Verdienst Jenners besteht nun aber darin, daß er systematisch Personen mit Kuhpockenlymphe impfte und zeigte, daß diese Personen gegen Variola immun waren. Er wies in seinen Untersuchungen nach, daß der vom Menschen reproduzierte Kuhpockenstoff die gleichen Eigenschaften besitzt wie der vom Tier stammende und er ist damit als der Entdecker des humanisierten Lymphstoffes zu bezeichnen. Schon durch seinen ersten Versuch zeigte er, daß der mit der Lymphe aus den Kuhpocken eines Milchmädchens geimpfte Knabe 6 Wochen später durch eine Variolation nicht erkrankte.

Die Jennerschen Untersuchungen verbreiteten sich für die Verkehrsverhältnisse der damaligen Zeit sehr rasch. In Preußen wurde mit der Vakzination im Jahre 1801 begonnen, und es bildeten sich sehr bald in England und in Deutschland Impfgesellschaften, welche es sich zur Aufgabe machten, der Vakzination beim Publikum Eingang zu verschaffen. Gesetzliche Bestimmungen über die Vakzination erfolgten in vielen Ländern, so in Preußen (1810), Baden (1815), Bayern (1807) etc., aber erst im Jahre 1874 wurde in Deutschland ein Reichsimpfgesetz eingeführt, wodurch die zwangsweise Vakzination und Revakzination eingeführt wurde.

Jenner hatte bereits beobachtet, daß eine einmalige Impfung mit Kuhpockenlymphe nicht Immunität fürs ganze Leben verleiht. Verschiedentlich erkrankten Menschen, welche geimpft waren, bei denen aber zwischen der Vakzination und der Erkrankung mehr wie 10 Jahre lagen. Man zog daraus später den Schluß, daß nur dann eine dauernde Immunität zu erreichen sei, wenn die Wiederimpfung oder Revakzination ungefähr alle 10 Jahre erfolgt.

Das Deutsche Reichsimpfgesetz bestimmt, daß jedes Kind vor Ablauf des auf seinen Geburtstag folgenden Kalenderjahres geimpft werden muß, nur Kinder mit verschiedenen Hautleiden sind davon ausgeschlossen. Letztere sind aber binnen Jahresfrist nach Ablauf der Erkrankung zu impfen. Die erste Revakzination findet im 12. Lebensjahre statt, bei negativem Erfolge wird sie nach einem Jahre wiederholt. Sechs bis 8 Tage nach jeder Impfung muß der Arzt den Ausfall der Impfung kontrollieren. Der Impfung brauchen sich natürlich nur solche zu unterziehen, welche in den letzten fünf Jahren Pocken nicht durchgemacht haben.

Ferner werden sämtliche Soldaten der deutschen Armee bei ihrem Dienstantritt vakziniert, und außerdem ist es dringend geboten, daß zu Pockenepidemiezeiten alle diejenigen Menschen nochmals geimpft werden, welche an Pocken noch nicht erkrankt waren und in den letzten 10 Jahren nicht mit Erfolg sich einer Impfung unterzogen haben.

Infolge des Reichsimpfgesetzes ist Deutschland beinahe ganz pockenfrei geworden (im Jahre 1905 z. B. sind nur noch 212 Menschen in Deutschland an Pocken erkrankt, s. Breger, Med. Stat. d. Kais. Gesundheitsamtes XIX, 3, 07); die wenigen jetzt noch vorkommenden Fälle sind fast stets aus dem Auslande eingeschleppt, da andere Länder mit nur wenigen Ausnahmen viel schlechtere Impfgesetze ohne Zwang der Revakzination etc. aufzuweisen haben.

Man kann im allgemeinen vier verschiedene Arten von Kuhlymphe unterscheiden: 1. originäre, 2. humanisierte, 3. animale und 4. Variolavakzine.

Die originäre Kuhpockenlymphe wird aus dem Inhalt von spontan an dem Euter vom Rindvieh entstandenen Kuhpocken gewonnen. Da jedoch ein derartiges Impfmaterial sehr bald seine Wirksamkeit verliert und nicht immer frisch zu erhalten ist, auch beim Menschen gelegentlich starke entzündliche Erscheinungen hervorruft, so eignet sich dasselbe nicht zur allgemeinen Impfung.

Die humanisierte Kuhlymphe stellt den Inhalt von menschlichen Vakzinepusteln dar, welche durch Einimpfung der originären Kuhpocken gewonnen werden. Bei der Beschaffung einer derartigen Lymphe wird die Pockenpustel eines geimpften Kindes (des sog. Stammimpflings) am siebenten oder achten Tage nach der Impfung mit einer Lanzette geöffnet und alsdann die heraussickernde klare, gelbliche, flüssige Lymphe auf andere Kinder übergeimpft. Soll die Lymphe aufbewahrt werden, so nimmt man kapillare Glasröhren, sog. Lymphröhrchen, welche zum Teil in ihrer Mitte eine spindelförmige Ausbuchtung besitzen, taucht ein Ende des Röhrchens in die Lymphe, worauf die letztere infolge der Kapillarität des Glasröhrchens eingesaugt wird. Die Enden des Röhrchens werden darauf über einer Spiritusflamme zugeschmolzen oder versiegelt.

Eine derartige Lymphe ist 6—12 Monate lang wirkungsfähig, sie muß nur an einem kühlen dunklen Platze aufbewahrt werden.

Zwecks besserer Konservierung der Lymphe ist es ratsam, sie mit Glyzerin resp. Glyzerin und destilliertem Wasser zu gleichen Teilen zu versetzen. Sie wird „nicht später als am gleichnamigen Tage der auf die Impfung folgenden Woche" von dem Stammimpfling abgenommen.

Bei der Gewinnung von humanisierter Lymphe dürfen natürlich nur solche Kinder verwandt werden, welche vollständig gesund sind und aus einer absolut gesunden Familie stammen und es hat deswegen stets der Abnahme der Lymphe eine genaue körperliche Untersuchung vorauszugehen. Gelegentlich sind aber doch auf diese Weise verschiedene Krankheiten von dem Stammimpfling auf andere gesunde Kinder übertragen worden und unter diesen ganz besonders die Syphilis, und es hat dies dazu geführt, daß in der Jetztzeit nicht mehr humanisierte, sondern nur noch animale Lymphe bei der Impfung verwandt wird.

Die animale Lymphe wird dadurch erhalten, daß man gesunde Kälber, welche 5 Wochen alt sein müssen, mit originärer Kuhpockenlymphe impft und den Inhalt dieser Impfpocken (im Stadium vesiculosum, ehe die Pusteln eitrig geworden sind) in der oben beschriebenen Weise in Impfröhrchen sammelt. Anfänglich war die Gewinnung eines derartigen Impfstoffes mit großen Schwierigkeiten verknüpft, da die originären Kuhpocken im allgemeinen selten sind. Seitdem aber besondere Impfinstitute bestehen, sind die Schwierigkeiten hier behoben und jeder Arzt kann von diesen Instituten jederzeit animale Lymphe bekommen.

Da diese Lymphe mit absoluter Sicherheit steril ist und sie vor ihrer Verimpfung mit den Menschen überhaupt nicht in Berührung gekommen ist, so sind die Gefahren einer Infektion für den Geimpften gleich Null.

Die Revakzinationslymphe gewinnt man dadurch, daß man Kuhpockenlymphe vom Menschen auf die Kälber zurückimpft und den Inhalt der bei den Kälbern so entstehenden Impfpusteln zur Impfung des Menschen verwendet.

Als Impfstoff wird gewöhnlich die mit Glyzerinwasser verdünnte Lymphe verwandt. Es kann aber auch das Impfpulver (entstanden durch Eintrocknung der Lymphe über Schwefelsäure etc.) oder an Stäbchen angetrocknete Lymphe, ferner eine Lymphpaste Verwendung finden.

Die Impfung selbst geschieht mittelst einer sorgfältig gereinigten Impflanzette, indem man die mit Lymphe benetzte Spitze der Lanzette horizontal, oberflächlich in die Haut einstößt, so daß die Schneide des Instrumentes nur bis zum Rete eindringt. Anstatt Impfstiche macht man vielleicht besser Impfschnitte (ca. 4 von je 1 cm Länge und 2 cm Abstand) mit der mit der Lymphe benetzten Impflanzette und reibt etwas von der Lymphe mit dem Messerchen ein. Der Impfstoff muß an der Haut resp. den Wunden durch die Luft antrocknen, was in ca. 5 Minuten der Fall ist. Anstatt der Lanzetten kann man auch die von Weichardt angegebenen Impfnadeln oder Platiniridiummesser, welch letztere nach jedesmaligem Gebrauche ausgeglüht werden, benützen.

Es braucht nicht besonders hervorgehoben zu werden, daß die Haut vor der Impfung zu reinigen und zu desinfizieren ist. Zweckmäßig wird man bei der Vakzination die Außenseite des rechten Oberarmes im oberen Drittel und bei der Revakzination dieselbe Gegend des linken Oberarmes benutzen. Reinhalten des Kindes, Schutz vor Zerkratzen und Beschmutzung der Impfstellen, leichte Nahrung für den Impfling ist anzuordnen.

Bei negativem Erfolge der erstmaligen Impfung ist nach einigen Monaten die Impfung zu wiederholen. Als positiv hat die Erstimpfung nach den Satzungen der Reichsimpfkommission dann zu gelten, wenn mindestens zwei Impfpocken zur regelmäßigen Entwicklung gekommen sind. Bei der Wiederimpfung genügt dagegen für den positiven Ausfall schon die Bildung von Knötchen oder Bläschen an der Impfstelle. Sind aber auch solche bei der Revakzination nicht vorhanden, so ist der Patient als immun gegenüber Pocken zu bezeichnen. Da nun diese Immunität unter Umständen nur temporär und nicht dauernd zu sein braucht, so ist ein derartiges Individuum in kurzen Zwischenräumen zu revakzinieren.

Da während der heißen Jahreszeit die Impfpocken Neigung zu entzündlichen Erscheinungen zeigen und in der kalten Jahreszeit die Kinder Erkältungen leicht ausgesetzt sind, so sind die Impfungen im Frühjahr oder Herbst vorzunehmen. Auch dürfen zurzeit keine ansteckenden Krankheiten herrschen.

Der Verlauf der krankhaften Erscheinungen nach einer Vakzination beim Menschen ist mit nur geringen Ausnahmen außerordentlich gleichmäßig. Bei einem normalen Verlaufe können wir wie bei der Variola verschiedene Stadien unterscheiden: Im Inkubationsstadium, welches drei Tage dauert, ist an dem ersten oder den ersten beiden Tagen eine leichte Rötung der Haut in der Umgebung der Impfstelle vorhanden (traumatische Reaktion). Am dritten Tage ist die traumatische Reaktion abgeklungen und hinterläßt einen braunen, von normaler Haut umgebenen Schorf.

Am dritten oder vierten Tage beginnt eine flach erhabene, rote Papel an der Impfstelle aufzuschießen. Vom vierten bis sechsten Tage tritt nach v. Pirquet eine Differenzierung der Papel ein und zwar so, daß der mittlere Teil derselben sich schärfer zu einer Papille erhebt und der äußere zu einem hyperämischen Saum wird (innerer Halo, Areola). Nach v. Pirquet wächst nun die Papille gleichmäßig weiter, nimmt täglich ungefähr um 1 mm zu, und wird dabei bläschenförmig, während der rote Saum gleich bleibt und nur von der sich vergrößernden Papille nach außen vorgeschoben wird.

Vom 8. bis 11. Tage aber nimmt der Saum an Größe zu (Area nach v. Pirquet), die Papille hat während dieser Zeit ihre größte Ausdehnung erreicht, das Bläschen ist mit klarer gelblicher Lymphe gefüllt und auf der Mitte desselben erscheint eine zentrale Delle.

Nach dem neunten Tage wird der Inhalt des Bläschens eitrig, der Entzündungshof (Area) ist am größten vom 11. bis 15. Tage, dann geht er allmählich zurück, zu gleicher Zeit trocknet die Papille unter Zurücklassung eines Schorfes ein, und es resultiert eine Narbe.

Diese Lokalerscheinungen sind nun in der Regel mit Allgemeinsymptomen kompliziert. Neben subjektiven Beschwerden wie Abgeschlagenheit, Kopf- und Kreuzschmerzen etc. besteht vom achten Tage nach der Impfung, also in der Zeit, wo das Bläschen eitrig wird (nach v. Pirquet in der Zeit der Entwickelung der Area), ein mehr- oder weniger heftiges Fieber, welches bis zum 11. Tage andauert. Zu gleicher Zeit bestehen Schwellung und starke Schmerzhaftigkeit der Achseldrüsen. Der Abfall des Fiebers ist fast stets rasch und ebenso der Schwund der subjektiven Beschwerden.

Manchmal tritt in der Periode der Eiterung um den achten Tag herum auf dem ganzen Körper ein fleckiges Exanthem auf (Rash), welches sehr bald wieder verschwindet. Ein anderes Mal sieht man in der Nachbarschaft der Impfstriche kleine akzessorische oder Nebenpocken auftreten, welche gewöhnlich rudimentär verlaufen und welche entweder dadurch entstanden sind, daß etwas Lymphe daselbst von außen in die Haut eingedrungen oder daß auf dem Lymphwege die Vakzine von der geimpften Stelle aus dahin verschleppt worden ist.

Eine besondere Therapie ist bei den Impfpocken, abgesehen von Reinhaltung des Kindes, Schutzmaßnahmen der Impfstelle bei der Blasenbildung etc. nicht notwendig. Sind stärkere Entzündungserscheinungen vorhanden, so empfiehlt es sich, einen Borvaseline-, Alsol-, weiße Präzipitatsalben-, trockenen aseptischen oder auch feuchten Verband mit essigsaurer Tonerde an der Impfstelle anzulegen und den Arm ev. an den Thorax zu bandagieren.

Im allgemeinen sind Komplikationen nach der Impfung sehr selten; das sog. Impferysipel wird z. B. nach Anwendung der animalen Lymphe jetzt fast nicht mehr beobachtet. Dasselbe tritt entweder früh (zwei bis drei Tage nach der Impfung) oder erst spät zwischen dem 10.—21. Tage ein und ist in letzterem Falle auf eine nachträgliche Infektion infolge mangelnder Reinlichkeit des Impflings zurückzuführen. Klinisch unterscheidet es sich nicht von dem Wunderysipel. Bei frühem Auftreten ist es von sehr ungünstiger prognostischer Bedeutung. Als Ursache desselben bei einwandsfreier Lymphe ist Infektion durch nicht sterile Instrumente, unreine Haut etc. anzunehmen.

Sog. Vakzinefurunkeln, Vakzinegeschwüre während der Eiterungsperiode, Blasenpocken, wobei große Blasen mit wasserhellem Inhalte an den Impfstellen erscheinen, Gangrän der Impfstellen, Vereiterung der Achseldrüsen sind beschrieben worden. Verschiedentlich sollen sich auch an die Impfung Impetigo contagiosa, Urtikaria, Ekzem, Abszesse, Furunkulosis, Augenentzündung, sogar septische Erscheinungen, wie Peritonitis, Perikarditis, Meningitis, ferner Ikterus, Albuminurie, Tetanus, akute Nephritis, skorbutische und hämorrhagische Diathese usw. angeschlossen haben.

Ekzematöse oder sonstwie kranke Kinder sind von der Impfung auszuschließen, da sie sich selbst von der Impfstelle aus durch Verschleppung des Impfstoffes auf die ekzematöse Haut infizieren können (s. Abb. 66). Auch ist dafür Sorge zu tragen, daß sich in der Umgebung des Impflings kein noch nicht geimpftes, ekzematöses Kind befindet, da unter Umständen die letzteren sich infizieren und gelegentlich tödliche Vakzineallgemeinerkrankung akquirieren (Géronne). Die Frischgeimpften dürfen nicht mit anderen Kindern zusammen gebadet werden, müssen eigenes Waschzeug haben. „Die Pflegepersonen der Impflinge sind dringend davor zu warnen, die Impfstellen zufällig oder absichtlich zu berühren, oder die in den Impfpusteln enthaltene Flüssigkeit auf wunde oder mit Ausschlag behaftete Hautstellen oder die Augen zu bringen." (Ministerialerlaß des Preuß. Ministeriums, Münch. med. Wochenschr. 1907, Nr. 52.)

Die klinischen Erscheinungen nach der Revakzination sind gegenüber denjenigen nach der Erstimpfung zuweilen sehr verschieden. Im allgemeinen können wir drei Verlaufsweisen je nach dem Erfolg der Impfung dabei beobachten: Bei einem negativen Erfolg sehen wir kurz nach der Impfung die oben geschilderte traumatische Reaktion an der Impfstelle, welche nach ein bis zwei Tagen verschwunden ist, und später nichts mehr.

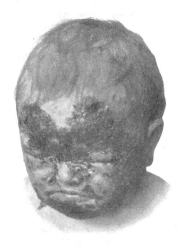

Abb. 66.
Autoinfektion bei einem ekzematösen Impfling. (Med. Klinik Leipzig).

Bei einem positiven Ausfall der Reaktion können wir den oben bei der Erstimpfung skizzierten Verlauf der Erscheinungen zeitlich und quantitativ in ungefähr gleicher Weise beobachten. Sehr oft jedoch ist bei einem positiven Ausfall der Verlauf durch die Erstimpfung modifiziert, der Prozeß spielt sich viel rascher und rudimentär ab. Die Inkubationszeit ist verkürzt, es pflegt auf die traumatische Reaktion sehr früh die spezifische zu folgen. In sehr kurzer Zeit erscheint auf der Papel das Bläschen, dessen Inhalt kaum eiterig wird, und Entzündungserscheinungen in der Umgebung des Bläschens sind nicht in dem Maße als bei der Erstimpfung vorhanden.

Nach v. Pirquet ist durch die Vorimpfung bei den Patienten keine Immunität im Sinne einer Unempfindlichkeit eingetreten, sondern die Reaktionsfähigkeit eines derartigen Organismus ist nur zeitlich, qualitativ und quantitativ durch die erste Impfung verändert worden. v. Pirquet bezeichnet diese Veränderung der Reaktionsfähigkeit als Allergie.

Dieselbe studierte er an einem Erstimpfling, welchen er jeden Tag von neuem nachimpfte. Das Papillenwachstum sah v. Pirquet an den Nachimpfungsstellen nicht besonders beeinflußt, wohl aber das der Area, insofern an allen Impfstellen dieselbe gleichzeitig erschien. Bei der Erstimpfung erreichte sie das entzündliche Maximum gewöhnlich am 11. Tage, bei der Nachimpfung aber war die Zeit, die zwischen Impfung und Entzündungsmaximum lag, viel kürzer und zwar um so viel Tage, als zwischen Impfung und Nachimpfung gelegen waren. War der entzündliche Hcf (Area) um die Papel erschienen, so brachten es alle Nachimpfungen nicht mehr weiter als zu einer Papel, die Entwicklung derselben erreichte ihr Maximum schon nach 24 Stunden (vakzinale Frühreaktion).

Geschieht nun die Revakzination später, etwa einige Monate nach der Erstimpfung, so tritt nach v. Pirquet eine beschleunigte Reaktion ein, d. h. es tritt sofort nach der Revakzination eine kleine Papel auf, welche manchmal so klein ist, daß sie unter der traumatischen Reaktion verschwindet. Man glaubt alsdann überhaupt keine spezifische Reaktion vor sich zu haben, während es sich in Wirklichkeit um eine solche verkümmerte Frühreaktion handelt.

Nehmen nun die Intervalle zwischen der ersten und zweiten Impfung zu, so werden die Reaktionen wieder stärker, d. h. man kann wieder deutlich neben der primären traumatischen Reaktion die Papeln und Bläschen an den darauffolgenden Tagen erkennen. Der Eintrittstag der Area ist aber dann im Vergleich zur Erstvakzination verfrüht und das Wachstum der Papille wird vorzeitig abgeschnitten (beschleunigte Reaktion).

Eine zeitliche Allergie besteht demnach bei der Revakzination insofern, als die Reaktion beschleunigt verläuft; eine qualitative Allergie ist vorhanden, da es bei der Revakzination nur zu einer Papelbildung kommt und eine quantitative Allergie besteht, da der Erstvakzinierte im ganzen genommen viel empfindlicher als der Revakzinierte ist. Da jedoch der Prozeß bei der Revakzination viel rascher, unter Umständen in einem Tage abläuft, so wird, wenn man den Prozeß nur an diesem Tage beobachtet, der Revakzinierte empfindlicher als der Erstvakzinierte erscheinen, da bei dem letzteren der spezifische Prozeß erst ein paar Tage später und dann aber allerdings viel intensiver zum Vorschein kommt.

Nach v. Pirquet kommt der ganze Krankheitsprozeß bei Variola und nach der Vakzination erst dadurch zustande, daß Antikörper bei den Infizierten sich bereits im Inkubationsstadium bilden, und dieselben in der Haut mit den dort befindlichen spezifischen Toxinen zusammentreffen. v. Pirquet faßt die Antikörper als Lysine auf, da sie die Hüllen der Keime nach seiner Ansicht auflösen und dadurch erst das eigentliche Gift (Endotoxin) in Freiheit setzen. Die Antikörper würden dann bei der Revakzination, da sie entweder bereits im Blute vorhanden sind oder auch rascher gebildet werden, in kürzerer Zeit dies bewerkstelligen können, und es würde so zu der beschleunigten Frühreaktion usw. kommen.

Diese Theorien v. Pirquets, so scharfsinnig sie auch ausgedacht sind, entbehren jedoch noch der objektiven Grundlage. Auch lassen sich gegen dieselben sehr viele Bedenken erheben, auf die ich jedoch in dieser Abhandlung nicht eingehen kann. Wir müssen sie deswegen bis auf weiteres als unbewiesene Hypothesen betrachten.

Die Erfolge der Impfung sind so eindeutig und alle Statistiken sprechen für das Verfahren, daß es einen wundernehmen muß, daß es heute noch Impfgegner gibt, welche sie leugnen und die geringere Mortalität an Pocken für einen Zufall halten. Auch wird von seiten der Impfgegner behauptet, daß nach Einführung der Vakzination andere Infektionskrankheiten, besonders Masern, Scharlach, Diphtherie, Typhus an Zahl zugenommen hätten. Es ist aber dies keineswegs statistisch nachgewiesen, und man kann sich auch nicht denken, auf welche Weise die Vakzination etwas Derartiges zu bewirken imstande wäre.

Irgend einen nachteiligen Einfluß auf die allgemeine Sterblichkeit, wie dies die Impfgegner behaupten, kann infolge der Impfung nicht hervorgerufen sein, denn die Statistiken lehren hier gerade das Gegenteil. Auch Übertragungen von Syphilis, Skrofulose, Erysipel und septischen Erkrankungen durch die Impfung sind infolge der Anwendung der animalen Lymphe jetzt ausgeschlossen.

Bei der Impfung des Menschen wird die Kuhpockenlymphe deswegen angewandt, weil die Kuhpocken den mildesten Verlauf unter den Tierpocken aufweisen. Sie kommen nämlich nur lokal bei den Kälbern am Euter und den Zitzen vor, meist ohne daß bei diesen Tieren irgendwelche Allgemeinsymptome eintreten. Pocken bei anderen Tieren, z. B. Schafen verlaufen ziemlich analog den Menschenpocken, wobei das Exanthem nicht lokal bleibt, sondern sich über den ganzen Körper pockenartig verbreitet. Ob ein Übertragen des Schafpockengiftes (Ovination) auf den Menschen gelingt und einen Schutz gegen die Variola gewährt, ist nach der Literatur (Pfeiffer) nicht recht klar.

Die Pferdepocken (Equinola auch Mauke genannt) sind eine pockenartige Erkrankung bei Pferden, welche wie bei den Kuhpocken nur als ein örtliches Exanthem an den Fesseln der Tiere auftritt. Eine Equinolation beim Menschen scheint den echten Pocken gegenüber genau dieselbe Schutzkraft wie die Kuhpocken zu gewähren.

Auch bei den Schweinen, Affen, Eseln, Ziegen kommen Pockenerkrankungen vor.

Durch Verimpfung von Menschenpockenlymphe und Kuhpockenlymphe auf die Haut von Kaninchen bekommen letztere einen Ausschlag ähnlich dem bei Kühen. Man kann von den entstehenden Pusteln bei den Kaninchen einen Impfstoff (Lapina) gewinnen, welcher, auf Menschen übertragen, ähnlich wie Vakzine wirkt und welchen man infolgedessen auch anstatt Vakzine unter gewissen Umständen anwenden könnte.

Es gelingt infolge Überimpfung von Menschenpocken (auch von Schafpocken) auf Rinder, die für die Rinder charakteristischen Kuhpocken (Vakzinola) zu erzeugen. Es wird also das Gift durch diese Übertragung gemildert und behält alsdann seine milden Eigenschaften dauernd bei, da es bei einer weiteren Übertragung auf den Menschen wieder nur die Kuhpocken und niemals die Menschenpocken erzeugt.

Nach Bollinger gibt es überhaupt nur zwei Pockenformen, die Menschen und die Schafpocken, und alle übrigen Tierpocken sind nach ihm nur durch zufällige Übertragungen von diesen entstanden.

Der Schweißfriesel (Febris miliaris).

(Französisch: Suette miliaire; englisch: sweating sickness; italienisch: Febbre migliare.)

Geschichtliches. Nach A. Hirsch steht es fest, daß die im Altertum und auch später vor dem 15. Jahrhundert beschriebenen frieselähnlichen Krankheiten nichts mit dem eigentlichen Schweißfriesel zu tun haben. Die ersten Schweißfriesel-Epidemien traten am Ende des 15. und Anfang des 16. Jahrhunderts in England (daher auch der Name Sudor anglicus) auf. Vier von denselben blieben auf England beschränkt und nur eine verbreitete sich auch auf dem europäischen Festlande.

Die Krankheit erschien in allen diesen Epidemien als eine wohl charakterisierte, akute Infektionskrankheit, welche mit einem mehr oder weniger ausgeprägten Schüttelfroste, darauffolgender enormer Schweißproduktion mit gleichzeitig auftretendem hohem Fieber, starkem Angstgefühl und Atemnot, Herzklopfen und Präkordialangst begann, worauf alsdann am 3. oder 4. Tage ein Knötchen- und Bläschenausschlag auf der Haut erschien. In günstig ausgehenden Fällen ging die Entfieberung des Patienten rasch vonstatten, so daß ca. eine Woche nach Beginn der ersten krankhaften Erscheinungen wieder normale Temperaturen erreicht waren.

Die Mortalität in diesen Epidemien variierte sehr und erreichte sogar verschiedentlich 90 %. Die Epidemien währten nur sehr kurze Zeit, ergriffen sehr rasch einen großen Teil der Bevölkerung an den verschiedensten Orten und verschwanden ebenso rasch wieder, wie sie gekommen waren. Auffällig war auch sofort eine gewisse Abhängigkeit von bestimmten Jahreszeiten und Witterungsverhältnissen bei der Entstehung der Krankheit, insofern die meisten Epidemien in den Sommer, die wenigsten in den Herbst fielen, außerdem anhaltende Nebel, feuchte Witterung, starke Niederschläge, Feuchtigkeit des Bodens, dumpfe schwüle Luft ihr Entstehen begünstigten. Die Krankheit befiel ganz besonders junge, kräftige Personen zwischen dem 20. und 40. Lebensjahre, Frauen erkrankten scheinbar zahlreicher, als Männer, auch hatten äußere günstige oder schlechte Lebensverhältnisse auf das Entstehen der Krankheit keinen Einfluß.

Die erste Epidemie brach im Jahre 1486 unter den Soldaten Heinrichs VII. Ende August nach einem sehr nassen Sommer aus, griff Mitte September auf London über und wütete daselbst bis Ende Oktober. Die 2. und 3. Epidemie nahm von London aus ihren Ausgang (im Jahre 1507 und 1518). Die Mortalität der letzteren war sehr hoch, ihre Dauer lang, und viele Patienten starben schon ein paar Stunden nach dem Auftreten des die Krankheit einleitenden Schüttelfrostes. Die 4. Epidemie griff von England zunächst auf Hamburg über, raffte dort eine große Menge Menschen hinweg und verbreitete sich dann über die angrenzenden Städte. Weiterhin brach die Epidemie scheinbar ganz isoliert in Zwickau aus, ohne daß in den zwischen Hamburg und Zwickau gelegenen Städten ein Fall von Schweißfriesel bekannt geworden war. Einige Wochen später wurden verschiedene Orte Süd- und Westdeutschlands, alsdann Schwedens, Norwegens, Dänemarks, Polens und des angrenzenden Rußlands befallen. In Hamburg wütete die Seuche ungefähr 22, in Stettin nur 7 Tage, in manchen anderen Städten noch kürzere Zeit. Die Mortalität war in den einzelnen Städten ganz enorm verschieden, sie schwankte von 1—50 % (in England bis zu 80 %).

Nach der 5. Epidemie, welche 1551 von Shrewsbury ihren Ausgang nahm und auf England beschränkt blieb, wird von Schweißfrieselerkrankungen erst 1½ Jahrhundert später im Sommer des Jahres 1718 und zwar in der Pikardie in Frankreich berichtet. Von diesem Zeitpunkt an treten alsdann Schweißfrieselepidemien besonders in Frankreich, aber auch in Italien, Deutschland, Österreich, Belgien bis in die neueste Zeit auf, und besonders in Frankreich waren dieselben nach A. Hirsch's Zusammenstellung sehr zahlreich (in Frankreich von 1718—1874 im ganzen 194).

Besonders ist es der Süden Deutschlands, welcher von Schweißfrieselepidemien heimgesucht wird, und hier verdient ganz besonders die Epidemie im Jahre 1802 in Röttingen a. d. Tauber Erwähnung, insofern dieselbe sehr viel Ähnlichkeit mit den 5 englischen Epidemien zeigte. Es herrschte in derselben (Hecker) eine ganz enorme Mortalität, die Erkrankung setzte plötzlich mit Frösteln, Nackenschmerzen, sehr intensiven und profusen Schweißen, Präkordialangst, starkem Herzklopfen ein, worauf der Tod oft schon an dem ersten oder zweiten Krankheitstage erfolgte. Bei denjenigen Patienten, welche die Erkrankung überstanden, kam am 3. oder 4. Krankheitstage der charakteristische Ausschlag zum Vorschein, worauf das Fieber schwand und die Rekonvaleszenz langsam einsetzte.

Ätiologie. Der Erreger der Krankheit ist nicht bekannt. Nach allem, was wir vermuten können, muß er ein Mikroorganismus sein, welcher offenbar, da die Epidemien sehr kurz sind, auch nur eine kurze Lebensdauer haben kann. Da die Epidemien rasch an voneinander entfernten Örtlichkeiten in der Regel fast zu gleicher Zeit auftreten, glaubte man verschiedentlich, daß man es nicht mit einer durch einen Mikroorganismus, sondern durch ein Miasma hervorgerufenen Erkrankung zu tun habe. Aber die Erfahrungen, die man z. B. mit der Influenza gemacht hat, welche ebenfalls in so rascher Zeit sehr viele Menschen befällt und durch einen Bazillus erzeugt wird, lassen dieses Argument als hinfällig erscheinen.

Außerdem steht fest (Brouardel), daß die Erkrankung direkt kontagiös ist, und daß sie durch Kranke auf Gesunde auch nach entfernten Gegenden verschleppt werden kann. Ob dabei durch Kleider und sonstige Effekten eine Infektion auf Gesunde erfolgen kann, ist nicht sicher und eher wegen der Kurzlebigkeit des Virus unwahrscheinlich resp. von keiner größeren Bedeutung.

Auf welchem Wege die Infektion bei den einzelnen Patienten erfolgt, ist nicht bekannt, wahrscheinlich geschieht sie ganz besonders durch die Luft, da Personen, welche sich nur kurze Zeit im Krankenzimmer aufgehalten haben, von der Krankheit befallen wurden. Es ist möglich, daß das Virus eingeatmet wird und durch die Tonsillen oder die Lunge in das Innere des Körpers gelangt.

Im Blute und auch im Schweiß und in den Frieselbläschen hat man Mikroorganismen bis jetzt nicht nachgewiesen. In den Frieselbläschen sind sicherlich die Erreger nicht vorhanden, da Impfversuche mit denselben auf Gesunde ein negatives Resultat zeitigten.

Wie oben schon erwähnt, haben die Jahreszeiten einen gewissen Einfluß auf das Vorkommen von Schweißfrieselepidemien. A. Hirsch hat gezeigt, daß von 184 Epidemien 83 im Sommer, 63 im Frühling, 29 im Winter und 9 im Herbst ihren Anfang nahmen. Und zwar hat es sich ergeben, daß während oder direkt nach warmem und feuchtem, schwülem, nebeligem oder stark wechselndem Wetter die Epidemien auftraten. Die Bodenbeschaffenheit scheint auf die Entwicklung der Krankheit keinen Einfluß zu haben, indem sowohl in sumpfigen, feuchten Gegenden, als auch auf trockenem, luftigem und hochgelegenem Boden die Epidemien wüteten. Verschiedentlich ist auch berichtet worden, daß eine Verunreinigung des Bodens durch Jauche, Unrat und Abfällen die Entwicklung der Krankheit begünstige; in den Wohnungen der Kranken herrschte manchmal Unreinlichkeit und Ungeziefer; jedoch stehen solche Wahrnehmungen vereinzelt da, denn auch unter hygienisch einwandsfreien Verhältnissen wurde das Auftreten der Seuche bemerkt.

Während besonders bei den Epidemien in England die Städte befallen wurden, sehen wir später meist ländliche, kleinere Ortschaften, Bauernhöfe Dörfer als Krankheitsherde eine Rolle spielen. Ob hier das Wohnen in schlecht ventilierten Zimmern in der Nähe von Jauchengruben oder etwas anderes als Ursache anzusprechen ist, kann wegen der Unkenntnis des Erregers nicht gesagt werden.

Alle Menschen können von der Seuche ergriffen werden, in verschiedenen Epidemien prävaliert das weibliche Geschlecht an Zahl der Erkrankungen, und zwar ergreift die Erkrankung ganz besonders kräftige Menschen im Alter von 20—40 Jahren, verschont aber dabei weder Kinder noch Greise, ja es wird berichtet, daß in manchen Epidemien ganz vorwiegend die Kinder erkrankten (Schaffer, Stoevesandt und Hoche). Hervorzuheben ist noch, daß nach Überstehen einer erstmaligen Erkrankung meist in der ersten oder zweiten Rekonvaleszenzwoche ein Rezidiv unter Umständen einsetzt, welches sogar den Tod gelegentlich zur Folge haben kann. Ob eine Immunität durch Überstehen des Schweißfriesels für spätere Zeiten hervorgerufen wird, ist ungewiß.

Krankheitsbild. Die Inkubationszeit des Schweißfriesels ist gewöhnlich sehr kurz und beträgt meist nur 1—2 Tage. Die Kürze der Zeit bringt es mit sich, daß die Epidemien so explosionsartig zu gleicher Zeit in den verschiedensten Gegenden beginnen können. Meist haben die Patienten im Inkubationsstadium überhaupt keine Klagen, bei einem geringen Prozentsatz der Patienten besteht jedoch ein allgemeines Unbehagen, Mattigkeit, Abgeschlagenheit, Appetitlosigkeit, Kopfschmerz oder Schwindel, ziehende Schmerzen in Muskeln und Gelenken und ähnliches.

Der eigentliche Krankheitsbeginn ist meist ganz plötzlich in der Nacht. Kranke, die abends noch vollständig gesund waren, erwachen nachts mit starken Herzbeklemmungen, Frösteln, manchmal auch infolge eines stärkeren Schüttelfrostes, und ungewöhnlich starkem, universellen und anhaltenden Schweiße. Alle Decken und das Bett der Patienten sind sofort von dem unaufhörlich rinnenden Schweiße durchnäßt, und es ist zuweilen unmöglich, die Wäsche des Patienten trotz häufigen Wechselns trocken zu halten. Der Schweiß hat eine exquisite Neigung, sich rasch zu zersetzen, und infolgedessen verbreiten die Kranken in ihrer Umgebung meist einen widerlichen Geruch.

Zu gleicher Zeit mit dem Hervorbrechen des Schweißes, welcher bis zum Auftreten des charakteristischen Exanthems anhält, klagt der Kranke über Kopfschmerzen, Schwindel, Atemnot, beklemmendes und zusammenschnürendes Gefühl auf der Brust und in der Kehle, Herzpalpitationen usw. Diese Erscheinungen können anfallsweise so stark werden, daß die Patienten von Todesängsten geplagt sind und sich in größter Unruhe im Bette hin- und herwerfen. Die Atmung wird dyspnoisch, unregelmäßig, das Gesicht nimmt einen ängstlichen Ausdruck an, es wird fahl und zyanotisch, Wadenkrämpfe treten auf, Brechneigung und starker Durst kommen hinzu, auch lebhafte Schmerzen in der Magengegend und allgemeine Krämpfe bei Kindern fehlen nicht.

Diese Erscheinungen pflegen paroxysmatisch sich zu steigern, und es kann in derartigen Anfällen direkt der Tod des Patienten eintreten. Manche Kranke werden vollständig benommen, delirieren stark, fühlen sich wie zerschlagen und haben subjektiv ein ganz enorm schweres Krankheitsgefühl.

Objektiv ist vom Beginn der Krankheit gewöhnlich hohes Fieber (39—40⁰) vorhanden, welches auch in den nächsten Tagen bis zum Ausbruch des Exanthems mit meist remittierendem unregelmäßigen Charakter anhält. Die Pulsfrequenz ist gewöhnlich in höherem Maße gesteigert, als der Temperatursteigerung entspricht, sie beträgt über 120 in der Minute. Die Zunge ist stark belegt und trocken, ebenso die Mundschleimhaut. Trotz der außergewöhnlich heftigen Lungen- und Herzerscheinungen wird nur eine geringe Bronchitis wahrgenommen. Die Milz ist von Beginn der Erkrankung an geschwollen, die Magengegend auf Druck empfindlich. Die Urinsekretion erlischt fast ganz, der Urin ist dunkel, hochgestellt und enthält ein reichliches Uratsediment. Sehr selten wird Eiweiß in ihm nachgewiesen.

Am dritten oder vierten Tage der Krankheit, selten früher oder später, erscheint das Exanthem, und es beginnt damit das Stadium exanthematicum. Unter Zunahme aller bereits genannten krankhaften Symptome tritt der Ausschlag unter Prickeln, Stechen und taubem Gefühl auf der Haut zuerst am Hals oder der oberen Brustgegend auf und überzieht alsdann verschiedentlich in wenigen Stunden den ganzen Körper; öfter jedoch schreitet er mehr schubweise innerhalb 1—2 Tagen auf den übrigen Körper vorwärts, wobei mit jedem neuen Schub sich jedesmal auch die Krankheitssymptome steigern. Gesicht und Kopf werden in der Regel am wenigsten von dem Exanthem befallen.

Wir können im allgemeinen je nach Aussehen des Untergrundes des Bläschenausschlages drei Arten unterscheiden und zwar 1. einen masernartigen, 2. einen scharlachartigen und 3. einen hämorrhagischen Frieselausschlag. Bei dem masernartigen Frieselausschlag sehen wir als Untergrund kleine, knötchenförmige, gerötete Erhebungen der Haut, bei dem scharlachartigen konfluieren diese Erhebungen, so daß eine diffuse Röte auf der Haut erscheint; bei der hämorrhagischen Abart sind diese Papeln zum Teil an manchen Körperstellen mit Blut durchsetzt, außerdem bestehen hier nebenbei noch Petechien, welche keine Beziehungen zu dem Frieselausschlag haben. Bei den Patienten der hämorrhagischen Form des Hautausschlages können auch Anzeichen sonstiger hämorrhagischer Diathese, wie Nasenbluten, blutiger Auswurf, blutige Stühle hinzukommen. Diese als Purpura miliaris bezeichnete Krankheitsform hat keine ganz so schlechte Prognose wie bei Variola, wenn sie auch meist etwas schwererer Natur zu sein pflegt.

Die soeben genannten verschiedenen Formen des Hautausschlages finden sich gelegentlich bei einem Patienten, so daß an gewissen Stellen des Körpers der Ausschlag masernartig, an anderen scharlachartig oder hämorrhagisch ist; oder aber es ist bei einem Patienten nur eine der drei Abarten vorhanden.

Verfolgt man die Eruption des Exanthems genauer, so kann man ein Stadium papulosum unterscheiden, welches aber nur sehr kurz (ein paar Stunden) ist und auf welches sofort ein Stadium vesiculosum dadurch folgt, daß auf der Höhe der Papeln sich mit einer hellen Flüssigkeit gefüllte Bläschen abheben. Die auf den Papeln sitzenden ausgebildeten Bläschen erreichen meist die Größe eines Hirsekornes, manchmal sind sie auch etwas größer und haben in diesem Falle im Anfang Ähnlichkeit mit Varizellenbläschen. Sehen die Effloreszenzen weiß aus, so spricht man von Miliaria alba, sind sie dagegen rot, von *Miliaria rubra*. *Das weiße* Aussehen der Bläschen rührt daher, daß ihr

anfangs klarer Inhalt (daher der Name Miliaria crystallina) sich sehr
bald (nach ein bis zwei Tagen) trübt.

Die Bläschen bleiben 2—3 Tage bestehen, bersten dann meist und trocknen
ein, es entstehen kleine Krusten und Schuppen, welche sich ziemlich rasch
kleienförmig oder lamellös abstoßen. Manchmal kommt es auch gar nicht bei
einer rudimentären Entwickelung des Exanthems zur Bläscheneruption, sondern
es bleibt bei der Bildung von Papeln. Ein derartig wenig ausgeprägtes Exanthem
ist in vielen Fällen auf das Gesicht und den Kopf beschränkt, in seltenen
Fällen erscheinen aber auch auf dem übrigen Körper nur Papeln und keine
Bläschen.

Zuweilen kommt ein bläschenförmiger Ausschlag auch auf den Schleimhäuten des Mundes, der Zunge, Nase und auf der Konjunktiva zum Vorschein.
Die hier sich entwickelnden Bläschen mit Ausnahme derjenigen auf der Konjunktiva, werden größer und mehr aphthenähnlich als die auf der Haut.

Sofort nach der vollständigen Entwicklung des Exanthems lassen alle
anderen Krankheitserscheinungen nach, in 2—4 Tagen ist die Temperatur
gewöhnlich staffelförmig wieder bis zur Norm herabgesunken. Ebenso verschwinden langsam die Schweiße, der Milztumor, die verschiedenen subjektiven Beschwerden, und Ende der ersten oder im Beginn der zweiten Krankheitswoche setzt die Rekonvaleszenz ein. Im Beginne derselben fühlen sich
die Patienten noch sehr matt, schwach und hinfällig, nehmen an Körpergewicht
noch ab. Sie gebrauchen längere Zeit zur Erholung, bis sie wieder ihre gewöhnlichen Arbeiten verrichten können. Öfter wird in der ersten oder zweiten
Woche der Rekonvaleszenz eine Polyurie beobachtet, auch kommen in dieser
Zeit Rezidive vor, welche unter Umständen gelegentlich zum Tode führen
können.

Wie bei jeder Infektionskrankheit, so können wir auch bei dem Schweißfriesel schwere und leichte Erkrankungen unterscheiden. Die schweren
Formen sind zum Teil schon am Beginn der Erkrankung als solche gekennzeichnet, insofern sich sofort dem initialen Schüttelfrost schwere Krankheitserscheinungen, hohes Fieber, frequenter Puls, starke Dyspnoe rasendes Angstgefühl, starke Delirien und Erstickungsanfälle hinzugesellen, wodurch der
Patient bereits am ersten oder zweiten Tage der Erkrankung unter hyperpyretischer Fiebersteigerung zugrunde geht. In einer weiteren Reihe von
Fällen beginnt die Erkrankung wie gewöhnlich, aber am dritten Tag direkt
vor dem Ausbruch des Exanthems werden ziemlich plötzlich die Krankheitssymptome viel schwerer und ernster, das Beklemmungsgefühl und die Erstickungsanfälle häufen sich und sehr bald tritt auch hier der Tod ein. Bei
anderen Kranken schließt sich zuweilen an das Erscheinen des Exanthems
ein typhöses Stadium mit Koma, Somnolenz an, zu welchem sich gewöhnlich
Blutungen aus Nase und anderen Schleimhäuten gesellen und in der Regel
dann den Tod herbeiführen.

Alle diese schweren Erkrankungen, welchen in den ersten Epidemien in
England die meisten Menschen erlagen, sind in der Jetztzeit viel seltener geworden, und es überwiegen jetzt mehr oder weniger die leichten Fälle. Bei
diesen erscheint verschiedentlich das Exanthem nur rudimentär entwickelt,
die Bläschenbildung bleibt öfter überhaupt ganz aus. Bei einem Teil der
Fälle kommt es überhaupt nicht zu einer Eruption des Exanthems (Febris
miliaris sine exanthemate), die Krankheit verläuft sehr rasch, zeigt einen
abgekürzten und leichten Krankheitsverlauf.

Als Komplikationen des Schweißfriesels sind Angina im Beginn der
Erkrankung, Bronchitiden (im Winter) und Diarrhöen (im Sommer) zu nennen.
Über das Auftreten einer hämorrhagischen Diathese, welche zu allen Zeiten

der Krankheit einsetzen kann und sich in Hautblutungen, Nasen- und Genitalblutungen kundgibt, ist oben schon berichtet worden.

Unter den Nachkrankheiten des Schweißfriesels sind Furunkulose, neuritische Affektionen, ataktische Phänomene, Neuralgien zu nennen.

Diagnose. Es ist nicht angängig, allein auf Grund eines Frieselausschlages auf der Haut die Diagnose „Schweißfriesel" zu stellen, da auch noch bei anderen Erkrankungen, besonders bei Puerperalfieber, Scharlach, Rheumatismus, Pyämie während ihres Verlaufes ein Frieselausschlag auftreten kann. Überhaupt kommen gelegentlich bei allen stark schwitzenden Fieberkranken, ja sogar bei Gesunden nach reichlichem und anhaltendem Schwitzen ähnliche Ausschläge auf der Haut wie bei Schweißfrieselkranken vor. Die Beobachtung des ganzen Krankheitsbildes wird bei derartigen Fällen jedoch mit Leichtigkeit stets die richtige Diagnose stellen lassen. Im allgemeinen ist die Diagnose des Schweißfriesels nicht schwer, und besonders zur Zeit einer Epidemie werden vor allem die starken Schweiße, das Beklemmungsgefühl, die eigentümliche Dyspnoe, der papulös-vesikulöse Ausschlag der Haut auf die richtige Diagnose führen. Schwierigkeiten dürften hier nur die ersten Fälle einer Epidemie ab und zu bieten und auch dann nur, wenn sie rudimentär verlaufen. Eventuell vorkommende sporadische Fälle werden natürlich in den ersten Tagen der Erkrankung schwer erkannt werden.

Verwechslungen sind möglich mit den verschiedensten Infektionskrankheiten und ganz besonders mit Masern und Scharlach. Bei der Differentialdiagnose gegenüber Masern ist besonders auf die katarrhalischen Erscheinungen von seiten der Konjunktiva, des Larynx, der Bronchien, auf das Vorhandensein der Koplikschen Flecke, auf die papulöse Beschaffenheit der Effloreszenzen bei Masern Wert zu legen. Ferner verläuft die Krankheit, im ganzen betrachtet, bei Schweißfriesel ganz anders als bei Masern: Der Schweißfriesel beginnt akut mit enormen Schweißen, höherem Fieber als bei Masern, dem eigenartigen Beklemmungsgefühl auf der Brust usw. Erscheint bei Masern der Ausschlag, so lassen die krankhaften Erscheinungen und das Fieber nicht nach, sondern nehmen eher noch zu, was bei Schweißfriesel nicht der Fall ist.

Bei der Differentialdiagnose gegenüber Scharlach ist ganz besonders auf die bei Schweißfriesel nicht vorhandene skarlatinöse Angina, die Himbeerzunge und das verschiedene Aussehen des Scharlach- und Schweißfriesel-Exanthem zu achten.

Bei Varizellen fehlen vor dem Ausbruch des Exanthems die Schweiße und das charakteristische Beklemmungsgefühl auf der Brust, die einzelnen Varizellenbläschen sind größer als die Schweißfrieselbläschen.

Verwechslungen mit Unterleibstyphus können wohl kaum vorkommen, da der letztere viel langsamer beginnt, selten Schweiße zeigt und vor allen Dingen bei ihm das Beklemmungsgefühl auf der Brust fehlt.

Bei Typhus exanthematicus, welcher im Anfange, infolge seines plötzlichen und stürmischen Beginnes eine gewisse Ähnlichkeit mit dem Schweißfriesel hat, fehlen die initialen Schweiße, auch ist der Status typhosus bei Schweißfriesel nicht in dem Maße vorhanden, als bei der ersteren Krankheit.

Verläuft der Schweißfriesel etwas irregulär und tritt das Exanthem in Schüben auf, so daß Intermissionen der krankhaften Erscheinungen entstehen, so ist die Differentialdiagnose gegenüber Intermittens und Malaria zu stellen. Abgesehen von dem bei diesen Krankheiten vorhandenen positiven Befunde von Spirochäten und Plasmodien im Blute fehlt bei denselben im klinischen Bilde im Beginn der Krankheit besonders der starke Schweiß. Ferner wird später der Ausbruch des Frieselausschlages in zweifelhaften Fällen auch diese beiden Erkrankungen ebenfalls leicht ausschließen lassen.

Prognose. Die durchschnittliche Mortalität des Schweißfriesels beträgt nach Immermann im 19. Jahrhundert 8 %. Dieselbe variiert jedoch in den einzelnen Epidemien so enorm, wie es bei keiner anderen Infektionskrankheit der Fall ist, insofern es Epidemien von 0 % Mortalität und solche von 50 % und noch mehr gibt. Die Prognose des einzelnen Falles hängt demnach in erster Linie davon ab, ob die herrschende Epidemie leicht oder schwer ist. Auch dürfte es angebracht sein, sich stets, auch in einer leichten Epidemie, vor dem vollendeten Ausbruch des Exanthems prognostisch reserviert in bezug auf den Ausgang auszusprechen, da manchmal unvermutet bei dem Erscheinen des Ausschlages schwere Zufälle und der Tod eintreten können.

Tritt die Krankheit gleich im Anfang mit sehr schweren Erscheinungen, hohem Fieber etc. ein, so ist die Prognose stets ungünstig, ebenso ungünstig ist sie, wenn profuse Blutungen hinzukommen. Ist aber das Exanthem voll entwickelt und lassen die Krankheitserscheinungen zu dieser Zeit nach, so kann in den meisten derartigen Fällen ein günstiger Ausgang prophezeit werden. Allerdings ist auch hier die Möglichkeit eines Rezidivs stets zu erwägen. Bei Kindern tritt die Erkrankung milder als bei Erwachsenen auf, das Geschlecht und die Konstitution sind in bezug auf die Prognose ohne Belang.

Pathologische Anatomie. Nach den Untersuchungen von A. Weichselbaum handelt es sich bei dem Frieselausschlag der Haut nicht um Schweißzysten, wie verschiedene Autoren angenommen hatten, sondern um entzündliche Bildungen in der Hornschicht der Epidermis und im Rete. Der Inhalt der Frieselbläschen ist nicht Schweiß, sondern eine eiweißreiche Flüssigkeit, ein seröses Exsudat, welches sich sehr bald durch Einwanderung von Leukocyten und Epidermiszellen trübt und dadurch aus einer Miliaria cristallina zu einer Miliaria alba wird. Ein genetischer Unterschied zwischen der Miliaria crystallina und alba besteht bei Schweißfriesel nicht, da man mikroskopisch direkt den Übergang der ersteren in die letztere verfolgen kann.

Im übrigen finden sich für Schweißfriesel spezifische Veränderungen bei der Autopsie nicht. Auffallend ist, daß die Leichen unglaublich rasch in Fäulnis übergehen, so daß wenige Stunden nach dem Tode schon Totenflecke, Hautemphysem und sonstige Fäulniserscheinungen wahrgenommen werden. Das Leichenblut erscheint fast ausnahmslos merkwürdig dunkel und dünnflüssig. Die inneren Organe sind sämtlich stark hyperämisch, die Milz außerdem noch ziemlich vergrößert, die Schleimhaut der Bronchien und Trachea öfter injiziert und mit einem rötlichen Schleim bedeckt. Es finden sich Ekchymosen am Epikard und auf der Pleura, das Herz erscheint schlaff, die Magen- und Darmschleimhaut gerötet, die Schleimhaut des Dünndarms mit Bläschen besetzt, welch letztere manche Autoren als Analoga des Frieselausschlages auf der Haut betrachtet haben; auch an der Oberfläche der Leber und am Perikard sind derartige Bläschen gesehen worden, welche jedoch von den meisten Forschern (Immermann) für postmortale Gebilde und von A. Weichselbaum als durch den Fränkel-Welshschen Bazillus hervorgerufen angesprochen werden. Die Solitärfollikel im unteren Ileum, die mesenterialen Lymphdrüsen sind bisweilen geschwollen, auch oberflächliche Ulzerationen der Follikel und solche der Magen- und Darmschleimhaut sind gefunden worden. Die Hirnhäute und das Gehirn waren stets sehr blutreich und ödematös, in den Scheiden einzelner Halsnerven und den Ganglien des Halssympathikus wurde einmal Schwellung und vermehrte Flüssigkeit nachgewiesen.

Therapie. Da der Schweißfriesel für Gesunde infektiös ist, so ist der Kranke möglichst zu isolieren und von Gesunden fern zu halten. Alle Gegenstände, womit die Kranken in Berührung kommen, sind zu desinfizieren. (Wäschestücke in strömendem Dampf, Karbol- oder Sublimatlösung, Bettstücke und das Zimmer des Patienten mit Formaldehyddämpfen etc.)

Die Kranken selbst sollen in großen, kühlen, gut gelüfteten Räumen während ihres Krankseins zu Bette liegen und nur mit einer leichten Decke bedeckt sein. Besondere Schwitzprozeduren durch abnormes Heizen des Zimmers, Trinken heißer, schweißtreibender Getränke, Einpacken in heiße wollene Decken usw., wie es in früheren Epidemien geschah, sind absolut unzweckmäßig und ganz zu verwerfen. Die Wäsche des Patienten soll sehr oft, sobald sie durchfeuchtet ist, gewechselt werden.

Die Diät sei flüssig und leicht, geradeso wie bei anderen fieberhaften Zuständen. Wegen des starken Schwitzens sind dem Patienten kühle Getränke, wie Selters, Limonade, Tee, Kaffee, Milch, Eispillen öfter und in reichlichem Maße zu geben.

Die Haut ist mehrmals täglich mit kühlem Wasser, welchem man zweckmäßigerweise etwas Essig, Alaun oder Spiritus zugesetzt hat, abzuwaschen. Öfter gewechselte Prießnitzsche kühle Umschläge, kühle Bäder werden vielen Patienten von Nutzen sein.

Im übrigen ist der Schweißfrieselkranke symptomatisch zu behandeln. Sind die Schweiße enorm stark, so wird man vorsichtig Atropin (2—3 Pillen à 0,0005—0,001 täglich) geben. Bei sehr hohen Temperaturen und stark nervöser Unruhe des Patienten sind kühle Bäder, Chinin, Antipyrin, Laktophenin usw. am Platze, auch werden zeitweilig Narkotika und Schlafmittel (Opium, Morphium, Bromopium) nicht zu entbehren sein.

Bei starker Brustbeklemmung und Herzerscheinungen lasse man Senfteige oder sonstige Hautreizmittel auf die Brust, Eisblase auf das Herz auflegen. Bei Herzschwäche gebe man frühzeitig Wein, Champagner, Digitalispräparate, ferner Kampfer und Koffein subkutan, Strophantin intramuskulär oder intravenös.

In der Rekonvaleszenz suche man durch lauwarme Bäder mit nachfolgender Einpuderung der Haut den Abschilferungsvorgang zu erleichtern, lasse den Patienten der Vorsicht wegen nach der Entfieberung noch ungefähr zwei Wochen im Bett und reiche ihm während dieser Zeit eine recht kräftige, leicht verdauliche Kost; bei Appetitlosigkeit ist eine Salzsäure- oder Phosphorsäuremixtur, ev. auch eine Pepsinlösung oder ein Chinadekokt indiziert.

Literatur.

Masern.

Baginsky, Lehrbuch der Kinderkrankheiten. — Barther und Rilliet, Kinderkrankheiten. — Bohn, Masern in Gerhardts Handb. d. Kinderkrankh. Bd. 2. — Brüning, Über die Bedeutung der Koplikschen Flecke usw. Deutsche med. Wochenschr. 1905, Nr. 10. — Döhle, Über Blutbefunde bei Syphilis, Masern, Pocken. Med. Klin. 1905. Bd. 1, Nr. 24. — Embden, Eine Masernepidemie in Heidelberg. 1890. Inaug.-Diss. — Filatow, Vorlesungen über akute Infektionskrankheiten. 1908. — Flesch und Schoßberger, Über Veränderungen des neutrophilen Blutbildes usw. Jahrb. f. Kinderheilk. Bd. 64. XXX. — Fürbringer, Masern in Eulenburgs Real-Enzyklopädie. Bd. 14. — Hart, Anatomische Untersuchungen über die bei Masern vorkommenden Lungenerkrankungen. Deutsch. Arch. f. klin. Med. Bd. 79. — Hauschild, Über hämorrhagische Masern. Inaug.-Diss. Leipzig, 1901. — Hectoen, L., Experimental measles. Journ. of Infectious Diseases. 1905, Vol. 2. p. 238. — Henoch, Vorlesungen über Kinderkrankheiten. Berlin 1903. — Heubner, Lehrbuch der Kinderheilkunde. 1903. — Holwede, v., Brand bei Masern. Jahrb. f. Kinderheilk. Bd. 64. XXXI. — Hutzler, Über Säuglingsmasern. Arch. f. Kinderheilk. Bd. 45, S. 83. — Jürgensen, Masern in Nothnagels Handb. d. spez. Path. u. Therap. 1895. — Kien, Die Masern in Straßburg usw. Jahrb. f. Kinderheilk. Bd. 63. IX. — Kurtz, Komplikationen und abnorme Verlaufsweisen bei Masern etc. Dissertation Leipzig 1910. — Möller, Beiträge zur Statistik der Masernepidemien. Inaug.-Diss. Würzburg 1896. — Moser, Masern in Handb. d. Kinderkrankh. von Pfaundler u. Schloßmann. 1906. — Müller, Beobachtungen über Kopliksche Flecke, Diazoreaktion und Fieber. Münch. med. Wochenschr. 1904, Nr. 3. — Nadoleczny, Über die Erkrankungen des Mittelohrs bei Masern. Jahrb. f. Kinderheilk. 60. Bd. 12. — Perkel, Zur Kasuistik der Masern im Krankenhause. Inaug.-Diss. Berlin 1899. — Pirquet, v., Das Verhalten der kutanen Tuberkulinreaktion während der Masern. Deutsche med. Wochenschr. 1908, S. 1297. — Platenga, Leukocytose bei Masern und Röteln. Arch. de méd. des enf. 1903, Mars. — Reiner, Kasuistische und pathologisch-anatomische Arbeiten etc. Jahrb. f. Kinderheilk. Bd. 10. — Risel, Masern usw. nach Scharlach. Jahrb. f. Kinderheilk. Bd. 52, S. 50. — Rolly, Zur Frühdiagnose der Masern. Münch. med. Wochenschr. 1899, Nr. 38. — Derselbe, Über das gleichzeitige Zusammentreffen von Scharlach und Masern. Jahrb. f. Kinderheilk. 50. —

Romberg, Masern in v. Merings Lehrb. d. inner. Med. 1907. — Salzer, Masern ohne Exanthem. Münch. med. Wochenschr. 1905, Nr. 8. — Schottelius, Bakteriologische Untersuchungen über Masernkonjunktivitis. Münch. med. Wochenschr. 1904, 9. — Schulz, Masern ohne Exanthem. Münch. med. Wochenschr. 1905, Nr. 12. — Schumacher, Schwere Streptokokkenkonjunktivitis nach Masern. Münch. med. Wochenschr. 1907, S. 1581. — Schwalbe, Masern. Handbuch der praktischen Medizin von Ebstein-Schwalbe. — Siegert, Ein Fall von Masernübertragung durch eine gesunde Mittelsperson auf weite Entfernung. Münch. med. Wochenschr. 1906, 38. — Soltmann, Masern, Keuchhusten, Scharlach, Diphtherie. Leipzig, 1904. — Spies, Beobachtungen über Masern. Inaug.-Diss. München 1906. — Thomas, Masern in v. Ziemssens Handb. d. spez. Path. u. Therap. 2. Aufl. Siehe außerdem noch die Lehrbücher der Kinderheilkunde von Fagge u. Pye-Smith, Gerhardt, Biedert u. a.

Scharlach.

Größere Abhandlungen siehe unter Scharlach die bei Masern angeführten Handbücher.

Kleinere Abhandlungen.

Arsumanianz, Komplikationen und abnorme Verlaufsweisen des Scharlach etc. Dissertation Leipzig 1910. — Baginsky, Therapie der Gegenwart. 1910, S. 16. Die Behandlung des Scharlachs. — Baginsky und Sommerfeld, Berl. klin. Wochenschr. 1900, Nr. 27 u. 28. (Streptokokken.) — Bernstein, Scharlach und Trauma. Ärzt. Sachverständigenzeitg. 1908, Nr. 12. — Davidowitsch, Über Scarlatina traumatica. Jahrb. f. Kinderheilk. 1908, Bd. 17, S. 143. — Escherich, Die Erfolge der Serumbehandlung. Wien. klin. Wochenschr. 1903, Nr. 23. — Ferraris-Wyß, Über Scharlachrezidiv und Pseudorezidiv. Jahrb. f. Kinderheilk. Bd. 17, S. 413. — Gaeßler, v., Über die Beteiligung des Mittelohres bei Scarlatina etc. Zeitschr. f. Ohrenheilk. 1900, Bd. 37. — Garlipp, Urotropin bei Scharlach zur Verhütung von Nephritis. Med. Klin. 1905, p. 27 u. 28. — Groß, Über Komplikation von Scharlach mit Ikterus. Münch. med. Wochenschr. 1905, Nr. 48. — Hasenknopf-Salge, Jahrb. f. Kinderheilk. 58, VIII. (Agglutination von Streptokokken.) — Hauemüller, Gefäßarosionen im Verlauf von Scharlach. Dissert. 1901. — Heubner, Bemerkungen zur Scharlach- und Diphtherieniere. Münch. med. Wochenschr. 1903, Bd. 4. — Derselbe, Hautgangrän bei Scharlachrheumatoid. Berl. klin. Wochenschr. 1908, Nr. 29. — Jochmann, Deutsch. Arch. f. klin. Med. Bd. 78. (Bakteriologische und anatomische Studien.) — Meyer, Über Wochenbettscharlach. Med. Klin. 1905, Nr. 32. — Proskenauer, Über die Azetonurie bei Scharlach. Arch. f. Kinderheilk. Bd. 50, S. 54. — Rach, Beitrag zur Histologie des Scharlachausschlags. Zieglers Beitr. Bd. 47, 1910. — Romberg, Über die Erkrankungen des Herzmuskels etc. Deutsches Arch. f. klin. Med. Bd. 48, 49. — Rossiwall, Zur Frage des extrabukkalen Scharlachs. Jahrb. f. Kinderheilk. Bd. 60, S. 554. — Schick, Die postskarlatinöse Lymphadenitis. Jahrb. f. Kinderheilk. Bd. 62, S. 660. — Derselbe, Die Nachkrankheiten des Scharlachs. Jahrb. f. Kinderheilk. Bd. 65, S. 132. — Seubert, Ein Fall von Gangrän nach Scharlach. Münch. med. Wochenschr. 1902, Nr. 2. — Sörensen, Über Scharlachdiphtherie. Zeitschr. f. klin. Med. Bd. 19. — Derselbe, Über Scharlachnephritis. Ibid. Bd. 18. — Tileston, Wilder und Locke, The blood in scarlet fever. Journ. of infect. dis. 1905, Vol. 2, p. 375. — Uffenheimer, Scharlach. Jahrb. f. Kinderheilk. Bd. 60. (Streptokokken.)

Röteln.

Neben den bei Masern genannten größeren Werken:
Bahrdt, Beobachtungen über Rötelnepidemien. Münch. med. Wochenschr. 1905, Nr. 20. — Bäumler, Röteln. Deutsche Klinik am Eingang des 20. Jahrhunderts. Bd. 2, S. 579. — Hamburger und Schey, Münch. med. Wochenschr. 1909, S. 2309. — Koplik, Röteln, Beitrag zur genaueren Unterscheidung der Röteln von Masern oder Scharlach. Arch. f. Kinderheilk. 1900. — Lublinski, Röteln und sekundäre Angina. Med. Klin. 1907. Nr. 52. — Miller, Mitteilung über die Dauer des Prodromalstadiums bei Röteln. Arch. of Ped. 1905, Jan. — Pospischill, Über Rubeolae und Doppelexantheme. Jahrb. f. Kinderheilk. Bd. 59, S. 28. — Revilliod und Long, Polyneuritis nach Rubeolen. Arch. de Méd. des Enf. 1906, p. 160. — Wiedowitz, Über die Koplikschen Flecke bei Masern. Wien. klin. Wochenschr. 1899, Nr. 37. — Weitere Literatur bei Schey, Über Röteln, Jahrb. f. Kinderheilk. Bd. 71, S. 571.

Vierte Krankheit (Rubeola scarlatinosa).

Bokay, Vierte Krankheit. Deutsche med. Wochenschr. 1904, p. 1561 und in Handb. d. Kinderheilk. von Pfaundler u. Schloßmann. — Dukes, On the confusion of two different diseases under the name of Rubella. Lancet 1900. — Filatow, N., Zur Frage betreffs der Selbständigkeit der Rubeola scarlatinosa. Arch. f. Kinderheilk. 1886, S. 241. — Harpe, de la, Einige Beobachtungen über die „fünfte Krankheit". Revue medicale de la Suisse romande. 1905, Nr. 11. — Unruh, Über die vierte (Filatow-Dukessche) Krankheit. Deutsch. Arch. f. klin. Med. Bd. 85, S. 1. — Weawer, Fourth disease. Journal of State Medicine. 1901. — Williams, Rubeolen, Scharlach und Fourth disease. Brit. med. Journ. Dec. 1901.

Varizellen.

Siehe die bei Masern erwähnten Lehrbücher; ferner: Anthony, Das prodromale Erythem bei den Varizellen. Journ. of cutan diseases. Febr. 1906. — Bosse, Eine Windpockenepidemie. Arch. f. Kinderheilk. Bd. 51, S. 106. — Caccia, Encephalitis nach Varizellen. Rivista di Clin. Pediatr. 1904, 11. — Cerf, Les anomalies et les complications de la varicelle. Gaz. des hôpit. 1901, S. 74. — Coombs, Ungewöhnliche Komplikation bei Varizellen. Brit. med. Journ. 1905, Nr. 593. — Haldé, Gasphlegmone bei Varizellen. Annal. de méd. et chir. inf. 1905, Nr. 14. — Hesse, Über Varizellen und ihr Verhältnis zu den Menschenblattern und Varioloiden. 1829. — Kastenholz, Varizellen. Jahrb. f. Kinderheilk. 1903, S. 479. — Krause, Beitrag zur Kenntnis der Komplikationen bei Varizellen. Münch. med. Wochenschr. 1901, Nr. 10. — Menko, Choreiforme Bewegungen nach Varizellen. Deutsche med. Wochenschr. 1899. — Netter, Beitrag zur Pathologie der Varizellen. Arch. f. Kinderheilk. 1901. — Oppenheim, Varizelle der Hornhaut. Deutsche med. Wochenschr. 1905, Nr. 21. — Swoboda, Zur Lösung der Variola-Varizellenfrage. Wien. klin. Wochenschr. 1902. — Wasielewski, v., Über die Technik des Guarnierischen Impfexperiments. Münch. med. Wochenschr. 1905, S. 1189.

Variola.
Größere Abhandlungen.

Bohn, Blattern in Gerhardts Handbuch der Kinderkrankheiten. Bd. II. Tübingen 1877. — Bohn, Handbuch der Vakzination. Leipzig 1875. — Bollinger, Über Menschen- und Tierpocken. Volkmanns Sammlung klin. Vorträge 1877, Nr. 116. — Curschmann, Die Pocken in Ziemßens spezieller Pathologie und Therapie. — Dehio, Die Pocken und die Schutzpockenimpfung im Handbuch der praktischen Medizin von Ebstein-Schwalbe. — Eichhorst, Handbuch der speziellen Pathologie und Therapie. — Huguenin, Pocken in Ergebnissen der allgem. Pathologie und pathol. Anatomie von Lubarsch-Ostertag. — Immermann, Variola in Nothnagels spezieller Pathologie und Therapie. — Kußmaul, Zwanzig Briefe über Menschen- und Kuhpockenimpfung, Freiburg 1870. — Peiper, Impfung, Bd. XI. S. 464, in Eulenburgs Real-Enzyklopädie 1896. — E. Paschen, Über den Erreger der Variolavakzine. Immunitätsverhältnisse bei Variolavakzine in Kraus-Levaditi, Handbuch der Technik und Methodik der Immunitätsforschung. — L. Pfeiffer, Die Vakzinationen, Tübingen 1884. — v. Pirquet, Klinische Studien über Vakzination und vakzinale Energie. Leipzig und Wien. 1907. — Rapmund, Die gesetzlichen Vorschriften über die Schutzpockenimpfung. Leipzig 1900. — Voigt, Über die Verwendbarkeit der Kaninchen zur Gewinnung des Kuhpockenimpfstoffes. Verhandlg. d. 22. Versammlung der Gesellschaft f. Kinderheilk. Meran 1905. — Weigert, Anatomische Beiträge zur Lehre von den Pocken. Heft 1 u. 2. Breslau 1874 u. 1875.

Kleinere Abhandlungen.

Literaturangaben und kurze Referate befinden sich in den verschiedenen Jahrgängen des Archivs für Kinderheilkunde, bearbeitet von Voigt, Paschen unter „Impfung und Variola.".

Géronne, Über schwere Vakzineerkrankung und ihre Prophylaxe. Berliner klin. Wochenschr. 1910, Nr. 4. — Henkel, Amtsärztliche Vorkehrungen bei ansteckenden Krankheiten. Münch. med. Wochenschr. 1909. S. 1896. S. 1959, 2014. — Jürgens, Über die diagnostische und ätiologische Bedeutung der Variolakörperchen, Charité Annalen. Jahrgang XXIX. S. 127. — Kämmerer, Deutsches Archiv f. klin. Med. Bd. 99, S. 354. — Keysselitz u. Mayer, Über Zellveränderungen in inneren Organen bei Variola. Archiv f. Schiffs- und Tropenhygiene XIII, 1909. 2. Beiheft. — Köbner, Die Übertragung der Syphilis durch Vakzination. Archiv f. Dermatologie u. Syphilis, Jahrg. 3, 1871, S. 153. — v. Prowazek u. de Beaurepaire, Untersuchungen über die Variola. Münch. med. Wochenschr. 1908, S. 2265. — v. Prowazek, Untersuchungen über Vakzine. Arbeiten aus dem k. Gesundheitsamt. Bd. 26, S. 54. — Süpfle, Beiträge zur Kenntnis der Vakzinekörperchen. Inaug.-Dissert. Heidelberg 1905. — Tertsch,

R., Einige Fälle von Impferkrankungen des Auges. Wiener klin. Wochenschr. 1908, Nr. 2. — Voigt, Tierversuche mit Vakzine, Variola und Ovine. Zeitschr. f. Infektion. d. Haustiere. Bd. VI, 1909, S. 101. — Volpino, Weitere Beobachtungen über Vakzine virus. Zentralbl. f. Bakteriologie, Abt. I, Origin.. Bd. 51, 1909, S. 518. — v. Wasiliewski, Beiträge zur Kenntnis des Vakzine-Erregers. Zeitschr. f. Hygiene u. Infektionskrankheiten 1901, Heft 2, Bd. 38, S. 212. — v. Wasiliewski, Zelleinschlüsse bei Vakzine-Impfungen. Zentralbl. f. Bakteriologie, Bd. 91, 1897. S. 901. — Xylander, Die Komplementbindungsreaktion etc. Zentralbl. f. Bakteriologie, Abt. I, Origin., Bd. 51, S. 290.

Schweißfriesel.

Brouardel, Suette miliaire du Poiton en 1887. Arch. gén. de méd. 1887, Bd. 2. — Dehio, K., Der Schweißfriesel im Handbuch der praktischen Medizin von Ebstein und Schwalbe, Bd. 5. — Ebstein, W., Zur Geschichte des englischen Schweißes. Virchows Arch. Bd. 158. — Hirsch, A., Handbuch der historisch-geographischen Pathologie, Bd. 1. Stuttgart 1881. — Immermann, H., Der Schweißfriesel in Nothnagels spezieller Pathologie und Therapie, Bd. 5. — Schaffer, Wiener med. Blätter 1899. — Stoevesandt und Hoche, Eine Schweißfrieselepidemie in Bremen und Umgebung. Berlin. klin. Wochenschr. 1898, Nr. 31. — Weichselbaum, A., Über Schweißfriesel, vom anatomischen, ätiologischen und epidemiologischen Standpunkte. Zeitschr. f. klin. Med. Bd. 62. — Zülzer, W., Der Schweißfriesel in v. Ziemssens Handbuch der speziellen Pathologie und Therapie, Bd. 2, S. 2.

Keuchhusten.

Von

Paul Krause-Bonn.

Synonyma: Keuchhusten, Pertussis convulsiva; französisch: Coqueluche; italienisch: Tosse canina; englisch: Whooping cough; holländisch: Kindhoest.

Der Keuchhusten ist eine ansteckende Krankheit, welche durch anfallsweises Auftreten von häufig mit Erbrechen einhergehenden Hustenanfällen charakterisiert ist; er tritt sowohl sporadisch, als auch epidemisch auf. Er ist in den europäischen Großstädten immer vorhanden. Die Übertragung erfolgt von Mensch zu Mensch. Der Keuchhusten ist vorwiegend eine Kinderkrankheit. Die Empfänglichkeit dafür ist sehr allgemein und besteht vom frühesten Kindesalter bis in die höheren Lebensjahre hinein. Einmaliges Überstehen bringt dem Körper Immunität.

Geschichtliches. Die erste Epidemie, welche ausführlich und so treffend von Guilleaume de Baillou beschrieben ist, daß man das Krankheitsbild als sicheren Keuchhusten ansprechen muß, war im Frühjahr 1578 in Paris. Früher sollen nach neueren Autoren, speziell nach Sticker, welcher sich mit der Geschichte des Keuchhustens eingehender beschäftigt hat, Keuchhustenepidemien nicht vorgekommen sein. Die zweite Keuchhustenepidemie trat im Jahre 1658 in London auf. Allem Anschein nach war aber damals schon der Keuchhusten in London endemisch und trat nur zeitweise als Epidemie auf. Seit der Mitte des 17. Jahrhunderts sind mehrere Keuchhustenepidemien beschrieben worden, so z. B. von Sydenham 1670 und 1679. Im Jahre 1695 starben in Paris und in Rom viele Kinder an Keuchhusten. Aus dem Jahre 1726 existiert eine Inauguraldissertation über den Keuchhusten von Platz aus Halle, welche er auf Anregung des Professors Albert angefertigt hat. Aus dem Jahre 1730 stammt eine alles Wesentliche in dem Krankheitsbilde bringende Beschreibung von Friedrich Hoffman, dem bekannten Hallenser Arzte. Die damalige Epidemie war sehr ausgebreitet, nicht bloß über Europa, sondern auch über Südamerika. 1746—1747 herrschte eine Keuchhustenepidemie im Haag, über welche de Haen berichtet hat. Seit jener Zeit sind Veröffentlichungen über Keuchhustenepidemien aus allen europäischen Ländern publiziert worden, die Krankheit ist überall endemisch geworden, und fast jedes Jahr kommt es zu meist lokalen, meist nicht sehr ausgebreiteten, aber trotzdem häufig mörderischen Epidemien. Soweit zurzeit unsere Kenntnisse reichen, ist uns nicht bekannt, wo der Keuchhusten seinen Ursprung hergenommen hat. Er trat zuerst besonders heftig in den großen Städten, wie Paris und London auf, in England breitete er sich dann recht weit aus, bereits im 18. Jahrhundert aber finden wir ihn auch in Deutschland, in der Schweiz, schließlich in ganz Europa. Zurzeit ist er in allen Ländern endemisch, im Norden sowohl, wie im Süden. Auch aus Nord- und Südamerika wird über jährlich wiederkehrende Epidemien berichtet. Mittelamerika soll ebenso, wie die Tropenländer, Afrika und Asien, wenig von Keuchhusten befallen sein. In Australien soll er erst um Mitte des 19. Jahrhunderts eingeschleppt worden sein. Man konnte dort nachweisen, daß die Krankheit durch Einschleppen erfolgt war. Die älteren Epidemien sind bedeutend schwerer gewesen, als die jetzt seit Jahren herrschenden. Eine besonders verheerende Epidemie in Deutschland war im Jahre

13*

1815—1816. In England scheint die Mortalität eine besonders hohe gewesen zu sein. Im Jahre 1877 kamen auf 500341 Todesfälle 10318 Todesfälle an Keuchhusten, also 2% (Lee). In London starben vom Jahre 1838—1853 838751 Menschen, darunter 28766 an Keuchhusten, also 3,4% (Gibb). Einige deutsche Zahlen der Keuchhustenmortalität in Preußen aus den letzten Jahren seien hier zum Vergleiche angeführt:

Es starben in Preußen an Keuchhusten:

1904	12051
1905	13327
1906	11749
1907	8827

Unter den 8827 Todesfällen des Jahres 1907 waren 5723 unter einem Jahre, 3070 1—15 Jahr alt; der Rest älter.

Über den Zusammenhang der Keuchhustenepidemien mit anderen Infektionskrankheiten gibt eine Tabelle von Hirsch eine brauchbare Übersicht.

Bei 107 Keuchhustenepidemien, welche Hirsch auf ihr Verhalten zu anderen Epidemien zusammenstellte, fand er, daß

in 30 Epidemien Masern und Keuchhusten gemeinschaftlich herrschten,
in 14 Epidemien Keuchhusten der Masernepidemie folgte,
in 5 Epidemien Keuchhusten dem Auftreten von Masern vorherging,
in 4 Epidemien Keuchhusten und Blattern gemeinschaftlich herrschten,
in 3 Epidemien Keuchhusten den Blattern folgte,
in 1 Epidemie Keuchhusten den Blattern voraufging,
in 14 Epidemien Keuchhusten und Scharlach gemeinschaftlich herrschten,
in 4 Epidemien Keuchhusten dem Scharlach folgte,
in 1 Epidemie Keuchhusten dem Scharlach voraufging,
in 4 Epidemien Keuchhusten neben Blattern und Masern herrschte,
in 2 Epidemien Keuchhusten den Blattern und Masern folgte,
in 15 Epidemien Keuchhusten neben Scharlach und Masern herrschte,
in 2 Epidemien Keuchhusten auf Masern und Scharlach folgte,
in 1 Epidemie Keuchhusten den Masern und Scharlach voraufging,
in 1 Epidemie Keuchhusten den Masern folgte und dem Scharlach vorherging,
in 1 Epidemie Keuchhusten neben Blattern und Scharlach herrschte,
in 1 Epidemie Keuchhusten den Blattern folgte, dem Scharlach vorherging,
in 1 Epidemie Keuchhusten neben Blattern, nach voraufgegangenem Scharlach herrschte,
in 1 Epidemie zuerst Scharlach, dann Blattern und Masern, schließlich und zum Teil neben diesen Keuchhusten herrschte,
in 1 Epidemie Keuchhusten neben Scharlach, Masern und Blattern vorkam,
endlich in 1 Epidemie zuerst Masern, dann Keuchhusten, schließlich Scharlach und Blattern herrschten.

Ätiologie. Über die Ätiologie des Keuchhustens existiert eine außerordentlich große Literatur. Eine Einigung ist bis in die neueste Zeit noch nicht erzielt worden. Meiner Ansicht nach kann für denjenigen, der Gelegenheit hat, Hunderte von Keuchhustenfällen zu beobachten, gar kein Zweifel existieren, daß der Keuchhusten eine Infektionskrankheit ist. Die oberen Luftwege sind stets katarrhalisch affiziert.

Eine andere ätiologische Auffassung des Keuchhustens, nämlich als „Neurose" stammt von Hufeland, welcher als Gründe für seine Ansicht das Auftreten von Konvulsionen, die Art und Weise des Anfalles und die Irradiation des Sitzes auf die Magennerven angibt, Gründe, welche der Hauptsache nach auch später Romberg für dieselbe Auffassung anführte. Auch englische Autoren sind derselben Ansicht (Copland, Lister, Sturgess). Diese Ansichten sind unbewiesen, ebenso wie die von verschiedenen Autoren aufgestellten Theorien des Keuchhustenanfalles, auf die hier nicht näher eingegangen werden soll (siehe die ausführlichen Darstellungen von Sticker in Nothnagels spez. Path. u. Therap. Bd. 4). Trotz der so außerordentlich zahlreich vorliegenden Untersuchungen und experimentellen Forschungen sind wir über das Zustandekommen der Keuchhusten-Paroxysmen noch völlig im unklaren.

Daß der Keuchhusten eine kontagiöse Infektionskrankheit ist, beweisen die vielen einwandsfreien Fälle der Ansteckung von Person zu Person durch einzelne Keuchhustenkranke, das Auftreten von Epidemien, vor allem dann, wenn die Erkrankungen in Orten vorkommen, wo bisher kein Keuchhusten existierte und die Erkrankung auf eingeschleppte Fälle zurückgeführt werden kann. In neuerer Zeit hat Rahner ein typisches Beispiel erwähnt; er berichtete über eine Keuchhustenepidemie in Untermünstertal bei Freiburg im Breisgau, bei welcher die Einschleppung durch einen aus Freiburg stammenden Fall erwiesen war.

Bakteriologie. Erreger des Keuchhustens sind von vielen Autoren gefunden worden. Keiner hat sich bisher der allgemeinen Anerkennung zu erfreuen gehabt. Die älteren Angaben haben nur historischen Wert und sind in der ausführlichen Arbeit von Jochmann und Krause nachzulesen. So wurden amöbenartige Gebilde im Keuchhustensputum gesehen (Deichler, Kureloff, Behla), Kokken (Monkorvo, Silva Aranja, Broadbent, Haushalter), Stäbchen wurden gesehen von Burger, Affanassieff, Ritter, Vincenzi (1898), Czablewski und Hensel (1897), Zusch (1898), Arnheim (1900), C. Spengler (1897), L. Massian (1899), Luzzatto (1900), Jochmann und Krause (1901), Manicatide (1903). Auf die nähere Beschreibung dieser Stäbchen soll hier nicht eingegangen werden. Jochmann hat die Befunde in kritischer Weise in den ,,Ergebnissen der allgemeinen Pathologie und pathologischen Anatomie des Menschen und der Tiere, 9. Jahrgang" zusammengestellt. Soviel geht aus den Untersuchungen der genannten Autoren hervor, daß in dem Keuchhustensputum ein influenzaähnliches Stäbchen fast regelmäßig vorhanden ist, welches morphologisch mit dem Influenzabazillus größte Ähnlichkeit hat, vielleicht mit ihm identisch ist. Eine besondere Hervorhebung verdient die Angabe von Bordet und Gengou, welche als Erreger des Keuchhustens ein Polstäbchen ansehen, welches die bemerkenswerte Eigenschaft haben soll, daß es durch das Serum von Keuchhusten-Rekonvaleszenten agglutiniert wird. Nachprüfungen liegen aber bisher nur in spärlicher Anzahl vor, in eigenen Untersuchungen konnte ich mich von der regelmäßigen Anwesenheit der Polbakterien nicht überzeugen. Fränkel und Klimenko gaben an, daß es ihnen bei Verimpfung der Bordet und Gengouschen Stäbchen auf Affen gelungen sei, krampfhafte Hustenanfälle auszulösen. Die von anderen Autoren angestellten Tierversuche fielen stets negativ aus.

Epidemiologie. Es ist bekannt, daß der Keuchhusten eine epidemische Krankheit ist. Es werden stets mehrere Menschen befallen, die Ausbreitung kann lokal beschränkt bleiben, z. B. auf ein Haus, auf eine bestimmte Straße, auf eine Ortschaft oder kann sich über weite Landstrecken verbreiten. Wiederholt ist es zu einer Pandemie gekommen, welche sich mit großer Schnelligkeit von einem Ort zum anderen verbreitete.

Der Keuchhusten ist in erster Linie für Kinder kontagiös. Am empfänglichsten für den Keuchhusten sind die Kinder im 2. Lebensjahre, dann folgt das 1., das 3. und 4. der Prozentzahl nach, während das 5. und 6. Lebensjahr ganz beträchtlich weniger empfänglich ist. Ältere Kinder und Erwachsene sind der Ansteckung mit Keuchhusten in geringerem Grade ausgesetzt. Mädchen erkranken im allgemeinen häufiger als Knaben. Nach Ranke, Neisser und Marx ist die Prognose beim Mädchen schlechter, als beim Knaben. Gauster machte die umgekehrte Erfahrung. Nach Schabo's statistischen Angaben, welche über 4000 Fälle berücksichtigen, erkrankten 56,6 % Mädchen, gegen 43,3 % Knaben. Baginsky gibt an, daß beide Geschlechter in gleicher Weise empfänglich sind. Auch bei Erwachsenen erkranken fast ausschließlich Frauen, vor allem in der Gravidität scheinen sie dafür besonders empfänglich zu sein. Die Anfälle bei Erwachsenen sind meist viel weniger häufig und hartnäckig, als bei Kindern.

Keuchhustenanfälle bei Säuglingen sind nur selten beobachtet, allerdings sind vereinzelte Fälle mitgeteilt, bei denen ein typischer Keuchhusten bereits in den ersten Lebenstagen aufgetreten ist (Bouchard, Watson, Rilliet). Die Krankheit ist bei Erwachsenen sehr selten. Sie kann aber nach den Beobachtungen von Heberden, Gipp und Velten auch bei Greisen vorkommen. Eine gewisse Familiendisposition scheint in seltenen Fällen vorhanden zu sein. Am häufigsten tritt der Keuchhusten am Ende des Winters und im Frühjahr auf, seltener im Winter, am seltensten im Sommer. Nach Hirsch fällt in den meisten Epidemien das Maximum der Krankheitsfrequenz in den Sommer oder den Herbst. Von einzelnen Autoren wird für die Entstehung des Keuchhustens reichliche Nebelbildung und westliche Winde als besonders günstig angegeben. Auch plötzlicher Witterungsumschlag soll für die Entstehung der Pertussis günstig sein. In warmen Ländern verläuft der Keuchhusten milder, als in solchen mit kälterem Klima. Eine Übertragung von Mensch zu Mensch ist durch hundertfache Beobachtung sichergestellt. Die mittelbare Übertragung z. B. durch Wäsche scheint in einzelnen Fällen sicher vorgekommen zu sein. Biermer berichtet über einen typischen Fall. Eine Engländerin verließ mit zwei an Keuchhusten erkrankten Kindern England. In St. Helena, wo das Schiff anlegte, wurde die schmutzige Wäsche ans Land geschickt; dadurch wurden die Kinder der Wäscherin angesteckt, welche ihrerseits die ganze Insel infizierten. Jahrelang vorher war kein einziger Keuchhustenfall vorgekommen. In älteren Mitteilungen wird mehrfach erwähnt, daß Hunde an Keuchhusten erkrankt waren, welche ihrerseits wieder die Krankheit auf Menschen übertragen hätten (Beobachtungen von Jahn, Lehnen, Schmelz, Mehlhose). Auch Katzen sollen manchmal ergriffen worden sein (Jahn).

Symptomatologie. Man unterscheidet beim Keuchhusten folgende Stadien: Das Stadium der Inkubation, welches gewöhnlich 3—8 Tage dauert, Krankheitserscheinungen bestehen dabei nicht. Daran schließt sich das Stadium catarrhale, welches mit Schnupfen und Niesen, Kopfschmerzen, Tränen der Augen und Husten beginnt. Das Krankheitsbild gleicht durchaus dem gewöhnlichen Katarrh der oberen Luftwege. Nicht selten sind leichte Temperaturerhöhungen von remittierendem oder intermittierendem Charakter vorhanden. Die Dauer dieses Stadiums schwankt von 3—14 Tagen. Zu Zeiten von schweren Epidemien ist diese Zeit meist abgekürzt; dauert sie länger, so kann man daraus differential-diagnostisch auf einen Keuchhusten schließen, da der gewöhnliche Katarrh meist schneller vorübergeht. Das Allgemeinbefinden ist in diesem Stadium wenig gestört. Der Appetit ist gut, die Verdauung nicht gestört, nur in schwereren Fällen klagen die Kinder, welche ja in erster Linie von Keuchhusten befallen werden, über Mattigkeit, Kopfschmerzen, Appetitmangel. Der Husten ist ein uncharakteristischer und unterscheidet sich jedenfalls nicht von dem Husten bei der gewöhnlichen katarrhalischen Bronchitis.

Bei sehr starker Infektion setzt das Fieber sofort mit dem Stadium catarrhale ein, es bestehen dabei infolge der stärkeren katarrhalischen Erscheinungen der Schleimhäute Symptome wie Lichtscheu, Schluckbeschwerden, wie bei der Angina, Reizhusten, infolge der bestehenden Laryngitis resp. Tracheitis. Die allgemeinen Beschwerden wie Kopfschmerzen, Mattigkeit, Appetitmangel, häufiges Niesen treten dabei stärker hervor. Am Ende des katarrhalischen Stadiums geht der Husten allmählich in krampfartigen über, die Kinder werden träger, scheuen jede größere Bewegung, weil sie merken,

daß dadurch der Husten stärker und quälender wird. Der Appetit ist
meistens gut, ebenso die Verdauung nicht gestört. Ist stärkeres Fieber vorhanden, so läßt natürlich der Appetit nach, häufig stellen sich auch Durchfälle ein.

Das Charakteristische des Keuchhustens ist das folgende Stadium
convulsivum oder spasmodicum. Die Abgrenzung gegen das katarrhalische
Stadium ist nicht immer eine scharfe. Auf der Höhe der Erkrankung sind die
Erscheinungen aber so charakteristisch, daß man aus den guten Schilderungen
der Angehörigen das Krankheitsbild ohne weiteres erkennen kann. Fieber
besteht in den konvulsiven Stadien des Keuchhustens gewöhnlich nicht mehr.
Die Kinder machen in der anfallsfreien Zeit den Eindruck von völlig Gesunden.
Die Dauer beträgt gewöhnlich in leichteren Fällen 4—6 Wochen, in schweren
Fällen kann sie aber 2—3, ja bis 6 Monate betragen. Der eigentliche Hustenanfall
gestaltet sich folgendermaßen: Der Kranke ist bis zum Auftritt des Anfalles
völlig beschwerdefrei, Kinder z. B. spielen in ihrem Bette; plötzlich wird der
Kranke still, sein Gesicht wird etwas blaß, er hält den Atem an, Kinder versuchen häufig auch kurz zu schreien. Erwachsene geben an, daß sie das Gefühl
von Kitzeln, von auffallender Trockenheit im Rachen und im Kehlkopf
bekämen, dem das Gefühl eines starken Druckes auf der Brust unmittelbar
folge. Manchmal tritt auch eine Art Schwindel auf oder ein aufsteigendes Gefühl
von den Beinen nach dem Kopf zu, wodurch ein ängstliches Beklemmungsgefühl ausgelöst wird. Diese eigenartige Vorempfindung des Anfalles geht
gewöhnlich kurze Zeit, selten länger als Minuten dem eigentlichen Ausbruche
voran. Der Krampfanfall setzt gewöhnlich mit einem scharfen, lauten, schlürfen-
den inspiratorischen Geräusch ein, welches häufig einen singenden oder pfeifenden
Charakter trägt, infolge von 5—10 und mehr absatzweise erfolgenden exspira-
torischen Stößen, welche sich häufig bis zur Atemlosigkeit steigern können.
Nach ein- oder mehrmaligem Wiederholen dieses Vorganges kommt es zur
richtigen Asphyxie, welche mit starkem Herauswürgen von zähem, weißlichen
Schleim einhergeht. Es folgt fast regelmäßig ein starkes Erbrechen von
Schleim und Speise. Meistenteils sind die Patienten während dieses Anfalles
hochgradig zyanotisch, besonders im Gesicht und am Halse, unter hochgradiger Anschwellung der Halsvenen, so daß man den Eindruck bekommt,
als müßten die Kranken ersticken. Der Kehlkopf ist meist nach oben gezogen,
die Halsmuskeln sind hart gespannt, die Muskeln des Oberkörpers, ebenso wie
die der Extremitäten machen vielfach krampfartige Bewegungen.

Kinder stampfen häufig während des Anfalles mit ihren Füßen und
bekommen vielfach konvulsivische Zuckungen des Gesichtes und der Gliedmaßen. Häufig geht Urin und Stuhlgang unwillkürlich ab; es tritt aus Nase
und Mund manchmal Blut, meist weinen die Kinder dabei. Ist der Anfall vorüber, so liegen die Kranken für eine Zeitlang erschöpft da, häufig unter tiefem
Schluchzen, die Respiration ist danach klein, ebenso wie der Puls. Häufig
bricht Schweiß auf der Stirn und dem übrigen Körper aus, bei leichteren Anfällen, wie sie meist am Schluß dieses Stadiums sich einstellen, sind alle geschilderten Erscheinungen weniger ausgeprägt. Die Kinder geben sich sofort
nach dem Anfalle wieder ihrem Spiele hin, als sei nichts gewesen. Die Anfälle
werden häufig durch ein Kitzeln im Rachen ausgelöst, wie er nach Speise-
einnahmen, besonders von Brotkrümeln usw. erzeugt wird. Bei schweren Fällen
sieht man an einem Tag über Dutzende solcher Fälle auftreten, in der Nacht und
gegen Morgen zu werden die Anfälle regelmäßig stärker. Die Kranken werden
dadurch aus dem Schlafe gescheucht, erwachen mit namenloser Angst und
schlagen dabei unruhig um sich. Treten die Anfälle häufig auf, so wollen die
Kranken sich gar nicht hinlegen, weil sie merken, daß dadurch dor Anfall leichter

ausgelöst wird. Manchmal wird der Anfall durch häufiges Niesen eingeleitet; einige Autoren geben an, daß es während des Keuchhustens direkt zu Nieskrämpfen gekommen ist. Nicht so selten treten Blutungen in die Skleren, Konjunktiva und die Haut auf. Dauern die Anfälle in großer Schwere längere Zeit an, so magern die Kinder trotz guter Pflege schnell ab, werden elend und leichter von Komplikationen befallen. Ein Milztumor tritt bei unkompliziertem Keuchhusten nicht auf. Es ist begreiflich, daß während des starken Erbrechens manchmal durch Nase oder Mund Spulwürmer abgehen, irgend eine prognostische Bedeutung, wie sie ältere Ärzte und heute noch Laien diesen abgehenden Würmern zuschieben, besteht nicht. Gegen Ende des Stadium convulsivum werden die Anfälle milder. Das Intervall wird kürzer. Es bildet sich allmählich das Stadium decrementi aus. Die Anfälle werden durch stärkere Reize ausgelöst, z. B. bei einem schnellen Trinken, beim Lachen oder Weinen oder seelischen Aufregungen. Der Appetit wird wieder besser. Die vorher abgemagerten Kinder nehmen an Gewicht zu, und ganz allmählich tritt dann die völlige Genesung ein. Bei heftigen Epidemien sind die einzelnen Stadien schärfer voneinander zu trennen und haben meist eine kürzere Dauer. Bei den sporadischen Fällen und bei Epidemien von geringerer Heftigkeit ist der Verlauf des Keuchhustens meist länger.

Die mittlere Dauer des Keuchhustens beträgt in dem letzten Jahrzehnt für Deutschland 6—10 Wochen. Die älteren Epidemien scheinen meist akuter gewesen zu sein.

Es ist hervorzuheben, daß der Keuchhusten selbst bei Kindern derselben Familie sehr verschieden stark verlaufen kann. Es ist auch sicher, daß es abortive Fälle gibt, ebenso ist von den meisten Autoren die Beobachtung gemacht worden, daß die Keuchhustenanfälle meist ihren eigenartigen Charakter verlieren, wenn Komplikationen auftreten, z. B. Lungenentzündung, Diphtherie. Eine Vermehrung der Anfälle wird regelmäßig bei schnellem Essen und Trinken beobachtet; auch eine starke Füllung des Magens mit Speisen führt dazu, rasche körperliche Bewegung, Lachen, Weinen, Niesen, Hautreize, mechanische oder chemische Reize der Rachenschleimhaut, psychische Erregungen desgleichen. Zweifellos muß man auch zugeben, daß eine gewisse Nachahmung die Keuchhustenanfälle auslöst. Fing in Hamburg auf meiner Keuchhustenstation, welche durchschnittlich mit 30—60 Kindern belegt war, ein Kind an zu husten, so folgte innerhalb der nächsten Sekunden und Minuten der größte Teil der anderen nach. Eine Verminderung der Anfälle wird, wie sehr vielfach behauptet wird, durch Klimawechsel und Änderung der Witterung verursacht. Angeblich soll auch durch Erregung von Angst oder Schreck der Keuchhustenanfall ganz unterdrückt werden können. Von älteren Autoren wird behauptet, daß die Keuchhustenanfälle in manchen Epidemien einen bestimmten Typus aufweisen, etwa wie das Wechselfieber. Sie unterschieden einen Typus quotidianus, einen Typus tertianus, einen Typus quotidianus duplex, einen Typus tertianus duplex. Ich selber habe bei Behandlung von Hunderten von Keuchhustenkindern nie Ähnliches beobachtet.

Der Rachen zeigt während des Verlaufes des Keuchhustens für gewöhnlich keine Abweichung von der Norm.

Die laryngoskopische Untersuchung von Keuchhustenkranken hat keinen einheitlichen Befund ergeben. Rehn, Meyer-Hüni, Herff stellten einen Katarrh der Larynx- und Trachealschleimhaut fest, während Störk und Rosenbach jede Veränderungen des laryngoskopischen Bildes bei Keuchhusten vermißten. A. Schmidt sah mehrmals auf der Höhe der Erkrankung die ganze Schleimhaut der oberen Luftwege gerötet, wie bei jedem akuten Katarrh; in vielen Fällen bestand aber kaum eine Rötung.

Diese objektiven Befunde erlauben demnach die früher vertretene Anschauung, daß der Keuchhusten durch entzündliche Veränderungen am Kehlkopfe ausgelöst werde, als unrichtig und unbewiesen zu bezeichnen. Die Verfechter dieser Theorie waren sich über den Sitz der Veränderung selber nicht einig. Gendrin und Meyer-Hüni sahen sie oberhalb der Stimmbänder, Rehn unterhalb, Herff und R. Meyer zwischen den Stimmbändern in der Pars respiratoria.

Im Harn ist das von einigen Autoren beschriebene Auftreten von Zucker und eine gesteigerte Harnsäureausscheidung nur als zufällig anzusehen. Eine leichte Albuminurie kann wie bei jeder anderen Infektionskrankheit auftreten. Sie klingt mit Ablauf des Fiebers allmählich ab. In ganz seltenen Fällen kann es auch im Anschluß an einen heftigen Keuchhustenanfall zur Hämaturie kommen, welche wie die übrigen Blutungen während der Anfälle sich ohne weitere Folgen zurückbildet. Daß sich nach Keuchhusten eine echte Nephritis entwickelt, gehört zu den größten Seltenheiten.

Das Blut zeigt während des Keuchhustens eine in einem großen Teil der Fälle, aber nicht immer regelmäßig vorhandene Hyperleukocytose. Arnheim fand regelmäßig eine Zunahme der Leukocyten.

Der Auswurf ist zäh, blasig, spärlich, alkalisch. Die Viskosität ist erhöht. Mikroskopisch sieht man in dem Schleim zahlreiche Leukocyten und massenhaft Bakterien.

Rezidive treten im Anschluß an den Keuchhusten selten auf.

Komplikationen. Die praktisch wichtigsten Komplikationen sind die katarrhalisch-entzündlichen Veränderungen der Respirationsorgane. Für gewöhnlich erstreckt sich der katarrhalische Prozeß nur auf die Schleimhaut der Trachea und der Bronchien erster Ordnung Als Komplikation ist dagegen die ausgedehnte, häufig sehr starke Bronchitis der feinsten Bronchien aufzufassen. Besonders Säuglinge, skrofulöse und rachitische Kinder neigen dazu. Die Temperatur kann dabei auf 40⁰ und mehr meist in den Abendstunden ansteigen. Die Pulsbeschleunigung entspricht der Temperaturerhöhung. In den meisten Fällen handelt es sich um Mischinfektion des eigentlichen Keuchhustenprozesses mit Pneumokokken und Streptokokken. Es ist bereits oben erwähnt, daß bei Auftreten sämtlicher Komplikationen die Keuchhustenanfälle uncharakteristischer werden. Bei der Bronchitis tritt häufig eine starke Dyspnoe mit gewisser Apathie auf. Dazu treten Störung des Appetits und allgemeine Unlustsymptome. Zweifellos haben Kinder dabei auch recht beträchtliche Schmerzen und suchen solange es irgend angeht, den Anfall zu unterdrücken. Die starke Bronchitis kann wenige Tage, in anderen Fällen mehrere Wochen, ja während des ganzen Stadium convulsivum anhalten. Während perkutorisch außer etwas tympanitischem Klopfschall keine Veränderung vorhanden ist, hört man über der ganzen Lunge starkes Pfeifen und Giemen. Mit der Besserung des Krankheitsprozesses verschwinden die abendlichen Temperaturen, die Rasselgeräusche werden grobblasiger, es tritt ein reichlicherer Auswurf auf. Viele Kinder sterben bei ausgedehnter Bronchitis in einem Anfalle entweder durch Asphyxie oder durch hinzugetretene Krämpfe.

Nach einer Statistik von Schabo ist die kapillare Bronchitis unter 4181 Fällen 269 mal aufgetreten (6,46 %), von 1028 Kranken des ersten Lebensjahres hatten Bronchitis capillaris dagegen 8,07 %.

Eine weitere gefürchtete Komplikation des Keuchhustens ist die Pneumonie. Sie geht gewöhnlich aus einer Bronchitis hervor und ist meistens eine lobuläre. Die einzelnen bronchopneumonischen Herde konfluieren aber schnell, so daß ein Lappen vollständig befallen werden kann. Die Pneumonie entwickelt sich meist auf der Höhe des Stadium convulsivum, nur selten im Stadium catarrhale oder im Stadium der Rückbildung, Fieber ist regelmäßig vorhanden. Außerdem besteht eine mehr oder minder intensive respiratorische Dyspnoe, die Rasselgeräusche werden stärker. Dämpfung tritt erst auf, wenn die pneumonischen Herde eine gewisse Größe erreicht haben. Ganz regelmäßig beobachtet man gerade bei der Pneumonie, daß die Keuchhustenanfälle ihren typischen Charakter verlieren. Erst bei Lösung der Pneumonie treten sie wieder in typischer Form auf. Die Dauer der Pneumonie kann sehr verschieden sein, je nach den Schüben, die auftreten. Besonders gefährlich wird die Keuchhustenpneumonie Kindern unter zwei Jahren, besonders wenn sie gleichzeitig Rachitis oder Skrofulose haben.

Wie die ausgedehnten Untersuchungen Kromeyers ergeben haben, kommt es in solchen Lungen zu ausgedehnten peribronchitischen Gewebsveränderungen mit Auftreten von zahlreichen Riesenzellen, welche häufig zu Bronchiektasiebildungen und Lungenschrumpfungen Veranlassung geben.

Als weitere Komplikation ist das Emphysem zu erwähnen, welches sich normalerweise bei den unkomplizierten Keuchhustenfällen nur im Stadium spasmodicum einstellt. Kommt es zu kapillärer Bronchitis oder zur lobulären Pneumonie, so tritt fast regelmäßig Emphysem in höherem Maße auf. Das Emphysem verschwindet mit Aufhören der Keuchhustenanfälle in den meisten Fällen, ohne nachweisbare Spuren zu hinterlassen. Bei hochgradigen Krampfzuständen ist es mehrfach zur Bildung eines interlobulären oder subpleuralen Emphysems, ja zur Bildung von Hautemphysem gekommen, welches sich über den ganzen Körper erstrecken kann. Die Haut fühlt sich dabei eigenartig teigig an und knistert deutlich beim Eindruck. Auch Bildung von Pneumothorax ist beschrieben worden. Als seltene Komplikation der Respirationsorgane ist das Auftreten von Hämoptoe zu verzeichnen. Sie ist meist nur bedingt durch den bestehenden großen Druck der Lunge während des Anfalles.

Durch die erwähnten Komplikationen seitens der Respirationsorgane, besonders durch die kapilläre Bronchitis und die Pneumonie, werden alljährlich eine große Anzahl der an Keuchhusten erkrankten Kinder hingerafft, besonders wenn man die als Nachkrankheit sich so häufig an den Keuchhusten anschließende Lungentuberkulose hinzurechnet. Nicht so selten entsteht auch eine rapid verlaufende Miliartuberkulose.

Von seiten des Nervensystems sind als häufigste Komplikationen anzusehen die vielfachen eklamptischen Anfälle und epileptiformen Konvulsionen, welche seit längerer Zeit die Aufmerksamkeit der Ärzte in besonders hohem Grade auf sich gezogen haben. In einem großen Teile der Fälle sind sie bedingt durch eine bestehende Meningitis tuberculosa, in anderen Fällen besteht Hyperämie und ein Ödem des Gehirns, wie anatomische Untersuchungen gelehrt haben.

Neurath, welcher eine Monographie über diese Komplikation geschrieben hat, fand bei seinen histologischen Studien eine ausgesprochene meningeale Infiltration von meist einkernigen Leukocyten, Hyperämie und kleine Meningealblutungen. Auch die spasmophile Diathese, jener Zustand, welcher durch mechanische und galvanische Übererregbarkeit der peripheren Nerven gekennzeichnet ist, wird für das Entstehen der Krämpfe ins Feld geführt (Feer, Finkelnburg). Früher gab man dagegen Brom und Chloral, in der neueren Zeit ist auch die Lumbalpunktion mit großem Erfolg angewendet worden (Ibrahim).

Auch Hirnblutungen mit Hemiplegien sind mehrfach beschrieben worden. Hemianopsie und Aphasie werden mehrfach in der Literatur erwähnt. Auch schwere psychische Zustände können nach Keuchhusten auftreten, z. B. vollständige Verblödung (Troitzky), Seelenblindheit (Silex u. a.). Blutungen in dem Zentralkanal führen zu dem typischen Bilde der aufsteigenden Landryschen Paralyse (Möbius); isolierte Kehlkopflähmungen, Fälle von multipler Neuritis (Mackey) sind vereinzelt beschrieben. Domarus berichtete über Encephalitis nach Keuchhusten mit rechtsseitiger Hemiplegie und Verlust der Sprache.

Von seiten des Herzens kommt es nicht selten zu einer Arythmia cordis. Mikroskopisch fand man dabei fettige Degenerationen des Herzmuskels. Pericarditis ist besonders bei gleichzeitiger Pleuritis und Pleuro-Pneumonie beobachtet worden.

Wie bereits erwähnt, ist die Nephritis bei Keuchhusten selten, doch sicher beobachtet (Mettenheimer).

Von Ohrveränderungen kommt häufig die Otitis media vor, in seltenen Fällen infolge von Blutungen in das innere Ohr Taubheit.

Auf der Haut bilden sich häufig sehr zahlreiche große Hautblutungen inkl. Blutungen in die Schleimhäute.

Blutungen in die Skleren gehören zu den häufig vorkommenden Ereignissen. Uhthoff berichtete über eine alte Orbitalhämorrhagie mit starkem Exophthalmus nach Keuchhusten.

Pathologische Anatomie. Eine große Reihe von Autoren suchten für ihre Theorie der Pathogenese des Keuchhustens Unterstützung durch den pathologisch-anatomischen Befund, leider muß jeder kritische Beurteiler zugeben, daß die pathologische Anatomie des unkomplizierten Keuchhustens recht spärliche Auslese bietet. Es besteht meist nur eine uncharakteristische Bronchitis mit besonderer Reizbarkeit der entzündeten Schleimhaut. Die Meinung Jahns, Autenrieths u. a., daß eine Entzündung des Nervus vagus die Ursache des Keuchhustens sei, konnten Albers u. a. nach eigenen Untersuchungen nicht bestätigen. Auch die Annahme einer indirekten Schädigung des Nervus vagus durch vergrößerte Bronchiallymphdrüsen besteht lange nicht für alle Fälle zu Recht (von neueren Untersuchern seien nur Arnheim, Jochmann und Moltrecht erwähnt).

Die Befunde in der Medulla oblongata (entzündliche Reizung) von Copland und Pidduck wurden von anderen nicht bestätigt. Die in einer besonderen Monographie von Neurath mitgeteilten Veränderungen an den Gehirnhäuten sind als Komplikationen aufzufassen.

Auch die katarrhalischen Veränderungen der Kehlkopfschleimhaut sind uncharakteristisch und inkonstant.

Die Lungenveränderungen, welche bei der Sektion von Keuchhustenkindern gefunden werden, sind als Komplikationen aufzufassen. Emphysem fehlt an den Randpartien der Lunge nie. Einen besonders bemerkenswerten Fall von Bronchiektasenbildung beim Keuchhusten beschrieb Jochmann und Moltrecht: es fand sich eine eigenartige Fibrinbildung innerhalb der Bronchioluswand, welche zusammen mit peribronchitischen Infiltrationsbezirken eine eigentümlich wallartige Umrahmung der Bronchien darstellten.

Bronchopneumonische Herde sind der häufigste pathologische Befund bei Keuchhustenleiden; sie gleichen durchaus denen bei Influenza.

Die beobachtete Dilatation des rechten Herzens ist durch die Lungenveränderungen bedingt, häufig findet sich fettige Degeneration des Myokards, welche Henoch aus der anhaltenden venösen Stauung und den Widerständen im Lungenparenchym zu erklären versuchte, welche das Herz zu überwinden hat.

Häufig findet sich bei Sektion von Keuchhustenkindern Tuberkulose der Lunge und Bronchialdrüsen. Regelmäßig sind zahlreiche Ekchymosen und Petechien der Haut und der Konjunktiven vorhanden, nicht selten eine weißlichgraue Erosion oder tiefere Ulzeration des Zungenbändchens, welche durch Reibung des Bändchens während des Anfalles zustande kommt.

Diagnose. Wenn der Keuchhusten ausgebildet ist, ist die Diagnose leicht. In dem Stadium catarrhale, in dem abklingenden Stadium dagegen ist sie nur zu Zeiten von Epidemien mit einer gewissen Wahrscheinlichkeit möglich. Ist eine gut beobachtete Anamnese vorhanden, so gelingt es häufig, schon aus der Schilderung, die Krankheit zu diagnostizieren. Differential-diagnostisch kommen vor allem Hustenanfälle bei Hysterischen in Betracht, welche den Keuchhusten täuschend nachahmen. Als charakteristisch für das hysterische Husten wird die auffallend lange Dauer der Krankheit, das Fehlen des Erbrechens nach dem Anfall, das Fehlen eines katarrhalischen Stadiums angegeben. Zur Nachtzeit pausieren die hysterischen Hustenanfälle für gewöhnlich. Die Expektoration ist sehr gering, vielfach sind typische hysterische Stigmata vorhanden, wodurch die Diagnose ermöglicht wird.

Bei sorgfältiger Beobachtung eines Keuchhusten-Anfalles wird zu Zeiten der Epidemie die Diagnose für den Erfahrenen stets eine leichte sein, und auch in epidemiefreier Zeit dürfte bei Berücksichtigung der geschilderten Symptome das Richtige leicht getroffen werden.

Gewissermaßen als Stigmata des Keuchhustens kann man bezeichnen die häufig vorhandenen Petechien und Ekchymosen über den ganzen Körper, besonders am Gesicht, am Hals und in den Konjunktiven, in einzelnen Fällen sind es ja direkt Hämatome, besonders in der Konjunktiva und in den oberen Augenlidern. Häufig besteht ein leichtes Gesichtsödem und eine dunkelblaue Verfärbung der oberen Augenlider, ein Geschwür am Zungenbändchen, bedingt durch Riß des Bändchens; nicht selten gelingt es auch, durch Druck auf den Larynx, fast regelmäßig durch mechanische Reizung des weichen oder harten Gaumens einen typischen Keuchhustenanfall auszulösen.

Wichtig ist die Unterscheidung der Keuchhustenanfälle von den meist abendlichen oder nächtlichen Hustenparoxysmen bei Tuberkulose der Bronchialdrüsen. Auch hierbei handelt es sich um „Reizhusten", der vielfach nur als Hüsteln bezeichnet wird. Beobachtung und der klinische Verlauf wird meist die sichere Entscheidung ermöglichen. Doch muß man nach den obigen Ausführungen mit der Komplikation beider Krankheiten rechnen.

Prognose. Der Keuchhusten führt in den meisten Fällen zur Genesung, sofern keine Komplikationen sich hinzugesellen. Nur selten tritt der Tod während eines Anfalles durch Herzschwäche ein, ebenso selten durch Abmagerung und Unterernährung infolge des dauernden Erbrechens. Desto häufiger ist in manchen Epidemien der Tod infolge auftretender Komplikationen. Am häufigsten verursacht ihn eine komplizierende Pneumonie, eine Kapillarbronchitis. Rosenstein beobachtete in Schweden häufig Tod durch sekundären Hydrops, ebenso Lombard bei einer Epidemie am Genfer See (1838). Recht häufig entwickelt sich im Anschluß an überstandenen Keuchhusten eine Tuberkulose der Lungen.

Prophylaxe. Da nach unserer Anschauung der Keuchhusten zu den kontagiösen Infektionskrankheiten gehört, ist eine Isolierung der Keuchhustenkranken Erfordernis, wie dies z. B. im Eppendorfer Krankenhause in Hamburg seit Jahrzehnten geschieht. Die ebenso wie bei Masern häufig beliebte Methode, wenn Kinder einer Familie Keuchhusten haben, die gesunden Kinder absichtlich der Infektionsgefahr auszusetzen, ist zu verwerfen. Man weiß nie, ob ein bis dahin als leichter Keuchhusten erscheinender Fall nicht in dem Verlaufe zum Tode führen kann. Besonders sorgfältig sind Kinder unter drei Jahren, masernkranke Kinder oder solche, welche die Masern eben überstanden haben, skrofulöse und rachitische Kinder von tuberkulösen Eltern vor der Ansteckung zu hüten. Tritt die Infektion heftig auf, so wird man ein Zusammenkommen von Keuchhusten- oder keuchhustenverdächtigen Kindern mit gesunden zu verhindern suchen. Schulen, Kinderbewahranstalten usw. werden in solchen Fällen geschlossen werden müssen, da gerade im Stadium catarrhale die Krankheit besonders ansteckend ist.

Das Keuchhustensputum soll ebenso, wie die Krankenwäsche in der üblichen Weise desinfiziert werden.

Therapie. Biermer führt von Behandlungsmethoden an:

Diätetisches und hygienisches Verfahren (gleichmäßige Temperatur und normale Zusammensetzung der einzuatmenden Luft, warme Kleidung und Fetteinreibungen des Thorax, warme Bäder, konzentrierte Diät); Lokaltherapie (Ätzen der Schleimhaut mit Höllenstein u. a.); Emetica; Expectorantia; Purgantia; Narkotica, Antispasmodica, Nervina (darunter Belladonna und Opiate); Adstringentia; Säuren; Alkalien; Tonica; andere Mittel (darunter die merkwürdige Angabe, daß auch die Impfung mit Vakzinegift öfters versucht und empfohlen worden ist); Blutentziehungen; diverse andere Mittel. Es ist damit ungefähr der ganze therapeutische Schatz erschöpft. Darunter sind so viele „Mittel" und „Specifica", deren Anwendung uns heute ganz ungeheuerlich vorkommt, z. B. der von Lachmund empfohlene innerliche Gebrauch von Vakzinekrusten, horribile dictu!

Steffen sagt bei Besprechung der Therapie des Keuchhustens mit Recht, daß es nicht viele Mittel der Materia medica gibt, welche man nicht gegen diese Krankheit angeraten und angewendet hätte; auch er führt eine große Reihe von Mitteln auf, bei denen es einem sofort klar wird, daß ein wirklich wirksames bisher noch nicht gefunden ist.

Sticker gibt eine lesenswerte, geistreiche Darstellung, auch der im Mittelalter von den Ärzten angegebenen Mittel, auf welche ich hier ausdrücklich verweise. Es geht daraus zur Genüge hervor, was der eine pries, verwarf der andere: es werden aufgezählt Resolventia (vom Salmiak bis zum Kermes minerale) und Goldschwefel; Evakuantia (vom Abführmittel bis zum Brechmittel), Mucilaginosa, Oleosa, Antispasmodica, Narkotica, Antikatarrhalia, Tonica, Antizymotica, Antiseptica, psychische Therapie (Drohungen, Schläge, Sturtz von der Treppe, Ekelmittel). Sticker zitiert das beherzenswerte Wort Heberdens: Multa quidem ubique iactantur huius pestis remedia, ut fieri solet adversus morbos, quorum nulla certa remedia inventa sunt. De talibus auxiliis vetus illud nimis verum est: ὦ φίλοι, οὐδεὶς φίλος!

Medikamentöse Therapie. Trotz der von vielen Ärzten behaupteten gegenteiligen Ansicht besitzen wir noch kein Spezifikum gegen den Keuchhusten. Die Mittel, welche dagegen angewandt worden sind, sind unzählige. Es ist meiner Ansicht nach zwecklos, auch nur einen geringen Teil aufzuzählen. Sticker hat sie in seiner vortrefflichen Darstellung des Keuchhustens in Nothnagels spezieller Pathologie und Therapie nochmals fast vollständig zusammengestellt (ältere Literatur s. bei Biermer). Nach eigener reichlicher Erfahrung kommen als wirksame Mittel in Betracht:

1. Das Chinin, welches von Binz in die Therapie des Keuchhustens eingeführt worden ist. Binz empfahl, soviele Dezigramm von Chinin. hydrochloricum zu geben, als das Kind Jahre zählt. Das Chininum sulfuricum ist schwerer löslich, als das salzsaure Chinin. Von dem Chininum tannicum, welches fast geschmacklos ist, muß man etwa die dreifache Menge des Chininum hydrochloricum geben. Auch Euchinin, welches ebenfalls den typischen Chiningeschmack nicht mehr aufweist, ist sehr brauchbar. Nach vielfacher ärztlicher Erfahrung wirkt das Chinin in gewissen Fällen sehr günstig auf den Verlauf der Krankheit ein. Die Anfälle werden geringer an Zahl und Stärke. Die von vielen gefürchtete Chininvergiftung tritt bei einiger Vorsicht und guter Beobachtung der Krankheit kaum auf.

2. Das Antipyrin, in derselben Dosierung wie das Chinin zu geben, hilft zweifellos in gewissen Fällen, anscheinend aber lange nicht so regelmäßig, wie das Chinin. Dort, wo das letztere versagt, soll man es getrost versuchen.

3. Das Bromoform in Tropfenform: soviele Tropfen dreimal täglich zu geben, als das Kind Monate alt ist. Mehr als dreimal täglich 12 Tropfen sind auch bei größeren Kindern kaum notwendig. Durch das Bromoform tritt meiner Erfahrung gemäß ein Milderwerden der Anfälle innerhalb von kurzer Zeit auf, auch das Erbrechen wird meistens geringer. Werden die Kinder danach leicht schläfrig, tut man gut, die Dosis etwas zu reduzieren. Will man der Pflegerin nicht das reine Bromoform in die Hände geben, so kann man eine entsprechende Mixtur verordnen, zusammen mit Sirup.

4. Die Belladonna, wenn sie auch, wie früher behauptet worden ist, kein Spezifikum ist, so ist zweifellos ihr Ruf als symptomatisches Mittel bei dem Keuchhusten durchaus berechtigt. Zu empfehlen ist das von Seiffert angegebene Rezept (0,05 Extractum Belladonnae auf 10,0 Aq. amygdalarum) dreimal täglich so viele Tropfen, als der Kranke Jahre zählt. Verwendet man das reine Atropin, so kann man in den ersten Tagen $\frac{1}{4}$ Milligramm verordnen und alle drei Tage um ein weiteres Milligramm steigern, bis man die Maximaldose von 0,003 erreicht hat. Zweifellos kann man in vielen Fällen den Keuchhusten dadurch abkürzen.

In schwersten Fällen wird man Opium oder besser Morphium und seine Derivate in kleinen Dosen nicht entbehren können. (Dionin 0,01—0,03 auf 100 Sirupus simplex dreimal täglich einen Teelöffel.) Auch Chloralhydrat (0,1—0,5 je nach dem Alter des Kindes) leistet gute Dienste.

Von anderen viel gepriesenen Mitteln habe ich keine Besserung der Anfälle gesehen, besonders gilt das auch für Antitussin (fluorhaltige Salbe) und Pertussin (Thymusextrakt).

Verdampfen von Menthol, Thymol (Saenger), Karbolöl u. a. scheint manchmal lindernd zu wirken; es geschieht am besten in einem Ölzerstäuber.

Das Verspritzen des von Soltmann empfohlenen Zypressenöls (in fünffacher Verdünnung) bringt manchmal Erleichterung, es ist aber teuer.

Anderweitige therapeutische Maßnahmen. Solange das Kind fiebert, ist Bettruhe unbedingt erforderlich; auch im Stadium convulsivum gehört meiner Ansicht nach das Kind ins Bett, wenigstens ins Zimmer. Daß Kinder beim Herumlaufen in freier Luft eher ihren Keuchhusten los werden, ist unbewiesen. Die Temperatur des Krankenzimmers sei etwa 16—18° C; der Feuchtigkeitsgehalt genügend, sonst ist durch geeignete Anfeuchtungsapparate oder Verdampfen von Wasser Abhilfe zu schaffen. Für genügende Lüftung ist Sorge zu tragen. Wenn es die Verhältnisse gestatten, soll sich der Kranke am Tage in einem anderen Zimmer aufhalten, als in der Nacht. Die Lüftung ist bei diesem Zweizimmersystem leicht durchzuführen. Wo es sich erreichen läßt, ist die Freiluft-Liegekur (auf sonniger Veranda) zu befürworten, die Kranken müssen warm angezogen sein, um sich gegen Erkältungen schützen zu können. Regelmäßige Hautpflege durch lauwarme Bäder tut gute Dienste (bei Kindern täglich, bei Erwachsenen wenigstens zweimal in der Woche).

Bei der Diät ist auf eine leicht verdauliche, nahrhafte Kost zu achten, welche in Form von kleinen Mahlzeiten genommen werden soll; konzentrierte, kleine Fleischmahlzeiten sind vor allem dann am Platze, wenn durch größere Speisenmengen Anfälle ausgelöst werden. Häufig tritt das auch nach dem Essen von trockenem Brot oder trockener Semmel auf; am besten sind deshalb alle den Pharynx mechanisch oder chemisch reizenden Speisen zu vermeiden.

Die Hydrotherapie in Form von Wickeln bringt im Stadium catarrhale, wie remissionis häufig Erleichterung; im Stadium convulsivum ist sie meist ohne Erfolg.

Die Anwendung von festen Flanellbauchbinden schien mir vielfach einen günstigen Einfluß bei starkem Erbrechen zu haben; sie wird von den Kranken als angenehm empfunden.

Die Massage des Thorax und des Rückens mit Einreiben von Vaselin brachte bei meinen Kranken vielfach Besserung. Die Massage wirkte wenigstens ebensogut als die mit soviel Reklame empfohlene Antitussinkur.

Wird das Erbrechen zu stark und häufig, so daß die Kranken sichtlich herunterkommen, wird man außer geeigneten diätetischen Maßnahmen — kleine Mahlzeiten, Schlucken von heißen oder eiskalten Getränken (Tee, Kaffee, Wasser) — zu Narcoticis seine Zuflucht nehmen müssen.

Der Klimawechsel nützt zweifellos; sowohl die See, wie das Gebirge, aber auch bereits gute Waldluft übt einen wohltätigen Einfluß aus. Da es sich um eine Infektionskrankheit handelt, dürfen aber die Kranken nur in isolierten Wohnungen untergebracht werden; sie, wie es früher häufig geschah, in offene Badeorte zu schicken, ist unzulässig; sonst verschleppen sie die Krankheit in unverantwortlicher Weise.

Literatur.

Baginsky, Eulenburgs Realenzyklopädie 1897, Bd. 12. — Derselbe, Lehrbuch der Kinderkrankheiten. Leipzig 1905. — Biedert, Lehrbuch der Kinderkrankheiten. — Biermer, Ältere Literatur. Virchows Handb. d. spez. Path. u. Therap. Bd. 5. 1. S. 335. — Bordet und Gengou, Der Mikrobe des Keuchhustens. Bull. acad. méd. de Belgique. Juillet 1906. — Dieselben, Ann. de l'institut Pasteur, Sept. 1906. Domarus, Encephalitis nach Keuchhusten. Arch. f. klin. Med. 1909. — Gerhardt-Seifert, Lehrbuch der Kinderkrankheiten. Tübingen 1897. — Henoch, Vorlesungen über Kinderkrankheiten. Berlin 1899. — Heubner, Lehrbuch der Kinderheilkunde. Leipzig 1903. — Hirsch, Historisch-geographische Pathologie. Bd. 3. — Jochmann und Krause, Zur Ätiologie des Keuchhustens. Zeitschr. f. Hyg. u. Infekt.-Krankh. Bd. 63. 1901. — Jochmann, Über die Ätiologie und pathologische Anatomie des Keuchhustens. Ergebn. d. allg. Path. u. Anat. d. Menschen u. d. Tiere. 9. Jahrg. 2. Abt. 1903. — Krause, P., Über die Unbrauchbarkeit des Antitussins als Heilmittel gegen den Keuchhusten. Deutsche med. Wochenschr. 1898. — Krause, P. und Jochmann, Zur Ätiologie des Keuchhustens. Zeitschr. f. Hyg. u. Infekt.-Krankh. Bd. 36. 1901. — Lenhartz, Ebstein-Schwalbes Handb. d. prakt. Med. Bd. 1. S. 223. — Sticker, Der Keuchhusten. Nothnagels spez. Path. u. Therap. Wien 1896.

Influenza.

Von

Paul Krause-Bonn.

Mit 3 Abbildungen.

Synonyma: Influenza, Catarrhus epidemicus; Tussis epidemica; Febris epidemica catarrhalis; Cephalaea epidemica; Influxus, russischer Katarrh, chinesischer Katarrh. Französisch: „la Grippe", italienisch: „Influenza di Friddo".

Unter Influenza verstehen wir eine meist epidemisch auftretende Infektionskrankheit, welche zurzeit fast überall auf der Erde in Form sporadischer Fälle endemisch vorkommt. Von Zeit zu Zeit kommt es zu großen, sich außerordentlich schnell verbreitenden Epidemien. Aus unbekannter Ursache nimmt der Krankheitserreger plötzlich eine starke Virulenz an, wodurch dann die Krankheit eine große Steigerung ihrer Ansteckungsfähigkeit erlangt. Die Influenza breitete sich mehrfach mit Schnellzugsgeschwindigkeit über die ganze Kulturwelt aus und erforderte Tausende und Abertausende von Opfern. Nach den einwandfreien bakteriologischen Untersuchungen von R. Pfeiffer ist es zweifellos, daß in der großen Epidemie von 1889/90 die Influenza durch einen spezifischen Bazillus, den Influenzabazillus hervorgerufen wurde. In den letzten Jahren wurde der Influenzabazillus sehr viel weniger häufig nachgewiesen, ja er fehlte, wie in dem bakteriologischen Teil auseinandergesetzt wird, vollständig. Es erscheint mir daher fraglich, ob die letzten Epidemien zur eigentlichen Influenza gehören. Zur Klärung der Sachlage wäre es am sichersten, daß wir nur jene Epidemien und sporadischen Fälle als Influenza bezeichnen dürfen, bei welchen Influenzabazillen gefunden werden. Fehlen sie, so muß man an einen anderen infektiösen Katarrh der Luftwege denken. Der von mehreren Seiten gemachte Vorschlag, diese Fälle als Grippe zu bezeichnen, ist der einfachste. Es kann uns dabei gleichgültig sein, daß die Franzosen und die französisch sprechenden

Ärzte unter dem Worte „la grippe" unsere mit Influenza bezeichnete Krankheit verstehen.

Ätiologie. Bei der großen Epidemie im Jahre 1889/90 und in den folgenden Jahren gelang es nach vielfachen vergeblichen Bemühungen anderer Autoren R. Pfeiffer, den Erreger der Influenza in dem von ihm beschriebenen zarten, winzig kleinen, gramnegativen Bazillus aufzufinden. Er färbt sich mit den gewöhnlichen Anilinfarben, besonders mit der Löfflerschen Methylenblaulösung, besser aber noch mit einer zehnfach mit Wasser verdünnten Karbol-Fuchsinlösung. Die Färbung im Sputum ist häufig recht schwierig und gelingt erst nach mehreren Minuten. In typischen Influenzafällen kommt er häufig in großen Schwärmen, welche strichweise angeordnet sind, vor. Bilder, wie sie Pfeiffer als die Norm im Influenzasputum beschreibt, sind in den letzten Jahren bei klinisch typischen Influenzafällen nicht gerade häufig.

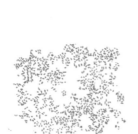

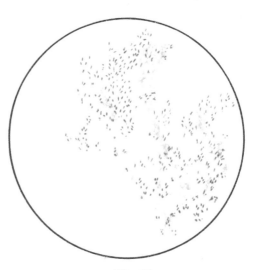

Abb. 67.
Influenzabazillen.   Reinkultur.
Färbung mit Karbolfuchsin.

Abb. 68.
Influenzabazillen.   Sputumausstrich.

Die Kulturen gelingen nur bei einer Temperatur über 30°. Notwendig dazu ist ein Agar, welcher Hämoglobin enthält. Man bestreicht eine gewöhnliche Nähragarplatte mit sterilem Taubenblut oder besser noch mit sterilem Menschenblut, oder man vermischt von vornherein den Agar so weit mit Blut, daß seine Farbe leicht rötlich erscheint. Auch Bouillon, welche Blut enthält, ist brauchbar. Bei allen diesen Nährböden muß man besondere Sorgfalt darauf verwenden, daß sie steril bleiben; am besten kontrolliert man es durch einen Aufenthalt im Brutschrank bei 37°. Sind die Kulturen in dieser Zeit ohne Keime geblieben, so sind sie zur Aussaat brauchbar. Die Kolonien sind wasserhell, sehr klein, so daß sie vom Anfänger häufig übersehen werden. Die einzelnen Kolonien bestehen aus sehr kleinen, unbeweglichen Stäbchen, welche nur für Affen pathogen sind. Mehrere Tage alte Kulturen bilden Fäden.

Um Influenzabazillen aus dem Sputum zu züchten, tut man gut, das Ausgangsmaterial besonders sorgfältig aufzufangen. Die Patienten sollen vorher mehrmals mit einer sterilen Kochsalzlösung sich den Mund spülen. Das aus den Bronchien stammende Sputum wird am besten in einer sterilen Petrischale aufgefangen und sofort verarbeitet. Man kann einzelne Sputum-Partikelchen mehrmals hintereinander in steriler Kochsalzlösung abwaschen und schließlich in 1—2 ccm steriler Bouillon verdünnen, ehe man die Aussaat vornimmt. Man bekommt auf diese Weise weniger Saprophyten und isolierte Kolonien.

Einzelne Stämme der Influenzabazillen differieren stark in bezug auf die Größe und Scheinfadenbildung. Durch Symbiose mit anderen Bakterien entstehen häufig große Kolonien, so in der Nähe von Kolonien von Streptokokken (Grasberger), Gonokokken

(Cantani), Xerosebazillen (M. Neisser), Pneumokokken und Streptokokken (Jochmann).

Influenzaähnliche Stäbchen. 1. Pfeiffer beschrieb seinerzeit unter dem Namen
Pseudo-Influenzabazillen feine Stäbchen, welche er in großer Menge aus bronchopneumonischen Herden dreier diphtheriekranker Kinder gezüchtet hatte. In Form und
Färbung waren sie von den gewöhnlichen Influenzabazillen nicht zu unterscheiden. Sie
sahen im Durchschnitt etwas größer aus. Auch die Kultur ergab mit den Influenzabazillen gleiche Verhältnisse. Sie wuchsen ausschließlich auf Blutagar. Pfeiffer trennte
sie auf Grund der Beobachtung, daß die von ihm Pseudo-Influenzabazillen genannten
Keime nach allen Dimensionen hin größer waren, als die echten Influenzabazillen und
auch eine ausgesprochene Neigung zu Scheinfadenbildung zeigten. Auf Grund neuerer
Untersuchungen (Jochmann, Pielecke, Borchardt und Lindenthal) ist die Aufstellung einer besonderen Art als Pseudo-Influenzabazillen nicht mehr angängig. Es
ist bekannt, daß viele Stämme von Influenzabazillen aus bisher unbekannten Gründen
nach einigen Generationen plötzlich größere Form annehmen und zur Scheinfadenbildung neigen.

Durch Graßbergers Versuche ist nachgewiesen, daß echte Influenzabazillen
günstig durch Kultur auf erstarrtem Pferdeblutserum zur Scheinfadenbildung gebracht
werden können. Kolle sah auch durch Wachstum in unzureichenden Nährbedingungen
Fäden auftreten.

2. Der von Müller mehrfach beschriebene Bazillus des Trachoms gehört nach
kompetenter Ansicht zu den Influenzabazillen; ebenso der von Gundel als katarrhalischer
Bazillus beschriebene.

3. Der von mir mit Jochmann zusammen in 18 Fällen beim Keuchhusten in
enormen Mengen gefundene Bazillus ist morphologisch und biologisch von dem Influenzabazillus nicht zu unterscheiden. Ob er trotzdem verschiedene pathogene Bedeutung hat,
ist bei der Unmöglichkeit, Tierversuche vorzunehmen, nicht sicher.

4. Die Xerosebazillen sind wohl morphologisch dem Influenzabazillus gleich,
unterscheiden sich aber biologisch dadurch von ihm, daß sie auch auf hämoglobinfreien
Nährböden wachsen.

Der Influenzabazillus kommt vor allem auf den erkrankten Schleimhäuten der
Luftwege vor. In der Leiche sind ferner Influenzabazillen nachgewiesen worden, im
Gehirn bei Encephalitis (Pfuhl und Nauwerk), bei Endocarditis (Hanstein
und Jehle), bei Gelenkerkrankungen. Soweit mir die Literatur bekannt ist, ist es
zurzeit noch niemals gelungen, im zirkulierenden Blute lebendige Influenzabazillen nachzuweisen.

Vorkommen der Influenzabazillen bei anderen Erkran-
kungen. Jehle fand auf dem Sektionstisch bei Scharlach, Keuchhusten, Diphtheritis, Varizellen und Masern recht vielfach Influenzabazillen, doch handelt
es sich dabei nur um agonale oder postmortale Einschleppung in das Blut.
In den allermeisten Fällen fehlen die Influenzabazillen im Blute von Leichen,
welche an den oben genannten Krankheiten gestorben sind.

Bei Diphtherieleichen wurde aus den bronchopneumonischen Herden,
aus Bronchitiden, auf den Tonsillen von zuverlässigen Beobachtern (Paltauf,
Jehle, Jochmann, Leiner u. a.) vielfach Influenzabazillen gefunden, ohne
daß das Krankheitsbild in irgend einer Weise verändert wurde. Man mußte
demnach annehmen, daß die Influenzabazillen hierbei die Rolle der Saprophyten
spielen. Bei Masern, bei Scharlach liegen die Verhältnisse ganz ähnlich.

Im Gegensatz zu der ursprünglichen Ansicht von Pfeiffer, welcher
betonte, daß nur bei Influenzakranken und Influenzarekonvaleszenten Influenzabazillen gefunden wurden, muß demnach hervorgehoben werden, daß der Influenzabazillus nicht absolut spezifisch ist. Er kommt, wie oben aufgezählt,
bei vielen Infektionskrankheiten, teils als reiner Saprophyt vor, teils als Erreger
von katarrhalischen Erkrankungen des Respirationstraktus, wie sie in ähnlicher
Weise auch von Pneumokokken und Streptokokken hervorgerufen werden.
Auch ist man in solchen Fällen nicht berechtigt, ohne weiteres von einer Komplikation mit Influenza im klinischen Sinne zu sprechen, da dafür die klinischen
Symptome fehlen. Bei Keuchhusten kommen solche Influenza-ähnliche
Stäbchen in so reichlicher Menge vor, daß man nach unserer Meinung berechtigt
ist, sie als auslösendes Moment für die Keuchhustenfälle anzusehen.

Bei chronischen Lungenerkrankungen von Erwachsenen finden sich
sehr häufig Influenzabazillen, z. B. bei Lungentuberkulose, wie bereits
R. Pfeiffer in seiner ersten Arbeit angegeben hat, eine Angabe, welche vielfach Bestätigung gefunden hat (Ortner, Kerschensteiner, Kretz u. a.),
bei Bronchiektasen (Jochmann, Kerschensteiner), bei chronischer
Bronchitis (Ortner). Man wird solche Befunde nur dann im klinischen
Sinne als Influenzakomplikationen deuten können, wenn dadurch tatsächlich
eine Verschlimmerung der ursprünglichen Erkrankung hervorgerufen ist.

Klinische Bedeutung des Influenzabazillus. Die Bedeutung
des Influenzabazillus für die epidemische Influenza ist nach den klassischen
Untersuchungen von Pfeiffer, welche von vielen bestätigt wurden, nicht zu
bezweifeln. Durch die Erfahrung der letzten Jahre ist es aber einwandfrei
nachgewiesen, daß er nicht absolut spezifisch für die epidemische Influenza ist,
etwa wie der Tuberkelbazillus für die Tuberkulose. Er ist häufig ein echter
Saprophyt und kommt in den Tonsillen von Gesunden und Kranken, in den
Kavernen der Phthisiker, bei chronischer Bronchitis, bei Bronchiektasie, bei
Bronchopneumonie, vor allem im Kindesalter im Anschluß an Masern,
Keuchhusten, Diphtherie vor. Ich schließe mich den Anschauungen von Jochmann durchaus an, daß man nicht berechtigt ist, nach unseren heutigen Erfahrungen in solchen Fällen ohne weiteres von einer Komplikation mit Influenza
zu reden. Diese Diagnose darf man nur dann stellen, wenn tatsächlich auch
die klinischen Symptome der Influenza vorhanden sind.

Im auffallenden Gegensatz dazu steht die einwandfrei von kompetenten
Untersuchern nachgewiesene Tatsache, daß bei der epidemischen Form der
Influenza in den letzten Jahren Influenzabazillen nur in einem kleinen Teile
der Fälle nachgewiesen worden sind. Ruhemann hatte im Jahre 1905 unter
73 klinisch als Influenza zu deutenden Fällen 36 mal positive Bazillenbefunde.
Trotzdem steht er auf dem Standpunkte, daß man nur dann von Influenza
sprechen kann, wenn man Influenzabazillen in dem Sputum findet. Auch in
anderen Ländern ist in den letzten Jahren der Influenzabazillus bei sporadischer
klinischer Influenza seltener gefunden worden als früher. So berichtet Sac-
quepée von einer Influenzaepidemie, bei der erst 1 Monat nach Beginn der
Masernerkrankung Influenzabazillen im Sputum zu finden waren. Vorher
hatte er Streptokokken und gramnegative Sporen bildende Bazillen gefunden.
Er stellt sich auf den radikalen Standpunkt, daß der Influenzabazillus für die
Influenza überhaupt keine ätiologische Bedeutung habe. Auch Par (New- York)
berichtet über Beobachtung von dem Seltenerwerden von Influenzabazillen
bei endemischer Influenza.

In seltenen Fällen findet man bei Appendicitis Influenzabazillen auf den
Tonsillen oder im Sputum (Schulte, Meunier). Da es Adrian gelang, im heraus-
geschnittenen Appendix Influenzabazillen nachzuweisen, ist es nicht unwahrscheinlich,
daß in solchen Fällen die Appendicitis durch die Influenzabazillen verursacht wird.

Vorkommen der Influenza bei Tieren. Seit vielen Dezennien ist bekannt,
daß zu Zeiten des Auftretens der menschlichen Influenza infektiöse, charakteristische Erkrankungen bei Pferden zur Beobachtung kommen. Nach neueren Untersuchungen der
Bakteriologen ist diese Tierkrankheit mit der menschlichen durch Influenzabazillen bedingten Seuche nicht identisch. Die menschlichen Influenzabazillen sind für Pferde nicht
pathogen. Ebenso ist die als Influenza bezeichnete epidemische, katarrhalische Erkrankung
bei Hunden, Katzen, Vögeln nicht identisch mit der menschlichen Influenza. Ihr Vorkommen zu Zeiten von Epidemien ist demnach als zufällig anzusehen.

Ob die Influenza bereits den griechischen und römischen Ärzten bekannt war, ist
zweifelhaft. Hirsch glaubt, daß aus Mitteilungen, die aus alten Chroniken vorhanden
sind, im Jahre 1173 die erste sichere Influenza-Epidemie beobachtet worden ist. Nach
Haeser, Biermer, Ruhemann kann aber erst von einer Epidemie im Jahre 1337 die
Rede sein.

Epidemiologie der epidemischen Influenza. Als charakteristisches Merkmal der epidemisch auftretenden Influenza ist die außerordentliche Schnelligkeit, mit der sie sich nach Jahren mit großen Ruhepausen dazwischen als Epidemie verbreitete, an erster Stelle zu erwähnen. Vielfach konnte man bei der letzten großen Epidemie vor allem an Hand der genauen zur Verfügung stehenden Statistik den Ausgang der Seuche von einem bestimmten Land aus nachweisen. Charakteristisch ist dabei, daß die Erkrankung tausend und abertausend Menschen innerhalb kurzer Zeit betrifft, ebenso charakteristisch, daß die Seuche innerhalb von Wochen wieder erlischt oder jedenfalls wieder an Heftigkeit nachläßt. Die Zahl der Erkrankten ist vielfach direkt erschreckend groß, so daß innerhalb von mittelgroßen Städten die Hälfte und mehr Einwohner daran erkrankte. Die Zahl der an Influenza Gestorbenen ist dagegen verhältnismäßig klein. Alle Alters- und Berufsklassen sind für Influenza gleich empfänglich. Soweit die genauen epidemiologischen Beobachtungen einen Schluß zulassen, scheint das Auftreten der Influenza vollständig unabhängig von atmosphärischen und tellurischen Einflüssen.

Über die früher beobachteten Epidemien gibt ein Auszug der Tabellen von Hirsch Auskunft.

Jahr	Zeit des Vorherrschens	Vorkommen:
1800—1	Oktober	Deutschland: Lüneburg. Frankreich: Lyon.
	November	Deutschland: Altenburg, Paderborn, Donaueschingen, Sigmaringen.
	Dezember	Deutschland: Stuttgart.
	Januar	Deutschland: Görlitz.
1801		Brasilien: Rio de Janeiro.
1802—3	Winter	Frankreich in größerer Verbreitung.
	Januar	Deutschland: Stolberg a. Rh. Italien: Mailand. England: London u. a. O.
	Februar	Deutschland: Frankfurt a. M., Cöln, Mainz. Britannien in größter Verbreitung. Italien: Genua.
	März	Großbritannien in größter Verbreitung. Italien: Genua.
	April	Deutschland: Paderborn. Britannien.
1805—6	Winter	Westindien allgemein; auf St. Barthelemy im November. Spanien: Catalonien.
	September	Rußland: Wilna.
	November	Deutschland: Erlangen. Frankreich: Paris, Narbonne.
	Januar	Frankreich: Versailles. Italien: Lucca und ganz Oberitalien.
1807		Allgemeine Verbreitung in Nordamerika.
	Februar	Massachusets.
	Frühling	Neu-England-Staaten.
	Oktober	Westlich-Staaten.
1807—8	November	Schottland: Edinburgh.
	Dezember	England: London, Nottingham.
	Januar	England: Newcastle.
1810	Mai	Deutschland: Bayreuth.
1811		Brasilien in allgemeiner Verbreitung.
1815	Herbst u. Winter	U. S. v. Nordamerika, allgemeine Verbreitung in den nördlichen und östlichen Staaten.
	September	Boston.
	Oktober	New York.
	Winter	Pennsylvanien.
1816		Brasilien in weiter Verbreitung.
1823	Sommer	Westindien, auf St. Thomas im August. Weite Verbreitung auf der westlichen Hemisphäre.
	Januar	U. S. v. Nordamerika: allgemein in den südlichen Staaten, Georgia, Alabama.
	Februar	U. S. v. Nordamerika: allgemein in den atlantischen Küstenstaaten.
	Mai	Mexiko in allgemeiner Verbreitung.
	September	Peru in weiter Verbreitung.

Jahr	Zeit des Vorherrschens	Vorkommen:
1827	Frühling	Nordamerika aufs neue, allgemeine Verbreitung in den U. S. und Mexiko. Sibirien und östliches Rußland allgemein verbreitet.
	Januar	Sibirien: Tobolsk, Tomsk.
	Februar	Rußland: Perm.
1830—32		Allgemeine Verbreitung über die östliche und westliche Hemisphäre.
1830	Januar	China.
	September	Manilla.
	November	Rußland: Moskau.
1831	Januar	Rußland: Petersburg. Indischer Archipel: Borneo, Sumatra.
	Februar	Rußland: Curland, Dorpat.
	März	Polen: Warschau. Indischer Archipel. Java.
	April	Deutschland: Ostpreußen, Schlesien.
	Mai	Deutschland: Danzig, Brandenburg, Magdeburg, Königreich Sachsen, Rheingegend zum Teil, Hamburg, Bamberg, Böhmen, Wien, Württemberg zum Teil. Finnland. Dänemark.
	Juni	Deutschland: Rheingegend, Cöln, Hanau, Mainz, Ansbach, Heidelberg, Württemberg zum Teil. Frankreich: Paris u. a. O. Schweden zum Teil. Schottland: Douglas, Glasgow. England: Insel Man. Hinterindien: Singapore. Indischer Archipel.
	Juli	Deutschland: Aachen, Württemberg. Schweiz: Genf. Frankreich: Toulouse. England: London u. a. O. Schweden zum Teil. Hinterindien: Penang.
	November	Italien: Rom. U. S. v. Nordamerika: New Jersey.
	Dezember	Italien: Neapel, Sizilien.
1832	Januar	Spanien: Gibraltar. Nordamerika: Philadelphia.
	Februar	Nordamerika: Georgia.
	April	Vorderindien: Indore, Mirut u. a. O.
	Dezember	Vorderindien: Bangalore.
1833		Allgemeine Verbreitung über Vorderasien, Nordafrika und Europa.
	Januar	Rußland: Moskau, Perm, Kasan, Petersburg, Riga.
	Februar	Rußland: Odessa. Galizien: Brody. Deutschland: Memel.
	März	Ägypten. Syrien. Polen: Warschau. Deutschland: Provinz Preußen, Posen, Oppeln, Breslau, Provinz Brandenburg und Berlin, Lüneburg, Böhmen. Dänemark: Helsingör.
	April	Deutschland: Greifswald, Liegnitz, Provinz Sachsen, Hamburg, Königreich Sachsen, Jena, Fulda, Homburg, Böhmen, Niederösterreich und Wien, Oberösterreich und Linz. Ungarn: Pest. Dänemark: Kopenhagen, Fünen, Jütland, Alborg. Frankreich: Paris, Bordeaux u. a. O. Britannien: London, Birmingham, Edinburgh, Armagh.
	Mai	Deutschland: Schleswig-Holstein, Bremen, Marburg, Rheinprovinz, Heidelberg, Württemberg a. v. O., München, Weißenberg, Würzburg, Kirchenlamitz, Tirol, Steiermark, Laibach, Dalmatien. Italien: Lombardei.
	Juni	Deutschland: Dithmarschen, Osnabrück, Württemberg a. v. O. Italien: Ankona.
	Juli	Deutschland: Sigmaringen. Italien: Novara.
	September	Schweiz: Aarau, Zürich, Bern. Frankreich: Dpt. de la Moselle.
	November	Italien: Neapel.
1834	Januar	Deutschland: Salzburg. Cayenne.
	Februar	Vorderindien: Kalkutta.
	Dezember	Brasilien: Rio de Janeiro.
1835	Winter	Deutschland: Provinz Brandenburg.
	März	Deutschland: Kreuzwertheim, Bayern.
1836	Mai	England: London.
	Dezember	Dänemark: Seeland, Viborg.
1836—37		Bedeutende Verbreitung auf der östlichen Hemisphäre.
	Oktober	Australien: Sidney.
	November	Südliches Afrika: Kapstadt.

Jahr	Zeit des Vorherrschens	Vorkommen:
1836—37	Dezember	Rußland: Petersburg. Schweden. Dänemark: Helsingör, Kopenhagen u. a. Deutschland: Greifswald, Provinz Brandenburg, Berlin. England a. v. O.
	Januar	Ägypten-Syrien. Dänemark: Bornholm, Viborg u. a. Deutschland: Provinz Preußen, Schleswig-Holstein, Hamburg, Breslau, Peitz, Königreich Sachsen, Fulda, Hessen, Rheinprovinz, Württemberg a. v. O. England: London, Birmingham, North-Sields. Irland. Frankreich: Straßburg, Rennes, Nancy, Bordeaux u. v. a.
	Februar	Deutschland: Königreich Sachsen, Jena, Emden, Rheinprovinz, Württemberg, Stuttgart, Kreuzwertheim, Bayern, Niederösterreich. Schweiz: Solothurn u. a. Belgien: Antwerpen. Frankreich: Dpt. de la Moselle, Lyon, Dijon, Narbonne, Toulouse, Dpt. Tarn et Garonne, Montpellier. Oberitalien: Turin, Brescia u. a. Portugal: Lissabon.
	März	Deutschland: Württemberg a. m. O., Sigmaringen, Salzburg. Schweiz: Uster, Höngg, Bern u. a.
1837	Juli	Färöer.
		Mexiko.
1838	Februar	Isle de Bourbon.
1839		Abessinien (Tigré).
1841	Januar	Deutschland: Provinz Preußen, Halle, Königreich Sachsen Lüneburg.
	Februar	Deutschland: Peitz, Fulda, Jena.
	März	Deutschland: Provinz Westfalen, Wien. Ungarn: Pest.
	April	Deutschland: Rheinprovinz. Irland: Dublin.
1842	Januar	Belgien.
1843	März	England: London, York u. a. O.
	Frühling	Frankreich: Paris. Ägypten in allgemeiner Verbreitung. Chili.
	März	Deutschland: Berlin, Westfalen. England: London.
	April	Frankreich: Paris.
	Mai	Nordsibirien.
	Sommer	In Nordamerika in allgemeinster Verbreitung.
	Juni	U. S. v. Nordamerika: Neu-England-Staaten, New York, Westliche Staaten.
	Juli	ibidem: Pennsylvanien, mittlere und südliche Staaten.
	August	ibidem: Süd-Carolina.
1844	Januar	Deutschland: Rheinprovinz, Westfalen. England: Cheshire.
	Februar	Frankreich: Dpt. Allier.
	November	Rußland: Petersburg. Ceyenne in weiter Verbreitung.
1845	Januar	Deutschland: Regensburg, Minden. Schweiz: Zürich, Bern.
1846—47	Februar	Schweiz: Bern. Frankreich: Toulouse. Rußland: Jaroslaw.
1847	März	Rußland: Petersburg.
	August	Konstantinopel.
	Winter	In allgemeinster Verbreitung.
	Oktober	Deutschland: Böhmen.
	November	Deutschland: Böhmen, Schleswig-Holstein, Württemberg. Dänemark. Holland. Frankreich: Paris, Marseille u. a. Großbritannien: London, York, Edinburgh.
	Dezember	Deutschland: Erlangen. Holland. Schweiz: Genf. Frankreich: Puy-de-Dôme. Oberitalien: Genua, Nizza, Allessandria u. a. Spanien: Barcelona, Madrid. Griechenland. Ägypten. Algier. Schottland nördlich.
	Januar	Unteritalien: Neapel.
	Oktober ff.	Verbreitung auf Westindien.
	Oktober	St. Vincent.
	November	St. Croix.
1850	Winter	In allgemeiner Verbreitung auf der östlichen Hemisphäre.

Die **letzte große Pandemie** trat im Jahre 1889/90 auf, welche deshalb ein besonderes Interesse beansprucht und näher beschrieben werden soll.

Verlauf der großen Influenza-Epidemie 1889/90. Soweit Nachrichten vorhanden sind, wurde sie im Juni 1898 zuerst in Turkestan beobachtet, im Oktober im westlichen Rußland, Mitte Oktober in Südrußland, bereits Ende Oktober trat sie massenhaft auf in Petersburg, in Kronstadt, in dem großen Militärlager Gatschina. Anfang November kam Nachricht von ihrem Vorkommen aus dem Kaukasus, aus Riga, aus dem Wolgagebiet, aus Moskau. Mitte November war sie in Finnland, in Berlin, in Potsdam, in Breslau, in Kassel, in Halle und bereits auch in Paris. Ende November wütete sie außerordentlich heftig im Kaukasus, in Hamburg, in Kiel, in Bremen, Köln, Stuttgart, Hannover, Kopenhagen, Stockholm, Wien, Krakau und im übrigen Galizien, ferner in vereinzelten Orten der Schweiz. Anfang Dezember war sie besonders stark in Königsberg, im übrigen Ostpreußen, in Altona, an der Ostseeküste, in Thüringen, in Bayern, in Westfalen, dem ganzen Rheinlande, dem ganzen Moseltale, dem Lahntale, sie trat zu gleicher Zeit in Böhmen, in der Schweiz und in Frankreich auf, in Mitte Dezember war ungefähr ganz Deutschland befallen, das nördliche wie das südliche Frankreich, Ungarn, Dalmatien, Tirol, das Donautal, ferner England, besonders London, Belgien (Brüssel, Antwerpen), Italien (Venedig, Verona), Schweiz, Spanien (Madrid, Barcelona), Portugal, Lissabon, Nordamerika (New-York, Boston). Ende Dezember herrschte sie von Transkaspien an eigentlich so ziemlich in ganz Europa, Norwegen, Deutschland, Frankreich, Österreich, inkl. der Alpenländer, Süd-Ungarn, England, Holland, Italien bis hinunter nach Sizilien, Schweiz bis hinauf in die Berge, St. Moritz, St. Bernhard, von Spanien bis zum südlichsten Punkte Rumäniens, Bulgarien, Griechenland, Konstantinopel, die Jonischen Inseln einbegriffen. In Nordamerika erlangte sie eine große, heftige Ausbreitung. Sie herrschte in Philadelphia, in Chicago, in Kanada bis Tausende von Meilen westlich. Anfang Januar ließ sie in Deutschland an Heftigkeit nach. In Frankreich trat sie noch an einigen Orten besonders stark auf, ebenso in England und Österreich, neu ergriffen wurde Westindien, Sizilien, die nordafrikanischen Küstenländer, Ägypten, Kairo, Alexandrien, Tunis, Algier, Tripolis, Marokko, Südafrika (Kapstadt) und Persien. Mitte Januar kamen gehäufigte Fälle im Innern von Norwegen vor, in abgelegenen Gegenden von England. Es erkrankten um diese Zeit die Bewohner des Rigi, die Einwohner des Nordseebades von Scheveningen, es trat die Seuche auf der einsamen Insel Madeira und auf Honolulu auf. Ende Januar wurde ihr Vorkommen berichtet in Mexiko, in Guatemala, in China und in Japan. Anfang Februar kam sie auch in Süd-Amerika, in Argentinien, Bolivien, Brasilien, Rio de Janeiro, Santos vor; ferner in Ceylon. Mitte Februar wurden Fälle auf einsam liegenden Inseln in England gemeldet. Sie trat in Grönland, in Havanna und in Zentralafrika, Sierra Leone auf. Anfang März traten Fälle auf den Sunda-Inseln, in Chile, in Peru, Ende März in Australien, in Afrika, in Kamerun und in Südwestafrika auf. Anfang April waren Paris, die Azoren, Arabien, Indien und vereinzelte Gegenden von China befallen. Mitte April war sie in Ekuador und in Australien, Anfang Mai in Hinterindien, Ende Mai in Südafrika, im Juni in Westindien, im Juli in ganz China, in Südafrika besonders im Flußtal des Zambesi und auf der Insel Madagaskar und zu gleicher Zeit in Island. Im August trat die zweite Epidemie in Japan auf und zu gleicher Zeit eine heftige Epidemie in Zentralafrika. In beiden Ländern hielt sie auch im September an, im Oktober wurde ihr Vorkommen besonders im nördlichen China berichtet, im November befiel sie Tausende von Menschen in Abessinien, im Dezember wurde ihr Vorkommen in mehreren tausend Meter Höhe in den Gebirgen im nördlichen Indien (Kaschmir) gemeldet.

Wenn man nur diejenigen Fälle als Influenza gelten läßt, bei denen Influenzabazillen zu beobachten sind, so wird man ohne weiteres eine große Anzahl von lokalen Epidemien der letzten Jahre nicht zu der Influenza rechnen können.

Über die **Todesfälle an Influenza** in Preußen in den Jahren 1904—1907 gibt folgende Tabelle Auskunft:

Todesfälle an Influenza in Preußen.

1904	3796	1906	2516
1905	6380	1907	5512,

davon über 70 Jahre 2004, 60—70 Jahre 4109, 30—60 Jahre 1190, von 15—30 Jahre 206.

Symptomatologie. Das klinische Bild der epidemischen Influenza, wie es in der letzten großen Epidemie 1889/90 sehr eingehend von vielen Seiten studiert worden ist, zeichnet sich vor allem durch die außerordentliche Mannigfaltigkeit der Symptome aus. Eine alles erschöpfende Einteilung ist deshalb außerordentlich schwer. Vom praktischen Gesichtspunkt aus kann man folgende Hauptformen der epidemischen Influenza unterscheiden.

1. die Influenza des Respirationstraktus, welche mit Rhinitis, Laryngitis, Angina, Tracheobronchitis einhergeht;

2. die Influenza des Magendarmkanals, bei welcher sich belegte Zunge, Appetitlosigkeit, Erbrechen und starke Diarrhöen finden. Sie ist sehr viel seltener, als die zuerst genannte Form;

3. das reine Influenzafieber, ohne katarrhalische Erscheinungen, welches mit starkem Kopfweh, Appetitmangel und anderen Allgemeinsymptomen einhergeht;

4. die Influenza des Zentralnervensystems, bei welcher die nervösen Erscheinungen das Krankheitsbild beherrschen. Vor allem klagen die Kranken über Schmerzen im Kopfe, in den Gliedern, Gelenken, über Neuralgien und starke Schlaflosigkeit, vielfach treten auch schwere Psychosen auf.

Allgemeiner Verlauf der Influenzaerkrankung. Die Influenza beginnt fast regelmäßig ganz plötzlich, vielfach mit starkem Schüttelfrost, bei dem die Temperatur ansteigt. Selten sind Prodromalerscheinungen beobachtet worden. Zweifellos gibt es eine ganze Anzahl von Fällen, bei denen die Influenza außerordentlich leicht verläuft und sich von einem gewöhnlichen Schnupfen nicht unterscheidet.

Atypischer Beginn. Darunter sind zu rechnen:

1. Fälle, welche mit einer plötzlich auftretenden Psychose beginnen. Sie kann unter dem Bilde von maniakalischen Aufregungen oder von stuporösen Zuständen bei völlig fieberlosem Verlauf einsetzen und zu Fehldiagnosen Anlaß geben.

2. Beginn mit plötzlichen Ohnmachtsanfällen, welchen stundenlange Bewußtlosigkeit folgen kann. Auch dabei ist das Fehlen von Fieber mehrfach beobachtet.

3. Beginn mit schwersten gastro-intestinalen Erscheinungen, welche sich in hochgradigem Meteorismus und Durchfällen anzeigen, so daß an eine akute Peritonitis gedacht werden kann.

Alle diese erwähnten Formen zeichnen sich dadurch aus, daß die Krankheit meistens einen oder mehrere Tage dauert. Das Fieber ist meistens ein mäßiges, 38, 39, 40 ^{0} und geht nach mehreren Tagen herunter, falls keine Komplikationen einsetzen.

In den allermeisten Fällen tritt die Rekonvaleszenz recht bald ein, der Kranke kann das Bett wieder verlassen und seiner Tätigkeit nachgehen. Vielfach aber ist die Influenza dadurch ausgezeichnet, daß die Rekonvaleszenz auffallend lange auf sich warten läßt. Die Kranken fühlen sich wochen- und monatelang auffallend schlaff und müde, es besteht leicht auftretende körperliche und geistige Ermüdbarkeit, welche die Patienten nervös und schlaflos macht. Es vergehen Monate, ehe die Krankheit vollständig überwunden ist.

Rezidive. Die Influenza gehört zu denjenigen Erkrankungen, welche außerordentlich leicht und häufig rezidivieren. Solche Rückfälle können nach Abklingen des ersten Anfalles auftreten (Frührezidiv), in anderen Fällen aber können viele Wochen dazwischen liegen (Spätrezidiv).

Die neue Infektion kann erfolgen durch zurückgebliebene Influenzabazillen (z. B. von der Nase, vom Rachen her). Es ist durch bakteriologische Untersuchungen nachgewiesen worden, daß sie sich dort monatelang halten können, doch ist es zweifellos für eine ganze Anzahl von Fällen sehr wahrscheinlich, daß auch eine neue Infektion erfolgt ist.

Influenza des Respirationsapparates.

Die Influenzaerkrankung des Respirationsapparates ist die häufigste und wichtigste Form. Wie die bakteriologische Untersuchung ergeben hat, siedeln sich Influenzabazillen in erster Linie auf den Schleimhäuten der Nase, des Rachens, des Kehlkopfes, der Luftröhre und der Bronchien an; jeder dieser Abschnitte kann für sich allein erkranken, vielfach findet sich aber eine Kombination. Die Beteiligung der Nase und ihrer Nebenhöhlen ist in den einzelnen Epidemien eine verschiedene gewesen: während in den älteren Epidemien sie fast ausnahmslos beobachtet wurde, ist sie nach Mitteilung über die Epidemie 1889/90 in vielen Orten Deutschlands nicht sehr in den Vordergrund getreten. Biermer hält in seiner Darstellung das Auftreten der Koryza für fast regelmäßig, während in der Epidemie von 1889/90 die Angaben von verschiedenen Autoren recht wechselnd ausfallen, z. B. wurden in Würzburg 0,25% (Anton), in Hamburg 50% (Schulz), in Leipzig 79% (Krehl) konstatiert. Bei der mikroskopischen Untersuchung hat sich aber ergeben, daß die Schleimhaut der Nase sehr häufig intensiv gerötet und geschwollen ist, auch ohne daß dünnflüssige Sekretion, das häufigste Zeichen von der typischen Koryza, vorhanden ist. Die Nebenhöhlen sind gleichfalls vielfach betroffen worden, vor allem die Stirnhöhlen. In einer Anzahl von Fällen kommt es zu Empyemen mit häufig viele Tage vorhergehenden Neuralgien in der Supra- und Infraorbitalgegend. Nasenbluten ist nach Litten sehr häufig (deutsche Sammelforschung), nach Leichtenstern dagegen selten.

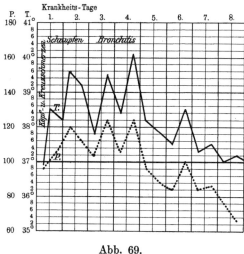

Abb. 69.
Influenza.

Kehlkopf. In einem Teil der Fälle bestehen entzündliche Veränderungen am Kehlkopf. Es ist eine Laryngitis catarrhalis, Laryngitis haemorrhagica, vereinzelt auch eine Laryngitis crouposa und Lähmung einzelner Kehlkopfmuskeln beobachtet worden.

Luftröhre. Ein Katarrh der Luftröhre ist fast regelmäßig vorhanden. Ihre Schleimhaut ist intensiv gerötet und geschwollen. Klinisch sind die Symptome der Tracheitis, Brennen und Stechen, Druck mit starkem Hustenreiz und Schmerzen beim Husten vorhanden.

Bronchien. Die Entzündung der Bronchialschleimhaut ist ebenso regelmäßig, wie die der Luftröhre. Die Bronchitis ist meistenteils ganz diffus über beiden Lungen ausgebreitet, nicht selten aber ist sie beschränkt auf einen Teil der Lunge, entsprechend der Ausbreitung und dem Fortschreiten der Infektion. Die Bronchitis ist teils eine trockene, teils eine feuchte mit allen Übergängen, daher wechselt das klinische Bild. Der Auswurf ist bald häufig, bald reichlich, bald spärlich. Außerordentlich qualvoll für den Patienten ist ein nicht selten zu beobachtender Krampfhusten, welcher von den meisten Autoren als nervös angesehen wird. Leichtenstern führte ihn auf die regelmäßig vorkommende Schwellung und Reizung an der Bifurkationsstelle der Hauptbronchien zurück. Auf eine besondere Form der Dyspnoe bei der Influenza macht Biermer aufmerksam, welche in den Vordergrund der klinischen Symptome tritt, trotzdem die Auskultation und Perkussion durchaus normale Verhältnisse gibt. Er schiebt sie auf die bei der Influenza häufigen Lungen-Kongestionen zurück.

Der Auswurf bei der Influenza-Bronchitis kann folgende Merkmale aufweisen:

1. Er ist außerordentlich reichlich, so daß innerhalb von 24 Stunden ½ Liter und mehr ausgehustet wird. Auf einer leicht trüb-serösen Schicht

schwimmen große Mengen von weißlichem oder schmutzig-grauem Schaum, in welchem eitrige Fetzen flottieren. In den untersten Partien findet sich eine dünne Schicht von flüssigen, schleimigen Massen.

2. R. Pfeiffer beschreibt ein gelbgrünes, aus dicken, münzenförmigen Ballen bestehendes Sputum als charakteristische Sonderheit der Influenza.

3. Nicht selten finden sich in dem geballten Sputum blutige Streifen, hin und wieder ist der ganze Ballen mit Blut tingiert, so daß man von einem hämorrhagischen Sputum sprechen kann. Es tritt besonders bei starkem Krampfhusten auf.

Von komplizierenden Prozessen sind zu nennen:

eine häufig sehr schnell auftretende Bronchiektasie;

eine Bronchitis fibrinosa, welche mit und ohne Penumonie einhergehen kann.

Eine hochgradige kapillare Bronchitis entwickelt sich vielfach während einer Influenza-Infektion bei Tuberkulösen, bei alten Personen oder bei schwächlichen Kindern, so daß ohne weitere Komplikationen der Tod eintreten kann.

Anatomische Veränderungen. Die Influenza-Bronchitis ist vor allem durch ihre Ausbreitung und Intensität ausgezeichnet. In hochgradigen Fällen fand man bei der Sektion die mittleren, ja die feinsten Bronchien mit schleimig-eitrigem, klumpigem Sekret verstopft. Histologisch wird von allen Untersuchern die hochgradige Hyperämie, welche häufig zu Blut-Extravasaten führt, hervorgehoben. Daneben findet sich eine kleinzellige Infiltration und nicht selten Schleimhaut-Nekrosen.

Influenza-Pneumonie. Die Influenza-Lungenentzündung wird in den meisten Epidemien als die wichtigste Komplikation angesehen, welche die Mortalität einer Epidemie in erster Linie beeinflußt. Es besteht heutzutage kein Zweifel, daß in den pneumonischen Exsudaten Influenzabazillen in der Regel vorkommen. In reinen und unkomplizierten Fällen findet sich direkt eine Reinkultur von Influenzabazillen. Bedeutende Bakteriologen, wie z. B. Wassermann, stehen auf dem Standpunkte, daß von ätiologischen Gesichtspunkten aus die Influenza-Pneumonie mit der genuinen croupösen Pneumonie nichts gemein habe, sie sei eine Form für sich. Die anatomische Form dieser Influenzabazillen-Pneumonie sei eine ausschließlich katarrhalische. Eine besonders eingehende und ausführliche Darstellung davon hat Pfeiffer gegeben.

Neben dieser echten Influenzabazillen-Pneumonie gibt es aber Pneumonien zu Zeiten von Influenza-Epidemien, welche neben den Influenzabazillen auffallend viele Pneumokokken, andere Diplokokken und Streptokokken enthalten. In den letzten Jahren haben sich diese Befunde bei kleineren lokalen Influenza-Epidemien sehr gehäuft. Daß zu einer Influenza auch eine echte croupöse Pneumonie hinzukommen kann, ist ja ohne weiteres begreiflich. Der mit großer Heftigkeit viele Jahre geführte Streit über das Wesen der Influenza-Pneumonie wird sich wohl dahin entscheiden lassen, daß bei der Influenza folgende Formen der Pneumonie auftreten können:

1. Die rein katarrhalische Pneumonie, welche durch Influenzabazillen bedingt ist. Bei der histologischen Untersuchung weist sie das Bild der bekannten katarrhalischen Broncho-Pneumonie auf. In den Infiltrationsherden fehlt das Fibrin vollständig, höchstens ist es in Spuren vorhanden.

2. Die croupöse Pneumonie, bedingt durch den Diplococcus lanceolatus mit allen anatomischen Merkmalen der fibrinösen Entzündung.

3. Mischformen, welche man als zellig-fibrinöse bezeichnen muß. Bei ihr finden sich neben den Influenzabazillen auch andere Bakterien, vor allem Diplokokken und Streptokokken vor.

Über die Häufigkeit des Vorkommens dieser Form bestehen die größten Differenzen, die vor allem auch besonders ins Gewicht fallen in pathologisch-anatomischer Hinsicht. Ich führe hier nur zwei Mitteilungen von bedeutenden pathologischen Anatomen an. Hirschfeld teilt mit, daß er bei 108 an Influenza Verstorbenen 11 mal eine croupöse Lobärpneumonie, 8 mal eine croupöse Lobulärpneumonie, 24mal eine katarrhalische Pneumonie gefunden habe. Marchand betont, daß der Influenza nach seiner Erfahrung nicht nur eine bestimmte Form von Pneumonie als Komplikation eigentümlich sei und noch weniger, daß es sich immer nur um eine Streptokokken-Infektion handele.

Dementsprechend ist es begreiflich, daß am Krankenbette nur bei vollständig atypischem Verlauf eine Entscheidung möglich ist, ob es sich um eine katarrhalische oder eine croupöse Lungenentzündung handelt. Soviel ist sicher, daß zu Zeiten von Influenza-Pneumonien die Zahl der echten croupösen Pneumonien in ganz erheblicher Weise zunimmt. Das ist in ganz übereinstimmender Weise aus publizierten Statistiken, z. B. aus Wien, aus Köln, aus Warschau, aus Boston, zu ersehen. Diese Pneumonien weichen aber von den typischen croupösen Penumonien ab. Sie entwickeln sich vielfach aus bronchopneumonischen Herden, welche innerhalb von kurzer Zeit ganze Lungenlappen befallen können, dementsprechend haben wir auch einen von der gewöhnlichen genuinen Pneumonie abweichenden Fieberverlauf. Die Kurve zeigt starke Remissionen, ja Intermissionen. Nebenbei sehen wir eine auffallend starke und ausgebreitete diffuse Bronchitis. Vielfach findet sich eine auffallende Pulsbeschleunigung vom Beginn an. Die Lösung der Pneumonie ist meistens lytisch. In Breslau war in den Jahren 1901—1907 die lytische Entfieberung bei allen Pneumonien, welche in der medizinischen Klinik beobachtet wurden, fast die Regel. Daneben gibt es aber zweifellos eine ganze Anzahl von Pneumonien, deren Verlauf gewöhnlich dem der genuinen Pneumonie entspricht. Die Pneumonie kann sich direkt am Beginn, von der ersten Stunde der Influenza-Infektion einstellen, oder, wie das häufiger vorkommt, im Laufe der ersten Tage zu einer bestehenden Bronchitis hinzukommen. In letzterem Falle imponiert die Erkrankung als eine abgefieberte Influenza. Der Beginn ist gewöhnlich mit starkem Schüttelfrost, hohem Fieber, Dyspnoe und stechenden Schmerzen verbunden. Vielfach gelingt es aber nicht, den Sitz der Erkrankung festzustellen. Man findet als erstes Symptom bei eingehender Untersuchung gewöhnlich eine relative Dämpfung, feinstes Knisterrasseln, unbestimmtes Atmen und eine auffallend schwache, zirkumskripte Bronchophonie. Eine vollständige Dämpfung, wie wir sie bei der echten Bronchopneumonie haben, kann während des ganzen Verlaufes fehlen; ebenso das typische Bronchialatmen; dagegen hört man viele Tage lang feinstes Knisterrasseln. Der Prozeß geht meistens außerordentlich langsam in schleichender Weise voran. Außerdem ist häufig die Doppelseitigkeit des Prozesses charakteristisch. Auffallend für viele Fälle von Influenza-Pneumonien ist, daß sich ihr Verlauf außerordentlich in die Länge zieht. Das Fieber kann dabei heruntergegangen sein, vielfach aber besteht es als intermittierendes Fieber fort. Die Infiltrate bilden sich wenig oder gar nicht zurück, während allerdings die Bronchitis geringer wird oder ganz verschwindet. Im Gegensatz dazu gibt es Fälle von außerordentlich rapidem Verlauf, welche sich schnell über mehrere Lappen erstrecken. Es sind Befunde mitgeteilt worden, in denen die Pneumonie sich innerhalb von 1—2 Tagen über sämtliche Lungenlappen ausbreitete, so daß die Kranken erstickten.

Andererseits gibt es eine abortive rudimentäre Form der Influenza-Pneumonie, welche innerhalb von 1—2 Tagen abläuft. Damit ist aber das außerordentlich wechselvolle Bild der Influenza-Pneumonie noch nicht erschöpft. In eigentümlicher Weise zeigt sie häufig einen intermittierenden Verlauf. Das Fieber ist dementsprechend remittierend oder intermittierend.

Ferner gibt es Pneumonien, welche ähnlich wie die Febris recurrens einen direkt rekurrierenden Verlauf aufweisen. Man findet dabei häufig an den verschiedensten Stellen der Lungen abwechselnd pneumonische Herde.

Das Sputum zeigt bei der Influenza-Pneumonie dieselben Eigenschaften, welche oben geschildert sind. Es enthält in typischen Fällen Reinkulturen von Influenzabazillen. Es ist bereits darauf hingewiesen worden, daß solche Befunde seit einigen Jahren zu den Seltenheiten gehören. In dem letzten Winter gelang es uns z. B. in keinem einzigen Falle bei klinisch zweifelloser Influenza Influenzabazillen nachzuweisen.

Es soll noch einmal darauf hingewiesen werden, daß die Influenza-Pneumonie nicht kritisch, sondern lytisch sich löst. Temperaturabfall mit Pseudo-krisen finden sich nicht selten. Direkt typisch ist der außerordentlich lang-same Verlauf der Lösung. Man kann in vielen Fällen von einer chronischen Influenza-Pneumonie sprechen. Vielfach muß man den Verdacht haben, daß es sich dabei um eine tuberkulöse Komplikation der Erkrankung handelt. Die chronischen Influenza-Pneumonien nehmen vielfach ihren Ausgang in Induration. Auffallend häufig ist bei der Influenza-Pneumonie das Befallensein der Oberlappen. In vielen Epidemien ist die besondere Häufigkeit der Bildung von gangränösen und Abszeßherden im Verlaufe einer Influenza-Pneumonie beobachtet worden. Das Vorkommen der Influenza-Pneumonie wird in den Statistiken außerordentlich verschieden angegeben. Die Krankenhaus-Statistiken geben eine sehr viel größere Pneumoniefrequenz an, als Beobachtungen an poliklinischen Kranken. So gibt sie Bäumler für die Freiburger Klinik auf 11,8, Leichtenstern für das Bürger-hospital in Cöln auf 24, Krannhals-Riga auf 40 % an. Die Beobachtungen an poliklinischem Krankenmaterial schwanken von 0,5—22 %.

Erkrankungen des Rippenfelles. Bei der Influenza findet sich so-wohl eine primäre Pleuritis, als auch vielfach und fast regelmäßig eine sekundäre bei der Pneumonie. Auffallend häufig sind dabei eitrige Pleuritiden. In dem Eiter findet man in einem kleinen Teil Influenzabazillen, meistens aber Strepto- und Diplokokken. Eine besondere Bedeutung hat eine bei der Influenza auf-tretende doppelseitige exsudative Pleuritis, welche mit Schüttelfrost, hohem kontinuierlichem Fieber, mit schwerer Dyspnoe oder Zyanose einsetzt. Das Exsudat hat eine sehr charakteristische lehmwasserartige Beschaffenheit. Auch dabei finden sich oft Streptokokken. Sie führt meist zum Tode.

Influenza und Lungentuberkulose. In allen Statistiken tritt es deutlich hervor, daß zu Zeiten von Influenza-Pneumonie die Sterblichkeit der Phthisiker eine ganz beträchtlich hohe ist. Das beruht wohl einerseits darauf, daß der an sich geschwächte tuberkulöse Organismus der neuen Infektion gegenüber einen geringeren Widerstand bietet, andererseits aber darauf, daß durch die neue Infektion alte tuberkulöse Herde wieder aufflammen und einen rapiden Verlauf verursachen können.

Influenza des Magen-Darmtraktus.

Während in der Regel die Magen-Darmerscheinungen bei der Influenza zurücktreten, gibt es eine Form, bei der sie vollständig das Krankheitsbild beherrschen. Die Kranken klagen über Appetitmangel, ihre Zunge ist dick belegt, vielfach besteht eine leichte Rötung des Pharynx; die Magengegend ist stark schmerzhaft, spontan und auf Druck.

Der Stuhl kann normal sein; in etwa 10—15 % der Fälle bestand Obsti-pation, in etwa 10—18 % Durchfälle.

Das Fieber ist gewöhnlich hoch und kann kontinuierlich verlaufen, wodurch leicht, besonders wenn Symptome, wie Bewußtlosigkeit, Meteorismus

und Roseolen hinzukommen, differentialdiagnostische Schwierigkeiten gegenüber Typhus entstehen. Im Stuhle des Kranken sind nie Influenzabazillen gefunden worden; dagegen ermöglicht die Anamnese und der
Status (plötzlicher Beginn, Schüttelfrost, Herpes, Gelenkschmerzen, Hyperhydrosis) die richtige Diagnose.

Auch eine echte Enteritis haemorrhagica, welche dysenterieähnliche Erscheinungen darbietet, ist bei der Influenza beobachtet worden.

Bei Sektionen sind mehrfach ulzeröse, resp. hämorrhagische Veränderungen der Magen- und Darmschleimhaut gefunden worden. Daß die Influenzabazillen Appendicitis bewirken können, ist bereits oben erwähnt, auch
Typhlitis ist beschrieben worden.

Als schwerste, meist zum Tode führende Affektion des Abdomens ist die
akute Peritonitis zu erwähnen.

Als seltenere Formen seien schließlich noch die Influenzakachexie,
welche als Nachkrankheit auftritt und zu rapiden Gewichtsverlusten führt,
und das durch die Influenza bedingte Vorkommen von echtem Brechdurchfall erwähnt.

Von Lebererkrankungen ist das Auftreten von Abszeßbildung bei
Enteritis haemorrhagica zu nennen. Ausgeprägter Ikterus ist selten; ikterische Verfärbung der Skleren kam nach Bäumler bei den in Freiburg beobachteten Influenzakranken sehr häufig vor.

Das Influenzafieber.

Es ist durchaus berechtigt, eine besondere Art der Influenza als Influenzafieber zu unterscheiden. Es entwickelt sich unter initialem Schüttelfrost ein
schnell ansteigendes Fieber von nicht selten 40 und mehr Grad. Bereits am
zweiten Tage kann es wieder abgefallen sein. In seltenen Fällen kommt es
zu langsam ansteigenden Temperaturen. Manchmal zieht sich das Fieber
mehrere Tage hin. Die Kurve kann einen kontinuierlichen, häufig aber auch
einen remittierenden oder intermittierenden Verlauf aufweisen. Auch Typus
inversus und vollständige Unregelmäßigkeiten sind beobachtet worden. Bei
jenen Fällen, welche als afebrile Influenza bezeichnet werden, handelt es
sich wahrscheinlich um ganz flüchtige Temperatursteigerungen, welche nicht
festgestellt worden sind. Auch hyperpyretische Temperaturen von 41 ⁰ und
darüber werden vielfach beobachtet. Der Temperaturabfall kann sowohl
kritisch innerhalb von 1—2 Tagen erfolgen, als auch findet die Entfieberung
ganz allmählich statt. Nach dem ersten Abfall findet sich recht häufig ein
Fiebernachschub von ein- bis mehrtägiger Dauer. Mehrfach ist von den
Autoren darauf hingewiesen worden, daß die Influenzakurve der eines Typhus
in den ersten zwei Wochen gleichen kann. Es besteht dann eine Kontinua
von 39—40, häufig auch ohne daß das klinische Bild die Influenzadiagnose
zweifelhaft erscheinen läßt. Es sind auch Fieberkurven mit regelmäßig quoti-
dianem intermittierenden Verlauf beobachtet worden. so daß die Fehldiagnose mit Malaria gemacht wurde.

Außer dem Fieber sind die oben bereits geschilderten Allgemeinsymptome
vorhanden, der Verlauf entspricht dem dort geschilderten.

Influenza des Zentralnervensystems.

Wie die anatomischen und bakteriologischen Untersuchungen ergeben
haben, vermag der Influenzabazillus echte Meningitis und Encephalitis hervorzurufen. Daß sich im Anschluß an die Influenza Tabes, multiple Sklerose

und andere Nervenerkrankungen entwickeln können, wird häufig angegeben. Die Influenza ist aber hierbei nur eine Gelegenheitsursache.

A. Die Influenza-Meningitis. Eine Meningitis kann sich sekundär entwickeln von· einer eitrigen Entzündung der Ohren, der Nase und ihrer Nebenhöhlen aus. Sie kommt aber auch als primäre Influenza-Meningitis vor, welche mit allen den bekannten Symptomen der Meningitis von Anfang an einsetzt. Man hat in der Lumbalflüssigkeit, wie bei der Untersuchung an Leichen, echte Influenzabazillen als Ursache nachgewiesen. Vielfach finden sich natürlich auch zu Zeiten von Influenza-Epidemien Fälle von Meningitis, welche durch den Diplococcus lanceolatus und andere Keime bedingt sind. Eine Differentialdiagnose zwischen echter Influenza-Meningitis und epidemischer Genickstarre und Meningitis aus anderen Ursachen ist nur mit Hilfe der bakteriologischen Untersuchungen möglich Das klinische Bild und der Verlauf der Influenza-Meningitis unterscheidet sich nicht von den anderen Meningitisformen. Von erheblich praktischer Bedeutung ist die Tatsache, daß sehr häufig meningitische Symptome bei Influenza-Patienten, besonders im jugendlichen Alter vorhanden sein können, welche durchaus das Bild einer schweren Meningitis vortäuschen. In französischen Lehrbüchern ist dieser Komplex als „Forme pseudoméningitiqué de la Grippe" zusammengefaßt.

B. Die Influenza-Encephalitis. Sie kommt sowohl in Form von Gehirnabszeß (der eitrigen akuten Encephalitis), als auch in der akuten, nicht eitrigen Form vor. Strümpell, Leichtenstern u. a haben darüber wertvolle Beobachtungen aus der letzten großen Influenza-Epidemie mitgeteilt. Die anatomischen Bilder unterscheiden sich von den üblichen in keiner Weise. Sehr häufig findet sich daneben eine hämorrhagische Lepto- und Pachymeningitis. Von den klinischen Symptomen sei hier nur kurz erwähnt, daß es zu Hemi- und Monoplegien, welche apoplektiform mit Symptomen von Hirndruck und hohem Fieber auftreten können, vielfach aber auch schleichend sich entwickeln unter allgemeinen Symptomen, wie Bewußtlosigkeit, starken Kopfschmerzen, Schwindel und Krämpfen; auch das Krankheitsbild der Polio-Encephalitis superior und inferior ist dabei beobachtet worden.

C. Periphere Lähmung. Ähnlich wie bei anderen Infektionskrankheiten kann es bei der Influenza zu schwerer degenerativer Neuritis kommen. Die klinischen Symptome gleichen durchaus der üblichen Neuritis und Polyneuritis. Die Prognose scheint besser zu sein, als bei vielen anderen Infektionskrankheiten, vor allem auch der Diphtherie.

Von besonderen Formen erwähne ich kurz folgende. Sehr häufig kommt die Polyneuritis vor. Von isolierten Lähmungen sind beschrieben: Gaumensegel- und Schlundmuskel-Lähmungen, Akkomodations-Lähmungen, Augenmuskel-Lähmungen, Hypoglossus-Lähmungen, Lähmung des Facialis, eines Armes, der Brust-, Schulter-, Oberarm-Nerven, des M. deltoides, des M. supra- und infraspinatus, cucullaris, serratus, pectoralis, radialis, ulnaris, medianus, peroneus, tibialis, cruralis.

D. Neuralgien. Die Bedeutung der Influenza für die Neuralgien ist allgemein bekannt. Besonders regelmäßig tritt bei der Influenza der Kopfschmerz auf. Häufig ist der Schmerz so außerordentlich intensiv, daß die Kranken nur halb bei Bewußtsein sind. Ferner finden sich sehr häufig Interkostal-Neuralgien, Kreuz- und Rückenschmerzen, Schmerzen in den unteren Extremitäten, Ischias, Trigeminus-, Okzipital-Neuralgien. Es soll hier kurz darauf hingewiesen werden, daß Neuralgien in allen sensiblen Nerven auftreten können. Die Influenza ist zweifellos eine der häufigsten Ursachen für das Auftreten von Neuralgien.

Eine besondere Hervorhebung erfordert die bei der Influenza mehrfach beschriebene Schlafsucht, welche in der 1712 in Tübingen wütenden Epidemie so verbreitet war, daß das Volk ihr den Namen „Schlafkrankheit" gab.

Die Kranken schlafen 1—10—20 Tage lang ununterbrochen und können kaum aufgeweckt werden. Der Schlaf kann so fest sein, daß man berechtigt ist, von einem komatösen Zustand der Influenza zu sprechen.

Im Anschluß an die Influenza entwickelt sich manchmal eine echte Epilepsie, welche mit auffallend starken Krämpfen und schweren psychischen Störungen einhergehen kann; sie hat aber meist eine günstige Prognose und geht in völlige Heilung über.

Auch das Auftreten von Tetanie, Schüttelkrämpfen, Myoclonus multiplex nach Influenza ist beschrieben.

Hysterische und neurasthenische Zustände werden durch die Influenza in unangenehmer Weise verschlimmert, ja entwickeln sich im Anschluß daran, ohne daß vorher Anlage dafür bestand; vielfach handelt es sich dabei um schwere Krankheitsformen.

Von Krankheiten des Rückenmarkes im Anschluß und während des Verlaufes der Influenza wird in der Literatur vielfach berichtet: Myelitis in all ihren Formen, Halbseitenläsion, vorübergehende Paraplegien der unteren Extremitäten, isolierte Blasenlähmungen, Polioencephalitis superior et inferior, Poliomyelitis anterior; da nur wenige anatomische Untersuchungen vorliegen, ist es zweifelhaft, wieviel von diesen Erkrankungen durch die Influenzabazillen verursacht ist; eine strenge Kritik ist hier dringend am Platze; vielfach wird es sich nur um ein zufälliges Zusammentreffen handeln.

Psychosen. Während der großen Epidemie im Jahre 1889/90 wurde eine ganze Anzahl von Influenza-Psychosen beobachtet. Influenza scheint diejenige akute Krankheit zu sein, bei der am häufigsten Psychosen als Folgekrankheit auftreten. Es handelt sich auf der Höhe des Fiebers meist um febrile Delirien, seltener um asthenische Psychosen. Nach Abklingen des akuten Stadiums kommen nicht selten Melancholien, Manien und andere bekannte klinische Typen vor. Bei solchen Kranken konnte man meist eine starke hereditäre Belastung nachweisen.

Wie bereits erwähnt, kann sich die Psychose als erstes Symptom der Influenza zugleich mit dem Fieber entwickeln und dadurch besonders große diagnostische Schwierigkeiten verursachen.

Veränderungen durch Influenza an anderen Organen.

Blut: Die Zahl der Leukocyten ist bei unkomplizierter Influenza nicht verändert; bei Mischinfektion mit Streptokokken und Pneumokokken besteht Hyperleukocytose. Die Zahl der Erythrocyten ist vereinzelt stark vermindert, dementsprechend auch der Hämoglobingehalt. Bäumler fand einmal Hämoglobinurie. Die von Hinterberger beobachtete Entwicklung von akuter Leukämie im Anschluß an Influenza scheint eine zufällige zu sein.

Milzvergrößerung findet sich in leichten Fällen nicht, bei schweren, zum Tode führenden ist sie dagegen fast immer vorhanden.

Die Lymphdrüsen sind meist nicht verändert.

Die Entzündung der Schilddrüse, Strumitis, ist gelegentlich beobachtet worden.

Herz und Gefäße. Der Herzmuskel wird durch das Gift der Influenzabazillen in sehr erheblichem Maße geschädigt; zweifellos ist aber auch eine direkte Schädigung der Herznerven wahrscheinlich. Gewöhnlich findet sich während der Fieberperiode eine auffallend hohe Tachycardie, sie ist besonders bei starker Bronchitis ausgeprägt. Sie bleibt aber vielfach auch nach eingetretener Rekonvaleszenz lange Zeit bestehen.

Häufiger als bei anderen Infektionskrankheiten wird bei der Influenza eine Bradycardie gefunden, welche wahrscheinlich durch direkte Einwirkung auf das Vaguszentrum bewirkt wird; sie kann im afebrilen, wie febrilen Stadium der Krankheit auftreten.

Daneben befindet sich wochenlang bestehen bleibende Arhythmie. Der Puls ist dabei klein, sehr unregelmäßig und frequent. Auf der Höhe der Krankheit, vor allem aber in der Rekonvaleszenz kommt es häufig zu schwerer Herzschwäche mit Tachycardie, Arhythmie, wodurch viele plötzliche Todesfälle der Influenza verursacht sind. Sie betrifft sowohl Menschen, welche vorher völlig gesund waren, als auch solche, welche herzkrank waren, besonders Kranke mit Fettherz, Arteriosklerose, Klappenfehler sind gefährdet; doch haben in vielen Fällen auch Herzkranke eine unkomplizierte Influenzainfektion gut überstanden.

Die anatomischen Veränderungen des Herzmuskels bei der Influenza sind durchaus die nämlichen wie bei anderen Infektionskrankheiten, vor allem finden sich parenchymatöse und fettige Degeneration.

Endocarditis, Pericarditis treten bei Influenza nicht gerade häufig auf.

Von Gefäßerkrankungen ist hervorzuheben: Phlebitis und Venenthrombose (Unterextremität, Oberextremität, Hirnsinus), welche sich mehrfach durch eine besondere Schnelligkeit der Entwicklung ausgezeichnet hat; Verschluß von größeren Arterien (besonders die Arteria poplitaea ist gefährdet); sie ist meist durch Embolien, seltener durch primäre Arterienthrombose bedingt.

Urogenitaltraktus. Nierenentzündung ist bei Influenza selten; vereinzelt ist eine akute hämorrhagische Nephritis, häufiger eine vorübergehende Albuminurie beobachtet.

Im Harne finden sich manchmal neben Serum-Albumin auch Albumosen, Pepton. Indikan ist häufig, Urobilin seltener nachgewiesen. Die Diazoreaktion fehlt fast immer (Bäumler).

Cystitis tritt selten auf.

Die Menstruation wird durch die Influenza vorzeitig hervorgerufen; der Abort dadurch sehr begünstigt.

In manchen Epidemien sind Erkrankungen der Hoden (Orchitis grippalis) häufiger aufgetreten.

Haut. Am häufigsten ist neben der Hyperhydrosis, starker Rötung der Haut beim Fieber Herpes zu konstatieren; doch schwanken auch hier die Angaben der Autoren in weiten Grenzen (3 %—25 %), besonders bei zugleich bestehender Pneumonie ist er vorhanden; es wurde Herpes labialis, Herpes nasalis, Herpes der Zunge, Herpes zoster thoracicus, Herpes iris beobachtet.

Von weiteren Hautveränderungen sind zu erwähnen: Urtikaria, masern- und scharlachähnliche Exantheme, Roseolen. Andere Hauterkrankungen, wie Gesichtserysipele, Pemphigus, eitrige Dermatitis, Alopecia, Purpura haemorrhagica sind wohl als Komplikationen aufzufassen.

Gelenkerkrankungen. Gelenkentzündungen sind nicht häufig; vereinzelt kommt es zur Polyarthritis und Vereiterung der Gelenke.

Augen. Es sind bei der Influenza häufig Konjunktivitis, Lid- und Hornhauterkrankungen, Iritis, Choroiditis, Neuritis optica, Augenmuskellähmungen, Hyperaesthesia retinae und seltenere Krankheiten beobachtet, über welche die spezialärztliche Literatur nachzusehen ist.

Ohr. Die häufigste Ohrerkrankung bei der Influenza ist die Otitis media, welche nicht selten einen hämorrhagischen Charakter hat.

Endemische Influenza. Seit der großen Influenza-Epidemie 1889/90 haben wir alljährlich in Deutschland in bestimmten Zeiten, besonders in den Herbst- und Wintermonaten vereinzelte Fälle, welche klinisch die Symptome einer Influenza darbieten, die deshalb jetzt allgemein nach dem Vorgange von Richter als „endemische oder sporadische Influenza" angesehen wird. Sie kommt in epidemiefreien Zeiten vor und scheint viel weniger kontagiös zu sein, unterscheidet sich aber weder ätiologisch noch pathologisch-anatomisch von der epidemischen Influenza. Nicht unwahrscheinlich ist es, daß solche Formen durch ein Aufflackern alter Influenzaherde, wie sie Lindenthal in den Nebenhöhlen der Nase fand, verursacht werden.

Die Krankheit beginnt plötzlich mit Frost, mit Gliederreißen, mit Mattigkeit, Kopf- und Kreuzschmerzen und Augendrücken. Halsschmerzen sind nicht vorhanden. Meist besteht ein remittierendes, unregelmäßiges Fieber, welches bereits nach 2—3 Tagen verschwindet. Vereinzelt steigt die Temperatur bis auf 40⁰ und höher, fällt kritisch ab, nach 2—3 Tagen kommt dann ein zweiter Fieberschub, welcher wiederum innerhalb von 1—2 Tagen zur Norm zurückkehrt. Bei stärkeren penumonischen Erscheinungen kann auch ein längeres hohes Fieber bestehen. Bemerkenswert ist die Neigung zu Rezidiven. Jochmann sah bei 36 Fällen nach einer fieberfreien Periode von mehreren Tagen plötzlich wiederholt Temperatursteigerungen von 1—2 Tagen. Die Rekonvaleszenz ist ebenso wie bei der epidemischen Form der Influenza eine sehr langdauernde, Appetitlosigkeit, auffallende Schwäche, Neigung zum Schwitzen halten häufig recht lange an.

Die oberen Luftwege sind meist chronisch-katarrhalisch verändert, stärkere akute Schwellung und Rötung fehlt meist. Eine leichte Angina ohne Belag, leichte Laryngitis und Tracheitis, leichte Bronchitis besteht in der Regel. Die Patienten haben einen hohlen, bellenden Husten, welcher sie oft quält. Die katarrhalischen Geräusche über den Lungen sind meist diffus ausgebreitet, in einzelnen Fällen beschränken sie sich aber auf lokale Bezirke. Bronchopneumonien sind nicht selten. Hin und wieder kommt es auch zu lobären Pneumonien. Der Auswurf ist dabei aber nie rubiginös, meist münzenförmig geballt, reichlich zähe, von grünlich-weißlicher Farbe, vereinzelt sieht man kleine Streifen von Blut. Mischinfektionen von Pneumokokken sind in den letzten Jahren dabei die Regel. Stehen die Patienten mit derartigen Erkrankungserscheinungen nach der Entfieberung zu zeitig auf, so kommt es nicht selten zu Rezidiven. Man kann nach dem Vorgange von Finkler und Ortner von einer intermittierenden Form der Influenza sprechen.

Pleuritis sicca ist selten, zeigt aber, wenn sie auftritt, eine besondere Hartnäckigkeit. Auch Pleuritis exsudativa kommt zur Beobachtung und zeichnet sich gleichfalls durch einen auffallend schleppenden Verlauf aus. Leichte Herzstörungen, wie Herzklopfen, Tachycardie, Bradycardie, leichte Arhythmie sind nicht selten. Endocarditis und schwerere Myocarditis kommen aber bei der sporadischen Form weniger häufig vor, als zu Zeiten von Epidemien. Auch hämorrhagische Nephritis wird beobachtet, doch zweifellos viel seltener, als bei der epidemischen Influenza. Die Zunge ist meist feucht und nur wenig belegt, hin und wieder tritt ausgesprochene Himbeerzunge auf. Erbrechen ist regelmäßig eins der ersten Symptome, der Appetit liegt darnieder, nicht bloß während der Fieberperiode, sondern auch lange Wochen in der Rekonvaleszenz. Der Stuhl ist meist normal, in einzelnen Fällen treten starke Durchfälle auf, doch gelingt es fast nie, Influenzabazillen im Stuhl aufzufinden.

Milz- und Leberveränderungen fehlen. Herpes tritt in Form von Herpes nasalis, labialis in einem geringen Prozentsatz auf. Die Zahl der Leukocyten hält sich meist in der Norm. Ist eine Hyperleukocytose vorhanden, so besteht meist Mischinfektion mit Streptokokken und Pneumokokken.

Von nervösen Störungen sind regelmäßig Kopfschmerzen, Muskelschmerzen, manchmal auch Neuralgien des Trigeminus, des Occipitalis, des Ischiadicus und der Interkostal-Nerven vorhanden.

Vom bakteriologischen Standpunkt aus ist es sehr auffallend, daß bei der sporadischen Form der Influenza in den letzten Jahren viel weniger regelmäßig, als während der großen Epidemie 1889/90, auch von kompetentesten Untersuchern Influenzabazillen nachgewiesen werden konnten. Eine Tatsache, die Wassermann auf Grund von 19 in Berlin genau untersuchten Fällen besonders hervorhob. Clemens konnte bei einer Freiburger Epidemie 1900 bei 95 Fällen nur 12 mal Bazillen nachweisen, Jochmann bei einer Epidemie 1904 in Breslau in 36 Fällen nur 13 mal.

Zur Klärung dieses auffallenden Befundes gab Wassermann die Erklärung ab, die Bazillen verschwänden sehr schnell wieder aus dem Sputum und würden von den Begleitbakterien wieder überwuchert. Das schnelle Verschwinden stände mit der Immunität, welche durch einmaliges Überstehen der Krankheit erworben würde, in Zusammenhang. Gegen diese Ansicht kann man aber folgendes ins Feld führen. Vom klinischen Standpunkte ist es ja gerade bei der Influenza besonders bekannt, daß sie so außerordentlich rezidiviert. Man wird demnach mit der Annahme einer schnell entstehenden Immunität vorsichtig sein müssen. Bei Tieren ist sie ja bekanntlich überhaupt noch nicht nachgewiesen worden (Affenversuche). Außerdem ist von allen Untersuchern als bemerkenswert hervorgehoben worden, daß die Bazillen so außerordentlich hartnäckig sich auf den Schleimhäuten verhalten. Zweifellos muß diese von Wassermann geäußerte Ansicht noch näher experimentell begründet werden, ehe sie auf allgemeine Anerkennung rechnen kann. Jedenfalls habe ich auch im Winter 1910/11 in Bonn in mehreren typischen Fällen von klinischer Influenza keine Bazillen nachweisen können, meist waren, wie auch andere Untersucher angeben, Pneumokokken, seltener Streptokokken vorhanden. v. Jaksch hat für solche Fälle den Namen „Pseudo-Influenza" einführen wollen. Es ist aber daran festzuhalten, daß die klinischen Erscheinungen sich von der echten Influenza nicht unterscheiden. Luzzato hat den Namen Pneumomykose für jene Fälle eingeführt, bei denen man als Erreger Pneumokokken im Sputum findet.

Prophylaxe. Bei der außerordentlich schnellen Verbreitung, welche die Influenza innerhalb von Tagen zu Zeiten von Epidemien nimmt, sind Maßregeln der allgemeinen Prophylaxe unmöglich. Zu Zeiten von Epidemien wird man aber gut tun, größere Menschen-Ansammlungen, z. B. Abhaltung großer Märkte und Messen, Ausstellungen, Wallfahrten, Volksversammlungen durch polizeiliche Maßnahmen zu verhindern. Auch eine Kontrolle der Schiffe, welche aus influenzaverseuchten Gegenden kommen, dürfte zu empfehlen sein. Ob allerdings durch diese Maßnahmen viel erreicht wird, mag dahingestellt bleiben. Eine Schließung der Schule hat keinen Zweck.

Auch eine persönliche Prophylaxe ist außerordentlich schwer durchzuführen, da es kaum möglich sein dürfte, sich zu Zeiten der Influenza vollständig vom menschlichen Verkehr auszuschließen. Immerhin ist im Hause eine Isolierung des Erkrankten zu versuchen; durch Desinfektion des Auswurfes, der Taschentücher, Leib- und Bettwäsche, der Eßgeschirre usw., die Influenzabazillen zu töten, dürfte mehr zu empfehlen sein, als stumpfsinnig die Sache laufen zu lassen, wie sie einmal läuft. Wenn keine allgemeinen Epidemien herrschen, wird ein Erfolg meist erzielt werden. In Kasernen, Gefängnissen, Irrenanstalten, Krankenhäusern, auf Schiffen wird man durch eine Isolierung, auch der Leichtkranken, mehr erreichen können, als anderswo. Für die persönliche Prophylaxe wurde von einigen Ärzten eine besonders sorgfältige Mund- und Nasenpflege durch Gurgeln und Nasenspülungen empfohlen. Ob damit wirklich viel erreicht wird, ist mehr als zweifelhaft. Eine ordentliche Mund- und Rachenreinigung kann natürlich nie schaden. Die von mehreren Ärzten zur Prophylaxe empfohlenen Medikamente erwiesen sich kritischen Nachprüfern als unwirksam.

Bei der letzten großen Epidemie im Jahre 1889/90 behauptete Gräser in Bonn, daß das Chinin, zur richtigen Zeit und in genügender Dosis verabreicht, imstande sei, einem Ausbruch der Influenza vorzubeugen. Er fand nämlich, daß eine Schwadron des Bonner Husaren-Regiments, welche drei Wochen hindurch täglich 0,5 salzsaures Chinin in Kornbranntwein erhielt, im Gegensatz zu anderen eine sehr erheblich geringere Anzahl von Influenzaerkrankungen zeigte. Biermer erwähnt, daß bereits Charrière das Chinin als ein Spezifikum gegen die Grippe gepriesen habe. Klinische Erfahrungen (Spielmann), wie experimentelle (Mosse) zeigten, daß diese Wirkung des Chinins durchaus unbewiesen ist. In der Kriegsschule zu Glogau trat im Jahre 1889/90 die Influenza besonders heftig auf, trotzdem die Fähnriche regelmäßig Chinin in Wein nahmen. Leichtenstern geht sogar soweit, zu behaupten, daß mit größeren Chinindosen behandelte Influenzafälle sich regelmäßig schlechter befänden, als jene, die kein Chinin erhielten.

Therapie. Ähnlich wie beim Keuchhusten, sind bei der Influenza eine unglaublich große Anzahl Mittel als besonders erfolgreich, ja als spezifisch empfohlen worden. Dazu gehört z. B. das Benzol, Karbolsäure, das Kreosot, das Kreolin, das Terpentin, Ichthyol, Jodkalium, Quecksilberpräparate, Ammonium muriaticum, Kalium carbonicum und viele andere mehr. Leichtenstern macht sich mit Recht über die Arzneimittel-Optimisten lustig. Sehr charakteristischerweise verfügen alle die vielen Kurpfuschergruppen über Spezifika gegen die Influenza. Die Vegetarianer sehen ihr Heil in ihrer Diät, die Jägerianer preisen ihre Wollhemden als sichersten Schutz, ja sogar als Heilmittel gegen die Influenza. Die Anhänger des Pfarrers Kneipp sehen in ihren Wassergüssen, in Kneippkaffee und Heublumen das Heil, die Magnetopathen, die Naturärzte, die Homöopathen, die Hypnotiseure, alle preisen ihre Methode als besonders günstig für die Therapie der Influenza.

Demgegenüber ist kurz und bündig auch heute noch auszusprechen, daß wir weder ein spezifisches Prophylaktikum, noch ein spezifisches Heilmittel gegen die Influenza haben. Wir sind einzig und allein auf die symptomatische Behandlung angewiesen. Jeder Influenzakranke gehört ins Bett und soll bei einer knappen Fieberdiät gehalten werden. Durch hundertfache Erfahrungen erhärtet ist die von den meisten erfahrenen Ärzten hervorgehobene Tatsache, daß Wärme, besonders im Anfang der Influenza, sehr viel besser ertragen wird, als Kälteprozeduren. Daher läßt man bei Ausbruch der Erkrankung heiße Bäder, heiße Einpackungen, Schwitzprozeduren (Glühlichtbad, Irisches Bad, Dampfbad) nehmen. Heiße Getränke, besonders Aufgüsse von Lindenblütentee haben einen zweifellos guten Erfolg. Ist Influenza ausgebrochen, so wird man mit allen Prozeduren zurückhaltend sein, man hüte sich vor allem vor jeder übertriebenen Kaltwasserbehandlung. Milde hydro-therapeutische Prozeduren in Form von Prießnitzschen Umschlägen, lauwarmen Bädern werden besonders bei ausgedehntem Katarrh der oberen Luftwege günstig einwirken. Auf der Höhe der Erkrankung ist zweifellos die Verordnung von Antipyretika in vielen Fällen von günstiger Wirkung, dazu gehört vor allem das Antipyrin, die Salizylpräparate, z. B. Natrium salicylicum, Aspirin, Salipyrin und andere üben vielfach eine sehr günstige Wirkung aus, ohne daß man berechtigt wäre, von spezifisch wirkenden Mitteln zu sprechen.

Bestehen Neuralgien, so können die erwähnten Mittel und andere Antipyretika, Phenazetin, Pyramidon, Chinin versucht werden. Versagen diese den Dienst, so hole man aus dem Arzneischatz alle die bei den Neuralgien üblichen Mittel hervor.

Bei hochgradigen Schmerzen wird man Opium und seine Derivate, vor allem das Morphium nicht entbehren können.

Ganz im allgemeinen ist der Rat zu geben, daß man mit allen Medikamenten bei der Influenza eine gewisse Zurückhaltung üben soll, mit je kleineren Dosen man auskommt, desto besser ist es im allgemeinen für das Herz. Die früher beliebten großen Dosen von Chinin, von Antipyrin und ähnlichen Mitteln habe ich in den letzten Jahren nie mehr gegeben und habe davon nur Gutes gesehen. Während des Fiebers sei man wegen der meist bestehenden stärkeren Kopfschmerzen vorsichtig und zurückhaltend mit der Verordnung von alkoholischen Getränken.

Bei auftretender Herzschwäche treten alle Mittel, welche die moderne Therapie der Herzkrankheiten erfordert, in Aktion. Die Behandlung deckt sich bei der Influenza mit der sonst üblichen. Auch das große Heer der Komplikationen muß nach den zurzeit gebräuchlichen Mitteln behandelt werden.

Ein besonderer Wert ist darauf zu legen, daß die Influenzakranken auch in der Rekonvaleszenz noch recht vorsichtig bleiben, Vermeidung von körperlichen Anstrengungen, von psychischen Aufregungen, möglichst lang ausgedehnte Bettruhe, sorgfältige Pflege der Haut, kräftige Nahrung, Landaufenthalt, Klimawechsel und ähnliche allgemeine hygienisch-diätetische Maßnahmen sind dringend zu empfehlen.

Biermer empfiehlt bei leichten Fällen Bettruhe, knappe Diät und schweißbefördernde Pflanzenaufgüsse von Flieder, Wollblumen, Lindenblüte, allenfalls auch Tartarus stibiatus oder Natron oder Salmiak. Für sehr zweckmäßig hält er auch hydrotherapeutische Einwickelungen des ganzen Körpers und andere schweißtreibende Methoden. In heftigen Fällen seien Antiphlogose, antifebril wirkende Mittel, milde Diaphoretika, Emetika, Purgantia und Expektorantia zu empfehlen, wenn nicht der adynamische Charakter des Fiebers und die Schwäche des Kranken ein anderes Verfahren indizierten.

a) Antiphlogose sei früher viel zu häufig und zu energisch angewandt worden. Er warnt vor allgemeinen Blutentziehungen, da sie den katarrhalischen Prozeß weder abschneiden, noch ihn wesentlich mildern. Geradezu kontraindiziert hält er sie bei schwächlischer Konstitution, bei robuster Konstitution seien sie überflüssig. Bessere Dienste leisteten manchmal typische Blutentziehungen; als innerlich antiphlogistisch, antifebril wirkende Mittel erwähnt er „Antimonialien", Tartarus stibiatus, „kühlende Mittelsalze und Säuren", vor allem auch nach dem Vorgange von Rawlins und Charrière das Chinin.

b) Die milden Diaphoretika hält er deshalb für nützlich, weil sie die „Entscheidung" des Fiebers befördern und durch vermehrte Zufuhr des Blutes zur Haut eine von den Schleimhäuten ableitende Wirkung äußern. Er erwähnt Ipekakuanha, Dowers Pulver, Liquor ammonii acetici, schweißtreibende Spezies, Einwicklung in nasse Tücher.

c) Brechmittel. Biermer erwähnt, daß früher die Behandlung der Grippe regelmäßig mit einem Brechmittel begonnen wurde. Es war die Regel, daß man bei der Grippe nach dem Aderlaß ein Vomitiv in Anwendung zog. Auch neuere Erfahrungen sprächen günstig für die Brechmittel. Sie passen am besten bei gastrischen Symptomen. Die regelmäßige Anwendung sei aber eine nicht nachzuahmende Routine. Die Purgantia sollten im Gegensatz zu früherer Gewohnheit nur ex indicatione symptomatica gegeben werden.

Wenn die Grippe mit tiefer Erschöpfung der Kräfte einhergeht, müssen alle diese Mittel gegenüber exzitierenden Diaphoretica und Hautreizen, stimulierenden Expektorantia, Analeptika und Tonika zurücktreten.

Literatur.

Ausführliche Literaturverzeichnisse über Influenza finden in: Kratz, W., Bibliographie der Influenza, in Wolfs med. Vademecum, Bd. 6, Leipzig 1890. Reichhaltiges

Verzeichnis, besonders der älteren Literatur. — Würzburg, A., Literarische Übersicht der Werke der deutschen Sammelforschung über Influenza 1892. (Literatur vom 15. Jahrhundert bis 1891, im ganzen 1445 Literaturangaben.)

Einige zusammenfassende Werke: Bäumler, Über die Influenza 1889/90. Verhandlungen des IX. Kongresses f. innere Medizin 1890. — Beck, M., Influenza in Kolle und Wassermann, Handbuch der pathogenen Mikroorganismen. Jena 1903. (Ausführliche Literatur über den Influenzabazillus.) — Biermer, Influenza in Virchows Handbuch der speziellen Pathologie und Therapie. Bd. 5. (Eine klassische Darstellung, welche auch heute noch mit großem Nutzen gelesen werden kann.) — Deutscher Sammelforschungsbericht über die Influenzaepidemie 1889/91, herausgegeben von E. Leyden und S. Guttmann, bearbeitet von A. Baginsky, Baer, Fürbringer, Guttmann, Hartmann, Hiller, Horstmann, Jastrowitz, Lazarus, Lenhartz, Litten, Rahts, Ribbert, Rieß, Stricker, Wolff, Würzburg, Zülzer. Wiesbaden 1892. — Die Grippeepidemie im deutschen Heere 1889/90. Berlin 1890. — Hirsch, Historisch-geographische Pathologie. (Klassische Darstellung der Epidemiologie.) 1861—1886. — Jochmann, G., Influenzabazillus in Lubarsch-Ostertag, Ergebnisse der Pathologie etc. 1906. (Treffliche, kritische Übersicht über die neueren Arbeiten.) — Leichtenstern, Influenza. 4. Band der speziellen Pathologie und Therapie von Nothnagel. 1896. (Viel Literatur.) — Ripperger, Die Influenza. München 1892. — Ruhemann, Die Influenza im Winter 1889/90. Leipzig 1891. — Wolf, J., Die Influenzaepidemie 1889—1892. — Zülzer, W., Influenza in Ziemssens Handbuch der speziellen Pathologie und Therapie 1886, 3. Aufl., Bd. 2.

Febris herpetica.

Von

Paul Krause-Bonn.

Mit 1 Abbildung.

Synonyma: Febris herpetica; Febris ephemera; Febricula; Febris catarrhalis.

Unter Febris herpetica versteht man nach neueren Auffassungen ein sehr verbreitetes, mit Herpesausschlag einhergehendes Fieber, welches mit Schüttelfrost beginnt, meist jugendliche Individuen betrifft und von ein- bis höchstens dreitägiger Dauer ist. Die Temperatur steigt häufig über 40⁰, die Patienten fühlen sich sehr matt, haben keinen Appetit und klagen häufig über Kopfschmerzen. Der Herpes bricht meistens erst nach Ablauf des Fiebers aus.

Man kann zweifelhaft sein, ob der Krankheitsbegriff der Febris herpetica überhaupt noch aufrecht gehalten werden soll, ob es nicht richtiger ist, den größten Teil von Krankheitsfällen als Herpes febrilis zu bezeichnen und einen kleinen Teil zur schnell vorübergehenden Sepsis oder eintägigen Pneumonien zu rechnen. Nach Studium, besonders der neueren dermatologischen Literatur über den Herpes glaube ich aber, ist es zurzeit noch nötig, an dem besonderen Krankheitsbilde der Febris herpetica festzuhalten und zwar vor allem deshalb, weil der Bläschenausschlag dabei fast regelmäßig das sekundäre Moment darstellt, häufig erst ein bis mehrere Tage nach dem Fieber auftritt, während bei gewöhnlichem Herpes oder mit Herpes einhergehenden Infektionskrankheiten eine solche Zeitdifferenz für gewöhnlich vermißt wird. Bis weitere bakteriologische Untersuchungen vorliegen, ist es daher nicht zweckmäßig, alle diese Krankheitsfälle als Pneumonien aufzufassen, wie es Kühn z. B. tut.

Die **Ätiologie** ist keine einheitliche. Es muß hier auf die allgemein bekannte Tatsache hingewiesen werden, daß eine große Anzahl von Infektionskrankheiten mit Herpes einhergeht, während viele andere durch Freibleiben der Herpesausschläge ausgezeichnet sind. Am häufigsten kommt er wohl bei der Pneumonie vor, wo Jürgensen in 40—50 % der Fälle Vorkommen von Herpes angibt. Bei der Meningitis cerebrospinalis epidemica ist das Auftreten des Herpes außerordentlich häufig. So wurde er in der Oberschlesischen Epidemie, in dem Hüttenlazarett Laurahütte in über 2/3 der Fälle beobachtet. Bei Kindern unter drei Jahren tritt er hierbei anscheinend nie auf. Im Gegensatz hierzu ist er bei der Meningitis tuberculosa außerordentlich selten, so daß bei vorhandener Meningitis der Herpes differential-diagnostisch für die Ätiologie verwertet werden kann. Auch beim Typhus abdominalis sind die Herpesausschläge sehr selten, im Gegensatz zum Fleckfieber, wo Curschmann in 50 % der Fälle Herpes auftreten sah. Bei der Influenza beobachtete Leichtenstern in 4 % seiner zahlreichen Fälle Herpes, es bestand dabei stets eine Influenza-Pneumonie. Nur in 3 % zeigte sich Herpes ohne Pneumonie. Bei septischen Prozessen, bei der Fleischvergiftung, bei verschiedenen entzündlichen Affektionen, z. B. Periostitis, Eiterungen, bei Intoxikationen wie z. B. Arsenvergiftung, bei Kohlenoxydvergiftung, auch nach Tuberkulin-Injektion hat man das Auftreten von Herpes beobachtet.

Die bakteriologische Untersuchung von Herpesbläschen hat zur Klärung der ätiologischen Verhältnisse nichts beigetragen. Nach neueren Anschauungen, welche auch bei den Dermatologen die meisten Anhänger gefunden haben, ist der Herpes bedingt durch eine toxische Wirkung auf die peripheren Nervenendigungen, eine Theorie, welche von Friedrich eine experimentelle Unterstützung gewonnen hat. Friedrich sah nach Injektion von sterilisierter Mischkultur von Streptokokken und Bacillus prodigiosus regelmäßig Herpes auftreten. Die Temperatur stieg auf 40⁰ und darüber. Die Eruption der Herpesbläschen erfolgte frühestens 30 Stunden, spätestens nach 58 Stunden. Durch die Toxintheorie ist das Auftreten von Herpes sowohl bei Intoxikationen, wie Infektionen leicht zu erklären.

Symptomatologie. Größere Beobachtungsreihen über die Febris herpetica aus der neueren Zeit stehen uns nicht zur Verfügung. Von den älteren Angaben sind die von Murchison besonders ausführlich. Die Erkrankung befällt meist jüngere Individuen im 1., 2. und im 3. Jahrzehnt. Am häufigsten wird das Alter von 15—24 befallen, eine Angabe, welche auch Hirsch nach 74 Fällen der Leipziger Medizinischen Klinik bestätigen konnte.

Meist scheint die Krankheit den Menschen nur einmal zu befallen; Rezidive kommen aber sicher vor. Es ist daran zu erinnern, daß gerade die Dermatologen eine Neigung zu wiederholtem Auftreten von Herpes facialis betonen. Die Krankheit tritt besonders in den kälteren Jahreszeiten, vor allem aber im Frühjahr und Herbst auf. Die meisten Patienten führen sie auf eine Erkältung zurück.

Während die Mehrzahl der Fälle nur sporadisch vorkommt, sind mehrfach vereinzelte Epidemien beschrieben, so z. B. die bekannte in der Baseler Klinik, über welche Immermann berichten ließ, eine von Plessing beschriebene Hausepidemie in der Leipziger Klinik. Auch diese Epidemien haben leider über den Infektionsstoff und die Wege der Ansteckung nichts Sicheres zutage gefördert. Das Fieber tritt meist ohne jede Prodrome mit starkem Schüttelfrost auf. Ganz vereinzelt geht ein kurzes Prodromalstadium mit Kopfschmerzen, Mattigkeit, beträchtlichen Schmerzen in den Gliedern voraus. Die Dauer beträgt meist nur 1—2 Tage und steigt in vielen Fällen über 40⁰ und mehr an.

Hirsch berechnete eine mittlere Dauer des Fiebers von 3—4 Tagen.
Die Bezeichnung als eintägiges Fieber ist demnach nicht zutreffend. Das Fieber
fällt häufig kritisch ab, in einem kleinen Teile der Fälle kommt es zu einem
lytischen Abfalle. Ganz vereinzelt wird ein über 8—10 Tage sich erstreckendes
Fieber beobachtet. Schon Thomas
machte darauf aufmerksam, daß nach
dem kritischen Abfall die subnormale
Temperatur aufzutreten pflege.

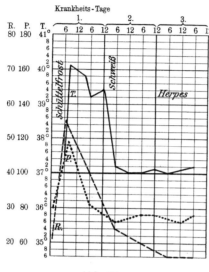

Abb. 70.
Febris herpetica.

Das Symptom, welches der Krankheit den Namen gegeben hat, der Herpes
tritt in dem größten Teil der Fälle nach
Ablauf des Fiebers auf, eine Erscheinung,
auf die bereits Murchison aufmerksam
gemacht hat. Hirsch beobachtete an
dem Material der Leipziger Klinik, daß
19 mal bei noch bestehendem Fieber,
16 mal bei Abfall des Fiebers, 14 mal
ein Tag nach dem Fieberanfalle, 11 mal
zwei Tage nach dem Fieberanfalle, 3 mal
drei Tage, 1 mal vier Tage nachher der
Herpes auftrat. Meistens handelte es
sich um Herpes an den Lippen, viel
seltener um Herpes an den Nasenflügeln, Ohrmuscheln, Kinn,
Wange, Augenlid und im Nacken.
In einzelnen Fällen kommt es auch zur
Herpeseruption auf der Mundschleim-
haut und auf dem Gaumen. Diese Lokalisation kann im Anschluß an
einen Herpes auf der Außenhaut auftreten, aber auch der umgekehrte Fall
ist beobachtet. Die einzelnen Herpesbläschen sind meist hirsekorn- bis erbsengroß. Die Ausdehnung des Prozesses ist sehr verschieden. Während es in
einzelnen Fällen nur zur Bildung von mehreren Bläschen kommt, welche
einen Hautbezirk von etwa Pfenniggröße einnehmen, wird in anderen Fällen
die ganze Unter- und Oberlippe oder angrenzende Hautbezirke befallen, welche
Taler- bis Fünfmarkstückgröße erreichen. Die subjektiven Krankheitserscheinungen sind meistens gering.

Der Puls ist entsprechend der Temperatur leicht erhöht. Auch tritt
während des Fiebers manchmal ein systolisches Geräusch an der Herzspitze
auf. Die Milz ist meistens nicht vergrößert, in einzelnen Fällen ist dagegen
ein Milztumor gefunden worden (Braune, Hirsch).

Während des Fiebers kann eine leichte, schnell vorübergehende Albuminurie vorhanden sein. Vereinzelt wurde Obstipation oder Durchfall beobachtet. Bei der unkomplizierten Febris herpetica fehlen Erscheinungen von
seiten der Atmungsorgane. Man wird daher alle Fälle, welche mit deutlichen
Lungenerscheinungen einhergehen, von der eigentlichen Febris ephemera abzutrennen haben. Die mit der Erkrankung einherlaufenden Erscheinungen von
seiten des Nervensystems sind meistens schnell vorübergehend: Sie bestehen
in Kopfschmerzen, Gliederschmerzen, Schwindelgefühl und Ohrensausen.

Rezidive. Die Rezidive sind meist von kurzer Dauer, in der Regel von
nur eintägigem Bestand. Bei einzelnen Menschen kommt es zum mehrfachen
Überstehen der Febris herpetica innerhalb eines Jahres. Vereinzelt sollen
Menschen regelmäßig im Frühjahr und im Herbst an Febris herpetica erkranken.

Diagnose. Zur Differentialdiagnose kommen alle oben erwähnten Infektionskrankheiten in Betracht, welche mit Herpeseruption einhergehen, im allgemeinen aber wohl nur zu Zeiten, wo Epidemien der erwähnten Krankheiten vorhanden sind. Die wichtigste Differentialdiagnose ist die zwischen Febris herpetica und Pneumonie. Bei Pneumonie tritt der Herpes meist erst während des Fiebers auf, der Temperaturabfall ist ein steiler, kritischer. Bei der Febris herpetica tritt dagegen der Herpes nach der Entfieberung auf. Immerhin ist es zweifellos, daß in vielen Fällen eine Differentialdiagnose zwischen Herpes, Febris herpetica und rudimentärer Pneumonie unmöglich ist. Die bakteriologische Untersuchung könnte dabei allerdings zum Ziele führen, wenn es gelingt in dem zirkulierenden Blute spezifische Keime nachzuweisen, was bekanntlich der Pneumokokkenpneumonie leicht gelingt.

Den Ausschlag kann schließlich nur der Verlauf geben. Ob durch Blutuntersuchungen, speziell Zählung der Leukocyten und systematische bakteriologische Blutuntersuchungen in Zukunft eine sofortige Differentialdiagnose gemacht werden kann, muß erst durch weitere Untersuchungen festgestellt werden.

Die **Prognose** ist eine günstige.

Die **Behandlung** besteht der Hauptsache nach in Bettruhe. Antipyretika wird man nur geben, falls allgemeine Fieberbeschwerden vorhanden sind. Die Herpesbläschen trocknen meist von selbst ein; bestehen Darmerscheinungen, so wird man in geeigneter Weise die allgemein üblichen Maßnahmen treffen.

Literatur.

Abadie, Über das Wesen des Herpes zoster und seine Behandlung. Ann. 1899. S. 397. — Braune, Febris herpetica. Inaug.-Diss. Leipzig 1897. — Curschmann und Eisenlohr, Zur Pathologie und pathologischen Anatomie der Neuritis und des Herpes zoster. Deutsch. Arch. f. klin. Med. Bd. 34. 1884. — Friedrich, P. L., Beobachtungen über die Wirkung von subkutan einverleibten Streptokokken- und Saprophytentoxinen auf den menschlichen Organismus, insbesondere auf die Körpertemperatur, nebst Bemerkungen über Intoxikationsherpes. Berl. klin. Wochenschr. 1895. Nr. 49 u. 50. — Gerhardt, C., Über Zoster facialis. Jenaische Zeitschr. 1868. — Derselbe, Sensible Entartungsreaktion bei Zoster. Vierteljahrsschr. f. Dermat. — Derselbe, Über bläschenförmige, grupp nweise Hautausschläge nach Arsenvergiftung. Char.-Ann. 1894. — Hirsch, C., Feb.is herpetica (leichtes Erkältungsfieber, Febris ephemera; Febricula). Nothnagels spez. Path. u. Therap., Wien 1902. — Jarisch, Hautkrankheiten. Nothnagels Sammelwerk. — Kühn, Rudimentäre und larvierte Pneumonien. Deutsch. Arch. f. klin. Med. Bd. 41. — Kisskalt, Die Erkältung als krankheitsdisponierendes Moment. Arch. f. Hyg. Bd. 39. Heft 2. — Leichtenstern, Influenza. Nothnagels Handb., Deutsche med. Wochenschr. 1885. — Murchison, A., Treatise of the continued fevers 1861. — Neisser, Hautkrankheiten. Ebstein-Schwalbes Handb. — Penzoldt, Die Erkältung als Krankheitsursache. Prorektorsrede, Erlangen 1900. — Plessing, Über Febris herpetica. Deutsch. Arch. f. klin. Med. Bd. 34. — Savage, Eine Herpesepidemie. Lancet 1883, Nr. 3. — Schultze, Über einen eigentümlichen Fall von Chorea minor und Herpes arsenicalis. Char.-Ann. Bd. 20. 1895. (Herpes laryngis.) — Steiner, Zur Kenntnis der kurzdauernden croupösen Pneumonien. Deutsch. Arch. f. klin. Med. Bd. 64. — Zimmerlin, Eine Herpesepidemie im Baseler Bürgerspitale. Korrespondenzbl. f. Schweiz. Ärzte 1883. Nr. 6.

Parotitis epidemica.

Von

Paul Krause-Bonn.

Mit 2 Abbildungen.

Synonyma: Parotitis epidemica, Parotitis polymorpha, Angina externa, Angina parotidea, Angina maxillaris. Deutsch: Mumps, Ziegenpeter, Tölpelkrankheit, Bauernwetzel, Wochentölpel. Französisch: les oreillons (oreille = Ohr), fièvre ourlienne, ourles. Italienisch: Orecchioni, gotoni. Englisch: the Mumps, the branks.

Die Parotitis epidemica ist eine epidemisch auftretende Infektionskrankheit, deren hervorstechendes Symptom Fieber mit Allgemeinerscheinungen und eine primäre Entzündung der Ohrspeicheldrüse ist. In seltenen Fällen kommt es auch zu einer Entzündung der submaxillaren und sublingualen Drüsen.

Geschichtliches. Der Mumps ist schon Hippokrates und anderen griechischen Ärzten bekannt gewesen. Es finden sich bei ihnen treffliche Schilderungen der Krankheit. Auch bei den Ärzten des Mittelalters ist häufig von Epidemien von Mumps die Rede. Seit Ende des 18. Jahrhunderts ist durch Mangor (1773) die Kontagiosität der Krankheit bekannt geworden.

Aus dem vorigen Jahrhundert liegen eine große Anzahl von guten Beschreibungen größerer Epidemien vor, so von Trousseau, von Bruns, Leichtenstern, Vogel u. a.

Die geographische Verbreitung der Krankheit ist besonders von Hirsch studiert worden. Die Hirschschen Tabellen geben eine treffliche Übersicht über die Verbreitung. Der Mumps ist demnach ebenso eine Krankheit des gemäßigten Klimas, als wie des hohen Nordens und der Tropen. Sämtliche Erdteile werden davon heimgesucht.

Anfang des 20. Jahrhunderts waren mehrere größere Epidemien, z. B. in Berlin, Breslau und anderen Städten. Der Mumps tritt mit großer Vorliebe innerhalb von beschränkten Bezirken auf, z. B. in Waisenhäusern, in den Kasernen, Kadettenhäusern (in Berlin 1836, in Dresden 1898, in Karlsruhe 1898), in Gefängnissen, wie in Newyork 1821 u. a. Zahlreiche Epidemien sind auch auf Schiffen während ihrer Ozeanfahrt beobachtet worden.

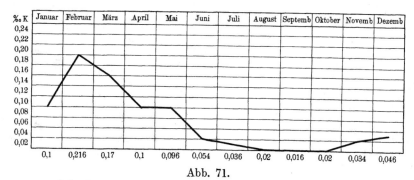

Abb. 71.

Mumps, monatliche Zugänge nach Monaten und %₀ Kranken-Durchschnitt 1901/02—05/06.
Preußische Armee.

So berichtet der französische Arzt Jobard, daß auf dem Dampfer Contest von 471 Passagieren 83 an Mumps erkrankten. Die erste Erkrankung trat 5 Tage nach der Abreise von Karikal auf. Mehrfach sind große Epidemien über weite Landstriche aufgetreten, z. B. 1825 in der Provinz Sachsen. Das Charakteristische der Epidemie bestand darin, daß die Krankheit sich ganz langsam von Haus zu Haus verbreitete.

Über das Auftreten in bezug auf die Jahreszeit s. Abb. 71.

Die Kontagiosität des Mumps konnte besonders gut bei Hausepidemien studiert werden. Eine gute Schilderung findet sich in der Mitteilung von Leitzen, welcher eine Epidemie der Frankeschen Stiftung in Halle genau beschrieb: Ein Schüler hatte sich während der Ferien April 1837 in Pritzwalk an der mecklenburgischen Grenze aufgehalten, wo Mumps vorhanden war. Nach seiner Angabe hatte er auch mit Mumpskranken vielfach verkehrt. Dieser Junge erkrankte nach seiner Rückkehr in der Anstalt an einer mäßig starken Parotitis epidemica, von der er nach 5 Tagen wieder genaß. In den letzten Tagen des Aprils erkrankten weitere 5 Zöglinge, welche mit dem Kranken viel verkehrt hatten. Von da an breitete sich die Krankheit in der ganzen Klasse aus. Von Schülern, welche abgesondert wohnten, aber gemeinschaftlich mit den Kranken unterrichtet wurden, erkrankte der erste am 16. Mai. Von da an verbreitete sich der Mumps unter ihnen weiter aus. Ende Mai kamen die ersten Fälle in der Stadt vor, und zwar bei Personen, welche das Waisenhaus regelmäßig besuchten. Innerhalb von kurzer Zeit waren über 300 Fälle in poliklinischer Behandlung.

Ätiologie. Man neigt jetzt allgemein nach den klinischen Erfahrungen der Ansicht zu, daß die Parotitis epidemica eine kontagiöse Erkrankung ist. Die Übertragung findet in erster Linie durch den kranken Menschen auf Gesunde statt. Die Art und Weise, wie dies stattfindet, wird aus oben erwähnten Beispielen der Übertragung des Mumps in den Frankeschen Anstalten in Halle gut illustriert.

Besonders beweisend ist auch ein von Bruns zitierter Fall von Ozanam: Zwei Knaben im Alter von 5 und 7 Jahren besuchten ihren an Mumps leidenden Vetter in Mailand. Nachdem sie einige Stunden mit ihm gespielt hatten, reisten sie nach ihrem 15 Stunden von der Stadt entfernten Wohnorte zurück. 3 Tage danach erkrankten sie an Parotitis.

Die Dauer der Kontagiosität ist nach klinischen Beobachtungen eine mehrere Wochen lange.

Séta zitiert einen Fall von Bernutz: 3 Kinder einer Familie, welche 6 Wochen lang wegen Mumps isoliert worden waren, besuchten die Familie ihres Onkels auf dem Lande und steckten 2 Vettern an.

Eine Übertragung des Mumps im Mutterleibe wird in einem Falle von Homanns mitgeteilt: Eine gesunde Frau von 25 Jahren erkrankte am Ende ihrer Schwangerschaft mit Mumps. Am Tage nach der Geburt des Kindes zeigte sich bei ihm eine linksseitige Parotitis, welche zwei Tage lang zunahm, dann allmählich verschwand.

Das Virus des Mumps kann auch durch gesunde Personen übertragen werden. Ein einwandfreies Beispiel dafür berichtet Roths.

Ein Assistent, welcher im Krankenhause eine Parotitis-Kranke behandelte, infizierte eine 30 Jahre alte Dame in Bamberg, welche mit Mumpskranken nicht zusammen gekommen war. Die Inkubationszeit betrug in diesem Falle 18 Tage, der Assistent blieb vollständig gesund.

Wie bei vielen andern Infektionskrankheiten ist auch bei der Parotitis epidemica beobachtet, daß eine Infektion mit dem Gift nicht erfolgen muß, selbst wenn die Infektionsgelegenheit eine sehr große war. So berichtet Joseph, daß die Zöglinge einer Taubstummenanstalt dieselben Trinkgläser und Löffel benutzten, die auch an Mumps Erkrankte benutzt hatten, ohne daß alle erkrankten.

Ob eine Übertragung der Parotitis durch leblose Gegenstände vermittelt werden kann, ist nicht sicher erwiesen. Auch eine Verbreitung des Giftes durch Nahrungsmittel scheint nicht vorzukommen, ebensowenig eine solche durch Luftzug.

Der Erreger der Parotitis epidemica ist nicht bekannt. Auch die in den letzten Jahren publizierten Arbeiten haben keine einwandfreien Resultate ergeben. Bein und Michaelis berichteten im Jahre 1897, daß sie in 10 Fällen von Mumps einen Diplo-Streptokokkus im Parotis-Sekret, zweimal auch aus dem Eiter der abszedierten Parotis, einmal aus dem Blute gewonnen haben. Die Angabe dieser Autoren ist von F. Pick im Jahre 1902 bestätigt worden.

Übertragungsversuche auf Tiere sind bisher nicht gelungen.

Ein von Bousquet beobachteter Fall von Übertragung des Mumps auf einen Hund, welcher den Speichel eines Kranken ableckte, hält einer strengen Kritik nicht stand. Nach der Angabe des Autors seien im Ductus stenoniamus Diplokokken gefunden worden.

Die Inkubationszeit des Mumps ist nicht sicher bekannt, Wagner gibt die Zeit auf 12—21 Tage, C. Gerhardt auf 14 Tage, Dukes auf 17—20 Tage, Antony auf 18—22 Tage an. Nach Demme betrug sie bei einer Berner Epidemie 8—15 Tage. Man wird also wohl nicht fehlgehen, wenn man die durchschnittliche Inkubationszeit auf 2—3 Wochen einschätzt.

Symptomatologie. In leichten Fällen können Prodrome vollständig fehlen. Häufig sind aber 2—3 Tage vor dem Auftreten der Parotisschwellung allgemeine Krankheitserscheinungen vorhanden: Fieber, Schmerzen im Nacken, Kopfschmerzen, Mattigkeit, Nasenbluten, Appetit- und Schlafmangel. Häufig besteht dabei auch eine leichte Rötung im Rachen. Bei Kindern tritt auch häufig Erbrechen, allgemeine motorische Unruhe und partieller und allgemeiner Facialiskrampf (Soltmann) auf. Fieber ist bei dem Mumps regelmäßig vorhanden. In leichten Fällen mäßiges bis etwa 38,5 von 3—4 Tagen Dauer. In mittelschweren Fällen besteht das Fieber 7 Tage, hat einen remittierenden oder intermittierenden Charakter, steigt bis 39,5 und fällt

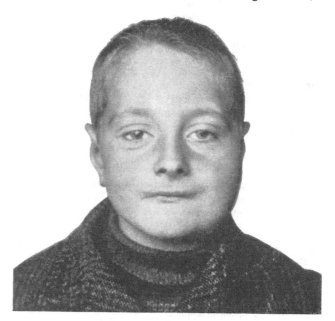

Abb. 72.
Parotitis epidemica sinistra.

lytisch ab. Bei den schweren Fällen steigt aber das Fieber auf 40⁰ und mehr und fällt meist innerhalb von 5—7 Tagen unter Lysis ab. Nur selten wird eine Kontinua beobachtet. Erkranken die beiden Speicheldrüsen hintereinander, so kann das bereits im Abklingen begriffene Fieber von neuem ansteigen. Der Puls ist entsprechend der Temperatursteigerung erhöht, bei komplizierender Orchitis besteht häufig auffallend hohe Pulszahl, ebenso frequente Atmung.

Die Lokalsymptome zeigen sich in einer Schwellung einer oder beider

Wangen, welche durch ihre Lokalisation als durch eine Vergrößerung der Ohrspeicheldrüsen bedingte erkannt wird.

Die Erkrankung betrifft nur in seltenen Fällen eine Parotis, in den meisten Fällen ist sie doppelseitig. Sie kann beide Ohrspeicheldrüsen gleichzeitig, oder wie es meist der Fall ist, hintereinander befallen. Die linke Ohrspeicheldrüse erkrankt öfter als die rechte. Die Schwellung betrifft im Anfang der Erkrankung nur die Drüsen selbst, greift aber dann ganz allmählich auf das benachbarte Gewebe über. In schweren Fällen kann sie sich bis an die Augen hin erstrecken. Es kann dann auch zu einer auffallenden Ektasie der Venen um das Auge herum kommen. In ernsteren Fällen kommt es auch zu einer Anschwellung der Stirn, der Pars mastoidea, des Halses, der ganze Gesichtsausdruck wird dann dabei bis zur Unkenntlichkeit verändert.

Die Namen, welche das Volk der Krankheit gibt (Ziegenpeter, Bauernwetzel u. a. m.), sind durch diese Veränderung der Gesichtsbildung bedingt gewesen. Eine Mitbeteiligung der Glandula submaxillaris und Glandula sublingualis, ebenso eine mehr oder weniger ausgeprägte Lymphdrüsenschwellung ist nicht selten.

Bei leichten Formen der Erkrankung haben die Patienten kaum größere Beschwerden, nur auf Druck wird eine leichte Schmerzempfindung hervorgerufen, Beschwerden macht fast immer das Schließen und Öffnen des Mundes, besonders bei Anspannung der Kaumuskeln. Findet sich nur eine zirkumskripte Schmerzempfindung auf Druck, so wird man wohl auf eine lokalisierte Entzündung schließen dürfen.

Die Parotitis epidemica gehört zu denjenigen Infektionserkrankungen, welche der Mensch gewöhnlich nur einmal übersteht. In seltenen Fällen kommt es zur Reinfektion.

Rezidive sind mehrfach beobachtet worden. So berichtet C. Gerhardt über eine Wiederanschwellung der vorher bereits entzündeten Parotis nach 19 Tagen. Auch Hochsinger und Schilling berichten über einwandfreie Fälle. Bousquet sah bei 3 Soldaten Rezidive. So bei einem, der im Dezember 1889 zum ersten Male erkrankte, das erste Rezidiv trat vom 6. bis 20. März 1893, das zweite Rezidiv am 8. bis 28. Dezember 1893, das dritte Rezidiv am 9. bis 23. Januar 1895 auf. Eine chronisch rezividierende Form der Parotitis ist selten, sie wurde im Anschluß an wiederholt auftretende Angina beobachtet. Immerhin scheinen solche Vorkommnisse sehr selten zu sein. Eine engere Beziehung des Mumps zu anderen Infektionskrankheiten, besonders zu den akuten Exanthemen scheint nicht zu bestehen. Sowohl die sporadischen, wie die epidemischen Fälle sind unabhängig davon. In sehr vielen Fällen, wenn auch nicht regelmäßig, besteht eine Angina, welche sich in einer starken Rötung und Schwellung der Schleimhaut, speziell der Follikel kundgibt. Dementsprechend sind natürlich die subjektiven Beschwerden. Atembeschwerden und Behinderung des Schluckens sind dabei die Regel. Sehr selten beobachtet man eine Veränderung der Wangenschleimhaut in Form von Erythem, meist um den Ductus parotideus herum.

Die Speichelabsonderung bei der Parotitis ist in vielen Fällen vollständig normal. Manchmal findet man eine vollständige Sistierung des Speichelabflusses. Solche Patienten klagen über dauernde Trockenheit im Munde, welche sie zu fortwährendem Trinken veranlaßt. Die chemischen Untersuchungen des Speichels, wie sie von Gerhardt, Penzoldt vorgenommen wurden, bewiesen, daß der Speichel von normaler Beschaffenheit war. Er war klar, im nüchternen Zustande neutral, während des Kauens alkalisch und zeigte normalen Gehalt an Ptyalin. In selteneren Fällen ist stark vermehrter Speichelfluß beobachtet worden.

Eine besondere Hervorhebung verdienen jene Kranken, bei denen die Glandulae submaxillares ausschließlich oder wenigstens zuerst erkranken. Während der großen Epidemie in Halle in der Frankeschen Stiftung beobachtete Leitzen, daß bei 77 Patienten die submaxillaren Drüsen allein 6mal erkrankt waren. Auch Penzoldt hat solche Fälle beobachtet. Seine Patienten zeigten 3—4 Tage Temperaturen von 39—40⁰. Die Drüsen waren walnuß- bis taubeneigroß und stark druckempfindlich. Die Komplikation mit Orchitis kommt auch bei dieser besonderen Form des Mumps vor.

Noch seltener scheint die Erkrankung der Glandula sublingualis allein zu sein. Leitzen sah bei der Halleschen Epidemie nur einen Fall. Eine Milzschwellung findet sich im Verlauf der Krankheit regelmäßig. In schweren Fällen kommt es auch zu Leibschmerzen und Durchfällen mit Allgemeinerscheinungen, welche einen Typhus vortäuschen können. Selten beobachtet man Bronchitis und Broncho-Pneumonie. In einzelnen Epidemien wurde besonders auffallend häufig Nasenbluten im Verlaufe der Erkrankung beobachtet.

Pick hat sorgfältige Beobachtungen über die Blutverhältnisse bei Parotitis mitgeteilt, auch bei schweren Fällen fand sich nie eine Leukocytose.

Verlauf. Die Krankheit ist bei Kindern im allgemeinen leichter, als bei Erwachsenen. Die Rekonvaleszenz ist durchaus nicht immer eine kurze. Bei vielen Patienten dauert sie wenigstens 2—3 Wochen. Für gewöhnlich aber ist die Krankheit innerhalb von 8 Tagen abgeklungen. Mehrfach kommen während einer Epidemie Fälle, welche nur einen Tag dauern, zur Behandlung.

Als wichtigste Komplikation bei dem Mumps ist die Entzündung des Hodens und des Nebenhodens aufzufassen. Nach der Statistik von Comby ergab sich, daß unter 696 Erkrankungsfällen von Mumps, welche Soldaten betrafen, 211 an Orchitis erkrankten; das sind etwa 30%. Vedrènes berechnete die Häufigkeit der Orchitis beim Mumps aus 25 Epidemien auf 26%.

Der rechte Hoden wird etwa doppelt so häufig betroffen als der linke. Eine doppelseitige Erkrankung findet sich seltener, so beobachtete Dogny sie unter 87 Mumpskranken 23mal. Sehr merkwürdig ist die von den meisten Autoren hervorgehobene Tatsache, daß die Orchitis nur bei geschlechtsreifen Personen auftritt. Ärzte von der großen Erfahrung eines Henoch haben sie im frühen Kindesalter nie gesehen. In der französischen Literatur finden sich ganz vereinzelte Angaben, daß die Orchitis auch bei Kindern unter 10 Jahren vorkommt. Steiner berichtete als einziger von ihrem Vorkommen im Säuglingsalter. Die Temperatur steigt während der Orchitis meistens hoch an, auf 40 Grad und darüber. Das Allgemeinbefinden wird gewöhnlich stärker affiziert als wie bei der vorhergegangenen Parotitis. In seltenen Fällen kommt es zu hochgradigen Erregungszuständen.

Heubner sah einmal im Anschluß an eine Orchitis bei einem 13jährigen Knaben eine Schlafsucht auftreten, an die sich eine mehrmonatliche Psychose mit vollständigem Erloschensein aller Erinnerung an das frühere Leben, gänzlichem Verkennen der Eltern, der Ärzte und der sonstigen Umgebung anschloß. Der Knabe verfertigte Zeichnungen, manchmal von etwas erotischem Inhalte an. Ganz allmählich, nach wochenlangem Schlaf und Traumleben trat eine völlige Genesung ein.

In seltenen Fällen kommt es zu peritonitischer Reizung, zur Schwellung, ja zur Gangrän der Skrotalhaut. Mehrfach wird in der Literatur die Angabe gemacht, daß zu Epidemiezeiten auch der primäre Sitz der Krankheit im Hoden sein kann, und es erst sekundär zur Parotitis kommt, ja letztere vollständig fehlen kann. Die einfachste Erklärung über das Zustandekommen der Orchitis bei dem Mumps ist wohl darin zu suchen, daß man eine Allgemeininfektion auf dem Blutwege annimmt. Die Milzschwellung, welche sich ja stets findet, spricht jedenfalls sehr für diese Hypothese. Weshalb nun gerade

Hoden und Nebenhoden besonders für das Mumpsgift empfänglich sind, darüber ist zurzeit noch nichts bekannt.

Die meisten Fälle von Orchitis gehen in Heilung über, leider kommt es aber in einem recht beträchtlichen Teil der Fälle zur Atrophie des Hodens. Nach einer Zusammenstellung von Comby tritt dieser unglückliche Ausgang sogar in 63% der Fälle ein. Granier rechnet 44% aus. Nach Dogny kann es auch zu einer doppelseitigen Atrophie kommen. Der atrophische Hoden fühlt sich hart an, häufig auch der Nebenhoden; während er meist auf Druck unempfindlich ist, sind mehrfach Fälle beschrieben worden, wo ganz außerordentlich heftige Hodenschmerzen auftraten, welche sich bei jeder Bewegung bis ins Unerträgliche steigern können. Deshalb mußte wiederholt der atrophische Hoden operativ entfernt werden. Ausführlich hat Stolz über einen solchen Fall berichtet. Seine histologischen Befunde weichen sehr erheblich von den gewöhnlich bei Hodenatrophie erhobenen ab.

Anatomischer Befund bei Hodenatrophie nach Mumps. Gewöhnlich soll es sich dabei um eine interstitielle und parenchymatöse Orchitis handeln. Die Drüsenepithelien sind fettig degeneriert, die Membrana propria ist glänzend und verdickt. Die Harnkanälchen sind in einfache Stränge umgewandelt. In dem Fall von Stolz handelt es sich um eine vollständige Nekrose des Hodens. Die Schnittfläche zeigte einen dicken fibrösen Ring, in welchem eine graugelbliche, undurchsichtige Masse mit ockergelben Punkten in streifenförmiger Anordnung eingelagert war. Mikroskopisch konstatierte der Autor Drüsenschläuche mit körniger Masse. Die Epithelien sind vollständig zugrunde gegangen.

Von einigen Autoren wird auch eine Urethritis purulenta als Komplikation der Parotitis angegeben. Auch eine Entzündung der Prostata soll beobachtet worden sein (Comby). Das Vorhandensein dieser Komplikation hat französische Autoren veranlaßt, die Entstehung der Orchitis durch eine Einwanderung des Mumpsgiftes in die Urethra durch direkte Infektion mit Speichel anzunehmen.

Bei Frauen finden sich allerdings sehr viel seltener im Anschluß an die Parotitis entzündliche Prozesse in den Ovarien. Daß eine Wechselbeziehung zwischen Parotis und Ovarien besteht, wird durch die mehrfach beobachtete Tatsache erhärtet, daß nach Ovariotomien manche Frauen Schwellungen der Speicheldrüse aufweisen. Auch eine Entzündung der Vagina und Vulva und eine echte Mastitis (Leyden, Strassmann u. a.) kommt, wenn auch sehr selten, vor.

Die Tränendrüse, Schilddrüse und Thymusdrüse können gleichfalls während des Verlaufes anschwellen. Aus Schmerzen im Epigastrium, verbunden mit Übelkeit, Erbrechen und Durchfall schließen einige Autoren auf eine Erkrankung des Pankreas. Von weiteren Komplikationen ist zu erwähnen:

1. Die Erkrankung von seiten der Ohren. Es sind Entzündungen im Mittelohre beobachtet worden, welche zur dauernden Taubheit führten. Häufig besteht dabei der Menièresche Symptomkomplex; ferner Otitis externa.

2. Komplikationen von seiten der Augen. Es sind beschrieben Konjunktivitis, Keratitis, Iritis, Neuritis optica und Akkommodationsparesen.

3. Komplikationen von seiten der Nieren. Außer einer Albuminurie von geringer Bedeutung ist von mehreren Autoren, z. B. von Henoch, Laveran, eine echte Nephritis beobachtet worden.

4. Komplikationen von seiten des Nervensystems. Vor allem sind psychische Störungen zu erwähnen (siehe oben S. 236). Es sind Krankheitserscheinungen beschrieben worden, wie sie im Delirium acutum vorkommen. Angstzustände mit motorischer Unruhe, mit Halluzinationen, manische Zu-

stände, Krämpfe. Mehrfache Sektionsbefunde ergaben, daß das Gehirn frei war von pathologischen Veränderungen. Außer diesen Allgemeinsymptomen beobachtet man während der Parotitis Erscheinungen, die auf eine Herderkrankung hinweisen, z. B. Ataxie der Extremitäten, Ataxie der Zunge, Agraphie mit Mydriasis, Koordinationsstörungen beim Gehen und Sprechen, spastische oder schlaffe Lähmungen einzelner Extremitäten, motorische Aphasie, Hemianästhesie. Anatomische Befunde liegen darüber nicht vor. Auch epileptiforme Krämpfe sind während der Parotitis beobachtet worden. Besteht ein Abszeß in der Speicheldrüse, so kann es zu einer echten Neuritis des Nervus facialis kommen mit Parese resp. vollkommener Paralyse.

5. Komplikationen von seiten des Herzens. Mehrfach ist eine Endocarditis und Pericarditis beobachtet worden. Ausführlich beschrieb W. Zinn einen solchen Fall aus der Gerhardtschen Klinik.

6. Komplikationen von seiten der Abdominalorgane. Zinn teilt einen Fall aus der Gerhardtschen Klinik mit, welcher als Mumps, kompliziert mit Peritonitis, aufgefaßt wurde.

7. Komplikationen von seiten der Gelenke und Muskeln. Schmerzen an den Gelenken gehören zu den gewöhnlichen Symptomen des Mumps. Die Druckempfindlichkeit über den Gelenken ist meist nur gering, ebenso fehlt die entzündliche Rötung. Vereinzelt findet sich ein Erguß. Auch die Gelenkscheiben und Muskeln können ergriffen sein.

8. Komplikationen von seiten der Haut. Es sind mehrfach Exantheme beim Mumps beschrieben worden, vor allem sind beobachtet: Erythema nodosum, Urticaria, masernähnliches Exanthem, zirkumskriptes Hautödem. H. Royer und J. Margarot beobachteten bei einer Mumpsinfektion eine Gürtelrose (Revue de med. 1909, p. 826).

9. Seltene Ausgänge der Parotitis. In einzelnen Fällen bleibt die Drüsenschwellung für lange Zeit, ja jahrelang bestehen (chronische Parotitis).

Der Ausgang in Gangrän der Parotis führt meist zum Tode, während im Gegensatz dazu die recht häufig beobachtete Abszedierung bei genügender, rechtzeitiger Inzision in Heilung übergeht.

Pathologische Anatomie. Nach Virchow, dessen Angaben bisher nicht viel erweitert worden sind, ist die Grundlage der epidemischen Parotitis ein Katarrh der Drüsenschläuche. Er teilt die Parotitiden in 3 Gruppen ein:

1. Der primäre, meist epidemisch einfach auftretende Katarrh ohne Neigung zur Eiterung.

2. Der sekundäre, eitrige, leicht abszedierende Katarrh, welcher in Verbindung mit vorausgehenden Mundhöhlenkatarrhen auftritt.

3. Der spezifische Katarrh, welcher fast immer zur Verjauchung führt.

Die früheste Veränderung ist nach Virchow eine starke Hyperämie mit starker Durchfeuchtung und Schwellung der Drüse. Die roten Drüsenläppchen setzen sich scharf von der mehr gelblich durchschimmernden Zwischensubstanz ab. Ihr Aussehen gleicht gruppenweise gestellten Körnern. In den Ausführungsgängen häuft sich katarrhalisches Sekret an, welches neben den Speichelkörperchen auch reichlich Eiterkörperchen enthält. Es ist sehr zäh und fadenziehend. In den Drüsengängen finden sich Ansammlung von Fettkörperchen und Trübung der Drüsenzellen. Eine Abszedierung der Drüsenzellen tritt selten auf. Im Gegensatz zu Virchow stehen andere Untersucher wie Trousseau, Gerhardt auf dem Standpunkte, daß die Parotitis epidemica in erster Linie auf einer Entzündung des periglandulären und interazinösen Zellgewebes beruhe. Durch Untersuchungen von Löschner ist die Virchowsche Anschauung bestätigt worden. Neuere pathologisch-anatomische Untersuchungen über die Parotitis bei Mumps fehlen.

Diagnose und Differentialdiagnose. Bei jeder akuten Schwellung entzündlicher Art, welche vor dem Ohre auftritt, muß man an Parotitis denken. Durch Druckempfindlichkeit und Schmerzen in der Gegend der Parotis bei Öffnen des Mundes wird die Diagnose noch mehr gesichert. Differentialdiagnostisch kommen in Betracht Lymphadenitis, Osteomyelitis, Periostitis, Tonsillitis und Parulis. Zu Zeiten von Epidemien wird eine Unterscheidung leicht sein. Von der epidemischen Parotitis ist die gewöhnliche entzündliche Parotitis ätiologisch zu unterscheiden, welche aber klinisch ganz ähnliche Symptome aufweist.

1. Die toxische Parotitis, wie sie im Anschluß an Quecksilber-Medikationen, bei Bleiintoxikationen, nach Gebrauch von Jod auftritt.

2. Die metastatische Parotitis, wie sie im Anschluß an eine große Anzahl von Infektionskrankheiten sich entwickelt, z. B. bei Scharlach, Sepsis, Pneumonie, Erysipel, Typhus u. a. m.

3. Die Parotitis im Anschluß an Mund- und Ohrerkrankungen (Otitis media).

Prognose. Die Prognose der epidemischen Parotitis ist im allgemeinen eine günstige, wenigstens soweit es das Leben des Patienten betrifft. Komplikationen von Meningitis, Encephalitis, Larynxödem, Nephritis, Gangrän der Parotis führen vielfach zum Tode. Die Sterblichkeit ist allerdings eine sehr geringe. Nach der bekannten Statistik von Ringberg starben unter 58 331 Fällen nur 7. In einzelnen Epidemien ist aber die Sterblichkeit eine höhere gewesen. Bei Kindern nimmt die Krankheit einen milderen Verlauf als bei Erwachsenen.

Prophylaxe. Im Interesse der Allgemeinheit ist zweifellos eine Isolierung der befallenen Kranken sehr wünschenswert. Der Wert von prophylaktischen Mundspülungen ist nicht groß, immerhin wird gute Mundpflege zu empfehlen sein.

Therapie. Eine spezifische Therapie fehlt. Jeder Mumpskranke soll isoliert werden. Er gehört unter allen Umständen, so lange Fieber besteht, ins Bett. Bestehen stärkere Schmerzen, so wird man flüssige Nahrung verordnen müssen. Ist es nicht möglich, den Mund zu öffnen oder nur wenig zu öffnen, wird man durch ein Glasrohr oder Strohhalm die Nahrung aufsaugen lassen. Gelingt es nicht, genügend Flüssigkeit per os einzuführen, so sind subkutane Kochsalzinfusionen oder Kochsalzklistiere indiziert.

Örtlich kann man Salbeneinreibungen, wie Jodkaliumsalbe, Borsalbe verwenden, ferner sind warme Umschläge mit Borwasser oder essigsaurer Tonerde am Platze. Antipyretika kommen nur bei vorhandenen Kopfschmerzen in Betracht. Eine gute Mundpflege (Wasserstoffsuperoxyd $1^0/_{00}$ige Lösung, Kalium permanganicum $^1/_{1000}$ Lösung) ist dringend zu empfehlen.

Ist eine Orchitis aufgetreten, so muß der Hoden hochgelagert werden. Warme Umschläge werden meist angenehmer empfunden wie kalte. Ist die Ohrspeicheldrüse vereitert, so soll man möglichst zeitig inzidieren. Weitere Komplikationen werden nach den allgemein gebräuchlichen Vorschriften zu behandeln sein.

Literatur.

Antony, Contagiosité et évolution des oreillons. La semaine méd. 1893. — v. Bruns, Handbuch der praktischen Chirurgie. Die chirurgische Pathologie und Therapie der Kau- und Geschmacksorgane. Tübingen 1895, S. 1056. — Comby, Les oreillons. Paris 1893. Bibliothèque Charcot-Debove. — Derselbe, Oreillons avec orchite, prostatite et hémoptysie. La semaine méd. 1893, p. 252. — Croner, Nephritis nach Mumps. Deutsche med. Wochenschr. 1884, S. 138. — Dukes, The incubation-period of scarlat. etc. parotitis. Lancet 1881. — Goldschmidt, Ein Fall von Parotitis epidemica mit tödlichem Ausgang. Münch. med. Wochenschr. 1898, S. 1105. — Heubner, Lehrbuch, der Kinderkrankh. S. 590. — Hirsch, Handb. d. histor.-geogr. Path., Bd. 2, 1864. — Hochsinger, Notizen zur Parotitis epidemica. Zentralbl. f. Kinderh. 1898. — Homans, Amer. Journ. of the med. sciences 1855, Vol. 19, zitiert nach Fehr, Langenbecks Archiv, Bd. 20. — Joseph, Bemerkungen über die vom Januar bis März 1864 epidemischen gemeinen Ohrspeicheldrüsenerkrankungen. Berl. klin. Wochenschr. 1864, 30. — Kien, Parotisschwellung bei Neugeborenen. Zitiert nach Schmidts Jahrb. 1902. — Laveran, Du microbe des oreillons. La semaine méd. 1893. — Derselbe, De la néphrite ourl. La semaine méd. 1893, p. 123. — Leichtenstern, Parotitis epidemica. Gerhardts Handb. d. Kinderkrankh. Tübingen 1877. — Lublinski, W., Angina und chronische rezidivierende Parotitis. Berl. klin. Wochenschr. 1910. — Mangor, Actes de Copenhague, T. II, Obs. 13, 1771. — Marie, P., Über Beziehungen zwischen zerebraler Kinderlähmung und Infektionskrankheiten. Progrès méd. 1885, zitiert nach Schmidts Jahrb. — Mettenheimer, Ein Beitrag zur Albuminurie bei Parotitis. Jahrb. f. Kinderheilk. 1891, Bd. 32. — Ozanam, Histoire méd. des malad. épidém. Paris 1823, zitiert nach Bruns, S. 1060. — Pantoppidan, Deliria post parotitis epidemica. Hospit. Tidende 1884, zitiert nach Virchow-Hirsch. — Roger, H. et J. Margarot (Montpellier), Le zona orulien. Revue de méd. 1909, p. 826. — Roth, Über die Inkubation und Übertragbarkeit der Parotitis epidemica. Münch. med. Wochenschr. 1886. — Schilling, Klinische Beiträge zur Lehre von Parotitis epidemica. Diss. Erlangen. Zitiert nach Virchow-Hirsch 1889. — Schottmüller, in Nothnagels spez. Path. u. Therap., Bd. 3. — Séta, Thèse de Paris 1869. — Steiner, Orchitis parotidea im Säuglingsalter. Wien. med. Blätter, 1896, zitiert nach Virchow-Hirsch. — Derselbe, Mumps mit Facialislähmung und Parotisvereiterung. Wien. med. Blätter 1896, zitiert nach Virchow-Hirsch. — Stolz, A., Über Totalnekrose des Hodens bei Mumps. Mitteil. aus den Grenzgeb., B. 2, 1902. — Thöle, Rechtsseitige Facialisparalyse und Hemiparese nach Mumps. Deutsche milit. ärztl. Zeitschr., Nr. 28. — Zinn, Über seltene Komplikationen bei epidemischem Mumps (Endocarditis, Pericarditis). Charité-Annalen, Bd. 22.

Diphtherie.

Von

Paul Krause -Bonn.

Mit 19 Abbildungen.

Synonyme: Diphtherie, Diphtheritis, diphtheritischer Croup, Bräune, Rachenbräune.

Unter **Diphtherie** versteht man eine durch die Diphtheriebazillen verursachte Infektionskrankheit, welche vor allem die Rachenorgane und den Kehlkopf befällt, aber auch in der Nase, in der Trachea und den Bronchien, auf der Konjunktiva, in der Vagina, auf Wunden vorkommt. Sie tritt sporadisch, aber auch zu Zeiten in Form von Epidemien, meist mit hoher Mortalität, auf.

Zur Geschichte, geographischen Verbreitung und Epidemiologie der Diphtherie.

Die Diphtherie ist zweifellos eine alte, seit vielen Jahrhunderten bekannte Krankheit. Sie war bereits als eine spezifische Krankheitsform den Ärzten des Altertums bekannt. Jedenfalls können jene als Angina maligna, Angina gangraenosa beschriebenen Krankheiten des Rachens, welche auf den Kehlkopf und die Luftröhre übergreifen, mit Geschwürsbildung und Häutchenbildung einhergehenden Fälle mit hoher Mortalität mit großer Wahrscheinlichkeit als Diphtherie gedeutet werden. Eine größere Bedeutung erlangte die Krankheit durch Auftreten von zahlreichen Epidemien, so in Spanien vom Jahre 1553 an bis 1618 (Sevilla 1583, in Andalusien 1585, in Sevilla und Umgebung 1587—1590, in

Andalusien 1590 und 1591, in Granada 1596, in Estremadura 1600, in Neu-Kastilien 1603, von 1610—1618 durch das ganze Land). Besonders stark war sie im Jahre 1613, dem „Anno de los Garrotillos", von 1610 an verbreitete sie sich in Italien aus unter dem Namen Male in Canna (Neapel 1610, von 1618—1630 in ganz Unteritalien, um 1650 herum in Latium), 1701 auf den Jonischen Inseln, von 1736 an in Frankreich, 1744 in England, 1745 in Holland; 1752 wurden gehäufte Epidemien in Deutschland, der Schweiz und in Amerika beschrieben. Eine besonders große Ausdehnung erlangte die Diphtherie im Jahre 1825 u. ff. in Frankreich, woselbst sie in klassischer Weise von Bretonneau beschrieben wurde.

In Deutschland traten die ersten Epidemien 1847 in Hadamar, 1849 Hessen, 1856 in Königsberg, 1857 in Königsberg, in München und Umgebung, ebenso im Jahre 1858 auf. In den 60er Jahren wurde Sachsen besonders stark befallen, wo bis dahin die Krankheit ganz unbekannt war. Seit jener Zeit ist sie in ganz Deutschland in sehr vielen Orten verbreitet. Kurven über die Mor-

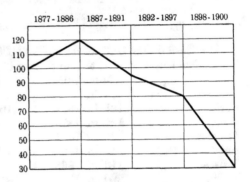

Abb. 73.
Diphtherie-Sterblichkeit im deutschen Reiche.

talität in ganz Deutschland siehe Abb. 73. Eine besonders sorgfältige Statistik existiert seit dem Jahre 1876 über die Morbidität und Mortalität in Hamburg, siehe Abb. 74, ferner S. 242. Trousseau, der bekannte Pariser Kliniker, beschrieb die Diphtherie in einer vortrefflichen Weise. Er wies darauf hin, daß man neben der Bretonneauschen Form, welche mit Häutchenbildung einhergeht, die diphtheritisch gangränöse Form von besonders bösartigem Charakter unterscheiden müsse. Die Diphtheritis hätte sich in ihrem Charakter seit 1825 geändert, sie wäre nicht nur extensiv viel stärker, sondern auch in einer viel bösartigeren Form aufgetreten. Bis zum Jahre 1846 hätte die Krankheit in Paris kaum jemals den Namen einer großen Epidemie verdient. Ganz anders aber seit jener Zeit. Die zuerst in dem Pharynx beginnende Erkrankungsform sei zwar auch sehr häufig aufgetreten, aber besonders auffallend war ein sehr schnelles Fortschreiten des Prozesses auf die Schleimhäute der Nase und das Auftreten von besonders starken Allgemeinerscheinungen, ohne daß der Larynx in einem solchen Grade affiziert worden wäre, daß man auch nur entfernt an Croup hätte denken können. Es hätte den Anschein gehabt, als sei ein Gift in den Körper gebracht worden, welches außerordentlich intensiv und zerstörend wirkte.

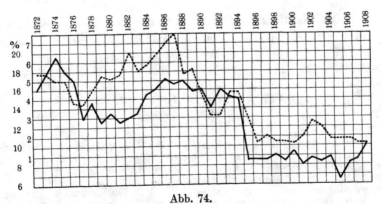

Abb. 74.
Diphtherie in Hamburg (nach der Statistik des Medizinalamtes).

Klimatische Verhältnisse scheinen keinen sehr großen Einfluß auf die Ausdehnung der Epidemie zu haben. Zurzeit ist sie in der ganzen Kulturwelt verbreitet und erfordert, wie folgende Tabelle erweist, Jahr aus Jahr ein immer noch beträchtliche Opfer.

Nächst der Tuberkulose ist sie in Deutschland die mörderischste Infektionskrankheit. In den Tropen soll sie selten vorkommen.

Von 100000 Einwohnern starben in Deutschland

an	1885	1895	1905
Pocken	0,6	0,1	0,01
Kindbettfieber	10,7	5,4	5,2
Unterleibstyphus	25,2	10,5	10,5
Scharlach	32,5	19,8	13,8
Masern	33,4	15,2	16,7
Diphtherie	122,7	54,0	22,4
Zusammen	225,1	105,0	69,1
an Tuberkulose	344,7	251,2	205,5

Todesfälle an Diphtherie auf 100 000 Einwohner (mit den Maximal- und Minimalzahlen) aus Nuttal und Smith.

	Maximum	Minimum	Beobachtungsjahre
London	76 in 1893	8 in 1872	1871—1903
Paris	121 in 1877	10 in 1898	1865—1902
Rom	122 in 1879	8 in 1895	1877—1895
Florenz	422 in 1871	23 in 1884	1866—1890
Antwerpen . . .	217 in 1865	17 in 1896	1860—1896
Brüssel	113 in 1865	15 in 1876	1862—1896
Berlin.	220 in 1883	31 in 1896	1869—1896
Budapest	194 in 1878	46 in 1895	1874—1896
Wien	144 in 1878	19 in 1884	1865—1889
St. Petersburg .	154 in 1882	27 in 1893	1879—90 u. 1892—95
Christiania . . .	303 in 1887	1 in 1873	1860—1899
Stockholm. . . .	121 in 1893	6 in 1878	1861—1897
Kopenhagen . . .	164 in 1891	15 in 1872	1844—1895
Boston	163 in 1881	51 in 1891	1861—1895
Providence . . .	314 in 1877	8 in 1868	1868—1895
New York. . . .	208 in 1877	23 in 1873	1868—1893
St. Louis	314 in 1877	8 in 1868	1868—1895

Sterblichkeit an Diphtherie und Scharlachfieber von 1891—1898 in London. Nach Monaten geordnet, die Gesamtsterblichkeit für die ganze Periode = 100 ges.

	Jan.	Febr.	März	April	Mai	Juni
Diphtherie.	111	108	108	105	99	93
Scharlachfieber . .	130	120	130	117	107	102
	Juli	Aug.	Sept.	Okt.	Nov.	Dez.
Diphtherie.	92	98	93	95	100	109
Scharlachfieber . .	90	102	76	74	96	116

Seit der Einführung der Serumtherapie ist die Gefährlichkeit der Diphtherie allerdings vermindert. Seit 1909 ist aber in mehreren großen Städten, z. B. in Hamburg, ein sehr beträchtliches Anschwellen von schweren Diphtheriefällen beobachtet worden.

Was die Jahreszeit anbetrifft, so kann man sagen, daß die Diphtherieepidemien über das ganze Jahr verteilt vorgekommen sind. Von 139 Epidemien begannen 36 im Frühling, 20 im Winter, 26 im Herbst, 27 im Winter (nach Hirsch). In großen Städten, besonders in der ärmeren Bevölkerung tritt die Diphtherie häufiger auf als auf dem platten Lande, doch bleiben auch einsame Dörfer nicht verschont davon. Sie sucht ihre Opfer ebensogut im Königspalast wie in der armen Hütte. Auffallend häufig trat die Diphtherie in Krankenhäusern, Kinderhospitälern, Kasernen, Gefängnissen auf. So im Jahre 1745 eine besonders starke im Collège de Louis le grand, 1818 in der Kaserne in Tours, 1852 in Avignon usf.

Was das Alter der Diphtheriekranken betrifft, so ist die Diphtherie vorzugsweise eine Kinderkrankheit. Sie befällt am häufigsten jüngere Personen bis zum Alter von 14 Jahren, viel seltener werden schon junge Leute bis zum 20. Lebensjahre, am seltensten werden ältere Individuen befallen. Was die Rassenverhältnisse anbelangt, so scheint die Diphtherie bei der weißen Rasse ebenso häufig zu sein wie bei den farbigen, von den Negern ist es ausdrücklich aus Amerika berichtet.

Über die Beteiligung der verschiedenen Lebensalter gibt eine 70 000 englische Fälle umfassende Statistik (Lancet 1878) eine gute Übersicht: Von den Erkrankten waren

Unter   1 Jahr alt . . . . . .   9 %
        1—5 Jahre alt   . . .   45 %
        5—10 Jahre alt   . . .   26 %
        10—15 Jahre alt   . . .   9 %
        15—25 Jahre alt   . . .   5 %
        25—45 Jahre alt   . . .   3,5 %
        45 Jahre und darüber   .   2,5 %

Das jüngste Kind, welches Diphtherie hatte, war 9 Tage alt (Fall von Jacobi-New York).

Ein großer Abschnitt der Geschichte der Diphtherie beginnt mit der Entdeckung des Diphtheriebazillus, welcher im Jahre 1883 zuerst von Klebs im Ausstriche einer diphtherischen Pseudomembran gesehen, im Jahre 1884 von Löffler rein gezüchtet und durch Tierversuche näher studiert wurde. Das Diphtherietoxin wurde von Roux und Yersin entdeckt, 1892 erfolgte die Entdeckung des Behringschen Diphtherieheilserums.

Ätiologie und Pathogenese.

Der Erreger der Diphtherie ist von Löffler 1884 entdeckt worden.

Morphologie und Biologie des Diphtheriebazillus.

Der Diphtheriebazillus ist ein schlankes, manchmal etwas gekrümmtes Stäbchen, welches häufig an einem oder an beiden Enden leicht angeschwollen ist. Man kann keilförmige Stäbchen von ca. 1,5 μ Länge, zylindrische Stäbchen, wie sie namentlich auf Agar und Kartoffeln wachsen, von 3—4 μ Länge, kolbig angeschwollene Stäbchen von 6—7 μ Länge unterscheiden (Escherich). Die Breite schwankt von 0,3—1,5 μ. Die Diphtheriebazillen kommen häufig zu zweien geordnet vor. Sie sind nicht beweglich. Kurze keilförmige Formen wachsen besonders auf alkalischer Bouillon. In vereinzelten Kulturen bilden sich lange Fäden, unverzweigte wie verzweigte. In seltenen Fällen wachsen sie unter anaeroben Bedingungen zu Aktinomyces ähnlichen Gebilden aus.

Färbbarkeit. Die Diphtheriebazillen sind mit allen Anilinfarbstoffen leicht färbbar. Die Gramsche Methode fällt positiv aus. Die beste Färbung der Diphtheriebazillen stellt die mit Löfflerschem Methylenblau dar. Besonders zwei Tage alte und ältere Kulturen zeigen damit eine deutliche Segmentfärbung, zwei oder drei Punkte sind intensiver gefärbt, als die dazwischenliegenden. Junge Bakterien von 6—24 Stunden färben sich meist gleichmäßig blau. 6—20 Stunden alte Kulturen, welche auf Löfflerserum gewachsen sind, zeigen bei bestimmter Färbung, vor allem mit dem von M. Neißer angegebenen essigsauren Methylenblau an den Enden zwei feine Punkte, welche gewöhnlich als Babes-Ernstsche Polkörperchen bezeichnet werden.

Färbung der Polkörperchen nach M. Neißer (Hygienische Rundschau 1903, Nr. 14) cit. nach Abel.

1. Färben etwa 1 Sekunde mit einer Mischung von zwei Teilen Lösung A und einem Teil Lösung B. Lösung A: Methylenblaupulver (Methylenblau medicinale Höchst 1,0, Alkohol absolutus 20,0, Aqua dest. 1000,0, Acit. acet. glac. 50,0); Lösung B: Kristallviolett Höchst 1,0, Alkohol absolutus 10,0, Aqua dest. 300,0.
2. Abspülen mit Wasser und so fort.
3. Nachfärben mit Chrysoidin ($+$ 1 in 300 Aqua fervida gelöst und filtriert), drei Sekunden.
4. Abspülen mit Wasser (nach Abel).

Die Neißersche Färbung kann sowohl für Belagausstriche, wie für 9—20 Stunden alte, bei 35—36⁰ gewachsene Serumkulturen Anwendung finden.

Die Diphtheriebazillen zeigen an einem oder an beiden Polen kleinste, blau gefärbte Körnchen im braun gefärbten Bazillenleibe, während diphtherieähnliche Stäbchen solche Körner nicht aufweisen. Die Methode ist aber nicht absolut zuverlässig.

Kultur der Diphtheriebazillen. Die Diphtheriebazillen wachsen am besten auf Löfflerschem Blutserum in Röhrchen oder Petrischalen. Ihre Entwicklung geht zwar bereits bei 20⁰ C vor sich. Am besten aber wachsen sie auf etwa 33—37⁰.

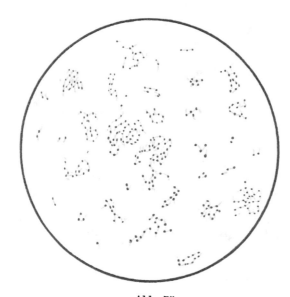

Abb. 75.
Diphtheriebazillen in Reinkultur; Färbung der Polkörner nach Neißer.

Am besten hat sich mir bei der Aussaat folgendes Verfahren bewährt. Man streicht eine Öse Belag in vorsichtiger Weise auf einer Seite des Löfflerschen Serums auf, ohne die Oberfläche zu verletzen, dreht darauf um 45⁰, ohne die Öse abzuglühen, streicht wiederum vorsichtig aus. Daraufhin dreht man wiederum auf 45⁰ und verfährt in ähnlicher Weise. Nach nochmaligem Drehen gelingt es dann, so dünne Ausstriche zu erzielen, daß die Kolonien beim Wachstum einzeln liegen. Nach etwa 6—9 Stunden sind bei Bruttemperatur feinste Kolonien gewachsen, welche makroskopisch sehr charakteristisch aussehen, aber häufig übersehen werden. Bei 20—40 stündigen Kulturen sieht man runde weißliche, manchmal leicht gelblich gefärbte körnige Kolonien, welche für den Kundigen ein charakteristisches, schwer zu beschreibendes Aussehen haben.

Auf Glyzerinagar wachsen die Diphtheriebazillen als glattrandige, mehr oder weniger erhabene Kolonien, welche einen sanften Glanz aufweisen. Bei schwacher Vergrößerung sind diese kleinen, rundlichen Kolonien von graugelblicher Farbe, an den Randpartien sind sie leicht zerrissen; an der Peripherie erscheinen sie manchmal direkt wie aufgefasert.

Spezielle für die Diphtheriebazillen angegebene Nährböden.

a) **Der Alkalialbuminatagar nach Deycke.** Nach Angabe von Deycke stellt E. Merck-Darmstadt ein spezielles Alkalialbuminat her, davon löst man 10 g in 1000 g destilliertes Wasser, fügt 10 g Pepton, 5 g Chlornatrium, 20 g Agar und 50 g Glyzerin hinzu. Darauf wird mit Salzsäure vorsichtig neutralisiert und schließlich mit ⅓ %iger Sodalösung schwach alkalisiert. Dieser Nährboden ist für Diphtheriebazillen ein mäßig guter; Streptokokken gedeihen darauf überhaupt nicht.

b) **Der Serumagar nach Tochtermann:** Zu 2 % Traubenzuckeragar wird Hammelblutserum zu gleichen Teilen hinzugesetzt, ½—1 Stunde gekocht, in Reagenzgläser gefüllt und sterilisiert. Die Diphtheriebazillen wachsen gut, sind leicht erkennbar, aber in ihren Formen den Pseudodiphtheriebazillen durchaus ähnlich.

Am meisten von diesen Nährböden ist auch heute noch das Löfflersche Blutserum zu empfehlen, weil darauf die Diphtheriebazillen üppiger und dadurch unterscheidbar von den Pseudodiphtheriebazillen und Xerosebazillen wachsen. Daneben hat sich Glyzerinaszitesagar vielfach sehr gut bewährt. In Kliniken und Krankenhäusern ist er meist ohne größere Schwierigkeit herzustellen. In der Gelatinestichkultur tritt gewöhnlich nur ein uncharakteristisches, spärliches Wachstum auf. In Bouillon erfolgt nach ca. 20 Stunden eine Trübung, meist setzen sich feine Massen an Glaswand und Glasboden nieder. In Milch erfolgt üppiges Wachstum; Kartoffel ist ein schlechter Nährboden.

Vorkommen. Die Diphtheriebazillen sind außerhalb des Körpers auf Wäsche, Bürsten, Wände, Böden der Zimmer, Spielzeug usw., welches von Diphtheriekranken benutzt worden war, gefunden worden. Auch an den Haaren von Wärterinnen der Diphtheriebaracken sind sie nachgewiesen worden. Bei kranken Menschen sind sie vor allem in den diphtheritischen Membranen von frisch erkrankten Menschen zu finden. Bei chronischen Diphtheriekranken finden sie sich schwerer und seltener. Sie wurden vor allem im Kehlkopf, in der Nase, im Rachen, in der Luftröhre, in Wunden der Haut und den Schleimhäuten, im Magen nachgewiesen.

Frosch u. a. fanden sie in der neueren Zeit auch häufiger in den inneren Organen, speziell in der Milz und Niere. Nach Neumann sind die Diphtheriebazillen auch häufig bei Rhinitis simplex und Rhinitis fibrinosa vorhanden; ferner bei Mittelohreiterungen, bei Conjunctivitis crouposa. Sehr wichtig ist die gesicherte Tatsache, daß in dem Mund- und Nasenhöhlensekret, sowie in dem Konjunktivalsack gesunder Menschen die Diphtheriebazillen vorkommen können. Besonders häufig wurden solche Befunde bei Angehörigen von Diphtheriekranken erhoben. Diese Bazillenträger sind im klinischen Sinne gesund, bilden aber eine besonders große Gefahr für ihre Umgebung.

Bei Tieren kommt die Diphtherie spontan nicht vor. Die „Diphtherie" der Taube, der Hühner und der Kälber ist durch andere Keime bedingt.

Tierversuche. Die experimentellen Untersuchungen an Tieren haben ergeben, daß die Virulenz der Diphtheriebazillen in sehr erheblicher Weise schwankt. Den besten Maßstab für die Virulenz einer Kultur liefert ihre Giftigkeit. Am besten eignet sich zur Prüfung das Meerschweinchen. Bei Injektionen von $\frac{1}{2}$—1 ccm einer virulenten Kultur wird das Tier meistens bei subkutaner Injektion in 2—4 Tagen getötet. Man kann auch so vorgehen, daß man in eine Hauttasche eine kleine Öse einer 2—3 Tage alten Serumkultur injiziert. Nach ca. 24 Stunden werden die Tiere appetitlos, sie sitzen teilnahmslos da, die Haare sind gesträubt, die Schnauze kalt, an der Injektionsstelle hat sich eine starke Schwellung gebildet. Bei der Sektion sieht man vor allem meist eine charakteristische, ödematöse Schwellung an der Injektionsstelle, häufig durchsetzt von Hämorrhagien. An den inneren Organen fällt vor allem die sehr charakteristische Nebennierenschwellung mit starker Hyperämie auf, vielfach findet sich daneben ein Exsudat in der Pleura, im Herzbeutel und in der Bauchhöhle. Manchmal auch deutliche parenchymatöse Nephritis und Myocarditis, ferner eine Enteritis des oberen Darmabschnittes. Tritt der Tod nach vielen Wochen ein, so können die inneren Organe weniger charakteristisch affiziert sein. Von anderen Tieren sind gegen subkutane Impfung noch kleine Vögel, ferner Katzen, Hunde, Kühe empfänglich. Das Kaninchen ist gegen Diphtheriebazillen sehr resistent, Mäuse und Ratten sind fast immun.

Schleimhauterkrankungen lassen sich durch Einreiben in verletzte Schleimhäute bei Affen, bei Kaninchen, bei Tauben und Hühnern erzeugen. Am bequemsten gelingt nach Löffler die Impfung auf die Vaginalschleimhaut des Meerschweinchens.

Widerstandsfähigkeit. Die Widerstandsfähigkeit der Diphtheriebazillen gegen Austrocknung ist sehr bedeutend. In trockenen Diphtheriemembranen bleiben sie bis zu drei Monaten lebendig. Feuchte Hitze tötet sie bei 50⁰ in einigen Stunden, bei 65⁰ sofort. Kälte wird von ihnen auffallend gut vertragen. Abel wies nach, daß sie 2½ Monate lang ausgesprochene Winterkälte ohne Virulenzabnahme überstanden. Direktes Sonnenlicht tötet sie in einigen Stunden, wenn sie im Wasser suspendiert sind. Auf Agarkulturen und Bouillon halten sie 6—8 Stunden aus.

Chemische Leistungen. In traubenzuckerhaltigen Nährböden bilden sie Säure, die Azidtätszunahme in 5 ccm ungezuckerter Bouillon beträgt nach 20 Stunden bei 37⁰ 0,3—0,5 ¹⁄₁₀ Normalnatronlauge. Die Farbstoffbildung fehlt meistens, selten sind rote und gelbe Stämme beobachtet.

Über Toxinbildung siehe S. 262.

Lebensdauer. Im Rachen von Rekonvaleszenten halten sich die Diphtheriebazillen viele Monate lang am Leben. In Kulturen bleiben sie kürzer und in trockener Aufbewahrung ein Jahr und länger am Leben.

Bakteriologische Diphtherie-Diagnose zu klinischen Zwecken. Man geht am besten so vor, daß man zuerst Ausstrichpräparate, welche mit Löfflerschem Methylenblau gefärbt sind, mikroskopisch untersucht. Bei Anwesenheit von charakteristischen Stäbchen wird die Diagnose vielfach als wahrscheinlich gestellt werden können. In den meisten Fällen aber bedarf es dazu der kulturellen Untersuchung. Am empfehlenswertesten ist die Aussaat auf Röhrchen oder Platten mit Löfflerserum. In günstigen Fällen hat man nach 6—9 Stunden bereits die Diagnose durch Anfertigung von Klatschpräparaten.

Die Färbung nach M. Neißer leistet vielfach dabei gute Dienste, ist aber nicht ausschlaggebend. Vereinzelt wird man zur weiteren bakteriologischen Diagnose den Tierversuch heranziehen müssen; da er aber bis zur schließlichen Entscheidung zu zeitraubend ist, soll man nicht davon das therapeutische Handeln abhängig machen.

Differentialdiagnostisch kommen in Betracht:

1. Die Pseudodiphtheriebazillen. Sie sind von Hoffmann-Wellenhof 1887 entdeckt worden. Sie sind morphologisch den echten Diphtheriebazillen ähnlich, auf Serum aber meist kürzer und dicker, zeigen oft eigenartige Keil- und Kolbenbildung. In Glyzerinagarkulturen wachsen sehr viele üppiger, als die Diphtheriebazillen. Die Säurebildung auf Bouillon ist sehr gering, was differentialdiagnostisch gegenüber den echten Diphtheriebazillen verwertet werden kann. Auf Gelatine wachsen sie schon bei 18⁰ sehr üppig. Der Bazillus ist für Meerschweinchen avirulent.

2. Die Xerosebazillen, welche morphologisch dem Diphtheriebazillus ähnlich sind; sie wachsen auf Löfflerserum und Glyzerinagar noch spärlicher und schlechter, als die Diphtheriebazillen. Die Neißerschen Polkörperchen fehlen meistens. Die Bouillonkultur bleibt klar, Säurebildung ist nicht vorhanden.

Eine große Bedeutung in der klinischen Beurteilung kommt zweifellos der Mischinfektion zu. Meistens finden sich neben dem Diphtheriebazillus Streptokokken, Staphylokokken, seltener Pneumokokken und Fäulniserreger. Die Diphtheriebazillen sind meistenteils nur in den nekrotischen Herden und in den angrenzenden Gewebsteilen zu entdecken. Im Blut und in den inneren Organen sind sie nur in Ausnahmefällen nachgewiesen worden.

Man findet in nicht so seltenen Fällen die Diphtheriebazillen auch auf den Schleimhäuten gesunder Menschen oder solcher, welche nur geringe katarrhalische Erscheinungen haben (Bazillenträger), sie bilden eine große Gefahr für ihre Umgebung. Neben den Diphtheriebazillen muß man aber nach dem heutigen Stand der Kenntnisse zum Zustandekommen der Infektion notwendigerweise eine Disposition annehmen, wie bei einem größeren Teile aller übrigen Infektionskrankheiten. Die Virulenz aller Bazillen, ihre Zahl werden bei der Erkrankung eine eben solche Rolle spielen wie die Beschaffenheit der Schleimhaut zur Zeit der Infektion.

Einmaliges Überstehen der Diphtherie scheint im allgemeinen immun zu machen. Zweimaliges Überstehen der Diphtherie wurde nach Zucker in nur 0,9%, ein dreimaliges in 0,13% beobachtet.

Die Diphtherie wird am häufigsten durch direkten Kontakt von Kranken auf Gesunde übertragen; eine andere Ansicht, welche die Krankheit in der Auffassung, daß der Dipthheriebazillus auch auf den Schleimhäuten ganz gesunder Menschen vorkommt, nach erworbener Einbuße an „Konstitutionskraft" in dem nosoparasitären Sinne Liebreichs entstehen läßt, ist heute wohl verlassen, da mit den Worten „Konstitutionskraft" kein klarer Begriff verbunden werden kann, welcher durch irgend welche experimentelle Tatsachen zu stützen ist. Daß Witterungseinflüsse, starke Erkältungen, Durchnässungen eine gewisse Rolle spielen, ist nicht von der Hand zu weisen. Es werden dadurch leicht Gefäßalterationen herbeigeführt, welche an sich oder durch ihre Folgezustände (Verlangsamung des Blutstromes, veränderte Lymphströmung, Auswanderung von weißen Blutzellen) für die Wucherung der Bazillen von begünstigender Wirkung sind (Löffler).

In ähnlicher Weise werden auch die anderen akuten Infektionskrankheiten, z. B. Masern, Keuchhusten, welche häufig der Diphtherie vorhergehen, ihren Einfluß geltend machen. Warum nun durch dieselben hoch virulenten Bazillen der eine Mensch überhaupt nicht erkrankt, ein zweiter mit einer leichten Halsentzündung, ein dritter in schwerer progredienter Weise mit Larynxstenose und Entzündung der Bronchien, ein vierter mit schweren Lähmungen, das wissen wir zurzeit noch nicht. Die schweren Allgemeinerscheinungen sind durch die starke Giftwirkung zu erklären, falls keine Streptokokken-Misch-infektion vorliegt. Auf dieselbe Ursache führen wir Albuminurie, Herzmuskel-erkrankung und Lähmungserscheinungen zurück.

Nach unserer heutigen Anschauung erfolgt eine Naturheilung durch Alexine, welche im Körper vorhanden sind, resp. durch Antitoxine, welche sich unter dem Einfluß der Diphtheriebazilleninfektion im Körper bilden.

Erhöhte Disposition für Diphtherie wird bei zu gleicher Zeit bestehenden anderen Infektionskrankheiten beobachtet, besonders bei Masern, Scharlach, Keuchhusten, Typhus. Der Verlauf der Diphtherie ist dabei meist ein ernsterer.

Uffenheimer[1]) fand, daß Diphtherieansteckung bei bereits vorhandener Scharlacherkrankung keine größere Gefahr für den Kranken verursacht, während ein diphtherisch Erkrankter, welcher einer Scharlachinfektion zum Opfer fällt, in hohem Maße gefährdet ist.

Symptomatologie.

Das als Diphtherie bezeichnete Krankheitsbild kommt am häufigsten im Rachen vor, „Rachendiphtherie", von wo aus sich der Prozeß auf den Pharynx, die Nase, den Kehlkopf, die Respirationsorgane ausdehnen kann. Seltener ist die primäre Lokalisation in der Nase (die primäre Nasen-diphtherie), ferner die Hautdiphtherie, die Konjunktivaldiphtherie, die Vulvadiphtherie, die Wunddiphtherie. Von untergeordneter Be-deutung ist das vereinzelte Vorkommen der Diphtherie auf der Schleimhaut des Darmes, Magens und des Penis.

Inkubationszeit: Nach Beobachtungen, welche an Ärzten gemacht wurden, denen Diphtheriemembranen bei der Behandlung von diphtherie-kranken Kindern auf die Schleimhäute geschleudert worden sind, ist es sehr wahrscheinlich, daß von dem Zeitpunkte der Anwesenheit der Bazillen bis zum Einsetzen der ersten Krankheitssymptome einige Zeit vergeht, meistens zwei bis acht Tage. Die allgemeinen Symptome sind in dieser Zeit meistens gering, ja können solange vollständig fehlen, bis die Lokalsymptome eintreten.

Rachendiphtherie.

Wir unterscheiden

I. Die lokalisierte Rachendiphtherie ohne stärkere Allgemeininfektion.

a) Die membranöse Form der Rachendiphtherie. Der Beginn der lokalisierten Form der Diphtherie ist ein schleichender, besonders bei jüngeren Kindern werden die Anfangssymptome häufig übersehen. Es tritt eine gewisse Müdigkeit, ein Appetitmangel, leichtes Fieber, Blässe der Haut, hin und wieder Erbrechen auf. Schließlich klagen die Kranken über Schluck-beschwerden oder über Schmerzen im Rachen, wodurch die Aufmerksamkeit auf die Kranken gelenkt wird. Es ist regelmäßig bereits in diesem Stadium Fieber vorhanden, in leichten Fällen nur Steigerung 38,5—39. Der Puls ist beschleunigt, ebenso die Atmung. Es besteht kein Appetit, die Zunge ist belegt. Die Sprache der Kinder bekommt einen leicht näselnden Charakter. Sie klagen häufig über Frösteln und Hitze und haben eine große Neigung zum Schlaf. In den allermeisten Fällen besteht auch ein übler Geruch aus dem Mund. Bei lokaler Untersuchung des Rachens findet man eine diffuse Rötung

---

[1]) Jahrbuch der Kinderheilkunde, 1904, Bd. 10.

der Uvula, des weichen Gaumens und der Tonsillen, einseitigen oder doppelseitigen, membranösen Belag von grauweißer Farbe, welcher nur einen Teil,
aber auch die ganzen Tonsillen bedecken kann. In leichten Fällen gehen die
geschilderten Symptome vor allem unter der Anwendung der Serumtherapie
sehr schnell zurück. Die Membran stößt sich in ein bis zwei Tagen ab, das Fieber
sinkt, der Appetit wird besser, die Zunge, welche belegt war, reinigt sich wieder.
    Ungefähr acht Tage nach Beginn der Erkrankung fühlen sich dann die
Patienten wieder vollständig wohl. Albuminurie fehlt überhaupt oder ist nur
in den ersten Fiebertagen vorhanden. Wird kein Heilserum gegeben, so ist der
Verlauf in den allermeisten Fällen sehr viel langwieriger. Meistenteils verbreitet
sich der Belag von den Tonsillen auf die anliegenden Weichteile aus und bleibt
etwa acht Tage lang stationär. Eine katarrhalische Veränderung der Nasenschleimhaut, welche sich meistenteils mit profuser Sekretion zeigt, wird selten
vermißt. Ebenso treten dann stärkere Schmerzen beim Schlucken auf. Eine
ausgeprägte Druckempfindlichkeit der vergrößerten Halslymphdrüsen fehlt

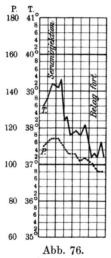

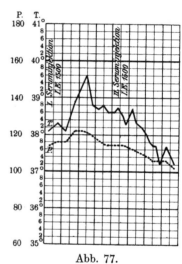

Abb. 76.

Fieberverlauf bei einem Fall von Diphtheria
membranacea.

Abb. 77.

Fieberverlauf bei einem Fall von
Diphtheria gangraenosa.

selten. Der Puls ist dauernd beschleunigt, das Fieber bleibt länger bestehen.
Mäßige Mengen von Albumen treten regelmäßig auf. Die Heilung zieht sich in
die Länge, 8—14 Tage sind bis zur vollständigen Wiederherstellung erforderlich.
Postdiphtherische Lähmungen können sowohl bei Serumbehandlung, wie ohne
solche auch bei dieser lokalisierten Form der Diphtherie auftreten. Bazillen
können sich im Rachen solcher Kranken durch Abstoßung der Membranen
wochenlang, ja monatelang finden. Meist besteht dann auch eine chronische
Rötung und Schwellung der Uvula, der Tonsillen und des weichen Gaumens.
Der Belag kann in leichten Fällen die Größe einer Erbse oder Bohne nicht
überschreiten und sich sehr schnell abstoßen, so daß man bei Untersuchung
nur eine leichte Rötung der Rachenorgane vorfindet. Manchmal kommt es
nur zu einer Rötung und Schwellung ohne stärkere Exsudation.
    b) Die lakunäre Form der Rachendiphtherie. Die Allgemein-
symptome sind ganz dieselben, wie oben geschildert. Bei Lokalinspektion
sieht man neben der Rötung und Schwellung des weichen Gaumens, der Uvula
und der des weichen Gaumens die Tonsillen gerötet mit einem oder mehreren

weißlichen Pfröpfen durchsetzt, einseitig oder beiderseitig, so daß man zuerst an eine durch Eitererreger bedingte Angina follicularis oder lacunaris denkt. Differentialdiagnostisch zu verwerten ist die Tatsache, daß bei dieser Form der Diphtherie das Fieber meistens unter 39⁰ bleibt, während es bei der Streptokokken-Angina gewöhnlich 40, 41 und mehr beträgt. Die Kenntnis dieser Form der Diphtherie ist deshalb besonders wichtig, weil sie nach meiner Erfahrung in Hamburg und Breslau sehr häufig vorkommt, in manchen Monaten viel häufiger als die membranöse Form, auch in Berlin soll das so sein.

Eine sichere Diagnose ist dabei nur durch die bakteriologische Untersuchung zu stellen. Man soll sich daher angewöhnen, bei Angina lacunaris mit niedrigem Fieber stets auf Diphtheriebazillen zu untersuchen. Der Verlauf ist im übrigen ein ähnlicher wie bei der Diphtheria membranacea.

II. Die Rachendiphtherie mit schweren Allgemein-Symptomen.

a) Die diphtherisch-gangränöse Form. Ein sehr viel ernsteres Krankheitsbild ist bei der diphtherisch-gangränösen Form der Diphtherie vorhanden. Sie kommt hin und wieder sporadisch vor, besonders aber kann sie in Zeiten von größeren Epidemien so zahlreich auftreten, daß sie direkt den Charakter der Epidemie bestimmt. Trousseau beschrieb sie bei der großen Diphtherie-Epidemie 1846 und folgende Jahre in Paris als etwas Neues und von der bisherigen Form der Diphtherie durchaus Abweichendes. Sehr zeitig kommt es neben den Schluckbeschwerden und dem meist hohen Fieber zu schweren Allgemeinerscheinungen. Die Sprache wird deutlich nasal, die Zunge ist dick belegt, es besteht eine profuse Sekretion aus der Nase und ein übler Geruch aus dem Munde. Fast regelmäßig ist Albuminurie vorhanden, das Sensorium ist benommen, ja es kann zu echten komatösen Zuständen kommen. Die Nahrungsaufnahme ist sehr erschwert. Der Kranke macht den Eindruck eines Schwertyphösen. Der Stuhl ist meist obstipiert.

Bei der Lokalinspektion des Rachens sieht man deutliche Membranbildung, auf deren Mitte sich vielfach dunkle, schwärzliche Flecken von unbestimmter Kontur finden. Die den Belag umgebende Schleimhaut ist von dunkelroter Farbe, geschwollen, häufig auffallend trocken. Der Prozeß kann stationär bleiben oder erstreckt sich auf den weichen Gaumen, die Uvula weiter, der höchst gelegene Teil der Uvula bleibt dabei vielfach frei. Der Geruch aus dem Munde wird von Tag zu Tag bei Fortschreiten des Prozesses stärker. Häufig tritt auch ein starker Azetongeruch auf. Der Nachweis des Azetons auch im Harn ist dabei leicht zu führen. Diese schwere Form erfordert ein energisches Eingreifen. Das beste Mittel ist eine zeitige Injektion von hochwertigem Diphtherieserum. Da die bakteriologische Untersuchung häufig neben den Diphtheriebazillen eine Mischinfektion ergibt (meist Streptokokken; Staphylokokken), so ist bei ernster Prognose die Anwendung von Streptokokken-Serum, wenn Streptokokken im Belag oder im Blute nachgewiesen sind, in Erwägung zu ziehen.

b) Die progrediente Form der Rachendiphtherie. An allem bisher geschilderten Formen der Diphtherie kann sich eine besonders gefürchtete anschließen, welche dadurch charakterisiert ist, daß der diphtherische Prozeß häufig in großer Schnelligkeit von den Tonsillen, der Uvula, dem weichen Gaumen sich nach oben zu, nach der Nase, oder nach unten, nach dem Kehlkopf, der Trachea, den großen Bronchien hin erstreckt.

Am häufigsten ist das Fortschreiten vom Rachen auf den Kehlkopf mit all den daraus sich ergebenden erschwerenden Symptomen der Larynxstenose. Es gibt Fälle, wo die Bildung von Pseudomembranen so ausgedehnt ist, daß die

Schleimhaut vollständig damit austapeziert erscheint. Das Fieber ist 39⁰—40⁰ und höher, der Puls ist meist sehr stark beschleunigt, 120—140 Schläge. Die Submaxillardrüsen sind bis zu Haselnußgröße und stärker geschwollen und häufig stark druckempfindlich, wenn außerdem noch eigenartige teigige, ödematöse Schwellung am ganzen Unterkiefer vorhanden ist, so daß die ganze Kontur des Gesichtes geändert erscheint, so ist das prognostisch meist ein sehr ungünstiges Zeichen. Die Veränderungen der Rachenschleimhaut sind wie oben geschildert.

Bereits am ersten oder zweiten Tage kann das Fortschreiten beginnen, die Kranken klagen über brennende Schmerzen beim Schlucken und verweigern deshalb häufig ganz die Nahrung. Der Geruch aus dem Munde wird bedeutend

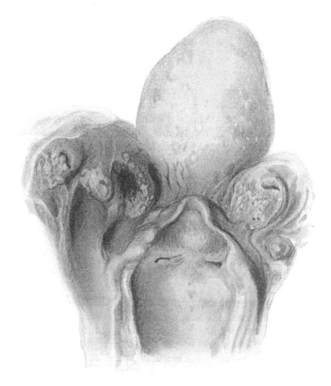

Abb. 78.
Diphtheria gangraenosa.

stärker, er ist süßlich, häufig faulig, vielfach auch obstähnlich (Azeton). Im Harn treten Eiweiß, Epithelzellen, Zylinder von Epithelien, Leukocyten und Azeton auf.

Im Blute kommt es zu einer ausgedehnten Hypoleukocytose. Der Stuhlgang ist meistens angehalten. Besonders alarmierend werden die Symptome, wenn auch der Kehlkopf betroffen wird. Es kommt dann zur hochgradigen Stenosenerscheinung; mit Aufgebot aller respiratorischen Hilfsmuskeln schnappt der Kranke nach Luft. Vorher geht oft stundenlang ein trockener Husten und eine deutliche Veränderung der Stimme. Der Husten hat einen rauhen, leicht bellenden Charakter, und bei tiefer Inspiration kommt es zu eigentümlichen langgezogenen Tönen, welche die Umgebung des Kindes meist in starke Aufregung versetzt.

Die Epiglottis ist, wenn man sie untersuchen kann, sehr gerötet und geschwollen, häufig mit Belag bedeckt, auch die Taschenbänder zeigen auffallend starke Rötung und Schwellung, oder sie sind mit dicken Membranen von grauweißlicher Farbe belegt, welche die Kehlkopföffnung mehr oder minder stark verdecken.

Bei hochgradigen Stenosen hört man diese beim Einziehen entstehenden Töne aus weiter Ferne. Die Fossa jugularis, supra- und infraclavicularis, die Interkostalräume werden schließlich immer tiefer eingezogen. Es tritt eine hochgradige Zyanose auf, der Puls beträgt 140, 160 und mehr. Die Patienten sind mehr oder minder benommen. Nur in Ausnahmefällen tritt aus diesem schweren Zustand spontan Besserung ein.

So sah ich es einmal in der Breslauer medizinischen Klinik bei einem Kinde von etwa 9 Jahren, welches mit hochgradigsten Einziehungen in den Warteraum gebracht wurde. Auf dem Transport nach der Isolierbaracke bekam das Kind einen hochgradigen Hustenanfall und beförderte eine lange, große Membran heraus, während der Einpackung mit heißen Umschlägen kam es zu einem 2. Hustenanfall und Herausbeförderung einer zweiten Membran. Ein operativer Eingriff wurde dadurch unnötig.

In den meisten Fällen kommt es, wenn nicht operativ eingegriffen wird, zur Erstickung des Kranken.

Ein Teil der Kranken geht allerdings infolge des hochgradigen Sauerstoffmangels und der Kohlensäure-Intoxikation bereits vorher an Herztod zugrunde.

Die Hautdiphtherie.

Die primäre Diphtherie der Haut ist im allgemeinen eine seltene Erkrankung, wenn man von denjenigen Fällen absieht, wo es sich um Ulzerationen der äußeren Haut handelt, welche gleichzeitig mit Schleimhautdiphtherie vor-

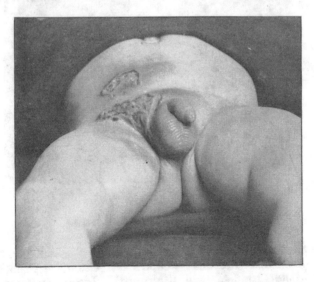

Abb. 79.
Hautdiphtherie (nach Schucht).

kommen und in ihrer Lokalisation den Schleimhäuten eng benachbart sind. Sie ist durch Inokulation der Bazillen in die Haut verursacht. Meist entwickelt sie sich auf dem Boden von intertriginösen Ekzemen, Rhagaden, Kratzeffekten und anderen kleinen Hautläsionen. Sie kommt besonders in solchen Gegenden der Haut vor, die der Mazeration leicht ausgesetzt sind, also in der Genitocrural- und Anal-Region. Sie ist bei Kindern wegen großer Empfindlichkeit häufiger als bei Erwachsenen. Das gleichzeitige Bestehen einer Schleimhautdiphtherie kann fehlen. Die Ulzerationen können bei längerem Bestande größer werden. Ihre Form ist sehr unregelmäßig, ihre Ränder laufen meist in polygonalem Bogen, teils als tiefe, schmale Buchten in das Gebiet der gesunden Haut hinein. Die Ränder sind leicht infiltriert, intensiv gerötet und nur hier und da etwas unterminiert. Meist fallen sie in dem vertieften Geschwürsrand ziemlich steil

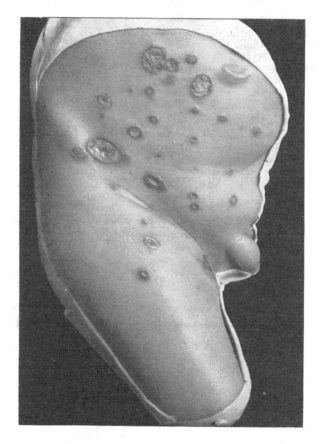

Abb. 80.
Hautdiphtherie (nach Schucht).

ab. Der Geschwürsrand ist mit einem grauweißen, fest anhaftenden, diphtherischen Belage bedeckt, der ohne weiteres den Gedanken nahe legt, daß es sich um Diphtherie handeln muß (Schucht). Die Temperatur erhebt sich meistens nur bis zu 38⁰.

Eine schwere toxische Beeinflussung des Gesamtorganismus kommt nach Schucht nicht vor, Babinski hat dagegen über solche berichtet.

Differentialdiagnostisch kommt das Ekthyma infantile, der Hospitalbrand, Jod- und Brom-Toxikodermatosen in Betracht. Der bakteriologische Nachweis der Diphtheriebazillen ermöglicht die exakte Diagnose. Außer der

Serumtherapie ist eine lokale Therapie mit desinfizierenden Salben, resp. desinfizierenden Verbänden angebracht, z. B. Wasserstoffsuperoxyd-Umschläge, Verbände mit 10%igem Protargolwasser.

Die Konjunktivaldiphtherie.

Die Konjunktivaldiphtherie ist eine seltene Erkrankung. Sie ist in den meisten Fällen fortgeleitet von einer bestehenden Nasen- oder Rachendiphtherie. Nur selten tritt sie primär auf. Die Augenärzte unterscheiden eine diphtherische und croupöse Form, die Conjunctiva palpebrarum ist gerötet und geschwollen und mit einem schmierigen grauweißlichen Belage bedeckt. In schweren Fällen greift sie auf die Cornea über. Bei der croupösen Konjunktivaldiphtherie sind die Auflagerungen gelblichweiß, dünn und enthalten reichlich Fibrin, dagegen wenig zellige Elemente. Unter den Auflagerungen zeigt sich die Schleimhaut dunkelrot, rauh samtartig und blutet leicht. Häufig finden sich daneben zahlreiche Hämorrhagien. Bei der diphtherischen Form kommt es zu einer sehr starken Rötung und zu einer bretthartan Infiltration der Augenlider. Das Sekret ist meistens blutigserös, getrübt, verhältnismäßig spärlich. Die speckigen Membranen können die ganze Conjunctiva palpebrarum austapezieren. Sie abzuziehen, mißlingt meistens, oder es entsteht ein tiefer Substanzdefekt, welcher stark blutet. Fast regelmäßig entstehen starke Schwellungen der benachbarten Lymphdrüsen und hohes Fieber. Tritt unter der Behandlung nicht innerhalb vier bis fünf Tagen eine Erweichung mit profuser Sekretabsonderung ein, so geht der Prozeß auf die Cornea über und verschlechtert in erheblicher Weise die Prognose. Es kann dann zur Perforation kommen und zum Verlust des ganzen Auges.

Allgemeinerscheinungen können sich an diese schwere Form ebensogut anschließen, wie an die Rachendiphtherie. Neben der subkutanen Anwendung des Serums kommt eine lokale Applikation in geeigneter Weise in Betracht. Das Serum soll karbolfrei sein und wird zu diesem Zweck am besten als Trockenpräparat bezogen.

Die Vulvadiphtherie.

Die Scheidendiphtherie tritt meistens sekundär auf, im Anschluß an Geburten, während des Puerperiums. Sie kann sich als gewöhnliche Wunddiphtherie präsentieren mit geringfügigem, schmierigem membranösen Belag. In seltenen Fällen erscheint die ganze Scheide austapeziert mit einer dickweißlichen Membran. Die Lymphdrüsen sind in der Nachbarschaft stets geschwollen. Allgemeinerscheinungen sind selten. Wenn sie vorhanden sind, unterscheiden sie sich aber von den im Anschluß an die Rachendiphtherie auftretenden nicht.

Die Diphtherie des Magens und des Darmes ist sehr selten. Eine klinische Bedeutung kommt ihr nicht zu, weil die Diagnose zu Lebzeiten nicht gestellt werden kann.

Besprechung besonderer Symptome der Diphtherie.

1. Die diphtheritische Nephritis.

In ungefähr 50 % aller Fälle finden wir bei der Diphtherie Albuminurie. In mittelschweren und schweren Fällen ist sie ganz regelmäßig vorhanden. Reiche untersuchte besonders sorgfältig an 88 an Diphtherie verstorbenen Leichen die Nieren, Leber und das Pankreas und fand bei allen Veränderung der Nieren. (Näheres siehe „Pathologische Anatomie".) Der Urin ist nur in seltenen Fällen blutig, gewöhnlich von gelblichbrauner Farbe, von hohem spezifischem Gewicht und enthält morphologische Bestandteile, Epithelzellen, Leukocyten und Zellzylinder. Der Eiweißgehalt ist meist mäßig. Die

Nephritis bei Diphtherie besteht durchschnittlich zwei bis drei Wochen, in vielen Fällen, wenn man sorgfältig daraufhin untersucht, aber bedeutend länger. Sie führt selten zur Wassersucht und Urämie. Wiederholt ist aber der Übergang in chronische Nephritis beobachtet worden.

Nach eigener Erfahrung wird das Chronischwerden häufig übersehen und eine Anzahl von Nierenentzündungen, welche angeblich im Anschluß an Erkältungen oder Durchnässungen entstanden sind, erweisen sich bei eingehender Anamnese nicht so selten als mit einer wochenlang vorher überstandenen Diphtherie zusammenhängend.

2. Der diphtheritische Herztod.

Sehr gefürchtet ist der plötzliche Herztod bei der Diphtherie. Er ist mit größter Wahrscheinlichkeit bedingt durch Einwirkung des Diphtheriegiftes auf die Muskelfasern des Herzens. (Anatomische Veränderungen S. 257.)

Von einigen Autoren wird eine direkte Wirkung auf die Herznerven angenommen. Die von Romberg und Päßler auf Grund von Tierversuchen aufgestellte Hypothese, daß der plötzliche Herztod vom Gehirn aus durch eine vasomotorische Lähmung bedingt sei, ist für die Diphtherie nicht einwandfrei bewiesen. Der diphtheritische Herztod kann sich bereits in den ersten Tagen der Krankheit einstellen oder auch erst nach wochenlangem Kranksein in der zweiten oder dritten Woche oder noch länger nachher auftreten. Er ist die gewöhnlichste Todesursache der „schweren" Diphtherie. Klinisch findet man meist eine Dilatation des Herzens, sehr schwache Herztöne, hin und wieder auch akzidentelle Geräusche. Der Puls ist meistens frequent und klein. Kurz vor dem Tod konstatiert man häufig Galopp-Rhythmus. In einem kleineren Teile der Fälle entsteht Pulsverlangsamung. Endocarditis kann infolge von sekundärer Streptokokken-Infektion auftreten.

3. Die diphtheritischen Lähmungen.

Die postdiphtheritischen Lähmungen sind dadurch ausgezeichnet, daß sie meistens in einer Woche, in vielen Fällen auch in zwei bis drei Wochen nach Beginn der Erkrankung auftreten. In einem Teile der Fälle treten sie sogar erst am Ende der fünften bis sechsten Woche auf. Am häufigsten finden sich Lähmungen des Gaumensegels: Man muß die Frühlähmung des Gaumensegels unterscheiden von derjenigen, welche nach Ablauf der Diphtherie auftritt.

Die erstere ist bedingt durch eine Entzündung des Muskels, letztere ist eine rein neuritische Lähmung. Man merkt zuerst bei dem Kranken einen näselnden Klang der Sprache, ein häufiges Verschlucken, so daß Tropfen in größerer Menge wieder zur Nase ausfließen. Bei der Lokalinspektion sieht man eine deutliche Unbeweglichkeit und Starrheit oder wenigstens starkes Zurückbleiben des Gaumens beim Phonieren. Die frühzeitige Lähmung bleibt meist gegen eine Woche bestehen, die späte Gaumensegellähmung aber durchschnittlich zwei bis drei Wochen.

Am zweithäufigsten kommt die postdiphtheritische Akkommodationslähmung vor, bedingt durch eine Lähmung des Akkommodationsmuskels. Die Kinder, um die es sich handelt, können in der Nähe nicht deutlich sehen, so daß sie z. B. die Buchstaben nicht lesen können, sie werden deshalb häufig ungerechterweise in der Schule bestraft. Seltener kommt es zu Lähmungen von Augenmuskeln (Strabismus divergens, Ptosis). Sehr viel seltener sind Paresen der Extremitäten sowohl der Arme, wie der Beine. Subjektiv findet man dabei Kribbeln, Schmerzen mit nachweisbaren Sensibilitätsstörungen.

Bei der Untersuchung fällt besonders eine starke Ataxie auf, die Patellarreflexe fehlen, wenn auch nicht immer. Vermögen die Patienten noch zu
gehen, so findet man einen ganz unsicheren stampfenden Gang, Schwanken
und Taumeln, Rombergsches Phänomen. In sehr schweren Fällen kommt
es zu einer vollständigen Lähmung sämtlicher vier Extremitäten und des
Rumpfes, Lähmung sowohl der Rücken- wie der Bauchmuskulatur. Dadurch
entsteht natürlich ein sehr ernster Zustand, welcher mit schwerer Störung der
Atmung und der Stimme einhergeht. Abhusten wird in solchen Fällen fast
unmöglich. Die Stimme ist tonlos und leise. Tritt nun noch eine Gaumensegellähmung hinzu, so kommt es sehr häufig zu einer Schluckpneumonie.
Reiche erwähnt einen Fall, welcher unter dem Bilde der Landryschen Paralyse
verlief. Selten sind Hirnnervenlähmungen und Zwerchfellähmungen.

Baginski sah unter 993 Diphtheriefällen der Vorserumzeit 68 Fälle von Lähmungen,
darunter allein 14 Gaumensegellähmungen, 7mal Gaumensegellähmungen mit Lähmung
des Stammes, Ataxie, 7 Gaumensegellähmungen mit Lähmung im Okulomotoriusgebiet,
2 Fälle von Ataxie mit Abduzenslähmung, 2 Facialislähmungen, 1 Stimmbandlähmung allein.

Unter 525 Fällen, welche mit Serum behandelt waren, sah er 10 einfache Gaumensegellähmungen, 5 Gaumensegellähmungen mit Ataxie und Stammlähmung resp. Fehlen
der Patellarreflexe, 5 Gaumensegellähmungen mit Lähmung im Okulomotorius, 2 Gaumensegellähmungen mit Abduzenslähmung; 4 Fälle, in denen die Reflexe fehlten; eine Lähmung der Respirationsmuskel.

4. Exantheme.

Auch in der früheren Zeit, ehe man das Serum anwandte, sah man hin und
wieder bei der Diphtherie Exantheme, und zwar werden morbilliforme, papulöse
Exantheme beschrieben, in anderen Fällen treten sie skarlatiform oder urtikaria-
ähnlich auf. Diese Exantheme entstehen bereits am dritten und vierten Tage
nach der Erkrankung. Nach Ansicht von erfahrenen Beobachtern, z. B. von
Heubner, stehen diese Exantheme mit der Diphtherie in ursächlichem Zusammenhang. Ich selber sah in Hamburg und Breslau bei hunderten von Fällen
nie Frühexantheme, dagegen in Hamburg, wo meist das Ruete-Enochsche
Serum gespritzt wurde, sehr häufig spät auftretende Serumexantheme, die
wiederum in Breslau, wo wir fast ausschließlich das Höchster Serum spritzten,
selten waren.

Erythematös-vesikulo-pustulöser Hautausschlag ist mehrfach beobachtet
worden. Nach der Beschreibung von Pflugbeil entstand er in einem typischen
Fall drei Tage nach Beginn der Halserscheinungen als ausgedehntes, polyzy-
klisch begrenztes Erythem, welches mit Gruppen von wasserhellen Bläschen besetzt war; ihr Sitz war unten den Brüsten, seitlich am Bauche, an den Hüften,
zum Teil auch am Nabel. Das Exanthem entwickelte sich innerhalb von vier
Tagen zur vollen Höhe und heilte mit starker Pigmentierung. Als Ursache wird
eine periphere Neuritis angenommen (Pflugbeil, Bluth).

5. Seltene Lokalisationen der Diphtherie.

In seltenen Fällen kommt es zu einer **Diphtherie im äußeren Gehörgang**
mit fibrinösen Auflagerungen. Auch hat man eine Diphtherie der Urethral-
öffnung und des Präputiums beobachtet.

Pathologische Anatomie.

Die Hauptveränderungen der an Diphtherie Verstorbenen finden sich im
Rachen und in den angrenzenden Regionen. Bei sehr vielen Fällen
finden sich die übrigen Organe frei von gröberen pathologischen Veränderungen,
oder sie sind so geringfügig, daß sie nur durch eingehende histologische
Untersuchungen in ihrer ganzen Ausdehnung und Bedeutung erkannt werden.

Die pathologischen Veränderungen der Schleimhautdiph-
therie. Die Schleimhaut des weichen Gaumens, der Uvula, ist ebenso wie die
der Tonsillen mehr oder minder stark gerötet und geschwollen. Es finden sich
mehr oder minder ausgedehnte häutige Membranen, welche man bei genügend
vorsichtigem Vorgehen aus ihrem Zusammenhange loslösen kann. In den

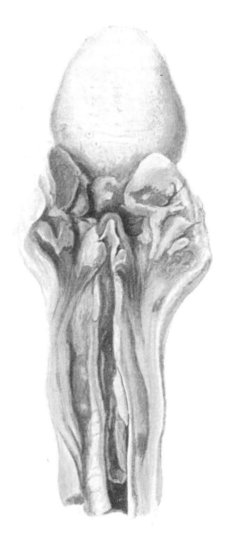

Abb. 81.
Diphtheria membranacea.

Tonsillen senken sich häufig diese Schleimhautgebilde in die Lakunen ein und
breiten sich wie Pfröpfe nach der Tiefe hin aus. Die Schleimhaut der Nase,
die hintere Rachenwand, die aryepiglottischen Falten sind in derselben Weise
verändert. Häufig ist auch der Larynx, der Kehlkopf und die Trachea bis zur
Bifurkation mit röhrenartigen Gebilden austapeziert. In schweren Fällen erstreckt sich die Membranbildung auch auf die großen und kleineren Bronchien

hinab, so daß ähnlich wie bei der Bronchitis fibrinosa ganze Bronchialbäume von Membranen vorhanden sind. Bei der gangränösen Form der Diphtherie kommt es zu hochgradigen Zerstörungen der Schleimhaut bis in die Tiefe hinein von sehr beträchtlichem Umfange. Die zerfallenen Partien sind meist mit grauweißlichen schmierigen Massen bedeckt. Die Halslymphdrüsen sind vergrößert und geschwollen, die Kapsel geschwollen, straff gespannt, das Parenchym zeigt graurötliche Farbe, ist meist weich und brüchig.

Mikroskopisch zeigen die Pseudomembranen im allgemeinen einen einheitlichen Bau. Besonders auffallend ist die starke fibrinöse Exsudation mit Neigung zur Nekrosenbildung und Einschmelzung, besonders an der Oberfläche. Außerdem kommt es zu einer Anhäufung von kleinen Rundzellen. Die Bindegewebszellen sind durch Quellung auseinander getrieben, die Gefäßwände sind häufig stark geschwollen und hyalin verändert. Regelmäßig findet man meist zahlreiche Diphtheriebazillen, daneben recht häufig Streptokokken und Staphylokokken. Bei dicken Membranen kann man deutlich mehrere Schichten unterscheiden: eine oberflächliche nekrotische Schicht mit zahlreichen Bakterien, darunter Diphtheriebazillen; eine dichte Fibrinschicht, welche bei geeigneter Färbung (z. B. mit der Weigertschen Fibrinfärbung) besonders deutlich zutage tritt. Es färben sich damit auch die reichlich in dieser Schicht vorhandenen Diphtheriebazillen. Gegen die Tiefe zu findet sich meistens ein Netzwerk von Fibrin und zahlreichen Leukocyten, Rundzellen und Epithelzellen. Wenn auch das Bild, je nach der Schleimhautstelle, die betroffen wird, im einzelnen etwas variiert, so treten doch diese Hauptformen des mikroskopischen Bildes immer wieder hervor.

Lungen. Die Lungen sind sehr häufig betroffen, je nach der vorliegenden Komplikation von der einfachen katarrhalischen Bronchitis bis zu den schwersten chronischen Prozessen. Auch die Veränderungen der Pleura in Form von serofibrinöser Pleuritis sind nicht selten. Die Bronchialdrüsen sind in solchen Fällen stets geschwollen und vergrößert. Reiche fand unter 84 in den ersten drei Krankheitswochen verstorbenen Patienten 47 mal bei der Autopsie bronchopneumonische Herde.

Herz. Das Herz ist makroskopisch meist nur wenig verändert. Mikroskopisch findet man fast in allen zur Sektion kommenden Fällen Degeneration des Myokards. Meist findet man eine mehr oder weniger starke körnige albuminöse Trübung. Doch schon in den ersten Tagen nach der Erkrankung kann es auch zu einer feintröpfigen Fettinfiltration kommen: Eine Veränderung, welche in dem späteren Stadium das Bild vollständig beherrscht. In hochgradigen Fällen kommt es auch zum Schwund der Querstreifung, zur Vakuolenbildung und zur Fragmentation der Muskelbündel.

Nach Eppinger besteht auch häufig eine vollständige Zerstörung der Muskelfasern durch Auflösung der Zellsubstanz (Myolysis). Auch eine interstitielle Myocarditis wird beobachtet.

Nieren. Nierenveränderungen werden regelmäßig gefunden. Charakter und Ausbreitung variieren in erheblichem Maße. Die Nierenrinde ist im Vergleich zur Markschicht besonders stark befallen. Es finden sich sowohl Parenchymveränderungen wie entzündliche Prozesse im Zwischengewebe. Letztere sind bald intertubuläre Kernvermehrungen, bald mehr oder minder dichte um die Glomeruli angeordnete Herde, bald perivaskulär um die größeren Gefäßäste der Grenzschichten oder die kleineren des Parenchyms entwickelte Rundzellen-Anhäufung. Die Parenchymveränderungen bestehen entweder in einer trüben Schwellung oder fettigen Degeneration der Epithelien oder in einer Koagulationsnekrose. Zylinder werden nur in wenigen Fällen vermißt (Reiche).

Die Leber zeigt häufig strotzende Füllung der Kapillaren, welche in einem Sechstel aller Fälle so hochgradig gefunden wurden, daß die benachbarten Zellbalken, und zwar vorwiegend um die Zentralvene herum, stark geschmälert oder völlig geschwunden erscheinen. Das Pankreas ist meist verschont. Manchmal werden Hämorrhagien und umschriebene nekrotische Epithelbezirke gefunden.

Die Milz ist in etwa einem Drittel der Fälle geschwollen. Die bakteriologische Untersuchung der Milz ergab unter 37 Fällen 27mal Streptokokken, 6mal Staphylokokken, 2mal Diphtheriebazillen, einmal nicht näher bestimmte Bakterien, 11mal war sie steril. Sehr wohl möglich ist es, daß mit der Anwesenheit der Bakterien die Schwellung der Milz zusammenhängt. Mikroskopisch findet man häufig dabei eine Vergrößerung der Follikel.

Die peripheren Nerven zeigen manchmal fettige Degeneration der Markscheiden, welche sich auch auf die Achsenzylinder erstrecken kann. Auch interstitielle Wucherungen sind beschrieben. Im Rückenmark finden sich im Wurzelgebiet gleichfalls hin und wieder Degenerationen. Die Muskeln zeigen vielfach starke parenchymatöse Trübung, häufig fettige Degeneration. Die bei der Diphtherie beobachtete Mittelohrentzündung weicht in ihrem pathologischen Bilde meist von der eitrigen nicht ab. Finden sich diphtheritische Membranen daran, so ist das Bild ähnlich wie bei der oben beschriebenen Schleimhautdiphtherie. Der Magen ist in seltenen Fällen von diphtheritischen Membranen bedeckt. Die Schleimhaut des Darmes ist vielfach geschwollen: Die Payerschen Plaques und Follikel treten stark hervor und sind injiziert und geschwollen. Auch auf der Darmschleimhaut können sich hin und wieder diphtheritische Auflagerungen finden.

Diagnose.

In allen Fällen, in welchen wir eine typische membranöse Auflagerung vorfinden, wird die klinische Diagnose der Diphtherie ohne weiteres gestellt werden können. Auch schwerste Fälle von Intoxikationserscheinungen werden sofort richtig diagnostiziert werden, wenn nebenbei ein typischer Belag im Rachen zu finden ist. Schwierig, ja ganz unmöglich kann die Diagnose werden bei jenen Fällen, wo wir nur eine einfache katarrhalische Angina oder eine Angina lacunaris vor uns haben. Wenn niedriges Fieber bei multiplen Pfröpfen in den Tonsillen vorhanden ist, kann man auch klinisch mit einer gewissen Wahrscheinlichkeit diese Form der Diphtherie diagnostizieren. Zum sicheren Nachweis ist aber unbedingt die bakteriologische Diagnose notwendig. Wenn nun auch in den allermeisten Fällen es nicht zu einem sicheren Ergebnis kommt, soll man doch stets ein mikroskopisches Ausstrichpräparat machen. Man findet

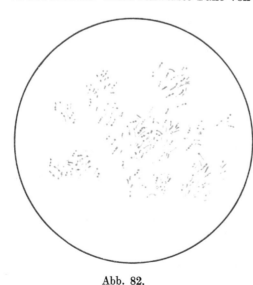

Abb. 82.
Diphtheriebazillen in Reinkultur. Ausstrichpräparat mit Karbolfuchsin gefärbt.

manchmal diphtherieverdächtige Stäbchen in typischer Form und Lagerung. Wertvoll ist dabei die Auskunft, die man erhält über das Vorhandensein von anderen Bakterien (Streptokokken, Staphylokokken). In vielen Städten sind in Deutschland städtische Untersuchungsämter eingerichtet, welche die bakteriologische Diphtheriediagnose in jedem Falle auch für den praktischen Arzt ermöglichen.

In Breslau war der Dienst z. B. so geregelt, daß in jeder Apotheke die Utensilien zur Entnahme infektiösen Materials zu haben waren: Reagenzglas mit sterilem Wattetupfer, der an einer Nadel armiert ist, Holzetui und Formulare, alles zusammen in einem Umschlag.

Nach Abimpfung und Ausfüllung der Formulare schickte der Arzt den Umschlag in die nächste Apotheke, von wo aus auf telephonische Anfrage ein Radfahrer ihn abholte. Innerhalb von 6—12 Stunden hatte der Arzt telephonischen oder schriftlichen Bescheid. Näheres über die bakteriologische Diphtherie-Diagnose siehe S. 243.

Differentialdiagnose.

Gewöhnliche katarrhalische Anginen sind nur dann diphtherieverdächtig, wenn bereits vorher die Patienten eine Diphtherie durchgemacht haben (Diphtheriebazillenträger) oder sie mit Diphtheriekranken in Verbindung gekommen sind. Die Diagnose kann nur nach der bakteriologischen Untersuchung gestellt werden. Es empfiehlt sich, nicht nur von einer Stelle, sondern von mehreren Stellen des Rachens aus Belagteile resp. Schleim zu entnehmen.

Das klinische Bild der Angina lacunaris, wenn sie durch Diphtheriebazillen bedingt ist, unterscheidet sich klinisch nur durch das hohe Fieber von denjenigen Formen, welche durch Eitererreger verursacht sind. Die klinische Diagnose wird erst durch die bakteriologische Untersuchung ermöglicht.

Die Angina ulcerosa Plaut-Vincent ist durch die mikroskopisch leicht nachzuweisenden Bacill. fusiformes und durch zahlreiche Spirillen charakterisiert.

Beläge im Rachen, wie sie nach Tonsillotomie, nach Verätzung mit Säuren oder Laugen auftreten, sind bei sorgfältig erhobener Anamnese leicht klarzustellen. Eine bakteriologische Untersuchung wird man aber, wenn die klinischen Symptome den Diphtherieverdacht nahelegen, stets vornehmen.

Eine besondere Besprechung verdient jene Form der syphilitischen Angina, welche mit grauweißlicher Membranbildung einhergeht, die klinisch ein ganz ähnliches Bild darbietet, wie die echte membranöse Diphtherie. Auch bei ihr findet sich meistens nur ein mäßiges Fieber, und es kann vorkommen, daß sich in der Membran zahlreiche Pseudodiphtheriebazillen finden, welche dann, wenn nur die Kultur allein ohne Tierversuch gemacht wird, Veranlassung zu einer weiteren Fehldiagnose geben. Der Verlauf zeigt dann auch, wenn mehreremal injiziert wird, daß der Belag wochenlang ungeändert bestehen bleibt. Bei Einleitung einer spezifischen Kur (Quecksilber, Salvarsan oder Jod), verschwindet er dagegen innerhalb von ein paar Tagen. Durch Nachweis von Spirochäten ist bereits in den ersten Stunden die Erkrankung durch die Diagnose zu stellen. Andere Formen der Angina, z. B. die Angina scarlatinosa wird man leicht von der echten Diphtherie unterscheiden können.

Prophylaxe.

Nach den Erfahrungen, die besonders aus größeren Krankenhäusern vorliegen, wird man gut tun, wenn bösartige Fälle von Diphtherie auf den Stationen vorgekommen sind, prophylaktische Seruminjektionen vorzunehmen. Gewöhnlich genügen 200 bis 400 Immuneinheiten. Der Schutz, der dadurch erzielt wird, ist nur ein zeitlicher. Nach drei Wochen muß die Impfung wiederholt werden.

Wie Löhr und Slawyk aus der Heubnerschen Klinik berichten, glückte es durch
regelmäßige Schutzimpfung, die früher regelmäßig vorkommenden Hausinfektionen zu
verhindern. Anfang Oktober 1897 wurde mit dieser Maßregel auf einer mit Nichtinfek-
tiösen belegten Station ausgesetzt. Sofort traten 4 durch Hausinfektionen veranlaßte
Diphtheriefälle auf, seitdem wurden regelmäßige prophylaktische Injektionen vorgenommen.
Reiche berichtet, daß in Hamburg in einem Zeitraume von 29 Monaten im ganzen
286 Personen, bei denen aber das spätere Ergebnis der bakteriologischen Untersuchung
keine Diphtheriebazillen, sondern Streptokokken, Pneumokokken, Meningokokken und
Plaut-Vincentsches Bakteriengemisch aufwies, wegen Verdachts auf Diphtherie, dem
Diphtheriepavillon in Eppendorf überwiesen wurden. Sie lagen dort lange in dem gleichen
Raume mit Diphtheriekranken zusammen, waren aber vorher prinzipiell mit Serum
injiziert worden. In keinem einzigen Falle trat eine Hausinfektion auf. Bei 185 wurden
am Tage der Entlassung bei Abimpfung von Rachenschleim keine Diphtheriebazillen
gefunden. Innerhalb derselben Zeit erkrankten von dem ungeimpften Ärzte- und Pflegepersonal 4 Assistenten und 18 Pflegeschwestern an Diphtherie: die größere Hälfte im Laufe
des Jahres 1909, in welchem die Morbidität an Diphtherie in Hamburg so beträchtlich in
die Höhe gegangen war.

Auch in der Privatpraxis wird man, besonders in kinderreichen Familien,
in welchen Diphtheriefälle vorkommen, mit Vorteil prophylaktische Seruminjektionen vornehmen.

Unter allen Umständen wird man aber darauf bestehen, daß alle Di-
phtheriekranken und diphtherieverdächtigen Personen streng isoliert werden, wenn es möglich ist, in Krankenhäusern mit besonderen Infektionsbaracken.
Auch die Wäsche, die Gebrauchsgegenstände, der Auswurf und das ganze
Krankenzimmer sind zu desinfizieren. Die Pflegerinnen sind auf die Gefahr der
Übertragung oder der Verschleppung der Diphtherie aufmerksam zu machen,
denn in erster Linie erfolgt die Infektion der Diphtherie durch direkten Kontakt.
Eine besondere Aufmerksamkeit verdienen bei einer zielbewußten Prophylaxe
die Bazillenträger, jene Personen, welche, ohne selbst krank zu sein, dauernd
Diphtheriebazillen in ihrem Rachenschleim beherbergen.

Behandlung.

Jeder Diphtheriekranke gehört, auch wenn die Erkrankung sehr leicht ist,
unter allen Umständen ins Bett. Die Kost muß in der Weise geregelt werden,
daß sie leicht zu schlingen ist: Milch in jeglicher Form, süße Milch, saure Milch,
Buttermilch, Milchsuppen, Kephir usf., Schokolade, Kakao, dünner Kaffee mit
Milch. Zu allen diesen Getränken wird zweckmäßig geschlagenes oder ge-
rührtes Eigelb mit Zucker hinzugesetzt, Fleischbrühe, Brei von Reis, Mondamin,
Fruchtsäfte, unter Umständen auch künstliche Nährpräparate. Das Krankenzimmer habe ungefähr eine Temperatur von 18—19° und sei genügend
mit Wasserdampf gesättigt, was besonders bei vorhandener Zentralheizung zu
beachten ist, sonst soll man durch Verstäubung von Wasser für den genügenden
Feuchtigkeitsgrad sorgen. Der Diphtheriekranke soll am besten streng isoliert
werden, wenn möglich in einem Krankenhaus. Ein Besuch von Anverwandten
ist zu untersagen. Der Mund ist durch Spülungen oder durch Austupfen sorgfältig zu reinigen, die Lippen durch Glyzerin oder Lanolin einzufetten, um das
häufige Rissigwerden zu vermeiden. Eine lokale Behandlung ist bei kleineren
Kindern zu vermeiden, da sie meist nur mit großem Sträuben gelingt. Bei
älteren Personen kann man sie in geeigneten Fällen anwenden: Betupfen mit
dünner Eisenchloridlösung, mit Wasserstoffsuperoxyd (3%ige Lösung), mit
verdünntem Karbolwasser (1%ig), mit 1%igen Salollösungen und ähnlichem.
Eine Behandlung mit dem Dampfspray mit Wasserstoffsuperoxydlösung,
Kochsalzlösung, essigsaurer Tonerde oder Kalkwasser drei- bis fünfmal täglich
ist empfehlenswert. Die Nase ist durch Ausspritzen mit warmer Kochsalzlösung sorgfältig rein zu halten.

Die äußersten Teile der Nasenschleimhaut reibt man vorteilhaft mit Borvaseline oder Lanolin ein. Besteht Neigung zur Obstipation, wie meistenteils, verordne man rechtzeitig Feigensirup (Califig) oder Kompotte, nur in Ausnahmefällen stärker wirkende Abführmittel, wie z. B. Purgen. Halswickel in Form des Prießnitzschen Umschlages oder warme Ölumschläge sind zweifelsohne von Vorteil. Bei Herzschwäche gebe man zeitig genug subkutan Kampfer (20%iges, mehrere Male am Tage), eine Spritze Strychnin, 0,001 oder Kaffee, Coffeinpräparate per os.

Emmerich und Löw empfahlen zur lokalen Diphtheriebehandlung die Pyozyanase, es ist das aus Pyocyaneus-Kulturen gewonnene Enzym, welches in vitro Diphtheriebazillen, Staphylokokken und Streptokokken im Wachstum zu hemmen, resp. aufzulösen vermag. Die Darstellung der Pyozyanase geschieht in folgender Weise: Es werden einige Wochen alte, flüssige Pyocyaneuskulturen durch Kieselgur filtriert, im Vakuumapparat konzentriert und zur Entfernung von Salzen und giftigen Stoffen dialysiert. Erweist der Tierversuch noch die Anwesenheit giftiger Substanzen in der Lösung, so wird durch längeres Stehenlassen eine autolytische, selbsttätige Entgiftung erstrebt. Die Pyozyanase wird als Pulver gewonnen und in braungrüner, haltbarer und hitzebeständiger, wässeriger Lösung verschiedener Konzentration zur Anwendung gebracht. Emmerich und Zucker haben außerordentlich günstige Einwirkungen bei der lokalen Pyozyanasebehandlung der Diphtherie beobachtet, sie sollen durch folgende Eigenschaften des Enzyms bedingt sein:

1. die diphtheriebazillenvernichtende Wirkung der Pyozyanase, durch welche die Diphtheriebazillen in der Membran und in der Schleimhaut abgetötet werden;

2. die entwicklungshemmende Wirkung der Pyozyanase, infolge deren eine Vermehrung der noch nicht abgetöteten Diphtheriebazillen auf der Schleimhaut und der Membran nicht mehr erfolgen kann;

3. die diphtheriegiftbindende Wirkung der Pyozyanase;

4. die membranauflösende, trypsinähnliche Wirkung des proteolytischen Enzyms der Pyozyanaselösung;

5. die abtötende und entwicklungshemmende Wirkung der Pyozyanase gegenüber dem Streptococcus pyogenes und Staphylococcus pyogenes aureus;

6. durch eine spezifische, die Restitution der Schleimhaut unterstützende, vielleicht chemotaktische Heilwirkung.

Während der Pyozyanase mehrfach geringe oder gar keine Wirkung zugeschrieben wird, hatte Jochmann bei täglich zweimal vorgenommener Behandlung der erkrankten Rachenteile den Eindruck, daß die Lösung der Diphtheriemembranen beschleunigt wird und der foetor ex ore schneller verschwindet. Auch er konstatierte wie Zucker, Schlippe, Mühsam, daß mitunter die Membranen vom Rande her gleichsam einschmelzen, während sie bei reiner Serumbehandlung sich in großen Fetzen oder in toto abzulösen pflegen. Er empfiehlt deshalb die Pyozyanasebehandlung in Fällen von sehr hochgradiger und hartnäckiger Membranbildung, während er bei septischer Diphtherie keine Besserung gesehen, wie sie Emmerich berichtet.

Die Serumtherapie.

Vorversuche, welche zur Entdeckung des Diphtherie-Heilserums führten. Richet und Hèricourt berichteten im Jahre 1888, daß sie mit Hilfe eines Serums Immunität erzeugt hätten. 1889 berichtete Babes über systematisch durchgeführte Versuche, welche er in der ausgesprochenen Absicht angestellt hatte, die in dem Blute der Tiere befindlichen, Immunität verleihenden Stoffe zu gewinnen und diese Schutzstoffe auf andere Tiere mit dem Blutserum zu übertragen. Behring fand dann in einer gemeinschaftlichen Arbeit mit Kitasato (1890), daß die Übertragung der Immunität auch beim Tetanus möglich wäre. Er hatte beweisen können, daß das Tetanus-Immunserum andere Tiere, auf welche es übertragen wird, gegen Infektion mit Bazillen und Intixokation mit dem Tetanusgift zu schützen vermochte. Unter Umständen könnten damit auch Heilwirkungen erzielt werden.

Behring und Wernicke begründeten in einer grundlegenden Arbeit, daß in ähnlicher Weise Diphtherie-Immunserum erzielt und auf andere Tiere übertragen werden könne. Durch eine große Anzahl von Arbeiten wurde ein allgemeines Gesetz gefunden (Behringsches Gesetz), welches besagt, daß das Serum eines Tieres, welches natürlich oder künstlich gegen eine Infektionskrankheit immunisiert ist, in genügend großen Quantitäten injiziert, immun zu machen imstande sei. Es könne unter Umständen auch heilende Wirkung ausüben.

Behring hat weiterhin gelehrt, daß die Wirksamkeit des Diphtherieserums nur gegen das Diphtheriegift sich richtet, daß die Bazillen dagegen nicht davon angegriffen werden, daß auch bereits gesetzte anatomische Veränderungen dadurch nicht repariert würden.

Herstellung des Diphtherieserums.

Die Übertragung dieser Laboratoriumsversuche in die Praxis war eine recht schwierige. Sie wurden in größerem Maßstabe auf Veranlassung und unter Leitung von Behring in der bakteriologischen Abteilung der Farbwerke zu Höchst am Main vorgenommen.

Da die Herstellung des Serums in weiteren ärztlichen Kreisen auch heute noch nicht genügend bekannt ist, soll hier eine kurze Schilderung der Herstellung des Serums erfolgen.

Es gehört dazu vor allem ein hochwirksames Diphtherietoxin. Es sind viele hundert Stämme von differenten Diphtheriekulturen auf ihre Giftwirkung untersucht worden. Nur sehr wenige dieser Kulturen lieferten hinsichtlich ihrer Giftproduktion Zufriedenstellendes. Wie groß die Schwierigkeiten bei der Auffindung stark giftiger Diphtheriekulturen sind, geht aus der Mitteilung der Höchster Farbwerke hervor, daß auf Grund zuverlässiger Informationen fast sämtliche sich mit der Herstellung des Diphtherieserums befassenden (ca. 25) Anstalten des In- und Auslandes ein und denselben Diphtheriestamm zur Erzeugung des Diphtherieantitoxins verwenden sollen.

Diphtherietoxin.

Das Diphtherietoxin wurde fast gleichzeitig von Löffler, Roux und Yersin entdeckt. Es ist ein Stoffwechselprodukt der Diphtheriebazillen, welche im Gegensatz zu manchen anderen Mikroorganismen, wie z. B. dem Typhusbazillus, bei dem das Gift an die Bazillensubstanz gebunden ist und erst durch Auflösung derselben frei wird, zu den echten Giftbildnern gehören. Das Diphtherietoxin findet sich bei Kultur auf geeigneten Nährböden, wie Nährbouillon, Löffler-Serum, bereits innerhalb von 30—48 Stunden. Es geht in flüssige Nährböden, z. B. Bouillon, leicht über. Durch Kolle wurde bewiesen, daß es sich um eine echte Giftsekretion handelt, indem er zeigte, daß die Giftigkeit von Diphtheriebazillenleibern, welche durch Waschen vom anhaftenden Gift sorgfältig befreit und dann abgetötet waren, minimal waren im Verhältnis zu den Giftmengen, welche er in der keimfrei gemachten Diphtheriebouillon fand.

Gewinnung des Diphtheriegiftes.

Roux und Yersin gingen so vor, daß sie 2—4 Wochen alte Bouillonkulturen mittelst Porzellanfilter bakterienfrei machten. Nach dem Vorgange von Ehrlich und Wassermann kann man Desinfizientien zu den Bazillen hinzufügen, z. B. Toluol. Ehrlich und Wassermann versetzten die mit Diphtheriebazillen bewachsenen Bouillonkolben nach 2—3 wöchentlichem Aufenthalt im Brutschrank reichlich mit Toluol, welches durch häufiges Schütteln verteilt wurde und sich nachher über der steril gewordenen Bouillon ansammelte. Da die Bazillenleiber in der Mischung zu Boden sinken, erhält man auf diese Weise ein Diphtherietoxin, welches durch das überstehende Toluol längere Zeit steril gehalten wird.

Spritzt man Meerschweinchen eine gewisse Menge von Diphtherietoxin subkutan ein, so gehen die Tiere bei hochwertigem Gifte innerhalb 1—2 Tagen zugrunde. Es treten starke Ödeme an den Impfstellen auf, häufig zeigen sie eine harte Konsistenz. Bleiben die Tiere länger leben, so tritt eine Enthaarung an den Rändern ein, schließlich eine nekrotische Abstoßung.

Bei der Sektion finden sich in dem Ödem vielfach Hämorrhagien, als sehr charakteristischer Befund eine sehr starke Vergrößerung der Nebennieren, häufig von Hämorrhagien durchsetzt, manchmal auch ein pleuritischer und peritonitischer Erguß.

Nach Ehrlichs Auffassung ist das Diphtherietoxin keine einheitliche Substanz, da es auf die Versuchstiere je nach der injizierten Menge verschiedene Wirkungen ausübt. Es enthält:

1. Das eigentliche Toxin, welches die geschilderten akuten Vergiftungserscheinungen und den baldigen Tod der Tiere herbeiführt.

2. Eine von Ehrlich Toxon genannte Substanz, welche bei Tieren, die mit kleineren Dosen des Giftes behandelt worden sind, das Auftreten von Lähmungserscheinungen und den sog. Spättod oft erst mehrere Wochen nach erfolgter Gifteinspritzung bewirkt.

3. Einen weiteren Bestandteil, das Toxoid, welches im Gegensatz zum Toxin und Toxon vollständig ungiftig ist. Auf seiner Bildung aus dem Toxinmolekül beruhe die Abschwächung, welche eine Diphtheriegiftlösung beim Aufbewahren allmählich erleide.

Die chemische Konstitution des Diphtherietoxins ist unbekannt. Brieger und Bör konnten aus Diphtheriekulturen mit Zinkchloridlösung das Diphtheriegift quantitativ ausfällen. Das gereinigte Präparat ergab keine Eiweißreaktion, war gegen oxydierende Mittel sehr empfindlich, gegen reduzierende Mittel sehr widerstandsfähig, vermochte Tiere unter typischen Erscheinungen zu töten und zu immunisieren.

Wertbestimmungsmethode.

Behring bezeichnete diejenige Menge eines Diphtherietoxins, welche imstande ist, ein Meerschweinchen von 250 g Körpergewicht innerhalb von 4 Tagen bei subkutaner Injektion zu töten, als Diphtherietoxineinheit.

Heute rechnet man nach der Ehrlichschen Toxineinheit, welche allen Wertbestimmungen des Diphtheriegiftes und Gegengiftes zugrunde gelegt wird. Unter Diphtherietoxineinheit versteht man nach Ehrlich diejenige Menge eines Giftes, welche Meerschweinchen von 250 g Körpergewicht zu töten vermag. Eine Giftlösung, welche diese Toxineinheit in 1 ccm beherbergt, wird als einfach normal bezeichnet.

Sehr wichtig ist ferner die Auswahl der Tiere, welche zur Serumproduktion verwendet werden. Meerschweinchen und Kaninchen, welche zu Laboratoriumszwecken dazu benutzt wurden, auch Schafe und Ziegen eignen sich deshalb in der Praxis weniger, weil die Ausbeute der Tiere an Serum eine zu geringe ist.

Heutzutage werden fast ausschließlich Pferde dazu benutzt. Doch auch die Pferde zeigen große individuelle Schwankungen, so daß nicht jedes lege artis behandelte Tier ein brauchbares Serum liefert. Es ist absolut notwendig, daß das benutzte Tier gesund ist, vor allem muß Rotzerkrankung ausgeschlossen werden. Am besten haben sich gut gehaltene mittelkräftige, fehlerfreie Halbblutpferde im Alter von 4—9 Jahren bewährt. Es gibt Pferde von kaltblütigem Schlag, welche wegen ihrer Giftunempfindlichkeit für die Serumgewinnung ungeeignet sind, während Vollblutpferde eine zu große Empfindlichkeit gegen das Diphtheriegift aufweisen. Die Immunisierung erfolgt nach dem Grundprinzip von Behring in der Weise, daß das keimfreie Filtrat von toxischen Diphtheriekulturen den Tieren subkutan injiziert wird. Von einer Abschwächung des Giftes mit Hilfe von chemischen Agenzien ist man abgekommen. Man verdünnt das Toxin allein mit Hilfe von physiologischer Kochsalzlösung. Nach der Injektion tritt bei den meisten Pferden akut einsetzendes Fieber auf, welches bei geringen Giftdosen nur 24—50 Stunden dauert, bei stärkeren Dosen treten lokale Ödeme auf. Bei Überempfindlicherwerden tritt auch eine heftigere Allgemeinvergiftung auf, welche häufig unter starker Schweißabsonderung, profusen Durchfällen, Appetitmangel und rapider Abnahme den Tod innerhalb von 24 Stunden herbeiführen kann. Die ersten Injektionen werden deshalb in kleiner Menge, aber rasch aufeinander vorgenommen, zwischen den größeren Dosen läßt man einen Zwischenraum von 6—9 Tagen verstreichen. Die Dosen werden je nach dem Allgemeinbefinden des Tieres allmählich erhöht. Durch Prüfung des Blutserums sucht man sich in objektiver Weise über den Stand der Immunisierung zu orientieren. Wird dabei ein genügend hoher Gehalt an Antitoxin gefunden, so unterläßt man weitere Giftinjektionen. 8—10 Tage nach der letzten Toxininjektion wird durch große Aderlässe (4—6 Liter Blut auf einmal), welche innerhalb von 3—6 Tagen 2—3 mal wiederholt werden, das Serum gewonnen. Man läßt das Blut in großen Gefäßen an einem kühlen Orte 10—12 Stunden stehen, bis die Gerinnung eine vollständige geworden ist. Das vollständig abgeschiedene Serum wird dann herausgehebert, zum Zwecke der Konservierung mit 0,5% Karbolsäure versetzt. Während der Blutentnahme findet bereits eine Verminderung des Antitoxingehaltes des Serums statt, welches recht beträchtlich ist (nach der 4. Entnahme häufig bereits 20—25% Verlust). Nach der 3. Blutentnahme wird das Pferd meistens 6—8 Wochen bei guter Ernährung vollständig ruhig gehalten. Soll es zur weiteren Serumgewinnung dienen, so muß es von neuem immunisiert werden. Die zweite Serumperiode ist aber für gewöhnlich kürzer als die erste. Das Heilserum hat eine sehr lange Haltbarkeit, wie durch vielfache Versuche festgestellt worden ist. Nach staatlicher Vorschrift kann in Preußen jedes Diphtherieserum 3 Jahre lang im Verkehr bleiben. Der Antitoxingehalt soll innerhalb dieser Zeit in keiner Weise beeinträchtigt werden. Das Serum soll vor starker Erwärmung und vor Licht geschützt werden. Temperatur bis zu 36 Grad scheint allerdings keinen größeren Einfluß auszuüben, eine Tatsache, die wichtig ist, da infolgedessen das Diphtherieheilserum sich auch zum Versand und zur Verwendung in tropischen Gegenden als geeignet erweist. Länger gelagertes Serum soll weniger störende Nebenwirkungen haben als frisches, vor allem sei das Auftreten von Exanthemen seltener. Die Verwendung des von Ärzten häufig gewünschten „ganz frischen" Heilserums ist demnach nicht erstrebenswert.

Orte der Fabrikation und Arten der Diphtherie-Heilsera.

In Deutschland werden die Diphtherie-Heilsera von den Farbwerken in Höchst am Main, von E. Merck-Darmstadt, von Schering-Berlin, von Ruete und Enoch-Hamburg u. a. fabrikmäßig hergestellt. Die gelieferten Präparate sind gleichwertig.

Höchster Diphtherie-Heilmittel.

Nr. 0 Fläschchen mit gelber Etikette zu 0,5 ccm. 400 fach = 200 Immunisierungseinheiten (I.-E.) = Immunisierungsdosis.

Nr. I Fläschchen mit grüner Etikette zu 1,5 ccm. 400 fach = 600 Immunisierungseinheiten (I.-E.) = einfache Heildosis.

Nr. II Fläschchen mit weißer Etikette zu 2,5 ccm. 400 fach = 1000 Immunisierungseinheiten (I.-E.) = doppelte Heildosis.

Nr. III Fläschchen mit roter Etikette zu 3,75 ccm. 400 fach = 1500 Immunisierungseinheiten (I.-E.) = dreifache Dosis.

Höchster hochwertiges Diphtherie-Heilmittel.

Nr. 0 D Fläschchen mit gelber Etikette zu 1 ccm. 500 fach = 500 I.-E. (reichlich doppelte Immunisierungsdosis).

Nr. 2 D Fläschchen mit weißer Etikette zu 2 ccm. 500 fach = 1000 I.-E.

Nr. 3 D Fläschen mit roter Etikette zu 3 ccm. 500 fach = 1500 I.-E.

Nr. 4 D Fläschen mit violetter Etikette zu 4 ccm. 500 fach = 2000 I.-E.

Nr. 6 D Fläschchen mit blauer Etikette zu 6 ccm. 500 fach = 3000 I.-E.

Nr. 8 D Fläschchen mit gelbgestreifter Etikette zu 8 ccm. 500 fach = 4000 I.-E.

Nr. 12 D Fläschen mit grüngestreifter Etikette zu 12 ccm. 500 fach = 6000 I.-E.

Nr. 16 D Fläschen mit rotgestreifter Etikette zu 16 ccm. 500 fach = 8000 I.-E.

Diphtherie-Heilsera von E. Merck-Darmstadt.

Nr. 0	Gelber Umschlag	200 I.-E.
Nr. 1	Grüner Umschlag	600 I.-E.
Nr. 2	Weißer Umschlag	1000 I.-E.
Nr. 3	Roter Umschlag	1500 I.-E.
Nr. 4	Violetter Umschlag	2000 I.-E.
Nr. 6	Blauer Umschlag	3000 I.-E.

Andere Fabriken liefern die Sera in ähnlicher Weise.

Für die Wertbemessung des Diphtherieserums sind vom Preußischen Kultusministerium sehr genaue Prüfungsvorschriften erlassen, welche wir in der Hauptsache hier wiedergeben wollen.

1. Als Maßstab für die Serumbestimmung dient das von dem Kgl. Institut für experimentelle Therapie zu Frankfurt a. M. hergestellte Diphtherie-Test-Antitoxin.

2. Die Auflösung dieses Trockenpräparates hat, um eine möglichst genaue Haltbarkeit zu gewährleisten, in einem aus $2/3$ Glyzerin und $1/3$ 0,85%iger Kochsalzlösung bestehenden Gemenge zu erfolgen. Es ist zunächst alle 2 Monate ein Röhrchen zu öffnen und eine neue Lösung herzustellen.

3. Die jetzige Testgiftdosis wird mit Hilfe einer Immunisierungseinheit ermittelt, und zwar wird diese Serummenge mit steigenden Mengen Gift versetzt und durch eine möglichst genaue Versuchsreihe der Grenzwert ermittelt, bei dem gerade den Tod des Versuchstieres herbeiführender Giftüberschuß manifest wird. Das so ermittelte Giftquantum stellt die Prüfungsdosis für das betreffende Gift dar. Mit der gleichen Serumdosis erfolgt zur genauen Charakterisierung des Giftes die Bestimmung eines zweiten Grenzwertes, welche die Giftdosis zu ermitteln hat, welche bei der Mischung mit der obigen Serummenge gerade neutralisiert wird.

4. Die Bestimmung des Wertes eines Diphtherieserums erfolgt mittelst der nach Punkt 3 festgestellten Testgiftdosis in folgender Weise. Die betreffende Testgiftdosis wird mit 4 ccm einer dem angegebenen Prüfungswert entsprechenden Serummenge gemischt.

Da die Testgiftdosis auf 1 ccm des einfachen oder auf 4 ccm des $\frac{1}{4}$ fachen Normalserums eingestellt ist, so wird bei einem Serum von x facher Stärke die Serumverdünnung $\frac{1}{4}$ x fach sein müssen, also bei der Prüfung eines 100 fachen Serums $\frac{1}{400}$, bei der Prüfung eines 400 fachen Serums ein $\frac{1}{1000}$ betragen.

Die erhaltene Mischung wird einem Meerschweinchen von 250—280 g Körpergewicht subkutan injiziert. Sterben bei den im Institut ausgeführten Prüfungen die Versuchstiere innerhalb der ersten 4 Tage, so besitzt das Serum nicht die angegebene Stärke. Sterben die Tiere innerhalb des 5. oder 6. Tages, so steht das Serum knapp an der Grenze des Zulässigen. Indurationen, welche bei den Versuchstieren auftreten, sollen dagegen keinen Grund zur Beanstandung geben. Die Prüfungen werden voneinander unabhängig von 2 Beamten des Instituts vorgenommen. Nur wenn ihre Resultate übereinstimmen, darf das Serum zum freien Verkehr zugelassen werden. Übrigens erstreckt sich die Kontrolle nicht nur auf die Bestimmung des Antitoxingehaltes des Serums, sondern sie umfaßt außerdem die Prüfung auf die absolute Keimfreiheit, auf die Unschädlichkeit und fernerhin darauf, ob das Serum einen nicht zu hohen Gehalt an Konservierungsmitteln enthält. In neuerer Zeit wird fernerhin ein jedes Serum daraufhin untersucht, ob sein Eiweißgehalt der Norm entspricht. Das Diphtherieheilserum darf nur in den mit staatlichen Prüfungszeichen versehenen Fläschchen von Apotheken verkauft und feilgehalten werden. Die Abgabe darf nur gegen ärztliches Rezept erfolgen. Diphtherieheilserum Nr. II muß in jeder Apotheke stets vorrätig gehalten werden.

Prüfung des Diphtherieheilserums.

Entsprechend der Ehrlich schen Gifteinheit bezeichnet man als Antitoxineinheit diejenige Menge eines antitoxinhaltigen Blutserums, welche imstande ist, eine Toxineinheit zu neutralisieren (siehe oben S. 263). Ehrlich denkt sich die Einwirkung des Diphtherie-Antitoxins auf das Diphtheriegift entsprechend den Grundsätzen der chemischen Affinitätslehre. Zur Prüfung des Antitoxins wird ein bestimmtes Diphtherietest herangezogen, welches in getrocknetem Zustande vom Institut für experimentelle Therapie zu Frankfurt a. M. hergestellt und abgegeben wird. Mit Hilfe dieses Toxins ist es leicht möglich, Vergleichungen der verschiedenen Diphtheriegifte und Antitoxine anzustellen.

Nach Ehrlichs Vorgange wird dann folgendermaßen verfahren: Man stelle zuerst die Dosis letalis minima fest. Dies geschieht durch Verwendung von Meerschweinchen von 250 g Körpergewicht. Bei subkutaner Einverleibung der letalen Dosis müssen die Tiere innerhalb von 4 Tagen zugrunde gehen.

Zweitens bestimmt man diejenige Giftmenge, welche durch die Antitoxineinheit neutralisiert wird, so daß also das Gemisch beider keinerlei Krankheitsschädigungen hervorruft. Nach der Ehrlich schen Ausdruckweise wird diese Giftmenge als „Limes glatt" (LO) bezeichnet.

Drittens wird ermittelt, welche Giftmengen der neutralen Mischung zugesetzt werden müssen, um den Tod herbeizuführen: Ehrlichs „Limes Tot" (L†). Während die Größe „LO" durch Rechnung bestimmt werden kann, schwankt der Wert „L†" in weiten Grenzen. Auf die Bestimmung dieses Wertes wird aber von Ehrlich besonderer Wert gelegt.

Die Ehrlich sche Prüfungsmethode beruht also auf der Voraussetzung, daß die Neutralisation des Diphtherietoxins durch die Antitoxine im Reagenzglase erfolgen kann. Es ist gegen die Methode von seiten der französischen Bakteriologen des Pasteur schen Instituts wie von R. Krauß-Wien Einspruch erhoben worden.

Erneute Prüfung der dagegen angestellten Versuche ergaben aber die Richtigkeit der Ehrlichschen Angaben (Berghaus).

Staatliche Kontrolle: Jedes Diphtherieheilserum wird in Deutschland einer staatlichen Kontrolle unterworfen. In der Fabrik untersteht der Tierbestand einer tierärztlichen Überwachung, durch einen staatlichen Beamten wird die Herstellung des Serums in der Fabrik beaufsichtigt. Eine Anzahl von Fläschchen à 5 ccm werden zur Probe an das Institut für experimentelle Therapie zu Frankfurt a. M. eingesandt, das übrige Serum so lange unter Verschluß gehalten, bis die Entscheidung des Instituts über die Zuverlässigkeit des Serums eingetroffen ist, erst dann darf unter Aufsicht die Abfüllung in Fläschchen, welche mit der staatlichen Plombe versehen werden, erfolgen.

Anwendung und Dosierung des Diphtherieheilserums.

Die gewöhnlichste Anwendung des Diphtherieheilserums ist die s u b -
k u t a n e. Am besten verwendet man dazu die Hautstellen der Brust, der Oberarme, der Unterschenkel, nicht zu empfehlen sind Stellen, auf welchen der
Kranke liegt oder an welchen sich dicht unter der Haut Sehnen befinden.

Zu Immunisierungszwecken nimmt man 200 Immunisierungseinheiten.
Die einfache Dosis zu Heilzwecken beträgt am besten 600 Immunisierungseinheiten. Wenn es sich um einen schwereren Fall handelt, tut man aber gut,
auch bei Kindern die doppelte oder dreifache Dosis, das ist 1000 oder 1500
Immunisierungseinheiten zu nehmen. Bei Fällen von schwerster Diphtherie
mit schwerer allgemeiner Infektion empfiehlt sich die Anwendung des hochwertigen Heilserums 2000, 3000 Immuneinheiten und mehr. Bei schweren
Fällen hat man in der neusten Zeit viel höhere Serumdosen angewandt, als
das früher üblich war (3000, 4000 I.-E.). Bei schwer toxischen Fällen, bei
Kranken, welche bereits 3—4 Tage krank sind, empfiehlt es sich, sofort
große Dosen intravenös zu verwenden.

Die neuerdings empfohlene i n t r a v e n ö s e Injektion soll ungefährlich sein.
C a i r n s wandte sie vor allem bei Fällen an, welche zu spät in die Behandlung
kamen und keine besondere Aussicht auf Heilung mehr boten. Auch S c h r e i b e r,
B e r g h a u s, N e t t e r u. a. berichten von der intravenösen Anwendung Gutes.
Meiner Ansicht nach ist sie aber nur bei ganz schweren Fällen am Platze. Die
i n t r a m u s k u l ä r e Injektion in die Glutäen ist nach M o r g e n r o t h emp-
fehlenswerter, da auf diese Weise das Antitoxin 5—7mal schneller zur Wirkung
kommt, als bei subkutaner Injektion.

Die Anwendung per os ist wegen ihrer unsicheren Wirksamkeit zu vermeiden. In geeigneten Fällen ist e i n e l o k a l e E i n w i r k u n g des Diphtherieheilserums, z. B. bei Wunddiphtherie, bei Vulvadiphtherie, mit Erfolg angewandt worden. Bei konjunktivaler Diphtherie empfiehlt sich die lokale Verwendung eines karbolfreien trockenen Diphtherieserums resp. eine Auflösung
davon in physiologischer Kochsalzlösung. Bei Tracheotomierten ist von E h r -
lich der Vorschlag gemacht worden, D i p h t h e r i e a n t i t o x i n z u v e r s p r a y e n,
um ein weiteres Hinabsteigen des diphtherischen Prozesses zu verhindern.

Erfolge der Serumtherapie.

Seitdem im Jahre 1894 das Diphtherieserum im großen hergestellt wurde,
konnten auch in größerem Maßstabe durchgeführte Heilversuche aufgenommen
werden. Bereits im Jahre 1895 berichtete B e h r i n g auf der Versammlung
deutscher Naturforscher und Ärzte zu Lübeck auf Grund eines großen Materials
über gute Erfolge seines neuen Heilmittels. Er konnte mitteilen, daß z. B. in
Berlin in der Charité die Diphtheriesterblichkeit bei Anwendung des Diphtherieheilserums nur 8% betrug, während sie in dem Berliner Krankenhaus Bethanien,
wo Diphtherieheilserum damals nicht verwandt wurde, bei einem gleichwertigen
Krankenmaterial 32,7% aufwies. Besonders lehrreich und beweisend sind die
großen Sammelstatistiken. Es sollen hier einige Übersichten über die Heil-
serum-Erfolge in Tabellenform mitgeteilt werden.

Um einen Vergleich z u d e n V e r h ä l t n i s s e n i n d e r V o r s e r u m -
z e i t zu ermöglichen, sei zuerst eine von G l ä s e r ausgearbeitete Tabelle aus
Hamburg im Auszuge wiedergegeben.

Total-Summe der Tracheotomien im Allgemeinen Krankenhause Hamburg. 1872—1891 (nach Gläser).

Jahr	Chirurgische Station		Davon Sept.		Medizinische Station		Davon Sept.		Beide Stationen		Davon Sept.		Prozent d. Mortalität			Bemerkung
	Geheilt	†	Geheilt	†	Geheilt	†	Geheilt	†	Geheilt	†	Geheilt	†	Chirurg.	Mediz.	Beide	
1872	—	2	—	—		1	—	—		—	3	—	—				Beide Stationen zusammen 86%
1873	—	6	—	—		—	—	—		—	6	—	—				
1874	4	12	—	—		1	—	—		4	13	—	—				
1875	1	6	—	—		3	—	—		1	9	—	—				
1876	1	5	—	—		1	—	—		1	6	—	—				
1877	8	8	2	3	Vak. d. Krkht.-Gesch.					8	8	2	3	50	—	50	1877—1880 niederste Mortalität. 125 Operationen mit 59 Todesfällen = 47,2%.
1878	16	11	—	—		—	—	—		16	11	—	—				
1879	19	18	—	5		—	—	—		19	18	—	5	48	—	48	
1880	23	15	1	3		—	17	—	—	23	22	1	3	39	100	48	
1881	28	50	—	14		—	—	—		28	50	—	14	64	—	64	
1882	22	52	—	9	5	11	—	6		27	63	—	15	70	68	70	
1883	60	62	3	1	11	6	—	2		71	68	3	3	50	35	48	
1884	56	76	3	19	17	22	3	11		73	98	6	30	57	56	57	
1885	57	97	3	32	12	15	1	5		69	112	4	37	62	55	58	
1886	70	140	4	45	14	29	—	8		84	169	4	53	33	67	66	
1887	48	128	3	63	4	14	—	9		52	142	3	72	72	77	73	
1888	46	61	1	32	1	8	—	—		47	69	1	32	57	88	59	
1889	36	92	2	16	6	24	—	9		42	116	2	25	72	80	73	
1890	44	60	—	13	5	11	—	7		49	71	—	20	57	67	59	
1891	32	56	—	4	8	4	—	1		40	60	—	5	63	33	60	
	571	957	22	259	83	157	4	58	654	1114	26	317		62	65	63	
Sa.	1528		281		240		62		1768		343						

Hamburg. Allgemeines Krankenhaus. Von 1872—1891.

Gesamtsumme der Diphtherie-Aufnahmen 4358

$+1584 = 36,3\%$

A. Medizinische Station 2728

   1. Erwachsene . . . . 1325 + 77

   2. Kinder . . . . 1329 } + 505

   3. Unbekanntes Alter . . . . 74 }

   Rechnet man die mit unbek. Alter den Kindern zu, so erhält man

     für diese . . . . 35,9 %

     anderenfalls . . . . 37,9 %

   Rechnet man sie den Erwachsenen zu, so ergeben diese . . . 5,5 %

     anderenfalls . . . . 5,7 %

B. Chirurgische Station 1630

   1. Erwachsene . . . . 22 } + 996 Tracheot. 957 +

   2. Kinder . . . . 1608 }   außerdem 39 +

                                                     996 +

Von 10000 Einwohnern der Städte des deutschen Reiches mit 10000 Einwohnern und mehr starben an Diphtherie und Croup (nach Villaret):

In	1892	1893	1894	Mittel der 3 Jahre 1892-1894	1895	Also gegen das Mittel 1892—1894 Abnahme in 1895 um
Niederrheinische Niederung . . .	10,4	15,4	11,7	12,5	5,4	57,6 %
Oberrheinische Niederung	10,7	14,2	11,8	12,2	4,3	64,75 %
Mitteldeutsches Gebirgsland . . .	10,8	12.7	10,8	11,93	5,6	51,0 %
Ostsee-Küstenland	9,6	13,6	10,5	11,23	4,8	57,25 %
Sächsisch-Märkisches Tiefland . .	9,2	11,7	10,8	10,37	7,1	31,5 %
Oder- und Warthegebiet	10,3	11,7	8,9	10,3	6,3	39,8 %
Süddeutsches Hochland	10,1	9,2	8,0	9,1	4,7	48,4 %
Nordsee-Küstenland	7,2	10,4	8,4	8,7	3,4	60,9 %

Besonders hervorhebenswert ist die allseitig gemachte Erfahrung, daß das Diphtherieheilserum um so besser wirkt, je zeitiger es Anwendung findet. Dieudonné hat in seinem bekannten Lehrbuche „Schutzimpfung und Serumtherapie" eine gute darauf bezügliche Tabelle ausgearbeitet, welche hier abgedruckt werden soll.

Einwirkung des Diphtherie-Heilserums nach Tagen der Erkrankung.

Autor	Summe der Fälle	Sterblichkeit in %	Das Serum wurde angewandt am							
			1. Tag	2. Tag	3. Tag	4. Tag	5. Tag	6. Tag	Nach dem 6. Tag	Unbekannt
			Sterblichkeit in %							
Welch	1489	14,2	2,3	8,1	13,3	19,0	29,3	34,1	33,7	17,6
Hilbert	2428	18,3	2,2	7,6	17,1	23,8	33,9	34,1	38,2	—
Sammelforschung der American Paediatric Society	5794	12,3	4,9	7,4	8,8	20,7	35,3	—	—	—
Sammelforschung im österreich. Sanitätswesen	1103	12,6	8,0	6,6	9,8	25,5	28,8	30,7	21.0	31,8
Sammelforschung des kaiserl. Gesundheitsamtes	9581	15,5	6,6	8,3	12,9	17,0	23,2	—	26,9	—

Abhängigkeit der Wirkung der Serumbehandlung der Diphtherie von dem Krankheitstage, an welchem das Serum gespritzt wurde.

a) Tabelle M. Cohns.

Von　78 am 1. Tag Injizierten starben . . . . 　1,3 %
„　361　„ 2.　„　　　„　　　„　. . . . . . . 11,1 %
„　284　„ 3.　„　　　„　　　„　. . . . . . 16,5 %
„　101　„ 4.　„　　　„　　　„　. . . . . . . 24,7 %
„　176 später oder ungewiß . . . . 22,7 %

b) Tabelle Rollestons.

Von　62 am 1. Tag mit Serum Behandelten starben. . 　0　%
„　324　„ 2.　„　„　　„　　　„　　　„　. . 　3,1 %
„　391　„ 3.　..　„　„　　„　　　„　　　„　. 　6,1 %
„　309　„ 4.　„　„　„　　„　　　„　　　„　. 10,6 %
„　203　„ 5.　„　„　„　　„　　　„　　　„　. 12,8 %
„　211　„ 6. Tag oder später m. Serum Behand. starb. . 10,9 %

Siegert hat eine große Sammelstatistik über die Erfolge der Serumtherapie veröffentlicht. Danach starben von 17 693 in deutschen Krankenhäusern operierten Fällen in der Vorserumperiode 10 701 = 60,55 %, dagegen von 13 524 mit Serum behandelten nur 4824 = 35,70%. In den Jahren 1890 bis 1893 wiesen sämtliche operierten und nicht operierten Fälle, welche in Krankenhäusern behandelt wurden, eine Mortalität von 97,4% auf, während 1894—1898 in der Serumperiode nur 16,4% starben.

Wirkung des Diphtherieheilserums.

Das Diphtherieheilserum wirkt in hervorragender Weise innerhalb von ein bis drei Tagen auf den diphtherischen Belag, welcher zum Verschwinden gebracht wird. Weiterhin wirkt es auf das Fieber, welches unter Wirkung des Serums sinkt. Die Pulszahl wird meist verlangsamt, doch ist die Wirkung auf den Puls lange nicht so eindeutig, wie die auf das Fieber. Das Allgemeinbefinden wird besonders bei schweren Affektionen vielfach geradezu überraschend beeinflußt. Trotzdem gibt es zweifellos eine ganze Anzahl von Fällen, welche trotz Anwendung des Diphtherieheilserums sterben. Man hat in der neuesten Zeit Untersuchungen darüber angestellt, ob sich experimentelle Grundlagen über den Mißerfolg der Serumtherapie bei der Diphtherie finden lassen. Uffenheimer hat gefunden, daß das Serum häufig versagt bei Kindern, die vorher an Masern oder Scharlach gelitten hatten oder welche von diesen Krankheiten zugleich mit der Diphtherie befallen waren. Oben ist bereits erwähnt, daß durch eine einwandfreie Erkundigung festgestellt wurde, daß viele Jahre lang die meisten Serumfabriken nur einen besonders giftigen einzigen Diphtheriestamm zur Gewinnung des Diphtherieserums verwandten. Nicht ausgeschlossen ist es, daß dadurch ein Serum mit nur einseitigen Heilsubstanzen hergestellt wurde, welches deshalb nicht in allen Fällen als wirksam sich erweisen konnte. Es ist deshalb mit Recht der Vorschlag gemacht worden, daß sich die Serumfabriken auch andere hochwertige Diphtherietoxine zu verschaffen suchen sollen, und zwar gerade von solchen Fällen, bei denen die Serumtherapie erfolglos geblieben ist, allerdings hat das erfahrungsgemäß sehr große Schwierigkeiten.

Die Gegner des Diphtherieheilserums weisen immer wieder darauf hin, daß sich zur Zeit des Beginns der Serumperiode die Kurve der Diphtheriemorbidität und -Mortalität auf einem absteigenden Ast befand, und behaupten, das sei der Serumtherapie in ganz besonderer Weise zugute gekommen. Ende 1909 und Anfang 1910 ist in verschiedenen Orten tatsächlich eine recht beträchtlich höhere Diphtheriesterblichkeit beobachtet worden wie die Jahre vorher, trotz Anwendung des Diphtherieheilserums. So z. B. in Hamburg, wo in dieser Zeit die Anhänger und Gegner der Serumtherapie wiederholt in drastischer Weise zu Worte gekommen sind. Man wird aber die Mißerfolge, ohne den Tatsachen Gewalt anzutun, darauf zurückführen können, daß die Einspritzung des Serums in den allermeisten Fällen zu spät erfolge oder zu kleine Immunisierungseinheiten angewendet wurden.

Außerdem kommt vielfach noch ein anderes Moment in Betracht, nämlich das der Mischinfektion, gegen welches das Diphtherieserum machtlos ist. Reiche (Med. Klinik 1909, Nr. 49, S. 1856) macht mit Recht auf diesen Punkt besonders aufmerksam, indem er darauf hinweist, daß im Eppendorfer pathologischen Institut bei 110 Verstorbenen in 61,8% Bakterien im Herzblut nachgewiesen waren, meistens waren es Streptokokken und andere Eitererreger.

Nebenwirkungen der Serumtherapie. Die störenden Nebenerscheinungen der Seruminjektion beruhen nach jetzt allgemein angenommener

Ansicht auf der Einverleibung eines artfremden Eiweißes in den menschlichen Körper. Sie werden zusammen nach dem Vorschlage von v. Pirquet als Serumkrankheit bezeichnet. Sie bestehen in Erhöhung der Körpertemperatur, in dem Auftreten von Urticaria, von Gelenkschwellungen und Gelenkschmerzen, welche durchschnittlich erst am achten bis zehnten Tage nach der Injektion auftreten. Besonders hervorhebenswert sind die Serumexantheme. Sie können durchaus den Masern oder dem Scharlachexantheme gleichen, auch eigenartige zirkumskripte Erytheme, welche an Erysipel erinnern, werden beobachtet. Das Charakteristische all dieser Erscheinungen ist ihre verhältnismäßige Flüchtigkeit und das späte Auftreten von durchschnittlich acht bis zehn Tagen nach der Injektion.

In Hamburg, wo wir Ende der 90 Jahre fast ausschließlich das Ruete-Enochsche Heilserum benützten, sah ich sehr viel mehr Serumexantheme, als z. B. in Breslau, wo das Höchster Serum für gewöhnlich gebraucht wurde.

Schippers und Wentzel beobachteten unter 371 Kranken, welche vom 1. November bis 1. Januar 1910 Diphtherieheilserum Spronck erhielten, 89 mal Serumexantheme. Sie teilen sie in 3 Gruppen ein:

1. Gruppe: Exanthem in der Nachbarschaft der Einspritzungsstelle, keine weiteren Krankheitserscheinungen. 34 mal.
2. Gruppe: Allgemeines Exanthem, ohne weitere Krankheitserscheinungen, keine oder nur geringe Erhöhung der Temperatur. 42 mal.
3. Gruppe: Allgemeines Exanthem mit Fieber, Gelenkschmerzen, Ödemen usw. 22 mal.

Es waren also 5,93 % ernstere Störungen bei den mit Serum behandelten Kranken vorhanden. In 3 Fällen war das Exanthem hämorrhagisch.

Zur Vermeidung der Serumexantheme ist von Cousin und Netter das Calcium chloratum zur Anwendung gebracht worden. Sie gaben es Kindern, welche mit Serum behandelt waren, am Tage der ersten Injektion in einer Dosis von 1 g Calcium chlorat. in Wasser. Angeblich sollen die Ergebnisse außerordentlich günstig gewesen sein. Unter 114 Patienten bekamen nur 11 leichte Eruptionen, während ohne Eingabe von Calcium chlorat. die doppelte Anzahl von Exanthemen aufgetreten wäre. Gewin hat die Angabe der französischen Autoren bestätigt. Nach seiner Erfahrung steht der Nutzen der Chlorcalciumbehandlung bei der Serumkrankheit außer Zweifel (Cousin, Netter, Semaine médicale 1905, p. 355. Gewin, Münch. med. Wochenschr. 1908, S. 2670).

Schippers und Wentzel haben von Gaben von Chlorcalcium per os ($^1/_2$—1 g 3 Tage, je nachdem 10 ccm oder 20 ccm Serum injiziert worden waren, in einem Teile der Fälle erst 4 Tage nach der Einspritzung des Serums) keinen Erfolg gesehen und sind der Überzeugung, daß es ganz gleichgültig ist, ob man dieses Mittel darreicht oder nicht (Zentralbl. f. inn. Medizin 1910, Nr. 28).

Reinjektionen innerhalb der ersten 6 Tage (Inkubationszeit der Serumkrankheit) lösen keinerlei Reaktionserscheinungen aus.

Außerdem wird empfohlen, falls eine wiederholte Injektion von Serum notwendig werden sollte, das zweite Mal an Stelle von Pferdeblutserum Hammelblutserum zu nehmen; Hammel sind allerdings bedeutend schwerer zur Diphtherieantitoxin-Gewinnung zu verwenden (Ascoli, Deutsche med. Wochenschrift, 30. Juni 1910).

Im Anhange soll erwähnt werden, daß das Diphtherieheilserum auch bei anderen Erkrankungen Anwendung gefunden hat, z. B. so bei der Ozäna (von Tarnowski), bei Keratokonjunktivitis; wenn eine Wirkung auf diese Krankheiten wirklich vorhanden war, dann muß man wohl annehmen, daß eine diphtheritische Grundlage vorlag. Ferner ist das Serum mit Erfolg bei Hämophilie angewandt worden. Die Wirkung des Serums beruht in diesem Falle darauf, daß infolge der Einverleibung von artfremdem Serum die Gerinnungsfähigkeit des Blutes zunimmt (Monjour, Presse médicale 1909, Nr. 11, p. 96, Provence médicale 1909, Nr. 1. Lommel, Zentralbl. f. inn. Medizin 1909).

Da nach Einverleibung des Serums meistensteils eine Hyperleukocytose mit Eosinophilie entsteht, so ist es auch mehrfach zur Erzielung der Hyperleukocytose bei Infektionen und Intoxikationen angewandt worden. Die Berechtigung zu dieser Anwendung ist aber sehr fraglich.

Behandlung der Kehlkopfdiphtherie.

Bei Stenosenerscheinungen soll man durch heiße Packungen einen Heileffekt zu erzielen suchen. Wir gingen in Hamburg und Breslau auf der Diphtheriestation so vor, daß wir in 70—80⁰ heißes Wasser Bettlaken tauchten, schnell auswinden ließen, die Laken auf das Bett ausbreiteten und den Kranken so schnell als möglich darin einschlugen. Solche Umschläge wurden alle 5 Minuten wiederholt. Mehrfach wurden durch den außerordentlich unangenehmen Hautreiz und dadurch bedingte tiefere Inspiration und Hustenstöße große Membranpartikel herausgeschleudert, so daß von einer Tracheotomie Abstand genommen werden konnte. Üble Nebenerscheinungen wurden durch die heißen Umschläge nicht beobachtet. Bei hochgradiger Stenose ist die Tracheotomie resp. Intubation erforderlich.

Die Intubation (Tracheotomie s. Band VI).

Die Intubation ist von O'Dwyer, New York, erfunden und ausgebildet worden.

Sie erfordert ein besonderes Instrumentarium (s. Abb. 83), eine ganz besondere Ausbildung und mehrtägige ärztliche Kontrolle nach Anlegung der Tuben. Sie ist als unblutige Operation zweifellos eine durchaus erwünschte Ergänzung der Tracheotomie, erfordert aber eine große Übung. Nur derjenige wird mit Erfolg gut intubieren können, welcher dauernd mit ihrer Technik vertraut bleibt.

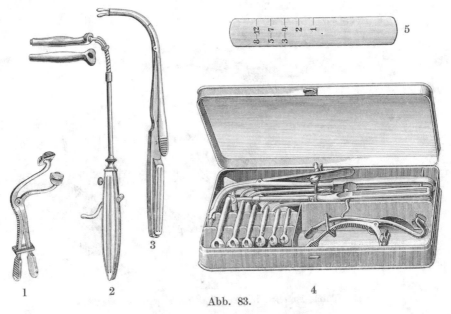

Abb. 83.

Intubations-Instrumentarium.

Indikationsstellung. Die Indikationsstellung der Intubation ist dieselbe, wie die der Tracheotomie. Sie soll bei hochgradigen Stenosenerscheinungen, wenn es zu einer Einziehung der Interkostalräume, der Fossa jugularis und supra- und infraclavicularis gekommen ist, angewendet werden. Kontraindiziert ist sie bei großer Herzschwäche, wenn die Patienten sich bereits viele Stunden lang infolge der hochgradigen Stenose abgearbeitet haben, ferner bei starker Bronchitis.

Technik der Intubation nach Lejars.

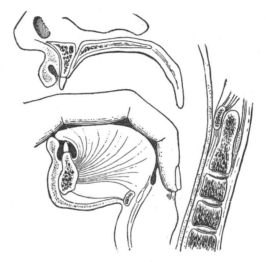

Abb. 84.
Fixation des Larynx.

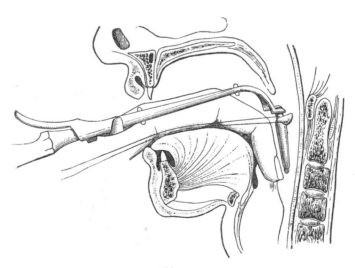

Abb. 85.
Der Tubus ist eben in den Pharynx eingeführt worden.

Das Intubationsbesteck enthält folgende unentbehrliche Instrumente:
1. Einen Mundsperrer (s. Abb. 83[1]), 2. einen Intubator (s. Abb. 83[2]),
3. einen Extubator (s. Abb. 83[3]), 4. eine Anzahl von Tuben, welche an der Seite

ein kleines Loch haben, um einen Seidenfaden zur Befestigung hindurchzu-
ziehen, welcher dazu dient, den Tubus während des Einführungsmanövers

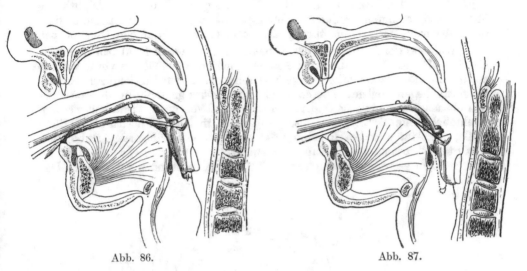

Abb. 86.	Abb. 87.
Der Tubus gleitet längs des linken Zeigefingers.	Der vor dem Zeigefinger angekommene Tubus wird in den Larynx eingeschoben.

jederzeit zurückziehen zu können, 5. einen Maßstab (s. Abb. 83 [5]), welcher
gestattet, das notwendige Kaliber des Tubus entsprechend dem Alter des
Patienten zu bestimmen.

    Technik der Intubation. Die Intubation wird mittelst des Fingers
ohne Hilfe des Auges ausgeführt. Der linke Zeigefinger sucht den Eingang des
Larynx auf und legt sich auf
die Hinterfläche der Epiglottis.
Dicht daneben soll der Tubus,
welcher an dem Intubator be-
festigt ist, hineingeführt werden.
Daraufhin drückt man ihn durch
den Kehlkopf fest durch und
stößt ihn vom Intubator ab. Ist
die Einführung richtig gelungen,
so bleibt er an der betreffenden
Stelle liegen, sein oberer Ansatz
ruht dann auf den Falten zwischen den beiden Aryknorpeln.

    Das Kind, welches intu-
biert werden soll, wird am besten
zwischen den Beinen eines sitzenden Assistenten gehalten, welcher zugleich die Arme fixiert,
ein zweiter hält dahinterstehend
den Kopf, dann legt man den
Mundsperrer an, welcher von

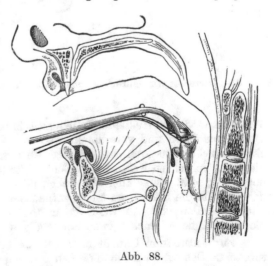

Abb. 88.

Aufsuchen der Membrana mucosa.

einem dritten Assistenten dauernd fixiert wird. Der Operateur setzt sich
dem Kinde gegenüber, führt den linken Zeigefinger in den Rachen ein,
schiebt ihn bis zum Aryknorpel vor und sucht sich auch durch Palpation

über die Form der Epiglottis und des Kehlkopfeinganges zu orientieren. Er
ergreift darauf den mit dem Tubus versehenen Intubator und führt ihn möglichst tief in den Rachen ein. Die Einführung durch den mit Diphtherie-
Membranen verengten Kehlkopf ist häufig nicht leicht, ist sie gelungen, so liegt
die Tube nach der Herausführung des Intubators fest auf dem Aryknorpel.

Während der Einführung des Tubus kann er von dem Intubator herunter-
gleiten. Man muß dann die ganze Manipulation noch einmal von vorne wiederholen. Er kann ferner falsch eingeführt sein und in den Vertiefungen vor der
Epiglottis liegen bleiben, er kann in die Speiseröhre gleiten. In all diesen beschriebenen Fällen muß die Operation noch einmal von vorne wiederholt werden.
Doch auch, wenn der Tubus richtig gelagert ist, findet man höchst selten diese
große, den Arzt und die Umgebung des Kranken so beruhigende „Ruhe nach
dem Sturm", welche nach gelungener Tracheotomie eintritt. Die Atemnot ist
zwar geringer geworden, aber meist noch nach vielen Stunden vorhanden. Der

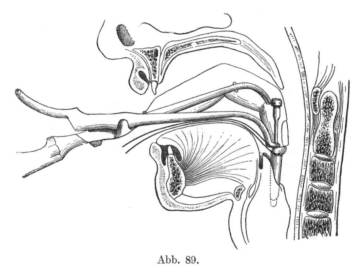

Abb. 89.

Der Intubator wird zurückgezogen, während der Zeigefinger den Tubus festhält.

Tubus kann durch Hustenstöße jederzeit herausgehustet werden oder in den
Ösophagus fallen und verschluckt werden. Zähes Sekret kann ihn undurch-
gängig machen, wodurch eine sofortige Entfernung des Tubus bedingt ist. Alle
diese unglückseligen Ereignisse, welche auftreten können, machen es dringend
notwendig, daß eine dauernde sachgemäße ärztliche Überwachung statthat,
daher dürfte die Intubation im Privathause nur in Ausnahmefällen Anwendung
finden. Außerdem kann, wenn die Intubation nicht gelingt, jeden Augenblick
die nachträgliche Tracheotomie notwendig werden.

Zur Extubation bedient man sich am besten des oben abgebildeten Ex-
tubators. Das Kind wird in derselben Haltung extubiert, wie bei der Intubation
angegeben.

Die Intubation hat die Tracheotomie etwas in den Hintergrund gedrängt. Immerhin gibt es leider noch oft Gelegenheit, wo die Tracheotomie
wegen Erstickungsgefahr ausgeführt werden muß. Bezüglich der Technik und
der Nachbehandlung wird auf die chirurgischen Handbücher verwiesen.

Die Behandlung der postdiphtheritischen Lähmungen.

Sie soll nach den Regeln erfolgen, nach denen auch andere periphere Lähmungen behandelt werden: Ruhe, warme Bäder, gute Ernährung und allgemeine Pflege sind die Hauptsache. Heilseruminjektionen haben gar keinen Zweck. Vorsichtige elektrische Behandlung, besonders der galvanische Strom, befördert vielfach die Heilung. Von inneren Mitteln kommen besonders Strychninpräparate in Betracht.

Die Gaumensegel-, ebenso die Akkommodationslähmung (Brillenbehandlung) heilt meist innerhalb von drei bis sechs Wochen; ausgedehnte Extremitätenlähmung braucht häufig mehrere Monate bis zur vollständigen Besserung; Massage, passive und aktive Übungstherapie muß in den späteren Stadien der Extremitätenlähmungen Anwendung finden.

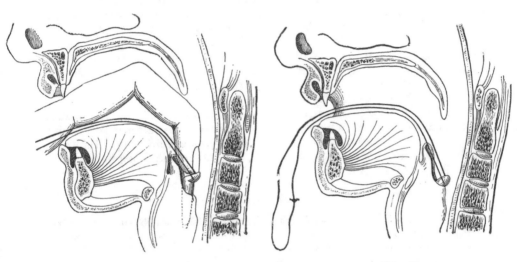

Abb. 90.
Der Zeigefinger drückt den Tubus vollständig in den Kehlkopf hinein.

Abb. 91.
Der Tubus liegt im Larynx.

Die Behandlung der Nasen- und Augendiphtherie

besteht in erster Linie in der Injektion von Heilserum; zur Unterstützung kommt die lokale Therapie mit Heilserum in Betracht, bei Einführung in den Konjunktivalsack natürlich nur phenolfreies. Im übrigen soll die Behandlung nach spezialistischen Grundsätzen erfolgen.

Behandlung der Diphtheriebazillenträger.

Wegen der großen praktischen Wichtigkeit soll hierauf mit ein paar Worten besonders eingegangen werden. Eine sichere therapeutische Vorschrift, Diphtheriebazillen in dem Rachenschleim von Bazillenträgern dauernd zu vernichten, kennen wir leider nicht. Viele eigene Versuche fielen stets negativ aus. Auch Jochmann, welcher in der neuesten Zeit an 200 Diphtheriekranken wieder ausgedehnte Versuche mit Argentum nitricum in 2—10 % iger Lösung, Jodtinktur, Natrium sozojodolicum, Löfflersche Toluolalkoholmischung, von neueren Präparaten Natrium perboricum, Pyozyanase, Pergenol (Wasserstoffsuperoxyd in fester Form) Formaminttabletten und Antiformin anstellte, kam zu dem Ergebnis, daß alle bisher gebräuchlichen Mittel, um die Bazillenpersistenz zu verhüten, unsicher sind, mag man sie nun gleich nach Abstoßung der

Membranen oder erst von dem Zeitpunkte an, wo erfahrungsgemäß die Bazillen spontan verschwinden (in der dritten Woche), oder bei hartnäckiger, schon wochenlanger Persistenz der Diphtheriebazillen anwenden. Regelmäßige Anwendung von Gurgelungen mit 3%iger Lösung von H_2O_2 (Mercksches chemisch reines Präparat) oder in Form der festen Pergenol-Mundtabletten wird man stets anwenden; ein gewisser, wenn auch kleiner Effekt wird damit erreicht. Auch die lokale Anwendung des Diphtherieheilserums in flüssiger oder Pulverform kann versucht werden.

Die Injektion von gewöhnlichem Diphtherieserum wirkt bei ihnen nicht. Wassermann, Bandi und später Martin haben daher versucht, neben den antitoxischen zugleich ein bakterizides Serum zu gewinnen, indem sie die Pferde mit Diphtheriebazillen, nicht bloß mit Diphtherietoxin immunisierten. Martin stellte zuerst solche bakterizide Diphtheriesera, welche sich für die Praxis eigneten, her, indem er das Serum trocknen und daraus Tabletten fabrizieren ließ, welche in ähnlicher Weise wie Kautabletten, Anginatabletten im Munde gelutscht werden sollten. Nach Mitteilung von Dopter sollen bei Bazillenträgern bei Anwendung dieser Tabletten die Bazillen bereits am fünften Tage aus dem Munde geschwunden sein. Andere Ärzte sahen danach überhaupt keine Wirkung. Die aktive Immunisierung kann in der Praxis noch keine Anwendung finden.

Mit gutem Gewissen kann ein Arzt erst dann einen Diphtheriekranken zum freien Verkehr zulassen, wenn die bakteriologische Untersuchung der Rachenschleimhaut ein negatives Ergebnis gehabt hat, eine Forderung Kirchners, welcher man beistimmen muß; freilich bietet ihre Durchführung in der Praxis oft unüberwindliche Schwierigkeiten.

Literatur.

Die Bibliographie der Diphtherie findet sich sehr ausführlich (64 Seiten) in dem Werke von C. H. F. Nuttall und G. S. Graham-Smith, The Bacteriology of Diphtheria, Cambridge at the University Preß 1908; daselbst ist auch die vortreffliche Geschichte der Diphtherie von F. Löffler in englischer Sprache veröffentlicht.

Abel, Über die Schutzkraft des Blutserums von Diphtherierekonvaleszenten und gesunden Individuen gegen tödliche Dosen von Diphtheriebazillenkulturen und Diphtheriebazillengift bei Meerschweinchen. Deutsche med. Wochenschr. 1894, Nr. 48 u. 50. — Aronson, Experimentelle Untersuchungen über Diphtherie und die immunisierende Substanz des Blutserums. Berl. klin. Wochenschr. 1893, Nr. 25; Die Grundlagen und Aussichten der Blutserumtherapie. Berl. Klinik 1893, Heft 63; Weitere Untersuchungen über Diphtherie und das Diphtherieantitoxin. Berl. klin. Wochenschr. 1894, Nr. 15. 18, 19; Immunisierung und Heilversuche bei der Diphtherie mittelst Antitoxin. Wien. med. Wochenschrift 1894, Nr. 46—48. — Baginsky, Weitere Beiträge zur Serumtherapie der Diphtherie nach den Beobachtungen im Kaiser- und Kaiserin-Friedrich-Kinderkrankenhause in Berlin. Arch. f. Kinderheilk. 1898, Bd. 24, Heft 5 u. 6. — Der neueste Angriff gegen die Heilserumtherapie der Diphtherie. Berl. klin. Wochenschr. 1898, Nr. 27. — Diphtherie und diphtheritischer Croup in Nothnagels spez. Path. u. Therap., Bd. 2 (Klinisches). — Behring und Kitasato, Über das Zustandekommen der Diphtherieimmunität und Tetanusimmunität bei Tieren. Deutsche med. Wochenschr. 1890, Nr. 49 u. 50. — Behring und Wernicke, Über Immunisierung und Heilung von Versuchstieren bei Diphtherie. Zeitschr. f. Hyg. u. Infekt.-Krankh. 1891, Bd. 12; Zeitschr. f. Hyg. 1892; Deutsche med. Wochenschr. 1890. — Behring, Die Blutserumtherapie. I u. II. 1892. — Die Geschichte der Diphtherie mit besonderer Berücksichtigung der Immunitätslehre. 1893. — Zur Behandlung der Diphtherie mit Diphtherieheilserum. Deutsche med. Wochenschrift 1893, Nr. 23. — Die Blutserumtherapie zur Diphtheriebehandlung des Menschen. Berl. klin. Wochenschr. 1894, Nr. 36. — Die Statistik in der Heilserumfrage. Marburg 1895. — Die Leistungen und Ziele der Serumtherapie. Deutsche med. Wochenschr. 1895. Nr. 38. — Antitoxintherapeutische Probleme. Fortschr. d. Med. 1897, Nr. 1. — Diphtherie (Begriffsbestimmung, Zustandekommen, Erkennung und

Verhütung). Bd. 2 der Bibliothek von Coler-Schjerning, Berlin 1901. — Behring mit Boer und Kossel, Zur Behandlung diphtheriekranker Menschen mit Diphtherieheilserum. Ibid. 1893, Nr. 17 u. 18. — Berghaus, Über die Beziehungen des Antitoxingehaltes des Diphtherieserums zu seinem Heilwert. Zentralbl. f. Bakteriol. Parasitenk. u. Infektionskrankh. 1908, Bd. 48, Heft 4, 5, 6. Ibid. I. Abteil., Bd. 49, S. 281. — Biedert, Die Serumbehandlung der Diphtherie, deren bakteriologische Diagnose und die öffentliche Gesundheitspflege. Der Ärztl. Praktiker 1895, Nr. 18. — Bokay, Meine Erfolge mit der O'Dwyerschen Intubation. Jahrb. f. Kinderheilk. 1892, Bd. 33. — Die Dauer der Intubation bei geheilten Diphtheriekranken vor der Serumbehandlung und jetzt. Deutsche med. Wochenschr. 1895, Nr. 46. — Brieger und Boer, Über Antitoxine und Toxine. Zeitschr. f. Hyg. u. Infekt.-Krankh. Bd. 21, Heft 2. — Dieudonné, A., Ergebnisse der Sammelforschung über das Diphtherieheilserum für die Zeit vom April 1895 bis März 1896. Arbeiten aus dem Kaiserl. Gesundh.-Amte. Berlin 1897. — Dieudonné, Schutzimpfung und Serumtherapie. Leipzig 1895. — Ehrlich und Kossel, Über die Anwendung des Diphtherieantitoxins. Zeitschr. f. Hyg. u. Infekt.-Krankh. 1894, Bd. 7, Heft 3. — Ehrlich, Kossel und Wassermann, Über Gewinnung und Verwendung des Diphtherieheilserums. Deutsche med. Wochenschr. 1894, Nr. 16. — Ehrlich, Die staatliche Kontrolle des Diphtherieheilserums. Berl. klin. Wochenschr. 1896, Nr. 20. — Ehrlich, P., Die Wertbemessung des Diphtherieheilserums und deren theoretischen Grundlagen. Klin. Jahrb. 1897. — Erb, in Ziemssens Handb. d. allgem. Therapie. Bd. 3, S. 479. — Escherich, Die örtliche Behandlung der Rachendiphtherie. Wien. klin. Wochenschr. 1873, Nr. 7—10. — Croup. Bibliothek d. gesamt. med. Wissensch. 1893, Lief. 12 u. 13. — Ätiologie und Pathogenese der epidemischen Diphtherie. Wien 1894. — Diphtherie, Croup, Serumtherapie. Wien 1895. — Über die Indikation der Intubation bei Diphtherie des Larynx. Wien. klin. Wochenschr. 1891, Nr. 7—8. — Flügge, Die Verbreitungsweise der Diphtherie usw. Zeitschr. f. Hyg. u. Infekt.-Krankh. Bd. 18, Heft 3. — Gläser, Mitteilungen über 20 Jahre Diphtherie im Hamburger allgemeinen Krankenhause. Zeitschr. f. klin. Med. 1896, Bd. 30, Heft 3 u. 4. — Gottstein, Epidemiologische Studien über Diphtherie und Scharlach. Berlin 1895. — Serumtherapie und Statistik. Therap. Monatshefte 1895, Heft 11. — Über gesetzmäßige Erscheinungen bei der Ausbreitung einiger endemischen Krankheiten. Berl. klin. Wochenschr. 1896, Nr. 16 u. 17. — Über Todesfälle, welche bei der Anwendung des Diphtherieheilserums beobachtet worden sind. Therap. Monatshefte 1896, Heft 5. — Beiträge zur Epidemiologie der Diphtherie. Ibid. 1901, Dez. — Hagenbach-Burckardt, Über Diphtherieprophylaxe. Korrespondenzbl. f. Schweiz. Ärzte 1898, Nr. 3. — Über Retention der Sekrete bei Tracheotomierten und Intubierten. Korrespondenzbl. f. Schweiz. Ärzte 1893. — Über Dekubitus und Stenosen nach Intubation. Korrespondenzbl. f. Schweiz. Ärzte 1900, Nr. 17 u. 18. — Hansemann, Mitteilungen über Diphtherie und das Diphtherieheilserum. Berl. klin. Wochenschr. 1894, Nr. 50. — Über die Beziehungen des Löfflerschen Bazillus zur Diphtherie. Virchows Arch. f. path. Anat. u. Physiol. 1895. — Hartung, Die Serumexantheme bei Diphtherie. Jahrb. f. Kinderheilk. 1896, Bd. 42, Heft 1. — Heubner, Praktische Winke zur Behandlung der Diphtherie mit Heilserum. Deutsche med. Wochenschr. 1894, Nr. 36. — Über die Erfolge der Heilserumbehandlung der Diphtherie. Ibid. 1895 Nr. 42. — Klinische Studien über die Behandlung der Diphtherie mit dem Behringschen Heilserum. Leipzig 1895. — Ein Kehlkopfphantom zur Erlernung der Intubation. Jahrb. f. Kinderheilk. Bd. 38. S. 161. — Hirsch, Handbuch der historisch-geographischen Pathologie. Bd. 2 (Seuchenlehre). — Lejars, Technik dringlicher Operationen. Jena. — Jelinek, Die Resultate der Behandlung der Diphtherie mit Heilserum. Eine statistische Zusammenstellung von Publikationen aller Länder. Österr. Sanitätswesen 1900, Nr. 52. — Kassowitz, Die Erfolge des Diphtherieheilserums. Therap. Monatsh. 1898, Heft Juni. — Kirchner, M., Die Verbreitung übertragbarer Krankheiten durch sogenannte Dauerausscheider und „Bazillenträger". Klin. Jahrb. Bd. 19, 1908. — Kolle-Wassermann, Handbuch der pathogenen Mikroorganismen, Kapitel Diphtherie von Beck, Wernicke (Bakteriologisches, Serumtherapie, Immunität). — Kossel, Die Behandlung der Diphtherie mit Behrings Heilserum. Berlin 1895. — Zur Statistik der Serumtherapie gegen Diphtherie. Deutsche med. Wochenschr. 1896, Nr. 22 u. 26. — Zur Diphtheriestatistik. Deutsche med. Wochenschr. 1898, Nr. 15. — Kraus (aus Ganghofners Klinik), Über die prophylaktische Immunisierung kranker Kinder gegen Diphtherie. Prager med. Wochenschr. 1900, Nr. 19 u. 20. — Kretz, Bericht über die Obduktionsbefunde an 200 Diphtherieleichen mit besonderer Rücksicht auf die mit Heilserum behandelten Fälle. Wien. klin. Wochenschr. 1895, Nr. 14. — Krönlein, Über die Resultate der Serumtherapie der Diphtherie. 27. Kongr. der deutsch. Gesellsch. f. Chir. 1898. — Löffler, Welche Maßregeln erscheinen gegen die Verbreitung der Diphtherie geboten? X. internat. med. Kongr., Ref. in Therap. Monatsh. Heft 11. — Zur Therapie der Diphtherie. Deutsche med. Wochenschr. 1891, Nr. 10. — Die lokale Behandlung der Rachendiphtherie. Deutsche med. Wochenschr. 1894, Nr. 42. — Die Ver-

breitung der Diphtherie durch sogenannte Dauerausscheider und Bazillenträger. Klin.
Jahrb. Bd. 14, 1908. — v. Marschalko, Th., Über Hautdiphtherie. Arch. f. Dermat.
u. Syph. Bd. 94, 1909, S. 379. — Marx, Serumdiagnostik und Serumtherapie. Biblioth.
von Coler-Schjerning, Bd. 11, 2. Aufl. (Serumtherapie). — Monti, Über Croup und
Diphtherie im Kindesalter. Wien und Leipzig 1884. — Behrings Heilserumtherapie
der Diphtherie. Wien. med. Wochenschr. 1895, Nr. 8—10. — Weitere Beiträge zur Anwendung des Heilserums gegen Diphtherie. Arch. f. Kinderheilk. 1896, Bd. 21, Heft 1—3. —
Weitere Beiträge zur Anwendung des Heilserums gegen Diphtherie. Arch. f. Kinderheilk. 1897, Bd. 21. — Heilerfolge des Heilserums bei Diphtherie. Ibid. 1897, Bd. 24,
Heft 5 u. 6. — Kinderheilkunde in Einzeldarstellungen. Diphtherie Heft 10, Berlin und
Wien 1900. — Mühsam, Über Pyozyanasebehandlung bei Diphtherie. Deutsche med.
Wochenschr. 1908, Nr. 6. — Nuttall, Ed. G. H. F., and G. S. Graham-Smith, Bac-
teriology of diphtheria, including sections on the history, epidemiology and pathology
of the disease, the mortality caused by it, the toxins and antitoxins and the serum disease.
XX. 718 S. Cambridge 1908. — O'Dwyer, Intubations of larynx, papers read before the
New York Acad. of Med., June 1887. — Intubation tubes. Transact. of the Philadelphia
C.-Med. Soc. 1888. — Intubation in chronic stenosis of the larynx etc. New York Med.
Journ., March 10, 1888. — Retained intubation tubes. Causes and treatment. Arch.
of Pediatrics 1897. — Ranke, Über die Intubation des Kehlkopfes. Münch. med.
Wochenschr. 1889, Nr. 28 u. ff. — Intubation und Tracheotomie nach dem Ergebnis der
von der deutschen Gesellschaft für Kinderheilkunde veranstalteten Sammelforschung.
Ibid. 1893, Nr. 44. — Rauchfuß, C., Die Anwendung des Diphtherieheilserums in Rußland (Sammelforschung). Extrait de comptes rendus du XIIᵉ Congrès international de
médicine. — Rehn, Die örtliche Behandlung der Rachendiphtherie mit Liquor ferri sesqui-
chlorati. Verhandl. des Kongr. f. inn. Med. 1892. — Roemheld, L., Zur Klinik postdiphtheritischer Pseudotabes (Liquorbefunde bei postdiphtheritischer Lähmung). Deutsche
med. Wochenschr. 1909, S. 669. — Rose, E., Die Erfolge der Heilserumtherapie in Bethanien.
Deutsche Zeitschr. f. Chir. 1897. — Schlippe, Zur Behandlung der Diphtherie mit Pyozyanase und über die Persistenz der Diphtheriebazillen. Deutsche med. Wochenschr.
1908, Nr. 14. — Schultze, Zur Statistik und Klinik der Diphtherie im Krankenhause
Bethanien zu Berlin (1903—1908). Arch. f. klin. Chir. Bd. 88, 1909, Heft 2. — Siegert,
Vier Jahre vor und nach Einführung der Serumbehandlung der Diphtherie. Berlin 1900. —
Derselbe, Über Erfahrungen mit dem Diphtherieserum. Jahrb. f. Kinderheilk. 1902,
Bd. 52. — Slawyk (Heubners Klinik), Über Immunisierung kranker Kinder mit Behrings Heilserum. Deutsche med. Wochenschr. 1898, Nr. 6. — Beiträge zur Serumbehand-
lung der Diphtherie. Therap. d. Gegenw. 1899, Nr. 12. — Strübing, Zur Therapie der
Diphtherie. Deutsche med. Wochenschr. 1891, Nr. 48. — Trumpp, Die Intubation in
der Privatpraxis. Münch. med. Wochenschr. 1899, Nr. 45. — Die unblutige operative
Behandlung der Larynxstenosen mittelst der Intubation. Leipzig und Wien 1900. — Wider-
hofer, O'Dwyers Intubation und die Tracheotomie bei der diphtherischen Larynxstenose.
Festschr. zu Ehren Henochs. Berlin 1890. — v. Ziemssen, Über diphtherische Lähmungen
und deren Behandlung. Samml. klin. Vorträge; 6. Vortrag, Abt. 1, 1887, Bd. 4. — Zucker,
Zur lokalen Behandlung der Diphtherie mit Pyozyanase. Arch. f. Kinderheilk. Bd. 44.
Heft 1/3.

Tetanus.

Von

Paul Krause-Bonn.

Mit 6 Abbildungen.

Synonyme: Tetanus, Starrkrampf.

Der Tetanus ist eine akute Infektionskrankheit, welche als Hauptsymptom
heftige tonische Muskelkrämpfe aufweist, die Muskulatur wird dabei starr und
zeigt eine andauernde gleichmäßige Zwangsverkürzung. Es besteht eine erhöhte Reflexerregbarkeit.

Geschichtliches. Das Krankheitsbild des Starrkrampfes war bereits Hippokrates
bekannt. Von dem Kappadozier Aretäus rührt die Einteilung des Tetanus in einen

Opisthotonus, einen Emprosthotonus, je nachdem die Muskulatur der Rückenfläche resp. der Vorderfläche betroffen ist. Später wurde von anderen noch der Pleurothotonus hinzugefügt, bei dem vorwiegend die seitliche Muskulatur von den Krämpfen befallen ist. Bereits die Schriftsteller des Altertums unterschieden den Tetanus, welcher sich im Anschluß an Wunden entwickelte, von dem aus anderen Ursachen entstehenden. Seit Anfang und Mitte des 19. Jahrhunderts suchte man die anatomische Grundlage des Tetanus zu ergründen. Er wurde von vielen Ärzten, z. B. von Romberg als Nervenkrankheit aufgefaßt, und zu den „Krämpfen, welche vom Rückenmark ausgingen", gerechnet. Man bemühte sich aber vergeblich im Experiment das tetanische Krankheitsbild durch Reizung der Nerven und des Rückenmarkes zu erzeugen. Als Ursache nahm man vielfach meteorologische, klimatische Verhältnisse an. Es wurden aber außerdem psychische Einflüsse (Schrecken, Depression) zur Erklärung herangezogen. Ein Fortschritt war erst zu verzeichnen, als Griesinger und vor allem Strümpell den Tetanus als eine Infektionskrankheit ansprachen. Die ersten Experimente, welche an Hunden in diesem Sinne vorgenommen wurden, gelangen aber nicht (Billroth und Schulz, Arloing und Tripier).

Positive Resultate hatten erst zwei Italiener, Carle und Rattone im Jahre 1884, welche bei Kaninchen durch eine Aufschwemmung von Gewebssaft aus der Umgebung einer Aknepustel eines Starrkrampfkranken Tetanus erzielten. Es gelang ihnen auch Übertragung von Tier zu Tier. Im Jahre 1885 wurden unsere Kenntnisse durch die Arbeiten von Nicolaier in beträchtlicher Weise vermehrt. Er wies nach, daß Mäuse, Meerschweinchen und Kaninchen durch Infektion mit Gartenerde tetanisch gemacht werden konnten und bezeichnete als Ursache des Starrkrampfes einen schlanken Bazillus, welcher Köpfchensporen bildete. Rosenbach fand die Nicolaierschen Stäbchen auch in dem Eiter eines Tetanuskranken. 1887 züchtete Kitasato die Tetanusbazillen in Reinkultur.

Ätiologie. Infektionsmodus. Da der Tetanusbazillus außerordentlich verbreitet, fast überall in der Erde vorkommt, so ist es sehr zu verwundern, daß die Erkrankungen an Tetanus so verhältnismäßig spärlich sind. Der Grund ist in erster Linie darin zu suchen, daß der Tetanusbazillus im menschlichen und tierischen Körper sich nur wenig oder gar nicht vermehrt; im Gegenteil, er wird durch die bakteriziden Kräfte des Organismus häufig sehr beträchtlich abgeschwächt. Zum Zustandekommen des Tetanus gehört deshalb entweder, daß der Bazillus in ganz besonders großer Menge in den Körper eingeführt wird, oder daß zu gleicher Zeit mit ihm andere Bakterien zur Entwicklung gelangen, welche sein Fortkommen unterstützen. Tatsächlich ist bei tieferen, mit Erde infizierten Wunden die Infektionsgefahr eine größere; das erhellt z. B. aus den gefährlichen Verletzungen im Kriege, aus den Infektionen der Puerperae; auch an anderen tiefen Wunden, z. B. bei Diphtherie, bei Typhuskranken soll von den spezifischen Geschwüren aus sekundäre tetanische Infektion manchmal erfolgt sein.

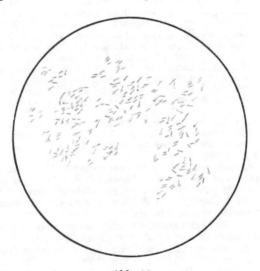

Abb. 92.
Tetanusbazillen, Reinkultur, Ausstrichpräparat,
Färbung mit Karbolfuchsin.

Wunden, in denen infiziertes Material, z. B. Holzsplitter, längere Zeit lagert, sind besonders geeignet, tetanische Infektionen hervorzurufen. In einer ganzen Anzahl von Fällen vermag man irgend eine Wunde nicht aufzufinden. Meist aber wird man nicht fehlgehen, wenn man dann annimmt, daß die Wunde bei Ausbruch des Tetanus bereits geheilt ist. Daß von erkrankter Schleimhaut des Darmes oder der Bronchien eine Infektion erfolgen kann, ist wahrscheinlich, wenn auch in den meisten Fällen nicht zu beweisen. Man trifft wahrscheinlich das Richtige, wenn man die Ursache für das gehäufte Auftreten des Tetanus in den Tropen darin sieht, daß die Eingeborenen barfuß gehen und meistens in Erdhütten wohnen; die Infektionsmöglichkeit ist dadurch eine erhöhte.

Bakteriologie. Wir halten für den Erreger des Tetanus den Tetanusbazillus, welcher im Jahre 1884 von Nicolaier zuerst mikroskopisch in der Gartenerde gefunden, von Rosenbach in dem Eiter eines tetanischen Menschen zuerst nachgewiesen und von Kitasato zuerst 1887 rein gezüchtet wurde. Der Tetanusbazillus ist in mehreren Tagen alten Gelatinekulturen ein feines, 2—4 μ langes, 0,3—0,5 μ breites Stäbchen mit abgerundeten Enden. Regelmäßig sieht man in solchen Kulturen auch lange Fäden, welche leicht gekrümmt erscheinen. Je älter die Kultur ist, desto zahlreicher werden die Fäden. In 8—14 tägigen Kulturen sieht man die Bazillen spärlicher werden, es herrschen bereits Köpfchensporen tragende Formen vor, welche bei noch älteren Kulturen fast ausschließlich vorhanden sind. Der Tetanusbazillus ist spärlich beweglich infolge einer großen Anzahl peritricher Geißeln. Die Sporenbildung beginnt bei Kulturen, welche im Brutschrank gehalten werden, nach 1—2 Tagen, bei Gelatinekulturen meist erst nach 6—10 Tagen. Durch die Sporen bekommt der Bazillus ein sehr charakteristisches trommelschlägiges Aussehen. Er ist leicht färbbar mit gewöhnlichen Farbstoffen und grampositiv. Die Sporen sind mit den üblichen Methoden leicht färbbar. Die Darstellung der Geißeln gelingt nach dem Verfahren von Löffler oder Peppler, wenn auch schwieriger. Die Reinkultur des Tetanusbazillus wird nach dem Vorgange von Kitasato in der Weise vorgenommen daß man das bazillenhaltige Material auf Agarröhrchen verimpft, 1—2 Tage bei Körpertemperatur im Brutschrank läßt, es dann nachher eine Stunde auf 80° erwärmt und daraufhin anaërobe Agarverteilungskulturen anlegt. Durch die Erwärmung werden ein großer Teil der saprophytischen Bakterien, selbst derjenigen, welche Sporen bilden, vernichtet. Die Tetanussporen dagegen sind sehr resistent. In den günstigsten Fällen erhält man auf diese Weise direkt Reinkultur. Anderenfalls muß man die Erwärmung nochmals eine Stunde ausdehnen. Der Tetanusbazillus wächst auf allen Nährboden, besonders wenn man reduzierende Substanzen wie Traubenzucker, 2%iges ameisensaures Natron u. a. hinzugesetzt hat. Er wächst am besten anaërob unter Wasserstoffatmosphäre oder in sauerstofffreier Atmosphäre nach dem Buchnerschen Pyrogallusverfahren; er vermag aber auch aërob bei Anwesenheit von anderen Bakterien zu gedeihen. Die maximale Temperatur seines Wachstums liegt zwischen 34 und 37°, er gedeiht allerdings auch bei niederen Temperaturen, braucht aber dabei entsprechend längere Zeit dazu. Die Gelatine-Stichkulturen zeigen eine sehr schöne Form in Gestalt eines fein verzweigten Bäumchens. Die Gelatine wird allmählich verflüssigt und häufig durch Gasbildung zerrissen. In Agarröhrchen bei Zusatz von Traubenzucker oder anderen reduzierenden Substanzen bildet er lebhaft Gas, so daß er häufig die ganze Kultur zersprengt. Der Geruch des Gases ist äußerst widerlich und unangenehm. Die Kolonien auf der Agarplatte sind weißlich von einem feinen Schleier umgeben. Auf der Gelatineplatte entstehen feine, verästelte Kolonien. Der Tetanusbazillus wächst gut in neutraler Bouillon und zwar in Milch, ohne sie zu koagulieren. Blutserum ist nach Kitasato ein schlechter Nährboden, während nach Tizzoni Kaninchenblut sich vorzüglich zur Kultur eignet. Das von dem Tetanusbazillus gebildete Gas besteht aus Kohlenwasserstoff und Kohlensäure und die Widerstandsfähigkeit der Tetanussporen ist sehr beträchtlich. Dampf tötet sie erst in 5 Minuten, 5%ige Karbolsäurelösung in 15 Stunden, 1%₀ Sublimatlösung nach 3 Stunden. In der Erde halten sie sich 4—5 Jahre entwicklungsfähig, ebenso an Holzsplittern angetrocknet.

Die bakteriologische Diagnose ist mikroskopisch meist allein nicht sicher zu stellen. Sie ist direkt unmöglich, wenn keine Trommelschlägerformen vorhanden sind. Am besten geht man so vor, daß man das verdächtige Material in steriler Kochsalzlösung fein zerreibt und es Tieren (Mäusen) subkutan oder an die Schwanzwurzel injiziert. Gehen die Tiere an Tetanus ein, so ist die Diagnose gesichert. Zur Anlegung der Kultur überträgt man einen Teil des Impfstoffes in eine Anzahl von Agarröhrchen, welche man mehrere Tage im Brutschrank wachsen läßt. Findet man im mikroskopischen Präparat Bazillen mit Köpfchensporen, so tötet man die saprophytischen Bakterien der Röhrchen bei 80° eine Stunde lang ab und legt Anaërobierkulturen an.

Die **Verbreitung des Tetanusbazillus** ist eine ganz außergewöhnlich große. Man hat ihn nach dem Vorgange von Nicolaier, welcher mit 12 von 18 untersuchten Erdproben aus der Umgebung von Göttingen Tetanus beim Tiere erzeugen konnte, fast in sämtlichen Erdteilen in der Erde nachweisen können. Verhältnismäßig frei erscheint Waldboden zu sein, vor allem solcher, wo Haustiere selten oder gar nicht hinkommen. Regelmäßig findet man ihn im Straßenstaub, im Staub der Wohnung, vielfach konnte man ihn auch im Wasser, im Schlamm von Seen und im Bielschwasser der Schiffe nachweisen. Im menschlichen, wie im tierischen Kot ist er mehrfach gefunden worden (besonders im Kot der Pferde), wahrscheinlich gelangt er dahin mit der Nahrung.

Vorkommen des Tetanus beim Tier. Der Starrkrampf kommt vor allem beim Pferde vor, bei welchem im Anschluß an Verletzungen, an Kastration die Infektion mit Tetanusbazillen erfolgt. Nach einer Inkubationszeit von 4—5 Tagen bis 3 Wochen beginnen ganz ähnlich, wie beim Menschen, tetanische Krämpfe in bestimmten Muskelgruppen. Als charakteristisches Symptom wird das Verhalten der Nickhaut angegeben, welche beim Emporheben des Kopfes den Bulbus bis über die Hälfte bedeckt hält. Infolge des Trismus ist das Kauen erschwert, der Kopf steif aufgerichtet, die Ohren eng gestellt und aufwärts gerichtet, die Nüstern meistens erweitert. Infolge der Kontraktur der Schwanzheber wird der Schwanz in eine gestreckte Lage gebracht. Allmählich werden auch die übrigen Muskeln befallen. Ebenso wie beim Menschen beobachtet man starke Schweiße, während Fieber in der Regel fehlt. Der Tod erfolgt bei den Pferden meist durch starke Dyspnoe. Von anderen Haustieren ist vor allem noch das Rind und das Schaf für Tetanus empfänglich. Der bei Haustieren beobachtete spontane Tetanus gleicht in vieler Hinsicht dem Tetanus des Menschen.

Versuche an Tieren. Die Pathogenität der Tetanusbazillen für Tiere ist sehr verschieden. Am empfänglichsten sind das Meerschweinchen, die Maus, das Kaninchen. Nach subkutaner Impfung tritt gewöhnlich bei diesen Tieren innerhalb von 1—3 Tagen tonische Starrheit auf. Sie beginnt fast ausnahmslos zuerst an den der Impfstelle zunächst gelegenen Muskeln, bei der Maus z. B. bei Impfung in die Schwanzwurzel in den hinteren Extremitäten, welche starr maximal nach hinten gestreckt werden. Allmählich werden auch die vorderen Extremitäten befallen, welche fest an die Brust gehalten werden. Bei jedem Geräusch, z. B. beim Schnalzen mit der Zunge kann ein Anfall ausgelöst werden. Bei der Sektion ist besonders der geringe lokale Befund bemerkenswert. Während Kitasato nur an der Impfstelle hin und wieder vereinzelte Tetanusbazillen nachweisen konnte, ist es in der neueren Zeit gelungen, die Bazillen in dem Blut und den inneren Organen zu finden, so in der Milz (Tizzoni), im Herzblut (Cumpe), in Muskeln und Unterhautzellgewebe, im Gehirn (von Hibler). Verimpft man Reinkulturen, so bleibt gewöhnlich der Tetanusbazillus am Ort der Impfung liegen, während bei Mischkulturen ein Übergang in die inneren Organe stattfindet. Nach Ansicht der meisten Autoren ist zum Zustandekommen einer Infektion unbedingt die Anwesenheit von Saprophyten erforderlich, sonst gelingt es nicht, die Tiere tetanisch zu machen. Durch Verfütterung von Tetanusbazillen und Sporen gelang es ebensowenig, wie durch Inhalation Tetanus zu erzielen, vorausgesetzt, daß die Schleimhäute der Respirationsorgane, resp. des Verdauungstraktus intakt waren.

Das Tetanusgift. Die wichtigste chemische Leistung des Tetanusbazillus ist die Hervorbringung des Tetanusgiftes, welches, seitdem Kitasato Reinkulturen herstellen lehrte, sehr genau studiert werden konnte. In Deutschland geschah es besonders durch von Behring und seine Mitarbeiter, in Frankreich durch Roux, in Italien von Tizzoni und seiner Mitarbeiterin Cattani. (Über die Herstellung des Tetanusgiftes s. S. 288.) Das Tetanusgift ist in seinen chemischen Eigenschaften nur ganz wenig bekannt. Das Tierexperiment ist eigentlich das einzige Reagens, welches wir besitzen. Die Tiere sind sehr verschieden dafür empfänglich. Behring bezeichnete die tödliche Dosis für 1 g Maus mit 1 positiv Ms (1 + Ms). Bei subkutaner Applikation ist das Pferd 12 mal so empfänglich wie die Maus, diese 30 000 mal so empfänglich als das Huhn; als sicher tödliche Dosis bezeichnet er diejenige, welche das Tier innerhalb von 4—5 Tagen tötet. Bei der Wirkung des Tetanusgiftes spielen chemische Bindungen eine Rolle. Man nimmt an, daß es nur da seine Wirkung ausüben kann, wo es Bindungen eingeht und das ist nach Wassermannschen Versuchen in erster Linie in der Nervensubstanz. Ehrlich meint, daß in dem Tetanustoxin zwei Komponenten vorhanden sind, das Tetanospasmin und das Tetanohämolysin, welche nach neueren Anschauungen allerdings ebenfalls keine einfachen Körper sind. Besonders soll das Tetanusspasmin aus zwei Komponenten bestehen, einerseits aus einer Krampf erregenden und andererseits aus einer Tod bringenden (Wolff-Eisner). Durch das Tetanohämolysin werden die roten Blutkörperchen des Kaninchens, des Pferdes, des Hammels und anderer Tiere gelöst. Das Tetanusgift ist löslich in Wasser, unlöslich in Alkohol, Äther und Chloroform. Durch höhere Temperaturen, starkes Sonnenlicht, durch Alkalien und anorganische Säuren wird es vernichtet. Zurzeit ist noch nicht entschieden, ob das Gift zu den Eiweißkörpern zu rechnen ist.

Nimmt man die tödliche Dosis für 1 g Pferd = 1, so beträgt sie nach Behring für 1 g Meerschwein 6, Maus 12, Ziege 24, Hund ca. 500, Kaninchen 1800, Katze ca. 6000. Die Vögel sind weit unempfindlicher, so ist die Dosis für das Huhn das ca. 360000 fache der Dosis für das Pferd. Vollständig immun scheinen die Avertebraten zu sein.

Immunisierung. Nach den Mitteilungen von Behring und Kitasato (1890) gelingt es Kaninchen mit Tetanus so vorzubehandeln, daß sie sowohl gegen die Infektion mit lebenden Bazillen als auch gegen die 20 fache tödliche Dosis der Giftstoffe geschützt sind. Die beiden Forscher wiesen auch damals schon nach, daß diese erhöhte Widerstandskraft auf einer im Blutserum vorhandenen Substanz beruhe. Durch Übertragung des Blutserums auf andere Tiere gelang es, auch diese giftfest zu machen. Auch die Entgiftung des Tetanustoxins im Reagenzglase gelang mit Hilfe solchen Serums. Behring schwächte das Tetanusgift mit Hilfe von Jodtrichlorid ab. Tizzoni und Cattani benutzten zur Herstellung der Giftflüssigkeit einen anderen Weg. Sie ließen das Tetanusgift ungeändert, nahmen aber zur Erzielung des Serums wiederstandsfähigere Tiere (Tauben). Auch durch Erhitzung, durch Zusatz von Lugolscher Lösung hat man das Tetanustoxin abgeschwächt. Über die zurzeit von Behring als die geeignetste Methode zur Erzielung von Tetanusantitoxin ausgearbeitete Methode s. S. 288.

Epidemiologie. Der Tetanus ist im allgemeinen eine seltene Erkrankung. In heißen Ländern ist er verbreiteter, als in den gemäßigten und kalten Zonen. Doch tritt er auch hier oft häufig auf. Besonders zahlreich sind alljährlich die Opfer in den tropischen Gegenden, z. B. in Indien. In Bombay gingen in den Jahren 1848—1853 39% der Gesamtzahl von Sterbefällen an Tetanus zugrunde. Es gibt Gegenden, in denen der Tetanus fast unbekannt ist. Auch in Deutschland ist das mehrfach festgestellt worden, andererseits ist bekannt, daß der Tetanus gehäuft vorkommt, so daß man direkt von Epidemien sprechen muß. Bekannt ist das gehäufte Auftreten in einzelnen Gebäranstalten, in den letzten Jahren z. B. noch in Prag, wo eine so große Anzahl von Frauen an puerperalem Tetanus zugrunde ging, daß man zur Schließung der Anstalt Zuflucht nehmen mußte. Durch Injektion von Medikamenten ist der Tetanus mehrfach übertragen worden, so z. B. durch Injektion von Chinin im Militärlazarett von Larissa im Jahre 1886, durch Injektion von nicht sterilem Diphtherieheilserum in Italien; durch Injektion von nicht genügend sterilisierter Gelatine wurden in Deutschland eine ganze Anzahl, mehr als ½ Dutzend Menschen, mit Tetanus infiziert. Kriegszeiten veranlassen regelmäßig eine Steigerung der Erkrankungsziffer an Tetanus.

Symptomatologie. Der Tetanus tritt durchschnittlich 4 bis 10 Tage nach erfolgter Infektion auf. In der Inkubationszeit können Krankheitserscheinungen fast vollständig fehlen. Wir nehmen heute an, daß zu seinem Zustandekommen eine mit Tetanusbazillen infizierte Wunde vorhanden sein muß.

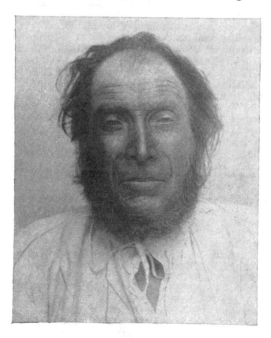

Fig. 93.
Risus sardonicus bei Tetanus traumaticus.

Vielfach ist sie bei Austritt des Tetanus schon vollständig verheilt.

Das zuerst von den Kranken beobachtete Symptom ist ein Gefühl der Steifigkeit und Spannung in der Unterkiefer-, Gesichts- und Nackenmuskulatur. Die tonische Spannung der Gesichtsmuskulatur gibt dem Antlitz ein eigenartiges Aussehen, welches von älteren Ärzten als „Risus sardonicus" bezeichnet wurde. Die Stirn ist meist gerunzelt, die Nasolabialfalten vertieft, der Mund in die Breite gezogen, die Kaumuskeln zeigen eine tonische Starrheit, so daß die Öffnung des Mundes häufig nur für einige Millimeter möglich ist. Dieses als Trismus bezeichnete Symptom fehlt fast nie. Sein Vorhandensein ermöglicht häufig erst die Frühdiagnose. Das Aussehen des Gesichtes wird ins Greisenhafte verändert, so daß der Kranke manchmal von ihm nahe stehenden Verwandten nicht erkannt wird (Facies tetanica, s. Abb. 93—96).

Vielfach entwickelt sich eine Nackensteifigkeit mit Rückwärtsbeugung des Kopfes, während in anderen Fällen der Kopf vollständig gut und leicht beweglich bleibt. Allmählich geht die Steifigkeit auch auf die Bauch- und Rükkenmuskulatur über. Die Zeit, in der das stattfindet, ist nicht immer die gleiche. In einzelnen Fällen geht es so schnell vor sich, daß man von einem „Tetanus vehemens" sprechen kann, welcher innerhalb von wenigen Tagen zum Tode führt. Die Wirbelsäule ist häufig stark nach vorne gekrümmt, so daß es dem Kranken unmöglich ist, sich aufzurichten.

Manchmal sind die Extremitäten wie der ganze Rumpf starr wie ein Stock und völlig gerade gestreckt (Emprosthotonus).

Beim Orthotonus wird die Bauchmuskulatur bretthart. Die von früheren Ärzten als Pleurothotonus beschriebene Form, bei welchem nur die seitliche Muskulatur des Rückens befallen sein soll, habe ich selbst nie beobachtet. Mir scheint es auch nach Durchsicht vieler neuerer Literatur zweifelhaft, daß solche Formen vorkommen. Auch die Muskulatur der Beine wird starr, vor allem die Strecker

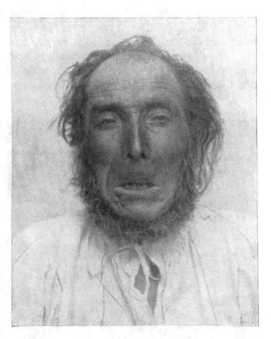

Fig. 94.
Risus sardonicus bei Tetanus traumaticus.

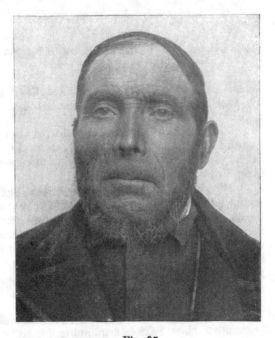

Fig. 95.
Derselbe Patient wie in Abb. 93 u. 94 nach der Heilung. (Nach Wandel, Lehrbuch der klinisch. Diagnostik, herausgegeben von Paul Krause.)

und die Adduktoren, während Zehen und Füße verschont bleiben. Ebenso wie die Muskeln des Unterarmes und der Hand, wird die Oberarmmuskulatur und die des Schultergürtels häufig befallen. Schlingkrämpfe sind selten.

Zu diesen andauernden tonischen Krämpfen gesellen sich ruckweise auftretende Anfälle, welche die Spannung der Muskulatur noch erhöhen. Bestehender Opisthotonus wird größer. Diese Anfälle treten reflexartig häufig im Anschluß an geringfügige äußere Reize, wie z. B. leise Geräusche auf. Bei schwerem Tetanus folgen sie kurz aufeinander, und sind ganz außerordentlich schmerzhaft. Das Bewußtsein bleibt vollständig erhalten. Regelmäßig kommt es auch zu einer starken Schweißsekretion. Vielfach kann man auch beobachten, daß wohl infolge der außerordentlich starken Schmerzen dem Kranken große Tränen übers Gesicht herabperlen. Es ist ein erschütternder Anblick, kräftigen, wetterharten Männern während der tetanischen Anfälle die Tränen über die Wangen laufen zu sehen. Ein ernstes Symptom ist die Schlaflosigkeit, welche man bei schweren Fällen stets vorfindet. Trotz Morphium und anderer Schlafmittel gelingt es häufig nicht, dem Kranken

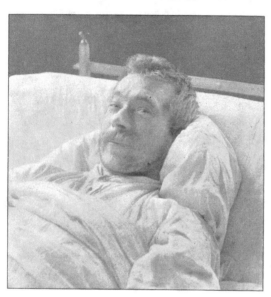

Fig. 96.
Facies tetanica. (Mediz. Klinik Breslau. Geheimrat Kast. Eigene Photographie.)

Schlaf zu verschaffen. Die Sehnenreflexe sind stark gesteigert, besonders die Patellar- und vielfach auch die Achillessehnenreflexe. In seltenen Fällen tritt Fußklonus auf. Die Sensibilität ist für gewöhnlich nicht gestört.

Als wichtiges Symptom ist weiterhin der Schmerz in der Präkordialgegend zu erwähnen (Chalmers), welcher durch den Krampf des Zwerchfells hervorgerufen wird (Courling); Fehlen dieser Symptome gilt als ein Zeichen übler Vorbedeutung.

Die Temperatur ist in den ersten Tagen der Krankheit meist nur wenig erhöht, steigt allmählich an, erreicht in schweren Fällen hyperpyretische Höhen. Fieber von 40—44° ist bei Tetanuskranken häufig zu beobachten. Nach dem Tode steigt die Temperatur noch weiter, ob infolge Lähmung des Wärmeregulierungszentrums oder Gerinnens des Muskeleiweißes, ist noch nicht entschieden. Kranke, welche bereits an dem ersten oder zweiten Tage 40 und mehr Fieber haben, sind meist dem Tode verfallen.

Die Respiration ist regelmäßig infolge des Krampfes der Brustmuskulatur und des Zwerchfells erschwert, wodurch der Thorax meist in ständiger Inspirationsstellung fixiert ist. Bei schweren Fällen, in denen es infolge starken Trismus zu einer Sekretansammlung im Munde kommt, beobachtet man als Komplikation diffuse Bronchitis, selten auch Aspirationspneumonie. Bei krampfhaftem Glottisverschluß kommt es zu hochgradiger Dyspnoe. Die Herztätigkeit weicht am ersten Krankheitstage wenig von der Norm ab, später ist sie beschleunigt. Pulszahlen von 120—150 sind nicht zu selten. Der Harn enthält bei länger dauerndem Fieber Spuren von Eiweiß, vielfach vermehrtes Urobilin, Spuren von Zucker und regelmäßig infolge von Stuhlverstopfung Indikan. Die Menge ist verringert. Das Harnlassen ist infolge des Krampfes der Urethralmuskulatur erschwert. Ist es notwendig, zu katheterisieren, so muß durch größere Dosen von Morphium der Krampf vorher erst gelöst werden.

Der Stuhlgang ist angehalten. Infolge der tonischen Krämpfe der Muskulatur des Dickdarms ist die Defäkation vielfach schmerzhaft. Der Appetit bleibt in den ersten Tagen gut, selbst wenn die Schluckbewegung erschwert ist. Der Durst ist gesteigert. Die Zunge ist meist trocken und belegt. Was den Stoffwechsel beim Tetanus angeht, so ist nach Untersuchung von Senator die Ausscheidung von Harnstoff, von Kreatin und Kreatinin nicht vermehrt. Daß die Kohlensäureproduktion erhöht ist, erscheint wahrscheinlich, ist aber bisher nicht bewiesen.

Verlauf. Wir unterscheiden am besten eine schwere und eine leichte Form des Tetanus. Bei schweren Formen verläuft das ganze schreckliche Krankheitsbild innerhalb von wenigen Tagen. Bereits Hippokrates betont, daß die ersten 4 Tage die entscheidenden sind. Wer sie übersteht, übersteht auch meist die Krankheit. Dauert die Krankheit mehr als eine Woche, so ist die Hauptgefahr vorüber. Der Tod tritt bei völligem Bewußtsein durch Krämpfe der Atmungsmuskulatur oder Glottisödem, in seltenen Fällen durch Gehirnapoplexie oder Komplikation von Pneumonie ein. Die leichte Form des Tetanus hat eine längere Inkubationsdauer (8—14 Tage), alle Krankheitserscheinungen verlaufen milder. Tritt Besserung ein, so lassen zuerst die Krämpfe in den unteren Extremitäten, später die des Rumpfes nach, die Spannung der Gesichtsmuskulatur verschwindet am langsamsten, die Heilung erfolgt innerhalb von 2—6 Wochen.

Die Mortalität des Tetanus ist eine hohe, allerdings variieren die Zahlen sehr beträchtlich. Während Curschmann (912 Fälle) 50,8%, Friedrich 44,6% fand, gab Larrey 84%, Rose 75% an. Leyden schätzt die Mortalität 10 Jahre vor der Serumbehandlung durchschnittlich auf 80—90%, Rose wies darauf hin, daß die Länge der Inkubationszeit von größtem Einfluß auf die Sterblichkeit sei. Nach seiner Statistik beträgt sie 91% bei jenen Fällen, in welchen der Tetanus in der ersten Woche nach der Verletzung ausbrach; trat er erst in der zweiten Woche auf, so sank sie auf 82%; bei noch späterem Ausbruche betrug sie gegen 50%. Zweifellos besteht auch nach anderweitiger Erfahrung der Satz Roses zu Recht, „je später der Starrkrampf ausbricht, desto milder verläuft er".

Besondere Formen des Tetanus. 1. Der Tetanus facialis (Rose). Von Rose ist der Tetanus facialis mit Recht als besondere Form abgegrenzt worden, welche besonders dadurch ausgezeichnet ist, daß regelmäßig dabei eine Lähmung des Nervus facialis zur Beobachtung kommt. Man findet dabei stets Wunden im Bereiche dieses Nerven, nicht selten bestehen dabei auch starke Schluckbeschwerden. Nach Rose ist der Sitz der Facialislähmung am Foramen stylomastoideum gelegen. Die Prognose ist dieselbe, wie beim gewöhnlichen Tetanus.

2. Der Tetanus neonatorum, welcher besonders in südlichen Ländern auch heute noch vielfach verbreitet ist, beruht gleichfalls auf einer Infektion der Nabelschnur, unterscheidet sich demnach von dem gewöhnlichen Tetanus traumaticus in keiner Weise. Der Tetanus der Neugeborenen tritt besonders bei schlechten hygienischen Verhältnissen auf, kann natürlich auch durch Unsauberkeit der Hebamme und des Wartepersonals bedingt sein. In seltenen Fällen mag die Infektion auch von der Wäsche ausgehen, welche, wie das auch

heute noch vielfach üblich ist, zum Bleichen auf Wiesen oder Gartenflächen
ausgebreitet worden ist. Die Symptomatologie ist dieselbe wie oben erwähnt.
Im südlichen Teile der vereinigten Staaten sollen nach Maxwell 25%, nach
Grier sogar 50% der Neugeborenen an Tetanus zugrunde gehen. A. Baginsky
gibt als charakteristisches Sym-
ptom an, daß die tetanischen Kinder beim Anlegen an die Mutter-
brust die Warzen schnell wieder
loslassen. Die Prognose ist sehr
ernst, meist sterben die Kinder
nach 3—4 Tagen. Die wenigen,
welche durchkommen, genesen
innerhalb von 3—4 Wochen.

3. Der Tetanus puer-
peralis ist bedingt durch eine
Infektion von seiten der Geschlechtsorgane, meist des puerperalen Uterus, er gehört zu der
schwere Form des Tetanus, unterscheidet sich aber sonst in keiner
Weise von der oben geschilderten.

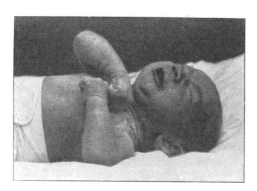

Abb. 97.
Tetanus beim Neugeborenen.   (Aus Kassowitz, Praktische Kinderheilkunde.)

In früheren Zeiten wurde vielfach gehäuftes Auftreten von Tetanus beobachtet.
So hatte z. B. im Jahre 1828 in Peine ein einziger Arzt unter 100 Geburten
11 tödliche Fälle von Tetanus (s. auch S. 282).

   Die Statistik der letzten Jahre zeigt in England ein bedeutendes Ansteigen der
Todesfälle infolge Tetanus trotz Anwendung des Antitetanusserums.

Todesfälle in England und Wales
1889—1900	30—40
1900	66
1901	57
1902	201

in den folgenden Jahren ca. 250.

   British med. Journal nimmt als Ursache den gesteigerten Verkehr mit Motorwagen
an, welche trotz Verminderung der Exkrete der Pferde die Keime weiter verbreiten.

   Pathologische Anatomie. Die Sektion von Menschen, welche an Tetanus gestorben
sind, ergibt makroskopisch keine Veränderung irgend eines Organs. Vielfach sind nicht
einmal die regionären Lymphdrüsen in der Nähe der Infektionswunde geschwollen. Die
histologische Untersuchung der Organe ist gleichfalls negativ. Besonders sorgfältig ist von
Goldscheider und Flatau das Zentralnervensystem durchforscht worden. Sie fanden
mit Hilfe der Nissl-Methode feinste Veränderungen in den Ganglienzellen, welche aber
nach ihren weiteren Untersuchungen durchaus nicht als spezifisch anzusehen sind. Sie
finden sich auch nach Vergiftung mit Strychnin und Aalgift u. ä. Ganz ähnlich sind die
Ergebnisse, welche bei tetanischen Tieren gefunden worden sind. Ausgedehnte eigene
Untersuchungen bestätigten diese Befunde.

   Therapie. Die Behandlung des Tetanuskranken muß sich in erster Linie
auf die Behandlung der Wunde als der Eingangspforte der Tetanusbazillen
erstrecken. Grobe Verunreinigungen müssen entfernt werden, z. B. Holzsplitter. Die Wunde wird am besten intensiv geätzt mit Karbolsäure oder
Jodtinktur, ev. unter Zuhilfenahme des Thermokauters ausgebrannt. In vielen
Fällen wird eine breite Exzision resp. Amputation sich als zweckmäßig erweisen, da wir wissen, daß der Tetanus der Hauptsache nach auf Giftwirkung,
nicht auf Bazillenvermehrung beruht, ist es dringend anzuraten, in jedem
Falle die Eintrittspforte aufzusuchen und energisch zu behandeln.

   Eine besondere Sorgfalt verdient die Pflege des Kranken. Er muß in
einem besonders ruhigen, am besten leicht abgedunkelten Zimmer untergebracht
werden, in welches möglichst wenig Geräusche der Außenwelt eindringen können.

Wie oben auseinandergesetzt, verursachen ja häufig kleinste Reize die Auslösung von schwersten Anfällen. Ich sah z. B. wiederholt, daß durch das Geräusch eines vorbeifahrenden Wagens schwerste Anfälle ausgelöst wurden.
Das Wartepersonal muß in dieser Hinsicht besonders instruiert werden. Der
Kranke muß Tag und Nacht Wache haben. Das Bett soll frei von allen Seiten
zugänglich sein, um alle vorzunehmenden Prozeduren möglichst zu erleichtern.
Es soll Schutzwände haben, so daß der Kranke während der Anfälle nicht aus
dem Bett fallen kann. Die Anwendung von Wasserkissen ist dringend zu empfehlen. Eine große Sorgfalt erfordert die Ernährung des Kranken. Wenn der
Trismus sehr hochgradig ist, so gelingt eine Ernährung per os überhaupt nicht;
man soll dann nicht lange zögern, und die künstliche Ernährung durch Einführung der Sonde durch die Nase vornehmen, da die Kranken sonst außerordentlich schnell an allgemeiner Erschöpfung zugrunde gehen. Die Ernährung
per rectum leistet herzlich wenig und soll ebenso, wie die subkutane nur im
äußersten Notfall versucht werden. Bei jeder Einführung des Darmrohres
in das Rektum wird man auf der Höhe der Krankheit schwere Anfälle auslösen.
Solange es irgendwie möglich ist, wird man daher durch geeignete Tassen oder
ein Glasrohr flüssige Nahrung per os einzuführen versuchen.

Die medikamentöse Behandlung des Tetanus erstreckt sich in erster Linie
auf Anwendung von Narcoticis. Am meisten leistet die subkutane Injektion
von Morphium und seinen Ersatzpräparaten. Man soll damit nicht zu sehr
zurückhalten, es ist meiner Erfahrung nach das Hauptmittel, welches die tetanischen Anfälle in günstiger Weise mit Bezug auf die Zahl und die Schwere beeinflußt. Strümpell empfahl Salizylpräparate, besonders Salizylsäure 0,5
stündlich. Er glaubt, damit wiederholt einen günstigen Einfluß beobachtet
zu haben. Die von Langenbeck empfohlene Anwendung von Chloralhydrat
2 g täglich 2—3 mal leistet meiner Ansicht nach weniger, als die Morphiuminjektion. Von Curare und seinem Derivate habe ich keine Besserung gesehen.
Da gleichwertige Präparate im Handel außerordentlich schwer erhältlich sind,
tut man gut, vor Anwendung dieses differenten Mittels sich durch Tierversuche
über seine Wirksamkeit zu orientieren. Man wird beim Menschen zuerst nicht
mehr als $\frac{1}{4}$ Pravaz-Spritze einer 1%igen Lösung geben. Die von Italienern
(Baccelli u. a.) empfohlene Karbolsäureinjektion (täglich 1—2 ccm einer
2%igen Karbolsäurelösung) ist auch nach eigenen Erfahrungen wertlos, bei
schweren Fällen habe ich davon nichts Günstiges gesehen.

Treten die Anfälle außerordentlich zahlreich, 30 und mehr innerhalb von
5 Minuten auf, so würde ich dringend empfehlen, einen Versuch mit einer leichten
Narkose mit Äther oder Chloroform zu machen. Man erreicht damit wenigstens
für eine Anzahl von Stunden völlige Ruhe und Schmerzlosigkeit. Die armen
Patienten, welche ja ihr volles Bewußtsein haben, empfinden es außerordentlich dankbar.

Die vielfach empfohlenen hydrotherapeutischen Maßnahmen haben nur
selten Erfolg, mag man nun Dauerbäder, kalte oder warme kurzdauernde Bäder,
Wickel aller Art anwenden.

Die Heilserumtherapie des Tetanus.

Die Heilserumtherapie des Tetanus ist von Behring begründet worden.
Er berichtete im Jahre 1890 über seine mit Kitasato ausgeführten Versuche
mit Tetanusantitoxin. Er hatte in Experimenten an Mäusen gefunden, daß
das Tetanus-Immunserum ein treffliches Schutzmittel darbiete, wenn man es
in Dosen gibt, welche die Immunisierungsdosis um wenigstens 100 fach übertreffen. Im Gegensatz zu den Tierversuchen mit Diphtherie, welche in den

Händen erfahrener Experimentatoren durchweg günstige Resultate lieferten, sind die Versuche mit dem Tetanusserum auch von erfahrenen Forschern mit sehr wechselnden Erfolgen angestellt worden. Im Gegensatz zu Behring, welcher über durchaus günstige Erfahrung berichtete, hatte Dönitz nur mäßig günstige, Beck direkt schlechte Resultate bei Mäusen und Meerschweinchen.

Herstellung des Tetanusserums. Zur Herstellung des Tetanusserums dient das durch Filtration keimfrei gemachte Tetanusgift. Da die Tetanusbazillen als obligate Anaerobier nur unter völligem Abschluß des Sauerstoffes gezüchtet werden können, so ist seine Herstellung recht schwierig. Es geschieht in der Weise, daß man Bouillonkulturen, welche man durch Hindurchleiten von Wasserstoffgas von allem nachweisbaren Sauerstoff befreit hat, 2—3 Wochen lang bei Bruttemperatur wachsen läßt. Im Filtrat dieser Tetanusbouillonkulturen, welche reichlich Bazillen und vor allem Sporen enthalten, ist das Tetanusgift in großer Menge vorhanden. Gewöhnlich genügen davon $1/_{40000}$ ccm, um eine Maus, ein $1/_{4000}$ ccm, um ein Meerschweinchen unter starken tetanischen Erscheinungen innerhalb von 3—4 Tagen zu töten. Die tetanischen Erscheinungen der vergifteten Tiere pflegen nach einer Inkubationszeit von 16—24 Stunden aufzutreten. Zur Herstellung des Tetanusserums wird heute fast ausschließlich die Immunisierung von Pferden vorgenommen. Die Pferde sind bekanntlich besonders empfänglich für Starrkrampf (s. S. 281). Häufig genügt $1/_{10000}$ ccm eines solchen Bouillonfiltrates, um bei subkutaner oder intravenöser Einverleibung die Tiere zu töten. Die Verabfolgung durch den Magen ist vollständig wirkungslos. Die Tiere werden zuerst mit ganz geringen Dosen behandelt, z. B. mit einer Dosis, welche geringer ist, um eine Maus von 10 g Körpergewicht zu töten. Durch allmähliche Steigerung gelingt es schließlich, den Pferden jedes beliebige Giftquantum beizubringen. Die Antitoxinbildung im Pferdeblute geht sehr langsam vor sich. Häufig tritt sie erst nach einer Behandlung von vielen Monaten, ja manchmal erst nach mehreren Behandlungsperioden ein, von denen jede 10—20 Wochen in Anspruch genommen hat. Manche Pferde sind überhaupt ungeeignet zur Antitoxingewinnung.

Das Blutserum wird den Tieren in derselben Weise entzogen, wie es beim Diphtherieheilserum geschildert ist. Das Tetanusserum enthält, wie es in den Handel kommt, regelmäßig einen Zusatz von 0,5 Karbolsäure; die Trockenpräparate werden durch Eintrocknen des flüssigen Serums bei niedriger Temperatur im luftverdünnten Raume hergestellt. Da die experimentelle Untersuchung gelehrt hat, daß das Tetanusserum unmittelbar nach seiner Gewinnung aus dem Blute immunisierter Pferde schnell abgeschwächt wird, ein Prozeß, welcher ca. 2 Monate lang anhält, so soll allgemein von Fabriken Serum nur abgegeben werden, welches nur 2—3 Monate gelagert hat. Auch das feste Serum unterliegt dieser Abschwächung. Es zeigt häufig die bisher noch nicht erklärte Eigentümlichkeit, daß es nach längerer Lagerung außerordentlich schwer löslich wird. Daher ist das flüssige Präparat dem trockenen Serum vorzuziehen. Es ist selbst in den Tropen bei einer Temperatur über 30⁰ haltbar und zeigt eine recht weitgehende Konstanz.

Prüfungsmethoden des Tetanusserums. Es werden dazu nach der Behringschen Methode weiße Mäuse benutzt. v. Behring bezeichnete als Toxineinheit (T.-E.) diejenige Menge eines Tetanusgiftes, welche 4 Millionen Mäuse von je 10 g Körpergewicht bei subkutaner Injektion in 4—5 Tagen unter den charakteristischen Erscheinungen des Tetanus tötet, resp. eine Maus von 10 g wird durch den viermillionsten Teil eines solchen Giftes getötet. Die Toxinlösung wird den Tieren subkutan beigebracht. Als Antitoxineinheit des Tetanusserums bezeichnet v. Behring diejenige Menge, welche eine Toxineinheit sowohl in vitro wie in vivo zu neutralisieren vermag. Die Prüfung wird in Mischungsversuchen im Reagenzglase vorgenommen. Die Mischung wird subkutan auf Tiere verimpft. Ebenso wie das Diphtherieheilserum unterliegt das Tetanusserum der staatlichen Kontrolle. Sie besteht in derselben Weise, außer Überwachung der Herstellung und der Abfüllung des Serums durch einen staatlichen Beamten in der Fabrik auch in der Prüfung der Serumproben durch das Königliche Institut für experimentelle Therapie in Frankfurt a. M. Dort wird jedes eingesandte Tetanuspräparat geprüft:

1. auf Keimfreiheit durch das Kulturverfahren. Die Anwesenheit eines einzigen Keimes genügt, um das betreffende Serum einzuziehen;
2. auf Unschädlichkeit des Serums durch Injektion auf weiße Mäuse, welche 0,5 ccm, auf Meerschweinchen, welche 10 ccm intraperitoneal vertragen müssen;
3. auf Eiweißgehalt, welcher in der Norm nur 10—12 % betragen darf;
4. auf Antitoxineinheiten, welche nach einer bestimmten, von Ehrlich ausgearbeiteten Methode vorgenommen wird.

Es dient dazu ein Testgift, welches in folgender Weise hergestellt wird. Durch Sättigung der filtrierten Tetanusbouillonkultur mit Ammoniumsulfat werden Albumosen zu gleicher Zeit mit dem Tetanustoxin gefällt. Nach Trocknen auf Tontellern wird dieses Toxin nochmals in Wasser gelöst, und von neuem mit Ammoniumsulfat gefällt; die Fällung gleichfalls getrocknet, genau gewogen und durch Injektion an Mäusen auf den Toxingehalt geprüft. Es wird von einem solchen Testgift eine Lösung in wenig Wasser in Probierröhrchen gefüllt, von denen jedes etwa 2 Toxineinheiten enthält. Durch Verdunsten in einem Exsikkator trocknet man diese Giftlösung. Danach wird jedes Röhrchen evakuiert und zugeschmolzen. Zu diesem Testgift wird dann in systematischer Weise das zu prüfende Antitoxin hinzugesetzt, und nachdem dann die Mischung ½ Stunde gestanden hat, weißen Mäusen eingespritzt. Zum Vergleich dient ein Standard-Antitoxin des Institutes. Zur staatlichen Prüfung wird gewöhnlich nur ein vierfaches und sechsfaches Serum zugelassen.

Präparate des Handels:

A. Tetanus-Antitoxin Höchst. I. Flüssiges Tetanus-Antitoxin in Fläschchen mit 20 A.-E. (prophylaktische Dosis). II. In Fläschchen mit 100 A.-E. (einfache Heildosis). III. Trockenes Tetanus-Antitoxin in Fläschchen mit 100 A.-E. (einfache Heildosis). IV. Trockenes Tetanus-Antitoxin in Fläschchen mit 20 A.-E. (Immunisierungsdosis).

B. Sächsisches Serumwerk und Institut für Bakteriotherapie Dresden liefert Tetanus-Antitoxin mit 20, 100, 200 A.-E.

C. E. Merck in Darmstadt liefert das italienische Tetanusserum von Tizzoni und Cantani (mit genauer Gebrauchsvorschrift).

Dosierung des Tetanusserums. Als prophylaktische Einspritzung dient ein Serum, welches 20 Immunisierungseinheiten enthält. Sie sind in dem von den Höchster Farbwerken gelieferten Präparate in 5 ccm eines 4 fachen, resp. 3½ ccm des 6 fachen Immunserums enthalten. Ist der Tetanus bereits ausgebrochen, so sind ganz bedeutend größere Dosen des Antitoxins notwendig (mindestens 100 Immunisierungseinheiten). Das Antitoxin wird als flüssiges Präparat und als Trockenpräparat geliefert, letzteres muß in der 10 fachen Menge sterilisierten Wassers aufgelöst werden.

Anwendungsweise. Man soll das Tetanusantitoxin möglichst in der Nähe der Infektionsstelle in der Regel subkutan einspritzen. Calmette empfahl die prophylaktische Bestreuung von infizierten Wunden mit trockenem Tetanusserum. Leyden und seine Schüler Jakob und Blumenthal führten die intralumbale Injektion ein. Roux empfahl die intrazerebrale, Behring in der neueren Zeit die intravenöse. Bei Tetanus puerperalis kommt ev. auch die intrauterine Injektion in Betracht.

Prophylaktische Impfungen. Es kann heute als sicher gelten, daß das Tetanusantitoxin ein außerordentlich wichtiges Mittel ist, um den Ausbruch von Tetanus zu vermeiden. Die sehr ausgedehnten Erfahrungen der tierärztlichen Praxis, über welche zahlreiche Versuche vorliegen, haben für die menschliche Medizin die sichere Grundlage geschaffen. So konnte Nocard berichten, daß von 2757 größeren Tieren, und zwar 2395 Pferden, Esel und Maultieren, 44 Stieren, 82 Widdern und 206 Schweinen, welche direkt oder bald nach der eingreifenden Operation der Kastration Tetanusantitoxin injiziert erhielten, keines dieser Tiere an Tetanus zugrunde ging. Bei 259 Operierten, aber nicht präventiv geimpften Tieren wurde innerhalb des gleichen Zeitraumes Tetanus beobachtet. Beim Menschen liegen folgende Erfahrungen vor. Eine ganze Anzahl von Chirurgen (Kocher, Pochhammer, de Ahna, Bockenheimer) empfehlen nach ausgedehnten eigenen Erfahrungen auf das dringendste die prophylaktische Injektion von Tetanusserum bei allen mit Erde beschmutzten Wunden. Nach Pochhammer muß aber die prophylaktische Dosis von 20 Immuneinheiten innerhalb von 10—14 Tagen wiederholt werden. Andere empfehlen mit Erde infizierte Wunden mit einer Gaze zu tamponieren, welche mit Tetanusserum getränkt ist. Bockenheimer stellte sich zur Anlegung von Wundverbänden eine Salbe her, welche auf 100 g Salbenmasse 100 Antitoxineinheiten des flüssigen Serums enthält. Diese Salbe soll bei allen tetanusverdächtigen Wunden Anwendung finden. Größere Untersuchungsserien über die prophylaktische Verwendung des Tetanusantitoxins teilte Sutter aus Genf mit; 700 Schutzimpfungen, nach denen nur bei einem einzigen Falle ein auffallend milde verlaufener Tetanus eintrat. Eine große Rolle scheint die prophylaktische

Impfung mit Tetanusantitoxin für die Verletzungen im Kriege zu haben. Bei der französischen Kolonialarmee ist sie bereits offiziell eingeführt. Herold wandte sie in dem Chinafeldzug mit gutem Erfolg bei allen Mannschaften an, welche mit Erde infizierte Wunden hatten.

Calmette empfahl, wie bereits oben erwähnt, die Bestreuung solcher Wunden mit trockenem Tetanusserum. Seine Methode ist von Letulle in der französischen Kolonie Indochina, wo früher der fünfte Teil aller neugeborenen Kinder an Tetanus zugrunde gegangen sein soll, mit Erfolg angewandt worden, so daß seitdem keine Verluste an Tetanus mehr vorhanden sind.

Die gewöhnliche Anwendungsmethode des Tetanusserums zu Heilzwecken wird wohl die subkutane bleiben. Es empfiehlt sich, das Serum möglichst in der Nähe der Infektionswunde, sofern sie bekannt ist, zu applizieren, wenigstens einen Teil desselben. Die intralumbalen, zerebralen und intraneuralen Injektionen haben keine besonders günstigeren Resultate gehabt, als die bei subkutaner Applikation Die Erfolge der Serumtherapie bei Tetanus sind noch heiß umstritten; so viel ist sicher, wie von den meisten Autoren übereinstimmend angegeben wird, daß bei jenen Tetanusfällen, welche innerhalb von mehreren Tagen nach der Infektion ausbrechen, auch das Heilserum keine besonders günstigen Resultate hat. Ein objektives Urteil über die Heilwirkung des Tetanusserums ist auch heute noch kaum möglich. Nach Rozenraad soll hier eine kleine Tabelle angeführt werden, welche erkennen läßt, daß ein eklatanter Erfolg der Heilserumtherapie bisher nicht zu verzeichnen war.

Statistik über die Mortalität des Tetanus.

	Jahr	Fälle	Mortalität	
Vor Anwendung des Tetanus-Antitoxins.				
Friedrich	1838	253	50,9 %	
Curschmann	1889	912	44,6 %	
Hobart	1869—1893	209	34,0 %	Für die österreichische Armee.
Warthington	1884—1894	—	41,0 %	Für das St. Barthol-Hosp. London.
Antitoxin subkutan angewendet.				
Engelmann	1897	54	28,0 %	
Lund	1897	167	39,5 %	
Köhler	1898	96	34,4 %	
Holsti	1899	171	43,2 %	(Von Behring angezweifelt.)
Loeper-Oppenheim . .	1900	144	35,4 %	
,, ,,	1900	80	43,8 %	Inkubationszeit über 10 Tage.
,, ,,	1900	42	16,7 %	Inkubationszeit unter 10 Tage.
Wilms	1901	35	68,5 %	Nach Behrings neuen Forderungen behandelt.

Bekannte Tierärzte, wie z. B. Nocard, welcher, wie oben erwähnt, ein großer Anhänger der prophylaktischen Injektion des Antitoxins ist, spricht dem Serum bei ausgebrochenem Tetanus jede Heilwirkung ab. Nimmt man hohe Mortalitätszahlen, etwa 70—90 % an, so muß man zugeben, daß ein gewisser Erfolg der Serumtherapie vorhanden ist. Man rechnet durchschnittlich die Mortalität der Fälle, welche mit Tetanusserum gespritzt sind, auf 60 %, Behring auf 40 %. Die Zahlen sind aber zu unsicher, als daß man daraus sichere Schlüsse ziehen könnte. Nach Mitteilung der Veterinärmediziner (Diekerhoff) ist es selbst bei ihrem viel größeren Zahlenmaterial außerordentlich schwer, genaue Angaben über die Mortalität beim Tetanus zu geben. Trotz aller Skepsis wird man aber nach dem allgemeinen Stande der Serumtherapie heutzutage raten müssen, beim ausgebrochenen Tetanus so schnell als möglich eine größere Dosis von Heilserum zu geben, da ja das Serum das einzige Heilmittel ist, welches nach den Ergebnissen der experimentellen Therapie imstande ist, das Tetanusgift zu binden. Wird das Serum später als 30 Stunden nach Ausbruch des Tetanus gegeben, so ist wenig Hoffnung auf eine Heilung vorhanden. Alle Ärzte, welche über Wirkung des Tetanus Mitteilung machen, sollten in Zukunft streng darauf sehen, daß die Inkubationszeit, der Krankheitstag nach Ausbruch des Tetanus und die Höhe der injizierten Dosis nebst Provenienz des Serums genau mitgeteilt wird. Ein großer Teil der zurzeit vorliegenden Arbeiten ist wegen mangelhafter Angaben wertlos.

Literatur.

Behring, Deutsche med. Wochenschr. 1898, Nr. 12. — Ehrlich, Klinisches Jahrb. 1897; Deutsche med. Wochenschr. 1898, Nr. 38. — Goldscheider, Zeitschr. f. klin. Med. Bd. 26. — Kitasato, Zeitschr. f. Hygiene 1889. — Leyden-Blumenthal, Der Tetanus 5. Bd., 2, von Nothnagels spezieller Pathologie und Therapie 1900. (Literatur). — Lingelsheim, Tetanus in Kolle-Wassermann, Handb. d. pathogenen Mikroorganismen. Bd. 2. — Nicolaier, Über infektiösen Tetanus. Deutsche med. Wochenschr. 1884, Nr. 42. — Rose, Der Starrkrampf beim Menschen. Stuttgart, 1897. — Rosenbach, Arch. f. Chir. Bd. 64. — Sahli, Mitteilungen aus den Kliniken etc. der Schweiz. 3. Reihe, Heft 6. — Stintzing, Mitteilungen aus den Grenzgebieten der Medizin und Chirurgie. Bd. 3.

Typhus exanthematicus (Fleckfieber).

Von

Paul Krause-Bonn.

Mit 7 Abbildungen.

Synonyme: Flecktyphus, Fleckfieber, exanthematischer Typhus, Typhus contagiosus, Febris petechialis, Febris pestilens, Kriegstyphus, Schiffstyphus, Hungertyphus, Febris hungarica.

Das Fleckfieber gehört zu den akuten Infektionskrankheiten, welche mit Fieber einhergehen und einen charakteristischen Hautausschlag aufweisen; es ist nach seiner ganzen Eigenart mit den akuten Exanthemen nahe verwandt. Mit dem Typhus abdominalis hat die Krankheit nichts zu tun. Sie tritt meist epidemisch auf, da der Mensch ganz außerordentlich empfänglich für sie ist. Der Erreger des Fleckfiebers ist bisher unbekannt.

Geschichtliches. Das Fleckfieber war wahrscheinlich schon Hippokrates und anderen griechischen und römischen Ärzten des Altertums bekannt, doch wurde es bis in das Mittelalter hinein häufig mit der Pest verwechselt. Die sog. Pest, welche im Jahre 1505 und 1528 in ganz Italien wütete, war Fleckfieber, wie aus der klassischen Beschreibung von Frascatorius hervorgeht, welcher das Verdienst hat, sie differentialdiagnostisch scharf von den anderen Krankheiten geschieden zu haben. Auch die Pest, in Ungarn 1566, die Pest in Meißen 1574 u. a. sind nach Ansicht von Hirsch zu den Fleckfieberepidemien zu rechnen, ebenso das im Jahre 1757 und 1759 in Österreich, besonders in Wien grassierende Faulfieber, auch das epidemische Faulfieber, welches im Jahre 1771 und 1772 fast in ganz Deutschland wütete. Besonders stark wütete das Fleckfieber in dem 30 jährigen und den napoleonischen Kriegen. Durch letztere wurde die Seuche durch ganz Europa verschleppt. 1793 und 1794, 1796, 1797 herrschte sie in Deutschland, 1805 in Galizien und Ungarn und Österreich; 1816, 1815, 1818 in England und Irland, wo sie ganz besonders stark wütete. In Irland soll der 8. Teil der Bevölkerung hingerafft worden sein. Man zählte über 40 000 Todesfälle. Auch 1826 und 1828, vor allem aber im Jahre 1846 und 1847, 1848 trat sie in beiden Ländern mit einer ganz ungewöhnlichen Heftigkeit auf. Es sollen in England damals über eine Million, in Irland mehr als 300 000 Fleckfieberfälle vorgekommen sein. 1847 und 1848 herrschte sie wieder in Deutschland, 1847 besonders stark in Oberschlesien. Diese Epidemie wurde von Virchow eingehend beschrieben. Auch im Krimkriege, vor allem in dem russisch-türkischen Kriege von 1878 wütete die Seuche und forderte schwere Opfer, wie untenstehende Tabelle zeigt. Im deutsch-französischen Kriege 1870/71 wurde sie nicht beobachtet. Wie mörderisch das Fleckfieber in den Kriegen des 19. Jahrhunderts gewütet hat, ist aus beifolgenden Tabellen zu ersehen:

Feldzug	Cholera	typhöse Erkan-kungen	Tod durch Ruhr	Pocken	Malaria	Skorbut	Summe	Tod durch Waffen
1809 Krieg der Engländer gegen Holland (Engländer) . . .	—	—	—	—	4175	—	4175	274
1854—1856 Krimkrieg								
Franzosen	11196	17515	—	—	1795	1109	31615	20240
Engländer	4573	—	2134	—	375	291	7382	1761
1859/60 italienischer Krieg (Franzosen)	—	136	116	—	46	—	298	3664
Amerikanischer Bürgerkrieg 1861 bis 1865 (Unierte)	—	34843	9431	7058	10063	—	61395	110035
1864 Krieg zwischen Dänemark und Preußen und Österreich (Preußen)	—	193	—	—	—	—	193	738
1866 deutscher Krieg (Preußen)	4529	379	—	—	—	—	4908	4450
Deutsch - französischer Krieg 1870/71 (Deutsche)	—	8789	2380	278	—	—	11447	25278
Russisch-türkischer Krieg 1877/78 (Russen)	—	43985	13095	83	1293	338	58794	34742
Krieg der Russen gegen die Turkmenen 1880/81 (Russen) .	—	175	161	—	65	38	439	176
Bekämpfung des Aufstandes in der Herzegowina (Österreich.)	—	181	27	12	32	—	252	71
Krieg der Franzosen in Tonkin 1884—86 (Franzosen) . .	1416	77	60	—	46	—	1599	82

Im russisch-türkischen Kriege 1877/78 erkrankten an typhösen Leiden nach Niedner*):

Von der Donauarmee erkrankten an:

		Todesfällen pM.
Unterleibstyphus . .	25088 = 42,37 pM. mit	7207 = 12,17
gastrischem Fieber .	38363 = 64,79 „ „	1615 = 2,73
Rekurrens	39337 = 64,43 „ „	4849 = 8,18
Flecktyphus	32451 = 54,80 „ „	10081 = 17,02
	135239	23752

Von der Kaukasusarmee erkrankten an:

Unterleibstyphus . . . . 24473 mit 8908 Todesfällen
gastrischem Fieber . . 9589 „ 1044 „
Rückfalltyphus . . . . . 14576 „ 3775 „
Flecktyphus . . . . . 15660 „ 6506 „

Im ganzen zählte die russische Armee während dieses Feldzuges 199537 Kranke und 43985 Todesfälle infolge von typhösen Erkrankungen, Verluste, welche trotz der vielen mörderischen Schlachten dieses Krieges die durch Waffen bedingten Verluste (im ganzen 34742 Mann) bei weitem übertreffen!

Von 12000 Mann erkrankten an:

Unterleibstyphus. . . . . 84 mit 34 Todesfällen
Rückfalltyphus . . . . . 758 „ 54 „
Flecktyphus . . . . 185 „ 46 „
unbestimmte Formen . . 318 „ 41 „
1345 mit 175 Todesfällen

An der russisch-deutschen Grenze sind in den letzten Jahrzehnten fast alljährlich vereinzelte Fälle von Fleckfieber zur Beobachtung gekommen. Von dort aus wurde es nach den größeren Städten wie Berlin, Breslau verschleppt, so daß Gottstein die Zahl

---

*) Niedner, Die Kriegsepidemien des 19. Jahrhunderts, Berlin 1903.

der vom Jahre 1877 bis 1882 in den Hospitälern Preußens aufgenommenen Fleckfieber-kranken auf über 10000 feststellte. 1893 wurde eine Epidemie in Lille beobachtet, welche nach Paris verschleppt wurde. Sporadische Fälle und kleinere Epidemien sind seitdem in Deutschland vielfach zur Beobachtung gekommen, so besonders in Hamburg, in Ober-schlesien und in Göttingen.

Ätiologie. Nach den vorliegenden Beobachtungen gehört der Fleck-typhus seinem ganzen Wesen nach zu den akuten Exanthemen. Er wird durch ein spezifisches Agens der Hauptsache nach von Person zu Person übertragen. Das Gift kann auch durch Sachen, z. B. Wäsche, Pelzwerk usw. indirekt über-tragen werden. Die Art der Übertragung, ob durch die Luftwege oder anders-wie, ist völlig unbekannt. Nicht alle Menschen sind für den Hungertyphus empfänglich, eine gewisse Disposition wird auch hierbei beobachtet.

Zu Zeiten von Hungersnot, während der Kriege nimmt das Fleckfieber stets einen besonders heftigen Charakter an, und zwar wütete es in denjenigen Ländern am heftigsten, welche bis dahin von der Krankheit verschont ge-blieben waren. Am ausgebreitetsten zeigte sich der Flecktyphus bisher von den europäischen Ländern in England und Irland, von wo aus er häufig verschleppt wurde. In Deutschland sind in den letzten Jahren nur sporadische Fälle von Flecktyphus zur Beobachtung gekommen, welche meist aus Rußland oder Gali-zien eingeschleppt wurden. Frankreich, Spanien und Portugal sind ebenso, wie Belgien, Holland und die skandinavischen Inseln meist völlig frei von der Krankheit. In Italien wurden besonders heftige Epidemien, wie oben bereits erwähnt, beobachtet. Auch heute kommen fast alljährlich noch Fälle vor. In China und Persien ist das Fleckfieber auch heute noch endemisch. Indien und Amerika ist verhältnismäßig frei davon. Überall zeigt sich immer wieder dieselbe Eigentümlichkeit: Tritt der Flecktyphus zuerst auf, so erkranken innerhalb von ganz kurzer Zeit Hunderte von Menschen mit einer hohen Mortalität.

Bakteriologie. Trotz aller Mühen hat man bisher den Erreger des Flecktyphus noch nicht gefunden.

Gottschlich sieht Protozoen als mutmaßlichen Erreger dieser Krankheit an. Er fand nämlich in den roten Blutkörperchen Zelleinschlüsse, welche Eigenbewegung hatten und sich mit Borax-Methylenblau und nach Romanowsky stark färbten. Die Befunde Gottschlichs konnten von Marx nicht bestätigt werden. Es sind außerdem Strepto-bazillen (Hlava), Stäbchen (Moreau und Cochez), Spirochäten (Lewaschew), Flagellaten (Thoinot und Calmette), Diplokokken (Dubieu-Brühl) dafür verant-wortlich gemacht worden, doch kann nach den heutigen Forschungen keiner dieser Befunde als sicher angesprochen werden; auch der jüngst von Horinchi beschriebene Bazillus nicht.

Symptomatologie. Die Inkubation des Fleckfiebers schwankt zwischen 4—14 Tagen. Am häufigsten ist die Zeit zwischen 8—12 Tagen. Auch pflegen in Epidemiezeiten an vereinzelten Stellen kürzeste Inkubationszeiten von mehreren Stunden bis zu einem Tage vorzukommen. Das Fleckfieber beginnt ganz plötzlich, gewöhnlich mit einem oder mehrfachen Schüttelfrösten, mit welchen ein Ansteigen der Temperatur Hand in Hand geht. Die Kranken fühlen sich deshalb, ähnlich wie bei der croupösen Pneumonie, ungemein matt und hinfällig, so daß sie von vornherein bettlägerig werden, häufig stellen sich auch Übelkeit und Erbrechen, heftiger Druck im Abdomen und starke Kreuzschmerzen ein. Das Gesicht ist fieberhaft gerötet. Die Kon-junktiven sind injiziert; meist besteht eine leichte Angina mit den üblichen Beschwerden. In den Abendstunden stellen sich häufig Störungen des Sen-soriums ein, der Schlaf ist gestört oder durch Traumvorstellungen sehr unruhig. Von subjektiven Beschwerden sind noch zu nennen: heftige Kopf-schmerzen und Schwindelgefühl. Seltener werden Kreuzschmerzen und Schmerzen in den Zehen, Fußsohlen und Fingerspitzen angegeben. Am seltensten wird über Gelenkschmerzen geklagt. Die Zunge ist vielfach dick belegt, der Appetit

sehr schlecht, der Stuhlgang in den ersten Wochen meist angehalten, nur selten
bestehen Durchfälle. Die Milz ist meist in den ersten Tagen, wie durch Perkussion und Palpation nachgewiesen werden kann, vergrößert (s. unten).

Fieber. Das Fieber bei Flecktyphus ist zuerst von Wunderlich näher
studiert worden, welchem es gelang, die Fieberkurve in klassischer Weise festzulegen. Seine Resultate sind von allen späteren Untersuchern bestätigt worden.
Im Gegensatz zum Unterleibstyphus steigt die Temperaturkurve beim Fleckfieber sehr schnell an. Gewöhnlich geht die Temperatur innerhalb von einem Tage
in die Höhe, 39°, 40° und mehr werden nicht selten erreicht, am 4. und 5. Abend
steigt gewöhnlich die Temperatur noch um ½—1° höher an. Die Remissionen
betragen in der ersten Woche meist nur ½°. Curschmann sah das von Wunderlich und anderen angegebene Sinken der Körperwärme am Ende der ersten
Woche unter seinen 440 Fällen nur dreimal. Das Fieber zeigt sich im allgemeinen
als eine hohe Kontinua und fällt schließlich staffelförmig zur Norm ab; gewöhn-

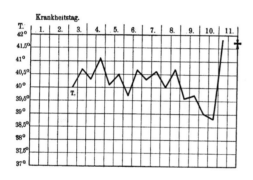

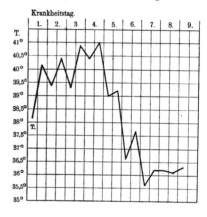

Abb. 98.

Fleckfieber (Todesfall mit prämortaler Temperatursteigerung nach Curschmann).

Abb. 99.

Fleckfieber (abortiver Fall nach
Curschmann).

lich erst am Schluß der zweiten Woche, seltener am Anfang der dritten Woche.
Dem definitiven lytischen Abfall gehen sehr häufig präkritische Temperatursteigerungen bis 40 und mehr Grad mit beängstigenden Allgemeinstörungen
voraus (Perturbatio critica). Fast ebenso häufig kann es auch zu einem prä-
kritischen Temperatursturz kommen (Pseudokrise), an welche sich der endgültige
Abfall der Temperatur anschließt. Der Abfall der Temperatur erfolgt vielfach
innerhalb von 1—2 Tagen und zwar lytisch, seltener kommt es zum kritischen
Abfall. Daß die Temperaturkurve etwa so langsam, wie beim Typhus abdominalis abfällt, ist selten. Vor allem fehlen die beim Unterleibstyphus vorhandenen starken Intermissionen. Bei schweren Fällen erstreckt sich die Fieberperiode bis in die vierte Woche hinein. Die leichten Fälle bleiben gewöhnlich
nur 1—1½ Wochen. Die Höhe der Temperatur beträgt aber meistenteils
auch 40 und mehr Grad. Bei leichteren Fällen sollen nach Curschmann die
Deferveszenzen sich häufiger in die Länge ziehen, wie bei schweren Fällen.
Bei tödlich verlaufenen Fällen kommt es meistens zu einer prämortalen Hyper-
thermie, welche nach dem Tode noch mehrere Stunden anhält, ja selbst gesteigert wird. In seltenen Fällen kommt es zu einem starken Temperaturabfall auf 34° und darunter, aber bei abortiven Fällen bleibt die schnell ansteigende Temperatur nur noch 1 oder 2 Tage hoch und fällt dann rasch zur
Norm und darunter ab.

Herz und Gefäße. Der Puls ist bei unkomplizierten Fällen in der ersten Woche regelmäßig, voll und nur wenig gespannt, im Verlauf des Fiebers wird er meistens weicher. Nur selten ist ein Pulsus dicrotus

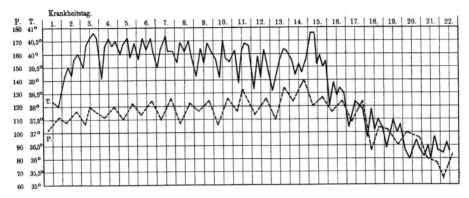

Abb. 100.
Fleckfieber (typische Kurve nach Curschmann).

vorhanden. Nach Curschmann nur in 6% seiner Fälle. In der zweiten Woche wird der Puls bei dauernd hoher Frequenz kleiner und schwächer, so daß er häufig nur schwer zu fühlen ist. Differentialdiagnostisch ist die Tatsache zu verwerten, daß eine Verlangsamung des Pulses bei Fleckfieber nicht vorkommt, während sie ja beim Unterleibstyphus die Regel ist. Bei schweren Fällen ist häufig eine Unregelmäßigkeit des Pulses zu beobachten. Bei unkompliziertem Verlaufe sinkt die Pulszahl entsprechend der Temperatur-

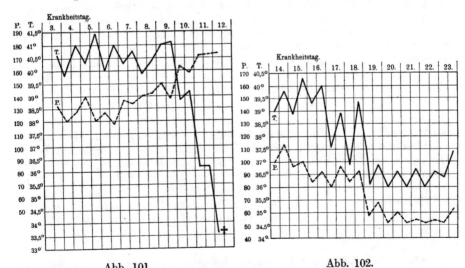

Abb. 101.
Fleckfieber (Todesfall mit prämortalem Temperaturabfall nach Curschmann).

Abb. 102.
Fleckfieber (atypische Temperaturkurve nach Port).

kurve allmählich zur Norm zurück. Während der Rekonvaleszenz stellt sich nicht selten eine sich wochenlang hinziehende Bradykardie ein, welche von prognostisch günstiger Bedeutung ist. Höhe der Pulskurve ist ein Anzeichen

einer Nachkrankheit und soll jedenfalls den Anlaß geben, den Patienten im
Bette zu halten. Die Zahl der Pulse ist in der ersten Woche häufig 100 und
mehr, eine Zahl, welche sich mit leichter Remission konstant 10—14 Tage
erhält.

Von Herzkrankheiten kommt bei Fleckfieber nur eine Erkrankung des
Herzmuskels vor, welche sich dokumentiert in schwachem Herzspitzenstoß,
leisen Herztönen, frequentem und unregelmäßigem Puls. Meistens heilt aber
diese Erkrankung vollständig aus. Herzklappenfehler und Pericarditis gehören zu den größten Seltenheiten. In der Rekonvaleszenz sind mehrfach
marantische Thrombosen beobachtet worden.

Atmungsorgane. Auf der Höhe der Krankheit sieht man fast regelmäßig
einen Katarrh der Nase und des Nasenrachenraumes, des Kehlkopfes, der Trachea
und der Bronchien. Man wird diese entzündlichen Erscheinungen der Schleimhäute mit demselben Rechte spezifisch auffassen können, wie man es bei den
Masern tut. Die Bronchitis macht meist recht unangenehme Erscheinungen, der
starke Reizhusten quält Tag und Nacht die Kranken und geht nicht selten mit
außerordentlichen heftigen Hustenstößen einher, welche zu geringen Blutungen
außer den Luftwegen Veranlassung geben können. Manchmal kommt es zu Bronchopneumonien, in schweren Fällen zu hypostatischen Veränderungen in den Unterlappen, wodurch regelmäßig die Prognose ganz beträchtlich getrübt wird. Der
Kehlkopf bleibt in manchen Epidemien fast vollständig frei. In anderen Epidemien, z. B. in der Berliner im Jahre 1879, waren Kehlkopfaffektionen dagegen
recht häufig vorhanden. Die Kranken wurden während der ersten Wochen heiser,
die Untersuchung mit dem Kehlkopfspiegel ergab eine Rötung und Schwellung
der Stimmbänder und der Schleimhäute über dem Aryknorpel. Bei Schwerkranken kommt es auch zu ausgedehnten Geschwüren mit sekundärem Ödem in
der Umgebung, welche eine hochgradige Zyanose bedingen kann. Da die Kranken meist in diesem Stadium fast bewußtlos sind, soll bei beginnender Zyanose regelmäßig besonders sorgfältig auf diese Kehlkopferscheinungen geachtet
werden und wenn sie größer werden, möglichst zeitig die Tracheotomie vorgenommen werden, sonst gehen die Kranken sicher zugrunde. In den schwersten
Fällen kommt es zur Knorpelnekrose und häufig daran zu Lungengangrän.
Kommen solche Kranke mit oder ohne Tracheotomie durch, so zieht sich regelmäßig die Rekonvaleszenz auffallend in die Länge. Sie bleiben meistens stimmlos,
vielfach entwickeln sich Kehlkopfstenosen mit einigen unangenehmen Folgen.

Von Lungenerkrankungen sind neben der bereits erwähnten Bronchopneumonie echte lobäre fibrinöse Pneumonien beobachtet worden. Sie entstehen
am Ende der zweiten Krankheitswoche. Da die Kranken in dieser Zeit bereits
stark soporös sind, so machen sie meist nur geringe Erscheinungen. Eine sorgsame physikalische Untersuchung des Kranken deckt sie auf. Die vor der Erkrankung bereits bestehende Lungentuberkulose wird rapide verschlimmert und
führt nicht zu selten auch zu allgemeiner Miliartuberkulose. Rippenfellentzündung
kommt bei bestehenden Pneumonien fast regelmäßig vor. Nicht so selten kommt
es zu Empyembildung und jauchigen Ergüssen, welche sofortige Operation notwendig machen.

Blut. Die Zahl der Erythrocyten ist nicht geändert. Dagegen erscheint
meistenteils eine leichte Vermehrung der Leukocyten vorzukommen. Slati-
neano und Kalegalesko fanden bei 17 Fällen Leukocytosen von 12—14000,
Dumas sah Schwankungen von 1600—17600, Port in 3 Fällen am dritten Tage
7900, 8100, 14700. Es bestand fast durchgehends eine Vermehrung der kleinen
Lymphocyten, die neutrophilen polynukleären betrugen durchschnittlich gegen
60%, die kleinen Lymphocyten gegen 30%, die großen Lymphocyten 3—7,5%,

eosinophile höchstens 1%, Mastzellen höchstens 0,5%. Bei schwerer Erkrankung kommt es schnell zu einer Verminderung der Erythrocyten; im Anschluß daran auch zu einer Verminderung des Hämoglobingehaltes. Das Blutserum der Fleckfieberkranken agglutiniert nicht den Typhusbazillus.

Milz und Lymphdrüsen. Die Milz ist nach Curschmann in den ersten Tagen regelmäßig vergrößert. Sie bildet sich häufig noch während der Krankheit zurück. Aus diesem Verhalten soll sich der Gegensatz in den Darstellungen der Autoren vor allem auch der Befunde auf dem Leichentisch erklären (s. unten). Es ist aber zweifellos, daß in einem großen Teil der Fälle eine Vergrößerung der Milz nicht nachgewiesen werden kann. Die Lymphdrüsen sind nicht verändert.

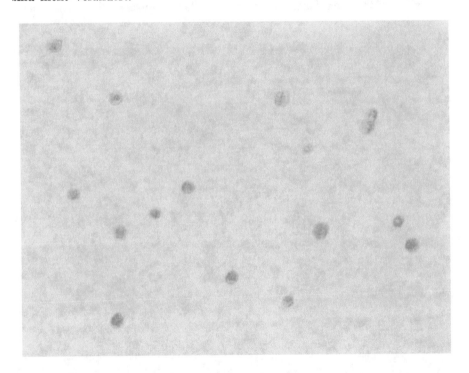

Abb. 103.

Exanthem. Differentialdiagnostisch als wichtigstes in die Augen springendes Symptom gilt das Auftreten des Exanthems, welches der Krankheit ja ihren Namen verschafft hat. Für gewöhnlich sind es blaßrote, stecknadelkopf- bis linsengroße, selten größere Flecke, im Gegensatz zum Exanthem beim Unterleibstyphus, das immer mehr oder weniger ausgesprochen papulös ist. Es handelt sich um reine Roseola. Die Flecken sind unregelmäßig gestaltet, haben verwaschene Ränder, ihre Farbe ist blaß, so daß sie häufig recht schwer, besonders bei schlechter Beleuchtung oder Lampenlicht zu erkennen sind. Nach mehrtägigem Bestande kann sich das Exanthem in diesen Stadien vollständig zurückbilden. Bei der größeren Mehrzahl der Fälle entwickelt es sich aber weiter zu einem Stadium, in dem es schmutzig rot bis kupferig aussieht. Die einzelnen Flecken sind dann nicht mehr wegzudrücken. Schließlich können sie rein hämorrhagisch werden. In diesem Stadium zeigt der Kranke ein schreck-

liches Aussehen. Meist werden nicht sämtliche Flecken petechial. Besonders
zahlreich entstehen sie in den Inguinalgegenden.

Man kann also beim Ausschlag des Fleckfieber unterscheiden ein
„Stadium hyperaemicum" und ein „Stadium haemorrhagicum" der Haut.
Zwischen beiden kommen vielfache Übergänge vor. Die Zahl der Hautpetechien
braucht durchaus nicht sehr groß zu sein, meistenteils ist sie allerdings
reichlich bedeutender als beim Unterleibstyphus. Gewöhnlich tritt das Exanthem zuerst an der Unterbauch- und Schultergegend auf, dann auf dem Rücken,
auf der Brust und Oberbauchgegend. In ausgeprägten Fällen finden sich
Exanthemflecke auch auf dem Fußrücken. Die Flecken bei Unterleibstyphus
sind im Gegensatz dazu meist besonders zahlreich am Rumpf, während sie an
den Extremitäten spärlicher vorkommen. Das Exanthem beim Fleckfieber

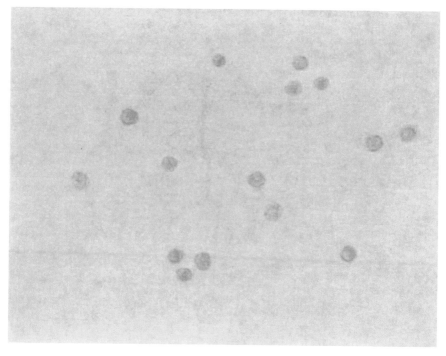

Abb. 104.

tritt gewöhnlich am vierten bis fünften Tage auf, selten eher oder später, es
besteht für schwerere Fälle meist 7—10 Tage.

Andere Hautveränderungen. Als sehr bemerkenswert wird von
vielen Autoren das Auftreten eines besonders starken Schweißes beim Fleckfieber angesehen. Während des hochfebrilen Stadiums ist die Haut meist heiß und
trocken. Bei kritischem Abfall der Temperatur kommt es zu profusen Schweißen,
welche nach älteren Ärzten einen spezifischen Geruch haben sollten. Wie weit
diese Angabe richtig ist, ist schwer zu sagen. Zweifellos ist der Geruchssinn
bei der jüngeren Generation der Ärzte weniger entwickelt, wenigstens wenn wir
die Angaben älterer Autoren als richtig ansehen sollen. So behauptete ja der
bekannte Berliner Arzt Heim im Anfange des 19. Jahrhunderts, er sei im-

stande, Scharlach, Pocken, Masern differentialdiagnostisch durch den Geruch zu unterscheiden. Curschmann bestreitet ganz entschieden, daß der Schweiß bei der Fleckfieberkrankheit einen spezifischen Geruch habe. In manchen Epidemien beobachtete man ein häufiges Vorkommen von Miliaria crystallina. Eine Abschuppung der Haut wird recht häufig beobachtet, besonders wenn das Exanthem reichlich war. Sie ist kleienförmig. Herpes facialis kommt häufiger vor, als beim Unterleibstyphus; ein Symptom, welches ebenfalls differentialdiagnostisch zu verwerten ist. Bei der Berliner Epidemie im Jahre 1879 wurde es in 4,5% der Fälle beobachtet. Bei sehr schweren, meist tödlich verlaufenden Fällen kommt es zu einem mittelstarken Ikterus. Furunkel und Hautabszesse, ebenso wie Dekubitus werden bei schweren Kranken in etwa 3—5% der Fälle beobachtet. Die Hautgefäße zeigen vielfach eine besonders starke Fragilität, so daß bei schlechter Lage, bei Unebenheiten der Unterlage leichte Hämorrhagien auftreten. Auch Gangrän an den peripheren Partien ist in den schwersten Fällen beobachtet. Das Vorkommen von Erysipel und Noma, welches von älteren Autoren als besonders häufige Komplikation angegeben worden ist, wurde infolge der besseren hygienischen Verhältnisse weniger häufig beobachtet.

Verdauungstraktus. Die Zunge ist in den ersten Tagen weißlich belegt. Sie soll selbst bei eingetretener Somnolenz nicht rissig werden. Ältere Ärzte beschreiben als charakteristisch einen borkigen Belag mit Rissen; bei guter Pflege dürfen solche Veränderungen nicht auftreten. Das Zahnfleisch ist leicht aufgelockert, selten kommt es zu starken Blutungen. Gaumen und Mandeln sind im Anfang regelmäßig leicht gerötet und geschwollen, in seltenen Fällen kommt es zu diphtheritischen Auflagerungen. Neuere Untersuchungen darüber, ob sie durch Diphtheriebazillen bedingt sind, fehlen. Der Appetit liegt vollständig danieder. Da der Darmkanal frei ist von gröberen anatomischen Veränderungen, ist es begreiflich, daß der Stuhlgang viel weniger charakteristische Merkmale aufweist, als beim Typhus abdominalis. Meist besteht Obstipation, auf der Höhe der Erkrankung auch heftiger Durchfall. Das Aussehen der Stühle weist nichts Bemerkenswertes auf. Jedenfalls ist es nicht charakteristisch für Fleckfieber. Daß Blut im Stuhlgang vorkommt, ist mehrfach behauptet worden, doch gehört es zu den größten Seltenheiten. Zweifellos sind früher Verwechslungen mit Unterleibstyphus vorgekommen. Als Ursache wird man eine Erosion der Schleimhaut anzunehmen haben, wenn Hämorrhoiden auszuschließen sind.

Harnorgane. Der Urin ist meist ein hochgestellter Fieberharn mit kleinen Mengen von Albumen. Bei Entfieberung in der Rekonvaleszenz wird der Harn reichlich heller, vielfach tritt eine typische Polyurie ein, wie bei anderen Infektionskrankheiten. Griesinger u. a. sahen auch manchmal auf der Höhe der Erkrankung die Ausscheidung von größeren Mengen klaren Urins. Die Chloride sollen während der Fieberperiode stark vermindert sein, ebenso die Harnstoffausscheidung. In seltenen Fällen kommt es zu einer echten akuten parenchymatösen Nephritis, welche unter Urämie zum Tode führen kann, anderenfalls bildet sich eine langdauernde subakute Nephritis im Anschluß daran aus. Die Diazoreaktion ist nach Vieroth fast regelmäßig positiv, ebenso finden sich reichliche Mengen von Indikan. Von der Blase bestehen keine Abweichungen. Cystitis scheint nicht vorzukommen, dagegen findet sich bei schwer soporösen Kranken nicht selten Harnverhaltung.

Geschlechtsorgane. Bei manchen ist in sehr seltenen Fällen Entzündung des Hodens beobachtet, welche von der üblichen nicht abweicht. Die Menses treten, wie bei den übrigen Infektionskrankheiten, häufig frühzeitig vor

Beginn der Erkrankung auf und bleiben während derselben häufig aus. Bemerkenswert ist die Angabe der englischen Ärzte, welche vielfach Bestätigung gefunden hat, daß das Fleckfieber auf die Schwangerschaft einen nur sehr geringen Einfluß hat. Es treten weder in den ersten Monaten der Schwangerschaft noch in den letzten, wenn sich ein Fleckfieber hinzugesellt hat, Abort oder Frühgeburt ein.

Pathologische Anatomie. Die Sektionsbefunde der an Fleckfieber verstorbenen Kranken sind sehr geringe. Das bei Lebzeiten so charakteristische Exanthem ist nur in seltenen Fällen nach dem Tode sichtbar, die Leichenstarre ist meist von kurzer Dauer. Die Fäulnis tritt früher ein, als bei anderen Leichen. Die Haut zeigt dann, wenn das Exanthem noch vollständig ausgebildet ist, nach dem Tode vielfach gelblich-grünliche Flecken, die aber wenig charakteristisch aussehen, hin und wieder auch kleienförmige Abschuppung. Die Muskulatur ist leicht getrübt, zeigt aber nur selten die wachsartige Degeneration, welche beim Typhus abdominalis fast regelmäßig vorkommt. Die Schleimhaut der Nase, des Rachens, und des Kehlkopfes ist leicht geschwollen, zeigt häufig oberflächliche Erosionen. Die Mandeln sind vielfach entzündlich vergrößert. In manchen Fällen kommt es auch zu diphtheritischen Auflagerungen. In einzelnen Epidemien sind auch häufig, in 10—15% der Fälle, echte croupöse Pneumonien gefunden worden. Über die bakteriologische Untersuchung dieser Komplikationen fehlen leider jegliche Angaben. Gangrän ist dabei nur ausnahmsweise beobachtet worden. Auf der Pleura finden sich dabei in solchen Fällen fibrinöse Auflagerungen. Selten kommen Empyem und jauchige Ergüsse vor.

Das Herz ist dilatiert, der Herzmuskel schlaff getrübt, zeigt alle Zeichen der infektiösen Myocarditis. Eine Endocarditis oder Pericarditis ist sehr selten. Über die Untersuchung des Gefäßsystems liegen neuere Untersuchungen nicht vor. Die Zunge ist meist belegt, zeigt nicht selten Risse, besonders bei vorausgegangener schlechter Pflege. Die Speiseröhre ebenso wie der Magen ist meist frei von charakteristischen Veränderungen. Die Schleimhaut des Darmes ist katarrhalisch verändert und weist häufig Ekchymosen auf, die Payerschen Plaques sind nicht infiltriert. Darmgeschwüre kommen nicht vor.

Das Bauchfell zeigt vielfach kleine Blutungen, die Milz ist nur in den ersten Tagen regelmäßig geschwollen, später fehlt der Milztumor. Die Leber zeigt nur leichte Veränderungen in Form von Trübungen, wie sie etwa bei allen anderen Infektionskrankheiten gleichfalls vorkommen. Die Nieren sind regelmäßig leicht vergrößert, zeigen eine trübe Oberfläche, selten wird akute Nephritis beobachtet. Die Blase, die Genitalien weichen meist von der Norm nicht ab. In seltenen Fällen wurde eitrige Meningitis beobachtet, sonst finden sich meist nur Blutungen in die Hirnhäute, in Gehirn- und Nervensubstanz.

Alles in allem ist der Sektionsbefund beim Fleckfieber ein wenig charakteristischer und gleicht in vielen Beziehungen dem geringen Sektionsbefund bei anderen akuten Exanthemen.

Diagnose und Differentialdiagnose. Zu Zeiten von Epidemien wird die Diagnose eines typischen Falles von Fleckfieber stets eine leichte sein. Der eigenartige Beginn, die Initialerscheinungen, das Fieber, das Verhalten des Pulses, das Auftreten des Exanthems ermöglichen ohne weiteres die Diagnose.

Ganz anders verhält es sich bei den sporadischen Fällen von Flecktyphus, bei denen man vor allem die Infektionsquelle nicht kennt. Die Initialsymptome des Fleckfiebers gleichen ja in vielen Punkten denen bei anderen Infektionskrankheiten. Auch das Exanthem, vor allem wenn es die hämorrhagische Form annimmt, kommt ja bei vielen anderen Krankheiten vor. Differentialdiagnostisch sind besonders hervorzuheben:

Die Pocken. Das Initialexanthem der Pocken, welches in manchen Fällen masernähnlich verläuft, unterscheidet sich aber vor allem dadurch von dem Fleckfieber, daß es besonders reichlich im inneren Teile der Oberschenkel und der Oberarme vorkommt. Die Temperatur sinkt bei den Pocken regelmäßig vor Ausbruch des Exanthems, während das bei dem Fleckfieber nicht der Fall ist. Unmöglich kann in vielen Fällen die Diagnose sich gestalten, wenn es sich um einen sporadischen Fall von Variola haemorrhagica handelt, bei denen selbst erfahrenste Pockenkenner keine sichere Diagnose stellen können. Selbst bei der Sektion war das in einem von mir beobachteten Falle nicht möglich. Die Diagnose blieb auch da unsicher.

Die Sepsis. Die Diagnose der Sepsis, welche mit Hämorrhagien einhergeht, ist heutzutage insofern eine leichtere geworden, als wir dabei in den allermeisten Fällen eine starke Hyperleukocytose haben (bei Streptokokken-Pneumokokken-Sepsis), in einzelnen Fällen allerdings kann sie fehlen. Vor allem aber wird in ausgiebigster Weise die bakteriologische Blutuntersuchung heranzuziehen sein. In einem großen Prozentsatz der Fälle gelingt es dabei, im zirkulierenden Blute Bakterien nachzuweisen (s. Kapitel „Septische Erkrankungen").

Malaria und Febris recurrens wird man auch im Initialstadium mit Hilfe der heutzutage ausgebildeten mikroskopischen Technik durch Nachweis der spezifischen Krankheitserreger zu erbringen suchen. In sporadischen Fällen sollte man stets in ausgiebiger Weise die mikroskopischen und kulturellen Methoden heranziehen, ehe man die Diagnose des Fleckfiebers per exclusionem stellt.

Durch Beobachtung von mehreren Tagen wird ja der Verlauf die Diagnose des Fleckfiebers mehr oder minder sichern. Immerhin kann sie selbst auf der Höhe der Erkrankung noch eine zweifelhafte sein. Besonders wichtig ist die Differentialdiagnose gegenüber dem Typhus abdominalis. Das Verhalten des Pulses, welcher beim Typhus verhältnismäßig niedrig ist, während er bei dem Flecktyphus 20 und mehr Schläge als beim Unterleibstyphus aufweist, kann differentialdiagnostisch verwertet werden. Sichere klinische Symptome sind Milzschwellung, Verhalten des Harns, Verhalten des Stuhles. Es ist immer in ausgiebigster Weise auch hierbei die bakteriologische Untersuchung heranzuziehen. Beim Unterleibstyphus gelingt es mit Hilfe der Blutuntersuchung in 80 und mehr % der Fälle Typhusbazillen im Blute nachzuweisen. Später kommt dazu das Auftreten der Widalschen Reaktion, der Nachweis der Bazillen im Stuhlgang, im Harn usw. Die Zählung der Leukocyten kann gleichfalls brauchbare Resultate ergeben. Beim Unterleibstyphus besteht meistenteils eine Hypoleukocytose, während bei dem Flecktyphus eine Hyperleukocytose die Regel zu sein scheint. Das Exanthem kann bei beiden Erkrankungen gleich reichlich vorhanden sein.

Hervorhebenswert erscheint mir die Tatsache, daß auch bei fieberhaften Erkrankungen, speziell beim Unterleibstyphus, bei welchem infolge Gebrauches von Antipyrin und anderen Antipyreticis ein roseolenartiges Exanthem aufgetreten ist, der Verdacht auf Fleckfieber aufsteigen kann, wie ich es zweimal bei Auswanderern in Hamburg erlebte. Die Differentialdiagnose kann schließlich nur durch klinische Beobachtung von mehreren Tagen sichergestellt werden, wenn die bakteriologischen Methoden nicht frühzeitig Anhalt für Typhus abdominalis ergeben. Man soll aber solche Fälle von vornherein isolieren. Von anderen Erkrankungen kommen differentialdiagnostisch vor allem noch innerer Milzbrand und Rotz in Betracht, beides Erkrankungen, welche bekanntlich außerordentlich schwer zu erkennen sind. Der innere Milzbrand wird in vielen Fällen ja erst auf dem Sektionstische richtig gedeutet, infolge der auftretenden starken ödematösen Schwellung in der Umgebung der Infektionsstelle. Bei beiden Erkrankungen wird man gleichfalls mit Hilfe der bakteriologischen Untersuchungsmethoden die Diagnose zu erhärten suchen. Bei allen Patienten, welche aus dem Auslande kommen, besonders aus Gegenden, von denen wir wissen, daß dort häufig Fleckfieber auftritt, wie Rußland, Galizien, wird man in allen verdächtigen Fällen die Kranken solange isolieren, bis die Diagnose klar ist. Auch die hämorrhagische Form der Masern, des Scharlachs, der infektiösen Erytheme kann in seltenen Fällen differentialdiagnostisch in Betracht kommen.

Prophylaxe. Wie oben bereits mehrfach betont, müssen wir als sicher annehmen, daß das Fleckfieber in erster Linie von Mensch zu Mensch über-

tragen wird, in selteneren Fällen durch leblose Gegenstände. Die allgemeinen
Vorschriften, welche in Deutschland bei Infektionskrankheiten oder zur Prophylaxe der Infektionskrankheiten Anwendung finden, müssen eben auch sinn-
gemäß bei Fleckfieberepidemien angewandt werden. Gerade beim Fleckfieber
hat es sich bei vielen Epidemien gezeigt, daß besonders schwächere oder durch
schlechte Ernährung heruntergekommene Menschen von der Krankheit befallen
werden, daher auch der sehr charakteristische Name des Hungertyphus.
Menschen, die gut genährt sind, sind der Infektion viel weniger ausgesetzt, als
im Nahrungszustand reduzierte. Das gilt nicht nur für die sporadischen Fälle,
sondern auch für die epidemischen. Daß große Anhäufung von Menschenmassen,
wie sie die Kriege notwendig mit sich bringen, die Ernährung und die allgemeinen hygienischen Maßnahmen bei der Übertragung der Krankheit eine
große Rolle spielen, zeigt das Beispiel der Krimkriege (Tabelle s. S. 292).

Seit 1854 war der Flecktyphus bei den belagernden Heeren vor Sebastopol vorhanden. Im Dezember 1854 starben 734 Franzosen, im Januar 1856: 1523, im Februar:
3402, im März: 3457 an Fleckfieber. Im englischen Heer dagegen waren die Erkrankungsfälle
an Fleckfieber außerordentlich gering, weniger als durchschnittlich 10 im Monat. Dieses
erfreuliche Ergebnis hatten die Engländer dem Umstande zu verdanken, daß sie durch
Aufwendung von 15 Millionen Mark versuchten, der Seuche Herr zu werden, während
die französische Heeresverwaltung trotz aller Vorstellung der Ärzte nichts Durchgreifen-
des tat.

Ganz allgemein findet heutzutage eine strenge Überwachung des
Personenverkehrs, des Güterverkehrs auf der Eisenbahn, vor allem auch
auf den Auswandererschiffen statt, wenn mit Fleckfieber infizierte Gegenden
in Betracht kommen. Es muß dann in derselben Weise, wie etwa bei der Cholera
das erprobte sanitätspolizeiliche Überwachungssystem durchgeführt werden.
Alle Fleckfieberkranke und alle Verdächtige werden ohne weiteres streng isoliert.

Die infizierten Kleider und Gegenstände, welche mit den Kranken in
Berührung kommen, werden nach der üblichen Regel desinfiziert (Formalindesinfektion, Dampfdesinfektion, Desinfektion von Eisenbahnwagen, Schiffen,
Wohnungen usf.). Ein besonderer Wachdienst sollte auch für die Asyle
für Obdachlose, für die Auswanderergasthöfe, in Zeiten von Epidemien durchgeführt werden. Die Leichen scheinen wenig ansteckend zu sein, trotzdem
wird man Sorge tragen, daß durch Einwicklung in Sublimat und Karboltücher
unmittelbar nach dem Tode, durch eine sorgfältige Desinfektion der Dejektionen,
der Bettwäsche eine weitere Verbreitung verhütet wird.

Therapie. Eine sicher wirkende spezifische Therapie des Fleckfiebers ist
nicht bekannt. Bei der letzten Epidemie in Frankreich wurden von Legrain
Versuche mit einer Serumtherapie gemacht. Das Serum wurde von Rekonvaleszenten gewonnen. Die bisher bekannt gewordenen Resultate sind günstige.
So starb von 12 Behandelten nur einer. Man injizierte 2—12 ccm Rekonvaleszentenserum. Die Zahlen sind noch zu klein, um über die Wirksamkeit
dieser Therapie sicheres aussagen zu können. Man wird gut tun, nach den
Erfahrungen, die man bei anderen Kranken mit Rekonvaleszentenserum gemacht hat, z. B. bei Typhus, Scharlach, nicht allzu große Erwartungen zu
hegen. Wenn irgend möglich, soll der Fleckfieberkranke am besten in einer
besonderen Infektionsabteilung eines gut eingerichteten Krankenhauses streng
isoliert werden. Bei der großen Ansteckungsgefahr, welche jeder Fleckfieberkranke für seine Umgebung darstellt, ist dies Erfordernis durchaus zu rechtfertigen. *Eine Isolierung in der Privatwohnung ist meistens nur schlecht durch-*
zuführen. Als Pflegepersonal soll man nach Möglichkeit solches Personal
nehmen, welches die Krankheit bereits einmal überstanden hat. Sind solche
nicht zu erhalten, so soll man eine möglichst kräftige Person dazu aussuchen,
sie während der Pflegezeit besonders gut ernähren, für reichliche Nachtruhe

und Ablösung im Krankendienste sorgen. Während der ganzen Pflegezeit ist das Krankenpersonal ebenso isoliert zu halten, wie der Kranke selbst, eine Maßregel, welche im Eppendorfer Krankenhaus z. B. auch bei Pocken, Pest in strengster Weise durchgeführt wird. In den Krankenzimmern soll nur das Allernotwendigste, was zur Pflege der Kranken dient, vorhanden sein, einerseits im Interesse des Kranken selbst, um ihn in seinen Fieberdelirien nicht zu irritieren, was durch Bilder, Spiegel etc. recht häufig vorgekommen ist, andererseits zum Zwecke der leichteren Desinfektion. Daher sollen nach Möglichkeit alle Fenstervorhänge, Teppiche oder Möbel entfernt werden.

Curschmann empfiehlt nach seiner Erfahrung während der Berliner Epidemie Ende der 70er Jahre auf das Wärmste die freie Luftbehandlung. Er ließ seine Kranken während der besseren Jahreszeit im Freien liegen, bei kälterem Wetter am offenen Fenster. Die Temperatur wurde durch stärkere Heizung nach Möglichkeit reguliert. Er meint, daß dadurch nicht bloß der Kranke einen sehr erheblichen Nutzen hatte, besonders weil die schweren Reizerscheinungen von seiten des Nervensystems ausblieben, sondern auch durch die freie Luft die Weiterverbreitung der Krankheit sehr stark verhindert wird. Die Curschmannschen Erfahrungen sind auch bei der Pariser-Liller Epidemie im Jahre 1893 bestätigt worden.

Diät. Die Diät bei den Fleckfieberkranken soll im allgemeinen nach denselben Grundsätzen durchgeführt werden, wie bei den Typhuskranken. Sie wird auf der Höhe des Fiebers hauptsächlich aus flüssigen und breiigen Speisen zu bestehen haben. Es kommen in Betracht: Milch und Milchspeisen in jeglicher Art inklusive von Kefyr, Kumys, Yoghurt, Schleimsuppen, mit möglichster Abwechslung Eier und Eierspeisen, Gelees, Breie von Reis, Gries, Hafer, Mondamin, Tapioka u. a. sind in kleinen Mengen sehr zu empfehlen. Zusätze zu diesen genannten Nahrungsmitteln in Form der modernen Nährmittel, wie sie die chemische Industrie auf den Markt gebracht hat, sind in der Praxis nicht zu entbehren. In der Rekonvaleszenz wird man leichte Gemüse, Fleisch und Fischspeisen in genügender Abwechslung zu geben haben. Als Getränk kommt neben Milch und Milchspeisen vor allem gutes Trinkwasser in Betracht. Stark kohlensäurehaltige Getränke (Mineralwässer) sind zu vermeiden, ebenso auf der Höhe des Fiebers alkoholische Getränke.

Hydrotherapie. Da die Kranken fast regelmäßig über starke Kopfschmerzen klagen, wird man den Fiebernden stets eine Eisblase oder einen Leiterschen Kühler auf den Kopf legen. Regelmäßige Abwaschungen des ganzen Körpers sind sehr zu empfehlen, besonders bei starkem Schweißausbruch. Bei unruhigen Kranken, bei soporösen kann man Wickel in der Weise anwenden, daß man den ganzen Körper in kalte Wickel oder in ein leinenes, feuchtnasses Tuch einschlägt, welches man mit wasserdichtem Stoff oder mit einem wollenen Tuche überdeckt. Bei stark schwitzenden Kranken kann man zu dem kalten Wasser Essig hinzusetzen. Von weit größerem Effekt und Nutzen sind regelmäßig Bäder von 34—35° C, in welchen der Kranke etwa 10 Minuten gelassen wird; in diesem Bad soll er mehrmals mit kaltem Wasser übergossen werden. Der Einfluß dieser Prozeduren ist bei Fleckfieberkranken ebenso segensreich, wie bei den Typhuskranken. Die von französischen Ärzten empfohlenen kalten Packungen im Bette sind wie bei anderen Infektionskrankheiten für die Kranken eine höchst unangenehme Prozedur und meiner Ansicht nach besser zu unterlassen. Protrahierte lauwarme Bäder sind vor allem bei sehr unruhigen Kranken am Platze und bringen vielfach sehr bemerkenswerte Besserung.

Antipyretika. Fiebermittel sind nur dann angebracht, wenn der Kranke über besonders starke Kopfschmerzen und andere Fiebersymptome klagt, welche mit der Höhe des Fiebers zusammenhängen. Man wird in erster Linie Antipyrin, Salipyrin, Phenazetin, Pyramidon, Lactophenin bevorzugen. Die antipyretische Behandlung so weit zu treiben, daß das Fieber dauernd bis zu fast normalen Temperaturen bekämpft wird, ist zwecklos, da das auf den Verlauf und den Ausgang der Erkrankung ohne jegliche Wirkung ist. Mittel, wie Salizylsäure, welche schädigende Wirkung auf den Magen und die Ohren hervorruft, Antifebrin, welches Hämoglobinurie erzeugen kann und andere differente Stoffe sind nicht bloß zwecklos, sondern direkt schädlich. Im Initialstadium ist die Behandlung der häufig auftretenden Hyperästhesien der Hände und der Füße nötig, gegen welche Bäderbehandlung (lokale Bäder) mit Erfolg angewandt werden können. Kleinere Dosen von Pyramidon oder Aspirin bringen manchmal Erleichterung.

Besondere Sorgfalt ist auf die Therapie der oben erwähnten Schlaflosigkeit zu legen. Da die Kranken viele Nächte vollständig schlaflos sind, soll man nicht zu lange mit der Anwendung von Opium, Morphium und seinen Derivaten wie Dionin, Codein, Pantopon warten, wenn man bei einmaligem Versuch gesehen hat, daß ein sonst so vorzügliches Schlafmittel, wie Veronal und seine Derivate nicht wirken. Eine Kombination mittelst Morphium und Veronal führt vielfach, wie bei Schlaflosigkeit aus anderer Ursache, auch in verzweifelten Fällen zum Ziel (0,01 Morphium, Dionin, Codein oder Pantopon innerlich zusammen mit 0,5 Veronal). Die Behandlung der Erkrankungen der Atmungsorgane, besonders der Tracheobronchitis wird durch die Bäderbehandlung meist in vortrefflicher Weise beeinflußt. Man kann außerdem noch regelrechte Prießnitzsche Umschläge anwenden. Hustenmittel kommen nur bei schweren Formen der Bronchitis in Betracht (Jodkalium, Ipekakuanhapräparate). Auch gegen die deliranten und soporösen Zustände wird man in erster Linie hydrotherapeutische Maßnahmen, speziell Bäderbehandlung ergreifen. Bei drohendem Kollaps soll man zeitig energisch mit Herzmitteln vorgehen: Digitalis, als Pulver 0,1 3 mal täglich 3—5 Tage lang. In Zeiten der Gefahr wird Digalen intravenös, Strophantin intravenös zu versuchen sein. Daneben sind die üblichen bewährten Kampferinjektionen (Oleum camphoratum 20%ig 2 stündlich eine Spritze) nicht zu entbehren.

Die häufig vorhandene recht beträchtliche Obstipation ist durch geeignete Abführmittel (Purgen, Cascara-Sagrada, Califig, Rizinusöl u. a.) zu bekämpfen. Bei Schwerkranken wird man zeitig durch geeignete Umlagerung mehrmals täglich, durch Verwendung von Wasserkissen das Auftreten des Dekubitus möglichst hintanzuhalten suchen. Die Pflege der Haut durch Abreiben mit spirituösen Lösungen (Kampferspiritus, Franzbranntwein, Mentholspiritus und ähnlichem) ist von vornherein dringend zu empfehlen.

Während der Rekonvaleszenz hat man darauf zu achten, daß der Kranke nicht zu frühzeitig das Bett verläßt, da danach häufig, wie beim Unterleibstyphus, schwerste Kollapse auftreten. Die Diät ist, wie oben erwähnt, reichlicher zu gestalten, die Bäderbehandlung (drei Bäder in der Woche) noch beizubehalten, bis zur Entlassung des Kranken aus der Behandlung.

Literatur.

Curschmann, Das Fleckfieber. 1900. Wien (Nothnagels spez. Pathol. u. Ther.). — Griesinger, Fleckfieber in Virchows Handb. d. spez. Pathol. u. Ther. 1864. — Hildenbrand, Über den ansteckenden Typhus. Wien 1810. — Lebert, Flecktyphus in v. Ziemßens Handb. d. spez. Pathol. u. Ther. 1876. — Murchison, Die typhoiden Krankheiten. Übersetzt von Zülzer. Berlin 1867. — Netter, Etiologie und prophylaxe du typh. exanthémat. Union médic. 1892. — Derselbe, Flecktyphus. (Traité de médic. v. Brouardel.) 1898. — Port, Eine kleine Epidemie von Fleckfieber. Deutsche med. Wochenschr. 1908, Nr. 41. — Proust, Typh. exanthémat. au Havre 1893. Paris. — Salomon, Bericht über die Berliner Flecktyphus-Epidemie im Jahre 1879. Inaug.-

Dissert. 1888. — Virchow, Mitteilungen über die in Oberschlesien herrschende Typhus-epidemie. Virchows Arch. Bd. 2, 1849. — Derselbe, Kritisches über den oberschlesischen Typhus. Virchows Arch. Bd. 3, 1849. — Wunderlich, Beiträge zur Beurteilung der typhösen Kranken mit Hilfe der Wärmemessung. Arch. f. physiol. Heilk. 1861. — Wyß, Fleckfieber. (Gerhardts Handb. der Kinderkrankh.)

Cholera asiatica.

Von

Paul Krause-Bonn.

Mit 2 Abbildungen.

Synonyme: Cholera; asiatische Cholera; französisch: le Choléra-morbus; englisch: the Cholera; italienisch: Cholera. (Andere Namen siehe Krause und Rumpf, Cholera asiatica, Handbuch der Tropenkrankheiten, Bd 2.)

Die Cholera asiatica ist eine mit Durchfall und Erbrechen einher-gehende Infektionskrankheit, in deren Verlauf hochgradige Schwäche, starker Wasserverlust aller Organe, Krämpfe oder krampfartiges Ziehen in der Mus-kulatur, zyanotische Farbe der Haut, Anurie auftreten. Sie führt häufig zum Tode. Seit der großen Epidemie im Jahre 1817 bezeichnet man die Erkrankung als asiatische oder indische Cholera, da sie von Zeit zu Zeit aus Asien, speziell aus Indien nach Europa eingeschleppt wird. Sie ist durch den Cholerabazillus verursacht. Im Gegensatz dazu steht die Cholera nostras, welche während der Sommermonate in Europa häufig vorkommt und ähnliche Symptome bietet, aber keine einheitliche Ätiologie hat.

Geschichtliches. Die ersten authentischen Nachrichten über die Cholera asiatica stammen aus dem Jahre 1817, wo sie im August in Jessor auftrat, nachdem sie schon 1816 in Bengalen gewütet hatte. Es ist jedoch sehr wahrscheinlich, daß sie schon in früheren Jahrhunderten in Indien endemisch und epidemisch gehaust hat. Der indische Arzt Tscharake und dessen Schüler Sosruta, welche Jahrhunderte vor Chr. in den nord-westlichen Provinzen Indiens gewirkt haben, sollen die Cholera schon klassisch beschrieben haben und zwar von Beginn der Erkrankung mit Durchfall und Erbrechen bis zum Blau-werden der Lippen und Nägel, vom Kältestadium bis zur Vox cholerica. Aus späterer Zeit liegen aus dem 16., 17. und 18. Jahrhunderte einwandsfreie Beschreibungen über choleraartige Erkrankungen in den verschiedensten Gegenden Indiens vor; so in Goa 1543, in Ponditschere 1768, in Kalkutta 1781. Der Anfang des 19. Jahrhunderts brachte die erste große Choleraepidemie, über welche wir nähere Angaben haben. Die ausgezeichneten Werke von Griesinger, Häser und Hirsch enthalten über diese und die drei folgenden Epidemien klassische Darstellungen, welche die Quelle für die folgenden Ausführungen gewesen sind.

Tabelle I.
Übersicht über die Cholera-Epidemien.

	Jahreszahl	Zeitdauer	Ausbreitungsbezirk
1. Epidemie	1817—1823	9 Jahre	Asien, Afrika.
2. „	1826—1837	11 „	Asien, Afrika, Europa, Amerika, Australien.
3. „	1846—1862	17 „	Asien, Afrika, Europa, Amerika.
4. „	1864—1875	12 „	Asien, Afrika, Europa, Amerika.
5. „	1883—1896	13 „	Asien, Afrika, Europa.
6. „	1902—1910 ff.	8 „	Asien, Afrika, Europa.

Über die früheren Epidemien siehe die ausgezeichneten Darstellungen von Hirsch. Um eine Vorstellung zu verschaffen über die zeitliche und örtliche Ausdehnung der Cholera, sei hier eine stark verkürzte Tabelle nach Hirsch und Kolle abgedruckt, welche besser als Worte den Gang der Epidemien kennzeichnet (s. auch Krause und Rumpf, Handbuch der Tropenkrankheiten, Bd. 2).

Tabelle II.

4. Choleraepidemie 1864—1875 (nach Hirsch).

Jahr	Asien	Afrika	Europa	Amerika	Austra-lien
1863	Indien, Ceylon, China, Japan.	—	—	—	—
1864	Indien, Ceylon, ind. Archipel, China, Japan, Arabien.	Ostafrika.	—	—	—
1865	Indien, indischer Archipel, Arabien, Kleinasien, Mesopotamien, Syrien, Armenien, Persien, Kaukasien.	Ägypten, Abessinien, Nubien, Somaliland, Algier, Marokko.	Malta, Südfrankreich, Italien, Spanien, Türkei, Donauländer, Rußland, Deutschland, Belgien, Luxemburg, Großbritannien, Portugal.	Guadeloupe, Martinique, Dominika, Nordamerika.	
1866	Mesopotamien, Syrien, Persien.	Ägypten, Abessinien, Gallaländer, Algier.	Rußland, Polen, Österreich, Türkei, Donaustaaten, Montenegro, Deutschland, Großbritannien, Belgien, Niederlande, Luxemburg, Schweden, Norwegen, Frankreich, Italien, Sizilien, Spanien, Finnland.	San Domingo, Nordamerika, Kanada, Mittelamerika, Südamerika (Brasilien, Argentinien, Paraguay, Westküste).	—
1867	Mesopotamien, Persien.	Mauritius, Tunis, Algier.	Rußland, Polen, Rheinlande, England, Belgien, Niederlande, Finnland, Frankreich, Italien, Schweiz, Sizilien, Ungarn.	Kuba, Nordamerika (Westen), Mittel- u. Südamerika (Brasilien).	—
1868	Mesopotamien, Persien.	Marokko, Senegambien.	Deutschland, Finnland, Rußland.	Kuba, St. Thomas, Mittelamerika, Südamerika.	—
1869	Mesopotamien, Persien, Armenien.	Sansibar, Ostafrika, Madagaskar, Innerafrika, Westküste.	Rußland.	Kuba.	—
1870	Mesopotamien, Persien.	Mozambique.	Rußland.	Kuba.	—
1871	Mesopotamien, Persien, Arabien.	Mozambique, Seychellen, Ägypten.	Rußland, Galizien, Ungarn, Ostpreußen, Schweden, Norwegen, Türkei, Donauländer.	Nordamerika.	—
1872	Persien, Mesopotamien, Arabien, Turkestan, Bochara.	Nubien.	Rußland, Österreich-Ungarn, Deutschland, Türkei, Donauländer (Rumänien).	Nordamerika.	—
1873	—	—	Ungarn, Österreich, Deutschland, Rußland, Polen, Türkei, Donauländer (Rumänien), England, Belgien, Niederlande, Frankreich, Schweden, Norwegen.	Nordamerika.	—
1874	—	—	Polen, Schlesien.	—	—
1875	Syrien.	—			

Tabelle III.

5. Choleraepidemie 1883—1896 (nach Kolle).

Jahr	Asien	Afrika	Europa	Amerika	Australien
1883	Indien.	Ägypten.	—	—	—
1884		—	Frankreich, Italien, Spanien.	—	—
1885	Japan.	—	Italien, Spanien.	—	—
1886	Japan.	—	Italien, Österreich-Ungarn, Deutschland, Frankreich, Spanien.	Argentinien.	—
1887	—	—	Italien, Malta.	Chile.	—
1888	Ostindien, Sundainseln, Philippinen, China.	—	Italien.	Chile, Argentinien.	—
1889	Indien, Sundainseln, Mesopotamien, Persien, Philippinen.	—	—	—	—
1890	Indien, Persien, Niederländisch-Indien, Arabien, Kleinasien, Syrien, Armenien, Japan, Korea, China, Sibirien.	Ägypten, Massaua, Natal, Kapkolonie.	Türkei, Spanien, Frankreich.	—	—
1891	Indien, Ceylon, Sundainseln, Siam, Syrien, Anatolien, China, Japan, Straits Settlements.	—	—	—	—
1892	Indien, Persien, Afghanistan.	—	Rußland, Deutschland (Hamburg), Frankreich, Belgien, Niederlande, Österreich-Ungarn.	—	—
1893	Persien, Ostindien, asiat. Türkei, Arabien.	Tripolis, Tunis, Ägypten, Marokko, Algier, Senegambien.	Deutschland (Nietleben bei Halle), Frankreich, Niederlande, Rußland, Österreich-Ungarn, Italien, Türkei, Spanien, Rumänien, Bulgarien, Großbritannien, Belgien, Schweden.	Verein. Staaten v. Nordamerika, Brasilien.	—
1894	Ostindien, Kleinasien.	Tripolis, Senegambien, Sudan.	Deutschland, Österreich-Ungarn, Frankreich, Rußland, Belgien, Türkei, Niederlande, Schweden, Spanien.	Brasilien, Argentinien.	—
1895	Ostindien, China, Japan, Korea, Straits Settlements.	Arabien, Ägypten, Marokko.	Rußland, Österreich-Ungarn, Türkei.	Brasilien, Argentinien, Uruguay.	—
1896	Ostindien, Java, Straits Settlements.	Ägypten.	Österreich-Ungarn, Türkei, Rußland.	—	—

Die jetzt seit 1902 wütende 6. Choleraepidemie ist seit mehreren Jahren, nachdem sie vorher nur Asien und Afrika betroffen hatte, auch in Europa, und in den letzten Jahren sind besonders in Rußland Tausende von Menschen daran zugrunde gegangen, wie die folgenden Tabellen mit erschreckender Deutlichkeit erkennen lassen.

Tabelle IV.

Die Cholera in Rußland im Jahre 1908.

(Nach den Veröffentlichungen des Kaiserl. Deutschen Gesundheitsamtes für 1908.)

In der Woche	Erkrankungen	Todesfälle
	Bis zum 8. August 1908 wurden in Rußland 360 Erkrankungs- und 72 Todesfälle gezählt.	
9.—15. Aug.	538	270
16.—22. ,,	?	?
23.—29. ,,	1199	573
30. Aug.— 5. Sept.	1241	568
6.—12. ,,	2296	1026
13.—19. ,,	3392	1377
20.—26. ,,	4393	2034
27. Sept.— 3. Okt.	3251	1571
4.—10. ,,	2210	1082
11.—17. ,,	1571	819
18.—24. ,,	1048	552
25.—31. ,,	732	401
1.— 7. Nov.	500	250
8.—14. ,,	419	189
15.—21. ,,	324	158
22.—28. ,,	217	90
29. Nov.— 5. Dez.	285	129
6.—12. ,,	315	156
13.—19. ,,	178	67
20.—26. ,,	144	56
27. Dez.— 2. Jan. 09	218	94
3.— 9. ,,	122	54
10.—16. ,,	217	59
17.—23. ,,	304	129
24.—30. ,,	202	62
31. Jan.— 6. Febr.	162	48
7.—13. ,,	162	51
14.—20. ,,	127	45
21.—27. ,,	116	39
28. Febr.— 6. März	100	46
7.—13. ,,	55	21
14.—20. ,,	45	8
21.—27. ,,	25	5
28. März— 3. April	10	3

Tabelle V.

Die Cholera in St. Petersburg im Jahre 1908.

(Wöchentliche Erkrankungs- und Todesfälle.)

In der Woche	Erkrankungen	Todesfälle
6.—12. Sept.	197	53
13.—19. ,,	1456	439
20.—26. ,,	2568	1113
27. Sept.— 3. Okt.	1535	703
4.—10. ,,	794	381
11.—17. ,,	418	193
18.—24. ,,	257	111
25.—31. ,,	126	71
1.— 7. Nov.	103	44
8.—14. ,,	105	34
15.—21. ,,	70	29
22.—28. ,,	112	32
9. Nov.— 5. Dez.	154	45
6.—12. ,,	171	66
13.—19. ,,	120	40
20.—26. ,,	107	38

In der Woche	Erkrankungen	Todesfälle
27. Dez.— 2. Jan. 09	121	36
3.— 9. „	96	40
10.—16. „	178	46
17.—23. „	273	114
24.—30. „	193	52
31. Jan.— 6. Febr.	160	42
7.—13. „	141	40
14.—20. „	109	39
21.—27. „	88	25
28. Febr.— 6. März	68	27
7.—13. „	46	11
14.—20. „	42	6
21.—27. „	25	5
28. März— 3. April	10	3

Tabelle VI.
Die Cholera in Rußland im Jahre 1909.
(Nach dem Berichte des englischen Delegierten zum Gesundheitsamte in Konstantinopel.
The Lancet, 1909, S. 1857.)

In der Woche		Erkrankungen	Todesfälle
4.—10. April		13	2
11.—17. „		29	3
18.—24. „		19	1
25. April — 1. Mai		8	2
2.— 8. „		12	6
9.—15. „	Bis zum 17. Juli	10	2
16.—22. „	war das Auftreten	4	1
23.—29. „	der Cholera auf	?	?
30. Mai — 5. Juni	St. Petersburg	23	12
6.—12. „	beschränkt.	58	19
13.—19. „		174	40
20.—26. „		489	140
27. Juni — 3. Juli		557	193
4.—10. „		643	271
11.—17. „		714	272
18.—24. „		1351	613
25.—31. „		1167	506
1.— 7. Aug.		1211	552
8.—14. „		1183	505
15.—21. „		1014	467
22.—28. „		1126	482
29. Aug. — 4. Sept.		1545	597
5.—11. „		1272	582
12.—18. „		1486	634
19.—25. „		1444	636
26. Sept. — 2. Okt.		1235	603
3.— 9. „		1032	459
10.—16. „		606	386
17.—23. „		570	279
24.—30. „		375	209
31. Okt. — 6. Nov.		253	98
7.—13. „		173	90
14.—20. „		113	44
21.—27. „		81	35
28. Nov. — 4. Dez.		71	38
5.—11. „		79	32
12.—18. „		144	77
19.—25. „		83	30
26. Dez. — 1. Jan. 1910		33	9

In Deutschland traten in den letzten sechs Jahren regelmäßig sporadische Fälle
auf, so im Warthe-, Oder-, Weichselgebiet, doch gelang es durch Überwachung der Flüsse,

durch frühzeitiges Erkennen und strenge Isolierung, die Krankheit im Keime zu ersticken, so daß sie nicht epidemisch wurde. Im Herbste 1910 kamen sporadische Cholerafälle im Osten wie im Westen Deutschlands vor. Eine größere Ausdehnung hatten sie in Italien (Apulien), in der Türkei (Konstantinopel) und vor allem in Rußland.

Aus dem Gang der Choleraepidemien seit 1817 ist ersichtlich, daß sie eine immer größere Ausdehnung erreicht hat, so daß jetzt bereits der größte Teil der Erdoberfläche befallen worden ist. Auffallenderweise sind einzelne Ländergebiete und Inselgruppen von der Seuche verschont geblieben. In erster Linie beruht diese Immunität der genannten Gegenden zweifellos darauf, daß viele dieser Gegenden abseits des großen Verkehrs liegen oder lagen; daher konnte eine Einschleppung der Cholera dorthin nicht erfolgen. Zum Teil scheint es auch an lokalen Verhältnissen (Klima, Bodenbeschaffenheit, Wasser) zu liegen. Ich habe diese bisher choleraimmunen Orte zur besseren Übersicht in einer Tabelle zusammengestellt:

Tabelle VII

der Ländergebiete und Inseln, welche bisher von der Cholera verschont geblieben sind.

Asien	Europa	Afrika	Amerika	Ganz Australien
Die nördlichen Gouvernements von Sibirien u. Kamtschatka.	1. Island, Faröer, Hebriden. 2. Shetland und Orkneyinseln. 3. Lappland. 4. Die Distrikte Rußlands nördlich vom 64. Breitengrade. 5. Schweiz. 6. Baden u. Württemberg. 7. Gebirgige Gegenden im Südosten Frankreichs. 8. Große Bezirke Schottlands. 9. Einzelne Teile von Griechenland u. a.	1. Ostküste, südlich von der Delagoabai. 2. Kapland. 3. Südliches u. zentrales Binnenland Afrikas bis zum Sudan. 4. Westküste bis aufwärts zum Rio Grande. 5. Die Inseln St. Helena und Ascension.	a) Nordamerika. 1. Sämtliche Gebiete nördlich des 50. Breitengrades. 2. Die Bermuda-Inseln. b) Südamerika. 1. Südpolar-Länder. 2. Falkland-Inseln. 3. Feuerland. 4. Patagonien. 5. Chile.	Die Angabe, daß die Cholera 1832 auf der Westküste Australiens geherrscht habe, beruht nach Hirsch auf wenig zuverlässigen Zeitungsangaben.

Eine genaue zahlenmäßige Darstellung der Krankheits- und Todesfälle in den verschiedenen Choleraepidemien zu geben, ist wegen des unzureichend vorliegenden Materials nicht möglich. Es mögen hier nach sicheren Quellen wenigstens einige Angaben erfolgen.

1866 betrug die Gesamtsterblichkeit in Frankreich gegen 10 500, in Italien gegen 13 000. Im Jahre 1867 sollen in Italien gegen 130 000 Menschen der Seuche erlegen sein. Die Zahl der Opfer in Rußland im selben Jahre wird auf 90 000 geschätzt. In Preußen starben damals 114 683 Menschen, in Belgien 32 812, in den Niederlanden ungefähr 20 000 Menschen an der Cholera.

In Algier sind im Jahre 1867 gegen 80 000 an Cholera gestorben.

1873 waren in Deutschland 1591 Ortschaften von der Cholera befallen, davon 431 in epidemischer Weise. Die Gesamtzahl der Todesfälle betrug 133 156, davon kamen auf Preußen 28 790, auf Bayern 2 612, auf Hamburg 1 005. Am schwersten betroffen waren die Regierungsbezirke Bromberg (mit einer Sterblichkeit von 8,3 pro Mille), Marienwerder (6,43 pro Mille), Königsberg (5,54 pro Mille), Magdeburg (5,45 pro Mille), Danzig (3,79 pro Mille), Hamburg (2,96 pro Mille), Oberbayern (2,37 pro Mille). Im Jahre 1885 starben in Italien 26 000, 1885/86 erkrankten in Spanien im ganzen 838 685 Personen mit 119 620 Todesfällen. Im Jahre 1892 starben in Indien 727 493 Menschen an Cholera. Zu gleicher Zeit sollen in Rußland etwa über ½ Million mit 50 % Mortalität erkrankt gewesen sein. In Hamburg erkrankten vom 15. August bis 13. November 1892 16 955 Personen mit

8605 Todesfällen. In den folgenden Monaten bis zum 11. März 1893 kamen noch 55 Cholera-fälle zur Beobachtung. In der bezüglich ihres Ursprungs nicht völlig aufgeklärten Epidemie in der sächsischen Irrenanstalt Nietleben kam es im Jahre 1893 zu 109 Erkrankungen mit 52 Todesfällen. Über die Mortalität der Cholera in Ostindien gibt folgende Zusammen-stellung von Schumburg eine Übersicht. Die Zahlen sind erschrecklich hoch und zeigen zur Genüge, was für ein Würgengel der Menschen die Cholera ist.

Tabelle VIII.
Todesfälle in Indien.

1880	119 256	Todesfälle	1886	208 361	Todesfälle
1881	161 712	,,	1887	488 788	,,
1882	350 971	,,	1888	270 408	,,
1883	248 860	,,	1889	428 923	,,
1884	287 600	,,	1890	297 443	,,
1885	385 928	,,	1891	601 603	,,
			1892	727 493	,,
	1 554 327 Todesfälle			3 023 019 Todesfälle	

Zusammen 4 577 346 Todesfälle.

Es sind also rund 4½ Millionen Menschen innerhalb von 13 Jahren an Cholera verstorben.

Wie verhängnisvoll die Cholera während eines Krieges werden kann, zeigen die Zahlen der Todesfälle aus dem Kriege 1866, in welchem 87 % aller Todesfälle (inkl. durch Waffen) durch die Cholera verursacht war.

Tabelle IX.
Cholera 1866 bei der preußischen Armee (deutsch-österreichischer Krieg).

Armee	Korps	Kopfstärke	an Cholera gestorben im		
			Juni	Juli	Aug.
I. Armee	2.	33 500	3	118	322
	3.	33 500	—	70	353
	4.	31 000	3	80	379
		98 000	6	268	1054
Elb-Armee	8.	34 000	1	115	155
	7.	19 000	—	54	181
	14. Div.	53 000	1	169	336
II. Armee	Garde	38 200	2	237	251
	1.	32 800	3	627	326
	5.	32 400	1	391	396
	6.	25 600	1	136	324
		129 000	7	1391	1297
Gesamtsumme		280 000	14	1828	2687

= 87 % aller Todesfälle.

Tabelle X.

Die Cholera in Hamburg im Jahre 1892.

(Um einen Vergleich zu ermöglichen, sind die täglichen Erkrankungs- und Sterbezahlen
für die entsprechenden 7tägigen Perioden berechnet, nach Gaffky.)

In der Woche	Erkrankungen	Todesfälle
16.—22. Aug.	477	121
23.—29. ,,	5092	2023
30. Aug.— 5. Sept.	5587	3176
6.—12. ,,	2568	1566
13.—19. ,,	1908	972
20.—26. ,,	927	516
27. Sept.— 3. Okt.	303	158
4.—10. ,,	69	39
11.—17. ,,	39	21
18.—24. ,,	8	8
25.—31. ,,	1	3
1.— 7. Nov.	2	2
8.—14. ,,	5	—
15.—21. ,,	vom 12. Nov. bis	—
22.—28. ,,	8. Dez. 35 cholera-	—
29. Nov.— 5. Dez.	verdächtige Fälle.	—
6.—12. ,,	2	2
13.—19. ,,	3	1
20.—26. ,,	18	8
27. Dez.— 2. Jan. 93	9	1
3.— 9. ,,	2	2
10.—16. ,,	6	2
17.—23. ,,	4	—
24.—30. ,,	—	1
31. Jan.— 6. Febr.	1	—
7.—13. ,,	—	—
14.—20. ,,	—	—
21.—27. ,,	—	—
28. Febr.— 6. März	—	—
7.—13. ,,	—	—
14.—20. ,,	—	—
21.—27. ,,	—	—
28. März— 3. April	—	—

Tabelle XI.

Nachweis des jahreszeitlichen Einflusses auf die Cholerabewegung in Preußen (1848—1859) und Hamburg (1831—1873), nach Wolter.

	Zahl der monatlichen Erkrankungsfälle		Verhältnis der Erkrankten (die Erkrankungszahl im April = 1 gesetzt)	
	Preußen (1848—1859)	Hamburg (1831—1873)	Preußen	Hamburg
April	181	18	1	1
Mai	842	227	4,4	12,6
Juni	8 713	1591	45,9	88,4
Juli	16 972	2766	93,8	153,7
August . . .	63 628	5068	351,5	282,6
September .	102 810	5801	568,1	322,3
Oktober . .	65 777	3215	363,4	178,6
November. .	32 836	607	181,4	33,7
Dezember . .	13 756	69	76,0	3,8
Januar . . .	4 576	31	25,3	1,7
Februar. . .	1 596	1	8,8	0,1
März	340	0	1,9	0

Ätiologie. Die Medizinalbehörde in Bombay hebt schon in ihren ersten Berichten über die Choleraepidemie 1817 hervor, daß die Cholera in Indien in gleicher Heftigkeit in allen Jahreszeiten herrschte bei Temperaturen von 5—8⁰ bis 50—65⁰, während des monatelang anhaltenden, fast unaufhörlichen Regens und während der Dürre, welche kaum eine Vegetation übrig ließ. Sie führte mannigfache Beweise dafür an, daß die Cholera, wie anerkannte infektiöse Krankheiten, sich von Ort zu Ort fortpflanze. Dieser Ansicht schlossen sich nicht nur die meisten englisch-indischen, sondern auch die Ärzte anderer Nationen an, welche die Cholera zu studieren Gelegenheit hatten. Doch fehlte es nicht an Ärzten wie Wallace, welche sich von der Ansteckungsfähigkeit der Seuche nicht überzeugen konnten. Sie führten als Gründe dafür an, daß nur ein kleiner Prozentsatz der Bevölkerung erkranke und vorwiegend solche, welche ungünstig wohnten, schlecht gekleidet und genährt wären oder anderweitigen Schädlichkeiten (Erkältung, Durchnässung, Ernährung mit unverdaulichen, rohen Speisen) sich ausgesetzt hätten; daß die Erkrankung auf den Verkehrswegen, insbesondere mit den Truppenmärschen und dem Schiffsverkehr sich ausbreite, daß sie keineswegs an allen Orten in gleicher Weise auftrete, und manche Orte überspringe. Tom White sprach die Ansicht aus, daß die Cholera von unbekannten Eigenschaften der Atmosphäre abhänge, er beschuldigt speziell den Südwestwind als Verursacher der Seuche in Indien. Bryden schloß sich dieser Ansicht an und sah die Ursache der Cholera in dem Monsun und gewissen Bodenverhältnissen.

Mit großer Schärfe wies Griesinger auf die spezifische und der Verbreitung von Ort zu Ort fähige Ursache der Cholera hin: dieses ihm seinem Wesen nach unbekannte, durch seine Wirkung unzweifelhaft sich manifestierende Agens, dieses sei das Wandernde; wo immer die Cholera vorkomme, muß eben diese spezifische Ursache vorhanden sein.

Diese spezifische Ursache Griesingers ist nach heute allgemein anerkannter Ansicht der von Robert Koch im Jahre 1883 entdeckte Choleravibrio. Robert Koch wurde im Jahre 1883 als Führer einer vom Deutschen Reiche zum Studium der Cholera ausgerüsteten Kommission, welcher auch Gaffky und Bernhard Fischer angehörten, nach Ägypten gesandt. Da die Seuche dort selbst schon im Erlöschen war, ging die Kommission nach Indien weiter. Bereits in Ägypten gelang es Koch als Ursache der Cholera einen kommaähnlichen Bazillus zu erkennen. Doch erst in Indien, nach monatelanger, intensiver Arbeit konnte er denselben als sicheren Erreger der Cholera hinstellen. Bakteriologische Untersuchungen an Cholerakranken und Choleraleichen, viele Kontrolluntersuchungen an Gesunden und anderweitig Erkrankten, der Nachweis der Choleravibrionen im Wasser waren dazu notwendig.

Pettenkofer erkannte den Kommabazillus Kochs für die lange gesuchte Größe in seiner Gleichung mit drei Unbekannten an, meinte aber, daß er nicht genüge, um das Ausbrechen einer Choleraepidemie zu erklären. Dazu sei noch eine andere, bisher unbekannte Größe X notwendig, welche er sich an die Lokalität gebunden vorstellt (Grundwasserhöhe). An dieser Stelle erübrigt es sich, auf die Pettenkofersche Theorie näher einzugehen. Zweifellos spielt bei jeder Choleraepidemie die individuelle Disposition eine wichtige Rolle; worauf sie im einzelnen Falle beruht, ist nicht bekannt. Im allgemeinen kann man sagen, daß arme, obdachlose Leute, welche meist von der Hand in den Mund leben, leichter erkranken als reiche; kranke Menschen, im höheren Alter stehende Menschen, solche von schwacher Konstitution und Trinker sind der Infektion in hohem Maße ausgesetzt. Säuglinge sind nur insofern immun, als sie mit der Brust ernährt werden. In der letzten Hamburger Epidemie erkrankten Wäscherinnen, Arbeiter der Gasanstalt besonders reichlich, während

Bierbrauer wohl deshalb, weil sie kaum Wasser trinken, der Infektion wenig ausgesetzt waren. Andere Krankheiten geben ebensowenig, wie schon einmaliges Überstehen, Schutz gegen die Cholerainfektion.

Morphologie und Biologie des Cholera-Bazillus.

Der Choleravibrio (Kommabazillus, Cholerabazillus, Spirillum Cholerae, Kochbazillus, „Virgule" der Franzosen) ist ein gekrümmtes Stäbchen (ca. 2 mm lang und 0,4 mm breit), dessen Enden nicht in der gleichen Ebene liegen. Die Krümmung ist bald gering, bald kaum wahrnehmbar, bald größer, so daß Halbkreisformen entstehen. Unter ungünstigen Wachstumsbedingungen wächst er zur richtigen Schraubenform aus. Unter günstigen Wachstumsbedingungen sind häufig nur kurze, ovale kokkenartige Gebilde zu erkennen.

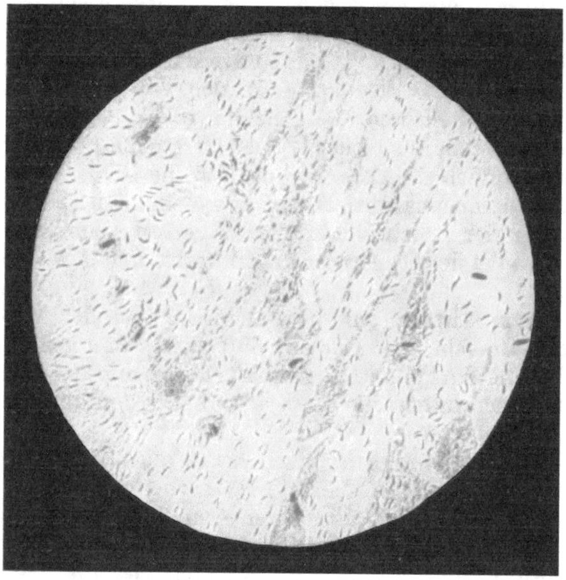

Die Eigenbewegung ist sehr deutlich und rasch, sie ist durch eine lange, endständige, gewundene Geißel bedingt (Gottschlich und Kolle). Die Angabe früherer Untersucher, daß zwei und mehr Geißeln vorhanden sind, beruht auf Fehlerquellen. Bei mehrtägigen und älteren Kulturen treten Involutionsformen und Unbeweglichkeit auf. Sporen kommen nicht vor. Bei Kulturen, welche Generationen lang nur auf künstlichem Nährboden fortgezüchtet worden sind, geht die Krümmung des Choleravibrio verloren. Manchmal gelingt es, sie durch Tier-Passagen wieder herzustellen. Die Färbbarkeit der Choleravibrionen ist mit allen gebräuchlichen Anilinfarben eine gute, die Färbung nach Gram fällt negativ aus. Die Färbung in Schnitten ist schwierig, sie gelingt am besten mit Unnas Polychrom-Methylenblau.

Abb. 105.
Cholerabazillen. Ausstrich von Stuhl eines Cholerakranken.

Die Kultur der Kommabazillen ist auf allen üblichen Nährböden, welche eine gewisse Alkaleszenz haben, zu erreichen; sie wachsen nur aërob. Das Wachstums-Optimum liegt bei 37 Grad, doch ist die Entwicklung auch bei 22 Grad eine gute.

Wachstum in Stichkulturen von Gelatine. Nach 24—36 Stunden entsteht eine kleine lochförmige Einsenkung, welche sich allmählich trichterförmig ausbreitet. Am größten Umfange des Trichters bildet sich durch Verdunstung des Wassers eine von Gelatine umschlossene Luftblase. Die Form der Verflüssigung wurde früher als charakteristisch angesehen.

Wachstum auf Gelatineplatten. Nach 12—20 Stunden sind ungefärbte, runde Kolonien zu erkennen, welche nach 23—36 Stunden in der Gelatine lochförmig, später schalenförmig einsinken. Bei schwacher Vergrößerung sieht man, daß schon nach etwa 16 Stunden die kleinen Kolonien deutlich granulierte Oberflächen aufweisen, so daß sie hell glänzen und wie mit kleinen Glasstückchen bestreut erscheinen. Andere Kolonien werden leicht gelblich gefärbt und zeigen einen unregelmäßigen Rand. Lange im Laboratorium gezüchtete Kulturen verlieren häufig ihr Verflüssigungsvermögen, zeigen eine bräunlich-gelbliche Farbe und auch sonst atypisches Verhalten. Auch frische Kulturen zeigen manches Mal eine große Variabilität.

Wachstum auf Agar-Agar. Nach 18—24 Stunden zeigen sich die Cholera-Kolonien als blasse, leicht opaleszierende Scheiben. Bei schwacher Vergrößerung beobachtet man eine geringe Chagrinierung.

Wachstum auf anderen Nährböden. Auf alkaleszierenden Kartoffelscheiben wachsen die Cholerabazillen als grauer feiner Fadenüberzug. Sterilisierte Milch, in welcher sie sehr üppig wachsen, wird äußerlich nicht verändert. Blutserum ist ein vorzüglicher Nährboden für sie und wird durch ein peptonisierendes Ferment verflüssigt. Bouillon wird völlig getrübt. Nach 24 Stunden kommt es zur Bildung eines Häutchens, das im Laufe von Tagen dicker wird und sich häufig zu Boden senkt. In 1½%iger Peptonlösung, welche 1 % Kochsalz enthält und alkalisch ist, kommt es zu einer sehr reichlichen Entwicklung. Die Vibrionen wachsen infolge ihres großen Sauerstoffbedürfnisses schon nach 6—8 Stunden reichlich an der Oberfläche (von Schottelius zuerst benutzt zur Anreicherung aus Cholerastühlen). Auf der Agarplatte mit etwa 2—3 ccm menschlichen Blutes vermischt, wächst der Kommabazillus unter Bildung eines hellen Hofes um die Kolonie (Schottmüller) und soll auf diese Weise leicht von ähnlichen Kolonien auseinander gehalten werden können. In Eiern ist meist gutes Wachstum ohne Bildung von Wasserstoff vorhanden.

Farbstoffbildung tritt nur bei Wachstum auf Kartoffeln und auf alten Laboratoriumskulturen in erheblichem Maßstabe ein. Der Geruch der Kulturen ist schwer zu beschreiben, für die Diagnose nicht zu verwenden. Aus Zucker (Trauben-, Rohr- und Milchzucker) wird ohne sichtbare Gasbildung reichlich Milchsäure gebildet, in Lackmusmolke werden die oberen

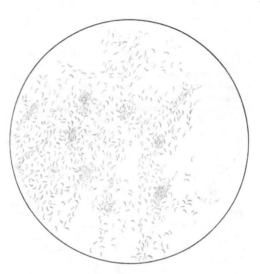

Abb. 106.

Cholerabazillen. Reinkultur, Färbung mit Karbolfuchsin.

Schichten leicht gebläut, die folgende Schicht gerötet, die untere Schicht entfärbt. Von Fermenten werden Bakterio-Trypsin, etwas Invertin und Labferment gebildet. Schwefelwasserstoff tritt bei Wachstum in Peptonlösung auf.

Reichliche Indolbildung bei Wachstum in Peptonlösung läßt sich meist leicht durch Zusatz von konzentrierter Salz- oder Schwefelsäure nachweisen. Die Reaktion hat heute ihre frühere große diagnostische Bedeutung verloren. Es gibt außer den Choleravibrionen eine große Anzahl choleraähnlicher Bazillen, welche die Reaktion geben. Die früher behauptete Phosphoreszenz hat sich als irrtümlich erwiesen.

Vorkommen der Choleravibrionen. Außerhalb des Körpers ist der Kommabazillus wiederholt im Wasser nachgewiesen worden.

Bei kranken Menschen ist er bisher nur bei Cholera gefunden worden, nie bei einer anderen Krankheit. Besonders kommt er reichlich in den Schleimflocken bei Cholerastühlen vor. In den Organen von Choleraleichen ist er meist nicht vorhanden. Relativ am häufigsten fand man ihn im den Darmdrüsen, in seltenen Fällen auch in der Lunge, Leber, Niere, Milz und im Herzblut.

Auch im Stuhl von Gesunden hat man wiederholt während Cholera-Epidemien Cholerabazillen nachweisen können.

Absterbebedingungen der Choleravibrionen. Gegen Austrocknung und höhere Temperaturen sind die Choleravibrionen äußerst empfindlich. Siedehitze zerstört sie augenblicklich, Temperaturen von 80 ° C in fünf Minuten.

Auch die gebräuchlichen Desinfizientien töten sie in kurzer Zeit. Eine ½ % ige Karbollösung bringt sie in zehn Minuten, eine 1 %ige in fünf Minuten zum Absterben. Säuren und Sublimat wirken in großer Verdünnung deletär. Als Desinfiziens für Cholerastühle empfiehlt sich Kalkmilch (ein Teil Kalk auf vier Teile Wasser). Im destillierten Wasser stirbt der Cholerabazillus nach 24 Stunden, in gewöhnlichem Wasser bleibt er wochenlang am Leben. Bei Symbiose mit Fäulnisbakterien und Saprophyten gehen die Kommabazillen in kurzer Zeit zugrunde, z. B. nach Koch in der Berliner Kanaljauche in 24—30 Stunden. Von Nahrungs- und Genußmitteln ist zu erwähnen, daß sich die Choleravibrionen in flüssigen Nahrungsmitteln von alkalischer oder neutraler Reaktion am längsten lebend erhalten, in sterilisierter Milch ca. 10 Tage, in nicht sterilisierter Milch infolge von Symbiose mit anderen Bakterien nur 1—2 Tage. In 1 %igem Teeaufguß gehen sie nach 8 Stunden, in 4 % igem nach 1 Stunde, in 6 % igem Kaffee nach 2 Stunden, in Bier nach 3 Stunden, in Wein nach ½ Stunde zugrunde.

Virulenz der Cholerabazillen. Die Virulenz der einzelnen gezüchteten Cholerastämme ist nicht die gleiche. Es ist bekannt, daß die länger gezüchteten Kulturen innerhalb kurzer Zeit an Virulenz stark abnehmen, ja nach einer Anzahl von Jahren völlig wirkungslos werden; so z. B. die von Koch zuerst gezüchtete Kultur aus Kalkutta. Von einem Stamm mit normaler Virulenz soll nach R. Pfeiffer der 10. Teil einer 2 Milligramm fassenden Normalöse einer bei 37 ⁰ in 18 Stunden gewachsenen Agarkultur ein Meerschweinchen von 200 g bei intraperitonealer Infektion innerhalb von 24 Stunden töten.

Choleragift. Schon R. Koch wies in seinen ersten Mitteilungen über die Cholera darauf hin, daß der Choleraanfall, speziell das Stadium algidum desselben, als eine Vergiftung mit einem spezifischen Gifte aufzufassen ist. Hueppe behauptete auf Grund experimenteller Arbeiten, daß das Choleragift von den Choleravibrionen unter anaeroben Verhältnissen gebildet werde. Seine Ansichten sind als widerlegt anzusehen, da sicher bewiesen ist, daß der Cholerabazillus ein Aerobier ist. Wahrscheinlich hat es sich bei den Hueppeschen Versuchen um Fäulnistoxine gehandelt.

R. Pfeiffer fand Filtrate von jungen, 1—5 tägigen Cholerabazillen (Bouillonkulturen) ungiftig. Die aus älteren Kulturen dargestellten Gifte hält er für sekundäre, auch die von anderen Bakterien gebildeten, welche mit dem eigentlichen Choleragifte nichts zu tun haben. Letzteres ist nach Ansicht kompetenter Autoren (Pfeiffer, Kolle, Wassermann) sehr wahrscheinlich als intrazellulär an die Bakterien selbst gebunden anzusehen. Tötet man durch geringes Erwärmen (bei 56 ⁰ C) etwa ½—1 Stunde lang unter vorsichtiger Einwirkung von Chloroform eine junge Agarkultur von Cholerabazillen ab und injiziert eine kleine Menge von der Kultur in die Bauchhöhle von Meerschweinchen, so gehen diese Tiere unter Erscheinungen zugrunde, welche durch Lähmung der Zirkulation und Wärmeregulation bedingt sind. Das Choleragift ist anscheinend sehr labil. Durch Einwirkung von Desinfizientien oder stärkerer Erwärmung wird es leicht vernichtet. Von Metschnikoff, Roux, Taurelli, Salembeni wird dagegen ein wasserlösliches Choleragift angenommen. Sie wiesen es in der Weise nach, daß sie in ein kleines sterilisiertes Kollodiumsäckchen, welches mit 5—10 ccm Peptonlösung, oder mit Bouillon gefüllt war, Cholerabazillen einsäten, und die Säckchen dann geschlossen in die Bauchhöhle von Meerschweinchen einführten. Die Kollodium-Membranen sind für Bakterien nicht durchlässig, wohl aber für wasserlösliche Stoffe, die Tiere starben an Vergiftungserscheinungen.

Experimentelle Erfahrungen über die Pathogenität des Choleravibrio bei Tieren. Soweit bisher bekannt ist, kommt Tiercholera, welche durch Cholerabazillen verursacht wird, nicht vor. Choleraähnliche Erkrankungen können durch künstliche Infektion mit Kommabazillen bei einzelnen Tiergattungen erzeugt werden. So gelang es Robert Koch Meerschweinchen, deren Magensaft alkalisch war, deren Darm durch hohe Dosen von Opium ruhig gestellt war, bei Verfütterung von Cholerabazillen krank zu machen, resp. zu töten. Der Dünndarm dieser Tiere weist bei der Sektion eine erhebliche Rötung auf. Es gelang Koch, den Choleraprozeß auf diese Weise von einem Tiere auf das andere zu übertragen.

Es muß aber ausdrücklich darauf hingewiesen werden, daß ebenso wie durch Infektion mit Cholerabazillen auch durch Bazillus Metschnikoff, Bazillus Deneke, Meerschweinchen, welche nach derselben Methode vorbehandelt waren, gleichfalls getötet wurden.

Bessere Resultate ergibt die Infektion von Kaninchen mit Cholerabazillen. Durch Injektion von geringen Mengen in die Ohrvene wird regelmäßig unter Auftreten von Durchfällen der Tod der Versuchstiere herbeigeführt. Die Tiere starben unter Erscheinungen, welche an das Stadium algidum der menschlichen Cholera erinnern. Bei der Sektion zeigen sich pathologisch-anatomische Veränderungen, welche denen bei menschlicher Cholera ähnlich sind. Auch durch Verfütterung von Kulturen erzielte Kolle und Jasaeff ähnliche Resultate bei Kaninchen, wenn sie vorher den Magensaft der Tiere alkalisch machten.

Andere Untersucher wollen positive Infektionsversuche mit Cholerabazillen an anderen Tieren wahrgenommen haben; so Wilmer bei jungen Katzen, Karlinski bei jungen Hunden, Zobolotny und Sawtschenko bei der Zieselmaus. Bei intraperitonealer Infektion mit Choleravibrionen erkranken Meerschweinchen unter peritonitischen Symptomen und gehen unter Anwendung von größeren Dosen zugrunde. Methodische Untersuchungen über diese Verhältnisse verdanken wir vor allem R. Pfeiffer.

Experimentelle Erfahrungen mit dem Cholerabazillus am Menschen.

Die wichtige Frage, ob es gelingt, mit Cholerakulturen beim Menschen echte Cholera zu erzeugen, ist vielfach studiert worden. Die Infektionen sind teils absichtlich angestellt worden, teils auch unabsichtlich vorgekommen.

Einige Autoren wollen ihnen jede Beweiskraft absprechen, das ist meiner Ansicht nach nicht richtig, wenn auch zugegeben werden muß, daß diese Versuche zur Klärung der Choleraätiologie bisher nicht viel geleistet haben, da die Zahl der Fälle zu gering ist, um daraus allgemein geltende Schlüsse ableiten zu können. Auch in Zeiten von Choleraepidemien bleibt eine Menge von Menschen gegen die Cholera immun, ohne daß wir bisher imstande sind, irgendwelche faßbare Gründe dafür anzugeben.

Unbeabsichtigte Infektionen mit Cholerabazillen zogen sich mehrere Ärzte vom Institut für Infektionskrankheiten in Berlin beim Arbeiten mit Cholerabazillen zu, darunter Prof. Pfeiffer, dessen Erkrankung eine sehr schwere war. Die Kommabazillen hielten sich bei ihm wochenlang in den diarrhoischen Stühlen. 1895 zog sich in Hamburg Dr. Orgel eine Infektion zu, der er im tiefen Koma erlag. Den neuesten Fall von Laboratoriuminfektion teilte Zlatogoroff aus Petersburg mit: Eine 27 jährige Studentin infizierte sich mit einer Kochsalzaufschwemmung einer frischen Cholerabouillonkultur. Sie erkrankte an einer dreitägigen Diarrhöe, von der sie genas.

Von beabsichtigten Infektionen sind am bekanntesten die Selbstversuche von Pettenkofer und Emmerich. Pettenkofer alkalisierte durch eine Lösung von Natrium bicarbonicum seinen Magensaft und nahm darauf 1 ccm Cholerabouillonkultur. Er bekam nach 16 Stunden Durchfälle, welche teils farblos, teils hell waren. Er genas. Emmerich, welcher durch Genuß von 3½ Liter Bier absichtlich die Einnahme der Cholerabazillen mit einem Diätfehler verband, bekam im Laufe von etwa 20 Stunden starke Durchfälle mit massenhaften Entleerungen von reiswasserähnlichen Stühlen, mit Schwächegefühl, völliger Aphonie und spärlicher Urinsekretion. Die Erkrankung war zweifellos eine ernste.

Andere Selbstversuche wurden von Klein (Bombay), Rochefontaine (Paris), Rüger (Elberfeld), Wall (Budapest), teils mit positivem, teils mit negativem Resultat angestellt. Todesfälle kamen dabei nicht vor. An anderen Personen stellte Metschnikoff-Paris (an 12 Personen), Hasterlick-Wien (an 8 Menschen), Wall-Indien (an 11 Menschen) Versuche an; sämtliche Versuche durch Einführung der Bazillen per os. Klemperer injizierte viermal Bazillen subkutan. Bei einzelnen traten keine Krankheitserscheinungen ein: bei Rochefontaine und Klein, in fünf Fällen bei Metschnikoff, in fünf Fällen bei Hasterlick, Rüger, Wall. In den anderen kam es teils zu Durchfällen, teils zu ernsteren Erscheinungen, z. B. in einem Falle von Metschnikoff neben starken Durchfällen zu Wadenkrämpfen, Aphonie, zu wiederholtem Erbrechen, Anurie. Eine Erklärung über die Ursache, weshalb in dem einen Falle die Erkrankung durch Einnahme von Cholerabazillen eine leichte, in dem anderen eine schwere war, haben sämtliche Versuche am Menschen nicht erbracht.

Emmerichs Theorie. Im Jahre 1893 wurde von Emmerich behauptet, die Erscheinungen der Cholera seien die Folge einer Nitritvergiftung; er meinte, daß die Choleravibrionen die Nitrate der Nahrung zu Nitriten reduzieren und damit eine Aufnahme der Nitrite ins Blut ermöglichen können. Er behauptete weiter, man könne die Cholera sicher verhüten durch Benutzung ausschließlich nitratfreier Diät. A. A. Hjimans van der Bergh und A. Grutterink erklärten auf Grund von Untersuchungen an einigen Cholerakranken, daß im Blute nie Nitrit nachgewiesen werden konnte (Spektralstreifen im Rot); sie halten daher Emmerichs Angabe für falsch. V. R. Stühlern fand, daß das Vorhandensein der Nitrite im Digestionsapparate für Cholera indica nicht pathognomonisch ist; Nitrite, resp. salpetrige Säure seien gar nicht in allen Fällen nachzuweisen, außerdem seien sie auch bei anderen Erkrankungen des Digestionstraktus vorhanden, ohne die bekannten klinischen Symptome der Cholera nur im geringsten hervorzurufen. Außer Proteus mirabilis, Paratyphus B, Streptococcus enteridis, Bacterium coli commune sei auch der Typhusbazillus und der Bacillus paratyphus A im Reagenzglase ein Nitritbildner; trotzdem rufe gerade der Typhusbazillus ein typisches Krankheitsbild ohne choleraähnliche Erscheinungen hervor. Die Hypothese Emmerichs sei deshalb unbewiesen. Emmerich suchte den Einwand van der Berghs und Grutterinks dadurch zu widerlegen, daß das Nitrit hauptsächlich zu Anfang des Choleraanfalles zur Wirkung komme, später würden sie aus dem Blute wieder in den Magen und Darm ausgeschieden, dort würde aus ihnen salpetrige Säure und Stickoxyd gebildet. Durch die Untersuchungen von Stühlerns ist aber trotzdem die Annahme der Cholera als Nitritvergiftung hinfällig geworden.

Epidemiologie. Griesinger sprach schon vor Jahren die auch heute noch Geltung beanspruchenden Worte aus: Nie ist die Cholera bei ihrer großen Verbreitung gleich einem breiten, ganze Länder zusammenziehenden Strom fortgeschritten, so daß ein solcher die Erkrankung aller parallel gelegenen

Orte bewirkt hätte, sondern stets in relativ schmalen Strecken, von denen aus meistens, doch nicht gerade immer, sich seitliche Abweichungen bilden. In Ländern mit dünner Bevölkerung sieht man konstant, daß diese Strecken den großen Verkehrsstraßen entsprechen. Überschreitet die Krankheit ein hohes Gebirge, durchzieht sie eine Wüste, setzt sie sich über den Ozean fort, immer geschieht diese nur auf den Straßen des menschlichen Verkehrs, den Post- und Militärstraßen, den Wegen der Karawanen, der Schiffe; bricht sie auf einer Insel aus, so ist dies noch jedesmal in einer Hafenstadt, nie im Innern zuerst geschehen. Mit Ausnahme Indiens, wo die Krankheit endemisch vorkommt, ist die Cholera nie autochthon aufgetreten.

Bei dem großen Seeverkehr kommt heute in erster Linie die Verschleppung der Cholera durch Schiffe in Betracht. Meist werden nach den westeuropäischen Hafenstädten Fälle von Suez aus verschleppt, welches infolge seiner Lage am Kanal und einer großen Pilgerstraße nach Mekka ein häufiger Choleraherd ist. Ägypten ist regelmäßig bei allen Epidemien von der Seuche befallen worden.

Eine andere Hauptstraße der Cholera ist stets der Landweg über Arabien, Syrien und das asiatische und europäische Rußland gewesen. Immer wieder in allen Epidemien wird das sprungweise Auftreten der Cholera hervorgehoben. Ein klassisches Beispiel dafür ist die Choleraepidemie in Altenburg im Jahre 1863, welche durch eine aus Odessa zugereiste Frau verursacht worden war; die Epidemie hatte eine Mortalität von 468 Personen.

Die wichtigsten Infektionsquellen der Cholera sind die Fäzes des Erkrankten, in denen sich die Choleravibrionen in außerordentlich großer Anzahl vorfinden. Im Erbrochenen, in den übrigen Sekreten und Exkreten, im Blute sind die Kommabazillen seltener und in viel spärlicherer Anzahl nachgewiesen worden.

Die einzige Eintrittspforte für die Infektion ist der Magendarmkanal. Von Infektionswegen kommen in Betracht:

1. Die Kontaktinfektion durch Berührung des Kranken, seiner Fäzes oder der damit infizierten Wäsche und Kleidung. Durch diese Übertragung entstehen häufig kleine, gruppenweise auftretende Epidemien; es erkranken ganze Familien, die Bewohner ganzer Häuser, von welchen aus die Weiterverschleppung auch durch Personen, welche die Cholerabazillen in ihren Stühlen haben, ohne selbst zu erkranken, erfolgen kann (Beobachtungen von Wachsmuth, Ackermann, Köslin u. a.).

2. Infektionen durch Trinkwasser. Dabei erkranken gleichzeitig zahlreiche Menschen. Die Seuche tritt explosionsartig auf und befällt ganze Stadtteile, ganze Städte, ganze Flußtäler, je nachdem das infizierte Wasser aus Brunnen, Wasserleitungen oder Flüssen gewonnen wird. Die Mortalität der durch Trinkwasser verursachten Epidemien ist stets eine große und nicht bloß die Allgemeinheit, sondern auch das einzelne Individuum ist durch infiziertes Trinkwasser mehr gefährdet, weil das Wasser sehr schnell den Magen passiert und in den Dünndarm gelangt (Flügge).

3. Die Infektion durch Nahrungsmittel. Dieselben können durch infiziertes Wasser, durch Insekten mit Cholerabazillen infiziert sein. In erster Linie kommen Gemüse und Milch in Betracht. Die durch Nahrungsmittel verursachten Epidemien treten meist wie die durch Kontakinfektion verursachten auf.

4. Die Übertragung der Cholera durch die Luft ist belanglos, wenn sie überhaupt je vorkommt.

5. Dauerausscheider von Cholerabazillen kommen wahrscheinlich nicht vor, jedenfalls spielen sie nach R. Pfeiffer nach den epidemiologischen Er-

fahrungen in Europa, speziell in Deutschland keine Rolle; in der Regel haben die Choleravibrionen im Darmkanal der Erkrankten nur eine kurze Lebensdauer (etwa 14 Tage).

Bazillenträger sind für die Ausbreitung der Cholera von größter Bedeutung, auf 174 ausgesprochene Erkrankungen kamen nach Untersuchungen von R. Pfeiffer 38 Bazillenträger.

Pettenkofer hat das Verdienst, durch sorgfältiges Studium der Choleraepidemien nachgewiesen zu haben, daß die Cholera nicht gleichmäßig über ein bestimmtes Ländergebiet sich verbreitete, sondern daß gewisse Gegenden und Städte fast immer davon verschont waren. Befreit blieben z. B. in Deutschland Hannover, Stuttgart, in Frankreich Lyon u. a. (s. oben Tabelle VI). Er schloß daraus, daß nicht nur das eingeschleppte Choleragift, sondern auch gewisse nicht näher bekannte Eigenschaften der Örtlichkeit eine Rolle spielten, welche er als örtliche Disposition bezeichnete. Er wies darauf hin, daß in Deutschland die Choleraepidemien ihre größte Ausdehnung im Spätsommer und Herbste hätten, während die geringste Ausdehnung in die Wintermonate falle. In anderen Ländern liegt das Maximum und Minimum in anderen Monaten. Pettenkofer sprach deshalb auch von einer zeitlichen Disposition.

Daß tatsächlich für Deutschland der Herbst diejenige Jahreszeit ist, in welcher die Cholera die meisten Opfer fordert, ist aus ihrem zeitlichen Verlaufe in den Hamburger Epidemien trefflich zu ersehen (s. S. 312).

Symptomatologie. Nach klinischen Erfahrungen dauert die Inkubationszeit meist mehr als 24 Stunden. Pettenkofer fand $2^1/_2$—5, in anderen Fällen 7—8 Tage. Es ist aber eine klinisch sehr häufig gemachte Erfahrung, daß in jeder Epidemie einzelne Menschen wenige Stunden nach stattgehabtem Essen oder Trinken an Cholera erkranken. Pettenkofer erkrankte in seinem bekannten Selbstversuche 60 Stunden nach der Einnahme von Cholerabazillen, während bei Emmerich, der die Einführung der Cholerabazillen mit einem Diätfehler verband, nach 46 Stunden die ersten Durchfälle auftraten. Das klinische Bild der Cholera asiatica ist beherrscht von den Erscheinungen von seiten des Darmes. Bei Beginn der Erkrankung besteht häufig Erbrechen. Regelmäßig treten in kurzer Zeit starke Durchfälle auf. In schweren Fällen verläuft die Cholera wie eine schwere Arsenintoxikation und führt sehr häufig zum Tode. Zu ihrer sicheren Diagnose ist der Nachweis von Cholerabazillen erforderlich. In dem äußerst wechselreichen klinischen Bilde der Cholerainfektion kann man folgende Gruppen unterscheiden:

1. Die Cholerainfektion ohne wesentliche Krankheitssymptome. Bazillenträger: Wenn wir uns auf den streng ätiologischen Standpunkt stellen, so sind zweifellos auch diejenigen Fälle von Infektion zur Cholera zu rechnen, bei welchen nur Cholerabazillen im Stuhl ohne weitere Krankheitssymptome nachgewiesen werden. Auch beim Typhus liegen ja ähnliche Verhältnisse vor. Durch die neuere bakteriologische Untersuchung ist nachgewiesen, daß eine Anzahl von Menschen viele Jahre lang Typhusbazillen ausscheiden, ohne selber irgendwelche Krankheitserscheinungen darzubieten. Diese Bazillenträger sind eine große Gefahr für ihre Umgebung. Es besteht aber bei der Cholera nach Untersuchungen von R. Pfeiffer ein günstigeres Verhältnis.

Während der Hamburger Choleraepidemie 1892 wurde eine ganze Anzahl Kranke beobachtet, welche klinisch keine Erscheinung darboten, dagegen regelmäßig Cholerabazillen in ihren Fäzes ausschieden (Beobachtungen von Rumpf, Rumpel, Dunbar). Nach Kaehler wurden im Jahre 1894 in Deutschland bei 1004 Erkrankungen mit 490 Todesfällen 52 Fälle mit Kommabazillenbefund ohne klinische Krankheitserscheinungen konstatiert. Esmarch fand in Wehlau bei 8 typischen Cholerafällen unter 135 zur Beobachtung gestellten Personen 12, welche bis 6—9 Tage im Stuhl Cholerabazillen ausschieden.

2. Die Cholera-Diarrhöe. Die Cholera-Diarrhöe ist charakterisiert durch eine mehr oder weniger große Anzahl dünner, fäkulenter, schleimig und gallig gefärbter Ausleerungen; sie beginnen gewöhnlich ohne besondere Leibschmerzen mit Kollern und Flatulenz. Die Zunge ist stark belegt. Die Patienten klagen über schlechten Geschmack im Munde, starkes Durstgefühl und Druck in der Magengegend. Die Diarrhöen treten meist 1—2 Tage nach stattgehabter Infektion auf. Bei dem Selbstversuch von Pettenkofer traten sie 60 Stunden, bei dem von Emmerich 46 Stunden danach ein. Die Dauer der Durchfälle ist verschieden. Sie können innerhalb von wenigen Tagen zur Ausheilung kommen; in anderen Fällen kommt es aber zur Verschlimmerung. Es treten Appetitlosigkeit, Unbehagen, Kopfweh, Verminderung der Urinmenge, Ziehen in den Waden, Neigung zu Schweißen, Erhöhung der Körpertemperatur auf. Bei scheinbar geheilten Kranken kommt es im Anschluß an unvorsichtigen Genuß von Speisen zu Rezidiven; Mangel an Schonung, frühzeitiges Verlassen des Bettes kann gleichfalls dazu führen. Die Diarrhöen sind häufig als erstes Symptom der Cholera anzusehen. In einzelnen Epidemien, z. B. in der letzten Hamburger waren sie aber nicht regelmäßig das Vorspiel zu dem schweren Bilde der Cholera. Jedoch führen sie bei schwachen, alten Personen, bei Kindern, bei Soldaten im Felde, bei ungünstigen äußeren Verhältnissen, bei Menschen mit allgemeiner Erschöpfung nicht allzu selten zum Tode. Die Stühle, welche an Zahl zwischen 1 und 20 pro Tag schwanken, sind meist gelblich gefärbte Dünndarmstühle, es lassen sich in ihnen Cholerabazillen manchmal nur an einem, gewöhnlich aber bis zu acht Tagen nachweisen.

3. Die Cholerine. Häufig entwickelt sich das als Cholerine bezeichnete Krankheitsbild aus einer schon bestehenden Diarrhöe. Viel häufiger aber tritt sie als besondere Krankheitsform auf. Nach vorhergegangener allgemeiner Mattigkeit, Appetitlosigkeit, Abgeschlagenheit, Übelkeit treten plötzlich diarrhoische Stühle auf, welche zunächst gelblich, später aber reiswasserähnlich werden. Kurz nach Beginn der Krankheit stellt sich auch Erbrechen ein. Zuerst werden nur die genossenen Speisen erbrochen, bald wird aber das Erbrochene grünlich dünnflüssig, ist von bitterem Geschmack, selten ist es völlig entfärbt oder reiswasserartig. Das Erbrechen verschwindet verhältnismäßig rasch. Die Durchfälle bleiben dagegen in großer Heftigkeit bestehen. Es tritt Fieber auf, die Haut fühlt sich dabei auffallend kühl an, der Puls ist klein, die Urinsekretion ist gering oder stockt vollständig. Im Urin finden sich spärliche Mengen Eiweiß. Die Patienten klagen über häufiges Ziehen in den Waden. In einem Teil der Fälle erholt sich der Patient von der Cholera vollständig, meist allerdings allmählich. In einem anderen Teile der Fälle kommt es zu einem schweren typischen, eigenartigen Choleraanfall. Nicht so selten entsteht daraus ein febriler oder auch ein fieberloser Krankheitszustand mit allgemeiner Schwäche, leichten Schweißen, belegter Zunge und starkem Durste, ein Krankheitsbild, welches etwa an das sogenannte Cholera-Typhoid erinnert.

In mehreren Choleraepidemien war die Choleradiarrhöe und die Cholerine gewissermaßen die Vorstufe der Cholera gravis. In der letzten Hamburger Epidemie war das in etwa 50 % der Fall.

4. Die Cholera gravis. Sie entwickelt sich entweder langsam, indem ihr längere Zeit ein Prodromalstadium vorausgeht, bald von 1—3 Tagen, bald mehreren Wochen Dauer oder sie entsteht ganz plötzlich. Letzteres kam in der Hamburger Epidemie 1892 in einem großen Teil der Fälle zur Beobachtung. Es besteht ein großer Wechsel der Erscheinungen. Teils geht Übelkeit, Unbehagen, Frösteln dem eigentlichen Anfall voraus, teils bildet sich ohne Vorboten eine stürmische Diarrhöe mit charakteristischen Stühlen und Erbrechen aus. Im Anschluß daran kommt es zu dem von den älteren Autoren als Stadium asphycticum oder algidum cholerae bezeichneten schweren Krankheitsbilde. Vereinzelt entsteht es auch ohne vorhergegangene starke Durchfälle und Erbrechen. Das Auftreten der Durchfälle ist gewöhnlich schon von Ziehen in den Schenkeln, von Kältegefühl an Händen und Füßen und allgemeiner Unruhe begleitet oder gefolgt. Die Stühle nehmen das charakteristische Aussehen der Reiswasserstühle an. Innerhalb von kurzer Zeit kommt es zu großer Schwäche, Übelkeit, Gefühl von Schwindel, Ohrensausen, Herzklopfen, Angst und Beklemmung, Druck in der Herz- und Magengegend. Das Gesicht des Kranken verfällt, die Haut wird graublau und verliert ihren Turgor. Das Erbrochene enthält zuerst noch Speisereste, kurz darauf zeigt es gallige Beschaffenheit, um schließlich den Stuhlentleerungen nicht unähnliche, flockige, reiswasserähnliche Beschaffenheit anzunehmen. Zu der Angst und dem Schmerzgefühl in der Herz- und Magengegend gesellt sich starker Durst und innere Hitze. Ein Teil der Patienten wird aufgeregt und unruhig, ein anderer apathisch und somnolent. Infolge der krampfhaft gespannten Wadenmuskulatur ist ihr Gesicht häufig schmerzhaft verzogen. Die Stimme ist heiser, die Haut kühl, die Nase kalt und spitz, die Stirn mit kaltem Schweiß bedeckt. Die Augen umgibt ein dunkler Ring. Hände, Finger, Lippen und Nägel werden zyanotisch. Die Temperatur sinkt unter die Norm, ohne daß der Kranke sein unerträgliches Hitze- und Durstgefühl los wird. Trinkt er etwas, so tritt sofort wieder Erbrechen auf. Es gesellt sich häufig ein unerträglicher Singultus hinzu. Die Zunge ist in der Regel weißlich belegt und wird häufig schmutzig blau und trocken. Die Temperatur fällt selten unter 35°, der Puls ist schwach, 70—80 in der Minute, selten mehr. Die Respiration ist meistens beschleunigt, 30—40 in der Minute, ohne daß organische Erkrankungen der Lunge vorhanden sind. Die Urinsekretion ist meist aufgehoben oder sehr spärlich. Das Abdomen ist eingesunken und abgeflacht, gibt leicht gedämpften Perkussionsschall. Eine kleine Anzahl von Kranken erholt sich selbst aus diesem schweren Krankheitsbilde, ein großer Teil stirbt aber in äußerster Erschöpfung. Die Patienten liegen mit eingesunkenen Wangen da, Gesicht und Hände mit naßkaltem Schweiß bedeckt, die Haut runzelig, die Falten abhebbar, von graublauer Farbe. Lippen, Finger, Zehen sind blauviolett. Die Stimme ist völlig klanglos, die Respiration oberflächlich, der Puls nicht mehr fühlbar, die Herztöne kaum zu hören, die Muskelkrämpfe erreichen ihre größte Stärke, das Sensorium ist meist völlig benommen, kann allerdings auch frei sein. Erbrechen und Durchfälle können sistieren. Allmählich wird die Atmung langgezogen, röchelnd, seufzend, die Augen werden starr, unter Schwinden des Bewußtseins tritt der Tod ein. Das ganze schreckliche Drama kann sich vom Beginn innerhalb von Stunden, häufig auch im Laufe des ersten oder zweiten Tages abspielen.

5. **Stadium comatosum cholerae, Cholera-Typhoid.** Dieses Stadium schließt sich in einzelnen Fällen dem Stadium algidum an, und die Patienten scheinen auf dem Wege der Besserung zu sein. Plötzlich werden sie von großer Schwäche und Apathie befallen. Kälte und Zyanose der Extremitäten treten von neuem auf. Die wieder fast zur Norm zurückgekehrte Temperatur sinkt von neuem, der Kopf fühlt sich heiß an, das Gesicht ist gerötet, es treten Delirien oder Somnolenz auf, die Krämpfe in der Muskulatur dauern fort.

Diarrhöen und Erbrechen können unverändert fortbestehen. Die Harnsekretion ist erloschen, im tiefen Koma geht der Kranke zugrunde. Aber auch aus diesem schweren Zustand vermag sich der Kranke zu erholen. Es kann unter plötzlichem Ausbruch eines Exanthems und Auftreten von Fieber die Rekonvaleszenz häufig unerwartet einsetzen. Das Stadium comatosum bildet sich manchmal auch direkt im Anschluß an die Cholerine oder Choleradiarrhöe aus.

Besprechung der einzelnen Symptome.

Temperatur. Im Stadium algidum sinkt die Temperatur in der Achselhöhle um 1—2⁰, später auch im Mastdarm um 2 und mehr Grad. Temperaturen
unter 35⁰ werden nur ausnahmsweise beobachtet, während die Temperatur
bei der Choleradiarrhöe und anfangs auch bei Cholera normal sein kann. Subfebrile Temperatur entsteht bei Komplikationen, doch ist selbst bei Komplikationen, wie Pneumonie, höheres Fieber bei Cholerakranken selten nur
zu finden.

Zirkulationsorgane. Der Radialpuls ist klein, fadenförmig, an Zahl
70—80, in einzelnen Fällen leicht beschleunigt, 90—120 Schläge in der Minute.
Bei Aderlässen fällt auf, daß sich dabei aus den Venen fast gar kein Blut entleert. Die Herztöne sind leise und oft kaum zu hören, der Blutdruck ist er-
niedrigt, es kommt zu hochgradiger Zyanose und Abkühlung der peripheren
Körperteile.

Blut. Infolge des Wasserverlustes ist das spezifische Gewicht des Blutes
erhöht, sowohl das des Blutserums, als das der körperlichen Elemente. Die
Zahl der roten Blutkörperchen nimmt um 1—1½ Mill. pro cmm zu. Die Zahl
der Leukocyten ist stark vermehrt. Es sind wiederholt Zahlen von 40—50 000
pro cmm gefunden worden. Die Alkaleszenz sinkt infolge des Verlustes an
Natrium sehr beträchtlich.

Respirationsorgane. Objektive Störungen von seiten der Lungen
werden nur selten beobachtet. Dagegen werden recht häufig subjektive Klagen
über Atemnot und Beklemmung auf der Brust angegeben. Die Vox cholerica
wird wahrscheinlich durch degenerative Prozesse in der Kehlkopf-Muskulatur
oder durch die von Matterstock beobachteten Paresen oder Paralysen der
Stimmbänder verursacht.

Digestionsorgane. Bei einfacher Choleradiarrhöe ist der Magen meist
normal. Der Cholerine geht häufig Appetitlosigkeit und Druckgefühl in der
Magengegend voraus. Mit Beginn der Durchfälle oder kurz nachher tritt Erbrechen auf. Das Erbrochene enthält zuerst Speisereste, später ist es von
galliger oder reiswasserähnlicher Beschaffenheit. Bei Nekrose oder blutiger
Infarzierung der Schleimhaut tritt Blutbrechen ein. Da die Cholera vorzugsweise eine Erkrankung des Dünndarms ist, werden charakteristische Stühle
beobachtet. Wie bereits oben ausgeführt ist, unterscheiden wir:

1. Die einfache Choleradiarrhöe. Es treten Durchfälle auf, ohne
daß die übrigen körperlichen Funktionen sehr darunter leiden. Der Appetit
ist zunächst gut. Die Zunge behält ihre rote Farbe. Im Leibe tritt reichlich
Kollern auf. Die Zahl der Stühle schwankt zwischen 1—10 und mehr innerhalb von 24 Stunden, die Dauer der Durchfälle zwischen einem Tage bis mehrere
Wochen. Die Beschaffenheit der Stühle weicht von denen bei gewöhnlichen Dünndarmkatarrhen nicht ab. Sie enthalten aber Cholerabazillen. Bei
stark vermehrten Durchfällen kommt es zur Verminderung, ja Sistieren der
Urinausscheidung und zu Albuminurie.

In einer großen Anzahl der Fälle genesen die Kranken, ohne weitere
Folgen zu behalten. Bei alten, schwachen Personen tritt vereinzelt der Tod
ein, ohne daß die Stühle ihren fäkulenten Charakter verloren haben.

2. Die Darmerscheinungen bei der Cholerine schließen sich entweder an die einfachen Choleradiarrhöen an, ohne daß man besondere Krank-
heitsabschnitte unterscheiden kann, oder sie treten ohne Prodromalstadien
auf. Häufig allerdings gehen Zeichen der Intoxikation, Unbehaglichkeit, Kopfschmerzen, Abgeschlagenheit der Glieder, Störung des Appetites, belegte Zunge
dem eigentlichen Anfalle voraus. Erst dann folgen die anfangs gelbbraunen,

später mehr gelblichen Entleerungen, gleichzeitig tritt Erbrechen auf. Die Dauer der Cholerine schwankt zwischen $\frac{1}{2}$—4 Tagen. Die Stühle haben auf der Höhe des Anfalles typische reiswasserähnliche Beschaffenheit von einem faden Geruche. Mikroskopisch enthalten sie Kommabazillen, verschiedene andere Arten von Bakterien, Darmepithelien und Detritusmassen. Man hat die Cholerabazillen 1—24 Tage und länger nachweisen können.

In einzelnen Fällen gelingt es nicht bei den ersten Untersuchungen Cholerabazillen zu finden. Die Untersuchung muß deshalb bei klinischem Verdacht mehrmals wiederholt werden. Der Urin ist meist bei der Cholerine sehr spärlich und enthält Eiweiß und reichliche Mengen von Indikan.

Harn-Organe. Wie bereits mehrfach erwähnt, erfährt die Sekretion der Nieren in den verschiedenen Stadien der Cholera Veränderungen. Bei leichteren Choleraanfällen tritt Harnverminderung resp. Anurie, Albuminurie, Zylindrurie und mäßige Indikanurie auf. Bei irgendwie schwereren kommt es regelmäßig zur vollständigen Anurie. Unter ca. 3000 Cholera-Fragebögen, welche Rumpf aus der Hamburger Epidemie vorlagen, fanden sich nur 698 Fälle vermerkt, welche in den ersten Tagen der Erkrankung keine Anurie hatten. Die Urinausscheidung dürfte insofern ein prognostisch zu verwertendes Symptom der Cholera sein, als normale oder fast normale Harnmengen am ersten resp. zweiten Tag der Erkrankung eine verhältnismäßig günstige Vorhersage gestatten. Allerdings schließt auch eine schwere, zehn Tage und länger dauernde Oligurie Genesung nicht aus. Kommt es nach der Periode der Anurie zur Harnausscheidung, so ist die Menge in den ersten Tagen sehr gering, bis 20—40 ccm, seltener bis 400 und 500 ccm. Er enthält regelmäßig Eiweiß, hyaline und fein granulierte Zylinder, das spezifische Gewicht nicht sehr hoch, 1010—1015. Das Indikan ist beträchtlich vermehrt.

Das Nervensystem. Als wichtigstes Symptom von seiten des Nervensystems bei der Cholera sind die regelmäßig auftretende Muskelschwäche und Muskelkrämpfe zu nennen. Die Kranken brechen hin und wieder wie gelähmt zusammen oder schleppen sich mühsam weiter. Später stellt sich Ziehen und Spannung, sowie Krämpfe in den Waden ein. Auch die oberen Extremitäten, die Brust-, Bauch-, Rücken- und Gesichtsmuskeln können getroffen werden. Die Dauer der Krämpfe ist meist eine kurze, der Schmerz dabei stets ein sehr großer. Die Psyche ist im Stadium algidum getrübt, bei einzelnen Patienten tritt eine allgemeine Apathie auf, andere Kranke bleiben bis zum Tode vollständig klar. Im Stadium comatosum der Cholera sind die Kranken unklar, somnolent, delirieren, Symptome, welche wohl mit der Intoxikation zusammenhängen.

Haut. Die Haut der Cholerakranken ist feucht, kalt, von graublauer Farbe, emporgehobene Falten bleiben längere Zeit bestehen. Manchmal treten schwere nekrotische Prozesse in Gestalt von bräunlichen und schwärzlichen Herden auf.

Nach Ablauf des eigentlichen Anfalles wurden in manchen Choleraepidemien auf der Haut der Cholerakranken häufig Exantheme beobachtet. Sie entwickeln sich meist in der zweiten, selten in der ersten Woche. Es entstehen gewöhnlich erst Erythemflecken, welche sich manchmal schnell flächenhaft ausbreiten, so daß sie einen erysipelartigen Eindruck machen. Die Farbe ist gewöhnlich hellrot, manchmal mit einem Stich ins Käferbraune. Die Exantheme beginnen in der Regel an den Armen, selten im Gesicht und am Rumpf. Auch urtikariaähnliche oder an Scarlatina oder Variola erinnernde Exantheme sind beschrieben worden.

Da in vielen Epidemien große Mengen von Quecksilber, meist in Form von Kalomel, gegeben worden sind, so ist es, meiner Meinung nach, sehr wahrscheinlich, daß ein Teil der sogenannten Choleraexantheme als Quecksilber-exantheme zu deuten sind.

Anderweitige Störungen. An der Kornea und Konjunktiva treten in einzelnen Fällen nekrotische Prozesse in Gestalt von bräunlichen und schwärz-lichen Herden auf, welche bei eintretender Rekonvaleszenz abgestoßen werden. Griesinger beschreibt mumifizierenden Brand an den Fingern und Zehen. Wall berichtet über Gangrän des Skrotums und des Penis, Reiche über symmetrische Gangrän der Kutis an beiden Ohrrändern. Während der Schwanger-schaft können starke Metrorrhagien auftreten, wie auch viele Aborte beob-achtet wurden.

Komplikationen und Nachkrankheiten. Gleichzeitig mit der Cholera wurde das Bestehen von croupöser Pneumonie, seltener von katarrhalischer Pneumonie oder Hypostase oder Ödem der Lungen beobachtet. Die Pneumonien sind meistens dadurch ausgezeichnet, daß das Fieber nur gering ist oder überhaupt fehlt, dagegen werden die übrigen physikalischen Symptome, wie sie durch Perkussion und Auskultation feststellbar sind, nicht nennens-wert durch die Cholera beeinflußt. In einzelnen Fällen besteht neben der Cholera gleichzeitig ein Typhus abdominalis. Roseolen, Milztumor, Fieber-kurve erfahren meist keine Veränderung. Die Stühle sind reiswasserähnlich. Auch hierbei ist wiederholt das Fehlen von Fieber konstatiert worden. Ja, auch die übrigen Typhussymptome können so zurücktreten, daß die Krankheit erst bei der Obduktion entdeckt wird.

Die bei der Obduktion nicht zu selten gefundenen diphtheritischen Veränderungen des Darmes bei gleichzeitig bestehender Cholera sind bei Lebzeiten kaum sicher zu diagnostizieren. Wenn Blut und Eiter im Stuhl abgehen, kann man daran denken. Bei diphtheritischen Entzündungen der Blase und des Uterus tritt regelmäßig Blut im Urin, resp. in der Vagina auf. Hämorrhagien aus den weiblichen Genitalorganen sind vielfach im Verlaufe der Cholera zu beobachten. Anatomisch fand man häufig hämorrhagische Infarzierung der Uterusmuskulatur als Ursache dafür. Bei Graviden kommt es häufig zum Abort, resp. zur Frühgeburt. Die Kinder werden meist tot geboren. Auch für die Mutter ist die Prognose häufig eine ungünstige.

Von seiten des Darmes treten als Komplikationen trotz Besserung des Allgemeinbefindens starke Diarrhöen auf, nachdem der eigentliche Cholera-anfall bereits abgeklungen ist. Die Stühle sind gallig verfärbt und riechen fäkulent. Kommabazillen fehlen dabei meistenteils. Anatomisch handelt es sich dabei um sekundär dazutretende Katarrhe.

Von seiten der Nieren scheinen dauernde Störungen gewöhnlich nicht zurückzubleiben.

Rumpf beobachtete in den Jahren nach der Hamburger Epidemie bei einer Anzahl von Kranken schwere neurasthenische Zustände, welche auf eine überstandene Choleraerkrankung zurückgeführt wurden.

Verlauf, Dauer, Mortalität. Wie bei anderen Infektionskrankheiten, hat auch bei der Cholera jede Epidemie ihren besonderen Charakter. In einigen treten Erscheinungen von seiten des Magendarmkanales, in anderen mehr die Symptome der Intoxikation in den Vordergrund. Die Dauer der Cholera ist eine kurze. Die Choleradiarrhöe besteht gewöhnlich nur 1—2 Tage, selten bis zu 24 Tagen. Die Cholerine dauert meist nur 1—2 Tage, selten vergehen bis zur Wiederherstellung 10—14 Tage. Die Cholera gravis ist von etwas längerer Dauer, besonders wenn ihr Diarrhöen vorausgehen. Der eigentliche Anfall kann nur einige Stunden dauern, auch der Tod kann bereits in dieser Zeit eintreten. Nach Griesinger erfolgt die Mehrzahl aller Todesfälle im Laufe der ersten 48 Stunden, die größte Mehrzahl von diesen wieder am ersten Tage. Von den fast 5000 Todesfällen der ersten Pariser Epidemie betrug die mittlere Dauer der Krankheit 61, bei der Höhe der Epidemie nur 43 Stunden. Ähnliche Erfahrungen wurden bei der Epidemie vom Jahre 1892 gemacht, dagegen erfolgten im Jahre 1893 weniger als die Hälfte der Todesfälle in den ersten drei Tagen, die Mehrzahl aber später bis zum 24. Tage. Die durchschnittliche Mortalität der Cholera, die bei den einzelnen Epidemien schwankt, beträgt etwa 50—60 %.

Pathologische Anatomie. Das Äußere, namentlich das der im Stadium algidum Verstorbenen bietet meist etwas Charakteristisches dar. Die Leichen faulen langsam, die Haut ist häufig von graubrauner Farbe; die Lippen, Augenlider, Finger und Füße sind grauschwarz; die Augen sind tief eingesunken, von blauen Rändern umgeben, das Abdomen ist eingesunken; die Totenstarre beträchtlich, die Haltung der Glieder fechterartig, die Finger sind stark gekrümmt, verhältnismäßig häufig sind postmortale Zuckungen. Die in späteren Stadien der Krankheit Verstorbenen zeigen keine Eigentümlichkeiten. Die während des Lebens hin und wieder beobachteten Exantheme sind auf dem Sektionstisch nicht zu sehen.

Die Muskulatur zeigt für gewöhnlich keine Veränderung. In der Muskulatur des Kehlkopfes und Zwerchfelles hat Boltz häufig feinkörnige Trübung beobachtet.

Die Trachea und größeren Bronchien sind gerötet, mit schleimigem Inhalt gefüllt, hin und wieder sind Soorauflagerungen zu finden.

Die Pleura enthält vielfach Hämorrhagien, in den Lungen finden sich als Komplikation lobäre und häufiger noch lobuläre Pneumonien.

Der Herzmuskel ist meist feinkörnig getrübt. Auf dem Epikard finden sich vielfach Hämorrhagien.

Der Dünndarm zeigt eine rosarote Färbung und ist stark injiziert, die Serosa mit fadenziehendem Überzug bedeckt. Der Füllungszustand der Därme ist ein wechselnder. Zum Teil sind sie leer, zum Teil schwappend mit trübweißem Inhalt gefüllt. Häufig sind Invaginationen zu konstatieren. Der Inhalt wird meist als reiswasserartig bezeichnet, eine Bezeichnung, die aber nur für einen Teil der Fälle zutrifft. Häufig ist er farblos, in seltenen Fällen gelblich und blutig gefärbt, vereinzelt auch durchaus uncharakteristisch, wie ein gewöhnlicher diarrhoischer Stuhl. Nach dem fünften Krankheitstage werden reiswasserähnliche Stühle überhaupt nicht mehr angetroffen. Die Reaktion des Inhaltes ist im oberen Dünndarm meist sauer, in tieferen Darmgegenden dagegen alkalisch.

Die Darmschleimhaut zeigt eine wechselnde Färbung von hellrot bis schwarzroter Suffusion. Sie ist auf größeren Strecken ihres Epithels beraubt, die solitären Follikel sind angeschwollen und häufig von Hämorrhagien umsetzt und umgeben; in späteren Stadien finden sich diphtherische, resp. nekrotische Veränderungen der Darmschleimhaut. Häufig ist es im Anschluß daran zu Verschorfungen und flächenhaften Ulzerationen der Mucosa gekommen. Die Abstoßung des Oberflächenepithels des Darmes ist nach E. Fränkel ein vitaler spezifischer Prozeß, kein postmortaler Vorgang. Die Cholerabazillen findet man nicht nur auf der Oberfläche des Darmes, sondern auch in den tieferen Partien, in der Submucosa und in dem Innern der Lieberkühnschen Drüsen.

Der Magen ist meist nicht verändert, nur in seltenen Fällen sind schon ähnliche Prozesse wie im Darme zu konstatieren. Die Milz ist gleichfalls in den meisten Fällen unverändert, selten werden einzelne Hämorrhagien darin angetroffen. Sie ist, wie durch Kulturen mikroskopisch nachgewiesen werden kann, frei von Kommabazillen. Ähnlich verhält sich die Leber; in einzelnen Fällen ist eine Cholecystitis konstatiert worden.

Die Nieren zeigen in allen Stadien der Krankheit schwere Veränderungen. Häufig schon 4—10 Stunden nach Beginn der Erkrankung, wenn makroskopisch keine Abweichung von der Norm vorhanden ist, sieht man mikroskopisch schon herdweise Anschwellung der Epithelien der gewundenen Harnkanälchen. Vereinzelte Zellen sind schon dem Kerntod verfallen. In bezug auf die Protoplasmaschwellung und Zerklüftung sind graduelle Unterschiede zu verzeichnen. In einzelnen Fällen findet man mikroskopisch eine allgemeine Kernnekrose der Epithelien und der ganzen Rindensubstanz. Meistens finden sich aber vor allem Veränderungen des Zellprotoplasmas; bei Personen, welche mit ein oder zwei Krankheitstagen gestorben sind, kommt es zu einer hochgradigen Auflockerung, später zu einem richtigen Zerfall derselben. Die Nieren sind am zweiten bis dritten Tage von Beginn der Erkrankung meist makroskopisch stark geschwollen und durch auffallenden Blutreichtum ausgezeichnet. Mikroskopisch findet man eine starke Füllung der Glomeruli und intratubulären Kapillaren.

Daneben sieht man eine starke Plasmolyse und zahlreiche hyaline oder grobkörnige Zylinder, welche sowohl die gewundenen Kanälchen, als auch die Henleschen Schleifen und einzelne gerade Harnkanälchen ausfüllen. Veränderungen anderen Charakters treten auch in späteren Stadien nicht auf. Makroskopisch bietet allerdings in dieser Zeit die

Choleraniere ihre größte Mannigfaltigkeit, so ist meist der Farbenton der Schnittfläche ein rotgrauer oder gelblichroter, um in den nächsten Tagen eine fast gelbliche Beschaffenheit anzunehmen. Auf dem Durchschnitt sieht man diese Nuancen nur in der Rindensubstanz, während die Markkegel auch in den späteren Stadien dunkelrot gefärbt bleiben. Mit Ablauf der dritten Krankheitswoche ist die Regeneration der Nieren meistens eine mehr oder weniger vollkommene. Thrombenbildung und Infarkte, metastatische Abszesse in den Nieren sind als zufällige Befunde anzusehen. Die Blase ist meist kontrahiert, entweder völlig leer oder enthält nur wenige Tropfen meist trüben Urins, in welchem sich hyaline oder fein granulierte Zylinder nachweisen lassen. Vom dritten Krankheitstage an ist häufig mehr oder weniger reichlich klarer Urin vorhanden. Die Schleimhaut weist häufig Hämorrhagien auf, in seltenen Fällen nekrotische Prozesse.

Der Uterus des bereits menstruierten Weibes zeigt mehr oder weniger umfangreiche Blutungen in das offene Lumen der Uterushöhle nebst Infarzierungen der oberflächlichen Schichten. Mikroskopisch findet sich eine häufig tiefgehende Infarzierung der Uterus-Mucosa mit starker Erweiterung der Gefäße und Vorhandensein von zahlreichen Mastzellen.

Die Vagina ist vereinzelt durch diphtheritische oder ulzeröse Veränderungen ausgezeichnet.

Das Fettmark der Röhrenknochen Erwachsener wird fast immer in solches von Himbeerfarbe und Geleekonsistenz umgewandelt und weist vielfach Hämorrhagien auf.

Diagnose. Die Diagnose der Cholera im Anfang einer Epidemie kann sehr schwierig sein. Das Krankheitsbild ist allerdings in einzelnen Fällen so charakteristisch, daß differential-diagnostisch nur Cholera nostras und ev. Arsenvergiftung neben der Cholera asiatica in Frage kommen können. Treten gehäufte Fälle von choleraähnlichen Erkrankungen mit hoher Mortalität auf, so wird man klinisch die Diagnose sicher stellen können. Den Ausschlag kann aber bei dem ersten Falle nur die bakteriologische Untersuchung geben. Von dieser Erwägung ausgehend, ist vom preußischen Ministerium die bekannte Anleitung für die bakteriologische Feststellung der Cholerafälle herausgegeben worden, welche bei der Wichtigkeit der Sache hier in extenso folgt:

Anweisung zur Entnahme und Versendung choleraverdächtiger Untersuchungsobjekte.

A. Entnahme des Materials.

a) Vom Lebenden.

Ausleerungen: Etwa 50 ccm der Ausleerungen [1]) werden ohne Zusatz eines Antiseptikums oder auch nur von Wasser aufgefangen. Gleichzeitig wird auf eine Anzahl Deckgläschen — von jeder Probe sechs — je ein Tröpfchen der Ausleerungen, womöglich ein Schleimflöckchen, gebracht, mit einer Skalpellspitze fein verteilt und dann mit der bestrichenen Seite nach oben zum Trocknen hingelegt (Ausstrichpräparate). Endlich empfiehlt es sich, gleich an Ort und Stelle drei schräg erstarrte Agarröhrchen (ein Original und zwei Verdünnungen) mit etwas Darminhalt oberflächlich zu impfen und mitzusenden. Die hierzu erforderlichen Agarröhrchen sind von der nächsten Untersuchungsstelle zu beziehen.

Wäschestücke: Frisch mit Ausleerungen beschmutzte Wäschestücke werden wie Proben von Ausleerungen behandelt.

Blut: Handelt es sich um nachträgliche Feststellung eines abgelaufenen choleraverdächtigen Falles, so kann diese durch Untersuchung einer Blutprobe vermittelst des Pfeifferschen Versuchs der Agglutinationsprobe geschehen. Man entnimmt mindestens 3 ccm Blut durch Venenpunktion am Vorderarm oder sterilen Schröpfkopf und sendet es in einem steril zugeschmolzenen Reagenzglas ein. Scheidet sich das Serum rasch ab, so kann demselben zur besseren Konservierung 0,5 % Phenol hinzugesetzt werden.

b) Von der Leiche.

Die Obduktion der Leiche ist sobald als möglich nach dem Tode auszuführen und in der Regel auf die Eröffnung der Bauchhöhle und Herausnahme von drei Dünndarm-

---

[1]) Anmerkung: Ist keine freiwillige Stuhlentleerung zu erhalten, so ist dieselbe durch Einführung von Glyzerin zu bewirken.

schlingen zu beschränken. Zu entnehmen und einzusenden sind drei doppelt unterbundene 15 cm lange Stücke, und zwar aus dem mittleren Teile des Ileum, etwa 2 cm oberhalb der Ileocökalklappe. Besonders wertvoll ist das letztbezeichnete Stück, welches daher bei der Sendung niemals fehlen sollte.

B. Auswahl und Behandlung der zur Aufnahme des Materials bestimmten Gefäße.

Am geeignetsten sind starkwandige Pulvergläser mit eingeschliffenem Glasstöpsel und weitem Halse, in Ermangelung derselben Gläser mit glattem zylindrischen Halse, welche mit gut passenden, frisch ausgekochten Korken zu verschließen sind.

Die Gläser müssen vor dem Gebrauche frisch ausgekocht, dürfen dagegen nicht mit einer Desinfektionsflüssigkeit ausgespült werden.

Nach der Aufnahme des Materials sind die Gläser sicher zu verschließen und ist der Stopfen mit Pergamentpapier zu überbinden; auch ist an jedem Glase ein Zettel, der genaue Angaben über den Inhalt unter Bezeichnung der Person, von welcher es stammt, und der Zeit der Entnahme (Tag und Stunde) enthält, fest aufzukleben oder sicher anzubinden.

C. Verpackung und Versendung.

In einer Sendung dürfen nur immer Untersuchungsmaterialien von einem Kranken, bzw. einer Leiche verpackt werden. Ein Schein ist beizulegen, auf dem anzugeben sind: die einzelnen Bestandteile der Sendung, Name, Alter, Geschlecht des Kranken bzw. der Leiche, Tag und Ort der Erkrankung, Heimatsort bzw. Herkunftsort der von auswärts zugereisten Personen, Krankheitsform, Tag und Stunde der Erkrankung bzw. des Todes.

Zum Verpacken dürfen nur feste Kisten — keine Zigarrenkisten, Pappschachteln u. dergl. — benutzt werden. Deckgläschen werden in Fließpapier eingeschlagen und mit Watte in einem leeren Deckglasschächtelchen fest verpackt. Die Gläser und Schächtelchen sind in den Kisten mittelst Holzwolle, Heu, Stroh, Watte u. dergl. so zu verpacken, daß sie unbeweglich liegen und nicht aneinander stoßen.

Die Sendung muß mit starkem Bindfaden umschnürt, versiegelt und mit der deutlich geschriebenen Adresse der Untersuchungsstelle, sowie mit dem Vermerke: „Vorsicht" versehen werden.

Bei Beförderung durch die Post ist die Sendung als „dringendes Paket" aufzugeben und der Untersuchungsstelle, an welche sie gerichtet ist, telegraphisch anzukündigen.

Bei der Entnahme, Verpackung und Versendung des Materials ist jeder unnütze Zeitverlust zu vermeiden, da sonst das Ergebnis der Untersuchung in Frage gestellt werden würde.

Anleitung für die bakteriologische Feststellung der Cholera.

I. Untersuchungsmethoden.

1. Mikroskopische Untersuchung.
   a) von Ausstrichpräparaten (wenn möglich von Schleimflocken). Färbung mit verdünnter Karbolfuchsinlösung (1 : 9).
   b) im hängenden Tropfen, anzulegen mit Peptonlösung, sofort und nach halbstündigem Verweilen im Brutschrank bei 37° frisch gefärbt zu untersuchen.
2. Gelatineplatten.
   Menge der Aussaat eine Öse (womöglich von einer Schleimflocke), zu den Verdünnungen je drei Ösen. Zwei Serien zu je drei Platten anzulegen, nach 18 stündigem Verweilen im Brutschrank bei 37° bei schwacher Vergrößerung untersuchen, Klatsch- ev. Ausstrichpräparate und Reinkulturen herzustellen.
3. Agarplatten.
   Menge der Aussaat eine Öse, welche in bekannter Weise zur Herstellung von drei Platten verwendet wird. Zur größeren Sicherheit ist diese Aussaat doppelt anzulegen. Es kann auch statt dessen so verfahren werden, daß eine Öse des Aussaatmaterials in 5 ccm Fleischbrühe verteilt und hiervon je eine Öse auf je eine Platte übertragen wird; in diesem Falle genügen drei Platten. Nach 12—18 stündigem Verweilen im Brutschrank bei 37° untersuchen wie bei 2.
4. Anreicherung mit Peptonlösung.
   a) in Röhrchen von je 10 ccm Inhalt. Menge der Aussaat eine Öse, Zahl der Röhrchen sechs; nach 6- und 12 stündigem Verweilen im Brutschrank bei 37° mikroskopisch zu untersuchen; bei Entnahme der Probe darf

das Röhrchen nicht geschüttelt werden; von einem Röhrchen, welches am meisten verdächtig ist, Cholerabakterien zu enthalten, werden für weitere Untersuchungen mit je einer Öse drei Peptonröhrchen geimpft und je eine Serie Gelatine- und Agarplatten angelegt. Die Peptonröhrchen sind vor der Impfung im Brutschrank bei 37⁰ vorzuwärmen.

   b) im Kölbchen mit 50 ccm Peptonlösung. Menge der Aussaat 1 ccm Kot, Zahl der Kölbchen 4; nach 6- und 12 stündigem Verweilen im Brutschrank bei 37⁰ untersuchen wie bei a.

5. Anlegen von Reinkulturen.

   Dasselbe erfolgt in der benannten Weise am besten von der Agarplatte aus, Anlegen von Gelatinestichkulturen und Kulturen auf schräg erstarrtem Agar.

6. Prüfung der Reinkulturen.

   a) durch Prüfung der Agglutinationsfähigkeit.
   b) durch den Pfeifferschen Versuch.

II. Gang der Untersuchung.

1. In den ersten Fällen.

   Es sind sämtliche Methoden anzuwenden, und zwar in folgender Reihenfolge 1. Impfung der Peptonröhrchen, 2. Herstellung der mikroskopischen Präparate, 3. Anfertigung von Gelatine- und Agarplatten, 4. Untersuchung der mikroskopischen Präparate, 5. Herstellung von Reinkulturen, 6. Prüfung derselben vermittelst des Agglutinations-, sowie des Pfeifferschen Versuchs.

2. In folgenden Fällen ist ebenso wie bei den ersten Fällen zu verfahren, jedoch sind statt sechs nur drei Peptonröhrchen, statt je zwei nur je eine Serie der Gelatine- und Agarplatten, statt letzterer ev. auch Röhrchen mit schräg erstarrtem Agar zu impfen. Prüfung der verdächtigen Kolonien nur vermittelst des Agglutinationsversuchs im hängenden Tropfen.

3. Bei Ansteckungsverdächtigen („Evakuierten") und bei Rekonvaleszenten.

   Die mikroskopische Untersuchung fällt fort, falls nicht die Ausleerungen choleraartig sind. Statt der sechs Peptonröhrchen ein Peptonkölbchen (s. I 4 b). Von da aus Anlegen je einer Serie Gelatine- und Agarplatten. Prüfung der verdächtigen Kolonien nur im hängenden Tropfen vermittelst des Agglutinationsversuchs. Sonst wie bei 2.

4. Wasseruntersuchung.

   Mindestens 1 Liter des zu untersuchenden Wassers wird mit einem Kölbchen (100 ccm) der Peptonstammlösung versetzt und gründlich durchgeschüttelt, dann in Kölbchen zu je 100 ccm verteilt und nach 8- bis 18 stündigem Verweilen im Brutschrank bei 37⁰ in der Weise untersucht, daß mit Tröpfchen, welche aus der obersten Schicht entnommen sind, mikroskopische Präparate, und von denjenigen Kölbchen, an dessen Oberfläche nach Ausweis des mikroskopischen Präparats die meisten Vibrionen vorhanden sind, Peptonröhrchen, Gelatine- und Agarplatten angelegt und wie zu 1 weiter untersucht werden. Zur Prüfung der Reinkulturen Agglutinations- und Pfeifferscher Versuch.

III. Beurteilung des Befundes.

Zu II. 1. (In ersten Fällen).

   Die Diagnose Cholera ist erst dann als sicher anzusehen, wenn sämtliche Untersuchungsmethoden ein positives Ergebnis haben, wichtig ist namentlich eine hohe Agglutinierbarkeit und der positive Ausfall des Pfeifferschen Versuchs. Ergibt sich bei der mikroskopischen Untersuchung eine Reinkultur von Vibrionen in der charakteristischen Anordnung, und finden sich auf der Gelatineplatte Kolonien von typischem Aussehen, so kann die vorläufige Diagnose Cholera gestellt werden, vor Abgabe der endgültigen Diagnose muß aber das Ergebnis der ganzen Untersuchung abgewartet werden.

   Gibt die Agglutinationsprobe im hängenden Tropfen nicht absolut einwandsfreie Resultate, so ist die quantitative Bestimmung der Agglutinierbarkeit vorzunehmen, sobald eine Reinkultur von verdächtigen Kolonien gewonnen worden ist.

Zu II. 2. (In folgenden Fällen.)

   Die Diagnose Cholera kann gestellt werden bei positivem Ausfall der mikroskopischen Untersuchung, sowie bei charakteristischer Beschaffenheit der Kolonien in Gelatine und auf Agar und bei positivem Ausfall des Agglutinationsversuchs im hängenden Tropfen.

Zu II. 3. (Bei Ansteckungsverdächtigen und Rekonvaleszenten.)

Cholera ist bei Ansteckungsverdächtigen als nicht vorhanden anzusehen, wenn bei zwei durch einen Tag voneinander getrennten Untersuchungen der Fäces keine Cholerabakterien gefunden worden sind; Rekonvaleszenten sind als nicht mehr ansteckungsfähig anzusehen, wenn dieselbe Untersuchung an drei durch je einen Tag getrennten Tagen negativ ausgefallen ist.

Zu II. 4. (Wasser.)

Etwa im Wasser nachgewiesene Vibrionen sind nur dann als Cholerabakterien anzusprechen, wenn die Agglutinierbarkeit eine entsprechende Höhe hat und der Pfeiffersche Versuch positiv ausgefallen ist.

IV. Feststellung abgelaufener Cholerafälle.

Abgelaufene choleraverdächtige Krankheitsfälle lassen sich feststellen durch Untersuchung des Blutserums der Erkrankten. Aus dem vermittelst Schröpfkopfs gewonnenen Blut stellt man mindestens 1 ccm Serum her und macht damit verschiedene abgestufte Verdünnungen mit 0,8 % Kochsalzlösung behufs Prüfung auf agglutinierende Eigenschaften gegenüber einer bekannten frischen Cholerakultur und behufs Anstellung des Pfeifferschen Versuchs.

Anhang.

1. Bereitung der Gelatine.
   a) Herstellung von Fleischwasserpeptonbrühe: ½ kg in Stücken gekauftes und im Laboratorium zerkleinertes Rindfleisch wird mit 1 Liter Wasser angesetzt, 24 Stunden lang in der Kälte und 1 Stunde lang bei 37⁰ digeriert und durch ein Seihtuch gepreßt. Von diesem Fleischwasser wird 1 Liter mit 10 g Pepton siccum Witte und 5 g Kochsalz versetzt, ½ Stunde lang gekocht, mit Sodalösung alkalisch gemacht. ³/₄ Stunden lang gekocht und filtriert.
   b) Herstellung der Gelatine: Zu 1 Liter Fleischwasserpeptonbrühe werden 100 g Gelatine gesetzt, bei gelinder Wärme gelöst, alkalisch gemacht — die erforderliche Alkaleszenz wird erreicht, wenn nach Herstellung des Lackmusneutralpunktes pro 100 ccm Gelatine 3 ccm einer 10 %-Lösung von kristallisiertem kohlensauren Natron zugesetzt werden — ³/₄ Stunden lang in strömendem Dampf erhitzt und filtriert.
2. Bereitung des Agars.
   a) Herstellung von Fleischwasserpeptonbrühe wie: bei 1 a.
   b) Herstellung des Agars: Zu 1 Liter Fleischwasserpeptonbrühe werden 30 g pulverisierter Agar hinzugesetzt, alkalisiert wie bei 1 b, entsprechend lange gekocht und filtriert.
3. Bereitung der Peptonlösung.
   a) Herstellung der Stammlösung: In 1 Liter destilliertem sterilisierten Wasser werden 100 g Pepton siccum Witte, 100 g Kochsalz, 1 g Kaliumnitrat und 2 g kristallisiertes kohlensaures Natron in der Wärme gelöst, die Lösung wird filtriert, in Kölbchen zu je 100 ccm abgefüllt und sterilisiert.
   b) Herstellung von Peptonlösung: Von der vorstehenden Stammlösung wird eine Verdünnung von 1 : 9 Wasser hergestellt und zu je 10 ccm in Röhrchen und zu je 50 ccm in Kölbchen abgefüllt und sterilisiert.
4. Agglutinationsversuch.
5. Pfeifferscher Versuch.

Prognose. Die Prognose der Cholera ist abhängig von der Schwere des Krankheitsbildes. Die Cholerainfektion ohne Krankheitssymptome verläuft meist günstig. Bei Kindern, Schwachen, durch Alkohol oder Strapazen geschwächten Menschen ist aber auch hier in vielen Fällen eine Verschlimmerung zu beobachten.

Die Prognose des schweren Choleraanfalles ist eine recht zweifelhafte. Patienten im Alter von 5—25 Jahren haben die meisten Aussichten auf Wiederherstellung. Die individuelle Widerstandskraft spielt dabei die größte Rolle. Mit Überstehen des Choleraanfalles ist der Kranke noch keineswegs gerettet; tritt Fieber danach ein, so wird die Prognose günstiger, als wenn dauernd subnormale Temperatur vorhanden ist. Weichen der Somnolenz gilt meist als ein

günstiges Zeichen, auch das Auftreten eines Exanthems wird von manchen
Ärzten als solches gedeutet; ob mit Recht, erscheint mir aber sehr fraglich.

Prophylaxe. Die Prophylaxe bei der Cholera ist eine persönliche und
eine staatliche.

Zur Abwehr der Cholera wurden von den Bevollmächtigten Deutschlands, Öster-
reich-Ungarns, Italiens, Frankreichs, der Niederlande, Rußlands, der Schweiz, Belgiens,
Luxemburgs und Montenegros am 15. April 1893 auf der internationalen Cholerakonferenz zu Dresden Beschlüsse gefaßt, welche heute für den größten Teil der
Kulturstaaten bindend sind.

Die wichtigsten Punkte sind nach Marx folgende:
1. Jede Regierung ist verpflichtet, den diplomatischen oder konsularischen Ver-
   tretungen die Bildung eines Choleraherdes anzuzeigen.
2. Von der Einfuhr können nur ausgeschlossen werden Leibwäsche, Hadern, Lumpen.
3. Desinfiziert sollen in allen Ländern werden Wäsche, alte und getragene Kleidungsstücke und Umzugsgut, falls dieselben aus einem choleraverseuchten Bezirke
   stammen.
4. Landquarantänen sollen nicht mehr errichtet werden. (Ausnahmen bestehen
   für Mekkapilger.) Nur die an Cholera oder choleraverdächtigen Erscheinungen
   Erkrankten dürfen zurückgehalten werden. Im übrigen sollen die Reisenden
   untersucht werden und, wenn sie aus einem verseuchten Ort stammen, einer
   fünftägigen Überwachung an ihrem Reiseziel unterworfen werden.
5. Behandlung der Schiffe. Als verseucht gilt ein Schiff, welches Cholera an Bord
   hat, oder auf welchem in den letzten sieben Tagen ein Cholerafall vorgekommen
   war. Verdächtig ist ein Schiff, das Cholera an Bord gehabt, jedoch nicht in den
   letzten sieben Tagen. Rein ist ein Schiff, das, wenn es auch aus einem verseuchten Hafen kommt, Cholera nicht an Bord gehabt hat. Die Besatzung und
   die Passagiere eines verseuchten Schiffes werden, wenn angängig, sofort ausgeschifft und einer Beobachtung nicht länger als fünf Tage unterworfen. Kranke
   werden sofort ausgeschifft und isoliert. Schmutzige Wäsche, Bekleidungsgegen-
   stände usw. werden desinfiziert, ebenso auch das Schiff (Auspumpen des Kiel-
   wassers, Ersatz des Trinkwassers). Bei verdächtigen Schiffen findet eine ärztliche Revision statt, ferner Desinfektion der Wäsche und der Bekleidungsgegen-
   stände, falls dieselben nach Ansicht der Hafenpolizei mit Cholera in Berührung
   gekommen sind, und ev. Desinfektion des Schiffes. Reine Schiffe werden sofort
   zum freien Verkehr zugelassen.

Die lokalen Maßnahmen sind kurz folgende:
In verseuchten Orten sind alle Gelegenheiten zur Ansammlung größerer Volks-
massen zu verbieten und sind demgemäß unter Umständen auch die Schulen zu schließen.
Den hygienischen Verhältnissen des Ortes ist eine besondere Beachtung zu schenken, um
neue Quellen der Infektion zu verhüten und die alten zu verstopfen. Es ist Meldepflicht
und obligatorische Leichenschau durchzuführen. Es sind bakteriologisch ausgebildete
Ärzte anzustellen. Kranke sind in Isolierspitäler überzuführen, öffentliche Verkehrsmittel
sind zum Transport auszuschließen. Die Entlassung von Rekonvaleszenten findet erst
statt, wenn durch bakteriologische Untersuchung festgestellt ist, daß keine Vibrionen mehr
ausgeschieden werden. Die Leichen sind baldmöglichst zu beerdigen. Es ist dafür Sorge
zu tragen, daß Waren, welche die Infektion verbreiten können, den verseuchten Ort nicht
verlassen. Der Eisenbahnverkehr ist einzuschränken, doch empfiehlt sich eine ärztliche
Visitation der Reisenden, ähnlich der auf den Schiffen durchgeführten. Besonderes Augenmerk ist auf den Wasserverkehr zu richten. Eine energisch durchgeführte Strompolizei
hat verdächtige Schiffe und Flösse festzuhalten. Sämtliche Schiffer und Flösser sind zu
untersuchen und ist denselben strengstens zu verbieten, ihre Dejekte in die Wasserläufe
zu entleeren. Allgemein ist durch Belehrung vor dem Gebrauch von Flußwasser, sei es als
Trinkwasser, sei es als Spül- und Waschwasser, zu warnen. Es sind genügend Brunnen zu
errichten, aus welchen die Schiffer und Flösser ihren Bedarf an Wasser entnehmen können.

Die persönliche Prophylaxe besteht vor allem darin, daß während einer
Choleraepidemie jeder Mensch mit Sorgfalt darauf zu achten hat, daß keine
infizierten Speisen und Getränke eingenommen werden. Es ist daher dringend
zu empfehlen, nur gut gekochte Nahrungsmittel zu sich zu nehmen. Das für
die Speisen bestimmte Geschirr darf nur mit gekochtem oder sonst einwands-
freiem Wasser gereinigt werden. Eine sorgfältige Waschung der Hände ist vor
jeder Mahlzeit zu empfehlen. Der Genuß von Wasser aus der Leitung oder
aus Brunnen ist zu unterlassen, resp. darf es nur nach ausgiebigem Kochen

und Wiedererkalten benutzt werden. Wein, Bier, Mineralwasser sind erlaubt. Die sonst durchgeführte Lebensweise ist beizubehalten, um durch den Wechsel keine Verdauungsstörungen zu bewirken.

Alkoholische Exzesse, seien sie akuter oder chronischer Art, gehen häufig den Cholerainfektionen voraus. Auch schwächliche Personen und Rekonvaleszenten sind besonders sorgfältig zu hüten. Vermeidung fremder Aborte ist empfehlenswert. Die Schulen brauchen bei hygienisch gut geordneten Städten nicht geschlossen zu werden. (Über die Impfung von Cholerakulturen zu prophylaktischen Zwecken siehe unten.)

Die staatliche Prophylaxe ist in den letzten Jahren in den westlichen Kulturstaaten und Nordamerika mit großem Erfolg durchgeführt worden. Man hat vor allem den Verkehr an den Grenzen von Cholera verseuchten Ländern streng überwacht. Vor allem ist dieser Überwachungsdienst seit 1903 an der ganzen preußischen Grenze gegen Rußland zu durchgeführt worden. Von seiten des deutschen Reiches wird bei allen choleraverdächtigen Personen eine fünftägige Isolierung angewandt. Auch die Vereinigten Staaten gehen in derselben Weise vor. Natürlich muß vor allem die Anzeigepflicht in strengster Weise gehandhabt werden. Eine vollständige Absperrung und dadurch bewirkte Verhinderung der Einschleppung der Cholera gelingt nicht. Einerseits gibt es eine ganze Anzahl anscheinend gesunder Bazillenträger, ähnlich wie beim Typhus, und andererseits gelangen die Cholerakeime durch das Flußwasser von einem Land in das andere, z. B. im Weichselgebiete ist das mehrfach beobachtet worden. Eine weitere notwendige Maßregel ist die Beaufsichtigung aller aus infizierten Gegenden kommenden Sendungen, vor allem auch der Schiffe und ihres Inhaltes. In deutschen Häfen wird auf Schiffen, die aus infizierten Gegenden kommen, eine besonders sorgfältige Untersuchung des sämtlichen Personals und der Passagiere vorgenommen und vor allem auch des mitgeführten Trinkwassers. Nahrungsmittel wie Obst, Kartoffeln, Gemüse, Milch, Butter, Käse sind nicht selten mit Cholerabazillen infiziert, während Bier, Wein, Alkoholika, natürliche Mineralwässer und im allgemeinen auch trockene Waren als unschädlich zu betrachten sind. Dagegen ist das gewöhnliche Wasser nach neueren Erfahrungen als besonders gefährlich anzusehen. Deshalb wird auf den Schiffen jedes mitgeführte Wasser (Trinkwasser, Ballast) sorgfältig zu desinfizieren sein. Es ist bekannt, daß sich die Cholerabazillen im Wasser selbst bei niedrigen Temperaturen lange lebensfähig halten. Bei höheren Temperaturen vermehren sie sich sogar darin, wenn das Wasser viele organische Bestandteile enthält. Sämtliche Dejektionen von Choleraverdächtigen müssen besonders sorgfältig desinfiziert werden. Das gilt vor allem auch für die Personen auf verdächtigen Schiffen oder Flößen. Neben der Überwachung des Verkehrs hat der Staat Vorkehrungen zu treffen, welche imstande sind, bei eingeschleppter Cholera die Weiterverbreitung der Cholerakeime zu verhüten. Es muß deshalb jeder Fall eingehend klinisch und vor allem bakteriologisch untersucht werden und bis zum Erweis seiner Unschädlichkeit in strenger Isolierung bleiben. Auch aus diesem Grunde ist die Anzeigepflicht für jeden choleraverdächtigen Fall und Cholerafall streng durchzuführen. Auch bei solchen Personen, welche anscheinend gesund sind, bei denen aber die bakteriologische Untersuchung die Anwesenheit von Cholerabazillen ergeben hat, sind sämtliche Entleerungen sorgfältig zu desinfizieren, ebenso die dafür benutzten Geschirre (Lysol, Karbol, Kresol, Kalkmilch in einer Menge, daß die Gesamtlösung etwa 5 %ig ist, genügt zu diesem Zwecke). Auch die Leibwäsche ist mit den bekannten Methoden, am besten Dampf, zu desinfizieren. Wertlose Gegenstände aus dem Besitze des Kranken werden am besten verbrannt. Bricht die Cholera in einem Laden aus, welcher dem Handel mit

Genußmitteln dient, so ist die sofortige Schließung des Betriebes und ev. Vernichtung der Lebensmittel durchzuführen. Bei jedem Cholerafall soll man nach Möglichkeit die Quelle der Erkrankung feststellen und unschädlich machen. Eine sorgfältige Beaufsichtigung und ev. Desinfektion der Aborte, Brunnenanlagen und sonstige Wasserversorgung von Häusern, in welchem Cholerafälle vorgekommen sind, ist unbedingt notwendig. Eine Isolierung ganzer Gehöfte, resp. Häuser, in denen Cholerafälle zuerst auftreten, hat sich als sehr wirksames Bekämpfungsmittel herausgestellt. Die öffentlichen Aborte müssen in Choleraepidemien regelmäßig beobachtet und desinfiziert werden.

Eine weitere prophylaktische Maßregel ist die Beaufsichtigung des Verkehrs mit Nahrungs- und Genußmitteln, besonders der Handel mit Milch und Eis ist einer Kontrolle zu unterwerfen. Vor Genuß rohen, ungekochten Wassers ist zur Zeit der Cholera stets zu warnen, wenn es nicht vollständig einwandsfrei ist; vor allem ist das Publikum auch darauf hinzuweisen, daß auch jegliches zum Reinigen der Gefäße benutzte Wasser vor dem Gebrauch zu kochen ist. Eine große Schwierigkeit besteht in der Desinfektion von infiziertem Flußwasser. Es ist deshalb eine besonders sorgfältige Kontrolle der Schiffe erforderlich. Die Flußläufe im Osten der preußischen Monarchie sind in den letzten Jahren regelmäßig mit Quarantänestationen besetzt gewesen, deren Wirken es gelang, verdächtige Fälle herauszufinden (s. unten).

Es empfiehlt sich, den Schiffern die Gefahr des Genusses von rohem Flußwasser immer wieder ins Gedächtnis zu rufen und ihnen reichlich Gelegenheit zu verschaffen, einwandfreies Trinkwasser einzunehmen. Eine Einleitung von Sielanlagen in die Flüsse bedeutet zu Zeiten der Choleraepidemie eine große Gefahr für alle unterhalb gelegenen Ortschaften. Man wird deshalb nach Möglichkeit vor ihrem Eintritt in das Flußwasser eine Desinfektion zu erreichen suchen. Der Staat wird ferner Sorge zu tragen haben, daß größere Ansammlungen von Menschen (Märkte, Pilgerzüge, größere Manöver) zu unterbleiben haben. Eine Aufklärung des Publikums über das Wesen der Cholera durch alle zu Gebote stehenden Mittel ist gleichfalls zu erstreben.

Schutzimpfung gegen Cholera. Die ersten Schutzimpfungen gegen Cholera nahm Ferrau vor; er arbeitete aber nicht mit Reinkulturen, sondern mit Bouillonkulturen, welche er direkt aus den Cholerastühlen gezüchtet hatte. Die praktisch damit erzielten Resultate sind infolge der mangelhaften Statistik nicht zu verwerten.

Die Schutzimpfung gegen Cholera wurde in systematischer, wissenschaftlich verwertbarer Weise zuerst von Haffkine durchgeführt; die wissenschaftlichen Grundlagen wurden durch die Untersuchungen Kolles gefunden.

Wissenschaftliche Grundlagen: In dem Blutserum von mit Cholerakulturen behandelten Tieren treten Stoffe auf, welche die Vibrionen zu schwächen, resp. zu töten imstande sind (Antikörper). Solche Tiere sind gegen Reinfektionen mit Cholera immun. Auch im Blute von Cholerarekonvaleszenten treten Antikörper auf; die klinische Beobachtung hat ergeben, daß Menschen nach Überstehen eines Choleraanfalles längere Zeit gegen eine Neuinfektion gefeit waren.

Bei Überlegung dieser Tatsachen lag der Gedanke nahe, eine Schutzimpfung beim Menschen mit Hilfe von Cholerabazillen zu versuchen. Nach experimentellen Untersuchungen konnte bei Tieren ein gleich starkes Serum erzeugt werden, ob man dazu lebende oder tote Cholerabazillen nahm (Kolle).

Methode von Haffkine. Haffkine verwendet zur Schutzimpfung lebende Cholerabazillen. Da nach seinen Tierversuchen bei Injektion von virulenten Cholerabazillen häufig Nekrose auftrat, verwandte er bei den Schutzimpfungen beim Menschen zuerst abgeschwächte Cholerakulturen; die Abschwächung erzielte er dadurch, daß er Kulturen bei 39⁰ unter beständigem Luftzutritt wachsen ließ. Zur zweiten Impfung verwendete er hochvirulente Kultur; die Virulenzsteigerung erzielt er durch Tierpassagen.

Ausführung der Impfung: In der ursprünglich publizierten Form verwandte Haffkine bei Erwachsenen $\frac{1}{10}$ Teil, bei Kindern $\frac{1}{20}$ Teil, bei Säuglingen $\frac{1}{100}$ Teil einer abgeschwächten Kultur („schwaches Virus"); nach fünf oder mehr Tagen dann mit der hochvirulenten Kultur gespritzt („starkes Virus"). Bei mäßigem Fieber wurde bei der zweiten Injektion dieselbe Dosis, bei stärkeren $\frac{2}{3}$ der ersten verabfolgt. Als größte Dosis gibt Haffkine $\frac{1}{6}$—$\frac{1}{4}$ abgeschwemmter Agarkultur, welche häufig recht stürmische Erscheinungen hervorruft. Haffkine hat die Dosis, je nach dem Virulenzgrade der Stämme, welche er in Händen hatte, mehrfach modifiziert.

Methode von Kolle. Kolle gewinnt den Impfstoff zur Schutzimpfung gegen Cholera von gut bewachsenen Choleraagarkulturen, der Bakterienrasen wiegt durchschnittlich 20 mg; er wird mit 10 ccm Kochsalzlösung abgeschwemmt und in dieser Aufschwemmung durch einstündiges Erwärmen auf 58⁰ sterilsiert. Durch Zusatz von 0,5 % iger Phenollösung wird eine dauernde Konservierung diese Impfstoffes erzielt. Durch subkutane Injektion von 1 ccm (= 2 mg sterilisierte Choleraagarkultur) wird beim Menschen eine mächtige Steigerung des antitoxischen Wertes des Blutserum erreicht.

Am Orte der Injektion tritt regelmäßig ein stark entzündliches, schmerzhaftes Ödem ein; es tritt Fieber mit Kopfschmerzen auf, welche nach 1—2 Tagen nachlassen. Die ersten Immunstoffe sind nach vier Tagen nachzuweisen, nach etwa 12 Tagen erreichen sie ihren Höhepunkt.

Resultate der Schutzimpfung. Nach der Haffkineschen Methode wurden mehr als 50 000 Menschen, meist in Indien, geimpft.

Powell berichtet (zitiert nach Marx):

Plantage	Ungeimpft			Geimpft		
	Gesamtzahl d. Bevölkerung	Cholera Fälle	Tod	Gesamtzahl d. Bevölkerung	Cholera Fälle	Tod
Anfang Februar bis Ende März 1895						
Kalain	1669	29	11	607	2	1
Karkuri.	147	9	5	377	0	0
Sa.	1756	38	16	984	2	1
vom 16. April bis 28. Mai 1895						
Kalain	1105	4	3	1140	0	0
Karkuri.	190	3	1	420	1(?)	1(?)
Degubber	225	2	0	392	0	0
Sa.	1520	9	4	1952	1?	1?

Ähnlich günstige Resultate veröffentlichte Haffkine (Brit. med. Journ. 1895).

Der Kollesche Impfstoff ist in Japan vielfach angewandt. Murata hat darüber eine brauchbare Statistik mitgeteilt. (Folgt Tabelle Seite 334 oben.)

Therapie. Jeder Cholerakranke, auch wenn er nur mit leichten Diarrhöen behaftet ist, gehört ins Bett.

Die Ernährung der Cholerakranken während des Stadiums der Diarrhöe soll in derselben Weise durchgeführt werden, wie bei anderen infektiösen Darmerkrankungen, der Hauptsache nach Milch und Eierspeisen, Schleimsuppen, Weißbrot, später breiige, leicht verdauliche Speisen; als Getränk ist Salzsäurewasser, Zitronenwasser, mit Mineralwasser verdünnter Rot- oder Weißwein zu empfehlen.

Bei schweren Cholerafällen erfordert eine besonders sorgfältige Behandlung das Erbrechen. Bei einigen Kranken gelingt es leicht, durch Eisstückchen eine Besserung herbeizuführen. Hilft es nicht, so bleibt nichts anderes übrig, als

Resultate
der Choleraschutzimpfung nach Kolle im Regierungsbezirk Hiogo. August bis Dez. 1902.

Städte und Kreise	Ungeimpft			Geimpft		
	Bevölkerung	Cholera		Bevölkerung	Cholera	
		Fälle	Tod		Fälle	Tod
Stadt Kobe . .	244 081	753	559	14 959	20	6
„ Himeji . .	28 695	15	15	2 596	0	0
Kreis Kawabe. .	66 205	88	61	8 142	7	5
„ Muko. . .	80 775	62	48	2 440	0	0
„ Akashi . .	60 126	52	45	9 300	3	2
„ Kako. . .	54 895	10	5	2 730	1	0
„ Innami . .	49 952	8	6	657	0	0
„ Shikama .	90 588	48	35	3 100	2	2
„ Ibo. . . .	86 033	1	1	9 590	3	1
„ Higami . .	74 472	1	1	3 173	0	0
„ Tsuna . .	99 463	49	41	19 578	11	4
Summe	825 287	1152	863	77 907	47	20
Prozentsatz . . .		0,13%[1]	75%[2]		0,06%[1]	42,5% [2]

Opium oder Morphium zu geben, wodurch das Erbrechen und die Krämpfe zum Verschwinden gebracht werden.

Bei flüssiger und breiiger Diät geht häufig in leichteren Fällen die Krankheit ohne weitere Mittel in Heilung über. Sie dokumentiert sich dadurch, daß die seltener werdenden Stühle wieder eine fäkulente Beschaffenheit annehmen. In der Hamburger Epidemie sind eine ganze Anzahl derartiger Heilungen beobachtet worden. Besteht die Diarrhöe weiter oder wird sie schlimmer, so wird man versuchen, sie medikamentös zu behandeln. Leider gibt es kein Mittel, welches imstande ist, eine Abtötung der Cholerabazillen in den Fäces zu bewirken. Bei der Cholera sind eine große Anzahl von Versuchen mit antiseptischen Arzneimitteln gemacht worden. Weder das von Dyes empfohlene Chlorwasser, noch die Verwendung von Kreosotpräparaten, von Wismut-Präparaten, von Salizyl-Präparaten hat irgendwelchen nennenswerten Erfolg gehabt. Auch die Anwendung von Milchsäure und Salzsäure, wodurch eine saure Reaktion des Darminhaltes bis zur Valvula Bauhini bei Cholerakranken erzielt werden sollte, hatte keinen Effekt. Man ging bei ihrer Empfehlung von dem Gedanken aus, daß durch die Säurereaktion die Cholerabazillen stark geschädigt werden würden. Ebenso hat sich die Eingabe von Kalium hypermanganicum (Neip) in innerlicher Verabreichung nicht bewährt. Neip gab Lösungen von 1:2000 zuerst 50 g auf einmal, sodann ½ stündlich 30 g. Bei Beginn der Infektion haben die älteren Ärzte (Jules Guérin 1849 u. a.), vor allem die englischen Mediziner, mit Vorliebe bei jeder Cholerine 1—2 Eßlöffel Rizinusöl verabreicht: eine Verordnung, die auch heute wohl noch empfohlen werden kann. Eine verbreitete Anwendung hat ferner das Kalomel gefunden. Die Kalomeltherapie von infektiösen Darmerkrankungen ist bekanntlich in der neueren Zeit viel umstritten. Daß eine Desinfektion des Darmes durch alle bisher bekannten Mittel nicht bewirkt werden kann, steht nach experimentellen Untersuchungen (R. Stern) bei Darmfistelkranken der Mikuliczschen Klinik

---

[1] Der Prozensatz der Cholerafälle zur Bevölkerung (Morbidität).
[2] Der Prozensatz der Todesfälle zu den Erkrankten (Mortalität).

fest. Ebenso sicher ist es aber, daß in der Praxis das Mittel häufig Erfolge hat. Gute Beobachter, wie Ziemssen haben es deshalb auch bei der Cholerine warm empfohlen; auch bei der letzten Hamburger Epidemie wurden ähnliche Beobachtungen gemacht. Man gab es entweder in größeren Einzeldosen 0,3—0,5 als Anfangsdose und im Anschluß daran dreimal kleinere nachfolgende Dosen. Von vielen Autoren wurden letztere von Anfang gegeben (0,03—0,05). Es ist im Auge zu behalten, daß die größeren Dosen häufig stark toxisch unter Erscheinungen der typischen Quecksilbervergiftung wirken können; deshalb sind kleinere Dosen zu bevorzugen. Die Behandlung wird 1—2 Tage fortgesetzt. Es ist selbstverständlich, daß dadurch zuerst eine Vermehrung der diarrhoischen Stühle bewirkt wird, eine Grünfärbung der Stühle in den ersten Tagen findet nicht statt, in leichten Fällen, wo das Mittel anschlägt, kommt es schließlich zu einer bräunlichen oder gelblichen Verfärbung des Stuhles.

Wie ich oben bereits erwähnte, glaube ich, daß auf übermäßige Kalomelverabreichung die in manchen Epidemien, z. B. in Hamburg auffallend zahlreichen Beobachtungen der Exantheme zu schieben sind.

Conradi hat in der neusten Zeit Chloroformöl zur Desinfektion des Darmes empfohlen; während nach älterer Auffassung (Schmiedeberg u. a.) Chloroform zu innerlicher Verwendung nicht geeignet sein sollte, hat sich ergeben, daß die Darreichung von Chloroformöl in Gelatinekapseln oder von dem von Schleich empfohlenen Degrasin durchaus vertragen wird und zweifellos auch einen Effekt ausübt, wie klinische Versuche gezeigt haben. Besonders bei Bazillenträgern wird damit ein Versuch zu machen sein.

Eine warme Empfehlung verdient die zuerst von Stumm angewandte innerliche Eingabe von Bolus alba von täglich 100—150 g. Es ist feiner Ton, welcher sich auf die Schleimhaut als feinste Schicht auflegt und sie gewissermaßen vor Einwirkung der Bazillen rein mechanisch schützt, auch hindert der Bolus, dadurch daß ein schlechter Nährstoff eingeführt wird, sie in ihrem Wachstum. Die klinischen Erfahrungen, welche bei Cholera nostras, bei einzelnen Fällen von Cholera asiatica gemacht worden sind, berechtigen zu weiteren Versuchen.

Vielfach sind in den Epidemien des letzten Jahrhunderts von den Ärzten Opium und seine Derivate in der Behandlung der Cholera verwandt worden. Durch Opiate gelingt es besonders bei Eingabe größerer Dosen die Durchfälle zum Stehen zu bringen, es wird damit vielfach aber nichts anderes erreicht, als daß die rein toxischen Symptome in den Vordergrund treten. Von dem Standpunkte des bakteriologisch denkenden Arztes aus erscheint die gewaltsame Sistierung der Durchfälle gar nicht erstrebenswert. Bei starken Schmerzen, bei sehr zahlreichen Durchfällen wird man gegen die Eingabe von kleinen Opiummengen nichts einzuwenden haben, weniger bei frischer Choleradiarrhöe, als vielmehr bei solcher, welche in das Stadium cyanoticum überzugehen droht. Auf Veranlassung des englischen Arztes Dr. Wall spritzte Reiche in der Hamburger Epidemie von 1892 15 Tropfen des Extractum Opii aquos. (Pharmacopoea anglica) subkutan ein. Er beobachtete bei einer Anzahl von Kranken eine günstige Beeinflussung der Zirkulation, ein Verschwinden der zyanotischen Farbe und ein Besserwerden des Pulses.

Cantani führte Einläufe von warmem, gerbsauren Wasser in die Therapie der Cholera ein. Er hatte mehrfach beobachtet, daß bei den neapolitanischen Choleraepidemien die Arbeiter der Lohgerbereien wenig oder gar nicht unter der Cholera zu leiden hatten, während die Arbeiter der Gerbereien des Handschuhleders, in denen keine Gerbsäure verwendet wurde, ebenso von der Cholera befallen wurden wie die übrige Bevölkerung. Er glaubte, daß die Gerbsäure eine desinfizierende und adstringierende Wirkung ausübe. Durch bakterio-

logische Versuche von Manfredi und de Simone wurde eine Beeinträchtigung
der Cholerabazillen durch Acidum tannicum tatsächlich gefunden. Cantani
gab die Vorschrift 1—2 Liter einer 1 %igen Lösung von Acidum tannicum
bei einer Temperatur von 39—40⁰ durch den Irrigator in den Mastdarm mehrmals täglich einlaufen zu lassen. Leider gelingt es in vielen Fällen nicht, größere
Mengen für längere Zeit in den Darm hineinzubringen, häufig wird der Einlauf
sofort wieder entleert. Eine Besserung des Allgemeinbefindens, speziell der
Herzaktion, ist aber bei vielen Kranken beobachtet worden.

Cantani empfiehlt seine Behandlung recht frühzeitig eintreten zu lassen
und bei Weiterbestehen, resp. Wiederauftreten der Diarrhöe einige Tage damit
fortzufahren.

Genersich empfahl, in den Mastdarm eine größere Menge (5—10 Liter)
einer 1 %igen Tanninlösung von 38—40⁰ warm, unter einem hohen Druck einfließen zu lassen. Das Verfahren ist schmerzhaft und führt häufig zu Erbrechen
der Tanninlösung. Ob die von Genersich mit dieser Methode erhaltenen
Resultate auch von anderen Ärzten zu erzielen sind, bedarf der Bestätigung.

Zur Anregung der Herztätigkeit wird man in vielen Fällen zu Exzitantien
Zuflucht nehmen müssen. Zur subkutanen Anwendung kommen in erster
Linie 20 % Kampferöl, ferner wässerige Lösung von Strychninum nitricum
in Betracht, zur intravenösen Strophantin oder Digalen.

Man hat seit langem heiße Bäder mit oder ohne medikamentöse Zusätze
und andere schweißerregende Prozeduren bei der Cholera therapeutisch versucht, in der Absicht, die Choleragifte aus dem Körper durch die Haut heraus-
zuschaffen; da die Extremitäten infolge des enormen Wasserverlustes in dem
Stadium algidum der Cholera sehr kühl sind, lag es nahe, den Wasserverlust
durch heiße oder warme Bäder für eine Zeit lang auszuschalten. In der Hamburger Epidemie sind Bäder von 40—45⁰ C bis zur Dauer von $\frac{1}{4}$ Stunde gegeben
worden. Die Kranken klagten, wenn sie in ein heißes Bad gesetzt wurden, recht
häufig, die wohltätige Wirkung trat erst nach einiger Zeit auf. Besonders
wurden dadurch die Beklemmungen und die Krämpfe behoben oder wenigstens
vermindert, so daß viele Kranke nach kurzer Zeit wiederum nach einem Bade
begehrten. Bei einzelnen Patienten wird aber das heiße Bad dauernd schlecht
vertragen. Der Puls wird dabei sehr klein, häufig treten direkt Ohnmachtsfälle
auf, so daß man nach diesen Erfahrungen nicht allgemein zur Anwendung der
heißen Bäder raten kann.

Bälz berichtete aus Japan, wo das heiße Bad im gewöhnlichen Leben viel
häufiger Anwendung findet als bei uns, über schlechte Erfahrungen bei seiner
Anwendung bei der Cholera.

Anwendung der heißen Dampfbäder oder des gewöhnlichen Schwitz-
bades durch Zufuhr von erhitzter Luft unter die Bettdecke in der Form, wie
es Quincke angegeben hat, durch partielle Glühschwitzbäder, scheint nach
den Erfahrungen bei dem heißen Wasserbad keine Empfehlung zu verdienen.

Starke Abreibung mit einem in kaltes Wasser getauchten Bettuche soll
nach Erfahrung von Hydrotherapeuten bei Cholerakranken gute Wirkung
ausüben. Die Haut soll so lange gerieben werden, bis sie stark rot ist, unter
gleichzeitiger wiederholter Übergießung des Kopfes mit mehreren Litern kalten
Wassers. Im Anschluß daran soll der Kranke in ein warmes Bett gebracht
und mit warmen Decken fest zugedeckt werden. Er soll an die Füße eine Wärm-
flasche und alle $\frac{1}{2}$ Stunden einen neuen Prießnitzschen Umschlag um den Leib
bekommen. Es soll auch bei schweren Cholerafällen vielfach danach innerhalb
von drei Stunden Schweiß auftreten. Wird das nicht beobachtet, so soll die
Prozedur wiederholt werden. Sonst kann man sechs Stunden warten und
später braucht man bei einer Temperatur von 18⁰ kalten Wassers abzureiben.

Trotz der warmen Empfehlung von seiten der Hydrotherapeuten scheint es doch bedenklich zu sein, Kranke mit subnormalen Temperaturen derartigen anstrengenden Prozeduren zu unterwerfen, sofern es sich um schwere Fälle handelt. Bei leichteren Cholerakranken mag durch Anregung der Wärmeproduktion und der Herztätigkeit ein günstiger Einfluß vorhanden sein. Lauwarme Bäder mit daran anschließenden kalten Übergießungen sind in leichten Fällen von Erfolg begleitet, in schweren wird man sich dazu kaum entschließen können.

Eine sehr wichtige Rolle ist in dem Stadium algidum der Zufuhr von Flüssigkeit zuzuschreiben. Die Kranken klagen bei dem fortwährenden Erbrechen und den starken Durchfällen über einen unausstehlichen Durst. Trinken sie eine größere Menge Flüssigkeit, so wird das Erbrechen meist sofort heftiger; deshalb empfiehlt es sich, kleine Mengen, am besten eßlöffelweise zu geben und weniger kalte, als vielmehr heiße, z. B. heißen Tee, heißen Kaffee, doch wird man in vielen Fällen dem Wunsche des Kranken nach kalten Getränken Rechnung zu tragen haben (einwandfreies Wasser, dünner Tee oder Kaffee, Salzsäurewasser 1 : 1000, Zitronenwasser). Größere Mengen von alkoholischen Getränken werden meist nicht vertragen, in kleineren Mengen wirken sie meist gut.

Ist der Puls sehr klein geworden, läßt die Herztätigkeit nach, so daß man nur leise Herztöne hört, wird man, wenn es irgendwie angeht, intravenöse Kochsalzinfusion machen. Im Krankenhaus wird man sich heutzutage leicht nach den günstigen Erfahrungen, welche von Rieder u. a. publiziert worden sind, zu der intravenösen Injektion entschließen. Da die Eröffnung der Vene bei einem im Stadium algidum der Cholera befindlichen Kranken ohne jeglichen Blutverlust möglich ist, so kann man bei sachgemäßer Antisepsis die intravenöse Injektion als ebenso einfach wie die subkutane bezeichnen.

Die momentane Wirkung einer Kochsalzinfusion (etwa 1—1½ Liter von 40⁰) ist bei den an schwerer Cholera leidenden Patienten eine ganz auffallende; der Puls wird innerhalb von Sekunden besser, der Kranke macht tiefe Atemzüge und verliert seine Somnolenz. Die vorher zyanotische Haut sich so geändert, daß man die Patienten kaum wiedererkennt. Leider ist dieser Erfolg von keiner großen Dauer. Häufig ist nach mehreren Stunden der alte Zustand da, man muß dann eine zweite, später eine dritte und vierte Infusion machen, so daß innerhalb von kurzer Zeit dem Patienten 4—6 Liter 0,6 %iger Kochsalzlösung infundiert werden müssen. In vielen Fällen sieht man erfreulicherweise einen Dauererfolg, leider nicht bei allen. In Hamburg wurden von 631 im Stadium algidum befindlichen Männern 135, von 677 Frauen 134, von 163 Kindern 50 dauernd geheilt. Die Resultate sind demnach keine sehr glänzenden (etwa 23 %). Auch ohne intravenöse Infusion wurden in einzelnen Epidemien gegen 20 % des Stadium algidum gesund. Die von Silbermann empfohlene intraarterielle Infusion bietet größere Schwierigkeiten als die venöse und hat durchaus keine größeren Dauererfolge zu verzeichnen. Die subkutane Infusion wurde vor allem durch Cantani warm empfohlen. Sie wurde mit großem Erfolg in mittelschweren und schweren Fällen angewandt. Die Technik ist die allgemein übliche. Die Streitfrage, ob die intravenöse oder subkutane Injektion die bessere sei, läßt sich dahin beantworten, daß zweifellos der momentane Erfolg bei der intravenösen Injektion schneller und intensiver eintritt, als bei der subkutanen. Die Dauererfolge sind bei beiden Injektionsarten etwa gleich groß.

Die Serumtherapie der Cholera. Nach Untersuchungen von R. Pfeiffer hat das experimentell gewonnene Choleraimmunserum keine antitoxische Wirkung, sondern es wirkt nur bakterizid. Es schützt nicht die Tiere, z. B. die Meerschweinchen gegen die tödliche Dosis abgetöteter Cholerabazillen; der Schutz gegen lebende Vibrionen tritt nur dann ein, wenn keine erhebliche Vermehrung in dem Peritoneum erfolgt ist.

Nach diesen wichtigen experimentellen Feststellungen ist die Einspritzung eines bakteriziden Choleraserums bei einem Cholerakranken zwecklos; es besteht gar kein Zweifel, daß die im Darm befindlichen Cholerabazillen vom Serum überhaupt nicht erreicht werden. Auch eine Wirkung des Serums durch Aktivierung im Körper des Kranken ist nach den Tierversuchen unmöglich, sicher wäre sie gar nicht zu erstreben; durch Zerfall von Cholerabazillen würde nur das freiwerdende Choleragift den Körper überschwemmen und seine deletäre Wirkung erst recht ausüben.

Die Serumtherapie bei der Cholera könnte nur Erfolg haben, wenn es wirklich gelänge, ein gegen die Endotoxine sich richtendes Serum, also ein wirklich antitoxisches Serum zu gewinnen. Tatsächlich soll das nach Mitteilungen von Behring und Ransom, Roux, Taurelli-Salimbeni, Metschnikoff und Krauß gelungen sein. Die neuesten Berichte, welche über die Behandlung Cholerakranker mit dem R. Kraußschen Serum vorliegen, sind nicht gerade ermutigend. So fand Hundlögger, daß der Unterschied im Prozentsatz der Mortalität zwischen den mit und ohne Serum behandelten Fällen so gering ist, daß man von einer Einwirkung des Serums auf den Krankheitsprozeß im Stadium algidum nicht reden kann (Wien. klin. Wochenschr. 1909, Nr. 52). Die von Albanus, Charcutier, L. Krewer, G. Zeidler und W. Kernig in der Petersburger Epidemie von 1908 angestellten Versuche verliefen auch ohne eklatanten Erfolg.

Die Versuche wurden während der Choleraepidemie zu St. Petersburg im September 1908 im Obuchow-Frauenhospital angestellt. Benutzt wurde teils ein mit El Tor-Toxin, teils ein mit den Choleravibrionen von Saigon gewonnenes Serum. Zunächst wurden nur subkutane Injektionen gemacht, und zwar anfangs zu 20 ccm zweimal in 12 Stunden, dann erst zu 40 ccm, danach zu 20 ccm mit 500 ccm physiologischer Kochsalzlösung. Später ging man zu intravenösen Infusionen über. Man gab zweimal 60 ccm in 1000 ccm Kochsalzlösung, öfters dazu noch 60 ccm in 500 ccm Kochsalzlösung. Die Serumbehandlung wurde in schweren und schwersten Fällen angewandt. Von 54 mit Serum Behandelten (17 subkutan, 37 intravenös) starben 30 = 55,5 %. Von den 37 intravenös behandelten Fällen starben 20 = 54 %. Stellt man diesem Resultat die Gesamtmortalität 48,5 % unter 490 nicht mit Serum behandelten Fällen gegenüber, so spricht dies Verhältnis scheinbar zu ungunsten des Serums. Sondert man jedoch die 224 schweren Fälle aus, so steigt die Mortalität der nicht mit Serum behandelten auf 84,3 %. Dies anscheinend sehr zugunsten des Serums sprechende Resultat verliert allerdings durch die an sich vorteilhafte gleichzeitige Anwendung der Kochsalzinfusionen etwas an Bedeutung. Schädliche Wirkungen der Serumbehandlung wurden nicht beobachtet. In den letalen Fällen schien das Ende bei den mit Serum behandelten Patienten später einzutreten, als bei den anderen. Zur Entwicklung des Typhoids kam es in den Serumfällen häufiger als bei den nicht mit Serum behandelten Fällen (Böttcher, Wiener klin. Wochenschr. 1909).

Die Behandlung des Stadium comatosum der Cholera ist eine sehr undankbare. Die meisten Menschen sterben trotz aller therapeutischen Maßnahmen. Ist die Somnolenz nur eine geringe, so ist die Prognose eine verhältnismäßig günstige. Es kann unter Besserung des Allgemeinbefindens das Sensorium frei werden und Heilung eintreten. Schwere Fälle führen meist zum Tode. Da die Urinsekretion in den meisten Fällen vollständig aufgehört hat, hat man verschiedentlich Diuretika gegeben. Der Erfolg war aber kein derartiger, daß man diese Medikation empfehlen kann. Es soll hier darauf hingewiesen werden, daß es Fälle von Koma bei Cholera gibt, wo die Diurese eine gute ist. Die subkutane und intravenöse Kochsalzinfusion läßt in diesem Stadium der Cholera meist völlig im Stich. Auch zeitliche Besserungen sind hier weniger zu verzeichnen.

Die Behandlung gleichzeitig bestehender Komplikationen erfolgt nach den allgemein üblichen Regeln. Nur auf einen Punkt will ich hinweisen: Die im Anschluß an die Cholera auftretenden chronischen Affektionen des Darmes bedürfen einer besonderen sorgfältigen Behandlung. Die Patienten sollen im Bett bleiben, die Diät muß eine strenge sein, so lange die Durchfälle bestehen (in der Hauptsache Milch und Suppendiät, in der späteren Zeit breiige Speisen, um zu erreichen, daß der Patient genügende Nahrungsmengen erhält). Von Medikamenten kommen vor allem Wismut, am besten in Form des Bismuthum carbonicum, täglich 5—10 g, und die Opiate in Betracht. Auch Tanninpräparate sind im Bedarfsfalle notwendig. Handelt es sich um Dickdarmkatarrhe, bei denen abwechselnd Durchfälle und Stuhlverstopfung eintreten, so sind Bitterwässer, z. B. Apenta, Friedrichshaller Bitterwasser zu versuchen. Bei sehr hartnäckigen Fällen wird man der Empfehlung von Ziemssen zustimmen müssen, die Patienten in ein anderes Klima zu schicken (Gebirge oder See oder südliches Klima, je nach der Jahreszeit). Besondere Berücksichtigung muß auf die meist damit verbundene Behandlung der Neurasthenie gelegt werden.

Literatur.

Spezielle Literaturangaben. Die Literatur über Cholera ist außerordentlich groß; in dem bekannten Index-Catalogue of library of the surgeon-generals office sind bis 1882 gegen 10 000 Arbeiten angeführt; viele der unten angeführten Werke enthalten reichhaltige Literaturangaben, außerdem findet sich solche in den Jahresberichten von Virchow und Hirsch, von Baumgarten, im Zentralbl. f. Bakteriol., im Arch. f. Schiffs- u. Tropenhyg., im Handb. f. Tropenkrankh., Kapitel „Cholera" (bearbeitet von Krause und Rumpf) in Kolle-Wassermanns Handb. d. path. Mikroorganismen. — Ackermann, Die Choleraepidemie des Jahres 1859 im Großherzogtum Mecklenburg-Schwerin, 1861. — Allen, A., Anti-Cholera inoculations with returns of cholera in the Kalacherra and Chargola tea gardens. Indian Med. Gaz. Agosto 1895. — Barth, Die Cholera. Breslau 1893. — Biernatzki, Deutsche med. Wochenschr. 1892. (Blutuntersuchungen.) — Blutbefunde bei der asiatischen Cholera. Deutsche med. Wochenschr. 1895. S. 48. — Brouardel, P., Chagrin et Albarran, Rapport sur les essais de vaccination cholérique entrepris en Espagne par M. le doct. Ferran, présenté au Ministre du Commerce. Ann. d'hyg. publ. et de méd. lég. Tom. 14, Août 1885. — Cantani, D., Reaktion des Blutes der Cholerakranken. Zentralbl. f. d. med. Wiss. 1884. — Cholerakonferenz in Weimar. Vorwort von Pettenkofer. 1867. — Deycke, Deutsche med. Wochenschr. 1893. (Über Leichenbefunde bei der Cholera.) — Dieudonné, Zusammenfassende Übersicht über choleraähnliche Vibrionen. Zentralbl. f. Bakteriol. Abt. I. Bd. 16. 1894. — Dyes, Die rationelle Heilung der Cholera. 1867. — Dunbar, Cholera, in Lubarsch und Ostertag, Ergeb. d. allg. Ätiol. 1896. — Emmerich und Tsuboi, D., Cholera asiatica, eine Nitritvergiftung. Münch. med. Wochenschr. 1893. — Emmerich, R., Nitrit, salpetrige Säure und Stickoxyd als Choleragift. Berl. klin. Wochenschr. 1909. Nr. 60. — Fielitz, D., Choleraepidemie in Nietleben. Deutsche med. Wochenschr. 1893. — Flügge, D., Mikroorganismen. 1886. — Verbreitungsweise und Verhütung der Cholera. Zeitschr. f. Hyg. Bd. 14. 1893. — Fränkel, E., Cholera in Hamburg. Deutsche med. Wochenschr. 1892. — Über die Diagnose der Cholera. Ebenda Nr. 39. — Zur Biologie der Kommabazillen. Ebenda Nr. 46. — Über Choleraleichenbefunde. Ebenda 1893. — Fränkel, Simmonds, Deycke, Choleraleichenbefunde. Jahrb. d. Hamburger Staatskrankenanstalten Bd. 3. 1894. — Gaffky (mit R. Koch zusammen), Bericht über die 1883 nach Ägypten und Indien entsandte Kommission. — Über Cholera. 12. Kongr. f. inn. Med. 1887. — Die Cholera in Hamburg. Arb. a. d. Kais. Gesundh.-Amte Bd. 10. 1894. — Gruber, Cholerastudien II. — Bakteriologie, Diagnostik der Cholera. Arch. f. Hyg. Bd. 20. — Vermeintliche und wirkliche Choleragifte. Wiener klin. Wochenschr. 1892. — Guttmann, Choleraerkrankungen in Berlin. Berl. klin. Wochenschr. 1892. — Haffkine, Anticholera-Inokulation. Rep. of the Gov. of India; Berl. klin. Wochenschr. 1896. Nr. 41. — On preventive inoculations. Proc. of the royal soc. Tome 65; The Lancet, June 24, 1899 und Brit. Med. Gaz. July 1899. — Happe, Cholera der Kinder in der Hamburger Epidemie 1892. Wiener klin. Wochenschr. 1894. — Herkt, O., Über die Altonaer Choleraepidemie. Münch. med. Wochenschr. 1893. — Hijmans van den Bergh, De cholera te Rotterdam. Nederl. Tijdschrift voor Geneeskunde Vol. 2. S. 847. 1910. — Hijmans van den Bergh und A. Grutterink, Ist die Choleraerkrankung eine Nitritvergiftung? Berl. klin. Wochenschr. 1909. Nr. 45. — Klin. Jahrb. (Berichte über die Epidemien in Deutschland). — Koch (mit Gaffky), Arb. a. d. Kais. Gesundh.-Amte Bd. 3. — Bericht über die Tätigkeit der zur Erforschung der Cholera im Jahre 1883 nach Ägypten und Indien entsandten Kommission. Berlin 1887. — Der Stand der Choleradiagnose. Zeitschr. f. Hyg. u. Infekt. Bd. 14. S. 319. Bd. 15, S. 393. — Kolle, Cholerastudien an Meerschweinchen. Zeitschr. f. Hyg. 1894. Bd. 16. — Choleravibrionen in den Dejekten von Cholerarekonvaleszenten. Bd. 18. 1894. — Kossel, Übertragung der Cholera durch Lebensmittel. Deutsche med. Wochenschr. 1892. — Krause, P. und Rumpf, Cholera asiatica in Menses Handb. d. Tropenkrankh. Bd. 2. (Literatur!)

— Lentz, O., Über die Verbreitungswege und die Bekämpfung der Cholera. Zeitschr. „Desinfektion" Heft 9. 1910. — Marx, Die experimentelle Diagnostik, Serumtherapie und Prophylaxe der Infektionskrankheiten. Berlin 1907. — Mehlhausen, Die Cholera-epidemie 1873 in der Armee. Berichte d. Cholerakommission f. d. Deutsche Reich 1877. — Pettenkofer, Untersuchungen und Beobachtungen über die Verbreitungsart der Cholera. München 1855. — Pfeiffer, R., Choleragift. Zeitschr. f. Hyg. Bd. 11. 1893. — Choleraätiologie. Zeitschr. f. Hyg. Bd. 16. 1894. — Wesen der Choleraimmunität und spezifisch - bakterizide Prozesse. Zeitschr. f. Hyg. Bd. 18. — Die Verbreitung der Cholera durch sogen. „Dauerausscheider" und Bazillenträger. Klin. Jahrb. 1908. Heft 4. Bd. 19. — Pfeiffer, R. und Friedberger, E., Weitere Beiträge zur Theorie der bakteriolytischen Immunität. Zentralbl. f. Bakteriol. Bd. 34. 1893. — Pfeiffer und Kolle, Experimentelle Untersuchungen zur Frage der Schutzimpfung des Menschen gegen Typhus abdominalis. Deutsche med. Wochenschr. Nr. 46. 1896. — Reinke, Die Cholera in Hamburg. Deutsche med. Wochenschr. 1893. — Ein Fall von tödlicher Laboratoriumcholera. 1894. — Rumpel, Die Hamburger Choleraerkrankungen im Jahre 1893. Berl. klin. Wochenschr. 1894. — Rumpf, Über Cholera. Verhandl. d. 12. Kongr. f. inn. Med. 1893. — Die Ätiologie der indischen Cholera. Klin. Vorträge Nr. 104 u. 110. 1893. — Die Cholera in den Hamburger Staatskrankenanstalten. Jahrb. d. Hamburg. Staatskrankenanst. Bd. 3. 1894. — Rumpf und Fränkel, Die Choleraniere. Deutsch. Arch. f. klin. Med. Bd. 52. 1894. — Schottmüller, Zur Ätiologie der akuten Gastro-enteritis (Cholera nostras). Münch. med. Wochenschr. 1904. — Schuster, Über die Choleraniere. Deutsch. med. Wochenschr. 1893. — Schütz, Über den Einfluß der Cholera auf Menstruation, Schwangerschaft, Geburt und Wochenbett. Jahrb. d. Hamburg. Staatskrankenanst. Bd. 3. 1894. — Simmonds, Fliegen und Choleraübertragung. Deutsche med. Wochenschr. 1892. — Simpson, W. D., Two years of anti-cholera inoculations in Calcutta. Rep. to the chairman of the corporation of Calcutta and Indian Med. Gaz. August 1896. — Slatogoroff, Ein Fall von Laboratoriumsinfektion mit einem aus dem Wasser gewonnenen Choleravibrio. Berl. klin. Wochenschr. Nr. 44. 1909. — Strong, Protective inoculation against asiatic cholera. Manila, Bureau of public printing 1894. — Some questions relating to virulence of micro-organisms with particular reference to their immunizing power. Bull. No. 21 of the Bureau of Gouvernement Laboratories Manila, October 1904. — Stühler, V. R., Über die Bedeutung der Nitrite bei der Cholera indica. Med. Klin. Nr. 50. 1909. — Terray, Vas und Gora, Stoffwechseluntersuchungen bei Cholerakranken. Berl. klin. Wochenschr. 1893. — Virchow, R., Choleraähnliche Befunde bei Arsenvergiftung. Arch. f. path. Anat. Bd. 47. 1896. — Wall, Asiatic cholera. London 1893. — Wallichs, Die Cholera in Altona. Deutsche med. Wochenschr. 1892. — Wassermann, Immunität gegen Cholera. Zeitschr. f. Hyg. Bd. 14. 1893. — Wrigth, A. E. and Surgeon Captain D. Bruce, On Haffkines methods of vaccination against asiatic cholera. Brit. Med. Journ. Febr. 1893. — Wrigth, A. E. and Surgeon Major Semple, On vaccination against typhoid fever. Brit. Med. Journ. 30. January 1897. — Wrigth, A. E., A short treatise on antityphoid inoculation. London 1904. — Wolter, F., Kritische Bemerkungen über Hamburgs Choleraepidemie. Münch. med. Wochenschr. 1895. — Ziemssen, von, Klin. Vorträge 1887. — Zippel, Deutsche med. Wochenschr. Nr. 42. 1892.

Dysenterie (Ruhr).

Von

Georg Jochmann-Berlin.

Mit 5 Abbildungen.

Die Dysenterie oder Ruhr ist eine infektiöse, meist auf den Dickdarm beschränkte Entzündung der Darmschleimhaut, die mit häufigen, blutig-schleimigen Entleerungen einhergeht.

Geschichtliches. Die Krankheit war schon Hippokrates bekannt. Sie hat sich im Mittelalter in verheerenden Epidemien und Endemien in allen Ländern ausgebreitet und als gefürchtete Geißel kriegführender Heere unzählige Opfer gefordert. Während man früher Durchfälle der verschiedenartigsten Ätiologie unter dem Namen Dysenterie zusammenfaßte, reservierte man diese Bezeichnung mit dem Fortschreiten der pathologisch-anatomischen Kenntnisse im 19. Jahrhundert für die diphtherischen und geschwürigen Erkrankungen der Dickdarm - Schleimhaut. Aber es zeigte sich, dass auch diese Affektionen nicht sämtlich in den Rahmen der Dysenterie paßten. Es gab diphtherische Dickdarmentzündungen bei Quecksilbervergiftung, die nichts Infektiöses an sich hatten; auch bei der Urämie kamen Veränderungen im Dickdarm vor, die als diphtherisch im anatomischen Sinne bezeichnet werden mussten, und schließlich zeigte sich, daß auch die echten infektiösen Ruhrfälle keineswegs immer diphtherische Veränderungen im Dickdarm aufwiesen. Die wichtigsten Tatsachen aber für die genauere Fixierung des Krankheitsbildes der Dysenterie brachten die in der Ära Robert Kochs einsetzenden ätiologischen Forschungen. Koch und Cartulis gelang es, in Ägypten in den breiigschleimigen Entleerungen sowie in der Darmwand der Ruhrkranken Amöben nachzuweisen und durch das Tierexperiment ihre Pathogenität sicherzustellen. Schon vorher hatte Loesch in Petersburg Amöben in den Darmgeschwüren Ruhrkranker beschrieben, ohne jedoch ihren ätiologischen Zusammenhang mit dem Krankheitsprozeß beweisen zu können. Die einwandfreie Feststellung der Amöbenätiologie für die ägyptische Ruhr brachte Cartulis in einer Reihe wichtiger Arbeiten. Seine Ergebnisse wurden von Osler, Quincke und Roos u. a. bestätigt. Bald aber zeigte sich, daß wohl bei den meisten Ruhrendemien die Amöben als Krankheitsursache gefunden wurden, daß aber bei epidemisch auftretender Ruhr dieser Nachweis nicht gelang. Auch fiel es auf, daß gewisse anatomische Besonderheiten die endemische von der epidemischen Dysenterie unterschieden, so daß man als Ursache für diese verschiedenen Formen auch verschiedene Erreger vermutete. Endlich gelang es, den Schleier ganz zu lüften, der über der Ätiologie der verschiedenen Ruhrformen lag. Der Japaner Shiga untersuchte 1898 bei einer heftigen Ruhrepidemie in Japan systematisch die Entleerungen der Kranken. Während er dabei niemals Amöben finden konnte, gelang es ihm, aus den blutigschleimigen Fäces einen Bazillus zu isolieren, der von dem Serum der Kranken noch in hohen Verdünnungen agglutiniert wurde. Er sprach ihn daher als den Erreger der epidemischen Ruhr an. In Deutschland fand dann Kruse zwei Jahre später bei einer Ruhrepidemie im rheinisch-westfälischen Industriegebiet ganz ähnliche Bazillen und etwa zu gleicher Zeit isolierte Flexner auf den Philippinen bei Ruhrkranken Bazillen, die sich nur wenig von den Shiga-Kruseschen unterschieden.

Schließlich haben Hiss und Russel in Amerika als Ruhrerreger einen Bazillus beschrieben, der den genannten morphologisch völlig gleich, aber durch biologische Eigenschaften von ihnen verschieden ist.

So können wir auf Grund dieser Forschungen zwei verschiedene Formen der Dysenterie aufstellen:

1. die durch Bazillen verursachte epidemische Ruhr;
2. die durch Amöben hervorgerufene endemische Ruhr oder Amöben-Enteritis, die namentlich in den Tropen zu Hause ist, aber auch in unseren Breiten zur Beobachtung kommt.

Im folgenden sollen die beiden ihrer Ätiologie nach verschiedenen Formen der Dysenterie getrennt behandelt werden, da sie sich auch in bezug auf Klinik, pathologische Anatomie und Epidemiologie unterscheiden.

Bazillen-Ruhr.

Ätiologie. Die epidemische Ruhr wird durch Bazillen hervorgerufen, unter denen wir nach dem heutigen Standpunkt unserer Kenntnisse drei verschiedene Typen unterscheiden müssen und zwar:

1. den Shiga-Kruseschen Bazillus;
2. den Flexnerschen Bazillus;
3. den Y-Bazillus (Hiss, Russel).

Der Shiga-Krusesche Bazillus ist ein kurzes unbewegliches Stäbchen von der Größe des Typhusbazillus, aber dicker und plumper als dieser, ohne Geißeln und ohne Sporenbildung. Vgl. Abb. 107. Er färbt sich mit allen Anilinfarben, wenn auch nicht in allen Exemplaren gleichmäßig; bei der Färbung nach Gram entfärbt er sich. Hervorzuheben ist die auffallend lebhafte Molekularbewegung, die Shiga seinerzeit irrtümlicherweise veranlaßt hat, die Bazillen als beweglich zu bezeichnen, während Kruse die mangelnde Eigenbewegung feststellte. Sie wachsen gut auf den gebräuchlichen Nährböden, am besten bei

37⁰. Charakteristisch ist den Kulturen ein deutlicher **Spermageruch**, der auch den Entleerungen der Ruhrkranken eigen ist. Auf Traubenzuckeragar bildet der Ruhrbazillus kein Gas, Milch wird nicht zur Gerinnung gebracht, Lackmusmolke wird durch die Dysenteriebazillen in demselben Grade gerötet wie durch Typhusbazillen. Auf Lackmus-Milchzucker-Agar verhalten sich die Bazillen ähnlich wie die Typhusbazillen. Sie wachsen in tautropfen-ähnlichen Kolonien, ohne die Färbung des Agars zu verändern.

Der **Flexnersche Ruhrbazillus** und der **Bazillus Y** sind von dem eben beschriebenen **Shiga-Kruseschen** Typus morphologisch nicht verschieden, wenn sie auch vielleicht eine Spur schlanker erscheinen als der erstbeschriebene. Auch auf den bisher genannten Nährböden verhalten sie sich völlig gleich.

Differenzierung der drei Typen. Der Typus Flexner und der Bazillus Y bilden in wenige Tage alten Bouillonkulturen **Indol**, während der Shiga-Krusesche Bazillus kein Indol bildet. Weit sicherer aber gestattet eine Unterscheidung das **Verhalten** der verschiedenen Ruhrbazillen **gegenüber verschiedenen Kohlehydraten**, die man zu lackmushaltigen Nährböden hinzufügt. Nach **Lentz** gibt

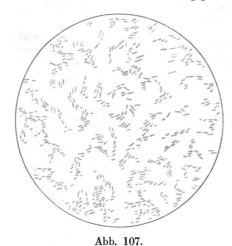

Abb. 107.
Shiga-Krusesche Dysenteriebazillen.

folgende Tabelle die Unterschiede deutlich wieder:

Lackmusagar mit Zusatz von	erscheint in der Kultur des Bazillus			
	Shiga-Kruse	Y	Flexner	Strong
Mannit	blau	rot	rot	rot
Maltose	blau	blau	rot	blau
Saccharose	blau	blau	blau	rot

Man erhält diese Unterschiede am besten durch Ausstreichen der frisch aus menschlichem Stuhl gezüchteten Bazillen auf die Oberfläche von Agarplatten, denen Mannit bzw. Maltose oder Saccharose zugesetzt ist.

Außer durch kulturelle Merkmale kann man die genannten Typen auch **vermittelst der Immunitätsreaktionen**, namentlich durch die Agglutination, voneinander unterscheiden. Es sind zu diesem Zwecke zwei Sera erforderlich: ein durch Immunisierung mit dem **Shiga-Kruseschen** Stamm gewonnenes Serum und ein durch Immunisierung mit dem **Flexnerschen** Stamm erhaltenes. Man verwendet zur Immunisierung am besten Ziegen oder Hammel. Will man einen aus Ruhrentleerungen gewonnenen Stamm vermittelst der Agglutinationreaktion prüfen, so muss sein Verhalten gegenüber diesen beiden Seris geprüft und etwa vorhandene Agglutination bis zu den Grenzwerten genau austitriert werden, die die nahe Verwandtschaft der einzelnen Typen Gruppenwirkung mit sich bringt. Ein **Shiga**-Serum 1:1000 beeinflußt einen **Flexner**-Stamm noch 1:100. **Der Typus Y ist von dem Flexnerschen Bazillus durch die Agglutinationsreaktion nicht zu unterscheiden**, da die beiden Typen einen zu ähnlichen Rezeptorenapparat besitzen. Hier müssen also die kulturellen Unterscheidungsmerkmale hinzugezogen werden.

Lebensfähigkeit außerhalb des Körpers. Die Ruhrbazillen haben wenig Widerstandsfähigkeit gegen äußere Einflüsse. In trockenem Zustande gehen sie nach 8—10 Tagen zugrunde, dagegen können sie sich feucht mehrere Monate lang halten. Direktes Sonnenlicht zerstört sie in ca. 30 Minuten; gegen Kälte sind sie widerstandsfähig. In eingefrorenem Zustande können sie sich mehrere Monate lang halten.

Giftbildung und Pathogenität. Eine für die Pathogenese und für die Serumtherapie wichtige Tatsache ist die Giftbildung der Ruhrbazillen. Der **Shiga-Krusesche** Bazillus sezerniert ein lösliches Gift, während die beiden

anderen Typen diese Fähigkeit nicht besitzen. Durch Verfütterung von Reinkulturen der Ruhrbazillen gelingt es nicht, bei Tieren eine dysenterische Erkrankung hervorzurufen, dagegen gelingt es durch intravenöse oder subkutane Einverleibung von lebenden
oder abgetöteten Kulturen, Giftwirkungen zu erzielen. Diese Giftwirkungen sind namentlich
bei dem Shiga - Kruseschen Bazillus äußerst charakteristisch. Verwendet man genügend
große Mengen von lebenden Kulturen, so gehen die Tiere, z. B. Kaninchen, akut unter
Lähmungserscheinungen an den Extremitäten, Durchfällen, zum Teil mit
Schleim und Blut vermischt, und Temperatursturz zugrunde, und man findet eine
diffuse Hyperämie im ganzen Darmtraktus mit Schwellung der Darmschleimhaut und der
Peyerschen Plaques. Aus Blut und inneren Organen sind die Bazillen zu züchten. Wählt
man die Injektionsdosis kleiner, so gelingt die Züchtung der Bazillen aus Darminhalt und den
inneren Organen nicht immer. Wir finden aber infolge des protrahierten Krankheitsverlaufes vereinzelte Verdickungen der Darmschleimhaut, Verschorfungen und Nekrose des
Epithels mit Geschwürsbildung im Dickdarm, im Cökum und in den ersten zwei Dritteln
des Processus vermiformis. Interessant ist nun die Tatsache, daß man dieselben Veränderungen bekommt durch die Injektion der bakterienfreien Filtrate von
Kulturen des Shiga-Kruseschen Bazillus. Es sind also die Darmveränderungen
als eine Giftwirkung aufzufassen, und wir erkennen, daß der Dickdarm die Prädilektionsstelle für die dysenterischen Veränderungen ist, daß also die Dysenterie-
giftstoffe eine spezifische Affinität zu den Zellen der Dickdarmschleimhaut haben müssen.

Vorkommen im Körper des Menschen. Die Bazillen sind enthalten in dem glasigen Schleim der Ruhrstühle; ferner findet man
sie in der Tiefe der Geschwüre der Darmwand und in den geschwollenen Mesenterialdrüsen. Sie finden sich niemals im Blute der Kranken
und ebensowenig in der Milz und im Urin. Die Ruhr verhält sich also in ihrer
Pathogenese ganz anders wie der Typhus. Während beim Typhus stets eine
Bakteriämie zustande kommt und dadurch ein großer Teil der klinischen Erscheinungen erklärt wird, handelt es sich bei der Ruhr um eine lokale Erkrankung der Dickdarmschleimhaut und der Mesenterialdrüsen. Von
hier aus gehen die Toxine ins Blut über und verursachen Vergiftungserscheinungen.

Agglutination. Das Serum der Patienten erreicht oft recht beträchtliche Agglutinationswerte gegenüber dem infizierenden Dysenterie-Bazillus
im Verlauf der Krankheit, namentlich in der Rekonvaleszenz; in den ersten
Tagen der Erkrankung ist davon noch nichts nachzuweisen. Verdünnungen
des Serums von 1 : 500 bis 1 : 1000 haben nicht selten noch positive Agglutina-
tions-Reaktionen ergeben. Als beweisend für das Vorliegen einer Bazillen-
Dysenterie kann nach Lentz bei verdächtigen Krankheitserscheinungen (nach
Feststellung des höchsten Serumtiters vermittelst aller in Betracht kommenden
Krankheitserreger) die Agglutination des Shiga-Kruseschen Bazillus in der
Serumverdünnung 1 : 50, die des Flexnerschen und Y-Bazillus in der Serumverdünnung 1 : 50, angenommen werden. Für die beiden letztgenannten
Typen ist ein höherer Titer als für den ersten Typus zur Diagnose deshalb er-
forderlich, weil oft schon normales menschliches Serum den Flexnerschen
und Y-Bazillus noch in Verdünnungen von 1 : 30 bis 1 : 50 agglutinieren kann.

Epidemiologie. Die Hauptinfektionsquelle ist der Mensch. Das
ist die wichtigste Tatsache für das Verständnis der Epidemiologie der
Bazillenruhr. Wo ruhrkranke Menschen sich aufhalten, ist tausendfältige
Gelegenheit zur Kontaktinfektion der Umgebung. Die ungemein häufigen
Entleerungen der bazillenreichen Stühle und die plötzlichen Anfälle von
Stuhldrang machen es oft selbst den reinlichsten Kranken unmöglich, Bett
oder Wäsche ganz ohne Verunreinigungen zu lassen. So kommt es, daß
selbst bei bester Pflege durch geschulte Schwestern Infektionen des pflegenden
Personals nicht selten sind. Zweimal sah ich auf meiner Abteilung bei der Pflege
von Dysenteriekranken die pflegende Schwester erkranken. Um wieviel größer
ist die Ansteckungsmöglichkeit dort, wo unter schlechten hygienischen Ver-

hältnissen Menschen dicht gedrängt beieinander wohnen. So kommt es, daß die Ruhr besonders unter den armen Bevölkerungsschichten, die, wie Robert Koch sagt, „nicht verstehen, mit ihrem Kot umzugehen", die größte Verbreitung hat, daß sie zu den gefürchtetsten Kriegsseuchen zählt, und daß sie schließlich auch in Gefängnissen, Strafanstalten u. dgl. ein bekannter Gast ist. Die Häufung der Erkrankungen in einzelnen Häusern und Anstalten erklärt sich dadurch, daß durch die kotbeschmutzten Finger gemeinsame Gebrauchsgegenstände und Geräte, Nahrungsmittel usw. infiziert werden; auch die Fliegen spielen dabei eine nicht zu unterschätzende Rolle.

Eine ebenso wichtige Rolle wie die bettlägerigen Ruhrpatienten spielen die Leichtkranken, die nur an einer abgeblaßten Form des Krankheitsbildes, leichter Kolik und Diarrhöen leiden und weder selbst an Ruhr denken, noch den Arzt konsultieren. Da sie jedoch mit ihren schleimigen Stühlen Bazillen ausscheiden, so sind sie natürlich eine schwere Gefahr für die Umgebung. Solche leichten Fälle werden häufig gegen Ende einer Epidemie beobachtet. Namentlich in der kalten Jahreszeit verläuft die Ruhr oft unter so leichten Symptomen, daß Shiga z. B. von der Winterdiarrhöe als einer besonderen Ruhrform spricht. Weiterhin sind von großer Bedeutung für die Verbreitung der Krankheit vor allem auch Personen, die lange Zeit nach überstandener Ruhr noch Bazillen ausscheiden, die sog. Dauerausscheider. Es sind das meist Personen, die nur wenig unter ihrer Krankheit leiden und gelegentlich eines leichten Rezidives mit schleimigem Durchfall Bazillen ausscheiden. Solche Leute sind sich oft gar nicht der Gefahr bewußt, die sie für ihre Umgebung bilden. Es sind in den letzten Jahren mehrere Epidemien beschrieben, die ihren Ausgang von solchen chronischen Bazillenträgern genommen haben.

Lentz fand in Saarbrücken bei einem Soldaten, der bereits während der Rekonvaleszenz nach einer Y-Dysenterie fünf Wochen nach klinischer Genesung noch Ruhrbazillen ausgeschieden hatte, fünf Monate, nachdem die Ausscheidung sistiert hatte, Ruhrbazillen im Stuhl, als der Betreffende an einem leichten Rezidiv litt, das sich in geringen schmerzhaften Anfällen, z. B. in der Gegend des Colon descendens und in häufigerem dünnbreiigen Stuhlgang äußerte.

Neben diesen kranken Bazillenträgern können nun aber auch gesunde Personen, die, ohne selbst an Ruhr zu erkranken, Ruhrbazillen in ihre Verdauungswege aufgenommen haben, die Krankheit verbreiten. Das unterliegt nach den vortrefflichen Beobachtungen bei der Ruhrepidemie in Hagenau vom Jahre 1908 keinem Zweifel mehr.

Nur ein Beispiel: Auf einer Stube der Infanteriekaserne war ein Mann mit ruhrverdächtigen Erscheinungen erkrankt. Als später seine gesunden Stubengenossen bakteriologisch untersucht wurden, fanden sich unter ihnen nicht weniger als sechs Bazillenträger.

Bei derselben Epidemie, bei der im ganzen bei 234 Personen Ruhrbazillen vom Typus Y im Stuhl gefunden wurden, stellte sich das Verhältnis der Bazillenträger zur Zahl der an Ruhr und an ruhrverdächtigen Erscheinungen Erkrankten auf 139 : 171 = 1 : 1,23. Nebenstehende Tabelle gibt ein deutliches Bild von dem Anwachsen der Zahl der Bazillenträger, namentlich nach dem Abklingen der Epidemie. Die Ausscheidung kann sich bei solchen gesunden Bazillenträgern über Wochen und Monate hinziehen.

Der Ort, wo die Ruhrbazillen bei den Dauerausscheidern und Bazillenträgern sich vermehren, ist nicht wie beim Typhus die Gallenblase, sondern die Darmwand. Bei chronischen Ruhrkranken kommen besonders atonische Darmgeschwüre in Betracht. Lentz sah im Rektoskop bei zwei Dauerausscheidern noch 4—8 Wochen nach klinischer Genesung vereinzelt Geschwüre auf der hochroten Mastdarmschleimhaut.

Im Gegensatz zum Typhus und zur Cholera tritt bei der Bazillenruhr die Infektion durch das Wasser etwas zurück hinter der direkten Kontaktinfektion von Mensch zu Mensch. Immerhin sind eine Reihe zweifelfrei nachgewiesener Trinkwasserepidemien beobachtet worden.

So gelang es z. B. Schmiedecke, während einer auf dem Truppenübungsplatze Döberitz im Sommer 1907 ausgebrochenen Epidemie als Infektionsquelle den Ziehbrunnen eines Hauses zu ermitteln, in welchem mehrere Ruhrkranke lagen. Auch Cartulis berichtet über eine Anzahl solcher Trinkwasserepidemien.

Eine durch verseuchtes Flußwasser verursachte Ruhrepidemie hat Shiga beschrieben. In einem Flusse Japans waren die mit Stuhlentleerungen beschmutzten Kleider Ruhrkranker gewaschen worden. Unterhalb dieser Waschstelle waren bald darauf Hunderte von Einwohnern eines Dorfes zum Schwimmen und Fischen in den Fluß gegangen. Vier Tage später erkrankten 413 dieser Dorfbewohner.

Durch Verteilung des Wassers können die Bazillen auch in die Milch oder auf andere Nahrungs- und Genußmittel gelangen und so weitere Infektionen veranlassen.

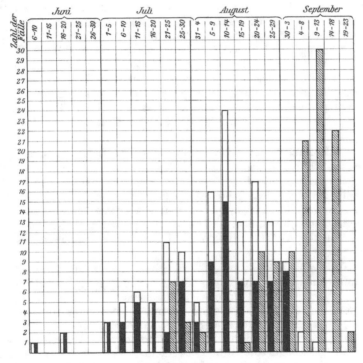

Abb. 108.

Verhältnis der Zahl der Kranken zur Zahl der Bazillenträger bei der Ruhr-Epidemie in Hagenau 1908.

▨ Gesunde Bazillenträger.

☐ Kranke mit negativem Bazillenbefund.

■ Kranke mit positivem Bazillenbefund.

Die häufigsten Ruhrerkrankungen kommen im Juli bis September zur Beobachtung. Es hängt das zum Teil wohl damit zusammen, daß um diese Jahreszeit die Neigung zu Magendarmkatarrhen infolge des überreichlichen Trinkens und Obstgenusses gesteigert ist. Eine gewisse individuelle Disposition gehört zweifellos auch zur Erkrankung an Ruhr ebenso wie bei der Cholera und ähnlichen Krankheiten. Ebenso finden um die genannte Jahreszeit oft größere Menschenansammlungen statt: Manöver, Erntefeste u. dgl.

Daß namentlich schwache Individuen, Kinder, Greise, schlecht genährte Personen durch die Krankheit gefährdet sind, wurde schon oben erwähnt.

Symptomatologie. Bei der epidemischen Ruhr haben wir zwischen einer akuten und einer chronischen Form zu unterscheiden.

Akute Form. Die akute Form beginnt nach einer Inkubationszeit von 2—7 Tagen zunächst mit wenig alarmierenden Erscheinungen: Appetitlosigkeit, belegte Zunge, Mattigkeit, Unregelmäßigkeit des Stuhles mit Neigung zu Durchfällen sowie kolikartige Schmerzen ohne Fiebererscheinungen lassen den Patienten an einen Magendarmkatarrh denken, ohne daß er deshalb das Bedürfnis fühlt, sich ins Bett zu legen. Schon nach 2—5 Tagen ändert sich aber meist das Bild. Die anfallsweise auftretenden Leibschmerzen nehmen an Heftigkeit zu, so daß sich die Kranken vor Schmerzen krümmen, die Durchfälle werden immer häufiger, so daß der Patient 20 mal und öfter zur Stuhlentleerung gedrängt wird. Dabei verlieren die Stühle allmählich ihren fäkulenten Charakter. Nicht mehr reichliche, dünnbreiige kotige Massen, sondern nur wenige Eßlöffel glasigen Schleimes mit einzelnen Blutstreifen oder auch bei fortgeschrittener Geschwürbildung mit reichlichen Blutbeimengungen werden unter quälendem Brennen und Schmerzen im After (Tenesmus) herausgepreßt. Mitunter kommt es infolge des starken Drängens und Pressens zum Prolapsus ani.

Die Entleerungen haben einen eigentümlich faden Geruch, den man als spermaähnlich bezeichnen kann. Mikroskopisch enthalten sie Epithelien und Eiterkörperchen, rote Blutkörperchen, reichlich Bakterien und Detritus. Auf der Höhe der Krankheit bestehen die Entleerungen meist aus einer serösen Flüssigkeit, in der Schleimklümpchen von Sagogröße bis Bohnengröße und Schleimhautfetzen schwimmen. Dieselben sind häufig etwas blutig gefärbt. Froschlaichähnliche Gebilde stellen Schleimausgüsse geschwürig zerfallener Follikel dar.

Der Tenesmus, der durch die Entzündung der Mastdarmschleimhaut und den reflektorischen Krampf des Sphincter ani bedingt wird, peinigt die Patienten auch zwischen den einzelnen Defäkationen. Dazu gesellt sich häufig Blasenkrampf, der teils durch den stark reizenden, sehr konzentrierten Urin ausgelöst wird, teils durch Übertragung des Sphinkterspasmus des Anus auf den Blasenausgang. Die immer schneller sich folgenden Schleimentleerungen, die namentlich in den Abendstunden und des Nachts auftreten, bis zu 100 am Tage, lassen den Kranken trotz allem Ruhebedürfnis nicht zum Schlafen kommen und schwächen ihn aufs äußerste, um so mehr als auch die Nahrungsaufnahme völlig darniederliegt; nur einige Schluck Flüssigkeit nimmt der von Durst Gepeinigte zu sich. So verfallen die Kranken schnell, werden blaß und fahl, die Haut wird kühl und spröde und verliert ihren normalen Turgor, der Puls wird beschleunigt und klein, die Augen liegen tief in den Höhlen, die Stimme wird schwach und heiser, und die Körperkräfte schwinden rapid. Die Zunge ist dabei trocken und grauweiß belegt. Mitunter tritt Erbrechen und in schweren Fällen auch Singultus auf. Der Leib ist eingesunken und druckempfindlich, besonders an den Umbiegungsstellen des Dickdarmes. Bisweilen kann man auch das Kolon als pralles Gebilde in der linken Unterbauchgegend abtasten. Die Milz ist nicht geschwollen. Der Urin ist spärlich und hochgestellt und enthält häufig Indikan.

Das Sensorium ist meist frei und kann bis zum Ende ohne Störung bleiben.

Die Körpertemperatur bietet nichts Charakteristisches. Oft bestehen nur geringe subfebrile Temperaturen; auch subnormale Temperaturen werden namentlich bei den schwersten Fällen beobachtet. In der Regel besteht ein leicht remittierendes unregelmäßiges Fieber zwischen 38 und 39°.

Ausgang. Der geschilderte Zustand kann nach 2—3 Wochen unter allmählich immer mehr zunehmender Schwäche des Kranken zum Tode führen. Die Temperatur ist gegen das Ende oft subnormal. Der Puls wird immer kleiner und schwächer, die Extremitäten werden kühl und zyanotisch.

Wenig widerstandsfähige Individuen, Kinder, Greise und schlecht genährte Personen fallen der Krankheit leichter zum Opfer als Menschen von kräftiger Konstitution. Den Einfluß des Alters auf die Mortalität zeigt eine Zusammenstellung von Kriege. Von 100 Gestorbenen kamen 35 auf das Alter von 1—10 Jahren und 22 auf das Alter von 10—50 Jahren.

Der häufigere Ausgang ist die Heilung. Nachdem der geschilderte Zustand etwa eine Woche angehalten hat, nehmen die Stühle allmählich wieder fäkulente Beschaffenheit an, wenn auch gelegentlich immer noch Schleim- und Blutbeimengungen beobachtet werden; die Entleerungen werden seltener, der Appetit hebt sich, und die Kräfte kommen wieder. Die Rezidive dauern oft mehrere Wochen, selbst in leichteren Fällen. Die Kranken müssen noch lange Zeit sehr vorsichtig mit ihrer Ernährung sein, da die geringste Reizung durch schwer verdauliche Speisen oder kühle Getränke einen neuen Anfall auslösen kann.

Die Dauer der Krankheit schwankt zwischen wenigen Tagen und mehreren Wochen. Auch leicht rudimentäre Fälle kommen vor, bei denen die geschilderten Erscheinungen nur in abgeblaßter Form auftreten (leichte Kolikanfälle mit diarrhoischen, schleimhaltigen Stühlen) und nach 3—4 Tagen Heilung erfolgt. Mittelschwere Fälle dauern etwa 14 Tage. Sehr oft kommen Rezidive vor. Es sind das meist Fälle von chronischer Ruhr, bei denen zwischen den einzelnen Anfällen eine Zeit des Wohlbefindens liegt, wo aber der Prozeß noch nicht gänzlich zur Ausheilung gekommen ist. Mitunter kann man in solchen Fällen durch das Rektoskop noch atonische Geschwüre im Mastdarm nachweisen (Lentz).

Mitunter kommt es durch Mischinfektionen der Ruhrgeschwüre zu gangränösen Vorgängen im Dickdarm; dabei werden die häufigen Entleerungen stinkend und enthalten brandige schwärzliche und bräunliche Fetzen der Darmschleimhaut, Eiter und zersetzte Massen. Solche Fälle sind meist verloren. Unter Kollapserscheinungen erfolgt der Tod.

Komplikationen und Nachkrankheiten. Eine relativ häufige Komplikation ist der Ruhrrheumatismus, der in etwa 3 % der Fälle beobachtet wird. Es sind das multiple Gelenkschwellungen, die meist erst in der Rekonvaleszenz auftreten und am häufigsten die Fußgelenke, Knien und Hüftgelenke, seltener die Gelenke der oberen Extremitäten ergreifen. Meist sind es seröse Ergüsse in die Gelenkhöhle, mitunter auch periartikuläre Entzündungen. Eine nachbleibende Störung der Funktion der Gelenke ist selten. Ferner sind Sehnenscheidenentzündungen oft beobachtet, die jedoch meist schnell wieder zurückgehen.

Störungen des Herzens, namentlich solche nervöser Natur, sind in einzelnen Epidemien in auffallender Häufigkeit aufgetreten. Aber auch Dilatationen, Klappen- und Muskelerkrankungen sind als Folge der Ruhr beobachtet worden; auch auffallende Bradykardie ist in der Rekonvaleszenz wiederholt festgestellt worden.

Von Nachkrankheiten im Gebiete des Nervensystems sind Paraplegien, Monoplegien, Hemiplegien und Lähmungen einzelner Muskelgruppen beobachtet.

Über akute neuritische Symptome im Peroneus- und Kruralisgebiet berichten
Luce und Meinecke.

Relativ häufig ist die Konjunktivitis als Nachkrankheit. Bei der
Döberitzer Epidemie fand sie sich in 2½% der Fälle doppelseitig; auch
Iridozyklitis kommt vor.

Die bisher genannten Begleiterscheinungen sind durch toxische Einwirkungen des Ruhrbazillus zu erklären. Anders ist es bei den vereinzelt beobachteten eitrigen Komplikationen, die wohl sämtlich durch sekundäre
Infektion mit Eitererregern verursacht werden; so z. B. die eitrige Parotitis
(Shiga), die eitrige Pleuritis (Haßler).

Eitrige Leberabszesse, diese gefürchtete Nachkrankheit der Amöbenruhr, kommen bei der Bazillenruhr fast nie zur Beobachtung.
Buchanan sah sie unter 1130 Fällen nicht ein einziges Mal. Da, wo Leberabszesse beobachtet wurden (Haßler, Morgenroth), waren es multiple
Abszesse, die wohl zweifellos als septische Metastasen aufzufassen waren, da
man Kolibazillen und Streptokokken im Eiter gefunden hat.

Verschiedener Verlauf je nach der Ätiologie. Eine erst in den letzten
Jahren gemachte Beobachtung ist die, daß die einzelnen Epidemien in ihrer
Schwere erheblich differieren, je nach der Art des Erregers, der dabei die ätiologische Rolle spielt. Namentlich amerikanische Ärzte, die Gelegenheit hatten,
nebeneinander oder kurz hintereinander Dysenterien verschiedenen Ursprungs
zu beobachten, berichten über diese interessante Tatsache: Die schwersten
Erscheinungen macht der Shiga-Krusesche Bazillus, während die giftarmen
Typen unter den Dysenterie-Bazillen, der Typus Flexner und der Typus Y,
eine mildere Erkrankungsform verursachen. Daß natürlich auch die beiden
letztgenannten Typen gelegentlich, besonders bei geschwächten Individuen,
schwere Krankheitsbilder erzeugen können, ist kaum nötig hinzuzufügen. Die
Shiga-Krusesche Dysenterie ist nach Lentz durch die schwere Störung
des Allgemeinbefindens, durch die äußerst gehäuften Durchfälle (bis 200 und
mehr in 24 Stunden) und durch die infolge des Flüssigkeitsverlustes bedingte
Prostration ausgezeichnet. Dementsprechend ist die Mortalität dabei erheblich
höher als bei den anderen Formen. Während bei der Shiga-Kruseschen
Dysenterie 10—15% angegeben werden, beträgt die Mortalität bei den anderen
Formen 0—5%, selten mehr. Ich habe auf meiner Abteilung in Berlin wiederholt Fälle von Y-Dysenterie gehabt (15 mal), von denen nur ein einziger ungünstigen Ausgang nahm.

Chronische Form. Bei manchen Personen entwickelt sich eine chronische Erkrankung. Sie sehen blaß und mager aus, leiden an Schwäche und
wechselndem Appetit; vor allem haben sie über Unregelmäßigkeit des Stuhlganges zu klagen. Verstopfung wechselt ab mit leichten Durchfällen; auch
treten zeitweise mäßige Leibschmerzen auf. Dabei finden sich oft im Stuhl
kleinste Beimengungen von Schleim und Blut, die massenhaft Dysenterie-
bazillen enthalten. Solche Patienten achten oft gar nicht auf ihren anomalen
Zustand, bis sie durch ein plötzliches stärkeres Aufflackern ihrer Krankheit
daran erinnert werden. Ein kühler Trunk, eine etwas schwerere Mahlzeit,
Überanstrengungen od. dgl. können ein plötzliches Rezidiv einer Dysenterie
mit allen ihren Erscheinungen hervorrufen. Wiederholen sich solche Rezidive
oft, so können die Kranken hochgradig kachektisch werden und an Herzschwäche
zugrunde gehen. In derartigen Fällen kann die chronische Ruhrerkrankung
aber auch monate- und sogar jahrelang anhalten und schließlich ausheilen,
ohne daß die Kranken so schwerem Siechtum verfallen wie bei der chronischen
Amöbenruhr. Von großer Bedeutung sind die Fälle von chronischer Ruhr
für die Epidemiologie, da solche Kranken die Krankheit und ihre Übertrags-

möglichkeit gar nicht kennen und
oft unbewußt ihre Bazillen verbreiten und Epidemien hervorrufen.

Pathologische Anatomie. Die
Bazillenruhr ist eine auf den
Dickdarm lokalisierte diphtherische Erkrankung der Schleimhaut. Im Gegensatz zu der
Amöbenruhr, wo in erster Linie
die Submucosa erkrankt, tritt
bei der Bazillenruhr die Epi-
thelaffektion in den Vordergrund. In seltenen Fällen ist der
Prozeß nicht auf den Dickdarm
beschränkt, sondern geht auch
auf die benachbarte Schleimhaut
des Ileums über.

Man kann drei Grade der Erkrankung unterscheiden. Bei dem
ersten Grade findet sich lediglich
eine Hyperämie und eine beginnende
Infiltration der Schleimhaut. Der
zweite Grad ist durch Schwellung
der Lymphfollikel und Epithelnekrose
gekennzeichnet, und der dritte Grad
charakterisiert sich durch Bildung von
Geschwüren und diphtheritischen Auflagerungen. Nicht immer kommt es
zur Ausbildung dieser drei Stadien.
Es gibt auch leichtere Ruhrerkrankungen, bei denen z. B. nur das erst
genannte Stadium ausgebildet ist. Wir
finden dann die Schleimhaut, namentlich auf der Höhe der Falten, hochgradig injiziert und mit Ekchymosen
durchsetzt, mit grauem Schleim bedeckt und entzündlich geschwollen,
so daß sie sammetartig aussieht und
stark gefaltet erscheint. Auch die Submucosa ist hyperämisch und entzündlich geschwollen. Mikroskopisch
ist das Epithel getrübt und in der
Submucosa findet sich Rundzellen-
vermehrung.

Im zweiten Stadium (vgl. Abb. 109) ist
die Entzündung erheblich fortgeschritten und eine Nekrose des Epithels eingetreten. Die Schleimhautfalten werden durch die entzündliche Schwellung
zu erhöhten groben Runzeln und bedecken sich mit kleienartigen Schuppen, die aus zugrunde gegangenen
Epithelzellen und aus Schleim bestehen. Blutungen von verschiedenster
Ausdehnung treten auf. Die Follikel
sind stark geschwollen und beginnen
einzuschmelzen; durch stärkere Rundzellenanhäufungen in der Submucosa
erscheint die ganze Darmwand verdickt. Zu den kleienförmigen Auf-

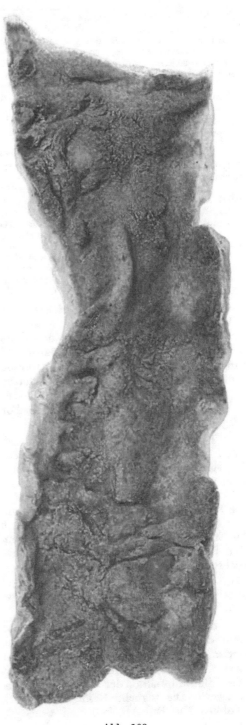

Abb. 109.
Dysenterische Dickdarmentzündung, Bazillen-Ruhr.

lagerungen gesellen sich massigere, zum Teil durch fibrinöse Ausschwitzung bedingte
mißfarbene Borken; nun kommt es im dritten Stadium zur Bildung von Geschwüren,
teils durch Tiefergreifen der allenthalben einsetzenden Schleimhautnekrose, teils durch
nekrotische Einschmelzung der geschwollenen Follikel. Es entstehen unregelmäßig gezackte seichte Geschwüre, deren Ränder nicht unterminiert sind wie bei der Tropenruhr,
und die besonders auf der Höhe der Schleimhautfalten sich etablieren. Sie sind, bevor es zu größerer Flächenausdehnung kommt, in der Regel quer gestellt; die Geschwürsränder sind infiltriert. Ihre Größe schwankt zwischen der einer Linse und eines
Talers. Sie können in seltenen Fällen bis zur Mucosa reichen. Dann erscheint der
Grund quergestreift. Ja selbst bis zur Serosa können sie vordringen. Dann werden
sie schon von außen durch die starke Injektion und schwarzbläuliche Verfärbung der
Darmserosa erkannt. Dieses „in die Tiefegreifen" ist jedoch bei der Bazillenruhr erheblich seltener als bei der Amöbenruhr.

Die stärksten Zerstörungen finden sich dort, wo die Schleimhaut den größten In-
sulten durch den vorbei passierenden Kot ausgesetzt ist, an den Flexuren und am
Mastdarm.

Tritt Heilung ein, so bleiben pigmentierte flache Narben zurück, die epithelia-
lisiert sind, aber der Drüsenschläuche entbehren. Oft bleiben ganze Partien der Darmwand stark verdickt; auch kann es durch Narben noch zu einer Verengerung des Darmes
und durch Abknickung zum Verschluß desselben kommen.

Die Veränderungen an den anderen Organen sind relativ gering im Vergleich zu den
beschriebenen pathologischen Vorgängen. Die Mesenterialdrüsen sind geschwollen und
hyperämisch, die Nieren zeigen Hyperämie, die Leber ist meist frei von Veränderungen.
Außerordentlich selten kommt es bei Vereiterung der Darmgeschwüre infolge von Mischinfektion zur Pylephlebitis und dabei zu multiplen Leberabszessen. Die Milz ist in der Regel
geschwollen. Im übrigen zeigen die Organe die Zeichen der Anämie.

Prognose. Die Prognose richtet sich, wie aus vorstehendem ersichtlich,
teils nach der Art des Erregers, teils nach der Widerstandsfähigkeit des Er-
krankten, schließlich auch nach den äußeren Verhältnissen, unter denen die
Kranken leben. Die Shiga-Krusesche Dysenterie hat eine relativ ernstere
Prognose als die durch Typus Flexner oder Y hervorgerufene. Geschwächte
Individuen, Greise, Insassen von Gefängnissen sind mehr gefährdet als Menschen
in gutem Ernährungszustande. Subnormale Temperaturen, Singultus und
Herzschwäche, sowie die gangränöse Form der Ruhr geben eine schlechte
Prognose.

Diagnose. Die Diagnose kann oft schon aus den charakteristischen klinischen Symptomen, den häufigen Entleerungen, dem starken Tenesmus und
den schleimigblutigen spärlichen Stühlen mit großer Wahrscheinlichkeit gestellt werden. Unumgänglich notwendig ist jedoch im Interesse der Verhütung
einer Epidemie die bakteriologische Diagnose. Die Dysenteriebazillen finden
sich nicht im Blute und nicht im Harn; wir sind also auf die Untersuchung
des Stuhles angewiesen. Die Bazillen sind in dem blutigglasigen Schleim
der Entleerungen enthalten. Zu ihrer Identifizierung ist die Kultur unerläßlich.
Man fischt sich eine Schleimflocke heraus, wäscht sie in einer 3—4 mal ge-
wechselten Schale mit steriler physiologischer Kochsalzlösung und macht dann
eine Aussaat auf Platten von Lackmus-Milchzucker-Agar und Lackmus-Mannit-
Agar. Die weitere Identifizierung der gewachsenen Kolonien wurde bereits
oben besprochen.

Bekämpfung und Prophylaxe. Aus dem Besprochenen ergeben sich von
selbst die zur Bekämpfung nötigen Maßregeln. Die Kranken müssen isoliert
werden, um Kontaktinfektionen zu vermeiden, und müssen von Personen gepflegt
werden, die über den Ansteckungsmodus genau unterrichtet sind. Vor allem
ist auf die Desinfektion der Darmentleerungen und der Wäsche das Hauptgewicht
zu legen. Die tägliche Reinigung der Aborte mit Kresol-Seifen-Lösung ist
geboten. Die Ruhrkranken sind womöglich nicht eher aus der Behandlung
und Isolierung zu entlassen, als bis sie bei dreimal in Abständen von zwei Tagen
vorgenommenen Untersuchungen bazillenfrei sind. Ist das aus äußeren Gründen

nicht möglich, so müssen sie belehrt und zu äußerster Reinlichkeit angehalten werden.

Außerdem aber sind die Bazillenträger ausfindig zu machen; dazu ist es notwendig, auch diejenigen Personen zu untersuchen, die in der Umgebung von Ruhrkranken gewesen sind. Auch bei Leuten, die an Ruhr erkrankt waren, ist nach einiger Zeit eine Nachuntersuchung des Stuhles vorzunehmen. Den Bazillenträgern ist eine regelmäßige Desinfektion ihrer Entleerungen mit Chlorkalk und peinlichste Sauberkeit (Waschen der Hände nach der Defäkation, Sorge für reine Wäsche etc.) zur Pflicht zu machen.

Ein sicheres Mittel, um die Bazillenträger von ihren Bazillen zu befreien, gibt es nicht. Lentz empfiehlt hohe Einläufe mit Argentum nitricum-Lösung 1 : 2000, auf die man zur Neutralisation des Argentum nitricum 2—5 Minuten später eine hohe Mastdarmspülung mit 1 l Kochsalzlösung folgen läßt. Nach Ford hat die Eingießung folgender Lösung guten Erfolg:

$$\begin{aligned} &\text{Eucalyptoli} && 1,5 \\ &\text{Eucalypti gummi} && 2,5 \\ &\text{Aqu. dest. ad} && 1500,0. \end{aligned}$$

Schließlich ist die allgemeine Hygiene der größte Feind der Ruhr. Gute Wasserversorgung, helle geräumige Wohnungen, zweckentsprechende Abwässerbeseitigung u. dgl. spielen dabei eine große Rolle. Daß die energische Durchführung allgemein hygienischer Maßnahmen im Verein mit der Unschädlichmachung der Infektionsträger imstande ist, einen früher stark verseuchten Bezirk in relativ kurzer Zeit (3 Jahren) annähernd ruhrfrei zu machen, hat Bornträger im Regierungsbezirk Danzig bewiesen.

Auch Schutzimpfungen (aktive Immunisierungen) zum Schutze größerer geschlossener Verbände und unmittelbar von der Ruhr bedrohter Gegenden sind empfohlen worden. So hat Shiga in einer von Ruhr hart heimgesuchten japanischen Provinz 10 000 Menschen mittels seiner sog. Simultanmethode immunisiert. Er erreichte durch seine Impfungen ein Sinken der Mortalität bei den Geimpften auf Null gegenüber einer solchen von 40 % bei den Nichtgeimpften. Auch dem Schutz- und Pflegepersonal ist bei der hohen Infektiosität der Ruhr die aktive Immunisierung anzuraten. Namentlich in größeren Anstalten, z. B. Irrenanstalten scheint, sie sich nach Lucksch und Shiga als ein wirksames Mittel gegen die dort oft sehr hartnäckige und allen Bekämpfungsmaßnahmen trotzende Krankheit zu erweisen.

Therapie. Pflege der Kranken. Der Ruhrkranke gehört auch in leichten Fällen ins Bett und muß warm gehalten werden. Warme Breiumschläge auf den Leib oder Thermophore werden meist angenehm empfunden und lindern die Leibschmerzen und den Tenesmus. Auch das Zimmer ist warm zu halten (15° R), damit die Kranken bei der Defäkation sich nicht erkälten. Nach jeder Entleerung ist die Umgebung des Anus auf das sorgfältigste, am besten mit Watte, zu reinigen. Wird trotzdem die Gegend wund, so ist Borsalbe anzuwenden; auch Umschläge von essigsaurer Tonerde (2 %ig) sind zu empfehlen. In länger dauernden Fällen ist es ratsam, die Patienten auf ein Wasserkissen zu legen, um Dekubitus zu verhüten.

Ernährung. In den ersten Tagen des akuten Stadiums sind die Kranken auf eine möglichst reizlose Diät zu setzen. Haferschleim, Gerstenschleim, Bouillon, Milchsuppen sind zu verordnen. Als Getränk kann etwas kalter Tee, Eiweißwasser, Reiswasser gegeben werden. Doch empfiehlt es sich, die Getränke nicht kühl zu verabreichen, da dadurch Peristaltik und Tenesmus hervorgerufen wird. Milch wird in unverdünntem Zustande meist schlecht vertragen; man kann sie jedoch auf ⅓ mit Wasser oder Tee verdünnen und den Kranken lauwarm verabreichen. Dauern Durchfälle und Tenesmus länger

als 5—6 Tage, so muß man etwas konzentriertere Nahrung geben, um den Kräftezustand zu heben. Durch das Sieb gegebener Reisbrei, Grießbrei, Zusätze zu
den Suppen in Gestalt von Eigelb oder Nährpräparaten wie Somatose, Hygiama,
Plasmon u. dgl., auch etwas Beeftea oder frisch ausgepreßter Fleischsaft
wird gern genommen. Wird der Stuhl wieder breiig und schwindet der Tenesmus, so gibt man fein geschabtes Fleisch, Taube, Huhn, später Kalbfleisch,
Zwieback, dazu Reisbrei, Maronenpüree u. dgl. und kehrt so langsam zur normalen Kost zurück. Saure, fette und stark gewürzte Speisen sowie gröbere
Hülsenfrüchte sind noch auf lange Zeit zu vermeiden.

    Medikamentöse Therapie. Seit altersher erfreuen sich Kalomel,
Ipekakuanha neben salinischen Abführmitteln eines guten Rufes bei der Behandlung der Ruhr.

    Beginnen wir mit dem ältesten dieser Mittel, der Ipekakuanha, die nament-
lich bei der Tropenruhr gebräuchlich ist, aber auch von vielen Seiten bei der
Bazillenruhr verordnet wird. In Deutschland wird sie relativ wenig mehr
verwendet. Ruge empfiehlt ein Infus von 4,0 : 160,0. Stärker darf dasselbe
nicht sein, da sonst Erbrechen eintritt. Als Korrigens wird Ol. menth. pip.
hinzugesetzt. Von dem Infus müssen 3mal täglich 80 ccm gegeben werden.
Bestehen heftige Leibschmerzen, so gibt man zu gleicher Zeit oder kurz vor
jeder Infusdosis je 0,3 pulv. Doweri. Auch in Bolusform kann die Ipekakuanha
gegeben werden und zwar 1,0—2,0 morgens und abends, wobei aber vorher
20—30 Tropfen Tinct. opii verabreicht werden müssen, um das Erbrechen zu
verhüten. Der Kranke muß 3—4 Stunden nachher ruhig liegen und Eisstückchen
schlucken.

    In manchen Fällen von Bazillenruhr soll die Ipekakuanha ganz spezifisch
wirken.

    Ich gebe ebenso wie Scheube, Cartulis, Plehn u. a. dem Kalomel
den Vorzug. Es erscheint mir als die rationellste Therapie, zunächst den Darm
gründlich zu entleeren und damit so viel wie möglich von den Krankheitserregern
mechanisch zu entfernen, um nachher zu Adstringentien überzugehen. Man
gibt Kalomel zu 0,3—0,5 alle vier Stunden, wobei jedoch peinlichste Mundpflege (häufiges Spülen mit essigsaurer Tonerdenlösung) unerläßlich ist, um
eine Stomatitis mercurialis zu verhindern, die den Kranken außerordentlich
quälen kann. Tritt während der Kalomelkur Verstopfung ein, was selten geschieht, so muß sofort Rizinusöl gegeben werden. Plehn empfiehlt das
Kalomel 3 Tage lang in kleinen Dosen zu 0,03 12mal am Tage zu geben.

    Statt des Kalomels geben viele Autoren auch einfach nur Rizinusöl, um
gründliche Entleerungen zu erwirken. Andere Abführmittel, Rhabarber, Senna
u. dgl., sind nicht anzuraten. Allenfalls kommt noch ein starkes Rheum-Infus
10 : 100 in Betracht.

    In neuerer Zeit sind schließlich auch die salinischen Abführmittel beliebt.
Z. B. Natr. sulf. zu 10 g in Aqu. dest. 200 4mal in dreistündlichen Zwischenräumen (Gruet). Buchanan gibt bei frischen Fällen Magn. oder Natr. sulf.
in Dosen von 3,5 g täglich 4—6 mal in einem Eßlöffel von Fenchelwasser bis
die Stühle wieder fäkulent werden. Wenn anzunehmen ist, daß Geschwüre
im Darm vorhanden sind, so gibt er das Mittel nicht. Ford zieht das Natr.
sulf. dreistündlich 4,0 in Aqu. cinnamm allen anderen Mitteln vor.

    Nachdem mehrere Tage lang für eine gründliche Reinigung des Darmes
mit einem der genannten Mittel, nach meiner Erfahrung am besten mit Kalomel,
bewirkt ist, empfiehlt es sich, Adstringentien anzuwenden. Hier ist das Tannin
nach Cantani, in ½%iger Lösung als Klysma verabreicht, an erster Stelle
zu nennen. Ich habe von solchen Tannineinläufen wiederholt gute Erfolge
gesehen. Man schiebt ein weiches, gut geöltes Darmrohr aus Gummi möglichst

hoch in den Mastdarm hinauf und läßt aus einem Irrigator ½—1 l der lauwarmen ½ %igen Tanninlösung 2mal täglich einlaufen. Der Kranke muß versuchen, den Einlauf möglichst lange zu halten.

Die Versuche, per Klysma Lösungen von Argentum nitr. oder Plumbum aceticum einzuführen, haben wenig befriedigt. Zu empfehlen sind jedoch neben den Tannineingießungen als Adstringentien: das Tanningen (0,5 4mal täglich) oder Tannalbin (1,0 3mal täglich); ferner das Tannismut. In hartnäckigen Fällen, bei denen eine Abwechslung in der Therapie erwünscht ist, kann mit gutem Erfolge Wismut gegeben werden. 10 g Bismuth. subnit. mit 100 Wasser als Schüttelmixtur frühmorgens nüchtern gegeben, empfiehlt Nenninger, während v. Strümpell folgende Mixtur angibt: Bism. sub. 5, Muc. Gumm. arab. u. Sir. simpl. āā 15,0 Aqu. dest. 120,0.

Will man den Patienten vorübergehend, namentlich für die Nacht, etwas Ruhe verschaffen, so empfiehlt es sich, in einem Decoctum amylaceum etwa 10 Tropfen Opiumtinktur als Klystier zu geben. Auch Suppositorien aus Ol. Cacao mit Zusatz von Extr. opii oder Kokain vermögen, den Tenesmus zu lindern. Opii puri 0,03—0,01, Ol. Cakao 2,0 oder Cocain hydrochlor. 0,05—0,01, Ol. Cakao 2,0.

Die Herzschwäche ist mit den üblichen tonisierenden Mitteln zu bekämpfen. Ich bevorzuge das Digalen, das zu ½—1 ccm als Injektion verabreicht wird; ferner Coffein natr. benz., das in 20 %iger Lösung in Dosen von 0,2 g eingespritzt werden kann. Bei akuten Kollapsen ist Kampfer, Äther usw. am Platze. Gegen hartnäckiges Erbrechen und Singultus ist Morphium zu geben.

In manchen Fällen ist es notwendig, um den starken Wasserverlust auszugleichen, bei den Patienten subkutan oder intravenös sterile physiologische Kochsalzlösung einzuführen. Man gibt davon ca. ½ l, auf Körpertemperatur erwärmt, am besten unter die Brusthaut.

Außer den bisher besprochenen Mitteln zur Behandlung der Ruhr ist noch der Serumtherapie zu gedenken, die erst in allerjüngster Zeit empfohlen und angewendet wurde und bereits derartig günstige Erfolge gezeitigt hat, daß es geboten erscheint, hier ausführlich darauf einzugehen.

Serumtherapie der Bazillenruhr. Durch Immunisierung von Pferden mittelst abgetöteter Ruhrbazillen vom Typus Shiga-Kruse gelingt es, ein wirksames Heilserum herzustellen. Seitdem sich herausgestellt hat, daß der wichtigste Bestandteil dieses Serums ein hoher Gehalt von Antitoxin ist, sind zur Herstellung von Ruhrseris mancherlei Variationen verwendet worden, die darauf ausgingen, einerseits die antitoxische Quote zu erhöhen, andererseits auch die bakterizide zu steigern. Daher immunisieren die einen mit Bouillonkultur-Filtraten, die anderen abwechselnd mit Agarkulturen und Bouillonkultur-Filtraten.

Die Sera zeigen nach Rosenthal, Lüdtke, Kolle u. a. sämtlich einen hohen Antitoxingehalt, sind bakterizid und agglutinieren den Shiga-Kruseschen Bazillus in hohen Verdünnungen.

Man gibt das Serum, z. B. das Höchster Antidysenterieserum subkutan, in leichten Fällen 80—100 ccm, ev. zu wiederholten Malen. Der Erfolg besteht nach Lentz, in dessen Bericht sich die Erfolge der meisten Beobachter widerspiegeln, darin, daß schon wenige Stunden nach der Injektion die nervösen Beschwerden verschwinden und einer auffallenden Euphorie weichen. Innerhalb der ersten 24 Stunden lassen auch gewöhnlich die Leibschmerzen und der quälende Tenesmus nach, Blut und Schleim verschwinden aus den Stühlen, und die Zahl der Defäkationen geht stark zurück. Die Entleerungen nehmen wieder fäkulenten Charakter an, so daß 2—5 Tage nach der Seruminjektion der Stuhl der Kranken wieder normal wird.

Ein wenig skeptischer drücken sich Fischer, Hohn und Stade aus, die bei einer Ruhrepidemie in Essen 1909 in 17 Fällen das Serum anwendeten und dabei nur bei einzelnen der Erkrankten eine prompte Serumwirkung feststellten. Die Dosis ist freilich, wie es scheint, bei ihren weniger günstig verlaufenden Fällen nicht oft genug wiederholt worden. Die Mortalität bei den mit Seris behandelten Kranken beträgt nach Lentz 2—5 %.

Sollten diese günstigen Erfolge der Serumtherapie, über die schon eine große Reihe von Ärzten aus Deutschland, Frankreich, Rußland, Japan übereinstimmend berichten, auch weiterhin sich bestätigen, so würden wir damit ein äußerst wirksames Mittel gegen die Ruhr gewonnen haben.

Die Nebenwirkungen bestehen in urticariaähnlichen Erythmen, leichten Gelenkschmerzen und gelegentlich in vorübergehendem Fieber, wie das auch von der Behandlung mit anderen Seris bekannt ist. Eine erhebliche Schädigung ist nie gesehen worden. Zur Vermeidung solcher Serumwirkung empfiehlt Dopter, täglich 2—4 g Chlorkalzium einzugeben.

Das besprochene Serum eignet sich aber nur zur Behandlung von Fällen, die durch den Shiga-Kruseschen Bazillus hervorgerufen sind. Ist der Flexnersche Bazillus der Erreger, so muß ein Flexnerheilserum verwendet werden, wie es durch Gay zuerst hergestellt wurde. Es lag nahe, auch die Herstellung polyvalenter Dysenteriesera zu versuchen, um möglichst für alle ätiologisch verschiedenen Formen der Ruhr das gleiche Serum benutzen zu können. Shiga ist die Herstellung solcher polyvalenten Sera gelungen dadurch, daß er zwei polyvalente Sera mischte, von denen das eine durch Immunisierung von Pferden mit je einem Shiga-Kruseschen und Flexnerschen Stamm, das andere in gleicher Weise mit einem Shiga-Kruseschen und Y-Stamm gewonnen ist. Er hat damit gegen verschiedene Formen von bazillärer Dysenterie gute Erfolge erzielt.

Die Serumtherapie der Dysenterie hat zweifellos noch eine große Zukunft.

Therapie der chronischen Ruhr. Bei der chronischen Ruhr ist die Diätfrage die Hauptsache. Die Mahlzeiten müssen nach Ewald ganz regelmäßig alle zwei Stunden eingenommen werden, damit immer nur ein kleines Quantum genossen wird und der unverdaute Rest nicht durch Gärung und Zersetzung schadet. Fette, saure, stark gewürzte, sehr zellulosehaltige Gemüse und Fleisch mit langer Faser sind daher zu vermeiden, ebenso Obst. Ein Diätzettel, wie ihn Ewald z. B. empfiehlt, lautet folgendermaßen:

Erstes Frühstück.

250 ccm Eichelkakao, ein weiches Ei oder
300 ccm Milch mit Rahm,
 50 g geröstetes Brot.

Zweites Frühstück.

 50 g feingeschabtes, gekochtes Fleisch mit etwas Salz,
 50 „ Fleischgelee,
100 ccm Milch.

Mittags.

180 g Schleimsuppe mit Einlage von ca. 10 g Nutrose, Sanatogen usw. ev. ein Ei.
125 „ gewiegte Hühnerbrust, Kalbsmilch, Fisch (Hecht, Forelle, Barsch, frische Flundern),
 75 „ Kartoffel- oder Maronenpüree.

Nachmittags 4 Uhr.

250 g Eichelkakao.

Nachmittags 6 Uhr.

250 g dreitägigen Kefir oder Milch mit Kalkwasser, ev. zwei Teile Milch und ein Teil Rahm.

Abends 8 Uhr.

200 g Suppe mit Pepton, Ei und ähnlichem oder Tee mit Zucker und Milch,
100 „ geröstetes Brot mit Butter.

Abends 10 Uhr.

180 g Milch, Kefir oder Mehlsuppe oder 30—40 g Kakes.

Zur medikamentösen Behandlung kommen hauptsächlich Adstringentien
in Betracht. Einläufe von Tanninlösungen in derselben Weise wie beim akuten
Stadium sind empfehlenswert, nach Ford auch Eingießungen mit Eukalyptol
und Oleum Gautheri (Euc. 1,5, Ol. Gauth. 2,0, Aqu. dest. ad 1500). Innerlich
ist Bismuthum subnitricum anzuraten.

Lentz empfiehlt besonders warm die Tuschierung ev. vorhandener atoni-
scher Geschwüre, soweit man sie mit dem Rektoskop erreichen kann, mit 2 %iger
Argentum nitricum-Lösung oder auch mit dem Lapisstift. Wo öftere Rekto-
skopie nicht angängig ist, sollen dafür Einläufe mit Argentum nitricum 1 : 2000
und nachfolgende Kochsalzspülung gemacht werden. Genaueres darüber ist
schon im Kapitel der Bekämpfung der Bazillenruhr erwähnt. Die oft verord-
neten Karlsbader Kuren sind bei der chronischen Bazillenruhr weniger anzuraten, solange immer noch blutigschleimige Entleerungen stattfinden.

Bei chronischer Neigung zu starken Blutungen wird reichlich Gelatine
in Geleeform verabreicht. Wiederholen sich die Blutungen sehr oft, so daß
der Kräftezustand erheblich reduziert wird, so ist schließlich die Kolotomie
angezeigt, um die Geschwüre direkt behandeln zu können. Bleibt nach Ausheilung aller entzündlichen Erscheinungen noch Darmträgheit zurück, so muß
unbedingt für regelmäßigen Stuhl gesorgt werden: hier sind dann auch abführende
Wässer wie Karlsbader, Marienbader usw. angebracht.

Amöben-Ruhr.

Ätiologie. Die in den Tropen endemisch vorkommende Dysenterie wird
durch Amöben hervorgerufen.

Der erste, der Amöben im Stuhl bei Ruhrkranken gefunden und sie als Erreger
angesprochen hat, war Loesch (1875). Er nannte die von ihm gesehene Art Amoeba coli.
Acht Jahre später konnten Koch und Cartulis in Ägypten feststellen, daß in den Darmgeschwüren und in den Entleerungen der Ruhrkranken konstant Amöben vorhanden sind.
Obwohl ihre Befunde in der Folgezeit vielfache Bestätigung erfuhren, fehlte es doch nicht
an Autoren, die an der Pathogenität der Amöben zweifelten. Den gelungenen Versuchen
von Cartulis, durch amöbenhaltiges Material Katzen zu infizieren, wurde entgegen gehalten,
daß die Begleitbakterien vielleicht die Ursache der ruhrähnlichen Erkrankungen der Versuchstiere sei. Darauf züchteten Kruse und Pasquall alle Bakterien, die sie neben den
Amöben in dem Übertragungsmaterial fanden, in Reinkultur und benutzten sie zur intra-
rektalen Einspritzung bei Katzen. Dysenterie wurde dadurch nicht hervorgerufen, während
das bei Verwendung amöbenhaltigen Stuhles stets der Fall war. Dem anderen Einwand,
daß die Amöben nur sekundär in die bereits vorher erkrankte Schleimhaut einwanderten,
konnte Jürgens begegnen, indem er die Amoeba dysenteriae bei ihrem Eindringen in die
gesunde Darmwand beobachtete. Trotzdem blieb immer noch als Haupteinwand gegen die
Pathogenität die Tatsache bestehen, daß auch im Darm von gesunden Menschen Amöben
zu finden seien. Schon Conncilman und Lafleure kamen deshalb zu der Überzeugung,
daß zwei Amöben zu unterscheiden seien, eine Amoeba dysenteriae und eine nicht pathogene
Art. Quincke und Roos unterschieden sogar drei Arten: eine pathogene Amoeba coli
(Loesch), die für Katzen und Menschen pathogen ist, eine für den Menschen harmlose,
bei den darmgesunden Menschen vorkommende Amoeba vulgaris und eine Amoeba
coli mitis, die sie bei einem Fall von chronischer Diarrhöe fanden. Die beiden letzteren
waren nicht pathogen für Katzen. Heute kann man zu diesem Befunde sagen, daß aller
Wahrscheinlichkeit nach die erstgenannte Art die Dysenterieamöbe gewesen ist und daß
die beiden letzten identisch waren.

Erst Schaudinn (1903) konnte durch seine glänzenden Untersuchungen
sicherstellen, daß im menschlichen Darm zwei Arten von Amöben vorkommen,

die in Bau und Entwicklung durchaus verschieden sind, und von denen die
eine harmlos ist und die andere nur bei der ulzerösen Dysenterie gefunden
wird. Die harmlose Art nannte Schaudinn Entamoeba coli, die er jedoch
nicht identifiziert wissen wollte mit der unzureichend beschriebenen Amoeba
coli Loesch, und die pathogene Art bezeichnete er als Entamoeba histolytica. 1907 hat dann Viereck noch eine dritte Art von Darmamöben beschrieben, die er als Ursache der Dysenterie fand und die er als Entamoeba
tetragena bezeichnete. Hartmann, der dieselbe Amöbe bei Dysenterie-
fällen aus Südwest-Afrika fand, nannte sie zunächst africana, entschied sich
aber später zu dem gleichen Namen tetragena, nachdem er die Identität der
von ihm gesehenen mit der Viereckschen Amöbe erkannt hatte. Wir haben
also nach dem heutigen Stand unserer Kenntnisse zwei Ruhramöben zu unterscheiden, die Entamoeba histólytica (Schaudinn) und die Entamoeba
tetragena (Viereck).

Die Histolytica wurde gefunden in Ostasien und in Ägypten, während
man die Tetragena bei allen Fällen aus Afrika und Südamerika und bisweilen
auch in Indien fand. Fast hat es den Anschein, als ob die Tetragena in der
Mehrzahl der Fälle Dysenterie hervorruft. Bei der Beschreibung der feineren
Struktur und der Entwicklung der Amöben folge ich im wesentlichen den
Angaben Hartmanns, dem wir eine Fülle wertvollen Beobachtungsmaterials
darüber verdanken.

Entamoeba tetragena. (Abb. 110, Fig. 1—10.)

Fig. 1—4. Vegetative Individuen aus Dysenterie-Fäces.

Fig. 1a u. b. Vegetatives Individuum in zwei aufeinanderfolgenden Stadien der
amöboiden Bewegung nach dem Leben. Sehr deutlich ist das homogene, stark lichtbrechende
Ektoplasma von dem Entoplasma abgesetzt. Die Bewegung geschieht durch sog. Bruchsack-
Pseudopodien. Dabei reißt die Oberflächenhaut an einer Stelle und das darunterliegende
Ekto- und Entoplasma fließt heraus und breitet sich wie ein Bruchsack nach beiden Seiten
über die alte Oberflächenhaut aus, so daß dann eine Ektoplasmazone unter eine Ento-
plasmazone zu liegen kommt. Die Grenze verschwindet dann und das alte Ektoplasma
wandelt sich dann in Entoplasma um, umgekehrt das darüberliegende Entoplasma in Ektoplasma. Das Entoplasma ist wabig gebaut und enthält allerhand körnige und tropfige
Inhaltsgebilde (Nahrungsreste, Stoffwechselprodukte) und einen noch unverdauten Erythrocyten. Der Kern ist im Gegensatz zu dem von Entamoeba histolytica auch im Leben
sichtbar, stets kugelig und von einer deutlichen Membran begrenzt. Im Zentrum findet
sich ein Karyosom, das von einem hellen Hof umgeben ist (zyklische Veränderungen).
Der Außenkern bildet ein wabiges Lininwerk, in dem besonders an der Membran größere
und kleinere Chromatinkörner liegen.

Fig. 2. Vegetatives Individuum nach fixiertem und gefärbtem Präparat. Auch das
Ektoplasma weist wabige Struktur auf (Ausfüllung); im Ektoplasma liegt oben ein Erythrocyt. Der Kern zeigt dieselbe Struktur wie im Leben.

Fig. 3a u. b. Kerne von vegetativen Individuen bei stärkerer Vergrößerung, um
die genauere Struktur und die zyklischen Veränderungen am Karyosom zu zeigen. Bei
Fig. 3a sieht man ein deutliches Zentriol im Karyosom und um letzteres einen hellen Hof.
Die äußere Begrenzung desselben (Körnerschicht) ist die ursprüngliche Grenze des Karyosoms und hat sich durch die zyklischen Veränderungen von ihm abgespalten. Fig. 3b zeigt
weitere Abspaltungen vom Karyosommaterial an den Außenkern und Umwandlung des
vorherigen hellen Hofs in Linin. Um den Rest des Karyosoms (Zentriol) bildet sich
durch zentropetale Strömungen aber wieder bereits ein neues Karyosom.

Fig. 4. Großes vegetatives Individuum (fixiert und gefärbt) kurz nach vollendeter
Kernteilung. Im oberen Kerne hat das Karyosom noch nicht seine kompakte Natur wieder
erhalten. Die Zelle steht offenbar kurz vor der Teilung.

Fig. 5—10. Stadien der Chromidien- und Cystenbildung. (Zu Beginn derselben werden
die vegetativen Individuen durch rasch folgende Teilungen bedeutend kleiner als gewöhnlich, während gleichzeitig aus dem Kern vegetative Chromidien austreten. Vor der eigentlichen Cystenbildung findet eine Kernverschmelzung statt, wahrscheinlich ein Stadium
einer nicht ganz vollständig beobachteten Autogamie.)

Fig. 5. Bildung vegetativer Chromidien durch Abgabe von Chromatin vom Außen-

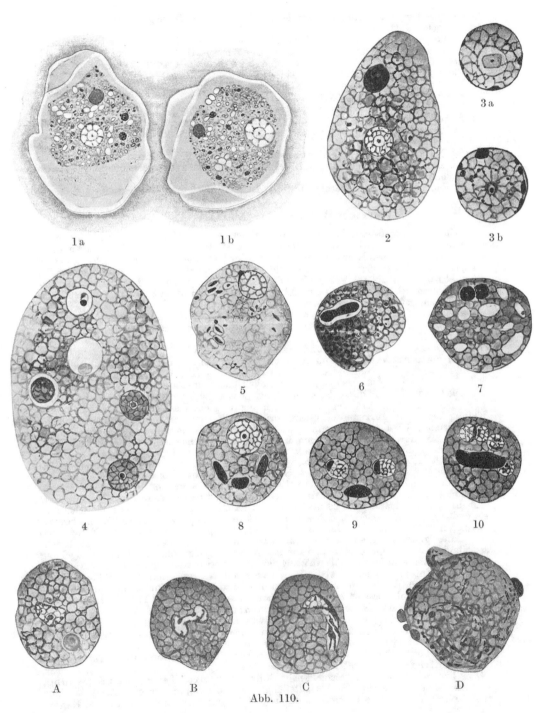

Abb. 110.

Entamoeba tetragena (Viereck) (Fig. 1—10) und Entamoeba histolytica (Schaudinn) (Fig. A—D).

Die Vergrößerung beträgt bei Entamoeba tetragena Fig. 1, 2 und 4 und Entamoeba histolytica Fig. A—D 10000fach, bei Entamoeba tetragena Fig. 3a und b 26000fach und Fig. 5—10 20000fach.

kern (siehe oben) und Beginn der Kernteilung, die durch eine Teilung des Zentriols im Karyosom eingeleitet ist.

Fig. 6. Chromidialtier mit Kernteilung, wahrscheinlich Bildung der Gametenkerne. Dieses spielt sich ganz am Karyosom ab, wobei die chromatischen Elemente sich zu unregelmäßigen Längsreihen von Körnern anordnen und die beiden Tochterzentriole durch eine deutliche Zentrodesmose verbunden bleiben.

Fig. 7. Vermutliche Kopulation von kompakten (reduzierten) Gametenkernen kurz vor der Encystierung (Autogamie).

Fig. 8. Soeben gebildete Cyste. Der Kern (Sykaryon) zeigt wieder die normale Struktur, und die vegetativen Chromidien haben sich zu großen kompakten Körpern, sog. Chromidialkörpern (in diesem Falle drei) zusammengeballt, was für diese Amöbe sehr charakteristisch ist.

Fig. 9. Zweikernige Cyste kurz nach der Kernteilung. Die Kerne weisen das für die Telophase charakteristische Bild auf, bei dem Karyosom und Außenkern noch getrennt nebeneinander liegen.

Fig. 10. Reife vierkernige Cyste. Dieselbe dient der Neuinfektion.

Entamoeba histolytica. (Abb. 110, Fig. A—D.)

Fig. A. Vegetatives Individuum nach fixiertem und gefärbten Präparat. Es unterscheidet sich von der Entamoeba tetragena neben der geringeren Größe vor allem durch das Fehlen einer derben Kernmembran, weshalb der Kern durch die Strömungen im Plasma vielfach verzerrt wird und daher meist nicht kugelig erscheint. Der Kern ist ferner ziemlich chromatinarm und die zyklischen Veränderungen am Karyosom sind nur selten morphologisch erkenntlich, nie mit der Deutlichkeit wie bei Entamobea tetragena. Im Plasma unten ist ein gefressener Erythrozyt.

Fig. B. Kernteilung einer vegetativen Form. Das Karyosom befindet sich im Hantelstadium und ist ganz an die Membran des sich gleichfalls durchschnürenden Außenkernes gerückt.

Fig. C u. D. Chromidien und Cystenbildung. Die Chromidien sind hier im Gegensatz zu Entamoeba tetragena generative Chromidien und bei ihrer ersten Entstehung beteiligt sich das Karyosom. Sie treten ins Plasma über (Fig. C) und vermehren sich hier selbständig, bis die Zelle fast ganz mit ziemlich gleich großen Chromidialbrocken erfüllt ist. Die Chromidialtiere dieser Form sind im Gegensatz zu denen von Entamoeba tetragena größer als die vegetativen Formen. Der ursprüngliche Kern geht bei der Chromidienbildung meist ganz zugrunde oder wird aus der Zelle eliminiert. An der Oberfläche der Amöbe wölben sich kleine Knospen vor, die in die Chromidien eintreten (Fig. D oben). Diese Knospen schnüren sich ab und werden, indem sie sich mit einer undurchsichtigen und auch für Farbstoffe undurchlässigen Hülle umgeben, zu kleinen 2—7 großen Cysten. In Fig. D sind drei links, eine rechts zu sehen.

Die Entamoeba histolytica besitzt eine vegetative Form und eine Dauerform. In vegetativem Zustande ist sie ein ovales oder rundes Gebilde von 15—20 μ und erweist sich somit als die kleinste der drei Darmamöben des Menschen. Von der Entamoeba coli, der später noch zu besprechenden harmlosen Darmamöbe des Menschen, ist sie dadurch zu unterscheiden, daß sie ein deutlich abgesetztes Ektoplasma besitzt, das sich durch seine stärkere Lichtbrechung vom Entoplasma sondert. Das Ektoplasma ist zähflüssig, macht einen glasigen Eindruck und bildet die Pseudopodien, die bruchsackähnlich ausgestülpt werden und die zur Nahrung geeigneten Partikel der Umgebung zwecks Aufnahme umfließen. Als Nahrung dienen Bakterien, rote und weiße Blutkörperchen usw. Das Entoplasma ist entweder körnig oder mit Nahrungsvakuolen erfüllt.

Für den Kern der vegetativen Form der Entamoeba histolytica ist charakteristisch, daß er im Gegensatz zur Entamoeba coli und Entamoeba tetragena schwer zu sehen ist. Er besitzt keine Membran; daher kommt es, daß er leicht seine Gestalt verändert. Er liegt stets exzentrisch und wird bisweilen an die Grenze des Ektoplasmas als platte Scheibe angepreßt. Weiterhin ist seine Chromatinarmut bemerkenswert. Das Chromatin bildet nur einen feinen Saum an der Kerngrenze und im Innern des Kernes ein stark färbbares, kugeliges Gebilde, das Karyosom; nur selten kann man darin noch ein zentrales Körnchen, das Zentriol, nachweisen.

Die Fortpflanzung geschieht nach Schaudinn durch Teilung und Knospung, niemals aber durch Schizogonie (Zerfallteilung) wie bei der Entamoeba coli. Bei der Teilung findet eine amitotische Kernvermehrung statt; das Karyosom nimmt dabei Hantelform an.

Bildung von Dauerformen tritt wie bei anderen Protozoen erst dann auf, wenn die äußeren Lebensbedingungen schlechter werden, d. h. also bei der Dysenterie, wenn der Prozeß in Heilung übergeht. Die Bildung dieser Dauerformen geschieht in folgender Weise. Das Karyosom rückt an den Rand des Kernes und gibt chromatinhaltiges Material (Chromidialbrocken) an das Plasma ab. Die Chromidialbrocken vermehren sich und füllen allmählich das ganze Plasma an. Infolge der Vermehrung der Chromidien, d. h. also der Chromatinelemente des Protoplasmas, wächst die Amöbe und erreicht eine Größe von 20—30 μ. Dabei schrumpft der Kern und geht allmählich zugrunde oder wird eliminiert. Ist die Chromidienbildung genügend fortgeschritten, so bildet das in heftiger Strömung begriffene Plasma an der Oberfläche der Amöbe kleine Vorwölbungen, Knospen, in die auch die Chromidien eintreten. Diese kleinen Knospen werden dann abgeschnürt und umgeben sich mit einer feinen undurchsichtigen Membran und werden zu Cysten von 2—7 μ Größe. Diese Cysten und ihre Bildung unterscheiden sich sehr erheblich von denen der Entamoeba tetragena und coli. Schaudinn hat mit solchen Cysten per os Katzen infiziert.

Die Entamoeba tetragena gleicht im lebenden Zustande sehr der Histolytica. Auch sie besitzt ein stark lichtbrechendes Ektoplasma, das scharf gesondert ist von dem mit Körnern, Vakuolen, Nahrungsresten etc. durchsetzten Entoplasma. Die Bewegung ist die gleiche wie bei der Histolytica, der Kern im Gegensatz zu der Histolytica schon im Leben deutlich. Er hat Kugelform und besitzt eine derbe doppelt konturierte Membran wie die Entamoeba coli. Bei den Strömungen im Entoplasma behält er seine kugelige Gestalt und wird dabei nicht wie bei der membranlosen Histolytica verzerrt. Der Kern enthält reichlich Chromatin, das teils als gleichmäßige körnige Zone der Kernmembran anlagert, teils in den Knotenpunkten des feinen, nicht färbbaren Gerüstes oder Wabenwerkes der achromatischen Kernsubstanz, dem Linin, verteilt ist. Im Zentrum des Kernes liegt das Karyosoma, in welchem man bei guter Differenzierung noch ein zentrales Körnchen feststellen kann, das Zentriol. Bisweilen sieht man vom ganzen Karyosom nur das Zentriol, das dann umgeben ist von einem hellen Hof. Am Karyosom gehen nämlich zyklisch sich wiederholende Veränderungen vor, deren Zentrum das Zentriol ist. Das sind komplizierte Vorgänge, die teils in einem Abbau, teils in einer Aufspeicherung der Komponenten des Karyosoms bestehen. Dabei rückt die äußere chromatische Zone des Karyosoms peripherwärts, so daß sich eine helle Zone um den zentralen Rest des Karyosoms bildet. Diese Verhältnisse am Kern sind für die Entamoeba tetragena äußerst charakteristisch.

Die Fortpflanzung erfolgt durch Zweiteilung, wobei sich zunächst der Kern mitotisch teilt, nachdem das Zentriol mit einer hantelförmigen Teilung begonnen hat. Eine multiple Vermehrung durch Schizogonie (Zerfallteilung) wie bei der Entamoeba coli findet nicht statt.

Bei der Bildung von Dauerformen kommt es zu einem Befruchtungsvorgange bei einem einzigen Individuum, zu einer Autogamie; dieselbe fällt mit der Encystierung zusammen. Durch rasch folgende Teilungen werden dabei die vegetativen Individuen kleiner als gewöhnlich, während gleichzeitig aus dem Kern vegetative Chromidien austreten. Dieselben nehmen also ihre erste Entstehung aus dem Kern; dann nehmen sie im Plasma stark an Größe und Zahl zu. Anfangs sind es meist runde oder langgestreckte Körner, häufig mehr spindelförmige Gebilde und dicke Fasern. Später klumpen sich die Chromidien zu einem einzigen oder mehreren kompakten Körnern zusammen, die häufig lange, ovale Form aufweisen. Vor der Encystierung teilt sich nun der Kern durch eine primitive Mitose in zwei Tochterkerne, die zunächst das gewöhnliche Aussehen ruhender Kerne aufweisen. Das nächste Stadium enthält nach Hartmann zwei sehr kleine, ganz kompakte Kerne, die dicht beieinander liegen, als ob sie gerade miteinander verschmelzen wollten. Hartmann vermutet, daß zuvor die beiden Ruhekerne (Gametenkerne) zwei Reduktionsteilungen ausgeführt haben, und daß in dem letzterwähnten Stadium die Kopulation der reduzierten Gametenkerne vorliegt.

Hierauf folgt die Encystierung, und man findet nun wieder einen kleinen Kern von der kompakten Struktur in der Cyste. Im Innern der Cyste teilt sich nun der Kern und zwar durch eine andere Mitose als vorher. Es entstehen dadurch zunächst zwei Kerne, dann durch nochmalige Teilung vier. Kurz nach der Teilung sind die Kernsubstanzen in auffallender Weise in jenen neuen Kernen in zwei nebeneinander liegenden Partien gesondert, eine kompakte, dem Karyosom oder Innenkern, und eine lockere, dem Außenkern.

Entamoeba coli.

Da differentialdiagnostisch bei der Untersuchung von menschlichem Darminhalt die Entamoeba coli von Bedeutung ist, so wird dadurch auch die Kenntnis dieser Amöbe unerläßlich. Sie findet sich im Darm gesunder Menschen in verschiedener Häufigkeit, in Berlin z. B. in 20% der Fälle, in Budapest in 60%. Normalerweise kommt sie im oberen und mittleren alkalisch reagierenden Abschnitt des Kolons vor. Die ganze Amöbe ist schwach lichtbrechend, eine Sonderung in Ekto- und Entoplasma ist an ihr im ruhenden Zustande nicht zu erkennen; auch bei der Bewegung ist die Unterscheidung nur angedeutet. Der Kern hingegen ist schon am lebenden Objekt gut zu erkennen wegen seines großen Chromatingehalts und seiner derben Membran. Im gefärbten Präparat zeigt er ein großes Karyosom, und an der Kernmembran sind einzelne Chromatinbrocken verteilt.

Der Entwicklungszyklus der Amöbe ist sehr mannigfaltig. Vgl. Abb. 111. Die vegetativen Formen vermehren sich erstens durch Schizogonie oder Zerfallteilung und zweitens durch einfache Zweiteilung. Bei der ersten Art teilt sich die chromatische Substanz des Kernes in acht Teile, die Kernmembran löst sich auf, die Chromidialteile zerstreuen sich im Plasma und bilden acht Tochterkerne, dann tritt eine Teilung in acht junge Amöben ein. Diese Teilung nennt man Schizogonie oder Zerfallteilung (Fig. 1—5). Die andere Art der Vermehrung geschieht durch Zweiteilung mit primitiver Mitose des Kernes.

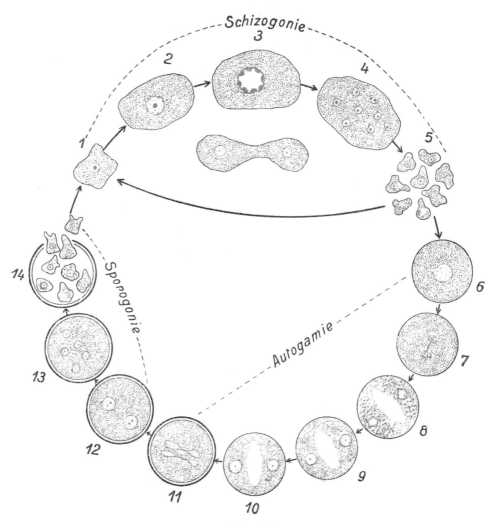

Abb. 111.
Entwicklungszyklus der Amoeba coli. (Nach Hartmann.)

Bei ungünstigen Lebensbedingungen bildet auch die Entamoeba coli Dauerformen. Sie umgibt sich nach Abstoßung aller Fremdkörper mit einer Schleimhülle. Der in diesem Stadium sehr deutlich sichtbare Kern teilt sich durch Mitose in zwei Tochterkerne, die dabei auseinander rücken und eine linsenförmige Lücke im Protoplasma zurücklassen. Der Cysteninhalt ist unvollständig in zwei Teile, Gameten, geteilt, deren Kerne chromatische Substanz in Form von Chromidien an das Protoplasma abgeben. Beide Kerne teilen sich noch je zweimal und bilden dadurch zwei Restkerne, die entweder im Plasma resorbiert oder ausgestoßen werden. In diesem Stadium verwandelt sich die äußere Schleimhülle in eine feste Cystenwand, die Lücke im Protoplasma verschwindet, jeder der beiden Kerne teilt sich mitotisch und nach wechselseitigem Austausch der männlichen und weiblichen Spindelhälften entstehen zwei Befruchtungskerne oder Synkarien. Es ist also eine Doppelbefruchtung vor sich gegangen, die ihren Ausgang genommen hat von einer Selbstbefruchtung eines einzelnen Individuums, Autogamie. In der Cyste kommt es nun zu einer weiteren Teilung, bis sich acht Kerne gebildet haben. Diese achtkernigen Cysten, die man im Stuhl findet, sind ungemein charakteristisch für die Entamoeba coli und kommen bei keinem anderen Darmparasiten vor. Man kann damit Menschen und Katzen per os infizieren. Dabei platzen die Cysten im Ausgangsteil des Dickdarms und zerfallen in acht junge Amöben; wir nennen diesen Vorgang Sporogonie.

Technik der Untersuchung. Die Untersuchung der genannten Amöben im lebenden gelingt am besten, wenn man einen Tropfen des Materials auf einen planen Objektträger bringt, mit einem Deckglas bedeckt und sofort mit etwas Vaseline umrandet. In den Stühlen der Ruhrkranken sind die Amöben in glasigen Schleimklümpchen enthalten. Der Stuhl muß frisch, höchstens 1—2 Stunden nach der Entleerung untersucht werden, weil die Amöben ihre Beweglichkeit verlieren und aufquellen.

Bei der Herstellung von Dauerpräparaten muß von der Lufttrocknung völlig abgesehen werden. Nur feucht fixiertes Material ist brauchbar. Der Ausstrich auf dem Deckglas wird sofort, noch feucht, fixiert und bis zu seiner Einbettung in Kanadabalsam feucht gehalten. Zur Fixierung wird die heiße Schaudinnsche Sublimatlösung: zwei Teile gesättigte wässerige Sublimatlösung, ein Teil absoluten Alkohols gebraucht; man läßt die Deckgläschen mit der bestrichenen Seite auf die 60—80⁰ heiße Lösung fallen, sie einige Sekunden darin verweilen, führt sie für 1—2 Minuten in die kalte gleiche Sublimatlösung, für 10 Minuten in verdünnten Jodalkohol und dann in 60%-igen Alkohol über, in dem sie aufbewahrt werden können. Zum Studium der genaueren Struktur, besonders des Baues der Kerne, ist die Eisenhämatoxylinmethode gebräuchlich und zwar entweder die alte Heidenhainsche, die für Cystenuntersuchung am meisten zu empfehlen ist, oder deren Modifikationen nach Breinl und Rosenbusch. Nach Heidenhain beizt man 6—12 Stunden in 2½%-iger Eisenalaunlösung, färbt dann bis zu 24 Stunden in alter 1% wässeriger Hämatoxylinlösung und differenziert dann wieder in der Eisenalaunlösung und zwar unter Beobachtung unter dem Mikroskop (starkes Trockensystem).

Vorkommen im Körper des Menschen. Die Ruhr-Amöben finden sich während des akuten Stadiums als vegetative Form in den glasigen Schleimpartikeln des Stuhles und in der Darmwand. Später, wenn die Stühle breiig werden, beobachtet man daneben noch die beschriebenen Dauerformen (Cysten). Außer im Darm sind die Amöben noch in dem Eiter der Leberabszesse und der Gehirnabszesse sowie in den Abszesswänden zu finden. Bricht ein Abszeß in die Lunge, so kann man sie gelegentlich sogar im Auswurf nachweisen.

Die Lebensfähigkeit außerhalb des Menschen ist gering. Die vegetativen Formen sterben schnell ab, die Dauerformen halten sich einige Wochen. Schaudinn konnte mit vier Wochen altem Ruhrstuhl, der Dauerformen enthielt, bei Katzen durch Verfütterung noch Ruhr erzeugen.

Beweise für die Pathogenität der Ruhramöben. Die Amoeba histolytica und tetragena finden sich niemals bei Gesunden, stets aber in Entleerungen und in der Tiefe der Darmwand von Ruhrkranken. Die Anschauung, daß etwa Bakterien erst den Amöben den Weg bereiten, und die Amöben nur Nosoparasiten seien, ist nicht richtig, denn man kann, wie Jürgens zeigte, die Amöben ohne alle Begleitbakterien in die gesunde Darmwand eindringen sehen. Schließlich ist vor allem die Tierpathogenität der Ruhramöben von Bedeutung. Zwar kommt Dysenterie als spontane Tierkrankheit nicht vor, aber sie läßt sich ohne Schwierigkeiten auf Tiere übertragen. Dazu eignen sich am besten nach Besser und Cartulis Katzen und Hunde. Spritzt man Amöben des vegetativen Stadiums, am besten also amöbenhaltigen Stuhl (etwa 0,1—0,15 ccm) einer jungen Katze ins Rektum, so entwickelt sich nach ca. fünf Tagen eine typische Dysenterie, mit blutigschleimigem Stuhl, die zum Tode führt und anatomisch eine geschwürige Entzündung der Dickdarmschleimhaut darstellt. Auch durch Einspritzungen mit amöbenhaltigem Leberabszess-Eiter kann man dieselben Veränderungen hervorrufen. Dagegen gelingt die Infektion nicht, wenn man Stuhl mit Amöben des vegetativen Stadiums verfüttert. Durch Verfütterung gelingt nur dann eine Infektion, wenn man Fäces benutzt, die Cysten, also die D a u e r f o r m e n der Amöben, enthalten. Auch Leberabszesse können bei Tieren durch die Infektion hervorgerufen werden. Bei den Versuchstieren von Marchoux entstanden Leberabszesse, wenn die Krankheit länger als 15 Tage dauerte.

Epidemiologie. Die Amöbenruhr ist vorwiegend eine Erkrankung der tropischen und subtropischen Länder; dort herrscht sie endemisch. In Afrika, Asien und im tropischen Amerika ist sie zu Hause. Wir sahen schon bei Besprechung der Ätiologie, daß dabei als Erreger in Ägypten und in Asien vornehmlich die Histolytica, in Afrika, Indien und Südamerika die Tetragena in Betracht kommt. Aber auch in der gemäßigten Zone ist Amöbenruhr beobachtet worden. Aus Österreich, Italien, Frankreich, Rumänien liegen Beobachtungen vor; auch in Deutschland werden gelegentlich einige Fälle beobachtet. Bei dem regen Reiseverkehr, der zwischen den Tropen und unseren Breiten besteht, ist es ja nicht verwunderlich, wenn gelegentlich eine Einschleppung erfolgt. Am häufigsten freilich bekommen wir die chronischen Fälle zu sehen.

Auf welche Weise die Übertragung erfolgt, ist nicht für alle Fälle ersichtlich. Es hat den Anschein, als ob im Gegensatz zur Bazillenruhr die Ü b e r t r a g u n g d u r c h d a s W a s s e r die größte Rolle spielt. Eine große Reihe von Beobachtungen sprechen dafür.

So zeigen die Berichte der englischen Armee in Indien, daß seit Verbesserung der Wasserversorgung die Sterblichkeit an Ruhr im Heer ganz auffallend gesunken, während sie bei den Eingeborenen noch gleich hoch ist wie früher. Ferner erwähnt Barthelmy, daß bei den französischen Truppen während der Expedition in Dahomey die Soldaten so lange von der Ruhr verschont wurden, als sie abgekochtes Wasser tranken, dann aber, als sie keine Zeit mehr zum Abkochen hatten, trat bei ihnen die Krankheit auf.

Die Übertragung durch das Wasser kann nur so gedacht werden, daß die Dauerformen der Amöben, die Cysten, mit dem Wasser zugleich in den Magendarmkanal gelangen. Wir wissen, daß dieselben bis zu vier Wochen lebensfähig bleiben, während die vegetativen Formen schnell absterben.

In manchen Fällen kann auch eine direkte Kontaktinfektion von Mensch zu Mensch eine Rolle spielen. Dopter hat z. B. berichtet, daß drei Soldaten in Frankreich, die mit Amöbenruhrkranken zusammen auf einem Zimmer lagen, später an Amöbenruhr erkrankten. Festzuhalten ist aber, daß die Kontaktinfektion nicht im entferntesten so oft die Übertragung vermittelt wie bei der Bazillenruhr.

Symptomatologie. Wir unterscheiden auch bei der endemischen Ruhr eine akute und eine chronische Form.

Akute Form. Das akute Krankheitsbild beginnt im Gegensatz zu der epidemischen Form in der Regel plötzlich mit gallig gefärbten Durchfällen, denen Schleimflocken und etwas Blut beigemengt sind. Dabei bestehen kolikartige Schmerzen, besonders in der Nabelgegend, und peinigender Tenesmus, der sich durch einen brennenden, vom After ins Kreuz ausstrahlenden Schmerz kennzeichnet. Die gesamte Kolongegend ist druckempfindlich, die Zunge ist trocken und belegt, der Puls frequent. Mitunter besteht im Anfange auch Erbrechen, das aber meist bald wieder nachläßt.

Die Temperaturverhältnisse bieten ebenso wie bei der epidemischen Ruhr nichts Charakteristisches. Es gibt Fälle, die nur mit geringem Fieber und ganz ohne Temperaturerhöhungen verlaufen; Steigerungen über 39,5⁰ kommen kaum vor. Auch in fieberhaften Fällen stellt sich nach 2—3 Tagen bereits wieder normale Temperatur ein, außer wenn Komplikationen oder Mischinfektionen vorhanden sind.

Die Zahl der Durchfälle ist verschieden (6—20—50 in 24 Stunden). Dabei ist die Menge der entleerten Fäces sehr gering und beträgt oft nur 10—15 g. Anfangs setzen sich die Durchfälle aus zwei Bestandteilen zusammen, einem fäkulenten Teil von galliger Farbe und einem blutigschleimigen Teil. Später mit dem Fortschreiten der ulzerösen Entzündung verschwindet allmählich der fäkulente Anteil. Die Stühle werden mehr fleischwasserähnlich und enthalten zusammengeballte, blutig tingierte Schleimmassen, zum Teil von Sago- und Froschlaichform oder in Flocken, und flüssiges Blut. Manchmal wird auch reines Blut von Schokoladenfarbe entleert.

Mikroskopisch enthalten die Stühle Darmepithelzellen, viele rote und weiße Blutkörperchen, Bakterien, Leyden-Charkotsche Kristalle und Amöben, die in frischen noch nicht abgekühlten Stühlen durch ihre Größe und Bewegung sich leicht von den Leukocyten unterscheiden lassen. Man findet sie hauptsächlich in dem blutigen Schleim der Fäces. Solange die Stühle noch kotige Beimengungen enthalten, sind sie übelriechend, die schleimig-blutigen Entleerungen sind ohne Geruch. Durch Beimengung nekrotischer Massen können sie aber stark stinkend werden.

Die häufigen Entleerungen und der ständige Stuhldrang erschöpfen die Patienten, die auch nachts fast gar nicht zur Ruhe kommen. Beständig haben sie ein Gefühl, als ob ein Fremdkörper im Anus stecke, den sie durch Drängen herauspressen können. Mitunter ist der Versuch, durch Drängen Stuhl zu entleeren, ganz erfolglos, dagegen kommt es bisweilen zum Prolaps der geröteten und geschwollenen Schleimhaut des Mastdarmes, dessen Reposition wegen der Entzündung äußerst schmerzhaft ist.

Die Kranken werden allmählich blaß und matt, die Haut verliert ihren normalen Turgor, der Puls wird klein und frequent, die Atmung beschleunigt, die Nahrungsaufnahme liegt gänzlich darnieder, nur starker Durst ist vorhanden. Die Gegend des Kolons ist druckempfindlich; der Urin ist hochgestellt und enthält viel Indikan.

So kann die Krankheit wochen- und monatelang anhalten. Oft steigern sich noch die Beschwerden; die Stuhlgänge werden häufiger, besonders des Nachts und am Morgen. Sie enthalten mit dem Fortschreiten der Entzündung außer Blut und Schleim oft große nekrotische Schleimhautfetzen und münzen-förmige Pseudomembranen, die als abgestoßene Geschwürsschorfe aufzufassen sind. Der Allgemeinzustand leidet immer mehr, da Kolikschmerzen, Durchfälle und Tenesmus die Kranken nur wenig zur Ruhe kommen lassen. Oft quält sie auch ein starker Blasenkrampf, der teils durch den konzentrierten Urin, teils durch Übergreifen des Tenesmus auch auf den Sphinkter der Blase hervorgerufen wird. Der Kranke wird aufs äußerste hinfällig und liegt mit klebrigem Schweiß bedeckt apathisch, aber bei vollem Bewußtsein da. Die Leber ist meist geschwollen; auch die Milz kann vergrößert sein.

Choleraähnliche Form. Eine andere Form der Tropenruhr beginnt nach Cartulis mit choleriformen Erscheinungen. Schüttelfrost und Temperatur-steigerung auf 39—40⁰ leiten die Krankheit ein. Daneben tritt Erbrechen auf und Durchfälle (20—40 Stühle in 24 Stunden). Die Farbe der Stühle ist zunächst gallig, erst nach 1—2 Tagen nehmen sie die für Dysenterie charakteristische schleimigblutige Beschaffenheit an; auch der Tenesmus fehlt bei dieser Form am ersten und zweiten Tage und stellt sich erst zusammen mit den charakteristischen Stühlen ein. Mitunter ist Herpes labialis vorhanden. Die Zunge ist weiß belegt und trocken. Die Patienten klagen über quälenden Durst und starken Wadenschmerz. Der Puls ist weich und frequent.

Gangränöse Form. Nicht ganz selten kommt es bei der Tropenruhr zu Gangrän ganzer Darmabschnitte, die größtenteils durch Mischinfektion

mit Darmbakterien erzeugt wird. Das gibt dann die schwersten Krankheitsbilder. Die häufigen Entleerungen sind aashaft stinkend, von bräunlicher
oder schwärzlicher Farbe und enthalten nekrotische Schleimhautfetzen verschiedenster Größe. Amöben sind darin in der Regel nicht mehr nachzuweisen,
da die Bakterien sie überwuchert haben. Dabei verfallen die Kranken schnell
in einen Zustand äußerster Schwäche. Der Puls wird fadenförmig, die Temperatur ist subnormal (Kollapstemperatur). Die Kranken liegen völlig apathisch, aber bei vollem Bewußtsein da mit bleichem Gesicht, in den Höhlen
liegenden Augen und lassen alles unter sich gehen. Der Urin ist spärlich, konzentriert und enthält häufig Eiweiß. Oft kommt es durch Darmperforation
zur Peritonitis mit ihren charakteristischen Symptomen: Erbrechen, starker
Druckempfindlichkeit des Leibes, Singultus. Der Ausgang ist in den meisten
dieser Fälle letal.

Chronische Form. Die Amöbenruhr hat eine große Neigung, chronisch
zu werden. Die mildesten dieser Fälle sind solche, wo nach einem akuten Anfall
noch viele Wochen lang mehrere schleimigblutige Stühle am Tage auftreten,
wo aber schließlich nach 4—5 Monaten ein Stillstand und Heilung des Leidens
erfolgt.

Die anderen Formen sind die immer wieder rezidivierenden Fälle,
bei denen Zeiten der Besserung und der Latenz abwechseln mit starken Verschlimmerungen, wo schleimigblutige, oft eitrige Stühle wieder zu gehäufter
Menge auftreten und die Kranken nicht zur Ruhe kommen lassen; dabei fehlt
oft der bei der akuten Form vorhandene Tenesmus. Das sind diejenigen Formen,
die wir in Europa weit häufiger als die akuten zu sehen bekommen. Seeleute,
Soldaten aus den Kolonien, Kaufleute, die lange in den Tropen gelebt haben,
laborieren nicht selten an diesem Übel. Sie magern dabei ab und bekommen
ein gelblich fahles Kolorit. Das chronische Leiden macht sie zu Hypochondern.
Der Leib ist druckempfindlich, namentlich in der Nabelgegend. Das Kolon
ist oft als harter Strang zu fühlen. Die Temperatur bleibt meist normal oder
subnormal, außer wenn Komplikationen oder Nachkrankheiten sich hinzugesellen.

Die wichtigste Komplikation der Amöbenruhr ist der Leberabszeß,
der durch Verschleppung der Amöben ins Lebergewebe verursacht wird, wo es
zur Nekrose und zur Vereiterung kommt. Außerdem können die Amöben noch
in die Lungen, ins Gehirn und in die Milz verschleppt werden und Abszesse
erzeugen. Der Leberabszeß ist aber die bei weitem häufigste Nachkrankheit der
Dysenterie. Er kann schon nach wenigen Tagen der Erkrankung auftreten,
aber auch erst Monate nachher sich bemerkbar machen. Die Leber schwillt an und
wird schmerzhaft; sehr bald tritt auch der ungemein charakteristische Schulter-
schmerz auf der rechten Seite auf. Auch in die ganze rechte Brustseite können
die Schmerzen ausstrahlen. Dabei nehmen die Kranken eine sehr charakteristische Haltung an. „Es sieht aus, als trügen sie ihren Leberabszeß unterm
Arm," sagte Robert Koch in seiner plastischen Ausdrucksweise. Meist ist
es ein einziger Abszeß, der gewöhnlich im rechten Leberlappen lokalisiert ist.
Die Größe schwankt zwischen Apfel- und Kindskopfgröße. Multiple Abszesse
sind sehr selten. In der Abszeßwand, seltener im Eiter findet man Amöben.
Ein unregelmäßig remittierendes Fieber, mitunter mit Schüttelfrost einhergehend, stellt sich ein. Die Kranken verfallen und werden ikterisch. Oft zeigt
sich eine ganz zirkumskripte Druckempfindlichkeit an der Leber. Gelingt es,
durch die Probepunktion Eiter zutage zu fördern, so ist die Diagnose gesichert. Oft aber ist es trotz wiederholten Punktierens der Leber nicht möglich, den Abszeß nachzuweisen. Die operative Entleerung der Abszesse
ist unbedingt geboten, da sonst ein Durchbruch nach verschiedenen Gegen-

den erfolgen kann. Der Eiter kann in die Pleura durchbrechen und eitrige Pleuritis verursachen. Bisweilen, wenn Leber, Zwerchfell und Lunge durch den fortschreitenden eitrigen Prozeß miteinander verkleben, kommt es zu Lungenabszessen und gelegentlich auch zum Durchbruch in die Bronchien, so daß die Kranken große Eitermassen aushusten. Sehr gefürchtet ist das Platzen des Abszesses und die Entleerung des Eiters in die freie Bauchhöhle mit nachfolgender eitriger Peritonitis. Dazu kommt es aber relativ selten, wenn besondere Ursachen, eine plötzliche Erschütterung, ein Schlag oder ein Fall das Unglück herbeiführen. Weniger selten ist der subphrenische Abszeß, der sich bei allmählicher Perforation des Eiters ins Peritoneum entwickelt. Der Durchbruch in den Darm ist nicht häufig.

Auch Gehirnabszesse bei gleichzeitig vorhandenem Leberabszeß sind nichts Seltenes (Cartulis), dagegen scheinen Milzabszesse nur ausnahmsweise vorzukommen.

Nicht ganz selten treten auch neuritische und myelitische Erscheinungen bei den chronischen Dysenteriekranken auf. Es kommt zu Paraplegien und Hemiplegien an den unteren Extremitäten teils auf myelitischer, teils auf polyneuritischer Basis.

Auch Gelenkerkrankungen kommen vor. Sie beschränken sich oft auf 1—2 Gelenke; die großen Gelenke, besonders die Knien werden am meisten betroffen. Es sind das äußerst langwierige Erkrankungen, die aber schließlich in Heilung ausgehen. Herzkomplikationen sind dabei nicht zu beobachten.

Ausgang. Das Leben der chronischen Dysenteriekranken ist, wie wir sahen, auf die mannigfaltigste Weise bedroht. In den Fällen, die nicht zur Ausheilung kommen, erfolgt der Tod entweder durch eine der genannten Komplikationen, oder es wird infolge des immer mehr zunehmenden Marasmus allmählich durch Herzschwäche das Ende herbeigeführt.

Pathologische Anatomie. Sitz der dysenterischen Veränderungen ist der Dickdarm. Hier sind es wieder gewisse Prädilektionsstellen, an denen mit Vorliebe die für die Tropenruhr charakteristischen Geschwüre auftreten: die Flexura sigmoidea, das Cökum und der Wurmfortsatz sind besonders bevorzugt. Mitunter ist nur die eine oder die andere dieser Stellen befallen, und der ganze übrige Dickdarm ist frei von Veränderungen. Stirbt der Kranke schon im katarrhalischen Stadium, so finden sich lediglich die Zeichen einer katarrhalisch-hämorrhagischen Entzündung: Hyperämie der Schleimhäute, Blutungen verschiedener Größe und auf der Höhe der Schleimhautfalten blutiger Schleim. Die Submukosa ist in der Regel injiziert und geschwollen. Die charakteristischen Veränderungen finden sich jedoch erst, wenn es zur Geschwürsbildung gekommen ist. Da ist vor allem festzustellen, daß der ulzeröse Prozeß in der Submucosa seinen Sitz hat. Geschwüre von verschiedenstem Umfange, von Erbsen- bis Talergröße, reichen in die Submucosa, seltener bis in die Muskularis hinein.

Der Rand der Geschwüre ist aufgeworfen und hart, der Grund ist bisweilen mit einem nekrotischen schmutzig gelben Schorf bedeckt. Geht man mit der Sonde unter den etwas aufgeworfenen Rand der Geschwüre ein, so findet man die Schleimhaut in der Umgebung unterminiert, und oft hängen mehrere Geschwüre durch solche Minengänge zusammen. So sind häufig weite Strecken der Mucosa abgehoben, ohne selbst zerstört zu sein. Bisweilen ist nach dem Darmlumen zu nur ein stecknadelkopfgroßes Loch vorhanden. Die untersuchende Sonde kann aber von dieser Öffnung aus unter der Mucosa nach verschiedenen Seiten hin Exkursionen machen, ein Zeichen, daß der Hauptsitz des Geschwüres die Submucosa ist. Sie ist in der Umgebung der Ulcera entzündlich verdickt und serös durchtränkt. Auch bis zur Serosa hin kann der geschwürige Prozeß reichen. Auf diese Weise können leicht Perforationen und allgemeine Peritonitis entstehen, oft aber kommt es nur zu Verklebungen und Verwachsungen in der nächsten Umgebung.

Die Beteiligung der Follikel an dem dysenterischen Prozeß wird von den Autoren verschieden aufgefaßt. Die einen, wie Councilman und Lafleur, sind der Anschauung, daß die Geschwüre niemals von Follikeln ihren Ausgang nehmen, während Kruse und Pasquall, denen sich auch Cartulis anschließt, die Ansicht vertreten, daß geschwollene Follikel einschmelzen und zu Geschwüren werden können. Häufig sind Blutungen in der Schleimhaut von kleinsten Hämorrhagien bis zu großen Blutbeulen beobachtet.

Ausgedehnte diphtherische Veränderungen, Nekrose des Epithels mit fibrinösem Exsudat, die für die Bazillenruhr so charakteristisch sind, kommen bei der Amöbenruhr selten vor. Auch gangränöse flächenhafte Zerstörung größerer Schleimhautpartien sind nicht häufig. Sie sind in der Regel das Werk von Begleitbakterien, von Streptokokken und Staphylokokken, die dann in den schwarzen, nekrotischen Fetzen, in die sich die Darmschleimhaut verwandelt, in Massen zu finden sind.

Histologisches. Die Basis der Geschwüre ist in der Regel die Submucosa. Sie besteht aus nekrotischen Fetzen, Detritus mit Bazillen und Amöben; letztere liegen zum Teil auch in den Lymphgefäßen, die sich vom Grunde des Geschwüres in die Mucosa hineinziehen. Die Submucosa in der Umgebung des Geschwüres ist teils durch starke seröse Durchtränkung, teils durch Wucherung der Bindegewebszellen; ferner durch starke Füllung der Blut- und Lymphwege und durch Blutungen. Die Rundzelleninfiltration ist nur gering.

Über die Art, wie die Amöben ihr Zerstörungswerk ausführen, hat Cartulis folgendes beobachtet:

Man findet häufig auf der Submucosa bereits ausgedehnte Entzündungen und Einschmelzungserscheinungen, während die darüber liegenden Schichten, die Mucosa und die Muscularis mucosae nur wenig entzündet sind. Dabei finden sich Amöben in großer Menge im Grunde des Einschmelzungsherdes in der Submucosa und wenige in der Muscularis mucosae. Sie zerstören zunächst das Epithel der Schleimhaut und gelangen in die Zwischenhaut der schlauchförmigen Drüsen ohne nennenswerte Zerstörungen derselben; dann durchbrechen sie die Muscularis mucosae, die sie nur wenig lädieren, und setzen sich nun in der Submucosa fest. Hier entsteht durch die Nekrose ein Erweichungsherd, der sich immer weiter ausdehnt; endlich erweicht auch die Mucosa und durch eine anfangs nur kleine, später sich erweiternde Öffnung in der Schleimhaut kommt es endlich zur Kommunikation zwischen dem Erweichungsherd der Submucosa und dem Darmlumen. Hoppe-Seyler hat für diese Geschwüre den sehr bezeichnenden Ausdruck „flaschenförmig". Der Bauch der Flasche ist der Geschwürsgrund und der Hals die Öffnung in den Darm.

Auch im Tierexperiment ist ein ganz ähnlicher Gang des Prozesses nachzuweisen. So hat Roos bei Katzen, die er mit amöbenhaltigem Material infizierte, beobachtet, daß unter der Einwirkung der Amöben das Epithel der Darmschleimhaut an vielen Stellen schnell nekrotisch wird und daß sie bis zur Muscularis mucosae vordringen. Hier findet eine kurze Stockung und Ansammlung der Amöben statt wegen der Straffheit des Gewebes; bald wird auch dieses Hindernis überwunden, und sie siedeln sich in der Submucosa an, wo sie ausgedehnte entzündliche Schwellung und Nekrose verursachen können. Durch Zerfall der nekrotischen Massen und Durchbruch in den Darm entsteht dann das Geschwür.

In chronischen Fällen findet man neben ausgedehnten Heilungsvorgängen, wie linearen und sternförmig pigmentierten Narben, vor allem eine starke Reizung der Submucosa und der Muskularis. Die Ränder der noch vorhandenen Geschwüre sind verdickt und pigmentiert, der Geschwürsgrund granulierend.

Daß der Leberabszeß ebenfalls durch die Amöbe verursacht wird, steht außer Zweifel. Auch bei Katzen hat man durch intrarektale Einverleibung von amöbenhaltigem Material die Abszesse entstehen sehen. Der Weg, auf dem die Amöben in die Leber gelangen, ist noch nicht ganz klar. Daß sie auf dem Wege der Pfortader eindringen, ist nach Roger deshalb nicht wahrscheinlich, weil dann vermutlich zahlreiche Abszesse entstehen würden. Den Lymphweg lehnen Councilman und Lafleur ab, weil in den Lymphdrüsen keine Amöben gefunden werden. Bleibt noch die direkte Einwanderung durch die Flexura hepatica des Darmes, was ja nicht unwahrscheinlich ist, da die Amöben, wie wir sahen, unaufhaltsam durch die Darmwand durchzuwandern vermögen. Oft finden sich in den Leberabszessen noch andere Mikroorganismen, wie Staphylokokken, Kolibazillen u. dgl.

Diagnose. Die Diagnose Amöbenruhr kann allein auf klinische Symptome hin nicht gestellt werden. Es ist dazu unbedingt eine mikroskopische Untersuchung der schleimigen Entleerungen der Kranken auf Amöben erforderlich. Der Gang dieser Untersuchung ist in dem Kapitel Ätiologie S. 361 genauer beschrieben.

Prognose. Die Prognose ist immer zweifelhaft zu stellen, da man bei der Amöbenruhr niemals weiß, ob nicht später noch ein Leberabszeß sich entwickeln oder eine chronische Ruhr sich ausbilden wird; auch droht die Perforationsperitonitis. Sehr schlecht sind die Aussichten auf Besserung bei den gangränösen Formen mit stinkenden Entleerungen, in denen nekrotische Fetzen schwimmen. Subnormale Temperaturen, Singultus, Benommenheit trüben ebenfalls sehr die Prognose.

Bekämpfung und Prophylaxe. Das Bestreben, die endemische Ausbreitung der Amöbenruhr zu bekämpfen, muß im wesentlichen drei Gesichtspunkte berücksichtigen.

Vor allem ist es geboten, die Übertragungsmöglichkeit durch das Wasser auf ein Minimum einzuschränken und durch eine gute Wasserversorgung in durchseuchten Gegenden die Hauptquelle der Infektion zu beseitigen. Soldaten auf den Märschen, im Manöver und im Kriege ist in ruhrverdächtigen Gegenden nur abgekochtes Wasser zu verabreichen. Dabei ist aber auch darauf zu achten, daß Geschirr und andere Eßgerätschaften nur mit abgekochtem Wasser gereinigt werden.

An zweiter Stelle ist es notwendig, die Kontaktinfektion, die zwar weniger häufig als bei der Bazillenruhr vorkommt, aber doch zweifellos eine Rolle bei der Weiterverbreitung spielt, möglichst einzuschränken. Da die Krankheit namentlich in tropischen Gegenden vorkommt mit einer Eingeborenenbevölkerung, deren Sinn für Reinlichkeit und allgemeine Hygiene noch wenig entwickelt ist, so ist die Prophylaxe auf diesem Gebiet mit besonderen Schwierigkeiten verbunden. Die dazu nötigen Maßnahmen decken sich mit denen, die für die Bekämpfung der Bazillenruhr von mir empfohlen wurden.

Schließlich ist durch rechtzeitige Behandlung der akuten Form dafür zu sorgen, daß die Ausbildung der chronischen Ruhr möglichst vermieden bleibt, weil gerade die chronischen Fälle, die sich über Monate und Jahre hinausziehen können, beständig eine Gefahr für die Umgebung sind.

Therapie. Bei der Besprechung der Therapie der Amöbenruhr kann ich mich kurz fassen, da sie von denselben Gesichtspunkten ausgeht wie die der Bazillenruhr, nur daß wir noch nicht in der Lage sind, eine spezifische Therapie anwenden zu können.

Die Hauptsache ist auch hier die Ernährung des Kranken mit reizloser Diät, wie wir sie bei der Bazillenruhr geschildert haben. Als medikamentöse Behandlung ist auch hier zunächst eine gründliche mechanische Entleerung des Darmes mittelst Kalomel, Rizinusöl oder salinischen Abführmitteln anzuraten, um dann später zu adstringierenden und desinfizierenden Darmspülungen überzugehen. Mit dem Kalomel steigt man nach Ruge im Laufe von 10 Tagen von zweimal 0,05 bis zu dreimal 0,2 und reicht zu Anfang und zu Ende der Kur je 40 g Oleum ricini. Die Plehnsche Vorschrift, die ich aus eigener Erfahrung sehr empfehlen kann, lautet 3 Tage hintereinander stündlich 0,03 Kalomel von früh 8 Uhr bis abends 7 Uhr. Nachher Bismuth. subnitr. 0,5 stündlich, also 12mal pro die, so lange als der Stuhl noch Schleim enthält. Sehr zu achten ist dabei auf die Vermeidung einer Stomatitis mercurialis. Bei dieser Behandlung werden die Stühle seltener und weniger blutig, die Amöben nehmen an Zahl ab, es zeigen sich mehr encystierte Formen, und schließlich sind sie nach 8 Tagen verschwunden, um freilich nach mehrtägiger Aussetzung des Mittels oft wieder zu erscheinen.

Neben dem Kalomel wird in den Tropen die Ipekakuanhawurzel in der bei der Bazillenruhr beschriebenen Form viel gegeben. Außerdem werden als Spezifika einige ausländische Drogen wie Simaruba- und Granatwurzeln gerühmt, die aber vor dem Kalomel keinen wesentlichen Vorzug haben. Die

Versuche, eine desinfizierende Wirkung im Darm auszuüben durch Salol, mehrmals täglich 1 g, Naphthalin 0,25—1,5 g pro die und Naphthol bis zu 2 g pro die haben keinen allseitig anerkannten Erfolg erzielt.

Per klysma gibt man nach mehrtägiger Kalomelbehandlung am besten Tannin in 0,5 %iger Lösung, wie es im Abschnitt „Bazillenruhr" beschrieben wurde. Auch Klystiere mit Chininum hydrochloricum, die besonders deletär auf die Amöben wirken sollen, werden von vielen gegeben. Man verabreicht sie in einer Konzentration von 1 : 200, muß aber so viel Tropfen Opiumtinktur hinzusetzen als Dezigramm Chinin in dem Klystier enthalten sind. Auch Klystiere mit Eukalyptusgummi (0,1—0,4 % ig) werden sehr empfohlen (Ford). Weniger gut vertragen wird Argentum nitricum in Lösungen von 0,5—1 g auf 1000.

Bei der chronischen Amöbenruhr ist vor allem ein Klimawechsel erforderlich, da in den Tropen immer wieder Rezidive auftreten. Die Versetzung in ein günstiges Klima, z. B. das Mittelgebirge, wird den Allgemeinzustand, die Anämie und Kachexie günstig beeinflussen, namentlich wenn man den Organismus noch mit Eisen- und Arsenpräparaten zu kräftigen versucht. Das Hauptgewicht ist auf eine gute Ernährung zu legen, die mit peinlicher Sorgfalt geregelt werden muß, da ein jeder Diätfehler eine neue Attacke auslösen kann. Die Diätvorschriften decken sich mit denen der Bazillenruhr, auf die deshalb hier verwiesen werden kann.

Die Neigung zu Obstipation, die abwechselnd mit Diarrhöen vorhanden ist, wird am besten mit Rizinusöl bekämpft, doch kann man auch eine Trinkkur in Karlsbad, Marienbad, Neuenahr, Kissingen, Homburg mit Nutzen verordnen, namentlich wenn damit eine zweckentsprechende Regelung der Diät, womöglich unter ärztlicher Aufsicht, verbunden wird.

Literatur.

Ruhr.

Amöbenruhr und Bazillenruhr.

Cartulis, Dysenterie (Ruhr) in Nothnagel, Spez. Path. u. Therap. 5. Bd., 1. Hälfte. Wien 1900. — Hoppe-Seyler, Dysenterie und Amöbenenteritis. Deutsche Klinik Bd. 2.

Bazillenruhr.

Beobachtungen und Untersuchungen über die Ruhr (Dysenterie): Die Ruhrepidemie auf dem Truppenübungsplatz Döberitz im Jahre 1901 und die Ruhr im ostasiatischen Expeditionskorps. Veröffentl. a. d. Gebiete d. Militär-Sanitätswesens. 1902, Heft 20. Berlin. — Die Hagenauer Ruhrepidemie des Jahres 1908. Veröffentl. a. d. Gebiete d. Militär-Sanitätswesens. 1910, Heft 43. Berlin. — Fischer, Hohn und Stade, Die Ruhrepidemie des Jahres 1909 in Essen. Klin. Jahrb. 1910. — Lentz, Dysenterie in Kolle-Wassermann, Handb. d. pathogenen Mikroorganismen. — Immunität bei Ruhr in Kolle-Wassermann, Handb. — Plehn, A., Zur Dysenteriebehandlung. Deutsche med. Wochenschr. 1901. Nr. 39. — Ruge, R., Bazillenruhr in Handb. f. Tropenkrankh. Bd. 2, Leipzig 1905.

Amöbenruhr.

Bensen, W., Die Darmprotozoen des Menschen. Arch. f. Schiffs- u. Tropenhygiene. Bd. 12., 1908. — Cartulis, Zur Ätiologie der Dysenterie in Ägypten. Virch. Arch. Bd. 105. S. 521. — Councilman und Lafleur, Amoebic Dysentery. The Johns Hopkins Hospital. Reports Baltimore, 1891, Bd. 2. — Hartmann, Eine neue Dysenterieamöbe: Entamoeba tetragena. Beihefte zum Arch. f. Schiffs- u. Tropenhygiene, Bd. 12, 1908, Beiheft 5. — Hartmann, Max, Untersuchungen über parasitische Amöben; I. Entamoeba histolytica. Arch. f. Protistenkunde Bd. 18, 1909. — Jürgens, Zur Kenntnis der Darmamöben und der Amöbenenteritis. Veröffentl. a. d. Gebiete d. Militär-Sanitätswesens. 1902, Heft 20. Berlin. — Behandlung der Ruhr. Handb. d. spez. Therap. inn. Krankh. Bd. 1, S. 364. — Kißkalt und Hartmann, Praktikum der Bakteriologie und Protozoologie. Jena 1907. — Koch, Robert, Berichte über die Tätigkeit zur Erforschung der Cholera in Ägypten und Indien. Deutscher Reichsanz. 1883. — Ruge, R., Amöbenruhr in Handb. f. Tropenkrankh. Bd. 3, Leipzig 1906.

Die typhösen Erkrankungen.

Von

H. Schottmüller-Hamburg-Eppendorf.

Mit 42 Abbildungen und 2 Tafeln.

Einleitung.

Dem heutigen Stande der Wissenschaft entsprechend, gründen wir die Schilderung des Krankheitsbildes des Typhus auf das ätiologische Prinzip. Es müßte aus naheliegenden Gründen als eine Umkehr in weite Vergangenheit betrachtet werden, wollte man nach dem Symptomenkomplex, auch noch entschieden als Rückschritt, würde man nur nach dem pathologisch-anatomischen Befunde die Umgrenzung der Darstellung vornehmen.

So wenig man daran denken würde, einen Fall von Cholera nostras, mag er auch der Cholera asiatica klinisch bis in die feinsten Züge gleichen, für einen solchen zu erklären, wenn er nicht durch den Kochschen Bazillus, sondern durch einen anderen Keim hervorgerufen wird, so wenig darf man bei den typhösen Erkrankungen von diesem Standpunkt abweichen.

Als weiterer Beweis für die Richtigkeit unserer Anschauung mag, von anderem abgesehen, nur noch auf die klinische Ähnlichkeit, ja Identität in gewissen Fällen von Varizellen und Variolois hingewiesen werden. Es ist klar, daß im Hinblick auf die Epidemiologie dieser Krankheiten der einseitige Standpunkt absurd wäre — und für den Arzt würde es eine Hemmung in feinerer klinischer Erkenntnis bedeuten. Niemand leugnet, wie sehr die Klinik durch die Berücksichtigung der pathologischen Anatomie ihr Wissen erweitert hat, ebenso wegweisend muß die Bakteriologie sein.

Erst durch Heranziehung der Biologie gewinnen wir Aufschluß über die pathologisch veränderten physiologischen Vorgänge.

Gerade die Geschichte des Typhus abdominalis in der zweiten Hälfte des vorigen Jahrhunderts beweist am besten, wie unzulänglich für die Abgrenzung eines Krankheitsbildes die klinischen Symptome sind — daß auch der pathologische Anatom noch nicht in der Lage ist, das letzte Wort zu sprechen — sondern daß vielmehr erst die biologische Forschung endgültige Klarheit bringt.

Das Wort Typhus (τῦφος, Rauch, Dunst, Umnebelung der Sinne) bezeichnet ein Symptom, welches den verschiedensten Krankheiten gemeinsam ist. So wurde der Name Typhus schon von Hippokrates bei heterogenen Krankheiten gebraucht.

Auch die späteren medizinischen Schriftsteller belegen mit dem Namen Typhus, wenn sie ihn überhaupt gebrauchen, Krankheiten verschiedener

Art. Ja so wenig deutlich ist das Krankheitsbild unseres heutigen Typhus gezeichnet, daß wir nicht mit Bestimmtheit sagen können, wann zuerst und in welcher Verbreitung dann im Altertum und im Mittelalter diese Krankheit aufgetreten ist. Nur mit einiger Wahrscheinlichkeit erkennen Wunderlich und Liebermeister in den Krankheitsschilderungen des Hippokrates einzelne Fälle von Typhus abdominalis. Andererseits werden für dieses Leiden ganz verschiedene Bezeichnung angewendet (Phrenitis, Lethargus, Pestis, Febris putrida usw.). Noch von Boissier de Sauvages und später wurde der Ausdruck Typhus im rein symptomatologischen Sinne für eine bestimmte Krankheitsgruppe, bei der der Status typhosus im Vordergrund stand, in Anwendung gezogen. So belegte man mit diesem Namen nicht nur unseren heutigen Typhus, sondern auch Fälle von Pneumonie, Variola, Scharlach, Sepsis usw., später wurde er beschränkt auf Krankheiten, die man sonst Febris nervosa, maligna, ardens, pestilens, bellica, petechialis genannt hatte und begriff unter diesen Namen vor allem neben dem Typhus abdominalis den exanthematischen Typhus und das Rückfallfieber. Dagegen erhielten leichtere Fälle der uns beschäftigenden Krankheit nicht den Namen Typhus, sondern wurden als Febris simplex, gastrica, biliosa usw. gedeutet und bezeichnet.

Erst im 17. und 18. Jahrhundert erkannte man dann auf Grund der Leichenbefunde, daß bei einem großen Teil der an typhösem Fieber leidenden Kranken gewisse Darmveränderungen als charakteristische Zeichen anzusehen waren.

So beschreibt vor allem Morgagni einen Fall, über dessen Deutung als Typhus abdominalis im heutigen Sinne nach dem Befunde von Darmgeschwüren, Mesenterialdrüsenschwellung und Milztumor ein Zweifel nicht bestehen kann. Trotz dieser Erkenntnis, die durch die pathologische Anatomie gewonnen wurde, bestanden aber noch lange Zweifel darüber, ob der Darmtyphus, der exanthematische Typhus, der Rückfalltyphus als identische Krankheit aufzufassen waren.

Solange man als Einteilungsprinzip den Symptomenkomplex und die anatomischen Befunde gelten ließ, war eine scharfe Trennung nicht möglich. Man erklärte sich die Darmveränderungen, die bei einer Gruppe von Fällen erhoben wurden, als eine spezielle Lokalisation ein und desselben Giftes. Erst Anfang des 19. Jahrhunderts begann man schärfer zu scheiden zwischen den nur dem Namen nach verwandten oben genannten drei Krankheiten. Als erster in Deutschland, der hier die tatsächlichen Verhältnisse richtig erkannte, verdient Hildenbrand erwähnt zu werden.

Allmählich brach sich dann die Anschauung Bahn, daß als allein maßgebendes Teilungsprinzip, auch für die typhösen Erkrankungen nur das ätiologische Moment in Betracht kommen könnte. Indem man die Frage nach der Spezifität des Krankheitsgiftes der unzulänglichen klinischen Erkenntnis und der ebenfalls noch beschränkten Einsicht der pathologischen Anatomen voranstellte und entscheiden ließ, sah man ein, daß der exanthematische Typhus, der Abdominaltyphus und die Febris recurrens verschiedene Krankheiten sind. Namentlich William Jenner verwarf den unitarischen Standpunkt und forderte eine scharfe Trennung in richtiger Beurteilung der epidemiologischen Verhältnisse, indem er mit Recht darauf hinwies, daß die Ansteckung mit dem Virus des Typhus exanthematicus immer nur exanthematischen Typhus und niemals Abdominaltyphus oder Febris recurrens erzeugt, daß Abdominaltyphus immer wieder nur Abdominaltyphus und Rückfallfieber stets nur Rückfallfieber hervorruft.

Dieselbe Auffassung vertraten Murchison, Griesinger, Liebermeister und endlich Curschmann.

In klassischer Darstellung bewiesen diese Autoren die Richtigkeit der neuen Lehre.

Curschmann zog die letzte Konsequenz, indem er nicht nur die genannten Krankheiten als grundverschieden ihrem Wesen nach hinstellte, sondern auch äußerlich die Trennung dadurch durchführte, daß er den Typhus exanthematicus unter die akuten Exantheme einreihte und für den bisherigen Namen die Bezeichnung „Fleckfieber" einführte. (In Ziemssens Handbuch. 3. Aufl., 1886.)

Er war zu dieser Stellungnahme um so mehr berechtigt, als inzwischen die Verschiedenheit der in Rede stehenden Krankheiten dadurch endgültig bewiesen war, daß der Erreger der Febris recurrens (Obermeier), wie des Abdominaltyphus (Eberth, Koch, Gaffky) entdeckt worden war. Jetzt schien es leicht, auf Grund der Parasitologie das klinische Bild des Unterleibstyphus einheitlich zu gestalten, man glaubte an eine spezifische Erkrankung in allen Fällen, auch wenn Leichenbefund und Nachweis der Krankheitserreger die Identifizierung der Krankheit aus äußeren Gründen nicht gestattete, wenn nur die Symptome vorhanden waren, die man nunmehr als charakteristische Zeichen des Typhus abdominalis kennen gelernt hatte.

Die ätiologische Forschung aber brachte noch eine weitere Einschränkung.

Man erkannte, daß Krankheitsfälle der oben angedeuteten Art auch durch Erreger hervorgerufen werden, die von dem des Unterleibstyphus völlig verschieden sind, und so forderte das Kausalitätsprinzp die Abgrenzung des Paratyphus (Schottmüller). Wir werden sehen, daß auch hier wieder die Klinik der bakteriologischen Erkenntnis folgte und Unterschiede zu machen lernte, wo solche bis dahin nicht wahrgenommen waren, oder nur von führenden Forschern geahnt wurden (Griesinger, Liebermeister, Bollinger).

Zum Paratyphus stehen weiter in sehr naher Beziehung gewisse Formen der sog. Fleischvergiftung.

Endlich ist in den letzten Jahren der Typhus mandschuricus beschrieben worden, eine Krankheit von ausgesprochen typhösem Charakter, deren Erreger ebenso Ähnlichkeit mit dem Bacillus typhi, aber doch auch durchgreifende Differenzen aufweist.

Soweit reicht heute unsere Erkenntnis. Man wird also dem derzeitigen Stande der Wissenschaft gerecht, wenn man die Bezeichnung „typhöse Krankheiten", ein Ausdruck, der früher, wie wir gesehen haben, heterogene Krankheiten (Typhus exanthematicus, Typhus abdominalis, Febris recurrens, auch wohl Pest und Gelbfieber) umfaßte, heute als Grundbegriff einführt für den Typhus abdominalis, den Paratyphus einschließlich der typhösen Fleischvergiftung und den Typhus mandschuricus. So gibt uns das ätiologische Prinzip zugleich auch eine in klinischer Beziehung praktische und durchsichtige Einteilung.

I. Der Typhus abdominalis.

Ätiologie. Ebenso unbestimmt wie der Krankheitsbegriff des Typhus abdominalis war in früherer Zeit die Vorstellung von der Ursache des Typhus.

Es ist für uns wohlverständlich, daß man die Entstehung der Krankheit, deren gehäuftes Auftreten ja einen bestimmten Grund haben mußte, in der vorbakteriologischen Zeit auf Fäulnis und Zersetzungsvorgänge im Boden, in der Luft oder im Wasser zurückführte. Man glaubte ursprünglich nicht an

ein spezifisches Gift, sondern allgemein an eine Emanation von putriden Stoffen,
die eingeatmet die Krankheit veranlassen sollten. Erfahrene Ärzte, wie Andral,
Chomel in Frankreich, Stewart (1840) und Murchison (1867) in England
stellten der kontagiösen Theorie noch die miasmatische gegenüber und lehrten,
daß zwar vielleicht in manchen Fällen der Typhus durch Übertragung im engeren
und weiteren Sinne des Wortes entstehe, daß aber andererseits „ebenso sicher
viele Fälle einen spontanen Ursprung haben" (Murchison). Dieser Autor
glaubte bewiesen zu haben, daß in den meisten Fällen der Giftstoff durch die
Luft verbreitet würde und vorzugsweise diejenigen Menschen an Typhus erkrankten, welche dem „Kloakenmiasmas" ausgesetzt waren. Andererseits gab
er für gewisse Fälle die Übertragung des Typhus durch Wasser zu. Da Murchison aber die Ursache des Typhus hauptsächlich in der Zersetzung organischer
Stoffe (Fäces) etc. suchte und unabhängig vom Kranken den Ausbruch der
Krankheit für möglich hielt, nannte er sie Pythogenic fever[1]).
      Auch der große Trousseau (1868) vertrat die Ansicht, daß zwar der
Typhus abdominalis eine ansteckende Krankheit sei, daß hingegen oft eine
spontane Entwicklung anerkannt werden müsse (S. 279).
      Jedenfalls herrschte noch bis zu den siebziger Jahren des 19. Jahrhunderts
völlige Unklarheit über die Verbreitungsweise des Typhus. Demgegenüber hat
der Engländer Budd das Verdienst, mit klarem Blick schon 1856 und später
in einer Anzahl von Arbeiten die Ansicht vertreten und durch eine Reihe von
Beispielen den allerdings nicht ganz lückenlosen Beweis erbracht zu haben,
daß das Gift des Typhus abdominalis immer von den Entleerungen eines
bereits kranken Menschen herstammt und durch die Senkgruben, Kanäle etc.
nur weiter verbreitet wird und daß „eine unendlich kleine Dosis des
Giftes" aus dem Darm des Kranken die Krankheit weiter verbreiten kann.
Man könne die Krankheit verhindern, wenn es gelänge, das Gift in den Fäces
zu vernichten.
      Budd nahm also schon damals vor 50 Jahren den Standpunkt ein, der,
wie wir sehen werden, den heute herrschenden Anschauungen entspricht und
der auf Kochs Einfluß hin für die moderne Typhusbekämpfung maßgebend
geworden ist. Es war aber die damalige Zeit noch nicht reif für eine so voraus-
schauende Theorie, sie konnte sich der Autorität eines Murchison und anderer
gegenüber allgemeine Anerkennung nicht verschaffen. Vielmehr führte der
zweifellose Zusammenhang der Typhusentstehung mit dem Boden, die Beziehungen von Abwässern und Trinkwasser zum Boden einerseits und das
damals bestehende Unvermögen andererseits, die tatsächlichen Beziehungen
und Bindeglieder zwischen den einzelnen Typhusfällen zu erkennen, zu der
sog. Lokalisationstheorie von Buhl und Pettenkofer.
      Der erstgenannte Autor hatte die Beobachtung in München gemacht,
daß zwischen Typhusmorbidität und Grundwasserstand eine gewisse Gesetzmäßigkeit besteht, derart, daß beim Steigen des Grundwasserstandes die Typhuserkrankungen an Zahl zurückgehen bzw. verschwinden, daß dagegen beim
Fallen und Tiefstand des Grundwassers die Epidemien ausbrechen, die Zahl
der Erkrankungen rasch zunehmen. Diese an sich richtige Wahrnehmung
fand aber von Buhl und Pettenkofer eine falsche Auslegung. Sie schlossen,
daß die eben mitgeteilte Tatsache nur so zu erklären sei: Das Typhusgift gelangt mit den Fäces des Kranken in den Boden und macht dort ein weiteres
Entwicklungsstadium durch, in welchem erst wieder die Übertragung auf
andere Menschen möglich ist. Nur im Boden findet diese Auskeimung statt.

---

[1]) Die sonstige Nomenklatur siehe bei Ch. Murchison, Die typhoiden Krankheiten. Deutsche Ausgabe v. W. Zuelzer 1867. p. 376.

Von diesem kann aber eine Weiterverbreitung erst dann erfolgen, wenn das Grundwasser von der Keimstätte zurückgewichen ist, wenn diese mit der Luft in Berührung gekommen ist. Die Übertragung des ausgereiften Giftes findet also durch Ausdünstung aus dem Boden in die Luft und durch Einatmung dieser giftgeschwängerten Luft statt.

Pettenkofer glaubte durch zahllose Aufzeichnungen und Vergleichungen des Grundwasserstandes und der Krankenstatistik seiner Bodentheorie eine sichere Stütze gegeben zu haben. Zwar leugnete er die Möglichkeit der Übertragung des Typhus durch Wasser nicht vollständig, immerhin sollte dieser Weg nur ganz selten eine Rolle spielen.

Demgegenüber ist es vor allem Liebermeister (l. c. S. 59—78) gewesen, der schon vor der bakteriologischen Ära mit dem ihm eigenen Scharfsinn die epidemiologischen Beobachtungen richtig deutete und vor allem auf das Trinkwasser als den Träger des Typhusgiftes hindeutete.

Er wies die Annahme der Übertragung durch die Luft nicht von der Hand, er gab zu, daß das Gift, zwar nicht als gasförmiger Körper, wie manche Autoren sich dachten, durch die Respiration in die Lungen und von dort in das Blut gelange, aber doch in feinsten, staubförmigen Partikelchen in der Luft suspendiert, in Nase und Rachen und von dort aus in dem Darmkanal aufgenommen werden könne. Weit größere Bedeutung für die Entstehung der Krankheit schrieb er dagegen der „Infektion durch Trinkwasser zu". Zunächst wies er auf die nahen Beziehungen hin, welche häufig zwischen Senkgruben und Brunnen bestehen; er betonte, wie so häufig eine unmittelbare Kommunikation zwischen Abort und Trinkwasserreservoir besteht, wodurch unschwer das Übergehen des Giftes von den Fäces in das Trinkwasser zu erklären ist. Weiter führte er verschiedene Beispiele dafür an, daß durch Infizierung einer Wasserleitung große Typhusepidemien entstehen. In der Tat ist seine Beweisführung zwingend. Abgesehen von eigenen Beobachtungen finden wir bei Liebermeister eine eingehende Literaturangabe über den in Rede stehenden Gegenstand (l. c. S. 66). Der Autor kommt auf Grund eigener Studien und unter Berücksichtigung fremder Erfahrung zu dem für jene Zeit bemerkenswerten Schluß, „daß die eigentliche Ursache sowohl jeder Typhusepidemie, als auch jedes einzelnen Falles von Abdominaltyphus immer nur das spezifische Gift des Abdominaltyphus ist. Alle die zahlreichen Momente, welche man sonst als Ursachen anzuführen pflegt, sind keine wirklichen Ursachen; wo das spezifische Gift des Abdominaltyphus nicht vorhanden ist, da mag auf die Bevölkerung oder auf den einzelnen einwirken was da will, es wird niemals dadurch Abdominaltyphus hervorgebracht werden." „Nicht jedes Brunnenwasser, welches Zufluß von einem Abtritt erhält, wird Abdominaltyphus erzeugen; in einer Gegend, in welcher Abdominaltyphus nicht vorkommt, wird auch der Genuß von Abtrittsjauche keinen Typhus, sondern höchstens anderweitige Störungen veranlassen können. Die notwendige Bedingung ist die Gegenwart des Typhuskeimes." Und dieser gelangt ebenso häufig mit den Exkrementen eines Typhuskranken, entweder durch unterirdische Gänge in das Reservoir eines Brunnens oder wird von der Dunggrube weiter fort transportiert und gelangt beim Düngen der Felder in das Quellgebiet eines Wasserlaufes, welches als Trinkwasser benutzt wird. Liebermeister geht dann auch auf die Lokalisationstheorie ein und versteht auch die Grundlagen derselben in seinem Sinne zu deuten. Steigt das Grundwasser, wobei die Typhusfrequenz abnimmt, und umgekehrt wächst die Zahl der Typhuserkrankungen bei fallendem Grundwasser, so liegt der Grund für diese Tatsache ganz einfach darin, daß bei niedrigem Wasserstand jeder Brunnen schlechteres, mit organischen Stoffen verunreinigtes Wasser liefert

als bei hohem Wasserstand. Heute wissen wir, daß diese Erklärung Liebermeisters die richtige ist und darum hat sie hier Platz gefunden.

Dieser Ansicht und Beweisführung schlossen sich Buchanan, Biermer
und später Curschmann an. Wenig aber war die wissenschaftliche Erfahrung
und Überzeugung in der Lage, die praktische Nutzanwendung aus der neuen
Auffassung zu ziehen. Noch im Jahre 1886 versuchte Curschmann vergeblich, seiner Ansicht Geltung zu verschaffen, daß die schwere Typhusepidemie
Hamburgs auf Verseuchung des Elbwassers und der mit diesem gespeisten
Wasserleitung zurückzuführen sei.

Es bedurfte noch mühevoller Arbeit und weiterer Klärung der bio-
logischen Verhältnisse, bis die eminente Bedeutung des Trinkwassers für die
Typhusverbreitung allgemein anerkannt wurde. Maßgebend dafür, wie für die
Lehre vom Abdominaltyphus der neuesten Zeit überhaupt, war die bedeutsame
Entdeckung des Typhusbazillus von Eberth, welche im Jahre 1880 erfolgte.

Gleichzeitig fast wurde von Rob. Koch der Typhuserreger in den Organen
von Typhusleichen nachgewiesen. Nicht minder ist das Verdienst von Gaffky,
welcher in einer ausgezeichneten Arbeit seine Studien über die Typhusätiologie
niederlegte. Er erbrachte den für die Anerkennung des Typhusbazillus als
Erreger der Krankheit so wichtigen und notwendigen Beweis, daß sich in den
Organen der Typhuskranken regelmäßig ein Bazillus von konstanten Eigen-
schaften färberisch und kulturell nachweisen läßt. Mit der Gewinnung der
Reinkultur des Typhusbazillus und Beschreibung einiger seiner wichtigsten
Eigenschaften durch Gaffky war erst die Anerkennung des so lang gesuchten
Typhuskeimes gesichert und eine feste Grundlage für die moderne Lehre vom
Typhus geschaffen.

Die Eigenschaften des Typhusbazillus. Der Typhusbazillus teilt
wichtige Eigenschaften mit einer Gruppe von Bakterien, welchen er auch
durch seine sonstigen morphologischen Eigenschaften (Beweglichkeit und
Größe) und viele kulturelle Eigentümlichkeiten (vor allem Wachstum auf
Gelatine) nahe verwandt erscheint. Es sind das vornehmlich die sog. Koli-
arten, so daß man eine Typhuskoligruppe aufgestellt hat, der außerdem die
Bazillen der Hogcholera, der Schweinepest, das Bacterium enteritidis
(Gärtner), die Paratyphusbazillen, der Bazillus des Mäusetyphus
(Löffler) u. a. angehören.

Da alle Repräsentanten dieser Bakteriengruppe hauptsächlich in der
Pathologie des Darmes eine Rolle spielen, das Bacterium coli aber zudem noch
ein obligater Darmbewohner ist und dort in der Regel als Saprophyt vegetiert,
so ist es verständlich, daß die Bakteriologie vor allem nach denjenigen Eigenschaften der einzelnen Bakterienart gesucht hat, welche eine Differenzierung
der verwandten Arten ermöglicht.

Ein großer Teil der zu beschreibenden kulturellen Eigenschaften des
Typhusbazillus ist von diesem Gesichtspunkte aus unter Aufwendung außerordentlicher Mühe und Arbeit festgestellt worden und hat jetzt endlich zu dem
lang erstrebten Ziel geführt, daß es nicht nur mit Sicherheit gelingt, die einzelnen
Bakterienarten voneinander zu unterscheiden, sondern auch die einzelnen
Stämme dann, wenn sie vermischt vorkommen, wie im Darminhalt, voneinander zu isolieren.

Morphologie und Kultur. Der Bacillus typhosus ist ein ziemlich kurzes (etwa
0,7 : 2,0 μ) bewegliches Stäbchen, welches in Kulturen auch längere Fäden bildet. Die
lebhafte Beweglichkeit wird durch eine größere Anzahl von Geißeln vermittelt, welche
den Polen und Seitenflächen des Bakterienkörpers angeheftet sind.

Sporenbildung findet nicht statt, dagegen sieht man gelegentlich im Leib des
Bazillus lichtbrechende Körperchen, sog. Polkörner. Die Färbung gelingt leicht mit den
üblichen Anilinfarben; bei Behandlung mit der Gramschen Methode gibt er den Farbstoff ab.

Der Typhusbazillus wächst gut auf dem gewöhnlichen Nährboden bei einer Temperatur von 37⁰. Auch bei Zimmertemperatur findet Wachstum statt.

Auf Agar bildet er einen graudurchsichtigen feuchten Belag, weniger üppig als das Bacterium coli. Die einzelnen Kolonien der Agarplattenkultur sind in keiner Weise charakteristisch.

Bezeichnender ist das Wachstum auf Gelatine. Hier bildet sich auf der Oberfläche ein zarter, irisierender Impfstrich. Die einzelnen Kolonien auf Mischplatten erscheinen, soweit sie in der Tiefe liegen, als wetzsteinförmige oder rundliche grauweiße Punkte nach zweimal 24 stündigem Aufenthalt im Brutschrank von 22⁰; später nehmen sie einen gelblicheren Farbenton an. Mikroskopisch stellen sie sich als fein gekörnte Scheiben dar, die in der Mitte dunkler gefärbt sind. Demgegenüber zeigen sich an der Oberfläche schöne, weinblattähnlich konturierte, bei weitem größere, durchsichtige und irisierende Kolonien, vorausgesetzt, daß die Kolonien genügend weit auseinander liegen. Von einem zentral gelegenen Nabel verlaufen nach der Peripherie zu 3—4 Furchen, die wie die Rippen eines Blattes erscheinen. Bei scharfer mikroskopischer Einstellung (50fach) erkennt man die schöne, durch zarte wellenförmige Strichelung charakterisierte Zeichnung.

Niemals wird die Gelatine verflüssigt. Die Oberflächenkolonien des Typhusbazillus sind bis zu einem gewissen Grade typisch, denn meist läßt das Bacterium coli so fein differenzierte Kolonien nicht erkennen, aber eine scharfe Trennung der Arten gestattet die Gelatinekultur keineswegs.

In Bouillon gedeiht der Typhusbazillus üppig unter starker Trübung des Nährbodens. Milch wird nicht zur Gerinnung gebracht und verändert sich auch sonst nicht im Aussehen. (cf. Taf. I.)

Schon Gaffky erkannte, daß das Wachstum auf Kartoffelscheiben ein wertvolles Unterscheidungsmittel gegenüber dem Bacterium coli bietet. Während auf bestimmter Kartoffelart der Typhus nur in Form eines feuchten, unsichtbaren Rasens wächst, entwickelt das Bacterium coli einen dicken graugelblichen Belag. (cf. Taf. II.)

Bei Prüfung einzelner Stämme müssen auf Scheiben derselben Kartoffel Kontrollprüfungen mit echten Typen der bezeichneten Bakterienarten vorgenommen werden; die Beobachtung der Kultur erstreckt sich auf ca. eine Woche. Nur ganz selten läßt diese Differenzierungsmethode im Stich, also eine absolut sichere Trennung gestattet die Kartoffelkultur nicht.

Eine wichtige Eigenschaft des Typhusbazillus gegenüber den meisten Repräsentanten der hier in Betracht kommenden verwandten Arten ist es, in traubenzuckerhaltigen Nährböden ohne Gasbildung zu wachsen. Der Nachweis wird entweder mittelst Gärungskölbchen, die mit Zuckerbouillon gefüllt sind, oder durch Zucker-Agar-Schüttel-Kultur geführt.

Zweckmäßig ist auch der Neutralrotagar von Rothberger. Typhusbazillen verändern ihn nicht, Bacterium coli dagegen und die Paratyphusbazillen rufen außer Gasbildung eine Veränderung des Farbstoffes (Fluoreszenz) hervor. (cf. Taf. I.)

Ein anderes wichtiges Verhalten des Typhus B. in Bouillon- oder besser Pepton-Kochsalzkulturen ist es, daß in ihnen niemals Indol nachzuweisen ist. Zu 10 ccm Kultur werden 1 ccm 0,02 %ige Kaliumnitritlösung und wenige Tropfen konzentrierter Salzsäure gegeben. Niemals tritt Rotfärbung ein, auch nicht wenn Amylalkohol hinzugefügt wird, welcher den roten Farbstoff sonst an sich reißt und, z. B. in Bacterium coli -Kulturen, in konzentrierter Form erkennen läßt. (cf. Taf. II.) Ehrlich hat jüngst eine verbesserte Methode für die Indol-Reaktion angegeben. Die Reagentien sind von Grübler zu beziehen:

A. Paradimethylamidobenzaldehyd 4
    96 % Alkohol   380
    konz. Salzsäure   80

B. Kaliumpersulfat (gesättigte wässerige Lösung, als Oxydationsmittel).
Zu 10 ccm Peptonwasser 5 ccm von A u. B.
Schütteln bis zu 5 Minuten, Rotfärbung, ev. Zusatz von 1 ccm Amylalkohol.

Eines der wertvollsten Mittel zur Identifizierung einer Typhuskultur ist die von Petruschky angegebene „Lackmusmolke", die allerdings ein sehr empfindlicher Nährboden ist und daher stets genau nach Vorschrift hergestellt sein muß.

Die rotviolette Flüssigkeit wird durch Wachstum von Typhusbazillen infolge von Säurebildung aus gewissen in der Milch befindlichen Zuckerarten schwach rot gefärbt, aber nicht getrübt. Hierdurch charakterisiert sich der Typhusbazillus gegenüber dem Bacterium coli und typhusähnlichen Bakterien. Bacterium coli trübt den Nährboden und bildet erheblich mehr Säure. Im Laufe der letzten Dezennums sind noch eine große Reihe anderer Farbstoffe und zuckerhaltiger Nährböden angegeben worden, um hierdurch eine Differenzierung der Bakterien der Typhus coli - Gruppe zu ermöglichen. In der Tat haben sich für diesen Zweck einige Vorschriften als äußerst zweckmäßig erwiesen, nur diese können hier berücksichtigt werden. Nach dem Vorgang von Wurtz haben

v. Drigalski und Conradi einen Lackmus-Milchzucker-Kristallviolettagar zusammengestellt, der eine Unterscheidung von Typhus und Bacterium coli gewährleistet, indem das Bacterium typhosum auf dem genannten Nährboden zarte blaue Kolonien bildet, während das Bacterium coli durch Säurebildung aus dem Milchzucker den Nährboden rot färbt und so diese im übrigen üppigen Kolonien ebenfalls rot erscheinen.

Nun gibt es aber eine Anzahl von Bakterienarten, welche gleich wie der Typhusbazillus auf dem in Rede stehenden Agar blaue Kolonien bilden. Dazu gehören die Paratyphus-, Hogcholera-, Mäusetyphus- und Enteritis-Bakterien. Einzelne Arten der genannten Gruppe lassen allerdings bei einiger Übung in Form und Größe der Kolonien Unterschiede gegenüber den Typhuskolonien erkennen. Gewisse Stämme typhusähnlicher Bakterien geben aber auch nicht die geringsten Unterscheidungsmerkmale (s. Paratyphus), so daß zur Identifizierung einer fraglichen Kultur stets die Prüfung auf den oben beschriebenen verschiedenen Nährböden erforderlich ist. Noch besser für die Unterscheidung von Typhus- und Bacterium coli-Kolonien und -Kulturen bewährt sich der Fuchsinagar von Endo. (Reaktion neutral.) Die Kolonien von Bacterium coli erscheinen nach 18—24 Stunden intensiv rot, mit grünlich schimmernder Oberfläche, die Typhus- und Paratyphus-Kolonien dagegen sind glasig, farblos und schimmern bei durchfallendem Licht leicht bläulich. (cf. Taf. II.)

Für gewisse Zwecke — Züchtung der Typhusbazillen aus Bakteriengemischen, z. B. Fäces — war es erwünscht, einen Nährboden zu besitzen, der möglichst das Wachstum der Typhusbazillen begünstigt, das der konkurrierenden Bakterien, als welche besonders die Arten des Bacterium coli in Betracht kommen, aber zu beschränken oder zu verhindern vermag.

Von diesem Gesichtspunkte ausgehend, verwandten Roth, Hoffmann und Ficker eine koffein- und kristallvioletthaltige Nährflüssigkeit, in der Bacterium coli im Wachstum gehemmt wird, weniger andere Bakterien — ein Nachteil der Methode.

Bessere Dienste leisten zweifellos die von Löffler und diesem folgend Lentz und Tietz empfohlenen Nährböden [1]), welche durch einen bestimmten Gehalt an Malachitgrün Koli- und andere Bakterien im Wachstum hemmen. Eine brauchbare Modifikation gab Padlewski an. Außerdem ist von Conradi noch ein brillantgrün- und pikrinsäurehaltiger Agar angegeben worden, welcher ebenfalls das Wachstum des Bacterium coli erheblich hemmt.

Vergleichende Untersuchungen haben nun ergeben, daß in Anbetracht der wechselnden Darmflora bald dieser, bald jener Nährboden den Typhusbazillus am meisten begünstigt, indem er die Konkurrenzbakterien im Wachstum hemmt. So läßt die Brillantgrünplatte kaum das Bacterium coli sich entwickeln, während die Endo- und Malachitplatten sich besonders Proteus- und Alkaligenesarten gegenüber ungünstig verhalten.

Es empfiehlt sich zum Nachweis von Typhusbazillen aus Bakterienmischungen, die drei Kulturverfahren nebeneinander zu gebrauchen und von dem verdächtigen Material auf drei Platten Serien auszustreichen. Besonders reichlich mit Material sollen die Grünplatten beschickt werden.

Untersuchungsverfahren: 4—6 Ösen aus verschiedenen Teilen der Stuhlprobe werden auf einer Petri-Schale Malachitgrünagar mit dem Glasspatel verstrichen. Der Spatel wird alsdann weiter auf drei große Drigalski-Schalen hin und her gestrichen, die entweder Lackmus-Nutrose oder Fuchsin-Agar enthalten. Nach 24 Stunden Abschwemmung der Grünplatte mit wenig Kochsalzlösung, die 5 Minuten stehen bleibt. Dann davon Ausstrich einer Öse auf drei Blau- oder Fuchsin-Platten. Die Grünplatten werden 24 Stunden bei 37₀, die Blau- oder Fuchsin-Platten, wenn möglich zweimal 24 Stunden bei 30 ⁰ gehalten. (C. Meyer.)

Als vorzüglich geeigneter Nährboden zur Differenzierung einzelner Stämme untereinander, d. h. von Reinkulturen, aller zur Typhuskoligruppe gehörigen Arten seien endlich die verschiedenen von Barsiekow angegebenen Nutrose-Lackmus-Zucker-Lösungen angeführt. (cf. Tafel I.)

Enthält die Flüssigkeit 1 % Milchzucker, so ruft 24 stündiges Wachstum von Typhusbazillen (bei 37 ⁰) eine Veränderung des Nährbodens nicht hervor, zuweilen geringe Rötung, während Bacterium coli Gas bildet, die Lösung rot färbt und zur Gerinnung bringt. Ist der Milchzucker durch Traubenzucker ersetzt, so färben Typhusbazillen die Lösung rot und koagulieren sie ebenso wie Bacterium coli.

Ganz besonders wertvoll ist die von Barsiekow hergestellte Nutrose-Zuckerlösung für die Unterschiede von Typhus- und Ruhrbazillen, da letztere mit den ersteren auf allen anderen Nährböden so weitgehende Übereinstimmung zeigen, daß ein exaktes Trennungsmittel höchst erwünscht ist. Die Ruhrbazillen bilden in der Traubenzucker-Lackmuslösung weniger Säure als Typhusbazillen und verursachen in den ersten Tagen

---

[1]) 2 % Agar + 0,2—0,3 % Malachitgrün, 120 Höchst, neutralisiert auf den Lackmusneutralpunkt.

keine Gerinnung. Im übrigen unterscheidet sich der Ruhrbazillus nur durch den Mangel an Bewegungsfähigkeit vom Typhusbazillus.

Namentlich bei der Züchtung des Typhusbazillus aus dem Blute erwies sich als das Wachstum begünstigendes Nährsubstrat die Galle (Conradi). Wird diese gewöhnlichem Agar oder Bouillon entweder in ihrer natürlichen Form oder werden nur die wirksamen Bestandteile derselben, das sind die gallensauren Salze, dem Nährboden in bestimmter Menge hinzugesetzt, so wird nicht nur die Blutgerinnung verhindert, sondern die wachstumshemmenden Kräfte des Blutes (siehe unten) werden ausgeschaltet. Die im Blute suspendierten Bazillen keimen zahlreicher und schneller aus. Besonders bei Verwendung von gallehaltigem Agar ist der günstige Einfluß augenfällig. Die Typhuskolonien sind schon nach 18—20 Stunden sichtbar und entwickeln sich durchweg in größerer Zahl als bei Benützung des sonst üblichen Agars. Es folgt daraus, daß bei der von uns früher angegebenen Methode zur Züchtung der Typhusbazillen aus dem Blute, d. h. Mischung von je 2—3 ccm Venenblut mit etwa 5—7 ccm gewöhnlichem Agar zur Plattenkultur doch immerhin eine nicht unbeträchtliche Anzahl von Keimen entweder abgetötet wurde oder sich jedenfalls nicht zur sichtbaren Kolonie vermehrte (Roosen-Runge). Auch darin, daß die aufgehenden Kolonien sich erst meist nach Ablauf von 24—36 Stunden, ja öfters sogar erst nach 2—3 Tagen zeigten, offenbarte sich die bakterizide Kraft des Blutes.

Wenn auch die Kolonien auf gewöhnlichem Blutagar ein typisches Aussehen — an der Oberfläche matt glänzendgrau, in der Tiefe grünschwarz — haben, während von einem so charakteristischen Bilde auf der Gallenagarplatte nicht die Rede ist, so überwiegen doch die oben gekennzeichneten Vorteile derart, daß man nur Gallennährboden zur Blutkultur verwenden sollte (cf. Taf. II).

Will man über die Keimzahl im Blute Aufschluß haben, so benützt man Nähragar, der 1% Natrium glycocolicum (Merck) enthält, handelt es sich nur darum überhaupt Typhusbazillen im Blut nachzuweisen, so gibt man die entnommene Blutmenge entweder in die doppelte Quantität sterilisierter Rindergalle oder in 1% Gallenbouillon. Nach unseren Erfahrungen genügt es, etwa 3—5 ccm Blut in das doppelte Volumen Gallenbouillon zu bringen. Ein anderer Vorschlag ist der, zu je 1 ccm Blut 1—2 Tropfen folgender Flüssigkeit zu setzen:

Glycerin
Aqu. dest.   āā 25,0
Natr. glycocol.   20,0. (Meyerstein.)

Nach 12—16 Stunden soll die Anreicherung der Bouillon in genügender Menge erfolgt sein. Eigene Beobachtungen lehrten uns, daß unter Umständen die Entwicklung der Keime viel langsamer vor sich geht und daß man gut tut, die Blutbouillonkultur noch nach 5—6 Tagen auf Keimgehalt zu prüfen. Einige Male hatten wir dann erst einen positiven Befund.

Endlich ist noch von Gildemeister ein praktisches Verfahren (wie uns Nachprüfungen ergeben haben) vorgeschlagen worden. Der Genannte empfiehlt 2—3 ccm Blut von Typhuskranken in die doppelte oder dreifache Menge Aqua destillata, welches durch Aufkochen sterilisiert ist, zu geben und darin eine Anreicherung der Bakterien vorzunehmen. Der Nachweis der Typhusbazillen ist damit allerdings äußerst vereinfacht und jedem Arzt ohne jede Vorbereitung ermöglicht worden. Das nötige Blut, 2—3 ccm, kann bequem aus einer Fingerbeere nach Einstich durch Melken gewonnen werden. Aqua destillata ist in jeder Apotheke zu haben. Dann ist nur nötig, die Blutwassermischung an einem warmen Ort 1—2 Tage aufzuheben. Bruttemperatur ist erwünscht, aber nicht unbedingt nötig. Finden sich nach 1—2 Tagen bewegliche Stäbchen (von der Form der Typhusbazillen) in der Blutwassermischung, so ist die Annahme, daß eine typhöse Erkrankung bei dem betreffenden Patienten vorliegt, so gut wie sicher. Denn wir sahen niemals bewegliche Stäbchen als Verunreinigung in Blutkulturen.

Immerhin wird man die fraglichen Bazillen noch auf ihre Identität untersuchen lassen.

Für die Klinik empfiehlt sich allerdings mehr die Verarbeitung des Blutes zur Plattenkultur, da wir dadurch Aufschluß über die Zahl der Keime im Blute erhalten. Wie wir sehen werden, kann man daraus mit Einschränkungen Schlüsse für die Prognose des Falles ziehen (cf. Schottmüller, Münch. med. Wochenschr. 1902).

Typhusbazillus und Serum. Es ist schon oben davon die Rede gewesen, daß das Blut des Menschen bzw. seine Bestandteile, Plasma und Serum, ein charakteristisches Verhalten dem Typhusbazillus gegenüber erkennen lassen. Diese Wechselbeziehungen sind nur quantitativen Schwankungen bei den verschiedenen Menschen unterworfen, finden sich aber qualitativ bei allen. In erster Linie hat das Blut die hochbedeutsame, schon erwähnte Fähigkeit, Typhusbazillen, mit denen es in Berührung kommt, bis zu einer recht hohen Menge abzutöten. Es wirkt also bakterizid. Ferner agglutiniert es in unverdünntem Zustand die Bazillen usw. Dadurch nun, daß die Typhusbazillen einen

Infekt auf irgend einen Menschen ausüben, werden nach dem bekannten Weigertschen Gesetz die in Rede stehenden Eigenschaften des Blutes bei dem betreffenden Menschen noch gesteigert.

Auf diese Weise erlangt also das Blut bzw. das Serum solcher Infizierten anderen (Nichtinfizierten) gegenüber erhöhte Funktionen, d. h. spezifische Eigenschaften. Diese bilden sich unter den genannten Umständen durchaus gesetzmäßig. So umgewandeltes Serum nennt man Immunserum.

Bringt man Typhusbazillen mit Immunserum in Berührung, so kann man leicht die gesteigerte Wertigkeit desselben, seine spezifische Wirkung erkennen. Die Vorgänge, welche sich hierbei abspielen, nennt man spezifische Serum- oder Immunitäts-Reaktionen.

Die wichtigste derselben ist die Gruber- (Durham-) Widalsche Reaktion. Das Prinzip derselben beruht darauf, daß Typhusbazillen, welche in mehr oder weniger stark verdünntes Serum von Typhuskranken eingebracht werden, in kurzer Zeit in Häufchen zusammengeballt werden und ihre Bewegungsfähigkeit verlieren. Auch normales Serum hat zwar die Eigenschaft, in dieser Weise auf die Typhusbazillen einzuwirken, wie schon gesagt wurde, die Spezifität liegt aber darin, daß das Serum der Typhuskranken noch in einer Verdünnung jenseits von 1 : 50 Häufchenbildung — Agglutination — herbeiführt. Der Einfluß des Immunserums ist in der Regel um so stärker, d. h. in um so größerer Verdünnung noch nachweisbar, je schwerer und länger die Infektion auf den betreffenden Körper eingewirkt hat. Die höchsten Grade werden nicht bei Menschen beobachtet, welche die Krankheit, wenn auch noch so schwer, durchmachen, sondern bei Tieren durch wiederholte Injektionen maximaler Giftdosen erreicht.

Es gibt eine makroskopische und mikroskopische Prüfung der Agglutination. Zur Anstellung derselben wird eine dünne Typhusbazillen-Aufschwemmung (1 kleine Öse 18 stündiger Agarkultur in 5 ccm klarer 0,8 %iger NaCl-Lösung) mit dem 50. Teil Immunserum versetzt. Weitere beliebige Verdünnungen werden daneben angesetzt. Nach spätestens zwei Stunden muß die Reaktion beobachtet werden. Sie besteht darin, daß die Typhusbazillen als ein flockiger Bodensatz ausfallen oder sich wenigstens zu kleinen, in der Flüssigkeit suspendierten Flocken zusammenballen. Mikroskopisch erkennt man im hängenden Tropfen, aus denselben Röhrchen entnommen, einmal, daß die Bazillen unbeweglich sind, und zweitens, daß sie sich zu Häufchen zusammengeschlossen haben. Kontrollpräparate, ohne Serum oder mit Normalserum hergestellt, lassen bewegliche Bazillen ohne jede Häufchen erkennen. Die mikroskopische Beurteilung ist schärfer als die makroskopische.

Diejenige höchste Verdünnung, welche die geschilderten Vorgänge eben noch erkennen läßt, gibt den Titer des Serums an. Immunserum mit bekanntem Titer ist vorzüglich geeignet, die Identität eines fraglichen Typhusstammes festzustellen. In der Regel wird der zu prüfende Stamm, wenn es echter Typhus ist, den Titer ungefähr erreichen. Ausnahmen kommen aber vor, so verlieren Typhusbazillen ihre Agglutinabilität, wenn sie auf Malachitgrün-Nährboden gezüchtet sind, oder wenn sie durch langes Verweilen im Körper gegen die agglutinierende Wirkung des Serums abgestumpft sind. Mehrfache Umzüchtung auf künstlichem Nährboden schafft wieder normale Verhältnisse und läßt auch solche Stämme dann durch Wiederholung der Agglutination als echte erkennen.

Hochwertige Immunsera können auch verwandte Bakterienarten spezifisch agglutinieren, jedoch in der Regel nicht in der extremen Verdünnung wie den Eigenstamm. Diese Vorgänge bezeichnet man als Gruppenagglutination. Castellani hat gezeigt,

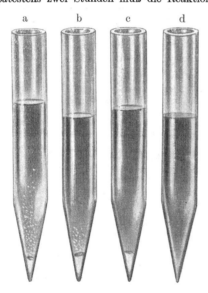

Abb. 112.
Positive Widalsche Reaktion im Reagenzglas (makroskopisch) Kulturaufschwemmung mit Kranken-Serum im Verhältnis:
a) 1 : 100 mäßige Ausflockung u. Bodensatz
b) 1 : 50 stärkere Ausflockung u. Bodensatz
c) 1 : 20 vollkommene Ausflockung und Bodensatz
d) Kontrolle: Kultur ohne Serum — keine Ausflockung, kein Bodensatz.

daß man durch Mischung des Immunserums mit der verwandten Bakterienart die Mitagglutination der verwandten Art aufheben kann. Die betreffenden Agglutinine werden durch die Bakterien absorbiert und gefällt. Das Filtrat hat nunmehr nur noch die Fähigkeit, den Eigenstamm zu agglutinieren.

Widal machte die Erfahrung, daß das Serum Typhuskranker schon frühzeitig, nach 8 Tagen, spezifisch reagiert, der Diagnose zu nutze. Es zeigte sich, daß ein Serum als von einem Typhuskranken stammend dann anzusehen ist, wenn es in einer Verdünnung über 1 : 50 hinaus Typhusbazillen agglutiniert. Zur Probe sind mindestens 5 Tropfen Serum erforderlich; das Verfahren ist oben beschrieben. Mangel an Serum hat dazu verleitet, die Serumverdünnungen auf dem Deckglas mit Bruchteilen eines Tropfens anzusetzen. Diese Methode ist unzuverlässig und daher zu verwerfen.

Bei der Anwendung der Widalschen Reaktion zu diagnostischen Zwecken muß man wissen, daß sie nicht in jedem Falle von Typhusinfektion ein positives Resultat gibt. Zunächst lassen sich die Agglutinine erst gegen Ende der ersten Woche, in einem kleinen Teil der Fälle erst in der zweiten und dritten Woche, ja ausnahmsweise überhaupt nie nachweisen. Die Menge der gebildeten Agglutinine entspricht nicht der Schwere des Falles.

Die Dauer der Reaktion geht vielfach der der Krankheit parallel und verschwindet bald nach Ablauf der Rekonvaleszenz, kann sich aber andererseits noch auf Jahre hin halten, so daß ein positiver Ausfall nicht unbedingt für das augenblickliche Bestehen einer Erkrankung spricht. Man glaubt, daß sich auf diese Weise das positive Ergebnis der Widalschen Reaktion bei jenen Fällen erklärt, wo Ikterus, aber keine typhöse Erkrankung vorliegt. Der Ikterus bedingt also den erhöhten Agglutinationstiter nicht.

Daß Stämme von Typhusbazillen vorkommen, welche die Reaktion überhaupt nicht geben, ist schon erwähnt, ebenso beobachtet man Stämme, welche bei stärkerer Konzentration des Serums versagen, dagegen einen positiven Ausschlag bei höherer Verdünnung geben. Die praktische Schlußfolgerung liegt auf der Hand; man wird sich in verdächtigen Fällen nicht auf eine Serumprobe in der Verdünnung von etwa 1 : 80 beschränken dürfen, sondern auch Verdünnungen von 1:500, 1:1000 ansetzen müssen.

Auch die oben erwähnte Mitagglutination kann im einzelnen Fall die Beurteilung des Serums in diagnostischer Beziehung erschweren oder stören. So hat Typhusserum meist die Eigenschaft, auch andere Bakterien zu agglutinieren, z. B. Paratyphusbazillen Typ. B, häufiger noch das Bacterium enteritidis Gärtner, ja es sind auch Fälle bekannt geworden von sicherem Typhus, deren Serum den Bacillus paratyphosus wesentlich höher agglutinierte als den Typhusbazillus.

Umgekehrt gibt es Krankheiten, die nicht durch Typhusbazillen hervorgerufen sind und trotzdem wirkt das betreffende Serum spezifisch auf Typhusbazillen. In Betracht kommen Proteus-, Streptokokken- und Pycoyaneus-Infektionen. Indessen handelt es sich hier um große Ausnahmen, die, wenn sie wirklich auf einwandfreier Untersuchungsmethode beruhen, die Spezifität der Widal-Gruberschen Reaktion nicht in Frage stellen können.

Bei den verschiedenen Auffassungen, die über den positiven oder negativen Ausfall der Widalschen Reaktion herrschen, ist es durchaus erforderlich, anzugeben, in welcher Verdünnung, ob makro- oder mikroskopisch, in welcher Zeit und in welcher Stärke die Reaktion eingetreten ist.

Für praktische Zwecke hat Ficker eine Typhusbakterienemulsion hergestellt, die es jedem ermöglicht, ohne Kulturen von Typhusbazillen die in Rede stehende Reaktion in jedem Augenblick anzustellen. Ein praktisches Besteck hat Martineck angegeben.

Über den Wert der Mandelbaumschen „Fadenreaktion" müssen noch weitere Erfahrungen gesammelt werden. Die Methode gestaltet sich wie folgt:

5 ccm Natriumcitrat (2 %) - Bouillon werden mit Typhus B. beimpft. In die Kapillare einer Wrightschen Pipette wird Blut des Patienten aufgesogen und dann mit 10—15 facher Menge obiger Bouillon-Bazillenaufschwemmung gemischt. Die zugeschmolzene Pipette kommt 4 Stunden in den Brutschrank. Danach finden sich im hängenden Tropfen aus dieser Kultur-Blutmischung die Bazillen in Haufen zu Fäden ausgewachsen, keine beweglichen Stäbchen.

Eine andere Immunitätsreaktion ist die Pfeiffersche Bakteriolyse im Tierkörper, eine Reaktion, welche sich noch ausschließlicher als die Agglutination zwischen dem spezifischen Bakterium und dem diesem entsprechenden Immunserum abspielt.

Impft man eine bestimmte Menge Immunserum, in unserem Falle also Typhusimmunserum mit einer bestimmten Menge virulenter echter Typhusbazillen, etwa der mehrfach tödlichen Dosis zugleich in die Bauchhöhle eines Meerschweinchens ein, so zeigt sich erstens das Tier gegen die tödliche Giftmenge geschützt, es stirbt nicht, und weiter läßt sich ein eigentümlicher Vorgang an den Bakterien beobachten, wenn man dieselben kurze Zeit, etwa ½ Stunde oder später nach der Injektion unter dem Mikroskop betrachtet. Zu diesem Zweck wird mit Hilfe einer Glaskapillare eine kleine Menge aus der Bauchhöhlenflüssigkeit (Immunserum + Bakterien + Exsudat) entnommen und im „hängenden Tropfen" angesehen. Man gewahrt alsdann, daß die Bakterien in tanzende Körnchen verwandelt sind, die beweglichen Stäbchen sind verschwunden. Ein Kontrolltier geht unter Kollapserscheinungen zugrunde, im Exsudat der Bauchhöhle finden sich lebhaft beweglich Typhusbazillen.

Ähnlich wie es eine Mitagglutination anderer Bakterien gibt, kommt es auch vor, daß nicht spezifische Bakterienarten von dem Typhus-Immunserum mit beeinflußt werden, daher ist auch der Pfeifferschen Reaktion eine unbedingte Beweiskraft für die Spezifität eines Serums oder eines Bazillenstammes nicht zuzusprechen.

Wie aus den eben mitgeteilten Versuchen hervorgeht, verleiht das den Tieren eingespritzte Immunserum einen Schutz gegen das Typhusgift. Ebenso wird natürlich auch Immunserum dem eigenen Körper eine gewisse Widerstandsfähigkeit gegen eine weitere Infektion mit Typhusbazillen gewähren. Beim Menschen liegen diese Verhältnisse ebenso. Aus den vorstehenden Ausführungen folgt also, daß eine künstliche oder natürliche Infektion des Menschen mit lebenden Typhusbazillen dem Blutserum die Eigenschaft verleiht, für gewisse Zeit eine Wiederholung der Infektion, eine zweite Erkrankung des Individuums, zu verhindern. Man nennt diesen Zustand kurz erworbene Immunität.

Dieselbe dauert in der Regel für das ganze Leben an. Nur sehr selten wird jemand zweimal vom Typhus heimgesucht.

Noch häufigere Erkrankungen sind höchst selten beobachtet worden, wenn es sich da überhaupt immer um Typhus gehandelt hat.

Von erheblichem Interesse ist die Tatsache, daß das Serum Typhuskranker auch in vitro einen gewissen Grad von Bakterizidie erkennen läßt, wovon wir uns schon im Jahre 1899 überzeugen konnten. Eine Übereinstimmung zwischen Schwere der Infektion und dem Grad der Bakterizidie besteht nicht. Bemerkenswert ist die Feststellung von Much, daß die Typhusbazillen von den humoralen Bakteriozidinen d. h. von den Serumstoffen abgetötet werden, sie gehen also sowohl im Serum wie im Plasma zugrunde, ebenso der Bac. Paratyphus A. Dagegen wird der Bac. Paratyphus B. im Serum vernichtet, vermehrt sich aber im Plasma.

Eine weitere Immunitätsreaktion ist die Komplementablenkung, welche auch zu diagnostischen Zwecken angewandt werden könnte, wenn die Technik nicht eine zu komplizierte wäre. Dasselbe ist von der Präzipitinreaktion zu sagen. Daher soll hier nicht näher darauf eingegangen werden.

Auch die Opsonine sind bis zu einem gewissen Grade als spezifische Serumkörper zu betrachten und in diesem Sinne zu verwerten. Fehlerquellen kommen allerdings auch hierbei vor, so daß ihr Vorhandensein absolute Beweiskraft für die Spezifität eines Serums nicht besitzt. Wir fanden Opsonine für Typhusbazillen im Blut schwerkranker tuberkulöser Kinder, die offenbar nie an Typhus gelitten hatten.

Chantemesse hat auch eine Ophthalmoreaktion für Typhuskranke geschaffen. Ob sich diese Methode — Reizung der Bindehaut durch Typhustoxin — als zweckmäßig erweisen wird, erscheint fraglich. Ebenso liegen über eine Kutanreaktion analog der Pirquetschen Tuberkulosereaktion ausschlaggebende Erfahrungen noch nicht vor, immerhin scheint ihre Bedeutung fragwürdig.

Koch hat seinerzeit als endgültigen Beweis für die Spezifität eines bakteriellen Krankheitserregers gefordert, daß eine Übertragung auf Tiere und Auslösung ähnlicher Krankheitserscheinungen bei irgend einer Tierart gelingen müsse. Wir wissen jetzt, daß es nicht möglich ist, bei den gewöhnlichen Versuchstieren experimentell Typhus zu erzeugen, es bedarf aber auch heute nicht mehr dieses Beweises für die Anerkennung des Typhusbazillus als Erreger der Krankheit, der er seinen Namen verdankt.

Epidemiologie. Gerade die Forschungen der letzten Jahre haben unsere Kenntnis über die Entstehung der sporadischen Typhuserkrankungen und der Epidemien vertieft. Zwar waren die Vorgänge, welche zu einer Ansteckung führten, durch Entdeckung des Typhusbazillus gegen früher unserem Verständnis wesentlich näher gerückt, dennoch brachten die Erfahrungen, welche durch den verfeinerten Nachweis des Typhusbazillus gesammelt wurden, in allerletzter Zeit ein höchst überraschendes Bild über die mannigfachen, weit verzweigten und ungeahnten Wege, auf welchen Typhusbazillen zum Menschen gelangen können.

Festgestellt wurde, daß letzten Endes immer der Mensch als Ausgangspunkt neuer Typhuserkrankungen anzusehen ist (Curschmann, Rob. Koch). Daher interessierte vor allem die Frage, auf welche Weise die Übertragung von Mensch auf Mensch vor sich geht, zunächst wie erfolgt die Ausscheidung der Typhusbazillen aus dem menschlichen Körper. Es hat sich die Auffassung als richtig erwiesen, welche man vielfach schon in der vorbakteriologischen Zeit angenommen hatte, daß die Typhusbazillen hauptsächlich aus dem Darm mit den Fäces ausgeschieden werden. Hierin ist in erster Linie die Hauptquelle für weitere Übertragung des Typhus zu sehen. Allerdings kommt für die Ansteckung nicht so sehr der Typhuskranke in Betracht, als vielmehr solche Menschen, welche nach Überstehung der Krankheit noch für kürzere oder längere Zeit Typhusbazillen in den Fäces ausscheiden. Zu dieser überraschenden Erkenntnis haben systematische Untersuchungen auf Rob. Kochs Veranlassung geführt. Ja noch weiter. Menschen, die entweder überhaupt nachweisbar nie krank gewesen sind, oder solche, die eine Typhusinfektion als kurzes, vorübergehendes Unwohlsein, ohne je bettlägerig gewesen zu sein, durchgemacht haben, sind als Typhusbazillenträger erkannt worden. Es leuchtet ein, wie gefährlich diese okkult Infizierten für ihre Umgebung werden können, da man gar nicht auf den Gedanken kommt, daß von ihnen eine Ansteckung droht.

Wir haben also folgende Verhältnisse: Von einem Typhuskranken gelangen die Typhusbazillen in die Außenwelt und werden nun mittel- oder unmittelbar auf andere Menschen übertragen. Von diesen Typhusbazillenempfängern erkrankt aber nur ein Teil. Der andere Teil bleibt trotz Aufnahme der Bazillen gesund, scheidet sie aber aus und trägt so gleichwohl zur Verbreitung der Seuche bei, vielleicht noch mehr als die Erkrankten, da die von solchen drohende Gefahr leichter erkannt wird. Die Menschen, welche Typhusbazillen beherbergen, werden als Typhuswirte bezeichnet. Unter diesem Namen faßt man also nach Fornets Vorschlag Typhus(bazillen)ausscheider, d. h. solche Menschen, die eine Typhuserkrankung durchmachen oder überstanden haben, und Typhus-(bazillen)träger, das sind solche, die nachweisbar nicht krank gewesen sind, zusammen. Der besprochene Zustand kann temporär oder chronisch sein. Interessant ist die Tatsache, daß die chronischen Typhuswirte in der Mehrzahl dem weiblichen Geschlecht angehören, vielleicht weil Frauen in größerer Zahl als Männer Gallensteine beherbergen und diese nämlich, wie es scheint, das Haften der Typhusbazillen in der Gallenblase begünstigen. Vieles spricht dafür, daß die Eigenschaft, Typhusbazillen zu beherbergen, eine Teilerscheinung erworbener oder angeborener (?) Immunität ist und daß die Typhusbazillen dem so gestimmten Organismus durch Re- oder Superinfektion, sei es von den eigenen Fäces durch Selbstverunreinigung, sei es von fremdem Infektionsmaterial direkt oder indirekt wieder zugeführt werden.

Allerdings bei weitem die größte Zahl der Typhusbazillen ausscheidenden Menschen sind Kranke, denn nur etwa 1—4 % der Infizierten bleiben chronische Typhuswirte. Häufiger sind nur in den ersten Monaten nach der Entfieberung Bazillen in den Fäces nachgewiesen.

Zwar wohl eine geringere Rolle als der Stuhlgang für die Weiterverbreitung des Typhus, aber immerhin noch eine bedeutsame, spielt die Ausscheidung der Typhusbazillen durch den Harn. Wir wollen hier lediglich die Tatsache hervorheben, daß nach den differierenden Angaben einzelner Untersucher bis zu 50 % der Typhuskranken während oder nach der Krankheit Bazillen mit dem Harn entleeren; Einzelheiten werden später (S. 460 ff.) folgen.

Da der Harn Typhusbazillen in ungeheurer Menge enthalten kann, so ist es klar, wie infektiös er wirken kann.

Eine unwesentliche Bedeutung in epidemiologischer Beziehung kommt dem Sputum Typhuskranker zu, da nur ein geringer Prozentsatz der Kranken typhusbazillenhaltigen Auswurf expektoriert. An der Tatsache selber kann allerdings kein Zweifel sein, daß der Eberthsche Bazillus, sei es von den Rachenorganen, sei es vom Kehlkopf (bei Geschwürsbildung), sei es von den Luftwegen und der Lunge aus in das Sputum übergegangen sein kann. Immerhin gelang es uns nur selten, im Auswurf Typhusbazillen nachzuweisen.

Ferner sei hier noch der seltenen Fälle gedacht, in denen es zur Ausscheidung von Typhusbazillen durch eitrige Prozesse kommt. Nur ganz ausnahmsweise werden spontan oder künstlich eröffnete Abszesse, deren Eiter Typhusbazillen enthält, eine Übertragung der Krankheit veranlassen.

Endlich muß hier noch angeführt werden, daß gelegentlich das Sekret der Scheide typhusbazillenhaltig sein kann, mag eine Einwanderung der Keime von außen her erfolgt sein, oder mag durch Geschwürsbildung oder Uterinblutung — menstruelle oder puerperale — ein Übergang der Bakterien von dem Körper aus stattgefunden haben.

Nachdem wir unter Berücksichtigung der modernen Forschung festgestellt haben, inwieweit die menschlichen Sekrete und Exkrete Träger des Typhusgiftes sind, haben wir zu betrachten, auf welche Weise der Übergang der Bazillen auf andere Menschen stattfindet.

Es kommt eine direkte und indirekte Übertragung in Betracht.

Der erstgenannte Infektionsmodus führt vor allem zu Einzel- und familiären Erkrankungen ev. auch zu Hausepidemien.

Kontaktinfektionen ereignen sich besonders bei der Pflege der Erkrankten, indem bazillenhaltiges Material vielleicht in unsichtbarer Menge von Mensch auf Mensch übertragen wird. Dasselbe kann natürlich aber auch von gesunden Typhusbazillenwirten aus geschehen. Gerade letztere sind es, welche in ihrer Umgebung jahrein, jahraus durch direkte Ansteckung neue Infektionen verursachen.

Für die indirekte Übertragung kommen eine ganze Reihe von Möglichkeiten in Betracht. Es handelt sich hier darum, daß der Typhusbazillus mit menschlichen Ausscheidungen in die Außenwelt befördert wird und an irgend welchen Gegenständen in der Umgebung des Bazillenträgers haften bleibt. Von diesen aus kann nun unmittelbar eine Übertragung auf Gesunde stattfinden, wenn nicht der Ansteckungsgefahr dadurch ein Ziel gesetzt wird, daß die Keime absterben. Ihrer Lebensdauer ist nämlich eine gewisse Grenze gesetzt. Namentlich gegen Austrocknung sind die Bazillen empfindlich. So stirbt der Typhusbazillus in der Agarkultur meist schon innerhalb von drei Monaten ab. Auf weniger günstigen Substraten geht er durch Kälteeinwirkung oder durch Austrocknung schon nach einigen Wochen zugrunde. Günstigere Bedingungen bieten sich ihm in feuchten Medien. Hier bleibt er über ein Jahr lang entwicklungs- und infektionsfähig.

Und so ist denn das Wasser, sowohl an der Erdoberfläche, als in den tieferen Bodenschichten als der hauptsächlichste Träger des Typhusgiftes anzusehen.

Leider sind ja die Verhältnisse dafür sehr günstig, daß der Typhusbazillus in das Wasser gelangt.

Denn der natürliche Verlauf ist ja der, daß die bazillenhaltigen Dejektionen entweder durch Vermittlung der Dunggrube oder mit Abwässern in das Grundwasser oder in größere Wasserläufe direkt eingeleitet werden.

So sehr man früher geneigt war, der Vermittlung des Typhusgiftes durch die Luft, durch Ausdünstungen von Gruben u. dgl. eine große Bedeutung beizumessen, so wenig spielt dieser Weg tatsächlich eine Rolle. Man kann theoretisch den Fall konstruieren, daß Typhusbazillen im Speichel des Kranken suspendiert durch Hustenstöße auf die Umgebung übertragen werden (Tröpfcheninfektion), in Wirklichkeit dürfte auf diese Weise nur sehr selten eine Ansteckung zustande kommen. Am allerwenigsten kommt eine Inhalation von Keimen in Frage. Die Schleimhaut der Luftwege, der Bronchien, der Lunge dürfte nur ganz ausnahmsweise, wenn überhaupt als Infektionspforte Geltung haben.

Auch der Boden ist für die Typhusübertragung weniger bedeutungsvoll, als man früher glaubte und gar als die Pettenkofersche Theorie lehrte. Gewiß, es gibt mannigfache Beziehungen zwischen Typhusbazillen und Boden. Er kann mit Exkrementen des Kranken, wie wir oben schon bemerkten, infiziert werden, z. B. von Düngergruben her. Es kann dann vom Boden aus eine Aufnahme der Infektionserreger durch den Menschen oder durch das Bindeglied pflanzlicher Nahrungsmittel erfolgen. Eine Übertragung durch Staub hat wenig Wahrscheinlichkeit für sich.

Jedenfalls kann aber davon keine Rede sein, daß eine nennenswerte Vermehrung der Typhuskeime in den tieferen Schichten des Bodens, auch wenn er mit „fäulnisfähigen" Stoffen versetzt ist, stattfindet, und als ganz absurd erscheint im Lichte der heutigen Wissenschaft die Annahme, daß nach Sinken des Grundwassers durch Ausdünstung die Keime dem Boden entsteigen und durch Einatmung auf den Menschen übergehen.

Nur im Zusammenhang mit dem Wasser trägt der Boden viel zur Weiterverbreitung des Typhus bei.

Die Infektionserreger, welche mit den Ausscheidungen des Typhuswirtes in die Außenwelt kommen, werden oberflächlich oder unterirdisch im Boden durch das Wasser fortgeschwemmt und irgend einem Quellgebiet oder einem größeren Wasserlauf zugeführt. Gärtner hat in mustergültiger Weise die ursächlichen Beziehungen des Grund-, des Quell- und des Flußwassers zum Typhus klargelegt. Weit oben im Gebirge kann durch Düngen des Ackers, der Wiese, wenn die Jauche die Ausscheidungen eines Typhusbazillenträgers enthält, das Quellgebiet eines Stromes infiziert werden. Die Bazillen sickern in den Boden ein, gelangen in den Quellschacht und werden nun meilenweit durch Leitung oder Fluß fortgeführt, um auf den Bewohner der Großstadt im Tieflande mit dem Trinkwasser die Krankheit zu übertragen. Auf dem Lande erklärt vor allem die mehr oder weniger direkte Kommunikation der Dunggrube mit dem Brunnenkessel viele Typhusepidemien in Häusern oder Dörfern.

Auch bei sonst einwandfreien Trinkwasserverhältnissen haben gelegentliche Beimengungen infizierten Wassers, mag sich dasselbe durch Rohrbruch in reine Trinkwasserleitung eingeschlichen haben oder bei Mangel an filtriertem Wasser unvorsichtigerweise übernommen sein, Massenerkrankungen hervorgerufen.

Man muß damit rechnen, daß größere Flußläufe, namentlich solche, auf denen ein reger Schiffahrtsverkehr stattfindet, vielfach typhusbazillenhaltiges Wasser führen. Die typhuskranken Schiffer pflegen ihre Dejekte ohne weiteres ins Wasser zu befördern und sorgen so dafür, daß der Typhus in dem Stromgebiet nicht ausstirbt. Die Literatur weist in unzähligen, mannigfachen Beispielen den Zusammenhang von Typhuserkrankungen und Trinkwasser nach. Ist das letztere mit spezifischen Keimen verunreinigt, so ist es natürlich auch das Gebrauchswasser und kann zur Übertragung der Krankheit Veranlassung geben. Es liegt in der Natur der Sache, daß die Seuche um so mehr Opfer fordert, je größer das Gebiet der infizierten Trinkwasseranlage ist. Explosionsartiger Ausbruch und großer Umfang einer Epidemie läßt sich fast immer auf eine Verunreinigung der Wasserleitung zurückführen.

Das Wasser vermittelt weiterhin die Ansteckung mit Typhus, indem es die Krankheitskeime, die es mehr oder weniger zahlreich enthält, an Lebens- oder Genußmittel weitergibt.

Von den Nahrungsmitteln, die Erkrankungen an Typhus herbeiführen, muß an erster Stelle die Milch genannt werden. Ihr werden außer durch keimhaltiges Wasser auch durch Typhusbazillenträger direkt die Bazillen beigemischt. Die durch den Genuß von Milch veranlaßten Epidemien haben aus naheliegenden Gründen die Eigentümlichkeit, daß besonders viele Kinder und Frauen ergriffen werden.

Als wirksamster Schutz gegen die Typhusübertragung durch Milch wird die Pasteurisierung derselben in den großen Molkereien empfohlen, da die Typhusbazillen schon durch fünf Minuten langes Erhitzen auf 60° abgetötet werden. Wie Milch, kann auch Butter Typhusbazillen enthalten. Daß dem Gemüse Typhusbazillen anhaften können, ist oben schon erwähnt.

Durch den Genuß von Austern und anderen im Wasser lebenden Tieren sind schon häufig Typhuserkrankungen hervorgerufen worden.

Im übrigen scheinen Tiere in der Epidemiologie des Typhus eine bemerkenswerte Bedeutung nicht zu haben. Es ist davon gesprochen worden, daß die Fliegen Infektionsstoff verschleppen können. Man kann sich auch vorstellen, daß Haustiere so gut wie Menschen bazillenhaltiges Material in sich aufnehmen und weiterverbreiten, aber solche Möglichkeiten kommen wohl selten in Betracht.

Die Aufnahme der Typhusbazillen in den Organismus erfolgt, wie schon oben angedeutet wurde, durch den Mund, an eine andere Eingangsstelle ist nur ganz ausnahmsweise zu denken.

Nicht jeder Mensch, welcher Typhusbazillen in sich aufnimmt, zeigt daraufhin Krankheitserscheinungen. Die Typhusbazillen können erwiesenermaßen den Körper wieder verlassen, ohne daß es zu einer Infektion im engeren Sinne gekommen ist, das heißt, daß die Bazillen in das Gewebe des Körpers eindringen und sich dort vermehren.

Die Disposition. Man hat beobachtet, daß gewisse Umstände den Ausbruch der Krankheit begünstigen.

Es kann nicht nur an der mehr oder weniger gegebenen Infektionsmöglichkeit liegen oder an ererbter oder erworbener Immunität, daß das Lebensalter von großem Einfluß auf die Erkrankung an Typhus ist.

Nach übereinstimmendem Urteil aller Autoren gehört die größte Zahl der Erkrankten der Altersklasse vom 15.—35. Lebensjahre an (nach Curschmann vier Fünftel und über die Hälfte entfällt auf die Jahre 15—25).

Das erste Lebensjahr zeigt eine sehr niedrige Morbiditätsziffer, man beobachtet dann ein langsames Ansteigen. Nach dem 35. Jahr erfolgt eine schnelle Abnahme. Typhus im Greisenalter ist selten.

Ob indessen die bisherige Annahme, daß die Typhusmorbidität im Kindesalter (1.—5. Jahr) eine so geringe ist, durch weitere bakteriologische Forschungen bestätigt werden wird, bleibt abzuwarten. Es scheint uns doch möglich, daß die verfeinerte Diagnostik öfter als bisher bei Kindern eine typhöse Erkrankung erkennen hilft. Wir haben den Eindruck, daß früher gerade der Kindertyphus sich der Kenntnis des Arztes um so mehr entzog, als offenbar der Verlauf im allgemeinen ein leichterer war und eine Verwechslung mit anderen Erkrankungen deshalb um so eher vorkam. Dazu kommt, daß auch das pathologisch-anatomische Bild der gestorbenen Fälle weniger typisch ist als bei Erwachsenen und wohl öfters unerkannt geblieben sein wird, wenn nicht auch eine bakteriologische Untersuchung vorgenommen wurde.

Von mancher Seite ist ein Überwiegen des einen oder anderen Geschlechtes in der Erkrankungsziffer behauptet worden. Man ist berechtigt, diesen Angaben Zweifel entgegenzubringen, es dürfte dabei übersehen sein, daß eben das eine oder das andere Geschlecht der Infektionsgefahr mehr oder weniger ausgesetzt ist. So berichteten wir schon, daß infizierte Milch vielfach mehr zur Erkrankung von Frauen und Kindern führt. In Hamburg überwiegen die Männer in der Morbidität aus dem einfachen Grunde, weil Flußschiffer und Seeleute auf der Elbe und in fremden Häfen der Infektion mehr ausgesetzt sind.

Man hat die Vermutung ausgesprochen, daß Frauen in Schwangerschaft und Wochenbett weniger zur Erkrankung neigen als sonst (?).

Betrachtet man die Konstitution derer, die an Typhus erkranken, so gewinnt man den Eindruck, daß besonders kräftige Leute vorzugsweise befallen werden. Man darf auch hier nicht vergessen, daß eben häufig der Beruf die kräftigen Menschen mit dem Typhusgift in Verbindung bringt und daß so am besten das Überwiegen bisher gesunder Menschen unter den Typhösen erklärt wird. Es wäre auch nicht einzusehen, warum schwächliche und kränkliche Individuen gegen eine Typhusinfektion besser geschützt sein sollten.

Vielfach wird die Meinung ausgesprochen, daß auch für den Ausbruch einer Infektionskrankheit ein psychisches Trauma disponierend wirkt. Es dürfte hierfür noch der exakte Beweis zu erbringen sein.

Dagegen läßt es sich sehr wohl mit der heute herrschenden Anschauung über die Ätiologie der ansteckenden Krankheiten vereinigen, wenn man annimmt, daß Erkältungen den Krankheitserregern die Pforten öffnen. Unter dem Einfluß der Kältewirkung geht die Schleimhaut Veränderungen ein, die den Bazillen das Eindringen in die Gewebe erleichtern.

In welchem Umfange der Beruf die Ansteckung mit Typhus begünstigt, lehrt die einfache Überlegung, wo überall die Beschäftigung eine Berührung mit den in die Außenwelt gelangten Keimen mit sich bringt. Krankenpfleger, Wäscher empfangen den Typhuskeim aus der unmittelbaren Umgebung des Kranken. Abfuhrstoffe und Dung können bis zu ihrer feinsten Verteilung an die Pflanzen des Ackers oder der Rieselfelder die Infektionserreger auf verschiedene Arbeiter übertragen.

Wasserarbeiter, Schiffer usw. finden oft Gelegenheit, sich bei ihrer Beschäftigung im Wasser zu infizieren.

Wieviel in früherer Zeit den Wohnungsverhältnissen Schuld an dem Ausbruch einer Typhusepidemie gegeben wurde, ist allbekannt. Unsummen wurden für bauliche Veränderungen ausgegeben, weil man im Fehlboden, in den feuchten Wänden etc. das Typhusgift vermutete. Wohl gibt es auch heute noch Wohnungen und Häuser, die als verseucht zu betrachten sind. Namentlich Internate, Siechen- und Irrenanstalten sind hier zu nennen. Die Träger des Infektionskeimes sind aber nicht die feuchte, dumpfe Zimmerluft, die unhygienischen Anlagen, sondern die Menschen, welche als krank oder gesund Typhusbazillen ausscheiden und die Mitbewohner infizieren.

So wie es gewisse Häuser oder besser gesagt Familien gibt, in denen der Typhus immer von Zeit zu Zeit neue Opfer fordert und zwar stets unter Personen, die von außen her neu eintreten, so sind uns auch größere Bezirke, Stadtteile, Städte, ganze Länderstriche bekannt, in denen jahraus, jahrein nicht nur Einzelerkrankungen, sondern eine recht beträchtliche Häufung von Typhus zu beobachten ist. Man darf hier von einer örtlichen Disposition sprechen. Dieselbe ist fast immer auf mangelhafte Trinkwasserverhältnisse zurückzuführen.

Als typisches Beispiel diene die Schilderung der früheren Zustände in Hamburg. Das Trinkwasser wurde bis zum Jahre 1893 der Elbe unfiltriert entnommen. Da natürlich von zahlreichen Kranken typhusbazillenhaltige Fäces in die Elbe geleitet wurden, so wurde diese dadurch ständig mit Krankheitskeimen gespeist. Die Krankheitserreger gelangten so immer wieder von neuem in die Wasserleitung. Die Morbidität in Hamburg war infolgedessen eine bedeutende. Vom Jahre 1893 mit Einrichtung neuer großer Filtrationswerke verschwanden die Typhusbazillen aus der Wasserleitung und damit fiel die Morbidität an Typhus dauernd auf ein Minimum ab.

Ebenso kann ein unterirdischer Verbindungskanal zwischen Senkgrube und Brunnen oder dem Dünger des Ackers und der Quelle einen dauernden Typhusherd schaffen.

Was die geographische Verbreitung des Typhus im allgemeinen anlangt, so ist darüber alles mit einem Wort gesagt. Überall, wo der Mensch seinen Fuß hingesetzt hat, kommt der Typhus vor. Jede Rasse zeigt die gleiche Empfänglichkeit.

Die Typhus-Epidemiologie lehrt weiter, daß in jedem Land, in jeder Stadt, in jedem Dorf zu allen Zeiten sporadische Fälle dieser Krankheit vorkommen können. Diese stellen Kontaktinfektionen, Übertragung von Person zu Person dar. Dann gibt es Gegenden, in welchen der Typhus endemisch herrscht. Die Erklärung ist in dem vorausgehenden Absatz gegeben. Endlich brechen große Epidemien aus, die so gut wie immer durch plötzliche Verunreinigung großer Wasserwerke bedingt sind.

Höchst bemerkenswert ist die Tatsache, daß Menschen, welche in eine Gegend einwandern, wo der Typhus endemisch herrscht, besonders häufig von der Krankheit befallen werden, während vielleicht unter den Altangesessenen zurzeit überhaupt keine Fälle von Typhus beobachtet werden.

Die neuere Forschung hat auch in diese Verhältnisse Licht gebracht. Hier dürfte zweifellos eine Immunität der eingeborenen Bevölkerung vorliegen, meist bedingt durch Überstehen der Krankheit in der Jugend (siehe S. 380, Abs. 3).

Die Einwanderer — natürlich aus typhusfreier Gegend — dagegen fallen nun, da sie die Krankheit noch nie überstanden haben, den mannigfachen Infektionsgelegenheiten (Trinkwasser, Nahrungs- und Genußmittel) zum Opfer. Bezüglich der Gegenden, deren Bewohner die Disposition für die Erkrankung an Typhus verloren haben, spricht man von regionärer Typhusimmunität.

Etwas Gesetzmäßiges liegt in der Verteilung der Zahl der Typhuskranken auf die Jahreszeiten.

Regelmäßig mit zunehmender Sommerhitze steigt die Frequenz an, um im Herbst die Höchsterkrankungsziffer zu erreichen. Auch in den ersten Wintermonaten ist die Zahl der Kranken noch eine hohe. Der Anfang des Jahres, der Frühling, führt den niedrigsten Bestand an Typhuspatienten.

Die ungezwungenste Erklärung für diese Verhältnisse ist wohl die, daß durch die Sommerhitze der Wasserstand fällt, das Grundwasser sinkt, wodurch die Infektionsmöglichkeiten zahlreicher werden (s. S. 373).

Erwähnt zu werden verdienen noch die Beziehungen, welche zwischen Typhus und anderen Krankheiten bestehen.

Man hat die Ansicht ausgesprochen, daß Personen, welche an vorgeschrittener Tuberkulose leiden, gegen eine sekundäre Typhusinfektion geschützt sind, daß dagegen beginnende Lungentuberkulose als disponierendes Moment anzusehen sei.

Man wird nach Erfahrungen der neuesten Zeit — wir kommen darauf noch zurück — sagen dürfen, daß Tuberkulose im allgemeinen, in schwersten Fällen vielleicht noch mehr als in leichteren das Eindringen der Typhusbazillen in den Körper begünstigt. Im letzten Stadium der Schwindsucht ist natürlich eine hinzutretende typhöse Erkrankung durch das ursprüngliche Leiden so verdeckt, daß sich namentlich früher die Sekundärinfektion leicht dem Erkennen entzog. Hier haben die neueren Untersuchungsmethoden unsere Erfahrung vermehrt.

Auch sonst mögen gewisse Krankheiten den Boden für die Aufnahme des Typhusgiftes bereiten. Es werden Erkrankungen der Halsorgane, des Magens, des Darms das Einsetzen einer typhösen Infektion erleichtern.

Symptomatologie. Nachdem in den vorstehenden Blättern die Umstände besprochen sind, welche zu einer Erkrankung an Typhus führen, möge nun die Beschreibung der Krankheit selbst folgen.

Schon zu einer Zeit, als der Typhuserreger nicht bekannt war, haben große Kliniker (Griesinger, Liebermeister u. a.), wie wir eingangs schon hervorgehoben haben, für die Umgrenzung des Krankheitsbildes den ätiologischen Standpunkt als maßgebend erachtet. Sie waren dazu in der Lage, da die Erfahrung bei großen Epidemien Gewähr dafür bot, daß die in diesen zu beobachtenden mannigfachen Krankheitsformen wirklich durch das gemeinsame ursächliche Moment bedingt waren. Indes ist es natürlich von großer Bedeutung durch Züchtung des spezifischen Krankheitserregers für diese auf epidemiologische Erfahrung gestützte Annahme in den einzelnen Krankheitsfällen auch den letzten ausschlaggebenden Beweis zu erbringen. Die neueste Zeit hat experimentell bestätigt, daß in der Tat die Krankheitsformen, unter welchen die Typhusinfektion auftritt, außerordentlich vielgestaltig sind. Die Schilderung der Krankheitszustände muß dem Rechnung tragen, auch wenn da Bilder entworfen werden, die nach unserem klinischen Empfinden unter dem Begriff Typhus eigentlich nicht zusammengefaßt werden können.

Es erfordert aber nicht nur die notwendige Übersichtlichkeit der Darstellung, sondern es entspricht auch dem praktischen Bedürfnis, wenn wir zunächst schildern, wie uns die tägliche Erfahrung den Krankheitsbegriff Typhus kennen gelehrt hat.

Man ist beim Typhus meist nicht in der Lage, genau den Zeitpunkt festzustellen, wann der Kranke mit den Infektionserregern in Berührung gekommen ist, noch weniger, wenn die Invasion der Bakterien in die Gewebe stattgefunden hat.

Denn selbstverständlich bedeutet eine Aufnahme von Bakterien in die Mundhöhle, ein Ereignis, das man als Infektion im weiteren Sinne bezeichnen muß, noch nicht, daß es damit auch zur Infektion im engeren Sinne, d. h. zu einer Einwanderung der Keime in die Schleimhaut selbst kommt. Erst dieser Vorgang ist als Beginn der Erkrankung anzusehen. Die Krankheit selbst ist als ein Ausdruck der Wechselwirkung zwischen Typhusgift und Körpersäften, als eine Reaktion der letzteren auf das Eindringen des ersteren aufzufassen. Je nach der Menge und der toxischen Qualität der Bakterien einerseits und nach der spezifischen Widerstandsfähigkeit der Körperkräfte andererseits gestaltet sich der Kampf zu einem kürzeren oder längeren, leichten oder schweren. Alle Krankheitserscheinungen sind Zeichen dieses Kampfes, der sich bald mehr, bald weniger in den verschiedensten Organen abspielt und deswegen zu so mannigfachen Bildern führt.

Je nach der schnelleren oder langsameren Entwicklung der Krankheitskeime im Körper ist das Inkubationsstadium von kürzerer oder längerer Dauer. Die sehr verschiedenen Angaben über diesen Punkt haben aber noch darin eine Erklärung, daß manchmal zur Inkubation noch die sehr schwankende Zeit hinzugerechnet wird, welche von dem Moment der äußerlichen Berührung der Person mit den Krankheitskeimen bis zur wirklichen Invasion der letzteren in die Gewebe verstreicht. Logischerweise dürfte, wenn es möglich wäre, diese Periode nicht zur Inkubation gerechnet werden. Denn letzteres Stadium ist ein Teil der Krankheit, der Zustand aber, daß ein Mensch Typhusbazillen nur im Mundspeichel oder in dem Magendarminhalt beherbergt, ist noch keine Krankheit.

Die Inkubationsdauer ist, wie aus dem Gesagten hervorgeht, nicht mit Genauigkeit festzustellen. Die Angaben schwanken zwischen wenigen, etwa 3—4 Tagen und 1—2, ja 3 Wochen. In der Regel dürften aber noch vor Ablauf einer halben Woche, wie wir glauben möchten, die Krankheitserscheinungen derartig zugenommen haben, daß das Inkubationsstadium damit als abgeschlossen zu betrachten ist. Z. B. 2 Tage in Beob. 2, S. 403 u. Beob. 34, S. 491.

Die Anzeichen, welche sich in dieser Periode bemerkbar machen, sind Mattigkeit, Unlust zur Arbeit, leichte Kopf- und Muskelschmerzen. Schlaf und Appetit sind beeinträchtigt. Trotz dieses allgemeinen Unwohlseins pflegen die Kranken sich aber gar nicht oder nur vorübergehend hinzulegen, obgleich dadurch das Mißbehagen zunächst verringert wird.

In einem Teil der Fälle — die Indolenz mancher Patienten spielt hier natürlich auch eine Rolle — kann man eine eigentliche Inkubation der Krankheit überhaupt nicht beobachten, die Erscheinungen treten plötzlich und in schwererer Form auf und sind von vornherein von Fieber begleitet (s. Beob. 35).

Die ersten Fiebererscheinungen grenzen, wenn sie festgestellt werden, das Inkubationsstadium scharf gegen die eigentliche Krankheit ab. Das

Fieber ist überhaupt das **wichtigste Symptom des Typhus** und bietet mehr wie bei manchen anderen Krankheiten wenigstens in ausgebildeten Fällen einen **charakteristischen Verlauf** dar.

Die ersten Anzeichen der Temperatursteigerung machen sich für den Patienten in Frösteln und Kältegefühl bemerkbar, diese Empfindungen kehren in den ersten Tagen öfters wieder. Nur als seltene Ausnahme und nicht als für Typhus charakteristisch tritt gleich von Anfang an hohes Fieber, durch einen Schüttelfrost eingeleitet, auf. Es wird in der Folge noch zu untersuchen sein, ob diese Fälle wirklich in ätiologischem Sinne zum Typhus zu rechnen sind (s. S. 458, Beob. 23). Man kann in denjenigen Fällen, die der Zufall schon vor Beginn der Krankheit in klinische Beobachtung geführt hatte, z. B. bei nosokomialen Erkrankungen ein allmähliches, treppenförmiges Ansteigen der Temperatur wahrnehmen, derart, daß zuerst abends eine fieberhafte Steigerung zu verzeichnen ist. Bis zum Morgen sinkt die Temperatur wieder, fällt aber nicht bis zur Norm ab. Der Abend bringt gegen den Vorabend wieder eine Erhöhung um ca. 0,5—1 Grad. Etwa am 3.—5. Tage ist die Höhe von 40—41 ^{0} erreicht und auf dieser hält sich das Fieber nun mit geringen Tagesschwankungen, den physiologischen entsprechend, für etwa eine Woche; in schweren oder schwersten Fällen zieht sich die **Kontinua** über 2—3, längstens 5—6 Wochen hin. Dann folgt in verschiedener Weise ein Abklingen der Temperatur, meist in Form eines lytischen Abfalls; in etwa 8 Tagen wird die normale Temperaturgrenze erreicht. Eine andere Art der Entfieberung ist die der **amphibolischen Staffel**. Diese charakterisiert sich dadurch, daß sehr bald nach dem Tage, wo sich in der Temperaturkurve eine Tendenz zum Sinken bemerkbar macht, die Temperatur nicht nur schrittweise um mehrere Zehntelgrade fällt, sondern über Nacht in steilem Sturz bis gegen 37 ^{0} heruntergeht, um sich gegen Abend wieder bis zur gleichen oder annähernd gleichen Höhe des Vorabends zu erheben. Dieses Stadium der **steilen Kurven** erstreckt sich oft über eine Woche und länger hin. Dann erhebt sich auch die Abendtemperatur nicht mehr über 37 ^{0}. Im Gegenteil, ganz regelmäßig schließt sich an die Fieberperiode eine solche subnormaler Temperatur, die dann nach einer Dauer von etwa 8 Tagen wieder der normalen Körperwärme Platz macht.

Nicht selten treten nun aber andere Verlaufsformen der Temperaturkurve in Erscheinung. So wird der Abfall plötzlich unterbrochen dadurch, daß sich die Abendsteigerungen wieder erhöhen, und bald ist die Akme des Fiebers wieder erreicht; eine neue Kontinua von kürzerer oder längerer Dauer kann sich anschließen. Man bezeichnet diesen Vorgang als **Rekrudeszenz** oder **Nachschub**. Die endgültige Entfieberung verläuft in der oben gegebenen Form.

Über gewisse Fiebereigentümlichkeiten und Abweichungen von dem eben gezeichneten Temperaturverlauf bei dem Typhus abdominalis wird später noch zu sprechen sein.

Den Abschnitten entsprechend, welche die Fieberkurve der Krankheit erkennen läßt, kann man auch im klinischen Bilde verschiedene Stadien unterscheiden, denen man eine bestimmte Bezeichnung gegeben hat.

An die **Inkubation** schließt sich das **Stadium incrementi**, die Entwicklung der Krankheitserscheinungen. Dann folgt das **Stadium acmis**, in dem sich die schweren Zeichen des Leidens voll ausbilden und ihren Höhepunkt erreichen. Daran schließt sich das **Stadium decrementi** mit allmählichem Schwinden des Fiebers und der anderen Symptome des Typhus, wenn nicht Komplikationen die Rekonvaleszenz noch aufhalten. Andere Autoren kennen nur zwei Krankheitsperioden: eine solche der Entwicklung des Krankheitsprozesses und die andere, welche die Rückbildung und Rekonvaleszenz umfaßt.

Aus praktischen Gründen hat man die Krankheit auch einfach nach Wochen eingeteilt. Soweit die Natur sich überhaupt schematisieren läßt, verlegt man in die erste Woche Prodromalerscheinungen und Ansteigen der Temperatur. Anfang der zweiten Woche hat das Fieber die Höhe schon erreicht und die Krankheit gewinnt unter kontinuierlicher Fortdauer des Fiebers ihre volle Ausbildung. So tritt der Patient in die dritte Woche ein, in deren weiterem Verlauf sich meist erst ein Nachlaß von Fieber und Krankheitszeichen bemerkbar macht. In der vierten Woche sinkt die Temperatur merklich und auch die sonstigen Symptome schwinden, so daß dann in der fünften Woche die Rekonvaleszenz beginnen kann.

Die Wocheneinteilung würde sich zu der der Stadien so verhalten, daß die erste Krankheitswoche etwa dem Stadium incrementi, die zweite und dritte dem Stadium acmis, die vierte dem Stadium decrementi entspräche. Wir werden später sehen, daß sich auch der pathologisch-anatomische Befund, wenigstens soweit er den Darm betrifft, im großen und ganzen dieser Einteilung anpaßt. Wir finden nämlich in der ersten Woche Schwellung des lymphatischen Apparates, in der zweiten Geschwürsbildung, in der dritten Verschorfung der Geschwüre und in der vierten Heilung derselben.

Man wird längst nicht immer in dieses Schema den einzelnen Fall zwängen können, aber zur Orientierung über den Stand der Krankheit ist die Wocheneinteilung entschieden zweckmäßig. Übrigens haben wir mit Absicht in die erste Woche entgegen sonstigem Brauch das Prodromalstadium mithineingenommen, weil wir der Ansicht sind, daß man früher Prodromalstadium und Stadium incrementi zu lang berechnet hat.

Stadium incrementi. Der Symptomenkomplex nun, welchen der Typhuskranke in der Zeit des Fieberanstieges darbietet, wird allgemein vor allem durch eine Steigerung der subjektiven Beschwerden, die sich im Inkubationsstadium bemerkbar machten, gekennzeichnet. Es muß von vornherein als äußerst charakteristisch für Typhus bezeichnet werden, daß im Beginn der eigentlichen Erkrankung typische Krankheitszeichen fehlen. Objektive Organveränderungen können durch die Untersuchung nur in geringem Maße und in nicht anderer Form nachgewiesen werden, als sie durch Fieber aus verschiedenster Ursache bedingt sein können.

Die Klagen des Patienten beziehen sich also vor allem auf Kopfschmerzen, die bald in der Stirn, bald mehr in den Nacken verlegt werden. Damit verbunden ist oft Schwindel, Ohrensausen, Augenflimmern. Weniger hervortreten Beschwerden von seiten anderer Körperstellen, wenn auch hier und da über Glieder- und Muskelschmerzen geklagt wird.

Vor allem zwingt Mattigkeit, Gefühl der Ermüdung zum Ausruhen. Meist verringert sich dann das Krankheitsgefühl. Doch können die Kopfschmerzen einen recht hohen Grad annehmen und den Patienten am Schlafen verhindern. Aber auch sonst stört häufig Schlaflosigkeit die Nächte. Schon zu dieser Zeit besteht Eingenommenheit des Kopfes, die sich objektiv in zunehmender Apathie bemerkbar macht.

Der Appetit läßt von Anfang an nach, dafür tritt als wichtiges auf den fieberhaften Zustand hinweisendes Symptom lebhaftes Durstgefühl auf. Erbrechen wird nur ausnahmsweise beobachtet.

Über Schmerzen in der Magengegend und im Leibe wird hin und wieder geklagt.

In der ersten und im Anfang der zweiten Krankheitswoche findet man dann bei der objektiven Untersuchung die Patienten mit mehr oder weniger gerötetem, zuweilen wohl etwas gedunsenem Gesicht in aktiver Rückenlage im Bett liegen.

Blick und Gesichtsausdruck verraten, wenn man den Kranken schon früher kannte, eine Abnahme der Teilnahme an der Umgebung, Antworten erfolgen nicht mit der sonstigen Lebhaftigkeit.

Jede Färbung der psychischen Alienation bis zur völligen Trübung des Bewußtseins kommt hier vor. Der Schlaf oder das Hindämmern wird zeitweilig durch gemurmelte Worte unterbrochen. Namentlich die Nächte können bei höherer Temperatur schon am Ende der ersten Woche durch Delirien gestört recht unruhig verlaufen.

Der allgemeine Körperzustand weist bei der Kürze des Krankseins Änderungen im wesentlichen nicht auf, die Muskulatur, der Knochenbau entspricht noch den Verhältnissen vor der Erkrankung.

Die Haut fühlt sich trocken und heiß an, man wird schon durch Auflegen der Hand die ungefähre Höhe des Fiebers bestimmen.

Irgendwelche Veränderungen, abgesehen von der Fieberröte bietet die Haut sonst nirgends dar, insbesondere kommt ein Herpes bei Typhus sehr selten zur Beobachtung. Schweißausbruch zeigt sich nur ausnahmsweise.

Die Zunge ist belegt, an den Rändern beginnt sie sich zu röten. Die Schleimhaut des Mundes ist manchmal schon mit zähem Schleim bedeckt. In nicht ganz seltenen Fällen erkennt man eine Schwellung und Rötung der Mandeln, die sich auch auf die Rachenwände erstrecken kann. Es treten dann namentlich an der hinteren Rachenwand die Follikel infolge der Schwellung als linsengroße gerötete Punkte hervor. Durch Räuspern und Husten wird Schleim mit Eiter und zuweilen auch mit Blut vermischt expektoriert.

Auf den Beginn des Typhus mit einer Angina ist schon von Griesinger hingewiesen (S. 419).

Die Nasenschleimhaut ist hin und wieder ebenfalls in Mitleidenschaft gezogen, was sich durch Rötung und öfteres Nasenbluten zu erkennen gibt.

Das Abdomen erfährt in Aussehen, Füllung und Form zunächst keine Veränderung. Die Bauchdecken sind weich, nicht gespannt, eine Druckempfindlichkeit nennenswerten Grades besteht in der Regel nicht, zuweilen ist eine solche in der Ileocökalgegend und Epigastrium vorhanden. Eine besondere Bedeutung ist dem Druckschmerz in der Gegend des Typhlon insofern zuzuschreiben, als wir des öfteren Fälle von Typhus sahen, bei denen die Schmerzen in der Blinddarmgegend doch einen solchen Grad erreicht hatten, daß an Wurmfortsatzerkrankung gedacht worden war. Und in der Tat wird bei Besprechung der Differentialdiagnose auf diesen Gegenstand zurückzukommen sein. Weniger bezeichnend für Typhus ist das sog. Ileocökalgurren, welches hin und wieder durch Druck ausgelöst werden kann, doch sicherlich auch sonst oft genug bei anderen Krankheiten gefunden wird.

Schon wenige Tage nach Bestehen des Fiebers kann eine Vergrößerung der Milz konstatiert werden. Natürlich ist der Nachweis des Milztumors durch Palpation beweisender für eine Größenzunahme des Organs, als wenn nur durch Perkussion eine Erweiterung der Grenzen wahrscheinlich gemacht wird. Irgendwelche Schmerzen verursacht der Druck auf die Milz nicht.

Der Stuhlgang weist in der Mehrzahl der Fälle im Beginne des Leidens irgendwelche Abweichungen von der Norm nicht auf. Als natürliche Folge der verringerten Eßlust und Nahrungsaufnahme besteht vielfach Verstopfung. Der Kot ist infolgedessen hart und gebunden. Nur ausnahmsweise gehört Durchfall zu den Krankheitserscheinungen der ersten Woche. Derselbe bietet nichts Charakteristisches. Er ist dünn breiig oder flüssig von brauner Farbe.

Mikroskopisch läßt er nur unter gewissen Umständen Zellvermehrung und unverdaute Nahrungsreste erkennen, worauf später zurückzukommen ist (s. S. 392, 421).

Der Harn ist entsprechend dem fieberhaften Zustand hochgestellt, an Menge verringert, dunkelbraun, trüb.

Der Puls zeigt zunächst geringe Veränderung, nicht einmal eine nach der Temperaturerhöhung zu erwartende Beschleunigung der Schlagfolge ist festzustellen. Es sei schon hier darauf hingewiesen, daß die Pulskurve zu den charakteristischen Zeichen des Typhus gehört. In der Regel verläuft dieselbe nämlich trotz hohen Fiebers zwischen 70 und 80 etwa, mit geringer Abendsteigerung, während andere Krankheiten mit ähnlich hoher Temperatur viel höhere Pulszahlen aufweisen (s. S. 404). Nur bei Kindern und älteren Individuen weicht die Pulsfrequenz von der eben aufgestellten Regel ab. Ebenso natürlich, wenn Herzschwäche aus irgendwelchem Grunde auftritt. Im allgemeinen ist der Puls regelmäßig, kräftig und äqual. In späterer Zeit wird er undulierend und dikrot.

Irgendwelche nachweisbaren Veränderungen am Herzen gehören nicht zum Bilde des Typhus in der ersten Zeit.

Bei der Untersuchung vieler Typhuskranker fällt es sofort auf, daß das Einatmen sie zum Husten reizt. Derselbe ist meist trocken, es wird nur wenig Schleim expektoriert.

Auf der Lunge findet man dementsprechend als pathognomonisches Zeichen namentlich über den Unterlappen spärliche trockene bronchitische Geräusche.

Stadium acmis. In der zweiten Woche kommt es zu einer Steigerung aller Erscheinungen.

Die subjektiven Klagen gehen vielfach in der stärkeren Trübung des Bewußtseins unter. Der Patient gibt wohl noch auf Befragen Auskunft, aber die Antworten erfolgen schleppender, gleichgültiger. Der Gesichtsausdruck ist weniger lebhaft. Entweder dauert dieser Zustand der Apathie nur während der Fieberhöhe an, oder es erfährt im Laufe der nächsten Tage die Umnachtung der Sinne noch eine Zunahme. Zunächst kennzeichnet sich dieser Vorgang in nächtlichen Delirien. Halb wachend, halb träumend spricht der Kranke unverständliche Worte vor sich hin. Manchmal erzählt er auch Wahnvorstellungen, die sich auf die Vergangenheit beziehen, oder er schildert Vorgänge, welche er im Augenblick zu sehen meint.

In diesem Stadium der Krankheit kann es dann auch zu großer Unruhe der Patienten kommen. Sie werfen sich hin und her, Arme und Beine sind in lebhafter Bewegung, das Bett wird fortwährend in Unordnung gebracht. Ja manchmal versucht der Kranke, das Bett zu verlassen. In seltenen Fällen sind die Delirien so furibund, daß die Meisterung der Patienten durch das Pflegepersonal die größten Schwierigkeiten macht. Offenbar sind es Angstvorstellungen, welche die Ursache der großen Erregung sind und den Kranken aus dem Bett treiben.

Unter diesen Umständen ist es wohl vorgekommen, daß besonders Unruhige, von irgendwelchem Wahn gequält, plötzlich aus dem Bett springen und sich aus dem Fenster stürzen.

Es entspricht aber doch mehr dem Charakter der Krankheit, dem „Status typhosus", daß sich der Ablauf derselben ruhiger gestaltet. Schlafsucht, die nicht selten in Sopor übergeht, begleitet die Zeit des hohen Fiebers. Nur selten werden von den Kranken Wünsche ausgesprochen. Sie nehmen die Nahrung nur auf dringende Aufforderung, schlucken aber trotz ihrer Benommenheit willig. Der ganze Zustand ist ein passiver. Die Muskulatur ist schlaff. Hier und da bemerkt man unwillkürliche Zuckungen und namentlich kurze Kontraktionen in den Sehnen der Extremitäten, vor allem der Hände. Diese

gerade bei Typhus häufig zu beobachtende Erscheinung nennt man „Sehnen-
hüpfen". — „Subsultus tendinum".

Es kommt aber auch zu mehr koordinierten Bewegungen der Hände, die
etwas Typisches an sich haben und unter der Bezeichnung „Flockenlesen"
bekannt sind.

In diesem soporösen Zustand, der oft einem völlig komatösen Platz macht,
läßt der Kranke Stuhl und Harn unter sich.

Betont muß werden, daß die objektive Untersuchung des Nervensystems
trotz der schweren meningealen und psychischen Störungen in dieser Krank-
heitsperiode negativ ausfällt, es müßte denn sein, daß es zu gewissen Komplikationen kommt, von denen später die Rede sein wird.

In somatischer Beziehung weist die zweite und dritte Krankheitswoche manches auf, was als spezifisch angesehen werden kann.

So sind vor allem Effloreszenzen auf der Haut zu beschreiben, die nach
etwa achttägiger Dauer der Krankheit, bald etwas früher, bald ein wenig später
zuerst am Abdomen aufschießen. Es handelt sich um blaßrote, leicht erhabene
auf Druck verschwindende, bis linsengroße rote Flecke, die zunächst in
geringer Zahl, oft sind es nur 2—3, auf der Bauchhaut oder den unteren Brust-
partien zu erkennen sind.

Vermehren sie sich in den folgenden Tagen unter den Augen des Arztes
und kann man ihre Entstehung auf andere Ursachen, etwa feuchte Umschläge,
nicht zurückführen, so ist nunmehr kaum der geringste Zweifel, daß die Roseola
typhosa vorliegt. Während der ganzen Dauer des hohen Fiebers, vereinzelt
auch noch später, erneuern sich die im Laufe einer Woche abblassenden Roseolen. Kaum sieht man mehr als 10—15 der roten Flecke zu gleicher Zeit.
Selten entwickeln sie sich auch an anderen Körperstellen; und je weiter vom
Abdomen entfernt, um so spärlicher. Das Gesicht wird kaum je befallen.
Zu den größten Ausnahmen gehört es, wenn Stamm und Extremitäten von
Roseolen übersät sind. Unter Hunderten von Fällen sahen wir einen so dichten
Ausschlag nur einmal (vgl. auch S. 411 f. und 413 ff.).

Die Mundschleimhaut und Zunge sind trocken fuliginös, mit zähem Schleim
und Borken belegt. Die Farbe der letzteren ist rotbraun.

Der Milztumor erfährt im Verlauf der Erkrankung eine Vergrößerung,
die aber nicht immer gut festzustellen ist, da sich die Bauchdecken mehr und
mehr anspannen. Das Abdomen ist aufgetrieben, nicht ungewöhnlich ist sogar
stärkerer Meteorismus, der dann auch meist zu einer gewissen Empfindlichkeit
führt, wenn der Patient noch reaktionsfähig ist. Plätschernde und gurrende
Geräusche namentlich in der Ileocökalgegend zeigen an, daß der Stuhlgang
eine dünne Konsistenz angenommen hat. Er wird häufiger, 3—4 mal in
24 Stunden und öfter in dünnbreiiger Form entleert und hat manchmal erbsen-
breiähnliche Färbung. Es muß aber doch der landläufigen Auffassung entgegen hervorgehoben werden, daß keineswegs die eben beschriebene Form des
Stuhles als die bei Typhus regelmäßige angesehen werden darf (s. S. 421).

Bei einer großen Zahl von Kranken dieser Art, die wir beobachteten,
bestand andauernd Obstipation, zu Durchfällen kam es überhaupt nicht, ge-
schweige denn zu gelbbreiigen. Und andererseits findet man bei manchen
anderen Darmstörungen die Fäces erbsenbreiartig, so daß ein diagnostischer
Wert hierauf nicht zu legen ist.

Der dunkelbraune, hochgestellte Harn enthält ganz regelmäßig kleine
Mengen von Eiweiß und hyaline Zylinder, über weitere chemische Eigentümlichkeiten wird später noch einiges gesagt werden.

Die Atmung ist in diesem Zustand der Höhe des Fiebers entsprechend
etwas beschleunigt. Beträgt die Frequenz aber mehr als 24 in der Minute, so

weist dieser Umstand auf eine Verstärkung der Bronchitis hin. Namentlich über den Unterlappen sind giemende und schnurrende Geräusche mit feuchtem Rasseln vermischt zu hören. Oder aber feinere krepitierende Geräusche und verschärftes Atmen in dem einen oder anderen Unterlappen künden die bei schweren Typhuskranken häufiger eintretende hypostatische Pneumonie an.

Der Puls ist jetzt etwas beschleunigter (90—100), aber immer noch verhältnismäßig langsam, wenn nicht ernste Gefahr droht, weich undulierend, doppelschlägig.

Trotz Fehlens aller Komplikationen kann in diesem Stadium lediglich an der Schwere der Infektion der Tod erfolgen und zwar unter den Erscheinungen der Herzschwäche.

Andere Todesursachen sind in dieser Zeit: Pneumonie, Darmperforation mit Peritonitis, profuse Darmblutungen.

Die Komplikationen, welche das Krankheitsbild des Typhus modifizieren und in die Länge ziehen können, sind außerordentlich groß, sie werden später genauer beschrieben werden; es gibt kein Organ, welches nicht in irgend einer Form von dem typhösen Krankheitsprozeß ergriffen und verändert werden könnte.

Hier sei nur der häufigsten gedacht. Nächst der schon erwähnten Pneumonie, Peritonitis, Verblutung drohen Gefahren von seiten des Kehlkopfes, wo es zu tiefgehender Geschwürsbildung kommen kann, von seiten der Nieren, Gehirn, Gallenblase, Haut. Namentlich führen Störungen der letzteren wie Dekubitus zu den bei Typhus besonders gefürchteten sekundären Infektionen. Auch eine erhebliche Anämie kommt vor.

Stadium decrementi. In günstig verlaufenden Fällen beginnt mit dem Sinken der Temperatur Ende der dritten, Anfang der vierten Woche das Bewußtsein freier zu werden. Die unruhigen Kranken werden ruhiger, die stuporösen werden lebhafter. Immerhin vergehen meist noch eine Reihe von Tagen, zuweilen Wochen, bis der psychische Zustand wieder als ein normaler bezeichnet werden kann. Vielfach sind die Kranken weinerlich, mürrisch, unzufrieden. Der größere Teil schläft viel, manche Tag und Nacht, soweit Nahrungsaufnahme die Ruhe nicht unterbricht.

In den unkomplizierten Fällen sind mit dem Zeitpunkt völliger Entfieberung die geistigen Funktionen wieder ganz von den Fesseln der Krankheit befreit. Die Haut fühlt sich feuchter an. Die Roseolen verschwinden und werden nicht durch neue ersetzt.

Als eine Begleiterscheinung der Schweißausbrüche sieht man häufig, namentlich am Stamm die Haut übersät von feinsten wasserhellen Bläschen, die man am besten von der Seite her erkennt. Dieser Miliaria crystallina oder Sudamina fehlt jede Spur von Entzündung, nach einigen Tagen verschwindet sie wieder.

Der Puls zeigt ein wechselndes Verhalten. Meist sinkt er an Zahl beträchtlich, oft unter die Norm, so daß man nur Werte von 50—60, also ausgesprochene Bradykardie feststellen kann. Dabei ist er weniger gespannt und gefüllt, als zur Zeit der Fieberhöhe. Demgegenüber beobachtet man auch Patienten, bei denen der Puls infolge der Schwere der Erkrankung trotz Abklingen des Fiebers beschleunigt und unregelmäßig ist. Weit in die Rekonvaleszenz hinein kann diese Störung anhalten.

Auch im übrigen ist in der Zeit der Fieber-Remissionen ein Nachlassen der somatischen Krankheitserscheinungen zu konstatieren.

Die Lungenveränderungen schwinden, die Milz schwillt allmählich ab, die Bauchdeckenspannung läßt nach. Durchfall, wo er bestanden hat, steht. Die Harnmenge nimmt zu, seine Farbe wird heller.

Die Zunge befreit sich von den Borken, ihre Risse heilen.

Vielfach schon vor völliger Entfieberung kehrt der Appetit wieder. Hunger macht dem Durst Platz.

Zu dieser Zeit macht sich auch die mit der Krankheit verbundene Konsumption recht bemerkbar. Man sieht ganz extreme Grade von Abmagerung, wenn nicht schon während des Fieberstadiums dieser Gefahr entgegengewirkt ist.

Die Rekonvaleszenz. Ende der vierten, Anfang der fünften Woche beginnt mit erfolgter Entfieberung die Rekonvaleszenz. Als Ausdruck der zunächst bestehenden Erschöpfung ist es wohl aufzufassen, daß die Temperatur bei allen mittelschweren und schweren Fällen für etwa acht Tage subnormale Werte zeigt. Die beigefügten Kurven lassen erkennen, daß bei Rektummessung nur die Höhen von 36,5—37° erreicht werden.

Eine den Arzt immer mit Befriedigung erfüllende Beobachtung ist die auf 2—3 Liter ansteigende Menge eines hellen, durchsichtigen Harns.

Wird dem Kranken reichlich Nahrung zugeführt, so tritt eine rapide Gewichtszunahme ein, wir beobachteten 5 kg und mehr in einer Woche.

Etwa hervorgetretene Komplikationen, deren Behandlung bis dahin größte Schwierigkeit machte, pflegen im Stadium der Rekonvaleszenz schnell zu heilen.

Einiger besonderer Erscheinungen seitens der Haut sei hier schon gedacht. Der ganz erhebliche Fettschwund und Ansatz führt nicht ganz selten auch bei Männern zur Bildung regelrechter Striae an Bauch und Oberschenkeln, wie sie die Schwangerschaft erzeugt.

Ferner stößt sich die Haut in kleienförmiger Schuppung oder in größeren Lamellen ab. Und endlich kommt es zu Haarausfall, dessen Ersatz längere Monate in Anspruch nimmt.

Verläßt der Kranke ungefähr vier Wochen nach erfolgter Entfieberung das Bett, so ruft die Bewegung noch Muskelschmerzen hervor, der Gang ist schwankend, Ermüdung tritt schnell ein. An den Füßen machen sich Zirkulationsstörungen in Form von ödematösen Anschwellungen bemerkbar.

Weitere vier Wochen können vergehen, bis der Patient fähig ist, seine frühere Arbeit wieder aufzunehmen.

Bei der Beschreibung des Fieberverlaufes ist schon darauf hingewiesen, daß es im Stadium decrementi sowie nach Entfieberung zu erneutem Anstieg des Fiebers, zur Ausbildung einer neuen Kontinua kommen kann.

Die klinischen Begleiterscheinungen entsprechen, wie ja naheliegt, dem Bilde, welches von der primären Fieberperiode entworfen ist. Alle Symptome, die dieser eigentümlich sind, können sich bei Rekrudeszenz und Rezidiv einstellen.

Pathologische Anatomie. Die pathologische Anatomie gibt uns Aufschluß über die Veränderungen der inneren Organe, die durch die im Körper sich vermehrenden giftigen Bakterien erzeugt sind. Ein Teil der klinischen Erscheinungen, die in dem vorangegangenen Kapitel besprochen sind, findet damit seine Erklärung. Das volle Verständnis für die Krankheit, die richtige Deutung ihrer Zeichen ist nur möglich, wenn sich der Arzt bei Untersuchung und Beobachtung des Kranken die pathologisch-anatomischen Veränderungen stets vor Augen hält, wenn er es versteht „pathologisch-anatomisch" zu denken.

Das Äußere der Typhusleiche bietet nichts Besonderes, der Körper ist mager, wenn der Tod in späterer Zeit erfolgte und läßt unter Umständen die oben schon erwähnten Hautaffektionen erkennen. Die Muskulatur ist dunkelrot, trocken, wenn hohes Fieber bestand.

Der Typhus abdominalis ist eine Erkrankung des Lymphgefäß-

systems und zwar besonders in dem Teil desselben, welcher der Bauchhöhle angehört. Denn hier finden sich charakteristische Veränderungen,
daher ist die Bezeichnung abdominalis noch immer vollberechtigt, wenn
wir auch sehen werden, daß der Typhus als eine Allgemeinerkrankung anzusehen ist.

Fast in keinem Fall vermißt man eine mehr oder weniger starke, durch
Zellproliferation bedingte Schwellung der Mesenterialdrüsen; diejenigen,
welche dem Ileum entsprechen, sind vorzugsweise verändert, doch finden sich
auch vielfach alle anderen Drüsen vergrößert, auch dann, wenn der lymphatische
Apparat des entsprechenden Darmteiles nichts Pathologisches erkennen läßt.

Die Drüsen erreichen zuweilen Pflaumengröße, sind hyperämisch, saftig,
von markiger Beschaffenheit. In seltenen Fällen sehen wir Eiterbildung,
häufiger kommt es zu nekrotischem Zerfall des Gewebes und Durchbruch der
Kapsel. Ähnlich wie die abdominellen Lymphdrüsen nehmen auch diejenigen
anderer Körperteile an dem Krankheitsprozeß teil. So kommt es zur Schwellung
der Drüsen am Magen und an der Leberpforte, der Bronchial- und Hals- und
Nackendrüsen, ja auch an den Extremitäten ist eine Vergrößerung der in Rede
stehenden Organe gelegentlich zu erkennen.

Dem klinischen Verlauf der Krankheit entsprechend bietet der Darm
in den einzelnen Stadien meist ein charakteristisches Bild.

In den sehr seltenen Fällen, die im Beginn der Erkrankung (d. h. in den
ersten Fiebertagen) zur Autopsie gekommen sind, fand sich eine Hyperämie
und Schwellung — akuter Katarrh — der Darmschleimhaut besonders in der
Gegend des unteren Ileum. Im Verlauf der ersten Woche tritt dann eine besondere Lokalisation an den Lymphfollikeln mehr und mehr hervor, indem
sowohl die solitären wie die agminierten sich stark röten und anschwellen.
Man bezeichnet diesen Vorgang als markige Schwellung, die auf zellige Wucherung der follikulären Elemente zurückzuführen ist.

Bemerkenswert ist es, daß sich die Erkrankung vorzugsweise in der Gegend
oberhalb der Ileocökalklappe einschließlich des Processus vermiformis lokalisiert
und oft auch auf diesen Teil beschränkt bleibt. Doch findet man auch hier
und dort Schwellung der Follikel im Kolon. In der Minderzahl sind die Fälle,
in denen der Prozeß den Lymphapparat des ganzen Ileums umfaßt und sich
auch in das Kolon hinunter bis zum Rektum erstreckt. Andererseits kann
ausnahmsweise auch das Jejunum, allerdings nach oben hin in abnehmender
Intensität von der Erkrankung ergriffen sein. Ebenso selten ist das Kolon allein
Sitz der Erkrankung. Mit besonderem Nachdruck muß hervorgehoben werden,
daß die Zahl der ergriffenen Follikel sowohl der solitären wie der agminierten,
in den einzelnen Fällen eine sehr verschiedene ist und daß die Schwere der
Erkrankung keineswegs im geraden Verhältnis zu dem Umfang der sichtbaren
Darmveränderung steht. Vielmehr kommen gelegentlich Fälle zur Beobachtung,
in denen nur einige wenige Follikel und eine kleine Zahl (etwa 2—3) Peyerscher
Haufen angeschwollen sind und doch war die Krankheit eine schwere; ohne
Komplikationen führte sie zum Tode.

Je nach dem hauptsächlichen Sitz der anatomischen Veränderungen
spricht man von Ileo- oder Kolotyphus.

In der zweiten Krankheitswoche gehen nun im Darm folgende
Veränderungen vor sich. Kommt es nicht unter Nachlaß der klinischen Erscheinungen zur Abschwellung der Lymphfollikel, so bildet sich eine zunächst
oberflächliche, dann tiefergehende Nekrose an denselben aus. Allmählich stößt
sich der graugelbliche oder bräunliche Schorf vom Rande her ab, so daß
wir in der dritten Krankheitswoche an Stelle der geschwollenen Follikel
die mehr oder weniger tief in die Muskularis hinein reichenden typhösen

Geschwüre vor uns haben. Entsprechend ihrem Ursprung aus solitären oder konglomerierten Lymphgebilden sehen wir runde oder parallel zur Achse des Darmes gestellte ovale Ulcera. Nur dann bemerkt man eine Abweichung von dieser Regel, wenn etwa benachbarte Geschwüre konfluieren.

In der vierten Woche erfolgt die völlige Reinigung der Geschwüre, es stößt sich der letzte Rest mortifizierten Gewebes ab, so daß eine glatte Geschwürsfläche resultiert. Im Rekonvaleszenzstadium, in der fünften und sechsten Woche gehen die Geschwüre durch Granulationsbildung und Epithelisierung in Heilung über. Narbenschrumpfung ist damit nicht verknüpft, dagegen entwickelt sich am Sitz der Geschwüre zuweilen eine punktförmige Pigmentierung, die sich über Jahre erhält und längst nach Ablauf der Krankheit noch die Diagnose Typhus gestattet.

Von besonderer Bedeutung für die Pathologie der Krankheit ist der Befund im Darm zur Zeit eines Rezidives bezw. Nachschubes; dem in der Fieberkurve sich ausdrückenden Wiederaufflammen des Krankheitsprozesses entspricht im Darm ein Wiedereinsetzen markiger Schwellung sowohl bisher unversehrter als auch der Reste ursprünglich ergriffener Lymphfollikel.

So zeigt dann der Darm je nach dem zeitlichen Einsetzen des Rezidivs nach der Primärerkrankung zwei verschiedene Stadien der oben geschilderten Veränderungen nebeneinander, ja bei mehrfachen Rückfällen können wir verschiedene ihrer Zahl entsprechende Entwicklungsabschnitte nebeneinander erkennen.

Ein Peyerscher Haufen kann zentral eine glatte Geschwürsfläche, am Rande einerseits Verschorfung, andererseits frische markige Schwellung aufweisen oder hier findet sich ein Follikel in diesem, dort ein anderer in jenem Zustand. So erlaubt der pathologisch-anatomische Befund einen Rückschluß auf den Krankheits- und Fieberverlauf.

Als feststehende wichtige Tatsache muß hervorgehoben werden, daß es nicht wenige Fälle von Typhus gibt, bei denen irgend eine pathologische Veränderung des Lymphapparates in der Darmschleimhaut überhaupt nicht vor sich geht. Wohl aber findet man dann in der Regel doch eine Schwellung der Lymphdrüsen. Fehlen der Schleimhautaffektionen sahen auch wir namentlich beim Kindertyphus (s. S. 469).

Bei tiefgehenden Darmgeschwüren kann gelegentlich ein Riß des Peritonealüberzuges an der betreffenden Stelle entstehen, die unausbleibliche Folge ist eine Peritonitis meist mit letalem Ausgang. In seltenen Fällen kann eine Bauchfellentzündung auch durch Perforation einer nekrotischen Mesenterialdrüse hervorgerufen werden. Da die Drüsen immer Typhusbazillen enthalten, so wird man unter diesen Umständen in dem serösen oder eitrigen Exsudat der Bauchhöhle nur die Eberthschen Bazillen nachweisen können und darf sich bei solchem Untersuchungsergebnis andererseits einen Rückschluß auf die Ursache der Peritonitis in dem angedeuteten Sinne gestatten. Ferner kann auch ein vereiterter Milzinfarkt in das Peritoneum durchbrechen und zur Entzündung in demselben führen; indes dürfte es sich bei diesem Ereignis um eine Mischinfektion handeln, da bei einfacher Typhusinfektion wohl nie eine Abszeßbildung in der Milz vorkommt. Eine andere Komplikation seitens des Darmes ist eine Blutung, die eintritt, wenn der geschwürige Prozeß zur Arrosion eines größeren Gefäßes führt.

Die Milz ist geschwollen, weich bis zerfließlich, dunkelrot.

Nicht allein bei Typhus, aber doch vorzugsweise bei dieser Krankheit finden sich auf der Serosa des Darmes, sonst im Peritoneum, in der Milz, in der Leber, im Larynx kleine graue Knötchen — Häufchen aus lymphoiden Zellen — sog. Lymphome. In der Leber bilden sich außerdem zuweilen kleinste Nekroseherde. In schweren Fällen erkennt man an diesem wie an anderen Organen, so Nieren und Herzfleisch, eine Trübung oder fettige Degeneration. Recht selten beobachtet man endokarditische Veränderungen an den Herzklappen. In den großen Venenstämmen, namentlich der Beine, bestehen ziemlich häufig Thrombosen. Die Schleimhäute des Respirationstraktus sind geschwollen und gerötet. Zuweilen kommt es zur Nekrose und Geschwürsbildung, so namentlich im Kehlkopf! In der Lunge treten herdförmige oder generalisierte Entzündungen auf. Viel seltener und wohl immer als Folge einer Sekundärinfektion sieht man Abszesse oder Gangrän des Lungengewebes. Die Ursache dieser Prozesse sind meist Infarkte.

Bemerkenswerte Veränderungen vollziehen sich am Muskel.

Hauptsächlich an den Recti abdominis und der Oberschenkel- und Brustmuskulatur läßt sich nach schwereren Erkrankungen eine körnige und weiter eine fettige Degeneration des Muskelgewebes feststellen. Eine andere Form der Degeneration ist die von Zenker zuerst beschriebene wachsartige.

Hier bietet die Muskulatur ein blaßweißliches, wachsartig glänzendes Aussehen, hervorgerufen durch Umwandlung der kontraktilen Substanz. Die Querstreifung verschwindet.

Eine Folge der beschriebenen Veränderungen sind Muskelzerreißungen und Blutungen, die wir namentlich am unteren Ansatz des Rektus beobachten.

Sie nehmen das Interesse des Klinikers deswegen in Anspruch, weil ihr Entstehen mit Schmerzen und Druckempfindlichkeit verknüpft ist (s. auch S. 418).

An den Knochen zeigt sich zuweilen eine Entzündung oder gar Abszedierung, ausgehend entweder vom Periost oder vom Mark.

Namentlich die langen Röhrenknochen erkranken in dieser Weise, doch auch an anderen Stellen des Skelettes, so an den Wirbelkörpern, findet man Veränderungen der genannten Art. Fast erscheint es nach den regelmäßigen Befunden Eug. Fraenkels von spezifischen, auf die Anwesenheit von Typhusbazillen zurückzuführenden Nekroseherden in dem Knochenmark der Typhusleichen auffallend, daß schwerere Krankheitsprozesse an den Knochen doch recht selten die Aufmerksamkeit des Arztes erfordern.

Besonderes Interesse wird man den anatomischen Veränderungen am Zentralnervensystem mit Rücksicht auf die regelmäßigen klinischen Symptome von seiten dieser Organe entgegenbringen. Da muß nun von vorneherein zugegeben werden, daß in der Regel die Erhebungen bei der Autopsie am Gehirn und Rückenmark negativ ausfallen, selbst dann, wenn der Kranke nicht nur schwere Allgemeinerscheinungen, sondern auch Herdsymptome dargeboten hat. Relativ am häufigsten sieht man noch Hyperämie und Vermehrung der serösen Flüssigkeit, ferner stellenweise Rundzellenanhäufung in den perivaskulären Räumen.

Sehr selten trifft man kleinere oder größere Blutungen im Gehirn an.

Verhältnismäßig gering an Zahl, aber den Zweifeln mancher Autoren gegenüber als sicher in ihrer Deutung anzusehen sind die Fälle von eitriger Zerebrospinalmeningitis durch Typhusbazillen, die entweder primär oder als besondere Lokalisation im Verlauf eines allgemeinen Typhus abdominalis auftreten.

Der Befund entspricht dem einer gewöhnlichen eitrigen Meningitis, intensive Entzündung, kleinzellige Infiltration der weichen Häute, kleine Blutungen in der Substanz. Wir sahen solche Zustände zweimal. Hirnabszeß ist endlich auch beobachtet worden. (Stäubli.)

Die Bakteriologie des Typhus. Die spezielle Bakteriologie bei Typhuskranken hat für die Pathogenese der Erkrankung einen ganz besonderen Wert. Schon vor der Entdeckung des Typhusbazillus haben einsichtige Ärzte die Ansicht vertreten, daß das Typhusgift sich nicht nur im Darm lokalisiert, sondern in die Organe des Körpers übergeht. Indes tieferen Einblick in die Verhältnisse und statt Theorie Tatsachen brachte erst die bakteriologische Forschung der letzten 20 Jahre. Und immer sind wir noch nicht über alle Einzelfragen genau unterrichtet (s. auch S. 491 ff).

Oben ist schon erwähnt worden, daß die Fäces Typhusbazillen enthalten. Es ist nun aber keineswegs so, daß etwa in jedem Stadium der Krankheit die Typhusbazillen in größerer Menge im Stuhlgang zu finden sind, wie beispielsweise bei Cholera asiatica die Kommabazillen in der Regel in der Darmflora überwiegen und schon im mikroskopischen Bild bei typischen Fällen erkannt werden können. Vielmehr haben eingehende Untersuchungen gezeigt, daß in den ersten Tagen der Erkrankung nur in 15,6%, in der zweiten Woche in 23,4%, in der dritten Woche in 33% und in der vierten bis zehnten Woche in 11% der Fälle die Typhusbazillen in den Fäces nachweisbar sind (Jürgens, von Drigalski, Brion und Kayser). Über die Verbreitung der Krankheits-

erreger in den verschiedenen Darmabschnitten ist bekannt, daß sie in den höher
liegenden Teilen viel zahlreicher sind als in den tieferen. Während sie im Dickdarm spärlich und im unteren Ileum mäßig zahlreich gefunden werden, sind sie
im oberen Ileum und im Jejunum reichlich, im Duodenum und Magen sogar in
Reinkultur angetroffen worden. Desgleichen sind sie aus der Speiseröhre und
nicht selten aus dem Rachen gezüchtet worden (v. Drigalski, Manicatide).

Angesichts dieser Verhältnisse muß nach einer Erklärung gesucht werden,
warum die Typhusbazillen nicht regelmäßig aus den Fäces zu kultivieren sind,
wenn sie doch im Magen und oberen Darmabschnitt so regelmäßig und in so
großer Zahl vorkommen. Mit größter Wahrscheinlichkeit wird man die Abnahme der Typhusbazillen in den unteren Darmabschnitten auf den offenbar
zwischen diesen und dem Bacterium coli bestehenden Antagonismus zurückführen müssen. Als Beweis des eben Gesagten möge folgende Beobachtung
dienen. Wir sahen mehrfach, daß eine lange Zeit beobachtete Bakteriurie von
Typhusbazillen in kürzester Zeit verschwand, wenn die Blase zufällig spontan
mit Bacterium coli sekundär infiziert wurde. Sehr bald nachher konnten die
Eberth-Gaffkyschen Bazillen auch bei Benutzung elektiver Nährböden
neben dem Bacterium coli im Harn nicht mehr nachgewiesen werden. Künstliche Mischkulturversuche, die wir daraufhin anstellten, stimmen mit dieser
Beobachtung überein. Die Symbiose mit Bacterium coli verdrängt also die
Typhusbazillen aus dem Darminhalt, und wenn sie in den Fäces in Schüben,
wie festgestellt ist, auftreten, so stammen diese gewiß zum großen Teil aus den
Geschwüren. Denn konstant sind die geschwollenen Lymphfollikel des
Darms ebenso wie die Mesenterialdrüsen mit Typhusbazillen angefüllt.

Zerfallen nun die solitären Follikel, bezw. die Peyerschen Haufen, so
werden massenhaft Bazillen frei und erscheinen in den Darmausscheidungen.

Auf jeden Fall wird man auf Grund der vorliegenden Untersuchungen
nicht behaupten können, daß eine Vermehrung von Typhusbazillen im Inhalt
des Darms, bezw. auf der Schleimhaut desselben dort stattfindet, wo gerade
vorzugsweise die anatomischen Veränderungen sich entwickeln. Im Gegenteil.
Da wo Reinkulturen gefunden sind — im Magen und Jejunum —, hier bringen
Bazillen nur höchst selten typhöse Follikelschwellung hervor. Diese Feststellung verdient bei Besprechung der Pathogenese der Krankheit
besonders berücksichtigt zu werden. Sie spricht nicht gerade dafür,
daß die Typhusbazillen von dem Darmkanal aus direkt in die einzelnen
Follikel übertreten, und auf diese Weise die pathologischen Veränderungen
verursachen.

Im engen Zusammenhang mit dem Vorkommen der Typhusbazillen im
Darminhalt steht die Tatsache, daß eine regelmäßige Ansiedlungsstätte derselben die Gallenwege sind. Man kann damit rechnen, daß bei Typhuskranken
so gut wie immer die Infektionserreger auf dem Blutwege in die Gallengänge
und in die Gallenblase (Chiari) gelangen. Da die Galle ein ausgezeichneter
Nährboden für Typhusbazillen ist (Eug. Fraenkel und Krause), so halten
sie sich darin auch dann noch, wenn die Krankheit schon längst abgelaufen ist.
Selbstverständlich ist die Galle, solange sie Bazillen führt, eine beständige Quelle
von Typhuskeimen für den Darm. Ein großer Teil, wenn nicht alle Typhuswirte (s. S. 381) finden dadurch ihre Erklärung. Die Bazillen können sich
Jahrzehnte in der Gallenblase halten. Klinische Anzeichen oder anatomische
Veränderungen werden durch die Anwesenheit der Infektionskeime in den
Gallengefäßen nur selten verursacht (s. S. 427, 431).

Begünstigt wird das Auftreten von Entzündungserscheinungen durch
die Anwesenheit von Gallensteinen in der Gallenblase. Mechanische Momente
spielen hier wohl eine Rolle. Als irrig aber muß die Annahme bezeichnet werden,

daß die Typhusbazillen häufig die Bildung von Gallensteinen veranlassen. Selbst das Auffinden von Typhusbazillen im Innern der Gallensteine ist kein zwingender Beweis für diese Auffassung. Vielmehr entspricht es den tatsächlichen Verhältnissen, wenn man die Anwesenheit von Gallensteinen, die als Fremdkörper wirken, nur als begünstigendes Moment für die Ansiedlung und Erhaltung der Bazillen und für eine Entzündung in der Gallenblase ansieht.

Die Milz gehört ebenso zu den Organen, welche mit absoluter Regelmäßigkeit im floriden Stadium des Typhus die Bazillen beherbergen.

Ausnahmslos sind sie dort kulturell nachweisbar, zuweilen allerdings erst nach Anreicherung im Brutschrank (E. Fraenkel).

Wie wir oben (S. 374) schon gesagt haben, findet das Typhus-Virus älteren Anschauungen und neueren Untersuchungsergebnissen zufolge weiteste Verbreitung im Körper. Das geschieht zunächst auf dem Blutwege.

Für die Pathologie des Typhus ist von besonderer Bedeutung der uns zuerst gelungene, von anderen Autoren bestätigte Beweis gewesen, daß die **Eberthschen Bazillen** während des Fieberverlaufes **vom ersten** bis in die **letzten Tage** hinein in **nachweisbarer** Menge im Blute kreisen.

Fälle, bei denen während der Fieberperiode Bazillen im Blute bei Entnahme bis zu 20 ccm nicht aufzufinden sind, gehören zu den größten Ausnahmen. In der Regel genügen schon 2—5 ccm Blut, um ein positives Kulturergebnis zu erzielen.

Aber auch in jenen Fällen, die sich in dieser Beziehung negativ verhalten, wird man mit dem Aufenthalt von Bazillen im Blut zu rechnen haben, nur sind sie in verhältnismäßig geringer Zahl oder in nicht mehr züchtungsfähigem Zustand vorhanden, so daß die vorgenommene Stichprobe negativ ausfällt. Immerhin muß man sagen, daß ein Vergleich der Bakteriämie bei Typhus mit beispielsweise der bei Streptokokkenendocarditis — einer exquisit septischen Erkrankung — zu der Erkenntnis führt, daß die Keimzahl bei Typhus oft genug die bei Endocarditis übersteigt. Die höchste von uns beobachtete Menge von Bazillen in 10 ccm war 202, eine Zahl, die hinter der Wirklichkeit noch erheblich zurückbleibt (s. Roosen-Runge), da wir damals noch nicht Gallenagar benutzten. Schüffner zählte in einem Fall 872 Keime in 1,5 ccm.

Im allgemeinen steht, wie wir dartun konnten, die Menge der im Blut kreisenden Bazillen im geraden Verhältnis zur Höhe des Fiebers und zur Schwere des Falles. Daher gelang der Nachweis bei Febris intermittens oder remittens seltener. Aber sogar noch bei ephemeren Temperaturanstiegen, wie sie in der Rekonvaleszenz vorkommen, wurden Keime von uns im Blut gefunden (s. S. 404, 410).

Der Keimgehalt des Blutes läßt jedoch innerhalb des einzelnen Tages bei demselben Kranken erhebliche Schwankungen erkennen, wie wir gefunden haben. Daher darf die Zahl der aufgegangenen Kolonien nur mit Vorsicht für die Prognose verwandt werden (s. Beob. 6 u. 7, S. 409 u. 410).

Immerhin entspricht Steigen und Fallen des Bakteriengehaltes an aufeinander folgenden Tagen ungefähr dem Fieberverlauf.

Eine progressive Steigerung konnten wir bei letalen Fällen beobachten.

In der afebrilen Zeit eines Typhus fanden wir niemals Bakterien im Blut, und dies dürfte der Regel entsprechen. Wohl kann man sich theoretisch vorstellen, daß auch nach Ablauf des Fiebers hin und wieder mal ein Bazillus noch in die Blutbahn gelangt, denn in den Organen sind ja sicherlich noch Keime auch nach dem Abklingen des Fiebers vorhanden, aber eine Züchtung der Bazillen in fieberfreier Zeit aus dem Blute muß nach unserer Erfahrung, wenn sie überhaupt gelingt, als außerordentlicher Zufall betrachtet werden. Gegen-

teiligen Angaben (F. Meyer, Conradi, Reiner Müller) stehen wir skeptisch
gegenüber, insofern wir bezweifeln, daß die Patienten an den betreffenden Tagen

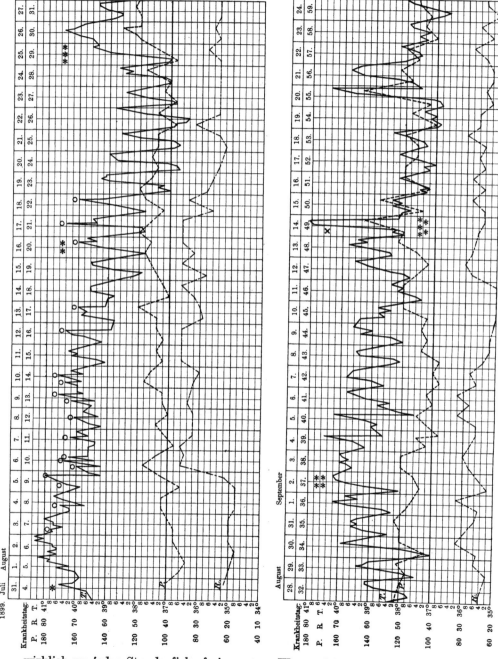

wirklich zu jeder Stunde fieberfrei waren. Wenn nicht während des ganzen
Tages eine wiederholte Kontrolle der Temperatur durch Aftermessung vorge-
nommen ist, so fehlt unseres Erachtens den Angaben, daß auch in fieberfreier
Zeit Typhusbazillen im Blute auftreten und durch Kultur gefunden werden

können, die erforderliche Beweiskraft. Dasselbe gilt von Forsters Angaben
(l. c.), es sei gelungen, im Inkubationsstadium (Conradi), „d. h. aus dem

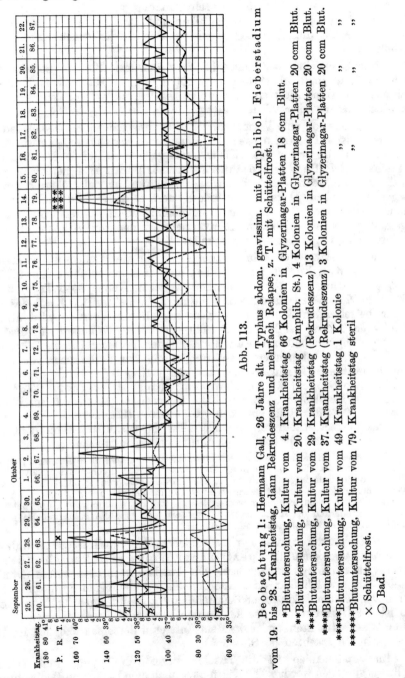

Abb. 113.

Beobachtung 1: Hermann Gall, 26 Jahre alt. Typhus abdom. gravissim. mit Amphibol. Fieberstadium vom 19. bis 28. Krankheitstag, dann Rekrudeszenz und mehrfach Relapse, z. T. mit Schüttelfrost.

*Blutuntersuchung, Kultur vom 4. Krankheitstag 66 Kolonien in Glyzerinagar-Platten 18 ccm Blut.
**Blutuntersuchung, Kultur vom 20. Krankheitstag (Amphib. St.) 4 Kolonien in Glyzerinagar-Platten 20 ccm Blut.
***Blutuntersuchung, Kultur vom 29. Krankheitstag (Rekrudeszenz) 13 Kolonien in Glyzerinagar-Platten 20 ccm Blut.
****Blutuntersuchung, Kultur vom 37. Krankheitstag (Rekrudeszenz) 3 Kolonien in Glyzerinagar-Platten 20 ccm Blut.
*****Blutuntersuchung, Kultur vom 49. Krankheitstag 1 Kolonie   ,,   ,,   ,,
******Blutuntersuchung, Kultur vom 79. Krankheitstag steril   ,,   ,,   ,,

× Schüttelfrost.
○ Bad.

Blute von anscheinend gesunden, aber mit Typhuskranken verkehrenden
Personen, die nachher an Typhus erkrankten, Typhusbazillen zu züchten".
Man kann vorläufig daran festhalten, daß Fieber beim Typhuskranken Bazillen

im Blute bedeutet, während sich im fieberfreien Stadium keine Bazillen im Kreislauf finden (vgl. auch S. 478).

Die Gesetzmäßigkeit der Einschwemmung von Typhusbazillen in den Blutstrom ist auch für die Nachschübe und Rückfälle von uns erwiesen. Es herrschen hier dieselben Regeln, wie sie eben für die Primärerkrankung aufgestellt sind.

Eine Übersicht über Keimzahl im strömenden Blut in Beziehung zum Fieberstadium gibt Beobachtung 1, S. 400 u. 401. — Man ersieht daraus, daß während der Akme die Keimzahl größer ist, als im amphibolen Stadium; in der Rekrudeszenz aber wieder ansteigt.

Die Frage, ob eine Vermehrung der Typhusbazillen im vaskulären Blute stattfindet, ist auf Grund unserer Untersuchungen dahin zu beantworten, daß eine solche nicht vorkommt, vielleicht von ganz verschwindenden Ausnahmen abgesehen. Die Bakterizidie des kreisenden Blutes ist sicher nicht geringer als die in vitro, denn sonst würden bei der Blutkultur viel größere Keimzahlen festgestellt werden. Dagegen schwindet erstere offenbar bald nach dem Tode, da wir bei den post mortem vorgenommenen Blutuntersuchungen fast regelmäßig eine so erhebliche Keimvermehrung nachweisen konnten, wie wir sie intra vitam nie beobachten konnten.

Die Bakterizidie des Blutes tötet nicht nur die Bazillen ab, sondern übt als Vorstufe den Einfluß auf dieselben aus, daß sie in ihrer Keimfähigkeit gehemmt werden. Manchmal brauchen Keime 4—5 Tage, um zur sichtbaren Kolonie auszuwachsen, wenn auch die bakterizide Kraft des Blutes in der betreffenden Kultur paralysiert ist. Dieser Vorgang wird aber erst im späteren Verlauf der Krankheit wahrgenommen. Es äußert sich also darin eine Steigerung der Bakterizidie des Blutes mit dem Fortschreiten der Erkrankung.

Nach den vorstehenden Ausführungen muß das Vorkommen von Typhusbazillen im Blute Typhuskranker als ein außerordentlich charakteristischer, weil regelmäßiger, Vorgang aufgefaßt werden. Wir konnten zuerst die Bazillen in 85 % der Fälle nachweisen. Manche Autoren hatten später in 100 % der Fälle ein positives Resultat (Kayser).

Das Vorhandensein von Typhusbazillen im vaskulären Blut ist also auch als streng spezifisch für eine Typhusinfektion anzusehen.

Nur eine Stimme hat sich in der Literatur bisher gegen diese Auffassung erhoben. Busse berichtet nämlich (s. S. 446 f.) über Züchtung von Typhusbazillen aus Blut von Tuberkulösen und folgert, daß selbst die Anwesenheit von Typhusbazillen im Blut keinen sicheren Beweis für das Bestehen eines Typhus liefert. Die Mitteilung von Busse erbringt, wie wir sehen werden, nur den Beweis, daß die anatomische Untersuchung bei Infektionskrankheiten oft nicht ausreicht, sondern daß erst die bakteriologische Untersuchung den wahren Sachverhalt aufklärt.

Die Einwanderung von Typhusbazillen in den Blutkreislauf ist unbedingt als ein den Organismus in spezifischer Weise krankmachendes Ereignis, als ein Infekt anzusehen. Ob daneben noch eine andere Krankheit besteht, ob der Kliniker oder Anatom die schulmäßigen Symptome findet oder nicht, ist der ätiologischen Feststellung gegenüber gleichgültig. Keinesfalls ist der Übertritt von Bazillen in den Blutstrom als ein irrelevantes Vorkommnis zu betrachten und etwa dem Auftreten derselben lediglich im Darm gleichwertig zu erachten (s. S. 485 f.).

Im vorstehenden ist die Mischinfektion von Typhus und Tuberkelbazillen besprochen worden. Es liegen aber auch eine Reihe von Beobachtungen darüber vor, daß neben Typhusbazillen andere Keime, nämlich Streptokokken, Pneumokokken, Staphylokokken, Bacterium coli, Tetragenus, Paratyphusbazillen im Blut vorkommen (Port).

Die erwiesene Anwesenheit der Typhusbazillen im Blute während der Fieberperiode erklärt es ohne weiteres, daß auch sämtliche Organe die genannten Keime beherbergen. Aber nicht nur eine Verschleppung in die verschiedenen Teile des Körpers findet statt, sondern an manchen Orten kommt es auch zu einer Vermehrung im Gewebe (s. auch S. 466, 468).

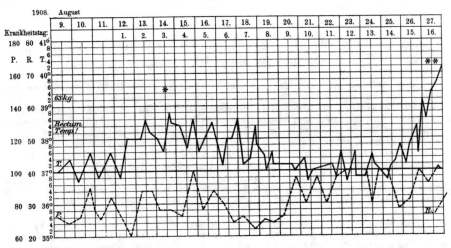

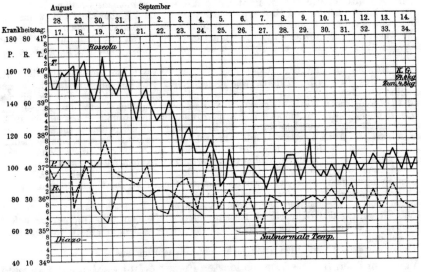

Abb. 114.

Beobachtung 2: Frau Dre. Typhus levissimus mit Rezidiv (mittelschwer). Seit 20. VII. 08 in Behandlung wegen Anämie. (Nosokomiale Infektion).

Am 10. u. 11. VIII. subfebrile Temperatur (Prodromalstadium).

Am 12. VIII. Fieberbeginn. Fieber erreicht trotz Aftermessung nicht 39⁰ und dauert zunächst nur 8 Tage.

Am 14. VIII. (3. Fiebertag) Blutkultur, enthält Typhus-Bazillen*.

Am 27. VIII. (2. Tag des Rezidivs) in Blutkultur Typhus-B. gewachsen**.

Am 28. VIII. Kultur aus Harn enthält Typhus-B.

Vom 6. IX. ab subnormale Temperatur.

Über einzelne lokale Typhusherde im Körper wird später die Rede sein, hier muß aber erwähnt werden, daß ganz regelmäßig im Knochenmark sekundäre

26*

Ansiedlungen der Infektionserreger zu finden sind (Eug. Fraenkel). Ebenso sind die Roseolen als solche aufzufassen. Allerdings ist anzunehmen, daß die Roseola typhosa nicht hämatogenen Ursprunges ist, daß vielmehr die Bazillen auf dem Lymphwege retrograd in die Haut gelangen. Zu dieser Auffassung führte uns eine Beobachtung bei Paratyphusinfektionen, auf die wir S. 557 eingehen werden.

Besondere Besprechung der einzelnen Krankheitserscheinungen und der Komplikationen.

Das Fieber. Es kann hier auf eine theoretische Betrachtung über Fieber und seine Erscheinungen im allgemeinen nicht eingegangen werden.

Die spezielle pathologische Physiologie des Blutes bei Typhus lehrt uns aber, wie wir im vorhergehenden Abschnitt gesehen haben, daß während des Fiebers Bazillen in erheblicher Menge im Blute kreisen. Es läßt sich sogar vielfach (nicht immer!) ein gewisser Parallelismus zwischen Fieberhöhe und Fieberstadium einerseits und Zahl der Bazillen im Blute nachweisen. Schwinden die Bazillen aus dem Blut, so weicht auch das Fieber, um wiederzukehren, wenn eine erneute Aussaat stattfindet. Auf die Einschwemmung von Typhusbazillen aus den Lymphgefäßen in den Kreislauf reagiert also der Körper stets mit Fieber, dagegen verursacht die Anwesenheit von Bazillen in irgend einem anderen Organ des Körpers nicht unbedingt Temperaturerhöhung, wie wir aus vielen Beispielen wissen (s. S. 398).

Nur durch eine mehr oder weniger ausgedehnte Ansiedlung in dem Lymphgefäßsystem, von wo aus ein fortlaufender Übertritt von Keimen in den Blutkreislauf unvermeidlich ist, erklärt sich der typische Fieberverlauf. Natürlich wirken in dieser Beziehung vor allem die Endotoxine der im Blut zur Auflösung kommenden Bazillen (s. S. 484).

Gewiß kann auch bei lokalen typhösen Prozessen dann Fieber eintreten, wenn eine Aufnahme von Typhusgift von dem Herd aus in den Saftstrom stattfindet.

In welcher Weise nun die Typhusbazillen bzw. die durch ihre Auflösung beständig freiwerdenden Toxine wirken, um Fieber zu erzeugen, darüber fehlt uns ausgereifte Erkenntnis.

Wir würden uns auf den Boden spekulativer Erwägungen begeben, wollten wir den Gründen des Fiebers bei Typhus weiter nachgehen. Sicher ist nur, daß die eingeschwemmten Bazillen den Stoffwechsel erhöhen. Fraglich ist schon, ob dies die einzige Quelle der pathologischen Wärmesteigerung des Organismus ist, oder ob etwa und in welchem Maße das Typhusgift die verschiedenen Wärmeregulatoren beeinflußt. Unsicher ist auch, ob der gesteigerte Stoffwechsel allein auf die Zerstörung von Körperzellen durch das Gift zurückzuführen ist. Auch die gerade für Typhus sehr wichtige Frage ist noch unentschieden, ob bzw. in welchem Grade das Fieber an und für sich als Heilfaktor anzusehen ist und ebenso die weitere, ob etwa im Fieber gesteigerte Oxydation neben anderen, offenbar auf immunisatorischem Gebiete liegenden Heilvorgängen die Bazillen direkt schädigt.

Der Symptomenkomplex, den wir als Fieber bezeichnen, setzt sich zusammen aus erhöhter Körpertemperatur, Beschleunigung der Atmung, Erhöhung der Blutzirkulation, vermehrtem Abbau, verringerter Assimilation, gesteigerter N-Ausscheidung.

Die Steigerung der Eigenwärme bezieht sich natürlich auf alle Organe; besonders bemerkbar ist dieser Vorgang an der Haut durch Rötung, Trockenheit und zuweilen brennende Hitze derselben.

Unter gewissen Umständen stellt sich Schweißausbruch ein.

Von dem oben (S. 388 f.) geschilderten Fieberverlauf werden entsprechend dem ungemein verschiedenartigen Bild, welches Typhuskranke bieten können, erhebliche Abweichungen beobachtet.

Vor allem sieht man vielfach sehr kurze, sich nur über wenige Tage oder höchstens 1—2 Wochen hin erstreckende Fieberkurven. Einem mehr oder weniger hohen, kurzen Anstieg folgt ein ebenso schneller lytischer Abfall. Eine Kontinua prägt sich überhaupt nicht aus. (S. Beob. 2, S. 403.)

Die Zugehörigkeit derartiger Fiebertypen zum Typhus konnte früher nur aus epidemiologischen Gründen gefolgert werden, heute ist durch den Nachweis der Bazillen im Blut auch bei sporadischem Auftreten solcher Erkrankungsfälle die Ätiologie sichergestellt.

So konnten wir selbst in Fällen, wo die Temperatur 39⁰ (Aftermessung)

nicht erreichte und sich nur über wenige Tage hinzog, die typhöse Natur des
Fiebers durch Bazillennachweis ermitteln (s. Beob. 2, I. Fieberstadium). Sogar
eine Fieberdauer von nur 2—4 Tagen kann der Ausdruck einer Typhusinfektion

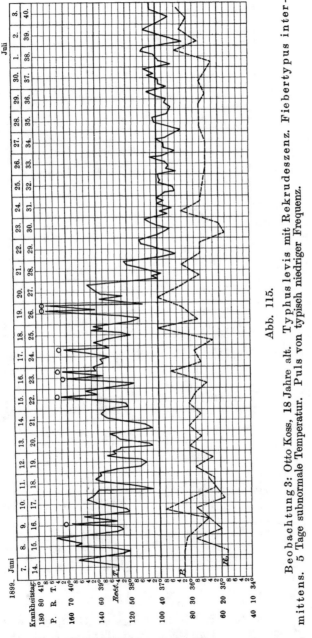

Abb. 115.

Beobachtung 3: Otto Koss, 18 Jahre alt. Typhus levis mit Rekrudeszenz. Fiebertypus intermittens. 5 Tage subnormale Temperatur. Puls von typisch niedriger Frequenz.

sein. Ja es sind selbst Erkrankungen als Typhus angesehen worden, bei denen
Temperatursteigerung überhaupt fehlte. Theoretisch läßt sich ja ein solcher
Fall denken. Der Infekt kann so gering sein, daß er die Reaktion des Körpers,
welche wir Fieber nennen, überhaupt nicht hervorruft. Allerdings müssen jetzt

derartige Fälle mit Hilfe der neuesten Untersuchungsmethoden erst sichergestellt werden.

In der Tat hat Veiel kürzlich einen Fall beschrieben, der vom 2.

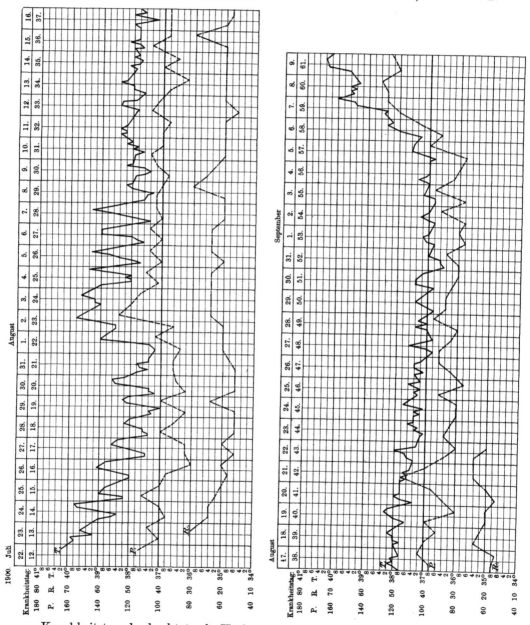

Krankheitstag beobachtet als Höchsttemperatur 37⁰ C bot und tags zuvor
an heftigen Leibschmerzen, Durchfällen und Hitzegefühl erkrankt war.

Man fand die Milz vergrößert, konstatierte Roseolen und wies im Blut
Typhusbazillen nach. Die Infektion mit Typhusbazillen ist demnach nicht
zu bezweifeln, aber u. E. ist die Krankheit nicht als Typhus abdominalis
sensu strictiori aufzufassen, sondern als Enteritis typhosa mit Bakteriämie

(s. S. 477 f., 485 f.). Die Roseolen können als spezifisches Exanthem nicht angesehen werden; denn das Erscheinen der Roseola typhosa am 2. Krankheitstag ist sonst nicht beobachtet. Übrigens kann auch dieser Fall nicht als a f e b r i l i s gelten, denn er hat doch wohl am 1. Tag Fieber gehabt.

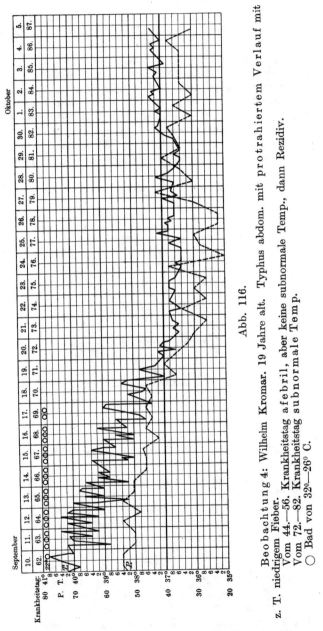

Abb. 116.

Beobachtung 4: Wilhelm Kromar. 19 Jahre alt. Typhus abdom. mit protrahiertem Verlauf mit z. T. niedrigem Fieber. Krankheitstag a f e b r i l, aber keine subnormale Temp., dann Rezidiv. Vom 44.—56. Krankheitstag subnormale Temp.
Vom 72.—82. Krankheitstag subnormale Temp.
○ Bad von 32°—26° C.

In einem Teil der Fälle kommt es trotz längerer Dauer des Fiebers nicht zur Kontinua, deren Schwankungen zwischen 39,5° und 41° liegen, sondern von vornherein bietet die Kurve tiefere Tagesremissionen.
Die Morgentemperaturen nähern sich 38° (Rec.) oder gehen bis zur Norm

herunter. Im ersteren Fall ist der Typus des Fiebers ein remittierender, im letzteren von intermittierendem Charakter. (S. Beob. 3 u. 4.)

Die Dauer dieser Formen bleibt bei weitem hinter der des gewöhnlichen Verlaufes zurück. Die Fieberperiode erstreckt sich nur auf etwa zwei Wochen.

Indes zieht sich auch ein niedriges Fieber, das sich wenig über 38⁰ erhebt, zuweilen über Wochen und Monate hin. Die Eintönigkeit der Temperaturkurve erinnert mehr an eine Tuberkulose als an Typhus. Es ergeben sich da wohl erhebliche diagnostische Schwierigkeiten, denn meist sind in solchen Fällen die übrigen klinischen Erscheinungen ebensowenig ausgesprochen. Bazillennachweis oder die Immunitätsreaktion klärt allein die Diagnose.

Nicht selten findet man aber auch Verlängerung des Fiebers bei einer Kontinua. Wir sahen Kurven mit 14—17 tägigen und längeren konstanten hohen Temperaturen, gelegentlich schließt sich mit leichtem Einschnitt eine zweite Kontinua an die reguläre erste Akme an. (Beob. 5, 6, 7.)

Die Tagesschwankungen während der Kontinua, morgendliche Remission, abendliche Exazerbation liegen in der physiologischen Breite, können in schwer-

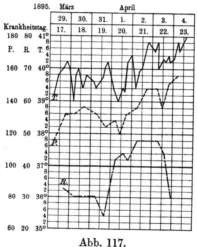

Abb. 117.

Beobachtung 5: Heinrich Mos. 29 Jahre alt. Typhus gravissimus. Schluß einer langen Kontinua mit Rekrudeszenz und tödlichem Ausgang. Sehr frequenter Puls.

sten Fällen geringer sein, betragen hingegen in manchen Fällen bis zu einem Grad. Prognostisch sind diese tieferen Remissionen als günstiges Zeichen aufzufassen. Ebenso kennzeichnet sich ein milderer Verlauf der Krankheit durch ein geringeres Niveau der Kontinua in ihrer zweiten Hälfte.

Die Kontinua kann aber auch das entgegengesetzte Verhalten darbieten (s. Beob. 5). Anfangs zwischen 39⁰ und 40⁰ sich hinziehend steigt sie im weiteren Verlauf noch um einen Grad und hält sich, von abkühlenden Bädern nicht einmal herabgedrückt, mit geringen Tagesdifferenzen nahe an 41⁰. Das sind die schwersten Krankheitsbilder. Die Dauer einer solchen Kontinua überschreitet das gewöhnliche Maß erheblich, wenn nicht überhaupt der Beobachtung durch den Tod ein vorzeitiges Ziel gesetzt wird. Immerhin ist auch bei verlängerter Akme noch auf Heilung zu hoffen.

So sahen wir die längste Kontinua bei einem älteren Herrn, die glücklich überstanden wurde (s. Beob. 8).

Sie betrug dort 35 Tage, dann erst ging die Temperatur für wenige Tage unter 39⁰ herunter, blieb darauf noch wieder ca. 8 Tagen über 39⁰ R. Ein im Typus an sich reguläres Fieber zog sich bis zum 65. Tage hin. Komplikationen bestanden nicht. Ähnlich kann auch eine Verlängerung des amphibolen Stadiums

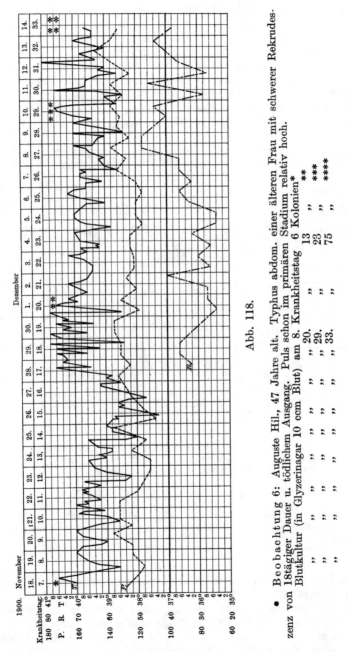

Abb. 118.

● Beobachtung 6: Auguste Hil., 47 Jahre alt. Typhus abdom. einer älteren Frau mit schwerer Rekrudeszenz von 18tägiger Dauer u. tödlichem Ausgang. Puls schon im primären Stadium relativ hoch. Blutkultur (in Glyzerinagar 10 ccm Blut) am 8. Krankheitstag 6 Kolonien*

,,	,,	,,	,,	13	**
,,	,,	,,	,, 20.	23	***
,,	,,	,,	,, 29.	75	****
,,	,,	,,	,, 33.		

die Rekonvaleszenz hinausschieben. Auf 2—3 Wochen erstrecken sich öfters die steilen Kurven.

Weiter finden sich atypische Verlaufsformen, bei denen ein hektisches, nicht sehr hohes Fieber sich über Wochen und Wochen hinschleppte, ohne daß

besondere Komplikationen die Szene beherrschen, welche die Andauer des
Fiebers erklären könnten. Die längste von uns bei Typhus gesehene Fieberzeit erstreckte sich auf 95 Tage. Ein besonderes Aussehen gewinnt die Kurve
dann, wenn sich zu irgend einer Zeit in der Fieberperiode ein Nachschub
einstellt. Dieser kann entweder in milder Weise verlaufen oder er übertrifft
an Heftigkeit, Dauer und Schwere die primäre Erkrankung (s. Beob. 7).
Wir beobachteten dabei alle denkbaren Variationen.

Nach Abfall des Fiebers sinkt die Temperatur fast regelmäßig für 8—14
Tage unter die Norm. Bleibt nach schwerem Fieber die subnormale Temperatur
aus, so ist dies ein Zeichen, daß sich der Patient noch nicht in Rekonvaleszenz
befindet, man muß mit einem Rückfall rechnen (s. Beob. 4). Dann kehrt die
Kurve der Körperwärme wieder zu den normalen Werten mit den üblichen

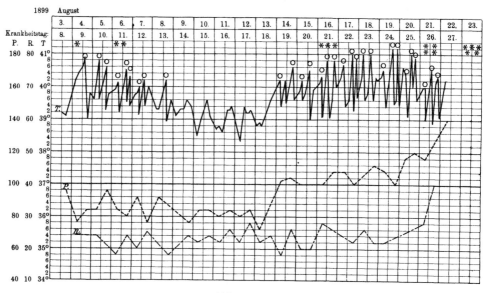

Abb. 119.

Beobachtung 7: Franz Web., 27 Jahre alt. Typhus abdom. gravissimus
mit Rekrudeszenz u. tödlichem Ausgang. Continua duplex.
Blutkultur vom 9. Krankheitstag in 10 ccm   1 Kolon.*
    „   „   11.   „   „ „ „   1   „   **
    „   „   21.   „   „ „ „   95   „   ***
    „   „   26.   „   „ „ „   125   „   ****
    „   „   24 Std. post mort. „ „ „   3500   „   *****
    Puls im primären Fieber relativ niedrig, später der Schwere des Zustandes
entsprechend hoch.
    ○ Bäder 32°—26° C.

Tagesschwankungen zurück. Indes wird diese Ruhe gar nicht selten durch erneute Steigerungen unterbrochen.

In raschem Anstieg schnellt die Temperatur bis auf 39° und höher hinauf.
Entweder sinkt sie bis zum nächsten Tage wieder zur Norm und bleibt nun
in dieser Lage (Beob. 9) oder es schließt sich eine kurze, staffelförmige
Steigerung an (s. Kurve Beob. 2 und 4), die eine neue Kontinua oder jedenfalls längeres Fieber und damit ein Rezidiv einleitet. Das Fieberbild des
Rückfalles gleicht im allgemeinen dem der primären Erkrankung. Oft genug
ist das Rezidiv schwerer und länger als jene (s. Beob. 2).

Die vorher besprochenen ephemeren Temperatursteigerungen können sich in unregelmäßigen Zeitabständen wiederholen. Wir hatten Patienten, die 5—6 mal von solchem alarmierenden Eintagsfieber befallen wurden. Oben (S. 399) ist schon darauf aufmerksam gemacht worden, daß als Erklärung dieser sporadischen Fieberanfälle eine neue vorübergehende Invasion von Bazillen in das Blut verantwortlich zu machen ist. Es können aber auch bestimmte Organerkrankungen sich mit solchen Temperaturerscheinungen einleiten. In erster Linie kommt die Infektion der Harnwege in Betracht. An diese ist immer unter den erwähnten Umständen zu denken (s. S. 460 ff.). Ferner können komplizierende eitrige Prozesse irgendwo im Körper die typische Typhusfieberkurve in mannigfacher Weise modifizieren oder sie unregelmäßig gestalten und in die Länge ziehen.

Auch Mischinfektionen des Blutes drücken fast regelmäßig dem Bild des Fiebers ihren eigenartigen Stempel auf.

Hierfür ein Beispiel von Sekundärinfektion mit Staphylokokken. (B. 31.)

Während im allgemeinen äußerst selten im Beginn und im typischen Ablauf eines Typhus Schüttelfröste vorkommen, können diese oder leichte Fröste bei späteren atypischen Fieberbewegungen den Anstieg ankündigen (s. S. 388, 411, 430 f., 443, 458, 462, 492, 496, 512).

Man wird selten fehlgehen, wenn man in solchen Fällen diese Ereignisse als Begleiterscheinung einer besonderen Komplikation ansieht und nach ihrer Aufklärung sucht. Daß aber auch ohne erkennbare Ursache und ohne abnormen Verlauf Schüttelfröste im Stadium decrementi vorkommen, beweist Kurve 4. Erneute Blutinfektion, auch wenn sie plötzlich wieder hohes Fieber verursacht, läßt Frostgefühl oder gar Schüttelfrost nach unserer Erfahrung vermissen. Nur in einzelnen Fällen, in welchen vor der klinischen Beobachtung der erste Teil der Erkrankung ambulatorisch durchgemacht wurde, gaben die Patienten an, öfters von Frösten oder Schüttelfrösten heimgesucht worden zu sein. Mag nun das unzweckmäßige Verhalten die Frosterscheinung ausgelöst haben, jedenfalls sprechen derartige Angaben in der Anamnese nicht gegen Typhus. Ferner stellen sich dann Fröste ein, wenn die Temperatur künstlich durch Antipyretica z. B. Phenacetin oder Aspirin heruntergedrückt wurde.

Gewisse Komplikationen pflegen die Temperaturkurve in bestimmter Weise zu beeinflussen, so daß ihrer schon hier gedacht werden muß.

Darmblutungen erheblichen Grades können einen Temperatursturz in schlimmen Fällen mit Kollapserscheinungen herbeiführen (Beob. 10, s. auch S. 424). Öfter sehen wir allerdings geringere Blutungen ohne Einwirkung auf die Temperaturkurve verlaufen, ja mehrfach gingen sie mit Anstieg der Temperatur einher.

In bestimmter Weise markiert sich auch der Eintritt einer Perforationsperitonitis. Entweder die Kurve zeigt eine brüske Steigerung oder eine tiefe Senkung zeigt das Ereignis von deletärer Wirkung an (s. S. 425).

Die Altersstufe des Patienten bedingt gewisse Eigentümlichkeiten des Fiebers.

Kleine Kinder bieten im allgemeinen niedrigeren und kürzeren Verlauf dar. Allerdings kann sich ein solches Fieber auch über Wochen (6—8) hinziehen.

Vielfach ist der Typus der Kurve ein remittierender oder intermittierender.

Im höheren Lebensalter erreichen die Temperaturen gleichfalls nicht mehr den Grad, welchen wir bei jugendlichen Individuen zu sehen pflegen. So bietet Beobachtung 8 — ein Greisen-Typhus — trotz schweren Verlaufes ein relativ mäßiges Fieber dar.

Die Haut. Auf die Bedeutung der Erscheinungen an den äußeren Bedeckungen beim Typhus ist oben schon mehrfach hingewiesen worden.

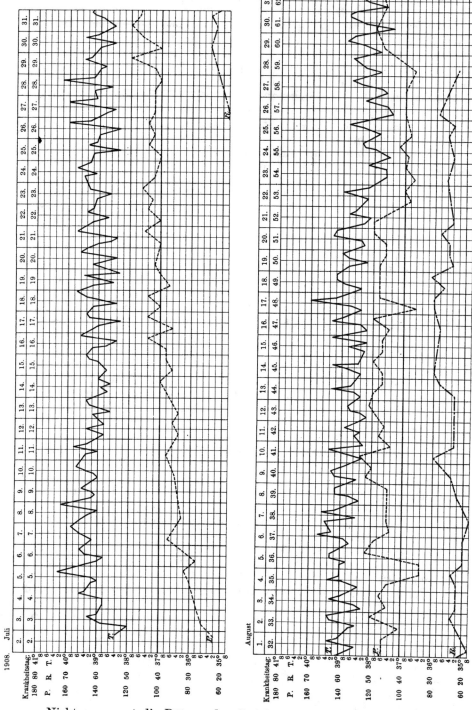

Nicht nur zeugt die Rötung des Gesichtes von dem bestehenden Fieber, sondern man fühlt auch bei geringer Übung die brennende Hitze, die Trockenheit der Haut.

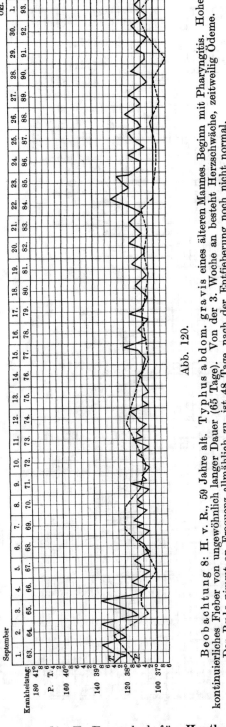

Abb. 120.

Beobachtung 8: H. v. R., 59 Jahre alt. Typhus abdom. gravis eines älteren Mannes. Beginn mit Pharyngitis. Hohes kontinuierliches Fieber von ungewöhnlich langer Dauer (65 Tage). Von der 3. Woche an besteht Herzschwäche, zeitwelig Ödeme. Der Puls nimmt an Frequenz allmählich zu, ist 48 Tage nach der Entfieberung noch nicht normal.

Ende der ersten, Anfang der zweiten Woche führen die auf dem Lymphwege in die Haut verschleppten Bazillen dort zur Bildung der S. 392 schon beschriebenen Roseola typhosa. Nach den vorliegenden Untersuchungen (s. unten Eug. Fraenkel) kann ein Zweifel darüber nicht bestehen, daß wir es hier mit echten Metastasen zu tun haben. An Ort und Stelle, wahrscheinlich in Lymphräumen, kommt es zu einer Ansiedlung der Bazillen. Innerhalb von etwa 3—4 Tagen wird dadurch ein Entzündungsprozeß hervorgerufen, der sich makroskopisch eben als Roseola, als ein linsengroßer, leicht erhabener, runder roter Fleck darstellt und in ebenso langer Zeit etwa wieder verblaßt und spurlos verschwindet. Ausnahmsweise bemerkt man im Zentrum der Roseola einen stecknadelkopfgroßen, leicht prominenten weißlichen Herd. Zuweilen lassen die Roseolen nach Schwinden der Hyperämie keinerlei Spuren zurück, gelegentlich bemerkt man noch an ihrer Statt eine Zeitlang hellbräunliche oder gelbliche Flecke, häufiger noch kleienförmige Abschuppung.

E. Fraenkel hat uns Aufschluß über die mikropathologischanatomischen Verhältnisse der Roseolen gegeben. Der Vorgang, welcher zur Bildung derselben führt, ist folgender. Typhusbazillen werden in eine oder mehrere Papillen, seltener in die Pars reticularis der Haut eingeschwemmt und führen dort zur Vermehrung der fixen Bindegewebszellen. Stellenweise tritt eine Abtötung der Zellen, eine Nekrobiose der Oberhaut ein. Damit erklärt sich die oben erwähnte Abschilferung. Die Bazillen liegen im Innern von Kanälchen von büschel- oder baumzweigartiger Anordnung, die E. Fraenkel für **Hautlymphgefäße** hält. In den Blutkapillaren sind Bazillen von dem Autor nicht gefunden worden. Man sieht also,

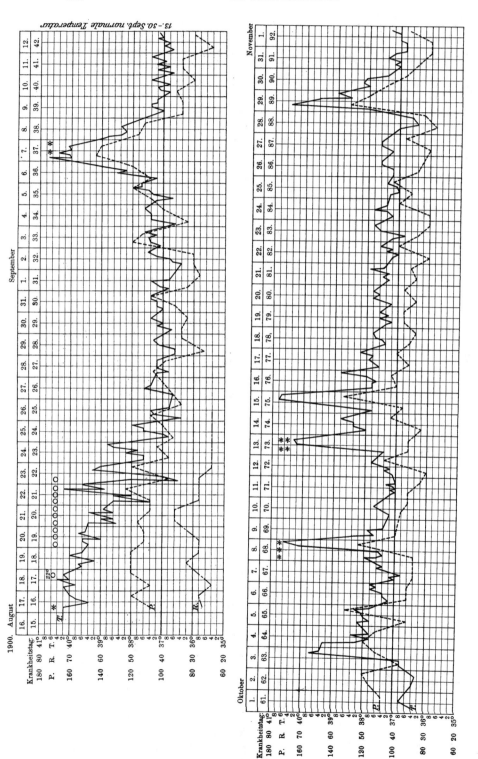

Abb. 121.

Beobachtung 9: Paul Ehle, 26 Jahre alt. Typhus gravis mit 6 Relapsen (Pyelitis?) bzw. ephemeren Temperatursteigerungen.

Blutkultur 10 ccm in Glyzerinagar am 16. Krankheitstag 8 Kolonien*.
„   20 „   „   „   „   „   „   37.   „
„   20 „   „   „   „   „   „   „

daß die Roseola nicht einfach als zirkumskripte Hyperämie aufzufassen ist; diese ist vielmehr nur ein sekundärer Vorgang der Reaktion seitens der Kapillaren in der Umgebung der infizierten Hautlymphgefäße. Bläschen- oder Pustelbildung, hämorrhagische Verfärbung gehört zu den allergrößten Seltenheiten. Im Eiter der aus Roseolen hervorgegangenen kleinen Abszesse sind Typhusbazillen in Reinkultur gefunden (O. Mayer).

Im Eruptionsstadium gelingt es meist, die Bazillen aus den Roseolen zu züchten, doch sterben sie offenbar schnell ab. Denn später fällt die Untersuchung oft negativ aus. Die Tatsache, daß das eigenartige Typhusexanthem in so spärlicher Menge, mit Bevorzugung oder Beschränkung auf die Brust-, Bauch- und Rückenhaut auftritt, erklärt sich wohl am ungezwungensten durch die Entstehungsweise, die wir jetzt für die Roseolen annehmen (s. S. 413). Während wir im Jahre 1902 (l. c.) noch die Meinung hegten, daß die Effloreszenzen einer Einschwemmung von Typhusbazillen in die Haut auf dem Blutwege ihre Entstehung verdanken und dabei die Frage unbeantwortet lassen mußten, warum dann nicht an den verschiedensten Körperteilen rote Flecke auftauchen, da doch gewiß die Bazillen durch das Blutgefäßsystem überallhin transportiert werden, verträgt sich mit unserer jetzigen Auffassung die auf gewisse Körperteile beschränkte Ausbreitung der Roseola vollkommen.

Da die Bazillen, wie wir meinen, in die Haut auf dem Lymphwege gelangen und zwar retrograd, so können sie nur das Quellgebiet desjenigen Teiles des Lymphgefäßsystems erreichen, welches von Typhusbazillen infiziert ist. Nun ist beim Typhus in der Hauptsache der Lymphapparat des Abdomens befallen, folglich finden sich in diesem Bereich auch vorzugsweise die Roseolen. Warum Roseolen aber bei einzelnen Kranken überhaupt nicht, bei sehr wenigen in recht erheblicher Zahl sich bilden, entzieht sich unserer Kenntnis. Man muß wohl eine besondere Disposition des Gewebes, günstige Wachstumsbedingungen da annehmen, wo es zur Ansiedlung von Bazillen kommt. **Der Krankheitsprozeß im Lymphgefäßsystem.** Solange der Krankheitsprozeß in Lymphgefäßen währt, also bis zur Entfieberung, kann es zur Eruption von Roseolen kommen. Da er in höchster Blüte

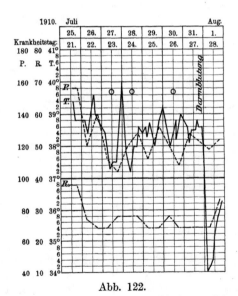

Abb. 122.

Beobachtung 10: Emma Tietjen, 15 Jahre alt. Typhus mit Darmblutung und charakteristischem Temperaturabfall. Exitus.

während der Kontinua steht, finden wir auch in dieser Zeit die meisten Roseolen.

Beobachtet man bei einem fieberhaften Kranken das Aufschießen der zarten roten Flecke an den angegebenen Körperteilen, so wird man in erster Linie an eine typhöse Erkrankung denken, absolute Sicherheit aber kann nur durch Züchtung der Bazillen aus den Roseolen (Auskratzung der Hautpartie nach oberflächlicher Inzision, Einbringung des Materials in Gallenbouillon) gewonnen werden. Roseolen also mit positivem Bazillenbefund sind unbedingt pathognomonisch für eine typhöse Erkrankung.

Der Ausschlag bei Flecktyphus ist von dem des Typhus grundverschieden. Er hat kurz gesagt den Charakter, wie wir ihn von den echten exanthematischen Krankheiten, speziell Masern, her kennen. Er stellt sich etwas
früher, am 3.—5. Krankheitstag, als die Roseola typhosa ein und entwickelt
sich in kurzer Zeit — in 1—2 Tagen —, überzieht zuerst vorzugsweise den
Rumpf, dann aber auch die Extremitäten, befällt oft Vorderarme und Handrücken in besonderer Stärke. Nachschübe kommen nach Curschmann nicht vor.

Die einzelnen Effloreszenzen weichen in ihrem Aussehen auch ganz erheblich von den Roseolen bei Typhus ab. Es sind rote, unregelmäßige, nicht erhabene Flecke mit verwaschenen Rändern. Sehr bald zeigt sich in der Mitte
eine blutige Verfärbung, die sich in den nächsten Tagen nach der Peripherie
hin ausdehnt. Entsprechend der Umwandlung des Blutfarbstoffes wechselt
auch das Aussehen des Exanthems. Ursprünglich blaßrot, dann hämorrhagisch,
wandelt es sich allmählich zu kupferroten lividen, dann grüngelblichen oder
bräunlichen Flecken.

Jüngst hat Hans Curschmann über eine kleine Typhusepidemie mit initialem,
hämorrhagischem Exanthem berichtet. Im Gegensatz zum Ausschlag bei Flecktyphus zeigten in diesen auch sonst atypisch, mit Schüttelfrost und stürmischen Allgemeinerscheinungen beginnenden Fällen die Effloreszenzen von vornherein ein petechiales Aussehen. In einem Schube tauchten am 2. oder 3. Krankheitstage bläulichrote
Flecke von Hanfkorn- bis Linsengröße an Brust, Schultern, Oberarmen, spärlich am Bauch
auf. Die ungewöhnliche Seltenheit eines derartigen Befundes bei Typhus muß nun sehr
den Gedanken an eine besondere Ursache wachrufen. Es wäre wertvoll gewesen, wenn
die Ätiologie der Krankheitsfälle und der lokalen Eruptionen durch positive bakteriologische Blut- bzw. Gewebssaftuntersuchungen sichergestellt wäre.
Leider ist auch in dem zur Autopsie gekommenen Falle aus dieser Gruppe von Erkrankungen der bakteriologische Nachweis von Typhusbazillen in Blut oder Organen nicht
geführt; der anatomische Befund war typisch für Typhus und Lungentuberkulose. Der
gestorbene Kranke bot allerdings nicht einmal den vorerwähnten petechialen Ausschlag,
dagegen entwickelten sich bei ihm am 9. Krankheitstag zahlreiche erbsen- bis bohnengroße
Blasen mit hämorrhagisch-serösem Inhalt, eine extrem seltene Hautaffektion bei
Typhus, welche auch schon früher von anderen Autoren beschrieben worden ist. Die Blasen
erreichen zuweilen noch größere Dimensionen, das Unterhautzellgewebe kann in Nekrose
übergehen. Es muß also dahingestellt bleiben, ob das erwähnte eigenartige Exanthem
in den beobachteten Fällen auf das Typhusvirus selbst zurückzuführen ist — und dann
hätten wir eine höchst eigenartige Reaktionserscheinung der Haut vor uns — oder ob ein
heterogener Krankheitsprozeß vorlag.

Typhusfälle, die hämorrhagische Hautveränderungen einfacherer oder
bullöser Art darbieten, sind von älteren Autoren (Trousseau, Liebermeister,
Griesinger etc.) als hämorrhagischer Typhus bezeichnet worden.

Indes liegt hier keineswegs eine besondere Form der Krankheit vor. Vielmehr haben wir die Blutungen nur als Ausdruck einer sog. hämorrhagischen
Diathese aufzufassen, der wir noch bei anderen Krankheitszuständen begegnen, wie chronische Tuberkulose, chronischer Alkoholismus, Marasmus
senilis, Anämie und Inanition infolge einseitiger und mangelhafter Ernährung.
Damit ist schon gesagt, daß die Störungen oft dem Symptomenkomplex entsprechen, welchen wir als Skorbut bezeichnen.

Hier wie da finden wir hirsekorn- bis pfennigstückgroße dunkelrote Flecke
mit Vorliebe an den unteren Extremitäten, die auf Druck nicht verschwinden.
Die Haut sieht wie mit Blut besprizt aus. Daneben bilden sich flächenhafte,
voluminöse, auf Druck schmerzhafte, subkutane Blutungen in der Regel in
der Gelenkgegend aus, welche allmählich die Haut in der für Blutpigment
charakteristischen bekannten Farbennuancierung erscheinen lassen. Seltener
treten auch intramuskuläre und artikuläre Blutergüsse auf unter entsprechenden
klinischen Erscheinungen. In schweren Fällen sehen wir auch kleinere oder
größere Blutungen in den inneren Organen.

Aus Nase, Trachea, Bronchien, Lunge und Darm finden abundante Blutungen statt, die direkt oder indirekt den Tod herbeiführen. Recht häufig weist auch das Zahnfleisch Blutungen auf, die unter Umständen so erheblich sein können, daß ausgedehnter Zerfall der Schleimhaut und fötide Geschwürsbildung um die gelockerten Zähne herum folgt. Wir haben dann schwerste Krankheitsbilder vor uns.

Die abnorme Blutdurchlässigkeit der Gewebe offenbart sich in ganz seltenen Fällen der in Rede stehenden Art dann auch noch in Blutungen aus den Harnwegen bezw. dem Uterus.

Kinder sollen mehr zur hämorrhagischen Diathese neigen als Erwachsene.

In allen Fällen von profuser Blutung aus den Organen ist die Prognose schlecht, wie überhaupt die hämorrhagische Diathese als ungünstiges Zeichen anzusehen ist. In ätiologischer Beziehung kann man an eine besondere toxische Wirkung des Typhusbazillenstammes in den betreffenden Fällen denken, zumal man gruppenweises Auftreten der an sich seltenen Krankheitsform beobachtet hat. Meist dürfte jedoch als Ursache eine individuelle Disposition des Kranken anzunehmen sein.

Schon hier sei erwähnt, daß je nach der Schwere des Falles das Blutbild die Zeichen einfacher bis schwerer Anämie zeigt bei entsprechender Herabsetzung der Zahl der Erythrocyten und des Hämoglobingehaltes (s. S. 453 ff.).

In diesem Zusammenhang sei hingewiesen auf die Taches bleuâtres der Franzosen, Pelioma typhosum, Flecke von feinem blauem Anflug, die man gelegentlich bei Typhuskranken in der Nähe der Pubes, seltener am Oberkörper entdeckt. Dieselben sind irrtümlich von älteren Autoren (Trousseau, Murchison) als besondere Zeichen bei Typhus angesehen worden. Sie haben damit nichts zu tun, sie verdanken ihre Entstehung der Anwesenheit von Phthisis pubis.

Häufig begegnet man, wie S. 393 schon erwähnt wurde, bei Typhuskranken im Stadium der Schweißsekretion der auch bei anderen Kranken und Gesunden vorkommenden Miliaria crystallina oder Sudamina. Namentlich auf Brust, Bauch und Rücken erkennt man beim Anschauen von der Seite her dichtstehende „miliare" wasserhelle Bläschen auf der nicht geröteten Haut, die subjektiv höchstens Juckreiz auslösen.

Im Anschluß an die Miliaria, aber auch ohne deren Vorhergang, sieht man in der Rekonvaleszenz hin und wieder Abschuppung der Haut.

Von sonstigen Hautausschlägen kommen leichtes Erythem, skarlatinöses Exanthem, Pemphigus oder Urticaria recht selten vor.

Ebenso spärlich sind die Fälle, in welchen ein Herpes, meist dann an den Lippen, in die Erscheinung tritt. Bei 150 daraufhin von uns besonders beobachteten Fällen kam nur je einmal ein Herpes zoster und Herpes labialis vor, beide im späteren Verlauf der Krankheit. Daher sind starke Bedenken in diagnostischer Beziehung durchaus berechtigt, wenn ein Fieberkranker anfangs einen Herpes darbietet. Handelt es sich wirklich um Typhus, so wird der Herpes wohl auf eine andere Ursache zurückzuführen sein, z. B. auf eine begleitende Koliinfektion der Harnwege. Diese führt vielleicht noch häufiger zum Bläschenausschlag (jedenfalls zu ausgedehnteren Formen) als die Pneumokokkeninfektion, wie wir hier beiläufig bemerken wollen.

Als Folge schwerer, mit starker Macies einhergehender Erkrankung bemerkten wir verschiedentlich bei Männern und Frauen ausgesprochene Striae an Bauch, Rücken und Oberschenkeln, Hautnarben, wie sie in der Schwangerschaft am Leib entstehen. Sie werden besonders deutlich und breit, wenn die Patienten wieder reichlich Fett ansetzten.

Als sekundäre Infektion ist das Auftreten von Furunkeln, Erysipel und Phlegmonen zu betrachten.

Schädigungen der Haut infolge der schweren Erkrankung bieten die Veranlassung dazu.

Viel häufiger führt bei Schwerkranken der beständige Druck durch das Aufliegen des Körpers auf der Unterlage, da wo die Knochen nur mit Haut bedeckt sind, also am Os sacrum und seltener an den Fersen und den Schulterblättern zu einer Nekrose der Haut oder zunächst des Unterhautzellgewebes. Die erste Andeutung davon macht sich durch leicht bläuliche Verfärbung der Haut an umschriebenen Stellen bemerkbar. Wird jetzt nicht bei den infolge ihres benommenen Zustandes meist indolenten Kranken für eine Druckentlastung der Haut durch Umlagerung gesorgt, so schreitet der brandige Prozeß in der Haut überraschend schnell fort. Die Haut färbt sich dunkler, wird schwärzlich und zerfällt sehr bald. Dann liegt ein torpides Dekubitalgeschwür vor. Fehlt genügende Sorgfalt in der Pflege, so greift der Prozeß rapid um sich und dringt in die Tiefe, so daß oft der Knochen freiliegt. Die Ränder des zuweilen handgroßen mißfarbenen, fetzigen Geschwürs sind unterminiert und bieten für faulige Zersetzung und andere Sekundärinfektionen den geeigneten Boden. Wir sahen z. B. ausgedehnte Senkungsabszesse an den Oberschenkeln vom Dekubitus am Kreuzbein ausgehen. Eine andere Form des Dekubitus nimmt ihren Ausgang nicht von der äußeren Hautschicht, sondern entsteht durch Druck des Unterhautzellgewebes. In solchen Fällen bildet sich noch vor einer leicht bläulichen Verfärbung des betreffenden Hautabschnittes eine deutlich fühlbare Infiltration des subkutanen Gewebes bzw. der Muskulatur. Die Berührung ist schmerzhaft. Anatomisch handelt es sich auch hier um einen nekrotischen Zerfall. Es kann zwar noch eine Rückbildung eintreten ohne Durchbruch nach außen und Einschmelzung der Hautoberfläche. Das letztere ist aber das Gewöhnlichere.

Bei dekrepiden Patienten führen sonst harmlose Affektionen der Haut, wie Akne, Pusteln oder kleine Furunkel, ferner Verletzungen der Haut, wie z. B. zu therapeutischen Zwecken nötige Einstiche, leicht zu lokaler Gangrän und Geschwürsbildung der Haut, so daß stets Vorsicht geboten ist.

Gangränöse Prozesse an peripheren Körperteilen, etwa an den Zehen oder an den Fersen sind selten.

Recht häufig stellt sich im Anschluß an eine typhöse Erkrankung ein mehr oder weniger ausgedehnter Haarausfall ein, namentlich der Kopfhaare. Ausnahmsweise resultiert völlige Kahlheit, aber auch in solchen Fällen ersetzt sich das Haar fast immer vollständig. Das anfangs gekräuselte und glanzlose Haar nimmt später wieder seine normale Beschaffenheit an. Bei Frauen vergeht ein halbes Jahr und mehr, bis das Haar seine ursprüngliche Form und Länge wiedergewonnen hat.

An den Nägeln machen sich eigentümliche Ernährungsstörungen bei Schwerkranken bemerkbar. Der während der Fieberzeit neugebildete Teil des Nagels ist dünner und von mattem Glanz. Wächst der Nagel in der Rekonvaleszenz wieder kräftiger, so findet sich entsprechend der mangelhaft entwickelten Partie des Nagels eine Furche, die allmählich nach vorn rückt.

Infolge der Degeneration der Muskeln (s. S. 397 f.) können diese zerreißen. Hierdurch werden zuweilen Blutungen und ausgedehnte Vereiterungen bzw. Sequestrierung ganzer Muskelteile veranlaßt.

Hämatome geben den Typhusbazillen die erforderlichen Bedingungen in diesem veränderten, um nicht zu sagen toten Gewebe, Eiterung auch ohne Vergesellschaftung mit anderen Bakterien zu veranlassen. Unter besonderen Verhältnissen, wie sie eben subkutane oder Organblutungen darstellen, kann der Typhusbazillus zweifellos eitererregend wirken.

Der Digestionstraktus.

Mund- und Rachenorgane. Der Schwere des Falles entsprechend sind auch die Veränderungen an den Lippen. Borkige Auflagerungen, Risse, namentlich an den Mundwinkeln, führen hin und wieder zur Bildung von Geschwüren. Solche können sich auch an der Mund- und Rachenschleimhaut entwickeln, namentlich da, wo diese dem Druck der Zähne oder der Zunge ausgesetzt ist (Dekubitalgeschwüre). Ebenso kann es auch zu entzündlichen Prozessen am Kiefer kommen. Kariöse Zähne geben Veranlassung zur Periostitis im Bereich der Zahnwurzel. Es entsteht ein Abszeß, eine Parulis. Eine solche kann sogar, wie jüngst von Heß (Curschmann) nachgewiesen wurde, durch den Typhusbazillus selbst verursacht werden.

Auch ausgedehntere Formen der Periostitis und Erkrankungen des Kieferknochens, sogar Nekrose sind beobachtet worden.

Am weichen und harten Gaumen sahen wir Zerfall des Gewebes, zuweilen haben die Geschwüre einen gangränösen Charakter. Auch Noma ist gesehen worden. Von den skorbutischen Veränderungen ist schon S. 416 gesprochen worden.

In minder schweren Fällen ist die Schleimhaut der Mundhöhle mit zähem, bräunlichem Schleim überzogen. Das Aussehen der Zunge erlaubt dem erfahrenen Arzt fast immer beim ersten Blick einen Rückschluß auf die Schwere der Lage.

Anfangs nur belegt, später trocken brandrot an den Rändern, auf dem Rücken wohl mit bräunlicher Kruste bedeckt, so ändert sich die Beschaffenheit der Zunge mit der Zunahme des typhösen Zustandes. Auch nimmt sie unter Umständen an geschwürigen Prozessen der Mundhöhle teil, namentlich durch Druck der Zähne können solche hervorgerufen werden.

Immer auf einen erheblichen Grad der Krankheit deutet ein fibrilläres Zittern der herausgestreckten Zunge hin.

Schon früher ist darauf hingewiesen, daß im Beginn des Typhus nach der Erfahrung mancher Autoren (Griesinger, Liebermeister u. a.) eine Schwellung und Rötung der Tonsillen besteht (S. 390). In neuerer Zeit sind infolgedessen diese Organe als die oder eine Eingangspforte für die Typhusbazillen aufgefaßt worden. Auch wir haben mehrfach die Krankheit mit einer Angina oder Pharyngitis beginnen sehen, so daß man geradezu zu dieser Annahme gedrängt wird (s. Beob. 8 S. 413). In manchen Fällen bildet sich eine Infiltration einzelner Lymphfollikel der Rachenschleimhaut mit folgendem Zerfall und Geschwürsbildung aus, in denen Typhusbazillen gefunden sein sollen. Ob es sich hier wirklich um einen spezifischen Prozeß handelt, bedarf noch der Nachprüfung (E. Fraenkel). Jedenfalls stehen diese sich erst im späteren Verlauf zeigenden entzündlichen Veränderungen an den Tonsillen und ihrer nächsten Umgebung in allerdings sehr vereinzelten Beobachtungen so im Vordergrund, daß E. Wagner das Krankheitsbild einer Angina typhosa aufstellt und v. Strümpell von Tonsillo- oder Pharyngotyphus spricht.

Es erinnern diese Fälle sehr an jene Form von Pest, die mit schwerer gangränöser Angina einhergehen, wie ja überhaupt die Pest mit der Ansiedelung und Propagation der Pestbazillen in den Lymphbahnen und Drüsen vielfache Ähnlichkeit mit dem Typhus zeigt, worauf bei dieser Gelegenheit hingewiesen sein mag.

Wie oft bei ernsten und langwierigen Krankheiten breitet sich auf der Schleimhaut des Rachens zuweilen ein ausgedehnter weißlicher Soorbelag aus, sofort mikroskopisch als solcher durch Nachweis der Pilzfäden erkennbar.

Daß Diphtherie sich als Sekundärinfektion der Krankheit hinzugesellen kann, ist ohne weiteres klar. Differentialdiagnostische Bedenken müssen durch die bakteriologische Untersuchung des Belages beseitigt werden. Wir sahen im Laufe der Jahre mehrere Typhus-Patienten infolge Hinzutretens einer schweren Diphtherie sterben. Man muß also bei Rachen- und Kehlkopf-Affektionen immer diese Komplikationen in Erwägung ziehen.

Wie immer entzündliche Prozesse des Rachens sich auf die Tube und das Mittelohr fortsetzen können, so sieht man diese Komplikationen gelegentlich auch manchmal bei Typhus mit allen Folgezuständen (Antrum-Eiterung, Karies des Felsenbeines und Proc. mastoid.), aber um spezifische Veränderungen handelt es sich meist nicht. Wohl aber kann sich im Verlauf der Krankheit eine Schwerhörigkeit einstellen, wie wir mehrfach beobachteten, die durch genaue Untersuchung als eine Nerventaubheit, also als Akustikusaffektion erkannt wird. Zweifellos liegt hier eine direkte Einwirkung des Typhusgiftes auf den Nerven selbst oder seine Kernregion im Gehirn vor.

In unseren Fällen kehrte normales Hörvermögen mit Abklingen der Krankheit wieder.

Ein anderes Organ in der Nachbarschaft der Mundhöhle, das in etwa 1% der Fälle und zwar fast stets nur in malignen Krankheitsfällen entzündliche Veränderungen zeigt, ist die Parotis. Zwar gibt Hoffmann an, daß in vielen Fällen von Typhus die Speicheldrüsen gewisse Veränderungen eingehen. Sie erscheinen härter und gespannt, die Zellen sind vermehrt und zum Teil degeneriert. Klinische Anzeichen einer Affektion der Ohrspeicheldrüse, bestehend in Schwellung und außerordentlicher Schmerzhaftigkeit, treten aber nur ausnahmsweise auf. Man wird auf die Störung dadurch aufmerksam, daß die Patienten bei Bewegung der Kiefer über Schmerz klagen oder wenn sie stark benommen sind, den Mund nicht mehr öffnen. Die Untersuchung ergibt dann eine Vergrößerung der Parotis meist der hinteren Partie. Allmählich wird der ganze Drüsenkörper ergriffen. Die Spannung kann eine sehr starke sein.

In günstig verlaufenden Fällen schwindet diese nach einiger Zeit wieder. Andererseits kommt es in einem Teil der Fälle zur Erweichung und Vereiterung, ja Verjauchung der Drüse. Eröffnet die Hand des Arztes dem Eiter nicht nach außen Abfluß, so kann ein Durchbruch in die Mundhöhle, in den Gehörgang oder ungünstigerweise in das Gewebe um die rechte Jugularis herum erfolgen. Es droht Thrombophlebitis der Vena jugularis, Halsphlegmone, Vereiterung der Muskulatur, Periostitis, mit einem Wort schwere septische Zustände. Der N. facialis wird unter diesen Umständen in Mitleidenschaft gezogen und kann vorübergehend oder dauernd gelähmt werden.

Sehr selten wird nicht nur eine, sondern beide Speicheldrüsen zugleich befallen.

Was die Entstehung der Affektion anlangt, so geht die Ansicht der meisten Autoren dahin, daß eine Fortleitung der Entzündung von der Mundhöhle nur selten Ursache der in Rede stehenden Komplikation sei. Häufiger müsse sie als Metastase aufgefaßt werden. Sowohl Typhusbazillen allein, als auch andere Eitererreger sind in dem Drüsengewebe nachgewiesen.

In einem kürzlich beobachteten Fall von Vereiterung der Parotis fanden wir in dem sich auf Inzision entleerenden Eiter den Staphylococcus aureus.

Die gefährliche Komplikation tritt in der späteren Zeit der Krankheit, zuweilen noch in der Rekonvaleszenz auf, regelmäßig ist sie von Fieber begleitet.

Magen und Darmkanal. Die Erscheinungen von seiten des Magens allgemeiner Art Druckgefühl, Appetitlosigkeit sind schon oben besprochen worden. Stärkere Schmerzen im Leib treten nur dann auf, wenn im Beginn der Krankheit heftige Durchfälle akut einsetzen oder wenn der Wurmfortsatz an dem typhösen Prozeß beteiligt ist. Gerade unter diesen Umständen, sowie bei Kindern ist auch Übelkeit und Erbrechen ein häufigeres Vorkommnis. Im Verlauf unkomplizierter Fälle treten diese Symptome kaum ein; vielmehr deutet plötzlich erfolgendes Erbrechen und Schmerzen auf Ereignisse ernster Art hin. Immer muß man dabei an Perforativperitonitis oder an zerebrale Störungen denken. Eine Erkrankung der Gallenblase kommt ebenfalls in Betracht. Profuse Blutungen können auch mal Übelkeit auslösen. Erbrechen ohne sonstige Störungen ist an sich kein beunruhigendes Zeichen, wir sahen es besonders häufig bei solchen Kranken, die gegen ihren Willen zum Essen angehalten wurden.

Als ein ungünstiges Symptom ist ein stärkerer Meteorismus anzusehen. Wir fanden eine erhebliche Auftreibung des Leibes etwa in dem vierten Teil unserer Fälle. Die Belästigung des Kranken durch die starke Gasfüllung ist groß. Die Leber ist in die Höhe geschoben. Der Magen ist auch meist beteiligt. Der Zustand führt durch Bedrängung des Herzens zu Oppressionsgefühl, Atembeschwerden und Zyanose.

Der Stuhlgang ist dabei meist durchfällig, bringt aber keine Erleichterung. Überhaupt läßt sich kaum etwas Wirkungsvolles zur Beseitigung der abnormen Gasansammlung tun.

Infolge der Raumbeschränkung ist die Atmung oberflächlich, die Gefahr einer Hypostase liegt nahe; besonders gefährlich ist die Blähung der Därme endlich deshalb, weil sie häufig genug zu einem Einreißen des Darmes Veranlassung gibt.

Eine Ursache ist meist nicht erkennbar, zuweilen sind Geschwüre in größter Ausdehnung vorhanden. Vielleicht liegt eine toxische Darmlähmung vor.

Die Darmausleerungen haben kein typisches Aussehen, wie S. 390, 392 schon gesagt wurde. Ein Teil der Fälle beginnt plötzlich mit profusen, dünnwässerigen Durchfällen; mikroskopisch findet sich Zellvermehrung, Erythrocyten und Leukocyten. Dann folgt entweder Obstipation, oder mehrmals täglich werden breiige Stühle entleert, die zuweilen erbsenpüreeartige Farbe haben. Später kann die Zahl der Stühle wieder zunehmen, die Konsistenz dünner werden. Häufige Entleerungen, 10—12 am Tage, sind ein Signum mali, da sie die Entkräftung des Patienten steigern.

Größere Ausbreitung der Geschwüre im Dickdarm sind oft der Grund dieser profusen Diarrhöe.

Eine andere Gruppe von Fällen zeigt in der ersten Woche Obstipation und später Durchfälle; ein nicht kleiner Teil unserer Patienten hat während der ganzen Dauer der Krankheit nur Stuhlverhaltung dargeboten. Die Fäces waren durchweg gebunden.

Sind dünnflüssige Entleerungen vorhanden, so zeigen sie insofern eine bis zu einem gewissen Grade typische Beschaffenheit, als sich zwei Schichten bilden, eine obere trüb-wässerige, sehr wenig Schleim enthaltende und eine untere fäkulente, aus krümlichen, gelbbraunen flockigen Bröckeln bestehende.

Mikroskopisch findet man Speisereste, Darmepithelien, rote Blutkörperchen und polynukleäre Zellen. In späterer Zeit Reste von abgestoßenen Schorfen. Tripelphosphatkristalle und Bakterien vervollständigen das Bild.

Wie häufig und mit welchem praktischen Ergebnis es gelingen wird, mit den neueren chemischen Untersuchungsmethoden (Weber-Schumm) Blut im Stuhlgang nachzuweisen, darüber fehlen noch Erfahrungen. Soviel können wir sagen, daß auch in der 3.—4. Woche die Blutprobe nicht immer positiv ausfällt.

Geringfügige makroskopische Blutbeimengungen haben keine besondere Bedeutung, wenn sie aus dem untersten Teil des Darmes stammen.

Dagegen erfordern die gefürchteten **typhösen Darmblutungen** eine eingehende Besprechung. Sie kennzeichnen sich dadurch, daß Fäces mit Blut

vermischt entleert werden. Schon in der ersten und zweiten Woche beobachtet man Blutungen, die aus den Kapillaren der gelockerten und geschwollenen hämorrhagischen Schleimhaut hervorgehen.

Nach Curschmann traten von 148 Darmblutungen zuerst auf:

am 6.— 9. Tag 12,
„ 10.—12. „ 23,
„ 13.—15. „ 23,
„ 16.—18. „ 31,
„ 19.—20. „ 17,
„ 22.—24. „ 9,
„ 25.—27. „ 11,
„ 28.—30. „ 10,
„ 31.—33. „ 3,
„ 34.—36. „ 4,
nach dem 36. „ 5.

Relativ am häufigsten sieht man also die Blutungen in der dritten Krankheitswoche. Bei Rezidiven stellen sie sich seltener ein.

Über die Zahl der bluthaltigen Entleerungen gibt folgende Tabelle
Curschmanns Aufschluß:

Es hatten 1 mal Blut im Stuhlgang 78 Patienten
2 mal „ „ „ 57 „
3 mal „ „ „ 45 „
4 mal „ „ „ 45 „

Zuweilen kündet eine mehrmalige geringere eine abundante Blutung an.
Die Quelle ist in der Regel ein größeres Gefäß in einem Geschwür, dessen
Schorf sich eben abgestoßen hat. Zuweilen ist die Blutung eine Folge allgemeiner
hämorrhagischer Diathese. Besteht lebhafte Darmbewegung, so hat das
Blut noch eine rote Farbe, durch längeres Verweilen im Kolon gewinnt es ein
schwarzes, teerartiges Aussehen.

Die Menge des Blutes kann bis 1 Liter und mehr betragen. Ein solcher
Blutverlust führt unmittelbar zu schweren Kollapserscheinungen. Die Temperatur fällt um mehrere Grade, sinkt oft unter die Norm; Beob. 10, S. 415,
der Puls ist klein, fadenförmig, beschleunigt, die Atmung frequent. Die Haut,
namentlich im Gesicht, ist plötzlich blaß und kühl geworden und auch die
übrigen Zeichen akuter Anämie fehlen nicht. Diese Symptome sind so charakteristisch, daß sie die Annahme einer Blutung in den Darm rechtfertigen,
auch wenn davon ein Abgang nach außen noch nicht stattgefunden hat.
Man kann dann wohl in gewissen Darmpartien eine Dämpfung nachweisen.
Sogar plötzliche Todesfälle kommen infolge einer kopiösen Darmblutung
vor. In manchen Fällen wirkt der Abfall der Temperatur mildernd auf die
schweren Gehirnerscheinungen ein.

Wenn von Griesingers Patienten mit Darmblutung ein Drittel starben
und Liebermeister gar 38% verloren hat, so erklärt sich diese hohe Mortalität wohl dadurch, daß leichte Blutungen nicht berücksichtigt wurden.

Die Heilungsaussichten im einzelnen Falle richten sich vor allem nach
der Menge des verlorenen Blutes und der Wiederkehr der Blutung. Im frühen
Stadium ist sie von üblerer Bedeutung als später.

Als besonderer Form der Geschwüre muß hier noch der sog. lenteszierenden gedacht werden. Ihres langsamen, schleichenden Verlaufes wegen, der sich weit in die
Rekonvaleszenz hinein erstrecken kann, führen sie, obwohl oft genug symptomlos ver-
laufend, noch spät zu Komplikationen. So rufen sie noch zu einer Zeit eine Perforationsperitonitis hervor, wenn wir den Patienten schon längst außer Gefahr wähnten.

Oder sie veranlassen einen langweiligen leichten Fieberzustand. Liebermeister
sah infolge solcher Geschwüre hochgradige Verdauungsstörung mit äußerstem Marasmus
und Tod.

Unter gewissen Umständen sieht man die Darmschleimhaut in geringerer oder größerer Ausdehnung diphtherisch oder gar gangränös verändert. Es handelt sich hier immer um eine sehr schwere, durch Nekrose bedingte Veränderung der Schleimhaut.

Endlich kombinieren sich die typhösen Darmveränderungen auch mit dysenterischen Ulzerationen. Erst kürzlich beobachteten wir einen solchen Fall. Im Verlauf eines mittelschweren Typhus stellten sich in der 4. Woche sanguinulent-eitrige Stuhlgänge ein. Das Fieber stieg wieder an. Nach extremer Prostration erfolgte der Exitus. Die Dickdarmschleimhaut zeigte neben typhösen Veränderungen zahlreiche typisch dysenterische Geschwüre. Doch konnten wir Dysenterie-Bazillen nicht züchten. Vielleicht haben wir zu spät danach gesucht. Jedenfalls ist ein sekundärer Infektionserreger verantwortlich zu machen.

Bei der Schilderung der anatomischen Verhältnisse im Darm wurde darauf hingewiesen, daß die Geschwüre zuweilen bis auf die Serosa vordringen.

Unter diesen Umständen kann es zu einer Perforation des Peritoneums kommen.

Peritonitis perforativa. Starker Meteorismus, heftige Darmperistaltik, harte Kotmassen, angestrengte Bauchpresse, lebhafte Bewegungen des Körpers u. a. können den Durchbruch der verdünnten Darmwand veranlassen. Die Öffnung im Darm ist meist eine kleine, kaum von Linsengröße. Sie findet sich, entsprechend dem Sitz der Geschwüre, am häufigsten im unteren Ileum, weniger oft im Dickdarm, seltener im oberen Ileum und Jejunum, auch der Processus vermiformis kann Sitz der Perforation sein. Am häufigsten beobachtet man sie in der 3.—5. Woche und zwar in der Regel nur bei schweren Fällen. Doch muß man nach den Beobachtungen erfahrener Autoren (Murchison, Griesinger, Liebermeister, Curschmann) auch noch in späterer Zeit mit der Möglichkeit eines Durchbruches der Darmwand rechnen. So sah der letztgenannte Forscher noch nach dem 50., 60., ja 100. Krankheitstage die Komplikation eintreten. Zuweilen findet man nicht nur eine, sondern zwei und mehr Perforationsstellen.

Nach Griesinger ereignet sich etwa in 2—3 % der Krankheitsfälle ein Durchreißen der Darmwand.

Hölscher berechnete das Vorkommen der Perforation auf 5,7 % der Toten, Hoffmann auf 8 %, Curschmann auf 9—12 %. Männer werden häufiger als Frauen betroffen, jedenfalls sind es fast immer an und für sich schwere Fälle. Indes auch bei leichten Erkrankungen, ja sogar beim Typhus ambulatorius kann plötzlich das Krankheitsbild durch den Durchbruch vielleicht des einzigen Geschwürs eine ungünstige Wendung nehmen.

Die unmittelbare Folge der Perforation ist die Peritonitis. In der Regel, da schützende Verwachsungen fehlen, entwickelt sich eine diffuse, allgemeine. Nur selten lokalisiert sich durch Verklebung der Darmschlingen der entzündliche Prozeß.

Das klinische Bild erfährt durch den Eintritt von Darminhalt in den Bauchfellraum eine plötzliche Änderung. Sie wird fast immer eingeleitet durch einen brüsken heftigen Schmerz, den der Patient allgemein im Leib oder an bestimmter Stelle oft in der Cökalgegend empfindet. Sehr bald folgen dann kolikartige Schmerzempfindungen. Bei schwer benommenen Patienten löst indes der Vorgang keine große Reaktion aus. Fast regelmäßig stellt sich Übelkeit und Erbrechen ein, dies Symptom muß bei Typhuskranken den Arzt immer an die Möglichkeit einer Bauchfellentzündung erinnern. Kurz nach erfolgtem Durchbruch läßt sich Druckempfindlichkeit des ganzen Leibes oder einer bestimmten Gegend feststellen. An der betreffenden Stelle besteht empfindliche Muskelspannung bei leiser Palpation. Auch der Allgemeinzustand verschlechtert sich zusehends.

Die Patienten haben, abgesehen von den Schmerzen, ein schweres Krankheitsgefühl, sie empfinden meist die deletäre Wendung. Das drückt sich aus in ihren ängstlichen Gesichtszügen, erst später und nur bei einer Minderzahl geht dieser qualvolle Zustand in Euphorie über.

Der Puls zeigt wichtige Veränderungen. Er ist in die Höhe geschnellt, klein, weich, leicht zu unterdrücken, später fadenförmig.

Die Atmung ist frequent, oberflächlich, oft stöhnend, weil jede Bewegung des Zwerchfells möglichst vermieden wird.

Die Gesichtsfarbe ist blaß, zyanotisch. Kalter Schweiß bedeckt Stirn, Gesicht und bald den ganzen Körper. Die Extremitäten, die Nase fühlen sich kühl an. Dabei steigt die Temperatur häufig an, oder aber sie zeigt, dem allgemeinen Kollaps entsprechend, einen tiefen Abfall oder ganz selten allmähliches Sinken.

Im weiteren Verlauf treten nun meist die Schmerzen mehr zurück. Selbst die Druckempfindlichkeit läßt erheblich nach, ja in vielen Fällen fehlt sie auf der Höhe der Erkrankung ganz. Uns scheint es sehr wichtig, auf diese Tatsache besonders hinzuweisen. Denn wenn man von dem Vorhandensein dieses Symptoms die Annahme einer Peritonitis abhängig machen wollte, so würde man häufig genug die Diagnose verfehlen. Die Patienten klagen hauptsächlich darüber, daß sie von Blähungen gequält werden. Singultus besteht auch durchweg. Sehr häufig steigert er sich zu Erbrechen. Der entleerte Mageninhalt ist häufig mit Galle vermischt.

Manchmal steigern sich die Erscheinungen der Gasentwicklung per os und der Mangel an Stuhlgang und Flatus bis zu dem Symptomenkomplex des Ileus. Auch der Meteorismus nimmt bedrohliche Grade an, die Leberdämpfung verschwindet, die Darmschlingen heben sich in deutlichen Konturen ab. Gurren und Plätschergeräusche vervollständigen das Bild. An den abhängigen Partien des Leibes gibt der sich bildende Eiter zuweilen eine Dämpfungszone, wenn diese nicht etwa durch flüssigen Dünndarminhalt hervorgerufen wird. Die Darmperforation und Peritonitis kann auch von Darmblutungen begleitet sein.

Das eben geschilderte Krankheitsbild endet fast regelmäßig in wenigen Tagen mit dem Tode. Selten zieht sich die Krankheit über eine Woche hin — und wohl nur dann über längere Zeit, wenn die Bauchhöhle nicht von vornherein im ganzen ergriffen wurde, sondern wenn zunächst einzelne Herde von Eiteransammlung bestanden. Schleichend setzt sich die Entzündung fort und führt endlich auch in diesen protrahierten Fällen unter extremer Macies zum Tode. Die Erscheinungen sind unter diesen Umständen weniger schwere und charakteristische, obwohl unverkennbare. Bezüglich der Prognose darf man sich, wie gesagt, keiner Täuschung hingeben, wenn auch vorübergehend Besserung einzutreten scheint.

Vereinzelt sieht man eine Peritonitis ohne nachweisbare Perforation entstehen. Auch hier sind die Darmbakterien durch den Boden eines Geschwürs, meist eines lenteszierenden, eingedrungen. Der Verlauf zeigt keine Abweichung.

Die Prognose der Perforationsperitonitis kann nur dann eine bessere werden, wenn es gelingen sollte, auf chirurgischem Wege Erfolge zu erzielen. Gewiß ist die Mahnung Curschmanns zu berücksichtigen, daß die Laparotomie bei Individuen ausgeführt werden muß, die schon ganz erheblich geschwächt sind. Andererseits ist bei exspektativem Verhalten kaum Hoffnung auf Heilung vorhanden, und ferner sind die Resultate der chirurgischen Behandlung akuter Peritonitiden in jüngster Zeit entschieden bessere. Hier kann nur die Erfahrung entscheiden.

Unbedingt erforderlich für einen günstigen Ausgang ist die frühe Diagnose.

Je eher operiert werden kann, desto sicherer ist auf Erfolg zu rechnen. Daher ist es so ungemein wichtig, die Komplikation so früh wie möglich zu erkennen.

Denn jede Stunde, die vom Augenblick der Perforation bis zur Operation verstreicht, verschlechtert die Aussichten auf Heilung. Es liegt ja auf der Hand, daß von dem fäkulenten und bakterienhaltigen Darminhalt sofort nach Eindringen in das Peritoneum eine enorme Produktion von Toxinen erfolgt, die gerade von dem Gewebe des Bauchfelles begierig aufgenommen werden. Dadurch werden natürlich die schon konsumierten Kräfte des Patienten mehr und mehr aufgezehrt. Man muß also danach streben, die Peritonitis im Moment des Eintrittes zu diagnostizieren, um die Vergiftung des Körpers möglichst zu verhindern.

Dann hat man vielleicht Hoffnung, auch bei dieser bisher deletären Komplikation des Typhus durch die Operation Heilung zu erzielen. Bis jetzt sind die Erfolge recht ungünstige, namentlich die französischen Autoren haben über schlechte Erfahrungen berichtet.

Auch wir sahen kürzlich zwei letale Fälle, obwohl im letzten Fall drei Stunden nach der Perforation operiert wurde. Es lag hier der ungünstige Ausgang zum Teil wohl daran, daß unglücklicherweise Erysipel-Streptokokken mit dem Darminhalt in das Peritoneum gelangt waren, sich dort vermehrt hatten und in den Blutstrom gedrungen waren.

Im ersten Fall hatte sich zuerst ein abgekapselter Abszeß gebildet, der eine Woche später in die allgemeine Bauchhöhle durchbrach. Danach traten zum zweiten Male peritonitische Erscheinungen auf.

10 Stunden nach Eintritt der Perforation Operation. 18 Stunden später Exitus an Herzschwäche.

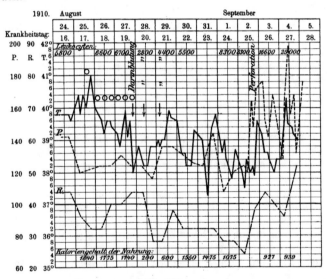

Abb. 123.

Beobachtung 11: Luise Weinbr. 15 Jahre alt. Typhus abdom. gravis mit starker Darmblutung und Peritonitis perforativa.

Darmblutung nur durch leichten Einschnitt in die Temperatur-Kurve markiert.

Perforation durch Anstieg des Fiebers, des Pulses und der Leukocyten gekennzeichnet (Krankengeschichte s. S. 514).

Trotz anderer und eigener Mißerfolge erblicken wir Aussicht auf Rettung der Patienten, bei denen es zu einer akuten Perforationsperitonitis gekommen ist, nur in sofortiger operativer Behandlung. Allerdings ist dazu erforderlich, daß die Diagnose unmittelbar gestellt wird. Darum sei nochmals wiederholt: Das Hauptsymptom der erfolgten Perforation ist der plötzliche und sehr heftige Leibschmerz. Der Entschluß zur Operation muß in der nächsten Stunde gefaßt werden. In dieser kurzen Frist muß beobachtet werden, ob auch andere Zeichen der Peritonitis, die wir oben aufzählten, sich einstellen. Aber selbst wenn noch Zweifel obwalten, raten wir eine Eröffnung der Bauchhöhle vorzunehmen. Es kann ja zunächst ein kleiner probatorischer Schnitt ausgeführt werden.

Wir stellen uns auf den Standpunkt, daß man weniger zu bereuen hat, einmal eine Laparotomie zu machen, ohne eine Peritonitis zu finden, als einen einzigen Fall von Darmperforation unoperiert zu lassen.

Über das chirurgische Vorgehen vergleiche man Band VI.

Bei der symptomatischen Behandlung steht im Vordergrund die Infusion von Kochsalzwasser. Es sollen womöglich zweimal täglich mehrere Liter (etwa 3—4) subkutan oder bei drohendem Kollaps intravenös infundiert werden. Die günstige Wirkung kann durch Zusatz von 10 Tropfen Adrenalin pro Liter und Tag gesteigert werden. Nahrungszufuhr per os muß ganz aufgegeben oder auf schluckweises Trinken von Kognakwasser, Kaffee oder Tee — im ganzen nur wenige 100 ccm in 24 Stunden — beschränkt werden. Dadurch wird das Erbrechen meist sofort eingeschränkt oder beseitigt. Man kann bei dieser Behandlung fast immer eine wesentliche Besserung des Zustandes erzielen, hüte sich aber, daraus falsche Schlüsse bezüglich der Diagnose und Prognose zu ziehen. Vor allem schiebe man auf Grund solcher trügerischer Hoffnung die Operation nicht auf. Hier heißt es: Zeit verloren, alles verloren.

Wenn der Allgemeinzustand es irgend gestattet, eröffne man die Bauchhöhle und verfahre, wie schon gesagt wurde, weiter nach den Vorschlägen von Rehn-Kotzenberg.

Günstigere Beurteilung gestatten die seltenen lokalisierten Eiterungen in der Bauchhöhle. Wo immer der geringste Verdacht auf Abszeß in der Bauchhöhle nach Darmperforation besteht, suche man nach dem Herd, um ihn zu eröffnen.

Zuweilen beobachtet man schon zu Beginn oder im weiteren Verlauf eines Typhus die Anzeichen, welche eine Appendicitis oder Perityphlitis charakterisieren [1]). Es war früher schon hervorgehoben worden, daß der Processus vermiformis von dem spezifisch typhösen Prozeß ergriffen werden kann.

Es wird gegebenenfalls nicht ganz leicht sein, sich dann, wenn die Diagnose Typhus schon gesichert ist, zu entscheiden, ob eine Appendektomie gerechtfertigt ist oder nicht. Denn wir wiesen schon oben darauf hin, daß eine ausgesprochene Druckempfindlichkeit in der Ileocökalgegend nicht so ungewöhnlich bei Typhus ist.

Man darf hier wohl den Standpunkt einnehmen, nur dann zur Fortnahme der Appendix zu raten, wenn die lokalen Entzündungserscheinungen sehr ausgesprochene sind. Hat sich infolge Perforation des Processus vermiformis schon mal ein Abszeß gebildet, dann kann über den notwendigen operativen Eingriff kaum ein Zweifel obwalten.

Natürlich wird ein perityphlitischer Abszeß auch durch Perforation der geschwürig veränderten Darmwand des Typhlon selbst oder benachbarter Darmteile bedingt sein können. In klinischer Beziehung erwächst daraus kein Unterschied. In allen Fällen besteht eine Druckempfindlichkeit an der typischen Stelle (M. Burneys Punkt), später Ausbildung eines Tumors, Steigerung der Leukocytenzahl. Immer ist daran zu denken, daß der Eiterherd sich sowohl nach unten in das kleine Becken hinab senken und dann vom Rektum her gefühlt werden kann oder sich nach oben hin als paranephritischer oder subphrenischer Abszeß ausbreiten kann. Bekommt man ausgebildete Fälle zu Gesicht, so ist die Diagnose, ob Typhus oder Abszeß, nach den rein klinischen Symptomen oft schwierig. Verwechslungen nach beiden Richtungen hin haben wir gesehen. Hier müssen dann Leukocytenzählung, Blut- und serologische

---

[1]) Literatur siehe bei Curschmann S. 219.

Untersuchung entscheiden helfen. Zu berücksichtigen ist dabei, wie wir schon hier einschieben möchten, daß nicht mehr wachsende Abszesse — man könnte sie vielleicht passive, im Gegensatz zu aktiven nennen — eine Steigerung der Leukocytenzahl nicht bedingen.

Peritonitis typhosa. Bisher ist von abdominellen Eiterungen allgemeiner Natur die Rede gewesen. Es wären hier noch die allgemeine und lokalisierte Entzündung der Bauchhöhle zu erwähnen, welche teils seröser, teils eitriger Natur — es bestehen da fließende Übergänge — als streng spezifischer Prozeß, d. h. nur durch den Typhusbazillus hervorgerufen, zweifellos vorkommt. Sie verdient nicht nur ihrer theoretischen Bedeutung wegen, sondern auch aus praktischen Gründen Berücksichtigung. Die Prognose ist in diesen Fällen nämlich wesentlich besser als in jenen, wo die Peritonitis durch Übertritt von Darmbakterien aller Art verursacht ist.

Es dürften zu dieser Gruppe jene Beobachtungen der älteren Literatur gehören (z. B. Liebermeister), welche über Heilung bei allgemeiner Bauchfellentzündung ohne Operation berichten. An der Möglichkeit eines solchen Vorkommnisses ist nicht zu zweifeln.

Die klinischen Erscheinungen bestehen in mäßig schweren oder leichten Erscheinungen von Peritonitis; es sammelt sich ein deutlich nachweisbarer Erguß im Bauchfell an. Durch Probepunktion und bakteriologische Untersuchung des gewonnenen Exsudates wird der Sachverhalt aufgeklärt. Die Behandlung kann event. konservativ sein, oder es wird Entfernung der entzündlichen Flüssigkeit durch Punktion oder Inzision erforderlich. Folgende Krankengeschichte illustriert das Gesagte.

Beobachtung 12. B. Grobe, 6 Jahre alt.
Typhus abdominalis gravissimus. Peritonitis typhosa e Cholecystitide perforativa.

19. Sept. 1907. Drei Tage vor der Aufnahme ins Krankenhaus erkrankt mit Kopfschmerzen, Fieber, allgemeiner Benommenheit. Seit vier Tagen Durchfall.

Stat. praes: 19. Sept. 1907. Schlecht genährter Junge. Weint sehr viel. Beine angezogen, Kopf etwas in den Nacken gebeugt, Andeutung von Nackenstarre, Leib eingezogen, Kernigsches Symptom positiv. Pupillen reagieren. Links hinten unten klingende Rhonchi. Milz wegen starker Bauchdeckenspannung nicht zu fühlen. Läßt mehrmals täglich dünnflüssigen oder breiigen, gelbbräunlichen Stuhl unter sich. Lumbalflüssigkeit vom 20. Sept. steril. Druck nicht gesteigert. Leukocytenzahl 11500.

Diagnose: Typhus abdominalis.

Verlauf: In den ersten Tagen unverändert, dann allmählicher Rückgang der meningealen Reizsymptome. Auftreten von Roseolen. Am 20. Sept. Abdomen aufgetrieben und druckempfindlich. Am 26. Sept. in Blutkultur aus 15 ccm Blut 25 Kolonien B. typhi. Am 28. Sept. steiler Temperaturabfall, tags darauf wieder Anstieg unter zunehmender Schwäche. Stuhl und Urin werden immer untergelassen. Patient schläft viel. Empfindlichkeit und Schwellung des Abdomens geht zurück.

15. Okt. In den letzten Tagen seit 10. Okt. häufig lautes, andauerndes Schreien ohne ersichtlichen Grund, Ödeme der Hände. Auftreibung des Leibes, Ödem der Bauchdecken, deutlich zunehmende Darmzeichnung. Dämpfung im Leib mit verschieblichen Grenzen. Undulation. Temperatur abends 39⁰.

19. Okt. Erguß im Leib wachsend. Bauchumfang 65 cm. Punktion in der linken Bauchseite: Entleerung von 500 ccm einer trüben, leicht dickflüssigen, erbsenbreifarbigen Flüssigkeit, welche mikroskopisch Leukocyten, Erythrocyten, massenhaft bewegliche Stäbchen und büschelförmige braune (offenbar Bilirubin) Kristalle enthält. In der Flüssigkeit wird Gallenfarbstoff nachgewiesen (Gmelin, Pettenkofer positiv). Bakteriologisch: Bact. Typhi in Reinkultur.

21. Okt. Wiederholte Punktion: 1650 ccm Flüssigkeit von derselben Beschaffenheit. Allgemeinbefinden wenig verändert. Temperatur abends immer 39⁰. Fortdauernde Benommenheit.

1. Nov. Leibesumfang wieder 64 cm. Entleerung von 220 ccm Flüssigkeit wie oben.

9. Nov. Zunahme des Leibesumfangs. Ödeme der Beine. Inzision in der linken Unterbauchseite (Lenhartz), Entleerung von 1650 ccm Flüssigkeit. Danach Besserung.

19. Nov. Seit 10. Nov. fieberfrei. Wesentliche Besserung des Allgemeinbefindens. Benommenheit schwindet.

1. Jan. Rasch fortschreitende Besserung. Inzisionswunde heilt.

12. Febr. 1908 geheilt entlassen.

Epikrise: In der Bauchhöhle fand sich eine gallig-trübseröse Flüssigkeit mit Typhusbazillen. Der Gallenfarbstoff kann nur aus der Gallenblase stammen, da Ikterus nie bestanden hat.

Offenbar hat sich anfangs (cf. 20. IX) eine Cholecystitis entwickelt, wie wir sie öfter bei Typhus beobachtet haben. Dann ist am 10. Okt. (cf.) eine spontane Perforation der Gallenblase infolge Ulzeration und Nekrotisierung der Schleimhaut eingetreten und die in der Gallenblase befindlichen Typhusbazillen haben zur Infektion und Peritonitis der Bauchhöhle geführt. Heilung trat erst ein, als ein dauernder Abfluß des Exsudates aus der Bauchhöhle geschaffen und die perforierte Gallenblase nun so mit dem benachbarten Gewebe verkleben konnte.

Es ist nicht zu bezweifeln, daß in seltenen Fällen die Typhusbazillen in der Gallenblase zu einer Entzündung und Nekrotisierung in der Wand der Gallenblase Veranlassung geben können. Ist der Prozeß ein sehr intensiver, kann Perforation eintreten wie im vorliegenden Fall.

Über eine andere Entstehungsweise dieser Form der Peritonitis kann man nur Vermutungen haben. Es liegt aber nahe, eine Invasion der Typhusbazillen von einer erweichten und geborstenen Mesenterialdrüse oder von der Milz her nach Kapselriß anzunehmen. Die große Seltenheit dieser Ereignisse entspricht der der besprochenen Form der Peritonitis.

Als in differentialdiagnostischer Beziehung wichtig sei hier an zwei Ereignisse erinnert, welche bei der Beurteilung von Druckempfindlichkeit und Schmerzen im Abdomen in Betracht kommen.

Wie oben schon gesagt worden ist, können wachsige Degeneration und Blutungen der Bauchmuskulatur zu heftiger lokaler Empfindlichkeit und infolgedessen Anspannung der Bauchdecken (Défense musculaire!) führen.

Weiterhin sei hier auf die Erscheinungen von Pyelitis und Ureteritis verwiesen, die zunächst einmal das Bild einer zum mindesten lokalisierten Peritonitis geben können.

Lokale oder ausstrahlende Schmerzen in der Gegend der Niere oder des Harnleiters, Druckempfindlichkeit der entsprechenden Bauchpartie, Auftreibung des Leibes und Muskelspannung, Übelkeit, Erbrechen, erschwerter Abgang von Flatus sind Symptome von Harnleiter- und Nierenbeckenentzündung, die manchmal im ersten Augenblick den Eindruck einer Peritonitis hervorrufen. Also stets muß durch bakteriologische und mikroskopische Harnuntersuchung hier Sicherheit geschaffen werden (s. Beob. 24 und 25. S. 462 ff).

Die Milz. Daß Abszesse der Milz in die Bauchhöhle durchbrechen und entweder einen subphrenischen Abszeß, bezw. eine Perisplenitis oder eine allgemeine Peritonitis hervorrufen können, ist schon aus der älteren Literatur bekannt.

Eitrige oder jauchige Abszesse der Milz sind nicht als direkte Folge der Typhus-, sondern einer sekundären pyämischen Infektion aufzufassen, sie entwickeln sich meist aus Infarkten, sind also embolischen Ursprunges. Aber auch blanden Infarkten begegnet man vielleicht noch öfter bei Sektionen von Typhusleichen. Über 4 % der Fälle zeigen diese auf besondere pathologische Veränderungen hinweisenden teils festen keilförmigen, teils erweichten Gebilde.

Auch größere Teile des Organs können durch Infarzierung zerstört werden.

Am Krankenbett deuten auf einen Milzinfarkt mit Perisplenitis Schmerzen am linken Rippenbogen hin, die durch die Bewegung des Thorax verschlimmert werden und infolgedessen zu jener charakteristischen, kupierten Atmung Veranlassung geben. Druckschmerz besteht immer.

Zuweilen hört man bei der Auskultation an der betreffenden Stelle „Reiben", ähnlich den pleuritischen Reibegeräuschen.

Der Vollständigkeit halber möge hier kurz darauf hingewiesen sein, daß eine Milzruptur oder wenigstens ein Riß der Milzkapsel nach Punktionen des genannten Organs beobachtet ist. Blutungen stärkeren Grades, ja mit

letalem Ausgang oder Infektion des Peritoneums können die höchst unerwünschten Folgen dieses Eingriffes sein, so daß dieser Weg, die Diagnose zu
sichern, durchaus zu verwerfen ist.

Die Leber und Gallenwege. Zu den gewöhnlichsten Veränderungen der
Leber gehören, wie wir sahen, die miliaren Lymphome, kleine graue
Knötchen — bazillenhaltige Leukocytome. Außerdem kommen nekrotische Herdchen vor, die durch Umwandlung des Lebergewebes in eine
kernlose, schollige Masse entstehen und zuweilen durch Hämorrhagien und
Ansammlung von Leukocyten modifiziert sind. Als Ursache dieser Gewebsschädigung nimmt man sowohl Toxinwirkung, wie kapilläre Verstopfungen
durch Bazillen, oder Fibrinthromben oder Endothelien an.

Fettige Entartung der Leber geringen Grades ist eine gewöhnliche
Folge der Infektionskrankheit

Ausnahmsweise aber nimmt die parenchymatöse Degeneration einen
solchen Grad an, daß das Organ in eine typische Fettleber umgewandelt
wird. Klinisch finden wir eine erhebliche Vergrößerung und leichte Druckempfindlichkeit des Organs mit Vermehrung der Konsistenz und Ikterus.
Der Gallenabfluß ist dabei nicht gehemmt, die Gallenblase also nicht druckempfindlich und nicht vergrößert, und der Stuhlgang ist farbstoffhaltig.

Über die Häufigkeit der Fettleber gibt Hölscher die überraschende Tatsache
an, sie in München (!) bei 10,1 % der Typhusleichen angetroffen zu haben. Sollten da
nicht besondere Verhältnisse obwalten! Wir jedenfalls sind dieser Organveränderung in
ausgeprägter Form nicht begegnet. Vermutlich hat Hölscher seinen Fällen auch diejenigen hinzugezählt, die so leichter Art waren, daß sich die Erkrankung der Leber nur
pathologisch-anatomisch, nicht klinisch zu erkennen gab. Denn in derselben Statistik
über 2000 Sektionen verzeichnet der Autor Ikterus nur bei 1 % der Fälle.

In schwerster Form als akute gelbe Leberatrophie beobachtete der nämliche
Autor die Gelbsucht dreimal, auch Kliniker berichten darüber als sehr seltenes Ereignis.
Nachdem die Vergrößerung der Leber mit mäßiger Empfindlichkeit des Organs einen gewissen Grad erreicht hat, geht unter der Hand des Beobachters innerhalb weniger Tage
die Schwellung wieder zurück. Der Ikterus nimmt einen hohen Grad an, der Harn zeigt
die bekannten Veränderungen. Vor allem beherrschen zerebrale Störungen bis zum Koma
die Szene. Blutungen auf der Haut oder aus den natürlichen Körperöffnungen vervollständigen das Krankheitsbild.

Nicht ganz so selten sieht man einen Leberabszeß entstehen. Veranlassung dazu bietet entweder ein eitrig-septischer Prozeß im Verzweigungs-
gebiet der Pfortader mit oder ohne Thrombose derselben oder eine Eiterung
in den großen Gallenwegen. Metastasenbildung auf arteriellem Wege
dürfte kaum vorkommen.

Die klinischen Erscheinungen deuten mit mehr oder weniger Bestimmtheit
einerseits durch unregelmäßig intermittierenden Charakter des Fiebers
mit Frösten allgemein auf einen den Typhus komplizierenden eitrigen Prozeß
hin, andererseits lenken plötzliche Vergrößerung der Leber im ganzen, vorzugsweise nach oben hin, oder eines einzelnen Lappens, namentlich Buckelbildung
und Vorbuchtung, Druckempfindlichkeit des Organs oder spontane Schmerzhaftigkeit, besonders im Epigastrium, auf die Leber als Sitz des Eiterherdes hin.
Im weiteren Verlauf kann sich Ikterus einstellen, die Atmung hat einen kostalen
Typus, gewöhnlich sammelt sich ein serös entzündlicher sog. sympathischer
Erguß in der rechten Pleura an. Derselbe darf nicht versehentlich als die
eigentliche Ursache der das Krankheitsbild des Typhus begleitenden Störung
angesehen werden. Ergibt eine Probepunktion in solchen Fällen Sterilität
des Exsudates, so ist die Harmlosigkeit und sekundäre Natur desselben erwiesen. Man muß dann entweder an eine Erkrankung der rechten Lunge
oder der Leber denken. In charakteristischer Weise zeigt folgender Krankheitsfall die geschilderten klinischen Symptome. Ursache der Eiterung in der

Leber war eine Echinokokkusblase, in der sich die Typhusbazillen und andere Keime angesiedelt haben (s. Beob. 13).

Bei ausgedehnten eitrigen Prozessen in der Leber kann es auch zur Flüssigkeitsansammlung in der Bauchhöhle kommen.

Beobachtung 13. P. Woese, 1909, Hafenarbeiter, 23 Jahre alt.

Typhus abdominalis. Vereiterter Echinococcus hepatis. Durchbruch in die Pleura.

Anamnese: 14 Tage vor Aufnahme ins Krankenhaus nach Genuß von Milch, Bier und Wasser erkrankt mit Kopfschmerzen, Mattigkeit, Frieren, Appetitlosigkeit. Husten ohne Auswurf.

Stat. praesens: 5. Juli. Kräftig gebauter Mann mit fieberhaft gerötetem Gesicht. 12 Roseolen. Lippen trocken. Rachen gerötet. Beiderseits über den unteren Lungenlappen feuchte Rasselgeräusche. Puls voll, dikrot. Leber vergrößert. Milz palpabel. Druckempfindlichkeit des ganzen Abdomens. Aus 11 ccm Blut werden 7 Kolonien Bact. typhi gezüchtet.

Diagnose: Typhus abdominalis.

Verlauf: Zunächst normal; am 21. Juli nach einem lytischen Temperaturabfall wieder Anstieg unter zunehmendem Ikterus mit Druckempfindlichkeit der Leber. Blutentnahme am 28. Juli steril nach 48 Stunden.

6. August. Unter Schüttelfrost plötzlicher steiler Temperaturanstieg bis 41⁰. Ikterus und Leberschwellung zunehmend. Blutentnahme steril.

7. August. Seröser pleuritischer Erguß rechts hinten unten. Kultur steril. Auch Kultur von Punktionsflüssigkeit am 14. August und 20. August bleiben steril.

27. August. Fortgesetzt unregelmäßige Temperaturen. Leberschwellung nimmt zu, Schmerzen in der Lebergegend. Probepunktion im 7. Interkostalraum rechts vorn ergibt Echinokokkenhaken enthaltenden Eiter. Nach Resektion der 8. Rippe und Eröffnung des Leberabszesses (Lenhartz) entleeren sich zahlreiche Echinokokkusblasen. Aus dem Lebereiter wird Diplococcus lanceolatus, Bact. coli und Bact. typhi gezüchtet.

In der Folge werden aus der Wunde noch einige kleinere und größere Echinokokkusblasen entleert. Unter ziemlich unregelmäßigen Temperaturen heilt die Wunde zu. Aus der noch bestehenden Fistel entleert sich galliges Sekret. Ikterus, Leberschwellung und Druckempfindlichkeit gehen zurück, ebenso das Pleuraexsudat. Allgemeinbefinden gut. Temperatur fällt bis zur Norm.

2. Okt. Temperaturanstieg bis 40⁰. Im Epigastrium erscheint eine druckempfindliche Prominenz; starker Ikterus.

16. Okt. In der Tiefe der Fistel wird eine kleine Eiterhöhle eröffnet, aus der sich stinkender Eiter entleert. Bakteriologisch: Diploc. lanceolatus und Bact. coli; keine Echinokokkusblasen.

22. Okt. Stark remittierendes Fieber. Pleuritisches Exsudat rechts hinten. Aus der Leberfistel entleert sich nur wenig Eiter. Im Epigastrium immer noch Prominenz und Druckempfindlichkeit.

25. Okt. Morgens plötzlich Kollaps, heftige Dyspnoe, Leib weich. Nach vier Stunden Exitus.

Sektion: Echinococcus hepatis suppuratus, perforatus in cavum pleurale dextr. Pyothorax dextr. Fistula hepatis post operationem propter echinococcum. Intumescentia lienis. Cholangitis intrahepatica purulenta.

In der rechten Pleurahöhle ca. 700 ccm bräunlicher, blutig eitriger, fade stinkender Flüssigkeit, in der zahlreiche gallertige Echinokokkenblasen schwimmen. Die rechte Lunge ist mit dem Zwerchfell verklebt. Das Zwerchfell wölbt sich kugelig nach oben, auf der Höhe der Wölbung eine Perforation. Die rechte Lunge ist komprimiert, sonst o. B. Der obere Teil des rechten Leberlappens wird durch eine derbwandige, straußeneigroße Höhle eingenommen, die mit stinkender, schmierig-blutig-eitriger Flüssigkeit gefüllt ist. Gallenwege in großer Ausdehnung mit Eiter gefüllt. In der Gallenblase trübe, etwas schleimige Galle. Milz weich, vergrößert, blutreich.

Bakteriologisch. Blut: Streptococcus viridans. Galle: Bacill. capsulat. mucosus. Lebereiter: Strept., wenige Kolonien Bacill. capsulat. muc. Milz: steril.

Die Krankheitsvorgänge der geschilderten Art ziehen sich über mehrere Wochen hin. Bakteriologische Untersuchung des Blutes wird vielleicht dann Erfolg haben und die Diagnose fördern, wenn man im Beginn des Frostes die Blutentnahme vornimmt.

Ist man sich nach Lage der Dinge darüber sicher, daß ein infektiöser Prozeß in der Leber vorliegen muß — differentialdiagnostisch ist immer subphrenischer Abszeß in Erwägung zu ziehen — so wird man im allgemeinen zur Entscheidung der Frage, ob Abszeß vorliegt oder nicht und zur Auffindung des Herdes nicht ohne Punktion auskommen. Wir haben üble Folgen von einer Leberpunktion nicht gesehen.

Scheut man eine solche, so wird man sich zur Operation entschließen müssen, auf die Gefahr hin, einen Abszeß nicht zu finden. Denn namentlich bei diffuser Lebervergrößerung ist die Entscheidung, ob es sich um einen oder mehrere Eiterhöhlen handelt oder um einen diffusen entzündlichen Prozeß in den Pfortaderästen bzw. in den Gallengängen oft unmöglich. Ja neben Thrombophlebitis kann ein Abszeß als Teilerscheinung auftreten. Geringe Leberschwellung oder Fehlen derselben spricht für Phlebitis der Pfortader.

Ebenso wird man, solange Fröste wiederkehren, mit der immer erneuten Einschleppung von infektiösem Material zu rechnen haben, wie es bei der Thrombophlebitis der Vena port. der Pylephlebitis die Regel ist.

Diese Diagnose, sowie Leberabszeß allein wird dann leichter sein, wenn ein Ausgangspunkt für eine Thrombophlebitis der Pfortader oder für eine Verschleppung von infektiösem Material in einen Endast derselben, für einen embolischen Prozeß in der Leber mit folgender Einschmelzung von Gewebe, d. h. Abszeßbildung nachzuweisen ist. Als solche sind zu nennen infektiöse eitrige Prozesse an der Haut in der Gegend des Afters, am Mastdarm, am Blinddarm, im Mesenterium, in der Milz usw. Also auch Dekubitus kann der Ursprung sein.

Sind die Gallenwege der Leber Sitz der Entzündung, so sind fast immer entzündliche Erscheinungen an der Gallenblase vorhergegangen, außerdem stellt sich frühzeitig Ikterus ein. Fröste und hektisches Fieber verleihen auch in diesem Fall der Temperaturkurve ein besonderes Gepräge.

Die Beschreibung der Pathologie der Gallenwege bei Typhus knüpft an die früher schon gemachten Angaben (S. 398) über das regelmäßige Vorkommen von Typhusbazillen in der Gallenblase während und nach Überstehen der Krankheit an. Ob zwar die Anwesenheit von Bazillen in der Galle an sich als pathologischer Zustand aufzufassen ist, so werden klinisch irgendwelche Störungen in der Regel dadurch nicht ausgelöst. Die vornehmlichste Bedeutung der Ansiedelung von Typhuskeimen in den Gallenwegen liegt auf epidemiologischem Gebiet. Wie wir sahen, werden auch anatomische Veränderungen in der Gallenblase nur ausnahmsweise angetroffen, solche höheren Grades nur in 0,2% der Fälle (Hölscher).

Indes doch öfter als man nach den Sektionsbefunden annehmen sollte und häufiger als die Erfahrung bedeutender Kliniker bisher vermuten ließ, scheint uns im Verlauf des Typhus oder zu einer späteren Zeit eine Gallenblasenentzündung, Cholecystitis, vorzukommen.

Der Grund für den Wandel in dieser Auffassung ist wohl darin zu suchen, daß heute gerade komplizierte Fälle von Typhus, wie es die mit Ikterus einhergehenden immer sind, durch die verfeinerten Untersuchungsmethoden besser erkannt werden als früher. Nach unserer Erfahrung gibt es eine Form des Typhus, die von Anfang an das Bild schwerer Erkrankung der Gallenwege bietet. Die Diagnose ist unter Umständen mit Sicherheit nur möglich durch Bazillennachweis im Blut, eine Methode, welche ja erst seit 10 Jahren bekannt ist. Früher würde bei einem derartigen Verlauf Typhus nicht angenommen worden sein. Wir lassen zum Beweise des Gesagten zunächst einige diesbezügliche Eigenbeobachtungen folgen (s. auch Beob. 12 S. 427).

Beobachtung 14. Marie Soltb., 26 Jahre alt.
Gravidit. mens. VIII. II.para.
Aufgenommen 16. Jan. 1909, entlassen 2. Mai 1909.
Vor 8 Tagen unter typhösen Erscheinungen erkrankt. Bietet bei der Aufnahme Roseolen, Milztumor. Bronchitis. Außerdem ist die Leber etwas vergrößert, die Hautfarbe ist subikterisch. 19. Jan. Partus praemat. Kind lebt.
Nach der Geburt überragt die Leber drei Finger breit den Rippenbogen.
9. Febr. Verlauf bisher günstig, Roseolen, die reichlich aufgetreten waren, sind abgeblaßt. Fieber lytisch abgefallen. Heute plötzlich Fieberanstieg, Erbrechen, Schmerzen in der linken Brustseite, Zyanose, Husten, Dyspnoe. Lungeninfarkt im linken Unterlappen. Dämpfung, bronchiales Atmen, Knistern.
10. Febr. Herpes labialis. Ikterus deutlicher, Gallenblase druckempfindlich.
Bilirubin
Urobilin   } stark positiv im Harn.
Urobilinogen

13. Febr. Starker Ikterus. Fäces braun. Fieber abgefallen.
15. Febr. Ikterus geht zurück. Lungenerscheinungen gehen zurück.
16. Febr. Gallenblase und Leber nicht mehr druckempfindlich.

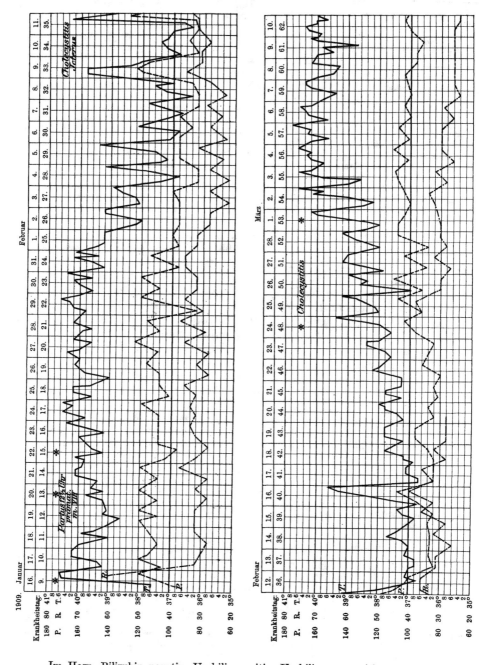

Im Harn Bilirubin negativ, Urobilin positiv, Urobilinogen positiv.
20. Febr. Frei von Beschwerden.
25. Febr. Rezidiv. Fieberanstieg. 28. Febr. Erbrechen, Schmerzen in der Gallenblasengegend. Kein Ikterus. Milz wieder palpabel.

3. März. Keine Schmerzen mehr in der Gallenblasengegend. Typhusrezidiv verläuft typisch unter hohem Fieber. Somnolenz, Roseolen, Milztumor.

24. März. 6 Tage fieberfrei.

25. März. Fieberanstieg. Starke Schmerzen im Epigastrium, Gallenblase geschwollen,

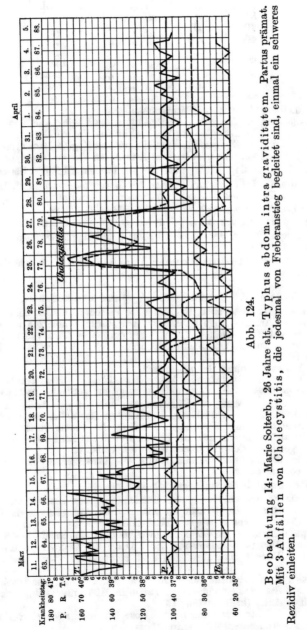

Abb. 124.

Beobachtung 14: Marie Solterb., 26 Jahre alt. Typhus abdom. intra graviditatem. Partus prämat.
Mit 3 Anfällen von Cholecystitis, die jedesmal von Fieberanstieg begleitet sind, einmal ein schweres
Rezidiv einleiten.

druckempfindlich. Subikterisch. Zyanose, Puls klein. Erbrechen mehrmals am Tage,
abends keine Schmerzen mehr. Die Erscheinungen von Herzschwäche sind weniger schwer.

26. März. Ikterus stärker. Schweres Krankheitsbild. 6 Roseolen. Gallenblase
stark druckempfindlich.

27. März. Starker Ikterus. Leber u. Gallenblase nicht mehr empfindlich. Fieberabfall.

30. März. Der Ikterus blaßt ab. Heilung.

Bakteriologische Befunde:

Am 9. Krankheitstage (Aufnahmetag) in 20 ccm Blut Bac. typh.

Am 13. Krankheitstage in 20 ccm Blut Bac. typh.

„	15.	„	„	„	„	„	desgl.
„	24.	„	„	„	„	„	steril.
„	36.	„	„	„	„	„	„
„	40.	„	„	„	„	„	„
„	46.	„	„	„	„	„	„
„	48.	„	„	„	„	„	„
„	53.	„	„	„	„	„	Bac. typh.
„	56.	„	„	„	„	„	Bac. typh.
„	77.	„	„	„	„	„	steril.
„	80.	„	„	„	„	„	steril.

Am 10. Krankheitstag Kultur aus Cervix steril,
Am 13. Krankheitstag 1. Tag post partum Kultur aus Vagina Bac. typh. in Reinkultur.
Am 15. Krankheitstag 2. Tag post partum Kultur aus Vagina Bac. typh. in Reinkultur.
Am 21. Krankheitstag 9. Tag post partum Kultur aus Vagina Bac. typh. in Reinkultur.
Am 54. Krankheitstag 43. Tag post partum Kultur aus Vagina Bac. typh. in Reinkultur.

Am 13. Krankheitstag 1. Tag post partum in dem Blut der Plazenta Bac. typh.

Im Blut des Kindes (Tod und Sektion am 5. Tag post partum an Lebensschwäche, kein Fieber) keine Typhusbazillen., ebenso in dem fötalen Anteil der Placenta im Schnitt mikr. keine Typhusbazillen, trotz Versuch der Anreicherung bei 37⁰.

Das Opson-Index war bei der Mutter 3,4, bei dem Kinde nicht erhöht.

Agglutination: Serum der Mutter 1 : 100 + auf Typhusbazillen. Agglutination: Serum des Kindes negativ.

Die Placenta hatte also weder Typhusbazillen, noch die Antistoffe passieren lassen.

Beobachtung 15. Emma Buck. Typhus abdominalis. Cholecystitis.

Anamnese: Am 13. August 1897 erkrankte Patientin mit Mattigkeit, Schmerzen im Leib, Durchfall. — Am 20. August Schüttelfrost, starke Schmerzen im Rücken und in beiden Seiten, so daß Patientin sich zu Bett legen mußte. — Am 21. und 22. Erbrechen. — Die heftigen Schmerzen, die erst rechts auftraten, nach links ausstrahlend, blieben dann auf der linken Seite.

Übrige Anamnese: ohne Besonderheiten.

Status praesens: Mittelgroßes kräftiges Mädchen. — Starker Ikterus. Brustorgane ohne Besonderheiten. — Puls: mittelkräftig, gut gespannt, regelmäßig.

Abdomen: Lebergrenze am Rippenbogen; Milz ist palpabel. — Im Epigastrium besteht starke Druckempfindlichkeit und Resistenz in einem Bezirke, der sackförmig am Rippenbogenwinkel bis einige Querfinger oberhalb des Nabels herabreicht; dem linken Rippenbogen ist außerdem eine schmale druckempfindliche Zone vorgelagert. Das übrige Abdomen ist nirgends druckempfindlich; wenig aufgetrieben.

Am Abdomen und der unteren Hälfte des Brustkorbes sind ziemlich reichlich roseolaartige Flecke sichtbar.

Blutentnahme: Bact. typh. gewachsen.

23. August: Schmerzen im Hypochondrium. An den unteren Extremitäten zahlreiche stecknadelkopfgroße Hautblutungen mit scharfen, unregelmäßigem Rand und zentralen blassen, flachen, nicht erhabenen Fleckchen.

24. August: Druckempfindlichkeit im Abdomen unverändert. Neue Roseolen!

25. August: Nachts Benommenheit und Delirien. Druckempfindlichkeit im Abdomen geringer. Weitere Hautblutungen sind nicht aufgetreten. Es besteht leichte Bronchitis.

26. August: Reichlich neue Roseolen. Puls klein, weich, sehr beschleunigt.

28. August: Starke Benommenheit, Patientin läßt unter sich. Die Lungen sind frei. Puls noch schlecht (klein und weich).

31. August: Leichte Benommenheit. Roseolen sehr reichlich vorhanden. Über der linken Lunge hinten unten leichte Bronchitis.

1. September: Sensorium frei; subjektiv gutes Allgemeinbefinden. Im Abdomen keine Druckempfindlichkeit mehr. Puls: gehörig gefüllt und gespannt.

5. September: Roseolen abblassend. Patientin ist fieberfrei! weiterhin ungestörter Verlauf der Rekonvaleszenz. Subjektives dauerndes Wohlbefinden.

Am 26. September steht Patientin zum ersten Male auf; am 21. Oktober als geheilt entlassen.

Beobachtung 16. Emma Steinb., 22 Jahre alt.

Typhus abdominalis. Cholecystitis. Graviditas mens. III.

Patientin hat vor kurzem bei ihrer Herrschaft ein Kind gepflegt, welches vier Wochen lang Fieber und heftige Durchfälle hatte. Erkrankte vor 14 Tagen an großer Mattigkeit, starkem Durst. Belegte Zunge.

Am Tage der Aufnahme Nasenbluten. Haut und Schleimhaut von frischem Aussehen; keine Ödeme, kein Exanthem, keine Roseolen und Herpes.

Gerötete Konjunktiven.

Lippen trocken, Zunge stark belegt. Rachen gerötet, mit zähem Schleim bedeckt.

Milz ist am unteren Rippenrande palpabel. Die untere Lebergrenze fällt mit dem Rippenbogen in der Mitte zusammen.

Abdomen: ist druckempfindlich, etwas Meteorismus.

Uterus weich, faustgroß. Im Blut vom 18., 19. und 20. Juli Typhusbazillen.

19. Juli Zustand sehr bedenklich, benommen.

21. Juli. Leber druckempfindlich und vergrößert. Nasenbluten. Widal +.

22. Juli. Ikterus. Lebertumor größer und stark druckempfindlich. Starke Durchfälle.

24. Juli. Zustand im hohen Grade bedrohlich. Puls kaum zu fühlen. Leibschmerzen. Kochsalzinfusion mit 8 Tropfen Adrenalin. Schüttelfrost von 20 Minuten.

27. Juli. Schleimhäute noch gelblich. Leber schwillt ab.

30. Juli. Fieberfrei.

11. Aug. Rezidiv. Belegte Zunge.

19. Aug. Rezidiv ohne Komplikationen verlaufen. Geheilt entlassen. Graviditas mens. III nicht unterbrochen!

Die Ursache der Cholecystitis bei Typhus ist uns noch nicht in allen Einzelheiten klar; selbstverständlich ist eine notwendige Bedingung die Anwesenheit der Bazillen. Da diese aber so gut wie immer bei Typhus sich in der Gallenblase einnisten, meist ohne eine Entzündung zu veranlassen, so muß noch ein anderer Grund hinzukommen. Man hat die mechanische Reizung durch gleichzeitig vorhandene Gallensteine als disponierendes Moment angeführt. — Gewiß richtig, aber Ehret und Stolz fanden bei 32 Fällen von Cholecystitis typhosa nur 20 mal Gallensteine verzeichnet.

Also noch andere Gründe müssen zur Erklärung herangezogen werden.

Als ein solcher ist sicherlich die Gallenstauung anzusehen.

Das Zustandekommen des Infektes führt schon Naunyn auf dieses Ereignis zurück. Als Hindernisse des Gallenabflusses sind verschiedene Umstände angegeben worden — Verwachsungen, Tumoren, Schnürleber, Wanderniere (?). Man darf diesen Möglichkeiten wohl auch noch die hinzufügen, daß auch eine Schwellung der Schleimhaut im Duodenum als Reaktion auf die Typhusbazillen-Ansiedelung in diesem Teil des Darmes die Stauung in den Gallenwegen bedingen kann.

Allerdings am Krankenbett wird man nicht über vage Vermutungen betreffs der Ätiologie der Gallenblasenentzündung im einzelnen Fall hinauskommen.

Über den klinischen Verlauf bedarf es hier keiner weiteren Erklärung. Denn die Symptome bestehend in heftigen Schmerzen im Epigastrium, Druckempfindlichkeit und Schwellung der Gallenblase, Vergrößerung des rechten Leberlappens, Erbrechen, Ikterus verbunden mit Fieber und zuweilen Schüttelfrösten entsprechen den bei der in Rede stehenden Affektion auch sonst zu beobachtenden Krankheitszeichen. Nicht immer sind sämtliche Symptome gleichzeitig vorhanden.

Dagegen sei aus den drei Fällen unserer Beobachtung über die besonderen Beziehungen der beiden Symptomenkomplexe Typhus und Cholecystitis einiges besonders hervorgehoben.

Die Erkrankung betraf jugendliche Frauen, 22—26 Jahre alt, zwei davon waren schwanger. In zwei Fällen zeigte sich die Beteiligung der Gallenblase an der Erkrankung am Ende der ersten Woche, einmal in der dritten Woche.

Bei einer Patientin setzte nach kurzen Prodromen allgemeiner Art und Durchfall ein typischer Anfall von Gallenblasenkolik mit heftigen, Morphium erheischenden Schmerzen, Erbrechen, Schüttelfrost, hohem Fieber und nachweisbarer Schwellung der Gallenblase ein. Drei Tage später folgte Ikterus. Wenn nicht Roseolen den Gedanken an Typhus wachgerufen und Züchtung von Typhusbazillen aus dem Blut diese Diagnose gesichert hätten, wäre eine andere Annahme als primäre Cholecystitis nicht möglich gewesen. Nun ist aber durch die Roseolen und den positiven Blutbefund von Typhusbazillen bewiesen, daß die letzteren offenbar die Entzündung in der Gallenblase als Teilerscheinung einer allgemeinen Typhusinfektion hervorgerufen haben. Letzterer entsprach auch der weitere Fieberverlauf und schwere Benommenheit mit Delirien. Andererseits kann die Gallenblasenerkrankung auch schleichend, nur durch leichten Ikterus sich ankündigend, beginnen, wie uns ein anderer Fall lehrte (Beobachtung 14). Hier bestanden ausgesprochene typhöse

Symptome. Erst nach bereits erfolgter Entfieberung setzten mit drei getrennten ephemeren Temperatursteigerungen und Herpes labialis deutliche Erscheinungen von seiten der Gallenblase ein — Erbrechen, Schmerzen, Ikterus — dann nach fieberfreier Zeit begann ein schweres Rezidiv von Typhus mit Schmerzen und Druckempfindlichkeit der Gallenblase, aber ohne Ikterus. Endlich folgte noch, nachdem die Entfieberung acht Tage vorher eingetreten war, ein dreitägiger schwerer Anfall mit hohem intermittierendem Fieber, Frost, Ikterus und Gallenblasenschwellung. Es kann wohl kein Zweifel sein, daß die Gravidität die Entwicklung einer Cholecystitis begünstigt, da von unseren 3 hierhergehörigen Beobachtungen 2 Frauen in der Schwangerschaft betrafen.

In manchen Fällen bleibt es nicht bei einfacher Entzündung, man findet die Galle in Eiter oder gar in Jauche verwandelt. Sicherlich liegt dann aber eine Mischinfektion vor. Namentlich bei solcher Sachlage bilden sich in der Wand der Gallenblase Geschwüre aus, die auch manchmal zur Perforation und Peritonitis führen können (s. Beob. 12).

Sehr viel ist über den Zusammenhang von Gallensteinen und Infektion der Gallenblase mit Typhusbazillen bzw. Cholecystitis typhosa diskutiert worden (Chiari, Hirsch, Forster, Eug. Fraenkel u. a.).

Die Frage scheint nach dem vorliegenden Material dahin beantwortet werden zu müssen, daß die Typhusbazillen mit und ohne Entzündung in der Gallenblase wohl die Bildung von Gallensteinen verursachen können, daß aber wohl viel häufiger umgekehrt, wie wir schon oben betonten, bereits vorhandene Gallensteine nach erfolgter Einwanderung der Bazillen zu einer Entzündung der Gallenblase mit Veranlassung geben.

Zweifellos können sich auch Typhusbazillen jahrelang, bis zu 20 nachgewiesenermaßen, in der Gallenblase aufhalten, ohne irgendwelche Erscheinungen zu machen, um dann plötzlich eine Entzündung der Gallenblase zu verursachen. Diese verläuft entweder als lokalisiertes Leiden, oder die Typhusbazillen gelangen in den allgemeinen Kreislauf und führen unter dem Bilde der Sepsis zum Tode. Es liegen einige autoptische Befunde vor, bei denen Typhusbazillen aus den Organen gezüchtet wurden, der Darm, die Mesenterialdrüsen wiesen keine Veränderungen auf. Ein Typhus abdominalis sensu strictiori bestand also nicht, sondern eine Sepsis durch Typhusbazillen, d. i. ein Typhus (s. S. 485 f.).

Die Erkrankung beschränkt sich nicht auf die Gallenblase, sondern ergreift auch die intrahepatischen und großen Gallenwege, namentlich dann, wenn ein Hindernis den Gallenabfluß aus dem Ductus choledochus (Stein, Karzinom etc.) hindert. Klinisch läßt sich dieser Zustand bekanntlich an dem Fehlen des Gallenfarbstoffes im Stuhlgang erkennen. (Kamm, Lit.)

Man hat diese Form einer Typhusinfektion als „biliösen Typhus" bezeichnet.

Gegenstand chirurgischer Behandlung kann die Infektion der Gallenblase vernünftigerweise nur dann werden, wenn sie den damit Behafteten in einen krankhaften Zustand versetzt. Es walten hier die anderenorts gegebenen Regeln ob. Nur wenn wiederholte Schmerzanfälle auf ein chronisches Leiden hindeuten oder wenn der Anfall mit ungewöhnlicher Heftigkeit verläuft, wird man sich zur Exstirpation der Gallenblase bzw. zur Choledocho- oder Hepatikotomie entschließen. Niemals kann man einen solchen Eingriff verantworten, nur um die Ausscheidung von Typhusbazillen zu verhüten. (Fromme, A.)

Die Respirationsorgane.

Die Atmungsorgane sind mit großer Regelmäßigkeit beim Typhus miterkrankt und zwar wohl bedingt durch den Typhusbazillus selbst. Seltenere Komplikationen sind vielfach auf eine Sekundär- oder Mischinfektion mit anderen Bakterien zurückzuführen.

Entsprechend der Schleimhaut des Rachens zeigt auch die der Nase Rötung und Trockenheit, in schweren Fällen bilden sich namentlich am Racheneingang bräunliche oder hämorrhagische Krusten. Schon geringfügige äußere Reize, wie sie z. B. beim Reinigen der Nase vorkommen, können Nasenbluten auslösen. In manchen Fällen kann es zu besorgniserregendem Blutverlust (800 ccm) kommen. Geringere Blutungen sind sehr häufig.

Die Schleimhaut des Kehlkopfes nimmt an der Hyperämie und dem trockenen Katarrh ebenfalls teil, namentlich wenn die Kranken hohes Fieber haben, unbesinnlich sind und durch den Mund atmen. So erklärt es sich wohl, daß die Häufigkeit der Erkrankung des Kehlkopfes in den einzelnen Epidemien schwankt und sich nach der Schwere der Fälle richtet.

Die Angaben über ernstere Komplikationen — bestehend in Ödem, Diphtherie, Epithelnekrose, Ulzerationen, Abszeßbildung, Perichondritis, mit ihren Folgezuständen, Lähmungen und narbigen Verengerungen — sind nicht übereinstimmend. Nach Schrötter findet man sie bei 3 % der Kranken, nach anderen Autoren bei 20—30 % der Toten.

Der katarrhalische Zustand kann leicht zur Bildung von Erosionen und Ekchymosen Veranlassung geben. Diese führen wieder an besonders disponierten Stellen, wo die Schleimhaut dem Knorpel in dünner Schicht aufliegt, zu Ulzerationen. Der Sitz derselben ist vorzugsweise der Rand der Epiglottis und der Regio interarytaenoidea. Man sieht im Spiegel zuerst starke Rötung oder blutige Verfärbung der Schleimhaut, dann schmale, schlitzförmige Geschwüre, die oft den Knorpel ganz entblößt haben (sog. Dekubitalgeschwüre). Durch bakterielle Einflüsse kann von hier aus eine tiefgehende Entzündung sich weiter verbreiten, welche zuweilen den Knorpel des Kehldeckels mehr oder weniger ausgedehnt in Nekrose verwandelt. Klinisch offenbart sich dieser Vorgang der Perichondritis laryngea durch starke ödematöse Schwellung des Kehldeckels.

Nach der Ansicht einer Reihe von Autoren (Eppinger, Kaufmann u. a.), deren Richtigkeit noch zu beweisen wäre (Schulz), sieht man gewisse Veränderungen im Kehlkopf als spezifisch typhöse an. Es sind das analog dem entsprechenden Prozeß in der Darmschleimhaut Schwellungen des lymphatischen Gewebes, insbesondere der Follikel, die sich namentlich an der Hinterwand der Epiglottis und an den Taschenbändern vorfinden sollen. Auch hier bleibt es nicht immer bei einfacher markiger Schwellung, sondern auch hier tritt zuweilen Zerfall und Geschwürsbildung ein, ausnahmsweise gefolgt von schweren tiefgehenden destruktiven Prozessen (Perichondritis).

Endlich kann die letztgenannte schwere Komplikation aber auch ausnahmsweise ohne nachweisbaren Zusammenhang mit einem äußeren Geschwür scheinbar primär sich entwickeln. Es handelt sich dann um eine als Metastase aufzufassende Abszeßbildung zwischen Knorpel und Perichondrium. Durch den Eiter wird letzteres vom Knorpel abgehoben und dieser verfällt in geringerer oder größerer Ausdehnung einer Sequestrierung. Der Eiter bricht meist an irgend einer Stelle durch, es bildet sich ein enger Fistelgang, der in eine große Abszeßhöhle führt. Namentlich der Aryknorpel wird auf diese Weise ergriffen und zerstört, aber auch Ring- und Schildknorpel sah man verloren gehen. Zuweilen wird der Knorpelsequester ausgehustet.

Klinisch kennzeichnen sich die Geschwüre häufig durch Ödem. Je nach Ausdehnung und Schwere der primären Affektion breitet es sich über den ganzen Kehlkopf und auch auf seine Umgebung aus oder erscheint lokalisiert. In letzterem Falle oder nach dem Ort größter Intensität wird man auf den Sitz des auslösenden Geschwüres schließen können.

Das Ödem verdeckt oft die Geschwürsränder derart, daß man ihrer nicht ansichtig werden kann. Auch bei fehlendem Ödem sind sie in ihrer wirklichen Ausdehnung nicht immer erkennbar, so in der Regio interarytaenoidea.

Ebenso kann auch Ödem die Perichondritis begleiten. Häufiger wohl noch und zwar in leichteren Fällen findet sich nur eine Infiltration, Rötung und derbere Schwellung der Schleimhaut in der betreffenden Gegend, also vorzugszugsweise an dem einen oder beiden Proc. vocales. Unter diesen Umständen ist es am Krankenbett außerordentlich schwierig oder gar nicht zu entscheiden, ob es sich nur um einen primären oberflächlichen ulzerativen Prozeß oder auch um eine Erkrankung des darunter liegenden Knorpels handelt.

Die Beschwerden des Kranken richten sich bei den verschiedenen Komplikationen einmal nach dem Grad der Entzündung, sodann aber auch nach dem Zustand des Sensoriums. Besteht Sopor, so hört man häufig genug von dem Patienten überhaupt keine Klagen, nicht einmal Schluckbeschwerden sind zu erkennen. Hier weisen nur heisere Stimme oder behinderte Atmung oder endlich explosionsartige, rauhe bellende Hustenanfälle auf die Miterkrankung des Kehlkopfes hin. Der Arzt muß dafür ein geschultes Ohr haben. Häufig deutet aber nichts auf die tatsächlich vorliegende Erkrankung des Kehlkopfes hin. Die Art der Ausdehnung der örtlichen Störung kann nur durch den Kehlkopfspiegel erkannt werden. Will man sich vor Überraschungen schützen, so nehme man bei Typhuskranken häufig und regelmäßig eine Besichtigung des Larynx vor, man wird dann nicht durch plötzliches Einsetzen einer Stenose zu unvorbereiteten Eingriffen gezwungen.

Bei jedem Ödem, welches zu erschwerter Atmung, Stridor, Einziehungen geführt hat, schiebe man die Tracheotomie nicht hinaus. Der Tod kann durch plötzliche Zunahme der Schwellung eintreten, bevor Hilfe gebracht werden kann. Die Stenose kann aber noch durch eine Reihe anderer Ursachen außer durch Ödem bedingt sein. Man vergleiche darüber den speziellen Teil.

Die besprochenen Veränderungen am Kehlkopf pflegen sich in der zweiten und dritten Woche, zuweilen später, ja erst im Rekonvaleszenzstadium einzustellen. Zuweilen stehen sie ganz im Vordergrund des Krankheitsbildes, so daß Rokitansky den Namen Laryngotyphus dafür gegeben hat.

Die Geschwüre bestehen in der Regel nur wenige Wochen, sie heilen meist ohne weitere Störung zu machen aus. Dagegen können Erscheinungen von seiten der Perichondritis sich über Monate hinziehen. Unter Umständen ist die Eröffnung eines Abszesses von außen notwendig. Kommt die Ausheilung zustande, so bleibt dauernder Schaden durch starke Narbenbildung und Stenosierung zurück. Verlust eines Aryknorpels führt zum Stillstand des betreffenden Stimmbandes. Verhindern nekrotische Knorpelstücke die Heilung, so müssen sie operativ entfernt werden. Nach Nekrose des Ring- und Schildknorpels ist die Verengerung derartig, daß meist eine Kanüle dauernd getragen werden muß.

Die Prognose im allgemeinen ist bei schweren Veränderungen ernst. Türck berechnet, wohl etwas zu pessimistisch, die Mortalität bei denen, die tracheotomiert werden mußten, auf 50%.

Als ganz ungewöhnliches Vorkommnis sei eine Stimmbandlähmung erwähnt, die von Landgraf auf eine Rekurrensstörung infolge Drüsenvereiterung zurückgeführt wurde. Derselbe Autor beobachtete auch eine Lähmung des Musc. posticus.

Schwere Affektionen des Kehlkopfes machen sich übrigens schon äußerlich durch eine Anschwellung und Druckempfindlichkeit bemerkbar. Indes können diese Erscheinungen am Kehlkopf auch durch eine Entzündung der Schilddrüse hervorgerufen werden. Die Erkrankung beschränkt sich entweder auf einen Teil des Organs oder ergreift die ganze Drüse. In vielen Fällen besteht nur eine parenchymatöse Entzündung, durch Schmerzhaftigkeit und Schwellung kenntlich, nicht gering ist andererseits die Zahl der Beobachtungen, welche über Eiterbildung und zwar durch Typhusbazillen berichten. Heilung wird dann nur durch Inzision erzielt. Wird diese nicht rechtzeitig ausgeführt, so kann der Eiter in benachbartes Gewebe durchbrechen. Auf diese Weise ist Mediastinitis erzeugt worden.

Daß auch Durchbruch eines Bronchialdrüsenabszesses ebenso diese schwere Komplikation hervorrufen kann, sei schon hier erwähnt.

Wenn auch die Hilusdrüsen, wie früher schon bemerkt wurde, an dem spezifisch typhösen Entzündungsprozeß häufig teilnehmen — es wurden die Bazillen in denselben nachgewiesen — so ist doch eine Vereiterung derselben ein außergewöhnliches Vorkommnis und erweckt den Verdacht einer Mischinfektion.

Wie früher schon gesagt worden ist, besteht in Luftröhre und Bronchien bei jedem Typhus, von den leichten Fällen abgesehen, ein mehr oder weniger ausgedehnter Katarrh. Die Affektion in der Luftröhre gibt sich vor allem durch trockenen Husten beim Atmen, selten durch die bekannten Brustschmerzen der Tracheitis in der Gegend des Sternums kund.

Erstreckt sich der Katarrh weiter in die großen Bronchien hinein, so hört man grobes Schnurren und Giemen. In der Regel findet man aber bei der Untersuchung der Patienten bronchitische Geräusche, die in den feineren Bronchien entstehen, namentlich im Bereich der Unterlappen. Diese Erkrankung der Bronchien pflegt von Ende der ersten Woche an nachweisbar zu sein.

Ohne Frage ist der Bronchitis als Symptom von großer Regelmäßigkeit eine pathognomonische Bedeutung für den Typhus beizumessen. Daher darf dieselbe für die Diagnose, natürlich mit notwendiger Beschränkung, verwertet werden. Wenn bei einer Krankheit ein Organ immer wieder in bestimmter Form ergriffen wird, so erhebt sich naturgemäß die Frage, ob es sich da um eine spezifische Affektion handelt. Im vorliegenden Falle würde es sich fragen, ob der Katarrh der Luftwege, die Bronchitis, durch Ansiedelung und direkte Einwirkung der Typhusbazillen hervorgerufen wird. Eine Antwort im bejahenden Sinne über diesen Punkt könnte nur die Züchtung der Bazillen von den Schleimhäuten geben.

Der Nachweis ist aber nur indirekt durch kulturelle Untersuchung des Auswurfes zu führen. Denn bei post mortem angestellter Erforschung der in Rede stehenden Verhältnisse ist ein Übertritt der Bazillen aus dem Blut, in dem sich die Krankheitserreger ja, wie wir gesehen haben, immer aufhalten und nach dem Tode reichlich vermehren, an der Oberfläche der Schleimhäute a priori nicht von der Hand zu weisen, ganz abgesehen davon, daß hierfür geeignete Fälle kaum zur Beobachtung kommen.

Aber auch die Sputumuntersuchung ist nicht absolut einwandfrei. Denn diesem können die Bazillen im Rachen und in der Mundhöhle beigemengt werden. Und andererseits ist bei Anwesenheit anderer Bakterien nicht zu sagen, welche Rolle bei dem fraglichen Prozeß diesen zukommt. Also nur dann, wenn das gewaschene Sputum Typhusbazillen in Reinkultur oder wenigstens nahezu allein enthält, wird man die Bronchitis als eine auf spezifische Einwirkung der Typhusbazillen zurückzuführende Erkrankung ansehen können.

Obwohl nun schon bakteriologische Untersuchungen des Sputums vorliegen (Jehle u. a.), nach denen das Sputum bei unkomplizierter Bronchitis Typhusbazillen sogar in Reinkultur enthalten kann, so ist danach ein endgültiges Urteil doch noch nicht zu fällen, da die oben erwähnten Fehlerquellen nicht genügend berücksichtigt sind. Den Untersuchungen Bancels kann ebensowenig Beweiskraft zugesprochen werden, da dieser Autor als Methode zum Nachweis der Bazillen bei Bronchitis (!) die Punktion der Lunge anwandte. Hierbei ist natürlich die Aspiration von Blut unvermeidlich und die Gewinnung von Typhusbazillen dadurch hinreichend erklärt. Erlaubt man sich ein Urteil auf Grund der vorliegenden Beobachtungen, so würde es eher im negativen Sinne abzugeben sein, da in zahlreichen Fällen im Sputum Typhusbazillen nicht gefunden wurden. Wie aber dann die Bronchitis zu erklären ist, etwa durch Toxinwirkung, darüber kann man Sicheres nicht aussagen.

Der Auswurf bei einfacher Bronchitis der Typhuskranken bietet nichts Charakteristisches, er ist schleimig-eitrig, wenn überhaupt Expektoration erfolgt.

Der gewöhnlichen Bronchitis kann nun auch ein Katarrh der feinsten Bronchialäste folgen. Man trifft die Bronchiolitis namentlich bei Schwerkranken und Soporösen.

Oft ist dieser Katarrh der feinsten Luftwege die Ursache für die Ausbildung von zirkumskripten Atelektasen. Werden eine größere Zahl von Alveolen auf diese Weise luftleer, so rufen die kollabierten Lungenpartien, welche sich vorzugsweise in den Unterlappen bilden, klinische Erscheinungen insofern hervor, als der Schall an den entsprechenden Stellen verkürzt ist, das Atemgeräusch bronchialen Charakter annimmt und sich feines inspiratorisches Knistern hören läßt. Ein Beweis, daß es sich in der Tat nur um Atelektase oder Splenisation und nicht um lobulär pneumonische Herde, woran nach den klinischen Symptomen auch zu denken ist, gehandelt hat, kann in dem schnellen Verschwinden der beschriebenen Phänomene gefunden werden. Auch auf Allgemeinbefinden und Temperatur haben die Atelektasen keinen Einfluß.

Dauert aber die genannte Störung länger als Stunden oder gar Tage an, so darf man regelmäßig mit folgender Entzündung in den luftleeren Teilen der Lungen rechnen. Es haben sich nun bronchopneumonische Entzündungen entwickelt.

Die Therapie muß dem nach Möglichkeit vorbeugen.

Eine große Gefahr bedeutet es für den Kranken, wenn die umschriebenen bronchopneumonischen Herde zu einer generalisierten lobulären Pneumonie zusammenfließen. Der Allgemeinzustand wird dadurch wesentlich verschlechtert, der Puls schneller und in seiner Qualität geringer.

Die Bakteriologie der Bronchopneumonie bei Typhus harrt noch der Erforschung. Eine Angabe über die Häufigkeit der speziellen Erreger, ob Pneumokokken oder Streptokokken mit oder ohne Typhusbazillen in Frage kommen, kann nur durch systematische Lungenuntersuchungen mit Hilfe der Blutplatte entschieden werden. In einigen von uns in dieser Weise untersuchten Fällen fanden wir Pneumokokken als Erreger der Pneumonie (s. S. 496), in einem S. 444 näher beschriebenen Falle den Diplobacillus mucosus Friedländer.

Eine besondere Stellung in der Pathologie nehmen jene Formen der Pneumonie ein, welche als Teilerscheinung einer Strepto- oder Staphylokokkensepsis auftreten können. Diese Sekundärinfektionen der Lunge, auch wohl als septische Pneumonie zu bezeichnende Art, verläuft unter hohem intermittierendem Fieber, protrahiert mit eitrigem sanguinolentem Sputum. Auch das pathologisch-anatomische Bild der genannten seltenen Komplikationen ist ein eigentümliches.

Ein anderer, dem eben besprochenen Zustand in seinen Erscheinungen und Folgen sehr ähnlicher Prozeß bildet sich ebenfalls in den Unterlappen Schwerkranker aus. Infolge der passiven Rückenlage und oberflächlichen Atmung der Patienten sowie wegen der anatomischen Verhältnisse der betreffenden Lungenabschnitte, die aus all diesen Gründen schlecht gelüftet werden, staut sich dort das Blut in den Kapillaren und Venen, wenn die Herzkraft geringer wird.

Diese statische Hyperämie verringert das Volumen der Alveolen und führt auch ihrerseits schließlich zur Atelektase. Sehr häufig schließt sich dann eine Entzündung an. Damit haben wir die hypostatische Pneumonie vor uns.

Diese Komplikation kündet sich durch verschärftes oder bronchiales Atmen und klingende Rasselgeräusche in den unteren Teilen eines oder beider Unterlappen und Schallverkürzung an, nachdem dichtes feines Rasseln und Knistern schon vorher zu beobachten war und die Gefahr angedeutet hatte.

Die Hypostase stellt sich, da sie ja in der Hauptsache eine Folge von Herzschwäche ist, in der Regel erst in der zweiten und dritten Woche ein. Die Prognose wird durch die genannte Komplikation wesentlich getrübt. Liebermeister sah unter 1420 Typhuskranken 100 Fälle von hypostatischer Pneumonie, davon endeten 50 letal.

Nur wenn das Fieber schon im Sinken war, pflegt sich der Eintritt der Hypostase auf der Temperaturkurve durch Anstieg des Fiebers zu markieren. Sonst ändert sich am Fieber nichts. Atmung und Puls werden frequenter. Der Allgemeinzustand verschlechtert sich. Ungünstigen Falles nimmt die Entzündung an Ausdehnung zu. Nach wenigen Tagen erfolgt dann der Tod.

Nimmt die Krankheit aber einen günstigen Verlauf, wofür namentlich das Abklingen des eigentlich typhösen Prozesses mit dem Schwinden der Bazillen und Toxine aus dem Blute maßgebend ist, dann verringert sich im Laufe von einigen Tagen die Infiltration der Lunge, und die Geräusche verlieren sich allmählich. Das Fieber fällt in Remissionen ab. Oft überdauern die Erscheinungen auf der Lunge aber die Entfieberung und verschwinden ganz erst nach Wochen. Der Auswurf bei der hypostatischen Pneumonie zeigt eine zäheitrige Beschaffenheit.

Ein Vorgang übelster Vorbedeutung ist ebenfalls ein Folgezustand von Herzschwäche, nämlich das akute Lungenödem. Es erstreckt sich meist über alle Teile der Lungen, betrifft aber besonders die Unterlappen. Physikalisch durch dichtes Knisterrasseln sich anzeigend, findet es seinen deutlichsten Ausdruck in weithin hörbarem Rasseln in der Luftröhre und in reichlich entleertem schaumig serösem Sputum, sofern noch die zur Expektoration nötige Kraft vorhanden ist. Anderenfalls erstickt der Patient in kurzer Zeit infolge Verlegung der Bronchien mit dem reichlichen Sekret.

Doch selbst nach Eintritt stertoröser Atmung darf noch nicht jede Hoffnung auf einen günstigen Ausgang aufgegeben werden. Die therapeutischen Maßnahmen dürfen dadurch nicht gelähmt werden. Man wird doch hin und wieder den Kampf von Erfolg gekrönt sehen.

Endlich führt die Herzschwäche indirekt noch zu Lungeninfarkten. Als Ursache kommen die aus der allgemeinen Pathologie bekannten Umstände in Betracht. Thromben im rechten Herzen, in der Vena cruralis oder in anderen Venengebieten, in denen sich entzündliche Prozesse wie Dekubitus, Abszesse etc. abspielen, geben zu Embolien in kleinere oder größere Äste der Lungenarterie Veranlassung.

Ist der Embolus so groß, daß er einen Hauptast der Lungenarterie verstopft, so erfolgt plötzlicher Tod.

Kleinere Embolien rufen in dem betreffenden Lungengebiet eine solide blutige Infiltration hervor. Ist dieselbe groß genug, so kann man durch Dämpfung, Bronchialatmen und Knisterrasseln den Herd nachweisen. Oft wird man klinisch auf den stattgehabten Vorgang durch pleuritische Schmerzen aufmerksam gemacht. Bald oder erst nach Tagen wird ein rein sanguinolentes Sputum entleert, unter seltenen Umständen kopiös wie eine Hämoptoë. Später oder auch von vornehrein ist der Auswurf zähgelatinös, rostbraun oder dunkelsiegellackfarben und hat dann viel Ähnlichkeit mit dem Sputum der Pneumoniker.

Nicht nur in dieser Beziehung aber ähnelt der Lungeninfarkt einer Lungenentzündung. Auch hohes Fieber, meist allerdings mit lytischem Abfall zeigt an, daß sich in dem infarzierten Lungenherd auch eine sekundäre Entzündung entwickelt.

Die Infektion des blanden Infarktes erfolgt von den Bronchien her oder vom Blute aus. Letzteren Falles sind es Typhusbazillen, sonst Strepto-, Pneumo-Kokken und auch andere Bakterien (B. pyocyaneus), welche infizieren. Ist der Embolus von seinem Ursprungsort her infiziert gewesen, dann wandelt sich das infarzierte Gewebe meist sehr bald in einen Lungenabszeß oder in eine Gangränhöhle um, je nach der Art der eingeschleppten Krankheitserreger. Die unmittelbare Folge solcher metastatischen Randeiterung in der Lunge ist eine trockene Pleuritis. Sehr gewöhnlich findet aber auch eine bakterielle Infektion der Pleura statt, die dann entweder zu seröser oder eitriger oder jauchiger Exsudation in der Rippenfellhöhle führt. Ausnahmsweise sieht man auch einen Pneumothorax. Die klinischen Erscheinungen bedürfen hier keiner Erörterung. Als Infektionserreger kommen die gewöhnlichen Eitererreger und bei jauchigem Exsudat anaerobe Bakterien in Frage. In einer Reihe von Fällen ist der Typhusbazillus in Reinkultur angetroffen worden und zwar sowohl in seröser oder blutigseröser als in eitriger Flüssigkeit. Es kann nicht wundernehmen, daß der Typhusbazillus auch in die Pleura gelangt und dort entzündungserregend wirkt, denn mit dem Blut kommt er, wie wir schon betonten, auch in das infarzierte Gewebe und entwickelt sich dort weiter. Von hier aus steht der Übergang in die Pleura offen.

Empyeme, durch Typhusbazillen hervorgerufen, sind mehrfach beschrieben worden. Der Eiter hat zuweilen eine hämorrhagische Beschaffenheit. Sie zeichnen sich durch relative Gutartigkeit aus. Vielfach genügt ein- oder mehrmalige Punktion zur Heilung.

Expektoration des Pleuraeiters hat auch zur Heilung geführt.

Die klinischen und speziell physikalischen Symptome von Lungenabszeß oder Gangrän bei Typhus entsprechen den allgemein für diese Erkrankung bekannten.

Es ist ein zirkumskripter Herd nachweisbar, der sich häufig genug nur durch schwaches und nur zeitweilig hörbares, besonders inspiratorisches bronchiales oder amphorisches Atmen erkennen läßt. Geräusche sind nicht immer und nur vereinzelt hörbar. Geringe Schallverkürzung besteht meist. Das Sputum enthält bei Abszeß zu irgend einer Zeit elastische Fasern, ist von eitrigem, zuweilen rein blutigem Charakter. Die Menge kann beträchtlich sein. Über 100 ccm werden expektoriert.

Nach anderer und eigener Erfahrung kann das Sputum so reichlich Typhusbazillen enthalten, daß zum mindesten an einer Mitwirkung der Typhusbazillen an dem Einschmelzungsprozeß nicht zu zweifeln ist. Einer unserer diesbezüglichen Fälle möge hier Platz finden (Beob. 17). Bei Lungengangrän spielen regelmäßig neben Typhusbazillen andere Bakterien die Hauptrolle und zwar solche, die der Affektion den putriden Charakter verleihen. Der graubraune Auswurf riecht höchst übel. Die Diagnose gründet sich hauptsächlich hierauf. Denn elastische Fasern werden nur selten gefunden.

Stinkendes Sputum kommt sonst nur noch bei putrider Bronchitis vor, die auch wohl einmal den Typhus kompliziert.

In den letzten Jahren ist die Diagnose der Lungenaffektionen wesentlich durch das Röntgenbild gefördert worden.

So kann durch die Radioskopie und Radiophotographie der Lungenabszeß und die Lungengangrän durch genauere Lokalisation unserem Erkennen näher gerückt werden, was namentlich in therapeutischer Beziehung nutzbringend sein wird.

In der älteren und neueren Literatur (Rokitansky, Griesinger, Liebermeister, E. Wagner, Jehle, Rau) beschäftigen sich eine ganze Anzahl von Arbeiten mit dem Begriff Pneumotyphus. Unter diesen Namen hat man verschiedenartige Krankheitszustände zusammengefaßt. Gemeinsam war ihnen das Dominieren der Erscheinungen einer lobären Pneumonie im Krankheitsbilde.

Vier Gruppen von Fällen sind hier zu unterscheiden. Zur ersten gehören diejenigen Beobachtungen, in welchen der Kranke zunächst allgemeine Symptome darbietet,

so daß man einen Typhus vermutet. Besonders Benommenheit
und andere zerebrale Erscheinungen stehen im Vordergrund.
Dann aber nach einigen Tagen
oder erst in der zweiten Woche
gesellen sich ausgesprochene Anzeichen einer lobären Pneumonie
hinzu, während die eigentlichen
Charakteristica des Typhus doch
nicht zur Ausbildung kommen.
Die Lungenentzündung zeigt insofern noch Besonderheiten, als
Dämpfung und Bronchialatmen
langsam fortschreitet, Husten und
Auswurf erst spät ein typisches
Aussehen annimmt, Puls und
Atmung wenig beschleunigt sind.
Allmählich gehen die Lungenveränderungen und dasFieber zurück.

  Im vorstehenden ist das
Bild einer sogen. asthenischen
Pneumonie geschildert. Dasselbe hat bei genauer Analyse der
Symptome nichts mit Typhus zu
tun und vollends nicht in ätiologischer oder anatomischer Beziehung.

  In die zweite Gruppe gehören solche Fälle, die als regelrechte Pneumonie beginnen, dann
aber nach einigen Tagen daneben
noch unzweifelhaft die Erscheinungen eines Abdominaltyphus
erkennen lassen.

  In eine dritte Gruppe
von Fällen wären diejenigen Beobachtungen einzureihen, bei welchen anfangs die Erscheinungen
eines Typhus vorliegen, im weiteren Verlauf aber die Symptome
einer lobären Pneumonie hinzutreten und dann die beiden
Krankheiten nebeneinander her-
gehen.

  Diese beiden Krankheitsformen sind es vor allem, welche
als Pneumo- oder Pektoral-
typhus beschrieben worden sind.
Die Autopsie hat, wo sie dabei
ausgeführt wurde, neben dem
Befund einer croupösen oder sog.
schlaffen Pneumonie die für
Typhus charakteristischen Merkmale ergeben.

  Namentlich aber sind solche
Erkrankungen von den Autoren
als Pneumotyphus angesprochen worden, welche pathologisch-
anatomisch nur sehr geringfügige
Veränderungen typhöser Art im
Darm und an den Mesenterialdrüsen erkennen ließen, so daß
also auch in tabula die Lungen-
veränderung als Hauptmoment
der Krankheit imponierte.

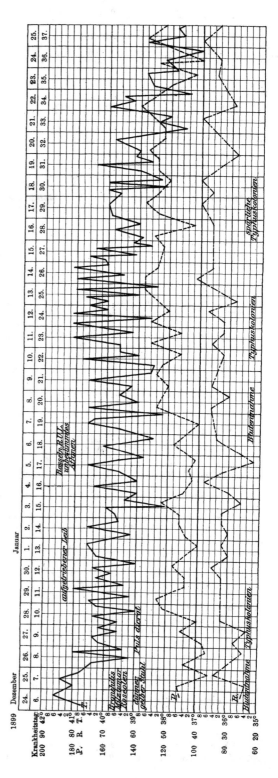

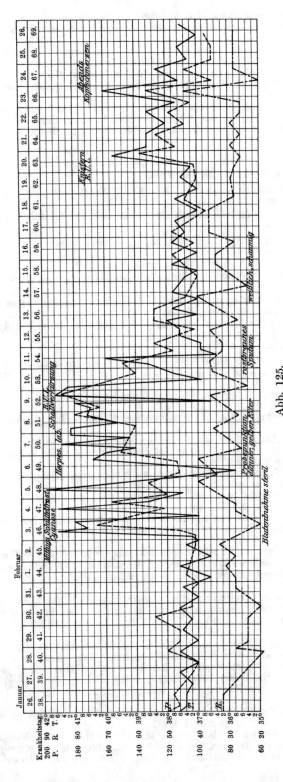

Abb. 125.

Beobachtung 17: Will, Typhus abd. gravis. Lungenabszeß.

Patient macht einen schweren Typhus durch. Gegen Ende der dritten Woche bildet sich ein pneumonischer Herd im rechten Unterlappen aus. Das Fieber fällt in steilen Remissionen langsam zur Norm ab. Lungen frei. In der siebenten Woche plötzlich unter Schüttelfrost
hoher Anstieg, es folgt intermittierendes Fieber. Am dritten Tag wieder Dämpfung und bronchiales Atmen über dem rechten Unterlappen.
Heftige Brustschmerzen. Probepunktion der Lunge ergibt Eiter mit Typhusbazillen. Im Sputum (in 24 Stunden 200 ccm von bräunlichgelber
Farbe) ebenso sehr zahlreiche Typhusbazillen und elastische Fasern. Spontanheilung.

Es kann keinem Zweifel unterliegen, daß in allen der hierher gerechneten Fälle zwei ätiologisch ganz verschiedene Krankheiten nebeneinander bei ein- und demselben Individuum bestanden.

In der Tat sind denn auch, soweit in den mitgeteilten Beobachtungen bakteriologische Untersuchungen ausgeführt worden sind — und diesen kommt zur Klarstellung der vorliegenden Frage die größte Bedeutung zu — in dem Sputum oder in den Lungen mit und ohne Typhusbazillen der Diplococcus pneumoniae Fraenkel oder andere Bazillen gefunden worden.

Da eine Beibringung diesbezüglicher Kasuistik durchaus erwünscht ist, so verweisen wir zunächst auf Beobachtung 36 und fügen eine Krankheitsgeschichte ein, die über eine sekundäre croup. Pneumonie durch den Diplobazillus Friedländer berichtet (s. auch S. 440):

Beobachtung 18. Klopf, Max, 23 Jahre alt.
Typhus abdominalis, Thrombos. fem. ven. sin., Pneumonia crouposa, Sepsis per bacill. mucos. caps. (Friedländer).

Anamnese: Am 15. u. 16. Juli 1909 abends Kopfschmerzen; am 17. Juli Mattigkeit, seitdem bettlägerig.

Status praesens (22. Juli 1909): Kräftiger Mann; Gesicht fieberhaft gerötet; am Abdomen zahlreiche Roseolen.

Zunge belegt, borkig trocken. Abdomen weich, nicht druckempfindlich; Milz oben fühlbar; überschreitet bei tiefer Inspiration ½ Finger den Rippenbogen. Stuhl: dünn, erbsenbreiartig.

Pulmones: hinten beiderseits Giemen und einzelne Rasselgeräusche; sonst normaler Befund. Puls regelmäßig, ziemlich gut gefüllt, dikrot.

Blut-Serum Ficker 1 : 100 für Typhus +; Leukopenie; aus Blut in Gallen-Agar Bact. typhi gezüchtet.

Diagnose: Typhus abdominalis.

27. Juli Krankheits- und Fieberverlauf entspricht dem eines schweren Typhus. Pat. ist unklar, unruhig, aus dem Lumbalpunktat wächst am 12. Krankheitstag in Gallenbouillon Bact. typhi.

3. Sept. Stark unregelmäßige Temperaturen ohne besonderen Befund.

14. Sept. Wieder höhere Temperatur ohne objektiven Befund.

17. Sept. Thrombose der linken Vena saphena bis zur V. femoralis. Allgemeinbefinden gut.

22. Sept. Seit gestern fühlt Patient sich schlechter, sieht blaß aus, Extremitäten kühl, Puls sehr klein, unregelmäßig. Galopprhythmus. 24. Sept. Puls dauernd sehr schlecht; unregelmäßige Herzaktion, kalte Extremitäten.

26. Sept. Ansteigen der Temperatur; Pulmones rechts hinten unten tympanitische Dämpfung, Bronchialatmen, Rasseln; kein Sputum (Pneumonie).

27. Sept. Nachts sehr unruhig, heute völlige Benommenheit, Puls sehr schlecht gespannt und gefüllt, sehr irregulär. 10 Uhr abends Exitus let.

Venen-Blutentnahme vom 26. Sept.: aus 20 ccm Blut 80 Kolonien von Bac. mucosus capsulat.; Typhusbakterien wurden nicht gezüchtet.

Sektion.

Diagnose: Endocarditis verrucosa mitralis, degeneratio adiposa myocardii, dilatatio ventricul. cordis. Pneumonia crouposa lobi sup. et inf. pulm. dextr. Infarctus lienis; Ulcera typhosa intestini, ilei, Thrombosis venae iliac. et femoralis sin., Ileotyphus in stadio reparationis.

Herz vergrößert; die Mitralsegel zeigen am Schließungsrand einen Kranz nicht sehr dicht stehender zarter, warzenartiger, grauroter Auflagerungen; der linke Ventrikel ist bedeutend erweitert, ebenso der rechte; Wanddicke links 1 cm. Herzmuskel ist schlaff, rötlichgelbe Farbe.

In der rechten Pleurahöhle 150 ccm stark trüber, rötlich gefärbter Flüssigkeit, Pleurablätter mit schmutzig-grauen, abziehbaren Häuten belegt. Lungen sehr voluminös; Ober- und Unterlappen mit Ausnahme der Ränder stark infiltriert. Auf der Schnittfläche die infiltrierten Partien stark vorspringend, völlig luftleer, von graugelblicher, im Unterlappen, graurötlicher Färbung und schleimig glänzender Fläche. Bei geringem Druck fließt fadenziehende Flüssigkeit ab.

Milz: 19 : 8 : 4 gespannt, Konsistenz wenig elastisch; auf der Höhe der Konvexität ein leicht vorgebuckelter, keilförmiger schwarzroter Herd.

Das untere Ileum zeigte eine bis zur Klappe zunehmende leicht schiefrige Verfärbung der Schleimhaut, im untersten Teil mehrere Schleimhautdefekte (bis zehnpfennigstückgroß) mit scharfem, zackigem Rande und stark schieferigem Hof mit glattem Grunde.

Bakteriologischer Befund post mortem. Herzblut: B. mucosus capsulat. (Fried-länder) in Reinkultur. Lunge: B. mucosus capsulat. in Reinkultur. Gallenblase: B. typhi in Reinkultur.

Man muß also in solchen Fällen angesichts dieser Feststellungen entweder eine sekundäre Pneumonie bei einem Typhus oder umgekehrt eine Pneumonie mit sekundärer Typhusinfektion, also eine Mischinfektion annehmen.

Besonders wichtig für die Beurteilung des Pneumotyphus sind drei von Busquet beschriebene und bakteriologisch sichergestellte Krankheitsfälle. Der eine gibt ein Beispiel von dem Zusammentreffen einer typhösen und Pneumokokkeninfektion von Anfang an. Klinisch das Bild der croupösen Lungenentzündung neben einer Roseola typhosa. Im Blut Pneumokokken und Typhusbazillen. Im zweiten Falle stellt sich nach voraus-gegangenen typhösen Erscheinungen die Pneumonie später ein. Im Blut derselbe Befund. Auch in einem dritten klinisch ähnlichen Fall wird bakteriologisch diese Mischinfektion durch die Blutuntersuchung erwiesen. Bei der Autopsie werden aus der hepatisierten Lunge nur Pneumokokken gezüchtet.

Demgegenüber erfordern aber noch als vierte Gruppe Krankheitsbilder, die in den letzten Jahren, namentlich auf Grund von bakteriologischen Untersuchungen hin mit-geteilt worden sind, hier eine besondere Berücksichtigung. Zuweilen stellen sich im Verlauf eines Typhus die Symptome einer lobären Pneumonie akut ein. Unter schweren akuten Erscheinungen von Dyspnoe und Zyanose, Schüttelfrost und Fieberanstieg breitet sich schnell eine Infiltration über einen oder mehrere Lungenlappen aus. Das Sputum zeigt nach Angaben von Curschmann, v. Stühlern, Edel, Jehle, Glaser einen ausgesprochen hämor-rhagischen Charakter, in demselben sind Typhusbazillen nachzuweisen.

Die rein blutige Beschaffenheit des Auswurfs ist nun für eine typische Eigenschaft der durch Typhusbazillen hervorgerufenen Lungenentzündung angesprochen worden, die Autoren stehen nicht an, so charakterisierte Fälle von Pneumonie auf die Ansiedlung von Typhusbazillen in der Lunge zurückzuführen. Mag dem so sein. Dennoch darf man kritische Bedenken nicht unterdrücken.

Wie wir oben auseinandergesetzt haben, ist dem Lungeninfarkt ein ganz ähnliches oder gleiches Sputum eigentümlich. Wie will man entscheiden, daß nicht bei der eben beschriebenen Form von Typhuspneumonie als Ursache für das Ereignis eine Embolie mit folgendem Infarkt verantwortlich zu machen ist?

Auch diesem folgt ja in der betroffenen Lungenpartie eine Entzündung. Die An wesenheit von Typhusbazillen in blutdurchtränktem Gewebe ist sehr leicht erklärt.

Ob es an Ort und Stelle auch zu einer Vermehrung der Typhusbazillen und auf Grund dieser unter Ausschluß anderer Keime zu der Entzündung kommt, bedarf noch weiterer Klärung. Die Möglichkeit erscheint uns gegeben.

Die in Rede stehende Art der Typhuspneumonie aber läßt im Lichte der eben angestellten Erwägungen bezüglich ihrer Entstehung doch eine andere Auffassung als die der früheren Autoren zu. Es käme als auslösendes Moment eben noch die Disponierung des Gewebes durch die Zirkulationsstörung in dem betreffenden Lungenabschnitt infolge der Embolie hinzu. Es wäre nicht wohl einzusehen, warum sonst die Typhusbazillen nicht häufiger im Lungengewebe Fuß fassen und dort zur örtlichen Entzündung Veranlassung geben, da sie doch durch den Blutstrom in jedem Fall, und von den Bronchien aus häufig in dieses Organ gelangen.

Hier wäre schließlich noch die Frage aufzuwerfen, gibt es nun überhaupt eine primäre Lokalisation des Typhus in der Lunge, wie manche Autoren wollen. Für diesen Vorgang wäre dann wirklich mit Recht der Name Pneumotyphus am Platz. Bei gewissenhafter Berücksichtigung der Literatur, soweit dies möglich ist, scheint uns kein Fall als sicherer Beweis für diese Annahme dienen zu können. Vom theoretischen Stand-punkte aus aber muß es a priori als überaus schwierig, wenn nicht unmöglich angesehen werden, diese Frage durch Beobachtung am Krankenbett und experimentelle Unter-suchungen zu entscheiden.

Die Beziehungen der Lungentuberkulose zum Typhus sind in An-betracht der Häufigkeit der erstgenannten Krankheit recht nahe und nament-lich dort, wo der Typhus noch heute endemisch auftritt, wo also eine In fektion mit Typhusbazillen leicht möglich ist, wird man häufiger das Zu-sammentreffen beider Krankheiten bei einem Patienten beobachten können insonderheit das Hinzutreten eines Typhus zu einer Tuberkulose (s. S. 402).

In der Tat liegen auch in der Literatur schon längst darüber eine ganze Reihe von Beobachtungen vor (Chiari, Pechère-Heger, Ortner, Besançon et Philibert u. a.), und namentlich mit der Verfeinerung der bakteriologischen und serologischen Typhus-diagnose sind Fälle der genannten Art häufiger zur Kenntnis gekommen. Denn nicht immer tritt ein Typhus klinisch mit so markanten Symptomen auf, daß man ihn bei einer floriden, fieberhaften Tuberkulose ohne weiteres und mit Sicherheit konstatieren könnte.

Gerade hier gewährt die Blutuntersuchung und der Nachweis von Typhusbazillen ein souveränes Mittel für die Diagnose der Mischinfektion.

Bezeichnenderweise berichtet die Literatur namentlich über solche Fälle, bei denen klinisch sowohl, wie pathologisch-anatomisch die für Typhus charakteristischen Symptome nur in geringem Grade oder überhaupt nicht ausgeprägt waren, dagegen die Zeichen der Tuberkulose in ausgedehntem Maße vorlagen. Vielfach erinnerte nur eine Lymphdrüsenschwellung im Mesenterium und ein weicher Milztumor an den Sektionsbefund bei Typhus. Im Blut oder in anderen Organen wurden kulturell Typhusbazillen nachgewiesen.

Während nun die Autoren im allgemeinen auch bei diesen für Typhus wenig charakteristischen Veränderungen in Anbetracht der Züchtung von Typhusbazillen aus dem Inneren der Organe (Blut und Milz) und der sichtbaren tuberkulösen Substrate in Lunge, Darm, Lymphdrüsen usw., den einzig zulässigen Schluß ziehen, daß es sich unter den gegebenen Umständen um eine Mischinfektion handelt, hat es Busse für gut befunden, das für eine Typhusinfektion untrügliche Zeichen des Bazillennachweises im Blut anders zu deuten.

Der prinzipiellen Wichtigkeit wegen muß hier auf diese Frage näher eingegangen werden.

Busse erhebt in zwei Fällen, bei denen intra vitam 5 bzw. 4 Tage vorher — also vor sehr kurzer Zeit — von anderer Seite Typhusbazillen aus dem Blut gezüchtet und auch einmal Roseolen aufgetreten waren, den pathologisch-anatomischen Befund einer Miliartuberkulose und tuberkulösen Meningitis. Typhöse Veränderungen findet er nicht. Auf den Versuch des mikroskopischen und kulturellen Nachweises von Typhusbazillen in den geschwollenen und geröteten, allerdings makroskopisch tuberkulös veränderten Mesenterialdrüsen, in der Milz, im Knochenmark verzichtet aber der Autor ganz oder führt ihn zu mangelhaft durch, um seine Schlußfolgerung berechtigt erscheinen zu lassen. Jeder, der die Literatur über Typhus in dem letzten Jahrzehnt verfolgt hat, wird wissen, daß es zweifellos Fälle gibt, die anatomisch erkennbare Läsionen im Darm vermissen lassen, gleichwohl aber auf Grund klinischer Beobachtung oder bakteriologischer Feststellung als Typhus angesehen werden müssen (siehe S. 396, 402). Man ist gewiß nicht berechtigt, allein deswegen, weil der Darm nur tuberkulöse Veränderungen aufweist, einen Typhus auszuschließen. In einem dritten Fall von klinischer und anatomischer Tuberkulose fehlen bei Busse ebenfalls typhöse Anzeichen bei der Autopsie, auch klinische Symptome waren nicht hervorgetreten, aber der bakteriologische Nachweis der Typhusbazillen im Blut ist erfolgt, indes zuletzt, sieben Wochen vor dem Tode. Etwaige typhöse Organstörungen können also längst geschwunden sein, es braucht nicht bei jedem Typhus eine Pigmentation der Darmfollikel zurückzubleiben. Außerdem gilt auch hier das vorher Gesagte. Und Fälle, die klinisch nichts außer Fieber bieten und doch Typhen sind, können häufiger beobachtet werden.

Endlich erwähnt Busse noch einen unter dem Bilde einer atypischen Pneumonie verlaufenen Krankheitsfall mit positivem Befund von Typhusbazillen im Blut. Leider ist auch hier die Untersuchung nicht in jeder Beziehung erschöpfend gewesen, die sich namentlich auf das Sputum hätte erstrecken müssen. Es wäre dann diese Beobachtung ein wertvoller Beitrag für die Frage des Pneumotyphus gewesen. Ein anatomischer Befund liegt nicht vor, da der Patient am vierten Tag entfiebert und geheilt wurde. Wenn man unsere Ausführungen über Pneumonie bei Typhus aufmerksam durchliest, wird man zugeben müssen, daß die Bussesche Mitteilung über Typhusbazillen im Blut bei bestehender Pneumonie eine andere Erklärung eher zuläßt, als die, welche der Autor den referierten Fällen zuteil werden läßt. Auf Grund dieses wie der erwähnten Fälle von Tuberkulose nämlich schließt er vom einseitigen Standpunkt des pathologischen Anatomen, ,,daß Typhusbazillen auch bei Kranken (im Blut) vorkommen, die nicht an Typhus leiden ,,und verneint mit Bestimmtheit, ,,daß die Patienten zur Zeit, als sie die Typhusbazillen im Blut beherbergten, an Typhus gelitten haben''.

Wir glauben genügend Momente hervorgehoben zu haben, welche die vorstehende Schlußfolgerung Busses unbegründet erscheinen lassen. Die von ihm angegebenen Tatsachen sind nicht geeignet, die unbedingte Bedeutung der Anwesenheit von Typhusbazillen im Blute als Beweis für eine bestehende Infektion einzuschränken. Im Gegenteil haben seine Mitteilungen einen wertvollen Beitrag dafür geliefert, wie wichtig gerade bei Mischinfektionen und bei atypischen Fällen für die Erkennung derselben die bakteriologische Blutuntersuchung ist.

Der Übertritt von Typhusbazillen in das Blut ist wirklich keine gleichgültige Sache, die ohne spezifischen Einfluß auf den Organismus bleibt — der negative Ausfall der Widalschen Reaktion in den Fällen Busses spricht nicht dagegen.

Wir haben Typhusbazillen trotz zahlreicher Untersuchungen bei Tuberkulösen nie gefunden. Nur ein derartiger Fall ist hier von anderer Seite beobachtet und als Mischinfektion angesehen worden.

Das Vorkommnis dürfte nicht häufig sein, wie Busse annimmt.

Im übrigen scheint es doch, als ob in der Tat die Patienten mit tuberkulösen Erkrankungen, namentlich des Darmes, eine gewisse Disposition für die Erkrankung an Typhus an den Tag legen, indem sie vielleicht den in den Darm gelangten Typhusbazillen einen leichten Übergang in den Säftestrom durch die Darmgeschwüre bieten.

Also darüber kann nicht der geringste Zweifel obwalten, daß der Nachweis von Typhusbazillen im Blute unter allen Umständen eine Infektion des menschlichen Organismus mit Typhusbazillen anzeigt. Nur insofern ist eine Überlegung berechtigt, ob es sich in Fällen, wie die von Busse mitgeteilt sind, um Typhus abdominalis sensu strictiori handelt, d. h. ob eine primäre Ansiedlung in den mesenterialen Lymphbahnen mit folgender Bakteriämie vorgelegen hat, oder ob etwa die Lymphwege von der Infektion nicht ergriffen sind, sondern die Typhusbazillen von der Darmschleimhaut bzw. ev. von dem Lungengewebe aus direkt in den Blutstrom übergetreten sind, ein Vorgang, der, wie wir sehen werden, bei Infektionen durch Paratyphus-Bazillen relativ häufig zu beobachten ist, während er sich, soweit unsere Kenntnis reicht, bei Typhusbazilleninfekten nur ganz ausnahmsweise ereignet.

Wir lernten diesen Infektionsmodus, d. h. die lokale Ansiedelung der Typhusbazillen in einem anderen Organ als dem Lymphgefäßsystem und folgende Bakteriämie bisher nur einmal bei der Erkrankung der Gallenblase kennen.

Zunächst ist dazu zu bemerken, daß es im einzelnen Fall außerordentlich schwer, ja unmöglich sein kann, diese Frage zu entscheiden. Denn Veränderungen an der Darmschleimhaut gehören, wir wiederholen es, nicht notwendig zum Bilde des Typhus (siehe S. 396 und Henoch, über Kindertyphen). Eine Ansiedelung der Bazillen im Lymphapparat des Mesenteriums ist anzunehmen, wenn die Lymphdrüsen geschwollen und gerötet sind. Sicherlich können aber diese makroskopisch unverändert sein und doch sind sie und die Lymphstränge von Typhusbazillen okkupiert. In solchen Fällen ist es natürlich sehr schwer, eine Infektion der Lymphwege nachzuweisen.

Was nun die Fälle von Busse anlangt, so sind sie zum Teil nicht geeignet oder nicht so hinreichend untersucht, daß ihre Zugehörigkeit zu der einen oder anderen Gruppe entschieden werden könnte. Der erste seiner Fälle ist indessen sicher als Typhus anzusehen, denn der betreffende Kranke zeigte intra vitam Roseolen, die ja das klassische Symptom für eine Erkrankung des Lymphgefäßsystems sind. Zwei andere Fälle kamen zu früh zur Sektion, einer zu spät, als daß man typische Veränderungen am Lymphapparat hätte finden müssen.

Seltener ist nun die andere Gruppe von Fällen, wo umgekehrt bei einem diagnostisch sicher gestellten Typhus im weiteren Verlauf eine Tuberkulose der Lungen manifest wird, für die im Anfang der Erkrankung irgendwelche Anzeichen nicht nachweisbar waren. Es wäre ja in Anbetracht der konsumierenden Erkrankung, welche der Typhus doch ist, wohl verständlich, daß ein bis dahin latenter tuberkulöser Herd nun bei den geschwächten, wenig widerstandsfähigen Individuen zu florider Phthise auswächst. Ja, man könnte bei der Häufigkeit der latenten Tuberkulose ein solches Ereignis öfter erwarten. Man kann, da dies nicht der Fall ist, den Typhus als disponierendes Moment für die Entwicklung einer Tuberkulose nicht ansehen. — Eine frische Infektion des Körpers von außen her während des Typhus dürfte kaum vorkommen. — Am häufigsten natürlich wird eine Tuberkulose von den Spitzen der Lunge her weitergreifen.

Recht selten sieht man eine frische, generalisierte Aussaat peribronchitischer, tuberkulöser Herde. Gerade diese Form macht der Diagnose besondere Schwierigkeiten.

Ganz vereinzelt kommt der Übergang einer lobulären oder lobären Pneumonie in eine tuberkulöse chronische Entzündung eines ganzen Lungenlappens zur Beobachtung.

Die klinischen Zeichen für diese verschiedenen Komplikationen ergeben sich aus dem Gesagten von selbst. Natürlich ist es oft nicht leicht, die physikalischen Symptome auf der Lunge — von Spitzenaffektionen abgesehen — dann als durch eine Tuberkulose bedingte zu deuten, wenn man vorher in den betreffenden Lungenabschnitten einfache bronchitische oder pneumonische Prozesse vorgelegen haben.

Man wird durch die Hartnäckigkeit der Erscheinungen, ev. auch durch lang sich hinziehendes intermittierendes Fieber, durch andauerndes schlechtes Allgemeinbefinden der Patienten auf den Verdacht einer Tuberkulose hingeleitet werden und zu wiederholter Sputumuntersuchung und Anwendung der übrigen modernen diagnostischen Methoden aufgefordert werden.

Ein frühzeitiges Erkennen der tuberkulösen Gefahr ist besonders dann wichtig, wenn man bezüglich der Ernährung Typhuskranker auf einem konservativen Standpunkt steht (s. Therapie).

Daß ein Typhuskranker von einer Miliartuberkulose und umgekehrt befallen werden kann, ist klar und öfter beobachtet. Die Diagnose erfordert besonders scharfe Beobachtung in diesen Fällen; ist einmal der Verdacht ausgelöst worden, so gibt, von anderen Anzeichen

abgesehen, der positive Typhusbazillenbefund im Blut und der Nachweis von Tuberkelbazillen im Blut oder von Choroidealtuberkeln mittelst Augenspiegels absolute Sicherheit.

Die Kreislaufsorgane.

Anknüpfend an die früher beschriebenen Eigentümlichkeiten des Pulses
beim Typhus abdominalis (S. 391) seien dieselben im folgenden noch durch
einige Angaben erweitert.

Als auf ein für Typhus charakteristisches Zeichen sei nochmals auf die
relativ niedrig verlaufende Pulskurve bei Erwachsenen und älteren Kindern
hingewiesen (s. Beob. 3 und 7). Während bei kräftigen Männern, nicht so
regelmäßig bei Frauen die Pulszahl mit dem Ansteigen des Fiebers auf etwa
80 bis 90 hinaufgeht, sich während der Kontinua aber durchweg unter 100
hält, um dann im amphibolischen Stadium in täglichen leichten Schwankungen,
welche den Temperatur-An- und Abstiegen andeutungsweise entsprechen, allmählich zur Norm zurückzukehren, bieten ein Teil der weiblichen Kranken
und Kinder diese relative Pulsverlangsamung in der Regel nicht. Aber auch
bei den letzteren beobachtet man Zahlen bis 140 und darüber nur ausnahmsweise. Abweichungen von dem eben beschriebenen Modus deuten auf Komplikationen oder vor allem auf Störungen schwerer Art an den Kreislaufsorganen
hin. Kurze Zeit nach Abklingen des Fiebers liegt häufig die Pulsfrequenz
bei ruhigem Verhalten des Patienten unter der Norm; man führt diese Bradykardie teils auf anatomisch sichtbare Veränderungen des Herzens, teils
auf Herabsetzung seiner Leistungsfähigkeit zurück (Krehl), worunter nicht
etwa Ermüdung verstanden ist, also doch auch wohl Störungen am Muskel
infolge der Toxinwirkung, die nachzuweisen uns nur die Methoden fehlen.
Eine Erregung des Vagus als Ursache der Pulsverlangsamung ist nach Dehio
auszuschließen. Der Verlangsamung der Schlagfolge gegenüber stellt sich
im weiteren Verlauf oder in der späteren Rekonvaleszenz häufig eine Beschleunigung der Herzaktion ein (s. Beob. 5, 7, 8). Namentlich bei Bewegungen in- oder außerhalb des Bettes und geringen Anstrengungen schnellt
der Puls auch bei kräftigen Männern auf 100 und höher hinauf, auch Irregularitäten beobachtet man, ohne daß diese wie jene mit subjektiven Beschwerden verbunden zu sein brauchen, wenn die Muskelarbeit ein der Rekonvaleszenz entsprechendes vernünftiges Maß nicht überschreitet. Zuweilen
wird aber auch von den Patienten über Herzklopfen geklagt. Es können
Wochen, ja Monate vergehen, bis die Pulszahl wieder der Norm entspricht.

Daß psychische Erregungen sowohl während als nach dem Fieber ihren
Einfluß im pulsbeschleunigenden Sinne auch bei Typhuskranken und Rekonvaleszenten geltend machen, bedarf kaum der Erwähnung.

Im übrigen läßt der Puls bei Typhuskranken folgende Eigenschaften
erkennen, mit denen sich in neuerer Zeit Ortner besonders beschäftigt hat.
Zu den regelmäßigsten lange bekannten und daher sogar in diagnostischer
Beziehung verwerteten Symptomen gehört die Dikrotie. Man fühlt einen
doppelschlägigen Puls an den peripheren Arterien, in sehr seltenen Fällen
ist sogar eine dritte, ja eine vierte Welle zu registrieren. Als Grund der
pathologischen Dikrotie bei Typhus nehmen wir eine Erschlaffung der Gefäßmuskulatur, eine Atonie der Muskularis toxischen Ursprunges bei kräftiger
(gesteigerter) Herzaktion an.

Bei leichten und mittelschweren Fällen ist der Radialpuls kräftig, gut
gespannt und gefüllt, äqual und regulär. Regelmäßig läßt er eine gewisse
Pseudocelerität und große Exkursionsweite, ebenfalls infolge Erschlaffung
der Gefäßmuskulatur, erkennen. An diese Momente ist zur richtigen Beurteilung

des Pulses immer zu denken. Wie meist im Fieber, doch nicht infolge der Temperaturhöhe, so ist auch beim Typhus ein Pulsieren der feinen Arterien mit Dikrotie fühlbar, ein Kapillarpuls, ja sogar ein dikroter Kapillarpuls (Ortner) und ein zentrifugaler Venenpuls (Quincke) kommt zur Beobachtung.

An dieser Atonie des peripheren Gefäßsystems nimmt nach Ortner das Splanchnikusgebiet auch in einer Gruppe von Fällen, meist solchen schwererer Art, teil.

Zur Erhaltung des Kreislaufes tritt in solchen Fällen das Herz kompensatorisch ein (s. unten).

In schweren, ungünstig verlaufenden Fällen ändert sich das gezeichnete Pulsbild. Der Puls nimmt vor allem höhere Frequenz an. Eintritt dauernder Beschleunigung des Herzschlages, über 120 bei jugendlich kräftigen Personen, entsprechend höher bei Kindern oder Greisen, trübt die Prognose sehr. Hohe Pulszahlen begleiten regelmäßig Komplikationen von seiten der Lunge, Peritonitis, Myocarditis, schwere akute Anämien nach Darmblutung. Besonders zu fürchten ist eine Kreuzung der Temperatur- und Pulskurve.

Der frequente Puls verliert auch bald seine Dikrotie, er ist sehr weich, leicht zu unterdrücken, wenig gefüllt; dazu gesellt sich Kälte und Zyanose der Haut. An den kleinen Arterien ist Pulsation nicht mehr fühlbar. Endlich kurz vor dem Tode schwindet der Puls unter dem Finger ganz.

In anderen Fällen, die trotz schwerster Erscheinungen der Heilung entgegen gehen, bleibt der Puls längere Zeit frequent, und später ist der Puls als Zeichen der bestehenden Herzschwäche bei ausgesprochener Bradycardie tardus und irregulär.

Über die Ursache der Pulsveränderungen von den leichten Abweichungen von der Dikrotie, der Weichheit an bis zum fadenförmigen Puls sind wir dank wir dank der rastlosen Arbeit, namentlich von Romberg, Päßler und Rolly jetzt aufgeklärt. Es kann als sicher gelten, daß eine Lähmung der Vasomotoren durch das Typhusgift zum großen Teil die Kreislaufsstörungen hervorruft. Da die Vergiftung des Organismus Typhuskranker aber nicht wie bei den tierexperimentellen Untersuchungen der Leipziger Schule plötzlich, sondern allmählich eintritt, so sehen wir nicht sofort Kollaps und Tod folgen, wenn die nervösen Zentren der muskulären Apparate des peripheren Gefäßsystems, sowie des Splanchnikusgebietes durch das Typhustoxin gelähmt werden. Das Herz kann kompensatorisch die Erschlaffung der Arterien durch Mehrarbeit unschädlich machen.

Neben der Vasomotorenlähmung kommt aber in schweren Fällen noch eine andere Schädigung und zwar eine anatomische der Gefäßwand vor. Nach Wiesel bestehen auf der Höhe der Erkrankung Veränderungen der Tunica media — geringe Atrophie der Muskulatur, besonders aber schwere Schädigung des elastischen Gewebes, Zerfall der Fasern, außer Tonusverminderung zentralen Ursprunges also auch Erschlaffung der Gefäßwand durch anatomische Läsionen.

Um nun gleich auf die anatomischen Veränderungen des Zentralapparates des Gefäßsystems einzugehen, so finden sich nach den Untersuchungen namentlich von Romberg und Wiesel am Herzen die Anzeichen einer infektiösen parenchymatösen und interstitiellen Myocarditis. Man sieht alle Übergänge von albuminoider Körnung bis zu hochgradiger Verfettung und wachsartiger Degeneration mit Kernveränderungen. Die von französischen Autoren (Hayem) beschriebene Endarteriitis obliterans konnte von Romberg, Curschmann, Wiesel nicht anerkannt werden.

Während die ersten Zeichen der klinischen „Herzschwäche" lediglich auf die Vasomotorenlähmung zurückzuführen sind, wirken die Veränderungen am Myokard meist erst später und zwar von der zweiten und dritten Woche an auf das Krankheitsbild ein, je nach der Schwere der Intoxikation.

Der klinische Befund am Herzen ist bei leichten Typhusfällen ein normaler. Bei schwererer Erkrankung hört man nach den Beobachtungen von Ortner eine Verstärkung des II. Aortentons und erhöhte Resistenz des Spitzenstoßes als Zeichen einer vermehrten Arbeitsleistung einer kompensatorischen Tätigkeit des Herzmuskels. Diese gesteigerte Kraftaufwendung wird veranlaßt durch die toxische Vasomotorenlähmung der oberflächlichen und tiefen (Splanchnikus) Blutgefäße.

Als weitere Symptome der Gefäßatonie, die sich in so prägnanter Weise am Puls ausdrückt, kommen also die Akzentuation des II. Aortentons und eine Vermehrung der Resistenz des Spitzenstoßes hinzu. Nimmt der Typhus einen günstigen Verlauf, so verlieren sich diese Erscheinungen, oft allerdings erst im fieberfreien Stadium.

Schreitet der typhöse Prozeß, die Vergiftung des Körpers, aber fort unter Andauer des Fiebers, und stellt sich Herzschwäche ein, so beobachtet man Steigerung der Pulsfrequenz auf bedenkliche Höhe, Irregularität, und Inäqualität des Pulses, Abnahme der Füllung und Spannung der Arterien, Verschwinden der Dikrotie. Damit verbindet sich livide Verfärbung und Kühle der Extremitäten.

Am Herzen konstatiert man unter diesen Umständen ganz regelmäßig eine Abschwächung des vorher akzentuierten II. Aortentons und Nachlassen der Resistenz des Spitzenstoßes. Weiter kann sich eine Dilatation des linken Ventrikels, seltener auch des rechten durch Erweiterung der Herzgrenzen bemerkbar machen. Die Herztöne sind undeutlich, unrein, zuweilen ist ein systolisches Geräusch als Ausdruck einer relativen Mitralinsuffizienz oder als Muskelgeräusch zu vernehmen. Der Spitzenstoß rückt auswärts, wenn er überhaupt noch sicht- und fühlbar ist. Der II. Pulmonalton ist verstärkt.

Zu Stauungserscheinungen, allgemeinem Anasarka, Höhlenhydrops kommt es in der Regel nicht, da das Blut sich wegen der Vasomotorenschwäche zum größten Teil in den Gefäßen der Bauchhöhle befindet. Auch die subjektiven Beschwerden, das Oppressionsgefühl sind gering, Dyspnoë fehlt meist ganz. Selten nur empfinden die Patienten Herzklopfen und die Irregularität der Herzaktion.

Das sind die Anzeichen der tatsächlichen Herzschwäche.

Zu der Vasomotoren-, namentlich der Splanchnicuslähmung ist also infolge der oben beschriebenen Veränderungen am Myokard eine Erlahmung der Herzkraft hinzugetreten.

Daß der Tod der Typhuskranken meist nicht schnell und plötzlich im akuten Kollaps an Vasomotorenlähmung allein, sondern allmählich unter Beteiligung und erst nach Veränderung des Herzmuskels erfolgt, erklärt sich durch die relativ langsame Giftentwicklung und allmähliche Vergiftung der Organe. Das Herz, zunächst noch ungeschädigt, hat Zeit sich anzupassen und kompensatorisch einzugreifen.

Demgegenüber gibt es auch ganz selten bei Typhus einen so kurzen und foudroyanten Verlauf mit so akut einsetzendem Kollaps und unmittelbarem Tod, daß man hier wohl berechtigt ist, den letalen Ausgang immer auf Splanchnicuslähmung im besonderen und Vasomotorenparese im allgemeinen zurückzuführen. Die Vergiftungsdosis ist eben eine äußerst massive gewesen, mag nun das Vasomotorenzentrum bei dem betreffenden Individuum eine geringere Resistenzfähigkeit gegenüber dem Typhustoxin besessen haben — in der Tat dürfte die individuelle Verschiedenheit der Menschen in diesem Punkt bezüglich günstigen oder ungünstigen Ausganges der Krankheit eine große Rolle spielen — oder mag die Entwicklung der Bazillen und ihrer Gifte im gegebenen Fall eine ungewöhnlich rapide und intensive gewesen sein.

In der Mehrzahl der Fälle führen aber selbst ausgesprochene Störungen am Herzen nicht zum Tode, vielmehr bilden sich die eben beschriebenen Erscheinungen im Verlauf einiger Wochen oder kürzerer Zeit wieder zurück.

Als ominöses Zeichen für die bestehende Zirkulationsstörung muß es aber aufgefaßt werden, wenn, wie schon früher betont wurde, der Puls von vornherein sich auf abnormer Höhe, 120—140, hält oder hinaufsteigt und von weicher, labiler Beschaffenheit ist, und wenn der Blutdruck sinkt. Beispiele dafür, wie sich in hoher Pulsfrequenz eine trübe Prognose ausdrückt, sind Beobachtung 5, 6, 36. Andererseits zeigt Beobachtung 19 hohe Pulsfrequenz bei günstigem Verlauf, allerdings handelt es sich um eine Frau.

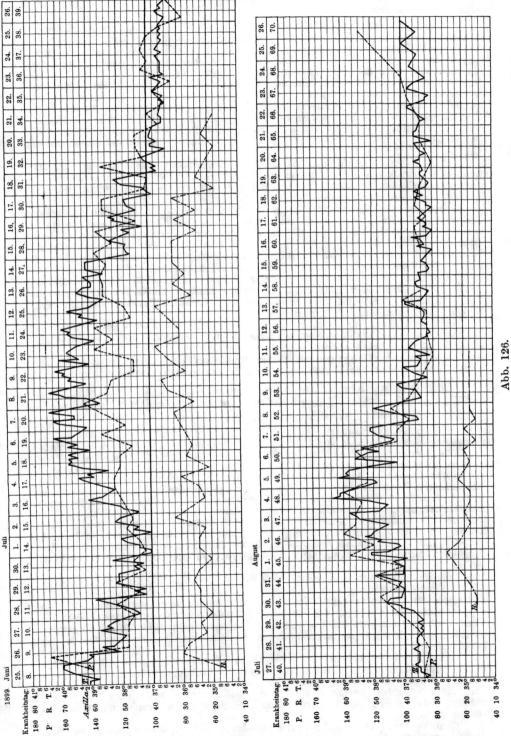

Abb. 126.

Beobachtung 19: Dorothea Burm., 31 Jahre alt. Typhus gravis einer Frau mit 1 Nachschub und 1 Rezidiv. Hohe Pulsfrequenz.

Vielfach findet man bei Rezidiven höhere Pulszahlen als bei der Primär-erkrankung (s. Beob. 25).

Hier sei bezüglich des Blutdruckes eingeschaltet, daß die Angaben der einzelnen Autoren über die Höhe des Blutdruckes beim Typhus erheblich schwanken. Mit Ortner haben w i r die Erfahrung gemacht, daß sich im allgemeinen der Blutdruck bei Typhuskranken in normalen Grenzen hält. Sobald sich aber die oben beschriebenen Erscheinungen von Vasomotorenlähmung am Puls geltend machen, sinkt auch der Blutdruck. Werte unter 100 nach v. Recklinghausen sind dann ein sehr ernstes Zeichen. Bei gewissen Komplika-tionen: Einsetzen erheblicher Zyanose, Auftreten einer Pneumonie usw. kann eine vorüber-gehende Steigerung des Blutdruckes zur Beobachtung kommen, um dann wenige Tage oder Stunden vor dem Tode wieder zu sinken. Auch wenn der Patient in die Rekon-valeszenz eintritt und der Puls labil erscheint oder sich Bradykardie entwickelt, hält sich der Blutdruck nach Ortner in normalen Grenzen. Hensen dagegen sah unter solchen Umständen subnormale Werte.

In Anbetracht der Weichheit der Arterien während des typhösen Fiebers kann der normale Blutdruck nur durch kompensatorische Drucksteigerung im Splanchnikusgebiet, oder wenn auch hier Entspannung auftritt, durch Mehrleistung des Herzens erklärt werden. Versagt auch diese, so sinkt der Blutdruck. Es naht der Tod.

Ausnahmsweise beobachtet man eine posttyphöse Myocarditis, d. h. in der afebrilen Zeit, erst in der Rekonvaleszenz stellen sich die oben aufgezählten Symptome von Herz-muskelschwäche ein. Hier treten subjektive Beschwerden, Herzklopfen, Herzschmerzen, Oppressionsgefühl in den Vordergrund, vor allem zeigt der Puls dauernd eine hohe Frequenz, besonders bei Bewegungen des Körpers. Stauungserscheinungen sind außerordentlich selten. Der Regel nach heilt die Myocarditis in einigen Monaten.

In Fällen, die an subakuter oder sich noch länger hinziehender Herzschwäche zu-grunde gehen, findet man, wenn nicht allgemeines Anasarka, doch eine Stauungsleber. Damit im Zusammenhang steht das einzeln anzutreffende seröse Transsudat in einer oder beiden Pleurahöhlen und Hydroperikard.

Von letzterem zu unterscheiden ist die Pericarditis, die wohl immer, wenn sie überhaupt vorkommt, die Folge einer sekundären septischen Infektion ist. Bei Hölscher ist sie in 0,7 % der Fälle notiert.

Noch mehr zur Ausnahme gehört eine Endocarditis (s. Beob. 18, S. 444). Ob Typhusbazillen eine solche hervorrufen können, ist uns mehr als zweifelhaft.

Eine wichtige Komplikation bei Typhuskranken, die nicht allzuselten das Krankheitslager in die Länge zieht, wenn nicht gar der Tod dadurch herbei-geführt wird, ist die Thrombenbildung.

Wir sehen die Venenthrombose am häufigsten in der Vena cruralis. Mit leichter prämonitorischer Steigerung der Pulsfrequenz und Schmerzen und Druckempfindlich-keit in der Leistengegend sich ankündigend, führt sie in der Regel schon am nächsten Tage zu einer immer zunehmenden Schwellung des Beines. Bildet sich die Thrombose erst in der Rekonvaleszenz, so fehlt auch nie Fiebersteigerung. Nach 4—6 Wochen schwindet allmählich das Ödem. In der 5. oder 6. Woche kann mit Bewegungen des Beines begonnen werden, so lange ist strengste allgemeine Körperruhe auch des Oberkörpers und der Arme innezuhalten, das Bein ruht indessen in einer Schiene. Sobald das Bein bei Bewegungen nicht mehr empfindlich ist, kann der Patient mit Aufstehen beginnen und wieder gehen lernen. Das Bein muß dabei stets mit einer elastischen Binde umwickelt sein (s. auch Therapie S. 518). Ödematöse Anschwellung ist ein Residuum, welches fast nie ganz ver-schwindet; häufig bietet die Stauung in dem Venenstamm auch Veranlassung zur Varizen-bildung.

Die Thrombose der Vena cruralis kann sich auch in die Vena iliaca com., ja bis in die Vena cava fortsetzen; dann treten auch am anderen Bein die Erscheinungen der Thrombose der Vena cruralis auf. Das Ödem steigt an den Bauchdecken hinauf bis zum Rippenbogen. Der Rückgang der Erscheinungen erfordert mehrere Monate. Auch die Vena hypogastrica kann selbst oder in ihren Endverzweigungen, namentlich bei Frauen thrombosieren. Erwähnt sei ferner noch als Komplikation die Sinusthrombose in der Schädelhöhle.

Alle Thrombosen können dann als septische Thrombophlebitis auftreten, wenn sie sich anschließen an eitrige Entzündungen in ihrem Ausbreitungsbereich. Über Pfort-aderthrombose ist früher schon gesprochen worden.

Auch Verschluß gewisser Arterienäste, so der Arteria cruralis im Stamm oder in ihren Endästen kann durch Embolie oder Thrombose erzeugt werden und Gangrän im Gefolge haben.

Embolie der Arteria pulmonalis verzeichnet Hölscher in etwa 1 % der Fälle als Todesursache. Wir erwähnten diesen Vorgang schon S. 440.

Das Blut. Die Bakteriologie und Serologie ist schon früher (s. 377 ff., 397 ff.) Gegenstand der Besprechung gewesen.

Die chemische Zusammensetzung des Blutes erleidet insofern eine Veränderung, als Eiweißstoffe und Eisengehalt verringert sind. Desgleichen besteht ein Mangel an Fibrin, wenn nicht Komplikationen, wie ausgedehnte Bronchitis und Pneumonie, zur Vermehrung führen.

Wie bei den meisten schwereren Infektionskrankheiten beobachtet man auch beim Typhus eine mäßige Anämie, also eine Abnahme des Hämoglobingehaltes um etwa 10—30% und der Zahl der Erythrocyten um etwa 1 Mill. Ersterer ist im allgemeinen stärker reduziert, als der Zahl der roten Blutkörperchen entspricht, so daß ihr Färbeindex etwas verringert ist.

Diese auf toxische Einflüsse zurückzuführende, mäßige Anämie kann natürlich wesentlich gesteigert werden durch einmalige oder häufigere Darmblutungen.

Rapides Sinken des Hämoglobingehaltes, Blässe der Gesichtsfarbe und der Schleimhäute weist auf dieses Ereignis hin, auch wenn Blut per anum noch nicht abgegangen ist.

Noch andere Komplikationen gehen mit Minderung des Hämoglobins einher, so besonders die S. 416 erwähnte hämorrhagische Diathese.

Bei schwereren Formen von Anämie bieten Erythrocyten und Hämoglobingehalt dementsprechende Veränderungen dar.

Die größte Bedeutung ist dem Verhalten der Leukocyten im Verlauf des Typhus beizumessen. Es ist als ein geradezu spezifisches zu bezeichnen und ist dank der Untersuchungen von O. Naegeli vor allen sowohl in diagnostischer als prognostischer Beziehung zu verwerten.

Nachdem die Annahme Virchows, daß im Typhus eine Leukocytose vorhanden sei, von Halla als irrig erkannt und im Gegenteil eine Leukocytenverminderung nachgewiesen war, führte die Berücksichtigung der Leukocytenarten zu wichtigen Ergebnissen, die Naegeli in ganz bestimmten Gesetzen aussprach.

Die Gesamtzahl der Leukocyten ist im Beginn des Typhus ebenso wie in den ersten Tagen des Rezidivs leicht vermehrt. Bei letzterem nur relativ. Wir sind in der Lage die recht spärlichen Belege für dieses Gesetz zu vermehren. So fanden wir in Beobachtung 34, S. 491 am ersten Krankheitstag ein Leukocytenanzahl von 10 500.

Von der Mitte des ersten Stadiums an gehen die Zahlen auf 2000—4000 im nüchternen Zustand zurück. Kinder machen bisweilen eine Ausnahme.

Je schwerer der Fall, desto niedriger die Leukocytenzahl.

Im vierten Stadium der Krankheit (Rekonvaleszenz) entspricht die Gesamtzahl der Leukocyten dem normalen Wert.

Dagegen verhalten sich die neutrophilen Leukocyten wie folgt: In den ersten Tagen des Fiebers findet eine geringe Vermehrung derselben statt, dann aber fällt die Zahl allmählich ab bis zur Entfieberung. So erreicht sie endlich den niedrigen Stand von 1500—2000. Von der Entfieberung ungefähr an steigt die Summe der neutrophilen Leukocyten wieder an, um später oft die normalen Grenzen zu überschreiten.

Die eosinophilen Zellen verschwinden mit dem Beginn des Typhus fast ganz oder völlig aus dem Blute.

Mit dem Sinken des Fiebers erscheinen sie wieder im Bilde und mehren sich so regelmäßig, daß in der Rekonvaleszenz eine Eosinophilie (bis zu 1200 Eos.) besteht.

Die Lymphocyten vermindern sich fortschreitend während des Fieberanstieges und der Kontinua. Sobald das Fieber aber Tendenz zum Sinken zeigt, stellt sich eine Vermehrung dieser Zellart ein. Man findet meist eine größere Zahl Lymphocyten als Neutrophile. Auf der Kurve markiert sich damit eine für Typhus charakteristische Kreuzung.

Ausnahmen hiervon kommen bei gewissen Komplikationen vor.

In der Rekonvaleszenz kommt es zu postinfektiöser Lymphocytose.

Bei Komplikationen: Perforativperitonitis, Darmblutungen, starken Durchfällen, Pneumonie, Eiterungen, Nephritis tritt eine Leukocytose lediglich durch Vermehrung der Neutrophilen ein, oft bevor Fieber oder klinische Anzeichen die sekundäre Krankheitsstörung anzeigen. Nicht selten vermißt man aber bei Komplikationen ein Ansteigen der neutrophilen Leukocyten. Das Knochenmark ist nicht mehr fähig, auf den erhaltenen Reiz mit vermehrter Zellbildung zu reagieren, ein prognostisch ungünstiges Zeichen.

Rezidive und Rekrudeszenzen weisen das eben geschilderte Verhalten der Leukocyten auf. Wiederansteigen des Fiebers wird also von einer mäßigen Zunahme der Neutrophilen eingeleitet, dann fällt die Zahl wieder. Die Lymphocytenwerte sinken, Eosinophile verschwinden wieder. Die Leukocyten sind ein feineres Reagens auf den Infekt als die Temperatur, insofern die Zahlen derselben früher Schwankungen zeigen als die Temperaturkurve einen Anstieg erkennen läßt.

Es können zwei bis drei Monate vergehen, bis das morphologische Blutbild wieder zur Norm zurückkehrt.

Diagnostisch wertvoll ist also einmal die Leukopenie im allgemeinen, sodann das Fallen der Neutrophilen im besonderen, die Vermehrung der Lymphocyten im Stadium der Remissionen, das Verschwinden der Eosinophilen während des Fiebers. Umgekehrt schließt das fortlaufende Vorhandensein einer neutrophilen Leukocytose oder die Anwesenheit von Eosinophilen in annähernd normaler Zahl die Diagnose Typhus aus, Lymphocytose und Eosinophilie gestattet noch nach der Entfieberung die Diagnose (Himmelheber).

Im ersten Stadium dürfte durch die Leukocytenuntersuchung eine Leukopenie ebenso häufig festgestellt und die Diagnose Typhus dadurch angezeigt werden, wie die bakteriologische Blutuntersuchung positiv ausfällt; immerhin muß der ätiologischen Methode unbedingt die größere Bedeutung zugesprochen werden, da gegen sie Zweifel überhaupt nicht aufkommen können, während Leukopenie ja auch bei anderen Krankheiten vorkommen kann (s. S. 489).

Prognostisch günstig ist das Vorhandensein einzelner eosinophiler Zellen auf der Höhe des Fiebers, wenn sie überhaupt vorkommen, später kündet ihr Erscheinen den Abfall des Fiebers an. Relativ hohe Werte der Neutrophilen ohne Komplikationen sind ebenfalls ein günstiges Zeichen.

Steigen der Lymphocyten spricht für Abfall des Fiebers.

Ein übles Kriterium sind sehr niedrige Leukocytenzahlen im ganzen, wie besonders der Lymphocyten, ebenso Ausbleiben der Leukocytose bei Komplikationen.

Einleuchtend ist die Erklärung, welche Naegeli für die Leukocytenschwankungen beim Typhus abdominalis gibt. Indem er der negativen Chemotaxis jede Bedeutung abspricht, führt er die Leukocytenarmut des Blutes auf Hemmung der Zellbildung, auf toxische Insuffizienz des Knochenmarkes, zurück.

Der Autor stützt diese Annahmen außer auf klinische und experimentelle Erfahrungen auf die Zellbefunde im Knochenmark.

Die Befunde E. Fraenkels von Nekrosen im Knochenmark ohne leukocytäre Reaktion, das spärliche Vorkommen von Myelocyten und Vorwiegen der Myeloblasten im Knochenmark zeugt nach Naegeli für eine Hemmung der Cytogenese, während sich die Lymphocytose im späteren Stadium des Typhus erklärt durch die größere Resistenz der Lymphdrüsen gegenüber dem Typhusgift, indem auf das Stadium der Lähmung sehr bald eine vermehrte Funktion eintritt.

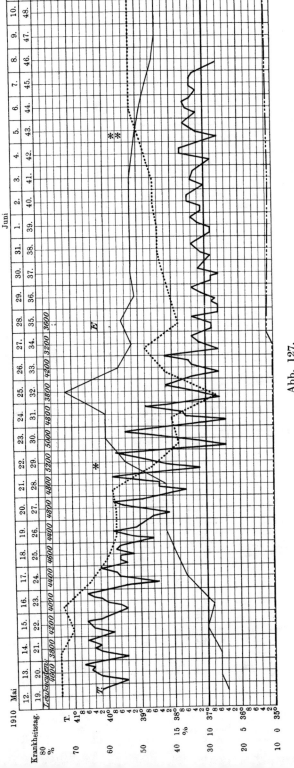

Abb. 127.

Beobachtung 20: Marie Schu. Typische Leukocytenkurve bei Typhus. Leukopenie. Relative Lymphocytose im Fieberabfall.
* Kreuzung der Polynukleären- und Lymphocyt.-Kurve im amphibolen Stadium.
** Rückkreuzung in der Rekonvaleszenz.
E Auftreten der Eosinophilen.

Kurvenbezeichnung:

Polynukleäre Leukocyten ----------
Lymphocyten ------------
Eosinophile ------------
Temperatur —————

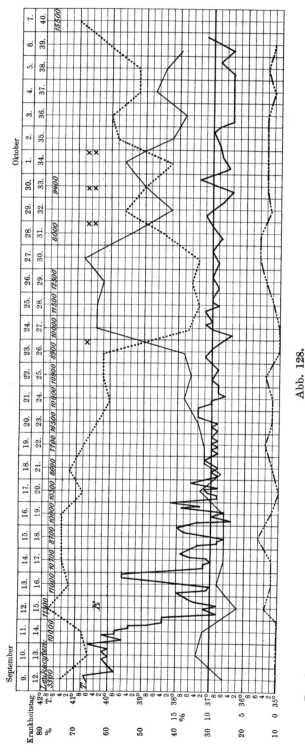

Abb. 128.

Beobachtung 21: Erna Ringe., 18 Jahre alt. Leukocytenkurve bei Typhus. Relative Lymphocytose bei Fieberabfall beginnend.
* Kreuzung der Polynukl. und Lymphocytenkurve erst am 6. fieberfreien Tag.
** Mehrfache Rückkreuzung.
E Auftreten der Eosinophilen.

Kurvenbezeichnung:
Temperatur: ——————
Polymukleäre Leukocyten: ----------
Lymphocyten: ——————
Eosinophile: -----------

Beispiele für das prozentuale und absolute Verhalten der Leukocyten im Verlauf eines Typhus geben folgende Kurven von Beobachtung 20, 21, 22.

Die Urogenitalorgane.

Der Harn bietet im Verlauf des Typhus diejenigen Veränderungen dar, welche man bei jeder fieberhaften Erkrankung anzutreffen pflegt.

Die Menge ist vermindert, erreicht, im einzelnen Fall schwankend, kaum einen Liter. Die Farbe ist dunkelrot oder braun. Häufig setzt sich Sediment aus harnsauren Salzen ab. Dementsprechend ist das spezifische Gewicht erhöht.

Der Harnstoff und die Harnsäure sind erheblich vermehrt. Die Ausscheidung der Chloride ist vermindert. Die Reaktion des Harns ist sauer, von bestimmten Ausnahmen abgesehen.

Besondere Wichtigkeit kommt der Ausscheidung von Eiweißkörpern zu.

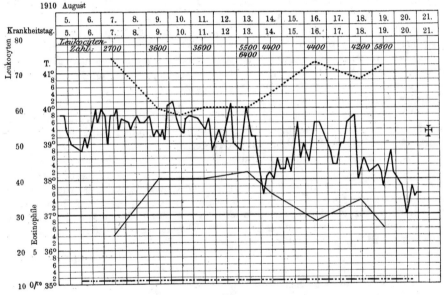

Abb. 129.

Beobachtung 22: Anna Piep., 35 Jahre alt. Typhus abdom. graviss. Leukocyten-kurve bei letalem Typhus. Bedeutung für die Prognose. Leukopenie. Relative Lymphocytose. Kreuzung der Polynukl. u. Lymphocyt. bleibt aber aus, vielmehr steigen die Polynukl. wieder an und fallen die Lymphocyt. trotz Fieberabfalles! Eosinophile treten nicht auf. Das Ausbleiben der Eosinophilen, Steigen der Polynukleären, Fallen der Lymphocyten trotz Entfieberung zeigt schlechte Prognose an.

Kurvenbezeichnung:

Polynukleäre Leukocyten: - - - - - - - -
Lymphocyten: ———
Eosinophile: — - — - —
Temperatur: ———

Wir haben da zu trennen zwischen echter renaler und unechter akzidenteller Albuminurie. Letztere wird bedingt durch Entzündungsprozesse, die sich in den Harnwegen vom Nierenbecken an abwärts abspielen.

Über das Auftreten der echten Albuminurie bei Typhus liegen merkwürdigerweise sehr widersprechende Angaben vor (Stolte, K.).

Die Differenz dürfte auf Verschiedenheit in der Aufmerksamkeit, ob positive oder negative Eiweißreaktion vorliegt, zurückzuführen sein, denn die Mengen sind meist gering, weniger auf ein tatsächlich verschiedenes Verhalten des Genius epidemicus.

Übt man eine scharfe Kontrolle bei der Prüfung auf Eiweiß aus, so wird man in der Mehrzahl der Fälle während der Periode des hohen Fiebers die Reaktion positiv finden. Über $\frac{1}{4}$—$\frac{1}{2}$ $\%_{00}$ geht die Menge meist nicht hinaus, im allgemeinen sind nur Spuren vorhanden. Es handelt sich nur um eine febrile Albuminurie, die auch in prognostischer Beziehung günstig ist.

Nach Krehls Erfahrung findet man bei leichten Fällen etwa in 50 % bei mittelschweren in 57 % und bei schweren in 78 % Eiweiß im Harn.

Bei Frauen etwas seltener.

Regelmäßig enthält das Sediment hyaline — auch Epithel-Zylinder und einige Leukocyten.

Mit dem Schwinden des Fiebers verliert sich auch diese febrile Albuminurie, irgendwelche Folgen hinterläßt sie nicht. Dagegen stellen sich in gewissen Fällen von Typhus abdominalis — nach Curschmann aber in nicht mehr als etwa 1 %, nach neueren Angaben Rollys 1,5 % — die Erscheinungen ausgesprochener Nephritis acuta parenchymatosa ein. Der Harn enthält größere Mengen von Albumen, Blut, das Sediment entspricht nach seinem Gehalt an Epithel —, Blut —, granulierten Zylindern und isolierten Zellen dem Befund einer mehr oder weniger schweren Form der Nephritis acuta, wie wir sie aus anderen Gründen häufig eintreten sehen.

Die Prognose der mit Nephritis verlaufenden Fälle von Typhus ist trübe, es sollen etwa 50 % sterben. Wir unsererseits haben so ungünstige Erfahrungen bei dieser Komplikation nicht gemacht.

In den einzelnen Fällen geht die akute Nephritis in die chronische Form über, die sich länger als 15 Jahre (eigene Beobachtung) hinziehen kann.

Die Nephritis stellt sich seltener in der ersten Krankheitswoche, meist auf der Höhe des Fiebers ein, mit dem Abklingen desselben verlieren sich aber die nephritischen Zeichen nicht, sondern dauern noch länger an. Einmal sah Rolly Eiweißgehalt mit dem Sinken des Fiebers verschwinden, im Rezidiv aber bis zu 24 $\%_{00}$ wiederkehren.

Urämische Symptome und Anasarka begleiteten das Krankheitsbild nur selten. Der Blutdruck war in vier Fällen Rollys nicht erhöht.

Bei der Sektion findet sich eine Glomerulonephritis. Wie auch sonst so häufig bei der Autopsie einer Nephritis kontrastierte zuweilen Schwere der klinischen Krankheitszeichen mit dem sehr geringfügigen anatomischen Befund.

Neben dem nephritischen Sedimentbilde enthält der Harn der Kranken Typhusbazillen in großer Menge.

In gewissen Fällen stehen nun vom ersten Krankheitsbeginn an die Erscheinungen einer schweren hämorrhagischen Nephritis so im Vordergrund, während die charakteristischen Zeichen des Typhus, abgesehen von einem hohen Fieber, noch fehlen, daß man diese ätiologisch als Typhus durch Bazillennachweis erkannten Fälle als Nephrotyphus bezeichnet hat. Diese Bezeichnung wäre unseres Erachtens nur dann berechtigt, wenn es sich um eine vorwiegende oder ausschließliche Lokalisation des Typhusprozesses in den Nieren handelte. Dem ist aber nicht so und deshalb vermeidet man wohl besser den Ausdruck Nephrotyphus (s. S. 388 u. 411).

Es genügt zu wissen, daß in sehr seltenen Fällen die Typhusinfektion von vornherein von den Zeichen einer schweren hämorrhagischen Nephritis begleitet sein kann, Fälle, die, wie wir selbst beobachteten, foudroyant ungünstig verlaufen. Der interessante Fall verlief so:

Beobachtung 23. Johannes Haesem. 38 Jahre alt. Typhus abdomin. gravissim. Nephritis haemorrhagica (Nephrotyphus). Foudroyanter Verlauf. Beginn der Krankheit mit Schüttelfrost und Kopfschmerzen. Am dritten Tag Epistaxis. Seit dem vierten Tag Durchfall, kein Erbrechen,

Sensorium benommen. Am 6. Tag — Tag der Aufnahme im Krankenhaus — völlig unklar und unruhig. Delirien. Zyanose. Puls und Atmung frequent. Mäßiger Meteorismus. Keine Roseolen. Milz palpabel. Dünnflüssige, schwärzliche (bluthaltige) Stühle. Harn vom spezifischen Gewicht 1017 enthält Eiweiß und Blut. Mikroskopisch Zylinder und rote Blutkörperchen.

Keine Ödeme. Mäßige Bronchitis. Keine Ausfallserscheinungen von seiten des Nervensystems. Am 7. Krankheitstag Puls sehr klein und frequent. 160. Völlig benommen. Widalsche Reaktion positiv 1:100.

Im Blut des Kranken aus der Armvene entnommen, zahlreiche Typhusbazillen durch Kultur nachgewiesen. Am 8. Krankheitstage Exitus.

Sektion: Injektion der Piagefäße. Herzmuskulatur schlaff. Milz vergrößert, weich. Nur eine Niere und ein Ureter vorhanden, erstere ist entsprechend groß. Parenchym trüb, geschwollen, mit Hämorrhagien besetzt. Oberfläche glatt. Der unterste Teil des Dünndarns zeigt in einer Ausdehnung von einem Meter zahlreiche geschwollene Follikel. Keine Geschwüre.

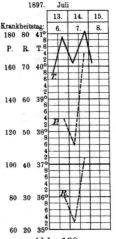

Abb. 130:
Beob. 23: Haesem,
38 Jahre alt.

Demgegenüber muß noch hervorgehoben werden, daß ausnahmsweise eine zunächst nicht anders denn als febrile Albuminurie aufzufassende Funktionsstörung der Nieren in eine chronische Nephritis übergehen kann. Im Verlauf eines protrahierten aber milden Typhus fanden wir in der Primärerkrankung und im ersten Rezidiv geringe Eiweißausscheidung, die mit dem Fieber wieder verschwand. Im zweiten Rezidiv stellte sich wieder Albuminurie ein. Zuerst wurden nur Spuren ausgeschieden, dann stieg der Gehalt auf 0,5 bis 1,0 ‰ bei reichlicher Harnmenge und normalem spezifischem Gewicht. Das Sediment enthielt stets nur wenige hyaline Zylinder. Monate nach der Entfieberung zeigte der Harn noch 1 ‰ Eiweiß. Spezifisches Gewicht und Menge waren normal.

Albumosen oder Peptone enthält der Harn beim unkomplizierten Typhus nicht, dagegen ist Peptonurie bei Typhusempyem angetroffen worden, veranlaßt offenbar durch die Eiterbildung.

Einmal sahen wir im Verlauf des Typhus die Symptome der Hämoglobinurie. Während einer hohen Kontinua zeigte der Harn plötzlich ein dunkelbraunes dichroitisches Aussehen: Die chemische Blutprobe war stark positiv, im braunen flockigen Sediment sah man schmale und breite granulierte Zylinder in großer Zahl mit spärlichen Epithelien und Leukocyten, keine Erythrocyten. Eiweißgehalt 0,2 ‰. Das Blut ließ geringe Poikilocytose erkennen. Die Hämoglobinurie hielt trotz Fortdauer des Fiebers nur acht Tage an.

In ursächlicher Beziehung ist bemerkenswert, daß der betreffende Patient vier Tage vor Einsetzen der Hämoglobinurie zuerst viermal 0,5 Chinin erhielt. Die Medikation wurde aber während und nach der Blutfarbstoffausscheidung noch wochenlang fortgesetzt. Das Chinin dürfte also kaum schädlich gewirkt haben.

Gallenfarbstoffe erscheinen unter Umständen bei Erkrankungen der Gallenblase und -Gänge im Harn, wenn, wie oben S. 429 ff. angegeben wurde, Ikterus diese Komplikation begleitet.

Der Urobilin- und Urobilinogengehalt des Harns ist namentlich von W. Hildebrandt studiert worden.

Dieser Autor fand, daß im ersten und zweiten Stadium des Typhus der Urobilingehalt des Harns normale oder subnormale Werte zeigt. Im dritten Stadium folgt eine Zunahme bis zu sehr erheblichen Mengen als Ausdruck der Schädigung des Leberparenchyms. Einige Tage oder Wochen nach der Entfieberung entspricht der Urobilinwert im Harn wieder der Norm.

Durchfälle schränken erklärlicherweise die Ausscheidungsgröße ein.

Im Rezidiv zeigt sich dasselbe gesetzmäßige Verhalten wie in der Primärerkrankung. (Rosin.)

Die Angabe von Wolowsky, bestätigt von Kemper, daß während der Fieberperiode im Harn lediglich durch Zusatz von Salzsäure Indigo nachzuweisen wäre, konnte durch eigene Nachprüfungen nicht bewahrheitet werden. Wir fanden nur mittelst der gewöhnlichen Proben öfters Indigo.

Indikan enthält der Harn Typhuskranker in wechselnder Menge, eine besondere Bedeutung kommt dem Nachweis dieses Zersetzungsproduktes aus Eiweiß nicht zu.

Dagegen erfordert eine eingehendere Besprechung die Ehrlichsche
Diazoreaktion. In vielen Fällen unserer Krankheit ist diese Farbreaktion,
deren auslösende Substanz noch unbekannt ist, in stärkerem oder geringerem
Grade, längere oder kürzere Zeit etwa vom Ende der ersten Woche an positiv.
Mit Eintritt der Remissionen, also im dritten Stadium der Krankheit, pflegt
die Probe negativ zu sein.

Der diagnostische und prognostische Wert der Reaktion ist sehr verschieden beurteilt worden. Während Michaelis vor allen dieselbe sehr hoch
schätzt, legen ihr andere Autoren weit geringere Wichtigkeit bei. In der Tat
ist die Probe doch nicht konstant genug, um ein sicherer Führer zu sein, und
wenn sie positiv ausfällt, so kommen doch auch noch andere Krankheiten in
Betracht, bei welchen der Ehrlichsche Farbstoff ebenfalls gefunden wird und
zwar Tuberkulose, Morbilli, Pneumonie, Scharlach, Diphtherie.

Erkrankungen des **Nierenbeckens,** der **Ureteren** und der **Blase** gehören
bei Typhus nicht zu den Seltenheiten.

Es ist eine allerdings erst in den letzten Jahren bekannt gewordene Tatsache, daß in einer großen Zahl von Fällen — die Angaben schwanken zwischen
50 und 10% — die Typhusbazillen in den Harn übergehen und dort nachzuweisen sind. Teilweise erklären sich die differenten Angaben durch die verschiedenen Untersuchungsmethoden. Man darf sich nach unserer Erfahrung,
um sicher jede Infektion des Urins aufzudecken, nicht damit begnügen, aus
dem steril entnommenen Harn etwa nur wenige Ösen zur Kultur zu entnehmen,
sondern muß größere Mengen, 1 bis mehrere ccm der in Rede stehenden Flüssigkeit in den Nährboden bringen. In einzelnen Fällen wird man aber ein negatives
Resultat noch in ein positives verwandeln, wenn man den steril entnommenen
Harn in größerer Menge zunächst einmal zur Anreicherung der Typhusbazillen
in den Brutschrank stellt.

Meistens kündet kaum ein Symptom den Übergang der Bazillen in den
Harn an, zuweilen macht sich geringer Harndrang vorübergehend bemerkbar;
befindet sich der Patient schon in der Rekonvaleszenz, so kann sich wohl eine
ephemere Temperatursteigerung mit dem genannten Ereignis verbinden. Der
Regel nach aber setzt die Bakteriurie unbemerkt und zu sehr verschiedenen
Zeiten, manchmal schon Ende der ersten Woche, im ersten Stadium, häufiger im
zweiten Stadium, öfter vielleicht noch später ein. Abgesehen von zahllosen Bakterien, die meist durch ihre Menge eine Trübung des Harns bedingen, läßt letzterer oft nur eine geringe Albuminurie erkennen, häufig auch diese nicht einmal. Mikroskopisch sieht man entweder neben den Bakterien einzelne oder zahlreiche Leukocyten. Diese Zeichen der Entzündung der Harnwege können aber
auch ganz fehlen. Zylinder treten nur dann auf, wenn eine Erkrankung des
Nierengewebes infolge des primären Leidens — febrile Albuminurie bezw.
Nephritis — besteht oder wenn durch die Typhusbazillen, was nur ausnahmsweise der Fall ist, eine Entzündung im Nierenbecken — eine Pyelitis —
und dadurch sekundär eine entzündliche Reaktion, eine sympathische Reizung
des Nierenparenchyms hervorgerufen ist. Als Zeichen der Pyelitis enthält das
Sediment, wenn nicht zahlreiche, besonders aus der Blase stammende Leukocyten das Bild beherrschen und alles andere verdecken, Zylinder oder ovale
Epithelien, wenige Leukocyten und Zylindroide oder lange Schleimzylinder.
Geht neben der Pyelitis eine Cystitis einher, so ist der Harn schon
makroskopisch durch Eiter stark getrübt. Dasselbe ist der Fall bei Nierenabszeß (s. u.).

Da die einfache Bakteriurie, wie schon hervorgehoben ist, sich im Krankheitsbild kaum durch eine Störung zu erkennen gibt und ohne anatomische
Veränderungen in den äußeren Harnwegen zu setzen, abläuft, so findet

offenbar ein Infekt der Schleimhaut durch die Bazillen meist nicht statt. Die Bazillen vermehren sich also nur in dem Harn, welcher Nierenbecken, Harnleiter und Blase jeweilig erfüllt, wie in einer Nährflüssigkeit, ohne die Schleimhäute anzugreifen. Anders wenn ein erfolgreicher Angriff der Bazillen auf das Epithel stattfindet. Vermutlich unter Ansiedelung der Bazillen im Gewebe kommt es dort zu einer lokalen Entzündung und damit zu entsprechenden klinischen Erscheinungen.

Die der Cystitis bedürfen hier keiner weiteren Auseinandersetzung. Nur über den Verlauf sei gesagt, daß er ein recht hartnäckiger und langwieriger sein kann. Der Blasenkatarrh besteht mit gemilderten Erscheinungen oft noch lange in die Rekonvaleszenz hinein fort, wenn sonst schon alle Krankheitssymptome geschwunden sind.

In recht erheblicher Weise können die Entzündungen im Nierenbecken und im Harnleiter das Krankheitsbild beeinflussen. Heftige Schmerzanfälle in der einen oder anderen Nierengegend, die vielfach entsprechend dem Verlauf des Ureters nach dem kleinen Becken hin ausstrahlen, Druckempfindlichkeit der Nieren und Harnleiter deuten auf die genannte Komplikation hin und fordern zur genauen Untersuchung des Harns auf. Häufig, namentlich bei benommenen Patienten fällt es aber schwer, den Schmerz zu lokalisieren. Es besteht eine allgemeine oder auf diesen oder jenen Teil des Abdomens beschränkte Druckempfindlichkeit und Spannung der Bauchdecken. Heftiges Erbrechen und Singultus kann ebenfalls als peritoneale Reizerscheinung auftreten, Allgemein- und Kräftezustand kann derartig desolat sein, so daß auch der erfahrene Arzt sorgfältig abwägen muß, ob Peritonitis oder Pyelitis vorliegt.

Maßgebend ist da besonders der Puls, der jedenfalls durch Peritonitis ungünstiger beeinflußt wird. Für Pyelitis spricht der Harnbefund.

Wir verfügen über folgende sehr charakteristische Beobachtung.

Beobachtung 24. Johanna Rohw., 19 Jahre alt.

Typhus gravis. Pyelitis.

Aufgenommen 1. Juli 1909, entlassen 13. Okt. 1909. 10 Tage vor der Aufnahme erkrankt. Kopfschmerzen, Mattigkeit. Leib gespannt. Sensorium getrübt.

Aus dem Blut werden Typhusbazillen gezüchtet.

4. Juli. Leib stark gespannt, in der Nabelgegend druckempfindlich. Erbrechen.

8. Juli. Leibschmerzen, Meteorismus, Druckempfindlichkeit des Leibes, Erbrechen haben noch zugenommen. Patient ist sehr unruhig, wälzt sich im Bett hin und her. Sensorium völlig benommen. Weint und schreit viel. Dazu Temperatur subnormal, aber Puls niedrig. Blutdruck 95. Zyanose. Atmung oberflächlich, beschleunigt. Die Krankheitserscheinungen erinnern sehr lebhaft an Peritonitis. Aber der Puls ist niedrig, die Temperatur intermittierend, es läßt sich trotz der tiefen Benommenheit der Patientin eine besondere Druckempfindlichkeit der rechten Nierengegend feststellen und vor allem enthält der Harn Eiter und Typhusbazillen in sehr reichlicher Zahl und Bacterium coli.

Chemisch zeigt der Harn eine geringe Menge Eiweiß. Mikroskopisch Leukocyten, Erythrocyten und Nierenbeckenepithelien. Daher handelt es sich um eine Pyelitis.

Es folgen Fieberanstiege mit Schüttelfrösten.

16. Juli. Die schweren Erscheinungen sind zurückgegangen. Patientin wird klarer. Puls voller, kein Erbrechen mehr.

Leib weniger gespannt und aufgetrieben.

3. Aug. Harn enthält außer Typhusbazillen und Leukocyten auch gekörnte Zylinder. Temperatur ist gefallen. Puls aber gestiegen. Allgemeinbefinden besser. Puls im Gegensatz zum Anfang der Krankheit relativ frequent.

18. Aug. Im Harn wenig Eiweiß, aber viele Zylinder und Leukocyten. In einem Tropfen unzählige Typhusbazillen; weder Urotropin noch 11 malige Injektion von Pyocyanase in die Blase hat die Typhusbazillen auch nur vermindert.

7. Sept. Im Harn nur wenige Leukocyten, keine Zylinder.

25. Sept. Harn enthält bei der heutigen Untersuchung statt Typhus

bazillen Bacterium coli. Letztere sind offenbar durch die Urethra in die Blase gelangt
(vielleicht durch Katheter eingebracht) und haben die Typhusbazillen vollständig verdrängt.   Allgemeinzustand gut.

Nach Monaten noch Bacterium coli in der Blase.

Typisch ist oft auch für Pyelitis der Fieberverlauf (s. S. 414). Wir sehen dabei
vor allen Dingen die sonst bei Typhus so seltenen Schüttelfröste und plötzliche
häufig über mehrere Tage sich hinziehende unregelmäßige Fieberattacken.

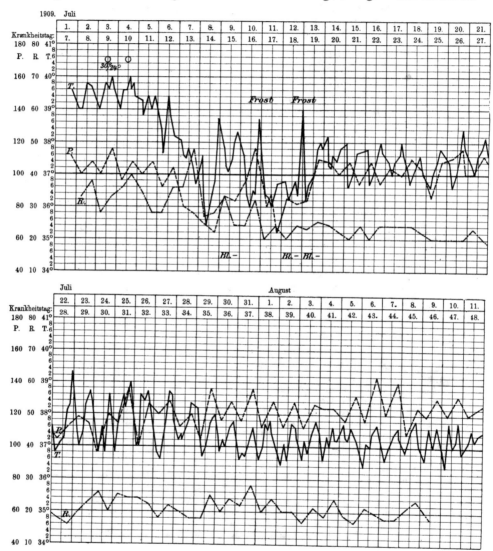

Abb. 131.

Beobachtung 24: Johanna Rohw., 19 Jahre alt. Typhus gravis. Pyelitis.
Puls nimmt im Laufe der Krankheit an Frequenz infolge Schädigung des Herzens
zu. Temp. intermittierend. Von Frösten begleitet. (Andauernd Obstipation.)

Meist wiederholen sich die pyelitischen Anfälle mehrfach, nehmen aber in der
Regel mit jedem Mal subjektiv und objektiv an Intensität ab. Immerhin vergehen dann noch Wochen, bis die Erscheinungen der Nierenbeckenentzündung

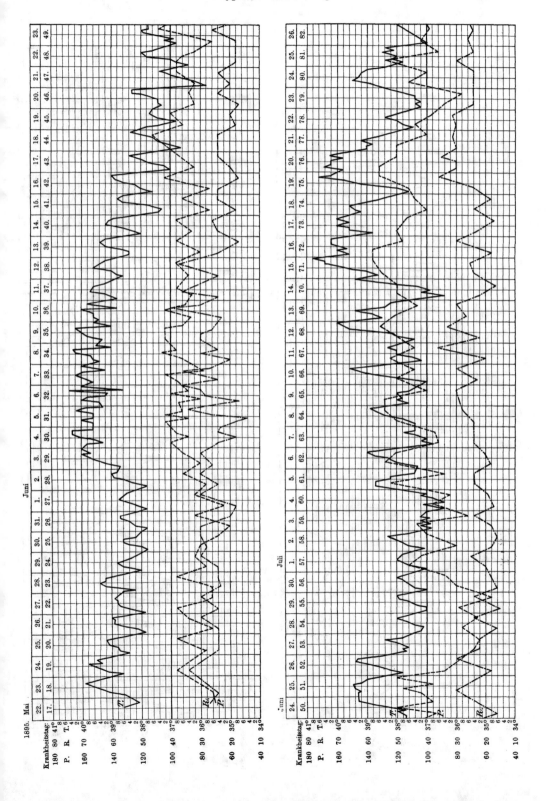

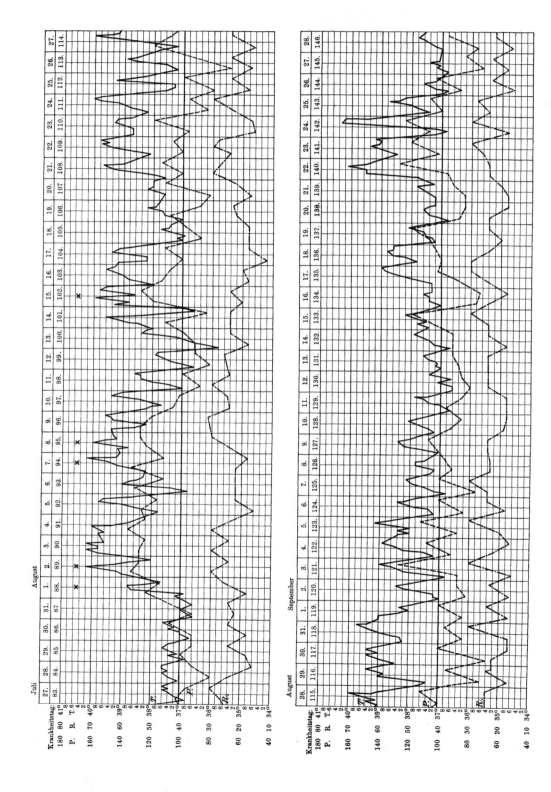

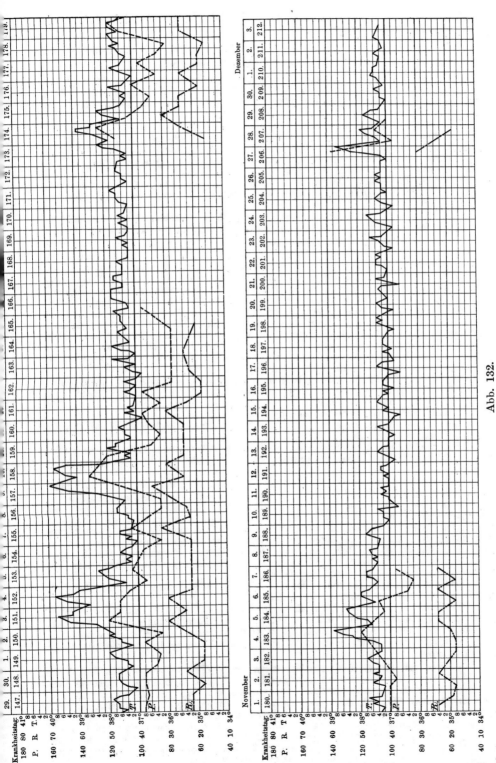

Abb. 132.

Beobachtung 25: Hoffm. Typhus abdominalis gravis mit Cystopyelitis duplex.
Vom 50. Krankheitstage ab treten Erscheinungen einer schweren Cystopyelitis auf, die mit vielen Fieberanfällen und Schüttelfrösten
der Kurve ein eigentümliches Aussehen gibt. Klinisch wechseln ab und kehren wieder Leibschmerzen, starker Meteorismus, Schmerzen
und Druckempfindlichkeit in der Blasen-, rechten und linken Nierengegend. Heilung.

verschwinden. Es möge hier noch folgende das Gesagte illustrierende Beobachtung Platz finden (s. Beob. 25).

Die Patienten werden durch die Pyelitis recht mitgenommen, zumal wenn man sich scheut, eine reichliche Diät zu verordnen.

Die wichtige Frage nach der Eintrittspforte der Typhusbazillen in die Harnwege ist von den meisten Autoren dahin beantwortet, daß sie durch das infolge der Typhusblutinfektion oder unter Einwirkung des Typhustoxins geschädigte Nierengewebe hindurchtreten, daß also die Quelle der Bazillen zentral liegt.

Allerdings ist nicht immer mit Nephritis eine Bakteriurie verbunden. Entweder werden also auch von der kranken Niere nicht immer Bazillen ausgeschieden, oder die in den Harn gelangten Keime sind nicht immer befähigt, sich bis zu nachweisbarer Menge zu vermehren. Wenn auch wohl in der Regel die Typhusbazillen von der Niere her in die unteren Harnwege einwandern, so findet doch zweifellos auch eine Infektion der Blase von außen her durch die Urethra statt. Namentlich bei Frauen, in deren Vulva und Vagina sich ja Typhusbazillen leicht ansiedeln können, dürfte der aufsteigende Infektionsweg in Betracht kommen.

Es wäre sonst unmöglich die von uns ermittelte Tatsache zu erklären, daß die Frauen zehnmal so häufig von einer Koli-Bakteriurie befallen werden als die Männer.

In der Literatur kehrt immer die Angabe wieder, die Typhusbakteriurie könne durch Urotropin (2,0 pro die) beseitigt werden. Wir können diese Ansicht nicht teilen, haben vielmehr öfters die Typhusbazillen in den Harnwegen diesem und anderen ähnlichen Mitteln gegenüber sich sehr resistent verhalten sehen, obgleich es wochenlang in hoher Dosis gegeben wurde. Hingegen sahen wir öfter den Urin frei von Bakterien werden, ohne daß irgend ein Mittel angewandt wurde. Mehrfach verschwanden die Typhusbazillen aus dem Harn plötzlich, wenn es zu einer sekundären Ansiedlung von Bacterium coli in der Blase gekommen war. Es dürfte sich wohl kaum um eine Zufälligkeit hier handeln, vielmehr darf man annehmen, daß das Bacterium coli die Typhusbazillen verdrängt hat. Ohne einen therapeutischen Versuch mit Urotropin widerraten zu wollen, erscheint uns zur Behandlung der Pyelitis die Darreichung von Lindenblütentee oder harntreibenden Brunnen rationell, um die Harnwege möglichst ausgiebig auszuspülen.

In der Regel ist nach einigen Wochen, seltener erst nach Monaten, der Typhusbazillus aus dem Harn verschwunden. Es sind aber auch Fälle bekannt, bei denen sich die Typhusbazillen über Jahre hinaus in den Harnwegen gehalten haben (8 Jahre). Die Gefährlichkeit solcher Bazillenwirte leuchtet ein.

Gwyn züchtete bei einer fünf Jahre nach dem Typhus noch bestehenden Cystitis die spezifischen Erreger aus dem Harn.

Es ist früher schon betont worden, wie wichtig in epidemiologischer Beziehung die typhöse Bakteriurie ist. Jedenfalls müssen die damit Behafteten in strenger Kontrolle bleiben.

Nierenabszeß. Im Anschluß an die Pyelitis typhosa sind hier noch jene Fälle zu erwähnen, bei denen es zur Eiterbildung in der Niere selbst oder zu paranephritischen Abszessen gekommen ist. Als Ursache der Eiterbildung kann die Anwesenheit der Typhusbazillen allein nicht ausreichen. Die Bazillen durchwandern zu häufig das Parenchym der Niere, während Abszedierung nur sehr selten beobachtet wird. Als begünstigendes Moment müssen, wie schon öfter hervorgehoben ist, noch Blutungen oder Schädigungen des Gewebes (Infarkte, Stauungen im Ureter) hinzutreten. Endlich muß auch noch eine herabgesetzte Organimmunität angenommen werden. Dann kann der Typhusbazillus allein Eiterbildung veranlassen.

Charakteristisch ist für die in Rede stehenden Komplikationen die Zeit des Auftretens, die meist in die Rekonvaleszenz fällt.

Die häufigere Form von Eiterbildung in den Nieren ist die der multiplen miliaren Abszesse. Sie können den Eindruck von Tuberkeln oder Lymphomen machen. Zuweilen imponieren sie ohne weiteres als Abszesse. Typhusbazillen sind darin nachgewiesen.

Vielleicht geben unter gewissen Umständen die Typhuslymphome die Grundlage für die Abszesse.

Meist ist mit den geschilderten Vorgängen eine Pyelitis verbunden. Es liegt dann eine Pyelonephritis vor. Es ist wohl möglich, daß bei dem einen oder dem anderen der von uns nur als Pyelitis angesprochenen Fälle nebenher auch Abszesse in den Nieren bestanden haben. Klinisch lassen sich Abszesse in diesem Organ nur dann annehmen, wenn intermittierendes Fieber mit Frösten, Schmerzanfälle in der einen oder anderen Nierengegend und periodische Absonderung von Eiter aus den Harnwegen stattfindet.

Dabei muß man aber auch sicher sein, daß es sich nicht um eine rekurrierende Pyonephrose handelt. Miliare Abszesse werden natürlich dem Harn nur so geringe Eitermengen zuführen, daß daraus auf Abzeßbildung nicht zu schließen ist.

Ist es zur Entstehung von größeren Abszessen in der einen oder anderen Niere gekommen, so dehnt sich der durch Schmerzattacken und Fieberanfälle charakterisierte Krankheitsverlauf sehr in die Länge. Er kann sich über Jahre erstrecken. Man wird differentialdiagnostisch dann Nierenabszeß annehmen und Pyelitis ausschließen können, wenn Anfälle der geschilderten Art in regelmäßigen Intervallen von Wochen oder Monaten auftreten und gefolgt von Eiterabsonderung im Harn sind, während vorher der Urin fast frei von Leukocyten ist, und wenn Hindernisse im Ureter ausgeschlossen werden können. Ist der Prozeß einseitig, wird zur Nephrotomie geschritten werden müssen. In verzweifelten Fällen wird man auch nicht vor doppelseitigen Operationen zurückschrecken.

Die typhöse Natur des Leidens wird durch Züchtung der Typhusbazillen sichergestellt.

Ausgedehnte Pyonephrosen mit Typhusbazillen sind mehrfach in der Literatur beschrieben (Melchior Lit.).

Paranephritische Abszesse sind öfter die Folge von Nierenabszessen gewesen, über die klinischen Erscheinungen und Behandlung braucht hier nichts gesagt zu werden.

Endlich sei hier noch erwähnt, daß auch Fälle beobachtet sind, bei denen eine primäre Hydronephrose oder Steinniere gelegentlich eines Typhus mit Bazillen infiziert wurde. Beschwerden sind öfters erst nach Jahren (6—10) aufgetreten. Differentialdiagnostisch ist die bakteriologische und mikroskopische Harnuntersuchung und Kystoskopie äußerst wichtig, da öfters Fehldiagnosen gestellt sind. Die Prognose ist bei Nephrotomie nicht ungünstig.

Die **Geschlechtsorgane** nehmen in mannigfacher Weise an der Typhuserkrankung teil.

Nicht so selten bildet sich eine Hodenentzündung aus. Fast regelmäßig erst in der Rekonvaleszenz, mehrere Wochen nach der Entfieberung, stellt sich langsam fortschreitende Schwellung und Schmerzhaftigkeit eines Hodens ein, in einem kleinen Teil der Fälle vereitert das Organ noch nach einigen Wochen. In dem Eiter sind Typhusbazillen in Reinkultur gefunden worden. Wir beobachteten eine Nebenhodenentzündung, die nicht zur Vereiterung kam, sondern schnell verschwand.

Auch in der Prostata kann sich ein Abszeß entwickeln. Schmerzen am Damm beim Sitzen, beim Urinieren und beim Abgang der Fäces deuten diese Komplikation an. Ferner ist eine eitrige Entzündung der Samenblasen durch Typhusbazillen hervorgerufen beobachtet (Marchildon 1910).

An den weiblichen Geschlechtsteilen der Vulva und namentlich dem Introitus vaginae beobachteten wir einige Male runde, bis markstückgroße Geschwüre der Schleimhaut, welche den Darmgeschwüren außerordentlich ähnlich sahen. Man wird kaum fehlgehen, wenn man diese Ulzerationen als spezifisch typhöse, lymphogenen Ursprungs auffaßt. Damit lehnen wir ihre Deutung als Dekubitalgeschwüre, wie manche Autoren wollen, ab.

Als schwere Komplikation ist Gangrän der Vulva beschrieben worden.

Zuweilen stellt sich ein Katarrh der Vagina ein. Ob derselbe mit einer lokalen Wirkung der Typhusbazillen zusammenhängt, steht noch dahin. Jedenfalls lassen sich aber häufiger Typhusbazillen in der Scheide kulturell nachweisen.

Das ist uns mehrfach gelungen, wenn sich während des 1. und 2. Stadiums die Menses einstellten und ebenso, wenn es im Verlauf eines Typhus zum Abort oder zur Geburt gekommen war. Es liegt ja auf der Hand, daß hierbei Typhusbazillen mit ausgeschieden werden mußten und zweifellos findet auch eine Vermehrung der Bazillen in der Vagina statt. So bietet das Menstrualblut auch eine Quelle der Übertragung des Typhus.

Wie bei anderen fieberhaften Krankheiten, so stellen sich auch nach Ausbruch eines Typhus die Menses vorzeitig, meist schon im Beginn der Erkrankung ein. Im Gegensatz dazu sistiert dann die Menstruation infolge der Schwere des Leidens oft einige Monate.

Starke Metrorrhagien von ominöser Bedeutung auf der Höhe der Krankheit erwähnt Curschmann.

Da, wie wir eben bemerkt haben, das Uterusinnere infolge der menstruellen Blutung eine Ansiedlungsstätte der Typhusbazillen werden kann, ist auch die

Überwanderung der Keime in die Tuben möglich und das Auftreten einer **Salpingitis typhosa** erklärt. Häufiger sind die Fälle, bei denen eine Vereiterung des **Ovariums** oder einer **Ovarialcyste** durch Typhusbazillen beschrieben worden ist. Die Eiterung kann jahrelang nach der Infektion auftreten.

Auch die **Brustdrüse** kann bei schwer Kranken entzündliche Erscheinungen darbieten, zur Vereiterung kommt es nur ausnahmsweise.

Erkrankt eine Frau während der Schwangerschaft typhös, so tritt wohl in der Mehrzahl der Fälle ein **Abort** ein, wie man annehmen kann infolge Absterbens der Frucht bzw. das Kind wird vorzeitig geboren. Zweifellos gehen in einem Teil der Fälle die Bazillen auf das Kind über, ob in allen, was man theoretisch annehmen muß, entzieht sich der Beurteilung. Bei einem auf der Höhe der Erkrankung der Mutter geborenen Kinde konnten **wir** Krankheitserscheinungen, insbesondere Fieber nicht nachweisen. Das Serum des Kindes enthielt keine Antikörper. Typhusbazillen ließen sich aus dem Blut des Kindes nicht züchten. In anderen Fällen der Literatur ist dies aber gelungen. (Gaethgens.)

Es ist klar, daß die Geburt während eines schweren Typhus immer ein ernstes Ereignis ist.

Auch nach Ablauf des Fiebers ist noch eine vorzeitige Unterbrechung der Schwangerschaft beobachtet worden. Aus der Milch einer typhuskranken Puerpera sind Typhusbazillen gezüchtet worden.

Das Nervensystem.

Das **Nervensystem** wird von der typhösen Erkrankung, wie ja schon die Bezeichnung des Typhus als „Nervenfieber" sagt, häufig und in mannigfacher Weise in Mitleidenschaft gezogen.

Die nervösen Störungen sind zu trennen in solche von seiten des **Zentralorganes** und von seiten der **peripheren Nerven.**

Die **Gehirnerscheinungen** nehmen beim Typhus eine Breite ein, wie bei kaum einer anderen Infektionskrankheit. Es ist oben schon geschildert (S. 391), wie sich alle Übergänge von leichter Benommenheit und Schlafsucht zum Koma (**Febris nervosa stupida**) oder zu furibunden Delirien (**Febris nervosa versatilis**) finden, zuweilen auch miteinander abwechselnd. Begleitet werden diese psychischen Symptome von motorischen Reizerscheinungen, Subsultus tendinum, Zittern der Hände und anderer Muskelgebiete. Somatisch läßt sich zu dieser Zeit Erhöhung der Sehnenreflexe und Muskelerregbarkeit nachweisen, die im Stadium tiefen Komas wieder verschwinden.

Zu den geschilderten Symptomen gesellen sich nicht allzu selten die weiteren und spezielleren einer **Meningitis**, Nackensteifigkeit, Starre der Wirbelsäule, Opisthotonus, Nackenkopfschmerz, **Kernigsches Symptom**, Erbrechen, Hyperästhesie, Zähneknirschen, jähes Aufschreien, grimassierende Bewegungen, Trismus. Dabei sahen wir einen schnellen Wechsel des psychischen Verhaltens an den einzelnen Tagen. Völlige Apathie und Versagen der willkürlichen Funktionen heute, morgen Folgsamkeit auf Anweisungen und Anteilnahme an der Umgebung, dann wieder schwerste Bewußtseinsstörung.

In diesem Zustand beobachteten wir auch **Lähmungserscheinungen.** Sprachstörungen bis zur völligen Aphasie. Es werden nur unartikulierte Laute oder verstümmelte Wörter hervorgebracht. Das Sprachvermögen kehrt allmählich wieder, zuweilen mit ausgesprochen **ataktischer** Färbung, die in einer Beobachtung stationär blieb.

An den **Augenmuskeln** können Störungen (Paresen) auftreten. Wir fanden Pupillendifferenzen und Hemmung in ihrer Reaktionsfähigkeit. Mehrfach zeigten die Augen im Koma unkoordinierte Bewegungen. (Siehe auch Bd. VI: **Bach**, Die Krankheiten des Auges etc.)

Andererseits sind **Facialis-, Trigeminus-** und **Hypoglossusparesen** beschrieben worden. Ferner kommen **Extremitätenlähmungen** vor. Namentlich sind es ataktische Störungen, die in mehr oder minder ausgedehnter, meist vorübergehender Form zur Beobachtung kommen. Ataxie der Sprache und Extremitäten zeigen sich öfters vereint.

Bei einer unserer Patientinnen trat in der Rekonvaleszenz eine Lähmung des rechten Armes im Anschluß an einen Anfall von Jacksonscher Epilepsie ein, der 25 Minuten dauerte und sich auf den betreffenden Arm beschränkte. Einmal noch kehrte der Anfall wieder. 7 Tage lang bestanden noch Ataxie und choreatische Bewegungen in dem Arm (kortikale) (s. Beob. 26). Bei einer anderen Patientin stellten sich während einer schweren Kontinua allgemeine epileptische Krämpfe ein, die weder vorher noch nachher vorgekommen sind. Zunächst zeigte die Kranke noch ein stumpfes, deprimiertes Verhalten, dann wurde sie völlig gesund.

Zuweilen beherrscht der epileptische Zustand das Krankheitsbild.

So beobachteten wir ein Kind, welches völlig benommen, beständig von Konvulsionen ergriffen wurde und tetanische Erscheinungen zeigte. Die Augäpfel führten fortwährend unkoordinierte Bewegungen aus.

Außerdem bestand Bronchitis, Meteorismus und hohes Fieber.

Die Sektion ergab Hirnödem, Rötung der Schleimhaut im Colon ascendens, geringe Mesenterialdrüsenschwellung, Bronchitis. Also bei der Sektion keine charakteristischen Symptome für Typhus. Indessen wurden Typhusbazillen aus dem Blut gezüchtet.

Das vorher gezeichnete Bild der Meningitis begleitet in der Regel nur den Typhus bei jugendlichen Individuen. Auch wir sahen diese schweren zerebralen Symptome bei drei Kindern und einem jungen Mann.

Im allgemeinen sind sie an das Höhestadium der Krankheit gebunden, zeigen sich öfters aber auch erst, wenn das Fieber schon sinkt oder in der Rekonvaleszenz. Curschmann hebt demgegenüber hervor, und wir verfügen über ähnliche Beobachtungen, daß zuweilen die meningitischen Symptome die Szene eröffnen und erst später eigentliche typhöse Zeichen auftreten.

Die Dauer der geschilderten Zustände erstreckt sich entweder nur auf einige Tage oder zieht sich über mehrere Wochen hin. Ihr Auftreten überhaupt ist nicht etwa nur an schwere Infektionen geknüpft, kommt vielmehr auch bei leichten Erkrankungen vor.

Fragen wir nun nach den anatomischen Veränderungen bei diesen Formen des Typhus, nach den Ursachen der schweren Gehirnerscheinungen, so sind wir überrascht über den geringfügigen Befund, der in gar keinem Verhältnis zur Schwere der Erkrankung steht. Geringes Ödem und Hyperämie der Meningen, vereinzelte Blutungen und stärkere Durchfeuchtung des Gehirns, das sind die makroskopischen Veränderungen. Von besonderer Bedeutung sind diesem ziemlich negativen Ergebnis gegenüber der von Fr. Schultze in einem einschlägigen Falle erbrachte Nachweis von Zellanhäufung in den perivaskulären Räumen der Gehirnhäute und Substanz.

Kein Zweifel für uns, daß diese entzündlichen Prozesse auf direkte Einwirkung der Typhusbazillen selbst zurückzuführen sind, welche aus den Blutgefäßen ausgetreten sind. Die landläufige Annahme, nach welcher nur die im Blut kreisenden Toxine zu den besprochenen Zuständen Veranlassung geben, scheint uns nach den Befunden von Schultze nicht wahrscheinlich.

Für die Richtigkeit unserer Auffassung dürfte auch der wiederholt einwandfrei erbrachte Nachweis von Typhusbazillen in der Spinalflüssigkeit sprechen. Selbstverständlich ist bei dem Typhus mit meningitischen Erscheinungen das Ergebnis der Lumbalpunktion von größter Wichtigkeit.

In der Regel hat man nur eine klare Flüssigkeit zutage gefördert, die aber gleichwohl einige Male Typhusbazillen enthielt. Wir selbst konnten in solchen Fällen den Erreger bisher nicht züchten. Vielleicht gelingt es aber mit mehr Erfolg, wenn man mehrere Kubikzentimeter der Flüssigkeit zur Kultur verwendet.

Dagegen konnten wir Vermehrung der Lumbalflüssigkeit, Erhöhung des Druckes und geringe Zellvermehrung feststellen. Man ist unseres Erachtens berechtigt, hier von einer Meningitis serosa typhosa (Schultze, Stäubli) zu sprechen. Die Mehrzahl dieser Kranken gelangt zur Heilung.

Vermehrung des zerebrospinalen Liquors, Erhöhung des Druckes und Zunahme der Zellen bis zu etwa 100 im Kubikmillimeter konnten wir aber häufig schon in solchen Fällen von Typhus abdominalis konstatieren, wo nur heftige Kopfschmerzen bestanden, während sonstige zerebrale oder gar meningitische Erscheinungen fehlten (s. a. H. Salomon). Auch hier wird man als Ursache der objektiven Veränderungen der Spinalflüssigkeit eine Einschwemmung der Bazillen in die Meningen annehmen müssen. Zu einer Meningitis mit makroskopisch' sichtbaren Veränderungen braucht es darum nicht zu kommen. (Siehe Schottmüller, Meningitis infectiosa oder septica disseminata. Münch. med. Wochenschrift. 1910.)

Beobachtung 26. Emilie Kr., 10 Jahre alt.

Aufgenommen 19. Nov. 1909, entlassen 6. Febr. 1910. 10 Tage vorher erkrankt. Erbrechen. Durchfall, Fieber, Kopfschmerzen.

Nasenbluten, Unruhe. Bei der Aufnahme Sensorium benommen. Springt aus dem Bett.

Geringe Bronchitis.

Keine Roseolen.

Im Blut Typhusbazillen nachgewiesen.

3. Dez. Schläft viel. Schreit im Schlaf. Ist klarer.

13. Dez. Weint viel.

15. Dez. Schläft fast den ganzen Tag, ist völlig ruhig.

18. Dez. Nimmt an der Umgebung Anteil. Stimmung heiter. Seit 17. Dez. fieberfrei.

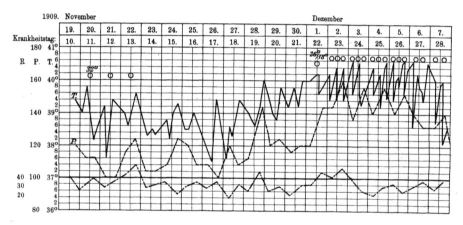

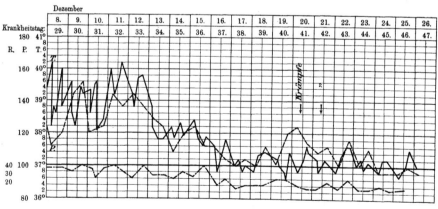

Abb. 133.

Beobachtung 26: Emilie Kreis. Typhus gravis eines Kindes mit Hemiataxie und Monoklonie. Krämpfe im rechten Arm treten erst in der fieberfreien Zeit auf.

20. Dez. Plötzlich klonische Zuckungen im rechten Arm von 25 Minuten Dauer. Sensorium nicht gestört. Danach Schmerzen in dem betreffenden Arm. Geringer Fußklonus links, Patellarreflex rechts sehr lebhaft.

Lumbalpunktion: Liquor klar, nicht gesteigert. Zellen ein wenig vermehrt, 16.

21. Dez. Wieder Krämpfe im rechten Arm von 30 Minuten Dauer. Danach Ataxie im rechten Arm und rechten Bein.

Fußklonus an beiden Füßen.

28. Dez. Ataxie nicht mehr nachweisbar. Geheilt.

Für die Ursache der Kopfschmerzen beim Typhus geben aber unsere Befunde eine wertvolle Erklärung.

Im Gegensatz dazu verdienen eine besondere Besprechung Fälle von **eitriger** Meningitis, lediglich durch Typhusbazillen bedingt. Nach Angaben in der Literatur (Stäubli) und nach zwei eigenen Beobachtungen ist es sicher, daß der Typhusbazillus auch eine **eitrige** Meningitis hervorrufen kann. Ob es sich um eine besondere Lokalisation im Lauf der Allgemeinerkrankung oder um ein Eindringen der Keime von den Rachenorganen in die Meningen handelt, ist nicht immer zu entscheiden. Vielleicht kommen beide Möglichkeiten in Betracht.

In unseren Fällen fehlten Darmveränderungen, woraufhin ja allerdings eine Allgemeinerkrankung noch nicht ausgeschlossen werden kann. Die Prognose ist beim **Meningotyphus** wie diese Komplikation genannt worden ist, fast immer schlecht.

Nach unserer Meinung sind sie als eine potenzierte Form der Meningitis serosa aufzufassen. Sie wird deshalb wohl so selten angetroffen trotz Übertritt der Typhusbazillen in das Gewebe der Pia, weil letztere im allgemeinen Eiter nicht erzeugen.

Auf die diagnostische Bedeutung der Lumbalpunktion auch in diesen Fällen bedarf es keines Hinweises.

In einem unserer Fälle suchte der betreffende Kranke zu Fuß das Krankenhaus auf, schon beim Eintritt in das Zimmer fiel die starke Rückwärtsbeugung des Kopfes auf. In der sofort durch Lumbalpunktion gewonnenen Spinalflüssigkeit fanden wir Eiter und Typhusbazillen. Die interessante Beobachtung möge hier folgen (s. Beob. 27).

Beobachtung 27. Karl Paul Schm., 17 Jahre alt (Meningitis cerebrospinalis typhosa).

Anamnese: Patient hat seit einigen Tagen heftige Kopfschmerzen. Er kommt zu Fuß auf die Aufnahme.

Status (11. Juni 1896): Kräftig gebauter junger Mann, blasse Hautfarbe. Der Kopf wird schon beim Gehen stark nach hinten gebeugt gehalten, Nacken ist steif, nur mit Mühe und Schmerzen beweglich. Augen starren in die Ferne. Lichtreaktion deutlich herabgesetzt. Sensorium stark benommen. An den Hirn- und Stammnerven keine nachweisbaren Störungen. Lunge und Herz normal. Abdomen hart, eingezogen. Keine Empfindlichkeit.

Lumbalpunktion:

Anfangsdruck nach 1 ccm Entleerungen 420 mm
Druck nach 12 ccm Entleerungen 240 mm
Druck nach 20 ccm Entleerungen 150 mm
Druck nach 25 ccm Entleerungen 130 mm.

Zerebrospinalflüssigkeit ist leicht getrübt durch reichliche Leukocyten und kurze, plumpe, bewegliche gramnegative Stäbchen.

12. Juni: Puls ist von steigender Frequenz. Patient ist vollständig benommen.

Lumbalpunktion: Anfangsdruck nach 280 mm
Druck nach 10 ccm Entleerungen 160 mm
Druck nach 15 ccm Entleerungen 100 mm

Die Flüssigkeit ist bedeutend trüber als tags vorher. Patient ist vollständig komatös, kommt abends zum Exitus.

Sektionsprotokoll: Dura unverändert. In den weichen Häuten des Gehirns und des Rückenmarkes reichliche eitrige Infiltration in besonders starker Ausbreitung an der Basis; seitliche Hirnteile beiderseits in gleicher Ausdehnung befallen. Alle Schädelhöhlen frei von pathologischen Prozessen. Keine Verletzungen.

Linke Tonsille geschwollen; Parenchym durchsetzt mit kleinen Abszessen.

Lunge normal, bis auf Hypostasen in beiden Unterlappen. Herzmuskel zeigt beginnende parenchymatöse Degeneration. Geringe follikuläre Hypertrophie der Milz.

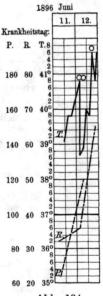

Abb. 134.

Beobachtung 27: Carl Paul Schm. Meningitis cerebrospinalis typhosa.

Geringe trübe Schwellung von Leber und Nieren.   Starker follikulärer Darmkatarrh. Schwellung der Mesenterialdrüsen.

Die von den Meningen angelegten Kulturen ergaben Reinkulturen von beweglichen Stäbchen, die alle Charakteristika der Typhusbazillen zeigen.

Epikrise: Zweifellos handelt es sich um eine eitrige Meningitis, hervorgerufen durch Typhusbazillen — und zwar nur durch diese. Fraglich ist, ob die Meningitis als Teilerscheinung eines Typhus abdominalis aufzufassen ist oder als primäre Erkrankung, und ferner, wo die Eingangspforte zu suchen ist.

Von Beginn der Erkrankung bestanden Kopfschmerzen. Bei der Aufnahme schon meningitische Erscheinungen, bei der Sektion zeigte der Darm Veränderungen, die als Anfangsstadium eines Typhus aufgefaßt werden können. Es ist nicht anzunehmen, daß ein eben beginnender Typhus, wenn ein solcher wirklich bestanden hat, sogleich zu einer sekundären Infektion der Meningen führt. Vielmehr handelt es sich offenbar um eine, unabhängig von einer etwaigen abdominellen Erkrankung, einsetzende Meningitis. Als Ausgangspunkt ist die eitrige Tonsillitis zu betrachten. Von hier aus sind die Bazillen vermutlich auf dem Lymphwege direkt in die Meningen gewandert. Vielleicht hat dann gleichzeitig eine Invasion in den Lymphapparat des Darmes stattgefunden. Krankheitsverlauf und Tod sind jedenfalls durch die Gehirnaffektionen bedingt.

Abgesehen von den eingangs erwähnten psychischen Störungen stellen sich im Gefolge des Typhus abdominalis ausnahmsweise auch mal, die Krankheit einleitend, ausgesprochene Psychosen, melancholische oder manisch depressive Formen ein. Zuweilen steht der krankhafte Geisteszustand so im Vordergrund, daß darüber die Infektions- und ursächliche Krankheit völlig verkannt wird und eine Überweisung der Kranken in eine Irrenanstalt erfolgt.

Sonstige Komplikationen von seiten des Gehirns sind Pachymeningitis haemorrhagica, Blutungen oder Erweichungen infolge von Thrombosen oder Embolie, eitrige Meningitis infolge septischer Sekundärinfektion, tuberkulöse Meningitis und Hirnabszesse.

Über Hirnabszesse wäre noch folgendes zu bemerken:

Die intrakraniellen Eiterungen können entweder bedingt sein durch Typhusbazillen oder durch die gewöhnlichen Eitererreger bei Sekundärinfektionen.

In einer kleinen Zahl von Fällen schloß sich der Gehirnabszeß an eine Otitis media. Zwei- oder dreimal fanden sich sowohl im Ohreiter wie im Gehirneiter Typhusbazillen in Reinkultur.

Sodann wird über die Bildung von metastatischen Abszessen im Gehirn berichtet bei allgemeiner Pyämie.

Endlich sind eine Reihe von Beobachtungen mitgeteilt, bei denen im Verlauf des Typhus Erscheinungen einer lokalisierten zerebralen Erkrankung — Kopfschmerzen, Übelkeit, Erbrechen, Schwäche oder Lähmung einer oder verschiedener Muskelgruppen (Monoplegie), zunehmende Benommenheit, unregelmäßiges Fieber — auftraten. Meist trat durch Übergreifen der Entzündung auf die Meningen oder Ventrikel der Tod ein. Brown operierte einen Fall mit Glück.

Einige Male wurden Typhusbazillen in Reinkulturen nachgewiesen (E. Melchior Lit.).

Spezielle Erwähnung verdient noch der Symptomenkomplex der Bulbärparalyse — kapilläre Blutungen —, welcher auch als Folgekrankheit bei Typhus beschrieben worden ist.

Wie das Gehirn, so kann auch das Rückenmark krankhafte Veränderungen erfahren. Am häufigsten durch die spinale Meningitis. Dann sind verschiedentlich Kranke unter den Erscheinungen der Landryschen Paralyse, von Myelitis acuta (Schiff) zugrunde gegangen. Bei dieser Myelitisform sollen Typhusbazillen im Rückenmark gefunden sein (Curschmann).

Es ist schon oben erwähnt, daß nicht selten Ataxie der Extremitäten und der Sprache nach Typhus vorkommt, sei es transitorisch, sei es als dauernde Bewegungsstörung. Nach unserer Meinung dürfte das pathologische Substrat für diese Koordinationsstörung nicht in dem Rückenmark, sondern in der Hirnrinde zu suchen sein. Ferner ist multiple Sklerose klinisch und anatomisch als Nachkrankheit beobachtet worden.

Von peripheren Nervenstörungen zeigen sich Polyneuritis und Lähmungen einzelner Nervenstämme. So sind vor allem Entzündungen des Optikus (siehe Bach, Bd. VI) (Papillitis und Atrophie) und des Akustikus noch zu erwähnen. Gerade die Entzündung der Gehörnerven (siehe Wittmaack, Bd. VI) ist nicht besonders selten. Sie macht sich zunächst bemerkbar in Herabsetzung der Hörfähigkeit, deren zentraler Ursprung natürlich durch die Untersuchung festgestellt werden muß. Meist resultiert dauernde Schwerhörigkeit oder gar Taubheit. Ferner sah man Stimmbandlähmung infolge von Veränderungen des Rekurrens.

Von Nervenlähmungen an den Extremitäten sei besonders einer Peroneuslähmung gedacht, die in einem unserer Fälle plötzlich vorhanden war, als der Knabe aus seiner Umnachtung nach schweren meningitischen Erscheinungen erwachte. Es kommen ferner vor Ulnaris-, Medianus-, Serratus- und Quadrizepslähmung. Neuritische Störungen an den peripheren sensiblen Nerven äußern sich gelegentlich durch Hyp- oder Anästhesie, oder durch Paraästhesien in bestimmten Nervenbezirken. Endlich sind hier noch zu erwähnen die Störungen, welche durch Kompression des Rückenmarkes infolge Spondylitis typhosa (s. S. 475) auftreten können. Leichte Parese einer Extremität bis zur völligen Paraplegie findet sich dabei. Der Ausgang ist bei konservativer Behandlung meist günstig. Neuralgien machen sich in der Rekonvaleszenz namentlich an den unteren Extremitäten bemerkbar.

Über die Sinnesorgane ist noch einiges zu sagen. Eine nicht allzu häufige Komplikation ist Otitis media, meist fortgeleitet von der Mundhöhle. Einmal wird über Züchtung von Typhusbazillen aus dem Eiter berichtet.

Am Auge sieht man Ulcus corneae, Keratitis mit Begleiterscheinungen, sehr selten Iritis, Chorioiditis, Cyklitis, Blutungen in die Retina, transitorische Amaurose ohne nachweisbare Ursache. Die äußeren Augenmuskeln können Paresen darbieten.

Auch eine Phlegmone der Orbita, durch Typhusbazillen erzeugt, ist mitgeteilt worden.

Die Bewegungsorgane. Die Knochenerkrankungen nehmen in der Pathologie des Typhus in theoretischer und praktischer Beziehung eine nicht unbedeutende Stellung ein.

Schon ehe durch unsere Untersuchungen der Nachweis geführt war, daß die Typhusbazillen von Anfang bis zu Ende der Krankheit regelmäßig im Blute kreisen und auf diese Weise natürlich in das Knochenmark gelangen müssen, waren sie dort von Quincke gefunden worden. Nach den Untersuchungen dieses Autors und namentlich denen von E. Fraenkel sind zweifellos die am Knochen zu beobachtenden Veränderungen auf direkte Einwirkung der Typhusbazillen zurückzuführen. Dieselben sind verschiedener Art.

Das Knochenmark befindet sich in hyperämischem Zustand. Mikroskopisch sieht man multiple Nekroseherde, in der Umgebung derselben Blutextravasate, im Innern ein Fibrinnetz; vielfach sind auch nach Anreicherung Bazillenhaufen zu erkennen. Diese als Osteomyelitis typhosa bezeichneten mikroskopischen Herde (E. Fraenkel) sind ebenso regelmäßig bei Typhuskranken anzutreffen, wie etwa die Roseola. Eine gewisse Prädilektion zeigen sie für die Wirbel- und Rippenknochen.

Weitere Knochenveränderungen sind Wucherungen des Periostes und oberflächliche Nekrosen der Kortikalis (Ponfick).

Klinische Symptome machen die geschilderten pathologischen Zustände in der Regel nicht. Indessen führen sie in einem kleinen Teil der Gesamtfälle von Typhus doch zu ausgesprochenen Krankheitserscheinungen. Natürlich ist das anatomische Substrat dann ein ausgedehnteres und gröberes, als oben beschrieben wurde. Die Wucherungen und Nekrosen am Periost, Knochen oder im Knochenmark sind massiger, einzelne Herde konfluieren. Entweder erfolgt Rückbildung des Prozesses oder es kommt zur puriformen Einschmelzung des Gewebes, ja es muß auf Grund der vorliegenden Tatsachen jetzt auch als ausgemacht gelten, daß die Typhusbazillen im Knochen ebenso wie

an anderen Körperstellen (Pleura, Gehirn) ohne Mitwirkung anderer Mikroorganismen zur Eiterbildung Veranlassung geben können (Literatur bei Heß).
Unter welchen Umständen dies geschieht, entzieht sich vorläufig der Kenntnis.
Zuzugeben ist, daß der Typhusbazillus im allgemeinen eitererregende Wirkung nicht entfaltet, in seltenen Fällen ist er aber sicher pyogen. Der Einwand, es läge in solchen Fällen
immer eine Mischinfektion vor, auch wenn man andere Keime nicht nachweisen könne,
darf in Anbetracht der sorgfältigen, unter Benutzung aller Kulturmethoden ausgeführten
Untersuchungen nicht mehr aufrecht erhalten werden.

Möglicherweise schafft eine Blutung im Gewebe (Trauma), wodurch „toter"
Nährboden erzeugt wird, und eine fermentative Wirkung des erkrankten Knochenmarkes
die Disposition zur Eiterbildung. Aber auch eine individuelle Disposition muß vorhanden
sein, wenn die so seltene Komplikation multipel auftritt (s. Beob. 29).

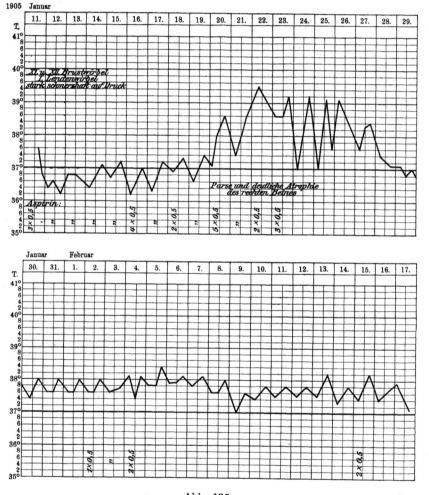

Abb. 135.

Beobachtung 28: Schrd., Typhus abd., Spondylitis typh.

Klinisch tritt die Knochenerkrankung in der Regel erst in der Rekon-
valeszenzperiode, ja oft erst Wochen und Monate, selbst Jahre nach Überstehen der Krankheit in die Erscheinung. Fieber, oft von beträchtlicher Höhe
und durch Schüttelfrost eingeleitet, Schmerzen und Schwellung des betreffenden
Knochen zeigt die Komplikation an.

Oft handelt es sich nur um einen kleinen Bezirk am Knochen, der durch Rötung, Schwellung und Druckempfindlichkeit der Haut als die Ursache der schweren Allgemeinerscheinungen erkannt wird. Die eitrige Entzündung kann sich sowohl am Periost wie in dem Knochen selbst entwickeln.

Jeder der Knochen des Körpers kann ergriffen werden. Besonders häufig sind die langen Röhrenknochen, die Rippen an der Knorpelknochengrenze und der Wirbel Sitz des Leidens. Es können ein oder mehrere (11, Fürbringer) Knochen befallen werden. Die Deutung der klinischen Zeichen, unter welchen die Wirbel-Osteomyelitis typhosa einhergeht, ist nicht immer sofort klar. Als charakteristisch hebt Quincke hervor die ungewöhnliche Stärke und Ausdehnung der spontanen örtlichen Schmerzen, die äußerlich wahrnehmbare Schwellung der Weichteile, z. B. in der Lumbalgegend, den akuten, fieberhaften Verlauf, das schnelle Zurückgehen der spinalen Symptome bei Erkrankung eines Wirbels, falls dadurch das Rückenmark komprimiert war.

Der Ausgang ist in der Regel unter lytischem Abfall des Fiebers in 1—2 Wochen spontan ein günstiger. Eine Zeitlang fühlt sich der Knochen noch verdickt an. Zuweilen muß aber chirurgische Hilfe in Anspruch genommen werden. Rezidive kommen vor.

Prädisponiert für die geschilderten Knochenerkrankungen sind Patienten, die sich noch in der Wachstumsperiode befinden. Wir verfügen über einige Beobachtungen von Osteomyelitis, die über weitere Einzelheiten Auskunft geben. Zunächst folge ein typisches Beispiel von Erkrankung der Wirbelsäule, sodann zwei von multipler Knochen- und Muskel-Entzündung (s. Beob. 28, 29, 30).

Beobachtung 28. Schrd.
Typhus abdominalis, Spondylitis typhosa.
Am 21. Aug. 1904 nach mehrtägigem Unwohlsein schwer erkrankt. Pat. macht einen mittelschweren Typhus durch. Seit 7. Sept. 1904 außer Bett.

Ab 4. Dez. zehntägiges Fieber, dann wieder Fieber ab 9. Jan. 1905.

Der Patient klagt über Schmerzen im Rücken. Der XI. und XII. Brust-, I. Lendenwirbel stark schmerzhaft auf Druck. Besserung im Streckverband. Am 20. I. ist eine Parese des rechten Beines bemerkbar. Es folgt Atrophie der Muskulatur. Das Fieber zieht sich noch längere Zeit hin. Dann stellt sich Besserung ein, so daß Pat. am 8. April 1905 entlassen werden kann. Die Wirbelsäule ist nicht mehr empfindlich.

Es handelt sich offenbar um eine Spondylitis, welche zeitweilig zu einer Kompression des Rückenmarkes bzw. der hinteren Wurzel geführt hat.

Ausgang ohne operativen Eingriff in Heilung.

Beobachtung 29. Ernst Stru.
Typhus abdominalis; Osteomyelitis clavic. dextr., ossis pub. dextr., Tibiae dextr. — Myositis m. adductoris long. dextr.

Anamnese: Acht Tage vor der Aufnahme in die Anstalt (21. Sept.) klagte Pat. abends über heftige Kopfschmerzen; fühlte sich sehr elend, blieb seitdem zu Bett. In den folgenden Tagen Fieber, Durchfälle.

Status praesens: 29. Sept. schwerkranker Mann. Völlige Teilnahmslosigkeit; nachts starke Delirien. Gesichtsfarbe hochrot, zahlreiche Roseolen auf Bauch und Brust; fast unausgesetzt sind Zuckungen in einzelnen Gesichtsmuskeln und an den Händen zu beobachten; geringe Bronchitis. Der Puls hat eine geringe Frequenz, regelmäßig, gut gefüllt, deutlich dikrot. Abdomen nicht aufgetrieben. Milz nicht fühlbar. Zunge trocken, belegt, braungelb. Stuhl: erbsensuppenartig. Aus dem Blut wurden Typhusbazillen gezüchtet.

Diagnose: Typhus abdominalis.

Krankheitsverlauf zunächst ganz normal; Mitte November vorübergehend Gehörstörungen; Trommelfell beiderseits eingezogen; keine Zeichen örtlicher Entzündung. Am 31. Okt. wieder normal.

Am 2. Nov. ohne eigentliches fieberfreies Intervall Wiederanstieg der Temperatur, örtliche anderweitige Erkrankung nicht nachweisbar.

Am 24. Nov. erneuter Fieberanstieg mit Drüsenschwellung an beiden Kieferwinkeln. Die Untersuchung der zugehörigen Regionen ergibt keinen Aufschluß.

Am 7. Dez. geringer Temperaturanstieg ohne irgendwelche Klagen des Pat.; am 11. Dez. Schmerzen im ganzen rechten Arm bei Bewegungen, nähere Lokalisation nicht möglich.

13. Dez. Bei der Betastung und bei Bewegungen des rechten Armes sehr starke Schmerzen am rechten Schlüsselbein, vom akromialen Ende bis zur Spina scapulae gehend.

14. Dez. Die Röntgenaufnahme ergibt nichts Besonderes.

16. Dez. Das rechte Os pubis sehr druckempfindlich, keine objektiv wahrnehmbaren Entzündungserscheinungen.

18. Dez. Schmerzen im rechten Knie; kein Erguß. Die Entzündungserscheinungen an der Klavikel gehen zurück.

19. Dez. Epicondylus internus der rechten Tibia in zweimarkstückgroßem Bezirk sehr druckempfindlich. Bei allen Bewegungen des rechten Beines starke Schmerzen, die von der Leiste aus nach unten ausstrahlen.

24. Dez. Das rechte Schienbein nicht mehr schmerzhaft, der Musc. adductor longus härter und auf Druck sehr schmerzhaft.

28. Dez. Die rechte Tibia ist frei; Adductor longus sehr druckempfindlich. Weiterhin allmähliches Abklingen der Entzündungserscheinungen. Am 31. Jan. 1905 Entlassung als geheilt.

Beobachtung 30. E. Niel.

Typhus abdominalis, multiple periostitische Eiterungen.

14 Tage vor Eintritt in das Krankenhaus Erkrankung mit Kopfschmerzen und Mattigkeit. Seit zwei Tagen bettlägerig, obstipiert. Hatte in letzter Zeit schwere Typhusfälle gepflegt.

14. August 1902. Kräftiges Mädchen. Euphorie, wenig Kopfschmerzen, schläfrig. Temperatur 40,6. Bronchitis beiderseits. Leib aufgetrieben, Ileocökalgurren. Milztumor. Roseolen.

Diagnose: Typhus abdominalis.

Verlauf: zunächst normal. Am 11. Sept. aus dem Blut 63 Kolonien von Typhusbazillen gezüchtet. Am 25. Sept. ist die Temperatur zur Norm abgefallen.

14. Sept. Leichte Schmerzen im rechten Schienbein mit geringer Schwellung. In den folgenden Tagen Zunahme der Schmerzen, Rötung und spindelförmige Auftreibung von daumenlanger Ausdehnung im mittleren Drittel des Schienbeins. Fluktuation. Temperatur 38,4.

17. Sept. Inzision. Zwischen dem stark verdickten abgehobenen Periost und dem glatten Knochen ca. 1 Mokkalöffel voll zähschleimigen gelbgrünen Eiters. Tamponade. Im Agarausstrich und auf der Blutplatte reichlich Typhusbazillen in Reinkultur.

20. Sept. Leichte Schmerzen im linken Schienbein, genau ebenso wie am 17. Sept. rechts. In den folgenden Tagen Zunahme der Schmerzen, Schwellung und spindelförmige Auftreibung wie vordem rechts.

25. Sept. Inzision. Befund wie am 17. Sept. rechts. Aus dem Eiter werden Typhusbazillen in Reinkultur gezüchtet. Ein exstirpiertes Stück des Periosts zeigt mikroskopisch Rundzellenanhäufung, Granulationsgewebe, Bindegewebsbildung, in einzelnen Zellen degenerative Vorgänge, keine Typhusbazillen.

17. Nov. Links Wunde gut vernarbt. Rechts noch teilweise stark sezernierende Fistelgänge. Schmerzen und Auftreibung von Ulna und Radius rechts.

12. Dez. Röntgenaufnahme: loser Knochensplitter am rechten Schienbein. Periostitische Auflagerungen an Tibia und Fibula, ebenso an Ulna und Radius.

17. Dez. Auf Wunsch entlassen.

Frühjahr 1903 noch mehrmals wegen periostitischer Abszesse an Ulna und Radius operiert. Eiter meist steril. Auch an den Schenkelknochen noch Verdickungen.

Sehr selten sind beim Typhus seröse oder eitrige Gelenkerkrankungen, die zuweilen zur Versteifung des betreffenden Gelenkes führen können.

Besondere Form des Krankheitsverlaufes. Die Schilderung des Krankheitsbildes vom Typhus abdominalis würde unvollständig sein, wenn hier nicht noch gewisser Eigentümlichkeiten des Verlaufes gedacht würde.

Schon mehrfach ist auf Fälle hingewiesen (s. S. 396, 469), welche unter den allgemeinen Erscheinungen schwerster Sepsis ohne charakteristische, typhöse Kennzeichen innerhalb der ersten Woche foudroyant zugrunde gehen.

Puls und Temperatur liegen in den höchsten Breiten. Auch Hyperpyrexie, allerdings nicht immer mit tödlichem Ausgang, ist bei Typhus beschrieben worden.

Zum Glück ist diese schwere Form des Typhus selten.

Während diese malignen Krankheitsfälle, wenn die bakteriologische Blutuntersuchung vorgenommen wird, der Diagnose leicht zugänglich sind, stößt das Erkennen entgegengesetzt verlaufender Fälle auf Schwierigkeiten. Es gibt nämlich als Gegenstück zu jenem schwersten Typhus eine unausgebildete leichte Form, Typhus levissimus genannt, bei der auch die bakteriologische und serologische Untersuchung zuweilen im Stich läßt. Bekannt sind diese Krankheitsformen schon den älteren Autoren gewesen (Griesinger, Liebermeister). (S. 403.)

Man schloß auf die typhöse Ätiologie aus epidemiologischen Gründen.

Die sichere Basis für die tatsächliche Zugehörigkeit zum Typhus wurde erst durch die Züchtung des Typhusbazillus oder Nachweis von Immunkörper im Serum der Patienten geschaffen.

Denn abgesehen von leichtem Krankheitsgefühl, geringem, kurzdauerndem Fieber und allenfalls noch einem Milztumor, bietet der Typhus levis oder levissimus häufig nichts, was für die klinische Diagnose verwertet werden könnte. Hier kann nur Nachweis von Typhusbazillen im Blut oder Erscheinen — nicht das Vorhandensein! — von Agglutininen oder anderen Immunkörpern im Serum die Diagnose sichern. Nur wahrscheinlich wird die typhöse Natur der Krankheit, wenn Typhusbazillen in den Fäces gefunden oder Immunkörper bei der ersten Untersuchung vorhanden sind.

Anders der Typhus abortivus. Hier handelt es sich um ein anfänglich schweres Krankheitsbild mit hohem Fieber, aber nach kurzer Dauer schwindet das Fieber schnell, zuweilen fast kritisch, und damit die ernsten Symptome.

Der fast negative Organbefund bei hohem Fieber läßt an Typhus denken, der Bazillennachweis erhärtet diese Annahme. Bei beiden Formen können später noch Darmblutungen und Peritonitis — von anderen Komplikationen abgesehen — den bereits außer Gefahr gewähnten Kranken wieder in eine bedrohliche Lage bringen.

Wie die Beobachtung 2 von einem Fall unserer Beobachtung lehrt, folgt einer sehr leichten Primärerkrankung nicht selten ein viel schwereres Rezidiv. Ferner ist bemerkenswert an dieser nosokomialen, also von Anfang an klinisch verfolgten Erkrankung, das überaus niedrige und nur sieben Tage dauernde Fieber, dabei der positive Blutbefund von Typhusbazillen am dritten Tage des Fiebers, der allein die Diagnose Typhus gestattete, da außer Kopfschmerzen und dem Fieber Symptome nicht bestanden haben.

In der Ära vor der erfolgreichen bakteriologischen Blutuntersuchung würde ein Fall dieser Art nicht erkannt sein, es wäre ein latenter Typhus gewesen.

Derartige Krankheitsfälle sind es auch, bei denen häufig überhaupt das Bett von den Patienten nicht aufgesucht wird, und die daher als Typhus ambulatorius bezeichnet worden sind. Hier aber stellen sich auch zuweilen ernste Komplikationen ein, so daß dann scheinbar eine schwere Darmblutung oder eine Peritonitis das Krankheitsbild eröffnet.

Andererseits gehören in diese Gruppe Patienten hinein, welche wohl alle oder wenigstens eine Reihe charakteristischer Krankheitszeichen darbieten, auch an subjektiven Beschwerden, namentlich Kopfschmerzen, leiden, infolge von Indolenz gegen letztere, oder aus Mangel an Krankheitseinsicht, aber nicht selten auch auf eine falsche Diagnose des Arztes hin ihr Leiden ambulant durchmachen. Hier spielt individuelle Unempfindlichkeit, Zwang äußerer Verhältnisse eine große Rolle.

Als besondere Eigentümlichkeit des Typhus ambulatorius kann es gelten, daß der Puls durchweg höher ist, als bei Patienten, welche das Bett hüten.

Übrigens verläuft ja der Typhus bei einer großen Zahl von Menschen wenigstens eine Zeitlang, ambulant; denn die wenigsten suchen am ersten Krankheitstage das Bett auf.

Während Griesinger und Wunderlich den Satz aufgestellt hatten, daß es einen Typhus ohne Fieber nicht gibt, beanspruchen die Erfahrungen und das Urteil eines Liebermeister und Curschmann Berücksichtigung, wenn sie einen Typhus afebrilis beschreiben. Unseres Erachtens darf man allerdings nicht wie geschehen, hierher Krankheitsfälle rechnen, die vorübergehend leichte Fiebersteigerungen dargeboten haben, oder deren Temperatur man nicht von Anfang an gemessen und kontrolliert hat (s. S. 406, 485 f., Veiel). Selbst wenn man aber von diesen Fällen absieht, so muß man doch nach den Angaben der genannten Autoren das Vorkommen von Typhusinfektion ohne Fieber in Erwägung ziehen. Liebermeister sah bei diesen Kranken recht erhebliche allgemeine Krankheitszeichen, Kopfschmerzen, Müdigkeit, Verstimmung, Appetitlosigkeit, Obstipation, sogar Roseola (l. c. 136).

Er stellt sie auf eine Stufe mit „gastrischem Fieber", „Schleimfieber", „Abdominalkatarrh" aus anderer Ursache!

Aufgabe der modernen Bakteriologie wird es sein, die Identität solcher leichten Erkrankungen festzustellen, die früher nur aus epidemiologischen Gründen zum Typhus gerechnet wurden, und deren typhöse Natur den heutigen Anforderungen an die Diagnose gemäß nicht als über allen Zweifel erhaben angesehen werden kann.

Zugegeben — wir kommen darauf noch zurück — kann ja vom theoretischen Standpunkt werden, daß gelegentlich eine Infektion, ein Angriff auf den Körper mit so geringer Zahl von Typhusbazillen erfolgt und auch eine Vermehrung im Körper unterbleibt oder sich in so engen Grenzen hält, daß das vorhandene Gift nicht dazu ausreicht, um die Temperatur über die Norm zu erheben. Man könnte sogar diese theoretische Annahme experimentell zu stützen versuchen.

Zweifellos aber scheint uns doch, daß die von Liebermeister angenommene Zahl derartiger afebriler Typhen zu hoch gegriffen ist, wenn sie überhaupt wirklich vorkommen. U. E. dürfte, sobald ein Übertritt von Keimen in das Blut erfolgt, der Krankheitsprozeß ein schwererer sein und der Körper mit Fieber reagieren. Natürlich ist es nicht leicht, zu beweisen, daß der betreffende Patient, wenn auch fieberfrei zur Zeit der Temperaturmessung, zu keiner Zeit Fieber gehabt hat.

Von einigen Autoren (Fraentzel) sind zum Typhus afebrilis auch Formen gerechnet, welche besser als adynamischer oder asthenischer Typhus charakterisiert werden. Beob. folgender Art gehören hierher.

Werden Individuen, die sich, sei es infolge ungewöhnlicher Strapazen, z. B. im Kriege, sei es infolge einer konsumierenden Krankheit oder schwächender Lebensgewohnheiten in einem Inanitionszustand befinden, von Typhus befallen, so steht häufig die Schwere der Krankheitserscheinungen im umgekehrten Verhältnis zur Höhe der Temperatur. Diese ist auffallend niedrig, oft erhebt sie sich kaum über die Norm, zuweilen läuft sie subnormal (s. Beob. 32).

Wie der Vollständigkeit halber erwähnt sein mag, faßt Curschmann ähnlich verlaufende Fälle auch als Toxintyphus auf. Die Typhusbazillen sollen abgetötet in den Magen-Darmtraktus gelangen und dort toxisch wirken.

Theoretisch denkbar, scheint uns diese Annahme doch erst bewiesen werden zu müssen, ehe man sie akzeptieren kann.

Zu den leichteren Verlaufsformen des Typhus sind endlich jene seltenen Fälle gerechnet worden, die das Bild der akuten Gastroenteritis, des Brechdurchfalls, darbieten. Gastroenteritis typhosa.

Schon in der älteren Literatur finden sie Erwähnung, neuerdings ist ihr Vorkommen durch Jürgens u. a. auf Grund bakteriologischer Forschungen sichergestellt.

Sie charakterisieren sich durch plötzlichen Krankheitsbeginn mit Erbrechen, heftigem Durchfall, Leibschmerzen, 2—3 tägigem Fieber. Aus den Fäces lassen sich Typhusbazillen züchten, das Serum läßt Agglutinine in zunehmender Menge erkennen. Auch ein Übertritt von Typhusbazillen in den Blutstrom kann dabei vorkommen. Der von Veiel geschilderte Fall gehört offenbar auch zu dieser Gruppe (s. S. 406).

An dem ätiologischen Zusammenhang zwischen der Infektion des Darmkanals durch Typhusbazillen und den beschriebenen klinischen Erscheinungen besteht kein Zweifel. Als Angriffspunkt der Typhusbazillen, als sedis morbi, muß man bei dieser Krankheitsform die Oberfläche der Darmschleimhaut ansehen, ein Krankheitsprozeß wie bei Cholera, während die tieferen Lymphbahnen verschont bleiben.

Im übrigen muß hier auf die Definition verwiesen werden, welche wir S. 484 ff. über Typhus geben werden. Wenn schon jene eben erwähnten, unter dem Bilde der Gastroenteritis abgelaufenen Fälle nicht als Typhus abdominalis in dem klassischen Sinne aufgefaßt werden können, daß hierbei der mesenteriale Lymphapparat des Darmes mit erkrankt ist, so kann sicherlich hiervon nicht die Rede sein bei den von Curschmann angenommenen Intoxikationen durch Typhusgift. Man wird daher gut tun, nach unserem Vorschlag Fälle dieser wie jener Art als Gastroenteritis typhosa und nicht als Typhus abdominalis zu bezeichnen.

Es sei auch auf die Analogie beim Paratyphus verwiesen (S. 549).

Typhus und andere Infektions- oder konstitutionelle Krankheiten. Es wäre nun des Zusammentreffens von Typhus mit anderen Krankheiten zu gedenken. Gelegentlich vereinigt sich mit ihm eine der exanthematischen Krankheiten.

Die heutige Prophylaxe läßt es zu diesbezüglichen Beobachtungen kaum noch kommen, es dürfte aber keines der akuten Exantheme eine Erkrankung an Typhus oder umgekehrt ausschließen. Auch Morbilli sind zum Typhus hinzugetreten.

Andere Infektionskrankheiten, wie Cholera, Dysenterie, Diphtherie, Malaria, Anthrax sind neben Typhus beobachtet. Erst kürzlich sahen wir z. B. zur Zeit einer schweren Diphtherieepidemie einen Typhuskranken mit an dieser Komplikation zugrunde gehen.

Eine wichtige Rolle spielen beim Typhus sekundäre Infektionen mit den gewöhnlichen Eitererregern, also die septischen Erkrankungen.

Zunächst ist hier des Erysipels zu gedenken, welches sich nicht allzu selten, teils im Gesicht, teils an anderen Körperstellen, von kleinen Schrunden ausgehend, einstellt.

Natürlich wird das Krankheitsbild dadurch schwerer, das Fieber gesteigert, die Prognose trüber.

Anderer sekundärer lokaler Infektionen ist bei verschiedener Gelegenheit in der voraufgegangenen Darstellung schon Erwähnung geschehen.

Von hier aus kann nun eine sekundäre Allgemeininfektion des Organismus erfolgen.

Die Literatur (Port) weist nicht allzuviel einschlägiges Material auf. Wir selbst und andere Autoren sahen Mischinfektionen mit Streptokokken, Pneumokokken und Staphylokokken. Über solche mit Bacterium coli und Micrococcus tetragenus wird von anderer Seite berichtet.

Der Ausgangspunkt für die Streptokokkeneinwanderung ist meist die Schleimhaut. Außer der Bakteriämie finden sich gelegentlich Metastasen, besonders erfährt aber das Krankheitsbild im allgemeinen eine Verschlimmerung.

Pneumokokkeninfektionen des Blutes schließen sich meist an komplizierende Pneumonia crouposa an, die Prognose dürfte unter diesen Umständen meist letal sein.

Staphylokokken finden in den mannigfachen Kontinuitätstrennungen der äußeren Haut, welchen der Typhuskranke ausgesetzt ist, ihre Eingangspforte, im übrigen führen sie zu den für diese Art der Allgemeininfektion charakteristischen Veränderungen (Petechien, Pustelbildung, Abszessen, Leukocytose, ev. Ikterus, Endocarditis), so daß auch klinisch schon ohne Blutuntersuchung die Diagnose möglich ist. Die Temperaturkurve wird auch beeinflußt, wie Beob. 31 lehrt.

Interessant sind Sekundärinfektionen des Blutes mit Bacterium coli. In einem Fall Ports schloß sie sich an eine, den Typhus komplizierende Appendicitis mit folgendem Leberabszeß, in einem anderen, von Otten berichteten Fall, ging sie von einer Koli-Pyelonephritis aus.

Soweit der Temperaturverlauf bei Typhus Raum läßt, wird durch die Sekundärinfektionen die Fieberkurve verändert, meist handelt es sich um eine Kontinua, seltener um Febris intermittens mit Schüttelfrösten.

Der sicherste Nachweis der Nebeninfektionen wird durch die kulturelle Blutuntersuchung unter Verwendung gewöhnlichen Agars geführt.

Wenn im vorstehenden von Typhus als Primärerkrankung die Rede war, so muß andererseits auch darauf hingewiesen werden, daß natürlich auch im Verlauf anderer Infektionskrankheiten, sofern nur eine Infektionsmöglichkeit gegeben ist, ein Typhus zur Entwicklung kommen kann.

So sahen wir auf der geschlossenen Keuchhustenabteilung einen sporadischen Fall bei einem anämischen Kinde, welches aus therapeutischen Gründen ungekochte Milch erhalten hatte (s. Beob. 32).

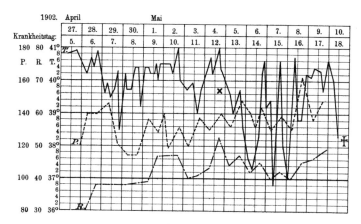

Abb. 136.

Beobachtung 31: Marie Daeder, 29 Jahre alt. Typhus abdominal. und Staphylokokken-Sepsis.

Blutkultur am 6. Krankheitstag 10 ccm 6 Kolonien.   Typhus B.

„	„ 12.	„	15 „	{ 4 „	Typhus B.
				{ 4 „	Staph. aur.
„	„ 13.	„	20 „	{ 9 „	Typhus B.
				{ 6 „	Staph. aur.
„	„ 18. Krkhtg. p. m.		15 „	37 „	Staph. aur.

× Schüttelfrost.

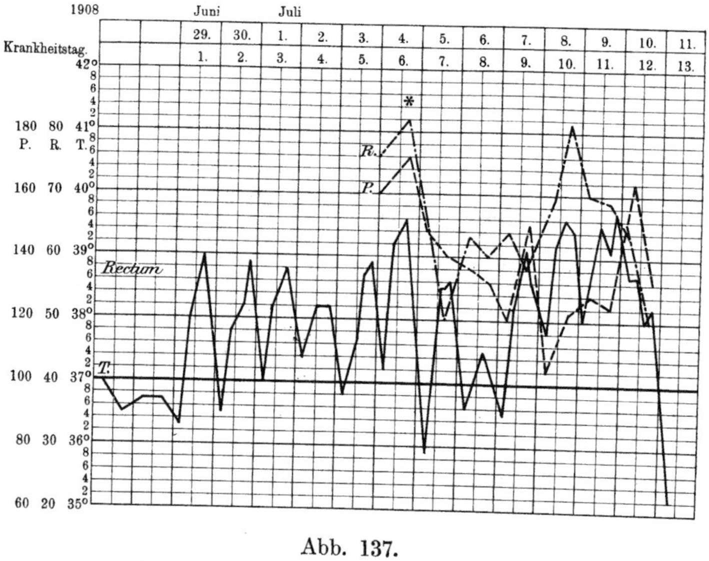

Abb. 137.

Beobachtung 32: Klara Wenk, Säugling, 10 Monate alt. Typhus abdom. mit letalem Ausgang. Atypische Fieberkurve. (Asthenischer Typhus.)
* Typhus B. im Blut nachgewiesen.

Beobachtung 32. Klara Wenck.

Typhus abdominalis nach Pertussis.

Anamnese: Früher stets gesund; drei Wochen vor der Aufnahme trat Husten auf. Eintritt in das Krankenhaus am 28. April. Hier machte das Kind einen ziemlich schweren, durch wiederholt auftretende Bronchopneumonien komplizierten Pertussis durch. Sodann war Patientin längere Zeit (bis 28. Juni) fieberfrei.

Am 29. Juni 1908 tritt intermittierendes, leichtes Fieber auf, das durch mehrere subkutane Abszesse des elenden, atrophischen Kindes erklärt schien. Aber auch nach Inzision hält das Fieber noch an, wegen Verdacht auf Sepsis Blutkultur, die Typhusbazillen enthält (4. Juli).

Das Blutserum des Kindes vom 9. Juli agglutiniert Typhusbazillen 1 : 2000. Typische Symptome, von Bronchitis abgesehen, fehlen sonst. Die Infektion war auf der geschlossenen Keuchhusten-Station durch rohe Milch erfolgt, die das Kind wegen seines elenden Zustandes und der Gefahr einer Erkrankung an Skorbut erhalten hatte. Jede andere Infektionsmöglichkeit fehlte.

Sektion: Peritonitis fibrinosa. Ulcera typhi ilei. Bronchitis purulenta. Atelektasia part. pulm. Pleuritis fibrinosa. Rachitis. Typhus abdominalis.

Schon früher ist erwähnt, daß der Typhus bei Individuen, die in ihrer Konstitution geschwächt sind, z. B. durch Diabetes mellitus, Adipositas univ. oder chronischen Alkoholgenuß, einen schweren, namentlich durch frühen Nachlaß der Herzkraft sich geltend machenden Verlauf nimmt.

Ebenso gefährdet ist das Greisenalter, obzwar es ja an sich weniger zur Erkrankung disponiert. Es zeigt gewisse Verlaufseigentümlichkeiten. Das Fieber ist öfters in die Länge gezogen, so sahen wir die längste Kontinua bei einem 60 jährigen, und erreicht im ganzen nicht die Höhe wie bei jugendlichen Individuen (s. S. 412). Der Puls läßt frühzeitig Erscheinungen von Herzschwäche erkennen, die sich auch in anderen Punkten zeigen.

Zu einigen Bemerkungen gibt auch der Typhus im Kindesalter Veranlassung.

Entgegen der Ansicht mancher Autoren darf man die Disposition für Typhus im Kindesalter auch bei Säuglingen nicht geringer einschätzen als bei Erwachsenen, nur die Gelegenheit zur Infektion ist für die Säuglinge seltener. Dagegen ist der Verlauf der Krankheit bei Kindern alles in allem ein milderer und wohl auch ein kürzerer. Dies offenbart sich zunächst schon in der Fieberkurve, die sich meist in mäßiger Höhe hält und öfters einen remittierenden Charakter zeigt.

Der Puls ist wesentlich frequenter als bei Erwachsenen, ohne daß darin etwa ein Zeichen von Herzschwäche zu sehen wäre, im Gegenteil bietet er die Anzeichen dafür im ganzen selten dar.

An der Haut bildet sich Dekubitus nicht so häufig aus wie im höheren Alter.

Von besonderer Bedeutung ist die oft auch von uns beobachtete Tatsache, daß die pathologisch-anatomischen Veränderungen im Darm bei Kindern verhältnismäßig wenig ausgeprägt sind. Die Schwellung der solitären wie agminierten Follikel nimmt nur mäßige Grade an. Zur Ausbildung von Geschwüren kommt es seltener und in beschränktem Maße. Daher gehört auch Darmblutung oder eine Perforationsperitonitis im Kindesalter zu den recht ungewöhnlichen Komplikationen. Dagegen zeigt sich häufiger Meteorismus.

Zerebrale und psychische Störungen und zwar die Exzitationszustände mit meningitischer Färbung stellen sich recht häufig bei jugendlichen Individuen ein. Namentlich nachts schienen uns die Erscheinungen der furibunden Delirien vielleicht unter dem Einfluß der höheren Temperatur zuzunehmen. Oben erwähnten wir schon, daß die Ataxie der Sprache und Extremitäten vorzugsweise Kranke im Alter bis zur Pubertät befällt.

Nach Curschmann ist die Neigung zu Rezidiven und Nachschüben im Kindesalter größer als später.

Der Typhus bei Säuglingen tritt meist nicht mit so ausgesprochenen Symptomen auf, wie es im späteren Alter der Fall ist, immerhin legt der Fieberverlauf und das Auftreten von Roseolen die Diagnose nahe. Dann kann die Blutuntersuchung in ihr Recht treten. Nach Fischl ist die Prognose auch im ersten Lebensjahr nicht schlechter wie später (s. S. 411).

Eine interessante Eigentümlichkeit in der Klinik des Typhus sind die **Nachschübe und Rückfälle.**

Wiederanstieg des Fiebers, wenn schon Tendenz zum Abfall bestand, bedeutet einen Nachschub; war schon normale Temperatur erreicht, so kennzeichnet erneutes Fieber den Beginn eines Rezidivs, falls nicht sonst eine Ursache, eine Komplikation die Temperatursteigerung bedingt. Wie der Fieberverlauf, vielleicht bis auf einen etwas schnelleren Anstieg, dem einer Primärerkrankung völlig gleicht, so auch alle übrigen Symptome, handelt es sich doch um einen völlig gleichartigen Krankheitsprozeß. Es erübrigt sich daher auf Einzelheiten einzugehen.

Dauer — 4 Tage bis 5 Wochen — und Schwere der Rekrudeszenz oder des Rezidivs sind von der Ersterkrankung unabhängig und ganz verschieden. Es kann der erste Teil der Krankheit leicht und kurz, der folgende Teil schwer und ausgedehnt oder umgekehrt sein.

Es liegen da Verhältnisse vor, die vom Standpunkt der Immunitätslehre aus völlig dunkel erscheinen. Immerhin darf man wohl sagen, daß im ganzen häufiger auf eine leichte Erkrankung ein Rückfall folgt als auf eine schwere Erkrankung und ein Nachschub das Krankheitsbild ernster gestaltet, gefährlicher ist als ein Rückfall.

Die Zeit, innerhalb welcher Rezidive auftreten, schwankt von wenigen Tagen bis zu zwei Wochen. Seltener kehrt die Krankheit in der dritten Woche wieder, nur ausnahmsweise zu noch späterer Zeit.

Anhaltspunkte, die auf ein Wiederaufflammen der Erkrankung hindeuten, gibt es nur wenige, sie sind auch unsicher. Persistenz des Milztumors nach Entfieberung, unmotivierte Schwankungen des Pulses und leichte wenige Zehntelgrade betragende Temperaturerhöhungen in dieser Zeit, Ausbleiben der subnormalen Temperaturperiode mögen die Aufmerksamkeit auf die Gefahr hinlenken. Oft genug fehlen aber alle Anzeichen. Die Roseolen schießen etwas früher auf als bei der ersten Erkrankung, manchmal schon am 2.—3. Tage. Das Fieber steigt meist schneller an als bei der Ersterkrankung. Die Komplikationen sieht man in gleicher Form wie in dem Primärstadium, jedoch sind Peritonitis und Darmblutungen entschieden seltener. Von 3686 Typhuskranken Curschmanns hatten 4,16% Darmblutungen und nur 0,76% bei 523 Rezidiven.

Diese auffällige Tatsache entspricht der Beobachtung, daß die anatomischen Veränderungen im allgemeinen nicht so schwere und ausgedehnte sind, wie oft in der Primärerkrankung. Im übrigen aber erhebt man denselben Befund.

Bemerkenswert ist, daß man bei der Autopsie im Rezidiv zwei Stadien von Läsionen im Darm nebeneinander antrifft. Ältere, also etwa vernarbende Geschwüre von der Ersterkrankung her und frischere, dem Alter des Rezidivs entsprechende in geringerer oder größerer Ausdehnung. Niemals aber gibt es etwa alle Übergänge oder Stadien der typhösen Darmveränderungen an einzelnen Follikeln nebeneinander. So kann man an dem verschiedenen Alter der einzelnen pathologischen Erscheinungen den Zeitpunkt der Entstehung, in der Ersterkrankung oder im Rezidiv entscheiden.

Nur dann hat man noch eine dritte Altersklasse von Veränderungen zu gewärtigen, wenn etwa ein zweites Rezidiv vorlag. Gehört ein solches schon zu den Ausnahmen, so sind ein dritter, vierter und fünfter Rückfall besondere Raritäten, wenn überhaupt noch eine Berechtigung für diese Bezeichnung wiederkehrender Fieberanfälle vorhanden ist. Uns scheint, daß Komplikationen, besonders Pyelitis die Ursache solcher wiederholten Fieberperioden gewesen sind, die also nicht mehr als Rezidive im eigentlichen Sinne d. h. Lokalisation im Lymphsystem gelten können (s. Beob. 9 u. 25).

Die Häufigkeit der Rezidive überhaupt ist wohl zeitlichen und örtlichen Schwankungen unterworfen. Jedenfalls wird man zeitweilig durch die große Zahl von Patienten, die Rezidive aufweisen, überrascht.

Die Gründe hierfür kennen wir nicht, wie wir überhaupt über die Ursache des Wiederaufflammens der Krankheit völlig im unklaren sind. Nur soviel ist sicher, daß die Bazillen aus irgend einem Organ aus, sei es Knochenmark, Milz oder Lymphdrüsen, von neuem in das Lymphgefäßsystem des Mesenteriums gelangen.

Ob äußere Gründe, etwa psychische Erregungen oder Diätfehler, zu Rezidiven Veranlassung geben können, darüber bestehen Meinungsverschiedenheiten.

Wir lehnen jedenfalls auf Grund unserer Erfahrung den Einfluß der genannten Umstände ab.

Uns will scheinen, daß man in dieser Beziehung nicht skeptisch genug sein kann. Gerade wenn man die Entstehung eines Rezidives auf einen Einbruch der Bazillen von einem inneren Organ aus in die Gefäßbahnen zurückführt, wird man äußeren Momenten kaum eine Einwirkung auf dieses Ereignis beimessen können.

Die Frage ist noch zu streifen, ob man jene ein- bis zweitägige Fieberfälle, welche man nicht selten in der Rekonvaleszenz beobachtet, als Rezidive bewerten soll. Wir haben früher den Beweis erbracht, daß diese ephemeren Temperatursteigerungen von einer erneuten Einschwemmung von Typhusbazillen in die Blutbahn begleitet, wenn nicht erzeugt werden. Dieser Umstand erlaubt unseres Erachtens den Schluß in dieser Krankheitserscheinung die Vorstufe eines Rezidivs, etwas Analoges zu sehen. Der plötzlich wiederkehrende Krankheitsprozeß entwickelt sich aber nicht weiter und deshalb hält das Fieber nicht an.

Die Rekonvaleszenz. Die Rekonvaleszenz beim unkomplizierten Typhus bedarf nur einer kurzen Besprechung. Die Krankheitserscheinungen gehen mit Wiederkehr normaler Temperaturen schnell zurück. Das Sensorium hellt sich bald auf, nur Schlafsucht besteht zuweilen noch eine Zeitlang, und schwerere psychische Störungen können sich noch über Wochen hinziehen. Die Bronchitis ist meist schon im letzten Fieberstadium verschwunden.

Die Milz verkleinert sich vollends zur Norm. Die Roseolen sind in der Regel schon verblaßt. Über Erscheinungen von seiten anderer Organe ist, um Wiederholungen zu vermeiden, auf die früheren Ausführungen zu verweisen, namentlich was Puls, Leber, Gallenblase, Harn, Kehlkopf, Muskeln, Knochen anlangt.

Selbstverständlich ist die Wiederkehr der Kräfte abhängig von der Schwere und Dauer der voraufgegangenen Krankheit.

Die Abmagerung, die namentlich bei der bisher geübten strengen diätetischen Behandlung extreme Grade angenommen hatte, ist trotz des sich meist schon vor völliger Entfieberung regenden Hungergefühls erst in drei bis vier Wochen völlig beseitigt, wenn auch die Erzielung reichlicher Gewichtszunahmen auf Schwierigkeiten nicht stößt. So kann man ein Steigen des Gewichtes um 5 kg in einer Woche häufiger feststellen. Gleichen Schritt hält die Besserung des Blutbefundes. Die Erscheinungen der Anämie verlieren sich in

einigen Wochen. Wie lange aber die Rückkehr einer normalen Blutzusammen-
setzung auf sich warten läßt, wie lange Zeit der Körper braucht, um die durch
die Infektion gesetzten Schädigungen und Veränderungen in den Organen
wieder auszugleichen, in diese biologischen Verhältnisse gewährt die fortlaufende
Kontrollierung der Leukocyten einen interessanten Einblick.

Es ist oben darauf hingewiesen, daß die Verschiebung der Leukocytenzahlen untereinander, d. h. das relative Überwiegen der Eosinophilen und der
Lymphocyten das klinische Rekonvaleszenzstadium, welches man im allgemeinen auf drei bis fünf Wochen bemessen kann, lange überdauert.

Über die Gesamtdauer der Krankheit ist nach allem, was wir bisher über
ihren Verlauf gesagt haben, eine bestimmte Angabe nicht zu machen. Das
Fieber währt in der Mehrzahl der Fälle bis zu drei Wochen, eine nicht unbedeutende Zahl von Patienten macht ein Fieberstadium von vier bis fünf Wochen
durch. Von den Ausnahmen ist früher schon die Rede gewesen. Danach richtet
sich natürlich auch die Länge der Krankheit. Man kann sie auf durchschnittlich
sieben bis acht Wochen bis zur völligen Wiederherstellung schätzen.

Theorie über die Pathogenese des Typhus abdom. Wir wollen hier, nachdem das
wechselvolle Bild des Typhus vor unseren geistigen Augen vorübergezogen ist, auf Grund
unserer heutigen bakteriologischen und biologischen Kenntnisse eine Erklärung für den
eigenartigen Ablauf der uns beschäftigenden Krankheit zu geben versuchen.

Auch heute ist das nicht möglich, ohne daß wir auf sicheren Pfeilern bekannter
Tatsachen noch Brücken theoretischer Überlegungen aufbauen.

Der **Typhus abdominalis** charakterisiert sich als eine Erkrankung des **Lymphgefäßsystems,** vorzugsweise des **abdominellen** Teiles infolge Infektion mit dem
Bacillus typhi (Eberth). In allen ausgebildeten Fällen stellt sich der Typhus abdominalis
als eine Allgemeinerkrankung des Organismus dar, die alle Kriterien einer Sepsis
sensu strictiori besitzt: Einwanderung der Krankheitserreger an irgend einer Stelle in den
Körper, Ansiedlung und Vermehrung innerhalb gewisser Organe (Lymphgefäßsystem),
fortgesetzte (über Wochen sich hinziehende) Einschwemmung von Typhusbazillen in den
Blutstrom mit Verschleppung, Ablagerung und Vermehrung in den verschiedensten
Organen. Also auch das Hauptkennzeichen einer Sepsis: Das **dauernde** Kreisen der
Infektionserreger im Blut ist beim Typhus κατ' ἐξοχήν so ausgebildet, wie nur bei
irgend einer anerkannten Sepsisform. Die Eingangspforte der Typhusbazillen liegt an
irgend einer Stelle des Verdauungskanales. Die Tonsillen, der Pharynx, der Magen und
Darm dürfen als solche gelten. Hier erfolgt die Einwanderung der Bazillen in die Lymphgefäße und in diesen eine Vermehrung. Die Krankheitserreger verbreiten sich dann weiter
in den abführenden größeren Lymphbahnen bis zu den zugehörigen Lymphdrüsen. Mag
nun in einem kleinen Teil der Fälle und zwar den leichten der Krankheitsprozeß hier
lokalisiert bleiben, im allgemeinen dringen die Bazillen weiter vor und breiten sich zentripetal und zentrifugal aus. Auf letzterem Wege erfolgt eine Infektion einer ganzen
Reihe von Lymphstraßen im Mesenterium und Lymphfollikel in der Darmwand, wodurch
dann die bekannten anatomischen Umwandlungen und später die Darmgeschwüre hervorgerufen werden. Aber nicht nur in die Lymphbahnen des Darms und des Mesenteriums
wandern die Bazillen ein, sie dringen auch in die Verzweigungen vor, welche in die äußere
Haut führen. Auf diese Weise gelangen einzelne Bakterien in die feinsten Lymph-
ästchen der Kutis und rufen hier die Bildung von Roseolen hervor (s. S. 404, 413 ff.).

Andererseits gelangen die Keime in den Ductus thoracicus und damit in den
Blutstrom.

So kommt es zu einer Allgemeininfektion mit Verschleppung und Ansiedlung
der Bazillen in den verschiedensten Organen unter Bildung von eigentümlichen Veränderungen (z. B. im Knochenmark, s. S. 397). In die Milz, vielleicht auch in die
Leber dürften die Krankheitserreger ebenfalls auf dem Lymphwege schon zu sehr früher
Zeit eindringen.

Aber die Typhusbazillen beschränken sich in vielen Fällen nicht auf eine Ein-
nistung in den abdominellen Lymphgefäßen, sondern breiten sich auf diesem Wege weiter
aus, gelangen z. B. so in die Bronchialdrüsen, vielleicht auch in die feineren Lymphgefäße
der Lunge. Auf diese Weise ließe sich sehr gut die so regelmäßige Bronchitis der Typhuskranken erklären. Schwellung der peripheren Lymphdrüsen am Hals, in der Achselhöhle
usw. und der bakteriologisch gelungene Nachweis der Bazillen in diesen Organen legt es
nahe anzunehmen, daß die Keime bis hierher in den Lymphgefäßen vordringen. Damit
wäre dann auch vollkommen klargestellt, daß in seltenen Fällen auch in die feinsten

Lymphverzweigungen der Extremitäten die Infektionserreger gelangen und dort Roseolen erzeugen.

Wir haben früher (s. S. 415) die Ansicht vertreten, daß die Typhusbazillen auf dem Blutwege in die Darmwand und die Haut verschleppt werden und daß auf diese Weise die pathologischen Erscheinungen hervorgerufen werden. Von dieser Auffassung sind wir durch unsere Beobachtung zurückgekommen, daß sich bei Blutinfektionen von Paratyphusbazillen nie Roseolen finden (s. S. 557) und durch die Angaben von E. Fraenkel über den Bau der Roseola (s. S. 413).

Sicherlich ist das **Wesen** des Typhus abdominalis nicht als eine Erkrankung der Darmwand aufzufassen.

Denn wenn schon ein Fall einer klinisch klassischen Typhusinfektion, der ohne Darmläsion einhergeht, diese Ansicht zu Fall bringen müßte — man spricht doch auch nicht von Lungenentzündung, wenn das Lungengewebe frei ist —, so muß sie unbedingt aufgegeben werden in Anbetracht der zahlreichen sicher gestellten Beobachtungen — wir teilten ebenfalls eine solche mit —, bei denen das klassische Bild des Typhus intra vitam gegenüberstand einem negativen Darmbefund post mortem (s. S. 396, 469). Dazu kommt, daß anerkanntermaßen die Intensität der Darmerkrankung, die Zahl und Ausdehnung der Darmgeschwüre sehr häufig nicht entfernt der Schwere der Erkrankung entspricht, viel geringer ist, als letztere erwarten ließ. Dagegen wird man beim Typhus ohne Darmveränderungen Typhusbazillen selten in den Lymphgefäßen des Mesenteriums, niemals in denen der Milz und im Blut vermissen.

Man könnte ja gewiß die geschwollenen Follikel des Darmes, mögen es nun viele oder wenige sein, nur als multiple Primäraffekte, welche die Eingangspforte des Giftes vom Darminnern her darstellen, ansehen und weiter annehmen, daß die Schwere des Krankheitsbildes nicht von diesen Darmwandveränderungen, sondern von der Ausdehnung abhängt, in welcher die Lymphgefäße und Lymphdrüsen im Mesenterium und in anderen Organen ergriffen werden.

Diese Erklärung stößt aber auf die größten Schwierigkeiten, wenn man sie z. B. auf die Rezidive anwenden will, die ja anatomisch wie klinisch mit der Primärerkrankung völlig identisch sind. Wir wissen, daß Typhusbazillen regelmäßig von der zweiten Woche ab in reichlicher Menge den Darm passieren. Warum gehen sie an den Follikeln vorüber, ohne auch nur einen, sei es der anfangs befallenen, sei es der gesunden Peyerschen Haufen anzugreifen, um plötzlich etwa in der zweiten oder dritten fieberfreien Woche, im Falle eines Rezidivs, wie auf ein gegebenes Zeichen mit einem Schlage eine ganze Zahl der Lymphfollikel zu befallen und in Geschwüre zu verwandeln? Warum werden nicht von den im Darminhalt immer gegenwärtigen Bazillen sukzessiv die Follikel einzeln nacheinander befallen?

Das plötzliche, gleichzeitige Aufflackern des Krankheitsprozesses im Rezidiv an verschiedenen und zerstreuten Punkten im Darm ist eben nur durch einen erneuten Einbruch der Krankheitskeime auf dem Lymphwege in die Darmwand zu erklären, nach dem Wiederaufflammen der Infektion in den Lymphgefäßen des Mesenteriums, ähnlich wie ein Erysipel, das schon erloschen war, in den Lymphkapillaren der Haut rezidiviert.

Jene leichten Typhusfälle aber, die nur einen bis wenige Tage Fieber verursachen und unter den Erscheinungen einer akuten Gastroenteritis verlaufen, dürften so aufzufassen sein, daß hier, ähnlich wie bei der Cholera, eine toxische Massenwirkung von Bazillen auf die Darmschleimhaut stattfindet (s. S. 478 f.). Eine Einwanderung und namentlich eine Entwicklung der Mikroben in den Lymphapparat findet aber nicht statt, und darum ist die Krankheit so schnell überwunden. Wir führen also die differenten Krankheitsbilder auf eine verschiedenartige Lokalisation der Krankheitserreger zurück (s. S. 406).

Die Seltenheit der atypischen Typhusbazilleninfektionen erübrigt es eigentlich, noch weiter auf die Differenzierung derselben vom Typhus sensu strictiori einzugehen, doch kann der Sache nur genützt werden, wenn eine genaue Präzision im Begriff sowohl, wie in der Nomenklatur stattfindet.

Die ältere Schule hat Infektionen mit Typhusbazillen, mag die Lokalisation in welchem Organ auch immer zutage getreten sein, mit dem Wort Typhus gekennzeichnet; sie fügte diesem Namen dann nur das besonders befallene Organ hinzu und so sprach Wagner von Pneumotyphus, Rokitansky von Laryngotyphus, von Meningotyphus.

Wir würden es für eine glückliche Lösung der Frage ansehen, wenn man in Zukunft unter dem Oberbegriff Typhus für das klassische Bild des Typhus, d. h. mit der Lokalisation im abdominellen Lymphapparat, namentlich des Mesenteriums, die Bezeichnung Typhus abdominalis (Ileotyphus wäre schon zu speziell) ausschließlich weiter gebrauchte, die sonstigen seltenen Infektionen mit Typhusbazillen, mit anderer Lokalisation als Mesenteriallymphapparat aber, sofern sie mit einer Bakteriämie verbunden sind, allgemein Typhus nennen und dieser Bezeichnung dann noch ein, die Sachlage näher er-

klärendes Wort beifügen würde, also etwa Typhus e cholecystitide (s. S. 436) oder Typhus
e meningitide typhosa (s. S. 471).

Die Organerkrankungen selbst sind Cholecystitis typhosa, Meningitis typhosa
oder Enteritis typhosa usw. zu nennen.

Die Ausdrücke Meningotyphus, Nephrotyphus, Pneumotyphus usw. sind insofern
nicht sehr glücklich gewählt, wenigstens von unserem heutigen Stande der Erkenntnis aus,
als sie teils nur eine Komplikation eines Typhus abdominalis bezeichnen, teils einen besonderen Herd einer Infektion mit Typhusbazillen, wie Meningotyphus anzeigen sollen. Es
wäre zweckmäßig, diese Namen nur für die letztere Eventualität, wenn überhaupt, zu
brauchen. An sich entsprächen sie dann ungefähr der Auffassung, die wir mit den Begriffen
Typhus e meningitide usw. verbinden (s. S. 471 f.)

Die in vorstehendem entwickelte gegen früher modifizierte Ansicht über die
Pathogenese des Typhus haben wir uns namentlich auf Grund unserer biologischen
Untersuchungen gebildet. Einige Autoren, namentlich die Straßburger Schule,
haben die früher von uns vertretene Lehre in der Folge zu der ihrigen gemacht. Vorher
haben auch schon andere Forscher (Sanarelli, Wrigth, Wathelet) den Typhus als
Allgemeinerkrankung angesehen, aber die Theorie und Begründung derselben wich recht
erheblich von der unserigen ab, und konnte so, wie sie gegeben wurde, nicht akzeptiert
werden.

Ausgang und Prognose.

Der Ausgang der Krankheit hängt erstens von der Schwere der Infektion im allgemeinen, zweitens von der Intensität gewisser Lokalisationen
und drittens von der Heftigkeit und Art der Komplikationen ab. Die
Angaben in der Literatur über die Typhusmortalität schwanken in recht
erheblichen Grenzen, selbst wenn man nur Statistiken von größerem Material
berücksichtigt. Im allgemeinen ist die Todeszahl in früherer Zeit größer als
jetzt. Es mag das zum Teil darin seinen Grund haben, daß es früher allgemeine Statistiken nicht gab, sondern nur die in Krankenhäusern verpflegten
Patienten in Berücksichtigung gezogen werden konnten, gerade also viele leichte
Infektionen gingen für die Statistik verloren, wodurch die Mortalitätsziffer
entgegen der Wirklichkeit höher erschien. Aber auch die Krankenhausberichte
in früheren Jahren zeigen erhebliche Differenzen.

Einige Zahlen mögen hier Platz finden:

Wunderlich hatte in Leipzig   1859   eine Mortalität von . . . . 18,5 %
Tüngel   „   „ Hamburg 1858/61   „   „   „ . . . . 19,0 %
Griesinger   „   „ Zürich   1863   „   „   „ . . . . 18,8 %
Es betrug in Wien (Wiedener Krankenhaus) 1862 die Mortalität . . . . . 18,4 %
Murchison gibt aus dem Londoner Fieberhospital eine Mortalität von . . . 18,5 %
Demgegenüber geben andere Berichte folgende abweichende Ziffern an:
Im Wiener Allg. Krankenhaus . . . . starben 1846/58 22,5 %
                                                                 1859/61 23,6 %
In Wien (Wiedener Krankenhaus) . . . .   „   1854/58 14,6 %
In Dresden (Fiedler) . . . .   „   13,1 %
In Leipzig (Curschmann) . . . .   „   1880/93 12,7 %
In Hamburg (Stadt) . . . .   „   1886   9,2 %
                                                             „   1887   6,9 %
In Hamburg (Allg. Krankenhaus, Curschmann) (s. oben
    Tüngel) . . . .   „   1887   9,8 %
In Kiel (Med. Klinik) . . . .   „   1871/85 6,0 %
                                                             „   1885/02 6,2 %
In Rostock (Med. Klinik) . . . .   „   1893/00 11,2 %

Die Gründe für die erheblichen Differenzen in der Mortalität sind sicherlich
verschiedenartige. Nicht der Genius epidemicus erklärt sie allein.

Die Mortalität wird z. B. ungünstig beeinflußt, wenn in die Statistik eine
größere Zahl älterer Personen (über 40 Jahre), wie es für Zürich festgestellt
ist, hineinbezogen ist.

Sehr interessant sind die Angaben von v. Vogl über die Mortalität in dem Münchner
Garnisonslazarett.

1840—60 starben 30—25 %
1860—68   „   25—15 %
1868—82   „   15— 5 %.

Vogl führt das Sinken der Mortalität im wesentlichen auf eine wirkungsvolle ärztliche Behandlung zurück. Wohl trägt die Besserung der hygienischen Verhältnisse gegen früher, die Art der modernen Behandlung einen Anteil an der heute günstigeren Statistik. Nicht zu vergessen ist aber, daß jetzt sicherlich viele leichte Fälle, die ausnahmslos in Genesung übergehen, im Gegensatz zu früher mitgezählt werden und zur Herabdrückung der Mortalitätsziffer beitragen und zwar deshalb, weil mit Hilfe der verfeinerten Hilfsmittel gerade die leichten, günstig verlaufenden Fälle häufiger als Typhus erkannt werden und weiter, weil nach Einführung der Krankenversicherung vielmehr leichte Fälle in Krankenhauspflege bzw. in Behandlung überhaupt und damit zur Aufnahme in die Statistik kommen. Die obligatorische Krankenfürsorge bedingt es aber auch, daß die schweren Fälle frühzeitig in geeignete Behandlung gelangen, wodurch zweifellos die Prognose besser wird (s. S. 509).

Man darf somit im allgemeinen jetzt die Mortalität des Typhus abdominalis auf 5—10% schätzen, wenn man mit nicht zu kleinen Zahlen zu rechnen hat.

Nun interessiert aber den Arzt vielmehr die Prognose im einzelnen Falle als die Gesamtmortalität. Es gilt also, die Richtlinien für die Beurteilung am Krankenbett aufzustellen.

Zunächst ist nochmal darauf hinzuweisen, daß im Kindesalter eine günstigere Vorhersage gestattet ist als bei Erwachsenen. Von diesen sind wieder die im höheren Alter befindlichen Personen wesentlich mehr gefährdet.

Die Zeit, in welcher besonders mit einem tödlichen Ausgang zu rechnen ist, liegt in der zweiten bis vierten Krankheitswoche, freilich kann der Tod auch noch später, zuweilen noch in der Rekonvaleszenz an gewissen Komplikationen (Herzlähmung, Perforationsperitonitis, Lungenembolie, Gehirnembolie, Hirnblutung) eintreten.

Die klinischen Zeichen, welche zu ernster Auffassung des Falles auffordern, sind vor allem diejenigen, welche eine schwere Intoxikation anzeigen. Als solche sind in erster Linie die zerebralen Symptome, entsprechend ihrer Steigerung von Benommenheit zur Unruhe, zum Sopor und schließlich zum Koma, maßgebend. Je schwerer und andauernder die zerebralen Erscheinungen, desto trüber die Aussicht auf Heilung. Liebermeister verlor 70% seiner Patienten, die in Koma versunken waren.

Von jeher ist der Kontrolle des Pulses die größte Beobachtung geschenkt worden. Solange er dem früher gekennzeichneten charakteristischen Verhalten entspricht, droht von seiten des Herzens keine Gefahr. Steigt aber die Frequenz, läßt die Spannung und Füllung nach, fühlen wir ihn fadenförmig oder inäqual, dann wird die Lage sehr ernst. Der Blutdruckmeßapparat ist hier ein wertvoller Indikator. Plötzliches Sinken des Blutdruckes ist von übler Bedeutung. Zyanose und Kühle der Extremitäten ist ebenso zu bewerten. Desgleichen die früher S. 448 ff. angeführten Erscheinungen von Herzschwäche.

Auch ein aufmerksames Verfolgen der Fieberkurve gewährt wertvolle Fingerzeige für die Beurteilung der Lage.

Die Länge des Fiebers ist meist weniger unheilvoll, auch wenn es sich über viele Wochen erstreckt, als die Höhenlage. Wiederholte Steigerungen der Temperatur über 41° R sind, sofern Morgenremissionen unter 40° R ausbleiben, als Signum mali ominis anzusehen, während Remissionen als günstiges Zeichen zu begrüßen sind. Als höchst verderblich ist ein plötzlich weiteres

Ansteigen der Temperatur im Verlauf einer Kontinua anzusehen (s. Beob. 5, S. 408). Es dokumentiert sich in dieser Rekrudeszenz ein Weitergreifen des Krankheitsprozesses. Die Zunahme der Intoxikation gefährdet den Patienten außerordentlich. Viel weniger ungünstig sind natürlich Nachschübe im Stadium der Deferveszenz.

Wenn auch ein lange sich hinziehendes Fieber, wie oben gesagt wurde, an sich nicht von deletärer Bedeutung ist, so gilt uns eine protrahierte Kontinua doch als ernstes Symptom.

Über den voraussichtlichen Verlauf des Fiebers gestattet die Berücksichtigung der Kurve bis zum Ende der ersten Woche gewisse prognostische Schlußfolgerungen. Meist läßt sich dann eine Tendenz zu Remissionen oder zu mäßigem kontinuierlichen Fieber oder zu noch steigender Kontinua erkennen. Nach Fiedler ist der Ausgang infaust, wenn am Morgen die Temperatur nicht unter 40,8 ⁰ sinkt. Kennzeichnend für den Grad der Vergiftung für die Hartnäckigkeit des Fiebers sind auch die Einwirkungen von kalten Bädern auf die Temperatur. Je tiefer die Remissionen, desto gelinder wird der Verlauf sein.

Puls- und Fieberkurve zusammen betrachtet, fällen zuweilen dann ein ungünstiges Urteil, wenn sie sich kreuzen.

Abnormes Sinken der Temperatur legt den Gedanken an einen Kollaps nahe.

Höchst wertvoll für die Prognose sind die prozentualen Zahlen der Leukocytenarten. Man findet die diesbezüglichen Angaben S. 454, besonders sei auf Beob. 22 hingewiesen.

Eine regelmäßige Untersuchung der Lungen wird die Gefahr, welche durch eine Pneumonie stets gegeben ist, rechtzeitig erkennen lassen.

Als höchst unangenehme Komplikation ist immer der Meteorismus anzusehen. Einmal beeinträchtigt er die Herztätigkeit und die Atmung und dann begünstigt er die Perforation der geschwürig veränderten Darmwand, er trübt die Prognose um so mehr, je hartnäckiger er sich erweist.

Die gefährlichste Komplikation ist die Peritonitis, sie führte bisher meist zum Tode.

Weniger ungünstig wirken auf den Verlauf die Darmblutungen ein. Etwa nur 20—30% gehen daran zugrunde.

Bezüglich anderer widriger Momente, welche den Ausgang der Krankheit beeinflussen, muß auf die frühere Darstellung verwiesen werden.

Nach dem Gesagten darf die Prognose beim Typhus im einzelnen Falle immer nur mit Vorbehalt günstig gestellt werden. Man ist bis in die Rekonvaleszenz hinein nie vor Rezidiven oder Komplikationen sicher. Bei der Beurteilung des Zustandes muß immer das Gesamtbild, namentlich die Temperatur, der Puls, die zerebralen Symptome und der Befund an den einzelnen Organen berücksichtigt werden.

Diagnose. Die Diagnose auf Typhus gelingt heute schneller als früher, meist schon nach der ersten Untersuchung ohne weitere Beobachtung des Kranken.

Die Aufgabe zerfällt jetzt, da es kein untrügliches somatisches Zeichen für Typhus abdominalis gibt, in zwei Teile, einen klinischen und einen bakteriologischen.

Der erste besteht in einer erschöpfenden Untersuchung am Krankenbett. Die Erkennung des Typhus auf Grund der Erhebung des Organbefundes ist schwer oder leicht, je nach dem Stadium, in welchem sich der Kranke zur Zeit der Untersuchung befindet, und je nach Ausbildung der Symptome.

Sind letztere in größerer Zahl und charakteristischer Form vorhanden, findet sich ein fieberhafter Zustand mit Kopfschmerzen, eine diffuse Bronchitis, ein wenig frequenter, dikroter Puls, ein Milztumor, ein roseolaähnliches Exanthem am Abdomen, vielleicht noch Durchfall, so gewinnt die Diagnose einer typhösen Erkrankung eine an Sicherheit grenzende Wahrscheinlichkeit. Weiter kann aber das klinische Bild niemals führen, man muß sich immer gegenwärtig halten, daß alle die genannten Symptome auch bei anderen Krankheiten vorkommen können. Der Arzt muß es als seine Aufgabe betrachten, diejenigen Krankheiten, welche differentialdiagnostisch in Betracht kommen, auszuschließen. Es wird um so leichter gelingen, je weiter vorgeschritten das Leiden ist.

Ist man in der Lage, den für Typhus als charakteristisch beschriebenen Fieberverlauf mit niedriger Puls- und Atmungskurve zu beobachten, oder findet sich eine so gekennzeichnete Tabelle bereits vor, so bestehen kaum diagnostische Schwierigkeiten[1]). Die Milz zeigt insofern ein charakteristisches Verhalten, als sie sich im Lauf der Beobachtung allmählich zu einem erst perkussorisch, dann palpatorisch nachweisbaren, weichen Tumor entwickelt.

Weniger Bedeutung legen wir den erbsenbreiartigen Stuhlgängen bei, jedenfalls soll man nicht etwa in ihrem Fehlen ein den Typhus verneinendes Symptom erblicken.

Meteorismus ohne wesentliche Schmerzhaftigkeit des Abdomens ist ein wertvoller Anhaltspunkt für die typhöse Erkrankung.

Roseolen, die man von Tag zu Tag an bestimmten Körperteilen aufschießen und sich vermehren sieht, die auf eine äußere Ursache nicht zurückgeführt werden können, dürfen fast als spezifisches Kriterium aufgefaßt werden.

Ein Herpes facialis schließt im Beginn einer Erkrankung Typhus beinahe aus (s. aber Beob. 36).

Dagegen ist manchmal ein wertvolles Zeichen eine im Verlauf einer fieberhaften Erkrankung auftretende Bronchitis, die beim ausgebildeten Typhus so gut wie nie fehlt.

Endlich sind von besonderer Bedeutung die zerebralen Erscheinungen. Die allmähliche Verschleierung der Psyche, Veränderung der Stimmung meist mit depressivem Charakter, Somnolenz in verschiedener Abstimmung sind wichtige typhöse Symptome.

Im Beginn des Leidens wird man aber über eine Vermutung bezüglich der Diagnose nicht hinausgelangen. Darauf aber gerade kommt es an. Der Gedanke an Typhus muß wachgerufen werden — er wird um so näher liegen, wenn epidemiologische Gründe sein Auftreten möglich erscheinen lassen; andererseits darf man aber niemals den Typhus aus seinen diagnostischen Erwägungen ausschalten, weil etwa die Beziehung zu anderen Fällen, der Übertragungsmodus nicht durchsichtig ist.

Liegt nun der Typhusverdacht vor, so wird die klinische Untersuchung zunächst nach verschiedener Seite hin erweitert.

Es wird die absolute Leukocytenzahl und das Prozentverhältnis der einzelnen Arten (Naegeli) festgestellt, denn wir haben früher gesehen, daß das morphologische Blutbild — allerdings nicht in jedem Stadium — beim Typhus ein charakteristisches Gepräge zeigt. Ist Leukopenie (4—5000) vorhanden, erhöht sich die Zahl der Lymphocyten auf 40 %, fehlen eosinophile Zellen, so wird dadurch die Diagnose Typhus wesentlich gestützt. Allerdings finden wir Leukopenie auch bei anderen Krankheiten z. B. Miliartuberkulose.

---

[1]) Man sollte auch außerhalb des Krankenhauses nie auf den großen Nutzen der in ein Schema eingezeichneten Fiebertabelle verzichten. Ein Blick auf diese genügt da oft, um die Gesetzmäßigkeit der Typhuskurve zu erkennen, während die bloßen Zahlen ein klares Bild nicht geben.

Daß aber auch eine regelmäßig geführte Leukocytenkurve, die im Sinne
Naegelis als typisch für Typhus zu bezeichnen ist, nicht mit Sicherheit
die Diagnose Typhus gewährleistet, lehrt Beobachtung 33.

    Zuweilen kann auch eine positive Diazoreaktion mit in die Wagschale
für Typhus fallen.

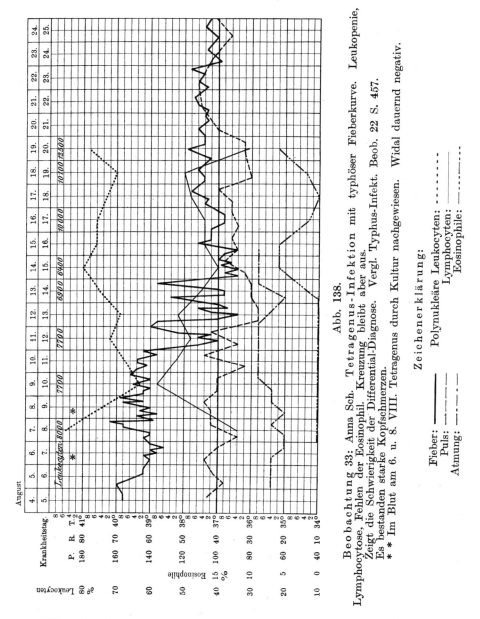

Abb. 138.

Beobachtung 33: Anna Sch. Tetragenus-Infektion mit typhöser Fieberkurve. Leukopenie,
Lymphocytose, Fehlen der Eosinophil. Kreuzung bleibt aber aus. Vergl. Typhus-Infekt. Beob. 22 S. 457.
Zeigt die Schwierigkeit der Differential-Diagnose.
Es bestanden starke Kopfschmerzen.
* * Im Blut am 6. u. 8. VIII. Tetragenus durch Kultur nachgewiesen. Widal dauernd negativ.

Zeichenerklärung:

Polynukleäre Leukocyten: ········
Lymphocyten: —————
Eosinophile: ——————

Fieber: ————
Puls: — — —
Atmung: —·—·—

    Wie sehr aber auch die Annahme eines Typhus durch die bisher auf-
gezählten Kennzeichen an Wahrscheinlichkeit gewinnt, unfehlbare Sicherheit bringt erst die bakteriologische Untersuchung, der zweite Teil
der diagnostischen Aufgabe.

Diese liegt heute meist nicht in den Händen des Arztes am Krankenbett, sondern ist aus Gründen der Zweckmäßigkeit und Notwendigkeit in das Laboratorium des Bakteriologen verlegt.

Der erforderlichen Kürze halber können hier nur die bewährten Methoden, welche zur Ergründung der Ätiologie der typhösen Krankheit anzuwenden sind, aufgeführt werden.

Die große Bedeutung der bakteriologischen Untersuchung liegt heute darin, daß sie wirklich pathognomonische Kennzeichen des Typhus auffindet, sich aber nicht nur auf die Feststellung einer typhösen Erkrankung im allgemeinen beschränkt, sondern weiter als die klinische Untersuchung zur

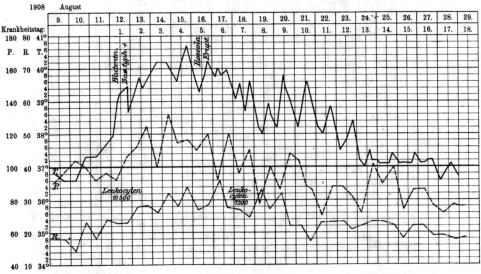

Abb. 139:

Beobachtung 34: Frieda Fürh., 19 Jahre alt. Typhus abdom. (mittelschwer) (nosokomiale Infektion).

Seit 15. VII. 08. Wegen Graviditäts-Beschwerden in Behandlung.
Ab 9. VIII. Prodrome. Appetitlosigkeit.
Am 11. VIII. Subfebrile Temperatur.
Ab 12. VIII. Schneller Fieberanstieg und Kopfschmerzen.
Blutkultur vom 12. VIII. (1. Fiebertag) 11 Uhr a. m. enthält Typhus-B.
„ „ 14. VIII. (3. Fiebertag) 8 Uhr p. m. „ „
„ „ 16. VIII. (5. Fiebertag) 11 Uhr a. m. „ „
Am 15. VIII. (4. Fiebertag) zuerst Roseolen.
Diazo-R. dauernd negativ. Schwangerschaft nicht unterbrochen.
Am 1. Krankheitstag Leukocytose nachgewiesen.

Erkenntnis der speziellen Art des typhösen Krankheitserregers und damit auch der Krankheit führt.

Man hat vielfach gegen den Wert dieser speziellen Diagnostik Einwendungen erhoben. Wir glauben mit Unrecht, wie wir in der Einleitung ausgeführt haben und später im Kapitel Paratyphus noch darlegen werden.

Die bakteriologische Untersuchung erstreckt sich auf den direkten und indirekten Nachweis des spezifischen Erregers der vorliegenden Krankheit.

Der direkte Beweis wird durch Kultivierung des Krankheitskeimes aus dem Gewebe oder den Exkreten geführt, der indirekte durch den Nachweis von Immunstoffen im Serum, den spezifischen Reaktionsprodukten des fraglichen Bazillus.

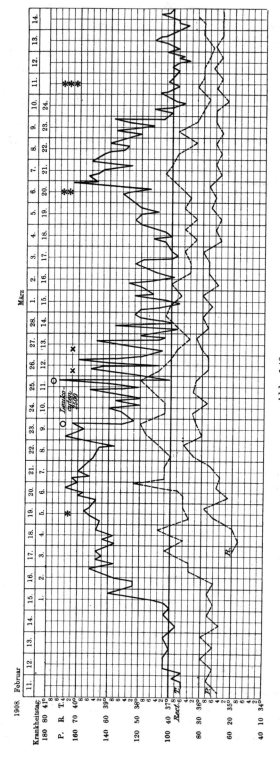

Abb. 140.

Beobachtung 35: Marg. Kof., 18 Jahre alt. Typhus abdom. (Mittelschwer.) (Nosokomiale Infektion.) Seit 7. I. 09 in Be-
handlung wegen Chlorose.
Am 15. II. 09. Fieberbeginn ohne Prodome.
Am 16. II. 09. Angina follicularis. Kultur von Tonsillen nur Bac. coli u. Streptokokken, keine Typhus-Baz.
Blutkultur vom 19. II. 09 enthält Typhus-Bazillen* nach 2×24 Std. (Blut früher nicht untersucht.)
Ab 24. II. Amphibol. Stadium.
Ab 5. III. kurzes Rezidiv.
Blutkultur vom 6. III. 09 enthält Typhus-B.** nach 3×24 Std.
Blutkultur vom 11. III. 09 und 26. III. 09 steril***. Kultur aus Fäces vom 26. III. 09 positiv.
○ Bad von 32°—26° C.
× Bedeutet Schüttelfrost. Ohne besonderen bezw. ersichtlichen Anlaß aufgetreten.

Die sicherste und beste diagnostische Methode besonders im Beginn der Erkrankung ist die Züchtung der Bazillen aus dem Blute, die von uns zuerst eingeführt worden ist. Damit ist nicht nur die Diagnose Typhus unumstößlich sichergestellt, das Verfahren führt auch nach unseren Untersuchungen in den meisten Fällen (ca. 90 %) und zwar von Beginn des Fiebers bis wenige Tage vor völliger Entfieberung innerhalb 16—24 Stunden zu einem positiven Ergebnis. Je höher und konstanter das Fieber, desto zuverlässiger ist auf Erfolg zu rechnen. Als Beweis, daß schon am ersten Krankheitstag Typhusbazillen im Blute nachweisbar sind, diene Beobachtung 34. Vergl. auch Beobachtung 2.

Ebenso wurden schon am 2. Tag eines Rezidivs Bazillen gezüchtet in Beobachtung 35.

Es genügt in der Regel schon die Verwendung von 2—3 ccm Blut zur Kultur. Bei niedrigem Fieber sind ca. 20 ccm nötig.

Das Blut wird am besten einer Armvene durch Einstich einer Kanüle entnommen und wenn möglich sofort in sterile Galle (gebrauchsfertige Gallenröhrchen von E. Merck-Darmstadt und F. u. M. Lautenschläger-Berlin) bzw. Gallen-Bouillon oder -Agar gebracht. Wenn auch die Anlegung von Gallenagarplatten den Vorteil gewährt, daß man die Zahl der Keime (prognostisch nicht unwichtig) feststellen und etwaige Verunreinigungen besser als solche erkennt, so empfehlen wir doch in Fällen, wo das Kulturergebnis wegen niedriger Fieberhöhe zweifelhaft erscheint, den Gebrauch von gallenhaltigem flüssigem Nährboden (etwa 1 ccm Blut auf 20 ccm Bouillon). Wir haben nämlich gelegentlich auf diese Weise noch Bazillen nachweisen können, während die Kultur in festem Nährboden negativ ausgefallen war. Die durch die Bakterizidie des Blutes geschädigten Bazillen können in dem flüssigen Nährboden noch nach Tagen wieder entwicklungsfähig werden, zu einer Zeit, wo der feste Nährboden leicht schon zu trocken und daher der Auskeimung nicht mehr günstig ist.

Das Blut kann auch einer Fingerbeere oder dem Ohrläppchen entzogen werden. Durch wiederholtes Drücken erhält man unschwer mehrere Kubikzentimeter. Steht Nährboden nicht zur Verfügung, so kann das Blut auch in geronnenem Zustand dem Laboratorium eingesandt werden. Hier wird es dann verrieben und auf feste Nährböden (Drigalski, Endo) ausgestrichen oder besser in flüssigen Nährboden gebracht. Das erstgenannte Verfahren garantiert besser einwandfreies Kulturergebnis. Aber Verunreinigung durch bewegliche Bazillen liegen so weit aus dem Bereich der Wahrscheinlichkeit, daß auch Blut, ohne sterile Maßnahmen entnommen, eine sichere Diagnose verbürgt. Ganz besonders einfach und deshalb empfehlenswert ist das von Gildemeister angegebene Züchtungsverfahren (s. S. 377).

Die in der Kultur gefundenen Bazillen müssen dann natürlich auf ihre Art hin geprüft werden (s. S. 576 f.). Damit ist die Diagnose ob Typhus oder typhusähnliche Erkrankung abgeschlossen.

Ferner können die Typhusbazillen aus den Roseolen gezüchtet werden. Positives Resultat stellt die Diagnose Typhus abdominalis sicher. Die Kultivierung gelingt aber nicht immer und ist natürlich erst möglich, wenn Roseolen aufgetreten sind. Die Methode der Blutkultur ist dem letztgenannten also erheblich an praktischer Bedeutung überlegen.

Die Züchtung der Typhusbazillen aus der Milz durch Aspiration von Gewebssaft ist intra vitam zu diagnostischen Zwecken durchaus zu verwerfen, weil zu gefährlich.

In einem Teil der Krankheitsfälle wird es gelingen, Typhusbazillen aus den Fäces zu züchten. Wenn auch die Benützung der früher beschriebenen Nährböden (Lackmus-, Nutrose-, Fuchsin-, Malachitgrün-Agar) die Isolierung von Typhuskeimen aus dem Stuhlgang relativ einfach und leicht ermöglicht, so kommt doch dieser, einst mit großer Hoffnung begrüßten Methode für die Diagnose am Krankenbett nur eine recht beschränkte Bedeutung zu. Denn, wie wir sahen, sind die Typhusbazillen in den Darmentleerungen meist erst in einem späteren Stadium der Krankheit nachweisbar, wenn also schon die Diagnose auf andere Weise gesichert ist. Immerhin kann es Umstände geben, sei es, daß der Fall erst spät in Beobachtung kommt, vielleicht schon abgelaufen ist, sei es, daß andere diagnostische Methoden versagen, unter denen die bakteriologische Stuhluntersuchung wertvoll und ausschlaggebend ist. Allerdings erfährt sie noch eine weitere Einschränkung.

Nicht absolut beweist nämlich das Auftreten von Typhusbazillen in den Fäces auch das Vorliegen einer Typhuserkrankung. Die Typhusbazillen können ja den Darm passieren, ohne überhaupt oder zurzeit einen Infekt hervorzurufen. Es muß also zur Sicherung der Diagnose noch das klinische Bild dem einer typhösen Erkrankung entsprechen. Aber auch dann sind noch Irrtümer möglich. Es kann vorkommen, daß die typhöse Krankheit durch andere als Typhusbazillen bedingt wird, obgleich letztere mit Darm anwesend sind. Mag auch dieser Einwurf recht unwahrscheinlich sein, theoretisch ist er denkbar und praktisch dürfte er doch wohl mal in Betracht kommen, daher muß er in Erwägung gezogen werden.

Durch die vorstehenden Ausführungen wird natürlich der unbestrittene Wert des Bazillennachweises für die Erkennung der Typhusbazillenwirte nicht in Frage gestellt.

Die bakteriologische Untersuchung erstreckt sich ferner auf den Harn, da ja eine nicht unbedeutende Anzahl von Patienten im Laufe der Krankheit auf diesem Wege Typhusbazillen ausscheidet. Freilich auch nicht im Anfang der Krankheit; dafür aber finden sich die Typhusbazillen ebenso wie in den Fäces noch zu einer Zeit, wo mit der Entfieberung die Bazillen aus dem Blut verschwunden, dort also nicht mehr anzutreffen sind. Wir konnten auf diese Weise mehrfach feststellen, ·daß sich Patienten in Rekonvaleszenz von Typhus befanden.

Unter gewissen Umständen kann die fragliche Diagnose Typhus gefördert werden durch kulturelle Untersuchung des Rachenschleimes, des Sputums, des Lumbalpunktates, des Scheidensekretes oder irgendwelchen serösen oder eitrigen Exsudates.

Als indirektes auf das Auftreten von Immunkörpern im Serum des Kranken gegründetes Verfahren hat sich für diagnostische Zwecke vor allem die Gruber-Widalsche Serumreaktion bewährt. Sie beruht auf dem Nachweis von Agglutininen. Ihre Ausführung ist früher geschildert (S. 377 ff.). Mit Rücksicht auf ihren erst nach Ablauf einer Krankheitswoche etwa positiv erfolgenden Ausfall hat sie durch die Blutuntersuchung an Wert verloren. Zu bedenken ist, daß einerseits die Reaktion gelegentlich einmal auch in späterer Krankheitszeit noch ausbleiben kann, andererseits auch durch eine frühere typhöse Erkrankung bedingt sein kann und dann mithin zu der fraglichen zurzeit vorliegenden Affektion in keiner Beziehung steht. Endlich ist die Reaktion nicht unbedingt spezifisch, weil verwandte Infektionserreger zur sog. Gruppenagglutination führen. Es kann also die Widalsche Reaktion positiv ausfallen, ohne daß je ein Typhusinfekt den Kranken betroffen hat.

Der Castellanische Titrierversuch kann dann noch eine Entscheidung bringen. Aber auch diese Methode führt nicht bedingungslos zum Ziel. Denn es ist schon vorgekommen, daß das Maximum der Gruppenagglutinine das der spezifischen oder Hauptagglutinine in dem Serum eines Kranken übertraf. Ja man hat (Mit-) Agglutination verwandter und anderer Mikroorganismen bei gleichzeitigem Ausbleiben der Bildung von spezifischen Agglutininen des eigentlichen Krankheitserregers im Serum beobachtet, d. h. das Serum eines Typhuskranken kann ausnahmsweise artfremde Bakterien agglutinieren, Typhusbazillen aber nicht.

Die Gruber-Widalsche Serumprobe kann also nicht als allein ausreichend zur Stellung der ätiologischen Diagnose angesehen werden.

Der Nachweis anderer Immunkörper im Blute Kranker zur Stellung der Diagnose steht hinter der praktischen Bedeutung der Agglutination zurück und zwar schon deswegen, weil die Ausführung der betreffenden Methoden recht kompliziert ist.

Sie können zuverlässig nur in Laboratorien, die mit serologischen Arbeiten besonders vertraut sind, ausgeführt werden.

Deshalb kann hier auf ihre Beschreibung füglich verzichtet werden. Eine kurze Aufzählung mag genügen. Es handelt sich 1. um die Pfeiffersche Reaktion (Bakteriolyse) und 2. den Bakterizidieversuch in vitro (Neißer und Wechsberg), 3. die Komplementablenkung, 4. die Präzipitinreaktion (Fornet), 5. den Opsoninnachweis (s. Schottmüller-Much). Diesen Methoden haftet mehr oder weniger auch der Nachteil an, daß sie vor Täuschungen nicht bewahren. So sahen wir eine Erhöhung des opsonischen Index für Typhusbazillen bei Fällen von reiner Tuberkulose.

Noch weniger dürfte sich die Ophthalmoreaktion und die Kutanreaktion wegen ihrer Unsicherheit als diagnostisches Mittel empfehlen.

Jedenfalls fehlen vorläufig hinreichend günstige Erfahrungen.

Die Diagnose des Typhus abdominalis hat also durch die verfeinerte bakteriologische Technik an Sicherheit und Schnelligkeit gegen früher sehr bedeutend gewonnen. Es wäre aber außerordentlich zu bedauern, wenn etwa diese der Klinik erwachsene Unterstützung und Erleichterung im Erkennen der Krankheit dazu führen würde, daß überhaupt der Arzt am Krankenbett weniger als früher bestrebt wäre, das Krankheitsbild in allen seinen Einzelheiten zu analysieren, die Diagnose auf Grund der somatischen Symptome zu stellen.

Es muß unbedingt sein Bestreben bleiben, auf Grund der körperlichen Untersuchung zu einer Diagnose zu gelangen, schon deswegen, weil es sich ja möglicherweise gar nicht um Typhus handelt, die bakteriologischen Methoden also im Stiche lassen.

Differentialdiagnose. Es gehört der Typhus zu den Krankheiten, bei welchen eine ganze Reihe von Krankheiten in der Differentialdiagnose berücksichtigt werden müssen.

Es sind das allgemein gesagt fieberhafte Erkrankungen, die zunächst einen negativen oder jedenfalls keinen eindeutigen Organbefund geben.

So kann eine zentrale Pneumonie den Gedanken an Typhus aufkommen lassen, solange der Entzündungsherd nicht erkennbar ist. Ist ein akuter Beginn mit Schüttelfrost feststellbar, so liegt die Annahme einer Pneumonie näher. Heftiger Reizhusten, Leukocytose, in der Klinik eventuell ein Röntgenbild können den Zweifel beseitigen.

Diejenige Krankheit, welche wohl am häufigsten der Diagnose Typhus gegenübergestellt wird, ist die Miliartuberkulose und zwar namentlich deswegen, weil auch sie im ersten Teil des Verlaufes einen negativen Untersuchungsbefund gibt und weiter manche Symptome — Fiebertypus, Bronchitis, Milztumor, Leukopenie, meningeale Reizerscheinungen — mit dem Typhus teilt. Der Diagnostiker befindet sich heute gegen früher in der glücklichen Lage, durch eine bakteriologische Untersuchung des Blutes in der Regel in wenigen Stunden, längstens einigen Tagen, Klarheit zu schaffen. Man wird darauf rechnen können, in etwa 10 ccm Blut, das in 3%iger Essigsäure aufgefangen und dann mit 2%iger Antiforminlösung behandelt ist, immer Tuberkelbazillen im mikroskopischen Präparat aufzufinden.

Und umgekehrt schließt eine negative Blutkultur bei hoher Kontinua die Diagnose Typhus fast mit Sicherheit aus.

Ferner gibt die disseminierte Aussaat von Tuberkeln in den Lungen oft ein charakteristisches Bild auf der Röntgenplatte.

Endlich sind noch als wichtiges und im späteren Verlauf der Miliartuberkulose konstantes klinisches Symptom die Chorioidealtuberkel anzuführen. Erwähnenswert sind auch Zyanose und Dyspnoe. Begleitet eine tuberkulöse Meningitis die Allgemeinerkrankung, so ist vor allen Dingen die Spinalflüssigkeit auf Bazillen zu untersuchen.

Schwierigkeiten können der Diagnostik entstehen, wenn es sich um eine Kombination von Typhus und Miliartuberkulose handelt, wir haben derartige Fälle mehrfach erwähnt. Man muß um so mehr auf ein derartiges Vorkommnis gefaßt sein, je mehr zur Infektion mit Typhus Gelegenheit geboten ist, d. h. bei endemischem Vorkommen des Abdominalis. Bei kritischer Würdigung der Krankheitssymptome wird man selbst auf Grund des klinischen Bildes allein — auch gegen die Regel: nicht zwei Krankheiten nebeneinander anzunehmen — in manchen Fällen die Sachlage richtig erkennen. Unschwer führt die Vornahme der bakteriologischen Methoden zum Ziel.

Diese sind es auch, welche eine andere Krankheitsform leicht abzugrenzen heute gestatten: die Sepsis durch anderen Bakterien als Typhusbazillen. Da die sog. septischen Erkrankungen ein einheitliches Krankheitsbild nicht darstellen, so kann im einzelnen auf die verschiedenen differentialdiagnostischen Momente hier nicht eingegangen werden. Nur allgemein sei bemerkt, daß gewisse Formen der Sepsis wenigstens für einige Zeit ein typhöses Krankheitsbild darbieten können, so z. B. die Staphylokokken-Sepsis und Osteomyelitis.

Ausschlaggebend ist der Nachweis eines primären Krankheitsherdes, der oft genug allerdings ganz unscheinbar sein kann und kaum die Zeichen der Entzündung an sich trägt, z. B. eine kleine Wunde am Nagelfalz, oder beim Einsetzen des septischen Fiebers nicht mehr erkennbar ist, z. B. eine Angina. Zuweilen ist aber die Eingangspforte der Sepsiserreger überhaupt nicht sichtbar oder zweifelhaft. Hoher Puls, unregelmäßige Temperaturen mit Schüttelfrösten, Metastasen in der Haut oder den Gelenken, Druckempfindlichkeit gewisser Knochen sprechen dann mehr oder weniger deutlich für Sepsis. Die Blutuntersuchung mit Berücksichtigung der anaeroben Bakterien läßt heute kaum noch im Stich.

Namentlich sind aber auch die als Ausgangspunkt der allgemeinen Infektion in Betracht kommenden Eingangspforten einer genauen bakteriologischen Untersuchung zu unterziehen. Es kann nicht nachdrücklich genug darauf hingewiesen werden, wie sehr die Diagnose erleichtert wird, wenn man sich daran gewöhnt, nicht nur suspekte Wunden am Körper, sondern vor allen Dingen auch jede der vielen Körperhöhlen (Nase, Rachen, Trachea, Gehörgang, Vagina etc.) zu revidieren und falls verdächtig, direkt oder indirekt (Sekret) auf die Anwesenheit von pathogenen Keimen (Streptokokken, Staphylokokken, anaerobe Keime [Vagina]) unter Benutzung von Blut- und Lackmus-Agar zu untersuchen. Die Streptokokkensepsis als Nachkrankheit bei Scarlatina und Morbilli wird dadurch z. B. sichergestellt, die Frage, ob Typhus in puerperio oder Sepsis puerperalis, kann nur so im Zusammenhang mit der Blutkultur entschieden werden. Wir haben mehrfach nur mit Hilfe dieser Untersuchungsmethoden die Diagnose stellen können. Folgende Beobachtung beweist die Bedeutung der bakteriologischen Scheiden- und Blutuntersuchung (Beob. 36).

Beobachtung 36. Erna Bec.
Typhus abdominalis gravissimus post partum. Pneumonia crouposa.
Aufgenommen am 8. Krankheitstag (24. März 1910, gestorben 1. April 1910).
Am Tage nach normalem Partus unter Schüttelfrost fieberhaft erkrankt, Schüttelfröste wiederholen sich. Am 8. Krankheitstage besteht starker Meteorismus. Milztumor, Bronchitis.

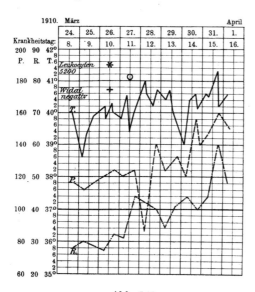

Abb. 141.

Herpes beider Lippen. Auf dem Abdomen einige Flecke, die als Roseolen gedeutet werden können.

Aus dem Blut werden Typhusbazillen gezüchtet. Dagegen aus Vagina nur Bacterium coli und Staphylokokken.

30. März. Stark benommen. Abdomen stärker aufgetrieben.

Ausgedehnte Bronchitis. Im linken Oberlappen pneumonische Infiltration.

Lumbalpunktion ergibt vermehrte Flüssigkeit, Zellenvermehrung (12.). Phase I positiv. Keine Typhusbazillen.

1. April. Nach zweiwöchentlicher Krankheit exitus.

Sektion: Schlaffe Herzmuskulatur. Pneumonie in der unteren Hälfte des rechten Oberlappens Milztumor. Nieren entzündet.

In dem Dünndarm verschorfte Geschwüre, Mesenterialdrüsen geschwollen. Uterus puerperalis bietet keine Zeichen der Infektion.

Aus der Lunge werden Typhusbazillen und Diplococcus lanceol. gezüchtet. Erstere ebenso aus Milz, Wirbel, Gehirn. Also sicher ein Typhus abdominalis mit Pneumonie durch Pneumokokken.

Die Beobachtung kennzeichnet die Schwierigkeit der Differential-Diagnose zwischen Febris puerp. und Typhus, zumal die klinischen Symptome zum Teil gegen Typhus sprechen.

1. Tag post partum stellt sich Fieber ein, mehrfache Schüttelfröste, Herpes labialis, Meteorismus, Durchfall, Unterleib druckempfindlich. Sensorium benommen. Später Pneumonie im linken Unterlappen. Exitus.

* Am 26. und 29. März Typhusbazillen im Blut nachgewiesen.

† Schüttelfrost.

Bei Besprechung der Sepsis haben wir auch schon die Frage der Osteomyelitis gestreift. Gerade die schweren Fälle, bei denen wegen starker Benommenheit die Druckempfindlichkeit eines Knochens nicht mehr festzustellen ist, finden durch Züchtung der Staphylokokken aus dem Blut (cave Verunreinigungen) eine richtige Deutung.

Denkt man an die mannigfachen, zum Teil schweren zerebralen Symptome, so ist ohne weiteres klar, welche Schwierigkeiten den differentialdiagnostischen Erwägungen entgegenstehen, ob ein Typhus oder eine Meningitis seröser oder eitriger Natur vorliegt oder ob gar eine solche den Typhus begleitet. Ohne Anwendung gleich zu besprechender Untersuchungsmethoden ist es oft auch den besten Diagnostikern nicht möglich, die Entscheidung prima vista zu treffen. Besteht neben gewissen meningitischen Symptomen eine Eiterung in den Nebenhöhlen, namentlich eine Otitis media, so hat man jedenfalls ein ursächliches Moment, welches für Meningitis in die Wage fällt. Allerdings ausschlaggebende Bedeutung darf der Ohreiterung nicht beigemessen werden. Ja bei der Häufigkeit eines derartigen Leidens kann das Bestehen eines solchen gerade die Schwierigkeit noch vermehren. Handelt es sich etwa nur um einen Nebenbefund ?

Liegen nun Gründe, die für diese oder eine andere Form sekundärer Meningitis sprechen, nicht vor, so ist die kontagiöse Meningitis in Frage zu ziehen. Da die epidemische Genickstarre auch sporadisch auftritt, kann das Fehlen gleichartiger Krankheitsfälle in der Umgebung des Patienten nicht gegen die Annahme einer Weichselbaumschen Meningitis sprechen.

Es findet sich aber bei ihr häufig plötzlicher Beginn unter Schüttelfrost, Herpes labialis, allgemeine Hyperästhesie und Leukocytose. Nicht zu verwerten für die Differentialdiagnose sind die allgemeinen Gehirnerscheinungen.

Sie kommen ja auch in allen Variationen beim Typhus vor. Namentlich oft auch die quälenden Kopfschmerzen.

Dagegen sind somatische Veränderungen an den Gehirnnerven sehr beachtenswert. Sie treten bei Typhus selten und nur bei bestehender Meningitis auf. Die tuberkulöse Meningitis kann vielleicht noch häufiger zur Verwechslung mit Typhus Veranlassung geben, weil sie schleichender beginnt und oft ohne Ausfallserscheinungen bis zum Ende abläuft.

Das souveräne Mittel nun, um Klarheit zu schaffen, ist die Quinckesche Lumbalpunktion.

Sie erlaubt nicht nur, wenn einmal die Allgemeinerscheinungen, dazu Nackensteifigkeit, Empfindlichkeit der Wirbelsäule, positiver Ausfall des Kernigschen Symptoms den Verdacht auf eine Meningitis erweckt haben, durch den Nachweis von Drucksteigerung, Vermehrung der Spinalflüssigkeit und namentlich Zunahme der zelligen Elemente — die Diagnose Meningitis überhaupt, sondern läßt auch die Art derselben erkennen. Die bakteriologische Untersuchung des Lumbalpunktates klärt die Ätiologie der Gehirnentzündung auf. Fällt aber der Kulturversuch, lege artis ausgeführt, für Meningitis negativ aus, findet sich erhöhter Druck, keine oder nur unbedeutende Zellvermehrung neben einer positiven Globulinreaktion (Nonne-Apelt), so schließen wir daraus, daß eine Meningitis im eigentlichen Sinne nicht vorliegt, sondern daß nur meningeale Reizerscheinungen vorliegen.

Diese können sowohl bei septischen Erkrankungen wie bei Typhus vorkommen. In diesem Fall gibt also die Lumbalpunktion keine Entscheidung.

Die exanthematischen Krankheiten können vor Auftreten des charakteristischen Ausschlages wohl differentialdiagnostische Schwierigkeiten machen. Der meist plötzliche Beginn, der Fiebertypus, der Schnupfen, die Angina, die Konjunktivitis, die Koplickschen Flecken bei Masern, prodromales Ex- oder Enanthem erlauben indes meist einen Abdominaltyphus auszuschließen.

Bezüglich des Masernexanthems, das an und für sich wohl der Roseola typhosa gleichen kann, sei noch an den Beginn im Gesicht und das Absteigen auf den Stamm hinunter erinnert.

Die Differentialdiagnose zwischen Typhus und Flecktyphus kann nur bei ungewöhnlichen Formen der einen oder der anderen Krankheit und nur im Beginn der Beobachtung zweifelhaft sein. Wir haben Fälle von Typhus abdominalis am ganzen Körper übersät mit Roseolen gesehen. Der Ausschlag kann auch hier regelwidrig ein petechiales Aussehen haben (s. S. 416), und andererseits kann sich ausnahmsweise die Roseola beim Typhus exanthematicus recht spärlich und ohne hämorrhagischen Charakter entwickeln. Konjunktivitis, Schnupfen, schneller Temperaturanstieg und hohe Pulsfrequenz sprechen dann für den Flecktyphus. Ausschlaggebend ist wieder die Blutkultur, die hier negativ ist, dort Typhusbazillen ergibt.

Abdominaltyphus oder Typhus recurrens wird ebenfalls durch die Blutuntersuchung, vor allem durch das mikroskopische Blutpräparat mit dem Nachweis der Rekurrens-Spirillen unterschieden. Wieder aber bedarf es auch hier sorgfältiger Beurteilung der klinischen Symptome, damit überhaupt der Anstoß zur Durchmusterung des Blutes gegeben wird.

Febris recurrens unterscheidet sich vom Typhus durch plötzlichen Beginn mit Schüttelfrost, durch den Fiebertypus, hohe Pulsfrequenz, reißende Muskelschmerzen. Man wird um so mehr an diese Krankheitsform denken, wenn Ansteckungsmöglichkeit vorliegt.

Wenig bekannt ist, daß eine schwere Form der Syphilis im sekundären Stadium mit hohem Fieber gelegentlich verlaufen kann. Hierbei wird einmal das eigenartige Exanthem zur Diagnose der Syphilis führen, die Blut- und Organuntersuchung wird für Typhus negativ ausfallen. Vielleicht kreist in derartigen Fällen die Spirochaeta pallida besonders zahlreich im Blute.

Nicht ohne Schwierigkeiten ist in früherer Zeit die Scheidung von Typhus und Trichinosis gewesen. Heute ist die Differentialdiagnose spielend leicht. Ein Blick auf das morphologische Blutbild zeigt bei der Trichinosis die enorme absolute und relative Vermehrung der eosinophilen Leukocyten schon im Frühstadium (15—30000). Erst kurz vor dem Tode erfolgt ein Sturz auf 0,3% Eosinophile (Stäubli).

Man wird heute in zweifelhaften Fällen von Abdominaltyphus kaum auf Berücksichtigung des Blutbildes verzichten und daher eine etwaige Acidophilie und damit die Trichinosis ohne weiteres erkennen. Gleichwohl muß man sich an die Symptome der letzteren erinnern, bestehend in Übelkeit, Appetitlosigkeit, Erbechen, Durchfall, Fieber und vor allem in großer Mattigkeit und Schmerzen in den Muskeln. Daran schließt sich Schwellung und Schwerbeweglichkeit der Muskulatur und Hautödem. Letzteres betrifft hauptsächlich die Augenlider und das Gesicht. Augen-, Kehlkopf-, Atmungs- und Kaumuskulatur ist besonders betroffen. Der ätiologische Beweis für das Bestehen der Trichinosis wird durch das Auffinden von Darmtrichinen in den Fäces oder Muskeltrichinen in ausgeschnittenen Muskelstückchen geführt.

Kaum häufiger kommen von anderen Zoonosen heute für den Arzt innerer Milzbrand und Rotz bei Abwägung der Diagnose in Betracht. Foudroyanter Verlauf, schnell eintretende Herzschwäche, Zyanose, Dyspnoe, pneumonische und pleuritische Erscheinungen, dazu vielleicht auch gastroenteritische gepaart mit peritonitischen Symptomen kennzeichnen das Bild des Anthrax. Beim Rotz stehen geschwürige Prozesse an der Nase oder sonst am Körper, die Zeichen eines heftigen Katarrhs der Atmungswege, im Vordergrund.

Die Pest kann im Anfangsstadium, bevor Drüsenschwellung oder die schweren Rachenerscheinungen auftreten, einen so typhusähnlichen Symptomenkomplex geben, daß klinisch die Entscheidung unmöglich ist. Hier hat uns die bakteriologische Blutuntersuchung wertvolle Dienste geleistet.

Nur ist zu berücksichtigen, daß die Pestkolonien makroskopisch auf der Blutplatte den Typhuskolonien völlig gleichen. Daher ist eine genaue mikroskopische und kulturelle Differenzierung vorzunehmen. Die Pestbazillen sind unbeweglich.

Auch die Malaria, insbesondere die tropische Form kann unter hohem kontinuierlichem Fieber mit schwerer Benommenheit verlaufen, Erscheinungen, welche an Typhus erinnern. Ist der Milztumor noch nicht in der für Malaria charakteristischen Größe und Härte vorhanden, so gibt lediglich die bakteriologische und mikroskopische Untersuchung des Blutes den Ausschlag.

Verwechslungen des Typhus mit Influenza ein nach der einen und der anderen Seite hin höchst unangenehmes Vorkommnis, würden dann ganz vermieden werden, falls man sich daran gewöhnt, die höchst vage und unbestimmte Diagnose Influenza für solche katarrhalischen Affektionen des Respirationstraktus zu reservieren, bei denen der Nachweis der Influenzabazillen bereits gelungen ist.

Was alltäglich als Influenza angesprochen wird, hat jedenfalls mit den sogenannten Influenza-Bazillen nicht das Mindeste zu tun. Die hier in Betracht kommenden Infektionen der oberen Luftwege, besonders die Pharyngitis an der Hinterwand oder an den Seitenwänden sind Krankheiten, welche wohl mit hohem Fieber und schwerem Allgemeinzustande verlaufen und deswegen eine typhöse Erkrankung vortäuschen können. Die Erreger dieser fälschlich als Influenza bezeichneten Affektionen sind in der Regel Pneumokokken, seltener Streptokokken, wovon man sich durch einen Ausstrich auf der Blutplatte leicht überzeugen kann.

Schwierigkeiten können der Diagnose Typhus noch erwachsen, wenn Krankheitszeichen von seiten einzelner Organe besonders in den Vordergrund gerückt werden. Wir brauchen nur auf die früher gegebene Darstellung des Nephrotyphus, Pneumotyphus, Pleurotyphus — vom Meningotyphus ist bei der Differentialdiagnose schon gesprochen worden —, auf die unter den Symptomen der Perityphlitis beginnenden Krankheitsfälle zu verweisen, um zu zeigen, wie sorgfältig alle abnormen Färbungen im Krankheitsbild berücksichtigt werden müssen, will man sich vor Fehldiagnosen schützen.

Das Lebensalter der Patienten ist auch nicht ohne Einfluß auf die Diagnose.

Befindet sich ein Patient in höherem Alter, so wird man mit weniger Wahrscheinlichkeit unter sonst gleichen Umständen die vorliegende Krankheit als Typhus ansprechen, wie bei einem dem jugendlichen Alter angehörigen Individuum.

Die Erkennung der Krankheit im Kindes-, namentlich aber im Säuglingsalter ist meist recht erschwert.

Man gewöhne sich bei Fieber ohne erkennbare Ursache vor allem, wenn auch die so häufig vorkommende und so vielfach verkannte Pyelitis — Infektion

der Harnwege — durch sachgemäße Untersuchung ausgeschlossen ist, an Typhus
zu denken.

Wir pflegen auch bei Säuglingen die Blutuntersuchung vorzunehmen, meist gewinnen wir das Blut allerdings nur durch Fingerstich und haben z. B. so bei einem seit
Wochen isolierten Kinde die Diagnose gestellt (s. Beob. 32).

Die Verhütung des Typhus.

Ein trauriges Geschick will es, daß dieses Kapitel an dem Tage niedergeschrieben
ist, an welchem der wirkliche erste erfolgreiche Bekämpfer des Typhus, der
geniale Schöpfer der Bakteriologie und Begründer der modernen Lehre vom
Typhus dahingegangen ist.   Robert Kochs nicht geringstes Verdienst ist es, einmal
allgemein durch Entwicklung der Bakterienkunde gelehrt zu haben, wo und wie das
Typhusgift den Menschen bedroht und zweitens im besonderen neue Bahnen zur Unterdrückung der Seuche gewiesen zu haben. Zwar sind diese Erfolge Kochs Imponderabilien,
aber sie sind gewaltig. Um wieviel dieser Heros die absolute Zahl der Todesfälle herabgedrückt hat, vermag niemand zu sagen, gewiß aber sind und werden durch ihn mehr
Menschenleben dem sicheren Tod an Typhus entrissen als durch die ärztliche Kunst
aller Zeit.

Das Leitmotiv der Typhusprophylaxe ist der von R. Koch wieder
in den Vordergrund gerückte Satz, daß die Quelle neuer Typhuserkrankungen
letzten Endes immer wieder der infizierte Mensch ist.   Indem er die Konsequenzen
aus dieser Erkenntnis zog, schuf er die moderne Typhusbekämpfung, die allgemein durchgeführt schon segensreiche Früchte zu tragen beginnt.

Die allgemeine Prophylaxe basiert also im Grunde auf den Schutzmaßregeln, welche gegen eine Weiterverbreitung der Typhusbazillen von dem
infizierten Individuum aus auf die Umgebung zu ergreifen sind.

Die nähere Begründung dieser Auffassung findet sich in dem Kapitel
über die Epidemiologie (S. 380 ff.).

Dort war auch darauf hingewiesen, daß nicht nur kranke, sondern besonders auch gesunde Menschen die sog. Typhusbazillenträger, die Krankheitskeime, übertragen.

Wenn es also die Typhusbazillenwirte — Gesunde oder Kranke — sind,
die hauptsächlich die Typhusgefahr darstellen, dann kommt es zunächst darauf
an diese festzustellen.

Diesen Gedanken hat Koch fruchtbar gemacht, indem er die Schaffung
von bakteriologischen Untersuchungsämtern veranlaßte, deren Aufgabe es ist,
dort, wo Typhuserkrankungen einen Infektionsherd verraten, den Ausgangspunkt der Kette von Erkrankungen und alle ihre Glieder aufzudecken.

Dies geschieht durch systematische Untersuchung aller in Betracht kommenden Personen, indem einerseits durch Anstellung der Gruber-Widalschen
Reaktion eine Auslese derjenigen Individuen erfolgt, welche einen Typhusinfekt je durchgemacht haben, andererseits die Exkremente aller Verdächtigen
auf Typhusbazillen mit Hilfe der früher erwähnten Methoden durchforscht
werden.

Auf diese Weise ist es vielfach gelungen, okkulte Ansteckungsherde aufzudecken, die jahrzehntelang den Typhus übertragen haben (Eccard).

Und die Bedeutung derartiger Bestrebungen erhellt aus der von Koch
mitgeteilten Tatsache, daß z. B. in einem Bezirk nur acht Fälle von Typhus
zur Kenntnis der Ärzte kamen, während 72 Personen als infiziert und natürlich
auch als infizierende erkannt wurden.

Namentlich Kinder spielen wegen ihrer Lebensgewohnheiten eine große
Rolle bei der Typhuskontaktinfektion.

Daß die möglichst frühzeitige Diagnose der einzelnen Typhuserkrankung
auf ähnliche Weise eruiert, zugleich die Prophylaxe gegen Weiterverbreitung
bedeutet, braucht nicht weiter ausgeführt zu werden (s. auch Kutscher

S. 192 l. c.). So ist es also Aufgabe des Arztes, sei es in kleinen, sei es in großen Verhältnissen, in Gemeinschaft mit den heute überall bestehenden bakteriologischen Untersuchungsstationen die Typhusbazillenträger festzustellen.

Ist dies geschehen, dann wird es darauf ankommen, eine Übertragung von den betreffenden Personen aus zu verhüten.

Verhältnismäßig leicht ist diese Forderung der Hygiene bei Kranken zu erfüllen. Man wird sich daran gewöhnen, in allen Se- und Exkreten, also nicht nur in den Fäces und im Harn, sondern ev. auch im Sputum usw. die Typhusbazillen abzutöten.

Es empfehlen sich zu diesem Zweck die bekannten Desinfektions-Verfahren.

Praktisch wichtig ist die Frage, wie lange bei Rekonvaleszenten die Desinfektion fortgesetzt werden soll. Sicher entscheidet darüber allein die von Zeit zu Zeit wieder vorzunehmende Stuhlkultur. In weitaus der Mehrzahl der Fälle werden die Fäces nach zwei bis drei Monaten bazillenfrei sein.

Am zuverlässigsten ist der Schutz gegen die Verschleppung der Infektionserreger, wenn die Kranken isoliert werden. Läßt sich dies nicht erreichen, so ist, wenn möglich, für gut ausgebildetes Pflegepersonal zu sorgen. Nur wer bakteriologisch denken gelernt hat, wird imstande sein, sich und die Umgebung gegen Typhusübertragung zu schützen.

Naturgemäß ist die Überwachung des kranken Typhusbazillenträgers, der an sein Bett gefesselt ist, leicht durchzuführen. Schwierig ist die Aufgabe bei gesunden Bazillenträgern. Hat man es mit einem verständigen Menschen zu tun, so wird auch dieser darauf eingehen, wenigstens die Fäces, auch den Harn, wenn nötig, einer Desinfektion zu unterziehen. Wir besitzen leider kein Mittel, um die Typhusbazillen im Darm oder in anderen Organen des Menschen abzutöten.

Natürlich ist es ausgeschlossen, Rekonvaleszenten, die sich zu Dauerausscheidern entwickelt haben, etwa über eine bestimmte Zeit hinaus zu isolieren.

Eine Forderung der allgemeinen Wohlfahrt ist es, Personen, die Bazillenträger sind, für die Dauer dieses Zustandes von einer Beschäftigung fern zu halten, die in Zubereitung oder Verbreitung von Nahrungs- oder Genußmitteln besteht.

Verwerflich und auch zwecklos ist die Idee, die chronischen Bazillenträger (s. S. 436) durch Exstirpation der Gallenblase dieser Eigenschaft entkleiden zu wollen. Eine nähere Begründung der Ablehnung des allen Ernstes gemachten Vorschlages erübrigt sich wohl.

Neben dieser aktiven Abwehr des Typhus durch Vernichtung der Krankheitskeime, wo und wie sie auch den kranken Organismus verlassen, hat sich die Umgebung Typhusinfizierter vor der Berührung bazillenhaltigen Materials möglichst zu schützen oder wenn eine Übertragung, z. B. auf die Hände erfolgt ist, sich durch Desinfektion davon zu befreien. Man verlasse einen Typhuskranken nicht, ohne sich zum Schluß (nach Verabschiedung durch den meist gedankenlosen Händedruck) gründlich zu waschen. Das Pflegepersonal und die Personen in der Umgebung des Kranken desinfizieren vor jeder Mahlzeit grundsätzlich die Hände. Im Krankenzimmer sollen diese nicht essen.

Versucht man auf diese Weise der schleichenden, oft latenten, direkt oder indirekt durch Kontaktinfektionen aufrecht erhaltenen Typhusverbreitung Einhalt zu tun, so wird damit auch am besten der Epidemie vorgebeugt.

So wird eine Propagation der Keime in den Boden und vor allem in das Wasser (s. S. 382 ff.) verhindert, das ja fast ausschließlich die Massenerkrankungen veranlaßt.

Da es nun aber bis jetzt nicht gelingt, den Ansteckungsstoff überall aufzufinden, auch nicht ihn überall unschädlich zu machen, so besteht die weitere Aufgabe darin, Abfallbeseitigung und Wasserversorgung so zu regeln, daß eine Kommunikation von Dunggruben und Trink- oder Gebrauchswasser, so verschlungen und verborgen die Verbindungswege auch sein mögen, ausgeschlossen ist. Die moderne Hygiene beantwortet diese Frage.

Befindet man sich aber in einer Gegend, in der Typhus doch endemisch herrscht, so enthält man sich besser überhaupt des Genusses ungekochten Wassers und demgemäß aller derjenigen Nahrungsmittel, die direkt oder indirekt mit ungekochtem Wasser in Berührung kommen. Vornehmlich ist die Milch dasjenige Getränk, welches schon häufig mit Wasser vermischt Epidemien, namentlich kleinere, ausgelöst hat.

Die Frage, welche oft an den Arzt herantritt, ob die Trinkwasserverhältnisse in einem Ort, in einer Gegend in sanitärer Beziehung gute sind, läßt sich viel leichter und schneller vom Standpunkt des Epidemiologen, als dem des Bakteriologen beantworten. Denn es ist mühevoll und unsicher, in Brunnen- oder Flußwasser Typhusbazillen nachzuweisen, das Vorkommen nicht ganz vereinzelter Typhusfälle aber in einer Gegend legt den Verdacht nahe, daß mit einer Verseuchung des Wassers zu rechnen ist und mahnt zur Vorsicht.

Eine Epidemie knüpft sich immer an die Verunreinigung der verschiedenen Trinkwassersysteme.

Schließlich ist hier noch die Frage der Schutzimpfung zu berühren. Ausgedehnte Erfahrungen sind in Südafrika während des Burenkrieges und in Deutschsüdwestafrika während des Feldzuges gegen die Herero gesammelt worden, immerhin reichen sie noch nicht aus, um ein abschließendes Urteil über den Wert der Schutzimpfung überhaupt, bzw. über den der angewandten Methoden abzugeben.

Bekanntlich gibt es eine aktive und passive Immunisierung. Letztere durch Einverleibung von Immunserum zu erzeugende kommt bei Typhus nicht in Betracht — wenigstens nicht als alleiniges Schutzverfahren — weil die Wirkung nur von kurzer Dauer ist.

Das Prinzip der aktiven Schutzimpfung beruht darauf, daß dem Körper durch Einspritzung der spezifischen Bakteriengifte eine künstliche Immunität gegen die Infektion mit Typhusbazillen verliehen wird. Dies Ziel zu erreichen sind verschiedene Wege angegeben worden. Es würde zu weit führen, hier die Methoden ausführlich zu besprechen (vgl. den allgemeinen Teil in diesem Band, ferner W. Fromme l. c.). Pfeiffer und Kolles Verfahren besteht darin, daß der zu immunisierenden Person von einer 24 stündigen Agarkultur, die durch Erhitzen auf 60° (2 Stunden) sterilisiert ist, 2 mg Kulturmasse (= 1 Normalöse), in Kochsalzlösung aufgeschwemmt, injiziert werden. Es folgt eine zweite Impfung mit 4 mg und eine dritte mit 6 mg nach 7—14 tägiger Pause. Nach der Einspritzung stellt sich eine Reaktion ein, die in Fieber-, Kopf- und Gliederschmerzen und allgemeinem Krankheitsgefühl besteht.

Nur wenn es zu diesen Erscheinungen kommt, wird ein Schutz hervorgerufen, der nach etwa 14 Tagen auftritt und etwa auf ein Jahr vorhält. Nicht alle Geimpften sind gegen die Infektion gefeit, aber meist verläuft die Erkrankung bei ihnen milder als bei Nichtgeimpften. Von 1280 Soldaten, die in Südwestafrika an Typhus erkrankten, waren 371 geimpft, 909 ungeimpft. Im Blutserum des Geimpften läßt sich eine Erhöhung des bakteriziden Titers nachweisen.

Ähnlich gestaltet sich das Verfahren, welches von Bassenge und Rimpau, Wright angegeben ist. Andere Methoden sind von Loeffler, Friedberger und Moreschi, Hahn, Neisser-Shiga u. a. empfohlen worden.

Zurzeit ist es noch nicht möglich zu sagen, welches Impfschutzverfahren das beste ist. Jedenfalls ist die Schutzimpfung mit Unbequemlichkeiten verknüpft. Der Schutz ist kein absoluter und erlischt durchweg nach einem Jahr.

Während der Zeit der Impfung dürfen die betreffenden Personen einer Ansteckung nicht ausgesetzt werden.

Wer soll geimpft werden? Erfahrungsgemäß sind diejenigen der Infektionsgefahr ausgesetzt, welche sich mit der Pflege Typhuskranker befassen. Hier dürfte eine Immunisierung also am Platze sein.

Ferner ist die Vakzination unbedingt für Feldtruppen zu empfehlen, da alle anderen prophylaktischen Maßnahmen im Kriege doch versagen.

Wenn auch der Typhus als Kriegsseuche nicht verschwinden wird, so ist doch eine bedeutende Einschränkung der Morbidität zu erwarten.

Vielleicht wird noch ein sichereres und länger wirksameres Schutzverfahren gefunden, das dann auch überall dort eingeführt werden kann, wo der Typhus endemisch herrscht.

Die Behandlung des Typhus.

Die spezifische Behandlung. Das Ideal der Typhus-Behandlung wäre erreicht, wenn ein Mittel zur Verfügung stände, durch welches die in den Körper eingedrungenen Keime schnell abgetötet werden könnten. Zwar gibt es ja chemische Körper, die diesen Anforderungen entsprechen würden, aber sie sind zugleich so starke Zellgifte, daß ihre Anwendung beim tierischen Organismus ausgeschlossen ist. Dagegen hat uns die Bakteriologie in den Immun- oder Antikörpern Stoffe kennen gelehrt, welche zwar spezifische Bakteriengifte, aber für den Menschen unschädliche Zellprodukte sind.

Würde es nun gelingen, die Antikörper in stark konzentrierter Form womöglich synthetisch darzustellen, so wäre damit das erstrebte Ziel einer idealen Behandlungsform erreicht. Davon sind wir weit entfernt. Es ist zwar schon vielfach versucht worden, ein bakterizides und antikörperhaltiges Immunserum gegen Typhus zu gewinnen, leider aber berechtigen die damit angestellten Versuche bisher nicht, eine erfolgreiche Lösung der Frage anzunehmen.

Man hatte ursprünglich unternommen, durch Injektion von Typhusbazillen bei Tieren ein Heilserum zu erzeugen. Dieses Serum hatte fast ausschließlich bakteriolytische Wirkung, eine Gift neutralisierende Eigenschaft kam ihm nicht zu. Und doch ist vor allem eine starke antitoxische Kraft des Serums nötig, durch welche die beim Typhus wirksamen Giftstoffe unschädlich gemacht werden. Letzteres sind nach allgemeiner Annahme vor allem die Endotoxine, welche bei Auflösung der Keime durch bakterizide Gewebssäfte im Körper frei werden. Man richtete infolgedessen die Bemühungen dahin, mit hohen Giftdosen zu immunisieren und dadurch ein antiendotoxisches Serum zu schaffen. Es wurden verschiedene Verfahren eingeschlagen (Chantemesse, Besredka, Mac Fadyan, Kraus und v. Stenitzer, Aronson, Meyer und Bergell, R. F. Hewlett, Lüdke, Matthes-Gottstein, Rodet).

Die Angaben über Verwendung von solchem Typhusheilserum zu therapeutischen Zwecken sind bisher in der Literatur recht spärlich. Über Erfolge an größerem Material berichtet bisher nur Chantemesse, aber man wird skeptisch, wenn man hört, daß nur wenige Tropfen Serum eingespritzt wurden. Die Erfahrungen anderer Autoren (R. Kraus, Lüdke u. a.) erstrecken sich auf eine zu geringe Krankenzahl, als daß endgültige Schlüsse aus den betreffenden, im allgemeinen günstig lautenden Mitteilungen gezogen werden könnten.

Gerade bei einer so vielgestaltig verlaufenden Krankheit wie es der Typhus ist, die in ihrem Verlauf so schwer zu beurteilen ist, ist erstens eine sehr lange und ausgedehnte Erfahrung und zweitens eine besonders scharfe Kritik notwendig, wenn über den Wert eines Heilmittels ein maßgebendes Gutachten abgegeben werden soll.

Das gilt übrigens nicht nur für Serum, sondern überhaupt für alle angewandten Heilmethoden.

Noch weniger als sich die Serumtherapie bisher bewährt hat, dürfte das Jezsche Typhusextrakt Erfolge gezeitigt haben. Ausgehend von einem Gedanken Wassermanns, daß die blutbildenden Organe als Entstehungsstätte der Immunkörper anzusehen sind, bereitete Jez aus Knochenmark, Milz und anderen Organen typhusimmunisierter Kaninchen einen Extrakt, der per os genommen (!) Typhus heilen soll. Der Beweis dafür ist bisher nicht erbracht. Also verdient das Mittel eine Beachtung nicht.

Die hygienische Behandlung. Mehr wie bei jeder anderen akuten Infektionskrankheit müssen bei der Behandlung Typhuskranker die Lehren der Krankenpflege berücksichtigt werden, einmal weil es sich um eine ansteckende Krankheit handelt, dann aber im Interesse des Patienten, weil sich die Krankheit über Wochen und Monate hinziehen kann und weil der

Kranke infolge Trübung des Bewußtseins selbst völlig hilflos mancherlei Gefahren ausgesetzt ist, die durch Sorgfalt in der Pflege verhütet werden können.

Je nach den Verhältnissen ist deshalb die Überführung des Patienten
in eine Krankenanstalt in Erwägung zu ziehen. In den Krankenhäusern ist
wohl zurzeit die Isolierung der Typhuskranken durchgeführt mit Rücksicht
auf die sonst unvermeidliche Übertragung des Infektionsstoffes auf andere
Patienten. Aber auch im Privathaus ist für eine Absonderung jedes Typhuskranken Sorge zu tragen. Das Zimmer sei groß, luftig, und bequem rein zu
halten d. h. alle überflüssigen Möbel sind, wenn möglich, zu entfernen. Das
Bett des Kranken soll freistehen, von beiden Seiten zugänglich sein.

Ein zweites Bett oder ein bequemer Liegestuhl ist oft sehr erwünscht,
damit der Kranke jederzeit leicht umgebettet werden kann.

Alle Vorbereitungen z. B. für die Mahlzeiten oder sonstige der Pflege
dienende Maßnahmen sind, soweit sie nicht im Krankenzimmer selbst ausgeführt
werden müssen, in einem Nebenzimmer zu treffen. Denn Geräusche, auch
lautes Sprechen sollen in der Umgebung des Kranken vermieden werden. Gerade benommene Patienten werden dadurch gestört und oft zu quälenden
Halluzinationen angeregt. Die Zimmertemperatur betrage nicht über 16—17° C.
Das Bett soll eine einfache, nicht zu weiche Matratze mit Gummiauflage und
Stechlaken enthalten. Federkissen sind zu vermeiden.

Frühzeitig soll der Kranke auf ein gut gefülltes (!) Wasserkissen gelegt
werden, ehe es überhaupt zu Erscheinungen von Dekubitus kommt. Nicht
nur die Kreuzbeingegend, sondern auch die Fersen sind gefährdet und müssen
geschützt werden. Sobald sich in Seitenlage eine leise Rötung der Haut
zeigt, muß auch häufiges Umlegen des Patienten erfolgen. Dadurch wird auch
zugleich der Ausbildung einer hypostatischen Pneumonie vorgebeugt.

Eine elementare Aufgabe der Pflege ist die Reinigung des Mundes. Zunge,
Zähne, Zahnfleisch müssen mindestens zweimal täglich mit weicher Gaze
umwickelter Bürste von Schleim und Borken befreit werden. Ist der Patient
außerstande zu gurgeln, so muß auch der Gaumen und Rachen mit einem
weichen, in 0,5%ige Chinosollösung getauchten Läppchen gereinigt werden.
Jede Rhagaden- oder Geschwürsbildung an Lippen, Zunge, Gaumen oder
Nase soll sofort mit 2%iger Höllensteinlösung gepinselt werden. Um die
Trockenheit des Mundes zu mildern, ist dieser mehrmals täglich einem Spray
von Kochsalzlösung, der Terpentinöl zugesetzt sein kann, auszusetzen. Als
Sprayapparat empfiehlt sich der gewöhnliche, bei Diphtherie benützte oder
der von F. Müller beschriebene Bronchitiskessel[1].

Neuerdings haben wir neben der Bestreichung der Lippen mit Glyzerin
eine Befeuchtung der Rachen- und Nasenschleimhaut mit Chloreton durch
Handsprayapparat in Anwendung gezogen. Der Fettgehalt dieser Flüssigkeit
bewahrt die Schleimhäute längere Zeit vor Eintrocknung.

Daß auch die Reinigung des übrigen Körpers, des Gesichts, der Hände
und des Rückens, besonders aber auch der Aftergegend und der Geschlechtsteile in sorgfältiger Weise täglich vorgenommen werden muß, ist selbstverständlich. Die Kreuzbeingegend ist mit Alkohol oder Franzbranntwein zu waschen
und mit Salizylstreupulver zu versehen. Ebenso sind die Anal- und Schenkel-
falten zu behandeln.

Die diätetische Behandlung. Solange die spezifische Behandlung des Typhus
mit coupierender Wirkung noch ein ungelöstes Problem ist, wird hier die Er-
nährungstherapie die wichtigste Aufgabe sein, aber, wie gleich bemerkt werden

---

[1] Zu beziehen von Hausmann, Basel, Petersgraben.

soll, auch eine sehr schwierige, die nicht nur an das diätetische Geschick des Arztes, sondern auch an die Sorgfalt, Zuverlässigkeit und Ausdauer des Pflegepersonals die größten Anforderungen stellt.

Die Ernährung Typhuskranker ist deswegen von größter Bedeutung, weil es sich um eine wochenlang dauernde, die Kräfte aufs Äußerste konsumierende und damit die Widerstandsfähigkeit des Organismus aufreibende Krankheit handelt. Dazu kommt, daß sie in der Regel mit geschwürigen Prozessen im Darm, häufig mit Durchfall und Meteorismus verbunden ist, Umstände, welche bei der Ernährung Überlegung erfordern.

Letztere hat uns nun allerdings zu der Überzeugung geführt, daß die Diätetik in früherer Zeit durch falsche theoretische Erwägungen und unbegründete Bedenken allzusehr beschränkt und eingeengt wurde.

Zwar ist ja die Lehre, daß die gesteigerte Nahrungsmenge die Fiebertemperatur erhöht oder umgekehrt die Nahrungsentziehung das Fieber herabsetzt, ein glücklich überwundener Standpunkt. Nur in Laienkreisen stößt man hin und wieder noch auf Anschauungen, welche in dieser falschen Auffassung wurzeln und z. B. in Fleisch etwas Schädliches für den Fieberkranken erblicken.

Aber gerade bei Typhuskranken scheut man sich noch vielfach, eine reichlichere und konsistente Kost einzuführen.

Die Bedenken sind unseres Erachtens heute nicht mehr begründet.

Die Zweifel, die man bezüglich der Verdauungsfähigkeit des Magendarmkanals hegte, sind durch Untersuchungen von Bauer und Künstle beseitigt. Hauptsächlich fürchtete man aber durch festere Nahrung nicht nur einen schädlichen Reiz auf die Darmschleimhaut im allgemeinen, sondern auch besonders eine Läsion der Geschwürsflächen und dadurch eine Darmblutung oder eine Perforation der Darmwand zu provozieren.

Schon die einfache Erwägung, daß der Chymus normalerweise bereits im Jejunum in einen zerfließlichen, dünnen Brei verwandelt ist, muß die Sorge verscheuchen, daß bei fester Nahrung die Darmwand im Ileum arrodiert werden könnte.

Dagegen soll man sich vergegenwärtigen, wie andererseits bei einer Milchdiät harte Skybala im Dickdarm angetroffen werden, während gerade konsistente Nahrung weit günstiger auf die Form des Stuhlgangs im Kolon einwirkt.

Endlich wird bis in die neueste Zeit als schwerwiegender Grund gegen ein freieres Ernährungsregime die mit diesem verbundene Rezidivgefahr angeführt. Freilich ein wirklich stichhaltiger Grund oder gar der Beweis, wie die im Dünndarminhalt völlig aufgelösten Fleisch- und Brotreste einen Rückfall auslösen sollen, ist von keiner Seite gegeben worden. Gegen diese Annahme spricht aber die von uns seit Jahren vertretene, in einem früheren Kapitel geschilderte und begründete Anschauung über das Wesen des Typhus, nach welcher dieser weniger eine Darm- als eine Allgemeinerkrankung ist und also auch Rezidive nicht als lokaler Prozeß im Darm anzusehen sind, sondern dadurch verursacht werden, daß der typhöse Prozeß sich im mesenterialen Lymphapparat von neuem entwickelt. Wenn auch also die vorstehenden Erwägungen geeignet sind, die Bedenken gegen eine gemischte Kost bei Typhus zu beseitigen, uns jedenfalls von der Unschädlichkeit der reichlicheren Ernährung überzeugt hatten, so kann doch der Wert dieser Diätetik nur durch die Erfahrung am Krankenbett dargetan werden.

Unsere durch theoretische Betrachtungen gewonnene Überzeugung müßte sich praktisch erst als richtig erweisen.

Diese hat uns schon vor 10 Jahren bestimmt, die rein flüssige Diät

aufzugeben und an ihre Stelle eine gemischte Kost zu setzen. In diesem Zeitraum haben wir nach diesem unten näher zu schildernden Verfahren eine große
Reihe Typhuskranker behandelt und niemals den Wechsel zu bereuen gehabt.
Wir haben niemals einen ungünstigen Einfluß, eine reizende Wirkung unserer
Ernährungsweise auf den Darm beobachten können. Jedenfalls traten Meteorismus und Durchfälle sicher nicht heftiger auf als früher und wenn es geschah,
so war ein unmittelbarer Zusammenhang zwischen veränderter Kostordnung
und Darm-Atonie oder Diarrhöe nicht zu erkennen. Wir sahen nur einmal
eine leichte Darmblutung (bei einem Paratyphus), nie eine Perforation, und
Rezidive haben wir sicherlich seltener erlebt als früher auf der Lenhartzschen
Abteilung, wo trotz strengster Diät — flüssige Kost bis zum zehnten fieberfreien Tag — auffallend viel Rezidive auftraten.

Natürlich wollen wir noch nicht so weit gehen, das seltenere Vorkommen
der Rezidive auf die bessere Ernährung zurückzuführen, jedenfalls sind unsere
Zahlen nicht groß genug, um das beweisen zu können, sicherlich aber ist mancher
Kranke durch die veränderte Kostordnung gerettet worden, bei vielen aber
die Krankheit abgekürzt und manche Komplikation (z. B. Skorbut) vermieden
worden.

Nach unserer Meinung steht es fest, daß nicht wenige Typhuskranke
durch Unterernährung an den Folgen der Inanition zugrunde gegangen sind.

Und wir hätten gewiß einen 60jährigen Patienten nicht über ein Fieberstadium
von sechs Wochen hinwegbringen können, wenn wir ihn nicht von Anfang an mit vollständig gemischter Kost ernährt hätten. Eine Vermehrung der Flüssigkeitszufuhr über
einen Liter verbot sich bei wiederholten Versuchen stets durch Auftreten von Ödemen
infolge von Herzschwäche.

Wir können also gestützt auf eine gründliche Erfahrung einer ausgiebigen
Ernährung das Wort reden. Die von anderer Seite gefürchteten Schädigungen
sind damit nicht verknüpft.

Selbstverständlich soll nun nicht etwa für alle Typhuskranke ein un-
umstößliches Schema vorgeschrieben werden. Vielmehr soll in jedem einzelnen
Fall von Tag zu Tag die Diät festgesetzt werden unter Berücksichtigung der
speziellen Symptome und der allgemeinen Regel, daß eine ausschließlich flüssige
Kost, die den notwendigen Kalorienbedarf nur bei Verabreichung recht großer
Flüssigkeitsmenge decken könnte, ebenso zu verwerfen ist, wie ein zu rigoroser
Kostzettel.

Es kann im späteren Stadium der Krankheit, wenn sich Erscheinungen
von Herzschwäche einstellen, dem Patienten gewiß nicht zuträglich sein, den
Kreislauf mit Flüssigkeitszufuhr bis zu 3 Liter, wie angeraten ist, zu belasten.
Es kann dem Kalorienbedürfnis also nur durch feste Nahrung entsprochen
werden.

Bei Feststellung der Kostordnung ist zunächst dem Appetit des Kranken
Rechnung zu tragen. Ist er vorhanden, so ist es leicht, die Speisen auszuwählen.
Anderenfalls wird man versuchen müssen, welche Nahrungsmittel am wenigsten
Widerwillen begegnen.

Zugegeben muß werden, daß eine vermehrte Nahrungszufuhr nicht selten
Übelkeit, zuweilen auch Erbrechen auslöst. Man darf sich dadurch nicht abhalten lassen, den betretenen Weg weiterzugehen. Man reiche die Nahrung
unter diesen Umständen nur in kleinen Portionen und in kürzeren Intervallen.

Im allgemeinen empfiehlt es sich, namentlich auf der Höhe der Erkrankung
alle zwei Stunden den Kranken Nahrung zu geben. Gerade bei Überwindung
der Anorexie und bei der diätetischen Pflege der benommenen Patienten kommt
viel auf Geschick und Zuverlässigkeit des Pflegepersonals an. Man versäume
nie, täglich zu kontrollieren, wieviel von den vorgeschriebenen Mengen an
flüssigen und festen Speisen wirklich von dem Kranken genossen bzw. ver-

weigert oder zu Verlust gegangen ist. Wir haben auf unserer Krankenabteilung eingeführt, daß auf der Fieberkurve die an jedem einzelnen Tag auf genommene Kalorienzahl eingetragen wird.

Um den Appetit zu heben, steht uns ein wirksames Mittel eigentlich nicht zur Verfügung. Wohl wirken von äußeren die Bäder anregend, von inneren mag Acid. hydrochlor. mit Pepsin oder Tct. amara und dergl. versucht werden. Wir sahen davon keinen Nutzen.

Stellt sich Meteorismus ein, so wird man vorsichtiger als sonst den Diätzettel aufstellen, ohne die feste Nahrung zu streichen. Denn gerade das Volumen der flüssigen Diät wird in diesem Zustand weniger gut vertragen.

Ebenso wird mehrmals täglich erfolgender Durchfall gewisse Einschränkungen in der Ernährung nötig machen. In diesem Fall wird man sich nach den allgemeinen diätetischen Grundlagen, welche eine Enteritis erfordert, richten, man wird aber doch die Quantität möglichst hoch einrichten wegen der drohenden Inanition.

Bei eintretender Darmblutung oder drohender Peritonitis wird die Nahrung zunächst ganz abgesetzt. Nach Stunden absoluter Ruhe, am besten erst am nächsten Tag, wird man mit ganz geringen Mengen von kalter Milch oder süßem Tee die Ernährung per os wieder aufnehmen.

Indem wir eine reichlichere und kräftigere Ernährung ohne Scheu vor festen Speisen empfehlen, sagen wir nun keineswegs etwas Neues. In England hat Barrs (Leeds) schon, ehe wir auf Grund theoretischer Erwägungen zu dem neuen Regime übergingen, den Typhuskranken feste Nahrung zugeführt. Im Anfang des Jahrhunderts mehrten sich dann die Stimmen im Auslande (Frankreich Vaquez, Rußland Ladyschenski), denen sich in Deutschland Friedrich Müller (1904) anschloß, die eine freiere Nahrungszufuhr für geboten hielten. Indes ist dem widersprochen worden und zwar von Ewald und Stadelmann. Letzterer hält es „für ein Unding, Typhuskranken Fleisch, selbst in der leichtesten Form, zu verabreichen". Um so wichtiger erscheint es uns, auf unsere günstigen Erfahrungen mit der gemischten Kost nachdrücklich hinzuweisen.

Welchen Anteil sollen nun die Komponenten der Nahrung haben?

Bekanntlich findet im Fieber ein erhöhter Eiweißzerfall statt und zwar ist derselbe am größten während der Kontinua, nimmt aber im amphibolischen Stadium schnell ab, so daß der Eiweißstoffwechsel in der Regel früher den Gleichgewichtszustand erreicht hat als die Temperatur zur Norm zurückgekehrt ist (Löning). Bis zu 12 g Stickstoff sind als täglicher Verlust bei Fiebernden berechnet worden, das bedeutet einen Verbrauch von über 250 g Muskelfleisch (Engel, Svenson). Es rührt der Eiweißzerfall her zum Teil von der hohen Temperatur, zum Teil von der Zerstörung der Zellen durch die Bakterien, sagen wir, er wird verursacht durch die Bindung und Ausscheidung der Toxine; daraus erklärt es sich auch, wenn nach Löning der hohe Eiweißzerfall nicht so sehr von der Höhe der Temperatur als von der Schwere der Infektion abhängig ist. Auch bei niedrigem Fieber wird ein großer Stickstoffverlust festgestellt, wenn die Erkrankung schwer ist. Drittens beruht die gesteigerte Eiweißzerlegung auf der bisher immer unzureichenden Ernährung der Fiebernden.

Es erklärt sich daraus der enorme Gewichtsverlust, den wir bei lange dauernden Typhuserkrankungen zu sehen pflegen und an den wir uns, man möchte sagen, als an etwas Unabänderliches gewöhnt haben. Man ist nicht weiter erstaunt, wenn man im Verlauf der Krankheit einen Gewichtsverlust von ca. 350 g pro Tag oder von 10—20 kg insgesamt feststellt. Es liegt aber auf der Hand, wie sehr die Widerstandsfähigkeit des Organismus herabsetzen muß, wenn ein so erheblicher Abbau stattfindet. Es kann doch nicht zweifelhaft sein, daß es unter diesen Umständen dem Körper einfach an Bausteinen fehlt, die er für die Bildung von Immunstoffen zur Unschädlichmachung der Krankheitserreger, d. h. zur Überwindung des Krankheitsprozesses nötig hat.

Es folgt daher aus diesen Überlegungen mit Notwendigkeit, daß dem Körper ein möglichst über das normale Maß hinausgehendes Quantum von Eiweiß zugeführt werden muß. Nun wissen wir zwar, daß Eiweißmast den Eiweißzerfall steigert und es könnte fraglich sein, ob die gesteigerte Eiweißzufuhr dem Körper zugute kommt. Wie aber beim wachsenden Organismus und dem Rekonvaleszenten, so wird auch schon im Fieber der Organismus das in gesteigertem Maße dargebotene Eiweiß in größerer Menge an sich reißen und zum Wiederaufbau der zerstörten Zellen verwenden.

Darüber, daß wirklich auch im Fieber die Nährstoffe gut ausgenützt werden, haben uns Untersuchungen von Voit, Hößlin, Puritz [Lit.] u. a. belehrt. Danach ist der

Prozentsatz der Assimilation bei reichlicher Ernährung fast ebensogroß wie bei ungenügender Ernährung. Jedenfalls beschränken die Kranken an jedem Tag der Fieberperiode bei reichlicher Ernährung im Vergleich mit den Kranken mit ungenügender Ernährung ihren Stickstoffverlust und entsprechend geringer ist die tägliche Gewichtsabnahme. Eigene Beobachtungen bei Typhuskranken zeigten uns sogar, daß man den Gewichtsverlust auf ein Minimum durch reichliche Nahrungszufuhr herabdrücken kann. So verlor eine Patientin während achttägigen hohen Fiebers nur 1,5 kg, ein Verlust, der am dritten fieberfreien Tag wieder eingeholt war. Bei einer anderen Patientin belief sich die Abnahme während einer Fieberperiode von sechs Wochen ebenfalls nur auf 1,5 kg. Freilich, wie schon früher gesagt wurde, steht dem häufig ein Hindernis entgegen, das ist die Appetitlosigkeit. Wir betrachten diese nicht als ein objektives Anzeichen, welches die Nahrungsmittelzufuhr verbietet, sondern als ein subjektives Empfinden, welches durch Auswahl der Kost und durch beständige Beeinflussung von seiten des Pflegepersonals überwunden werden muß. Nicht immer wird es gelingen, die Anorexie mit gleichem Erfolge zu besiegen, das Ziel der Behandlung aber soll es sein.

Man wird also auf Grund der experimentellen wie praktischen Erfahrungen am Krankenbett mit Recht bestrebt sein, die Eiweißzufuhr bei Typhuskranken über das normale Maß zu erhöhen. Schätzen wir mit Chittenden das Minimalmaß von Eiweiß, welches der gesunde Organismus benötigt, auf ca. 60 g, so braucht der Kranke mehr als das Doppelte dieser Menge. Erstrebenswert wäre sogar die dreifache Quantität. Wir können also in die tägliche Diät die Forderung von 130—150 g Eiweiß einstellen.

Da bekanntlich die Kohlenhydrate verhältnismäßig am besten das Eiweiß vor der Verbrennung schützen, so werden wir diesen Zweck durch reichliche Zufuhr der verschiedenen Zucker- und Mehlarten erreichen. Es kommt hinzu, daß diese Nahrungsmittel gut verdaulich sind. Den größten Nährwert hat das feine Weizenbrot und zwar in gerösteter Form. Zwieback oder Toast wird also bei der Ernährung unserer Kranken die größte Rolle spielen. Ein weiterer Vorteil gerade dieses Nahrungsmittels liegt in der mundreinigenden Wirkung desselben beim Kauen.

100—200 g Brot kann als oberer Grenzwert der Tagesportion angesehen werden, der auch vielfach zu erreichen ist. Oft muß man sich allerdings mit weniger begnügen. Zucker kann bis zu 50 g = 3 Eßlöffel in die flüssige Nahrung gemischt werden

Daß im übrigen die Fette nicht vernachlässigt werden dürfen, braucht nicht weiter hervorgehoben zu werden, wir stellen sie mit etwa 150 g in die tägliche Kost ein.

Damit hätten wir also für das Energiebedürfnis des Kranken etwa 130 bis 150 g Eiweiß, 200 g Kohlenhydrate und 150 g Fette vorgesehen. Das bedeutet eine Kalorienmenge von etwa 2500—3000. Man darf sich natürlich nicht darauf beschränken, einen Standardwert festzusetzen, sondern muß für jeden einzelnen Fall nach dem Körpergewicht die notwendige Kalorienzahl berechnen. Wenn irgend möglich, sollen pro Kilo Körpergewicht täglich 40 Kalorien erreicht werden. Im allgemeinen setzt sich dann die Nahrung aus folgendem Fundament zusammen:

1—1½ l Milch, ¼ l Sahne, 100 g Toast oder Zwieback oder Semmel, 4 Eier, 100 g Butter, 50 g Zucker, 100 g Fleisch (zubereitet), 50 g grüne Gemüse. Will oder muß man das Brot zum Teil oder ganz durch Mehlsuppen ersetzen, so berücksichtige man, daß der Kalorienwert von 100 g geröstetem Brot (= 350) etwa dem von 100 g Grieß, Hafergrütze, Reismehl, Leguminosenmehl, Stärkemehl, Aleuronatmehl, Mondamin, Maizena entspricht. Man verordnet zweckmäßigerweise daher nicht Suppe oder Brei nach Maß, sondern nach Gewicht der Trockenkomponente. Die genannten Mehlsorten kann man, wenn eine weitere Abwechslung erwünscht ist, noch durch Plasmon, Nutrose, Tropon,

Hygiama, Arrowroot, Kindermehle usw. ersetzen. Selbstverständlich wird man die Butter mit den Kohlenhydraten der Nahrung verbinden.

Empfehlenswert ist es, sowohl die Mehle als auch unter Umständen das Fleisch in Pudding- oder Geleeform zu geben. Gerade von appetitlosen Kranken wird Fleisch, zu dicker Gallerte eingekocht und stark abgekühlt, noch am besten genommen. Auch der Fleischsaft der Pharmakopoe (Succus carnis recens expressus), Liebigs Fleischextrakt oder ähnliche Präparate in flüssiger oder gefrorener Form verdienen Erwähnung.

Solange feste Nahrung genommen werden kann, scheue man sich aber nicht, weiches Fleisch, das von Sehnen und Knochen peinlich befreit ist, in fein zerschnittener Form darzureichen. Geschabtes Rindfleisch, Haschee von Kalbfleisch, Kalbshirn, Schweser, Kalbsmilch, zartes Geflügelfleisch steht zur Wahl.

Einmal am Tage soll dem Kranken frisches grünes Gemüse (Spinat) oder Fruchtgelee gegeben werden. Man beugt dadurch dem Skorbut vor, kann damit Fette und Kohlenhydrate verbinden und bietet dem Patienten in Apfelmus oder dergl. eine Erfrischung.

Verbietet Durchfall oder unüberwindlicher Widerwille des Kranken die Milch in reiner Form, so kann man sie bekömmlicher und schmackhafter durch Zusatz von Kakao, Tee, Kognak oder Kalk (1 Teelöffel Calc. carb., Calc. phosphor. āā auf 200 ccm Milch) machen. Schließlich kann man auch Milch in Form von Suppe verordnen.

Die Eier werden der flüssigen Nahrung entweder beigemischt oder weich gesotten.

Bouillon kommt nur als Vehikel für Zerealien, Fett und Eier in Betracht.

An sonstigen Flüssigkeiten werden gern Apfelsinen, Zitronen oder Fruchtsaft-Limonaden genommen, die man immer mit Zucker versetzen wird. Kohlensäurehaltige Getränke, so angenehm sie den Kranken sein mögen, sind wegen ihrer blähenden Wirkung zu vermeiden. Dagegen kann dem Durstgefühl durch Verabfolgung von Eisstückchen oder durch starke Abkühlung der Flüssigkeit Rechnung getragen werden.

Fiebernde Kranke können wegen der vermehrten Wasserabgabe etwa 2 Liter Flüssigkeit zu sich nehmen. Immer soll der Arzt aber auf die Menge der eingenommenen Getränke ein wachsames Auge haben, um einerseits das Zuwenig verhindern zu können, andererseits die reichliche Zufuhr dann zu beschränken, wenn sich Erscheinungen von Herzschwäche bemerkbar machen.

Über den Wert des Alkohols müssen wir uns längere Ausführungen versagen.

Diejenigen Kranken, welche an Genuß desselben gewöhnt sind, werden ihn mit Vorteil in mäßigen Mengen weiter erhalten.

Läßt die Nahrungsaufnahme zu wünschen übrig, so können diese Patienten auch ohne vorhergegangene Gewöhnung den Nährstoff sparenden Alkohol in kleinen Dosen bekommen.

Als Herztonikum kommt der Wein kaum noch in Betracht, wird jedenfalls wegen seiner Nachteile besser durch gewisse, später zu besprechende Medikamente ersetzt.

Der Verbrennungswert von 100 g Kognak beträgt etwa 300 Kalorien, der von Portwein 150 Einheiten.

Die physikalische Behandlung. In der Therapie des Typhus hat in den letzten Dezennien die Bäderbehandlung, eingeführt von dem Stettiner Arzt Brand, die größte Rolle gespielt. Warme Fürsprecher für diese Methode waren u. a. v. Liebermeister und v. Ziemssen. Kürzlich hat noch ihren Wert v. Vogl begründet. Wenn wir auch den statistischen Zahlen dieses Autors eine unbedingte Beweiskraft nicht zuerkennen können (s. S. 487), so sind doch die Vorteile der Hydrotherapie so unleugbare, daß sie kaum irgendwo vernachlässigt wird. Allerdings nach den experimentellen Untersuchungen der neueren Zeit sieht man in der mäßigen Fiebersteigerung weniger Nachteile für den Organismus als früher, erkennt ihr sogar gewisse Heilwirkung zu.

Es scheint, daß unter der Einwirkung nicht allzu hohen Fiebers die Schutzstoffe intensiver erzeugt werden, die Leukocyten in regere Tätigkeit treten.

Es ist daher erklärlich, wenn man im allgemeinen von dem früheren Schematismus, jeden Typhuskranken, solange Fieber besteht, zu baden, abgewichen ist. Und Curschmanns Ausspruch, daß leichte und mittelschwere Typhen einer eingreifenden Bäderbehandlung nicht bedürfen, vertreten auch wir im allgemeinen.

Die Vorteile der Hydrotherapie im Typhus sind in der Herabsetzung der hohen Temperatur, in der erfrischenden und belebenden Einwirkung auf das Nervensystem, in der Anregung der Respiration, in der reinigenden Wirkung und Unterstützung der Körperpflege und in der Anregung des Appetits zu sehen.

In der Tat sinkt zum Vorteil des Kranken die infolge schweren Infektes hoch und konstant gesteigerte, dadurch gefährliche Temperatur im Bad um 1—2 °. Nur in besonders malignen Fällen ist ein fiebererniedrigender Einfluß zu vermissen, worin ein prognostisch ungünstiges Zeichen zu sehen ist.

Wir haben früher schon von den Nachteilen gesprochen, die dem Kranken aus dem stuporösen Zustand, dem Koma, erwachsen. Fraglos ermuntert ein kühles Bad selbst schwer benommene Kranke.

Daß Lungenkomplikationen, also Bronchitis, oder Bronchopneumonie zweckmäßig mit kühlen Übergießungen durch Anregung der Atmung bekämpft bzw. oft in ihrer Ausbildung oder Fortschreiten behindert werden, ist ja bekannt.

Folgende Regel für die Anwendung der Bäder hat sich uns als zweckmäßig erwiesen, wir nehmen damit einen gemäßigten Standpunkt ein. Wenn im Verlauf der Kontinua die Temperatur 39 ° (rect.) überschreitet, werde ein Bad gegeben. Indes pflegen wir gewöhnlich nicht mehr als drei Bäder in 24 Stunden, von besonderen Indikationen abgesehen, zu verordnen. Bäder in der Nacht sind auch nur unter diesen Umständen — besonders hohe Temperatur, schlechte, oberflächliche Atmung — ratsam. Stündlich Bäder zu verabreichen scheint uns trotz der Autorität Liebermeisters zu rigoros. Vor und nach dem Bad wird eine Temperaturmessung vorgenommen, damit der Temperaturabfall festgestellt wird. Eine Stunde nach dem Bad erfolgt die nächste Messung.

Damit das Baden für den Patienten mit möglichst geringer Anstrengung verbunden ist, soll die Wanne in möglichster Nähe des Kranken aufgestellt werden. Am zweckmäßigsten ist es, wenn das Bett in das Badezimmer gefahren werden kann.

Der Patient muß auch im Wasser kräftig unterstützt werden, so daß ihm jede Kraftaufwendung erspart wird.

Die Temperatur des Wassers kann nach v. Liebermeister auf 20 ° C eingestellt werden, in dem der Kranke zehn Minuten belassen wird, oder, was wir mehr empfehlen, man setzt den Kranken in ein Bad von 32 ° C, durch allmähliche Zugaben von kaltem Wasser wird eine Abkühlung bis auf 22 ° C herbeigeführt.

Die Dauer dieser Bäder kann bis auf 15 Minuten ausgedehnt werden. Sollen tiefe Inspirationen angeregt werden, so sind kalte Übergüsse auf Brust und Rücken zu geben, indem der Patient ein wenig aus dem Wasser herausgehoben wird.

Nach dem Bad wird der Kranke tüchtig abfrottiert und erhält, wenn er fröstelt oder Schwäche zeigt, ein kleines Glas starken Weines oder Kaffee.

In der Regel sinkt die Temperatur nach dem Bad um 1—1,5 °, seltener nur um wenige Zehntel.

Für solche Patienten, welche kalte Bäder schlecht vertragen, hat Rieß warme Bäder von längerer Dauer empfohlen. Matthes hat die Kohlensäure-bäder empfohlen. Man kann ihm darin nur zustimmen.

Andererseits können äußere Verhältnisse den Ersatz der Bäder durch kalte Einpackungen nötig machen, man hat dann die Einwicklung in nasse, kalte Laken nach 15 Minuten Dauer der einzelnen Packung mehrfach zu wiederholen. Namentlich bei Kindern ist dieses Verfahren zweckmäßig.

Seitdem man den Standpunkt aufgegeben hat, daß das Fieber als solches das schädigende Moment bei den Infektionskrankheiten ist, ihm vielmehr bis zu einem gewissen Grade eine heilende Wirkung zuerkennt, seitdem man weiß, daß mit Herabsetzung des Fiebers keineswegs die krankmachende und fieber-erzeugende Noxe beeinflußt oder gar beseitigt wird, seit dieser Erkenntnis wird die andere Art der antifebrilen Behandlung, die medikamentöse wesentlich seltener in Anwendung gezogen. Es mag hier erwähnt sein, daß fast durchweg von allen erfahrenen Klinikern eine systematische Behandlung des Typhus mit antipyretischen Mitteln für verkehrt gehalten wird. Fraglos verdient die Hydrotherapie entschieden den Vorzug, der ja allein auch die günstige Wirkung auf Atmung und Zirkulation zukommt. Indes ist zuweilen ein Antipyretikum als Ersatz oder Unterstützung der Wasserbehandlung notwendig. Sei es, daß Bäder aus äußeren Gründen nicht anwendbar sind, oder in der Krankheit Kontraindikationen finden.

Drohende Darmblutungen, Gefahr der Peritonitis, starke Korpulenz, höheres Alter über 45, Herzschwäche u. a. zwingen zum Verzicht auf Bäder.

Die medikamentöse Behandlung. Unter diesen Umständen wird man zuweilen Veranlassung haben, durch chemische Mittel auf die Temperatur einzuwirken. Durchaus zweckmäßig ist es nach dem Vorgang von Lieber-meister, diese ebenso wie die Bäder zu derjenigen Tageszeit vorzugsweise zu verabfolgen, zu welcher das Fieber Tendenz zum Abfall zeigt. Das ist in den späten Abendstunden. Man erreicht dadurch zweifellos eine tiefere Temperatursenkung und umgeht damit die Notwendigkeit, ev. wegen der Fieberhöhe zur Nachtzeit den Kranken baden zu müssen. Gleichzeitig be-günstigt das Mittel den Schlaf. Empfohlen sind zahllose Medikamente, viele aber wieder aufgegeben worden.

An erster Stelle hat sich das Chinin erhalten, es wird meist gut ver-tragen. Resistenz in Höhe des Fiebers entscheidet, ob es zweimal oder vier-mal in 24 Stunden zu 0,5 gereicht wird. Phenazetin zu 0,25—0,5 kann bis zu dreimal täglich gegeben werden. Laktophenin in gleicher Dosis ist ebenfalls empfohlen worden (v. Jacksch). Pyramidon in Gaben von 0,2 bis 0,3 zwei- bis dreimal stündlich verabreicht, hat auch warme Befürworter gefunden.

Antipyrin ist in sehr großen Dosen bis zu 6,0 angewendet worden. Da es aber zweifellos mehr als die vorerwähnten Mittel von ungünstigem Einfluß auf das Herz begleitet sein kann, so raten wir, die Tagesdosis nicht höher als auf 2 g festzusetzen, wenn man nicht überhaupt einem der anderen Fiebermittel den Vorzug gibt. Ebenso ist Nachteiliges über Antifebrin bekannt geworden.

In den letzten Jahren hat Aspirin in Gaben von 0,5 bis zu sechsmal in 24 Stunden große Beliebtheit gewonnen.

Diesem Mittel, wie allen anderen aufgezählten haften aber verschiedene recht unangenehme Nebenwirkungen an. So ist meist mit dem Sinken der

Temperatur starker Schweißausbruch verknüpft, häufig geht mit dem Wiederanstieg der Temperatur ein starker Schüttelfrost einher, der stets für
den Kranken eine erhebliche Belästigung und Schwächung bedeutet.

Ferner leidet der Appetit, manchmal stellt sich Übelkeit und Erbrechen
ein, so daß meist von den Kranken derartige Mittel verabscheut werden, namentlich, wenn sie in großen und regelmäßigen Dosen angeordnet werden. Das sind
auch die Gründe, die uns veranlaßt haben, von jeder medikamentösen Anti-
pyrese Abstand zu nehmen im Verein mit der Überzeugung, daß den chemischen
Mitteln auch nicht der geringste Einfluß auf die im Körper keimenden Infektionserreger beizumessen ist.

Wir haben vielfach durch bakteriologische Untersuchungen während der künstlichen Afebrilität dieselbe Keimzahl im Blut feststellen können, wie sie vor und nach der
Wirkung der Antipyretica gefunden war.

Demgegenüber muß zugegeben werden, daß manchem der Fiebermittel
eine erfreuliche sedative und namentlich den im Beginn der Krankheit zuweilen
unerträglichen Kopfschmerzen mildernde Wirkung zukommt.

Geeignet sind für diesen Zweck besonders Aspirin und Migränin.
Jedoch bestehen individuelle Verschiedenheiten bezüglich des Nutzens der
einzelnen Mittel, so daß man auf einen Wechsel angewiesen ist, falls bei dem
einen oder anderen Mittel der Erfolg ausbleibt.

Vereinzelt wird man sogar wegen der Heftigkeit der Kopfschmerzen
gezwungen sein, Morphium zu verabfolgen (Injektion!).

Einen entschiedenen und zwar nicht nur vorübergehenden Nutzen
haben wir häufig durch Ablassen des Liquor cerebrospinalis mittelst Lumbalpunktion in einer Menge bis zu 20 ccm erzielt. Die Kopfschmerzen ließen
sofort nach, auch die Benommenheit schwand merklich. Wir können nur
raten, das Mittel auch in Fällen zu versuchen, wo meningitische Symptome
nicht vorliegen.

Behandlung gewisser Organstörungen. In erster Linie sind hier die
Verdauungswege zu berücksichtigen.

Über die Mundpflege ist oben schon das Notwendige gesagt worden.
Die Beseitigung des Soor durch Pinselung mit (Rp.) Boracis 5,0, Glycerini 25,0,
der Rhagaden und Ulzerationen mit 5%iger Argent. nitric.-Lösung sei
hier nochmals empfohlen.

Auch über appetitanregende Mittel ist oben schon bei der diätetischen
Behandlung gesprochen worden. Acid. hydrochloricum mit Pepsin kann Verwendung finden.

Ein besonderer Wert ist dem Calomel in der Typhustherapie früher
zugeschrieben worden, und auch heute wird es noch vielfach verordnet. In
erster Linie war man auf Grund großer Erfahrung von der abortiven Wirkung
des Mittels, im Beginn angewandt, überzeugt. Es sollte durch seinen desinfizierenden Einfluß die volle Entwicklung der Krankheit verhindern oder
abkürzen. Ferner sollte es das Fieber herabdrücken.

Heute wissen wir, daß weder das Calomel, noch sonst ein Mittel derartig konzentriert gegeben werden kann, daß dadurch die Krankheitserreger
im Darm abgetötet werden können.

Wir sind uns aber weiter klar darüber, daß die Typhusbazillen, welche
die Krankheit hervorrufen, längst in die inneren Organe eingedrungen sind
und sich dort bereits vermehrt haben, wenn wir die Diagnose Typhus stellen
und mag das so früh wie möglich sein. Von einer abortiven Wirkung, von
einer Kupierung der Krankheit kann also gar keine Rede sein. Die Kalomelbehandlung bei Typhus ist ein beredtes Zeugnis dafür, wie sehr sich selbst
hochbedeutende und scharfsinnige Kliniker in der Beurteilung eines Mittels

bezüglich seines therapeutischen Wertes täuschen können. Wir erwähnen das Calomel überhaupt nur, um vor ihm zu warnen. Wir scheuen uns nicht, die Behandlung des Typhus mit Calomel als einen Fehler zu bezeichnen. Die spezifischen Eigenschaften, welche ihm früher zugesprochen sind, hat es nicht. Und die tatsächliche Wirkung, die ihm allein zukommt, nämlich die abführende, wird ohne die unbequemen und schädlichen Nebenwirkungen durch alle anderen Mittel besser erreicht. Calomel ist ein Gift, ferner ist sein Einfluß auf die Darmperistaltik oft ein enorm starker. Nicht immer ist es möglich, das Alter des Typhus genau zu berechnen, Täuschungen bezüglich der Dauer der Erkrankung sind sicher zuweilen unvermeidlich, man nimmt das Frühstadium an, während der Darm schon tiefgreifende Ulcera enthält. Hier kann das drastisch wirkende Calomel leicht zur Zerreißung der Darmwand Veranlassung geben. Jedenfalls sahen wir früher mehr als einmal nach Verabreichung der üblichen Calomeldosis eine Perforationsperitonitis folgen. Es ist schwer, einen Zusammenhang hier nicht anzunehmen. Da das Quecksilberpräparat also nicht den ihm früher nachgerühmten Nutzen hat, dagegen unter Umständen Schaden stiften kann, so sei es aus der Typhusmedikation verbannt.

Man sollte überhaupt die Obstipation, die, wie wir früher sahen, sehr häufig vorkommt, nicht durch innere Mittel bekämpfen, sondern sich zur Regel machen, täglich durch Wasser-, Glyzerin- oder Ölklysmata für Stuhlgang zu sorgen (Desinfektion des benutzten Darmrohrs!).

Besteht Durchfall, so suche man, wenn häufiger als drei- bis viermal täglich Entleerungen erfolgen, durch Tannigen oder Tannalbin (drei- bis viermal täglich 0,5) zu stopfen. Opium kann ausnahmsweise auch herangezogen werden.

In der Regel ist Laudanum aber nur bei Darmblutungen zu verwenden. Da scheue man sich nicht, durch kräftige Dosen, jede Darmentleerung für die nächsten vier bis fünf Tage zu verhindern. Der Tct. opii, drei- bis viermal 15 Tropfen auf 24 Stunden verteilt, wenn nötig mehr, per os ist die Verabreichung des Mittels per clysma in 20 g Syr. simplex oder 0,02—0,05 Opii puri drei- bis sechsstündlich in Zäpfchen vorzuziehen, wenn Brechneigung besteht.

Nachteile sahen wir nicht davon. Dagegen hat man den Vorteil, daß das im Darm zurückgehaltene Blut wieder verdaut werden und so zur Ernährung beitragen kann. In den ersten Tagen nach der Blutung gebe man größere, später fallende Dosen. Jedenfalls ist bei Verblutungsgefahr der Stuhl für fünf bis sechs Tage zu sistieren.

Man hat um so weniger die Kotverhaltung zu fürchten, als bei einsetzender Blutung jede feste Nahrung gestrichen wird. In den ersten 24 Stunden wird nur kalte Milch oder Tee bis zu $\frac{1}{2}$ Liter gereicht. Von Kaffee nehme man selbst bei Kollapszuständen Abstand wegen seiner abführenden Wirkung. Am dritten Tage erhöhe man die Flüssigkeitszufuhr bei hohem Fieber auf $\frac{3}{4}$ Liter. Am vierten Tage füge man zwei Eier der Milch hinzu. Am fünften Tag vier Eier und einige Zwiebacke. Am sechsten Tag gebe man 1 Liter Milch, sechs Eier, 30 g Zucker, und beginne mit fein geschabtem Fleisch, 35—50 g. Dann kehre man allmählich zu normaler Diät zurück.

Als Hämostatikum scheint sich theoretisch und praktisch am meisten noch die Gelatineinjektion (einmal täglich 100 g Gelatine Merck subkutan, ev. per clysma, wenn der subkutanen Anwendung Bedenken entgegenstehen) zu bewähren. Dieselbe ist an den der Blutung folgenden Tagen zu wiederholen. Jedenfalls wird die Blutgerinnungsfähigkeit des Blutes durch Gelatine gesteigert. Ist dem Blutverlust ein starker Kollaps gefolgt, der Puls sehr dünn, dann ist eine Kochsalzwasser-Infusion (0,8%) zu machen und zwar

subkutan, damit das Wasser nur allmählich in den Saftstrom übertritt und
der Druck in den Gefäßen nicht plötzlich und erheblich gesteigert wird, wie
es bei intravenöser Infusion der Fall ist. Das arrodierte Gefäß könnte sonst
von neuem zu bluten anfangen. Intravenöse Infusionen sind nur bei unmittelbarer Lebensgefahr indiziert, auch dann lasse man zunächst nicht mehr als
1 Liter und nur sehr langsam in die Vene einfließen.

Sehr zweckmäßig ist es, dem Kochsalzwasser, welches intravenös injiziert
wird, 6—10 Tropfen einer Adrenalinlösung 1 : 1000 hinzuzufügen, um die Gefäße zur Kontraktion zu bringen.

Von Naunyn sind zur Stillung der Blutung Eiswasserklystiere empfohlen
worden. Er läßt das Eiswasser aus einem Trichter ein- und schnell wieder abfließen und setzt dies Verfahren so lange fort, bis das Wasser nicht mehr blutig
gefärbt ist.

Wir halten es prinzipiell für richtiger, den Darm ruhig zu stellen und
das Blut dort zu belassen. Verspricht man sich von der Kältewirkung Nutzen,
so lege man eine Eisblase auf das Abdomen.

Auch damit kann man sich einverstanden erklären, daß versucht wird,
eine reflektorische Verengerung der Darmwandgefäße durch Einführung von
Eisstückchen oder einer geringeren Menge eiskalten Wassers in das Rektum
hervorzurufen.

Als eine ebenso schwer zu bekämpfende wie bedrohliche Krankheitserscheinung ist der Meteorismus anzusehen. Das gewöhnlichste Mittel ist
die Eisblase. Von anderer Seite sind feuchte Leibumschläge oder Terpentinöl-
kompressen (letztere nur für $\frac{1}{4}$—$\frac{1}{2}$ Stunde) in Vorschlag gebracht. Curschmann glaubt durch warme Vollbäder Abnahme der Bauchdeckenspannung
zu erreichen.

Ein häufig angewandtes und nach unserer Erfahrung bewährtes Mittel
ist das permanente Darmrohr, welches leider nur aus den untersten Darmabschnitten die Luft abstreichen läßt.

Von inneren Mitteln ist Bismuth. subnitr. u. a. empfohlen worden. Wir
konnten Erfolg davon nicht sehen. Die Methode, die Luft durch direkte Punktion
des Darms mittelst Hohlnadel zu entfernen, dürfte kaum Freunde gewinnen,
da die Gefahr einer Peritonitis dabei zu groß ist. Die stark gespannten Darm-
wände dürften nicht elastisch genug sein, um nach Entfernung der Nadel das
Austreten von Darminhalt in das Peritoneum zu verhüten.

In der Behandlung der Peritonitis ist in den allerletzten Jahren ein
Wandel eingetreten, sie kann nicht mehr als aussichtslos angesehen werden
wie früher, seitdem wir jetzt gelernt haben, daß durch ein frühzeitiges chirur-
gisches Eingreifen gute Erfolge gerade bei der Perforativperitonitis nach
Appendicitis und Ulcus ventriculi zu erzielen sind (s. S. 424 ff.). Es muß aufs
Nachdrücklichste betont werden, daß die interne Behandlung der akuten,
eitrigen Bauchfellentzündung völlig versagt, sie beschränkt sich darauf, die
Beschwerden der Kranken, die Symptome zu mildern, aber von einem heilenden
Einfluß kann kaum die Rede sein. Man muß es als ein Ereignis gänzlich unab-
hängig von unseren therapeutischen Maßregeln betrachten, wenn es bei einer
Perforation des Darms zu einer Lokalisation des Prozesses kommt und damit
die Möglichkeit der Heilung angebahnt wird.

Anders wenn die Behandlung von vornherein eine chirurgische ist.
Über die Art des Vorgehens ist im VI. Bande dieses Werkes die Rede.
Hier genügt es, die Indikation zur Operation zu stellen. Diese ist gegeben,
sobald der Durchbruch in das Peritoneum erfolgt ist. Möglichst unmittelbar
danach ist die Eröffnung der Bauchhöhle auszuführen. Je früher die Operation

stattfindet, desto günstiger ist die Prognose. Also kommt alles darauf an, die Diagnose zu stellen.

Über die Schwierigkeit derselben ist früher schon gesprochen worden (s. S. 423 ff.). Aber gerade weil wir jetzt helfen können, muß man alle Anstrengungen machen, um das deletäre Ereignis sofort zu erkennen. Kann die Operation innerhalb der ersten 1—2 Stunden nach der Perforation stattfinden, so wird man doch vielleicht manchen Kranken retten. Daß auch durch frühzeitige Operation nicht jeder Patient zu retten ist, lehrt folgende Beobachtung, die allerdings auch erst 4 Stunden nach der Perforation erfolgte. Unglücklicherweise war hier eine Infektion mit Streptokokken erfolgt.

Beobachtung 37. W., Luise, 15 Jahre alt, Dienstmädchen. Temperaturtabelle s. S. 425.

Anamnese: Vor 15 Tagen erkrankte Patientin mit Appetitlosigkeit, Kopfschmerzen und Fieber. Keine Durchfälle. Seit 4 Tagen ist sie stark benommen.

25. Aug. 1910 aufgenommen. Kräftig gebautes Mädchen. Sensorium schwer benommen.

Gesichtsfarbe und Farbe der sichtbaren Schleimhäute blaß.

Pupillen gleichweit, reagieren prompt auf Lichteinfall und Konvergenz.

Zunge trocken. Über der ganzen Lunge sehr lautes Giemen.

Herz Grenzen nicht verbreitert. Töne rein.

Puls schlecht gespannt und gefüllt, beschleunigt, regulär, äqual.

Abdomen weich, nirgends druckempfindlich. Auf der Haut des Bauches 4 Roseolen.

Milz unterer Pol bei Inspiration am Rippenbogen fühlbar.

Kernigsches Symptom stark positiv. Patella-Reflexe schwer auszulösen.

Blut: 75% Hämoglobin. 5800 Leukocyten. Blutkultur: Bact. typhi.

26. Aug. Da Patientin sehr unruhig und benommen ist, wird eine Lumbalpunktion vorgenommen. 40 ccm Spinalflüssigkeit fließt sehr rasch ab. Sie hat Blutbeimengungen (offenbar aus einer angestochenen Vene). Während des Abflusses der Spinalflüssigkeit wird Patientin ganz ruhig. Das Kernigsche Symptom ist nach der Punktion verschwunden, die Benommenheit bleibt bestehen.

Blut: 6600 Leukocyten. 72% polynukleäre, 28% Lymphocyten, 0 eosinophile Zellen.

27. Aug. Schwere Darmblutung. Abdomen weich. Blut: 6400 Leukocyten. 76% polynukleäre, 24% Lymphocyten, 0 eosinophile Zellen.

28. Aug. Geringe Darmblutung. Abdomen weich. Blut: 2800 Leukocyten. 72% polynukleäre, 28% Lymphocyten, 0 eosinophile Zellen.

29. Aug. Geringe Darmblutung. Abdomen wenig aufgetrieben. Beginnender Dekubitus an den linken Nates und dem Os coccygis. Zum erstenmal seitdem sie im Krankenhaus ist, erkennt Patientin ihre Umgebung und kann Angaben über ihre Erkrankung machen. Blut: Hämoglobin 45%. 4400 Leukocyten. 71% polynukleäre, 29% Lymphocyten, 0 eosinophile Zellen.

30. Aug. Blut: 5500 Leukocyten. 66% polynukleäre, 34% Lymphocyten, 0 eosinophile Zellen.

31. Aug. Abdomen: leichte Tympanie. Blut: 70% polynukleäre, 29% Lymphocyten, 1% eosinophile Zellen.

1. Sept. Blut: 8300 Leukocyten. 75% polynukleäre, 25% Lymphocyten, 0 eosinophile Zellen. Sensorium frei.

2. Sept. Früh ganz geringe Stuhlentleerung. Fäces breiig, fast schwarz. Bronchitische Geräusche über den Lungen etwas geringer als am Tag vorher. Abdomen noch immer leicht aufgetrieben. Tagsüber alles gut.

Blut: 8300 Leukocyten. 67% polynukleäre, 33% Lymphocyten, 0 eosinophile Zellen.

Um 7½ Uhr abends schreit Patientin plötzlich laut auf und klagt über sehr starke Schmerzen im unteren Teile des Abdomens. Sensorium völlig klar. Obwohl Patientin seit 5 Tagen 4,0 g Opiumtinktur täglich bekommen hat, ist die Betastung der unteren Partien des nur wenig aufgetriebenen Abdomens sehr schmerzhaft. Der Puls ist sehr frequent (162 pro Min.) und bedeutend schlechter als vorher.

Patientin bekommt ein Opiumsuppositorium (0,02 Op. pur.).

8½ Uhr abends. Unter der Wirkung des Suppositoriums haben die Schmerzen ½ Stunde lang nachgelassen und Patientin hat geschlafen. Dann traten die Schmerzen wieder ein und Patientin stöhnt dauernd. Sie ist bei vollem Bewußtsein und gibt genau an, daß die unteren Teile des Abdomens auf Druck sehr schmerzhaft sind. Pulsfrequenz 144 pro Min. Patientin erhält eine Morphiuminjektion (0,015 Morph. mur.).

10 Uhr abends. Patientin hat seit der Injektion geschlafen, sieht gegen vorhin blaß und sehr verfallen aus. Die Temperatur ist in der kurzen Zeit von 37,8 ° auf 39,6 ° gestiegen, der Puls ist sehr frequent (170 pro Min.) und sehr schlecht. Die Leberdämpfung ist kaum mehr zu perkutieren.

Zweifellos ist um 7½ Uhr abends ein Darmgeschwür perforiert.

11 Uhr abends. Laparotomie. Nach Eröffnung des Abdomens wird zwischen den Darmschlingen wenig seröse Flüssigkeit vermengt mit gelbem, dickflüssigem Speise-Brei gefunden. 20 cm oberhalb der Ilocökalklappe quillt dieser gelbe, dickflüssige Speise-Brei durch eine gut stecknadelkopfgroße Öffnung aus dem Dünndarm. Die Perforations-stelle wird durch Naht geschlossen, die Peritonealhöhle mit 30 Litern physiologischer Kochsalzlösung ausgespült und nach Einlegen eines großen Glasdrains geschlossen.

Da während der ¾ Stunden dauernden Operation der vorher schon sehr frequente und labile Puls zeitweise kaum mehr fühlbar ist, wird sofort eine intravenöse Kochsalz-infusion von 1500 ccm Kochsalzlösung mit 1 ccm Digitalysat und 10 Tropfen Adrenalin-lösung gemacht.

3. Sept. Puls ist dauernd sehr schlecht, zeitweise enorm frequent (über 170 pro Min.). Patientin erhält Strophantin und zwei subkutane Kochsalzinfusionen von je 1500 ccm Kochsalzlösung. Das Abdomen ist nicht druckempfindlich. Kein Erbrechen. Sensorium vollkommen klar. Blut: 16600 Leukocyten. 66% polynukleäre, 34% Lymphocyten, 0 eosinophile Zellen.

4. Sept. Puls noch labiler und zeitweise noch frequenter als gestern (bis 200 pro Min.). Ödeme an den Knöcheln. Abdomen im unteren Drittel druckempfindlich. Mehr-fach Brechreiz. Sensorium klar. Kochsalzinfusion von 2000 ccm, subkutan. Blut: 25000 Leukocyten, 72% polynukleäre, 28% Lymphocyten, 0 eosinophile Zellen.

Abends 10 Uhr. Einmaliges Erbrechen. Kochsalzinfusion von 1400 ccm Kochsalz-lösung subkutan. Während der Infusion Exitus letalis. Sensorium bis zum letzten Moment vollkommen klar.

Postmortal wurde gezüchtet aus
  Blut
  Peritonealeiter } Bact. Coli comm.
  Gehirn   und
  Milz   } Streptococcus pyogenes.
Anatomische Diagnose:
  Typhus abdominalis. Stad. III.
  Status post laparotomiam et suturam ilei.
  Peritonitis fibrinosopurulenta e perforatione.
  Hypoplasia et cicatrices renis sinistri.
  Hyperplasia compensatoria renis dextri.

Selbstverständlich werden vor und nach der Operation diejenigen Maß-nahmen getroffen werden, welche die Behandlung der Peritonitis auch sonst erheischt. Das wertvollste Mittel, um den entkräfteten Organismus zu heben, die Blutgefäße zu füllen, die vom Peritoneum gierig aufgenommenen Gifte auszuschwemmen, sind die intravenösen Salzwasserinfusionen, welche regelmäßig täglichm indestens zweimal und in einer Menge von we-nigstens je 2 Liter zu geben sind, solange Lebensgefahr besteht und die Flüssig-keitsaufnahme per os auf Schwierigkeiten stößt. Solange bei jeder Nahrungs-zufuhr Erbrechen erfolgt, soll man auf Ernährung per os ganz verzichten.

Über die Behandlung des Meteorismus, der meist die Peritonitis be-gleitet, ist oben schon das Nötige gesagt.

Bei Verhaltung von Stuhl und Flatus scheue man sich nicht, durch täg-liche Klystiere von Glyzerin oder Wasser Erleichterung zu schaffen. Des-gleichen fördert ein permanent liegendes Darmrohr zuweilen den Abgang der Gase.

Zur Milderung der Schmerzen wenden wir seit langem nie mehr Opium an, dagegen machen wir von Morphium subkutan oder in Zäpfchen per rectum ausreichenden Gebrauch.

Ist die Herzschwäche groß, besteht namentlich eine Vasomotoren-lähmung, dann ist der Salzwasserinfusion 0,0005—0,001 Adrenalin hinzuzufügen. Wir glauben uns häufig von dem erfolgreichen Einfluß dieses

Mittels überzeugt zu haben. Im gleichen Sinne wirkt Coffein. natr. benz. 0,2—0,5 p. d., 2,0—4,0 p. die subkutan (1,0—2,5 einer 20%igen Lösung pro dosi, bis zu 20,0 pro die). Daneben ist Digitalis in Form der neueren Präparate oder Strophantin und zwar, da meist Erbrechen oder Neigung dazu besteht, subkutan bzw. intravenös zu verordnen.

Subkutane Injektionen von Kampferöl (10%) verordnen wir bei sinkender Herzkraft stets noch in großen Dosen (5—10 ccm mehrmals täglich).

Gegen Kollaps wendet man außer den aufgezählten Mitteln noch Wein, Kaffee, Tee an, ferner soll ein ausgiebiger und wiederholter Gebrauch von Senfteigen (aus frisch gestoßenem Mehl) an Brust, Rücken und Beinen gemacht werden.

Bei der Behandlung der Atmungswege ist zunächst das Nasenbluten zu erwähnen. Tamponade von vorn und von hinten ist zuweilen notwendig, wenn es nicht gelingt, die Quelle der Blutung, meist an dem Septum, zu erkennen und durch Kauterisation zu verstopfen. Entsteht die Blutung auf dem Boden einer hämorrhagischen Diathese, ein prognostisch sehr trübes Ereignis, so enthalte man sich jeder eingreifenden Therapie, schonende Tamponade mit indifferenter Gaze wirkt noch am besten.

Ätzungen, welcher Art auch immer, führen meist nur zu stärkerem Gewebszerfall.

Geschwürige Prozesse im Rachen werden am besten mit Argent. nitr. behandelt. Ulzerationen des Kehlkopfes reinigen sich am besten mit Hilfe des Inhalationsspray, besteht starker Hustenreiz, so ist dieser durch Codein oder Morphium zu mildern. Bei starkem entzündlichem Ödem infolge von Perichondritis darf die Tracheotomie nicht zu lange aufgeschoben werden, da sonst plötzlich Erstickungstod eintreten kann.

Über die weitere Spezialbehandlung schwerer Fälle von Knorpelnekrose muß in den diesbezüglichen Abschnitten nachgelesen werden.

Katarrhe der Bronchien und Pneumonien werden mit Prießnitzschen Umschlägen und Abklatschungen behandelt. Auf den Wert der kühlen Bäder mit Abgießungen bei den Lungenerkrankungen ist früher schon hingewiesen worden.

Ferner sei bei hypostatischen Pneumonien auch wieder an den Senfteig erinnert.

Eine wichtige Maßnahme bei allen Formen der Lungenentzündung ist es, der befallenen Seite durch Lagerung der Kranken auf die entgegengesetzte Seite die Atmung und Durchlüftung zu erleichtern. Man darf wohl die Annahme für berechtigt halten, daß der Prozeß in der erkrankten Lunge um so weniger fortschreiten wird und um so eher ausheilen kann, je freier die betreffende Lunge sich entfalten und ausdehnen kann.

Von medikamentösen Mitteln wird man in der Regel ganz absehen können, wir haben kaum je davon Gebrauch gemacht, von Codein oder Morphium bei starkem Hustenreiz abgesehen.

Kompliziert eine Pleuritis die Lungenerkrankung, so ist zunächst bzw. von Zeit zu Zeit durch Probepunktion, falls es sich um Exsudatbildung handelt, festzustellen, ob der Erguß keimfrei ist oder nicht. Ist letzteres der Fall, so kann bei Anwesenheit von Typhusbazillen der Versuch gemacht werden, durch ein- oder mehrmalige Punktion die Pleuritis zur Heilung zu bringen. Finden sich andere Infektionserreger, Pneumo- oder Streptokokken, z. B., so wird man kaum je ohne Dauerdrainage mit oder ohne Rippenresektion auskommen.

Kranke, die an einer Pleuritis leiden, soll man nicht baden.

Es ist oben schon derjenigen Mittel gedacht worden, welche gegen Herzschwäche angewandt werden. Hier sei lediglich darauf hingewiesen, daß man eine Scheidung zu treffen hat zwischen den Mitteln, welche bei akuter und denjenigen, welche bei subakuter Störung des Zirkulationsapparates indiziert sind.

Macht sich allmählich und zunächst nur in geringerem Grade Herzschwäche bemerkbar, so denke man immer daran, die Flüssigkeitszufuhr zu reduzieren. Oft erreicht man schon eine Besserung der Zirkulation namentlich bei älteren Patienten, wenn man die tägliche Wasserzufuhr auf etwa 1 Liter einstellt. Sodann ist Digitalis in konzentrierter Form, etwa 0,5 g pro die (Digalen oder Digipuratum oder Digitalysat. Bürger) zu verordnen. Das zweite Gramm Digitalis pflegen wir auf drei oder vier Tage zu verteilen, das dritte auf fünf bis sieben Tage. Bei weniger dringender Gefahr oder auch prophylaktisch bei älteren Personen und schwerer Infektion verabreichen wir kleine Dosen der genannten Droge für längere Zeit. Ist eine weitere Unterstützung der so ausgeübten Herzkräftigung notwendig, oder ist ein Wechsel aus diesem oder jenem Grunde wünschenswert, so ist dazu Coffein (Dosis s. S. 517) geeignet, ein Mittel, welches wie Strophantin zu 0,5 mg bis 1 mg mit 10 g ClNa-Lösung intravenös schon zu den unmittelbar wirkenden Medikamenten gehört. Desgleichen ist bei plötzlicher Gefahr Kampfer und Adrenalin (s. o.) zweckmäßig. Alkohol und Kaffee, Senfteig und Bürsten der Haut hilft ebenfalls den Kollaps überwinden.

Die Störungen von seiten des Nervensystems müssen nach allgemeinen Grundsätzen behandelt werden. Gegen Kopfschmerzen und Schlaflosigkeit ist neben der Eisblase Veronal oder Morphium durchaus am Platze. Über den Wert der Bäder ist hinreichend gesprochen. Endlich haben wir oben schon die Lumbalpunktion empfohlen.

Die Behandlung der Cystitis und Pyelitis, wie sie beim Typhus so häufig vorkommt, teils durch Typhusbazillen selbst, teils durch Bacterium coli bedingt, ist nach unserer Erfahrung der Therapie wenig zugänglich. Zwar wird von anderer Seite das Urotropin, Salol, Helmitol und ähnliche Mittel sehr gerühmt. Manche betrachten gerade das Urotropin als Spezifikum, nach dessen Gebrauch (viermal täglich 0,5) der Harn sehr bald keimfrei werden soll. Wir unsererseits haben uns von dem Wert dieses Mittels nicht überzeugen können. Wohl sahen wird die Typhusbazillen in einem Teil der Fälle verschwinden, das gleiche beobachteten wir aber auch dann, wenn keine Mittel angewandt wurden. Andererseits haben wir Urotropin wochenlang in großen Dosen ohne Erfolg verabfolgt.

Mehrfach sahen wir aber den Harn frei von Typhusbazillen werden, wenn eine Sekundärinfektion von Bacterium coli hinzugekommen war (s. S. 466). Am besten bewährt sich noch immer die Durchspülung der Harnwege mit Tee oder einem gebräuchlichen Mineralwasser per os. Jedes aktive Eingreifen durch Blase oder Ureterenspülung widerraten wir im allgemeinen nachdrücklichst. Bei heftigem Tenesmus empfiehlt sich zuweilen die Instillation von 10 ccm 2 % Argent. nitr.-Lösung in die Blase.

Dagegen ist natürlich sorgfältig darauf zu achten, daß der Typhuskranke — namentlich wenn er schwer benommen ist, sei zur Vorsicht gemahnt — regelmäßig seine Blase entleert. Anderenfalls muß mit einem elastischen Katheter der Harn abgenommen werden.

Die Eiterungen, welche sich im Laufe des Typhus, wie wir gesehen haben, an den verschiedensten Körperstellen ausbilden können, werden nach allgemeinen chirurgischen Grundsätzen, d. h. Inzision behandelt.

Immerhin kann man hier und da konservativ sein, so geht nicht selten eine Osteomyelitis ohne Eröffnung des Herdes zurück. Daß ein so günstiger Verlauf namentlich bei der Eiterung in den Wirbelkörpern für den Patienten von großer Bedeutung ist, bedarf nicht der weiteren Ausführung. Natürlich wird man einen Streckverband in diesen Fällen anbringen.

Bei den seltenen Fällen von Meningitis wird man durch häufige Lumbalpunktionen Abfluß schaffen.

Die Komplikationen an den Sinnesorganen sind unter Umständen von spezialistischer Seite zu begutachten und zu behandeln

Thrombosen in den Venen der Beine sollen nach G. Klemperer durch regelmäßige passive Bewegungen der unteren Extremitäten zu verhüten sein. Sind sie vorhanden, ist das Bein durch die Volkmannsche Schiene oder dergl. ruhig zu stellen. Erst nach 4—5 Wochen darf das Bein bewegt werden.

Wann darf der Typhuskranke das Bett verlassen? Selbstverständlich ist diese Frage nicht schematisch zu beantworten. Es richtet sich das immer nach der Schwere des Falles und etwaiger Komplikationen. Immerhin kann man so viel sagen, daß man auch leicht Kranke nicht vor Ablauf der dritten Woche aufstehen lassen wird, d. h. nicht solange man noch mit dem Auftreten eines Rezidivs rechnen muß. Schwer Kranke können meist in der fünften Woche nach der Entfieberung Gehversuche machen, namentlich wenn von vornherein die Ernährung im oben besprochenen Sinne geleitet ist. Dabei soll nicht vergessen werden, daß sich anfangs häufig Ödeme einstellen, daher sind die Beine mit Trikotbinden zu umwickeln. Aufsitzen und Massage, passive Bewegungen bereiten das Aufstehen vor.

Wir haben früher auf die Möglichkeit des Auftretens von Herzschwäche in der Rekonvaleszenz aufmerksam gemacht. Deshalb ist der Puls noch längere Zeit zu kontrollieren und bei übermäßiger Beschleunigung oder Irregularität vor größerer Anstrengung (Treppensteigen) zu warnen. Hier ist eine vorsichtige Übungstherapie geboten.

Lektüre soll nur für kurze Zeit zunächst und in indifferenter Form gestattet sein.

Die Stunden, welche außer Bett zugebracht werden dürfen, sind täglich bei jedem Typhusrekonvaleszenten genau zu bestimmen. Im allgemeinen darf man pro Tag eine Stunde zulegen. Auch die Zeit des Gehens ist festzulegen.

Die Arbeitsfähigkeit kehrt oft erst 6—8 Wochen nach der Entfieberung wieder. Zur völligen Wiederherstellung ist ein See- oder Gebirgsaufenthalt ratsam, falls die Verhältnisse des Patienten eine Erholungsreise gestatten. Für Minderbemittelte ist ein Landaufenthalt in Vorschlag zu bringen.

Über die Diät in der Rekonvaleszenz ist hier wenig zu sagen. da wir ja bereits im Fieberstadium leichte gemischte Kost darreichen. Mit der vierten Woche kann allmählich die gewöhnliche Nahrung erlaubt werden, wenn nicht etwa einer der seltenen Fälle von Nephritis vorliegt, nach deren Stand sich das Speiseregime richten muß.

II. Der Paratyphus.

Begriffsbestimmung und Ätiologie. Scharfsinnige Geister eilen der Erkenntnis ihrer Zeit voraus. So haben auch Bollinger, Griesinger, Liebermeister, Eberth schon lange vor der endgültigen Feststellung durch Tatsachen die Vermutung ausgesprochen, daß das Krankheitsbild des Typhus durch verschiedenartige Keime hervorgerufen würde.

Wenn diese Forscher zu dieser Auffassung kamen, mußten sie notwendig in den Beobachtungen am Krankenbett und der Leiche Nuancen in den pathologischen Anzeichen finden, die solche Ansicht gerechtfertigt erscheinen ließen. Immerhin währte es nach Entdeckung des Eberthschen Bazillus über 16 Jahre, bis die ätiologische Einheit des Typhus abdominalis erschüttert wurde.

Durch unsere systematischen Untersuchungen bei Typhuskranken im Jahre 1899 und 1900 wurde der Beweis erbracht, daß ein dem Typhus abdominalis in klinischer Beziehung sehr ähnlicher oder völlig gleichender Zustand nicht selten durch Bazillen erzeugt werden kann, die sich von den Typhusbazillen durchaus unterscheiden. Daraufhin stellten wir den Krankheitsbegriff Paratyphus auf. Damit sollte zum Ausdruck kommen, daß neben dem Typhus abdominalis noch eine Erkrankung von sehr ähnlichem Symptomenkomplex vorkommt, die ätiologisch streng von ersterem zu trennen ist. Als Erreger dieser Krankheitsfälle wurden von uns zwei verschiedene Bazillen gefunden, der Bacillus paratyphosus A oder acidumfaciens und der Bacillus paratyphosus B oder alkalifaciens, wie sie später von Kayser bzw. von uns bezeichnet wurden. Demgemäß unterscheiden wir auch einen **Paratyphus A** und einen **Paratyphus B**. Letzterem kommt bei weitem die größere Bedeutung zu. Wir behandeln diese Krankheitsform daher zuerst.

1. Paratyphus B.

Schon 1896 hatten Achard und Bensaude aus dem Gelenkeiter eines Typhuskranken und dem Harn eines anderen Patienten Bazillen der eben genannten Art Typus-B gezüchtet und dementsprechend die Fälle als Infection paratyphoïdique gekennzeichnet. Indes um einen neuen, vom Typhus abdominalis abzusondernden klinischen Begriff aufzustellen, reichten die beiden Beobachtungen nicht hin. Gerade die in einem Abszeß bei Typhus und vollends im Harn gefundenen Mikroben konnten sehr wohl sekundäre Krankheitserreger sein. Um die Einheit des Typhus zu erschüttern, bedurfte es eingehender systematischer Untersuchungen.

So machte sich auch Gwyn, welcher bei einem an typhösem Fieber leidenden Patienten im Jahre 1898 aus dem Blut Bazillen gewonnen hatte, die mit dem Bacillus paratyphosus acidumfaciens identisch waren, selbst noch den Einwand, daß vielleicht eine Sekundärinfektion vorliege.

Nachdem dann unseren Veröffentlichungen solche von Kurth unmittelbar und später von Brion und Kayser und vielen anderen Autoren folgten, fand der Paratyphus allmählich mehr und mehr allgemeine Anerkennung. (Literatur bei L. Arzt und J. Boese, Fromme, Kutscher, Hübener.)

Freilich von mancher und auch autoritativer Seite wurde die Gegenüberstellung des klinischen Begriffes Abdominaltyphus einerseits und Paratyphus andererseits als unberechtigt und undurchführbar erklärt. Man ging von dem Standpunkt aus, daß der Kliniker die genannten Krankheitsbilder nicht voneinander unterschieden könne und die Differentialdiagnose am Krankenbett nicht zu stellen sei. Ja man sprach auch der Einteilung des Typhus in verschiedene Kategorien „jede praktische Bedeutung durchaus" ab (Jürgens). Hiermit verfiel man in einen großen Irrtum.

Denn die schon von uns im Jahre 1901 ausgesprochene Ansicht, daß der Paratyphus eine günstigere Prognose bietet als der Typhus abdominalis ist seit jener Zeit durch vielfältige Beobachtungen bestätigt worden. Es hat aber für den Arzt unseres Erachtens eine sehr große Bedeutung, ob er in der Lage ist eine fast absolut günstige Prognose zu stellen oder mit der Mortalität des Typhus abdominalis zu rechnen hat. Und wenn man einmal dazu übergeht, den Typhus spezifisch mit Serum zu behandeln, dann ist eine ätiologische Diagnose ebenso unerläßlich, wie sie zur Präzisierung der Prognose erforderlich ist.

Wir können nun aber auch nicht zugeben, daß es so unüberwindlich schwierig ist, die Unterscheidung ob Typhus oder Paratyphus zu treffen.

Schon klinische Symptome sind, wie wir sehen werden, gefunden worden, welche sehr wohl mit einem hohen Maß von Wahrscheinlichkeit für das Bestehen der einen oder anderen Kategorie von Typhus zu verwerten sind. Pathognomonische Zeichen seitens der Organe von absoluter Sicherheit stehen uns, wie man bedenken soll, aber auch bei Typhus abdominalis in der Abgrenzung anderen Krankheiten gegenüber überhaupt nicht zur Verfügung.

Man kann also heute kaum allen Ernstes bei der Stellung der Diagnose eines Typhus einem Verzicht auf die bakteriologischen Untersuchungen das Wort reden und die Erkennung der Krankheit auf die klinisch feststellbaren Symptome allein beschränken wollen. Zu ersterer bedarf man allerdings des Laboratoriums. Dem Kliniker sowohl, wie jedem praktischen Arzt steht dasselbe aber zur Verfügung.

Daß jener vielleicht (!) die klinische wie bakteriologische Untersuchung selbst ausführt, letzterer nur das Blut zur Untersuchung entnimmt und diese selbst dem Bakteriologen überläßt, tut der Sache — verständnisvolles Handinhandarbeiten vorausgesetzt —
keinen Abbruch.

Seitdem aber durch unsere Untersuchungen dargetan ist, daß man in den meisten
Fällen von Typhus abdominalis und schon im Beginn der Krankheit die spezifischen
Erreger im Blute nachweisen kann, sofern man nur eine Menge von etwa 3—5 ccm zur
Kultur verwendet, wird man es nicht als eine zu weitgehende Forderung ansehen können,
die Differentialdiagnose Typhus oder Paratyphus zu stellen, zumal ja die Frage, ob überhaupt eine typhöse Erkrankung oder ein anderes fieberhaftes Leiden vorliegt, schon an
sich die Zuhilfenahme der bakteriologischen Untersuchung erfordert und sich dabei dann
die weitere ätiologische Diagnose meist von selbst ergibt.

Gewiß, die Differentialdiagnose stößt auch zuweilen im Laboratorium auf Schwierigkeiten, auch dort können Irrtümer unterlaufen, das darf aber doch nicht dazu führen,
von den meist erfolgreichen Untersuchungsmethoden ganz abzusehen. Damit würde man
ja auf jeden Fortschritt von vornherein verzichten.

Es dürfte also hinreichend die Berechtigung, ja Notwendigkeit erwiesen
sein, den Krankheitsbegriff Paratyphus aufgestellt zu haben, ebenso wie
die Forderung, ihn gegebenen Falles zu diagnostizieren.

Wenn die Berechtigung, die in Rede stehenden Krankheitserreger als
Paratyphusbazillen zu benennen, bezweifelt worden ist, weil sich in der Folgezeit herausgestellt hat, daß die fraglichen Mikroorganismen sehr mannigfache Krankheitsbilder auslösen können, oft solche, die nichts mit einer
typhösen Erkrankung gemein haben, so ist zu bedenken, daß der Typhusbazillus auch gelegentlich Erscheinungen hervorrufen kann, die den Gedanken
an einen Typhus abdominalis nicht aufkommen lassen; so erzeugt er zuweilen
nur eine Enteritis oder eine Meningitis, und trotzdem wird niemand seine Bezeichnung als Typhusbazillus deshalb für ungeeignet halten (s. S. 485).

Beim Paratyphusbazillus liegt die Sache insofern allerdings etwas anders,
als die durch ihn bedingten Krankheitszustände nicht typhöser Art entschieden
überwiegen. In der folgenden Darstellung müssen auch diese nicht typhösen
Krankheitszustände, die aber doch auf eine Infektion mit Paratyphusbazillen
zurückzuführen sind, berücksichtigt werden. Denn, wie sich gezeigt hat, kommt
es vielfach zu Übergängen.

Man wird den Tatsachen bezüglich Abgrenzung der verschiedenen Krankheitszustände auch bei den paratyphösen Infektionen am besten gerecht,
wenn man unserem schon beim Typhus gemachten Vorschlag folgt und die
einzelnen Erkrankungsformen, einschließlich der typhösen, unter dem Begriff
Paratyphus zusammenfaßt, für die dem Typhus abdominalis entsprechenden Krankheitsfälle aber den Ausdruck Paratyphus abdominalis
einführt. Als Paratyphus schlechthin können dann auch diejenigen Organerkrankungen durch Infektion mit Paratyphusbazillen bezeichnet werden,
welche mit einer Bakteriämie oder, wenn man will, Sepsis kompliziert
sind. Die Organerkrankungen an sich sind nach diesen selbst zu benennen.
Wir werden kennen lernen eine Enteritis paratyphosa, Pyelitis
paratyphosa, Endometritis paratyphosa, Cholecystitis paratyphosa, Meningitis paratyphosa.

Schon bei unserer ersten Arbeit über Paratyphus (l. c.) hatten wir
die Ähnlichkeit der von uns gefundenen Bazillen mit dem Bacillus enteritidis
Gärtner hervorgehoben. Dieser Mikroorganismus war als der Erreger einer
Epidemie von der sog. Fleischvergiftung gefunden worden, die unter den
Erscheinungen von akuter Gastroenteritis verlaufen war.

Im Jahre 1903 konnten wir feststellen, daß der Bacillus paratyphosus B.
auch sporadische Fälle von Gastroenteritis acuta und Cholera nostras
erzeugt. In derselben Arbeit wurde die kulturelle Übereinstimmung dieses
Bazillus mit dem Gärtnerschen erwiesen.

Inzwischen hatte auch Trautmann schon das Bestehen enger Verwandt-
schaftsbeziehungen zwischen den Fleischvergiftern und den Paratyphusbazillen
zur Gewißheit erhoben.

Die Beweiskette, daß die in Frage stehende Bakterienart sowohl ein
typhöses wie ein rein enteritisches Krankheitsbild entstehen lassen kann, wurde
geschlossen, als Fleischvergiftungs-Epidemien und auch Massenerkrankungen infolge Genusses anderer infizierter Nahrungsmittel zur Beobachtung
kamen, bei denen ein Teil der Fälle als Gastroenteritis, andere als Typhus
abdominalis verliefen und gleichwohl derselbe Erreger bei dieser wie jener
Form der Erkrankung nachgewiesen wurde, eben der Bacillus paratyphosus
alcalifaciens oder B. Damit war auch über die früheren Fleischvergiftungs-
epidemien der vorbakteriologischen Ära, die zu lebhaften Kontroversen Veranlassung gegeben hatten, völlige Klarheit geschaffen.

Der Umstand, daß der Bacillus paratyphosus B derselben Provenienz
nach den neueren Untersuchungen einerseits Gastroenteritis acuta andererseits einen typhösen Krankheitszustand und drittens beide Krankheitsformen bei demselben Menschen nacheinander hervorbringen kann,
läßt mit Sicherheit die Annahme zu, daß die berühmten Epidemien von Kloten,
Andelfingen usw. durch das in Rede stehende Bakterium herbeigeführt
worden sind.

Man sieht, wie recht Bollinger hatte, wenn er die Ursache der Klotener
Fleischvergiftungsepidemie als eine besondere Art mykotischer Infektion auffaßte, die zwar mit dem Typhus große Ähnlichkeit habe, dennoch aber von ihm
verschieden sei, und am besten als Sepsis intestinalis bezeichnet werde.

Andererseits ist damit die Vermutung v. Liebermeisters, welcher die
Epidemie von Andelfingen als Trichinose aufgefaßt wissen wollte, hinfällig geworden

Gleichzeitig folgt aber aus den vorstehenden Ausführungen, daß die
sog. Fleischvergiftung keine Krankheit sui generis ist, sondern unter die
paratyphösen Infektionen subsumiert werden muß. Und diese Ein-
ordnung in den ätiologischen Begriff ist um so mehr berechtigt, als es noch eine
ganz andere Art der Fleischvergiftung gibt, die ätiologisch wie klinisch völlig
verschieden ist von der eben besprochenen Form.

Wir meinen den Botulismus. Diese Vergiftung tritt auf nach dem
Genuß von Fleisch, welches mit dem Bacillus botulin. infiziert ist. Die klinischen
Symptome haben Ähnlichkeit mit der Atropinvergiftung (s. Kap. „Vergiftungen"
in Band IV).

Zweifellos stellen aber die durch Fleischgenuß verursachten paratyphösen
Infektionen das Hauptkontingent dieser Krankheitsfälle. Diese Tatsache
findet ihre hinreichende Erklärung in dem Umstand, daß der Bacillus paratyphosus B ein echter tierpathogener Mikroorganismus ist.

Durch vergleichende Untersuchungen ist festgestellt, daß folgende Bakterien eine
gemeinsame Gruppe bilden, die sich in kultureller Beziehung prinzipiell nicht unterscheiden lassen: Der Bazillus der Psittakose (Enteritis der Papageien), Löfflers
Mäusetyphusbazillus, der Hogcholerabazillus oder Bacillus sui pestifer,
welcher von Salmon und Smith als Erreger der Schweinepest angesehen wurde, nach
Uhlenhuths und seiner Mitarbeiter Untersuchungen aber nur ein Nosoparasit bei den
erkrankten Tieren ist.

Ferner gehören hierher die zahlreichen Bakterienstämme, welche bei den verschiedenen Fleischvergiftungsepidemien aus den Organen oder Fäces gezüchtet wurden,
sie sind meist nach den Namen der betreffenden Epidemie oder des Autors benannt. Die
Reihe beginnt mit dem Gärtnerschen Bazillus. Bekannt sind weiter der Bazillus Moorseele, Aertryck, Düsseldorf, Greifswald etc. etc. In den meisten Fällen hatten
diese Bakterien bei dem Tier, von welchem das schädliche Fleisch stammte, eine schwere Infektionskrankheit herbeigeführt und waren auf dem Blutwege in alle Organe des Tieres gelangt.
Selbstverständlich hatte auch eine Vermehrung nach der Schlachtung noch stattgefunden.

Während der fragliche Bazillus bei einzelnen Tiergattungen auch eine Enteritis verursacht, tritt er bei Kälbern als Erreger der Ruhr, der Septikämie, der Brustfellentzündung auf. Bei Rindern veranlaßt er Septikämie, puerperale Sepsis, Pyämie, Abszesse im Euter. Auch bei Pferden, Schafen, Ratten, Gänsen, Damwild und vielen anderen Tierarten erzeugt er Krankheiten.

Sehr wichtig ist aber die schon oben erwähnte Erfahrung, daß der Bazillus bei Schweinen, die an Pest leiden oder gefallen sind, in den Organen als sekundärer Parasit — der Erreger ist noch unbekannt — oft gefunden wird. Als Erklärung kann die Beobachtung dienen, daß der in Rede stehende Bazillus wie überhaupt bei gesunden Tieren, so besonders bei Schweinen im Darm nachgewiesen ist. Leidet nun aus irgendeinem Grunde die Widerstandsfähigkeit des Organismus, so können die mit einem ziemlich hohen Grad von Pathogenität ausgestatteten Bakterien die lokale Immunität der Darmschleimhaut überwinden und in den Saftstrom eindringen.

Ähnliches haben wir übrigens auch beim Menschen gesehen.

Wie schon betont, ist eine kulturelle Übereinstimmung des Bacillus paratyphosus B oder alcalifaciens mit den oben aufgezählten Bakterienstämmen erwiesen worden.

Dagegen haben sich bei Anwendung der Immunitätsreaktionen gewisse konstante Unterschiede herausgestellt, auf die später einzugehen sein wird.

Morphologie und Biologie des Bacillus paratyphosus B oder B. enteritidis Gärtner (Salomonella-Gruppe).

Der Paratyphus-Bazillus ist ein lebhaft bewegliches Stäbchen mit seitenständigen Geißeln von der Größe des Typhusbazillus. Nach Gram ist er nicht färbbar.

Das fakultativ anaerobe Stäbchen gedeiht gut auf allen gebräuchlichen Nährböden. Die Bouillon wird diffus getrübt, zuweilen bildet sich ein Oberflächenhäutchen. Auf der Gelatine bilden die meisten Stämme einen üppigen, allmählich zerfließlichen, bläulich-weißen, undurchsichtigen Belag. Verflüssigung tritt nie ein.

Die isolierten Kolonien sind weniger zart als Typhuskolonien, knopfförmig, zeigen keine Furchung. Auf Agar bildet sich ein dünner, weißgrauer, durchsichtiger Belag. Im untersten Teil des schräg erstarrten Agarröhrchens sieht man in der Regel einige charakteristische Gasblasen.

Auf der Kartoffel ist das Wachstum ein sichtbar üppiges, der Belag zeigt gelbbraunen Ton an.

Die Milch wird nicht zum Gerinnen gebracht, hellt sich aber mit der Zeit auf und wird dann durchscheinend. Nach unserer Auffassung (l. c.) ist diese Wandlung auf die Alkalibildung zurückzuführen.

Im Neutralrotagar bildet sich Gas und Fluoreszenz.

Die Lackmusmolke erfährt eine leichte Trübung und ist anfangs rötlich gefärbt. Nach Tagen oder Wochen stellt sich ein charakteristischer Umschlag in einen tiefblauen Farbenton ein.

Lackmus-Nutrose-Mannitlösung (Barsiekow I) färbt sich rot, zeigt Gasbildung und trübt sich. Das koagulierte Eiweiß setzt sich zu Boden (cf. Tafel I).

Lackmus-Nutrose-Milchzuckerlösung (Barsiekow II) wird weder gesäuert, noch koaguliert.

In Lackmus-Nutrose-Traubenzuckerlösung (Barsiekow III) koaguliert sich das Nutrosekasein; der Nährboden rötet sich infolge Säurebildung. Die Löfflersche Malachitgrün-Milchzucker-Traubenzuckerlösung (Grünlösung I) wird zerrissen. Die Nutrose wird ausgefällt.

Bei der Löfflerschen Malachitgrün-Milchzuckerlösung (Grünlösung II) nimmt das Grün einen schmutziggelbgrünen Farbenton an.

Auf dem Conradi und v. Drigalski Lackmus-Milchzucker-Kristallviolettagar bilden sich tiefblaue Kolonien.

Auf der Löfflerschen Malachitgrünplatte entstehen glasige, leicht getrübte Kolonien, in deren Umgebung sich das Grün in Gelb umwandelt. Typhus und Paratyphus A hellen nicht auf.

Auf der Brillantgrünplatte von Conradi entwickeln sich durchsichtige, üppige gelbgrüne Kolonien.

Auf Endo-Fuchsinagar sind die Kolonien weißlich, während das Bacterium coli rote Kolonien zeitigt.

Indolbildung wird bei Kulturen, die nicht älter als eine Woche sind, nicht beobachtet.

Bei Anwesenheit von Pepton (Witte) im Nährboden entsteht Schwefelwasserstoff.

Milch und Rohrzucker wird nicht vergoren, während Traubenzucker zur Vergärung kommt (Hübener).

Demgegenüber sei daran erinnert, daß Typhusbazillen in Traubenzucker Gas *nicht bilden, Bacterium coli* dagegen auch Milch und Rohrzucker vergärt.

Der Bazillus hat meist eine hohe Tierpathogenität. Mäuse, Ratten, Meerschweinchen erliegen bei geringer Dosis schnell der subkutanen, intravenösen, peritonealen und stomachalen Infektion.

Es bildet sich an Ort und Stelle eine hämorrhagische Nekrose oder auch Eiterung, fast immer aber kommt es zur Sepsis. Die Bakterien treten in das Blut über.

Von ganz besonderer Bedeutung ist die Eigenschaft der Paratyphus-bazillen, **hitzebeständige Gifte** in den Kulturen zu bilden. Wir haben schon 1903 festgestellt, daß gekochte Bouillonkulturen noch geeignet sind, Meerschweinchen bei stomachaler Einverleibung krank zu machen, bei intraperitonealer zu töten.

Während nun zahllose vergleichende Untersuchungen der letzten Jahre konstante kulturelle Unterscheidungsmerkmale zwischen den einzelnen Stämmen der Para-typhus-Enteritis Bakterien nicht feststellen konnten, haben dagegen die biologischen Methoden, die Agglutination, die Komplementbindung immer wieder zu dem Resultat geführt, daß innerhalb der durch kulturelle Übereinstimmung zu einer großen Gruppe (Salmonella) vereinigten Vertreter zwei Untergruppen streng zu scheiden sind.

Zur ersteren — Paratyphus-B-Gruppe genannt —, gehören der Paratyphus-B Schottmüller, Hogcholera-B, Psittakose-B. Nocard, Mäusetyphus-B. Löffler, Pseudo-tuberkulose-B. der Meerschweinchen, die Fleischvergifter vom Typus Flügge, Aertryck, Posen, Düsseldorf, Greifswald usw.

Die zweite — Gärtner oder Ratin-Gruppe — setzt sich zusammen aus Bacillus enteritidis Gärtner, Bacillus Moorseele, Bacillus Gent, Brügge, die Rattenschäd-linge Dunbar, Danysz usw.

Vielfache Erfahrung hat gelehrt, daß Kranken- und Immunserum die zu der gleichen Untergruppe gehörenden Stämme in entsprechendem Grade wie den homologen Stamm agglutiniert, dagegen meist nahezu unbeeinflußt die Bakterien der anderen Untergruppe läßt. Von dieser allgemeinen Regel kommt es indessen häufig zu Abweichungen. Die Titerhöhe eines Serums ist nicht für alle Stämme einer Untergruppe gleich hoch, besondere Unterschiede zeigen die menschenpathogenen von den tierpathogenen Stämmen. Durch Tierpassagen werden Änderungen in dem biologischen Verhalten erzielt.

Namentlich hat die Ausführung des Castellanischen Versuches ergeben, daß eine Gesetzmäßigkeit in dem Verhalten der einzelnen Gruppen dem mit verschiedenen Stämmen abgesättigten Serum gegenüber nicht besteht, daß vielmehr eine große Ver-schiedenheit bezüglich des Rezeptorenapparates der einzelnen Stämme zu beobachten ist (Hübener).

Von Interesse ist auch die Eigenschaft der Gärtner-Stämme durch Typhus-immunserum, in gleicher oder annähernd gleicher Titerhöhe agglutiniert zu werden wie Typhusbazillen.

Die nahen Beziehungen der Enteritisbakterien II zu den Typhusbazillen dokumen-tieren sich ebenso in der spezifischen Wirkung der Bakteriolysine, der Bakteriotropine und der Komplementablenkung (Altmann).

Schließlich haben auch aktive Immunisierungsversuche an Tieren mit Ver-tretern der beiden Untergruppen in Übereinstimmung mit den Ergebnissen der vorer-wähnten Untersuchungen zu der Erkenntnis geführt, daß einerseits die zu derselben Unter-gruppe gehörigen Stämme nahe verwandt, andererseits die Paratyphus-Gruppe von der Gärtner-Gruppe zu trennen ist. Z. B. gelang es auch durch Fütterungsversuche Meerschweinchen durch Paratyphus B. gegen Mäusetyphus B., nicht aber gegen den Bacillus Gärtner zu schützen.

Wie weit nun die Identität der einzelnen Stämme der Untergruppen geht, das entzieht sich vorläufig noch unserer Einsicht, sicher ist sie keine absolute.

Das zeigt sich vor allen Dingen in der sehr verschiedenen oder überhaupt mangelnden Pathogenität der Stämme derselben Untergruppe den einzelnen Tierarten gegenüber.

Ein hochvirulenter Mäusetyphusbazillus erweist sich z. B. für eine andere Tier-gattung als durchaus harmlos.

Es ist auch bisher nicht leicht möglich, avirulente Stämme zu pathogenen zu machen. Vielleicht wird es aber doch gelingen, den verschiedenen Stämmen die spezielle Patho-genität anzuzüchten, wenn man sie in gewisser Weise behandelt.

Möglicherweise ist eine Kultivierung des Bakterienstammes in dem Blut der betreffenden Tierart, für die man Pathogenität erzeugen will, das geeignete Mittel.

Sicherlich ist die Pathogenität für die verschiedenen Tierarten an gewisse spezi-fische Eigenschaften des einzelnen Bazillenstammes gebunden, die offenbar einen flüchtigen Charakter besitzt, von der wir nur wissen, daß sie erworben werden kann und wieder ver-schwindet. So kann z. B. der Mäusetyphusbazillus unter gewissen Umständen menschenpathogen werden.

Epidemiologie. Nicht nur Tieren, sondern auch Menschen gegenüber ist der Paratyphusbazillus B. bald apathogen, bald von pathogener Bedeutung.

Fraglos wird durch Anpassung an die Art die Pathogenität erworben. Die Erfahrung lehrt, daß namentlich diejenigen Stämme menschenpathogen sind, welche bei höheren Tieren, besonders Kühen oder Kälbern schwere Krankheiten hervorgerufen haben.

Andererseits ist das Fleisch längst nicht aller Schlachttiere, die primär oder sekundär mit Paratyphusbazillen infiziert waren, mögen sie Krankheitserscheinungen dargeboten haben oder nicht, für den Menschen gefährlich. Denn wenn das der Fall wäre, müßten bei der enormen Verbreitung der Bazillen unter dem Schlachtvieh Paratyphuserkrankungen beim Menschen viel häufiger sein.

Aber auch beim Menschen kommt der Paratyphusbazillus so häufig vor, daß die Erkrankungen durch diesen Bazillus viel öfter auftreten müßten, wenn er immer seine Pathogenität bewahrte oder allen Menschen gegenüber besäße.

Sicherlich ist die Pathogenität oder Virulenz des Paratyphusbazillus nicht entfernt so groß wie die des Typhusbazillus.

So kennen wir z. B. schon seit drei Jahren eine Frau, welche nach einer Gastroenteritis paratyphosa ständig unzählige Bakterien der genannten Art in ihren Harnwegen beherbergt und ausscheidet.

Wir haben nie in dem betreffenden Hause eine paratyphöse Erkrankung bei anderen Personen konstatieren können.

Ebenso sahen wir häufig auf der Krankenhausabteilung Paratyphusbazillenwirte, ohne daß durch diese nosokomiale Infektionen veranlaßt wären.

Nach unseren Erfahrungen sind die Paratyphusbazillen in den Harnwegen besonders resistent. Sie pflanzen sich dort in reicher Menge fort, auch wenn die betreffenden Menschen seit Jahr und Tag Krankheitserscheinungen nicht mehr darbieten. So sind es vor allem Patienten mit einer Infektion der Harnwege, die als chronische Bazillenträger zu gelten haben, viel seltener, wie es scheint, ist die Dauerausscheidung durch eine Ansiedlung der Bazillen in der Gallenblase bedingt. Wir selbst verfügen über eine derartige Beobachtung (s. S. 561).

Dagegen finden sich unsere Bazillen bei Erkrankungen des Darms in der Regel nur kurze Zeit lang in den Fäces und zwar um so länger, je harmloser die Krankheitserscheinungen waren. Meist sind sie bei akuten Affektionen nach längstens 3—4 Wochen in dem Stuhlgang nicht mehr nachweisbar, bei chronischen halten sie sich natürlich länger.

Außerdem können die Bazillen von kranken Menschen noch durch den Mund ausgeschieden werden. Man hat sie mehrfach im Erbrochenen gefunden.

Im Gegensatz zum Typhus abdominalis spielt nun aber der infizierte Mensch in der Epidemiologie der paratyphösen Erkrankungen keineswegs die Hauptrolle, wenn auch zweifellos Übertragungen direkt von Mensch zu Mensch vorkommen. Auch indirekt findet eine Keimverschleppung vom kranken Menschen durch Wasser, Milch oder dergl. auf andere Menschen entschieden seltener statt als durch infizierte Tiere. Das ist nicht auffallend. Denn wie wir schon im Jahre 1903 hervorgehoben haben, und wie oben weiter ausgeführt ist, ist der Paratyphusbazillus besonders für Tiere pathogen, während der Typhusbazillus nur äußerst selten als Krankheitserreger bei Tieren angetroffen wird.

Es sind früher schon eine große Zahl von Tieren aufgezählt worden, welche als Infektionsträger bekannt geworden sind. Hinzuzufügen sind diesen noch Fische, Hummer, Austern. Es ist auch darauf hingewiesen, daß die Tiere durch die Aufnahme der Bazillen selbst erkranken und diese dann in den inneren Organen, namentlich im Blut, beherbergen.

Damit ist das Fleisch der betreffenden Tiere infektiös. Weiter halten sich bei einer großen Reihe von Tieren, namentlich bei Schweinen die Bazillen aber nur im Darm auf und treten mit den Exkrementen an die Außenwelt.

Auf diese Weise können also auch die Keime weiter verbreitet werden. In letzter Zeit ist allerdings von P. Schmidt darauf hingewiesen worden, daß die bei Schweinen und anderen Tieren mit so großer Regelmäßigkeit gefundenen Paratyphus-Bazillen fälschlich als solche angesprochen seien, da diese Stämme meist eine positive Indolreaktion geben. Endlich kann auch Fleisch gesunder Tiere noch zum Nährboden der Bazillen werden, wenn es mit diesem auf irgend eine Weise, z. B. durch Eis oder Wasser in Berührung kommt. Auch auf diese Weise findet vielfach eine Übertragung der Krankheitskeime statt. Das Fleisch wird durch die Durchwucherung mit Bakterien äußerlich weder in bezug auf Farbe, noch Geruch verändert. Nur die Kultur läßt die Gefahr erkennen.

Bei der weiten Verbreitung der Bakterien unter den verschiedenen Tiergattungen ist es verständlich, daß aber nicht nur das Fleisch, sondern auch andere vom Tier stammende Produkte die Krankheitserreger bergen und zur Übertragung auf den Menschen Veranlassung geben. So ist häufig die Milch eine Infektionsquelle. Ferner muß das Wasser als Bazillenträger angesehen werden. Es liegen die Verhältnisse so, wie sie für Typhus früher beschrieben worden sind. Darin kommt auch die Bedeutung zum Ausdruck, welche der Boden für die Paratyphusübertragung gewinnen kann.

Die epidemiologischen Studien der letzten Jahre, die sich besonders an die Namen Conradi, Rommeler, v. Vagedes, Uhlenhuth, Hübener, Trautmann, Hans Curschmann, Kayser knüpfen, haben nun ferner den Beweis erbracht, daß keineswegs nur durch Fleisch die Paratyphuskeime übertragen werden. Auch andere Nahrungsmittel, vor allem Mehl und Zerealien enthaltende Speisen haben Massenerkrankungen durch Paratyphusbazillen verursacht. Man kann daran denken, daß die betreffenden Vegetabilien durch infizierte Mäuse oder Ratten mit den Krankheitskeimen verunreinigt worden sind, oder daß verseuchtes Wasser die schädlichen Mikroorganismen in die Speisen gebracht hat.

Jedenfalls kann man die sog. „Fleischvergiftung", welche bisher klinisch als eine Krankheit sui generis aufgefaßt wurde, nicht mehr als Krankheitsbegriff für sich bestehen lassen, sondern muß sie einreihen in eine bestimmte Gruppe der Nahrungsmittelvergiftungen, die wiederum aufgehen in die große Kategorie der Paratyphusinfektionen.

Als Eintrittspforte des bakteriellen Krankheitsgiftes kommt im allgemeinen der Magendarmtraktus in Betracht.

Eine Aufnahme durch die Luftwege erfolgt, wenn überhaupt, nur ausnahmsweise (s. S. 544). Ob die Tonsillen je den Ausgangspunkt einer Erkrankung bilden, erscheint mehr als zweifelhaft. Dagegen finden die Bakterien nicht selten durch die Urethra und Blase oder Vagina und Uterus Eingang in den Organismus.

Auf einen für die Entstehung der Magendarminfektionen wichtigen Punkt muß hier schon hingewiesen werden.

Wir haben die Paratyphusbazillen als Träger eines spezifischen Giftes kennen gelernt, welches auch durch Kochen nicht zerstört wird, wenn schon die bei einer Temperatur von 70^0 absterbenden Bazillen längst vernichtet sind. Es ist klar, daß unter diesen Umständen die Erkrankung beim Menschen also sehr von der Menge der aufgenommenen Keime abhängt. Geringe Mengen des Giftes, mögen die Bazillen lebend oder abgestorben sein, werden entweder gar keine oder geringe Störungen auslösen, umgekehrt wirken Massen derselben natürlich entsprechend stärker toxisch.

Bei Fleischvergiftungen ist ein Unterschied in der Schwere der Erkrankung vielfach darauf zurückzuführen, daß die einzelnen Organe und Fleischteile des infizierenden Tieres sehr verschiedene Mengen von Bazillen enthalten. Man muß ferner berücksichtigen, daß sich ja die Bazillen im Fleisch fortwährend vermehren: Je länger also bakterienhaltiges Fleisch aufbewahrt wird, desto giftiger wird es. Unter Umständen gewinnt es, wenn es anfangs nur einige wenige Keime enthielt, überhaupt erst dadurch krankmachende Eigenschaften. Das gleiche gilt für andere Nahrungsmittel. Selbstverständlich ist auch die Temperatur, bei welcher diese aufbewahrt werden, für die Keimvermehrung von Belang. Wärme und Feuchtigkeit begünstigen die Entwicklung.

Obgleich die Bakterienendotoxine, wie erwähnt, hitzebeständig sind, so ist doch häufiger die Erfahrung gemacht worden, daß roh genossenes Fleisch schwerere Erkrankungen herbeiführt, als eine gleiche Menge derselben Provenienz, wenn dasselbe in gekochtem Zustand gegessen wird. Für diese Tatsache gibt es nur die eine Erklärung, daß in ersterem Falle noch im Magendarmtraktus eine Weiterentwicklung der Keime und damit Zunahme des Giftes stattfindet, die bei Genuß von gekochtem Fleisch um so beschränkter ist, je mehr Keime durch die Zubereitung der Nahrung abgetötet sind.

Auch durch Kochen werden nicht immer alle Keime im Innern des Fleisches vernichtet, wie experimentell erwiesen ist (Rimpau).

Als eine hierher gehörige häufige Form der Fleischvergiftung sei die durch Hackfleisch noch besonders hervorgehoben.

Nicht minder maßgebend als die äußeren Umstände des Infektionsmodus für die Erkrankung des Menschen sind die in diesem selbst liegenden begünstigenden Momente, ohne die es zu einer Störung der Gesundheit nicht kommt.

Die Disposition im allgemeinen für eine paratyphöse Erkrankung läßt sich schwer abschätzen; wir wissen nicht, wie häufig derartige Infektionen sind. Es ist wohl möglich, daß leichte Formen recht häufig auftreten und bei dem betreffenden Individuum eine gewisse Immunität zurücklassen. Wie bei Typhus dürfte das jugendliche Alter am meisten bedroht sein. Das Geschlecht hat wohl keinen Einfluß.

Dagegen begünstigt die Schwangerschaft zweifellos das Auftreten einer durch Paratyphusbazillen bedingten Erkrankung des Urogenitalsystems.

Auf gewisse persönliche und zeitliche, für die Erkrankung disponierende Momente, die besonders in einer von der Norm abweichenden Verfassung einzelner Organe zu sehen sind, wird später noch einzugehen sein. Jedenfalls haben wir paratyphöse Infektionen oft als sekundäre Erkrankungen angetroffen. Der Paratyphus Bazillus B ist also auch ein ausgesprochener Nosoparasit (s. S. 561 f.).

Die Verbreitung der paratyphösen Infektionen. Über die regionären Verhältnisse des Paratyphus ist noch zu wenig bekannt. Man darf aber wohl annehmen, daß sporadische Fälle ebenso wie Typhus überall auf der bewohnten Erde vorkommen. Die zahlreichen Berichte über Fleischvergiftungen tun dar, daß in Deutschland jede Provinz gelegentlich von Epidemien des Paratyphus heimgesucht wird.

Auch aus außerdeutschen Ländern, Holland, Belgien, Frankreich, Schweiz, England, Rußland, Rumänien, Amerika sind Massenerkrankungen gemeldet worden. Die meisten derselben fallen in die warme Jahreszeit Sommer und Herbst. Aber auch die Wintermonate sind nicht frei.

In der Regel handelt es sich bei den Epidemien um streng und eng lokalisierte Herde. Charakteristisch ist der explosionsartige Ausbruch, die sämtlichen Krankheitsfälle drängen sich zeitlich zusammen, Nachläufer, d. h. Übertragungen von primär Infizierten auf andere Personen kommen vor, sind aber sehr selten, ein Umstand, der für die Epidemiologie des Paratyphus überhaupt von ganz besonderer Bedeutung ist. Es folgt daraus, daß der Paratyphus weniger leicht übertragbar ist als der Typhus.

Der Prozentsatz der Erkrankten, von der Gesamtzahl, die Bazillen aufgenommen haben, ist in den einzelnen Epidemien ein verschiedener, zuweilen erkranken 80—90 % der Infizierten.

Diese Differenz ist natürlich nur durch Virulenzunterschiede der jedesmaligen Infektionserreger oder durch die wechselnde Menge derselben, die von den verschiedenen Personen aufgenommen sind, zu erklären. Wenn eine Anzahl von Personen gesund bleibt, die sicher auch infiziert sind, so kann diese Tatsache nur auf einen Mangel an Disposition, also auf Immunität zurückgeführt werden. Nach Löffler dürfte es sich um eine lokale Immunität des Darmes handeln, jedenfalls sprechen dafür seine interessanten immunisierenden Fütterungsversuche bei Mäusen.

Symptomatologie. Die klinischen Bilder, unter denen die paratyphösen Infektionen verlaufen, sind verschiedenartige, wie schon mehrfach angedeutet wurde. Der Hauptangriffspunkt ist der Magendarmtraktus. Die meisten Erkrankungen bieten Erscheinungen von seiten dieser Organe dar. Im folgenden sollen die einzelnen Krankheitsformen geschildert werden.

Am häufigsten kommt zur Beobachtung die

Gastroenteritis paratyphosa, Cholera nostras paratyphosa (gastrointestinale Form der Fleisch- oder Nahrungsmittelvergiftung).

Die Krankheitserscheinungen, welche durch Einführung der Paratyphusbazillen in den Magendarmtraktus hervorgerufen werden, sind bezüglich ihrer Schwere sehr verschieden. Die Bakterien gleicher Herkunft rufen bei einzelnen Menschen überhaupt keine Störungen oder nur geringen Durchfall hervor, bei anderen nimmt die Diarrhöe schon einen heftigeren Charakter an, bei noch anderen Personen treten choleraähnliche Symptome auf.

Die Gründe sind verschiedene. Wir haben oben schon erwähnt, daß die Bakterien vor allem durch ihre spezifischen Gifte wirken. Es kommt daher für den Ausbruch von leichten oder schweren Erscheinungen auf die Menge der eingeführten Gifte an. Hierdurch können aber nur die verschiedenen Grade des Krankheitsbeginnes erklärt werden. Denn im weiteren Verlauf vermehren sich ja die Bazillen im Darm, wodurch die Krankheit immer verschlimmert werden müßte, wenn nicht eben individuelle Verhältnisse einen großen Einfluß auf den Ablauf der Krankheit hätten.

Zunächst spielt der zeitliche Zustand des Magen-Darmtraktus eine Rolle. Das heißt, das Bakteriengift vermag überhaupt nur zu wirken, oder übt dann eine deletäre Wirkung, wenn der Darm durch irgend eine vorhergehende Schädigung disponiert ist. Solche begünstigende Momente können z. B. sog. Diätfehler, also schwerverdauliche oder verdorbene Speisen sein, kurz alles, was den Darm in einen Reizzustand versetzt. Auch durch allgemeine Schwächezustände wird den Bakterien ein geeigneter Boden bereitet. Im Gegensatz zu diesen vorübergehenden Zuständen muß man mit Löffler aber in vielen Fällen eine mehr oder minder ausgebildete Organ- oder Lokal-Immunität der Darmschleimhaut annehmen, dergestalt, daß der Darm sich unempfindlich für die Toxine und Endotoxine der Paratyphusbazillen zeigt. Möglicherweise wird diese Immunität des Darmes durch leichte vorhergegangene, vielleicht in der Kindheit überstandene, Infektionen erworben und schützt ganz gegen weitere oder mildert wenigstens spätere. Man wird auch damit rechnen dürfen, daß der Schutz nur für eine bestimmte Menge Gift ausreicht; überschreitet die eingenommene Dosis an Bazillen oder ihre Virulenz ein gewisses Maß, dann treten eben doch Krankheitserscheinungen auf. Diejenigen Stoffe, welche die Widerstandsfähigkeit der Zellen brechen, sind die Aggressine. Ihnen ist gerade bei der Enteritis paratyphosa deswegen noch eine besondere Bedeutung beizumessen, weil sie in besonders schweren Fällen den Schutzwall der Zellen derart überwinden, daß die Paratyphusbazillen noch intra vitam in das Blut übertreten können und daraus zu züchten sind, wie von uns zuerst nachgewiesen wurde. Derselbe Vorgang kann aber auch eintreten, wenn durch andere, also nicht spezifische bakterielle Einwirkung die Widerstandsfähigkeit des Organismus ins Wanken geraten ist, sofern sich die Paratyphusbazillen nur irgendwo im Körper aufhalten.

Damit dürften die Gründe, soweit sie uns bekannt sind, dargelegt sein, warum dasselbe Gift, dieselben Bakterien die ganze Stufenleiter von leichter Diarrhöe bis zur tödlichen Cholera nostras erzeugen können.

Pathogenese. Gelangen die Paratyphusbazillen in den Magen-Darmkanal eines Menschen, der für die Erkrankung disponiert ist, so wirkt einmal das Gift der eingeführten Bakterien. Wichtiger aber ist offenbar, daß eine Ansiedlung und Vermehrung der Bakterien auf der Darmschleimhautoberfläche bzw. in den obersten Schichten der Schleimhaut selbst stattfindet. So ist es zu erklären, daß bei der Enteritis paratyphosa die Fäces Paratyphusbazillen scheinbar in Reinkultur enthalten.

Streicht man nämlich während des akuten Stadiums der Erkrankung eine Öse des Stuhlganges auf einer Lackmus-Nutrose-Agarplatte aus, so gehen fast nur blaue Kolonien auf, der obligate Darmsaprophyt — das Bacterium coli — ist fast ganz verdrängt, ein Vorgang, den wir bei Typhus nicht sehen.

Die Wucherung der Keime folgt schnell, schon 8—16—48 Stunden genügen, um ihre Zahl bis zu einer Höhe anschwellen zu lassen, so daß Krankheitssymptome hervorgerufen werden. Die Frist, welche von der Einnahme des bakteriellen Giftes bis zum Auftreten der ersten Krankheitszeichen verstreicht, umfaßt das Inkubationsstadium. Es bedeutet den Zeitraum, welcher notwendig ist, um entweder das mit der Nahrung aufgenommene Toxin zur Resorption und Wirkung kommen oder die Bakterien sich derart im Darm vermehren zu lassen, daß sie mit dem exogenen Gift zusammen Erscheinungen entfachen.

Die Symptome treten plötzlich auf. Mit mehr oder weniger heftigen, anfallsweise sich einstellenden Schmerzen im Leib kommt es zu häufigeren Darmentleerungen. Etwas Typisches bieten dieselben im allgemeinen nicht. Sie sind von galliger Färbung, mehr oder weniger dünn, und enthalten zuweilen makroskopisch Schleim. Mikroskopisch lassen sich vermehrte Zellen, auch wohl rote Blutkörperchen, Schleim und Kristalle in den Fäces nachweisen. Die Durchfälle halten ein oder zwei Tage an und ziehen in der Regel Verstopfung nach sich. Während der ersten Tage besteht Appetitlosigkeit, auch wohl Übelkeit. Die Zunge ist belegt; die Temperatur übersteigt kaum die Norm.

In schwereren Fällen beginnt die Affektion mit Übelkeit, Singultus, dem ein- oder mehrfach Erbrechen folgt, die Stuhlgänge sind erst breiig, dann von wässeriger Beschaffenheit, aber noch fäkulent. Die Temperatur ist leicht erhöht, der Puls beschleunigt. Die Patienten klagen über Schwindel und Kopfschmerzen. Nach wenigen Tagen bessert sich der Zustand. Die Erholung erfordert einige Zeit.

Demgegenüber gibt es eine sehr schwere Form der Gastroenteritis. Namentlich in der wärmeren Jahreszeit, in den Monaten August, September, sehen wir regelmäßig eine Anzahl jener schweren Fälle von Sommerdiarrhöe, die ihres in jeder Beziehung mit der Cholera indica übereinstimmenden Verlaufes wegen als Cholera nostras bezeichnet werden.

Einzelne solcher Fälle weisen auch die meisten Massenerkrankungen auf.

Der Beginn der Krankheit ist in der Regel so stürmisch und heftig, daß die Patienten in wenigen Stunden in einen desolaten Zustand versetzt werden. Das Erbrechen erfolgt mit großer Vehemenz, zuletzt entleeren sich graugrünliche wässerige Massen. Dabei klagt der Kranke über heftige Magen- und Leibschmerzen.

Die Stuhlgänge verlieren bald ihre fäkulente Beschaffenheit, sie sind wässerig, kopiös, der Vergleich mit Reiswasser ist durchaus zutreffend, in die Flüssigkeit sind Schleimflocken suspendiert. Mikroskopisch findet man zahlreiche Eiterkörperchen, rote Blutkörperchen und Bakterien. Die bakteriologische Untersuchung ergibt Reinkulturen von Paratyphusbazillen. Makroskopisch sichtbare Mengen von Blut finden sich selten.

Bekommt man die Kranken nur wenige Stunden nach dem Einsetzen der ersten Erscheinungen zu sehen, so bieten sie oft schon hochgradige Veränderungen dar. Die Gesichtsfarbe ist aschfahl, die Züge sind stark verfallen, der Ausdruck ist apathisch, die Augen glanzlos stier, sie liegen tief in den Höhlen, die Lider sind halbgeschlossen. Die Haut fühlt sich kalt an, ist zyanotisch marmoriert, faltig, trocken, in stehenden Falten abhebbar.

Im Verlauf der Krankheit kann die Haut noch mancherlei Erscheinungen darbieten.

So schießen zuweilen Urticaria ähnliche Effloreszenzen auf, oder es breitet sich über den Körper ein skarlatinöses Exanthem mit folgender Abschuppung aus. In schweren Fällen sieht man auch Petechien auf der Haut und den Schleimhäuten.

Herpes labialis ist von vielen Seiten beschrieben worden.

Auch Roseola ähnliche Flecke sollen in den ersten Tagen der Krankheit am Stamm zur Entwicklung kommen. Wir sahen sie bei der akuten Gastroenteritis nicht.

Anfangs werden Erbrechen und die Stuhlgänge noch von Schweißausbrüchen begleitet, später fehlen diese. Zunge und Mundschleimhaut sind trocken und belegt. Die Stimme ist klanglos. Das Sensorium ist noch klar, doch besteht völlige Teilnahmlosigkeit, zuweilen befällt den Patienten aber Unruhe und starkes Angstgefühl. Im weiteren Verlauf kann es zur Trübung des Bewußtseins kommen. Es stellen sich Delirien und große motorische Unruhe ein. In schweren, letal endigenden Fällen haben wir Konvulsionen beobachtet.

Die Pupillen sind eng, reagieren aber auf Lichteinfall, auch sonst haben wir am Nervenstatus Veränderungen nicht konstatieren können.

Andere Autoren sahen in schweren Fällen eine ausgesprochene Mydriasis.

Ob die Annahme zu Recht besteht, daß die Paratyphus- oder Enteritisbakterien

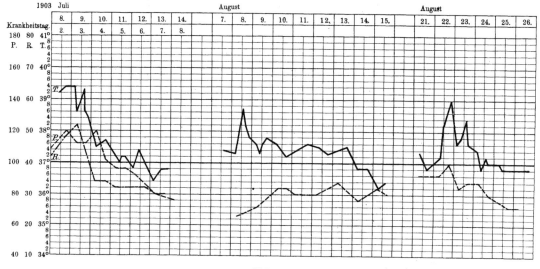

Abb. 142.

Beobachtung 38: Marie Reim., 50 Jahre alt. „Brechdurchfall" = Gastroenteritis acute paratyphosa mit 2 Rezidiven. Schwere Erscheinungen von Cholera nostras. Beginn mit Schüttelfrost, Erbrechen, profusen Durchfällen. Wadenkrämpfen. Rezidive milder. Milztumor. Im Stuhl B. paratyph. fast in Reinkultur.

auch bulbäre Symptome, Schlund-, Augenlähmungen, Paresen der Gliedmaßen erzeugen können oder ob diese Erscheinungen vorkommenden Falles durch eine Mischinfektion mit dem Bacillus botulinus veranlaßt werden, darüber können erst weitere Beobachtungen entscheiden.

Vor allem bedarf es sehr genauer Feststellung, ob es sich wirklich um Störungen in den Kernregionen handelt, nicht etwa um Ausfallserscheinungen, die mehr auf die allgemeine Schwäche zurückzuführen sind. Und ferner muß sorgfältig geprüft werden, ob sich die zerebralen Störungen auf den Symptomenkomplex des Botulismus beschränken oder diesen überschreiten.

Lunge und Herz bieten in der Regel nichts Besonderes. Nur sind die Herztöne leise, der Puls ist klein, fadenförmig, zuweilen überhaupt nicht zu fühlen, erheblich beschleunigt. Zahlen von 120—140 findet man häufig. Die Atmung ist beschleunigt.

Das Abdomen ist fast immer eingesunken, die Bauchdecken gespannt und mäßig druckempfindlich.

Die Stuhlgänge von oben beschriebener Beschaffenheit werden sehr häufig, oft halbstündlich abgesetzt. Wir zählten in einer Nacht ca. 14 Entleerungen. Nicht selten lassen die Patienten unter sich.

Trotz der kurzen Dauer der Erkrankung ist die Milz meist schon am zweiten Krankheitstag palpabel.

Die Harnabsonderung läßt erklärlicherweise bei dem extremen Wasserverlust durch Erbrechen und Durchfall bald nach. Trotzdem bleibt es bemerkenswert, daß Patienten von uns keinen Tropfen Harn in 24 Stunden gelassen haben, obwohl sie 4—5 Liter Salzwasser infundiert erhalten hatten. Der Harn kann Eiweiß, Zylinder und Leukocyten enthalten, zuweilen auch Blut. Die Menge ist gering, das spezifische Gewicht hoch.

Sehr viele Kranke klagen, wie bei der Cholera indica, über heftige Wadenkrämpfe und Schmerzen in anderen Muskelgebieten.

Das Angstgefühl wird stärker, steigert sich zur Präkordialangst. Der Durst ist peinigend. Gibt man ihm nach, so erfolgt sofort Erbrechen.

Die Temperatur beginnt mit dem Auftreten der ersten Erscheinungen zu steigen, oft nach Vorausgang eines Schüttelfrostes. Schon nach wenigen Stunden ist eine Höhe von ca. 40° erreicht. Im allgemeinen fällt vom nächsten Tag ab die Temperatur lytisch ab. Bei ungünstigem Verlauf sinkt dieselbe ante exitum unter die Norm.

Wendet sich die Krankheit zum Besseren, so macht sich in der ersten Krankheitswoche noch eine hochgradige körperliche Schwäche bemerkbar, die nur ganz allmählich überwunden wird. Vom 3.—4. Krankheitstag an lassen die Durchfälle nach, das Erbrechen sistiert.

Noch längere Zeit bleiben die Muskeln empfindlich.

Zuweilen folgt den Durchfällen Verstopfung, andererseits beobachtet man auch eine erhebliche Empfindlichkeit des Darmes, die bei Änderung der Kost noch wieder zu Durchfällen Veranlassung gibt.

Ja es stellen sich nach unserer Erfahrung hin und wieder ausgesprochene **Rezidive** ein. Es wiederholt sich das oben geschilderte Bild, allerdings in milderer Form.

So sahen wir bei einer Frau — Beobachtung 38 —, die sich in voller Rekonvaleszenz befand, in der 4. Woche unter Temperaturanstieg bis 38° C, wässerige Stuhlgänge und akute Milzschwellung, am nächsten Tag schon war der Anfall vorüber. Drei Wochen später ereignete sich ein gleicher kurzer Anfall.

Die ungünstig verlaufenden Fälle enden meist am 2.—4. Krankheitstag. Trotz aller therapeutischen Maßnahmen kehrt der Puls nicht wieder, die Herztöne sind kaum oder nicht mehr wahrnehmbar; unter fortschreitender Abkühlung der Haut, Sinken der Temperatur und Lähmung der Atmung tritt der Tod ein. Konvulsionen gehen zuweilen vorher. Ein charakteristisches Beispiel ist

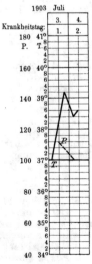

Abb. 143.

Beobachtung 39: Carl Gräv., Bahnarbt. Cholera nostras. Am 2. Krankheitstag Exitus.

Beobachtung 39. Karl Gräv. 26 Jahre alt.
Gastroenteritis acuta.
Aufgenommen 3. Juli. Gestorben 4. Juli 1903.
Hat am 2. Juli 1903 viel Gurkensalat mit Bier gegessen. Am 3. Juli morgens mit Durchfall und Erbrechen erkrankt. Abends aufgenommen. Hochgradig verfallen, tiefliegende Augen mit schwarzen Rändern; matte Corneae, Lider halb geschlossen.
Nase spitz, kalt. Kalte, feuchte Stirn.

Lippen, Zunge und Mundhöhle ausgedörrt, kann vor Schwäche und Trockenheit nur mit matter Stimme und kaum verständlich sprechen. Gibt Antwort auf Fragen, liegt sonst aber völlig erschöpft zu Bett, ist aber ab und zu sehr unruhig.

Haut blau, marmoriert, kalt, völlig trocken, faltig, ohne Turgor. Extremitäten kalt, blau, kein Schweiß.

Kopf: Pupillen eng, reagieren schlecht. Rachen wie oben.

Thorax: Lang, flach, mager. Lungen o. B.

Herz: Über dem Herzen unregelmäßige, leise, anscheinend reine Töne; daneben leises Anstreifen ab und zu, wie perikarditisches Reiben.

An den Arterien nirgends Puls zu fühlen.

Leib eingesunken, gespannt. Leber und Milz nicht palpabel.

Extremitäten: Wadenkrämpfe; klagt spontan und auf Druck über Schmerzen in den Waden.

Erbricht mehrmals fade, etwas gallig gefärbte Flüssigkeit.

Stuhl nicht sehr kopiös, reiswasserähnlich mit einzelnen Schleimflocken, riecht fade. Urin fehlt. Blase nicht fühlbar.

Sofort intravenöse Kochsalzinfusion von 2000 ccm, die insofern Schwierigkeiten macht, als nur mit Mühe eine Vene aufzufinden ist.

Auch nach der Infusion kein Puls zu fühlen, aber etwas besseres subjektives Allgemeinbefinden. Erhält nur Tee mit Kognak.

4. Juli. Pat. hat in der Nacht 14 mal Stuhl gehabt, immer reiswasserähnlich, fade riechend, mit Schleimflocken untermischt. Urin ist nicht abgegangen, Blase auch nicht gefühlt.

Aussehen des Patienten immer noch im höchsten Maße verfallen; absolut pulslos.

Von Zeit zu Zeit motorische Unruhe und Delirien; in der Zwischenzeit aber leidlich klar, er scheint zu verstehen, was mit ihm gesprochen wird; er versucht auch zu sprechen, ist aber wegen zu großer Schwäche nicht zu verstehen.

Erhält 1400 ccm subkutan Kochsalz, das rasch aufgesogen wird.

Puls nicht fühlbar.

Kurz vor derselben kurzdauernde Konvulsionen.

½ Stunde nach der Kochsalzinfusion weiterer Verfall; sofort intravenöse Infusion von 1000 ccm; aber trotzdem Exitus.

Bakteriologische Untersuchung: In den Fäces fast Reinkultur von Bact. paratyphi alkalifac. auf Lackmus-Nutrose-Agarplatten.

Im Blut vom 4. Juli eine Anzahl Paratyphuskolonien (B. parat. alk.).

Sektion, den 5. Juli 1903. Anatomische Diagnose: Enteritis follicularis acuta totius intestini, Ulcera ventriculi inveterata, Bacteriaemia per bact. paratyphi.

Brusthöhle: Situs o. B. Nach Eröffnung des Herzbeutels zeigt sich das Herz von entsprechender Größe. Ostien o. B. Herzmuskel o. B. Blut sehr dickflüssig.

Linke Lunge: Sie ist leicht aus dem Brustkorb herauszunehmen. Normale Färbung und Konsistenz. Auf dem Durchschnitt entleert sich auf Druck überall Schaum. Bronchien und Lungengefäße o. B.

Rechte Lunge: Derselbe Befund wie links.

Halsorgane: O. B.

Bauchhöhle Milz zeigt die Maße 11 : 7 : 3, sie ist von blauroter Farbe. Trabekel und Follikel sind leicht zu erkennen.

Nebennieren: O. B. Nieren von normaler Größe und Konsistenz. Die Kapsel ist leicht abziehbar. Grenze zwischen Rinde und Mark auf dem Längsschnitt deutlich. Normale Färbung.

Blase o. B. Rektumschleimhaut gerötet und geschwollen.

Prostata, Samenbläschen, Hoden o. B.

Die gesamte Darmschleimhaut stark gerötet und geschwollen, die solitären Follikel und Peyerschen Plaques bedeutend vergrößert.

Duodenum o. B. Magen zeigt drei Querfinger breit oberhalb des Pylorus zwei kirschkern- bis mandelgroße gereinigte Geschwüre, die in der Abheilung begriffen sind.

Leber von normaler Größe, Konsistenz und Färbung.

Gallenblase, Pforte o. B.

Aorta abdom. o. B.

Ausgesprochene Zyanose aller Organe.

Demgegenüber sahen wir auch Fälle, welche das Stadium algidum oder asphycticum überwinden, scheinbar in die Rekonvaleszenz eintreten, zur völligen Erholung aber kommt es nicht.

Vor allem erholt sich das Herz nicht, der Puls bleibt dauernd hoch. Dieser asthenische Zustand kann eine Woche oder länger anhalten und endet schließlich mit dem Tode. In einem Fall unserer Beobachtung entwickelte sich eine Pneumonie mit sekundärer Pneumokokkämie.

Aber auch **Komplikationen** halten die Rekonvaleszenz auf. Als solche wäre hier in erster Linie die Infektion der Harnwege von der Urethra aus, oder renalen Ursprungs zu nennen. Es folgt dann entweder das Bild der Cystitis oder Pyelitis (vgl. S. 554 ff.). Der Nephritis ist früher schon gedacht. Kürzlich sahen wir einen Fall, bei dem die Nephritis derartig schwer auftrat, daß urämische Symptome, Bewußtlosigkeit usw. folgten. Abszesse an verschiedenen Körperstellen kommen vor.

Über die Wendung, welche die Gastroenteritis acuta sowohl bei Massenerkrankungen, wie in sporadischen Fällen schließlich noch nehmen kann, nämlich den Übergang in ein typhöses Stadium, darüber wird später noch zu reden sein. Auch der Übergang in eine chronische Form ist möglich.

Gastroenteritis paratyphosa chronica.

Kaum bekannt ist, daß gewisse Fälle chronischer Diarrhöe auch durch die Paratyphusbazillen bedingt sein können. Wir verfügen über eine Krankheitsgeschichte dieser Art, deren kurze Schilderung am besten über diesen Krankheitszustand Auskunft gibt.

Beobachtung 40. Frau W. F., die seit Jahren an Verstopfung leidet, erkrankt Ende Mai 1908 an heftigem, mit Schüttelfrost beginnendem Brechdurchfall, der sich in derselben Weise Anfang Juni wiederholt. Die Durchfälle halten einige Wochen an, wechseln dann mit Verstopfung ab. Die Durchfälle sind immer von heftigen Darmkoliken begleitet.

Auch in der Zwischenzeit wird die Patientin beim Versuch, Spaziergänge zu unternehmen, von schmerzhaften Empfindungen im Leib und im Mastdarm gequält.

Mitte Juli wird trotz großer Schwäche und Anämie eine Myomoperation mit Erfolg ausgeführt.

Wegen Verstopfung wird am dritten Tage nachher Rizinusöl verabfolgt. Die Folge sind zahllose reichliche Durchfälle; fäkulente Massen sind mit Schleim reichlich vermischt. Der Allgemeinzustand ist beängstigend. Allmählich tritt Erholung ein. Aber noch drei Monate lang halten die in Paroxysmen auftretenden Durchfallattacken an, machen vorübergehend Verstopfung Platz.

Die einzelnen Stuhlgänge von dünnbreiiger oder flüssiger Beschaffenheit enthalten viel Schleim, zuweilen entleert sich auch nur Schleim.

Doch hatten nie den eigentlichen dysenterischen Charakter.

Die Stuhlgänge erfolgen 8—12 mal täglich. In denselben werden Paratyphusbazillen fast in Reinkultur nachgewiesen. Vielfach werden die Anfälle von niedrigem Fieber begleitet.

Im November kehren die Anfälle von Diarrhöe seltener wieder. Der Allgemeinzustand hebt sich, so daß erst Anfang Dezember das Bett verlassen werden kann. Im Oktober war der Hämoglobingehalt auf 70 Gowers gestiegen.

Immer noch aber bleibt eine Empfindlichkeit des Darms, eine Neigung zu Durchfällen zurück, die in die Erscheinung tritt, sobald wegen der Obstipation eine gröbere Diät oder mildeste Abführmittel gegeben werden.

Die Krankheit zog sich also über ¾ Jahr hin.

Selbstverständlich muß hier mit einer besonderen Disposition des Darmes gerechnet werden. Die Paratyphusbazillen fanden immer und immer wieder günstigen Boden zur Vermehrung. Eine Giftfestigkeit wurde nur ganz allmählich erworben.

Die Gastroenteritis als sekundäre Erkrankung. Von ganz besonderer Wichtigkeit ist die Tatsache, daß sich eine Gastroenteritis paratyphosa mit folgender Bakteriämie nicht selten zu einer anderen akuten oder chronischen Krankheit hinzugesellt. Zweifellos sind geschwächte Individuen für Paratyphusbazillen-Infektionen besonders disponiert.

Man muß auf das erwähnte Ereignis gefaßt sein, weil sich manche komplizierte Krankheitsbilder und bakteriologische Befunde nur auf diese Weise erklären lassen.

Als klassisches Paradigma einer solchen aufgepfropften Infektion, die klinisch zwar schwere Erscheinungen macht, ohne bakteriologische Untersuchung aber gewiß nicht in ihrer ätiologischen Bedeutung zu erkennen und aus der primären Krankheit heraus zu schälen wäre, sei folgende Krankheitsgeschichte mitgeteilt.

Beobachtung 41. Ein achtjähriger Junge, H. Ma., erkrankt am 17. Mai unter den Prodromal-, am 19. Mai unter den exanthematischen Erscheinungen der Masern. Am 20. Mai steigt die Temperatur noch weiter. Der Knabe ist unruhig, deliriert, hat Durchfälle. Bei Morbilli ja nichts ganz Ungewöhnliches. Milztumor. Am 22. Mai ist der Patient völlig benommen, sehr unruhig. Es bestehen an meningitischen Symptomen Nackenstarre und Kernigsches Zeichen. Zuckungen in den Armen. Am 23. Mai Schüttelfrost. Das Fieber schwankt bis zum Tode am 25. Mai zwischen 39 ° und 41 °. Pneumonische Herde in beiden Lungen. Die Lumbalflüssigkeit ist klar, keimfrei. Unter Konvulsionen erfolgt der Tod. Roseolen waren nicht aufgetreten.

Die Sektion ergibt, daß die Schleimhaut im Ileum leicht getrübt, wie gekocht erscheint. Die Lymphfollikel überragen kaum die Schleimhaut. Im Colon ascendens und deszendens Schleimhaut teilweise leicht injiziert. Die bakteriologische Untersuchung des Blutes intra vitam !! (23. Mai) hatte Paratyphusbazillen ergeben. In den Fäces vom 22. Mai waren ebenfalls Paratyphusbazillen fast in Reinkultur auf den Platten gewachsen.

So erklärt sich das schwere Krankheitsbild durch das Hinzutreten der Gastroenteritis paratyphosa mit folgender Bakteriämie.

Derartige Krankheitsfälle kommen sicherlich häufiger vor, können aber nur durch eingehende bakteriologische Untersuchungen klargestellt werden. Denn selbst die Autopsie würde ohne diese einen befriedigenden Aufschluß über den Decursus morbi nicht geben. Hierher gehört auch der von Jochmann als Paratyphus bei Scarlatina mitgeteilte Fall. Aus dem Blut eines scharlachkranken Kindes wurden Paratyphusbazillen gezüchtet. Veränderungen am Darm wesentlicher Art konnten nicht nachgewiesen werden. Es geht nicht an, lediglich auf den Blutbefund hin, den Fall als Paratyphus sensu strictiori zu bezeichnen, wie der Autor es getan hat. Vgl. dagegen S. 547.

Pathologische Anatomie der Gastroenteritis paratyphosa acuta. Haut und Schleimhäute sind abnorm ausgetrocknet. Die Schleimhaut des Magens, des Dünn- und Dickdarmes ist mehr oder weniger gerötet und geschwollen. Hier und da finden sich kleine oder bis pfennigstückgroße Hämorrhagien. Die solitären und aggregierten Follikel können geschwollen und mit einem hämorrhagischen Hof umgeben sein.

In manchen Fällen kann die Veränderung der Darmschleimhaut bis zur Verschorfung fortschreiten.

Fäces finden sich nicht, dagegen überzieht die Schleimhaut Schleim mit desquamierten Epithelien.

Handelt es sich um einen foudroyant verlaufenen Fall, so bietet die Darmschleimhaut häufig nichts als geringe Hyperämie.

Die Mesenterialdrüsen sind nur wenig oder gar nicht geschwollen, die Milz ist nur mäßig, zuweilen gar nicht vergrößert.

An den übrigen Organen lassen sich Zyanose, Hyperämie, trübe Schwellung, gelegentlich Verfettung und petechiale Blutungen erkennen, die Nieren zeigen auch echte Entzündung, das Blut im Herzen ist dickflüssig, dunkelschwarzrot.

Die Prognose der Gastroenteritis paratyphosa. Was den Ausgang der Krankheit anbelangt, so ist die Mortalität im allgemeinen keine große, bei den größten Epidemien, welche 80—100 Fälle umfassen, ereignen sich einige wenige Todesfälle, zuweilen kommen alle Patienten mit dem Leben davon.

Über die sporadischen Fälle gibt es keine verlässige Statistik. Einen gewissen Anhaltspunkt bezüglich dieser Frage mag unsere Erfahrung im Eppendorfer Krankenhaus gewähren, die besagt, daß etwa 2—3 Fälle jährlich der in Rede stehenden Krankheit zum Opfer fallen. Selbstverständlich ist dabei von den Todesfällen unter den Kindern in den ersten Lebensjahren ganz abgesehen, wenn auch sicherlich unter den Kindern der ersten Lebensjahre hin und wieder ein Todesfall an Enteritis paratyphosa mit folgender Bakteriämie erfolgt. So lehren wenigstens die bakteriologischen Blutuntersuchungen, die unter E. Fraenkels Leitung in unserer Anatomie vorgenommen werden.

Wiederholt sind dort bei Kindern, die an Enteritis gelitten haben, in dem Herzblut Paratyphusbazillen nachgewiesen worden. Es kann keinem Zweifel unterliegen, daß die Keime vom Darm aus in die Blutbahn eingedrungen sind, nachdem sie sich dort auf der Schleimhaut angesiedelt hatten. Beweisende Kulturen aus den Fäces bei derartigen Fällen stehen allerdings noch aus.

Der Tod wird entweder akut durch die Schwere der Intoxikation herbeigeführt oder die Kranken erliegen sekundären Affektionen infolge mangelnder Widerstandskraft.

Diagnose. Die Diagnose der Gastroenteritis paratyphosa gründet sich lediglich auf den Nachweis des spezifischen Erregers im Darminhalt, die, wie oben schon gesagt, meist in reichlicher Zahl vorhanden sind. Ausstriche auf Fuchsin oder Lackmus-Nutrose- oder Malachitgrün-Agar geben über die Anwesenheit derselben bald Aufschluß. Natürlich müssen die verdächtigen Keime nicht nur kulturell, sondern auch durch Immunserum identifiziert werden. Allerdings ist mit der Züchtung der fraglichen Bakterien aus dem Stuhl noch nicht der absolute Beweis erbracht, daß dieselben auch Krankheitserreger in dem speziellen Fall sind. Denn bei der Häufigkeit der Paratyphusbazillen in der Umgebung des Menschen können dieselben auch lediglich als Saprophyten den Darm passieren. Wenn indes Krankheitserscheinungen der besprochenen Art vorliegen und die Bakterien der Enteritisgruppe in großer Menge im Darm nachweisbar sind, dann darf man schon mit großer Wahrscheinlichkeit an ihre ätiologische Bedeutung glauben. Und das um so mehr dann, wenn sich Krankheitsfälle gleicher Art häufen und auf eine gemeinsame Infektionsquelle, womöglich auf ein bestimmtes Nahrungsmittel, etwa Fleisch, zurückgeführt werden können.

Maßgebender ist schon das Vorhandensein von Immunkörpern im Serum der Patienten oder Rekonvaleszenten, also besonders ein positiver Ausfall der Agglutination mit Paratyphusbazillen. Aber auch hier liegt ja die Möglichkeit vor, daß von früheren oder heterogenen Infektionen, z. B. Typhus, die Immunkörper herrühren. Absolut beweisend ist daher die Gruber-Widalsche Probe erst dann, wenn sie ursprünglich negativ und später positiv ausfällt. Ende der ersten Krankheitswoche fanden wir dieselbe im Verhältnis von 1 : 150 positiv. In leichteren Fällen werden Agglutinine nicht immer in beweisender Menge gebildet.

In denjenigen Fällen, in welchen die Bazillen aus dem Blute gezüchtet werden, kann an ihrer Eigenschaft als Krankheitserreger nicht gezweifelt werden, ob primäre oder sekundäre, bleibt allerdings dann noch zu entscheiden. Allerdings sind von Conradi u. a. im Blute angeblich Gesunder einzelne Paratyphuskeime gefunden worden, nachdem die betreffenden Individuen absichtlich oder unabsichtlich größere Mengen der Bakterien in den Magendarmkanal aufgenommen hatten, ohne mit Krankheitserscheinungen und Fieber darauf zu reagieren.

Es mag vielleicht vorkommen, daß irgendwelche pathogenen Keime vorübergehend und in geringer Zahl im Blute kreisen, und gleichwohl ein ausgesprochenes Krankheitsgefühl oder schwerere Symptome nicht ausgelöst werden.

Eine sehr reiche Erfahrung gerade auf diesem Gebiete zwingt uns aber zu der Annahme, daß eine genaue Krankenbeobachtung und zweistündliche Temperaturmessung (After) auch in diesen Fällen neben der Bakteriämie leichte objektive Störungen konstatieren wird.

Man wird sicherlich das Auftreten von Bakterien in züchtbarer Menge im Blut von Krankheitszeichen begleitet sehen.

Daß nach erfolgter Infektion der Harnwege die Erreger nicht nur im Urin, sondern bei Frauen auch in der Vagina durch Kultur nachzuweisen sind, bedarf kaum des Hinweises.

Die Unterscheidung der Cholera nostras von der asiatica wird natürlich auch nur auf kulturellem Wege geführt.

Ob neben den Cholera-Spirillen und den Gärtnerschen Enteritis- oder Paratyphus-Bazillen noch andere Bakterien als ätiologisches Moment bei Brechdurchfall in Betracht gezogen werden müssen, bedarf noch weiterer Untersuchungen. Angeschuldigt werden B. proteus und Bact. coli com.

Für eine mildere, subakute Form der Gastroenteritis, speziell die mit Ikterus einhergehende, ist von Schottmüller und Much das Bacterium coli haemolyticum als Erreger nachgewiesen worden, und zwar auf Grund der Opsoninreaktion (l. c.).

Anderweitige Erkrankungen, die mit der paratyphösen Enteritis oder bakteriellen Nahrungsmittelvergiftung verwechselt werden können, sind Arsenik-, Solanin-, Colchicin-Intoxikationen. Man wird bei geringstem Verdacht auf eine Metallvergiftung oder bei negativem Ausfall des Kulturverfahrens sowohl das Erbrochene, wie die Fäces, welche grundsätzlich für diese Eventualität aufzubewahren sind, auf chemische Gifte untersuchen (s. diese).

Unsere diagnostische Aufgabe kann aber nicht als abgeschlossen gelten, solange nicht die Infektionsquelle festgestellt ist. Jedenfalls muß der Versuch gemacht werden, darüber Aufklärung zu erhalten, ob eine alimentäre oder eine kontagiöse Übertragung stattgefunden hat. Wir glauben entgegen der Auffassung von Conradi nicht, daß die Menge der Keime in den Fäces des Kranken diesbezügliche Schlüsse erlaubt. Dagegen spricht eine Massenerkrankung entschieden für eine alimentäre, d. h. durch Nahrungsmittel verursachte Ansteckung.

Wir haben da also unsere Aufmerksamkeit vor allem dem Fleisch zuzuwenden. In zweiter Linie kommen Milch, Wasser, dann Mehlspeisen aller Art (s. oben) in Frage.

Ein wichtiger Fingerzeig ist der Nachweis, daß alle Erkrankte ein und dasselbe Nahrungsmittel genossen haben.

Sodann sind Versuche anzuschließen, die Bazillen aus den inkriminierten Speisen zu züchten. Namentlich sprechen große Mengen von Bakterien in der Speise unbedingt für die Schädlichkeit derselben. Vereinzelte Keime können auch in Fleisch angetroffen werden, dessen Genuß Schaden nicht anrichtet. Darum darf es allerdings nicht als genußtauglich bezeichnet werden.

Sporadische Fälle können auch auf alimentäre Invasion der Erreger beruhen, die Feststellung des Zusammenhanges ist aber aus naheliegenden Gründen schwieriger.

Um eine kontagiöse Übertragung zu erweisen, ist eine systematische bakteriologische Untersuchung notwendig, wie wir sie früher beim Typhus geschildert haben. Sie hat sich auf alle Menschen zu beziehen, mit denen der Erkrankte zuletzt in Berührung gekommen ist. Außer den Fäces ist auch der Harn bakteriologisch zu untersuchen.

Behandlung. Die Behandlung der vorstehend geschilderten Krankheit bedarf hier keiner besonderen Besprechung, da es eine spezifische Therapie nicht gibt. Es kann daher auf das betreffende Kapitel verwiesen werden. Nur soviel sei gestattet hier zu sagen, daß das einzige Mittel, welches in schweren Fällen allein die Katastrophe verhindern kann, die Muskelkrämpfe und den quälenden Durst mildern, die Herzkraft heben kann, Infusionen von Kochsalzwasser (0,8 %) in reichlicher Menge (4—5 Liter pro die) subkutan oder intravenös sind. Daneben sind Herztonica zu verordnen. (Strophantin, Coffein, ev. Digitalis, auch Adrenalin ist zu versuchen.) Von Calomel raten wir auch hier ab, nur im Anfang der Krankheit verabreichen wir einmal Rizinusöl, dann Tannigen.

Der Paratyphus abdominalis B (die typhöse Form der Fleisch- oder Nahrungsmittelvergiftung).

Die zweite Form, in welcher die durch Paratyphus-B-Bazillen bedingte Infektion beim Menschen verlaufen kann, ist die typhöse.

Wie es im Namen zum Ausdruck kommt und früher schon (S. 519) gesagt wurde, gleicht der Paratyphus in seinem Verlauf dem Typhus außerordentlich, dennoch ist es scharfen Beobachtern schon vor der ätiologischen Trennung der beiden Krankheitsformen gelungen, Differenzpunkte aufzufinden. Seitdem durch die bakteriologische Untersuchung eine strenge Scheidung der einen Infektion von der anderen möglich ist, haben die Unterscheidungsmerkmale noch an Zuverlässigkeit und Zahl gewonnen.

Es sollen in der folgenden Schilderung vor allem daher die Momente berücksichtigt werden, welche die Sonderstellung des Paratyphus auch in klinischer Beziehung erkennen lassen.

Die gemeinsamen Charakterzüge können, um Wiederholungen zu vermeiden, nur kurz skizziert und mögen der Darstellung des Typhus entnommen werden.

Es sei hier zunächst die sich unmittelbar aufdrängende Frage erledigt, wie ein so differentes Krankheitsbild, die Gastroenteritis einerseits, der Paratyphus abdominalis andererseits, durch dieselben Bazillen erzeugt werden kann.

Der Schlüssel ist in der von uns 1902 (l. c.) zuerst ausgesprochenen pathogenetischen Auffassung über den Typhus gegeben. Die diesbezügliche Theorie (s. S. 484 f.) auf den Paratyphus übertragen, besagt, daß sich in diesem Fall die Infektionserreger in dem Lymphgefäßsystem, vor allem des Abdomens, ansiedeln, sich besonders in dem Lymphapparat des Mesenteriums weiterentwickeln, nachdem sie irgendwo durch die Schleimhaut des Digestionstraktus Eingang gefunden haben. Von dem Lymphapparat erfolgt eine beständige Einschwemmung in das Blut und Verschleppung in die übrigen Organe des Körpers. Die Geschwüre des Darmes sind nur eine Teilerscheinung der Lymphsystemerkrankung. Anders, wie wir sahen, lokalisiert sich der Infektionsprozeß bei der Gastroenteritis acuta. Hier kommt es zu einer Giftwirkung der eingeführten Keime direkt auf die Schleimhaut des Darmes und zu einer Ansiedlung der Paratyphusbazillen (ähnlich wie bei der Dysenterie und Cholera indica) in den oberflächlichen Schichten der Darmschleimhaut. Auch von hier aus können Keime in das Blut übertreten, wenn auch nicht in der Zahl und für so lange Zeit wie beim Paratyphus. In der Bakteriämie an sich liegt also die Unterscheidung nicht, sie ist eine Begleiterscheinung beider Krankheitszustände. Das wesentliche Moment ist vielmehr die verschiedene Sedes morbi.

Damit lehnen wir auch die diesbezügliche Theorie Trautmanns ab, welcher das Trennende darin sehen will, daß die Inkubation das eine Mal beim Paratyphus im kranken Menschen, das andere Mal bei der Gastroenteritis, vor der Infektion des Menschen, also z. B. bei Fleischvergiftung im Tierkörper erfolgt.

Trautmann meint, daß beim Paratyphus nur wenige Keime eingeführt werden und nun erst eine gewisse Zeit, eben die Inkubation, verstreichen muß, bis die Keime sich in solcher Menge entwickelt haben, daß dadurch allmählich Krankheitserscheinungen hervorgerufen werden. Wird dagegen eine massive Dosis von Keimen aufgenommen, die zu solcher Menge im Fleisch angereichert sind, so tritt eine akute Reaktion, die Gastroenteritis, ein. Der Paratyphus stelle eine in ihren Symptomen in die Länge gezogene und darum gemilderte Gastroenteritis dar, da die Krankheitserscheinungen lediglich der Menge der eingeführten bzw. der sich erst entwickelnden Paratyphusbazillen entsprächen.

Ganz abgesehen davon, daß der zuweilen (!) weniger brüsk einsetzende und protrahiert verlaufende Paratyphus abdominalis unmöglich mit einer allmählichen Entwicklung der Bakterien im Darm zu erklären ist, da man häufig schon im Anfang dieser Krankheitsform fast Reinkulturen der Bazillen in den Fäces findet, sprechen dagegen epidemiologische Beobachtungen, welche lehren, daß der Genuß etwa gleicher Quantitäten desselben infektiösen Materials bei dem einen Menschen zur Gastroenteritis, bei dem anderen zum Paratyphus, beim dritten — und das ist ein Grund von unbedingter Beweiskraft — zu einer Kombination beider Zustände führt.

Daß die Schwere der Erkrankung an Gastroenteritis immerhin in einem graduellen Abhängigkeitsverhältnis von der Menge der eingeführten Bakteriengifte steht, und daß dazu eine Anreicherung der Bazillen im Tierkörper wesentlich ist, haben wir früher schon betont. Immer handelt es sich in diesen Fällen aber eben nur um leichte oder schwere Formen von Gastroenteritis (s. S. 528 f.). Des weiteren zeigen die beiden Erkrankungsformen verschiedene anatomische Bilder (s. auch S. 542, 549).

Was nun die Frage anbelangt, warum in der einen Epidemie, die durch Paratyphusbazillen hervorgerufen ist, die typhöse Form der Erkrankung sich nur ganz vereinzelt, in anderen häufiger, in wieder anderen vorzugsweise zeigt, so kann man darüber nur Vermutungen hegen. Es ist wahrscheinlich, daß der Modus nicht von der Disposition der Menschen, sondern von der jeweiligen Eigenart des infizierenden Bakterienstammes abhängig ist.

Ein Überwiegen des Paratyphus abdom. ist dann meist zu beobachten, wenn die Infektionsquelle verhältnismäßig wenig Keime führt, wie es z. B. bei Wasserinfektionen der Fall ist. Da Trinkwasseranlagen die Keime nicht in der Masse führen wie etwa Fleisch, so fehlt die für das Eintreten einer Gastroenteritis im allgemeinen nötige Vorbedingung, von der wir oben gesprochen haben (S. 528).

Die Übertragung des Paratyphus findet im übrigen auf alimentärem Wege durch Fleisch, Fische, Austern, Milch, Backwerk u. dgl. oder durch Kontagion von Mensch auf Mensch direkt oder indirekt statt. Wir können uns auf das S. 525 f. Gesagte beziehen. Bezüglich der Infektionspforte und der Disposition verweisen wir auf Seite 527.

Der **Krankheitsverlauf** gestaltet sich nun so, daß meist ein Inkubationsstadium von 3—6 Tagen, von der erfolgten Infektion an gerechnet, dem Fieberausbruch vorangeht.

In dieser Zeit klagen die Patienten zuweilen über Appetitlosigkeit und Übelkeit, manchmal stellt sich Erbrechen ein. Sind die gastrointestinalen Erscheinungen noch prägnanter, werden sie sogar von Fiebersteigerungen begleitet, so handelt es sich eben um jene schon öfter erwähnte Kombination von Gastroenteritis acuta, an die sich ein Paratyphus abdominalis anschließt. Es ist dann lediglich Auffassungssache, ob man in den Erscheinungen zwei aufeinanderfolgende Krankheitsformen sehen oder den ersten gastrointestinalen Symptomenkomplex zu der folgenden typhösen Erkrankung rechnen will. In nicht seltenen Beobachtungen ist der Beginn der Krankheit aber ein urplötzlicher. Ohne jede Vorboten, vielleicht nach einer Inkubation von nur wenigen Stunden steigt die Temperatur unter Schüttelfrost steil bis auf 40⁰ an und bleibt auf dieser Höhe, während die sonstigen Krankheitszeichen in Übelkeit, Erbrechen, Kopfschmerzen, profusen Durchfällen bestehen. Ein Beispiel dieser Art gibt Beob. 42.

Ein derartiges Krankheitsbild weicht so erheblich von dem des Typhus ab, daß es nicht schwer wird, unter diesen Umständen an Paratyphus zu denken.

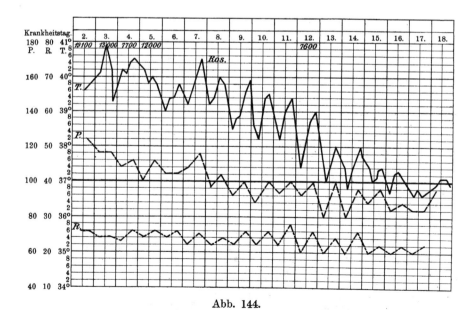

Abb. 144.

Beobachtung 42: Grete Freh., 20 Jahre alt. Paratyphus abdominalis B. Beginn plötzlich mit den Erscheinungen des Brechdurchfalls. Starke Leukocytose. Am 8. Krankheitstag Roseolen!

Anamnese: Akute Erkrankung am 3. Oktober mit Schüttelfrost; gleichzeitig traten Durchfälle auf, die am 4. Oktober noch heftiger wurden. Keine Schmerzen im Leib, kein Erbrechen, das Bewußtsein blieb frei.

Status praesens (4. Oktober, 2. Krankheitstag): Mittelgroßes, gehörig ernährtes Mädchen. Zunge trocken rissig, weiß belegt; Gaumen und Rachen gerötet. An der Unterlippe ein Herpes labialis.

Brustkorb schmal, Atmung gleichmäßig, etwas beschleunigt, gehörig ausgiebig. Über den Lungen überall voller Perkussionsschall. Links hinten, oben: unreines Atmen mit katarrhalischen Nebengeräuschen, sonst überall normales Vesikuläratmen.

Herzdämpfung normal, an der Spitze unreine Töne. I. Aortenton akzentuiert. Herztätigkeit beschleunigt, regelmäßig.

Abdomen weich, nirgends druckempfindlich. Milz nicht palpabel. Milzdämpfung nicht vergrößert. Roseolen nirgends sichtbar.

Stuhl: dünn, hellbraun, erbsenbreiartig.

Urin: sauer; Eiweiß, Zucker nicht vorhanden; Diazo nicht nachweisbar. Im Blut 19 100 Leukocyten. Blutentnahme: steril.

Verlauf: 6. Oktober: deutlicher Milztumor; häufige diarrhoische Stuhlentleerungen. Auftreten der Menses.

7. Oktober: Blutentnahme: Paratyphus B. 8. Oktober: Urin Diazo + +.

10. Oktober: Roseolen! sehr reichlich am Rumpf und Extremitäten. Im Urin (steril entnommen; eine Öse ausgesät) reichlich Kolonien von Bacterium Paratyphus B.

12. Oktober: Stuhl hat normale Konsistenz, täglich eine Entleerung. Weiterer Verlauf normal; am 18. Oktober fieberfreier Tag! Patientin hat keinerlei Beschwerden mehr; sehr guter Appetit.

Rekonvaleszenz ungestört; am 9. November zum ersten Male außer Bett. Körpergewichtzunahme seit dem 7. Oktober 3,0 kg.

Am 17.—18. November leichte Angina catarrhalis; am 29. November wird die Patientin geheilt entlassen.

Andererseits entwickelt sich aber ein Fiebertypus von demselben Charakter wie bei Typhus. Die Temperatur steigt staffelförmig an und nach etwa vier Tagen ist die Akme erreicht. Wie beim Typhus schließt sich dann eine Kontinua längerer oder kürzerer Dauer an, die im lytischen Abfall wieder in normale bzw. in subnormale Temperatur übergeht. Einen derartigen Fiebertypus zeigt die Kurve folgender Fälle (Beob. 43—45). Wer aber viele Paratyphuserkrankungen sieht, der wird bald die Erfahrung machen, daß beim Paratyphus im Gegensatz zum Typhus leichte Fiebertypen überwiegen, bei denen es zu einer ausgeprochenen Kontinua überhaupt nicht oder nur für kurze Zeit kommt. Dementsprechend ist die Dauer des Fiebers durchschnittlich eine kürzere.

In einer Zahl von 30 Fällen von Paratyphus unserer Beobachtung berechneten wir die durchschnittliche Fieberdauer auf 21 Tage. Als Regel kann auch gelten, daß man einen so langen Fieberverlauf wie bei manchen Typhusfällen kaum sieht.

Auch ein amphiboles Stadium haben wir in der ausgesprochenen Weise wie beim Typhus nur selten gesehen. Wenn aber die Behauptung ausgesprochen worden ist, daß es so schwere Fiebertypen wie beim Typhus beim Paratyphus nicht gebe, so mögen als Gegenbeweis folgende 2 schwere Fälle dienen. (Beobachtung 44 und 45.)

Beobachtung: 44 Otto K., 18 jähriger Maurer, wird am 17. VII. 1900 ins Allgemeine Krankenhaus aufgenommen. Vorher angeblich nie krank.

Am 13. VII. stellten sich ziemlich plötzlich Kopfschmerzen ein. Der Kranke arbeitete zunächst noch, blieb am 14. VII. abends aber im Bett.

Bei der Aufnahme am 17. VII. klagte er über Kopfschmerzen und Mattigkeit.

Das Gesicht des kräftigen Mannes ist stark gerötet, Ausdruck unruhig. Konjunktiven stark gerötet. Lippen und Zunge trocken, rissig. Keine Drüsenschwellung. Körperhaut trocken. Auf dem Abdomen drei rote erhabene Flecke.

Brustkorb gut gebaut. Grenzen der Lungen normal und gut verschieblich. Überall heller Lungenschall und vesikuläres Atmen. Über beiden Unterlappen, rechts dichter als links, bronchitische Geräusche. Seltene kurze Hustenstöße. Kein Auswurf.

Herz bietet normale Grenzen. Töne rein.

Puls 96, regelmäßig. Von mittlerer Füllung und Spannung. Abdomen flach gewölbt.
Viel Durst, kein Appetit. Leber nicht vergrößert. Milz nicht palpabel. Urin enthält
eine Spur Eiweiß. Mikroskopisch spärliche hyaline Zylinder und Leukocyten, einzelne
Nierenepithelien. Stuhlgang angehalten, Sensorium leicht benommen. Der Kranke
spricht öfters vor sich hin, liegt unruhig, lacht ohne Ursache.

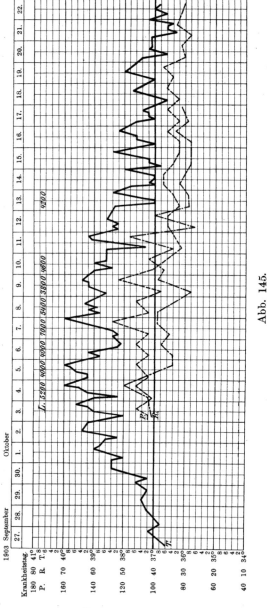

Abb. 145.

Beobachtung 43: M. G. Paratyphus abdominalis B.

Temperatur 40,7 °. Ent-
nahme von 21 ccm Blut aus
einer Armvene und Verwen-
dung zu Agarplattenkulturen.
Bis zum 20. VII. sind
241 gleichartige Kolonien gewachsen.

Am 18. VII. zweite
Blutuntersuchung (22 ccm).
Diesmal gehen nur 99 Kolo-
nien auf.

21. VII. Der Zustand
und Befund im wesentlichen
unverändert. Temperatur
etwas niedriger. Völlige Benommenheit. Nachts Deli-
rien. Patient will aus dem
Bett, ist nur mit Mühe zu-
rückzuhalten. Hat Gesichts-
halluzinationen und Beein-
trächtigungsideen. So glaubt
er, daß er stirbt, hält den
Atem an und ruft dann, so,
jetzt atme ich schon nicht
mehr. Urin und Stuhlgang
läßt er unter sich. Bronchitis
besteht noch, Milz nicht palpabel. Neue Roseolen sind
nicht aufgetreten. Puls seit
gestern frequenter, ca. 120
kleiner als bisher. Atmung
beschleunigt, 30 bis 40. Schwerer Allgemeinzustand.

26. VII. Zeitweilig ist
Patient klar, besonders nach
den Bädern.
Lungenbefund unverän-
dert. Milz nicht palpabel.

28. VII. Temperatur im
ganzen niedriger, trotzdem
ist Patient noch zeitweilig
unklar.
Über beiden Unterlappen
noch bronchitische Geräusche,
besonders links. Keine Komplikationen. Puls aber noch
immer frequent und dürftig.
Atmung frequent. Gesichtsfarbe zyanotisch. Allge-
meinzustand bedroh-
lich.

31. VII. Temperatur
sinkt lytisch. Puls noch
immer 100 bis 120 klein. At-
mung ruhiger. Über dem Unterlappen Bronchitis geringer.
Sensorium frei.

6. VIII. Temperatur heute normal. Puls ruhiger und voller. Patient fühlt sich
wohl. Es stellt sich Hunger ein. Spärliche bronchitische Geräusche.

12. VIII. Temperatur dauernd unter 37 ° (rectum). Allgemeinbefinden gut. Puls
seit dem 9. VIII. unter 100.

16. VIII.   Unter leichtem Frösteln Temperaturanstieg.   Befinden sonst nicht gestört.

17. VIII.   Temperatur steigt weiter bis 39,8 °.   Objektiver Befund negativ.

23. VIII.   Seit dem 19. VIII. wieder fieberfrei.   Allgemeinbefinden, abgesehen von großer Mattigkeit, gut.

26. VIII.   Patient erholt sich.   Starke Diurese.

2. IX.   Patient steht auf.   Puls etwas labil.

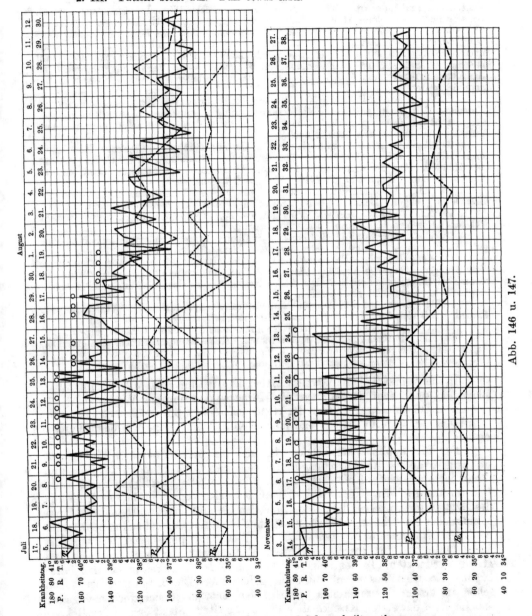

Abb. 146 u. 147.

18. IX.   Mit einer Gewichtszunahme von 8,2 kg geheilt entlassen.

      Beobachtung 45: Wilhelm S. 15 jähriger Mechanikerlehrling. Aufgenommen am 3. XI. 1900.   Früher im wesentlichen nicht krank.   Vor 14 Tagen erkrankte Patient unter Schüttelfrost mit folgendem Hitzegefühl, nachdem er sich einige Tage vorher matt und abgeschlagen gefühlt hatte.   Seit dem Tage der Erkrankung bestanden Durchfälle, Leibschmerzen, Heiserkeit und große Mattigkeit.   Bei der Aufnahme folgender Befund: Kleiner, graziler, stark abgemagerter Junge.   Hohes Fieber, 40,9 °.   Puls klein, weich, 96.   Schweres

Krankheitsbild. Patient nimmt passive Rückenlage ein, ist somnolent, gibt nur schwerfällig Auskunft. Gesichtsfarbe gerötet. Haut feucht. Rumpf, Oberschenkel und Arme sind dicht besät mit stark ausgeprägten Roseolen. Dieselben sind rosarot, zentral erhaben und meist über linsengroß. Muskulatur der Beine ist druckempfindlich, keine Drüsenschwellung. Lippen und Zunge trocken, letztere belegt. Pharynx gerötet, aufgelockert. Stimme heiser, Kehlkopfeingang gerötet und geschwollen. Keine Geschwüre sichtbar, Stimmbänder frei. Thorax grazil. Atmet gleichmäßig. Lungengrenzen normal. Schall sonor. Vesikuläres Atmen. Über beiden Lungen, namentlich Unterlappen giemende und schnurrende Geräusche. Herz nicht verbreitert. Töne sehr leise. Abdomen leicht aufgetrieben. Leberdämpfung schmal. Milz nicht palpabel, auch perkussorisch nicht nachweisbar. Urin enthält Spur Eiweiß. Indikan- und Diazoreaktion positiv. Stuhl mehrmals dünnbreiig, gelb. Entnahme von 5 ccm Blut und Verwendung desselben zu Agarplattenkulturen; am 5. XI. sind 18 gleichartige Kolonien gewachsen, bis zum 8. XI. noch 18 weitere.

6. XI. Rücken, Bauch, Brust, Oberschenkel, Oberarme, Hals dicht übersät mit Roseolen. Milz nicht palpabel. Meteorismus geringer. Abdomen an einzelnen zirkumskripten Stellen druckempfindlich. Stuhl angehalten. Temperatur zeigt Intermissionen. Puls ca. 100. Somnolenz besteht noch.

8. XI. Allgemeinzustand noch schwer. Geringe Zyanose. Temperatur fällt. Puls klein, 118. Auf beiden Unterlappen zähe Bronchitis. Roseolen auch im Gesicht und an den Händen. Auf der linken Tonsille zarter, grauer Belag. Dekubitus. Urin enthält Spur Albumen. Menge 800 bis 1000. Stuhlgang angehalten.

12. XI. Allgemeinzustand besser. Puls voller. Temperatur fällt lytisch ab. Bronchitis geringer. Dekubitus heilt. Roseolen blassen ab. Sensorium klarer.

16. XI. Aussehen frischer. Puls gut, ca. 80. Temperatur sinkt. Appetit stellt sich ein. Roseolen blassen ab. Bronchitis gering.

18. XI. Temperatur intermittierend (amphibol. Stadium). Patient ist lebhafter. Puls gut, 80. Nur noch auf der Bauchhaut einzelne blasse Roseolen sichtbar. Diurese steigt.

24. XI. Ungestörte Rekonvaleszenz. Patient ist seit gestern fieberfrei und klagt über Hunger. Roseolen verschwunden. Milz war nie palpabel. Auch perkussorisch niemals vergrößert nachweisbar. Die großen Nervenstämme der Beine noch mäßig druckempfindlich. Bronchitis geschwunden.

5. XII. Abgesehen von leichten Temperaturerhebungen auf 37,4 °. Verlauf normal. Patient erholt sich fortschreitend. Starker Haarausfall.

12. XII. Befinden gut. Keine Komplikationen. Kräfte nehmen langsam zu.

20. XII. Patient fühlt sich noch schwach. Keine Komplikationen. An einzelnen Tagen leichte Temperatursteigerungen um $^4/_{10}$ bis $^5/_{10}$ Grad. Gute Diurese.

30. XII. Patient ist jetzt kräftiger, steht auf. Fühlt sich wohl.

In schwereren Fällen folgt dem Fieber ein Stadium subfebriler Temperatur. Längstens nach acht Tagen zeigt die Körperwärme normale Werte.

Von Erscheinungen seitens der Haut interessiert am meisten das Roseolaexanthem, welches im großen und ganzen in gleicher Weise wie beim Typhus auftritt.

Der für Typhus charakteristische und im mikroskopischen Bilde sogar pathognomonische Ausschlag findet sich also auch beim Paratyphus und damit ist ein wichtiges Moment für die klinische Gleichwertigkeit der Krankheitsformen gegeben. Hier wie dort handelt es sich demnach um eine Infektion des Lymphapparates (vergl. S. 484). Zuweilen gewinnt das Exanthem beim Paratyphus eine Ausdehnung, wie es bei Typhus doch nur äußerst selten beobachtet wird. Schon in unserer zweiten Mitteilung über Paratyphus berichteten wir über einen Patienten, der übersät von roten Flecken war, die sogar Gesicht und Hände bedeckten. In der Folge haben auch andere Autoren gerade bei Paratyphus Roseolen besonders zahlreich gefunden. Die Effloreszenzen sollen schon am ersten Krankheitstag bemerkt sein, entwickeln sich doch meist aber erst im Lauf der ersten Krankheitswoche und später. Sogar erst in der Rekonvaleszenz hat man sie ausnahmsweise aufschießen sehen. Die Form ist die der Roseola typhosa. Indes rechnet Lentz ihnen auch flohstichartige Eruptionen der Haut zu, die er gelegentlich bei seinen Kranken vorfand, während in einem Fall von Rings markstückgroße Roseolen den ganzen Körper bedeckten. Wir sahen einige Male Roseolen, die uns in Form und Größe üppiger erschienen als bei Typhus. Endlich wird noch eines skarlatinösen Roseolenexanthems Erwähnung getan. Ob alle diese Ausschlagsformen als Äquivalente der typischen Roseolen anzusehen sind, darüber könnten nur anatomische Untersuchungen, wie sie E. Fraenkel bei Typhus geliefert hat, Aufschluß geben. Wir sahen ein masernähnliches und bullöses Exanthem in Beob. 47.

Eine Hauterscheinung, der man, nach den vorliegenden Berichten zu schließen, öfter begegnet, ist ein Herpes labialis. Während einige Autoren diesen in 50 % der Fälle verzeichnen, sahen wir ihn zwar öfter als bei Typhus, immerhin nicht bei jedem zweiten Fall. Herpes bei typhöser Erkrankung spricht jedenfalls für Paratyphus.

Über sonstige Veränderungen an der Haut schwerer Art, Dekubitus, Phlegmonen, Gangrän liegt wesentliches kasuistisches Material nicht vor; vor allem wohl deshalb nicht, weil der Paratyphus eben die mildere Krankheit darstellt. Mehrfach bestand bei unseren Kranken eine Konjunktivitis.

Die Veränderungen, welche die Rachenorgane darbieten, entsprechen denen des Typhus. In schweren Fällen jedenfalls findet sich hier wie dort, fulginöser Belag auf Lippen und Zunge.

Ebenso haben wir Tonsillitis und Laryngitis gesehen. Geschwüre im Kehlkopf konnten wir nicht feststellen.

Erbrechen ist ein, namentlich im Beginn des Paratyphus sehr häufiges Symptom; Anorexie besteht fast immer.

Im Gegensatz zum Typhus ist der Stuhlgang anfangs in der Mehrzahl der Fälle durchfällig, oft stellen sich profuse Diarrhöen ein von üblem Geruch. Obstipation kommt auch vor, aber seltener als bei Typhus.

Entschieden weniger häufig als beim Typhus treten Darmblutungen auf. Wir sahen nur einmal einen starken Blutabgang von etwa 300 ccm per rectum. Der Kranke genas. Die Seltenheit erklärt sich aus den später zu besprechenden anatomischen Verhältnissen.

In schwereren Fällen bildet sich auch beim Paratyphus Meteorismus aus, doch pflegt er bedenkliche Formen nicht anzunehmen.

Appendicitis ist auch in einem Falle unserer Beobachtungsreihe als Teilerkrankung beobachtet worden. Es entzieht sich völlig der Beurteilung, ob es sich hier um einen spezifischen Prozeß, durch Paratyphusbazillen bedingt, im Wurmfortsatz gehandelt hat.

Auch eine Peritonitis kann sich im Verlauf unserer Krankheit einstellen. Es liegen mehrere einwandfreie Berichte in der Literatur vor, aus denen hervorgeht, daß durch typische Darmgeschwüre, welche bis auf das Peritoneum vorgedrungen sind, letzteres durchbrochen werden kann. Damit sind dann die Erscheinungen einer Perforativ-Peritonitis in Szene gesetzt, über deren Symptomenkomplex auf das Kapitel im Abdominaltyphus verwiesen werden muß. Über den Zeitpunkt, zu welchem mit einem derartigen Ereignis zu rechnen ist, kann im allgemeinen auch das über den Typhus Gesagte maßgebend sein, immerhin darf vielleicht doch beim Paratyphus mit einer schnelleren Ausbildung der Geschwüre und demzufolge mit der Möglichkeit einer Bauchfellentzündung zu einem früheren Termin gerechnet werden, in Anbetracht der in vielen Fällen schneller und brüsker erfolgenden Krankheitsentwicklung. Indessen ist doch das besprochene verhängnisvolle Ereignis, die Peritonitis, beim Paratyphus eine recht seltene Komplikation, und zwar wohl deswegen, weil die Darmgeschwüre hier entschieden weniger häufig und in geringerer Zahl als beim Typhus auftreten. Ob auch aus anderen Gründen eine Peritonitis entstehen kann, dazu fehlen noch kasuistische Unterlagen.

In allen Fällen von Paratyphus tritt eine Milzschwellung ein.

So läßt sich auch beim Paratyphus abdom. meist ein Milztumor palpatorisch oder perkussorisch nachweisen. Wir unsererseits haben in der Konsistenz des Tumors einen Unterschied gegenüber dem Verhalten der Milz bei Typhus nicht finden können. Andere Autoren aber glauben, daß die Milz beim Paratyphus von derberer Beschaffenheit sei und sich schneller zurückbilde.

Die Gallenwege stellen auch für die Paratyphusbazillen eine bevorzugte Vegetationsstätte dar.

Sie sind in der Gallenblase anzutreffen, ohne daß Krankheitszeichen auf ihre Ansiedlung hindeuten. Andererseits sind doch Fälle bekannt geworden (Lorey), in denen eine Entzündung der Gallenblase, besonders wenn Steine vorhanden sind, durch die Bazillen hervorgerufen wurden. Die klinischen Erscheinungen sind die früher geschilderten Schmerzen, das Fieber, das Erbrechen, der Ikterus, kurz Gallenblasenkoliken, wie sie auch durch Typhusbazillen veranlaßt werden. In dem zitierten, von Lorey beschriebenen Fall konnten wir in der exstirpierten Gallenblase Steine und Geschwüre in der Wand, außerdem Paratyphusbazillen nachweisen (s. S. 561). Natürlich sind die Träger solcher infizierten Gallenblase Paratyphusbazillenausscheider. Über den Fieberverlauf derartiger Fälle gibt folgende Tabelle Auskunft. (Beob. 46.)

In welcher Weise die Leber bei Cholecystitis in Mitleidenschaft gezogen wird, ist aus unseren früheren Ausführungen (S. 429 ff.) zu ersehen.

Daß auch noch andere Erkrankungen der Leber beim Paratyphus vorgekommen sind, ist uns nicht bekannt geworden.

Die Störungen seitens des Magens sind schon mehrfach erwähnt. Appetitlosigkeit und Erbrechen sind regelmäßige Symptome, namentlich im Beginn der Erkrankung.

Die Bronchien erkranken in schwereren Fällen fast immer. Die Bronchitis nimmt aber selten große Ausdehnung an.

Auch der Übergang in eine Bronchopneumonie oder die Ausbildung einer Hypostase bzw. einer lobären Pneumonie ist eine große Ausnahme.

Berichte über Krankheitszustände, die denen als Pneumotyphus beschriebenen an die Seite zu stellen wären, fehlen einstweilen.

Lungeninfarkte infolge embolischer Prozesse mit den früher gekennzeichneten Symptomen treten hin und wieder auf.

Ein Abszeß in der Lunge, und zwar im linken Oberlappen ist von Bingel beschrieben. Der Herd wurde auch im Röntgenbilde nachgewiesen, in dem massenhaft entleerten Eiter wurden Paratyphusbazillen nachgewiesen. Indes erlaubt doch die mitgeteilte Krankengeschichte lebhaften Zweifel, ob der Prozeß in der Lunge wirklich als Komplikation eines Paratyphus und nicht vielmehr als eine isolierte Infektion des Lungengewebes durch Paratyphusbazillen primär oder sekundärer Natur aufgefaßt werden muß.

Über Tuberkulose in Beziehung zum Paratyphus sensu strictiori kann wiederum auf das beim Typhus Gesagte verwiesen werden, wenn auch eine Kombination beider Krankheitsformen wesentlich seltener eine Rolle spielt, als beim Ileotyphus, soweit wenigstens eigene Erfahrung und Literatur heute darüber ein Urteil erlaubt (S. 445, 495).

Mehrfach sind Fälle von Pleuritis Gegenstand klinischer Beobachtung gewesen.

So berichtet Lorey über einen sich recht lange mit schleppendem Fieber hinziehenden Fall dieser Art.

Entweder durch einen Lungeninfarkt oder durch einen pneumonischen Herd wurde erst eine Pleuritis sicca, dann ein pleuritisches Exsudat erzeugt. Nach erfolgter Punktion ließ zunächst das Fieber nach, kehrte aber wieder mit erneuter Bildung des Ergusses. Deshalb waren wiederholte Punktionen nötig. Trotzdem der Pleurainhalt auch zuletzt noch seröser Natur war, ließen sich doch Paratyphusbazillen züchten.

Es erfolgte Heilung nach viermaliger Punktion. Eine Rippenresektion brauchte nicht vorgenommen zu werden.

Bei der **eitererregenden Eigenschaft** der Paratyphusbazillen ist auch der Übergang der **Pleuritis serosa** in **Empyem** durchaus möglich. Auch hier genügt aber vielleicht die Punktion, um Heilung herbeizuführen.

Von **Kreislaufstörungen** ist weniger zu berichten, weil eben bei unserer Erkrankung eine schwere Schädigung der betreffenden Organe ungewöhnlich ist.

Der **Puls** zeigt ein ähnliches Verhalten wie beim Typhus. Er hält sich relativ **niedrig** und ist häufig **dikrot**. Fälle, bei denen die Pulsfrequenz 100 übersteigt und sich während der Kontinua um 120 hält, kommen namentlich im Kindesalter und bei jugendlichen Frauen vor. Wenn wir diese Zahlen bei Männern oder überhaupt eine Pulsbeschleunigung zwischen 120 und 140 feststellten, war hierin ein Zeichen von Herzschwäche zu sehen.

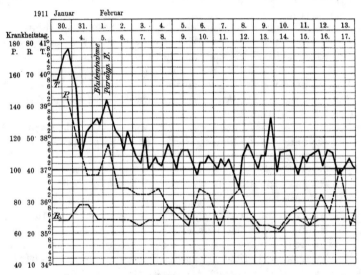

Abb. 148.

Beobachtung 46: Martha Kaaß, 22 Jahre alt. Cholecystitis paratyphosa. B. Im Blut 2 mal Paratyphus B. nachgewiesen (30. I. u. 1. II.). Gallenblase druckempfindlich. Ikterus.

Wie früher ausführlich beschrieben, charakterisiert sich diese klinische Erscheinung als **Vasomotorenlähmung.** Abgesehen von der abnormen Frequenz ist der Puls dünn, fadenförmig, leicht zu unterdrücken, unter Umständen unregelmäßig.

Zyanose und **Dyspnoe** vervollständigen das Bild, sind aber so gut wie nie beängstigend.

Die Befunde am **Herzen** entsprechen den früher angegebenen (S. 448 ff.).

Eine wichtige Störung im **Gefäßsystem** ist die **Thrombophlebitis**, welche wir in der V. cruralis mehrfach gesehen haben.

Die Veränderungen des **Blutes** sind auch in der Klinik des Paratyphus ein bedeutungsvoller Faktor; alles, was wir aber darüber beim Typhus angeführt haben, gilt auch hier.

So gelingt der kulturelle Nachweis der Paratyphusbazillen in ca. 3—5 ccm Blut bei Benutzung von Gallenagar, Gallenbouillon, reiner Rindergalle oder Aqua destillata (Verhältnis nach Gildemeister, S. 377) von Anfang der Krankheit an fast regelmäßig.

Das **morphologische Blutbild** entspricht in allen Einzelheiten dem des Typhus. Also nach schnell vorübergehender Leukocytose findet man Leukopenie, später stellt sich relative Lymphocytose ein. Die Eosinophilen verschwinden bei Beginn der Erkrankung, kehren aber mit dem Abfall der Temperatur wieder. Bemerkenswert, weil abweichend von dem Gesagten, ist Beob. 42. Hier bestand noch am 5. Tag eine Leukocytose, vielleicht infolge starker Reizung der Darmschleimhaut (Enteritis).

Über die Immunkörper des Blutserums ist eingehend schon früher gesprochen worden. Nur so viel sei hier wiederholt, daß das Krankenserum in der Regel den höchsten Agglutinationstiter für Paratyphusbazillen B zeigt, im allgemeinen die Gruber-Widalsche Reaktion also verläßliche Resultate gibt, wenn sie überhaupt positiv ausfällt und die Titerhöhe für Typhus und Paratyphus bestimmt wird. Wird der Paratyphusbazillus B in höchster Verdünnung agglutiniert, so liegt Paratyphus vor. Ausnahmen kommen aber nicht ganz selten vor.

Vor diagnostischen Fehlschlüssen ist man besonders dann geschützt, wenn man das Auftreten und das Ansteigen der spezifischen Agglutinine im Körper durch wiederholte Prüfungen des Serums verfolgen kann. Der zum Versuch verwandte Stamm muß aber auf seine Agglutinationsfähigkeit geprüft sein.

Der Harn verhält sich im großen und ganzen wie bei Typhus. Nur entspricht es dem leichteren Charakter der Krankheit, daß febrile Albuminurie im ganzen seltener auftritt.

Wir beobachteten sie in etwa 40 % der Fälle. Mikroskopisch enthält der Harn hyaline Zylinder und Leukocyten. Schwerere Formen einer akuten Nephritis kommen recht selten vor.

Die Prognose derselben ist gut.

Die Diazoreaktion fällt in etwa 30 % der Fälle positiv aus. Indikan läßt sich öfter nachweisen.

Über Urobilin und Urobilinogen haben wir ähnliche Beobachtungen gemacht, wie S. 459 ausgeführt wurde.

Eine Infektion der Harnwege, sei es aszendierend, sei es hämatogen, erfolgte öfters bei unseren Patienten. In der Regel waren damit heftige klinische Erscheinungen der Cystitis oder Cystopyelitis verbunden, wie wir sie gelegentlich der Typhusdarstellung geschildert haben. Insofern unterscheidet sich aber die paratyphöse Infektion von der typhösen, als einmal diese letztere häufiger klinisch okkult, d. h. ohne wesentliche sichtbaren Zeichen abläuft, und ferner die Bakterien schneller wieder aus den Harnwegen verschwinden, während die Paratyphusbazillen sich als äußerst hartnäckige Parasiten erweisen, die oft längst nach dem Abklingen der klinischen Symptome in dem Harn angetroffen werden.

Sie finden sich dort in ungeheurer Menge, oft nur von vereinzelten Leukocyten begleitet. Der Harn verbreitet einen üblen, heringslakenähnlichen Geruch. Wir kennen Patienten, die Jahr und Tag einen durch die genannten Bakterien getrübten Urin absondern, sich im übrigen aber durchaus wohl fühlen. Ein Mittel, die Keime aus dem Harn zu vertreiben, steht uns nicht zur Verfügung.

Die Geschlechtsorgane des Mannes können zu einer Herdaffektion der Paratyphusbazillen in Gestalt einer Orchitis oder Epididymitis führen.

Über die Beziehungen des Paratyphus als primäre Erkrankung zur Menstruation und Schwangerschaft ist vom Typhus Abweichendes nicht zu sagen. Dagegen erfolgen nicht selten Infektionen des Genitaltraktus im Puerperium, von denen später zu reden sein wird.

Zwei Patienten sahen wir, die am Tage vor bzw. nach einem normalen Partus fieberhaft erkrankten. Einmal entwickelte sich ein schwerer Paratyphus mit 14 tägiger Kontinua und Cystopyelitis, die wiederholt die Rekonvaleszenz durch fieberhafte Attacken unterbrach. Die zweite Patientin bot ein kürzeres Fieberstadium dar, machte währenddessen aber eine schwere Psychose (halluzinatorische Verwirrtheit) durch.

Das Zentralnervensystem wird in ganz ähnlicher Weise wie bei Typhus von der Krankheit affiziert. Nur in großen Zügen sei daher darauf hingewiesen, daß Kopfschmerzen, Schlaflosigkeit, Unruhe, Delirien, Benommenheit bis zum Koma, und andererseits psychische Störungen mit Gesichts- und Gehörshalluzinationen und Wahnideen das Krankheitsbild zu einem recht schweren gestalten können.

Ferner haben wir auch mehrfach meningitische Erscheinungen, Nackensteifigkeit und Kernigsches Symptom wahrgenommen. Ganz analoge Zustände, wie sie bei Typhus beschrieben sind (s. S. 469 f.).

In einem Fall von mittelschwerem Paratyphus, der ein junges Mädchen von ca. 20 Jahren betraf, stellten sich während des Fieberverlaufes plötzlich epileptische Krämpfe mit Bewußtseinsverlust und Pupillenstarre ein. Bis dahin hatte die Patientin nicht an Epilepsie gelitten, war indessen geistig nicht normal gewesen, insofern sie sich immer sehr eigensinnig und jähzornig gezeigt hatte.

Später wiederholten sich die Krämpfe nicht, so weit die Beobachtung reicht.

Über Erkrankungen des Ohrs ist bekannt, daß der Paratyphusbazillus eine Otitis media erzeugen kann. Daß im Verlauf des Fiebers der Akustikus oder andere Nerven in Mitleidenschaft gezogen werden können, ist bisher nicht bekannt geworden, wäre indessen nach Analogie des Typhus durchaus denkbar.

Als Komplikationen der Augen sahen wir nur öfter eine Konjunktivitis. An den Bewegungsorganen treten mancherlei Störungen auf.

In der Muskulatur des Oberschenkels z. B. ist ein Abszeß mit Reinkultur von Paratyphusbazillen beobachtet worden (Kranepuhl). Desgleichen sind Knochen- und Gelenkeiterungen (Spondylitis, Sternoklavikulargelenk) zur Kenntnis gekommen. An der eitererzeugenden Fähigkeit des Bacillus paratyphosus kann also kein Zweifel sein. Dafür sprechen auch noch eine Reihe von Mitteilungen, nach denen der Bazillus gefunden wurde im Eiter von Otitis media, Epididymitis, Orchitis (auch nach eigener Beobachtung), Periproktitis, Sinusthrombose, Lymphadenitis, Strumitis, Lungenabszeß, Cholecystitis (eigene Beobachtung). Allerdings nur in einem Teil dieser Fälle handelte es sich um eine besondere Lokalisation der Keime im Verlauf eines klinischen Paratyphus. In dem anderen Teil trat die Affektion primär, jedenfalls nicht als Teilerscheinung einer typhösen Erkrankung auf.

Paratyphus abdominalis als sekundäre Erkrankung. Bei der weiten Verbreitung, die die Paratyphusbazillen in der Umgebung des Menschen finden, ist es wohl verständlich, wenn nicht gar so selten ein Paratyphus bei einem an einer anderen Krankheit leidenden Patienten ausbricht. So konnten wir schon im Jahre 1900 bei einem an Scharlach erkrankten Kinde einen Paratyphus entstehen sehen. Dieser entwickelte sich noch vor der Entfieberung und nahm einen typhösen Verlauf. Als Eingangspforte der im Blut gefundenen Bazillen dürfen wohl die Tonsillen gelten, denn diese schwollen und röteten sich von neuem mit Anstieg des Fiebers.

Da der Fall von besonderer Bedeutung ist, sei er hier ausführlicher mitgeteilt.

Beobachtung 47. Am 6. Sept. kommt das 2jährige Kind L. Gl. zur Aufnahme. Die Krankheit begann am 1. Sept. 1900 mit Kopf- und Halsschmerzen. Es stellte sich dann ein skarlatinöses Exanthem ein, dessen Reste bei der Aufnahme noch deutlich zu erkennen sind.

Das Kind ist schwer krank, somnolent. Bedeutende Herzschwäche. Starke eitrige Sekretion aus der Nase. Foetor ex ore. Rhagaden an den Lippen. Die submaxillaren Lymphdrüsen sind sehr geschwollen. Die Tonsillen sind mit nekrotischen Belägen überzogen. Meteorismus.

Die Temperatur bewegt sich leicht intermittierend zwischen 39 und 41° und erreicht erst am 18. Krankheitstag die Norm.

Der Sopor hält in den ersten Tagen der Beobachtung an. Sogar Cheyne-Stokes Atmen tritt auf. Milztumor.

Am 7. Sept. schießt ein großfleckiges Exanthem an den Armen und im Gesicht auf, das sich am nächsten Tag auch über den größten Teil des Rumpfes und die Beine ausbreitet. Derartige Effloreszenzen sind mehrfach als eigenartiges Roseolen-Exanthem bei Paratyphus gesehen worden.

Weiter entwickeln sich aber an den Beinen und Weiche einzelne Blasen.
Am 12. Sept. bietet der ganze Körper noch ein schwaches, bräunliches großfleckiges
Exanthem dar. Das Sensorium ist freier, der Puls besser.
Allmählich erfolgt Rekonvaleszenz. Aber am 2. Oktober wird der Knabe von einer
schweren hämorrhagischen Nephritis befallen, die jedenfalls als postskarlatinöse
aufzufassen ist, denn während des Fiebers bestand nur eine febrile Albuminurie.
Die bakteriologische Untersuchung des Blutes hatte nun folgendes Ergebnis gehabt:

Am 7. IX.   8 Kolon. Bac. paratyphos. in 12 ccm
„ 9. IX. 465   „   „   „   „ 12 ccm
„ 10. IX. 112   „   „   „   „ 12 ccm
„ 12. IX. steril.
„ 16. IX. steril.
„ 21. IX. geheilt entlassen.

Im Gegensatz zu dem S. 534 erwähnten Fall von Jochmann von Enteritis
paratyphosa mit Bakteriämie handelt es sich hier um einen Paratyphus abdominalis.
Eine Angina bietet wohl häufiger den Anlaß zu einer sekundären paratyphösen
Erkrankung, weil wir die Tonsillitis recht oft im Beginn der Erkrankung verzeichnet
finden.
Desgleichen schloß sich ein Paratyphus an Masern an (eigene Beobachtung s. Lorey),
trat im Verlauf von Tuberkulose, Pneumonie, Maltafieber, Purpura haemorrhagica (Le Count und Batty) auf.
Auch Typhus- und Paratyphusbazillen vergesellschaften sich bei ein- und demselben
Kranken.
Über solche Mischinfektionen ist wenigstens verschiedentlich berichtet worden.
Indessen kann man in der Mehrzahl der Fälle von einer solchen nicht sprechen, denn um
den genannten Begriff berechtigt erscheinen zu lassen, muß der Nachweis geführt werden,
daß wirklich beide Bakterienarten einen Infekt ausgelöst haben. Nun sind meist nur
die genannten Bakterien in den Fäces gefunden worden. Damit ist aber noch nicht der
Beweis erbracht, daß die Keime in dem betreffenden Organismus eine krankmachende
Wirkung ausüben. Es kann sich um eine einfache Passage der einen oder der anderen
Art der Bazillen durch den Digestionstraktus handeln. Darum wird man nur dann von
einer Mischinfektion sprechen können, wenn beide Bakterienarten im Gewebe eines Menschen, oder auch im Blute nachweisbar sind.
Einen solchen Fall, der dieser berechtigten Kritik standhält, hat J. K. Beckers
beschrieben. Diesem Autor gelang es, aus einer geringen Menge Blut, das von einem
typhuserkrankten Kinde stammte, sowohl Typhus wie Paratyphusbazillen zu züchten. An
der Mischinfektion ist also nicht zu zweifeln. Berechtigt ist aber die Frage, ob nicht die
eine Bazillenart sekundär vom Darm aus eingewandert ist, ein Ereignis, das, wie wir sahen,
nicht selten von seiten der Paratyphusbazillen beobachtet wird. Dann würde die andere
Bazillenart, wahrscheinlich die Typhusbazillen, der primäre und eigentliche Krankheitserreger sein. Eine Entscheidung ist unmöglich, sie wäre gegebenen Falles nur durch wiederholte Blutuntersuchung zu treffen, die anfangs nur die Anwesenheit einer, später zweier
verschiedener Bakterienarten, bzw. von Anfang an beider ergibt.
Rezidive erscheinen beim Paratyphus zweifellos viel seltener als beim
Typhus. Immerhin sind solche Rückfälle vorgekommen, ohne daß sie jedoch
die Bedeutung wie bei dem letztgenannten Leiden erreichten. In der Regel
erstrecken sich die Fieberrelapse auf wenige Tage. Immerhin gibt es auch Fälle,
die wieder die charakteristischen Zeichen der typhösen Erkrankung zeigen,
vor allem auch Roseolen, positive Diazoreaktion, Milzschwellung.
Öfter beobachtet man für einige Tage Fieberrelapse oder für länger
die Wiederkehr subfebriler Temperaturen, ohne daß man ein solches Ereignis
deshalb als Rezidiv anzusprechen in der Lage wäre.
Pathologische Anatomie des Paratyphus abdominalis. Der Paratyphus, wie wir ihn
in den vorstehenden Blättern geschildert und abgegrenzt haben, kann sich zurzeit nur auf
einige wenige Sektionsbefunde stützen. Es darf daher die folgende Beschreibung nicht
den Anspruch erheben, ein abgeschlossenes Bild der anatomischen Veränderungen zu
geben, welche an den Organen durch die typhöse Form der Paratyphusbazilleninfektion
in den verschiedenen Stadien der Krankheit erzeugt werden.
Die kritische Sichtung des Materials ergibt zunächst, daß eine Reihe von Fällen,
die als Paratyphus mit Sektionsbefund beschrieben sind, als nicht hierher gehörig von der
Berücksichtigung ausgeschaltet werden müssen.
Wir können hier auf eine nähere Begründung nicht eingehen und verweisen dies-
bezüglich auf die aus unserer Krankenabteilung hervorgegangene Arbeit von Lorey. Wir
bemerken nur ganz allgemein, daß vielfach in der Literatur solche Fälle von Paratyphus-

bazilleninfektionen hierher gerechnet sind, die entweder als schwer und letal verlaufene Form der Gastroenteritis oder als sekundäre Paratyphusbazillen-Bakteriämie aufzufassen sind.

Wir müssen durchaus daran festhalten, daß derartige Erkrankungen (s. S. 533) von der typhösen Form mit Rücksicht auf die verschiedene Sedes morbi getrennt werden, ebenso wie z. B. Pneumokokkenmeningitis und Pneumokokkenpneumonie von niemandem identifiziert werden, obgleich derselbe Erreger die beiden Erkrankungen verursacht. Freilich muß zugegeben werden, daß es nicht immer leicht und zuweilen unmöglich ist, in dem oben ausgeführten Sinne eine Entscheidung zu treffen, einmal weil Übergänge zwischen Gastroenteritis und Paratyphus vorkommen. Ferner sind offenbar die Zeichen der letztgenannten Art der Erkrankung häufiger sehr wenig charakteristisch, wie wir ausnahmsweise auch einen Typhus ohne Darmerscheinung und damit seines hauptsächlichen anatomischen Erkennungszeichens beraubt kennen gelernt haben.

Dies vorausgeschickt, ist nun zu bemerken, daß es pathologisch- anatomische Befunde gibt, die durchaus denen entsprechen, welche wir als klassische Zeichen des Typhus anzusehen pflegen. Vor allem stützen wir uns auf den einwandfreien Fall von Brion und Kayser, der nicht nur klinisch als typhöse Erkrankung verlaufen ist, sondern auch bakteriologisch und anatomisch genau untersucht ist, so daß besonders eine Nebeninfektion mit Typhusbazillen sicher ausgeschlossen ist. . Nach den Beobachtungen von Brion und Kayser also, ferner eines Falles von Rings findet man auch beim Paratyphus eine deutliche Schwellung der Follikel und der Peyerschen Plaques. Im weiteren Stadium kann sich aus der markigen Schwellung eine Nekrose des Lymphgewebes entwickeln, der dann die Schorf- und Geschwürsbildung folgt. Der Entzündungsprozeß dringt bis in die Muskularis, noch seltener bis auf das Peritoneum vor. Die Geschwüre reinigen sich unter Abstoßung des Schorfes und vernarben dann.

Der Lymphapparat des Dünndarmes sowohl wie des Dickdarmes bis zum Rektum hinab kann ergriffen werden.

Demgegenüber stellt einen durchaus abweichenden Befund dar eine Beobachtung, die wir Lucksch (Chiari) verdanken und die deshalb hier Platz finden muß. Nach den klinischen Daten handelte es sich um einen regelrechten typhösen Krankheitsfall. Allmählicher Beginn, soporöser Zustand, hohes kontinuierliches Fieber, **Roseolen**, Bronchitis, bronchopneumonische Herde, Milztumor, Meteorismus, Albumen. Tod an Herzschwäche.

Anatomischer Befund. Die Magenschleimhaut ist mit einzelnen bis linsengroßen Blutungen versehen. Follikelapparat des Dünndarmes nicht geschwollen. Die Schleimhäute des Dickdarmes im allgemeinen ebenfalls blaß, im Cökum und Colon ascendens mehrere Stellen, wo sich unregelmäßige quergestellte Geschwüre einzelne mit nekrotischen Gewebsfetzen in der Mitte finden. Dieselben stehen in Gruppen von zweien und dreien, ihre Ränder zeigen keine besondere Schwellung, sie haben eine Ausdehnung bis zu 19 mm. Im Colon transversum die Follikel 1—2 mm im Durchmesser messend, graugelblich gefärbt, mit einem 1 mm breiten roten Hofe umgeben.

Hier wie in dem Fall von Brion und Kayser sind die mesenterialen Lymphdrüsen von dunkelroter Farbe, nicht oder wenig vergrößert.

Auch mikroskopische Untersuchungen von Lucksch liegen über die Lymphdrüsen wie über die Geschwüre vor.

In den Drüsen ließ sich eine Vermehrung der Lymphzellen nachweisen.

Die Follikel des Colon waren nicht vergrößert, enthielten aber vergrößerte Endothelien. In der Nachbarschaft sah man eine leichte kleinzellige Infiltration der Submucosa. Die Blutgefäße waren dilatiert. Im übrigen zeigte die Schleimhaut keine entzündliche Reaktion.

Dort, wo Geschwüre vorhanden waren, war die Mucosa und Submucosa zum Teil ganz geschwunden, zum Teil fanden sich noch Reste der Lieberkühnschen Krypten mit ziemlich gut erhaltenem Epithel. Wo dies der Fall war, zeigten sich Submucosa, Muskularis und Serosa in gleicher Weise in mittlerem Grade von Rundzellen durchsetzt, ebenso war dies in der nächsten Nachbarschaft der Geschwüre der Fall, jedoch nur auf eine kurze Strecke. Eine besondere Schwellung der Follikel an diesen Stellen war nicht zu erkennen; die Blutgefäße waren etwas dilatiert.

Dasselbe Bild fand sich auch an denjenigen Stellen, an welchen die Geschwüre bis zur Muskularis reichten, nur daß dort eben Mucosa und Submucosa fehlten.

Diese Verhältnisse zeigen, daß die Veränderungen, die hier vorlagen, denen, wie wir sie bei Typhus abdominalis zu finden gewohnt sind, ganz unähnliche waren, denn es fehlte ihnen das hauptsächlichste Charakteristikum derselben, die markige Infiltration des lymphatischen Apparates, eher ähnelt das Bild dem der Dysenterie, obwohl es auch diesem nicht entspricht.

Endlich ist noch ein dritter Typus von Sektionsbefund zu erwähnen, den ein von Longcope veröffentlicher Fall darstellt. Hier fand sich leichte Milzschwellung, im Darm nur etwas deutlicheres Hervortreten der Follikel im Dickdarm, nirgends Schwellung und Geschwürsbildung des Lymphapparates, herdweise Nekrosen in der Leber.

So wenig nun auch die infolge des meist gutartigen Verlaufes des Paratyphus äußerst spärlichen Sektionsbefunde geeignet sind, uns ein klares, umfassendes Bild von den anatomischen Verhältnissen, die der vorliegende Krankheitsprozeß bedingt, zu geben, so kann man doch jedenfalls soviel zusammenfassend sagen, daß der Paratyphus einmal zu jenen für den Typhus charakteristischen Veränderungen am lymphatischen Apparat führt — und man wird, trotzdem nur ein Paradigma dieser Art aus dem III. Stadium vorliegt, doch berechtigt sein, die vom Typhus her bekannte Stufenleiter der Erscheinungen aus den verschiedenen Stadien der Krankheit auch für den Paratyphus abdominalis zu supponieren.

Ferner kann der Paratyphus verlaufen unter leichter Mesenterialdrüsenschwellung und Bildung von Geschwüren im Darm, die mit denen der Dysenterie Ähnlichkeit haben. Drittens können Substrate der genannten Art ganz fehlen, man findet dann an den Organen die gewöhnlichen allgemeinen Zeichen einer septischen Infektion, nämlich parenchymatöse Degeneration der Organe, die natürlich auch die unter 1 und 2 beschriebenen Affektionen begleiten.

Wir haben früher gesehen, daß ausnahmsweise auch beim Typhus ein so negativer Befund erhoben werden kann.

Theorie über die Pathogenese des Paratyphus abdominalis. Den Vorgang der Paratyphusinfektion im eigentlichen Sinne wird man sich ganz analog dem des Typhus (S. 484) wie folgt vorzustellen haben. An irgend einer Stelle des Digestionstraktus dringen die Keime in den Lymphapparat ein und verbreiten sich zentripetal in die Lymphdrüsen und großen Lymphgefäße, zentrifugal von dort aus dringen sie in die feineren und feinsten Lymphwege der Darmschleimhaut vor und bilden dann hier eventuell die Follikelveränderungen, ebenso zentrifugal gelangen Keime in die feinsten Lymphkapillaren der Haut und geben dort zur Eruption der Roseolen Veranlassung. Gerade diese sind ein wichtiges Glied in der Beweiskette, daß beim Paratyphus abdominalis ebenso wie beim Typhus abdominalis eine primäre Ansiedlung der Bazillen im Lymphapparat stattfindet, von wo aus eine Einschwemmung der Keime in den Blutstrom erfolgt (s. auch S. 558).

Mit der vorstehend von uns wiedergegebenen Theorie über das Wesen der typhösen Erkrankungen führen wir also das Entstehen der Veränderungen am Follikelapparat die markige Schwellung und Geschwürsbildung der Peyerschen Haufen, wie nochmals hervorgehoben sein mag, nicht auf Invasion der Bazillen vom Darminnern her direkt in die mehr oder weniger zahlreich erkrankten Follikel zurück, sondern auf retrograde Einschleppung der Keime von den mesenterialen Lymphgefäßen her (s. S. 484).

Anders dagegen erklären wir uns das Zustandekommen der dysenterischen Geschwüre im Darm. Hier dürfte unseres Erachtens in der Tat eine Einwanderung der Bazillen von den Ingestis aus in die Schleimhaut direkt wie bei der Dysenterie der gegebene Weg sein. Daß bei den mit schweren gastroenteritischen Erscheinungen einsetzenden Fällen auch ein direkter Angriff und ein Eindringen der Infektionserreger in die Schleimhaut selbst stattfindet, ist verständlich, da ja Paratyphusbazillen, wie wir früher sahen, auch zur lokalen Darmerkrankung führen können. Ist die Wucherung der Bakterien in der Schleimhaut eine intensive, so bilden sich die dysenterischen Geschwüre. Die Entwicklung in den Lymphstämmen schließt sich dann an und verleiht dem Krankheitsbild den sich in die Länge ziehenden typhösen Charakter.

Indem wir also der Lokalisation der Krankheitserreger den maßgebenden Einfluß auf das Krankheitsbild, ob Gastroenteritis oder Paratyphus abdominalis zuschreiben, nehmen wir einen grundsätzlich anderen Standpunkt bezüglich der Pathogenese der genannten Krankheitsformen ein als Trautmann und diejenigen Autoren, welche dessen Theorie akzeptiert haben.

Letztere besagt, kurz gefaßt, daß bei der Gastroenteritis die Inkubation, d. h. die Anreicherung der Infektionserreger im Tierkörper (z. B. bei der Fleischvergiftung), also außerhalb des Patienten, bevor überhaupt von einer Infektion die Rede sein kann (!), sich vollziehen soll, während dieser Vorgang beim Paratyphus im kranken Organismus vor sich geht.

Schon der Hinweis allein darauf, daß sich beide Krankheitsformen bei demselben Patienten aneinanderreihen können, genügt, um den Erklärungsversuch Trautmanns als hinfällig zu kennzeichnen (s. s. 537).

Prognose. Die Prognose des Paratyphus abdominalis ist, wie wir mehrfach ausgesprochen und zuerst schon im Jahre 1901 begründet haben, eine durchaus gute. Die einigen wenigen Todesfälle, die im Lauf eines

Dezenniums bekannt geworden sind, können noch dazu nicht alle der Paratyphusinfektion zur Last gelegt werden. So handelte es sich z. B. im Fall Sion und Negel um eine Komplikation seitens des Herzens. Der Fall Herford kann auch nicht als regelrechter Paratyphus gedeutet werden usw.

Man kann wohl kaum die Mortalität höher als auf 1 % veranschlagen. Courmont und Lesieur berechnen die Mortalität des Paratyphus auf 1%.

Es sind etwa vier Fälle bekannt, in denen der Tod durch die Schwere der Infektion bedingt wurde.

Daher kann man im allgemeinen, sobald die Diagnose Paratyphus sicher gestellt ist, den Ausgang als günstig bezeichnen. Selbst. wenn schwere zerebrale oder Symptome von Herzschwäche auftreten, darf man noch an einen günstigen Ausgang festhalten.

Diagnose. Die Diagnose zerfällt in zwei Teile.

Zunächst ist abzuwägen, ob überhaupt eine typhöse Erkrankung vorliegt. Zu diesem Punkt verweisen wir auf S. 488 ff.

Sodann ist die spezielle Art der typhösen Erkrankung festzustellen. Die Klinik kann, wie wir gesehen haben, diese Frage nur bis zu einem mehr oder weniger hohen Grad von Wahrscheinlichkeit entscheiden. Durch die Untersuchung am Krankenbett wird der Verdacht auf Paratyphus dann erweckt, wenn bei einem typhösen Krankheitsfall ein initialer Schüttelfrost, häufige, mit Leibschmerzen einhergehende Durchfälle die Szene eröffnet haben und sich ein Herpes bildet.

In einem ziemlichen Prozentsatz der Fälle ist der plötzliche Beginn der Krankheit äußerst charakteristisch.

Die endgültige Lösung der Differentialdiagnose aber bringt erst die bakteriologische Blutuntersuchung durch Züchtung der Infektionserreger und die Prüfung des Krankenserums auf spezifische Immunkörper.

Die erstere Methode ist, sofern sie positiv ausfällt, unter allen Umständen ausschlaggebend dafür, daß es sich um eine Infektion mit Paratyphusbazillen handelt. Ob aber ein Paratyphus abdominalis vorliegt, kann durch den Nachweis der Bazillen allein nicht bewiesen werden. Dazu gehört noch das klinische Bild, vor allem das charakteristische Roseolen-Exanthem. Denn wir werden sehen, daß es auch Infektionen mit Paratyphusbazillen, von Bakteriämie begleitet, gibt, die gleichwohl nicht als Paratyphen sensu strictiori angesprochen werden können, weil bei ihnen das spezifische Kriterium der typhösen Erkrankung, die Ansiedlung der Bakterien im Lymphgefäßsystem als primäre Sedes morbi nicht vorliegt. Für die letztere Form der Erkrankung sind aber, wie gesagt, die Roseolen pathognomonisch. Freilich streng genommen auch nur sofern sie durch die spezifischen Krankheitserreger hervorgerufen sind, sofern diese sich also aus den Effloreszenzen züchten lassen. Wenn nun auch ein einzelner roter Fleck ohne bakteriologische Untersuchung nicht als typische Roseole angesprochen werden kann, so doch sicherlich schon eine reichliche Aussaat solcher Gebilde. Daher werden wir schon am Krankenbett die Diagnose eines Paratyphus auch ohne Züchtung aus den Hauteruptionen häufig genug mit Sicherheit stellen können wenn die Bazillen nur im Blute gefunden sind. Schwieriger ist die Frage zu entscheiden, wenn oder solange ein Roseolen-Exanthem nicht vorliegt. Dann bedarf es einer sorgsamen Abwägung der Symptome. Ergibt der Überblick über den Decursus morbi, daß eine fieberhafte Allgemeinerkrankung mit den oben S. 537 zusammengefaßten Erscheinungen besteht, daß krankhafte Veränderungen eines Organes, vom Digestionstraktus abgesehen, dagegen nicht prävalieren, so darf man einen Paratyphus abdominalis annehmen. Die Abgrenzung desselben gegen die einfache Gastroenteritis acuta oder Cholera nostras kann im Anfang schwierig

sein, muß aber im weiteren Verlauf angestrebt werden, da es sich ja, wie mehrfach ausgeführt wurde, um eine Lokalisation der Krankheitserreger an verschiedenen Stellen des Körpers handelt und vor allem Verlauf und Prognose
davon abhängig ist. Die Prognose bei Paratyphus abdominalis ist entschieden
günstiger als bei der Gastroenteritis paratyphosa. In der Literatur ist diese
Trennung bisher nicht durchgeführt. Eine Kombination beider Zustände, d. h.
eine Ansiedlung der Keime auf der Darmschleimhaut, und im Anschluß daran
in den Lymphbahnen, kommt vor. Klinisch macht sich diese Vereinigung von
Enteritis und Infektion des Lymphgefäßsystems dadurch kenntlich,
daß unmittelbar nach der Aufnahme der Krankheitskeime, nach einer Inkubation
von Stunden die Magendarmstörungen losbrechen, während sich inzwischen die
Einwanderung der Bakterien in die Lymphbahnen des Mesenteriums und eine
allmähliche Entwicklung dort vollzieht, die dann erst zu den klinischen Erscheinungen einer typhösen Affektion im Anschluß an die der Gastroenteritis
führt, so daß beide Krankheitsprozesse für den Beobachter kaum merklich
ineinander übergehen.

Die serologischen Methoden setzen uns nur in den Stand, die Diagnose
Infektion mit Typhus- oder Paratyphusbazillen im allgemeinen zu entscheiden,
nicht aber zu beurteilen, welche Form der Erkrankung vorliegt, in welchen
Organabschnitten die Krankheitserreger zur Entwicklung gelangt sind. Wie
der Nachweis der Immunkörper im allgemeinen und der Agglutinine im beson-
deren weiter noch für die Diagnose an Bedeutung verliert, ist mehrfach betont.
Die Gruber-Widalsche Reaktion tritt fast regelmäßig erst mehrere Tage nach
Beginn des Leidens auf, oft erst am Ende der ersten Woche. In seltenen Fällen
bleibt das Phänomen dauernd aus, häufiger aber bei Gastroenteritis als bei
Paratyphus abd.

Daß zuweilen neben Paratyphusbazillen auch Eberthsche Bazillen durch
das Serum agglutiniert werden, ja sogar, daß in gewissen Fällen der Titer für
Typhusbazillen höher ist, als für Paratyphusbazillen, setzt den Wert der
Methode nicht unerheblich herab. Indes wird man im allgemeinen doch sich
ihrer zur Sicherung der Diagnose bedienen, wenn eine bakteriologische Blutuntersuchung nicht ausführbar ist oder negativ ausgefallen ist. Namentlich
ist die wiederholte Ausführung der Serum-Reaktion beim Fortschreiten der
Krankheit dann von ausschlaggebender Bedeutung, wenn dadurch das Erscheinen von Agglutininen im Krankenserum festgestellt, wenn nach anfänglich negativem Ausfall ein positiver Befund erhoben wird.

Von mancher Seite ist darauf hingewiesen, daß nach Ablauf der Krankheit
die Agglutinine sehr bald wieder aus dem Blut verschwinden.

Zur Diagnose des Paratyphus gehört es auch, wenn möglich, die Infektionsquelle aufzudecken. Beim epidemischen Auftreten der Krankheit wird sich
diese Forderung leichter erfüllen lassen als bei sporadischen Fällen. Man wird
vor allem die Aufmerksamkeit dem Fleisch oder einem anderen Nahrungsmittel, welches von allen Erkrankten gemeinsam genossen ist, zuwenden.
Lassen sich in der durch einen solchen Zusammenhang verdächtigen Speise
Paratyphusbazillen nachweisen, so ist der Ursprung der Krankheitsfälle ziemlich sichergestellt.

Ist in Erfahrung zu bringen, daß Fleisch von notgeschlachteten oder
gefallenen Tieren zur Nahrung verwandt ist, so liegt darin ein weiterer wichtiger
Fingerzeig bezüglich der Herkunft der Krankheitserreger. Wenn die Nachfor-
schung, was Speisen anlangt, negativ ausfällt, so wäre noch an das Wasser
zu denken, welches entweder direkt oder auf dem Wege der Vermischung mit
Milch die Keime übertragen konnte.

Einzelerkrankungen können wohl als Kontaktinfektionen aufgefaßt werden, doch scheint uns dieser Weg der Übertragung relativ selten eine Rolle zu spielen.

Die Feststellung der Herkunft des Giftes ist deswegen von besonderer Bedeutung, weil dadurch vor allem die **Prophylaxe,** Verhütung von weiteren Erkrankungen an Paratyphus ermöglicht wird.

Die Forderung der Prophylaxe wird nur dann erfüllt werden können, wenn man sich vergegenwärtigt, woher die Gefahr droht.

In erster Linie ist, wie oben gesagt wurde, an das Fleisch als Krankheitsüberträger zu denken. Den besten Schutz gewährt eine sorgfältig durchgeführte Fleischbeschau, die sich auch auf bakteriologische Untersuchung des Fleisches erstreckt (s. Hübener S. 143 ff.). Allerdings wird sich diese kaum allgemein durchführen lassen. Unbedingt erforderlich ist sie aber bei Schlachtvieh, welches an septischen Erscheinungen (s. S. 522) erkrankt war, wenn man nicht überhaupt jedes derart verdächtige Tier vom Genuß von vornherein ausschließen will. Werden also in Fleisch, mag es makroskopisch auch völlig gesund erscheinen, Paratyphusbazillen nachgewiesen, dann ist es untauglich als menschliches Nahrungsmittel.

Selbst wenn nur spärliche Keime nachgewiesen werden, ist es als ungeeignet für die Ernährung zu betrachten. Auch für den Genuß in gekochtem Zustand ist das infizierte Fleisch nicht zulässig, denn wenn auch ein Paratyphus sensu strictiori durch das keimfrei gemachte Fleisch nicht erzeugt werden kann — dazu sind nur lebende Bazillen imstande —, so wissen wir doch, daß das Gift der Paratyphusbazillen hitzebeständig ist und gastroenteritische Erscheinungen hervorrufen kann. Im übrigen ist der gewöhnlich vorgenommene Prozeß des Kochens oder Bratens nicht intensiv genug, um alle Keime im Innern der Fleischstücke sicher abzutöten.

Ist eine Fleischvergiftung ausgebrochen und der Ausgangspunkt festgestellt, so ist das etwa noch vorhandene infizierte Fleisch zu vernichten. Ebenso ist natürlich vorzugehen, wenn die Nachforschungen ergaben, daß die Krankheitserreger mit irgend einer aus Mehl hergestellten Speise in den Magendarmkanal eines Menschen gelangt sind.

Ferner kann Fleisch, welches von gesundem Tier stammt, nachträglich noch am Ort der Aufbewahrung mit Paratyphusbazillen in Berührung kommen und diesen einen geeigneten Nährboden bieten. Gegen solche Verunreinigung schützt nur peinliche Sauberkeit (s. Hübener l. c. S. 135).

Energische Vorschriften müssen dahin wirken, daß eine Übertragung der Krankheitserreger von Organen kranker Tiere oder dem Darminhalt des Schlachtviehes aus überhaupt auf gesundes Fleisch niemals in Frage kommen kann. Außerdem sollte Fleisch immer bei so niedriger Temperatur aufbewahrt werden, daß eine Keimentwicklung nicht stattfinden kann.

Jedenfalls ist die Mahnung Hübeners durchaus begreiflich, Fleisch in rohem Zustand von der menschlichen Nahrung überhaupt auszuschließen.

Die Prophylaxe hat sich weiter auch zu richten gegen die mögliche Infizierung des Menschen durch den Genuß von Fischen, Muscheln, Austern, Hummern und Krabben.

Kommen die angeführten Nahrungsmittelvergiftungen nicht in Betracht, so liegt eine Keimverschleppung durch Wasser im Bereich der Möglichkeit. Über die diesbezüglichen Verhältnisse ist in dem entsprechenden Kapitel unter Typhus nachzulesen.

Behandlung. Die Therapie des Paratyphus ist zurzeit ebenfalls noch keine spezifische. Daher erfolgt die Behandlung nach denselben Grundsätzen, die für den Typhus S. 503 ff. geschildert sind. In Anbetracht des im allgemeinen milderen und günstigeren Verlaufes wird man zu eingreifenderen Maßnahmen beim Paratyphus seltener Veranlassung haben. Immerhin haben wir häufiger Fälle behandelt, bei denen eine systematische Bäderbehandlung zweckmäßig erschien und Herz-Exzitantien zeitweilig erforderlich waren.

Noch weniger Bedenken als beim Typhus stehen an und für sich einer kräftigen Ernährung entgegen, solange nicht Zeichen einer Gastroenteritis eine Schonung des Magendarmkanals erfordern. Diesen wird man um so eher Rechnung tragen können, als ja nicht zu befürchten ist, daß die Krankheit einen ungünstigen Ausgang und vollends nicht wegen ungenügender Ernährung nimmt.

Anderweitige Infektionen mit dem Paratyphusbazillus B.

Im Laufe der letzten zehn Jahre sind uns bei regelmäßigen bakteriologischen Untersuchungen fieberhafter Erkrankungen nicht selten Fälle zu Gesicht gekommen, bei denen wir in einem Organ eine zunächst lokalisierte Infektion mit Paratyphusbazillen feststellen konnten, die in der Mehrzahl der Fälle sekundär auch zu einer Bakteriämie, wie bei der früher beschriebenen Form der Gastroenteritis oder zur voll ausgebildeten Sepsis führte. Selbstverständlich haben wir hier nicht Krankheitsfälle im Auge, bei denen etwa im Verlauf eines Paratyphus abdominalis sich irgendwo nur eine Metastase bildet. Vielmehr ist die Organinfektion und nicht die Allgemeininfektion das Primäre. Und ferner bot eben die Krankheit nicht die Kriterien des Paratyphus abdominalis, sondern das Krankheitsbild stellte sich als irgend eine lokale Entzündung mit akuter Sepsis oder vorübergehender Bakteriämie dar.

Nach unserer Erfahrung kommen nächst der früher besprochenen Gastroenteritis derartige Erkrankungen am häufigsten als Infektionen vom weiblichen Urogenitalapparat aus vor.

1. Cystopyelitis paratyphosa.

In der überwiegenden Mehrzahl dieser Fälle hatte die Ansiedlung der Paratyphusbazillen in den Harnwegen stattgefunden, ging also mit den Erscheinungen der Cystitis, Cystopyelitis oder Pyelitis einher.

Während die Bakteriurie, die im Verlauf eines Paratyphus abdominalis zuweilen beobachtet wird, hämatogenen Ursprungs sein kann und wohl meist sein wird, findet zweifellos die Einwanderung der Keime bei primärer Blasen-Nierenbeckenentzündung von außen her durch die Urethra statt.

Daß diese Annahme den tatsächlichen Verhältnissen entspricht, geht schon aus dem fast ausschließlichen Betroffensein des weiblichen Geschlechtes hervor. Bei diesem ist der erwähnte Infektionsmodus durch die kurze Urethra hinreichend erklärt. Außerdem bietet ihre Mündung in die Vulva dem Vordringen der Keime günstigere Bedingungen als beim männlichen Geschlecht.

Welche Ursachen die letzte Veranlassung zur Aszendenz der Bakterien durch die Urethra sind, darüber fehlt uns die tiefere Einsicht. Sicherlich haben das Bacterium paratyphosum und das Bacterium coli eine besondere Affinität zur Blase und Urethra, denn sonst würden auch andere Bakterien häufiger als Cystitiserreger gefunden werden.

Die uns zur Kenntnis gekommenen Fälle von Cystopyelitis durch Paratyphusbazillen sind sämtlich sporadisch aufgetreten, ein Zusammenhang mit anderen Kranken war nicht nachweisbar. Einigemal ist möglicherweise eine Gastroenteritis, die vorhergegangen war, als Ausgangspunkt anzusehen. Die Keime waren durch die Darmpassage in die Gegend der Vulva gelangt. Von einem Durchwandern der Keime direkt vom Darm aus auf dem Lymph- oder sonst einem Wege in das Nierenbecken kann gar keine Rede sein.

Symptome und Verlauf. In der Mehrzahl der Fälle ist der Beginn der Cystitis, d. h. also die Infektion der Blase von typischen, aber verhältnis-

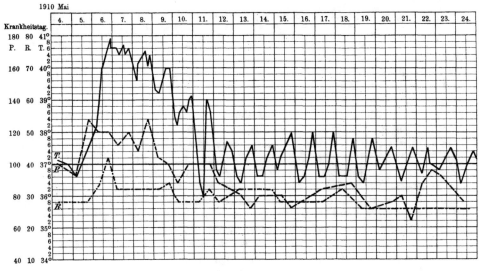

Abb. 149.

Beobachtung 48: Bertha Poggens., 29 Jahre alt. Pyelitis paratyphosa dextra. Vor 3 Monaten partus mit Fieber (Paratyphus?).

Am 5. V. plötzlich heftige Schmerzen in der rechten Nierengegend. Erbrechen. Harn trüb. Spur Blut und Eiweiß. B. paraty. Epithelien, Leukocyten, Erythrocyt. Keine Zylinder.

Im Blut v. 6. V. Paratyphus B. nachgewiesen

Am 6. V. 5°/oo Alb.
7. V. 3°/oo „
Leukocyten: 8. V. 4000. 58% polynukl. 36% Lymphocy. 6% Monon.
12. V. ½°/oo „
18. V. Spur. „

Beobachtung 49: Frau Ab., 24 Jahre alt. Graviditas mens. VIII. Pyelitis paratyphosa.

Seit Anfang August Harndrang. Am 4. VIII. 10 plötzlich erkrankt mit Schüttelfrost und Kreuzschmerzen, heftige Rückenschmerzen, (wehenartig). An den folgenden Tagen Schmerzen in der rechten Nierengegend. Allmählich Nachlaß der Beschwerden. Später normaler, rechtzeitiger Partus. × bedeutet Schüttelfrost.

Im Blut am 5. u. 6. VIII. Paratyphus-Bazillen Typus B. nachgewiesen.

In der Cervix am 5. u. 6. VIII. Paratyphus-Bazillen Typus B nachgewiesen.

In Harn am 5. u. 19. VIII. Paratyphus-Bazillen Typus B nachgewiesen, außerdem Leukocyten u. Zylinder.

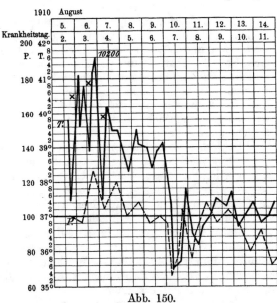

Abb. 150.

mäßig geringfügigen klinischen Zeichen begleitet. Harndrang, Schmerzen beim Urinieren und Pollakurie sind die Klagen der Patienten. Der Harn ist getrübt durch Leukocyten und enthält natürlich die genannten Bakterien. Der Eiweißgehalt entspricht der Leukocytenzahl, beträgt etwa ½—¾°/oo. Fieber ist, wenn überhaupt vorhanden, gering.

Dagegen sind die Erscheinungen, welche den oben geschilderten meist nach einigen Tagen folgen, äußerst stürmische. Während nämlich die Symptome der Cystitis wohl lästig sind, häufig aber den Patienten nicht einmal zum Arzt führen, setzen die Pyelitis sehr heftig, ja für den weniger Erfahrenen als bedrohliche ein, die Kranken empfinden sehr intensive Schmerzen im Leib und außerdem im Kopf. Meist lokalisieren sie sich entsprechend dem Verlauf und der Lage der Ureteren und der Nieren, in der Regel werden allerdings die Nierenbecken nicht gleichzeitig befallen, vielmehr ist die Affektion anfangs nur einseitig und zwar vorzugsweise rechts, meist folgt aber über kurz oder lang auch die zweite. Erbrechen begleitet vielfach den Beginn der Erkrankung und wiederholt sich; die Temperatur steigt rapid unter Schüttelfrost an. Letzterer kehrt öfters wieder, zuweilen noch an demselben Tage. Der Charakter des Temperaturverlaufes ist der einer schweren septischen Erkrankung. Das Fieber erreicht die höchsten Grade und zeigt tiefe Schwankungen. Der Puls ist meist entsprechend beschleunigt, ebenso die Atmung. Hierüber unterrichten folgende zwei Beobachtungen, Beob. 48, Beob. 49.

Beobachtung 50 lehrt, daß die rechtsseitige Pyelitis acuta häufig unter Erscheinungen verläuft, die denen einer Appendicitis acuta täuschend gleichen. Vorsicht bei der Diagnose ist also geboten!

Der Harn ist bei Cystopyelitis durch Leukocyten stark getrübt und enthält als Zeichen der Nierenbeckenentzündung Zylindroide, hyaline oder gekörnte Zylinder, rote und weiße Blutkörperchen und Epithelien von polygonaler Form, außerdem unzählige Paratyphusbakterien.

Bei Pyelitis kann der Harn erhebliche Mengen von Eiweiß enthalten, so berechneten wir in einem schweren Fall (Beob. 48) in den ersten Tagen des Fiebers 3—5 $^0/_{00}$. Offenbar stammt ein Teil dieser großen Menge aus dem Nieren, deren Parenchym durch den in ihrer Umgebung sich abspielenden Entzündungsprozeß gereizt ist.

Die Harnmenge ist kaum reduziert, beträgt etwa ein Liter oder mehr, der aufgenommenen Flüssigkeitsmenge entsprechend. Das spezifische Gewicht zeigt normale Werte.

Ist die Cystitis gering oder fehlt sie ganz, so ist die Zahl der Leukocyten so klein, daß sich oft nur ein nebelartiges Sediment im Urin bildet. Zuweilen, namentlich im weiteren Verlauf, lassen auch die Bakterien derartig an Zahl nach, daß der Harn kaum getrübt erscheint. Unter diesen Umständen fehlt natürlich auch Eiweiß; die Diagnose ist dann nur auf Grund genauer mikroskopischer und besonders bakteriologischer Harnuntersuchungen zu stellen. Dazu ist entweder unmittelbar frisch gelassener oder katheterisierter Harn notwendig. Sicherlich werden Fälle der beschriebenen Art, ohne erkannt zu werden, häufig vorkommen.

In dem akuten Stadium halten die Rücken- oder Seitenschmerzen unvermindert tagelang an. Die Temperatur pflegt aber doch dann schon Tendenz zum Abstieg zu zeigen, der lytisch erfolgt. Nach etwa acht Tagen ist in der Regel die Entfieberung erfolgt, jedoch zog sich bei einigen männlichen Patienten ein mäßiges intermittierendes Fieber über drei Wochen hin. Damit bessert sich auch das Allgemeinbefinden.

Meist ist der pyelitische Anfall nach 1—2 Wochen abgeklungen. Die Patienten haben keine Schmerzen mehr. Die Rekonvaleszenz von der schweren Attacke dauert aber mehrere Wochen, zuweilen Monate. Leichte Fiebersteigerungen kommen dabei noch vor. Der Harn läßt noch immer den beschriebenen Befund erkennen.

Erst allmählich vermindern sich Bakterien und korpuskuläre Elemente.

Nur ausnahmsweise verschwinden aber die Bazillen mit dem Abklingen der klinischen Krankheitszeichen. Aufschluß kann hierüber nur die bakteriologische Untersuchung des steril entnommenen Harns geben, nicht etwa das makroskopische Aussehen des Urins. Die Paratyphusbazillen erweisen sich in den Harnwegen als äußerst resistente Parasiten, die in der überwiegenden Mehrzahl unserer Fälle dort während jahrelanger Beobachtung fortleben, ohne indessen noch schwerere Erscheinungen zu verursachen. Natürlich verändert ihre Anwesenheit den Harn, indem er sich mehr oder weniger getrübt zeigt, meist auch neben Bakterien noch vermehrten Gehalt an Zellen erkennen läßt. Doch fanden sich gerade in dem unten mitgeteilten Fall unserer Beobachtung später nur Bakterien, keine morphotischen Elemente. Bemerkenswert ist der eigentümliche, an Heringslake erinnernde Geruch, der dem bazillenhaltigen Harn anhaftet.

Solange die Bazillen in den Harnwegen sich weiter entwickeln, können immer wieder neue Attacken von Pyelitis auftreten, wenigstens im Verlauf der

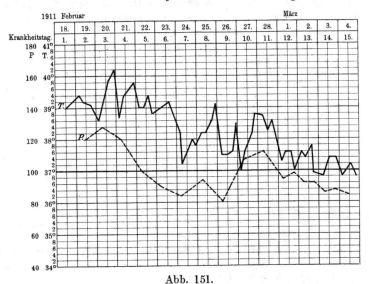

Abb. 151.

Beobachtung 50: Frau E. Krg., 26 Jahre alt, Nullipara. Pyelitis paratyphosa dextra acuta. Plötzliche Erkrankung mit sehr heftigen Schmerzen in der Oberbauchgegend und rechten Hälfte des Leibes. Starke Druckempfindlichkeit, auch besonders am Mac Burney-Punkt (Ureter!). Meteorismus, Übelkeit. Im Urin Leukocyten und B. paratyph. B. Die Erscheinungen waren in den ersten Tagen derart stürmische und schwere, daß bei weniger sorgfältiger Abwägung der Differentialdiagnose und namentlich beim Außerachtlassen der bakteriologischen und mikroskopischen Harnuntersuchung der Wurmfortsatz sicherlich wegen vermeintlicher Appendicitis entfernt worden wäre.

ersten 1—2 Jahre nach der Infektion konnten wir derartige Rezidive beobachten. Später scheint der Körper eine derartige Immunität zu erlangen, daß die Bazillen eine krankmachende Wirkung wenigstens auf den Schleimhäuten des Harnapparates nicht mehr ausüben können. Sie reicht jedoch nicht so weit, die Entwicklung der Bakterien im Harn des Nierenbeckens selbst hintanzuhalten.

Wie schon erwähnt, gehen die schweren Anfälle von Pyelitis mit Bakteriämie einher, wir konnten verschiedentlich eine größere Zahl von Bakterien im strömenden Blut nachweisen. Die Schüttelfröste sind das klinische Zeichen für den Einbruch der Bazillen in den Blutstrom. Wird zu Beginn des Schüttelfrostes Blut zur Kultur entnommen, so wird man in der Regel die spez. Keime aus Blut züchten können.

Trotzdem — und auf diesen Punkt möchten wir besonderes Gewicht legen — haben wir in derartigen Fällen, in welchen offenbar auf direktem Wege die Bazillen durch die Kapillaren in den Blutstrom gelangen und auf

diesem verschleppt werden, Roseolen niemals bei den Patienten finden
können. Wir erblicken hierin, wie wir schon öfter bemerkten, ein kardinales
Unterscheidungsmerkmal gegenüber dem Paratyphus κατ' ἐξοχήν, oder Paratyphus abdomin., bei dem die Bazillen auf dem Lymphwege in die Lymphkapillaren der Haut gelangen und dort dann die typischen Effloreszenzen
hervorrufen (s. S. 404, 485, 549).

Es wäre also falsch, auf Grund des Auftauchens der Bazillen im Blutkreislauf etwa die Diagnose Paratyphus abdominalis stellen zu wollen.
Dazu ist vor allem noch der früher geschilderte Symptomenkomplex erforderlich.

Man wird besonders zurückhaltend mit dieser Diagnose sein, wenn eine
besondere Lokalisation der Paratyphusbazillen das Krankheitsbild eröffnete;
denn früher sahen wir schon, daß auch die akute Gastroenteritis paratyphosa
häufig mit einer vorübergehenden Bakteriämie verbunden ist, ohne daß es
zu einem typhösen Zustand zu kommen braucht.

Die Milz ist in den einschlägigen Fällen mäßig geschwollen.

Sonstige Komplikationen haben wir nicht beobachtet.

Die Leukocytenzahlen sind bei der Cystopyelitis entweder mäßig erhöht, etwa
auf 10000 oder sie haben subnormale Werte. So zählten wir am dritten Krankheitstag
4000 mit relativer Lymphocytose; das Bild der weißen Blutkörperchen zeigte folgende
Zusammensetzung:

1 kernige polynukleäre Zellen	7 %
2 „ „ „	25 %
3 „ „ „	18 %
4 „ „ „	8 %
Kleine Lymphocyten	12 % ⎫ 36 %
Große Lymphocyten	24 % ⎭
Übergangszellen	2 %
Eosinophile	1 %
Mononukleäre	3 %

Man sieht daraus eine gewisse Übereinstimmung mit dem Verhalten der Leukocyten bei typhösen Erkrankungen.

Zweifellos sind Frauen während der Gravidität für die Erkrankung an
Pyelitis disponiert. Vielleicht sind sie dieser Gefahr wegen der größeren Suk-
kulenz der Schleimhäute besonders ausgesetzt.

Man hat nun in der Erkrankung des Nierenbeckens eine Indikation zur Unterbrechung der Schwangerschaft sehen wollen. Dem müssen wir auf Grund reicher Erfahrung widersprechen. Wir haben niemals dieses Mittel angewandt und der Verlauf der
Krankheit war nicht ungünstiger als bei Frauen, die nicht schwanger waren. Wir glaubten
uns um so weniger berechtigt, die künstliche Frühgeburt einzuleiten, als dieser Eingriff
nicht durchführbar wäre, ohne die betreffende Frau einer uterinen Infektion mit dem
Pyelitiserreger auszusetzen. Denn aus naheliegenden Gründen halten sich letztere immer
auch in der Vagina auf und sind dort nachweisbar, wenn der Harn infiziert ist. Man
würde den Krankheitskeim bei dem operativen Eingriff unter allen Umständen auch in
die Uterushöhle verschleppen. Das soll man aber vermeiden.

Denn diese Infektion des Endometriums kann neue Gefahren bringen.

Diagnose. Auf die Diagnose der Pyelitis und Cystopyelitis lenken
zunächst die subjektiven Beschwerden der Patienten die Aufmerksamkeit des
Arztes hin. Meist fehlen aber die Erscheinungen des Blasenkatarrhs, es wird
nur über Schmerzen im Rücken oder Leibe geklagt. In solchen Fällen wird
die Krankheit oft verkannt, wenn man sich nicht daran gewöhnt, bei jeder
unklaren Schmerzempfindung im Leib, namentlich sobald es sich um weibliche Patienten handelt, an die Möglichkeit einer Pyelitis zu denken. Ja selbst
dann muß eine Infektion der Harnwege in Betracht gezogen werden, wenn nur
Fieber mäßigen Grades ohne jede Beschwerden besteht. Diese Zustände trifft
man freilich erst im späteren Verlauf einer Pyelitis. Aber bei einem solang
sich hinziehenden Leiden wird man oft genug die Patienten in diesem Stadium
zuerst zu Gesicht bekommen. Die Diagnose ist eigentlich nur bei Untersuchung
katheterisierten Urins einwandsfrei, da man stets mit der Möglichkeit der

Verunreinigung des spontan gelassenen Harns rechnen muß. Ebenso können gerade bei Frauen korpuskuläre Elemente von der Vulva oder Vagina her dem Harn beigemengt sein. Kann aus äußeren Gründen der Harn nicht mit Katheter entnommen werden, so darf nur dann eine Harninfektion als bestehend angenommen werden, falls schon der frisch entleerte Urin von Bakterien getrübt ist oder wenigstens in einem Tropfen eine größere Zahl Keime enthält.

Besonders schwierig ist die Diagnose bei Frauen, welche sich in der zweiten Hälfte der Gravidität befinden und zwar deswegen, weil die periodischen, krampfartigen, vom Nierenbecken ausgehenden Rückenschmerzen zunächst als Wehen imponieren. Ferner hindert der vergrößerte Uterus die Palpation der Nieren. Eine genaue Analyse der Beschwerden, das Fieber und endlich die Berücksichtigung des Harns leitet aber zur richtigen Erkenntnis.

Prognose und Behandlung. Die Prognose der Cystopyelitis ist insofern günstig, als, abgesehen von Säuglingen und kleinen Kindern, wohl kaum ein Mensch an dieser Affektion stirbt, wenn Komplikationen nicht vorliegen. Anders indessen verhält es sich mit der Dauer des Leidens.

Es ist als äußerst hartnäckig anzusehen, wenigstens in Form der Bakteriämie.

Nach unserer Erfahrung trotzen die Bazillen im Nierenbecken allen therapeutischen Maßnahmen. Jedenfalls kennen wir kein Mittel, welches die Bazillen zu vertreiben imstande wäre. Am besten wirkt noch und mildert die Schmerzen eine reichliche Durchspülung von Lindenblütentee oder Wildunger Wasser per os. Man wird auch immer wieder versuchen, durch Helmitol (4 × 0,5) oder Urotropin zu helfen. In einem kleinen Teil der Fälle, wie wir sehr wohl wissen, verschwinden allerdings die Bazillen, der Harn wird steril.

Jede eingreifende Therapie, instrumentelle Spülung der Blase, der Ureteren, der Nierenbecken ist nach unserer Erfahrung zwecklos.

Nur bei starkem Tenesmus sahen wir von Instillationen von Argent. nitric. 2 % guten Erfolg. Es wurden etwa 2—5 ccm in die Blase eingespritzt. Danach lassen die krampfartigen Schmerzen seitens des Blasenhalses in wenigen Tagen nach, eine Beseitigung der Bazillen gelingt aber auf diesem Wege auch nicht.

Bei heftigen Schmerzanfällen, die von den Nierenbecken oder den Ureteren ausgehen, ist Morphium nicht zu entbehren.

2. Puerperale Erkrankungen durch den Paratyphusbazillus.

Wir fanden ihn zweimal bei septischen Aborten und einmal nach einem Partus als Infektionserreger in Reinkultur, in einem vierten Fall handelte es sich um eine Mischinfektion mit dem Streptococcus putridus.

Die Bazillen wurden meist aus der Cervix gezüchtet, ebenso wiederholt aus dem Blut.

In der leichtesten Form der Erkrankung trat mit dem Einsetzen des Abortes für etwa zwei Tage Fieber auf. Das Allgemeinbefinden war nur mäßig gestört. Die Milz war vergrößert, sonstige Symptome waren nicht vorhanden.

Mit der Beseitigung der Abortreste aus dem Uterus-Kavum verschwanden Fieber und sonstige Krankheitserscheinungen.

Auch in einem Fall von Endometritis paratyphosa bei Abort, in welchem wir an zwei aufeinanderfolgenden Tagen die Bazillen aus dem Blut züchteten, bestand nur zwei Tage Fieber von geringer Intensität. Beobachtung 51.

Indessen kommen auch schwere Krankheitszustände vor.

So war in einem Fall unserer Beobachtung 52 am zweiten Tag post partum mit manueller Placentalösung unter Schüttelfrost hohes Fieber aufgetreten, das 10 Tage in kontinuierlicher Form anhielt. Als wir die Patientin sahen, fanden wir geringe Bronchitis, mäßigen Meteorismus, Milztumor, Uterus vergrößert, stinkenden Ausfluß aus der Vagina, Temperatur 38,2—40,2⁰. Aus dem Cavum uteri wurden noch stinkende Placentareste entfernt.

Aus dem Uterus und dem Harn wurden Paratyphusbazillen in Reinkultur gezüchtet. Leukocytenzahl 5400, bei erheblicher Anämie. Hämoglobin 30 %.

Nach der Ausräumung fiel die Temperatur in 6 Tagen lytisch ab. Roseolen waren nicht erschienen.

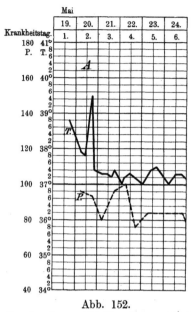

Abb. 152.

Beobachtung 51: Frau Burw., 42 Jahre alt. Septischer Abort. Ausräumung. 20. V. Im Blut vor und nach der Ausräumung Paratyphus-Bazill. Letzte Menses im Januar. Am 18. V. geringe Metrorrhagie. Am 19. V. 2 Schüttelfröste. Keine Erscheinungen von seiten der Blase oder des Magendarmkanals. Durch Kultur Paratyphus-Bazillen im Blut nachgewiesen. Kurzer Fieberverlauf, schnelle Heilung.

Beobachtung 53. Einen schweren letalen Verlauf nach vierwöchentlichem hohen unregelmäßigen Fieber mit mehreren Schüttelfrösten sahen wir bei einer Frau, bei der als Ursache des fieberhaften Abortes Bacillus paratyphosus und Streptococcus putridus (anaerob) in der Cervix und wiederholt in beträchtlicher Zahl im Blut nachgewiesen werden konnten. In den letzten Lebenstagen waren Paratyphusbazillen nicht mehr in den Blutkulturen zu finden, wohl aber wieder in dem post mortem dem Herzen entnommenen Blut! Roseolen hatten sich nicht entwickelt.

Man könnte in Fällen dieser Art mit wochenlangem Fieber die Frage erheben, ob es sich nicht um einen Paratyphus abdom. handle. Gewiß ist die Unterscheidung zwischen puerperaler Erkrankung, d. h. Infektion des Endometriums ¡mit Bacillus paratyphosus und sekundärer Bakteriämie einerseits und andererseits echtem Paratyphus, d. h. Infektion des abdominellen Lymphgefäßapparates vom Intestinaltraktus aus, also Paratyphus abdominalis in puerperio oft schwierig, manchmal vielleicht unmöglich. Wir sind aber der Ansicht, daß diese Krankheitsformen eine prinzipielle Entscheidung erheischen. Ausschlaggebend ist in solchen Fällen das Auftreten von Roseolen.

Als Typus der letztgenannten Art führe ich die folgende Krankengeschichte an.

Beobachtung 54. Johanna de W., 23 Jahre alt, III para. Aufgenommen 24. Juli 1905, entl. 23. Aug. 05.

Puerperium, Paratyphus abdomin., Psychose.

Pat. ist erblich nicht belastet, seit vier Jahren verheiratet. Nie ernstlich krank. Vor acht Tagen (17. Juli) normaler Partus. Am Tage nach der Geburt Fieber (38^0 40^0), seitdem stets hohes Fieber. Am 23. Juli (Temp. 40 ^{0}) brach eine psychische Störung aus. Manisch erregt, sang und betete abwechselnd, sprach viel vom Sterben.

Am 24. Juli Aufnahme. Fieberhafte Rötung der Wangen, guter Ernährungszustand. Leichte Trübung des Bewußtseins. Abgesehen davon, verhält sich Pat. abweisend. Gibt keine Antwort, zeigt nicht die Zunge, die Augen werden zugekniffen. Motorische Unruhe. Geht aus dem Bett. Verweigert Nahrung. Sensibilität für Schmerzen in toto herabgesetzt. Keine somatisch nervösen Störungen. Lungen, Herz gesund. Puls klein, frequent.

Abdomen mäßig aufgetrieben. Uterus zwischen Nabel und Symphyse weich. Keine Druckempfindlichkeit. Parametrien, Adnexe frei. Im Uterus große Blutkoagula, nicht stinkend, werden entfernt (26. Juli).

Im Venenblut vom 26. Juli kulturell Paratyphusbazillen nachgewiesen.

Am 28. Juli tritt deutliches **Roseola-Exanthem** auf Bauch und Brust auf. Milz palpabel. Leukocyten 4400. In den Fäces ebenfalls Paratyphusbazillen nachgewiesen. Aus der psychischen Störung hat sich typhöse Benommenheit entwickelt.

30. Juli Temperatur fällt lytisch ab. Sensorium freier.

3. August. Es hat sich ein geringes Pleuraexsudat gebildet (steril). Erscheinungen gehen bald zurück. Ab 10. August Rekonvaleszenz. Psychisch frei.

Als wichtige für die differential-diagnostische Deutung ob puerperale Infektion oder Paratyphus heben wir folgende Momente hervor. Für die Wochenbettserkrankung spricht kultureller Nachweis der Paratyphusbazillen in erheblicher Zahl in der Cervix bei Beginn des Fiebers (auf Drigalski-Agar), sanguinolent eitriger Ausfluß aus dem Endometrium, ev. sonstige klinische Zeichen einer puerperalen Erkrankung (Parametrium, Adnexe, Thrombophlebitis), Bakteriämie ohne Roseolen im weiteren Verlauf; für Paratyphus charakteristisch sind Roseolen (sogar absolut pathognomonisch, wenn in ihnen bakteriologisch oder mikroskopisch nach E. Fraenkel die Bazillen nachgewiesen werden, Züchtung der Paratyphusbazillen aus den Fäces bei negativem Kulturergebnis aus der Cervix.

Allerdings ist dabei zu bedenken, daß gelegentlich bei einem Paratyphus abdominalis Roseolen fehlen können und daß im späteren Verlauf eines Paratyphus dann auf dem Blutwege Keime in das Cavum uteri gelangen können, wenn noch hämorrhagischer Ausfluß besteht.

Endlich beobachteten wir noch die Verjauchung eines retrouterinen Hämatoms (geplatzte Tubargravidität) durch Paratyphusbazillen. Die Retention verursachte eine längere Kontinua, im Blut wurden Paratyphusbazillen ebenfalls gefunden. Heilung erfolgte durch Eröffnung und Drainage des Abszesses von der Vagina aus.

Von Interesse ist bei dieser Beobachtung, daß die Höchstzahl der Leukocyten im Blut trotz der Eiterung 7000 betrug, daß Roseolen nicht auftraten.

Wie wir früher eine Cholecystitis typhosa kennen gelernt haben, so gibt es auch eine

3. Cholecystitis paratyphosa.

Wir hatten Gelegenheit, einen derartigen Fall zu beobachten (Lorey).

Beobachtung 55. Ein 22 jähriger Matrose erkrankte zwei Jahre nach Überstehen eines Typhus (vermutlich Paratyphus) an heftigen fieberhaften Gallensteinkoliken. Wegen häufiger Rezidive erfolgte Aufnahme auf unserer Krankenhausabteilung. Hier sahen wir mehrere Anfälle, die mit Schwellung der Leber, Druckempfindlichkeit der Gallenblase und Ikterus einhergingen. Aus den Fäces ließen sich Paratyphusbazillen züchten.

Um den Kranken von seinem Leiden zu befreien, wurde die Cholecystektomie vorgenommen (Hofrat Sick). In der Blase fanden sich Steine und ein ziemlich tiefes Geschwür der Schleimhaut. Aus der Galle wurden Paratyphusbazillen gezüchtet.

In der Literatur sind ferner mehrere Fälle von eitriger Meningitis, durch Paratyphusbazillen bedingt, mitgeteilt (Arzt und Boese).

4. Meningitis paratyphosa.

Die Affektion betraf Kinder, welche unter schweren zerebralen Erscheinungen, besonders Krämpfen, zugrunde gingen. Aus dem Eiter der Meningen und anderen Organen (Milz etc.) wurden die betreffenden Bazillen kultiviert. Es mag dahingestellt sein, ob hier ein Paratyphus sensu strictiori mit Meningitis als Komplikation, oder eine meningeale Infektion mit Paratyphusbakteriämie vorlag. Der Sektionsbefund gibt hierüber keinen Aufschluß.

In diesem Zusammenhange ist auch an den Paratyphus-B. haltigen **Lungenabszeß** zu erinnern, von dem S. 544 berichtet wurde.

Ferner sind Fälle von **Otitis media** und **Sinusthrombose** beschrieben worden.

Der Paratyphusbazillus hat eben die Eigenschaft häufig und vielseitig als Fiebererreger aufzutreten. In einem Teil dieser in der Literatur hierher gerechneten Fälle wird vielleicht der Eiterherd doch als metastatischer aufzufassen sein. Die Eingangspforte dürfte der Darm gewesen sein bei Gelegenheit einer Gastroenteritis, jedenfalls sind Haut-, Gelenk- und Muskel-Abszesse nach Gastroenteritis beobachtet.

Paratyphöse Infektion (Paratyphus) als sekundäre Erkrankung. Wir haben schon mehrfach darauf hingewiesen, daß die Infektion mit Paratyphusbazillen sich häufig sekundär, besonders im Verlaufe letal endigender Krankheitsfälle einstellt. So berichteten wir über sekundäre Gastroenteritis (S. 533). Nun kommt es aber auch zum Einbruch der Paratyphusbazillen in den Blutstrom, ohne daß sich eine primäre Ansiedlungsstätte der Paratyphusbazillen nachweisen oder auch nur vermuten ließe. Wahrscheinlich werden in diesen Fällen sich die Paratyphusbazillen im Darmkanal aufgehalten haben und von dort aus in den durch die primäre heterogene Krankheit geschwächten Organismus haben eindringen können, nachdem die natürliche Immunität gegen Paratyphusbazillen durch das Grundleiden aufgehoben war. Nur so ist es zu erklären, wenn man vielfach bei Sektionen im Leichenblut Paratyphusbazillen gefunden werden, die zu dem Hauptleiden in keiner Beziehung stehen.

Aber auch beim Lebenden wird man gelegentlich durch den Befund von Paratyphusbazillen im Blut überrascht, obgleich das klinische Bild einer anderen Krankheit vorliegt. Als Beleg diene folgender interessanter Fall:

Beobachtung 56. Przykucki, Bruno, Schlosserlehrling, 15 Jahre alt. Aufnahme 26. Mai 1911. Pneumonia crouposa, Paratyphus.

Anamnese: Mit Ausnahme der Kinderkrankheiten keine Krankheit durchgemacht. Seit längerer Zeit Otitis m. Nie Krankheitserscheinungen seitens der Verdauungsorgane.

Vor fünf Tagen plötzliche Erkrankung unter starkem Frieren während der Arbeit: Kopfschmerzen, Husten, blutig gefärbter Auswurf, Schmerzen in der linken Seite und linken Schulter. Befund: Fieberhaftes Aussehen. Herpes an der Unterlippe. Atmung beschleunigt, oberflächlich. Mäßiger Ausfluß aus dem rechten Ohr.

Massive Dämpfung über dem linken Oberlappen und abwärts bis zur Mitte der Skapula und in der Achselhöhle. Tympanitische Dämpfung der übrigen Lungenpartien links. Über dem linken Oberlappen Atemgeräusch aufgehoben, abwärts davon abgeschwächtes Bronchialatmen. In der Achselhöhle Knisterrasseln.

Über der rechten Lunge sonorer Perkussionsschall, verschärftes Vesikuläratmen. Sputum rostfarben, in mäßiger Menge: mikroskopisch und auf Blutplatten reichlich Pneumococc. lanceolat. Blutkultur steril.

Diagnose: Pneumonia crouposa lob. sup. et partis sup. lobi inf. sin. Otitis media perforat.

Verlauf: Starke Dyspnoe und Unruhe. Puls wechselnd. Physikalischer Lungenbefund ohne Veränderung. Temperatur schwankt zwischen 39 ^{4} und 40 ^{8}. Leukocytenzahl 24 800.

Am 30. Mai fällt die Temperatur nachmittags auf 37 ^{8}. Sensorium frei. Psychische Unruhe geringer.

31. Mai. Am Morgen unter leichtem Frost Temperaturanstieg auf 41 ^{0}. Ziemlich starke Benommenheit. Dämpfung und aufgehobenes Atemgeräusch über dem rechten Oberlappen. Leukocytenzahl 16 300.

Blutentnahme: Auf Traubenzucker- und Agarplatten je drei Kolonien Paratyphus B Bazillen.

1. Juni 1911. Keine Veränderung. Zeitweise benommen. Obstipation. Abdomen leicht gespannt.

2. Juni 1911. Beginnende Aufhellung des Perkussionsschalles links. Kleiner Milztumor. Leukocytenzahl 16 100. Temperatur abends 38 ^{7}.

Urinentnahme: steril. Kultur vom Eiter des rechten Gehörgangs: Staphylococc. aur. haemolyt., keine Paratyphusbazillen.

3. Juni 1911. Leukocytenzahl 16 800, Polynukl. L. 82 %, Lymphocyten 13 $^2/_3$ %. Übergangsformen 2 $^1/_3$ %, Mononukleäre Zellen $^2/_3$ %, Mastzellen $^2/_3$ %, Eosinophile Zellen $^2/_3$ %. Temp. abends 38 ^{2}. Sensorium frei.

4. Juni 1911. Fortschreitende Aufhellung des Perkussionsschalles über beiden Lungen. Auswurf von sehr reichlichen Mengen (50 ccm) gelbgrün-eitrig. Sputumausstrich auf Lackmus-Agar: Pneumokokken. Keine Paratyphusbakterien.

Während der folgenden Tage hellt sich die Dämpfung über den Lungen vollends auf. Die Sputummenge nimmt langsam ab. Patient fühlt sich matt, sonst aber wohl. Leukocytenzahl schwankt zwischen 14 500 und 15 500. Durchfall trat nicht auf.

10. Juni 1911. Temperatur 37 ^{2}, abends 37 ^{5}. Lungenbefund negativ.

13. Juni 1911. Blutbild:

Leukocyten	9 200	das Serum agglutiniert
Polynukleäre L. . . .	56 $^1/_3$ %	Paratyphusbazillen 1 : 50
Lymphocyten . . .	39 $^1/_3$ %	1 : 100
Übergangsformen . .	2 $^2/_3$ %	1 : 200
Mononukleäre Zellen .	$^2/_3$ %	
Eosinophile Zellen . .	1 %	Blutentnahme: steril.

In der Folgezeit andauernd fieberfrei. An den inneren Organen keine pathologischen Prozesse nachzuweisen. Weder aus Blut, noch aus Stuhl und Urin konnten Bact. Paratyph. gezüchtet werden. Appetit und subj. Befinden sehr gut. Roseolen sind nicht aufgetreten.

Es handelte sich also um eine Erkrankung an akuter croupöser Pneumonie, bei der nach 7 Tagen das Fieber kritisch abfällt. Noch an demselben Tag unter Schüttelfrost Fieberanstieg bis 41 ^{0}. Blutkultur von diesem Tag ergibt Paratyphusbazillen. Das Fieber fällt lytisch innerhalb der nächsten 10 Tage ab. Das Blutserum agglutiniert Paratyphusbazillen in zunehmender Stärke. Die Eingangspforte der Paratyphusbazillen ließ sich nicht feststellen. Aus den Fäces, Ohreiter und dem Sputum konnten trotz wiederholter Untersuchung Paratyphusbazillen nicht gezüchtet werden. Auf keinen Fall ist die Pneumonie durch die genannten Bazillen verursacht, denn im Auswurf wurden mehrfach Pneumokokken nachgewiesen.

Das Eindringen der Paratyphusbazillen in das Blut ist ein von der Pneumonie an sich unabhängiger Vorgang, der aber selbstverständlich auch als Infekt aufzufassen ist. Dafür spricht schon Fieber, Verlauf und Agglutination. Unentschieden muß bleiben, ob hier ein Paratyphus abdominalis, also eine Lokalisation im Lymphapparat, vorlag. Nur die Bakteriämie ist erwiesen. Vielleicht sind die Bazillen direkt vom Darm aus in die Blutgefäße übergetreten, nachdem die Immunität durch die Pneumonie auch gegen die Paratyphus-Bazillen soweit gesunken war, daß diese Bakterien nunmehr den Körper angreifen konnten. Ähnliches findet sich auch sonst in der Pathologie (s. Schweinepest). Die Blutuntersuchung klärte allein den eigentümlichen Verlauf der Pneumonie.

2. Paratyphus A.

Im Jahre 1899 haben wir zuerst in einem Fall den Nachweis geführt, daß eine das Bild des Typhus bietende Erkrankung durch eine typhusähnliche Bazillenart hervorgerufen werden kann. Dieser betreffende Stamm wurde später als Bacillus paratyphosus A bezeichnet. Merkwürdigerweise zeigte sich in der Folgezeit, daß dieser Infektionserreger viel seltener wie der Bazillus „B" Krankheitsfälle verursacht.

Namentlich in Deutschland ist er nur ausnahmsweise und sporadisch angetroffen worden. Häufiger scheint er in Amerika als pathogener Keim aufzutreten, dort ist er auch von Gwyn 1898 zum erstenmal gezüchtet worden. Zahlreicher noch sind diesbezügliche Beobachtungen in Frankreich (Netter) auf Sumatra (Baermann und Eckersdorff) und auf Ceylon (Castellani) gemacht worden.

Über die Häufigkeit derartiger Krankheitsfälle erlauben ein Urteil Zusammenstellungen von Nicolle und Cathoire, die unter 66 typhösen Erkrankungen 16 mal Paratyphus „A"fanden. Nach Kaysers Untersuchungen im Straßburger hygienischen Institut kamen auf 505 typhöse Fälle 473, die durch den Typhusbazillus, 27 die durch den Paratyphusbazillus „B" und nur 5, die durch den Paratyphusbazillus „A" hervorgerufen waren.

Morphologisch und kulturell steht der Bazillus „A" dem Typhusbazillus nahe. Sein Wachstum auf Gelatine und Kartoffel ist zarter als das des Bazillus „B". In Lackmusmolke bildet er nur Säure, während der Bazillus „B" Alkali erzeugt, daher haben wir diesen den Bacillus paratyphosus alkalifaciens, jenen den Bacillus paratyphosus acidumfaciens genannt. Milch wird nicht zum Gerinnen gebracht. Indol entsteht in der Peptonkultur nicht, dagegen findet in zuckerhaltigen Nährböden Gasentwicklung statt, und damit ist das wichtigste Unterscheidungsmerkmal gegen Typhus gegeben. Auf den farbstoffhaltigen, zu Differenzierungszwecken dienenden Nährböden haben Kolonien von Typhusbazillen und Paratyphusbazillen „A" große Ähnlichkeit miteinander (s. S. 576).

Die Tierpathogenität des Bazillus verhält sich etwa so wie die des Typhusbazillus.

Auch durch Verfütterung des Bazillus ist bei weißen Mäusen und Meerschweinchen Enteritis und Sepsis hervorzurufen.

Die Infektion mit dem Paratyphusbazillus „A" löst im Organismus ebenso wie bei Typhus spezifische Antikörperbildung aus. So bilden sich vor allem Agglutinine. Bemerkenswerterweise steigt der Titer des Krankenserums nicht besonders hoch, etwa bis auf 400, nur ausnahmsweise sind höhere Werte gefunden worden. Nach Abklingen der Krankheit sollen die Agglutinine schnell wieder aus dem Blute verschwinden, so daß eine spätere Untersuchung des Serums keinen Aufschluß über die Art einer früher überstandenen typhösen Erkrankung zu geben braucht. Wir stellten in einem einschlägigen Fall jedoch am 15. Tag nach der Entfieberung noch denselben Agglutinintiter fest wie während des Akmestadiums.

Hochwertiges Immunserum gestattet eine sichere Unterscheidung zwischen Paratyphusbazillus „A", Paratyphusbazillus „B" und Typhusbazillus.

Schon in unserer ersten Publikation über Paratyphus (Z. f. Hyg.) konnten wir aber den Nachweis führen, daß das Serum von Paratyphuskranken auch solchen leichteren Grades nicht nur den spezifischen Krankheitserreger, also von Paratyphus „A"-Patienten den Bacillus paratyphosus acidumfaciens und von Paratyphus „B"-Patienten den Bacillus paratyphosus alkalifaciens agglutiniert, sondern daß auch wechselseitig zwischen den beiden Serum- und Bazillenarten eine Agglutininwirkung besteht, wenn auch das Phänomen der Häufchenbildung bei dieser Versuchsanordnung nicht so intensiv auftrat als bei streng spezifischer Einwirkung. In dieser als Gruppenagglutination bezeichneten Reaktion sahen wir den Ausdruck der verwandten Beziehungen zwischen den beiden Typen der Paratyphusbazillen. Später ist auch festgestellt worden, daß das Serum von Paratyphus „A"-Kranken häufig auch Gruppenagglutinine für Typhusbazillen enthält.

Es ist hier nochmals auf diese Beziehungen aufmerksam gemacht worden, um zu zeigen, welche Vorsicht bei diagnostischer Verwertung der Gruber-Widalschen Reaktion am Krankenbett geboten ist. Es ergibt sich daraus die Notwendigkeit, bei typhösen Erkrankungen stets das Serum gegen die genannten drei Bakterienarten auszuwerten und zwar auch mit Bestimmung der Titerhöhe. Im allgemeinen kann dann diejenige Bakterienart als Krankheitserreger im vorliegenden Falle angesehen werden, welche durch die höchste Serumverdünnung eben noch agglutiniert wird. Ausnahmen von dieser Regel kommen aber vor (s. S. 379).

Ein anderer Weg, der zur Feststellung des speziellen Krankheitserregers führt, ist der Castellanische Versuch. Man vergleiche darüber das S. 378 Gesagte.

Die Ausscheidung der Bazillen erfolgt wie beim Typhus durch die Fäces und zuweilen durch den Harn. Außerdem sind sie im Sekret der Urethra, der Vagina, der Gallenblase und vor allem im Blut kulturell nachgewiesen.

36*

Von epidemiologischer Bedeutung ist, daß die Bazillen einmal im Quellwasser, ein anderes Mal im Tierdarm nachgewiesen sind. Damit ist angedeutet, wie eine Übertragung der Krankheit stattfinden kann. Als Fleischvergifter ist der Paratyphusbazillus „A" bisher aber nicht angetroffen worden, denn die einzige in Betracht kommende Beobachtung von Schöne ist nicht einwandsfrei; weitere Angaben über den Infektionsmodus stehen uns bei dem spärlichen Material nicht zur Verfügung.

Immerhin wird man nicht im Zweifel sein können, daß auch diese Krankheit hauptsächlich durch Nahrungsmittel übertragen wird. Dabei wird wohl Milch und Wasser die Hauptrolle spielen. Eine Propagierung der Keime durch Luft und Boden wird kaum in Betracht kommen.

Inwieweit persönliche örtliche und zeitliche Verhältnisse für die Infektion eine Disposition schaffen, muß ebenfalls dahingestellt bleiben.

Soviel geht aber aus den vorliegenden Berichten hervor, daß das Alter zwischen dem 20. und 30. Jahr für die Infektion am empfänglichsten ist. Freilich muß man dabei berücksichtigen, daß die Diagnose bisher nur mit Hilfe der Blutkultur gestellt werden kann, die meist nur im Krankenhaus ausgeführt wird. Daher entgehen die Erkrankungen außerhalb des Hospitals meist der diagnostischen Erkenntnis. Es wäre also sehr wohl möglich, daß ebenso wie beim Typhus auch das Kindesalter z. B. an der Krankheit zu erheblichem Maße teilnimmt. Auch alte Leute sind von der Krankheit befallen worden.

Die Eingangspforte für die Bazillen ist zweifellos der Magen-Darmkanal.

Paratyphus abdominalis A.

Wollen wir das klinische Bild des Paratyphus „A" beschreiben, so können wir sagen, daß nach dem vorliegenden Material der Symptomenkomplex dem eines mittelschweren Typhus entspricht.

Nach der verhältnismäßig geringen Zahl von Beobachtungen, die noch dazu teilweise nur in kurzen Zügen mitgeteilt sind, ist es vorläufig nicht möglich, der ätiologisch streng vom Typhus zu scheidenden Krankheit durch besondere klinische Charakterzüge auch in pathognomonischer Beziehung einen eigenartigen Stempel aufzudrücken. Es muß der Zukunft überlassen bleiben, ob hier reichere Erfahrung schon am Krankenbett eine richtige Erkenntnis der Krankheit gestattet.

Symptome. Über den Beginn der Krankheit ist zu sagen, daß sich das Prodromalstadium mit Kopfschmerzen und leichten Fiebersteigerungen nur über wenige Tage erstreckt. Dabei klagen die Patienten zuweilen über Frösteln und Gliederschmerzen. Am 4.—5. Tag hat die Temperatur bereits 39—40° erreicht und bewegt sich meist nun in dieser mittleren Höhe mit mäßigen Remissionen über etwa 8—10 Tage hin. Jedenfalls ist im allgemeinen das Fieber, namentlich die Kontinua, beim Paratyphus „A" kürzer und niedriger, als beim Typhus.

Die ganze Fieberperiode, deren Abfall lytisch erfolgt, erstreckt sich aber auch über 4—5 Wochen, natürlich verlaufen auch andere Fälle in kürzerer Zeit.

Nachdem die Temperatur abgefallen ist, sinkt sie bei schwereren Fällen für etwa acht Tage unter die Norm, um dann erst den regelrechten Verlauf zu nehmen. Mehrfach sahen wir in der ersten Zeit der Rekonvaleszenz sich die Temperatur noch für eine Reihe von Tagen erheben, ohne daß man diese leichten Steigerungen als Rezidiv bezeichnen möchte.

Auch ein ausgesprochen amphiboles Stadium sahen wir in einem unserer Fälle.

Über einen Fieberverlauf von abnormer Länge oder ungewöhnlicher Höhe sind uns Mitteilungen nicht zu Gesicht gekommen.

Der Puls entspricht dem Verhalten beim Typhus. Relativ verlangsamt und dikrot findet man ihn in der Regel. Die Atmung ist etwas beschleunigt.

Als Beispiel für den Fieberverlauf möge hier Beobachtung 57 Platz finden. Da es sich um eine nosokomiale Infektion handelte, ist auch der Fieberbeginn verzeichnet, der sehr schnell die Akme erreichte.

Anfangs im ersten Stadium der Akme klagen viele Patienten über sehr heftige Kopfschmerzen und Nackensteifigkeit, einige auch über Leib- und Rückenschmerzen. Dann ist oft Schlaflosigkeit als lästiges Symptom erwähnt.

Oft stellt sich Linderung der genannten Beschwerden erst mit dem Sinken der Temperatur ein. Schlafsucht im weiteren Verlauf ist eine Erscheinung, die uns und anderen besonders aufgefallen ist. Anorexie begleitet das Fieber immer.

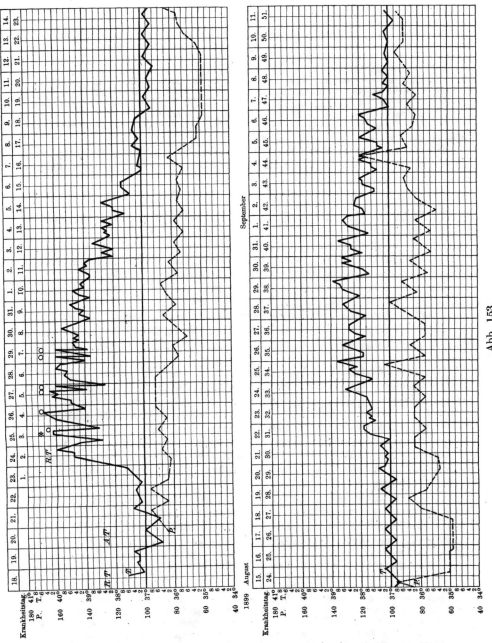

Abb. 153.

Beobachtung 57: Bg. Paratyphus A mit Rezidiv (* Bazillen im Blut nachgewiesen).

An den äußeren Bedeckungen fiel uns bei unserem ersten Patienten eine starke Rötung des Gesichtes, namentlich aber eine entzündliche Injektion der Konjunktiven, Nasen- und Rachenschleimhaut auf, die mehrere Tage anhielt. Pharyngitis ist auch von anderer Seite häufiger gesehen worden.

Auf die eben erwähnte Affektion der Nasenschleimhaut ist es offenbar zurückzuführen, wenn bei mehreren Patienten zu Beginn des Leidens eine Epistaxis aufgetreten ist.

Roseolen sind in der für Typhus typischen Weise von uns und anderen bei der überwiegenden Mehrzahl der Krankheitsfälle am Abdomen, an den Seiten und am Rücken festgestellt worden.

In diesen, wie noch einmal wiederholt sei, für die typhöse Natur einer Krankheit charakteristischen Hauteruptionen darf man sichere Zeichen dafür erblicken, daß auch der Paratyphusbazillus (acidumfaciens) „A" in dem abdominellen Lymphgefäßsystem seine Entwicklung genommen hat. Da von Brion und Kayser in einer Roseola der genannte Bazillus nachgewiesen ist, so ist ein Zweifel an der pathognomonischen Bedeutung der Roseola nicht möglich. Nur ist auch hier noch die letzte Lücke in der Beweiskette auszufüllen, daß die Bazillen in den Lymphgefäßen der Kutis sich angesiedelt haben.

Die Roseolen blassen im Lauf einer Woche etwa wieder ab.

Von sonstigen Hautveränderungen finden wir nur subkutane Blutungen in einem Fall erwähnt. Herpes scheint nicht vorzukommen.

Die Zunge der Kranken ist trocken und belegt, eine Beteiligung der Mandeln an der oben erwähnten entzündlichen Rötung des Pharynx ist nirgends besonders erwähnt.

Von den benachbarten Organen ist einmal die Parotis von einer zur Eiterung führenden Entzündung ergriffen worden.

Die Kranken klagen über Schmerzen im Leib, einige von ihnen leiden auch an Magenbeschwerden.

Daß der Magen hier und da in Mitleidenschaft gezogen ist, dafür sprechen Druckempfindlichkeit des Epigastriums, Erbrechen und völlige Anorexie. Auch Leberschwellung mit leichtem Ikterus ist beobachtet worden.

Das Abdomen kann aufgetrieben sein, das Typhlon ist wohl mal druckempfindlich gewesen, auch Gurren ist verzeichnet.

Über Peritonitis und Darmperforation liegen Angaben nicht vor.

Die Milz zeigt sich in der Mehrzahl der Fälle geschwollen und ist meist palpabel. Sie verschwindet wieder unter dem Rippenbogen, wenn die Entfieberung erfolgt.

Wie beim Typhus- und Paratyphus-Bazillus, so führt auch Ansiedlung des Paratyphusbazillus „A" in der Gallenblase unter Umständen zu einer Cholecystitis. Über einen solchen Fall hat Blumenthal berichtet. Es wurden die Bazillen aus den operativ entfernten Gallensteinen gezüchtet. Die Symptomatologie dieser Komplikation entspricht dem S. 431 f. Gesagten.

Über die Beteiligung des Darms ist zu sagen, daß teilweise recht heftige und kopiöse Durchfälle bestehen, die auch wohl erbsenbreiartiges Aussehen zeigen können. Andererseits kann auch während der ganzen Krankheit Obstipation vorherrschen.

Von Wichtigkeit ist, daß wir in einem Fall eine nicht unbeträchtliche Darmblutung gesehen haben. Aus diesem Ereignis darf wohl auch auf Geschwürsbildung in der Darmschleimhaut geschlossen werden.

Von seiten der Respirationsorgane fehlt es an Erfahrungen über etwaige Beteiligung des Larynx.

In den Bronchien findet man meist leichten Katarrh.

Eine Pneumonie ist nur ganz vereinzelt hinzugetreten.

Die Kreislauforgane verhalten sich so wie beim Paratyphus „B". Der Puls ist mäßig beschleunigt und dikrot. Da die Krankheit in der Regel einen günstigen Verlauf nimmt und nur selten Herzschwäche beobachtet wird, so kommt es auch nur ausnahmsweise zu diesbezüglichen Erscheinungen. Andere Komplikationen sind noch nicht zur Kenntnis gelangt. Hier muß noch erwähnt werden, daß einmal eine Thrombophlebitis einer Schenkelvene aufgetreten ist.

Das Blut wird sich vermutlich in jeder Beziehung, namentlich morphologisch ebenso wie bei Typhuskranken verhalten. Im allgemeinen Leukopenie, im speziellen Zunahme der Lymphocyten bei fallendem Fieber, Fehlen der Eosinophilen während der Akme, Auftreten derselben mit der Entfieberung. Doch zählten wir in einem Falle am 7. Krankheitstag 17 000, am nächsten Tag 7000 Leukocyten. Es bestanden hier aber profuse Durchfälle, worauf vielleicht die vorübergehende Leukocytose zurückzuführen ist.

Die bakteriologische Untersuchung hat gelehrt, daß die Bazillen in analoger Weise wie beim Typhus im Blut anzutreffen sind. In einem Fall fanden wir in 20 ccm 34 Kolonien, im anderen 28 Kolonien (kein Gallenagar).

Über Methodik usw. vergleiche man S. 376 ff.

Der Harn zeigt die bei jeder längeren fieberhaften Erkrankung anzutreffenden Veränderungen: Einschränkung der Menge, Konzentration, febrile Albuminurie, hyaline Zylinder, vereinzelte Zellen. Über schwerere nephritische Erscheinungen ist bisher, so weit wir sehen, nichts bekannt geworden. Dagegen ist noch der Nachweis von Indikan erwähnt, verschiedentlich ist die Diazoreaktion positiv ausgefallen, nach Proescher und Rolly in 25 % ihrer Fälle. Bakteriurie ist nur in vereinzelten Fällen vorgekommen. Über heftige Symptome von Pyelitis liegen Angaben nicht vor.

Das Nervensystem wird in schwereren Fällen immer in Mitleidenschaft gezogen. Es ist schon erwähnt worden, daß Kopfschmerzen fast nie fehlen. Schlaflosigkeit in dem einen Fall, Schlafsucht im anderen sind hervorstechende Symptome.

Nicht ganz selten ist auch von heftigen Delirien berichtet worden.

Über etwaige weitere zerebrale Störungen ist noch Erfahrung zu sammeln.

Bisher haben wir Fälle von ausgesprochen typhösem Verlauf, also Paratyphus abdominalis „A" im Auge gehabt. Sicherlich kommen aber auch Infektionen durch Bacillus paratyphosus „A" vor, welche den Charakter einer

Gastroenteritis paratyphosa A

bieten.

So verfügen wir über eine Beobachtung 57, bei der die Krankheit akut mit sehr heftigen Durchfällen einsetzte, es erfolgten 8—10 dünnwässerige Entleerungen am Tage, in den Fäces ließen sich in überwiegender Menge Paratyphusbazillen Typ „A" nachweisen (Dr. Lorey). Aus dem Blute konnten einmal 30 Kolonien derselben Art gezüchtet werden.

Das Serum des Patienten agglutinierte weder Paratyphus- noch Typhusbazillen.

Das mäßige Fieber zog sich über 10 Tage hin.

Man muß diesen Fall der oben beschriebenen Gastroenteritis paratyphosa „B" an die Seite stellen und als eine Lokalerkrankung des Magendarmkanals mit Bakteriämie auffassen, da auch Roseolen nicht zur Beobachtung gekommen sind. Einen ähnlichen Fall will kürzlich Schöne beobachtet haben, doch bleibt er den Beweis, daß der Brechdurchfall bei seinem Patienten durch den Paratyphusbazillus „A" hervorgerufen ist, insofern schuldig, als er weder den Bazillus in Fäces, Blut oder Harn noch Antikörper im Serum des Kranken auffinden konnte. Nur in einem Teil der Wurst, von der der Kranke gegessen hatte, konnten Bazillen ähnlich dem Paratyphusbazillus „A" nachgewiesen werden.

Hier ist auch einer Mitteilung Bondis aus der v. Noordenschen Klinik zu gedenken. Eine Patientin erkrankt plötzlich an Brechdurchfall, der vier Tage hindurch anhält. Sie erholt sich zwar von der akuten Darmaffektion, leidet aber seitdem sehr häufig an Diarrhöe, die allerdings vielfach abhängig ist von seelischer Erregung und anderen ungünstigen äußeren Verhältnissen. An manchen Tagen sind 40 Stuhlgänge abgesetzt worden, an guten Tagen erfolgen nur 3—4 dickbreiige Entleerungen. Die Untersuchung ergibt eine mangelhafte Ausnützung von Eiweißstoffen, Fett und Kohlenhydraten, außerdem finden sich mikroskopisch relativ viel Muskelfasern, Epithelien und Leukocyten. Die Züchtung aus den Fäces ergibt wiederholt die Anwesenheit von Bacillus paratyph. „A". Das Serum der Kranken agglutiniert zwar nicht den eigenen, aber einen fremden typischen Stamm bis zum Titer 1 : 2000.

Die Patientin erhielt Yoghurtmilch. Nach wenigen Tagen erfolgte fester Stuhl, nach einem halben Jahr hielt die Besserung noch an, die Paratyphusbazillen aber waren aus den Fäces noch nicht verschwunden. Vielleicht ist die Quelle nicht der Darm, sondern die Gallenblase.

Die vorliegende Schilderung entspricht in allen Zügen der Eigenbeobachtung über Enteritis chronica paratyphosa „B", die wir oben angeführt haben.

Endlich müssen hier noch die Befunde von Baermann und Eckersdorff herangezogen werden. Diese Autoren sahen verschiedentlich bei ihren Paratyphuskranken die Durchfälle sich über 1—2 Monate hinziehen, vor allem aber weisen sie darauf hin, daß den Fäces in diesen Fällen Eiterklümpchen beigemengt waren, ein Zeichen, daß eine eitrige Entzündung des Darmes vorhanden gewesen sein muß.

Wie früher beim Typhus und Paratyphus „B" halten wir es für zweckmäßig zu unterscheiden zwischen Paratyphus abdominalis A und Paratyphusinfektionen anderer Organe mit Bakteriämie, die kurz als Paratyphus „A" bezeichnet werden könnten. Diesen wäre dann die Enteritis paratyphosa zuzurechnen, falls sie zur Sepsis oder Bakteriämie führt.

Eine Kombination von Paratyphus „A" mit anderen Krankheiten ist wiederholt beobachtet worden.

Baermann und Eckersdorff berichten von einem Typhuskranken, der nach kurzer Entfieberung eine erneute Fieberattacke durchmachte. Während in der Primärerkrankung nur Agglutinine für Typhus im Serum aufgetreten und Typhusbazillen im Blute nachgewiesen waren, fällt bei Beginn des Relapses die Gruber-Widalsche Reaktion auch für Paratyphus „A" positiv aus. In den Fäces lassen sich neben Typhusbazillen auch Paratyphusbazillen „A" nachweisen. Die Autoren nehmen an, daß einem Typhus eine Sekundärinfektion mit Paratyphusbazillus „A" folgte. Wohl mit Unrecht; denn es könnte nicht schon am ersten Krankheitstag im Rezidiv die Agglutination für Paratyphusbazillus „A" in einer Verdünnung von 320 positiv sein, wenn es sich um eine nachträgliche Infektion des Typhuskranken mit Paratyphusbazillus „A" handelte.

Es muß vielmehr von vornherein eine Doppelinfektion gewesen sein, die nur zunächst nicht zur Agglutininbildung für Paratyphusbazillus „A" führte, vielleicht weil letzterer einen geringeren Anteil an dem Infekt nahmen, vielleicht sich auch nur im Darm ansiedelten und eine Enteritis verursachten, an dem spezifisch-typhösen Prozeß aber nicht teilnahmen.

Castellani teilt Mischinfektionen von Paratyphus- und Staphylococcus albus-Infektionen mit. Der letztgenannte Keim wurde in den Blut durch Bouillonkultur (flüssiger Nährboden!) gezüchtet. Wenn der Staphylococcus albus in Blutkulturen, noch dazu in flüssigen gefunden wird, ist Skepsis ganz besonders am Platze. Man darf ihn als Krankheitserreger nur anerkennen, wenn die Annahme einer Verunreinigung ausgeschlossen ist. Einmalige Bouillonkultur bietet diese Sicherheit nicht.

Schon oben haben wir auf ein Zusammentreffen von Paratyphus und Pneumonie, d. h. vermutlich einer Pneumokokkeninfektion hingewiesen.

Natürlich werden auch noch viele andere Nebenkrankheiten vorkommen. So findet sich unter den Fällen von Baermann und Eckersdorff einmal eine Salpingitis und Peritonitis gonorrhoica, der die betreffende Patientin erlag.

Eine andere Patientin litt an Malaria tertiana und Cystopyelitis calculosa. Der Tod trat an Lungenembolie ein.

Rezidive kommen bei Paratyphus „A" vor. Uns selbst liegt ein Fall vor, bei dem nach etwa acht fieberfreien Tagen die Temperatur plötzlich wieder schroff anstieg und sich für etwa eine Woche in Form einer Kontinua hinzog. Dann erfolgte schnelle lytische Entfieberung. Neue Roseolen und Milzschwellung kennzeichnen das Fieber sicher als Rückfall. Auch andere Autoren haben Rezidive beschrieben.

Die **pathologische Anatomie des Paratyphus „A"** stützt sich nur auf einige wenige nicht einmal unkomplizierte Fälle.

Bei den eben erwähnten zwei Fällen von Baermann und Eckersdorff fand sich eine diffuse katarrhalische schleimig-eitrige Entzündung des Dünn- und Dickdarmes. Die Schleimhaut war sammetartig geschwollen und gerötet. Der Follikelapparat war nicht beteiligt. Typhöse Geschwüre zeigten sich nicht. Einmal konnten aus den Mesenterialdrüsen, die in diesem Fall vergrößert und geschwollen waren, Paratyphusbazillen gezüchtet werden.

Die Forscher erklären selbst, daß die Veränderungen im Darm wohl durch die Einwirkung der Paratyphusbazillen veranlaßt sind, aber nicht für die Klinik des Paratyphus „A" verwertbar sind.

Dagegen gibt ein von Castellani mitgeteilter Fall einen einwandfreien Aufschluß über das anatomische Bild der Organe beim Paratyphus „A".

Es zeigten sich im unteren Teil des Ileum mehrere Geschwüre von dem typischen Aussehen der Typhusgeschwüre. Die Mesenterialdrüsen waren stark geschwollen. In der Milz und in den Mesenterialdrüsen wurden kulturell Paratyphusbazillen Typ. „A" in Reinkultur nachgewiesen. Typhusbazillen wurden nicht gefunden.

Verlauf. Der Verlauf der Krankheit ist im ganzen mild, jedenfalls im Durchschnitt viel harmloser und komplikationsloser, als der des echten Typhus abdominalis. Entsprechend endet die Krankheit auch meist in Genesung, wenn nicht Erkrankungen neben dem Paratyphus einhergehen, die mit letzterem nichts zu tun haben und als Komplikationen nicht aufgefaßt werden können.

Es dürfte somit kaum die **Mortalität** von 1 % erreicht werden. Man muß in Zukunft noch die Krankheitsfälle mit ungünstigem Ausgang sammeln und die Todesursache ausfindig machen.

Diagnose. Die Diagnose wird unter Berücksichtigung der früher geschilderten Momente zunächst allgemein eine typhöse Krankheit feststellen.

Aufgabe der bakteriologischen und serologischen Untersuchung ist es, die spezielle Form zu eruieren (s. S. 376 ff.). Dabei wird natürlich bedacht werden müssen, was über die Agglutinine des Serums oben gesagt ist, die auch Typhus- und Paratyphus „B"- Bazillen mehr oder weniger beeinflussen. Der Befund von Paratyphus „A"-Bazillen im Blut eines Kranken, der einen typhösen Symptomenkomplex, insbesondere Roseolen darbietet, ist ein fast untrügliches Zeichen dafür, daß es sich um Paratyphus abdominalis „A" handelt. Den sichersten und absolut einwandfreien Beweis für diese Diagnose liefert die Züchtung der Paratyphusbazillen „A" aus einer Roseole. Hat das Krankheitsbild nicht einen typhösen Charakter, so ist durch die positive Blutkultur nur eine Infektion mit Paratyphusbazillen im allgemeinen sichergestellt. Ein Paratyphus abdominalis „A" kann daraufhin noch nicht mit Sicherheit angenommen werden. Es ist vielmehr daran zu denken, ob nicht eine Gastroenteritis mit Bakteriämie vorliegt. Namentlich wenn Roseolen fehlen, ist diese Diagnose in Betracht zu ziehen, obgleich ja die Roseola auch bei typhöser Erkrankung gelegentlich ganz und immer im Anfangsstadium fehlt.

Für die Diagnose Gastroenteritis spricht die Anwesenheit von zahlreichen Paratyphusbazillen in den Fäces im Beginn der Krankheit, während ja, wie wir wissen, gerade bei typhösen Erkrankungen die Infektionserreger in der ersten Woche nur spärlich oder überhaupt nicht aus dem Stuhlgang zu züchten sind.

Fehlende oder schwache Agglutination auch im weiteren Verlauf spricht vielleicht mehr für Enteritis. Es ist auch für den Kliniker nicht so ganz gleichgültig, die Diagnose so weit zu spezialisieren, denn die Prognose des Paratyphus abdominalis „A" wie „B" ist zweifellos günstiger als die der Gastroenteritis acuta paratyphosa!

Auch hier sei noch einmal daran erinnert, daß sich auch ein Paratyphus „A" wie ein Typhus oder Paratyphus „B" zu einer anderen Krankheit hinzugesellen kann. Die Analyse solcher Fälle ist natürlich schwer, klinisch oft unmöglich. Klarheit auch in solchen Fällen schafft am besten die bakteriologische Blutuntersuchung, die, wenn nicht prinzipiell bei allen fieberhaften Krankheiten, jedenfalls dann immer ausgeführt werden sollte, sobald Fieber nicht seine natürliche Erklärung in vorliegenden Organerkrankungen findet.

Daß aber auch trotzdem noch eine Paratyphusinfektion nebenhergehen kann, ist früher schon gesagt worden.

Über **Prophylaxe und Therapie** ist nichts Neues zu sagen.

Es gelten dieselben Prinzipien, die wir bei Behandlung des Typhus und Paratyphus „B" für maßgebend erachtet haben.

Namentlich wird man auch hier die Beschaffenheit der Darmschleimhaut auf ihre Toleranz für Nahrungs- und Nährmittel berücksichtigen müssen.

Die gute Prognose der Krankheit einerseits und die Möglichkeit eines ausgesprochenen Katarrhs größerer Bezirke des Dünn- und Dickdarms andererseits enthebt den Arzt der Aufgabe, muß ihn bzw. abhalten, eine reichliche Kost zu verabfolgen.

III. Typhus mandschuricus.

In den letzten Jahren hat man durch Beobachtungen russischer Ärzte, insbesondere durch die Studien von S. S. Botkin und S. S. Simnitzki, ferner durch eine Arbeit des Japaners Horiuchi eine typhöse Erkrankung kennen gelernt, die mit Rücksicht auf ihren Erreger sowohl wie auf die Krankheitserscheinungen vom Typhus abdominalis zu unterscheiden ist, was früher so wenig geschah, wie der Paratyphus vom Typhus getrennt wurde. Andererseits ist das Krankheitsbild und Virus dem Typhus so verwandt, daß eine Besprechung hier erforderlich erscheint.

Epidemiologie. Weil die Krankheit zuerst und hauptsächlich in der Mandschurei beobachtet ist, wurde sie nach diesem Lande benannt.

Es sind aber auch Fälle in anderen Ländern des fernen Ostens und in Rußland, selbst in Petersburg vorgekommen. Es handelt sich um eine Infektionskrankheit, die besonders in kleineren Endemien auftritt. Die Kontagiosität der Krankheit scheint demnach keine besonders große zu sein. Über die Übertragungsweise ist noch zu wenig bekannt, da der Infektionserreger außerhalb des menschlichen Körpers noch nicht nachgewiesen ist. Man darf fast vermuten, daß es ein streng obligater Parasit ist, der nur durch direkte Verpflanzung von Mensch zu Mensch fortlebt. Denn die Kulturen des Erregers sind außerordentlich empfindlich und vergänglich.

Bakteriologie. Wie schon oben gesagt wurde, ist der Krankheitskeim dem Typhusbazillus in morphologischer und kultureller Beziehung verwandt.

Es ist ein lebhaft beweglicher, mit vier und mehr Geißeln versehener Bazillus, etwas länger, aber feiner und zarter als der Typhusbazillus. Färberisch verhält er sich wie der Typhusbazillus, ist also Gramnegativ. Fortgezüchtet zeigen die Bazillen schon an der II. und III. Generation Involutionsformen in Form kolbenartiger Auftreibungen. Länger als 1—2 Wochen war der Stamm trotz aller Züchtungsversuche nicht lebensfähig zu erhalten.

Auf Agar bilden sich feine runde Kolonien. Besonders im Kondenswasser erfolgt Wachstum. Die Bouillon trübt sich, an der Oberfläche erscheint ein dünnes Häutchen, am Boden ein lockerer Niederschlag.

Gelatine wird nicht verflüssigt, erinnert an Typhus. Milch gerinnt langsam. In traubenzuckerhaltigen Nährböden findet Gasbildung nicht statt. Auf Kartoffel erfolgt sichtbares Wachstum nicht. Indol ist nachweisbar schon in 2—5 tägigen Kulturen. In Lackmusmolke und Neutralrotagar verhält sich der Bazillus wie der Typhusbazillus.

Die vorstehenden bakteriologischen Untersuchungen stützen sich auf Angaben von Botkin und Simnitzki bzw. Barykin. Nachprüfung konnte leider nicht erfolgen, weil eine Kultur nicht zu erhalten war. Der Japaner Horiuchi hat bei seinen Kranken den fraglichen Bazillus nicht gefunden, dagegen in den Fäces Paratyphusbazillen, denen eine ätiologische Bedeutung nicht beizumessen ist (s. Schweineseuche).

Agglutination. Das Serum der Patienten agglutiniert die spezifischen Erreger in Verdünnungen von 1:100 bis 1:5000. Daneben enthält es Nebenagglutinine für Typhus und Paratyphusbazillen etwa im Verhältnis von 1:40.

Ebenso wurden im Serum spezifische Komplementkörper nachgewiesen.

Symptomatologie. Das Krankheitsbild wird, wie folgt, geschildert.

Die Krankheit beginnt plötzlich unter Schüttelfrost und hohem Fieberanstieg. Letzteres hält sich etwa in Form einer hohen Kontinua 9—14 Tage und fällt dann lytisch oder auch schroff zur Norm ab.

In der Regel stellt sich zu Anfang auch Erbrechen ein. Die Patienten klagen über Kopf- und Gliederschmerzen und Appetitlosigkeit.

Am 3.—4. Krankheitstag tritt am ganzen Körper ein meist recht dichtes roseolaähnliches Exanthem auf. Die roten Flecke sind von der Größe eines Hanfkornes und haben papulöse Form, zuweilen zeigen sie hämorrhagischen Charakter. Die Extremitäten, besonders an den Beugeflächen, werden ebenso befallen wie der Kopf. Im Lauf der Krankheit blassen die Roseolen ab, die Haut schilfert ab, neue Roseolen treten in verminderter Zahl noch auf.

Magendarmerscheinungen spielen nur eine geringe Rolle.

Zuweilen stellen sich Durchfälle ein, manchmal beobachtet man Obstipation. Meteorismus kann vorhanden sein. Darmblutungen sind nur sehr selten vorgekommen.

Die Milz ist regelmäßig vergrößert, oft schmerzhaft bei der Palpation. Die Leber zeigt gleichfalls Schwellung.

Die Lippen sind trocken, fulginös, ebenso wie die Zunge. In den Lungen wird sehr häufig Bronchitis festgestellt, hin und wieder auch Bronchopneumonie. Epistaxis kommt selten vor, Kehlkopfaffektionen finden sich nicht verzeichnet.

Das Nervensystem bietet ähnliche Störungen wie bei Typhus abdominalis. Benommenheit sieht man recht oft, Sopor und Koma, Delirien und meningitische Erscheinungen treten selten in Erscheinung.

Der Puls zeigt ein anderes Verhalten als beim Abdominaltyphus, insofern er eine höhere Frequenz erreicht, dabei ist er häufig dikrot. Zirkulationsstörungen werden in schweren Fällen beobachtet.

Die Leukocytenzahl ist verringert.

Albuminurie begleitet das Fieberstadium gewöhnlich. Die Diazoreaktion ist mehrfach positiv gefunden.

Die Bakterien sind während des Fieberstadiums regelmäßig in der üblichen Weise im Venenblut nachweisbar. Auch aus den Roseolen sind die Krankheitserreger gezüchtet, wodurch die Krankheit in exaktester Weise als typhöse charakterisiert ist.

Pathologische Anatomie. Über die pathologische Anatomie des mandschurischen Typhus ist wenig bekannt. Es sind nur einige wenige Fälle zur Sektion gekommen. Dabei fand sich mäßige Schwellung der Darmschleimhaut, besonders der Peyerschen Haufen, geringe Vergrößerung der Mesenterialdrüsen.

Milz- und Leberschwellung. Geschwüre im Darm wurden nur vereinzelt angetroffen.

Diagnose. Die Diagnose stößt nach dem Gesagten auf nicht allzugroße Schwierigkeiten. Das klinische Bild ist durch das eigenartige Exanthem so markant, daß es jedenfalls zur bakteriologischen Blutuntersuchung auffordert.

Differentialdiagnostisch sind durch diese die anderen typhösen Erkrankungen auszuschließen, namentlich der Paratyphus abdominalis B, der mehr noch als Typhus in Frage kommt. Denn auch er zeigt häufig plötzlichen Beginn und sehr reichliches Roseolenexanthem.

Der Typhus exanthematicus hebt sich klinisch durch schwerere Erscheinungen ab, die Blutkultur fällt negativ aus. Sollte letztere nicht ausführbar sein oder im Abfall des Fiebers im späteren Stadium ergebnislos verlaufen, so schafft die Agglutinationsprobe Aufklärung. Natürlich müssen alle Bakterien der Typhusgruppe berücksichtigt werden.

Prognose. Die Prognose der Krankheit ist offenbar günstig. Denn es sind bisher nur wenige Menschen derselben erlegen.

Therapie. Die Behandlung ist keine spezifische, sondern eine symptomatische.

Anhang.

Auf den vorausgehenden Blättern ist die Gruppe der typhösen Erkrankungen, von denen der Mensch befallen werden kann, geschildert worden. Es sind 4 verschiedene Arten von Bakterien, die als Erreger dabei in Betracht kommen.

Damit ist nun aber keineswegs die Reihe der Keime aus der Typhus Koli-Familie erschöpft, welche unter Umständen Infektionen und ähnliche klinische Bilder auslösen können. Allerdings handelt es sich meist nur um Einzelbeobachtungen oder um Befunde, welche noch der Bestätigung bedürfen.

Daher seien die diesbezüglichen Angaben aus der Literatur hier nur kurz zusammengestellt. Zunächst sei darauf hingewiesen, daß Uhlenhuth und Huebener den Begriff Paratyphus-„C"-Bakterien für Keime geschaffen haben, die zwar kulturell den Paratyphus„B"-Bazillen gleichen, sich serologisch aber artfremd verhalten.

Sie wurden aus Fäces und Harn von gesunden Menschen gezüchtet, außerdem bei Tieren gefunden. Guilbert und Henry isolierten aus der Milz eines Mannes, der nach der Autopsie an typischem Typhus gestorben war, Bazillen, die nur von dem homologen Serum agglutiniert wurden, während das betreffende Serum Typhus- und Paratyphusbazillen nicht beeinflußte. Desgleichen züchteten Arzt und Boese aus dem Meningealeiter eines Kindes einen solchen Paratyphusbazillus, der durch hochwertiges Immunserum nicht agglutiniert wurde. Loghem fand solche Stämme bei mehreren Personen, die an einer typhösen Krankheit litten.

Außerdem sind aber nun noch Bazillen, die weder mit dem Typhusbazillus noch mit den Paratyphusbazillen kulturell in allen Punkten übereinstimmten, bei vereinzelten typhusähnlichen Krankheitsfällen aus dem Körper isoliert worden, so von Birt aus Abszeßeiter, von Faroy aus dem Blut, von Laforgue desgleichen; Horiuchi gewann aus den Fäces einiger Soldaten einen Indol bildenden, sonst dem Paratyphusbazillus „B" gleichenden Bazillus. Die Krankheit begann mit Schüttelfrost und hohem Fieber und rief eine ausgedehnte Roseola hervor. Es handelt sich hier offenbar um Fälle von Typhus mandschuricus, bei denen zufällig im Darm paratyphusähnliche Bazillen vegetierten, die aber mit der Krankheit nichts zu tun haben. (Cf. Schweineseuche.)

Weiter wären hier zwei getrennte Beobachtungen von Bidder und Meyer zu nennen, bei denen ein typhusähnlicher Krankheitsverlauf durch den Bacillus faecal. alcaligenes bedingt worden ist. Jedenfalls wurde dieser Bazillus allein aus dem Blut gezüchtet. Das Serum enthielt Agglutinine für diesen Keim.

Endlich ist noch darauf hinzuweisen, daß das Bacterium coli in seinen zahlreichen Spielarten zu Infektionen mit hohem Fieber, das wohl an eine Typhuskurve erinnert, beim Menschen führen kann. Indes haben wir bei einer außerordentlich großen Zahl von Koli-Blut-Infektionen niemals Roseolen gesehen, ein Moment, welches gewiß bei Berücksichtigung zahlreicher Beobachtungen dafür spricht, daß das Bacterium coli typhöse Erkrankungen mit dem Sitz im lymphatischen Apparat des Abdomens nicht veranlaßt. Dagegen mag wohl häufiger ein Bacterium coli-Stamm, der durch irgendwelche Umstände besondere Virulenz erlangt hat, eine Gastroenteritis oder Enteritis auslösen. Freilich der Nachweis ist schwierig, da es sich um einen obligaten Darmbewohner handelt. Jedenfalls können wir durch Kultur und Agglutination ein pathogenes Bacterium coli vom saprophytischen nicht unterscheiden. Allerdings haben wir im Verein mit Much und Lorey durch Opsoninbestimmungen nachgewiesen, daß ein Bacterium coli haemolyticum Gastroduodenalkatarrhe erzeugen kann.

Schließlich wäre hier noch eine typhusartige Erkrankung zu erwähnen, die Schüffner als Pseudotyphus von Deli beschrieben hat. Trotz klinischer Ähnlichkeit gehört die Krankheit ätiologisch nicht hierher, da der unbekannte Erreger wohl kaum ein Bazillus ist.

M. Mandelbaum hat im Jahre 1907 geglaubt Grund zu haben, auf gewisse Kulturdifferenzen hin, die er bei einer Reihe von Typhusstämmen festgestellt hat, von dem echten Typhusbazillus einen Verwandten abzugrenzen. Der Unterschied soll darin bestehen, daß diese besondere Art von Bazillen auf Agar gezüchtet, dort die Bildung eigentümlicher Kristalle hervorruft und auf Blutagar nicht in der bekannten Weise den Blutfarbstoff verändert. Im übrigen bieten sich weder kulturell noch serologisch Unterscheidungsmerkmale dar. Der Autor nannte die von ihm als besondere Art aufgefaßten Bakterien Metatyphusbazillen und dementsprechend die von ihnen verursachte Krankheit Metatyphus. Bisher hat sich die Auffassung Mandelbaums Anerkennung nicht verschaffen können. Es erübrigt sich also hier auf diese vermeintliche Abart des Typhus näher einzugehen.

Literatur.

Achard und Bensaude, Infection paratyph. Soc. med. des Hosp. de Paris 1897. — Arzt, L. und Boese, J., Über Paratyphusmeningitis im Säuglingsalter. Wiener klin. Wochenschr. 1908. Nr. 7. — Baermann und Eckersdorf, Über Paratyphus. Berl. klin. Wochenschr. 1909. Nr. 40. — Bancel, L., Bacille d'Eberth et poumon des typhiques. Journal de physiol. et de patholog. générale. 1903. — Barsiekow, Wiener klin. Rundschau 1901. Nr. 44. — Beckers, J. K., Hygienische Rundschau. 1908. Nr. 6. — Besançon, F. et Philibert, A., Formes extra-intestinales de l'infection eberthienne. Journ. de physiol. et pathol. générale. 1904. Tom. 16. — Blumenthal, Die Kolityphusgruppe in ihren Beziehungen zu den Erkrankungen der Gallenwege. Deutsch. Arch. für klin. Med. Bd. 88; Deutsche med. Wochenschr. 1907; Münch. med. Wochenschr. 1904. — Bollinger, Über Fleischvergiftung, intestinale Sepsis und Abdominaltyphus. Vortrag, gehalten am 24. April 1880. Münch. med. Wochenschr. — Bondi, S., Über das Vorkommen von Bac. paratyph. A bei einem Fall von chronischer Enteritis. Wiener klin. Wochenschr. 1909. Nr. 15. — Botkin, S. S. und Simnitzki, S. S., Der mandschurische Typhus, sein klinisches Bild und sein Erreger. Zeitschr. für klin. Med. Bd. 72, 3. und 4. Heft. — Brion und Kayser, Neue klinische und bakteriologische Erfahrungen bei Typhus und Paratyphus. Deutsch. Arch. für klin. Med. Bd. 85. — Brion, Paratyphus. Deutsche Klinik 1904; Verhandl. d. 77. Naturforscherversamml. 1905; Deutsch. Arch. für klin. Med. Bd. 85. Heft 5—6. — Busquet, Contribution à l'étude de la pneumotyphoïde. Revue de médecine 1902. Nr. 2. — Buchanan, Deutsche Vierteljahrsschrift für öffentl. Gesundheitspflege 1870. — Budd, Lancet 1856, 1859, 1861. — Buhl, Ein Beitrag zur Ätiologie des Typhus in München. Zeitschr. für Biologie. Bd. 1. 1865. — Beckers, Zur Frage der Mischinfektion mit Typhus- und Paratyphusbazillen. Hygien. Rundsch. 1908. Nr. 6. — Busse, Otto, Über das Vorkommen von Typhusbazillen im Blute von nichttyphuskranken Personen. Münch. med. Wochenschr. 1908. Nr. 21. — Castellani, Aldo., Paratyphoid fever in the tropics. Cases of mixed infection. Lancet 1907, Feb. 2. Vol. 1. pag. 284. — Chiari, Über Typhus abdominalis und Paratyphus in ihren Beziehungen zu den Gallenwegen. Verhandl. der Deutsch. pathol. Gesellsch. 1907.

Zentralblatt für Allg. Pathol. und pathol. Anatomie. Ergänzungsheft zu Bd. 18. — Chiari und Kraus, Zur Kenntnis des atypischen Typhus abdominalis resp. der reinen typhösen Septikämie. Zeitschr. für Heilk. Bd. 18. 1897. — Conradi, Über alimentäre Ausscheidung von Paratyphusbazillen. Klin. Jahrb. 1909. — Conradi, Ein Verfahren zum Nachweis der Typhuserreger im Blut. Deutsche med. Wochenschr. 1906. Nr. 2. — Conradi, v. Drigalski und Jürgens, Eine unter dem Bilde des Typhus verlaufene Epidemie. Zeitschr. für Hygien. 1903. Nr. 42. — Colemann und Buxton, Referat Baumgartens. Jahresbericht 1902. — Courmont und Lesieur, Intern. Zentralztg. 1908. — Curschmann, Heinrich, Der Unterleibstyphus. Nothnagels spezielle Pathol. und Therap. 1902. — Curschmann, Hans, Über eine Typhusepidemie mit initialem hämorrhagischem Exanthem. Münch. med. Wochenschr. 1910. Nr. 8. — v. Drigalski, Über Ergebnisse bei der Bekämpfung des Typhus nach Robert Koch. Zentralbl. für Bakteriol. 1904. S. 472. — v. Drigalski und Conradi, Zeitschr. für Hygien. und Infektionskrankh. Bd. 39. 1902. — Ebermaier, Über Knochenerkrankung bei Typhus. Arch. für klin. Med. Bd. 44. 1888. — Eberth. Virchows Archiv 81 und 83. — Eccard, W., Zur Bekämpfung und Prophylaxe des endemischen Typhus besonders in Internaten. Münch. med. Wochenschr. 1910. Nr. 3. — Endo, Zentralbl. für Bakter. und Parasiten Bd. 35. 1903. — Fischer, B., Zeitschr. für Hygiene und Infektion. Bd. 39. — Fornet, Zur Epidemiologie des Typhus und Paratyphus. Münch. med. Wochenschr. 1910. Nr. 4. — Forster, F., Über Beziehungen des Typhus und Paratyphus zu den Gallenwegen. Verhandl. der Deutsch. Pathol. Gesellsch. 1907; Zentralblatt für allgem. Pathologie. Ergänzungsheft Bd. 18. — Derselbe, Deutsche med. Wochenschr. 1907. — Derselbe, Münch. med. Wochenschr. 1905. — Derselbe, Münch. med. Wochenschr. 1908. — Forster und Kayser, Über das Vorkommen von Typhusbazillen in der Galle. Münch. med. Wochenschr. 1905. — Fraenkel, A., Zur Lehre von den Affektionen des Respirationsapparates beim Ileotyphus. Deutsche med. Wochenschr. 1899. Nr. 16. — Fraenkel, Eug., Über Typhus abdominalis und seine Beziehungen zu den Gallenwegen. Mitteilungen aus den Grenzgebieten der Mediz. u. Chirurgie Bd. 20. 1909. — Derselbe, Über Typhus abdominalis. Deutsche med. Wochenschr. 1887. — Derselbe, Über Erkrankungen des roten Knochenmarks, besonders der Wirbel bei Abdominaltyphus. Mitteil. a. d. Grenzgeb. der Med. und Chir. Bd. 11. Heft 1. 1903. — Derselbe, Über Roseola typhosa. Zeitschr. für Hygien. und Infekt. Bd. 34. S. 482. — Fraenkel, Eugen und Krause P., Zeitschr. für Hygiene u. Infektionskrankh. Bd. 32. S. 97. — Fraentzel, Zeitschr. für klin. Med. Bd. 2. — Fromme, W., Ätiologie des Typhus und Paratyphus Lubarsch-Ostertag. Ergebn. der Allgem. Pathol. etc. 1909. — Derselbe, Über eine Fleischvergiftung mit Paratyphusbazillen. Zentralbl. für Bakteriol. 1907. Bd. 18. I. — Fromme, A., Zur Frage der chirurg. Behandlung von Typhus-Bazillenträgern. Deutsche Zeitschr. f. Chirurgie Bd. 107. — Gaethgens, W., Über fötale Typhusinfektion. Münch. med. Wochenschr. 1909. Nr. 6. — Gärtner, Über die Quellen in ihren Beziehungen zum Grundwasser und zum Typhus. Klin. Jahrb. 1902. Bd. 9. Heft 2. — Gaffky und Paak, Ein Beitrag zur Fleischvergiftung. Arb. aus dem Kaiserl. Gesundheitsamt. Bd. 6. — Gildemeister, Über den Nachweis der Typhusbazillen im Blut durch Anreicherung im Wasser. Deutsche militärärztl. Zeitschr. 1910. Nr. 4. — Glaser, Felix, Die Bedeutung des Typhusbazillus bei Erkrankungen des Respirationsapparates im Gefolge des Ileotyphus und sein Auftreten im Auswurf. Deutsche med. Wochenschr. 1902. Nr. 43—44 (Lit.). — Griesinger, Darmtyphus. Handb. der spez. Pathol. und Therap.; herausgeg. von Rud. Virchow, 2. Aufl. — Gwyn, John Hopkins Hosp. Bull. 1898. — Hensen, Beitrag zur Physiologie und Pathologie des Blutdruckes. Deutsch. Arch. für klin. Med. 1900. Bd. 67. — Herford, Sektionsbefund bei einem Paratyphusfall. Zeitschr. für med. Beamte 1909. Nr. 4. — Heß, Otto, Der Typhusbazillus als Eitererreger. Münch. med. Wochenschr. 1910/5 (Lit.). — Hildebrandt, W., Studien über Urobilinurie und Ikterus. Zeitschr. für klin. Med. Bd. 59. — Hildenbrand, Über den ansteckenden Typhus. Wien 1810. — Himmelheber, K., Das Verhalten der Leukocytenformen bei Typhus abdominalis. Med. Klinik 1908, Nr. 12 (Lit.). — Hippocrates, bei Liebermeister l. c. S. 43. — Hirsch, C., Erkrankungen der Leber und Gallenwege bei Typhus. Verhandl. der Deutsch. Pathol. Gesellsch. 1907; Zentralbl. für allgem. Pathol. Ergänzungsheft Bd. 18. — Hoelscher, A., Über die Komplikationen bei 2000 Fällen von letalem Abdominaltyphus. Münch. med. Wochenschr. 1891/3. — Hoffmann, C. E. E., Untersuchungen über die pathologisch-anatomischen Veränderungen der Organe beim Abdominaltyphus. Leipzig 1869. — Hoffmann u. Ficker, Hygien. Rundsch. 1904. Bd. 14. S. 1. — Dieselben, Arch. für Hygiene und Infektion. 1904. Bd. 49. — Hübener, E., Fleischvergiftungen und Paratyphusinfektionen. Gustav Fischer. Jena, 1910 (Lit.). — Jehle, L., Über den Nachweis von Typhus B. im Sputum Typhuskranker. Wiener klin. Wochenschr. 1902. Nr. 9. — Jochmann, Zeitschr. für klin. Med. 1905. Heft 75. — Derselbe, Zentralbl. für Bakt. Ref. Bd. 33. — Jürgens, Zur ätiologischen Diagnose des Abdominaltyphus. Deutsche med. Wochenschrift 1904. Nr. 34. — Derselbe, Die Stellung des Paratyphus in der Typhusgruppe. Berl.

klin. Wochenschr. 1906. — Derselbe, Über typhusähnliche Erkrankungen. Deutsche med. Wochenschr. 1907. — Kamm, Gefährdung des Typhus-Bazillenträgers durch die eigenen Typhus-Bazillen. Münch. med. Wochenschr. 1909/20. — Kaufmann, Lehrbuch der speziellen pathologischen Anatomie, 5. Aufl. 1909. — Kayser, Zur Technik der Blutanreicherung vermittelst der Typhus-Gallenröhre. Münch. med. Wochenschr. 1907. S. 1078. — Derselbe, Paratyphus. Zentralbl. für Bakteriol. Bd. 11. Heft 3. — Derselbe, Über Typus A des Bact. paratyphi. Deutsche med. Wochenschr. 1904. — Kemper, Die Reaktion von K. Wolowsky beim Abdominaltyphus. (Russky Wratsch 1908/46). Münch. med. Wochenschr. 1909/17. — Koch, Typhusbazillus und Gallenblase. Zeitschr. für Hygiene. Bd. 27. — Kurth, Eine typhusähnliche, durch einen bisher nicht beschriebenen Bazillus bedingte Erkrankung. Deutsche med. Wochenschr. 1901. Nr. 30—31. — Kutscher, Abdominaltyphus. Handb. der pathol. Mikroorganismen von Kolle-Wassermann, Ergänzungsbd. 1906. Heft 1. — Derselbe, Eine Fleischvergiftungsepidemie in Berlin. Zeitschr. für Hygiene und Infektionskrankheiten 1906. — Derselbe, Paratyphus und Nahrungsmittelinfektion. Berl. klin. Wochenschr. 1907. — Ladyschenski, Wiener med. Presse 1902. Nr. 21/23. — Le Count und Batty. — Lentz, Ätiologie und Prophylaxe des Typhus und Paratyphus. Med. Klinik 1907. — Derselbe, Anatomie und Epidemiologie der Paratyphuserkrankung. 14. Intern. Kongr. für Hygiene und Demographie 1907. — Lentz und Tietz, Eine Anreicherungsmethode für Typhus- und Paratyphusbazillen. Münch. med. Wochenschr. 1903. Nr. 49. — Liebermeister, Handbuch der speziellen Pathol. und Therap. von Ziemssen Bd. 2. Heft 1, Typhus abdominalis. — Derselbe, Deutsche Klinik 1866. Nr. 6. Zur Ätiologie des Abdominaltyphus. — Löffler mit E. Walter, Diebboldt und J. Wehrlin, Ein neues Verfahren zum Nachweis und zur Differentialdiagnose der Typhusbakterien mittelst Malachitgrün-Safranin-Reinblau-Nährboden. Deutsche med. Wochenschr. 1909. Nr. 30; Deutsche med. Wochenschr. 1903. Nr. 36. — Loeffler, Die Bakterien der Typhus- und Paratyphusgruppe. Bericht des 14. Internat. Kongr. für Hygiene. 1907. — Derselbe, Über Immunisierung per os. Leuthold, Festschr. Bd. 1. — van Loghem, Paratyphus B in Deli. Zentralbl. f. Bakt. Referat B 64. — Lorey, A., Bakteriologische Untersuchungen bei Masern. Zeitschr. für Hygiene und Infektionskrankheiten. Bd. 63. — Derselbe, Über einen Fall von Cholecystitis paratyphosa. Münch. med. Wochenschr. 1908. Nr. 1. — Derselbe, Über paratyphöse Infektionen. 1912. — Luksch, Franz, Ein Beitrag zur pathologischen Anatomie des Paratyphus. Zentralbl. für Bakteriol. und Paras. I. Abt. Orig.-Bd. 34. Nr. 2. — Lüdke, H., Untersuchungen über Wesen, Frühdiagnose und spezielle Therapie des Abdominaltyphus. Münch. med. Wochenschr. 1910. Nr. 22/23. — Mandelbaum, Über den Befund eines weiteren noch nicht beschriebenen Bakteriums bei klinischen Typhusfällen. Münch. med. Wochenschr. 1907. Nr. 36. — Derselbe, Eine neue einfache Methode zur Typhusdiagnose. Münch. med. Wochenschr. 1910/4. — Manicatide, Sur la recherche de bact. typh. dans le pharynx des malades de la fièvre typhoide. Zentralbl. für Bakter.-Org. Bd. 46. — Manteufel, Erfahrungen mit der Gruber-Widalschen Reaktion bei Berücksichtigung der Mitagglutination von Paratyphusbazillen. Münch. med. Wochenschr. 1908. Nr. 1. — Martineck, Deutsche militärärztl. Zeitschr. 1904, Heft 10. — Mayer, O., Über die Resistenz von Bazillen des Typhus und Paratyphus B in ausgetrockneten menschlichen Darmentleerungen. Münch. med. Wochenschr. 1908. S. 1782. — Melchior, E., Über Leberabszesse im Verlauf und Gefolge des Typhus abdominalis. Zentralbl. für Grenzgeb. der Med. und Chir. Bd. 13. Nr. 8. — Derselbe, Über den Milzabszeß bei Typhus abdominalis und seine Behandlung. Berliner Klinik 255. 1909. — Derselbe, Über die suppurativen Nierenkomplikationen des Typhus abdominalis mit besonderer Berücksichtigung ihrer chirurg. Bedeutung. Zentralbl. f. d. Grenzgebiete d. Med. und Chirurgie. Bd. XIII. 18, 19. — Derselbe, Über Hirnabszesse und sonstige umschriebene intrakranielle Eiterungen im Verlauf und Gefolge des Typhus abdominalis. Zentralblatt f. d. Grenzgebiete d. Medizin u. Chirurgie. Bd. XIV. Nr. 1 u. 2. — Meyer, F., Deutsche med. Wochenschr. 1907, S. 657. — Morgagni, Epistol. XXXI, 2 nach Liebermeister. — Murchison, Die typhoiden Krankheiten. Deutsch herausgegeben von Dr. W. Zuelzer, Braunschweig 1867. — Much, H., Die Immunitätswissenschaft. Würzburg (Curt Kabitzsch). — Müller, Friedrich, Bemerkungen zur Behandlung des Abdominaltyphus. Therapie der Gegenwart 1904. S. 23. — Müller, Reiner, Wert der Blutuntersuchung für die Typhusdiagnose. Münch. med. Wochenschr. 1907. S. 1208. — Naegeli, O., Die Leukocyten beim Typhus abdominalis. Deutsch. Arch. für klin. Med. 1900. Bd. 67. — Derselbe, Blutkrankheiten und Blutdiagnostik. Leipzig. 1908. — Ortner, Arch. für Heilkunde. — Otten, M., Über bakteriologische Blutuntersuchungen an der Leiche. Virchows Arch. 1906. Bd. 184. — Pechère und Heger, Sérodiagnostic de Widal positif dans un cas mortel de tuberculose aigue avec autopsie. Journ. med. de Bruxelles 1899. Nr. 5. Août. — Perthes, G., Über Leberabszeß bei Typhus abdominalis. Deutsche Zeitschr. f. Chir. (Lit.) Bd. 63. S. 111. — Pettenkofer, M. v., Über die Schwankungen der Typhussterblichkeit in München von

1850—1867. Zeitschr. f. Biol. 1868. — Derselbe, Über die Ätiologie des Typhus. Vorträge gehalten in den Sitzungen des ärztlichen Vereins in München 1872. — Port, G., Über Leberabszeß bei Typhus abdominalis. Deutsche med. Wochenschr. 1908/547. — Proescher, F. und Roddy, J. A., A Report of forty eight New cases of paratyphoid fever (Type A). The journal of the Americ. medic. Assoc. Feb. 6. 1909. Vol. 7. p. 470—72. — Puritz, C., Reichliche Ernährung bei Abdominaltyphus. Virchows Arch. Bd. 132. S. 327. — Quincke, Berl. klin. Wochenschr. 1894. Nr. 15. — Rau, R., Über das Auftreten von Typhusbazillen im Sputum und über einen typischen Fall von Pneumotyphus ohne Darmerscheinungen. Zeitschr. f. Heilk. 1904. Bd. 25. Abt. Intern. Med. (Lit.). — Ridder, Beitrag zur Frage der Ätiologie der Fleischvergiftungen. Berl. klin. Wochenschr. 1909. Nr. 50. — Rimpau, Zur Frage der Verbreitung der Paratyphusgruppe. Deutsche med. Wochenschr. 1908. Nr. 24. — Rolly, Nephrotyphus. Münch. med. Wochenschr. 1907. Nr. 4. — Derselbe, Zur Kenntnis der durch das sogenannte Bact. paratyph. hervorgerufenen Erkrankungen. Deutsch. Arch. f. klin. Med. Bd. 85. — Romberg, E., Lehrbuch der Krankheiten des Herzens und der Blutgefäße. 2. Aufl. — Derselbe, Deutsches Archiv f. klinische Medizin. — Rodet, A., Die Serotherapie bei Typhus. Handb. der Serumtherapie Dr. Wolff-Eisner. — Rommels, Über Befunde von Paratyphusbazillen in Fleischwaren. Zentralbl. f. Bakteriol. 1909. Bd. 5. Heft 5. — Roosen-Runge, Zentralbl. f. Bakteriol. 1907. Bd. 18. Heft 5. — Derselbe, Über die Verwendung des Natrium glykocholicum für die Blutuntersuchungen der Typhuskranken. Zentralblatt f. Bakteriol. und Parasitenk. I. Abt. Orig.-Bd. 43. S. 520. — Rubin, D., Über den Verlauf der Urobilinurie beim Typhus abdominalis. Münch. med. Wochenschr. 1907/11. — Salmon und Smith, Anual report of animal industry 1885. Investigations of infections animal diseases. Bureau of animal industry 1889—1890. — Schern, Über das Verhalten verschiedener Stämme des Bac. typhi B und B. enterititis Gärtner in Arabinose und Xyloselackmusbouillon. Kaiserl. Gesundheitsamt Bd. 33. — Schiff, A., Myelitis haemorrhag. acutissima transversa bei Typhus abdominalis. Arch. f. klin. Med. 1900. Bd. 67. — Schöne, Christian, Über Infektionen mit Paratyphusbazillen des Typus A und Befunde von verwandten Bakterien. Zeitschr. f. Hyg. und Infekt. Bd. 65. S. 1. — — Schottmüller, H., Zur Pathogenese des Typhus abdominalis. Münch. med. Wochenschrift 1902. S. 1561. — Derselbe, Über eine das Bild des Typhus bietende Erkrankung hervorgerufen durch typhusähnliche Bazillen. Deutsche med. Wochenschr. 1900. Nr. 32. — Derselbe, Weitere Mitteilungen über mehrere das Bild des Typhus bietende Krankheitsfälle hervorgerufen durch typhusähnliche Bazillen (Paratyphus). Zeitschr. f. Hygiene und Infektionskrankh. Bd. 36. 1901. — Derselbe, Zur Ätiologie der akuten Gastroenteritis (Cholera nostras), zugleich ein Beitrag über die Beziehungen des B. enteritidis Gärtner zum B. paratyphosus alcalifaciens (oder Typus B). Münch. med. Wochenschr. 1904. Nr. 8. — Schottmüller und Much, Opsonine als Differenzierungs- und Identifizierungsmittel pathogener Bakterienarten. Münch. med. Wochenschr. 1908. Nr. 9. — Schüffner, W., Die Züchtung der Typhusbazillen aus dem Blute auf Gallenagar. Münch. med. Wochenschr. 1907/1722. — Derselbe, Über eine typhusartige Erkrankung. Zeitsch. f. klin. Medic. B. 71. — Schütze, Berl. klin. Wochenschr. 1905. — Schulz, Berl. klin. Wochenschr. 1894. S. 748. — Schultze, Fr., Meningitis. Pathologie und Therapie. Nothnagel Bd. 9. S. 3. — Stadelmann, E., Die Behandlung des Typhus abdominalis. Deutsche med. Wochenschr. 1906. Nr. 47. — Stäubli, C., Meningismus typhosus und Meningotyphus. Deutsch. Arch. 1904. Bd. 82. — Stolte, K., Albuminurie bei Typhus abdominalis. Deutsch. Arch. f. klin. Med. 1905. Bd. 83. — Stühlern, von, Zentralbl. f. Bakteriol. Bd. 27. — Trousseau, Clinique médecinale de l'Hôtel-Dieu. Paris 1868. III ed. Tom. 1. p. 279. — Trautmann, Bakterien der Paratyphusgruppe als Rattenschädlinge und Rattenvertilger. Zeitschr. f. Hyg. Bd. 44 und Bd. 45. — Uhlenhuth und Hübener, Über die Verbreitung der Bakterien des Paratyphus B. und Gärtnergruppe und ihre Beziehungen zur gastrointestinalen Form der Fleischvergiftung. Med. Klinik 1908. Bd. 48. — Vagedes, von, Paratyphusbazillen bei einer Mehlspeisenvergiftung. Klin. Jahrb. 1905. — Veiel, Eb., Über leichte Typhusfälle. Württemberg. Medizin. Korrespondenzblatt 1910. — Vogl, von, Über die Wandlungen und den heutigen Stand der Typhustherapie. Münch. med. Wochenschr. 1910. Nr. 9. — Wagner, E., Der sogenannte Pneumotyphus. Deutsch. Arch. f. klin. Med. 1884. 35. (Lit.). — Wiesel, Über Veränderungen am Zirkulationsapparat speziell dem peripheren Gefäßsysteme bei Typhus abdominalis. Zeitschr. f. Heilk. 1905. Bd. 26. — Wunderlich, Geschichte der Medizin. Stuttgart 1859, nach Liebermeister. — Ziemssen, Handbuch der speziellen Pathologie und Therapie.

Morphologische und kulturelle Eigenschaften der Bakterien der Typhus-Koli-Gruppe. Conf. Tafel I u. II.

	Typhus-bazillus	Paratyphus-bazillus A	Paratyphus-bazillus B u. B. enterit. Gärtner	Ruhrbaz., Typ. Shiga-Kruse	Ruhrbazillus, Typ. Flexner	Ruhrbazillus, Typ. Strong	Ruhrbazillus, Typ. Y	Bac. faecal. alcaligen.	Bacterium coli commune	Bac Typhi Mandschur.
Gramfärbung	—	—	—	—	—	—	—	—	—	—
Geißeln	peritrich 10—12	peritrich	peritrich	—	—	—	—	—	peritrich, zarter als Typhus	peritrich
Beweglich-keit	sehr beweglich	sehr beweglich	sehr beweglich	unbeweglich	unbeweglich	unbeweglich	unbeweglich	polar beweglich	beweglich	sehr beweglich
Agar (schräg)	zart, durchsichtig	zart, durchsichtig	zarter als Koli, doch üppig. als A	zart, durchsichtig	zart, durchsichtig	zart, durchsichtig	zart, durchsichtig	etwas üppiger als Typhus	dicker als Typhus	zart
Gelatine (schräg)	zart, fast farblos irisierend (Weinblattform), keine Verflüssigung	wie Typhus, keine Verflüssigung	junge Kultur wie Typhus, ältere Kultur weiß, schleimig, keine Verflüssigung	wie Typhus, keine Verflüssigung	wie Typhus, keine Verflüssigung [Geruch nach Sperma]	wie Typhus, keine Verflüssigung	wie Typhus, keine Verflüssigung	wie Paratyphus B, keine Verflüssigung	üppiger, keine Verflüssigung	wie Typhus
Bouillon	gleichmäßige Trübung	gleichmäßige Trübung	gleichmäßige Trübung	gleichmäßige Trübung, Bodensatz	gleichmäßige Trübung, Bodensatz	gleichmäßige Trübung	gleichmäßige Trübung	gleichm. Trübung, Häutchenbildg. an der Oberfl.	starke, gleichmäßige Trübung	Trübung, Häutchen, Bodensatz
Pepton-wasser	gleichmäßige Trübung	gleichmäßige Trübung	gleichmäßige Trübung	gleichmäßige Trübung, Bodensatz	gleichmäßige Trübung, Bodensatz	gleichmäßige Trübung	gleichmäßige Trübung	gleichm. Trübung, Häutchenbildg. an der Oberfl.	starke, gleichmäßige Trübung	
Indol	—	—	—	—	Meist + nach 14 Tg.	nach 4 Tg. +	nach 9—24 Tagen +	—	+	+
Kartoffel	zarter, kaum sichtb. Belag	wie Typhus	wie Bacterium coli	wie Typhus	wie Typhus	etwas üppiger wie Typhus	etwas üppiger wie Typhus	graubrauner Belag	saftiger, graubrauner Belag	wie Typhus
Lackmus-molke	geringe Rötung, keine Trübung	mäßige Rötung, keine Trübung	n. 24h Rötg., n. 3×24h Trübg., bläulich, n. 10×24h Klärg., intensiv blau!	ganz geringe Rötung, keine Trübung	geringe Rötung, keine Trübung	anfangs intensiv rot, dann blau, später wieder rot	anfangs intensive Rötg., nach 10—12 Tagen Bläuung	Blaufärbung	starke Rötung und Trübung	wie Typhus
Miloh	Gerinnung —	Gerinnung —	Gerinnung —, n. 14—21 Tg. infolge Alkaleszenz Aufhellung	Gerinnung —	Gerinnung —	Gerinnung —	Gerinnung —	Gerinnung — Aufhellung	Gerinnung +	Gerinnung +

	(1)	(2)	(3)	(4)	(5)	(6)	(7)	(8)	(9)	(10)
Traubenzuckeragar Schüttelkultur	Gasbildung	Gasbildung	Gasbildung	Gasbildung	Gasbildung	Gasbildung	Gasbildung	Gasbildung	Starke Gasbildung	Gasbildung
Neutralrotagar	keine Veränderung	Fluoreszenz, Gasbildung	Fluoreszenz, Gasbildung	keine Veränderung	keine Veränderungen	keine Veränderung	keine Veränderung	keine Veränderungen	Fluoreszenz, Gasbildung	keine Veränderung
Drigalski-Conradi-Agar (Laokmuszuckeragar)	zarte, durchsichtige blaue Kolonien	zarte, blaue Kolonien	blaue saftige Kolonien	tautropfenähnliche, blaue Kolon.	tautropfenähnliche, blaue Kolonien	zarte, hellblaue Kolonien	zarte, hellblaue Kolonien	blaue, saftige Kolonien	rote Kolonien, später Rotfärbung des Agars	
Endo-Nährboden (Fuchsin)	farblose Kolonien	farblose Kolonien	farblose Kolonien	farblose Kolonien	farblose Kolonien	farblose, spät. rötl. schimm. Kolonien	farblose, spät. rötl. schimm. Kolonien	rote Kolonien	intensiv rote Kolonien	
Löffler-Malachitgrünagar	gut wachs., durchsichtig, üppiger gezackte Kol. entfärbt	entfärbt, üppiger, grauweiße Kolon. schleimig	entfärbt, grauweiße, schleimige, üppige Kolon.	zarte, durchsichtige Kolonien, entfärbt	zarte, durchsichtige Kolonien	zarte, nicht entfärbende Kolonien	zarte, nicht entfärbende Kolonien	Wachstum gehemmt, wenig entfärbt	nicht entfärbt, Wachstum stark gehemmt	
Barsiekow I-Lackmus-Nutrose-Mannit-Lösung	Rotfärbung + Gasbildung — Koagulat. — zuweilen Trübung	Rotfärbung + Gasbildung + Trübung +	Rotfärbung + Gasbildung ++ Trübung ++	*unverändert blau	*Rotfärbung, Koagulation erst nach 48h +, Gasbildung —	Rotfärbg. ++ Koagulat. ++	Rotfärbg. ++ Koagulat. ++	unverändert blau	Rotfärbg. + Gasbildg. ++ Koagulat. ++	
Barsiekow II-Lackmus-Nutrose-Milchzucker-Lösung	unverändert (zuweilen leichte Rötung)	unverändert (zuweilen leichte Rötung)	unverändert	*unverändert	unverändert	Nach 2 Woch. geringe Rötung	unverändert	leichte Blaufärbung	Rotfärbg. + Gasbildg. ++ Koagulat. ++	
Barsiekow III-Lackmus-Nutrose-Traubenzucker-Lösg.	Rotfärbung + Koagulat. +, zuweil. nicht koaguliert	Rotfärbung + Koagulat. +	Rotfärbung + Koagulat. +	*Rotfärbg. + in 24h, Koagulation meist + in 48h	*Rotfärbg. + in 24h, Koagulation meist + in 48h	Rotfärbg. ++ Koagulat. +	Rotfärbg. ++ Koagulat. —	leichte Blaufärbung	Rotfärbg. + Koagulat. ++	
Lackmus-Nutrose-Maltose-Lösung				blau 24 std. Kultur	rot 24 stündige Kultur		blau 24 stündige Kultur			
Lackmus-Nutrose-Rohrzucker-Lösung				blau 24 std. Kultur	blau 24 stündige Kultur		blau 24 stündige Kultur			
Agglutination	spezifisch	spezifisch	Paratyph.-Bz Bu.B.enterit. G unterscheiden sich durch artverschied. Agglutinat.	spezifisch	S Y spezifisch	spezifisch	S Flexner spezifisch	nicht spezifisch	nicht spezifisch	spezifisch
Bemerkungen	—	—		Stark toxisch wirkend	Gruppen-Agglutination	Giftarme Typen		—	Einzelne Stämme hämolytisch!	—

— = negativ. + = positiv. * Die Angaben gelten für frische Stämme.

Septische Erkrankungen.

Von

Georg Jochmann-Berlin.

Mit 45 Abbildungen.

Allgemeines.

Begriffsbestimmung. Unter septischen Erkrankungen verstehen wir die durch das Eindringen spezifischer Keime, vornehmlich Eiterkokken, in die Blut- und Lymphbahnen des menschlichen Körpers erzeugten oder auch allein durch die Aufnahme ihrer Toxine verursachten Krankheiten, die durch Vergiftungserscheinungen, oft auch durch das Auftreten metastatischer Entzündungen und Eiterungen gekennzeichnet sind.

Bevor wir zu dieser Vorstellung gekommen sind, haben die Anschauungen über diese Art von Krankheiten einen mannigfachen Wandel erfahren müssen. Waren es in der vorbakteriologischen Zeit mehr die Geburtshelfer und Chirurgen, die an der Erforschung dieser Erkrankungen interessiert waren, wie Semmelweiß, der das Kindbettfieber auf eine von außen zugeführte Infektion zurückführte, oder Billroth, der irrtümlicherweise die Fäulnis für die Hauptursache erklärte und seine Coccobacteria septica als Träger der Fäulnisstoffe hinstellte, so verdanken wir die richtige Erkenntnis der Erscheinungen erst der Zusammenarbeit des pathologischen Anatomen, der den Weg der Infektion ermittelte, mit dem Bakteriologen, der ihre Ätiologie feststellte. Grundlegend waren hier die Arbeiten von Robert Koch über die Wundinfektionskrankheiten, der uns die Methodik der Reinzüchtung der Bakterien schenkte.

Die Bezeichnung „Sepsis" kommt von: $\sigma\acute{\eta}\pi\omega$ = ich faule und entstammt der vorbakteriologischen Zeit, wo man die Vorstellung hatte, daß Fäulnisvorgänge bei der Entstehung dieser Krankheiten eine Rolle spielen. Heute wissen wir, daß gerade die häufigsten Sepsiserreger, die Streptokokken und Staphylokokken, mit Fäulnis gar nichts zu tun haben.

Zur Unterscheidung verschiedener Sepsisformen sprach man lange Zeit von Septikämie und Pyämie, wobei Septikämie soviel wie Überschwemmung des Blutes mit Sepsiserregern bedeutete und Pyämie eine mit vielfach eiterigen Metastasen einhergehende Allgemeininfektion bezeichnete, die durch die Aufnahme von Eiterpartikeln ins Blut zustande kommen soll (Gussenbauer). Das Krankheitsbild, das beides in sich vereinigt, hieß Septikopyämie. So sprach Leube 1878 von kryptogenetischer Septikopyämie und stellte damit als erster von den inneren Medizinern ein Krankheitsbild auf, das nach seiner Auffassung durch von außen eingedrungene Infektionserreger entstanden war, deren Eintrittspforte er nicht nachweisen konnte. Die Bezeichnung „kryptogenetische Sepsis" wird auch heute gelegentlich noch angewendet, um anzudeuten, daß man über die Eintrittspforte nichts hat eruieren können.

Das Bestreben, die Bezeichnungsweisen der verschiedenen Formen der septischen Erkrankungen unserer fortschreitenden Erkenntnis der Ätiologie anzupassen, hat eine große Verwirrung in der Definition dieser Erkrankungen hervorgerufen. Ich verzichte darauf, die Begründung der verschiedenen Vorschläge hier anzuführen und erwähne nur diejenigen Bezeichnungsweisen, die ich für die treffendsten halte. Zunächst möchte ich mit Lenhartz, dem wir die umfassendste Darstellung der septischen Erkrankungen verdanken, dem Worte Sepsis alle Beziehungen zur Fäulnis nehmen und es als einen Sammelnamen aufstellen. Wir fassen unter dem Begriffe „Sepsis" alle durch Eiterkokken und andere gleichwertige Bakterien bedingte Allgemeinerkrankungen zusammen, bei denen die Blutinfektion oder Intoxikation im Vordergrunde des klinischen Bildes steht. Unter Sepsis schlechthin sind dann nach Canon und Lenhartz die ohne Eiterungen verlaufenden septischen Erkrankungen und unter metastasierender Sepsis die mit Eiterungen einhergehende Sepsis, also das früher als „Pyämie" bezeichnete Bild, zu verstehen.

Das Wort Bakteriämie, das in anderem Sinne von Kocher und Tavel zuerst gebraucht wurde, verwende ich dort, wo es sich darum handelt, ein Symptom, nämlich die Anwesenheit von Bakterien im Blut, kurz auszudrücken. So kann man z. B. bei einer gewöhnlichen Pneumonie, wo vereinzelte Pneumokokkenkeime im Blute gefunden werden, von Pneumonie mit Pneumokokken-Bakteriämie sprechen, ohne gleich die irreführende Bezeichnung Pneumokokkensepsis anwenden zu müssen. Das Wort Bakteriämie zur Bezeichnung eines Symptoms gibt die Situation in jenem Falle besonders treffend wieder, wo nur vorübergehend Bakterien im Blute nachgewiesen werden, ohne daß sie irgend welche erhebliche klinische Allgemeinerscheinungen verursacht haben. Außer bei den einzelnen septischen Erkrankungen, bei denen keine Erreger im Blute kreisen, wo also eine reine Vergiftung des Blutes mit Bakterientoxinen, eine Toxinämie, besteht, handelt es sich bei Sepsis in der Regel um eine Allgemeinerkrankung, bei der nicht nur vorübergehend, sondern längere Zeit hindurch Bakterien im Blute kreisen, bei der also das Symptom der Bakteriämie besonders ausgeprägt ist.

Als Sepsiserreger kommen in Betracht: Die Streptokokken, die Staphylokokken, Pneumokokken, Gonokokken, das Bacterium coli; seltenere Erreger von Allgemeininfektionen sind der Proteus, Pyocyaneus, der Fränkelsche Gasbazillus, der Meningokokkus, der Diphtheriebazillus, Typhusbazillus, der Friedländersche Kapselbazillus u. a.

Man unterscheidet eine primäre und eine sekundäre septische Infektion. Primäre Infektion liegt vor, wenn der Mensch, ohne an einer anderen Infektionskrankheit zu leiden, an Sepsis erkrankt. Sekundäre Infektion ist es, wenn z. B. ein Scharlachkranker an Streptokokkensepsis, ein Typhuskranker an Staphylokokkensepsis erkrankt. Solche sekundäre Infektionen sind natürlich prognostisch erheblich ungünstiger als die primären, da die Infektion einen schon geschwächten Organismus befällt. Nicht zu verwechseln sind die sekundären Infektionen mit den Mischinfektionen. Wir verstehen unter Mischinfektionen den Vorgang, daß mehrere Bakterienarten gleichzeitig ins Blut übergehen, so z. B. Staphylokokken und Streptokokken zusammen oder Streptokokken und Proteusbazillen zusammen, Fälle, wie wir sie später noch

kennen lernen werden. Bisweilen findet man an der Eintrittspforte ein Gemisch
von mehreren Bakterienarten, während nur zwei derselben ins Blut übergehen.

Bevor wir auf das Krankheitsbild der Sepsis näher eingehen, soll hier
noch ein kurzer Überblick über die Bedeutung der intravitalen und postmortalen bakteriologischen Blutuntersuchung gegeben werden, weil die Verfeinerung unserer Kenntnisse der septischen Erkrankungen zum größten Teile
auf dem Fortschritt dieser Untersuchungen beruht.

Methodik der intravitalen Blutuntersuchung. Das in den 80er Jahren des
vorigen Jahrhunderts sehr gebräuchliche Verfahren, die zur Untersuchung nötige Blutmenge
durch Einstich in die Haut der Fingerbeere zu entnehmen, wie es von Eiselsberg u. a. befolgten, war keineswegs einwandfrei, weil beim Heraustropfen des Blutes eine zu ausgedehnte Berührung desselben mit der Haut stattfindet, wobei Verunreinigungen selbst bei
sorgfältigster Desinfektion niemals ganz vermieden werden können. Auch das von
Petruschky vorgeschlagene Verfahren, durch blutige Schröpfköpfe die nötige Menge
Untersuchungsmaterial zu gewinnen, ist keineswegs als ideal zu bezeichnen. Diejenige
Methode der Blutgewinnung, die in der Folgezeit die besten Erfolge hatte, ist die Punktion
der Armvene, die Neumann 1891 schon erwähnte und die besonders Sittmann, Canon,
Lenhartz, Schottmüller und Jochmann empfohlen haben.

Man benutzt eine völlig aus Glas bestehende 20 ccm fassende Glas-
spritze von Luer-Paris, die den Vorteil hat, (am besten im Trockenschrank)
leicht sterilisiert werden zu können. Es wird dann in der Weise vorgegangen,
daß man nach leichter Stauung der Armvenen durch eine am Oberarm angelegte
Gummibinde und nach guter Desinfektion der Ellenbeuge mit Äther die an die
Spritze passende nicht allzu dicke Hohlnadel entgegen dem Blutstrom einstößt und 15—20 ccm entnimmt. Der Blutdruck ist meist so stark, daß der
Stempel schon dadurch zurückgeschoben wird und ein Zug überflüssig ist.
Das gewonnene Blut wird sofort auf 6—7 Reagenzröhrchen mit je 5 ccm flüssigem Agar, der auf 45⁰ abgekühlt wurde, verteilt. Nach gutem Durchschütteln
wird dann das mit Agar gemischte Blut in sterile Petrischalen gegossen. Die
Mischung des Blutes mit dem Agar hat verschiedene Vorteile gegenüber dem
einfachen Ausstrich desselben auf der Agaroberfläche. Das Blut wird dadurch
verdünnt und seine wachstumhemmende Wirkung eingeschränkt; ferner wird
eine Zählung der aufkeimenden Kolonien ermöglicht und schließlich sind
Verunreinigungen viel besser als solche zu erkennen. Vor allem aber gibt die
verschiedene Einwirkung der jeweils wachsenden Bakterien auf den Blutfarbstoff bei diesen Blutagarmischplatten wichtige differentialdiagnostische Fingerzeige, die später noch genauer besprochen werden sollen.

Während ich mich von der Vorzüglichkeit dieser Methode bei vielen
hundert Blutuntersuchungen überzeugen konnte, vermag ich wenigstens für
die Mehrzahl der Infektionserreger einen besonderen Vorteil von der Aussaat
des Blutes auf größere Mengen Bouillon (300 ccm) nicht zu entdecken, ein Verfahren, das besonders Prochaska und Fränkel, Hektoen
und Lemièrre empfohlen haben. Viele Parallelaussaaten, die ich auf
Bouillon und Agar gleichzeitig machte, lassen mir die Verteilung auf flüssigen
Agar im allgemeinen als das empfehlenswerteste Verfahren erscheinen. Während
man sich bei den Agarplatten schnell daran gewöhnt, etwaige Verunreinigungen,
wie z. B. einige Kolonien von Stapylococcus albus als solche zu erkennen,
ist das bei der Benutzung der Bouillonkölbchen natürlich sehr schwer. Welcher
spezielleren Methode man sich auch bedienen möge, drei Postulate müssen
bei der bakteriologischen Blutuntersuchung am Lebenden erfüllt sein: mög-
lichstes Vermeiden der Hautverunreinigungen, Ausschalten der bakteriziden
Kräfte des Blutes durch starke Verdünnung desselben und Verwendung
größerer Blutmengen.

Liegt der Verdacht nahe, daß anaerobe Keime im Spiele sind, so z. B. bei septi-
schem Abort, so muß die Aussaat auch unter anaeroben Bedingungen vorgenommen werden.
Man behandelt dabei die Blutagarplatten am zweckmäßigsten nach einer der von Lentz
oder Schottmüller angegebenen Methoden. Bei dem Lentzschen Verfahren wird ein

mit Pyrogallussäure imprägnierter Filzring [1]) genau von der Größe der Petrischale auf eine gut gereinigte Glasscheibe gelegt und mit 1 %iger Kalilauge übergossen. Die erstarrte Blutagar-Mischplatte wird nun darüber gestülpt und mit Plastilin auf der Glasscheibe festgekittet. Schottmüller verwendet zur Aussaat besondere Schalen [2]), von denen die eine mit einer Hohlrinne zur Aufnahme der sauerstoffabsorbierenden Watte bestimmt ist. Das genauere Vorgehen ist nach Schottmüller nun folgendes:

Nachdem die Schalen gereinigt sind, wird die Hohlrinne der einen Schalenhälfte mit einem Streifen zusammengelegter Watte (entfettet) ziemlich fest ausgefüllt, worauf die Schalen sterilisiert werden.

Je 2—3 ccm Blut werden mit 5—7 ccm flüssig gemachtem und auf 45 ⁰ abgekühltem Agar vermischt und in die Schale gegossen.

Das Beschicken der zur Aufnahme des zu untersuchenden Blutes bestimmten Schalenhälfte geschieht genau wie bei den gewöhnlichen Petrischalen (nicht aus Versehen die zur Aufnahme der Pyrogallol-Kalilösung bestimmte Schalenhälfte beschicken!). Dabei wird bis zur Erstarrung des Blutagars zum Schutze gegen Verunreinigung die noch nicht mit Pyrogallolkalilösung gefüllte andere Schalenhälfte über die erste gedeckt und nach Erstarrung des Blutagars die ganze Schale umgedreht.

Zur weiteren Fertigstellung wird nun die mit Blut beschickte Schalenhälfte abgenommen und mit der Innenfläche nach unten auf eine reine Unterlage gesetzt. Sodann wird die andere Schalenhälfte mit dem Verschlußkitt, dem sog. Plastilin, versehen. Man stellt zu diesem Zweck aus einem Stück Plastilin durch Rollen auf einer glatten Unterfläche (Glasplatte) einen ungefähr ½ cm dicken Plastilinstrang her, legt denselben um der dazu bestimmten Rand der einen Schalenhälfte ringsum an und drückt ihn überall sorgfältig fest, so daß er dicht dem Glase anliegt, er darf jedoch den obersten Glasrand nicht überragen. Hierauf wird in einem reinen Glasgefäße eine gesättigte Lösung von 4,0 g Acid. pyrogallic. in höchstens 10 ccm 5 %iger Kalilauge hergestellt (Umrühren) und vermittelst eines Trichters sehr vorsichtig auf die in der Hohlrinne befindliche Watte ringsum gleichmäßig aufgegossen, ohne daß dabei etwas in den mittleren Teil der Schale über den abgrenzenden Glasrand überläuft, so daß sich die Watte ringsum mit der Lösung vollsaugt und freie Flüssigkeit nicht übrig bleibt (am besten verwendet man eine Art Schnabeltasse). Die Füllung hat schnell zu geschehen, damit das Pyrogallol möglichst wenig von dem Sauerstoff der Luft schon vorher absorbiert. Alsdann wird sofort die mit Blut beschickte andere Schalenhälfte ziemlich fest auf die erste gedrückt, so daß sich der Glasrand der oberen Schalenhälfte fest in den Plastilinrand der unteren eingräbt. Zum Schlusse wird das außen noch aufliegende Plastilin (am besten mit dem Finger) ringsum gleichmäßig verstrichen, so daß der Spalt zwischen den beiden Schalenhälften völlig verschlossen ist. Darauf wird die ganze Schale mit der die getränkte Watte enthaltenden Hälfte nach unten fertig zur Seite resp. in den Brutschrank gesetzt.

Das Öffnen der bebrüteten Schalen geschieht einfach in der Art, daß man durch die außen aufgetragene Plastilinschicht hindurch ein breites Messerende (oder sonst ein meißelartiges Instrument) unter den oberen Rand der oberen Schalenhälfte schiebt (eventuell noch an einer anderen Stelle bei erschwertem Öffnen) und vorsichtig die oberen Schalenhälften abhebelt.

Auch die Vermischung des Blutes mit flüssig gemachtem Agar in einem großen Glaszylinder, wie sie Schottmüller gebraucht, ist verwendbar. Man nimmt Glaszylinder von 20 cm Länge und 5 cm Durchmesser, die mit 75 ccm Zuckeragar gefüllt und sterilisiert sind. Vor der Aussaat wird der Agar verflüssigt und auf 45⁰ abgekühlt. Nach der Blutentnahme werden 10 ccm Blut mit dem flüssigen Agar vermischt, wobei Luftblasenbildung vermieden werden muß. Die Flüssigkeit wird dann in kaltem Wasser schnell zum Erstarren gebracht und in den Brutschrank gestellt. Um die gewachsenen Kolonien untersuchen zu können, muß die Agarsäule aus dem Zylinder herausgebracht werden, was durch Schütteln gelingt, nachdem man einen sterilen Glasstab bis zum Boden hindurchgestoßen hat. Mit sterilem Messer wird dann die Säule in 2—3 cm dicke Scheiben zerlegt, in denen man die Kolonien untersuchen und abimpfen kann.

Methodik und Bedeutung der Leichenblutuntersuchungen. Das Verdienst, zuerst die bakteriologische Blutuntersuchung an der Leiche als eine wertvolle Ergänzung der autoptischen Befunde empfohlen zu haben, gebührt Canon.

Seine Methode bestand darin, daß er zunächst die Vena mediana der Leiche mit einem ausgeglühten Messer anschnitt, mit der Öse einige Tropfen entnahm und dann in der üblichen Weise auf Nährböden aussäte. Er glaubte, dadurch der Eventualität zu entgehen, die von der Lunge ins Herz gewucherten Bakterienkeime, die seiner Ansicht

---

[1]) Anaerobenringe zu haben bei Lautenschläger, Berlin.
[2]) Zu haben bei Ludwig Bartels, Hamburg, An der Alster 32.

nach bei der Aussaat von Herzblut zu falschen Resultaten führen, auf seine Platten zu bekommen.

Da die Entnahme größerer Blutmengen auf diese Weise an der Leiche häufig mißlingt, so ist das von Schottmüller angegebene Verfahren entschieden vorzuziehen. Es besteht in folgendem: Nachdem der Herzbeutel mit möglichster Vermeidung jeglicher Berührung der Herzoberfläche gespalten ist, umgreift ein Assistent das Herz in der Weise von hinten, daß es möglichst prall sich vorwölbt und eine Entleerung seines Inhaltes in die Gefäße vermieden wird. Dann wird mit einem geglühten Küchenmesser eine breite Stelle über dem rechten Herzen sterilisiert und sofort die Hohlnadel eingestochen, die einem Glaszylinder aufgepaßt ist, dessen obere Mündung durch einen sterilisierten Wattepfropf verschlossen bleibt. Durch mäßigen Druck der das Herz von hinten umschließenden Hand wird der Spritzenzylinder in kürzester Zeit gefüllt.

Canon erhob gegen diese namentlich auch von Simmonds empfohlene Methode den Einwand, daß die von den Lungen ins Herzblut eingewanderten Keime ein falsches Bild geben. Aber Paralleluntersuchungen von Blut aus dem Herzen und den Armvenen, die Simmonds vornahm, ergaben, daß nicht die Art, sondern nur die Zahl der Bakterien an den Entnahmestellen differiert, so zwar, daß im Herzblut mehr enthalten waren als im Venenblut. Es ist dies eine Folge der verschiedenen Temperatur. Nach Simmonds behält das Herzblut nämlich noch 12 Stunden nach dem Tode ganz erhebliche Wärmegrade, dagegen erkaltet das Venenblut sehr schnell.

Die von demselben Autor mitgeteilte Untersuchungsreihe repräsentiert wohl die größte Zahl der bis jetzt bekannten Blutbefunde an der Leiche. Er verfügt über 1200 Einzeluntersuchungen, die nach der Schottmüllerschen Methode ausgeführt sind. Es ergab sich, daß ganz enorm häufig, nämlich in der Hälfte aller untersuchten Leichen, Bakterien im Blute vorhanden waren. Dabei waren nur selten mehrere Bazillenarten gleichzeitig zu konstatieren. Unter den 575 Fällen, in denen das Leichenblut Mikroben enhielt, fanden sich nur 26 mal 2 Arten, in 95% der Fälle nur eine Art. Er fand Streptokokken 363 mal, also in 30% der untersuchten Fälle, in 63% der positiven Befunde. Pneumokokken 101 mal, also in 8½% der untersuchten Fälle, in 18 % der positiven Befunde Kolibazillen 97 mal, also in 8% der untersuchten Fälle, in 17% der positiven Befunde. Staphylokokken 34 mal, also in 3% der untersuchten Fälle, in 6% der positiven Befunde.

Danach ist also die Streptokokken-Blutinfektion die weitaus häufigste, Bei fast ⅓ aller Verstorbenen hatte eine Einschwemmung dieses Bakteriums stattgefunden. Der Häufigkeit nach folgen dann die Pneumokokken und die Kolibazillen, während ein Eindringen von Staphylokokken ins Blut nur selten festgestellt wurde. Simmonds macht darauf aufmerksam, daß diese Befunde völlig im Einklang mit den am Krankenbett gemachten Erfahrungen stehen und einen Beweis für die Zuverlässigkeit der Leichenblutuntersuchungen enthalten, da gerade die am reichlichsten in jeder Leiche vorhandenen Bakterien, die Kolibazillen, so viel seltener im Herzblut angetroffen wurden, als die Streptokokken und Pneumokokken.

Bezüglich des Wertes der postmortalen Blutuntersuchungen haben die Meinungen lange hin und her geschwankt.

Die Anschauung, daß die Anwesenheit von Bakterien im Leichenblute nur als das Resultat einer postmortalen oder agonalen Invasion aufzufassen seien, hatte in den 90er Jahren des vorigen Jahrhunderts immer mehr Anhänger gewonnen, nachdem die Tierexperimente von Wurtz, Chvostek, Béco diesen Zusammenhang zu beweisen schienen und Autoren wie Hauser, Birch-Hirschfeld u. a. in der Hälfte der Fälle und noch öfter positive Blutbefunde an der Leiche erhielten. Sie fanden besonders häufig das Bacterium coli und mahnten zur Vorsicht bei der Deutung der Leichenbefunde. Wurtz zeigte u. a., daß bei den durch Erfrieren getöteten Tieren im Moment des Todes Keime aus dem Darm ins Blut übertreten. Auch die Angaben von Achard und Phulpin schienen eine Stütze für die erwähnten Anschauungen zu sein. Sie fanden während der Agonie unter 45 Fällen in dem durch Punktion gewonnenen Leberblut achtmal Bakterien, während das Venenblut noch steril war, in 24 Fällen fanden sie während der Agonie keine Mikroben, wohl aber post mortem.

Zu entgegengesetzten Resultaten, teils auf Grund von Tierexperimenten, teils durch Leichenuntersuchungen kamen Austerlitz und Landsteiner und Opitz. Sie hielten ein agonales Eindringen der Keime in das Blut für ein seltenes Vorkommnis. Trotzdem begegnete man bis zum Anfange dieses Jahrhunderts den bakteriologischen Blutbefunden an der Leiche meist mit großem Mißtrauen. Erst die Arbeit Loews hat wohl dazu beigetragen, die lange vernachlässigte Methode wieder häufiger anzuwenden. Er wählte wie Canon das Verfahren der Entnahme des Blutes aus der Armvene und hatte unter 48 Fällen nur zehnmal positive Resultate. Nach seiner Anschauung sind die an der Leiche erhobenen Bakterienbefunde zum größten Teil die Folge einer intravitalen, ev. einer agonal erfolgten Einschwemmung. Später machte Slawyk — 1901 — an Kinderleichen ausgedehnte Untersuchungen und kam zu der Anschauung, daß ein agonales Eindringen der Mikroben in die Blutbahn ein sehr seltenes Vorkommnis sei.

Über ausgedehnte Untersuchungen berichteten dann Lenhartz, Schottmüller, Jochmann, Simmonds. Lenhartz meint, „mit der postmortalen Einwanderung ist es nicht schlimm". Er mahnt jedoch zu einer maßvollen Verwertung der postmortalen Blutbefunde aus folgenden Gründen: Es ist eine schon durch v. Eiselsberg beobachtete Tatsache, daß die Bakterien, namentlich Kokken, sich nach dem Tode im Blut außerordentlich vermehren. Man kann das durch Blutuntersuchungen, die in kurzen Zwischenräumen post mortem wiederholt werden, deutlich feststellen. Ich konnte bei meinen Untersuchungen an Scharlachkranken wiederholt beobachten, daß die an Streptokokkensepsis leidenden Kinder noch wenige Stunden vor dem Tode keimfreies Blut zeigten, während mehrere Stunden nach dem Tode vorgenommene Blutuntersuchungen ein positives Resultat ergaben. Hier hatte also vermutlich in der Agonie eine Einschwemmung weniger, vielleicht durch diese Methode nicht nachweisbarer Keime stattgefunden, die sich dann stark vermehrten. Solche Befunde warnen immerhin vor einer Überschätzung des Wertes der Leichenblutuntersuchungen. Ein positiver Blutbefund an der Leiche beweist meines Erachtens nicht immer, daß der Tod an Sepsis erfolgt ist, denn es können agonal z. B. bei einer Phthisis pulmonum aus einer Kaverne oder in Fällen mit Darmgeschwüren und bei großen ulzerierenden Wundflächen Bakterien eingeschwemmt werden, die das seiner Schutzkräfte beraubte Blut nicht mehr abzutöten vermag und die sich dann post mortem stark vermehren. Jedenfalls darf man einen positiven Leichenblutbefund immer nur zusammen mit den anderen autoptischen Befunden zur Diagnose Sepsis verwerten.

Andererseits ist der negative postmortale Blutbefund insofern von großem Wert, als er mit ziemlicher Sicherheit die Annahme gestattet, daß wenigstens kurz vor dem Tode keine Bakterien im Blut gekreist haben, daß also keine Bakteriämie vorlag.

Krankheitsbild. Wir schildern hier zunächst dasjenige Krankheitsbild, wie es der innere Mediziner zu Gesicht bekommt, wo also die Erkrankungen an der Eintrittspforte der Sepsis im Vergleich zu den Erscheinungen der Allgemeininfektion ganz zurücktreten oder sogar gänzlich fehlen. Die Krankheit beginnt meist plötzlich oder nach geringen, 2—3 Tage währenden Prodromalerscheinungen, wie Ziehen in den Gliedern, Mattigkeit, Appetitlosigkeit und Kopfschmerzen mit hohem Fieberanstieg und starkem Krankheitsgefühl; oft geht ein Schüttelfrost dem einsetzenden Fieber voraus. Daneben gibt es aber auch ganz schleichend beginnende Sepsisformen, deren Anfang wochenlang zurückliegen kann, bevor der Arzt gerufen wird. Wir werden solche, Fälle bei der Besprechung der Streptokokken-Endokarditis näher kennen lernen. Der klinische Verlauf ist so unendlich verschieden, daß es nicht möglich ist,

ein auch nur einigermaßen treffendes Bild zu geben, das man in der Mehrzahl
der Fälle wiedererkennen könnte. Wir müssen uns daher darauf beschränken,
die häufigsten klinischen Symptome der Reihe nach zu besprechen.

Vorher sei nur bemerkt, daß auch die Dauer der Krankheit sehr verschieden ist und abhängig von der Schwere der Infektion und der Widerstandskraft des Kranken. Es gibt Fälle, die wie vergiftet — hier paßt wirklich einmal der Laienausdruck Blutvergiftung — schon innerhalb der ersten
24—40 Stunden zugrunde gehen. Die Kranken liegen dabei völlig bewußtlos
da, fahle Blässe im Gesicht, mit leicht zyanotischer, besonders an den Lippen
und am Mund hervortretender Verfärbung, mit kühlen Extremitäten, fliegen-
dem, leicht unterdrückbarem Puls, beschleunigter Atmung; dabei besteht
häufig Erbrechen, oft auch Durchfälle; Stuhl und Harn gehen spontan ins
Bett. Unter großer Unruhe, die sich zu Delirien steigern kann, oder auch unter
tiefem Koma führt die Krankheit zum Tode. In solchen Fällen ist die Vergiftung
durch die Toxine der Erreger der Grund für die Schwere der Erscheinungen.
Neben solchen schnell zum Tode führenden Sepsisformen gibt es viele, die
2—3 Wochen dauern, und eine nicht geringe Zahl, die sich sogar über mehrere
Monate hinziehen.

Fieberverlauf. Das Fieber kann die verschiedensten Typen aufweisen. Neben einer hohen Kontinua, die an die Kurve des Typhus abdominalis
erinnern könnte, finden wir remittierendes Fieber und intermittierendes Fieber.
Der mit tiefen Senkungen und häufiger auch mit Schüttelfrösten einhergehende
intermittierende Typus galt früher als charakteristisch für die Streptokokken-
kurve. Nach unserer heutigen Auffassung können wir einen für die einzelnen
Sepsisformen charakteristischen Fiebertyp, der uns einen Anhalt für die Art
des Erregers bieten könnte, nicht ohne weiteres aufstellen. Immerhin kann
man sagen, daß die Streptokokkeninfektionen meist unregelmäßig intermittierende Temperaturen haben, abwechselnd mit remittierendem, oder auch
kontinuierlichem Fieber. Bei der Staphylokokkensepsis und der Pneumo-
kokkensepis ist der remittierende Fieberverlauf der gewöhnlichste, doch
kommen auch die beiden anderen Typen zur Beobachtung. Steil intermittierende
Temperaturen zeigt die Kolisepsis, wie wir sie bei Pylephlebitis sehen; auch die
Gonokokkensepsis hat oft den gleichen Typ. Genaueres darüber bleibt der
speziellen Besprechung der einzelnen Sepsisformen vorbehalten.

Die Frage, ob das Fieberverhalten irgend einen Zusammenhang hat
mit dem Verhalten der Erreger im Blut, ist nicht so deutlich zu beurteilen,
wie etwa die Beziehung der Malariaplasmodien im Blut zur Temperatur des
Erkrankten. Sicher ist, daß eine Einschwemmung von Sepsiserregern ins Blut
plötzlichen Fieberanstieg verursacht. Man kann das besonders deutlich beim
sog. Katheterfieber sehen, wo kurz nach dem Katheterismus eine jähe Temperaturerhöhung auftritt und gleichzeitig Erreger im Blut nachgewiesen werden,
die nach dem häufig schnell wieder erfolgenden Abfall der Temperatur aus dem
Blute wieder verschwunden sind. Daß bei dem Zustandekommen des Fiebers
nicht nur die Anwesenheit der Erreger, sondern vielmehr ihre Stoffwechselprodukte, Toxine und Endotoxine eine Rolle spielen, steht außer
Zweifel. Wie weit aber nun eine Vermehrung der Keime im Blut oder eine
schubweise Einschwemmung vom primären Infektionsherde aus beim Zustandekommen des Fiebers beteiligt sind, ist schwer zu übersehen. Bei vielfachen eitrigen Metastasen hat meines Erachtens auch das durch den Zerfall
unzähliger weißer Blutkörperchen und durch das Freiwerden des darin enthaltenden proteolytischen Leukocytenferments bedingte Fermentfieber einen
gewissen Anteil an der Bildung der Temperaturkurve.

Die Schüttelfröste, die so häufig das Fieber einleiten, besonders beim stark intermittierenden Fieber, galten früher als Charakteristikum des pyämischen Fiebers, d. h. also der mit multiplen Abszessen und Metastasen einhergehenden Sepsisform. Dem ist aber entgegenzuhalten, daß wir Schüttelfröste nicht selten auch bei Allgemeininfektionen ohne Eiterungen sehen, und daß andererseits keineswegs alle mit eitrigen Metastasen verlaufenden Sepsisfälle Schüttelfröste zeigen. Besonders häufig sehen wir Schüttelfröste bei der septischen Endocarditis und bei der thrombophlebitischen Form der Puerperalsepsis.

Jähe Senkungen der Temperatur treten bisweilen als Zeichen des Kollapses, der Herzschwäche auf. Es kann vorkommen, daß kurz vor dem Tode 1 bis 2 Tage normale oder subnormale Temperatur herrscht, die freilich nur als ein Zeichen des Erlahmens der Abwehrkräfte des Körpers aufzufassen

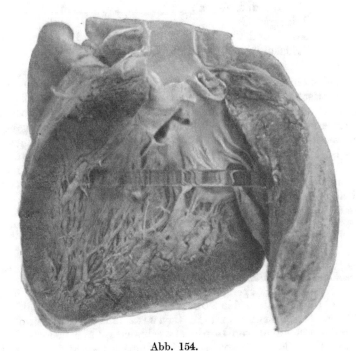

Abb. 154.

Endocarditis der Aortenklappe.

ist. Man wird sich durch die normale Temperatur an sich nicht täuschen lassen, wenn man die anderen Symptome, namentlich den flackernden und weichen Puls, mit in Betracht zieht. Günstiger sind die oft nur vorübergehenden plötzlichen Senkungen der Temperatur nach der Entleerung von Eiter aus Metastasen oder serösen Höhlen (Empyem, Abszeßhöhlen, Gelenkeiterungen u. dgl.).

Herz. Der Puls ist in der Regel erhöht und zwar meist entsprechend der Temperatur. Eine besonders hohe Frequenz, 140—160, zeigt er bei der sekundären Streptokokkensepsis nach Scharlach. Dabei ist er in schweren Fällen leicht unterdrückbar und oft etwas unregelmäßig. Am Herzen kann man häufig lange Zeit nichts Abnormes nachweisen. Dilatationen, die bei günstigem Ausgange auch wieder zurückgehen können, sind jedoch nicht selten. *Wichtiger sind die endokardialen Herzgeräusche*; bisweilen sind das nur vor-

übergehende systolische Geräusche, die als Folge der Dilatation auftreten.
Schwerwiegender sind sie, wenn sie als Ausdruck einer septischen Metastase,
einer ulzerösen Endocarditis aufzufassen sind. Diese Endocarditis, die wir
mit Lenhartz am besten Endocarditis septica nennen, ist eine der wichtigsten Begleiterscheinungen der Sepsis. Sie hat am häufigsten ihren Sitz an der
Mitralis, etwas weniger häufig an der Aorta; die Klappen des rechten Herzens
sind seltener betroffen. Meist ist der Sitz nach der Art des Geräusches deutlich
zu erkennen, doch ist zu betonen, daß in nicht ganz seltenen Fällen während
des Lebens gar keine Geräusche gehört werden, während wir bei der Autopsie
selbst erbsengroße und größere Auflagerungen auf den Klappen finden
können. Ich habe unter 22 Fällen von septischer Endocarditis befallen gesehen:

Die Mitralis	11 mal
Die Aorta	5 mal
Mitralis und Aorta	3 mal
Tricuspidalis	1 mal
Aorta und Tricuspidalis	1 mal
Tricuspidalis und Pulmonalis . . .	1 mal.
	22

Mitunter sind mehrere Klappen betroffen, ja sogar an allen vier Ostien zugleich
sind thrombotische Auflagerungen beobachtet worden (Reye). Eine besondere
Prädilektionsstelle für die Entwicklung einer septischen Endocarditis sind
alte Klappenveränderungen, wie sie durch einen vorausgegangenen Gelenkrheumatismus oder durch arteriosklerotische Veränderungen bedingt
sind. Es ist aber hinzuzufügen, daß trotz bestehender Überschwemmung des
Blutes mit Bakterien und trotz vorangegangener Klappenveränderung die
Entwicklung einer septischen Endocarditis ausbleiben kann (Reye). Bei
etwa $^1/_5$ aller Sepsisfälle kommt es zu einer Endocarditis.

Die Erkenntnis, daß die ulzeröse und verruköse maligne Endocarditis die Teilerscheinung einer Sepsis ist, verdanken wir erst der Forschung der letzten 2 Dezennien. Wohl hatte
Heiberg schon 1869 auf den Klappenvegetationen bei ulzeröser Endocarditis Bakterien
nachgewiesen und ebenso Klebs bei der verrukösen Form; Weichselbaum u. a. hatten
die Erreger von den Klappenauflagerungen rein gezüchtet. Auch war es gelungen (Wyssokowicz), bei Tieren nach vorangegangener Läsion der Herzklappen durch Einspritzung
von Eiterkokken Endocarditis künstlich zu erzeugen.

Der Nachweis der spezifischen Keime im lebenden Blut der Endo-
carditiskranken wurde erst in den 90er Jahren des vorigen Jahrhunderts an einzelnen Fällen durch Kraus und E. Grawitz und an einer größeren Untersuchungsreihe (18 Fälle) von Lenhartz erbracht. Nach meinen Erfahrungen,
die sich auf 22 Fälle erstrecken, kann ich die Angaben von Lenhartz durchaus bestätigen, daß es fast in jedem Falle der septischen Endocarditis gelingt,
die Erreger im Blute nachzuweisen. Es stehen diese Ergebnisse in direktem
Gegensatz zu denen bei der Endocarditis im Verlauf des Gelenkrheumatismus,
die gelegentlich auch maligne verlaufen kann, bei der aber nach Schottmüllers
und meinen Untersuchungen niemals Bakterien im Blute gefunden werden.

Bei der septischen Endocarditis sind akute und chronische Fälle
zu unterscheiden. Am häufigsten sind die Streptokokken die Erreger; es folgen
die Staphylokokken, Pneumokokken und Gonokokken. Unter meinen 22 Fällen
von septischer Endocarditis waren:

9 mal die Streptokokken,
9 mal die Staphylokokken,
2 mal die Pneumokokken,
1 mal die Gonokokken,
1 mal Kolibazillen

die Erreger. Die akuten Fälle führen meist in wenigen Tagen oder Wochen zum Tode. Nach kurz dauernden Prodromalerscheinungen, wie Gliederschmerzen, Kopfschmerzen, Mattigkeit und mäßigen Fieberbewegungen, tritt schnell hohes Fieber mit Schüttelfrösten auf, die Kranken werden bewußtlos und verfallen schnell. Puls und Atmung sind aufs äußerste beschleunigt; Haut- und Netzhautblutungen treten auf. Unter schnell zunehmender Anämie und Herzschwäche gehen die Kranken zugrunde.

Die durch den Pneumokokkus bedingten Endocarditisfälle sind meist mit Meningitis kompliziert, die Staphylokokkenendocarditis ist durch vielfache eitrige Metastasen ausgezeichnet.

Während die akute Streptokokkenendocarditis, die Staphylokokken- und Pneumokokkenendocarditis fast stets letal enden, ist bei der Gonokokkensepsis gelegentlich Heilung beobachtet worden.

Die chronischen Fälle sind fast ausschließlich durch Streptokokken bedingt. Es ist das ein außerordentlich charakteristisches Krankheitsbild, das bei der Besprechung der Streptokokkensepsis ausführlicher geschildert werden soll.

Blut. Wir finden im Blut eine beträchtliche Abnahme der roten Blutkörperchen, im Mittel auf drei Millionen, und Herabsetzung des Hämoglobingehaltes. Außerdem findet sich bei septischen Erkrankungen nach Grawitz eine beträchtliche Herabsetzung der Konzentration des Blutes. Er fand in den schwersten Fällen statt der normalen 10,5 % Trockenrückstand, nur 6,25 %; der Eiweißverlust des Blutserums geht parallel mit der Schwere der Erkrankung. Eine differentialdiagnostische, z. B. im Gegensatz zum Typhus wichtige Veränderung ist die in den meisten Fällen vorhandene beträchtliche Vermehrung der Leukocyten, die Hyperleukocytose; Zahlenwerte von 8000—20 000 sind nichts Ungewöhnliches. Exzessive Steigerungen der Leukocytenzahl, die in seltenen Fällen bei der Sepsis beobachtet werden, sind als akute Leukämie beschrieben worden. Ein Beispiel dafür ist folgender selbst beobachteter Fall, der zugleich die anderen Veränderungen, die Verminderung des Hämoglobingehaltes und die Herabsetzung der Zahl der roten Blutkörperchen illustriert.

Fall 1. Paul Oswald, 15 Jahre. Akute myeloide Leukämie bei Streptokokkensepsis.

Anamnese: Der vorher stets gesunde Junge erkrankte plötzlich am Abend des 8. Jan. 1906 mit Schlingbeschwerden. Am 9. Januar stellte sich Erbrechen ein und große allgemeine Mattigkeit. Am 15. Januar wegen zunehmender Schwäche und fortdauernden Erbrechens in die medizinische Klinik verlegt.

Status: Schlanker, gut genährter Junge von auffallender Blässe; Nasenflügelatmen. Zunge und Lippen trocken. Keine entzündlichen Erscheinungen an Tonsillen und im Rachen. Keine Halsdrüsenschwellungen. Mäßige Rötung und Schwellung der Stimmbänder. Lungen perkussorisch ohne Befund. Auskultatorisch sind hinten unten beiderseits feinblasige Rasselgeräusche in den abhängigen Partien festzustellen. Herz nach beiden Seiten etwas verbreitert. Töne rein, Puls frequent und leicht zu unterdrücken, regelmäßig. Die Milz ist nicht palpabel, im Urin keine abnormen Bestandteile.

18. Januar: Sehr schlechter Allgemeinzustand, fahles Aussehen, Herzdämpfung, nach oben: oberer Rand der dritten Rippe, nach rechts: ein Querfinger außerhalb der Sternallinie. Nach links: 1½ Querfinger außerhalb der Mamillarlinie, Töne dumpf und leise, keine Geräusche.

19. Januar: Die Herzdämpfung reicht heute nach rechts bis nahe an die Mamillarlinie, nach oben bis zum zweiten Rand der dritten Rippe; Dreiecksfigur. Die Probepunktion des Herzbeutels im vierten Interkostalraum ergibt ein stark hämorrhagisches Exsudat, das zahlreiche Leukocyten und wenig Lymphocyten neben Erythrocyten und ferner einige Kokken enthält. An den Lungen keine Veränderung.

21. Januar: Herzdämpfung unverändert. Zahlreiche Herpesbläschen an Ober- und Unterlippe in der Umgebung der Mundwinkel. Nasenbluten.

22. Januar: Hämoglobingehalt 50% (nach Sahli). Zahl der Erythrocyten 1648 000. Leukocyten 18 200. Unregelmäßiges Fieber, hoher Puls, viel Erbrechen.

23. Januar: Herzbefund unverändert. Bei einer zweiten Blutentnahme, die zwecks bakteriologischer Untersuchung vorgenommen wurde, konnten sehr zahlreiche grambeständige Kokken (Staphylococcus albus) gezüchtet werden. Das Blut sieht wässerig und wie getrübt schmutzig rot aus. Hämoglobin 35%. Spezifisches Gewicht 1042. Erythrocyten 1 752 000, Leukocyten 240 000.
24. Januar: Starkes Nasenbluten in der Nacht. Dyspnoe. Puls schwach und sehr frequent. Leukocytenzahl 206 000. Herzdämpfung unverändert. An der Herzspitze sowie über der Basis des Brustbeins lautes perikardiales Reiben. Leise, aber reine Herztöne, frequenter, kleiner Puls, mäßiges Fieber. Die Herzdämpfung reicht heute nach rechts bis ein Querfinger jenseits der rechten Mamilla, links vier Querfinger nach außen von der Mamillarlinie.
25. Januar: Sehr schlechtes Allgemeinbefinden. Fast gar kein Schlaf wegen heftiger Schmerzen in den Beinen. Keine Gelenkschwellungen. Hochgradige Dyspnoe. Kleiner, frequenter Puls. Punktion des Herzbeutels fördert 700 ccm trüber, stark hämorrhagischer Flüssigkeit zutage. Danach Besserung der Dyspnoe und des Pulses. Leukocytenzahl morgens 252 000, abends 276 000.
Zunehmende Herzschwäche. Exitus letalis.
Die kulturelle Untersuchung des perikardialen Exsudates ergab massenhaft Kolonien von Staphylococcus albus und einzelne von Streptococcus pyogenes. Im Knochenmark der Rückenwirbel wurden nach der Autopsie massenhaft Staphylokokken und Streptokokken durch Kultur nachgewiesen.
Am 23. Januar, also an dem Tage, der das plötzliche Ansteigen der Zahl der Leukocyten brachte, war das relative Verhältnis der kernhaltigen Blutzellen folgendes: Myelocyten 65%, polynukleäre Leukocyten 16%, Übergangszellen 8%, Lymphocyten 8,5%, eosinophyle Leukocyten 1%, kernhaltige Erythrocyten 1%, freie Kerne 0,5%.
Am 25. Januar zählten wir: Myelocyten 72%, polynukleäre Leukocyten 14%, Übergangszellen 5%, Lymphocyten 6%, eosinophyle Leukocyten 0,25%, kernhaltige Erythrocyten 2,25%, freie Kerne 0,25%.

Es wurde also hier nach zwei Tagen, nachdem das Blut nur 18 000 Leukocyten enthalten hatte, plötzlich ein enormes Ansteigen der Zahl der weißen Blutzellen auf 240 000 Leukocyten konstatiert. Diese wie andere Beobachtungen zeigen, daß septische Erkrankungen den Boden schaffen können, auf dem sich eine akute myeloide Leukämie entwickelt.

Schließlich ist noch eine seltene, durch Blutveränderungen bedingte Erscheinung zu nennen, die akute hämorrhagische Diathese, die bei den verschiedenen Sepsisformen plötzlich auftritt und infolge unstillbarer Blutungen aus Nase, Mund, Magen, Nieren usw. zum Tode führen kann.

Kehlkopf, Lungen, Pleura. Am Kehlkopf kommt es nicht selten, so besonders bei der Streptokokkensepsis, zu schweren Entzündungserscheinungen, die durch nekrotische Prozesse der Schleimhaut, der Epiglottis und der Umgebung der Aryknorpel und der Stimmbänder charakterisiert sind. Es können dadurch stenotische Erscheinungen veranlaßt werden, so z. B. bei der sekundären Streptokokkensepsis nach Masern oder Scharlach, wodurch eine Tracheotomie erforderlich wird.

Bronchitis und lobuläre Bronchopneumonien, wie sie auch bei anderen Infektionskrankheiten vorkommen, sind häufige Begleiterscheinungen der Sepsis.

Eine charakteristische Komplikation sind die Lungenabszesse, die besonders bei Staphylomykosen an der Tagesordnung sind. Klinisch machen sie ähnliche Symptome wie die Bronchopneumonien, doch deutet bisweilen eine im Gegensatz zu den geringfügigen physikalischen Veränderungen auffällige Dypnose auf diese Erkrankungsform hin.

In der Pleurahöhle kommt es häufig zu serösen Exsudaten, seltener zu Empyemen. Die subjektiven Beschwerden des Kranken, Stechen beim Atmen und Husten, die Dämpfungserscheinungen und die Probepunktion sichern hier die Diagnose.

Gehirn und Rückenmark. Die nervösen Störungen, die auf eine Beteiligung des Gehirns hinweisen, wie Benommenheit, Krämpfe, können rein als Ausdruck der Toxinvergiftung auftreten, ohne daß man besondere anatomische Veränderungen nachweisen kann. Hierher gehört auch jener Symptomenkomplex, der als Meningismus bezeichnet wird und der in durchaus meningitisähnlichen Erscheinungen besteht, ohne daß meningitische Veränderungen bei der Autopsie sich finden. Ich sah bei einer ganzen Reihe von Fällen sekundärer Streptokokkensepsis nach Scharlach (im ganzen 20mal) ausgeprägte Nackenstarre, Kernigsches Symptom, allgemeine Hauthyperästhesie und bei der vorgenommenen Lumbalpunktion erhöhten Druck (200—300 mm), dagegen völlig klares und steriles Lumbalpunktat. Kamen solche Fälle zur Sektion, so war Gehirn und Rückenmark frei von meningitischen Veränderungen.

Die eitrige Meningitis ist dagegen in vielen Fällen von Sepsis die gefährlichste Komplikation, so besonders bei der Pneumokokkensepsis. Für die Diagnose wichtig ist in solchen Fällen neben den genannten klinischen Symptomen vor allem die Lumbalpunktion, die dann ein trübes, leukocytenreiches Exsudat mit den spezifischen Erregern ergibt. Seltener sind Gehirnabszesse, Hämorrhagien infolge des Platzens kleinster Aneurysmen, Erweichungsherde, die zu Lokalsymptomen seitens des Gehirns, wie Hemiplegien, halbseitige Krämpfe oder Aphasie führen können.

Ohren. Eine nicht seltene Begleiterscheinung der Sepsis ist die eitrige Otitis media, namentlich bei den von der Schleimhaut des Rachens ausgehenden Sepsisformen, so bei der sekundären Streptokokkensepsis nach Scharlach, die ihren Ausgangspunkt von einer nekrotisierenden Angina nimmt. Dabei gelangen die Erreger auf dem Wege der Tuba Eustachii ins Mittelohr und führen zu entzündlichen Prozessen. Von hier aus kommt es zur Vereiterung der Zellulae mastoideae. Auch bei der sekundären Streptokokkensepsis nach Masern und Diphtherie sind solche Otitiden häufig. Plötzlich auftretende Taubheit kommt, wenn auch selten, zur Beobachtung. Sie wird entweder durch embolische Verstopfung der Arteria basilaris (Friedreich) bewirkt oder ist rein toxischer Natur. Ich sah bei einem Fall von Sepsis nach Erysipel derartige Taubheit auftreten, die aber nach mehrwöchentlichem Bestehen, als die Patientin zur Heilung kam, vollständig verschwand.

Die Parotis wird gelegentlich der Sitz von metastatischen Eiterungen, die bald einseitig, bald doppelseitig auftreten können.

Augen. Die Augen bieten sehr mannigfache septische Veränderungen dar, die teils für das Organ selbst von den schwerwiegendsten Folgen sind, teils nur mehr diagnostisches Interesse haben. Eitrige Panophthalmie ist eine relativ seltene Erkrankung bei der Sepsis. Ich sah sie 5 mal, darunter 1 mal doppel- und 4mal einseitig. 4mal handelte es sich um Streptokokkensepsis und 1 mal um Staphylokokkensepsis. Sie entsteht durch septische Embolien und beginnt in der Regel mit Chorioiditis. Zweimal sah ich Neuritis optica mit Erblindung im Anschluß an Streptokokkensepsis nach Erysipel.

Von diagnostischer Wichtigkeit sind die Veränderungen der Netzhaut, auf die Litten zuerst hingewiesen hat. Hier sind besonders die Blutungen zu nennen, die nach Litten und Lenhartz in $\frac{1}{3}$ der Fälle auftreten. Sie zeigen sich in Gestalt roter Flecke, die von der verschiedensten Form und Größe sein können, teils kleinste Stippchen, teils von Linsengröße und die bisweilen im Zentrum einen weißen Fleck, ein Zeichen lokaler Zellnekrose, aufweisen. Sie bedeuten nicht unbedingt eine schlechte Prognose. Außerdem findet man bisweilen noch weiße miliare Flecke auf der Netzhaut, die sog. Rothschen Flecke, die in den verschiedensten Teilen der Netzhaut, vornehmlich aber in der nächsten Umgebung der Papille sitzen.

Gelenke. Veränderungen der Gelenke sind relativ häufig bei der Sepsis. Sie treten teils als seröse Entzündungen, teils als eitrige Meta-

stasen in Erscheinung. Die serösen
Ergüsse können vorübergehend Verwechslungen mit dem akuten Gelenkrheumatismus veranlassen. Auch periartikuläre Eiterungen kommen zur Beobachtung. Nicht unwichtig ist die Beobachtung Schottmüllers, die ich durchaus bestätigen kann, daß manche Formen von septischer Endocarditis mit Gelenkschmerzen schleichend beginnen, ohne
daß man Ergüsse nachweisen kann.

Muskeln, Knochenmark. In
manchen Fällen von Sepsis kommt es zu
eitrigen Metastasen im Knochenmark. Die
verschiedensten Keime: Streptokokken,
Staphylokokken, Pneumokokken, auch
Typhusbazillen können solche Eiterungen
veranlassen, namentlich aber sind es die
Staphylomykosen, die eine Neigung
zu eitrigen Knochenmarksprozessen haben. Meist treten dann die Herde multipel auf. Es kommt bald zur subperi-
ostalen Eiterung in der Umgebung des metastatischen Herdes, und der Knochen
wird an der vom Periost entblößten Stelle
nekrotisch. Klinisch zeigt sich eine pralle
elastische Geschwulst, über der die Haut
gerötet und auf Druck lebhaft schmerzempfindlich ist. Beim Anschneiden trifft
man dann auf Eiter.

Abgesehen von Eiterungen kommen
aber auch kleine nekrotische Herde
im Knochenmark bei der Sepsis vor, die
durch die Ansiedlung der spezifischen Erreger entstanden sind (E. Fraenkel).

Auch in den Muskeln kommt es zu
Eiterungen im Verlauf der Sepsis. Die
betroffenen Stellen sind dann stark druckempfindlich, die Haut darüber ist gerötet und läßt Fluktuation nachweisen.
Deutliche Muskelabszesse können z. B.
bei der Staphylokokken-Sepsis im Vordergrunde des Krankheitsbildes stehen.
Eine besondere Form einer in den Muskeln und in der Subkutis lokalisierten
septischen Begleiterscheinung ist das pu-
rulente Ödem. Es äußert sich klinisch
in einer teigigen, meist über größere Kör-
perbezirke ausgedehnten Schwellung, über
der die Haut gerötet ist und die beim
Einschneiden massenhaft klare oder nur
wenig getrübte Flüssigkeit entleert.

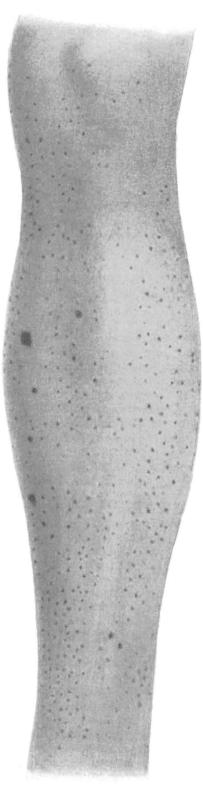

Abb. 155.
Septische Hautblutungen und ikterische

In einem von mir beobachteten Fall von Streptokokken-Sepsis nach Varizellen bei einem 7jährigen Kind schwoll im Laufe eines Tages Hals und Gesicht unförmlich an. Die ganze vordere Halspartie war teigig geschwollen und blaurötlich verfärbt. Die Schwellung erstreckte sich beiderseits auch auf die Wangengegend und ging über die Schläfengegend bis zur Kopfschwarte, die in großer Ausdehnung teigig geschwollen und gerötet war. Entspannungsschnitte unterhalb des Unterkiefers ließen massenhaft klare Flüssigkeit austreten, die unzählige Streptokokken enthielt.

Haut. Die Sepsis geht mit den verschiedensten Hauterscheinungen einher. Am häufigsten treten Blutungen auf, die bald in Form kleinster, stecknadelkopfgroßer Punkte, bald in Gestalt linsenförmiger Flecke oder sogar als größere flächenhafte Hämorrhagien auftreten können. Bei der septischen Diphtherie ist das Auftreten punktförmiger Blutungen geradezu als pathognomonisch zu betrachten, als ein Zeichen nämlich, daß die Streptokokkeninfektion im Vordergrunde des Krankheitsprozesses steht.

Diese Blutungen sind als die Folge von Gefäßschädigungen aufzufassen, die durch toxische Einflüsse entstanden sind und einen leichteren Austritt des Blutes gestatten. Als der höchste Grad dieser Gefäßwandschädigung muß die akute hämorrhagische Diathese bezeichnet werden, die ich gelegentlich bei Sepsis nach Erysipel, auch bei Streptokokkensepsis nach Scharlach beobachtete.

Im letzteren Falle erfolgten über Nacht massenhafte Blutungen auf der Haut der Oberarme und der Beine und am Rumpf, teils in Gestalt kleiner Fleckchen, teils aber auch in Form größerer bis fünfmarkstückgroßer Blutungen. Daneben bestand Nasenbluten und der Urin war stark hämorrhagisch.

Eine andere Art von Gefäßwandschädigung finden wir bei jenen eigentümlichen Hautveränderungen, die in Gestalt bläulich-roter Knoten von Linsen- bis Zehnpfennigstückgröße auftreten. Es sind das durch Bakterienembolien entstandene hämorrhagische Infiltrate in der Subkutis; sie scheinen besonders bei der Streptokokkensepsis vorzukommen (Otten, Jochmann).

Geradezu charakteristisch sind solche Hämorrhagien der Haut bei der Pyocyaneus-Sepsis. Sie treten hier teils in Form von Petechien, teils in Gestalt von Infiltraten und hämorrhagischen Blasen auf. E. Fraenkel fand als Ursache dafür eine Durchsetzung der Wandung der zu den betreffenden Hautstellen führenden kleinsten Arterien mit Pyocyaneus-Bazillen.

Aber auch ohne begleitende Hämorrhagien kommen linsen- bis pfennigstückgroße, rundliche, über das Niveau der Haut prominierende, scharf umschriebene, knotenförmige Infiltrate vor, die ebenfalls durch Bakterienembolien entstanden sind. Die Haut darüber ist leicht gerötet, erscheint sonst aber intakt. Ich habe einen solchen Fall auf S. 610 bei Streptokokkensepsis nach Scharlach beschrieben.

Eine zweite sehr häufige Hautveränderung bei der Sepsis sind Erytheme, die in der verschiedensten Gestalt erscheinen können. Nicht selten ist das scharlachähnliche Erythem, das jedoch meist durch seine Flüchtigkeit und durch sein regelloses, nicht an die Prädilektionsstellen des Scharlachexanthems gebundenes Auftreten als septisch erkannt wird. Auch fehlt dabei die für Scharlach so charakteristische Angina. Immerhin gibt es gelegentlich im Wochenbett bei der Puerperalsepsis Veranlassung zur irrtümlichen Diagnose eines Scharlachs, wovon ich mich wiederholt überzeugen konnte.

Auch masernähnliche Erytheme kommen bei der Sepsis vor, namentlich bei der Staphylokokkensepsis. Weiterhin werden urticaria-ähnliche Erytheme beobachtet, ganz ähnlich denjenigen, die uns als Serumexantheme nach Einspritzung von artfremdem Serum bekannt sind.

Ferner kommen roseolaähnliche Fleckchen nicht selten vor.

Pustulöse Exantheme werden besonders bei der Staphylokokkensepsis nicht selten beobachtet. Häufig entsteht im Zentrum einer Blutung eine eitrige Pustel, auch sind die Pusteln oft von Petechien begleitet. Der Pustelausschlag kann gelegentlich ein pockenähnliches Bild darbieten.

So sah ich z. B. bei einer Pneumokokkensepsis nach Pneumonie ein über den ganzen Rücken und die Brust verbreitetes, auf den Extremitäten etwas spärlicher auftretendes Exanthem mit gedellten Eiterpusteln, das im höchsten Grade pockenähnlich aussah. Abgesehen davon, daß wir die Patientin schon seit drei Wochen im Krankenhause hatten und seit drei Monaten kein Pockenfall in Behandlung war, schützte auch die Anordnung des Exanthems, das Freibleiben des Gesichts und der Mundschleimhaut usw. vor der irrtümlichen Diagnose Variola.

Auch pemphigusähnliche Ausschläge werden, wenn auch selten, bei der Sepsis beobachtet. Litten hat drei solcher Fälle von Pemphigus beschrieben. Ich sah einmal bei Streptokokkensepsis nach Scharlach ein derartiges Exanthem auftreten.

Relativ oft kommt, wie oben schon erwähnt, hämorrhagische Blasenbildung bei der Pyocyaneussepsis vor.

Schließlich ist noch die Miliaria zu nennen, die eine häufige Begleiterscheinung der Sepsis ist.

Nieren. An den Nieren sind Veränderungen sehr häufig. Die meisten Fälle von Sepsis gehen mit leichter Albuminurie einher und relativ häufig kommt es zur ausgesprochenen parenchymatösen Nephritis mit reichlichen hyalinen und granulierten Zylindern. Die hämorrhagische Nephritis ist ebenfalls eine gefürchtete Komplikation, die namentlich in den Fällen von chronischer Endocarditis septica nicht selten beobachtet wird.

Die Nierenabszesse, die wir so häufig bei der Autopsie finden, werden ebenso wie die Infarkte und Blutungen auf der Nierenoberfläche nur selten klinisch diagnostiziert. Wenn man sich freilich die Mühe macht, den Urin der Sepsiskranken regelmäßig bakteriologisch zu untersuchen, so gelingt es oft, durch die Feststellung der spezifischen Kokken, die in solchen Fällen massenhaft ausgeschieden werden, die Nierenerkrankung festzustellen.

Milz. Die Milz ist fast stets perkussorisch vergrößert und palpabel. Besonders in chronisch verlaufenden Fällen springt sie stark über den Rippenbogen vor. Auffallend ist in den Fällen mit starker Milzgeschwulst die Druckempfindlichkeit des Organs. Abszesse und Infarkte der Milz entziehen sich in der Regel der klinischen Diagnose, außer, wenn plötzlich auftretende Schmerzen in der Milzgegend ihr Auftreten kenntlich machen.

Magen-Darmkanal. Stärkere Diarrhöen sind bei akut verlaufenden Fällen nichts Ungewöhnliches und sind toxischen Ursprungs.

Das Peritoneum ist in den Sepsisfällen, die der innere Mediziner zu Gesicht bekommt, relativ selten erkrankt, dagegen finden wir die eitrige Peritonitis sehr häufig bei der Puerperalsepsis, was ja bei der Nähe des primären Infektionsherdes sehr erklärlich ist.

Leber. Eine mäßige Leberschwellung ist nichts Ungewöhnliches. Sie ist seltener durch Abszeßbildung als vielmehr durch diffuse Schwellung des Organes bedingt. Die so häufige ikterische Verfärbung der Haut und der Skleren ist in der Regel nicht auf eine Beteiligung der Galle, sondern auf einen starken Zerfall der roten Blutkörperchen zurückzuführen.

Pathologische Anatomie. An dieser Stelle kann nur ein allgemeines Bild der anatomischen Verhältnisse gegeben werden. Genauere Einzelheiten finden sich in den speziellen Kapiteln. Die Veränderungen, die wir fast in jedem Falle von Allgemeininfektion finden, sind vielfache punktförmige Blutungen

auf den serösen Häuten, wie Pleura, Perikard, auf der äußeren Haut sowie in
der Netzhaut. Auch auf den Schleimhäuten sind Blutungen häufig. Vergl.
z. B. auf beistehender Figur die multiplen Blutungen auf der Schleimhaut
der Blase. Ferner sieht man trübe Schwellungen am Myokard, in der Leber
und in den Nieren und eine geschwollene, mehr oder weniger weiche Milz.
Dies sind oft die einzigen anatomisch nachweisbaren Veränderungen. Man hat
sich ihre Entstehung als Folge toxischer Einwirkung der Stoffwechselprodukte
der spezifischen Erreger vorzustellen. Es geht das schon daraus hervor, daß
auch dort dieselben Veränderungen getroffen werden, wo die Sepsis nicht zu

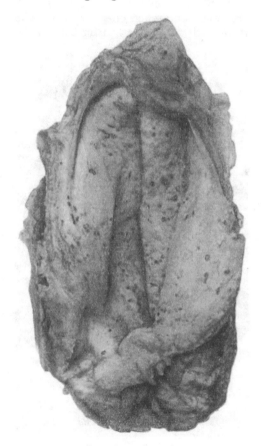

Abb. 156.
Septische Blutungen auf der Blasenschleimhaut.

einer Bakteriämie geführt hat. So z. B. in manchen Fällen von septischer
Endometritis, wo weder intra vitam noch post mortem die am primären Infektionsherde sitzenden Keime im Blute gefunden werden.

In vielen Fällen, namentlich bei längerer Dauer, finden wir auch hoch-
gradige parenchymatöse Veränderungen, fettige Degeneration des
Herzens in Form der bekannten getigerten Zeichnung beim Durchschnitt des
Myokards, schwere parenchymatöse Nierenveränderungen mit Verwischung der
Zeichnung des Nierendurchschnitts, fettige Degeneration der Leber. Begleitende
Bronchopneumonien sind häufig.

Weit charakteristischer für das Bild einer Sepsis aber sind die multiplen Abszesse und Infarkte, die durch Verschleppung der Erreger auf dem Blutwege zustande kommen. Der Einbruch der Erreger ins Blut von ihrem primären Sitz aus erfolgt entweder auf dem Lymphwege, wobei zunächst Lymphangitis und Lymphadenitis auftritt, oder direkt von den Venen aus. Dabei können die Keime im Verlauf einer eitrigen Entzündung die Venenwand durchsetzen und dann weitergeschwemmt werden, oder aber sie sind Ursache einer eitrigen Thrombophlebitis, von wo aus zerfallene kokkenhaltige Thrombenpartikel in den Blutstrom gerissen werden und Metastasen erzeugen. Sie können bei diesem Transport auf dem Blutwege in den Lungenarterien und Kapillaren stecken bleiben und dort Abszesse verursachen oder, wenn sie kleiner sind, nach Passieren der Lunge ins linke Herz gelangen. Hier bleiben sie oft an den Klappen

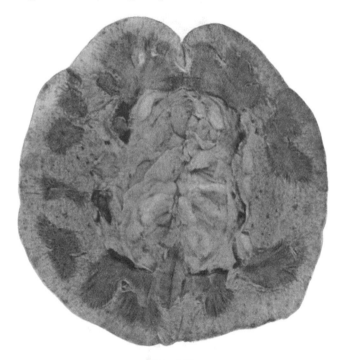

Abb. 157.
Septische Blutungen in der Niere.

haften und verursachen Endocarditis. Auf ihrem weiteren Wege durch den großen Kreislauf erzeugen sie in den verschiedensten Organen: Myokard, Milz, Nieren, Leber, Knochenmark, Metastasen. Es kommt dann entweder zur Abszeßbildung oder bei der Verstopfung einer Endarterie durch einen Embolus zu keilförmigen weißen oder hämorrhagischen Infarkten. Daß die Infarkte nicht zu vereitern brauchen, sondern daß nicht selten auch blande Infarkte neben den Abszessen und vereiterten Infarkten gefunden werden, ist eine Tatsache, auf die Lenhartz im Gegensatz zu Litten ausdrücklich aufmerksam gemacht hat, und die ich aus vielfacher Erfahrung auch bestätigen kann.

Die multiple Abszeßbildung befällt bald nur wenige, bald zahlreiche innere Organe; dabei ist aber zu betonen, daß die ihrer Ätiologie nach verschiedenen Sepsisformen sich sehr verschieden in ihrer Neigung zur Metastasenbildung verhalten. So verursachen z. B. die

Staphylomykosen ganz unvergleichlich viel mehr Metastasen als die anderen durch Eitererreger bedingten Sepsisfälle. Die Gründe dafür sollen bei der spezielleren Besprechung erörtert werden. Ferner ist interessant, daß die verschiedenen Erreger bei der Metastasenbildung für bestimmte Organe eine ganz besondere Vorliebe, eine Affinität besitzen, so z. B. die Staphylokokken für die Nieren, die Streptokokken für die Gelenke, die Pneumokokken für das Gehirn. Die Gründe dafür sind noch nicht genügend erforscht. Die erste Folge, die ein embolisch entstandener Bakterienherd auf die Umgebung ausübt, ist die Nekrose einer Anzahl Zellen der Nachbarschaft, die ihre Kerne verlieren; später schließt sich dann die Eiterung an.

Die Nierenabszesse haben die Gestalt miliarer bis linsengroßer gelblicher Flecke auf der Oberfläche der Nieren und sind in der Regel von einem hämorrhagischen schmalen Hof umgeben; in der Marksubstanz sind es streifenförmige graugelbe Flecke. Daneben kommen häufig Blutungen vor, wie sie Abb. 157 zeigt.

Die häufigste septische Metastase ist die Endocarditis. An den Schließungsrändern der Klappen finden wir Gebilde, die in ganz frischen Fällen kleinste warzenförmige Auflagerungen darstellen, bei längerem Bestehen der Entzündung aber die Größe einer Brombeere und darüber erreichen können. Die Auflagerungen sind meist von grauroter Farbe. Es sind weiche, leicht abbröckelnde Gebilde, die massenhaft Bakterien enthalten. Löst man sie von der Basis los, so findet man meist die Klappen darunter mehr oder weniger lädiert. Der häufigste Sitz ist die Mitralklappe, es folgt die Aortaklappe und seltener die Klappen des rechten Herzens. Genaueres über die makroskopischen und mikroskopischen Verhältnisse der Endocarditis septica findet sich in dem Kapitel über die Streptokokken-Endocarditis.

Von anatomischen Veränderungen am Magen und Darm sind zunächst Schleimhautblutungen zu nennen, die ungemein häufig sind. Ferner finden wir bisweilen bei metastasierender Sepsis multiple blaurote Stellen auf der Serosa des Dünndarms, die über kleinen hämorrhagisch eitrigen, embolisch entstandenen Entzündungen der Submucosa gelegen sind. Schließlich sind noch die seltenen Schleimhautnekrosen zu erwähnen, die besonders im Magen große geschwürige Flächen verursachen können. Sie sind teils auf dem Blutwege entstanden, wie bei der Pneumokokkensepsis, teils auf dem Lymphwege, wie z. B. bei der Streptokokkensepsis nach Angina necroticans, wo große Mengen Streptokokken durch den Schluckakt auf die Magenschleimhaut gelangen. Genauer werden diese Verhältnisse in den speziellen Kapiteln besprochen.

Differentialdiagnose. Das ungemein vielseitige und wechselnde Bild der Sepsis macht die Differentialdiagnose zu einer der schwierigsten, aber auch interessantesten Aufgaben des Klinikers. Durch unsere verbesserten Methoden der bakteriologischen Blutuntersuchung sind wir zwar in der Lage, in den meisten Fällen die Diagnose mit Sicherheit zu stellen, aber einmal gibt es noch mancherlei Fälle, wo diese Untersuchung versagt, und dann ist nicht zu vergessen, daß solche Untersuchungen manchen Ärzten infolge äußerer Verhältnisse unmöglich sind, so daß dann nach wie vor mehr klinische Gesichtspunkte zur Sicherung der Diagnose in Frage kommen.

Viele Fälle erinnern lebhaft an das Bild des Typhus abdominalis. Kontinua, Benommenheit, stark belegte Zunge, Durchfälle, roseolaähnliche Ausschläge, Milztumor, leichte Bronchitis können auch bei septischen Erkrankungen vorkommen. Für Typhus spricht vor allem die in den unkomplizierten Fällen typische relative Pulsverlangsamung, die trotz hoher Temperatur bis 40 ⁰ nur 90—100 Pulsschläge bedingt; ferner die Hypoleukocytose, Leukocytenwerte

von 3—4000 im Gegensatz zu der meist vermehrten, seltener normalen Leuko-
cytenzahl bei der Sepsis. Daneben kommen noch die bakteriologischen diagnosti-
schen Methoden in Betracht, die Widalsche Reaktion, die freilich erst vom
Ende der zweiten Woche an positiv ausfällt, vor allem die bakteriologische
Blutuntersuchung in der Form der Anreicherung des Blutes auf Gallenröhrchen.
Bringt man ca. 1 ccm Blut auf ein Röhrchen mit steriler Rindergalle, beläßt die
Mischung ca. 8—10 Stunden im Brutschrank bei 37⁰ und streicht Stichproben davon auf
Conradi-Drigalski-Platten (Lackmus-Milchzucker-Agar) aus, so kann man an über 90%
der Fälle Typhusbazillen in der ersten Woche schon nachweisen. Sie wachsen auf den ge-
nannten Platten in Gestalt blauer Kolonien. Späterhin im Stadium der Entfieberung
versagt die Blutuntersuchung häufig. Dafür ist aber die Widalsche Reaktion in dieser
Zeit meist positiv. Auch der Nachweis der Typhusbazillen in den Fäces und im Urin kommt
in Betracht.

Für Sepsis spricht der frequente Puls, die oft vorhandene Hyperleukocytose, Netzhautblutungen und schließlich der bakteriologische Nachweis der
Erreger im Blute.

Auch Tuberkulose kann zu Verwechslungen Anlaß geben, einmal
Miliartuberkulose, dann auch die Drüsentuberkulose. Die für die
miliare Tuberkulose charakteristischen klinischen Symptome: hohes Fieber bei
frequentem Puls, Zyanose, Dyspnoe, diffus verteilte katarrhalische oder bronchitische Geräusche kommen auch bei Sepsis vor, z. B. bei multiplen kleinsten
metastatischen bronchopneumonischen Herden in den Lungen. Da wird in
vielen Fällen der Nachweis von Chorioidealtuberkeln bzw. Netzhautblutungen
durch den Augenspiegel die Entscheidung bringen. Es ist aber nicht zu vergessen, daß Netzhautblutungen nicht nur bei der Sepsis, sondern auch bei der
Miliartuberkulose vorkommen. Auch der Ausfall der bakteriologischen Blutuntersuchung ist von höchster Wichtigkeit.

Die Tuberkulose der Bronchial- und Mesenterialdrüsen ohne nachweisbare Lungenerkrankung mit lange Zeit hindurch bestehendem intermittierenden und remittierenden Fieberverlauf ist nicht nur bei Kindern, sondern auch
bei Erwachsenen oft recht schwer von septischen Erkrankungen zu unterscheiden. Eine kutane Tuberkulinreaktion wird dabei besonders bei Kindern
diagnostische Anhaltspunkte geben ev. (bei geringerem Fieber) eine subkutane
Tuberkulinreaktion, die dann noch durch die Erscheinung der Herdreaktion
bessere Fingerzeige gibt. Auch die Röntgendurchleuchtung kommt in Frage.

Die Malaria, die wegen ihres charakteristischen Fiebers bisweilen diffe-
rentialdiagnostisch in Betracht kommt, ist leicht durch den Nachweis der
Plasmodien festzustellen. Bei der Tropcia, wo der Nachweis oft erst nach vielen
Untersuchungen gelingt, ist schon der Befund von basophiler Körnelung der
Erythrocyten ein Moment, das für Malaria spricht.

Die epidemische oder sporadische Genickstarre kommt insofern
differentialdiagnostisch in Betracht, als häufig die Sepsis unter vorwiegend meningitischen Erscheinungen, wie Nackenstarre, Kernigsches Symptom, Hauthyperästhesie verläuft. Diese Erscheinungen können rein toxischer Natur sein,
wie schon bei der Besprechung des Krankheitsbildes erwähnt wurde (Meningismus), oder sie können durch eitrige metastatische Meningitis bedingt sein, so
nach Furunkeln im Gesicht bei der Staphylokokkensepsis; ferner bei der Pneumokokkensepsis, wo die Meningitis meist zusammen mit einer Endocarditis
zur Beobachtung kommt, und bei der otogenen Streptokokkenmeningitis. Entscheidend dabei ist die Lumbalpunktion, die bei der epidemischen Genickstarre
fast stets schon bei der mikroskopischen Untersuchung des getrübten Punktates
intrazellulär gelegene gramnegative Meningokokken nachzuweisen gestattet.
Eventuell ist die kulturelle Untersuchung des Lumbalpunktates zu Hilfe zu
nehmen, die dann den in Betracht kommenden Erreger erkennen läßt.

Bei der tuberkulösen Meningitis ist das Punktat in der Regel klar.

Läßt man es stehen, so bildet sich ein feines Fibrinnetz, dessen mikroskopische Untersuchung wertvolle diagnostische Anhaltspunkte gewinnen läßt. Das Vorherrschen der Lymphocyten spricht für Tuberkulose; oft gelingt dabei auch der Nachweis von Tuberkelbazillen.

Da die Symptome des akuten Gelenkrheumatismus, schnell vorübergehende Gelenkschwellungen oder länger bestehende Ergüsse, nicht selten im Vordergrunde bei der Sepsis stehen, so ist eine Verwechslung damit oft nicht ganz ausgeschlossen. Auf diese Weise ist es z. B. gekommen, daß manche Autoren (Singer), denen der Nachweis von Eitererregern in Gelenkexsudaten Rheumatismuskranker geglückt war, annahmen, der Gelenkrheumatismus sei durch dieselben Kokken bedingt wie die septischen Erkrankungen und sei als abgeblaßte Form einer Sepsis aufzufassen. Unzweifelhaft haben diese Forscher septische Kranke, nicht aber echten Gelenkrheumatismus bei ihrer Untersuchung vor sich gehabt. Abgesehen von rein klinischen Erscheinungen, wie Netzhautblutungen, Milztumor, wird in manchen Fällen die bakteriologische Blutuntersuchung den Ausschlag geben, da Sepsisfälle mit lebhaften Gelenkschmerzen ohne Ergüsse vorkommen.

Es gibt Fälle von Sepsis, bei denen lebhafte Gelenkschmerzen ohne Ergüsse auftreten. Es sind das meist Kranke, bei denen gleichzeitig eine septische Endocarditis besteht. Bei der Differentialdiagnose vom echten Gelenkrheumatismus ist dabei neben anderen Symptomen, wie Milzschwellung, Netzhautblutungen u. dgl., die bakteriologische Blutuntersuchung oft eine Stütze, die bei der Sepsis in der Regel ein positives Resultat bringt, beim akuten Gelenkrheumatismus jedoch niemals pathogene Keime nachweisen läßt. Sind Ergüsse vorhanden, so kann auch die Untersuchung des Gelenkexsudates zum Ziele führen. Eitrige, kokkenhaltige Ergüsse mit polynukleären Leukocyten sprechen für Sepsis. Bei serösen Ergüssen gibt die bakteriologische Untersuchung Fingerzeige; freilich sind dabei nur positive Befunde zu verwerten. Der Nachweis von Kokken macht eine Sepsis wahrscheinlich, während der negative Befund nichts dagegen beweist, da es bei manchen Formen, z. B. bei der Gonokokkensepsis, nicht immer gelingt, die Erreger im serösen Gelenkexsudat nachzuweisen, und wir in vielen Fällen solche seröse Ergüsse, wie sie z. B. bei der Streptokokkensepsis vorkommen, als Toxinwirkung zu betrachten haben.

Auch die Pneumonie kommt gelegentlich differentialdiagnostisch in Betracht; namentlich in schweren Fällen von croupöser Pneumonie ist es klinisch fast unmöglich, zu sagen, ob hier mehr der lokale Lungenbefund oder eine allgemeine Infektion des Blutes mit Pneumokokken, die ja so außerordentlich häufig ist, für die Schwere der Erscheinungen verantwortlich zu machen ist. Von Pneumokokkensepsis möchte ich dabei aber nur dann sprechen, wenn septische Metastasen, wie Gelenkeiterungen, Meningitis, fühlbarer Milztumor Netzhautblutungen u. dgl., nachgewiesen werden. Die einfache Pneumonie, bei der man einzelne Kolonien Pneumokokken im Blute findet, würde ich als Pneumonie mit Pneumokokken-Bakteriämie bezeichnen. Bisweilen aber stehen auch bei der Allgemeininfektion mit anderen Erregern, z. B. bei der Streptokokkensepsis, pneumonische Erscheinungen in Form katarrhalischer Lobulärpneumonien durchaus im Vordergrunde des Krankheitsbildes. Ich werde weiter unten einen solchen Fall näher beschreiben. Anamnestische Daten, die auf die Entstehung der Krankheit hinweisen und auf eine Sepsis schließen lassen, z. B. vorangegangenes Puerperium, werden hier einen Fingerzeig geben. Entscheidend ist meist die bakteriologische Blutuntersuchung.

Die beliebte Diagnose Influenza kommt weiterhin in vielen Fällen in Frage. Kopfschmerzen, Gliederreißen, Mattigkeit, geringes Fieber ist ja namentlich bei schleichend beginnenden Fällen von Sepsis ebenso an der Tages-

ordnung wie bei einer Influenza. Besonders die Fälle von chronischer Endocarditis können zu Verwechslungen Veranlassung geben. Die Beobachtung
von Herzgeräuschen im Verein mit anderen septischen Symptomen und der
Blutuntersuchung können dann die Aufklärung bringen.

Scharlach und Masern sind besonders ihrer Exantheme wegen differentialdiagnostisch wichtig, da auch bei der Sepsis ganz ähnliche Ausschläge
vorkommen; sie sind jedoch nicht häufig. Einen scharlachähnlichen Ausschlag, der über den Rücken, die Arme und Oberschenkel sich erstreckt, aber
das Gesicht frei ließ, sah ich bei einer Sepsis nach Angina. Es handelt sich in
solchen Fällen meist nicht nur um die Frage, ob Scharlach oder Sepsis, sondern
auch ob Scharlach mit Sepsis vorliegt. Die Frage, ob Scharlach mit Sepsis,
also sekundäre Streptokokkensepsis bei Scharlach vorliegt, ist in der Regel
leicht zu entscheiden, da das außerordentlich charakteristische Krankheitsbild,
die Angina necroticans mit ihren schmierigbraunen Rachenbelägen, der Foetor
ex ore, das Nasenlaufen, die dick geschwollenen Halsdrüsen im Verein mit dem
meist etwas livid verfärbten Scharlachexanthem in seiner typischen Anordnung
(Freibleiben der Mundpartie, Prädilektionsstellen im Schenkel- und Armdreieck)
kaum zu verkennen ist. Die andere Frage: Scharlach oder Sepsis wird meist
bei vorhandenem Exanthem davon abhängig gemacht werden, ob andere
Scharlacherscheinungen, wie Angina mit ihrer scharf abgegrenzten Röte, Himbeerzunge etc. vorhanden sind.

Allgemeines über die Therapie der septischen Erkrankungen. Bei der
Therapie der septischen Erkrankungen ist eine örtliche Behandlung und eine
Allgemeinbehandlung zu unterscheiden.

Die örtliche Behandlung ist je nach der Eintrittspforte und der Lokalisation der Erreger im Körper sehr verschieden und muß deshalb der speziellen
Besprechung der einzelnen Sepsisformen vorbehalten bleiben.

Ein wichtiger Zweig der Allgemeinbehandlung, die Verwendung der verschiedenen Heilsera, gehört ebenfalls in die spezielleren Kapitel über die verschiedenen Allgemeininfektionen.

Krankenpflege und Ernährung. Der septische Kranke bedarf der
sorgsamsten Pflege, denn es gilt, den Körper möglichst lange für den Kampf
mit der Infektion tauglich zu erhalten. Dauernde Bettruhe, auch noch lange
nach erfolgter Entfieberung ist zur Schonung des Herzens erforderlich. Zur
Verhütung von Dekubitus empfiehlt es sich, den Kranken von vornherein auf
ein Wasserkissen zu betten.

Eine gute Mundpflege, Spülung mit desinfizierenden Mundwässern
(Wasserstoffsuperoxydlösungen), gute Reinigung der Zähne mit der Bürste
ist anzuraten, weil bei schlecht gepflegtem Mund, fuliginösen Belägen auf der
Zunge u. dgl. allerlei Fäulniskeime zur Vermehrung gelangen, die bei ge-
schwächten Individuen zu sekundären Infektionen Anlaß geben können.
Zweitens pflegt der Appetit bei guter Mundpflege erfahrungsgemäß besser zu sein.

Sorge für regelmäßigen Stuhl ist geboten; Verstopfung ist entschieden zu
bekämpfen, am besten mit einfachen Wasser- oder Seifeneinläufen oder Glyzerin-
klystieren.

Leichte Durchfälle unterdrückt man lieber nicht durch Medikamente, denn
es ist nicht unmöglich, daß durch die wässerigen Entleerungen ein Teil der schädlichen Toxine zur Ausscheidung gelangt. Wenn freilich die Menge der Stühle
so zunimmt, daß Schwächezustände zu befürchten sind, muß mit Adstringentien
wie Tannigen, Tannalbin, 1%ige Tannin-Einläufe usw. dagegen vorgegangen
werden.

Bei der Ernährung kommt es darauf an, durch leicht verdauliche, flüssige
Kost den Kranken zu kräftigen. Milch, Fleischbouillon und Suppen mit Gries,

Reis, Haferschleim u. dgl., ev. mit Zusatz von Nährpräparaten oder Eigelb, sind anzuraten. Wichtig ist daneben vor allen Dingen der Alkohol, dessen günstige Wirkung bei septischen Erkrankungen von allen Autoren übereinstimmend gerühmt wird. Man gibt ihn in möglichst verschiedener Form, wie Kognak, Portwein, Rotwein, Grog, Mixtura Stokes, Champagner und braucht auch größere Quantitäten nicht zu scheuen. Es ist auffallend, daß auch Menschen, die gar nicht an Alkohol gewöhnt sind, wie z. B. Frauen, bei hohem Fieber große Mengen davon ohne störende Nebenwirkungen vertragen.

Die Vorstellung, daß es gelingt, durch Zufuhr reichlicherer Flüssigkeitsmengen eine Verdünnung der im Blute kreisenden Toxine herbeizuführen und durch Vergrößerung der Diurese möglichst viel dieser Giftstoffe zur Ausscheidung zu bringen, gebietet eine recht häufige Verabreichung von Getränken. Bei Kranken, wo es nicht gelingt, die nötigen Mengen beizubringen, weil sie benommen sind oder Widerwillen dagegen haben, sind subkutane Infusionen von physiologischer Kochsalzlösung sehr zu empfehlen. Man gibt davon 1—2 Liter täglich in zwei Portionen (Sahli, Lenhartz); auch intravenös können solche Kochsalzinfusionen eingeführt werden. Sehr empfehlenswert sind auch permanente Einläufe von physiologischer Kochsalzlösung. Durch einen Quetschhahn wird dabei der mit dem Darmrohr verbundene Irrigatorschlauch so weit abgeklemmt, daß die Flüssigkeit nur tropfenweise in den Darm einfließen kann. So kann man im Laufe von einigen Stunden ca. 3 Liter Kochsalzlösung einlaufen lassen.

Die Bekämpfung des Fiebers durch Antipyretica erzielt nur selten günstige Erfolge. Wohl vermag man durch Antipyrin, Phenacetin, Chinin, Natrium salicylicum die Temperatur vorübergehend herabzusetzen, aber eine Beeinflussung des Krankheitsprozesses wird dadurch nicht erzielt. Sowie das Mittel fortgelassen wird, steigt die Temperatur doch wieder an. Gegen eine gelegentliche Verwendung der Antipyretica bei Kopfschmerzen, Gelenkschmerzen od. dgl. ist an sich nichts einzuwenden. Davor zu warnen ist jedoch, längere Zeit hindurch solche Mittel wie namentlich das Antipyrin zu verabreichen. Schwere Herzstörungen werden danach beobachtet, und der für die Kranken so wichtige Appetit leidet. Im allgemeinen hat man das Fieber als eine Abwehrbewegung des Körpers aufzufassen, das nicht ohne weiteres bekämpft werden soll. Hat man das Bedürfnis, hohe Temperaturen, namentlich wenn sie mit stärkeren Störungen des Sensoriums einhergehen, herabzusetzen, so sind am meisten kühle Packungen oder, bei leidlichem Kräftezustande, auch abkühlende Bäder am Platze. Der Kranke kommt in ein Bad von 32⁰ C, das innerhalb von 10 Minuten auf 25⁰ C abgekühlt wird. Auch Abklatschungen oder kühle Übergießungen im lauwarmen Bade sind sehr empfehlenswert. Man erreicht durch diese hydrotherapeutischen Maßnahmen meist eine Herabsetzung der Temperatur um einige Grade; was aber als wichtiger zu veranschlagen ist: das Sensorium wird dabei freier, und der Appetit hebt sich; die Übergießungen oder Abklatschungen lösen kräftige Inspirationen aus und veranlassen so bessere Durchlüftung der Lungen, was der Entwicklung lobulärer Pneumonien vorbeugt.

Die verschiedenen Verfahren, die vorgeschlagen wurden, durch „innere Desinfektion" die Krankheitskeime zu vernichten, haben nur wenig Erfolg gebracht.

Baccellis Methode, mit intravenösen Sublimatinjektionen (in Dosen von ½ Zentigramm) eine Einwirkung auf die septischen Keime zu erzielen, erfreut sich keiner allgemeinen Anerkennung. Man kann sich auch leicht ausrechnen, daß die starke Verdünnung, in der das Sublimat eingespritzt wird, den Bakterien keinen Schaden bereiten kann.

Die Behandlung mit Argentum colloidale Crédé, das von mancher Seite sehr gerühmt wird, ist von anderen (Bumm, Lenhartz) wieder verlassen. Ich selbst habe niemals eine sinnfällige günstige Einwirkung danach gesehen.

Dunger stellte fest, daß nach der intravenösen Einführung des Mittels in 1% Lösung eine große Anzahl Leukocyten zerfallen und daß auf diesen Leukocytensturz eine Hyperleukocytose folgt. Die nach der Einspritzung des Medikamentes stets beobachtete Temperatursteigerung erklärt er als Fermentfieber infolge des Leukocytenzerfalls. Die in manchen Fällen gesehenen guten Erfolge setzt er größtenteils auf Rechnung der vermehrten Leukocytentätigkeit.

Bei Herzschwäche ist Digalen, Coffeinum natrium benzoicum, Kampfer am Platze; auch Adrenalin-Kochsalzinfusionen werden sehr empfohlen. Ich gebe bei starker Blutdrucksenkung gern Epirenan oder Adrenalin und zwar von der Lösung 1:1000 2—3 mal täglich $^1/_2$—1 ccm intravenös oder subkutan.

Bei Gelenkschmerzen ist ein Versuch mit Antipyrin zu machen, am besten in Lösungen von 3—4 auf 180, zweistündlich; die Salizylsäure versagt bei den septischen Gelenkerkrankungen in der Regel. Bei eitrigen Gelenkentzündungen muß beizeiten für Entleerung des Eiters gesorgt werden. Überhaupt gilt natürlich bei allen septischen Erkrankungen, die für das Messer des Chirurgen erreichbar sind, die alte Forderung: Ubi pus, ibi evacua!

Bei peritonitischen Schmerzen sind Eisbeutel oder Prießnitzumschläge am Platze; vor allem aber sind dabei Narkotica, am besten Morphiuminjektionen zu geben, die einerseits dem Kranken Ruhe verschaffen, andererseits die Peristaltik herabsetzen und so die Möglichkeit zu Verklebungen und Abkapselungen eitriger Exsudate anbahnen.

Bei Endocarditis und Pericarditis werden mit warmem Wasser gefüllte Gummibeutel, die auf das Herz appliziert werden, vom Patienten oft angenehmer empfunden als Eisblasen.

Auf weitere symptomatische Einzelverordnungen muß bei der speziellen Besprechung der verschiedenen Sepsisformen eingegangen werden.

Streptokokkensepsis.

Allgemeines über Streptokokkensepsis.

Die Streptokokken. Die Streptokokken sind die häufigsten Erreger septischer Allgemeininfektionen. Das lehren neben viel tausendfachen bakteriologischen Blutuntersuchungen am Lebenden besonders auch die postmortalen Blutuntersuchungen. Simmonds, der über 1200 Einzeluntersuchungen dieser Art verfügt, fand Streptokokken in 63% seiner Fälle, Pneumokokken in 18%, Kolibazillen in 17%, Staphylokokken in 6%.

Die Streptokokken haben ihren Namen der Eigentümlichkeit, beim Wachstum Ketten zu bilden; die einzelnen Glieder der Ketten sind teils rund, teils abgeplattet. Die Abplattung kommt dadurch zustande, daß sich bei der Teilung die aus einem Individuum entstandenen beiden Kokken aneinander legen. In älteren Kulturen bilden sich oft Involutionsformen, die sich von der Kugelform entfernen und gestreckt oder eckig aussehen. Die Streptokokken sind unbeweglich und bilden keine Sporen. Die Kettenbildung erfolgt am schönsten auf flüssigen Nährböden, besonders auf Bouillon. Im Tierkörper liegen sie oft nur zu zweien.

Die pathogenen Streptokokken, die aus mehr als acht Kettenpaaren bestehen, hat Lingelsheim Streptococcus longus genannt, während er die saprophytischen, in Mundhöhle und Fäces vorkommenden Streptokokken mit weniger Gliedern als Streptococcus parvus bezeichnete. Eine weitere Differenzierung gestattet jedoch die Länge der Ketten nicht.

Die menschenpathogenen Streptokokken entfärben sich nicht bei der Gramschen Färbung. Sie gedeihen auf allen Nährböden, am besten bei alkalischer Reaktion. Das Temperaturoptimum liegt bei 37°, doch wachsen sie auch bei niedrigerer Temperatur bis zu 20° hinunter. Sehr üppiges Wachstum erfolgt auf Nährböden, die mit menschlichem Blut oder Aszites versetzt sind. Gelatine wird nicht verflüssigt.

In neuerer Zeit hat Schottmüller gefunden, daß verschiedene menschenpathogene Streptokokkenarten sich gut durch ihr Verhalten auf Blutagarmischplatten voneinander differenzieren lassen, da sie sich durch ihre Fähigkeit zur Hämolysinbildung und Farbstoffproduktion voneinander unterscheiden. Er unterscheidet vier verschiedene Arten: Der erste ist der gewöhnliche **Streptococcus pyogenes,** den Schottmüller **Streptococcus vulgaris haemolyticus** nennt.

Impft man denselben auf Blutagarmischplatten (menschliches Blut und Agar im Verhältnis von 2:5), so entwickeln sich im Innern des Nährbodens wetzsteinförmige Kolonien, in deren Umgebung sich ein charakteristischer kreisrunder heller Hof bildet infolge von Resorption des Hämoglobins. Der Hof hat einen Durchmesser von 2—3 mm. Wichtig ist aber zu bemerken, daß bei sehr dichter Aussaat der Keime auf den Platten die einzelnen Kolonien sich im Wachstum hemmen, so daß keine deutliche Hofbildung zustande kommt, vielmehr die ganze Platte einen schmutzigbraunen Farbton annimmt. Dies ist oft bei der Leichenblutuntersuchung infolge großer Überschwemmung des Blutes mit Streptokokken der Fall. Auf gewöhnlichem Agar wächst der Streptococcus vulg. haemolyt. in tautropfenähnlichen Kolonien, die ein granuliertes Zentrum und einen ausgefaserten Rand besitzen.

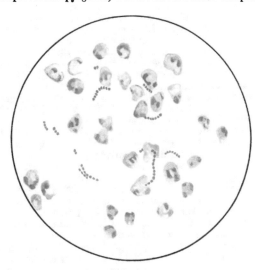

Abb. 158.
Eiter mit Streptokokken.

Als zweite Art führt Schottmüller den **Streptococcus mitior seu viridans** auf. Dieser entwickelt sich im Innern der Blutagarmischplatten erst nach 3—4 Tagen und bildet dann feine grüne Punkte, welche die Größe eines Stecknadelkopfes kaum erreichen. Auf die Oberfläche einer Blutagarplatte ausgestrichen, bildet er feine schwarzgrüne oder graue Auflagerungen.

Durchsichtiger Traubenzuckeragar wird durch das Wachstum des Streptococcus mitis völlig undurchsichtig gemacht. Auf der Oberfläche von gewöhnlichem Agar entwickeln sich kleine, weißgraue Kolonien, die nach 24 Stunden meist noch sehr zart erscheinen und mikroskopisch in der Regel einen glatten Rand zeigen.

Unterschiede zwischen Streptococcus vulgaris und Streptococcus mitis. Der Streptococcus vulgaris haemolyticus läßt die Bouillon meist klar, bildet aber am Boden des Röhrchens große Flocken. Im Gegensatz dazu trübt der Streptococcus mitis im allgemeinen die Flüssigkeit diffus; am Boden setzt sich nur ein feiner staubförmiger Niederschlag ab.

Während der Streptococcus vulgaris Milch meist nicht zur Gerinnung bringt, führt der Streptococcus mitis gewöhnlich eine Koagulation nach 1—3 Tagen herbei. Im Wachstum auf Kartoffeln zeigen beide Gruppen keinen Unterschied; sie bewirken einen zarten

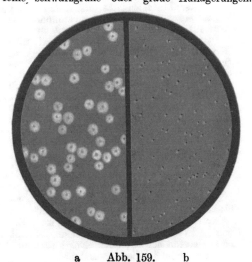

a   Abb. 159.   b
Differenzierung der Streptokokken auf der Blutagar-Platte. a) Streptoc. vulgar. haemolyticus. b) Streptococcus mitior.

feuchtglänzenden Beschlag der Kartoffeloberfläche. Die Gelatine wird von keinem der beiden Stämme verflüssigt.

Sehr charakteristisch sind ferner die Unterschiede auf Blutbouillon. Während der Streptococcus vulgaris dem Blutfarbstoff eine karminrote Nuancierung verleiht, wird die

Blutbouillon durch den Streptococcus mitis in eine glasigbraunrote Flüssigkeit verwandelt. Die Hauptunterscheidungsmerkmale sind:

1. Die Eigenschaft des Streptococcus mitis, daß seine Kolonien auf Blutagar eine deutliche Grünfärbung zeigen, während die Kolonien des Streptococcus vulgaris niemals eine solche Farbstoffbildung hervorrufen.

2. Die Fähigkeit des Streptococcus longus, den Blutfarbstoff in so intensiver Weise aufzulösen, daß in der Umgebung des Impfstiches oder der einzelnen Kolonie eine völlig farblose, durchsichtige millimeterbreite Zone entsteht. Zwar besitzt auch der Streptococcus mitis eine geringe hämolytische Kraft, aber auf den zur Differenzierung verwandten Blutplatten (Blut 2 zu Agar 5) wird dieselbe makroskopisch nicht erkennbar oder ist nur sehr gering.

Beim Streptococcus vulgaris sind die Virulenzverhältnisse der einzelnen Stämme sehr verschieden. Die meisten Versuchstiere sind wenig empfänglich. Manche Stämme des Streptococcus vulgaris sind für Mäuse hochgradig infektiös, so daß $1/100000$ ccm einer zweitägigen Bouillonkultur tödlich wirkt. Kaninchen gehen bei Einverleibung von virulenten Stämmen in Dosen von $1/100000$ ccm binnen 24 Stunden an Sepsis zugrunde. Je weniger virulent ein Stamm ist, desto mehr kommt es bei der Impfung der Versuchstiere zu lokalen Erscheinungen, Abszessen, erysipelatösen Prozessen usw.

Die Tiervirulenz beim Streptococcus mitis ist stets sehr gering.

Der **Streptococcus putridus** unterscheidet sich morphologisch nicht von den anderen Streptokokken, doch ist er streng an a e r o b und bildet auf Blutnährböden keine Hämolyse. Er gedeiht am besten bei 37°; bei 22° wurde kein Wachstum gesehen.

Auf der gewöhnlichen Agarplatte entwickeln sich in Wasserstoffatmosphäre im Verhältnis zur Aussaat wenige kleine graue Kolonien, ähnlich denen der aeroben Streptokokken; da, wo die Kolonien isoliert stehen, sind sie etwas größer.

Im Agarstich entwickelt sich nach 24 Stunden, üppiger noch nach 48 Stunden, eine kräftige Kultur in der anaeroben Zone; ebenso läßt die Agarschüttelkultur zahlreiche, graugelbliche Kolonien von Wetzsteinform erkennen. Sehr gut gedeiht der Streptokokkus auch in Indigo- und in Neutralrotagar, unter Aufhellung und Fluoreszenzbildung in letzterem. Gasbildung erfolgt in dem gewöhnlichen Agar nicht, wohl aber, wenn der Nährboden Blut enthält. In der tiefen Blutagarschicht bildet der Streptokokkus kleine grauweiße Kolonien, später sind sie stecknadelkopfgroß. Ganz regelmäßig kommt es in den Blutagarkulturen auch zu G a s e n t w i c k l u n g, und zwar handelt es sich um S c h w e f e l w a s s e r - s t o f f. Daher geben die Kulturen auch stets einen eigentümlichen, höchst üblen Geruch. Läßt man eine Flamme in die eröffnete Kulturröhre hineinschlagen, so erkennt man, daß sich die Flamme bis zum Nährboden fortsetzt, daß das erzeugte Gas also brennbar ist.

Auf der Blutagarplatte entwickeln sich porzellanweiße Kolonien von Stecknadelkopfgröße. Auch die tiefliegenden schimmern weißlich durch. Eine Hämolyse lassen die Kolonien auf Blutagarplatten nicht erkennen.

Den vorerwähnten putriden Geruch nimmt man besonders in den Blutbouillonkulturen wahr, der Blutfarbstoff nimmt eine eigentümliche ponceaurote Nuance an; durch das Spektrum ist Schwefelwasserstoff mit Sicherheit darin nachweisbar. Nach einiger Zeit (10 Tagen) sind die Bouillonkulturen fast schwarz gefärbt.

Die eben besprochene Eigenschaft des Streptokokkus ist eine höchst charakteristische, nicht nur in der Kultur spielt sie eine Rolle, sondern auch in den pathologischen Prozessen im kranken Körper kommt sie zur Geltung. Immer nämlich hat der Eiter oder das Blut, in dem der Streptokokkus gewachsen ist, einen üblen Geruch.

In Milch gedeiht der Kokkus gut, ohne Gerinnung zu erzeugen.

Die Lebensdauer in den Kulturen scheint eine beschränkte zu sein. Überimpfung gelang noch nach 14 Tagen.

Wie schon hervorgehoben, wird Gas in Form von Schwefelwasserstoff nur in blut- oder serumhaltigen Nährboden erzeugt, daher zeigen Zuckeragarkulturen keine Gasblasen.

Tierpathogenität besitzt der Streptococcus putridus nicht.

Schließlich ist noch der **Streptococcus mucosus** zu nennen, der Ketten von 5 bis 14 Gliedern bildet und ausgezeichnet ist durch eine deutliche Schleimhülle, die nach Art einer Kapsel die einzelnen Glieder umgibt. Er färbt sich leicht mit allen Anilinfarben und behält bei der Gra m schen Methode die dunkelblaue Farbe. Die künstliche Züchtung gelingt am besten bei 37°, doch erfolgt auch bei 22° noch Wachstum. Er wächst aerob, gedeiht aber auch bei Sauerstoffabschluß. Auf gewöhnlichem Agar bildet der Streptococcus mucosus farblose, zarte, durchsichtige glänzende Kolonien, die nach 24 Stunden etwa stecknadelkopfgroß sind. Bei reichlicher Aussaat erscheint der Agar wie mit einem flachen, durchsichtigen, glänzenden Belag überzogen, der bei der Berührung sich als schleimig und fadenziehend erweist und nach 4 bis 5 Tagen völlig eintrocknet. Das üppigste Wachstum zeigt der Streptococcus mucosus auf Nährböden, denen menschliches Serum zugesetzt ist. So entwickelt er auf Hydrozelenflüssigkeit eine mehrere Millimeter dicke Kultur von dem Aussehen glasigen Schleimes. Mikroskopische Untersuchung solcher Kultur ergibt besonders deutliche und umfangreiche Kapselbildung.

Auf der Gelatineoberfläche entwickeln sich in 2—3 mal 24 Stunden feinste, bläulich schimmernde Kolonien, die sich mikroskopisch als flache, kreisrunde, leicht braungelb tingierte Scheiben darstellen. Im Gelatinestich erkennt man nach mehreren Tagen sehr kleine kugelförmige Kolonien, die zum Teil nach einiger Zeit gelbbraune Färbung annehmen. Es erfolgt keine Verflüssigung.

Züchtung in gewöhnlicher Bouillon gelingt nur selten. Milch wird innerhalb von 24 bis 48 Stunden zum Gerinnen gebracht. Auf Kartoffelscheiben findet ein zartes, kaum sichtbares Wachstum statt. Züchtung in Lackmusmolke läßt deutliche Säurebildung erkennen. Auf Zuckeragar findet keine Gasbildung statt. Auf Blutagar erhebt sich bei 37⁰ innerhalb 24 Stunden auf dem Impfstrich ein glänzender, saftig-schleimiger, grüngrauer Belag, der nach weiteren 48 Stunden eine dunklere Färbung annimmt, während der Glanz und das schleimige Aussehen verschwinden. Isolierte Kolonien erreichen Linsengröße. Anfangs erhaben, flachen sie nach einigen Tagen ab und zeigen im Innern einen Nabel. Kolonien im Innern des Blutagar erscheinen dunkelgrün, rund und sind nach 24 stündigem Wachstum über stecknadelkopfgroß.

Auf Blutbouillon gedeiht der Streptococcus mucosus gut. Die Flüssigkeit ist nach 24 stündigem Aufenthalt im Brutschrank bei 37⁰ diffus getrübt und grünlich verfärbt.

Auf Löffler-Serum findet meist kein Wachstum statt.

Der Streptococcus mucosus besitzt eine hohe Pathogenität für Tiere. Weiße Mäuse gehen bei subkutaner Injektion mit einer kleinen Öse Kultur in 1—4 Tagen zugrunde. Auch Kaninchen sind sehr empfänglich.

Von diesen vier Arten spielt die erste Form, der hämolytische Streptokokkus, die größte Rolle in der Sepsis. Wir werden ihm daher in der Mehrzahl der Fälle begegnen. Der Streptococcus mitior ist namentlich als Erreger chronischer Endocarditisfälle bekannt und der Streptococcus putridus findet sich häufig beim septischen Abort.

Einfalltore für die Invasion der Streptokokken in die menschliche Blutbahn sind vornehmlich die Schleimhäute; in zweiter Linie erst die äußere Haut. Von den Schleimhäuten kommt vor allem in Betracht: die Schleimhaut des Rachens, des Urogenitalapparates und des Ohres. Die von der äußeren Haut ausgehenden Streptokokken-Allgemeininfektionen, die von kleinsten Rissen, Schrunden, Pusteln, ferner von Phlegmonen ihren Ausgang nehmen, kommen zum größten Teil dem Chirurgen vor die Augen, während der innere Mediziner meistens mit derjenigen Streptokokkensepsis zu tun hat, die von der Rachenschleimhaut (Angina, Diphtherie, Scharlach), von den Harnwegen und vom Erysipel ihren Ausgang nehmen. Andere Eintrittspforten, so die Lungen, die Pleura usw. sind selten.

Ordnet man also die Streptokokken-Allgemeininfektionen nach ihrem Ausgangspunkt, so sind die häufigsten Sepsisformen:

1. Die Puerperalsepsis und die von den Harnwegen ausgehende Sepsis,
2. Die nach Angina oder Diphtherie, ferner nach Erkrankungen der Mundhöhle, Zahnkaries auftretenden Sepsisformen,
3. Die otogene Sepsis,
4. Die nach Verletzungen der Haut und nach Erysipel vorkommenden Sepsisformen,
5. Die Sepsis nach Erkrankungen der Lunge und Pleura,
6. Die vom Verdauungskanal ausgehende Streptokokkensepsis.

Weg der Infektion. Der Weg, den die Streptokokken nehmen, ist verschieden. Sie können erstens nach Durchwuchern der Venenwand direkt in die Gefäße einwandern.

So konnte ich z. B. an Tonsillenschnitten von Scharlachleichen mit sekundärer Streptokokkensepsis nach Angina necroticans feststellen, daß oft die Gefäße der allernächsten Umgebung der Tonsillen Streptokokken enthalten, ohne daß eigentliche organisierte Thromben vorhanden waren. Hier mußte also durch die schichtweise Nekrotisierung der Tonsillen ein direktes Einbrechen der Streptokokken in die Gefäße möglich geworden sein.

Der zweite und häufigste Weg ist der, daß die Streptokokken zunächst am Orte ihrer primären Ansiedelung thrombophlebitische Prozesse

verursachen. Dadurch, daß nun Teilchen der kokkenhaltigen Thromben sich loslösen und in die Blutbahn gelangen, wird die Sepsis verursacht. Man beobachtet
das besonders häufig bei der puerperalen Sepsis und bei der otogenen Sepsis.

Verhalten im Blut. Sind die Streptokokken ins Blut gelangt, so ist
zunächst die Frage, ob sie sich hier vermehren oder das Blut nur als Transportmittel benutzen. Nach meinen vielfältigen Blutuntersuchungen habe ich den
Eindruck gewonnen, daß sich die Streptokokken unter gewissen Bedingungen,
beim Sinken der bakteriziden Schutzkräfte vermehren können, daß sie also
gelegentlich das Blut als Nährboden benutzen. Man kann sehr deutlich durch
mehrfach wiederholte Blutuntersuchungen, namentlich gegen Ende des Lebens,
eine beständig fortschreitende Vermehrung durch Auszählung der gewachsenen
Kolonien feststellen. Es illustriert das z. B. folgender Fall von Scharlachsepsis:

Karl M., 3¼ Jahre, 4. Scharlachtag: in 6 ccm Blut im ganzen 2 Streptokokkenkolonien, 7. Scharlachtag in 6 ccm Blut im ganzen 80 Streptokokkenkolonien.

Toxinbildung. Die schweren Allgemeinerscheinungen, Benommenheit,
Herzschwäche, die wir bei der Streptokokkensepsis häufig beobachten, und die
wir auf toxische Einflüsse zurückzuführen geneigt sind, finden durch unsere
Kenntnisse über die Toxinbildung der Streptokokken nicht die rechte Erklärung. Wir wissen noch nicht einmal mit Sicherheit, ob die Streptokokken
lösliche Gifte wie die Diphtheriebazillen, Tetanusbazillen und die Staphylokokken bilden. Die Giftbildung, die einzelne Autoren wie von Lingelsheim,
Aronsohn in flüssigen Kulturen nachgewiesen haben, ist äußerst minimal
oder wird von anderen Untersuchern noch angezweifelt. Auch die intrazellulären Gifte, die in den Leibern der Streptokokken enthalten sind, sind
schwach und unbeständig. Also auch die Endotoxine können bei der Giftwirkung der Streptokokken auf den menschlichen Organismus nur eine geringe
Rolle spielen.

Das Hämolysin, das die gewöhnlichen Streptokokken bilden, hat nichts
mit der Giftwirkung zu tun. Es geht nur in geringer Menge in die Filtrate von
Streptokokkenkulturen über. Ein Anhalt dafür, daß etwa in vivo bereits in
dem Blute der Erkrankten eine Hämolyse vor sich geht, ist nicht vorhanden.

Verlauf der Streptokokkensepsis. Ein allgemein gültiges Bild von dem
Verlauf der Streptokokkensepsis zu geben, ist nicht möglich, weil die verschiedenen Formen, namentlich infolge der Verschiedenheit der Eintrittspforten, sich wesentlich voneinander unterscheiden. Es muß daher im einzelnen
auf die Schilderung in den speziellen Kapiteln verwiesen werden. Auffällig
ist die relativ geringe Zahl von Metastasen, die bei der Streptokokkensepsis
beobachtet wird; während bei der Staphylokokkensepsis z. B. in über 90 %
der Fälle Metastasen gefunden werden, sind sie bei der Streptokokkensepsis
nur in etwa 23 % der Fälle vorhanden. Prädilektionsstellen für eitrige
Metastasen sind bei der Streptokokkensepsis Gelenke und Lungen. Des
genaueren werden wir die verschiedenen Formen der Metastasenbildung bei
der Besprechung der thrombophlebitischen Form der Puerperalsepsis und bei
der otogenen Sepsis kennen lernen. Von großer Bedeutung ist ferner die Beteiligung des Endokards. Wir werden bei der Abhandlung der Streptokokken-
Endocarditis sehen, daß durch die Lokalisation der Streptokokken auf dem
Endokard sehr eigenartige, in ihrem Symptomenkomplex bisher sogar noch
recht wenig bekannte Krankheitsbilder zustande kommen, die durch einen
auffallend langsamen, ganz allmählich zur Aufzehrung der Kräfte und zum
Tode führenden Verlauf charakterisiert sind.

Eine für die Streptokokkensepsis typische Fieberkurve gibt es nicht.
Meist sind ausgesprochen remittierende Typen zu beobachten, aber auch hohe
Kontinua und intermittierender Typus kommen vor.

Diagnose. Die Diagnose der Streptokokkensepsis kann aus rein klinischen Gesichtspunkten nicht gestellt werden. Erst die bakteriologische Untersuchung des Blutes, bei der Puerpueralsepsis auch die der Lochien, bringt die Entscheidung. Besonders empfehlenswert für die Blutuntersuchung ist die eingangs besprochene Blutagarmischmethode (S. 580). Die Kolonien der hämolytischen Streptokokken sind dabei durch ihren hellen Resorptionshof schon makroskopisch deutlich erkennbar (cf. Abb. 159a). Auch die Kolonien des Strept. mitis und mucosus werden durch ihre oben beschriebenen Eigenschaften schnell identifiziert.

Prognose. Die Prognose der Streptokokkensepsis ist, ganz allgemein gesprochen, nicht so ungünstig wie die der Staphylokokkensepsis, doch richtet sie sich im einzelnen nach der Art des Krankheitsbildes. Genaueres darüber muß daher den spezielleren Kapiteln vorbehalten bleiben.

Bei der nun folgenden Besprechung des Verlaufes der verschiedenen Formen der Streptokokkensepsis wähle ich die Einteilung nach der Eintrittspforte der Infektion, weil, wie gesagt, der Ausgangspunkt für die Eigenart mancher Krankheitsbilder maßgebend ist, so für die Puerperalsepsis, für die otogene Sepsis usw. In einem besonderen Kapitel soll am Schluß die Streptokokken-Endocarditis abgehandelt werden, weil hier die Eintrittspforte oft nicht bekannt ist und die endokarditischen Auflagerungen selbst immer aufs neue zum Ausgange der Blutinfektion werden.

Streptokokkensepsis nach den verschiedenen Formen von Angina und nach Diphtherie.

Die gewöhnliche Angina ist vermutlich weit häufiger, als wir es wissen, Ausgangspunkt septischer Allgemeininfektionen. Sehr viel indolente Patienten machen eine Mandelentzündung durch, ohne sonderlich darauf zu achten, und wenn sie nachher mit den Zeichen einer Sepsis, z. B. einer septischen Endocarditis zur Behandlung kommen, dann ist von der Entzündung an der Eintrittspforte oft nichts mehr wahrzunehmen. Alle Formen von Angina können zur Sepsis führen. Neben der gewöhnlichen follikulären Angina ist es aber vor allem die Angina necroticans, die mit schmutzigbraunen Belägen und mehr oder weniger tiefen durch Nekrose bedingten Substanzverlusten einhergeht. Schließlich kommen noch Anginen in Betracht, die durch starke ödematöse Schwellung und Rötung der Rachenteile ohne Beläge charakterisiert sind und an Erysipel oder Phlegmone erinnern. Dabei sind die Drüsen am Hals meist stark geschwollen. Im folgenden Falle schien es sich zunächst um eine harmlose, katarrhalische Angina zu handeln, bald aber kam es zu einer akuten infektiösen Phlegmone des Pharynx mit septischen Erscheinungen.

Fall 2. Es handelte sich um ein 19 jähriges Dienstmädchen, welches 3 Tage vor der Aufnahme angeblich aus voller Gesundheit heraus unter Halsschmerzen und Schluckbeschwerden erkrankt ist und deren Hauptklagen sich jetzt auf heftige Kopfschmerzen beziehen.

Status bei der Aufnahme am 30. Juni 1902. Kräftige, hochfiebernde Patientin. Auffällig gerötete Schwellung der rechten Wange bis zum oberen Rande des Jochbogens, die sich noch bis hinter das rechte Ohr erstreckt. Das Ohr selbst zeigt keine pathologischen Erscheinungen. Der rechte Warzenfortsatz ist leicht druckempfindlich. Conjunctivitis catarrhalis der rechten Augenlider. Pupillen gleich, von prompter Reaktion. Normaler Augenhintergrund. Die Rachengebilde sind im Zustande einer intensiven Entzündung, dick geschwollen und hochgerötet. Ein Belag ist nicht vorhanden. Die rechte Hälfte des weichen Gaumens ist weit vorgewölbt, ohne nachweisbare Fluktuation. Die hintere Rachenwand ist vorderhand nur geschwollen und gerötet, ohne nachweisbare Eiteransammlung. Der Schwellung der Mandeln entsprechend anginöse Sprache und geringe entzündliche Kieferklemme. An den Kieferwinkeln leicht geschwollene Drüsen. Die übrigen Organe bieten keine Besonderheiten, namentlich sind Herz und Nieren ohne pathologischen Befund.

Die Therapie bestand zunächst in ausgiebiger Inzision des weichen Gaumens, ohne daß sich gleich Eiter entleerte; Eisapplikation auf Hals und Kopf und Anwendung von Gurgelwässern. 31. April: Temp. 40°, Puls 124. Im Laufe des Tages zunehmende Klagen über Kopf- und Nackenschmerzen. Vermehrte Schwellung der rechten Wange und der Gegend hinter dem rechten Ohr. Parazentese des rechten, heute leicht getrübten und injizierten Trommelfelles ohne Eiterentleerung. Leichte Protrusion des rechten Augapfels mit Schwellung und Ödem der Lider. Rechte Pupille weiter als die linke, beide rund, prompt reagierend. Starke Druckempfindlichkeit des ersten rechten Trigeminusastes. Rachenbefund unverändert.

2. Juli: Temp. 39°, Puls 36, Respiration 38. Starke Protrusion beider Augäpfel, Chemosis beider Konjunktiven. Rechte Pupille wie gestern weiter als linke. Beide Pupillen reagieren prompt. Augenhintergrund: Scharf umrandete, etwas blasse Papillen mit stark gefüllten Gefäßen, völlig ohne entzündliche Veränderungen. Die Schwellung der rechten Gesichtshälfte erstreckt sich bis weit herauf über den Jochbogen und bis hinter die ganze rechte Ohrmuschel. Spitze des rechten Warzenfortsatzes schmerzhaft, ebenso das Emissarium mastoideum. Rechts Trommelfell etwas getrübt, Reflex noch erhalten. Parazentesenschnitt ohne Sekretion. Rachen: Inzisionswunde speckig belegt. Geringe Sekretion von dickem Eiter, welcher Streptokokken in Reinkultur enthält. Weicher Gaumen rechts immer noch stark vorgewölbt. Nochmalige 4 cm tiefe Inzision rechts und auch links, ohne auf mehr Eiter zu stoßen. Schleimhaut der hinteren Rachenwand gerötet und geschwollen. Hintere Rachenmandel, im Zustande intensiver katarrhalischer Entzündung, wird ebenfalls, ohne Eiter zu finden, inzidiert. Venae jugulares intakt. Patientin scheint leicht benommen, klagt viel über Kopfschmerz und Nackensteifigkeit. Mehrmaliges Erbrechen. Harter, verlangsamter Puls. Leib weich. Eigentümliche, rhythmische Oszillationen des Kopfes.

3. Juli: Ausgeprägte meningitische Erscheinungen. Noch stärkere Protrusion beider Augäpfel mit starker Chemosis. Katarrhalische Geräusche über den Lungen. Schlechte Expektoration. Am Halse kein Abszeß nachzuweisen. Rachengebilde sehr stark geschwollen, reichliche eitrige Sekretion aus allen Inzisionswunden. Nachlassen der Herztätigkeit.

4. Juli: Exitus letalis unter prämortaler Temperatursteigerung bis 41,8°.

Sektionsbericht: Angina phlegmonosa, Thrombophlebitis sinus cavernosi, Meningitis basilaris, multiple kleine Lungenabszesse, Nierenabszesse, septische Milz. Der Sinus cavernosus ist verstopft durch graugelbe, der Wand fest anhaftende, schmierige Gerinnsel. In gleicher Weise sind die Gefäße, welche in den Sinus einmünden, verstopft. Obere Halsgegend sowie die Mundhöhle stark geschwollen und bretthart infiltriert. Die großen Arterien- und Venenstämme enthalten nur frische, lockere Blutgerinnsel. Zungen- und Rachenschleimhaut schwarzgrünlich verfärbt mit schmierigem, grünschwarzem Belag und fetzigen Auflagerungen bedeckt. Die Tonsillen in gleicher Weise verfärbt, stark geschwollen, besonders die rechte fast walnußgroß, bei Druck weich und fluktuierend. Kehldeckel graus schwärzlich verfärbt, mit schmierigschleimigem Sekret bedeckt.

Die Infektion des Sinus cavernosus hat hier offenbar ihren Weg vom Plexus pharyngeus her durch die Schädeldecke genommen.

Weit häufiger als nach einer solchen primären Angina ist die Streptokokkensepsis, die sich auf der Basis einer Angina necroticans beim Scharlach entwickelt. Die ersten Zeichen dieser malignen Wendung im Bilde des Scharlachs treten in der Regel am dritten bis fünften Tage auf. Das Fieber, das nach dem Abblassen des Exanthems fallen sollte, bleibt hoch oder erhebt sich wieder, nachdem bereits eine abfallende Tendenz zu erkennen war. Zur Illustration dienen zwei Kurven, die diese beiden Typen zeigen (Abb. 160 u. 161).

Auf den stark geschwollenen Tonsillen, deren rote Verfärbung sich scharf gegen den weichen Gaumen absetzt, finden sich zunächst entweder nur weißliche, leicht abstreifbare Beläge oder schon deutliche, graugelbliche oder bräunliche Flecke, die auf den Beginn der Nekrose hinweisen. Dann färben sich größere Partien der Mandeln schmutzigbraun, es entstehen kraterförmige Defekte, die mit fetzigen, bräunlichen, nekrotischen Massen bedeckt sind, oft greift die Nekrose weiter auf die Uvula und den weichen Gaumen über. Die Halsdrüsen schwellen mächtig an, und nun kommt es entweder zur Vereiterung einer oder mehrerer dieser geschwollenen Drüsen — das sind noch relativ günstig liegende Fälle — oder es verwandelt sich die gesamte vordere Halspartie in

eine starre panzerähnliche Masse, aus der einzelne Drüsen nicht mehr heraus-
gefühlt werden können und die beim Einschneiden keine Eiterbildung, nur
trockene Mumifikation des Gewebes erkennen läßt. Ein schmieriger miß-
farbener Ausfluß ergießt sich gleichzeitig aus der Nase. Die Zunge ist mit
fuliginösen Belägen bedeckt. Das sind die sog. pestähnlichen Formen.

Dieser schwere Zustand kann in wenigen Tagen zum Tode führen oder
erst nach einer wochenlangen Leidenszeit. Dabei herrscht ein hohes kon-

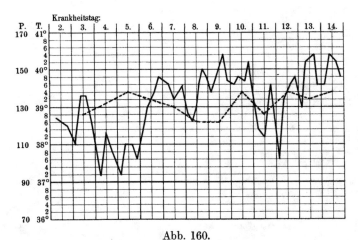

Abb. 160.

Fall 4. Scharlach mit Streptokokken-Sepsis. Am 6. Krankheitstage Angina necroticans,
an die sich die Sepsis anschließt.

tinuierliches oder auch remittierendes Fieber meist ohne Schüttelfröste vor,
und mannigfaltige Komplikationen, wie Otitis media, Nephritis, Gelenkeiterungen, besonders in den kleinen Fingergelenken, komplizieren das Krankheitsbild. Nur wenige Fälle dieser
Art kommen schließlich nach
langem Siechtum doch noch
zur Genesung.

Anatomisch ist die Ne-
krose der Tonsillen nach E. Fraenkel als reine Gewebsmortifikation
aufzufassen, die als direkter Effekt
der in die Saftspalten eingewanderten Streptokokken anzusehen
ist. Gegenüber den nekrotischen
Prozessen treten dabei Veränderungen entzündlicher Natur in den
Hintergrund. Fibrin kann vollkommen fehlen und ist speziell an
der Oberfläche im Gegensatz zur
echten Diphtherie nicht vorhanden.

Zur Illustration dieser
häufigen Sepsis nach Scharlach
gebe ich hier drei Krankengeschichten solcher Fälle, die
nach schwerer Angina necroticans und mannigfachen septi-
schen Metastasen zugrunde gingen und massenhaft Streptokokken im Blute
hatten.

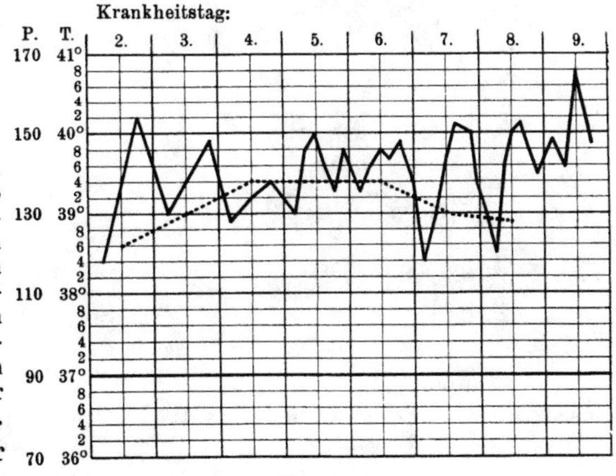

Abb. 161.

Fall 3. Scharlach mit Streptokokken - Sepsis. Das
Fieber bleibt auch am 4. Tage hoch, und es entwickelt sich eine Angina necroticans.

**Fall 5. Streptokokkensepsis nach Scharlach mit Angina necroticans und
eitrigen Gelenkmetastasen.**

Fritz Liese, 3 Jahre alt.

Anamnese: Das Kind machte zu Hause einen schweren Scharlach durch und fieberte
bis zum 17. Krankheitstage, nach Angaben des Arztes mit Temperaturen bis zu 39,5⁰ (steil
remittierend), vom 17.—20. Tage war es fieberfrei. Danach trat erneute Fiebersteigerung
auf, die bis zur Einlieferung ins Krankenhaus anhielt.

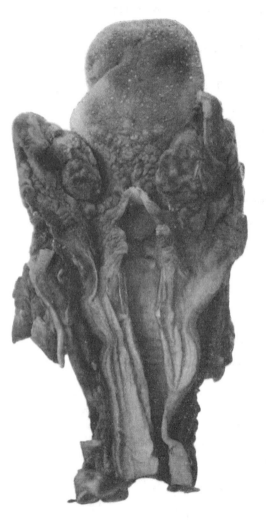

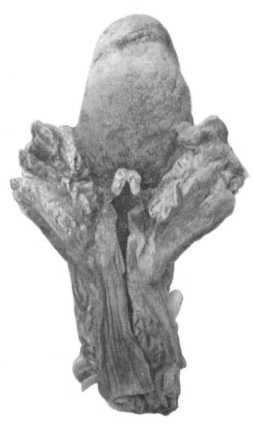

Abb. 162.
Angina necroticans bei Scharlach mit Streptokokken-Sepsis.

Abb. 163.
Angina necroticans bei Scharlach mit Strepto-
kokken-Sepsis. Tiefgreifende Zerstörungen an
Mandeln und Epiglottis.

Status am 24. Juni: Fast bis zum Skelett abgemagertes Kind von aschgrauer
Hautfarbe; stellenweise Schuppung. Das Kind ist völlig apathisch. Starke Austrock-
nungserscheinungen auf der Kornea und den Konjunktiven. Der Puls ist fadenförmig
und frequent. Die ganze vordere Halspartie ist eingemauert in dick infiltrierte Drüsenpakete. Im Rachen scheußliche Nekrose, fuliginöse Beläge
auf Zunge und Lippen. Milz zwei Querfinger breit über den Rippenbogen
hervorragend. Leber ebenfalls 2 Querfinger breit über dem Rippenbogen.

Herz: In normalen Grenzen.

Lungen: Diffuse Bronchitis.

Am rechten Oberschenkel in der Gegend des Tuber ischii ein großer Abszeß. Beide Kniegelenke geschwollen. Die Haut der Umgebung gerötet; deutliche Fluktuation.

25. Juni: Status idem. Puls kaum fühlbar; im Blut unzählige Mengen hämolytischer Streptokokken.

25. Juni: Exitus letalis.

Die beiden anderen Fälle habe ich ausgewählt, weil sie etwas seltenere Streptokokkenmetastasen (Nekrosen der Magenschleimhaut und Embolien in der Haut) zur Darstellung bringen.

Fall 6. Streptokokkensepsis nach Scharlach mit multiplen Nekrosen der Magenschleimhaut.

F. S., 8 Jahre alt.

Anamnese: Am 13. Februar mit Erbrechen, Halsschmerzen und Fieber erkrankt.

Befund bei der Aufnahme am 14. Februar: Beginnendes Scharlachexanthem. Extremitäten kühl. Allgemeine geringe Drüsenschwellungen. Leichte Röte im Pharynx; völlige Benommenheit; Durchfall; häufiges grünes Erbrechen. Puls 150, klein und weich. Temperatur 39⁰.

16. Februar: Scharlachexanthem deutlicher ausgesprochen. Kind erheblich klarer. Puls besser. Selteneres Erbrechen. Beginnende Nekrose an den Tonsillen.

17. Februar: Fortschreitende Nekrose, schmierige braune Beläge auf den Mandeln. Foetor ex ore.

18. Februar: Vermehrtes Brechen, schlechter Puls. Rechts über dem Mittellappen Dämpfung und Bronchialatmen.

19. Februar: Exitus letalis.

Im Blut unzählige Streptokokken und eine geringe Anzahl Pneumokokken.

Sektionsbericht: Angina necroticans, Pneumonia crouposa pulmonis dextri. Von besonderem Interesse war der Befund am Magen: Die Schleimhaut ist allenthalben stark verdickt; die Höhe der Falten, aber auch die übrigen Teile der Magenschleimhaut bis auf einzelne wenige Inseln zeigen folgende schwere Veränderungen: Die Oberfläche scheint grau wie körnig. Auf einigen Stellen läßt sich auf der Höhe der Falten die graue Masse wie Schüppchen mit der Pinzette abheben und es verbleibt an dieser Stelle ein seichter Substanzverlust. Die Veränderungen schneiden an der Kardia sowie am Pylorus scharf ab und werden von der normalen Schleimhaut des Ösophagus bzw. des Duodenums abgelöst.

Anatomisch hat zum ersten Male E. Fraenkel zwei solcher Fälle beschrieben. Bei dem einen fanden sich in der Magenschleimhaut mohnkerngroße rundliche Herde mit teils glatter, teils rauher Oberfläche. In dem anderen Fraenkelschen Falle erstreckte sich die Ausbreitung des ulzerösen Prozesses über die gesamte Oberfläche des Magens und hatte die Mucosa und meist auch Submucosa zerstört. Während der erste Fraenkelsche Fall den Beginn des Prozesses darstellt und der zweite quasi das Endstadium bildet, ist der von mir hier beschriebene Fall ungefähr die Mitte zwischen beiden. Es handelt sich dabei um Infektionen, die nicht etwa hämatogen entstanden sind, sondern von der Angina necroticans aus durch verschluckte Streptokokken erzeugt wurden. Die Erreger gelangen in die Lymphbahnen der Magenwand, um sich in dieser lebhaft zu vermehren und unter Thrombosierung zu ödematöser Durchtränkung der Magenwand zu führen. Unter weiterer Vermehrung der Streptokokken kommt es dann zur Mortifikation der befallenen Schleimhaut und Submucosa.

Der letzte Fall, den ich hier anführen will, bot eigentümliche septische Hautveränderungen, rote, derbe, knotige Infiltrate, die mikroskopisch sich als Folgeerscheinungen von Streptokokkenembolien in die Hautkapillaren erklärten.

Fall 7. Streptokokkensepsis mit multiplen Streptokokkenembolien in die Haut.

E. S. 4 jähriges Kind, aufgenommen am 23. Oktober 1902. Gestern mit Erbrechen und Halsschmerzen erkrankt, schwächliches, rachitisches Kind; leicht benommen, deutliches Scharlachexanthem, leichte Drüsenschwellungen, Angina mit weißlichen, leicht abstreifbaren Belägen; hohes Fieber; Puls 140—150.

28. Oktober: Schuppung, noch hohes Fieber.

2. November: Unruhe, Benommenheit. Foetor ex ore. Stomatitis. Tiefe Nekrose auf den Tonsillen, die auch auf die Uvula übergeht. Auf den Lungen bronchopneumonische Erscheinungen. Dicke Drüsenschwellungen am Hals.

6. November: Abszeß am rechten Kieferwinkel. Doppelseitige Otitis media.

11. November: Heiseres Aufschreien, Unruhe. Hohes Fieber. Schlechter Puls. Geschwüriger Defekt am linken Mundwinkel. Stricknadeldicke Perforation durch die ganze Dicke der rechten Unterlippe, ausgehend von einem nekrotischen Defekt der Mundschleimhaut. Hautabszeß am Nacken.

15. November: Scheußlicher Fötor. Kollapstemperaturen. Stuhl und Urin gehen ins Bett. Der Körper ausgezehrt und ausgetrocknet.

19. November: An Vorderarmen und Unterschenkeln, im wesentlichen auf die Streckseite beschränkt, derbe, knotige, rundliche, über das ganze Niveau der Haut etwas prominierende, scharf umschriebene Knoten. Die Haut darüber ist leicht gerötet, erscheint sonst aber intakt. Die Größe der Knoten schwankt zwischen Linsen- und Pfennigstückgröße; an jeder der 4 Extremitäten ca. 5—7; ein isoliertes Infiltrat auch an der linken Schulter. Eine Blutentnahme ergibt zahllose Massen von Streptokokken auf allen Platten. Abends Exitus letalis.

Sektionsbericht: Gangräneszierende Angina. Ulcera an den Stimmbändern. Abszesse in den Nieren.

Die mikroskopische Untersuchung der Hautinfiltrate ergab, daß es sich um kapillare Streptokokkenembolien handelte. Von den Kapillaren aus waren die Kokken in den Spalten des Gewebes und in den Lymphgefäßen in die Umgebung gewandert und hatten das Gewebe zur Mortifikation gebracht.

Puerperalsepsis.

Die wichtigste Form der Streptokokkensepsis ist das Kindbettfieber. Zwar wird eine geringe Zahl von Fällen puerperaler Sepsis von anderen Keimen, Kolibazillen, Staphylokokken, Gonokokken verursacht, aber das Gros dieser Erkrankungen sind Streptomykosen. Wir verstehen unter Kindbettfieber eine bakterielle Infektion jener Wunden, die im Zusammenhange mit den Geburtsvorgängen im Genitalapparat entstanden sind. Diese allgemein gehaltene Definition ist auf Grund unserer ätiologischen Kenntnisse dahin zu spezialisieren, daß beim Wochenbettfieber, also bei der Sepsis nach rechtzeitigen Geburten, hämolytische Streptokokken die Hauptrolle spielen, während beim septischen Abort in erster Linie der anaerobe Streptococcus putridus (Schottmüller) gefunden wird.

Seitdem Ignaz Semmelweis auf Grund seiner Beobachtungen an dem Wiener Gebärhause in den 70er Jahren des vorigen Jahrhunderts als erster es aussprach, daß das Kindbettfieber im wesentlichen durch dritte Personen auf die Geburtswege übertragen wird, und daß deshalb nur in einer richtigen Prophylaxe das Hauptmoment für die Bekämpfung der Krankheit gegeben sei, ist die Sterblichkeit am Kindbettfieber enorm gesunken. Während früher in Geburtshäusern 3%, ja namentlich dort, wo das Krankenmaterial gleichzeitig zu Lehrzwecken diente, 10—15% starben, beträgt jetzt die Mortalität nur 1,0% und die allgemeine Sterblichkeit am Wochenbettfieber in Deutschland beträgt 0,25%. Immerhin sterben in Preußen im Jahre noch 4—5000 Frauen am Kindbettfieber.

Die Infektion kann auf drei verschiedene Weisen zustande kommen. Der häufigste Weg ist der schon von Semmelweis gezeigte, daß die pathogenen Keime durch Untersuchungen, Operationen und andere Manipulationen in die Wunden verschleppt werden. Die mangelnde Desinfektion der untersuchenden und operierenden Hand vor und während der Geburt oder von unberufener Seite vorgenommene Versuche zur Einleitung des Abortes oder der Frühgeburt spielen hier die Hauptrolle. Die Infektion geschieht bei dieser Art der Ansteckung in der Regel durch fremde Keime, d. h. also dadurch, daß von außen pathogene Bakterien in den Geburtskanal eingeführt werden. Sie kann aber auch durch sog. Eigenkeime zustande kommen, d. h. dadurch, daß die in der Scheide bereits vorhandenen pathogenen Mikroorganismen in die Wunden, z. B. bei geburtshilflichen Operationen in die Wundhöhle des Uterus verschleppt werden. Daß tatsächlich auch in der Scheide gesunder Wöchnerinnen solche Eigenkeime, also pathogene Bakterien, wuchern, ist uns seit den Untersuchungen Döderleins bekannt.

Der zweite, aber nicht so häufige Weg ist die spontane Infektion. Die klinische Beobachtung, daß bisweilen Frauen an Kindbettfieber erkrankten, bei denen jegliche Berührung der Genitalien vor und während der Geburt unterlassen worden war, bekam durch die erwähnten Untersuchungen Döderleins eine Stütze, die neben anderen Bakterien auch hämolytische Streptokokken in der Scheide gesunder Wöchnerinnen nachwiesen. Neuerdings hat Schottmüller gezeigt, daß der anaerobe Streptococcus putridus, der häufigste Erreger septischer Aborte ein ganz gewöhnlicher Scheidenbewohner gesunder Frauen ist. Ob diese Keime zur Infektion führen, das hängt von ihrer Virulenz und noch von verschiedenen Umständen ab, die man gemeinhin als Disposition bezeichnet und die teils mit lokalen Bedingungen, z. B. Größe und Lage der Wundstelle, teils mit dem Allgemeinzustand der Frauen, der Widerstandskraft des Organismus zusammenhängen. Vorangegangene Krankheiten, schlechter Ernährungszustand, Anämien können ganz allgemein die Widerstandskraft des Körpers herabsetzen. Daneben kommen weiterhin lokale Momente in Frage, durch die eine erhöhte Vitalität der in der Scheide vorkommenden Keime bedingt werden kann. Das normalerweise saure Scheidensekret kann durch Scheidenerkrankungen alkalisch werden und infolgedessen die Entwicklung der Scheidenkeime begünstigen. Diese können sich daher stark vermehren und bei der Geburt in die frischen Wunden in Massen einfallen. In ähnlichem Sinne kann das vorzeitig abfließende alkalische Fruchtwasser wirken, wenn nach dem Blasensprung noch längere Zeit bis zur Geburt verstreicht. Ein weiteres lokales Moment, das die Infektion begünstigt, ist z. B. das Herabhängen von Eihautfetzen aus dem Uterus in die Scheide hinein, wodurch den Bakterien eine Brücke geboten wird, auf der sie in die Gebärmutter hineinwandern können.

Die dritte am wenigsten häufige Infektionsart bei der puerperalen Sepsis ist die hämatogene Entstehung. Es kommt bisweilen vor, daß Allgemeininfektionen aus anderen Ursachen, z. B. von einer Angina oder einer äußeren Verletzung aus, kurz vor der Geburt einsetzen, so daß eine Frühgeburt bedingt wird, und daß nun die im Blute kreisenden Sepsiserreger eine Infektion der Wunden am Genitalkanale erzeugen.

Ausgangspunkt der puerperalen Wundinfektion kann jede Stelle des Genitalapparates von der Vulva bis zur Höhle der Gebärmutter werden. Neben Epithelverletzungen der Scheide, Einrissen der Cervixschleimhaut oder der Vulva ist am häufigsten das Endometrium die Eintrittspforte, und hier sind ja auch die denkbar günstigsten Bedingungen zu einer Infektion: Eine große des Epithels entblößte Fläche, aus der die Thromben der Uterusvenen in die Höhle der Gebärmutter hineinragen. Dazu kommt die außerordentlich reiche Versorgung des Uterus mit einem dichten Netz von Lymph- und Blutgefäßen, die dazu geschaffen sind, alles, was resorbiert werden kann, möglichst schnell in die Blutbahn zu führen. Es versteht sich von selbst, daß die Wundinfektion an den genannten Stellen nicht in jedem Falle zu einer allgemeinen Sepsis zu führen braucht. Bisweilen kommt es nur zu geringen örtlichen Entzündungsprozessen, die mit leichten Temperatursteigerungen verbunden sind und nach einigen Tagen verschwinden.

Kommt es durch Infektion einer Wunde am Genïtalapparat zur Allgemeininfektion, so sind die entstehenden Krankheitsbilder verschieden, je nach dem Wege, den der Entzündungsprozeß genommen hat. Teilen wir nach diesem Prinzip die verschiedenen Formen der Puerperalsepsis ein, so sind an erster Stelle diejenigen Formen zu nennen, bei denen der infektiöse Prozeß im wesentlichen auf das Endometrium beschränkt bleibt, dabei aber mit schweren Allgemeinerscheinungen einhergeht: die Endometritis.

An zweiter Stelle sind diejenigen Formen zu nennen, bei denen es im Anschluß an eine Endometritis oder andere infizierte Geburtswunden zur Entzündung und Thrombose der ableitenden Venen und zur metastasierenden Sepsis kommt: die thrombophlebitische Form (meist als Pyämie bezeichnet).

An dritter Stelle würden diejenigen Sepsisfälle zu besprechen sein, die sich auf dem Lymphwege verbreiten. Dazu rechnen 1. die Sepsis mit Parametritis, 2. die Sepsis mit Peritonitis, 3. die lymphogene Allgemeininfektion ohne Parametritis und Peritonitis.

Bei dieser Einteilung muß von vornherein gleich bemerkt werden, daß sie den Mangel eines jeden Schemas hat. Die Natur hält sich an keine Schematisierung, und so finden wir praktisch sehr oft nicht nur Übergänge zwischen diesen Formen, sondern häufig auch nebeneinander thrombophlebitische neben lymphogen entstandenen Prozessen. Da andererseits aber die reinen Fälle der genannten Typen klinisch oft streng auseinandergehalten werden können, so empfiehlt sich aus praktischen Gründen die genannte Einteilung.

1. Endometritis putrida und septica.

Besonders häufig nach Aborten, mitunter auch nach normalen Geburten kommt es zu einer Infektion des Endometriums, die zu einer Endometritis necroticans führt. Die ausgedehnte Wundfläche des puerperalen Uterus, die normalerweise vor sich gehende Zersetzung von Eihautfetzen, Plazentarresten, Blutkoagulis gibt für die aus der Scheide eindringenden Bakterien außerordentlich günstige Entwicklungs- und Infektionsbedingungen. Normalerweise sind die Sekrete des puerperalen Uterus keimfrei. In der Scheide aber wuchern Kolibazillen, deren Anwesenheit durch die Nähe des Mastdarms erklärlich ist, Staphylokokken, Pseudodiphtheriebazillen, der Bac. emphysematos. (Fraenkel), vor allem aber Streptokokken und unter diesen besonders der hämolytische Streptokokkus sowie der anaerobe, nicht hämolysierende Streptococcus putridus (Schottmüller).

Gelangen solche Keime bei klaffender Cervix oder an einem in die Vagina hineinhängenden Eihautfetzen entlang spontan in die Uterushöhle oder, was häufiger ist, werden Fremdkeime, z. B. bei einem kriminellen Abort, in die Gebärmutter verschleppt, so kommt es zur Infektion, zur Endometritis. Auf die leichteren Formen von Endometritis, wie sie z. B. bei vorübergehender Verhaltung der Lochien auftreten, kann hier natürlich nicht näher eingegangen werden; nur die mit schweren Allgemeinerscheinungen einhergehenden Formen sind zu berücksichtigen. Manche Autoren sprechen bei der mit schweren Allgemeinerscheinungen auftretenden Endometritis, wie sie besonders nach Aborten recht häufig ist, von Toxinämie in der Vorstellung, daß dabei nicht die Bakterien selbst, sondern nur ihre Stoffwechselprodukte, die Toxine, ins Blut übergehen und Vergiftungserscheinungen auslösen. Dieser Begriff der Toxinämie wird nur in den wenigsten Fällen das Richtige treffen, denn, wenn wir auch oft nicht imstande sind, die Erreger im Blute nachzuweisen, so ist darum doch noch nicht ohne weiteres eine Bakteriämie auszuschließen. Es ist eher anzunehmen, daß die toxischen Erscheinungen in der Mehrzahl der Fälle durch den Übergang von Bakterien ins Blut, also durch gleichzeitige Bakteriämie und Toxinämie entstehen. Wir können das einerseits daraus schließen, daß sehr häufig bei der Sektion infolge der postmortalen Anreicherung auch bei solchen Fällen Bakterien im Blute gefunden werden, wo die intravitale Untersuchung ein negatives Resultat gab. Andererseits hat noch jüngst Schottmüller gezeigt, daß gerade bei der septischen Endometritis nach Abort meist anaerobe Streptokokken im Blute gefunden werden, die wir bisher mangels wenig geeigneter Methoden nicht haben nachweisen können.

Steht der anaerobe Streptococcus putridus oder der Kolibazillus im Vordergrunde, so kommt es zur putriden Zersetzung des Uterusinhaltes, die Dezidua nimmt einen mißfarbenen, graugrünen Farbton an; wir sprechen von putrider Endometritis. Dabei sind die Lochien stinkend und mißfarben. Dort, wo hämolytische Streptokokken allein am Werke sind, kommt es zur nekrotisierenden Entzündung, aber das Putride fehlt; wir sprechen von Endometritis septica. Die Lochien sind dabei völlig geruchlos und von normalen Lochien mit dem bloßen Auge nicht zu unterscheiden. Erst die bakteriologische Untersuchung zeigt die Anwesenheit von Streptokokken. Mitunter kommen auch Mischinfektionen vor, so z. B. Streptococcus putridus zusammen mit hämolytischen Streptokokken oder die letzteren zusammen mit Kolibazillen. Auch dann sind die Lochien natürlich putrid. Bis auf die Unterschiede in der Beschaffenheit des Lochialsekrets sind die klinischen Erscheinungen der Endometritis putrida und septica meist die gleichen.

Die Krankheit beginnt ein bis zwei Tage nach einem Abort oder eine Geburt mit Schüttelfrost und schnell ansteigender Temperatur. Gelegentlich wird auch ein allmähliches Ansteigen der Temperatur ohne Schüttelfrost beobachtet. Kopfschmerz, Mattigkeit, Durst, Erbrechen, Schlaflosigkeit, Störungen des Bewußtseins, Benommenheit und Unruhe stellen sich ein und die Kranken verfallen schnell. Die Gebärmutter ist druckempfindlich, die Geburtseinrisse auf der Schleimhaut der Cervix oder in der Vagina bedecken sich mit mißfarbenen nekrotischen Belägen, der Leib ist aufgetrieben; häufig stellen sich Diarrhöen ein. Puls und Atmung sind stark beschleunigt. Die Milz ist geschwollen. Oft geht die Kranke unter zunehmender Blässe und Herzschwäche schnell im Laufe weniger Tage zugrunde. Wird der zersetzte Gebärmutterinhalt entfernt, sei es durch spontane Uteruskontraktionen, sei es durch therapeutisches Eingreifen, so schwinden die Erscheinungen oft von einem Tage zum anderen. Es wird dann nach Bumm durch Infiltration der tieferen Deziduaschichten mit Leukocyten ein Granulationswall gegen die nekrotische Deziduaschicht gebildet, der lebendes Gewebe von Nekrotischem trennt und die Abstoßung der toten Massen beschleunigt.

Zwei Beispiele illustrieren das Gesagte:

Fall 8 [1]). Endometritis septica.

R...i, 24 Jahre. Am 21. April Entbindung. Da die Geburt nicht schnell genug ging, sprengte die Hebamme die Blase und erweiterte mit dem Finger den Muttermund; die Nachgeburt war vollständig. Am zweiten, dritten und vierten Tag traten

---

[1]) Dieser Fall, sowie der größere Teil der Krankheitsgeschichten über Puerperalsepsis entstammen der gynäkologischen Abteilung des Rud. Virchow-Krankenhauses. Ich verdanke sie der Liebenswürdigkeit von Herrn Prof. Koblank.

Fröste auf, die sich auch weiterhin täglich wiederholten. Dazu öfter Frösteln. Seit der
Entbindung Husten und Auswurf.

    Mittelgroße, kräftige Frau. Über beiden Unterlappen trockenes Rasseln.
Puls klein, regelmäßig, sehr stark beschleunigt. Abdomen weich, in der rechten
Unterbauchgegend etwas druckempfindlich; Leber, Milz nicht vergrößert. Urin enthält
Albumen. Uterus nach rechts verlagert, fühlt sich weich an und ist druckempfind-

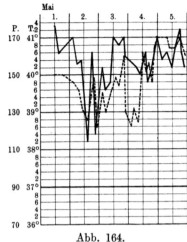

lich. Parametrien frei. Im Scheidensekret kleine
gramnegative Stäbchen, nicht hämolytische Streptokokken.

    3. Mai: Gestern zwei Schüttelfröste mit
hohem Temperaturanstieg, heute meist über
40. Patientin phantasiert viel; Puls frequent
bis 160. Klagen über Schmerzen in den Kniegelenken; objektiv nichts nachweisbar.

    4. Mai: Gelenkschmerzen bestehen in ge-
ringem Maße weiter. Auftreibung des ganzen
Leibes mit diffuser Schmerzhaftigkeit. Kein
Aufstoßen, kein Erbrechen; Patientin leicht benommen.

    5. Mai: Nach Abführmitteln geht die Auf-
treibung des Leibes zurück. Herztätigkeit schwach,
sehr beschleunigt, Puls gegen Abend kaum noch
fühlbar, Atmung frequent.

    6. Mai: Exitus letalis.

    Die Sektion ergibt: Endometritis di-
phtherica, Bronchopneumonia lobi inferioris
utriusque, Hyperplasia lienis pulposa; Nephritis
parenchymatosa, Hepatitis. Venen in der Umgebung des Uterus frei.

Abb. 164.

Fall 8. Endometritis septica.

Der folgende Fall entstammt einer Beobachtungsreihe von Schottmüller
und ist ausgezeichnet durch den intravitalen Nachweis anaerober Streptokokken im Blut. Endometritis putrida, Septischer Abort. Sepsis.

    O. A., 20 Jahre alt, aufgenommen 20. August 1907, gestorben 1. September 1907.

    Am 18. August 1907 Einleitung eines kriminellen Abortes mit unreinen Instrumenten.
(Einführung einer nicht sterilisierten Metallröhre in den Uterus.) Abends Schüttelfrost
und Blutung.

    Im Krankenhause werden stinkende Placentareste entfernt. Uterus weich, dem
dritten Monat der Schwangerschaft entsprechend groß. Im Urin Spur. Alb. Organbefund
ohne Besonderheiten. Schleimhaut der Portio und Scheide schmierig belegt. Fieber
intermittierend zwischen 38° und 41°.

    Vom 21.—26. August acht Schüttelfröste. Hämoglobin 75 %.

    24. August. Aus dem Uterus stinkender Ausfluß. Befinden subjektiv gut.
25. August. Erbrechen, Abdomen nicht druckempfindlich. Durchfälle 3—5 pro Tag.
Ausfluß aus dem Uterus läßt nach. Verfall der Kräfte.

    27. August. Leicht benommen. Über der V. pulmonalis systolisches Geräusch.
Rachen stärker gerötet.

    28. August. Systolisches Geräusch über dem ganzen Herzen. Meteorismus, Durch-
fälle. Milz nicht palpabel. Leichter Ikterus. Leukocyten 8500.

    29. August. Euphorie. Schweres Krankheitsbild. Halsschmerzen und Heiserkeit.
Stimmbänder verdickt und gerötet. Systolisches Herzgeräusch scharf.

    31. August. Benommenheit nimmt zu. Hämoptoe. Blutungen in der Retina und
Skleren. Punktförmige Blutungen an den Beinen und am Rücken.

    1. September. Völlig benommen. Starke Zyanose und Dyspnoe. Über der linken
Lunge (Unterlappen) Dämpfung und Bronchialatmen, Knisterrasseln.

    Sektion: Myokard rotbraun schlaff, Klappen intakt, linker Unterlappen fast ganz
luftleer, sehr blutreich von dunkelroter Farbe.

    Unter der Pleura beider Lungen mehrere bis erbsengroße Abszesse.

    Milz vergrößert (18 cm), mäßig weich, dunkelrot. Uterus kinderfaustgroß. Endo-
metrium stellenweise mit Eiter und nekrotischem Schorf belegt. In der rechten Uteruswand erbsengroßer Abszeß. Parametrien frei.

    Bakteriologischer Befund: Am 21. August 1907 in der Cervix hämolysierende Strepto-
kokken, anaerob nicht gezüchtet.

    Am 22. August 1907 Blut 20 ccm steril.

    Am 26. August 1907 Blut 20 ccm steril.

    Am 1. September 1907 Blut 20 ccm in Bouillon anaerobe Streptokokken in
Reinkultur.

Bei der Sektion in sämtlichen Organen und Blut zahlreiche Streptokokken mikroskopisch nachweisbar.

2. Thrombophlebitische Form der Puerperalsepsis.

Die thrombophlebitische Sepsisform geht in der Regel aus von einer nekrotischen Entzündung des Endometriums. Hier siedeln sich die Streptokokken in den massenhaften Gefäßthromben der Uterusvenen an und führen zu einer fortschreitenden Thrombophlebitis. Dieser Vorgang ist so zu denken, daß unter dem Reiz der Streptokokken die Intima der Gefäße leidet, so daß rauhe Stellen sich bilden, an denen es zu Gerinnselbildung kommt. Je mehr sich nun Fibrin an solchen Stellen niederschlägt, desto mehr wird das Lumen der Gefäße verengt, bis es völlig thrombosiert ist. Solche Thromben verhindern gewöhnlich den Übergang der Streptokokken in das kreisende Blut, so daß wir dann im lebenden Blute keine Streptokokken finden, während sie post mortem in der Thrombusmasse nachgewiesen werden können. In anderen Gefäßen aber kriechen die Keime weiter und führen zur fortschreitenden Thrombophlebitis, die sich von den kleinsten Uterusvenen bis zur Vena cava erstrecken kann. Der eine Weg führt, ausgehend von den Venenthromben des Endometriums in die Spermatica und von dort in die Cava bzw. auf der linken Seite in die Vena renalis. Der andere Weg führt von den Uterovaginalvenen in die Hypogastrica und von dort in die Iliaca und Femoralis.

Trendelenburg sah unter 43 Sektionen von Puerperalfieber 21 mal pyämische Thrombosen. Davon waren die Hypogastrica allein 1 mal befallen, eine Hypogastrica und eine Spermatica allein 1 mal, beide Hypogastricae allein 2 mal, eine Hypogastrica und eine Spermatica der anderen Seite 2 mal. Die Hypogastrica und eine Spermatica 2 mal, beide Spermaticae allein 1 mal. In 5 Fällen waren nur die beiderseitigen Venen der Parametrien thrombosiert.

Da bis zur Ausbildung einer ausgedehnteren Thrombose und bis zur Erweichung der Thrombenmassen und Einschwemmung kleinster Partikelchen derselben in die Blutbahn meist einige Zeit verstreicht, so beginnt die Krankheit klinisch nach vorherigem Wohlbefinden oder nur vorübergehenden Fiebertemperaturen, die auf Rechnung einer Endometritis zu setzen sind, in der Regel erst gegen Ende der ersten und im Beginn der zweiten Woche mit einem Schüttelfrost, der von einem hohen Temperaturanstieg gefolgt ist. Dann treten unter Schweißausbruch völlige Fieberfreiheit und Wohlbefinden ein. Bald aber wiederholt sich Schüttelfrost und Fieber in verschieden großen Intervallen. Besonders charakteristisch für diese Sepsisform sind die kurz hintereinander, etwa alle zwei bis drei Tage einsetzenden Schüttelfröste. Es muß aber hinzugefügt werden, daß gelegentlich solche thrombosierenden Sepsisfälle auch ohne Schüttelfröste verlaufen können. Der häufigste Typus aber bleibt der mit vielen Schüttelfrösten und intermittierendem Fieber einhergehende. Die Fröste stellen sich offenbar immer dann ein, wenn ein neuer Schub von streptokokkenhaltigen Thrombenpartikeln in die Blutbahn gerissen wird. Die Fröste wiederholen sich bisweilen täglich, sogar mehrmals täglich folgende Wiederholungen sind beobachtet worden. Der Wechsel zwischen Fieber und Frösten kann viele Wochen lang anhalten.

Trotz so langer Dauer kann schließlich in seltenen Fällen noch Heilung eintreten. Nach 50—60 Schüttelfrösten ist noch günstiger Ausgang gesehen worden. „Jeder Schüttelfrost kann der letzte sein," sagt von Herff. Im allgemeinen aber sind die Chancen für einen günstigen Ausgang meist gering. Der Körper leidet unter der wiederholten Einschwemmung von Streptokokken und die dadurch herbeigeführte Toxinvergiftung aufs schwerste. Dazu kommt die Schädigung durch die metastatischen eitrigen Entzündungen. Das Blut verändert sich unter der Toxineinwirkung in schwerster Weise, so daß die höchsten Grade der Anämie (mit stark gesunkenem Hämoglobingehalt, Poikilocytose, kernhaltigen roten Blutkörperchen) erreicht werden, und dementsprechend die Kranken zusehends blässer werden und an Schwindel, Kopfschmerz und Nasenbluten leiden. Häufig ist auch ein durch Hämoglobinämie bedingter Ikterus.

Der Puls ist meist stark beschleunigt und von wechselnder Stärke. Die Atmung ist nicht abnorm, außer wenn Bronchopneumonien, Infarkte und Abszesse auftreten.

Im Urin finden sich auffallend oft Eiweiß und hyaline und granulierte Zylinder.

Besonders charakteristisch aber sind die durch die Verschleppung der streptokokkenhaltigen Partikel entstandenen Metastasen.

In erster Linie kommen hier die Lungenabszesse in Betracht, denn in den Lungenkapillaren bleiben zuerst die im Blute kreisenden Thrombenteilchen stecken und führen zur Vereiterung. So kommt es, daß Lungenabszesse bisweilen die einzigen septischen Metastasen bei dieser Allgemeininfektion sind. Klinisch macht sich diese Beteiligung der Lungen durch katarrhalische oder bronchopneumonische Erscheinungen sowie durch beschleunigte Atmung, Stiche auf der Brust und bisweilen durch eitrigen Auswurf bemerkbar. Oft freilich gelingt es klinisch nicht, den Nachweis von Lungenabszessen zu bringen. Eine Mitbeteiligung der Pleura macht sich durch pleuritisches Reiben, später Dämpfung und Schallabschwächung geltend. Die Probepunktion entscheidet dann, ob es sich um eine Pleuritis serosa oder ein Empyem handelt.

Diejenigen Thrombenteilchen, die durch die feinsten Lungenkapillaren hindurchschlüpfen, gelangen weiterhin in den großen Kreislauf und setzen hier die verschiedensten Entzündungen und Eiterungen. Eiterungen der Gelenke, besonders der Knie- und Schultergelenke, mit starker Rötung, Schwellung und Schmerzhaftigkeit, auch periartikuläre Abszesse und Muskelabszesse werden nicht selten beobachtet.

Merkwürdig ist, daß viele Patientinnen ohne jede nachweisbare Gelenkveränderung über heftige Gelenkschmerzen klagen, die oft wochenlang anhalten können. Es scheinen hier toxische Einwirkungen eine Rolle zu spielen.

Es können ferner durch die Verschleppung der Thrombenteilchen Panophthalmie, eitrige Parotitis, Schilddrüsenabszesse zustande kommen.

Die septischen Metastasen, die in den Nieren in Gestalt stecknadelkopfgroßer Abszesse auftreten, sind klinisch nur zu erkennen durch den Nachweis von Streptokokken im Urin.

Milzinfarkte machen sich bisweilen durch plötzlich auftretende Schmerzen bemerkbar.

Von Metastasen in der Haut werden Blutungen und Erytheme, seltener pustulöse Ausschläge beobachtet.

Auch die Endocarditis septica mit verrukösen Auflagerungen auf einer oder mehreren Herzklappen ist eine nicht seltene Begleiterscheinung dieser puerperalen Sepsisform. Ihre Eigentümlichkeiten sind auf S. 639 genauer besprochen. Bemerkenswert ist jedoch, daß sehr häufig im Laufe der Krankheit ein systolisches Geräusch an der Herzspitze auftritt, welches nicht endokarditischer Herkunft ist, sondern durch die Erschlaffung des Herzmuskels bedingt wird.

Durch Fortpflanzung des thrombophlebitischen Prozesses von der Hypogastrica auf die Vena femoralis kommt es bisweilen zur Thrombophlebitis cruralis. Es treten Ödeme am Fuß und Knöchel auf, die sich weiter auf den ganzen Unterschenkel erstrecken können und mit starken Schmerzen im Bein, besonders bei Bewegungen verbunden sind. Die thrombosierte Vena saphena magna, ev. auch die verstopfte Stelle der Vena femoralis im Schenkeldreieck sind als harte Stränge zu fühlen. Von dieser Thrombose aus droht die Gefahr der Lungenembolie.

Als Erreger der trombophlebitischen Form der Puerperalsepsis kommt neben den hämolytischen Streptokokken in vielen Fällen der anaerobe Streptococcus putridus in Betracht (Schottmüller). Charakteristisch für das durch putride Streptokokken erzeugte Krankheitsbild ist in erster Linie der stinkende Ausfluß aus der Vagina. Mit besonderer Häufigkeit wurden ferner pneumonische Prozesse im rechten Unterlappen dabei beobachtet, die nicht erst in extremis auftreten, aber durch ihr Erscheinen den Allgemeinzustand verschlechtern. Gelenkmetastasen fehlten in den bisherigen Beobachtungen.

Im übrigen finden sich Schüttelfröste, intermittierendes Fieber, Anämie, Herzgeräusche und Lungenabszesse ebenso bei der durch den Streptococcus putridus verursachten thrombophletischen Sepsis wie bei der durch hämolytische Streptokokken erzeugten.

Ein Beispiel der über Wochen protrahierten thrombophlebitischen Sepsisform ist folgendes.

Fall 9. Pyämie post abortum, Pericarditis, multiple Bronchopneumonien, Lungenabszesse, Nephritis.

Else Schneider, 22 Jahre; letzte Regel Mitte Dezember.

Am 10. März traten nach Fehltritt auf einer Leiter Blutungen auf. Vom Arzt wurde eine Auskratzung vorgenommen, danach Schüttelfrost. Hierauf drei Tage fieberfrei; danach trat wieder ein Schüttelfrost von 3/4 stündiger Dauer auf.

Status: Mittelgroße Patientin in leidlichem Ernährungszustande; Lungen ohne Besonderes; am Herzen ein sy-

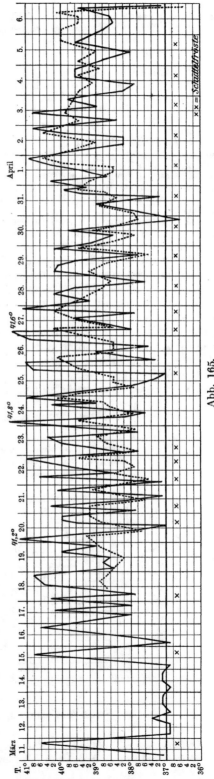

Abb. 165.

Fall 9. Pyämie post abortum, Pericarditis, multiple Bronchopneumonien, Lungenabszesse, Nephritis.

stolisches Geräusch an der Basis. Milz vergrößert, deutlich palpabel. Augenhintergrund: Venenüberfüllung, leichte Rötung. Uterus etwas vergrößert, Muttermund
geschlossen. Im hinteren Scheidengewölbe eine kleine abgeheilte Narbe.

21. März: Leichter Ikterus, akzentuierter zweiter Pulmonalton, unreine Töne an
der Basis.

25. März: Doppelseitige Netzhautblutung im Augenhintergrund. Milz
noch stärker geschwollen. Über den Lungen beiderseits hinten unten vollständige
Dämpfung, darüber und in beiden Seiten Schallabschwächung.

2. April: In den letzten Tagen täglich ein Schüttelfrost, dabei sehr hoher
Puls und starke allgemeine Erschlaffung. Patientin exspektoriert bröcklige Massen, die
fade riechen.

4. April: Herzdämpfung nach beiden Seiten hin verbreitert. Man hört
über dem Herzen ein perikardiales Reiben, Lokomotivengeräusch. An allen
Ostien systolische Geräusche; rechts hinten unten Dämpfung. Drei bis vier Querfinger
breit über beiden Lungen bronchitische Geräusche und vereinzeltes feinblasiges Rasseln.
Enorme Blässe der Haut mit einem Stich ins Ikterische.

7. April: In vergangener Nacht schwere Kollapse, zunehmende Herzschwäche und
Lungenödem.

Die Sektion ergab: Pleuritis fibrinosa dextra, Abscessus pulmonum et
renum, Pericarditis fibrinosa, Nephritis parenchymatosa, Myocarditis
parenchymatosa, Polypus placentarus.

Neben dieser relativ langsam verlaufenden, aber trotzdem prognostisch
sehr ungünstigen Form der thrombophlebitischen Puerperalsepsis — die
Mortalität beträgt 80—90% — kommen auch Fälle vor, die weit schneller einsetzen und in kürzester Frist zum Tode führen. Unter Schüttelfrost und
hohem Fieber schon am zweiten oder dritten Tage des Wochenbettes erkrankt,
verfallen die Frauen schnell, werden hochgradig anämisch, oft stark ikterisch,
zeigen die schwersten Störungen des Sensoriums und gehen unter den Zeichen
extremster Herzschwäche zugrunde. Dabei fehlen mitunter die eitrigen
Metastasen.

Ein Beispiel dieser mehr stürmisch verlaufenden Fälle ist folgendes:

Fall 10. Sepsis post abortum, thrombophlebitische Form.
Luise Lock, 29 Jahre. Letzte Regel Ende August.
Am 19. Februar: Abort.
20. Februar: Fieber, Schüttelfrost, stärkere Blutung.
21. Februar: Manuelle Ausräumung durch den Arzt.
23. Februar: Verlegung ins Krankenhaus wegen Fortdauer des Fiebers.

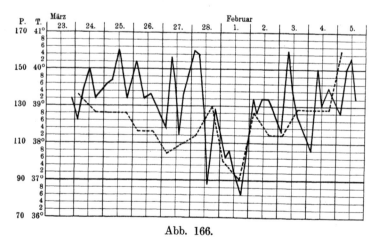

Abb. 166.
Fall 10. Sepsis post abortum, thrombophlebitische Form.

Kräftige Person. Leib weich, etwas aufgetrieben. Uterus reicht noch bis zur Mitte
der Symphysis und dem Nabel. Urin: Albumen positiv; im Sediment granulierte

Zylinder. Muttermund für Finger durchgängig. Uterus groß, weich, beide Parametrien anscheinend diffus infiltriert, auf Druck schmerzhaft. Scheidensekret stinkend, eitrig; kulturell: hämolytische Streptokokken. Im Blute werden durch Kultur hämolytische Streptokokken in mäßiger Menge nachgewiesen. Schwerer Gesamteindruck. Geringer Ikterus. Es werden 75 ccm Antistreptokokkenserum gegeben.

27. Februar: Ikterus stärker geworden. An der Ulnarseite der Hand Schwellung und Rötung und Blutextravasate. Am linken Unterarm eine zirkumskripte Schwellung.

28. Februar: Algemeinbefinden verschlechtert. Fieber etwas gefallen. Patientin ist teilweise benommen.

2. März: Völlige Benommenheit.

3. März: An den unteren Extremitäten mehrere zehnpfennigstückgroße Epidermisabhebungen mit sanguinolentem Inhalt. Über den abhängigen Partien der Lungen Dämpfung. Exitus letalis.

Sektionsbericht: Icterus gravis; in beiden Unterlappen Bronchopneumonien, rechts stärker als links; in der rechten Lunge ein ca. walnußgroßer Abszeß. Nephritis und Hepatitis parenchymatosa. Hyperplasia lienis pulposa. Die Vena ovarica rechts mit eitrigen Thromben gefüllt bis zur Einmündung in die Vena cava. Ovarica links bis zur Vena renalis thrombosiert; letztere ebenso. Pelveo-Peritonitis, Endometritis und Parametritis purulenta.

Zu den mehr akut verlaufenden Fällen von thrombophlebitischer Puerperalsepsis gehören auch alle diejenigen, bei denen es zur allgemeinen Peritonitis kommt, sei es nun, daß der entzündliche Prozeß direkt von unten durch die Tuben aufs Bauchfell fortgeleitet wird oder daß ein durchgebrochener thrombophlebitischer, parametritischer Abszeß dazu Veranlassung gibt, oder aber daß bei gleichzeitiger tiefgehender nekrotischer Entzündung des Endometriums die Streptokokken direkt durch die Uteruswand hindurchbrechen und so ins Peritoneum gelangen. Die Peritonitis ist eine nicht seltene Komplikation der thrombophlebitischen Form.

3. Die lymphogene Form der puerperalen Streptokokkensepsis

a) mit Parametritis,
b) mit Peritonitis,
c) ohne Beteiligung von Parametrien und Peritoneum.

Die auf dem Lymphwege weiter wandernden puerperalen Wundinfektionen führen gewöhnlich zu Krankheitsbildern, bei denen eitrige Entzündungen in der Umgebung des Uterus im Vordergrunde der klinischen Symptome stehen. Die beiden wichtigsten Formen sind die Parametritis und septische Peritonitis, die beide von einer Blutinfektion begleitet sein können. Schließlich kann aber auch, ohne daß Parametritis oder Peritonitis auftreten, durch direkten Transport der Streptokokken aus den infizierten Lymphwegen in die Blutbahn eine allgemeine Sepsis entstehen.

Ausgangspunkt der lymphogenen Sepsis sind relativ oft Schleimhauteinrisse an der Cervix und in der Vagina, puerperale Geschwüre in der Vulva, endlich das Endometrium. Durch Einwirkung der Streptokokken kommt es zu einer nekrotisierenden Entzündung der Wunden, die sich mit schmutzig-gelbgrauem Belag überziehen. Die Streptokokken dringen mit großer Schnelligkeit in die Lymphwege bis in das parametrane Bindegewebe vor. Besonders an den Seitenrändern des Uterus kann man durch flache, dicht unter dem Peritoneum laufende Schnitte die weißen, thrombosierten Lymphgefäße aufdecken, die mit Streptokokken meist geradezu vollgestopft sind.

a) Parametritis.

Es kommt nun in der Regel zu einer Parametritis, die sich zunächst in einer sulzigen Durchtränkung und Trübung des Bindegewebes an den Seitenrändern des Uterus und klinisch als weiche schmerzhafte Schwellung des

Ligamentum latum dokumentiert. Nebenbei besteht hohes Fieber. In der Vagina oder an der Cervix findet man mißfarbene belegte Wunden. Bald verhärtet sich das befallene Gewebe durch Infiltration mit massenhaften Leukocyten und ist dann als harter Tumor auf der einen Seite des Uterus oder doppelseitig, je nach der Ausbreitung des Prozesses, fühlbar (parametritisches Exsudat).

Der Prozeß kann durch Eindickung und langsame Resorption des Exsudates zur Heilung kommen oder vereitern. Im letzteren Falle wandelt sich das leicht remittierende Fieber in intermittierendes Fieber mit steilen Remissionen und Schüttelfrösten. Wird der Eiter nicht durch Operation entfernt, so kommt es durch Senkung desselben ins periproktale Bindegewebe entweder zum Durchbruch ins Rektum oder in die Blase, bisweilen auch ins Peritoneum. Ist der Eiter entleert, so tritt häufig Heilung ein, vorher aber ist natürlich beständig die Gefahr vorhanden, daß ein Übertritt der Keime in die Blutbahn erfolgt. Es kommt dann schnell zu septischen Erscheinungen mit Milzschwellung, Hautblutungen, Albuminurie und Bakteriämie. Der Ausgang ist in diesem Falle gewöhnlich in wenigen Tagen letal.

Wir sehen nach dieser Schilderung, daß die häufigste Form dieser lymphogenen Streptokokkeninfektion das abgekapselte Exsudat ist, und daß es darauf ankommt, hier so bald wie möglich Luft zu schaffen und den Eiter zu entfernen, um die Weiterverbreitung möglichst abzuschneiden.

Der Zusammenhang des parametranen Bindegewebes mit dem retroperitonealen Bindegewebe bringt es mit sich, daß der Prozeß in langsam verlaufenden Fällen bis zum Zwerchfell und Mediastinum posticum heraufsteigen kann; andererseits vermag er in dem Bindegewebe der großen Gefäße unter dem Ligamentum Pouparti hindurch auf den Oberschenkel überzugehen. Hohes Fieber und Schüttelfröste begleiten diesen meist sehr langwierigen Zustand, der nach Entfernung des Eiters günstigen Ausgang nehmen kann, oft aber durch Bakteriämie zum Tode führt.

b) Septische Peritonitis.

Zur allgemeinen Peritonitis, die sehr häufig ist, kann es auf verschiedene Weise kommen, einmal durch die in den Lymphbahnen retrograd vordringenden Kokken, zweitens durch direktes Übergreifen von darunter liegendem sulzigen, phlegmonös erkrankten Bindegewebe aus oder drittens durch direktes Durchwandern der Uteruswand. Bumm hat nachgewiesen, daß von der nekrotisierenden Endometritis aus bisweilen Streptokokken durch die ödematös durchfeuchtete Wand hindurch in die Bauchhöhle dringen. Denselben Weg nimmt die Infektion bei der Perforation des Uterus durch die Curette u. dgl. Schließlich können auch auf dem Wege durch die Tuben die infizierenden Keime ins Peritoneum gelangen.

Die Darmserosa sowie der peritoneale Überzug von Uterus und Blase ist dabei gerötet und mit eitrigfibrinösen Flocken bedeckt.

Das peritonitische Exsudat, das meist ein dünner mit Fibrinflocken vermischter Eiter ist, sammelt sich zuerst im kleinen Becken und kann bei größeren Mengen durch Perkussion in den abhängigen Partien des Abdomens nachgewiesen werden. In länger dauernden Fällen kommt es zu vielfacher Verklebung und Verwachsung und zur Abkapselung des Exsudates, das dann eingedickt wird.

Meist schon am ersten oder zweiten Tage des Wochenbettes eröffnet ein heftiger Schüttelfrost die Szene. Die Temperatur steigt schnell bis auf 40° und hält sich, leicht remittierend, meist auf dieser Höhe, der Puls wird sehr frequent, 140—160, Kopfschmerz, große Mattigkeit stellen sich ein. Dazu kommen bald peritonitische Symptome: Aufgetriebenheit des Leibes, Spannung der Bauchdecken, starke, entsetzlich quälende Leibschmerzen und Druckempfindlichkeit des Abdomens bei leisester Berührung, Singultus, massenhaftes Erbrechen, zunächst von Speiseresten, später von grünlichen oder bräunlichen Massen, die durch Galle- und Blutbeimischung zustande kommen. Dabei sind oft Durchfälle vorhanden, mitunter aber kommt es zur Darmlähmung und damit zur Verstopfung und Windverhaltung. Schlaflosigkeit und große Unruhe schwächen die Patientin. In den Lochien sind hämolytische Streptokokken nachweisbar. Es folgt meist ein schneller Verfall, der in 4 bis 5 Tagen schließlich unter Kollapstemperaturen und immer schneller jagendem Pulse zum Tode führt.

In grellem Gegensatz zu dem entstellten Aussehen der Kranken, der Facies hippocratica, steht oft ihre Euphorie. Die Schmerzen lassen nach und eine leichte Trübung des Sensoriums täuscht sie über die Schwere ihres Zustandes.

Am Herzen kommt es bisweilen infolge der Streptokokkenbakteriämie zu endokarditischen Auflagerungen und damit zu Geräuschen. Die Milz ist geschwollen. Im übrigen können sich die mannigfachsten septischen Symptome einstellen. Haut- und Netzhautblutungen, Bronchopneumonien, Pleuritiden und Pleuraempyeme sind nicht seltene Erscheinungen. Bei der septischen Peritonitis finden wir nicht immer Streptokokken im Blut. Es richtet sich das nach der Art ihrer Entstehung. Ist sie auf dem Lymphwege entstanden, so werden die Erreger wohl stets auch in die Blutbahn gelangen. Ist sie durch Perforation des Uterus oder durch Fortpflanzung der Entzündung von der Tube aus verursacht, so ist das Blut gewöhnlich steril.

Einige Beispiele erläutern das Gesagte.

Fall 12. Sepsis post partum praematurum. Peritonitis nach Endometritis. Klara M...e. 22 Jahre.

Am 25. Januar morgens plötzlich Schüttelfrost, Schmerzen im Kreuz. Am 26. Januar: Fieber und Schmerzen im ganzen Leibe sowie im linken Bein. Am 28. Januar: Entbindung durch die Hebamme. Am 29. Januar: Wegen hohen Fiebers ins Krankenhaus verlegt.

Status bei der Aufnahme: Mittelgroße Frau, schwerer Gesamteindruck. Leichte Benommenheit. Alle Muskeln und Gelenke sehr empfindlich. Lungen ohne Besonderes; Herz in normalen Grenzen, Töne rein. Uterus sehr druckempfindlich; Leib aufgetrieben, starke Spannung der Bauchdecken. Milz nicht deutlich vergrößert, doch Milzgegend sehr empfindlich. Urin: Albumen positiv; im Sediment vereinzelte granulierte Zylinder. Dammriß ersten Grades, der schmierig belegt ist. Muttermund für einen Finger durchgängig. Uterus sehr druckempfindlich. Im Scheidensekret: Varia, u. a. Streptokokkenketten, kulturell: Staphylokokken und hämolytische Streptokokken.

31. Januar: Puls klein, 120. Empfindlichkeit der Extremitäten besser. Patientin noch etwas benommen, gibt an, sich wohler zu fühlen. Der Leib ist stark tympanitisch aufgetrieben; keine Dämpfung in den abhängigen Partien; Druckempfindlichkeit geringer. Gegen Mittag wird die Patientin verwirrt und sehr erregt. Puls sehr klein, kaum fühlbar; abends Exitus letalis.

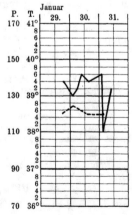

Abb. 167.

Fall 12. Sepsis post partum praematurum. Peritonitis nach Endometritis. Die Venen des kleinen Beckens

Sektionsbericht: Peritonitis purulenta diffusa, Myodegeneratio cordis, Oedema pulmonum, Hepatitis parenchymatosa, Hyperplasia lienis, Nephritis parenchymatosa gravissima. Uterus puerperalis, Endometritis diphtherica. Die Venen des kleinen Beckens sind frei von Thromben, Parametrien frei.

Ausgangspunkt: Das Endometrium nach kriminellem Eingriff.

Fall 13. Sepsis post abortum (vermutlich krimineller Abort). Hämolytische Streptokokken im Blut.

Agnes W....r, 25 Jahre.

Letzte Regel Mitte Oktober. Beginn der Erkrankung in der Nacht zum 8. Februar mit Schüttelfrost und geringer Blutung. Nach dem ersten Schüttelfrost wurde der Arzt geholt, der eine Tamponade machte. Sieben Stunden nachher wurde der Tampon entfernt und ohne Narkose die Ausräumung und Abrasion gemacht; danach wieder Schüttelfrost. Bei subjektivem Wohlbefinden immer hohes Fieber, fast täglich Schüttelfröste. Aufnahme ins Krankenhaus am 16. Februar.

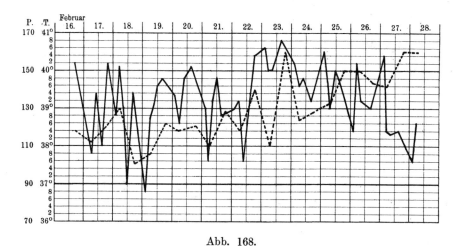

Abb. 168.

Fall 13. Sepsis post abortum. Hämolytische Streptokokken im Blut.

Mittelgroße Frau mit kräftigem Knochenbau. Die Skleren sind leicht ikterisch. Über beiden Spitzen leichte Schallverkürzung. Puls regelmäßig, kräftig. Muttermund geschlossen. Uterus retrovertiert, beweglich, nicht empfindlich. Adnexe und Parametrien frei. Scheidensekret: geringe Menge, schleimig; mikroskopisch: Varia. Bakteriologische Blutuntersuchung ergibt eine Überschwemmung mit zahlreichen hämolytischen Streptokokken.

19. Februar: Es wird ein Versuch mit der Serumtherapie gemacht: 25 ccm Antistreptokokkenserum (Meyer-Ruppel) intravenös, 50 ccm subkutan.

20. Februar: Schwerer Eindruck; Ikterus; hinten unten abgeschwächtes Atmen; bronchitische Geräusche. Blutplatten übersät mit Streptokokken.

21. Februar: Patientin klagt über Schmerzen im Schultergelenk, dasselbe ist leicht geschwollen und druckempfindlich; Punktion ergibt negatives Resultat.

23. Februar: unverändert. Die am 21. Februar gegossenen Blutplatten sind nicht so stark mit Streptokokken übersät wie die vom 19. 100 ccm Antistreptokokkenserum subkutan. Augenhintergrund ohne Besonderes. Urin: reichlich Albumen. Im Sediment zahlreiche granulierte Zylinder.

25. Februar: Zustand verschlechtert; zeitweise benommen. An beiden unteren Extremitäten Blutflecke, Blutextravasate am Fußrücken und unterhalb des Knies am Unterschenkel.

28. Februar: Völlig benommen; zahlreiche punktförmige Hautblutungen über den ganzen Körper, besonders auf der Brust und im Gesicht. Exitus letalis.

Sektionsbericht: Zahlreiche punktförmige bis zehnpfennigstückgroße Blutextravasate in der äußeren Haut. Die gleichen Blutungen zeigen sämtliche inneren Organe, besonders schön das Peri-, Epi- und Endokard. Außerdem besteht eine Endocarditis verrucosa der Valvulae aortae und Tricuspidalis. Enorme Milzschwellung (580 g) 22 zu 11 zu 5 cm. Hepatitis. Nephritis parenchymatosa gravis. Endometritis. Venen des kleinen Beckens nicht thrombosiert. Hypostatische Pneumonie im rechten Unterlappen.

c) Lymphogene puerperale Allgemeininfektion ohne Parametritis und Peritonitis.

In vielen Fällen kommt es ohne Bildung von Parametritis oder Peritonitis zu einer Allgemeininfektion infolge direkten Übertritts der Streptokokken aus den infizierten Lymphwegen in die Blutbahn.

Man kann dabei akute, stürmisch verlaufende Fälle und mehr protrahierte Formen unterscheiden. 1 bis 2 Tage nach der Geburt, selten später, tritt plötzlich ein Schüttelfrost auf, ohne daß vorher krankhafte Erscheinungen bei der Wöchnerin bemerkbar gewesen wären. Die Temperatur steigt auf 40 und 41⁰ und lebhafte Pulsbeschleunigung (120—150) stellt sich ein. Die Schüttelfröste wiederholen sich bei remittierendem oder kontinuierlichem Fieber und es kommt zu den verschiedensten septischen Erscheinungen, wie Haut- und Netzhautblutungen, Erythemen oder anderen septischen Hautausschlägen, zu Milzschwellung und Albuminurie. Dagegen fehlen in der Regel die eitrigen Metastasen, die bei der thrombophlebitischen Sepsisform so häufig sind. Klagen über Kopfschmerzen, Gelenkschmerzen (ohne nachweisbarer Gelenkveränderung), Übelkeit, Appetitmangel, Durstgefühl sind die gewöhnlichen Symptome. Das Sensorium ist leicht benommen, die Kranken phantasieren viel. Auffällig ist auch hier wie bei der Streptokokkenperitonitis die Euphorie trotz dem schweren Zustande.

Die Geburtswunden sind mißfarben belegt. Die Lochien enthalten massenhaft Streptokokken. Sie können dabei putrid und stinkend sein oder von der Norm kaum abweichend, je nachdem die hämolytischen Streptokokken mit den putriden Streptokokken bzw. mit Koli zusammen oder allein am Werke sind. Im Blute sind die Streptokokken bei den akuten Fällen stets nachweisbar. Oft tritt schon nach 2—3 Tagen unter zunehmender Herzschwäche der Tod ein.

In den mehr protrahiert verlaufenden Fällen kann es zu vorübergehenden Fieberremissionen kommen, wenn der Organismus der Blutinfektion Herr wird. Erneute Einbrüche der Streptokokken ins Blut bringen aufs neue Schüttelfröste und Fieber. Hier entwickelt sich nicht selten auch das Bild der Endocarditis septica mit Geräuschen an der Mitralis oder der Aorta. Schnell zunehmende Blässe, oft auch Ikterus, starke Milz- und Leberschwellung, häufige Komplikationen, wie Bronchopneumonien, seröse oder serös-eitrige Pleuraergüsse, auch Nephritis parenchymatosa sind sehr gewöhnlich. Die Blutuntersuchung führt auf der Höhe des Fiebers in der Regel zu positiven Resultaten; tritt tagelang Fieberfreiheit ein, so ist auch das Blut steril. Die Prognose der lymphogenen Sepsis ohne Beteiligung der Parametrien ist meist infaust. Günstiger liegen die Formen, wo es zur Ausbildung eines abgekapselten Exsudates kommt. Die Fälle von septischer Peritonitis sind im allgemeinen prognostisch recht ungünstig, wenn auch eine rechtzeitige Operation bisweilen noch rettend wirken kann.

Diagnose der Puerperalsepsis.

Die Diagnose des Puerperalfiebers ist meist unschwer zu stellen, da es sich stets an eine Geburt oder an einen Abort anschließt.

Tritt Fieber im Wochenbett auf, so wird die erste Maßnahme sein, festzustellen, ob Extragenitalerkrankungen auszuschließen sind, Tuberkulose, Typhus, Malaria, Scharlach. Die Differentialdiagnose ist auf S. 595 genauer besprochen.

In zweiter Linie sind die Genitalien zu untersuchen. Schmieriggrau belegte Risse an der Vulva oder in der Vagina werden die Diagnose stützen. Vor allem wichtig ist die Betrachtung der Portio mittels eines Spekulums, da sich in der Beschaffenheit der Portioschleimhaut die des Endometriums widerspiegelt. Auch hier ist der graue, ähnlich wie bei Diphtherie membranartige Belag der oberflächlichen Erosionen ein Zeichen für die nekrotisierende, durch pathogene Keime erzeugte infektiöse Entzündung. Wichtig ist ferner die Untersuchung des Lochialsekretes. Ist es mißfarben und stinkend, so spricht das für eine jauchige Zersetzung desselben, beweist aber noch nicht das Vorhandensein einer Endometritis, die erst durch die erwähnten ominösen Beläge der Geburtswunden an der Portio sichergestellt wird. Ferner ist die bakteriologische Untersuchung der Lochien vorzunehmen.

Will man eine Probe aus dem Uterus entnehmen, so wird ein Döderleinsches Röhrchen eingeführt und etwas Sekret mittelst eines Gummihütchens angesaugt. Besser aber ist es meines Erachtens, dieses Eingreifen zu unterlassen, da man doch gelegentlich damit schaden kann, und sich zu begnügen mit der bakteriologischen Untersuchung des Scheidensekretes oder des mit der Öse entnommenen Zervixsekretes.

Die Feststellung der Art der Erreger ist natürlich von Bedeutung für Prognose und Therapie, wie noch weiter unten zu besprechen ist.

Die bakteriologische Blutuntersuchung stellt fest, ob im Blute Mikroorganismen kreisen. Finden wir z. B. Streptokokken, so ist die Diagnose Streptokokkensepsis sicher. Ob es sich um eine Puerperalsepsis handelt, werden dann die anderen klinischen Beobachtungen, das Aussehen der Geburtswege, die Anamnese usw. feststellen.

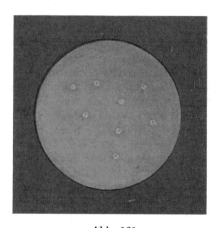

Abb. 169.
Kolonien des Streptoc. vulgaris haemolyticus auf Blutagarmischplatten.

Der negative Ausfall der Blutuntersuchung beweist nun aber noch keineswegs, daß es sich nicht um Puerperalsepsis handelt. Die Blutuntersuchung kann bei manchen Fällen versagen, nur der positive Ausfall ist diagnostisch zu verwerten.

Eine genaue Abtastung der Parametrien und des Uterus gibt uns einen Anhalt dafür, ob die Infektion auf den Uterus beschränkt ist, oder ob parametritische oder thrombophlebitische Prozesse vorhanden sind. Die Form der Sepsis festzustellen, ob lymphogen oder thrombophlebitisch, ist für die Therapie von größter Wichtigkeit. Für die thrombophlebitische Form sprechen wiederholte Schüttelfröste. Unterstützend ist dabei die Möglichkeit, durch Palpation die Thromben der Venen feststellen zu können. Man kann (eventuell in Narkose) die Thromben der Spermatikalvenen palpieren. Tuben und Ovarien sind dabei normal. Die Parametritis, die puerperale Entzündung der Adnexe, tritt gewöhnlich doppelseitig auf und verursacht viel intensivere Druckempfindlichkeit als die Thrombophlebitis.

Prognose der Puerperalsepsis.

Die Prognose des Puerperalfiebers ist im wesentlichen aus klinischen Kriterien zu stellen, doch sprechen auch die bakteriologischen Befunde ein Wort dabei mit. Die putriden oder septischen Endometritisformen mit Retention von Placentastückchen, Deciduaresten usw. haben eine relativ gute Prognose, falls beizeiten eine Entfernung des infektiösen Materials erfolgt.

Von den lymphogenen Allgemeininfektionen sind am günstigsten die mit Parametritis einhergehenden Fälle, während die Peritonitis meist ungünstig verläuft. Durch geeignete Therapie werden aber auch hier noch eine Reihe von Fällen gerettet (Spülung mit physiologischer Kochsalzlösung usw.).

Die metastasierende Sepsis (Pyämie) hat im allgemeinen eine schlechte Prognose (Mortalität 80—90 %), doch gelingt es zuweilen noch, durch rechtzeitiges Eingreifen (Unterbindung der Vena spermatica) die Kranken zu retten. Einzelne Fälle von spontaner Heilung kommen vor.

Frühzeitiges Auftreten von hohem Fieber und Schüttelfrost bald nach der Geburt gilt als ungünstiges Zeichen, weil es sich dabei meist um hochvirulente Keime handelt, doch darf man nicht vergessen, daß auch einfache Stauung des Lochialsekretes vorübergehend hohes Fieber erzeugen kann. Andererseits beweist ein mehrtägiges normales Verhalten der Temperatur nach der Geburt noch nichts für einen günstigen Verlauf des Wochenbettes, da die septische Thrombophlebitis oft erst nach 8 Tagen mit Schüttelfrost und Fieber einsetzt. Stark intermittierende Temperaturen mit wiederholten Schüttelfrösten sind ein ungünstiges Zeichen und sprechen für metastasierende Sepsis.

Starke Pulsbeschleunigung ist meist ein schlechtes Zeichen, das für eine septische Allgemeininfektion spricht. Man muß allerdings auch daran denken, daß nach starken Blutverlusten während der Geburt oft noch lange Pulsbeschleunigung besteht.

Wichtig ist auch die Beobachtung der Atmung. So lange die Atemfrequenz noch normal ist, dürfte eine drohende Gefahr nicht unmittelbar bevorstehen.

Das Auftreten von Eiweiß und Zylindern im Urin weist auf eine durch Toxine bedingte Schädigung der Nieren hin. Auch der Nachweis von Streptokokken ist von Bedeutung. Diese können sowohl auf dem Blutwege in die Nieren und von dort in den Harn gelangt sein (Nierenabszesse) oder auf dem Lymphwege von eitrigen Entzündungen im kleinen Becken her direkt durch die Blasenwand eingedrungen sein. In jedem Falle bedeuten sie eine ernste Prognose.

Die morphologische Blutuntersuchung bietet nur unsichere Anhaltspunkte für die Prognose.

Nach Kownatzky (Zur Prognose des Puerperalfiebers. Gesellsch. d. Charitéärzte 1905) bedeutet das Auftreten von Poikilocytose und starke Verminderung der roten Blutkörperchen ein ungünstiges Zeichen. Henkel u. a. haben jedoch sehr wechselnde Befunde in dieser Hinsicht gesehen, so daß die Beurteilung nach dem Blutbilde keineswegs zuverlässig erscheint.

Erhöhung der Leukocytenzahl finden wir in der Regel bei der lymphogenen Sepsis, namentlich bei der Peritonitis, jedoch auch bei der Parametritis. Im Laufe der Peritonitis kommt es gelegentlich zu einem Leukocytensturz. Das ist immer ein schlechtes Zeichen, da es für ein Nachlassen der Widerstandskraft des Körpers spricht. Die rein thrombophlebitische Form hat meist normale Leukocytenzahlen. Die prozentuale Auszählung der einzelnen Leukocytenarten bietet nach den Untersuchungen von Sachs an der Koblankschen Abteilung des Rud. Virchow-Krankenhauses in Berlin einen gewissen prognostischen Anhalt. Steigt z. B. bei der lokalen Streptokokkenendometritis, wo eine Allgemeininfektion droht, plötzlich bei normaler Gesamtzahl der Leukocyten die Zahl der Neutrophilen von 70 % auf 85—90 %, während die Lymphocyten zurücktreten und bei den Basophilen die großzelligen überwiegen, so gilt das für eine schlechte Prognose, die zu einem Eingreifen drängt.

Der Nachweis der Arnethschen Verschiebung des neutrophilen Blutbildes nach links gibt bisweilen ähnliche prognostische Fingerzeige, ist aber außerordentlich mühsam und erfreut sich noch nicht allgemeiner Anwendung.

Entscheidender als die morphologische Blutuntersuchung kann häufig die bakteriologische Blutuntersuchung für die Prognose werden. Diese in der bekannten Weise vorgenommene Untersuchung (20 ccm Blut mit flüssigem Agar vermischt, auf Petrischalen ausgegossen) bringt in einem großen Teile der Fälle positive Resultate. Unbedingt erforderlich ist es nach den neueren Untersuchungen Schottmüllers, stets auch eine anaerobe Aussaat des Blutes vorzunehmen, da der anaerobe Streptococcus putridus eine große Rolle bei der Puerperalsepsis spielt. Technik siehe Seite 581. Lenhartz sah unter 31 Fällen von Puerperalfieber, die während des Lebens untersucht wurden, 22 mit positivem Befunde, darunter 20 mit Streptokokken. Sachs hat bei 39 tödlichen Sepsisfällen 29 positive Blutkulturen an Lebenden gehabt.

Der positive Nachweis von hämolytischen Streptokokken im Blute beim Kindbettfieber trübt die Prognose erheblich, namentlich dann, wenn bei wiederholten, in Abständen von einigen Tagen vorgenommenen Blutentnahmen stets Streptokokken wachsen. Es muß jedoch betont werden, daß bei der Endometritis septica und bei der lymphogenen Form einige wenige Keime auf den Blutplatten den günstigen Ausgang noch keineswegs ausschließen. Starke Überschwemmung des Blutes mit Streptokokken macht die Prognose zu einer letalen. Der Befund von Staphylokokken bedeutet fast regelmäßig das tödliche Ende.

Findet man den anaeroben Streptococcus putridus beim septischen Abort, im Blute, so bedeutet das noch keine ungünstige Prognose, da durch richtiges therapeutisches Handeln (sofortige Ausräumung des Uterus) der Zustand schnell gebessert werden kann. Der Befund von putriden Streptokokken bei der thrombophlebitischen Form gibt stets eine sehr ernste Prognose.

Wird der Streptococcus mitis im Blut gefunden, so ist ein relativ gutartiger Verlauf wahrscheinlich, vorausgesetzt, daß keine Endocarditis zur Ausbildung kommt, die schließlich den Exitus herbeiführt.

Andererseits darf man aus einem negativen Ausfall der bakteriologischen Blutuntersuchung nicht etwa auf eine günstige Prognose schließen. Besonders bei der mit Thrombophlebitis einhergehenden Sepsisform kommt es bisweilen vor, daß die Blutuntersuchung negativ ausfällt, obgleich bei der Autopsie die Thromben mit Streptokokken ausgestopft sind. Die infizierten Gefäße sind dann so fest mit Thrombenmassen ausgefüllt, daß keine Streptokokken in die Blutbahn gelangen können, außer wenn sich Partikelchen vom Thrombus loslösen.

Sehr viel diskutiert wird in neuerer Zeit die Prognose des Kindbettfiebers nach dem bakteriologischen Untersuchungsbefund des Lochialsekrets. Im Scheidensekret der gesunden Wöchnerin kommen neben Kolibazillen und anaeroben Stäbchen Staphylokokken und Streptokokken vor. Schottmüller wies darauf hin, daß man mit Hilfe der Blutagarplatten die virulenten von den weniger virulenten Streptokokken unterscheiden könne, indem die ersteren Hämolyse, die letzteren keine Hämolyse hervorrufen. Soviel ist nach meiner Erfahrung und derjenigen anderer Autoren sicher, daß ein Streptokokkenstamm, der Hämolyse zeigt, diese Eigenschaft auch behält. Einen Übergang aus hämolytischen Stämmen in nichthämolytische habe ich nicht beobachtet. Nun findet man aber auch im Lochialsekret der gesunden Wöchnerin bisweilen hämolytische Streptokokken, ohne daß die Frau an Fieber erkrankt (Sigwart).

Das beruht nach Fromme darauf, daß es virulente und nichtvirulente hämolytische Streptokokken gibt, die man durch besondere, von ihm angegebene Nährböden auf Blutschwamm bzw. Lezithinbouillon voneinander unterscheiden könne. Da die Frommesche Versuchsanordnung zurzeit noch viel diskutiert wird, setze ich sie hierher.

Nimmt man defibriniertes Blut vom Menschen, befreit es durch Zentrifugieren von allem Serum und wäscht die erhaltenen roten Blutkörperchen 6—8 mal mit steriler physiologischer Kochsalzlösung, die man immer wieder nach dem Zentrifugieren abpipettiert, so erhält man die roten Blutkörperchen befreit von allem Serum und kann nun fünf Teile von diesen aufschwemmen in 100 ccm steriler physiologischer Kochsalzlösung; es resultiert der sog. Blutschwamm. Impft man eine Normalöse einer 24 stündigen Bouillonkultur von saprophytischen avirulenten, hämolytischen Streptokokken, die man vielleicht aus der Scheide einer normalen Wöchnerin sich gezüchtet hat, in 2 ccm dieses Blutschwammes ein und nimmt nach einer Bebrütungsdauer von 12 Stunden bei 37⁰ eine Normalöse heraus und gießt damit eine Blutagarplatte, so sieht man, daß unzählige Kolonien auf dieser Platte wachsen; mit anderen Worten, die „saprophytischen" hämolytischen Streptokokken haben sich ins Ungemessene in dem Blutschwamme vermehrt.

Macht man nun aber denselben Versuch mit der 24 stündigen Bouillonkultur eines virulenten hämolytischen Streptokokkus, der zum Beispiel von einer an Sepsis gestorbenen Wöchnerin gezüchtet ist, so sieht man, daß diese pathogenen Streptokokken in dem Blutschwamme sich nicht so rasch vermehren, sondern eher eine Einbuße ihres Wachstums erfahren; infolge davon erscheinen auch auf der nach 12 Stunden Bebrütungsdauer gegossenen Platte, wozu man ebenfalls eine Normalöse verwendet, nur einige wenige Kolonien, die man leicht auszählen kann (Fromme).

Aber auch 2% Lezithinemulsion (Lezithin-Ovo-Merck) hat nach Fromme, in bestimmter Quantität mit steriler Nährbouillon versetzt, die Eigenschaft, das Wachstum der pathogenen hämolytischen Streptokokken zu hemmen, in derselben Konzentration dagegen das der saprophytischen Streptokokken zu fördern.

Folgender Versuch wird ausgeführt, wenn festgestellt werden soll, ob in einem Lochialsekret virulente hämolytische Streptokokken vorhanden sind:

Es werden Bouillonlezithinmischungen hergestellt mit verschiedenem Gehalt an Bouillon und Lezithin, also z. B.:

Röhrchen 1 enthält 7 Tropfen Bouillon + 6 Tropfen 2%iger Lezithinemulsion
  „   2   „   8   „   „   + 5   „   2% „   „
  „   3   „   9   „   „   + 4   „   2% „   „
  „   4   „   10   „   „   + 3   „   2% „   „
  „   5   „   11   „   „   + 2   „   2% „   „

Nun folgt eine Beimpfung der fünf Röhrchen mit je einer Normalöse des aus der Scheide zu entnehmenden verdächtigen Lochialsekretes. Zwölfstündige Bebrütung, Zusatz von 2 ccm defibrinierten Blutes und 5 ccm flüssigen Agars zu jedem Röhrchen, Gießen von Platten, nochmalige zwölfstündige Bebrütung. Zur Kontrolle, ob überhaupt Streptokokken im Spiele sind, legt man bei der Entnahme des Lochialsekrets mit diesem gleichzeitig einen Ausstrich auf Blutagar an. Erscheinen auf den gegossenen fünf Platten auf jeder reichlich hämolytische Streptokokken, so sind es „saprische", also saprophytisch avirulente Streptokokken, bleiben die Platten 1—3 oder 1—4 oder alle steril, wuchsen auf dem Blutagarausstrich aber hämolytische Streptokokken, so handelt es sich um pathogene hämolytische Fremdstreptokokken.

Während die einen das zur Untersuchung nötige Sekret aus dem Uterus vermittelst des Döderleinschen Röhrchens entnehmen, begnügen sich die anderen mit dem Sekret aus der Scheide. Ich stimme mit Henkel vollkommen überein, daß es nicht im Interesse der Patientin ist, ein starres Röhrchen in den Uterus einzuführen, da häufig danach Verschlechterung eingetreten ist. Auch mit dem Scheidensekret kommt man vollkommen aus. Es wird mit dem Döderleinschen Röhrchen, das 2 cm tief in die Scheide eingeführt wird, durch Ansaugen mittelst eines Gummihütchens entnommen.

Die Orientierung über den Keimgehalt des Scheidensekretes geschieht am besten in folgender Weise: Man vermischt eine Öse des Sekretes mit einen Tropfen Bouillon und überträgt je eine Öse davon

1. auf die Oberfläche einer Blutplatte die aerob bei 37⁰ gehalten wird,
2. auf eine anaerobe Blutplatte nach Lentz oder Schottmüller (Technik siehe Seite 581).

Die Anwesenheit von hämolytischen Streptokokken beweist bei einer im übrigen gesunden Wöchnerin prognostisch nichts, bei einer kranken gilt es, bakteriologische und klinische Befunde richtig gegeneinander abzuwägen. Ein positiver Befund hämolytischer Streptokokken bei gut aussehenden Ulcera puerperalia und gutem Allgemeinbefinden ist nichts Schlimmes, dagegen bedingt die Feststellung hämolytischer Streptokokken bei septischer Endometritis

mit Schüttelfrost und Fieber in schmierig belegten Geburtswunden eine ernste
Prognose. Dasselbe gilt für den Nachweis des anaeroben Streptococcus putridus.
Ob der Frommesche Versuch geeignet ist, durch die Unterscheidung von
virulenten und nichtvirulenten hämolytischen Streptokokken die Prognosenstellung noch zu verfeinern, lasse ich dahingestellt. Bei einer Parametritis ist der
Nachweis hämolytischer Streptokokken noch keineswegs gleichbedeutend mit
einer ungünstigen Prognose, da durch Operation rettend eingegriffen werden kann.

Wir sehen aus dem Gesagten, daß die Prognosenstellung aus der bakteriologischen Prüfung des Lochialsekretes im Zusammenhange mit den klinischen
Kriterien gewisse Anhaltspunkte geben kann; nur ist vor einer Überschätzung
der bakteriologischen Untersuchungsresultate zu warnen.

Therapie der Puerperalsepsis [1]).

Zwei Gesichtspunkte kommen bei der Behandlung des Puerperalfiebers
zur Geltung. Einmal muß versucht werden, die Quelle der Infektion zu
verstopfen, und dann, die allgemeinen Schutzkräfte des Organismus zu
kräftigen. Die Quelle der Infektion kann verstopft werden:

1. durch Beseitigung der pathogenen Keime an ihrer Eintrittspforte,
2. durch Entfernung des infizierten Uterus,
3. durch Unterbindung eines thrombosierten Venenstammes.

Die pathogenen Keime an ihrer Eintrittspforte durch Desinfektion abzutöten, ist nur in sehr beschränktem Maße möglich, da sie der kurzen Einwirkung unserer gebräuchlichen Desinfektionsmittel meist widerstehen. So
wird das Hauptgewicht darauf zu legen sein, möglichst viel der pathogenen
Keime rein mechanisch zu entfernen und im übrigen die Reaktion des Körpers,
Anlockung von Leukocyten und Bildung eines Granulationswalles anzuregen.
Dementsprechend wird bei der Endometritis nach Abort oder Partus
das erste Erfordernis sein, festzustellen, ob nicht noch Plazentareste oder De-
ziduafetzen vorhanden sind. Sie sind dann manuell zu entfernen, ev. in Narkose;
dann aber folgt eine gründliche Uterusspülung mit 1%iger Lysollösung oder
50%igem Alkohol; die Curette bleibt am besten fern. Danach sinkt in der
Regel bald die Temperatur und es tritt eine Wendung zum Besseren ein. Ist
dies nicht der Fall, so ist bisweilen eine permanente Spülung von Erfolg. Dabei
wird ein Glasrohr eingeführt und mit milden Desinfizientien, wie 2%igem Borwasser, ½%iger essigsaurer Tonerde stundenlang, ev. sogar mehrere Tage
gespült. Ist die Infektion schon über den Uterus hinausgedrungen, so daß
es zu Entzündungsprozessen in der Umgebung, Parametritis, Peritonitis oder
schon zur Allgemeininfektion gekommen ist, so hat die Ausspülung des Uterus
meist wenig Erfolg mehr.

Außer den Ausspülungen wird reichlich Ergotin subkutan oder per os
gegeben, um die Kontraktionen des Uterus anzuregen. Demselben Zweck dient
das Auflegen einer Eisblase. Einrisse und Wunden in der Vagina oder an der
Portio, die schmierig belegt sind, werden mit Jodtinktur behandelt.

Nicht unerwähnt soll bleiben, daß man neuerdings zu einer mehr konservativen Behandlung der septischen Endometritis rät, die sich auf Ergotin
und Eisblase beschränkt (Fromme, Winter). Nur dann soll die Entfernung
zurückgebliebener Plazentarreste vorgenommen werden, wenn Blutungen das
Leben der Mutter gefährden.

Zwei Eingriffe kommen bei der Behandlung der ausgebrochenen
Sepsis vor allem in Betracht: die Exstirpation des Uterus und

---

[1]) Vergleiche hierzu die Ausführungen in dem Kapitel „Allgemeines über die Therapie
der septischen Erkrankungen" S. 598.

die Unterbindung eines oder mehrerer abführender Venenstämme.

Die Exstirpation des Uterus, die Sippel zuerst empfahl, erfreut sich keiner allgemeinen Anerkennung. Es kommt das daher, weil es schwer ist, die Indikation zur Operation ganz richtig zu stellen. A priori hat es natürlich etwas sehr Bestechendes, die Quelle der Blutinfektion, das erkrankte Organ zu entfernen, wie man auch ein Glied mit einer Phlegmone gelegentlich amputiert, um das Leben des Kranken zu retten. Zwecklos ist die Operation aber bei der thrombophlebitischen Form der Sepsis, weil hier der entzündliche Prozeß im Uterus meist schon abgelaufen ist, wenn die Erscheinungen der septischen Thrombose auftreten. Die Entfernung der Gebärmutter hat natürlich auf diese Erscheinungen gar keinen Einfluß mehr. Von Wirksamkeit wird die Operation hauptsächlich sein bei der auf den Uterus beschränkten septischen Endometritis; auch bei der lymphogenen Form der Sepsis ist ein Versuch gerechtfertigt, wenngleich der Eingriff wegen der Gefahr der Infektion des Peritoneums gefährlich ist. Koblank hat bei 15 Kranken die Totalexstirpation vorgenommen, davon sind 6 geheilt und 9 gestorben.

Häufiger angewendet wird die Unterbindung der abführenden Venenstämme und besonders die der Spermatica bei der thrombophlebitischen Sepsisform. Freund hat zuerst versucht, analog der Unterbindung der Jugularis bei der otogenen Pyämie, auf diesem Wege die Heilung der Puerperalsepsis herbeizuführen. Trendelenburg hat mehrfach die Hypogastrica unterbunden. Die Unterbindung der Spermatica, die anfangs eine Reihe Mißerfolge brachte, hat sich zu einer jetzt häufiger geübten Operation ausgebildet, doch ist die Indikationsstellung dabei von größter Wichtigkeit. Von 51 Fällen, wo eine Venenunterbindung vorgenommen wurde starben 32 = 62,7%. geheilt wurden 19 = 37,3%. Nur auf Grund der Beobachtung einiger Schüttelfröste zu operieren, hat keinen Zweck; andererseits ist es aber zu spät, wenn die Thrombose bereits zur Kava reicht. Auch wenn schon vielfache eitrige Metastasen aufgetreten sind, kommt man meist zu spät. Auf den Zeitpunkt der Operation kommt also alles an. Bumm stellt die Indikation, dann zu operieren, wenn es in Narkose möglich ist, die thrombosierte Spermatica zu palpieren. Freilich fühlen sich verdickte Lymphstränge im Parametrium bisweilen ähnlich an. Differentialdiagnostisch wichtig wird dann nach Koblank die Leukocytenkurve. Wie oben schon erwähnt, ist sie bei der unkomplizierten Thrombophlebitis normal, während bei Parametritis und Peritonitis erhöhte Leukocytenzahlen gefunden werden. Am sichersten geht man nach Schottmüller, wenn man sämtliche Venen, die Spermaticae und Hypogastricae unterbindet, weil man nie mit Sicherheit entscheiden kann, welche der Venen frei von Thromben sind. Sehr bewährt hat sich folgende Operationsmethode von Sick:

„Nach Eröffnung der Bauchhöhle in der Mittellinie und bei Beckenhochlagerung werden die Venae spermaticae am Uterus doppelt unterbunden und gegebenenfalls nach Spaltung des Bauchfells nach oben verfolgt bis zur Vena cava bezw. Vena renalis, und hier unterbunden und reseziert.

Die vom Plexus uterinus kommenden Venen münden in die Venae hypogastricae. Diese unterbindet man direkt vor ihrer Einmündung in die Vena iliaca communis mit doppelter Ligatur. Nach der Unterbindung wird von der Crista ilei rechts und links durch einen etwa 6 cm langen Schnitt das Peritoneum freigelegt, von der Beckenschaufel abgehoben und nun an die Unterbindungsstellen der Venen, auch der Spermat., ein Drain- oder Jodoformdocht geführt und aus der Wunde an der Crista ilei herausgeleitet. Dadurch wird allenfallsiges Sekret retroperitoneal nach außen abgeleitet.

Das Bauchfell wird genau über den Ligaturstellen vernäht und nach Toilette des Bauchraumes auch die Laparotomiewunde geschlossen. Es kommen natürlich Komplikationen vor, welche eine Änderung des Verfahrens nötig machen können, so starkes Ödem über den Venae hypogastr., Drüsenschwellungen an der Unterbindungsstelle. Dann wird man die Venae iliacae unterbinden müssen, was technisch auf transperitonealem Wege leichter ausführbar ist als die Ligatur der Hypogastricae. Gerade weil durch das Ödem, entzündliche Prozesse, Verdickung des Bauchfells und schwere Ablösungsfähigkeit desselben, dann durch venöse Blutungen die Unterbindung der Venae hypogastr. sehr zeitraubend werden kann, so muß man sich im Interesse des Patienten kurz zu der Ligatur der Venaes iliaca comm. entschließen. Es kommt auch vor, daß man in den Venae spermat. int. Thromben findet, die sich bereits bis in die Kava hinein fortsetzen. Wir haben dann die Venae spermat. dicht an ihrer Einmündung in Kava resp. Renalis reseziert und von der Flankeninzision einen Gazestreifen bis an diese Resektionsstelle gelegt."

Bei Peritonitis ist die Eröffnung der Bauchhöhle mit nachfolgender Spülung mittelst körperwarmer physiologischer Kochsalzlösung und Dauerdrainage oft noch von Erfolg.

Serumtherapie. Zu den Mitteln, die den Schutzkräften des Organismus zu Hilfe kommen sollen, gehören:

1. Spezifische Mittel, wie das Antistreptokokkenserum,
2. symptomatische Mittel.

Über die Wirksamkeit des Streptokokkenserums sind die Meinungen noch sehr geteilt; das hängt meines Erachtens mit der Art seiner Anwendung zusammen. Bei starker Überschwemmung des Blutes mit Streptokokken und multiplen eitrigen Metastasen kann auch das Serum nicht mehr helfen, selbst wenn es in den höchsten Dosen gegeben wird; dagegen sieht man meiner Erfahrung nach von der Serumtherapie ermutigende Erfolge dort, wo die Sepsis erst im Beginn ist, bei der Endometritis septica und bei der lymphogenen Sepsisform, vorausgesetzt, daß erst wenige Keime ins Blut gedrungen sind. Bei der thrombophlebitischen Form und bei der septischen Peritonitis werden wir in der Regel keinen Erfolg erwarten können, weil immer wieder aufs neue infektiöses Material in den Kreislauf gelangt. Hier kann die Serumtherapie höchstens als unterstützendes Moment bei der operativen Behandlung gelten.

Für die Serumtherapie sind das Marmoreksche, das Aronsonsche, das Paltaufsche Serum und andere empfohlen worden. Ich bevorzuge das Höchster Serum nach Ruppel und Meyer, weil es im Tierversuch austariert werden kann. Nach meiner Erfahrung würde ich raten, das Höchster Serum sofort nach Feststellung einer Puerperalsepsis, nicht erst, wenn alle anderen Hilfsmittel erschöpft sind, in Dosen von 50 bis 100 bis 200 ccm subkutan oder 50 ccm intravenös zu geben. Diese Dosen können in den nächsten Tagen noch zwei- bis dreimal wiederholt werden. Dem Vorschlag, erst abzuwarten, ob die bakteriologische Blutuntersuchung Streptokokken nachweist, kann ich nicht beistimmen. Mein Standpunkt ist der: Lieber einmal zu viel als zu wenig Serum injizieren. Die Feststellung einer fieberhaften Endometritis im Wochenbette bei gleichzeitigem Gehalt der Lochien an hämolytischen Streptokokken ist meines Erachtens schon eine Indikation zur Serumtherapie.

Von der Anwendung des Kollargols habe ich ebenso wie viele andere Autoren keinen Erfolg gesehen.

Von symptomatischen Mitteln ist in erster Reihe zu nennen die Zuführung physiologischer Kochsalzlösung, die hauptsächlich den Zweck hat, die im Blute kreisenden Toxine zu verdünnen. Sie wird in Dosen von $\frac{1}{2}$ bis 1 Liter ein- bis zweimal täglich subkutan eingeführt und zeitigt bisweilen vorzügliche Erfolge. Auch in Form von langdauerndem, rektalem Einlauf nach Katzenstein 3 bis 4 Liter tropfenweise pro die ist die Zuführung von Kochsalzlösung empfehlenswert. Nicht zu vergessen ist der Alkohol in Form von Wein, Kognak oder Mixtura Stokes. Chinin in Dosen von 1 g täglich wird von Winckel gegen die Schüttelfröste empfohlen; auch Antipyrin, in Einzelgaben von 0,8 g etwa 4 bis 8 mal täglich gereicht, soll günstig wirken. Sachs berichtet, daß er gelegentlich Schüttelfröste damit verhindert habe. Andere wie Lenhartz stehen den Fiebermitteln skeptisch gegenüber. Das beste Mittel, um die Temperatur herabzusetzen und Störungen des Sensoriums günstig zu beeinflussen, sind kühle Bäder, ähnlich wie beim Typhus, oder kühle Übergießungen im Warmbade.

Die Versuche, durch Nukleinsäure in 2%iger Lösung oder Nukleogen oder Phagocytinlösung von Rosenthal die Erhöhung der Leukocytose herbeizuführen, haben bei ausgebrochener Sepsis keinen wesentlichen Nutzen gebracht. Prophylaktisch zur Verhütung septischer Infektion nach großen geburtshilflichen Eingriffen sind sie nach Henkel empfehlenswert.

Im übrigen vgl. S. 598.

Von den Harnwegen ausgehende Streptokokkensepsis.

Auf die Pathogenese der von den Harnwegen ausgehenden Sepsisformen, die sowohl von Streptokokken als auch von Staphylokokken und Kolibazillen verursacht werden können, komme ich ausführlicher bei der Besprechung der Staphylomykosen zurück, weil die Staphylokokken am häufigsten zu dieser Art von Sepsis führen.

Daß aber auch die Streptokokken nach Cystitis, Pyelitis, sowie nach Katheterismus der Harnröhre septische Krankheitsbilder erzeugen, beweist folgender Fall:

Fall 15. Bei einem 29jährigen Schlosser bestand seit ca. 6 Jahren eine Striktur der Urethra. Im Gefolge derselben hatte sich eine chronische Cystitis entwickelt. Der Mann kam in die Klinik mit einer hochgradigen Cystitis, mäßiger Albuminurie (1 p. M. Albumen) und starker Hypertrophie des Herzens. Er klagte über quälende Kurzatmigkeit und Schwächezustände. Während der dreiwöchentlichen Beobachtung wurde der Patient zusehends elender. Er litt außerordentlich unter häufigen Anfällen kardialer Dyspnoe. Die Albuminurie blieb konstant; gegen Ende des Lebens traten bronchitische Erscheinungen und eine exsudative Pleuritis hinzu. Fieber trat erst drei Tage vor dem Tode auf.

Zwei Tage vor dem letalen Ausgang konnten im Blut Streptokokken nachgewiesen werden.

Die Sektion ergab: Strictura urethrae part. membran. Hydronephrosis gravis duplex. Cystitis. Tumor lienis. Pleuritis exsudat. Bronchitis. Multiple Hautabszesse.

Otogene Sepsis.

Bei der otogenen Sepsis spielen die Streptokokken die größte Rolle. Zwar sind sie keineswegs die einzigen Erreger dieser Sepsisform, aber, da ihnen zweifellos die Hauptrolle dabei zukommt, so ist die ausführliche Schilderung der Symptome der otogenen Allgemeininfektion bei Besprechung der Streptokokkensepsis am meisten am Platze. Wir brauchen dann bei Erwähnung der durch andere Sepsiserreger bedingten otogenen Sepsisformen nur auf diese Schilderung zu rekurrieren.

Die otogene Sepsis nimmt meist ihren Ausgang von einer akuten oder chronischen Otitis media. Liebmann fand unter 272 Fällen im Otitiseiter 189mal Streptokokken (81%), 20mal Streptococcus mucosus, 19mal Pneumokokken (8%), in selteneren Fällen Staphylokokken, Pyocyaneus und Proteus. In ähnlichem Sinne äußern sich Leutert, Wittmaack u. a., nur daß nach einigen vielleicht die Pneumokokken in etwas höherem Grade beteiligt zu sein schienen.

Der Weg, auf dem am häufigsten die Sepsis zustande kommt, ist die Entstehung einer Sinusthrombose. Meist ist es eine chronische Otitis mit Cholesteatombildung, die hierzu führt, doch gibt auch die akute Otitis bisweilen Anlaß zu dieser Erkrankung. Der eitrige Prozeß geht vom Mittelohr auf die Zellen des Warzenfortsatzes über und führt entweder zunächst zu perisinuösen Abszessen oder zur eitrigen Sinusphlebitis. Am häufigsten ist der Sinus transversus, oft auch der Sinus petrosus superior ergriffen, auch das obere Drittel der Vena jugularis kann an dem Prozeß teilnehmen. Die Jugularis ist nach Jansen bei der Thrombose des Sinus transversus in 50% mit angegriffen. Selten ist die isolierte septische Thrombose der Fossa jugularis.

Die Sinusphlebitis beginnt plötzlich unter Übelkeit und Erbrechen, starken Kopfschmerzen und Schwindel. Ein heftiger Schüttelfrost tritt auf, und schnell steigt die Temperatur bis auf 40°. Dabei findet sich am Warzenfortsatz, besonders an seinem hinteren Rand, Druckempfindlichkeit, und am Ausgange des Emissarium mastoideum bemerkt man eine ödematöse Schwellung. Bei Beteiligung der Vena jugularis fühlt man eine strangförmige Schwellung derselben am vorderen Rand des Kopfnickers und schmerzhafte Drüsen.

Tritt die Sinusphlebitis nach akuter Otitis auf, so ist der Beginn oft nicht so leicht zu erkennen wie bei der chronischen Eiterung; immerhin kann man mit Wahrscheinlichkeit eine Sinusthrombose annehmen, wenn trotz Parazentese und guten Abflusses des Eiters die schweren Allgemeinerscheinungen, Fieber, Mattigkeit und Kopfschmerzen nicht weichen und häufige Schüttelfröste auftreten.

Ein sehr wichtiges Moment für die Diagnose spielt die bakteriologische Blutuntersuchung einer aus der Armvene entnommenen Probe. Es gelingt häufig, bei septischer Sinusthrombose die Erreger im Blute nachzuweisen. Liebmann hatte unter 26 Fällen von Sinusthrombose 9 positive Resultate, und zwar fand er stets Streptokokken im Blut. Zur Differentialdiagnose gegen andere hochfiebernde Erkrankungen empfiehlt Liebmann die gleichzeitige bakteriologische Untersuchung des Armvenenblutes und des durch Punktion aus dem Sinus gewonnenen Blutes. Im Sinusblut sind bei septischer Thrombose fast stets die Erreger nachzuweisen. Es muß jedoch möglichst tief in der Nähe des Bulbus venae jugularis punktiert werden. Ein negatives bakteriologisches Untersuchungsresultat des Sinusblutes beweist aber nichts gegen eine Thrombose; also nur positive Resultate sind zu verwerten.

Neben der Sinusphlebitis führt die fortschreitende Eiterung manchmal auch zu subduralen Abszessen oder Hirnabszessen. Wir finden dann häufig eine Stauungspapille. Auch Schwindelanfälle sind in der Regel dabei vorhanden. Das nicht seltene Auftreten einer eitrigen Meningitis kündigt sich durch Nackenstarre, Kernigsches Symptom, Hauthyperästhesie, Strabismus, Pupillendifferenz und anderen Störungen im okulopupillarischen Gebiet, ferner Konvulsionen etc. an. Eine Lumbalpunktion, die trübes Exsudat und erhöhten Druck ergibt, sichert meist schnell die Diagnose. Außerordentlich oft macht die Sinusthrombose eitrige Metastasen, was ja erklärlich ist, da sich leicht Thrombuspartikelchen löslosen können und in den Kreislauf gelangen. Demgemäß sind die häufigsten Metastasen die Lungenabszesse, da hier am ehesten Teilchen der Thromben festgehalten werden können. Weiterhin sind metastatische Abszesse in den Muskeln, in den Gelenken und in den Schleimbeuteln nicht selten.

Körner unterscheidet eine pyämische und eine septische Verlaufsform, von denen die erstere vorwiegend durch die Metastasenbildung und das charakteristische pyämische Fieber mit raschen Temperatursteigerungen und Abfällen, die letztere durch die stürmische Verlaufsweise und schweren Vergiftungserscheinungen bei hohem, mehr kontinuierlichen Fieber gekennzeichnet ist. Nach unserer eingangs empfohlenen Nomenklatur würden diese Formen als Sepsis mit Metastasen bzw. ohne Metastasen zu bezeichnen sein. Bei der metastasierenden Sepsis unterscheidet Körner noch die an jungen Individuen beobachtete, prognostisch relativ günstige Form, bei der die Metastasen weniger in den Lungen als vielmehr in den Gelenken, Schleimbeuteln und Muskeln auftreten. Ich glaube, daß es schwer ist, hier an bestimmten, schematisch festgelegten Typen festhalten zu wollen, da alle Übergänge zwischen den genannten Typen vorkommen. Der häufigste Fiebertypus ist jedenfalls das intermittierende mit Schüttelfrösten einhergehende Fieber. Ein konstantes Begleitsymptom ist der heftige Kopfschmerz. Störungen des Sensoriums wie Benommenheit und Delirien sind nicht selten.

Zur Illustration diene folgende Krankengeschichte:

Fall 16. Sinusthrombose. Streptokokkensepsis.

Josef, P., 20 Jahre alt.

Hereditär keine Belastung. Mit acht Jahren Masern, dann rechtsseitige Ohrenentzündung mit Eiterung ca. sechs Jahre lang. Sonst will Patient stets gesund gewesen sein.

Beginn der jetzigen Erkrankung vor drei Wochen mit Eiterung aus dem rechten Ohr, Hitze und Jucken im Kopfe. Ende voriger Woche (10. und 11. Dezember) fühlte sich Patient sehr matt und müde, hatte schlechten Appetit und Kopfschmerzen, verrichtete aber noch seine Arbeit als For-
mer. Dann ging es nicht mehr. Starke Kopfschmerzen. Stuhl in den letzten Tagen angehalten. Seit sechs Stunden starker Durchfall. Appetit sehr schlecht. Schmerzen im Genick seit 24 Stunden, Husten und Auswurf besteht nicht.

Status: Temperatur 39,4, Puls 92, Respiration 28.

Mittelgroßer Patient in gutem Ernährungszustande. Rechts am Halse etwas schmerzhafte Drüsenanschwellungen. Augenbewegungen frei. Pupillen. prompt reagierend. Nasenatmung frei Mund- und Rachenschleimhaut o. B.

Ohrbefund: Links normal.

Rechts: Druckempfindlichkeit des Proc. mastoid., geringes Ödem am unteren Ende desselben. Verlauf der Vena jugularis hochgradig druckempfindlich. Nackensteifigkeit. Spiegelbefund: Fistel in der Shrapnellschen Membran, eiternd.

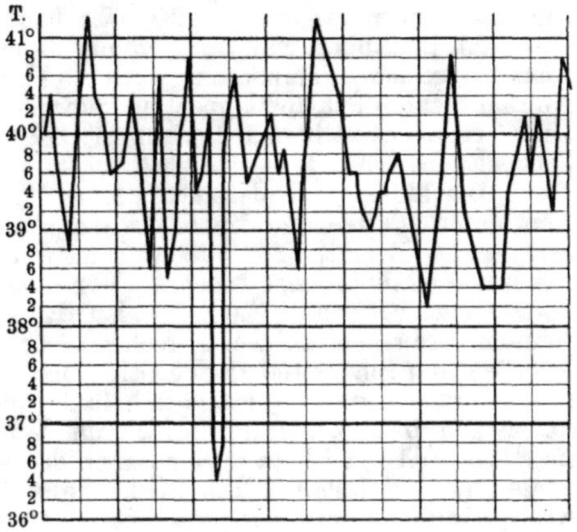

Abb. 170.

Fall 16. Sinusthrombose. Streptokokkensepsis.

Brust- und Bauchorgane bieten nichts Abnormes.

15. Dezember: Temperatur 40,8, Puls 100, Atmung 30.

16. Dezember: Operation. Schnitt hinter der Ohrmuschel. Ablösung des häutigen Gehörgangs aus dem knöchernen. Radikaloperation. Knochen sehr sklerotisch. Nach einigen Meißelschlägen kommt man in der Tiefe von ca. 1 cm auf eine weiß durchschimmernde Membran, die sich nachher bei weiterem Freilegen als Cholesteatomhaut entpuppt. Das Antrum ist schon stark erweitert und mit Cholesteatommassen ausgefüllt. In der Gegend des Tegmen antri liegt die Dura frei. Es entleert sich ein extraduraler Abszeß, der stinkenden Eiter enthält. Dann wird die Brücke zwischen Antrum und Pauke durchtrennt und auch an dieser Stelle die Dura freigelegt. Pauke ausgeräumt. Sodann wird der Sinus freigelegt, der verdickt und an einer kleinen Stelle mit Granulationen bedeckt ist. Die Öffnung am Sinus und der mittleren Schädelgrube noch etwas erweitert, Dura gespalten, starke Blutung. Zwischen Dura und Antrum wird Tampon, so gut es ging, geschoben. Die ganze Höhle austamponiert und der Sinus freigelassen. Letzterer inzidiert, Blut in mäßigem Strahl daraus ergossen, sofort Tamponade, Verband.

Nach der Operation: Kein Erbrechen, Sensorium blieb stets frei. Schüttelfröste. Stuhl drei Tage angehalten. Nachts etwas Delirium. Läßt zeitweise unter sich gehen.

20. Dezember: Temperatur seit gestern abend continua von 40. Kein Schüttelfrost mehr dagewesen. Enorme Nackensteifigkeit und Steifigkeit der Wirbelsäule und Schmerzhaftigkeit, wenn man versucht, den Kopf zu heben. Seit gestern abend Trismus. Patient kann den Mund nur noch wenig öffnen, was heute morgen zugenommen hat. Bewußtsein klar. Läßt nicht mehr unter sich gehen. Puls stets dikrot, aber nicht mehr so schwach.

21. Dezember: Heute nacht 12 Uhr sehr unruhig, Delirien, glaubte bei einem Begräbnis zu sein, drehte sich um, wollte aufstehen, während er sonst sich kaum bewegen kann.

Fußsohlenreflex beiderseits erhalten; Patellarreflex links kaum angedeutet, rechts erloschen. Bauchdeckenreflexe fehlen. Kremasterreflex angedeutet. Bauchdecken gespannt, nicht eingezogen. Blase nicht gefüllt. Puls 150, kleiner. Atmung etwas stridorös. Euphorie.

Augenhintergrund normal (Venen etwas geschlängelt), Augenbewegungen, Pupillenreaktion, Periskopie nichts Besonderes.

Bronchitis, besonders links. Hauthyperästhesie. Beine angezogen, Rücken eingezogen. Nacken steif, Kopf nach links. Starrer Gesichtsausdruck.

Entnahme einer Blutprobe aus der rechten Vena basilica zur bakteriologischen Untersuchung. Nach 36 Stunden zwei Kolonien Streptokokken gewachsen.

Vorher war Lumbalpunktion 4½ Uhr gemacht worden, etwa 20 ccm Zerebrospinalflüssigkeit unter schwachem Druck tropfenweise abgeflossen: völlig klar. Harn: Kein Eiweiß, kein Zucker.

Um 4½ Uhr starker, 35 Minuten anhaltender Schüttelfrost; dabei blieb die Temperatur während des Anfalles auf der Höhe, 40,4, und fiel erst nachher auf 38,4. Trismus mäßig ausgesprochen. Klopfempfindlichkeit des Schädels.

22. Dezember: Heute nacht sehr unruhig. Temperatur 39,7 kontin. Zyanose im Gesicht. Extremitäten blaß, Atmung stridorös, beschleunigt. Zittern in den Armen, Delirien. Zunehmende Dyspnoe, Zyanose, flatternder, nicht zu zählender Puls. Pupillen eng, kaum noch reagierend. 2½ Uhr Exitus letalis.

23. Dezember: Sektion: Meningen normal, nur hyperämisch, das herausgenommene Gehirn zeigt keine Veränderung, auch die Ventrikelflüssigkeit nicht vermehrt. Basis normal. Nur am rechten Schläfenlappen, entsprechend der Operationsstelle, oberflächliche Blutung. Die Gegend des rechten Schläfenbeins zeigt in der knöchernen Begrenzung der mittleren Schädelgrube einen 3 cm (frontal) und 1,5 cm (sagittal) großen operativen Defekt.

Die hintere Schädelgrube ist an der knöchernen Sinuswand eröffnet durch einen 1 cm unterhalb des lateralen Endes der Pyramidenkante gelegenen, 1 cm im Durchmesser betragenden Defekt. Die äußere Sinuswand ist an der freigelegten Stelle verdickt und mit zarten Granulationen bedeckt. Von innen betrachtet ist die Gegend des ganzen rechten Sinus trans. verfärbt. Nach Inzision der medianen Sinuswand findet man der obengenannten verdickten Stelle entsprechend einen fest anhaftenden roten Thrombus. Zwischen Knochen und Sinuswand findet sich jauchig-stinkende, dünnflüssige Masse. Der Sulcus transversus von ca. ½ cm unterhalb des unteren Randes der Öffnung an abwärts grünlichmißfarben aussehend bis zum Bulbus. Diese Verfärbung erstreckt sich auch ein Stück weit seitlich zu beiden Seiten des Sulkus, besonders nach hinten gegen das Okzipitale zu. Im Lumen des Sinus foetide mißfarbene Massen, die sich durch Ausspülen entfernen lassen. Sie erstrecken sich bis in den Bulbus jugularis, sind nach unten hin nicht fest abgeschlossen, sondern enden als Wandbelag etwas unterhalb der Einmündung der Vena condyloidea anterior; in der Jugularis selbst ist flüssiges Blut. Vom Bulbus aus führt ein jauchiger Kanal (Vena und Foramen condyloid. posticum) nach außen in einen großen mit Jauche gefüllten Abszeß, der sich zwischen Schädel und Halsmuskulatur bis zur Protuberant. occip. ext. an die Mittellinie heran, nach vorne bis in die Nähe des Kieferwinkels erstreckt und dessen Zentrum ungefähr das genannte Foramen condyl. ist.

Nach innen zu vom Bulbus aus führen noch zwei andere, mit Jauche und Eiter gefüllte Kanäle:

1. Das Foramen condyloid. anter., dessen vertebrale Mündungsstelle mit Eiter gefüllt ist.

2. Der Sulcus petrosus inferior, der, der Länge nach aufgeschnitten, sich mit jauchigen, zerfallenen Massen gefüllt zeigt, die unmittelbar in den Sinus cavernosus überführen. Dieser ist beiderseits mit jauchigen Massen gefüllt. Ebenso scheint der rechte Plexus caroticus beteiligt zu sein.

Die Sektion der übrigen Organe ergab außer starker Milzschwellung und bronchopneumonischen Herden in beiden Lungen und einem haselnußgroßen gangränösen Lungenherde nichts Abnormes.

Die Therapie der Sinusphlebitis besteht in breiter Eröffnung des thrombosierten Sinus und ev. anschließender Unterbindung der Vena jugularis. Voraussetzung für einen guten Erfolg ist natürlich das möglichst frühzeitige Eingreifen. Sind erst multiple Metastasen im Körper aufgetreten, so ist auch von der Operation nichts mehr zu erwarten. Die näheren Details der Operation werden in einem besonderen Kapitel besprochen. Interessant sind die Beobachtungen Liebmanns, daß man den Effekt des operativen Eingriffs durch die bakteriologische Blutuntersuchung bisweilen kontrollieren kann. Wird in einem Fall mit positivem Streptokokkenblutbefund der Sinus breit eröffnet oder die Jugularis unterbunden, so schwinden die Streptokokken meist schnell aus dem Blut. Sind sie auch weiterhin nachzuweisen, so weist das auf eine bestehende septische Endocarditis oder auf andere schwere Komplikationen hin.

Die Prognose der septischen Sinusphlebitis, die bei nicht rechtzeitigem Eingreifen fast stets letal ist, wird durch die Operation sehr verbessert. Es gelingt, in etwa $^3/_4$ der Fälle Heilung herbeizuführen.

Außer von einer Sinusthrombose können otogene Allgemeininfektionen auch von einer Mastoiditis ausgehen, wie sie z. B. nach Scharlach sehr häufig ist. Man kann deshalb nicht oft genug darauf aufmerksam machen, daß bei der Scharlachotitis beizeiten die Parazentese gemacht wird, und daß vor allem bei jeder Mastoiditis mit Rötung und Druckempfindlichkeit des Warzenfortsatzes die Aufmeißelung des Prozessus vorgenommen wird.

Auch bei otogener Meningitis nach Otitis media kommt es häufig zur allgemeinen Sepsis. Hier kann man außer im Blut die Streptokokken auch in der Lumbalflüssigkeit nachweisen. Ich fand wiederholt dabei den hämolytischen Streptokokkus. Liebmann sah in zwei solcher Fälle den Streptococcus mucosus im Blut.

Am Schlusse dieses Kapitels möchte ich darauf hinweisen, wie wichtig es ist, bei septischen Krankheitsbildern, deren Ursprung unklar ist und bei denen Streptokokken im Blute gefunden werden, stets auch an das Gehörorgan zu denken, das nach dem Gesagten gar nicht selten zum Ausgange für Allgemeininfektionen wird.

Streptokokkensepsis nach Kontinuitätstrennungen der äußeren Haut.

Von der äußeren Haut gehen nicht so häufig Streptokokken-Allgemeininfektionen aus, wie bei der Staphylokokkensepsis. Infizierte Wunden, Risse, Schrunden, Phlegmonen, pustulöse und vesikulöse Exantheme und schließlich Erysipel sind die Gelegenheitsursachen, die den Eintritt der Streptokokken ins Blut begünstigen.

Die von Wunden ausgehende Streptokokkensepsis fällt erklärlicherweise meist in das Gebiet des Chirurgen. Einen solchen Fall, der noch mit Erysipel kompliziert war, setze ich hierher.

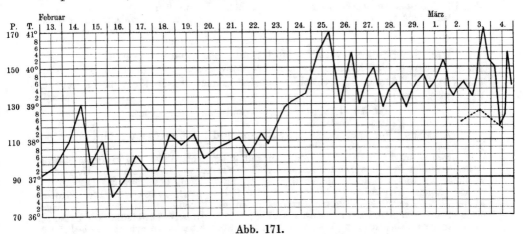

Abb. 171.
Fall 17. Streptokokkensepsis nach Buboperation, Erysipel.

Fall 17. Streptokokkensepsis nach Buboperation, Erysipel.
Karl Wendt, 19 Jahre.
Anamnese: Angeblich ohne je geschlechtskrank gewesen zu sein, bekam Patient vor einigen Wochen linksseitige Leistendrüsenvereiterung. Am 13. Februar Radikal-

operation, Entfernung der vereiterten Drüsen. Am nächsten Tage Fieber und Schüttelfrost. Das Fieber hielt sich mehrere Tage etwa auf 38⁰ und stieg am 25. Februar plötzlich auf 41⁰ an. Seitdem täglich Schüttelfrost. Am 2. März ins Krankenhaus eingeliefert.

Status am 2. März: Sehr bleiches, fahles Aussehen, Sensorium frei, sehr schnelle Atmung (52), äußerst frequenter Puls. Durchfall. Tiefe Wunde an der Stelle der linken oberen Leistendrüsen. Um die Wunde herum 2—3 cm breites, scharf abgesetztes Erysipel mit großer Druckschmerzhaftigkeit. Die Wundfläche ist absolut ohne Sekret und ohne Granulationsreaktion. Eine Blutentnahme ergab massenhaft hämolytische Streptokokken im Blut (300 Kolonien auf jeder Platte).

3. März: Patient deliriert, Puls sehr klein und frequent.

4. März: Erysipel abgeblaßt. Der schwere Zustand hält an. Bronchitische Geräusche über den Lungen, keine Herzgeräusche. Exitus letalis.

Von pustulösen und vesikulösen Exanthemen kommen besonders Variola, Varizellen und Pemphigus als Ausgangspunkt von Streptokokkeninfektionen in Betracht. Ein Varizellenkind sah ich an Streptokokkensepsis sterben, bei dem sich multiple Hautgangräne an den Stellen der Varizellenblasen in Gestalt schmierig belegter, tiefer, zehnpfennigstückgroßer Hautdefekte entwickelt hatten.

Ein Fall von Streptokokkensepsis nach Pemphigus neonatorum ist folgender:

Fall 18 [1]). Streptokokkensepsis nach Pemphigus neonatorum.

Max B., 1 Monat alt; seit zwei Tagen Blasenbildung am Oberschenkel und an den Fußsohlen. Status am 10. März: Gut genährtes Kind, Nabelschnurrest leicht entzündet. Die Haut der Füße bis zu den Sprunggelenken heran in ihren obersten Schichten abgelöst und in Fetzen herunterhängend. Am rechten Unterschenkel eine zusammengefallene Blase.

12. März: Der Ausschlag breitet sich auch auf die Oberschenkel und den Kopf aus. Die obersten Schichten lösen sich in großen Fetzen ab. Allgemeinzustand verschlechtert sich.

14. März: Exitus letalis. Im Blute, das sofort nach dem Eintritt des Todes durch Punktion aus dem Herzen entnommen wurde, finden sich massenhaft Streptokokken.

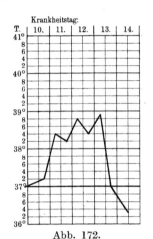

Krankheitstag:

T. 41⁰	10.	11.	12.	13.	14.

Abb. 172.

Fall 18. Streptokokkensepsis nach Pemphigus neonatorum.

Das Erysipel geht nicht häufig mit Streptokokkensepsis einher. Es ist in der Regel eine lokal bleibende Streptomykose. Ich sah unter 463 Fällen von Erysipel 16 mal Streptokokkensepsis. Einen dieser Fälle setze ich zur Illustration hierher;

Fall 19. Streptokokkensepsis nach Erysipel.

Martha Pfände, 20 Jahre.

Anamnese: Vor zwei Tagen Schwellung und Rötung des Gesichts, von der Nase ausgehend. Gestern Schüttelfrost.

Status am 17. Mai: Großes Mädchen mit gutem Fettpolster und kräftiger Muskulatur. Auf den Lungen vereinzelte bronchitische Geräusche. Herz: Töne rein, Herzaktion regelmäßig. Das Gesicht ist unförmig verschwollen, besonders die Gegend des rechten Auges. Die Augenlider sind durch Ödem prall gespannt. Die Lidspalte ist nur bei Anwendung stärkeren Druckes passiv zu öffnen. Die Konjunktiven zeigen eitrige Sekretion. Die Lippen sind wulstig geschwollen, zyanotisch. Die Patientin ist sehr unruhig, leicht benommen, klagt über Kopfschmerzen. Puls kräftig.

18. Mai: Auch die linke Gesichtshälfte ist jetzt prall geschwollen. Patientin wälzt sich in großer Unruhe im Bett hin und her.

20. Mai: Ausgedehnte Einschmelzung im subkutanen Gewebe. Bei der Inzision in der Augenbrauenlinie sowie oberhalb des Jochbogens quillt spärlicher Eiter

---

[1]) Ich verdanke die Krankheitsgeschichte der Freundlichkeit von Herrn Sanitätsrat Wechselmann.

aus den Schnittwunden hervor. Patientin ist stärker zyanotisch. Orthopnoe. Herztätigkeit sehr erregt. Abends Temperaturabfall. In der Nacht starke Dyspnoe; gegen Morgen unter den Erscheinungen plötzlicher Herzschwäche Exitus letalis.

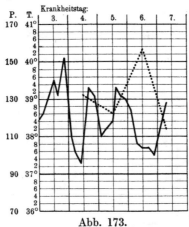

Abb. 173.

Fall 19. Streptokokkensepsis nach Erysipel.

Die Blutuntersuchung ergibt massenhafte Streptokokken.
Sektionsbericht: Multiple bronchopneumonische Herde von Kirschgröße, septische Milz, Myodegeneratio cordis.

Streptokokkensepsis von der Lunge und Pleura aus.

Von der Lunge gehen nur selten Streptokokken-Allgemeininfektionen aus. Die lobulären Pneumonien, die man bei der Streptokokkensepsis findet, sind meist erst sekundär durch die Sepsis entstanden. Immerhin hat man bisweilen den Eindruck, daß die entzündlichen Lungenerscheinungen das Primäre gewesen sind.

So sah ich z. B. beim Scharlach zweimal bei Kindern, die bis dahin keine septischen Erscheinungen geboten hatten, in der dritten Woche plötzlich eine Bronchopneumonie auftreten mit hohem Fieber, Bronchialatmen und Knisterrasseln. Die bakteriologische Blutuntersuchung ergab Streptokokken. In beiden Fällen erfolgte der Exitus. In den bronchopneumonischen Herden fanden sich Streptokokken.

Von Wichtigkeit scheint es mir, darauf hinzuweisen, daß eine Streptokokkensepsis auch unter den Erscheinungen einer lobären Pneumonie verlaufen kann, wobei auch hier einmal die Möglichkeit besteht, daß die Pneumonie Ausgangspunkt der Streptokokkensepsis ist, und zweitens, daß die entzündlichen Lungensymptome erst sekundär entstanden sind.

Für beides folgt hier ein Beispiel. In dem ersten Fall ging die Sepsis von der Pneumonie aus.

Fall 20. Es handelt sich um ein 26jähriges Mädchen Anna O., die schon mehrfach in der Klinik wegen einer Insuffizienz und Stenose der Mitralklappe behandelt worden war. Der Herzfehler war nach einem im Jahr 1894 überstandenen Gelenkrheumatismus aufgetreten. Rezidive in den Jahren 1900 und 1902.

Am 20. März 1903 wurde sie aufs neue in die medizinische Klinik eingeliefert und gab an, acht Tage vorher plötzlich unter starkem Husten, Stechen auf der Brust, Kopfschmerzen, Hitzegefühl und Schüttelfrost erkrankt zu sein. Sie klagt über ein beständiges drückendes Gefühl auf der Brust und heftiges, quälendes Herzklopfen.

Der objektive Befund war folgender:

Pharynx: o. B.

Hals: o. B., bis auf Venenundulationen, die beiderseits deutlich sind.

Thorax: etwas flach, dehnt sich gleichmäßig aus.

Herz: rhythmische deutliche Erschütterung der linken Mamilla. Spitzenstoß verbreitert, reicht bis zur Mamillarlinie im 5. Interkostalraume.

Rechte Grenze: rechter Sternalrand.

Obere Grenze: unterer Rand der dritten Rippe.

An der Spitze ein lautes systolisches und deutliches präsystolisches Geräusch; an der Pulmonalis systolisches Geräusch, zweiter akzent. Ton, ebenso über dem Sternum.

Puls: regelmäßig, gleichmäßig, 116.

Lungengrenzen: rechts vorn unterer Rand der sechsten Rippe, verschieblich, hinten links am neunten Dornfortsatz verschieblich.

Hinten rechts von der Mitte der Skapula nach abwärts abgeschwächter Perkussionsschall. Daselbst dichtes feinblasiges Rasseln, Bronchialatmen nicht zu hören, sonst überall auf der Lunge reines Atmen. Viel Husten und blutig gefärbter

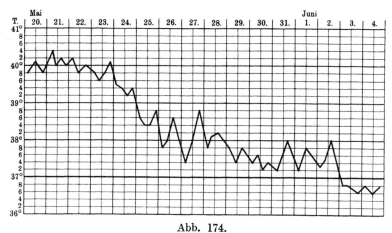

Abb. 174.

Fall 20.   Streptokokkensepsis nach Pneumonie.

Auswurf, welcher ein uncharakteristisches Kokkengemenge enthält: Pneumokokken bisher nicht nachgewiesen.

Abdomen: Druckempfindlichkeit im Epigastrium.

Milz nicht vergrößert, Leber nicht vergrößert. Appetit schlecht, Stuhl angehalten.

Urin: Albumen +, Chloride stark vermindert; im Sediment: ein granulierter Zylinder und viele Epithelien.

Sensorium frei, viel Kopfschmerzen.

22. April: **Hinten rechts unten immer noch Krepitieren, kein Bronchialatmen. Im Blut (20 ccm) werden Streptokokken nachgewiesen.** (Streptococcus pyogenes haemolyticus.)

25. April: Allmählicher Abfall des Fiebers auf 38,4. Besseres Allgemeinbefinden, wenig Husten, dabei ziemliche Schmerzen in der rechten Brustseite.

Lunge: hinten rechts unten leichte Schallverkürzung. Kein Bronchialatmen, nur etwas abgeschwächtes Vesikuläratmen.

Geheilt entlassen.

Bei dem zweiten Fall, der auch unter dem klinischen Bilde der lobären croupösen Pneumonie verlief, war der Ausgangspunkt nicht die Lunge, sondern der Genitaltraktus.

Fall 21. Die Beobachtung betraf ein 25jähriges Mädchen, das angab, vier Tage vorher akut unter Schüttelfrost und Stechen auf der Brust erkrankt zu sein. Es fand sich eine ausgeprägte Dämpfung des ganzen linken Unterlappens mit Bronchialatmen. Sehr erstaunt waren wir, als die vorgenommene Blutentnahme keine Pneumokokken, sondern hämolytische Streptokokken in größerer Menge nachwies. Weitere Nachforschungen ergaben dann, daß das Mädchen acht Tage vorher einen (vermutlich kriminellen) Abort im vierten Monat durchgemacht hatte. Plazentarreste waren nicht mehr vorhanden. Die Kranke kam nach wochenlangem Siechtum mit dem Leben davon.

Die Pleura kann in den Fällen, in denen ein primäres Streptokokkenempyem sich entwickelt, zum Ausgangspunkt einer Streptokokkensepsis werden.

Vom Verdauungskanal ausgehende Streptokokkensepsis.

Der Verdauungskanal kann ebenfalls zur Quelle einer Streptokokkensepsis werden. Ulzerierende Prozesse, namentlich bei zerfallenden malignen Geschwülsten, wie Ösophaguskarzinom, Magenkarzinom, Darmkarzinom, verursachen bisweilen eine Streptokokkensepsis, aber auch bei Ulzerationen anderer Art, so z. B. Dysenteriegeschwüren, Typhusgeschwüren, tuberkulösen Prozessen im Darm, ferner nach Perforation des Wurmfortsatzes und Peritonitis können Streptokokken ins Blut übergehen. Einmal sah ich auf eine Verätzung der Ösophagus- und Magenschleimhaut durch Salzsäure eine Streptokokkensepsis folgen.

Auf eine sehr eigenartige Streptokokkenlokalisation sei an dieser Stelle aufmerksam gemacht, die sehr an solche Verätzungen erinnert. Es ist eine spezifische Entzündung der Ösophagus- und Magenschleimhaut, die man in seltenen Fällen bei der Streptokokkensepsis beobachtet — ich sah sie zweimal bei sekundärer Streptokokkensepsis nach Scharlach — und die in einer ausgedehnten Nekrose der Schleimhaut besteht. Große Strecken der Ösophagus- und Magenschleimhaut sind dabei in tiefe Ulzerationen verwandelt. Bisweilen ist die ganze Schleimhaut der Speiseröhre des Deckepithels entkleidet und allenthalben in den Geschwüren und in der Submucosa sitzen Streptokokken, die durch den Schluckakt von einer Angina necroticans aus in den Ösophagus und Magen gelangt sind und sich dann auf dem Lymphwege weiter verbreitet haben. Ein Fall mit Magennekrosen ist auf S. 609 beschrieben.

Streptokokken-Endocarditis.

Derjenige Typus der Streptokokkensepsis, bei dem eine Endocarditis im Vordergrunde der Erscheinungen steht, bedarf einer gesonderten und eingehenderen Besprechung, weil namentlich die chronische Form merkwürdigerweise noch recht wenig bekannt ist. Der Ausgangspunkt ist besonders in den länger dauernden Fällen oft in Dunkel gehüllt. Gewisse Anhaltspunkte für die Entstehungsweise gewinnen wir natürlich dort, wo das Krankheitsbild sich im Puerperium entwickelt, oder wo Verletzungen oder Entzündungen der äußeren Haut wie Erysipel vorangingen, oder schließlich wo Läsionen der Harnwege vorausgegangen sind. Weit besser unterrichtet sind wir über die Entstehungsweise bei den akut verlaufenden Fällen als bei den schleichenden, chronischen, wo der Patient oft die wichtigsten Momente schon vergessen hat.

Der Beginn der akuten Form ist meist ein plötzlicher mit Schüttelfrösten und hohem Fieber, das im weiteren Verlauf einen intermittierenden Typus zeigt und oft von täglichen Schüttelfrösten begleitet ist. Die endokarditischen Veränderungen werden bisweilen durch die charakteristischen Geräusche ohne weiteres festgestellt, oft aber sind sie nur durch unreine Töne angedeutet. Die Kranken gehen unter zunehmender Anämie und Schwäche in wenigen Tagen oder Wochen zugrunde. Im Blute findet sich in der Regel der hämolytische Streptokokkus.

Bisweilen deutet die Anamnese solcher Fälle, die nach dem Einsetzen hohen Fiebers und schwerer Allgemeinerscheinungen schnell zugrunde gehen, darauf hin, daß die Entwicklung des Leidens schon längere Zeit zurückliegt, daß aber die Patienten trotz Mattigkeit, Frösteln und leichter Fieberbewegungen wochenlang ihrem Berufe nachgegangen sind.

Fall 22. Akute Endocarditis der Mitralklappe, Streptokokkenseptik-
ämie, Bronchitis, Nephritis parenchymatosa acuta, Ulcus et infiltratio
corneae dextrae.

Anna Henschel, 39 Jahre, Arbeitersfrau.

Familienanamnese o. B.

Patientin hatte als 11jähriges Kind gastrisches Fieber, war sonst in der Jugend nie
krank. Patientin heiratete 21 Jahre alt. Sie hat 10 ausgetragene Kinder geboren, von
denen 8 leben; 2 Fehlgeburten. Die letzte Entbindung vor mehr als zwei Jahren, seitdem
regelmäßige Periode.

Über den Beginn ihrer jetzigen Erkrankung weiß Patientin keine genauen Angaben
zu machen, doch fühlte sie sich schon den ganzen Sommer hindurch kränk-
lich: Mattigkeit, Husten, Auswurf, Fiebergefühl. Trotzdem arbeitete die Patientin stets weiter im Haushalt. Ferner besorgte sie Hausbereinigung und Zeitungs-
austragen.

Mitte Oktober d. J. wurden die Beschwerden stärker, starker Husten und Auswurf, der teilweise blutig gefärbt war, starkes Schwächegefühl, Appetit schlecht, Stuhl
in Ordnung. Fieber.

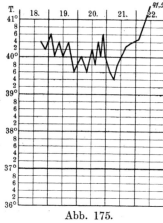

Abb. 175.

Fall 22. Akute Endocarditis der
Mitralklappe.

Erst vor vier Tagen legte sich Patientin zu
Bett. Sie war teilweise bewußtlos. In der Nacht von
Freitag zu Sonnabend phantasierte sie stark. Am
Tage darauf war der rechte Mittelfinger blutunter-
laufen (Hautverletzung), ferner starke Schmerzen im
rechten Auge, schlechtes Sehen.

Ihre jetzigen Beschwerden: Fiebergefühl, etwas Kopfschmerzen, etwas Husten,
erschwerte Expektoration, Appetitlosigkeit, Schmerzen im linken Handgelenk, starker Durst,
Schmerzen im rechten Auge.

Status praesens. 19. Dezember: Temp. 40,4,
Puls 120, Atmung 38.

Mittelgroße Frau, ziemlich kräftig gebaut,
von leidlichem Ernährungszustande. Sie liegt in
passiver Rückenlage im Bett, etwas teilnahmslos,
aber bei Besinnung. Bei an sie gerichteten Fragen
muß sie sich erst längere Zeit besinnen.

Gesicht leicht fieberhaft gerötet, Lippen trocken.

Augen (Befund der Augenklinik): Linkes Auge
o. B., auch ophthalmoskopisch. Rechtes Auge (Schutz-
verband): Ulcus marginale corneae, starke Trübung
und Infiltration der Hornhaut. Schwellung und Rötung
der Conjunctiva bulbi. Beim Augenspiegeln noch roter Schein (spricht gegen Vereiterung
des Glaskörpers).

Zähne meist kariös, zeigen viele Defekte.

Zunge ziemlich trocken, rissig, nicht belegt.

Gaumen und Rachen leicht gerötet, mit weißem Schleim bedeckt.

Ohren o. B.

Hals o. B. Keine geschwollenen Drüsen.

Thorax ziemlich kräftig gebaut.

Lungengrenzen in normaler Höhe schlecht verschieblich, vielleicht weil Patientin
nicht zu tiefer Inspiration zu bewegen ist. Perkussorisch überall sonorer Schall. Auskultatorisch: Beiderseits hinten unten rauhes Atmen mit einzelnen Rhonchi. Atmung
fieberhaft beschleunigt.

Herzgrenzen: oben vierte Rippe; rechts: l. St. R.; links: wegen der stark entwickelten Mammae nicht deutlich nachweisbar, mindestens bis zur Mamillarlinie.

Herzspitzenstoß im fünften Interkostalraum in der Mamillarlinie.

Herzaktion regelmäßig, beschleunigt, ziemlich kräftig.

Herztöne: an der Spitze leises schwirrendes Geräusch, auch an der
Basis hörbar. Über der Pulmonalis: akzentuierter 2. Ton.

Radialpuls: regulär, äqual, frequent, voll und kräftig.

Abdomen: stark vorgewölbt, stark gespannt, fettreiche Bauchdecken. Vom Nabel
abwärts zahlreiche alte Striae.

Leber nicht nachweisbar vergrößert.

Milz perkussorisch vergrößert, wegen der starken Spannung der Bauchdecken nicht
sicher zu palpieren.

Im übrigen überall tympanitischer Schall und keine Schmerzhaftigkeit.

Lymphdrüsen der Achselhöhle und Leistenbeuge nicht geschwollen.

Obere Extremitäten: der Mittelfinger der rechten Hand zeigt an der zweiten und End-phalanx eine blutige Suggillation und äußere Verletzung der Epidermis, ist nicht schmerzhaft.

Das Handgelenk des linken Armes ist leicht geschwollen und äußerst schmerzhaft auf Druck und bei Bewegungen. Alle übrigen Gelenke frei.

Urin: Albumen stark positiv. Saccharum, Diazo und Indikan negativ. Im ziemlich reichlichen Sediment sehr zahlreiche Zylinder, meist granulierte, einige hyaline, einige ganz oder teilweise mit Epithelzellen besetzte Zylinder, außerdem freie Epithelzellen.

Bei kultureller Untersuchung Urin ganz steril.

Stuhl o. B.

Sputum: ziemlich spärlich, teils zähschleimig, teils eitrig, etwas blutig tingiert. Im Ausstrichpräparat zahlreiche lange Ketten von Streptococcus pyogenes.

Blut: In den 20 ccm Blut, die mit Agar in Platten ausgegossen wurden, zahlreiche Kolonien von Streptococcus pyogenes. Auf jeder der fünf Blutplatten ca. 100 Kolonien.

19. Dezember: Weiterer Verlauf. Status idem; Febris continua.

Patientin ist ziemlich schmerzfrei.

Am Abend wird die Funktionsprüfung des rechten Auges vorgenommen: Nur noch schwacher Lichtschein, ohne genaue Lokalisation woher.

Da eine Funktionswiederherstellung desselben fast ausgeschlossen ist, andererseits die Möglichkeit der primären Infektionsstelle vorliegt (beim Abstrich des Ulcus corneae waren massenhaft Streptokokken gefunden worden), so wird abends von augenärztlicher Seite die Exenteratio bulbi unter leichter Chloroformnarkose vorgenommen. Die-selbe gelingt mühelos. Steriler Verband.

Ferner werden 10 ccm = 200 Immuneinheiten Aronsonsches Antistreptokokken-serum in den linken Oberschenkel subkutan injiziert.

Blut: Leukocyten: mittags 12 Uhr 7000, abends 7 Uhr 8400.

20. Dezember: Früh 9 Uhr Leukocyten: 6800.

21. Dezember: Patientin ist bei klarer Besinnung, klagt nicht über Schmerzen.

Temperatur kontinuierlich hoch, keine Schüttelfröste. Puls regelmäßig, deutlich kleiner, etwas weicher.

Atmung frequent.

Lungenbefund unverändert. Deutliche Schallverkürzung links hinten unten.

Herzbefund unverändert.

Zunge trocken, ziemlich borkig.

Das rechte exenterierte Auge zeigt unkomplizierte Heilungstendenz.

Das linke Auge: Augenhintergrund o. B.

Stuhl o. B., spontan gelassen.

Urin: nicht isoliert aufzufangen.

Schmerzen im linken Handgelenk geringer, leichte Schwellung besteht fort.

21. Dezember: abends: Puls kleiner, weicher.

Atmung frequent — 52, keuchend.

Es besteht Retentio urinae: Der Urin wird mittelst Katheters entleert.

An verschiedenen Stellen, besonders an der linken Hand sind punktförmige Hautblutungen = Petechien aufgetreten.

Abends 7 Uhr: Leukocyten 6700.

Blutentnahme nach Aderlaß: 80 ccm.

6 Platten gegossen, in jede etwa 2 ccm Blut.

Geschwollene Milz deutlich zu fühlen.

Subkutan Aronsons Antistreptokokkenserum 20 ccm.

22. Dezember: Patientin früh schon bewußtlos.

Puls über 160, Temperatur 41.

Atemfrequenz ca. 60, angestrengt stertorös.

Nahrungsaufnahme per os unmöglich.

Über Herz und Lungen derselbe Befund.

Blut: Leukocyten 10600.

In jeder Blutplatte (von je 2 ccm Blut) sind sehr zahlreich (200—400) Kolonien von Streptococcus pyogenes in Reinkultur gewachsen.

Prognosis absolut infaust.

Nachmittags 3 Uhr bei hyperpyretischer Temperatur (41,5 in der Axilla) und zu-nehmend schwächer und frequenter werdendem Puls Exitus letalis.

Der Ausgangspunkt ist hier nicht ersichtlich. Interessant war die auf ein Hand-gelenk beschränkte septisch Metastase.

Chronische Form. Neben solchen akut verlaufenden Fällen von Streptokokkenendocarditis gibt es auch solche, die sich über viele Wochen und Monate hinziehen, und bei denen während des ganzen Verlaufes der Krankheit stets die spezifischen Keime im Herzblut nachgewiesen werden können. In der Regel wird als Erreger dabei der zuerst von Schottmüller beschriebene, eingangs erwähnte Streptococcus mitior seu viridans gefunden. Ausnahmsweise kann jedoch auch der gewöhnliche hämolytische Streptococcus pyogenes eine über mehrere Monate sich hinziehende Endocarditis verursachen. Diese Fälle sind dann im Gegensatz zu den durch den Streptococcus mitior erzeugten Endocarditiden ausgezeichnet durch intermittierendes oder unregelmäßig remittierendes Fieber mit vielen Frösten, während die für den Streptococcus mitior typische Kurve sich meist wenig über 38⁰ erhebt und einen schwach remittierenden Fiebertypus ohne Schüttelfröste repräsentiert. Sehr bemerkenswert ist dabei, daß trotz der langen Krankheitsdauer und der beständigen Anwesenheit der Streptokokken im Blut keineswegs immer eiterige Metastasen vorhanden sein müssen, wie das Litten für die septische Endocarditis postulierte. Reye beschreibt z. B. einen solchen Fall von Endocarditis, die durch den gewöhnlichen hämolytischen Streptokokkus hervorgerufen war, wo trotz fünfmonatlicher Dauer des septischen Prozesses kein einziger metastatischer Abszeß, nur einige blande Infarkte in den Lungen entstanden waren. Geradezu charakteristisch ist dieses Freisein von eitrigen Metastasen für diejenige chronische Streptokokkenendocarditis, die durch den Streptococcus mitior bedingt wird.

Diese chronische Streptokokkenendocarditis wird von Schottmüller als Endocarditis lenta bezeichnet. Seine näheren Angaben über die Eigentümlichkeit diese Krankheitsbildes kann ich auf Grund meiner Beobachtungen durchaus bestätigen, wie das auch aus den unten aufgeführten Krankheitsgeschichten hervorgeht. In der Anamnese der Patienten findet sich fast stets ein Gelenkrheumatismus; unter 5 Fällen hatte ich diese Beobachtung fünfmal. Der Zusammenhang erklärt sich so, daß im Anschluß an den früheren Gelenkrheumatismus sich Herzklappenfehler ausgebildet haben, die nun ihrerseits eine Prädilektionsstelle für die Ansiedlung von Sepsiserregern sind und das Zustandekommen neuer endokarditischer Auflagerungen begünstigen. Auch arteriosklerotische Veränderungen am Herzen können solche Prädilektionsstellen abgeben.

Der Krankheitsbeginn ist ausgesprochen schleichend. Es wird über Gelenkschmerzen, Gliederreißen, „Influenza" geklagt; über den Beginn dieser Erscheinungen sind die Kranken meist nicht genau orientiert. Die subjektiven Zeichen des bestehenden Herzfehlers, Herzklopfen, Kurzatmigkeit, Mattigkeit, machen sich meist schon längere Zeit bemerkbar; auch Husten wird häufig angegeben. Der Sitz der Erkrankung sind die Mitralis- und die Aortaklappen. Die darauf hindeutenden Geräusche sind meist deutlich; es gibt aber auch Fälle, wo keine Geräusche wahrnehmbar sind. Mit zunehmender Herzschwäche entwickeln sich auch Zeichen von Myocarditis, unregelmäßiger Puls, Ödem usw. Der Puls entspricht im übrigen in der Frequenz der Temperatur und in seiner sonstigen Beschaffenheit der Art des vorliegenden Herzfehlers. Auffällig ist die blasse, oft etwas subikterische Färbung der Kranken. Der Hämoglobingehalt ist stark herabgesetzt und sinkt immer mehr, ebenso die Erythrocytenzahl. Die Zahl der Leukocyten war in meinen Fällen meist erhöht.

Lungenerscheinungen sind häufig. Lobulärpneumonische Herde oder Infarkte, die durch eingeschwemmte, von den endokarditischen Partieen losgelöste Thromben verursacht werden, machen sich durch Dämpfungserscheinungen und Rhonchi, oft subjektiv durch Stechen auf der Brust bemerkbar. Häufig ist eine begleitende Pericarditis exsudativa vorhanden, deren durch Punktion gewonnenes Exsudat in der Regel steril ist. Die Milz ist stets stark vergrößert, überragt den Rippenbogen um zweiquerfingerbreit und ist bei der Palpation meist schmerzempfindlich, oft wohl infolge von Infarktbildung. Die Leber ist vergrößert. Merkwürdig oft entwickelt sich gegen das Ende eine hämorrhagische Nephritis. Ich sah sie zweimal unter 5 Fällen. Haut- und Netzhautblutungen sind an der Tagesordnung. Blutiger Harn wird mitunter auch ausgeschieden, wenn embolische Niereninfarkte auftreten.

Häufig sind embolische Prozesse im Gehirn, die zu Erweichungen führen und Ausfallserscheinungen machen. Andere zu Gehirnsymptomen führende Erkrankungen sind kleine Aneurysmen der Gehirnarterien, die platzen können und zu meningitisähnlichen Erscheinungen Veranlassung geben. Sie kommen zustande durch die Ansiedlung der Streptokokken auf der Intima der Gefäße und nachfolgende Nekrotisierung der Gefäßwand.

Das Fieber bewegt sich fast stets in niedrigen Graden und erhebt sich nur wenig über 38° oder schwankt leicht remittierend zwischen 38 und 39°; an manchen Tagen besteht normale Temperatur. Schüttelfröste fehlen bei dieser Sepsisform fast ganz. Das Bild der Sepsis wird in vielen Fällen vervollständigt durch multiple Hautblutungen und durch Netzhautblutungen. Die Gelenkschmerzen, über die sehr oft geklagt wird, gehen meist ohne objektiv nachweisbare Erscheinungen einher. Für die Diagnose dieser chronischen Form der Endocarditis ist der Nachweis des Streptococcus mitis im Blut eine wertvolle Stütze. Bei den Blutagarmischplatten entwickeln sich die Kolonien oft erst nach 48 Stunden in Gestalt von grünlich schimmernden feinen Punkten. Ein Zusatz von Traubenzucker zum Agar bewirkt nach Otten eine schnellere Entwicklung der Keime, so daß sie schon nach 24 Stunden sichtbar werden.

Differential-diagnostisch kommt in erster Linie die rheumatische Endocarditis nach Gelenkrheumatismus in Betracht. Die Unterscheidung ist relativ leicht, wenn man die Blutuntersuchung zu Hilfe nimmt, die beim Gelenkrheumatismus und der damit zusammenhängenden Endocarditis stets negative Resultate bringt, während bei der Endocarditis lenta fast stets die Streptokokken nachgewiesen werden können. Ferner sind die Gelenkerscheinungen bei der rheumatischen Endocarditis in der Regel weit heftiger als bei der septischen Endocarditis.

Weiterhin ist bei der Differentialdiagnose an die durch den hämolytischen Streptokokkus bedingte chronische Endocarditis zu denken, die, wie eingangs schon bemerkt, mit höherem Fieber, Schüttelfrost und schwereren Krankheitserscheinungen einhergeht. Auch beginnende Lungentuberkulose wird manchmal irrtümlicherweise angenommen, namentlich dann, wenn Herzgeräusche fehlen und Husten und Anämie vorhanden sind. Ferner kann eine Anaemia splenica oder Bantische Krankheit durch den vorhandenen Milztumor und Leberschwellung vorgetäuscht werden. Entscheidend ist die bakteriologische Blutuntersuchung.

Pathologische Anatomie. Anatomisch handelt es sich bei dieser durch den Streptococcus mitior verursachten Endocarditis lenta um relativ flache Wucherungen im Gegensatz zu den umfangreichen polypösen, die wir bei der durch Staphylokokken, Pneumokokken und hämolytische Streptokokken erzeugten Endocarditis sehen. Diese Wucherungen finden sich aber nicht nur auf den Klappen, sondern können auch weiter über das Endokard ausgebreitet sein. Charakteristisch sind auch die feinen körnchenartigen Auflagerungen teils auf den Schließungsrändern der Klappen, teils an den Sehnenfäden und am parietalen Endokard.

Histologisch geht der Prozeß so vor sich (vgl. Königer), daß zunächst durch die Ansiedlung von Streptokokken eine Nekrose des Endothels veranlaßt wird, und daß nun Wucherungsvorgänge in der subendothelialen Schicht einsetzen. Diese Wucherungen heben sich in Gestalt warzenähnlicher Erhebungen über das Niveau der Umgebung heraus. Gleichzeitig kommt es zur Auflagerung thrombotischer Massen, teils auf den Endothelnekrosen, teils auf den gewucherten Erhebungen. Die so entstandenen Exkreszenzen werden nun meist durch ein ausgedehntes Granulationsgewebe substituiert, das namentlich dann zu größerem Umfange anwächst, wenn der ganze Prozeß, wie so häufig, sich auf schwielig verdickten Klappen abspielt, die durch früher überstandenen Gelenkrheumatismus geschädigt sind. Die infolgedessen vorhandene Vaskularisation der Klappen begünstigt die mächtige Granulationswucherung. Dabei bleibt aber immer charakteristisch, daß tiefere Nekrosen und schwere Zerstörungen, wie wir sie bei der ulzerösen, durch andere Eitererreger bedingten Endocarditis gewöhnt sind, bei dieser chronischen Form von Endocarditis nicht vorkommen. Die spezifischen Streptokokken findet man in großen Massen in den Auflagerungen bis tief in die gewucherten Partien hinein verstreut.

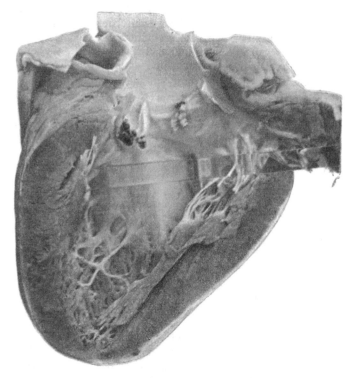

Abb. 176.
Streptokokken-Endocarditis der Aorten-Klappen.

Durch Verschleppung von Thromben, die sich von der Herzklappe losreißen, kommt es häufig zu blanden Infarkten, so in der Milz und in den Nieren. Charakteristisch ist, daß diese Infarkte niemals vereitern, höchstens erweichen.

Prognose. Die durch den Streptococcus mitior bedingte Endocartidis endet nach monatelangem Verlauf fast stets letal. Nur über wenige geheilte Fälle ist bisher berichtet worden (Lenhartz, Jochmann).

Zur Illustration dienen folgende Krankengeschichten:

Im ersten Falle handelt es sich um eine durch den Streptococcus mitior bedingte septische Allgemeininfektion, die unter den Erscheinungen einer Influenza begonnen hatte und bei der das Bild einer Aorteninsuffizienz

im Vordergrunde stand. Als Zeichen der allgemeinen Sepsis traten auf: Milz-
und Leberschwellungen, Pleuritis, Haut- und Netzhautblutungen und Nephritis
haemorrhagica. Sehr charakteristisch für den Streptococcus mitior ist hier
die niedrige Temperaturkurve und das Fehlen von Schüttelfrösten.

Fall 23. Streptokokken-Sepsis. Endocarditis lenta. Aorteninsuffizienz.
Alexander R., 57 Jahre alt.

Patient stammt aus gesunder Familie. War niemals leidend bis auf das letzte Jahr.
In diesem litt er zuweilen an „Schwächeanwandlungen" nach leichteren Anstrengungen.
Im Februar Influenza, Fieber, Mattigkeit, Gliederschmerzen, Husten und Auswurf.
Seit dieser Influenza hat Patient sich nicht recht erholen können. Andauernde
Mattigkeit, zeitweilig Fieber, bis 38° etwa. Wenig Appetit. Leichter Husten, der vom
Arzt auf Kehlkopfkatarrh geschoben wurde und nach Behandlung desselben besser wurde.
Die Mattigkeit blieb aber bestehen, ebenso die zeitweiligen Temperaturen, kein Herz-
klopfen, keine Atemnot, nicht bettlägerig.

Status praesens: Gut genährter großer Patient. Gelbblasse Gesichtsfarbe.
Keine Ödeme. Gleiche reagierende Pupillen. Mund-Rachengebilde o. B., Kehlkopf o. B.
Keine Drüsen am Halse. Gut gewölbter Thorax. Leichte Abflachung unterhalb der l.
Clavicula.

Lungen: Wenig verschiebliche Grenzen, etwas tiefstehend. Vorn links unten ganz
geringe Schallverkürzung. Sonst überall lauter Lungenschall. Überall vesikuläres Atemgeräusch. Links oben etwas abgeschwächt. Vorn links unter der Clavicula leicht
verschärftes Inspirium und verlängertes Exspirium. Sputum rein katarrhalisch,
keine Tuberkelbazillen. Herzgrenzen: Rechts III. Rippe unterer Rand. Links
Mamillarlinie. Spitzenstoß undeutlich fühlbar in der Mamillarlinie im V. Interkostalraum.
Keine sichtbare Pulsation. Spitze: reine Töne. Basis: Leichtes kurzes diastolisches Geräusch. Aorta: Leise Töne. Hinter dem zweiten ein kurzes, ganz
leises diastolisches Geräusch. Pulmonalis: Reine leise Töne. Puls: Etwas beschleunigt, celer et altus, wenn auch nicht sehr ausgesprochen. Arterie ziemlich
weich. Pulsieren der kleinen Arterien auf dem Handrücken. Kein Kapillarpuls.
Leber: nicht palpabel; perkussorisch nicht vergrößert. Magen: perkussorisch o. B., ohne
palpablen Befund. Milz: stark vergrößert, überragt mit dem unteren Rand den
Rippenbogen um zwei Querfinger. Leukocyten: 14 000. Im gefärbten Präparat
nichts Besonderes. — Urin frei. Magensaft: Gesamtazidität 40. Freie Salzsäure +.

19. Mai: Allgemeinbefinden unverändert. Patient fühlt sich im Bett ganz gu .
Appetit leidlich. Elendes mattes Aussehen. Temperatur wechselnd, bald fieberfrei,
bald bis 38°. Herzbefund unverändert. Milz bedeutend kleiner. Nicht mehr palpabel.
Perkussorisch noch stark vergrößert. Im Venenblut (entnommen 16. Mai mittags) nach
48 Stunden kleine schwarzgrüne Kolonien von Streptococcus mitior seu viridans (Schottmüller), 36 Kolonien in 20 ccm Blut.

26. Mai: Hinten links unten: Leises pleuritisches Reiben. Schmerzen beim
Palpieren der Milz, die kleiner ist wie gestern. Keine Temperaturerhöhung. Guter
Appetit. Leidliches Allgemeinbefinden.

28. Mai: Hinten links unten Dämpfung und abgeschwächtes Atmen.
Probepunktion: Trübe seröse Flüssigkeit (steril).

30. Mai: Hinten links unten leises Bronchialatmen und Dämpfung. Weniger
Schmerzen. Kein Fieber. Gutes Allgemeinbefinden. Kein Auswurf.

2. Juni: Kein Bronchialatmen mehr. Leises Vesikuläratmen, sonst unverändert. Patient psychisch leicht erregbar, weinerlich, sonst Stat. idem.

8. Juni: Gewichtszunahme, sonst Status idem. Hinten links unten leichte Schallverkürzung und schwacher Stimmfremitus. Vesikuläratmen. Milz eben palpabel,
nicht schmerzhaft.

14. Juni: Seit gestern Durchfälle.

17. Juni: Stuhlgang geregelt. Leib weich, nicht schmerzhaft. Milz heute nicht
palpabel. Patient leidlich munter. Guter Appetit. Am Herzen nach dem diasto-
lischen Geräusch, das in seiner Intensität wechselt, noch ein leises systolisches Geräusch über der Aorta.

20. Juni: Injektion von 10 ccm Tavels Antistreptokokkenserum. Injektion gegen
Mittag. Temperatur abends 38,7°. Leukocyten vorher und nachher 8200, Algemeinbefinden wenig gestört.

22. Juni: Injektion von 10 ccm Tavels Serum. Temp. 37,5°. Ebenfalls keine
Leukocytose. Allgemeinbefinden unverändert. Milz eben noch palpabel. Örtlich keine
Reaktion.

26. Juni: Entnahme von 20 ccm Venenblut. Auf den Platten nach 48 Stunden
zahlreiche Kolonien von Streptokokken. Wieder Klagen über Appetitmangel,

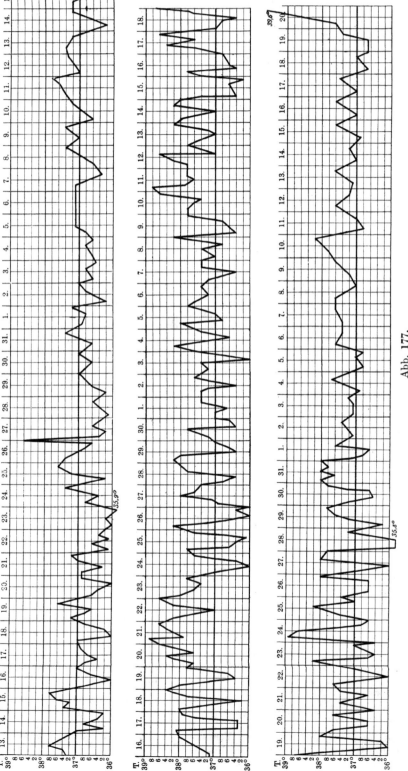

Abb. 177.

Fall 23. Endocarditis lenta. Aorteninsuffizienz. Streptokokken-Sepsis (Strept. mit.).

übelriechendes Aufstoßen, Magendruck. Letzte Tage wieder unregelmäßige Temperatur. Nachts um 2 Uhr Höhepunkt (38 bis 38,2°). Puls andauernd kräftig (celer et altus). Herzbefund unverändert.

27. Juni: Magenbeschwerden dauern an, Patient wird sichtlich matter. Sehr nervös erregbar. Großes Schlafbedürfnis. Viele kleine Hautblutungen.

5. Juli: Magenbeschwerden behoben. Milz palpabel. Sonst Status idem.

12. Juli: Abends vermehrter Hustenreiz. Hinten unten beiderseits spärliches feuchtes Rasseln. Unregelmäßige Temperaturen. Injektion von 40 ccm Aronsonschen Antistreptokokkenserums (40 ccm = 800 Immuneinheiten).

13. Juli: Nach der gestrigen Injektion kein Fieber. Keine Störung des Allgemeinbefindens. Leukocyten vorher und nachher etwa 8000. Milz blieb unverändert.

14. Juli: Injektion von 40 ccm Serum unter die Bauchhaut. Abends Temperatur 38°. Milz unverändert. Klagen über Schmerzen links vorn oben, besonders beim Atmen. Auskultatorisch und perkutorisch kein Befund. Trotz Gewichtszunahme von 1,5 kg sichtbare Schwäche und Mattigkeit. Injektionsstellen ohne Reaktion.

15. Juli: Blutentnahme. Nach 48 Stunden massenhaft Kolonien von Streptococcus mitior.

17. Juli: Injektion von 10 ccm Kollargollösung in die Armvene (0,1 g Kollargol).

18. Juli: Nachts Temperatur 38°, morgens unter 37°. Injektion leicht schmerzhaft. Injektionsstelle leicht geschwollen. Allgemeinbefinden Befund unverändert.

23. Juli: 0,1 Kollargol mit physiologischer Kochsalzlösung als Infusion. Sehr schmerzhaft.

27. Juli: Übelkeit, Erbrechen, gegen abend Kopfschmerzen. Herz unverändert. Milz um 3 Querfinger, Leber ebensoweit über den Rippenbogen hinausragend, beide nicht schmerzhaft. Magen sehr aufgetrieben. Abdomen ebenfalls. Dämpfung der Seitenteile. Keine deutliche Fluktuation. Im Urin zahlreiche Zylinder aller Art, viele rote Blutkörperchen, Albumen.

29. Juli: Blutentnahme: Nach 48 Stunden zahllose Kolonien von Streptococcus mitior.

4. August: Intravenöse Injektion von 60 ccm Antistreptokokkenserum (Aronson). Unmittelbar darauf, schwerer Kollaps. Erholung auf Kampher. Einige Stunden später Befinden wie vorher. Guter Puls. Keine Temperatursteigerung nach der Injektion.

5. August: Befinden ziemlich unverändert. Befund derselbe.

10. August: Allmähliche Abnahme der Kräfte. Langsame Abmagerung. Klagen über Schmerzen beim Husten. Über beiden Unterlappen dichtes feuchtes Rasseln. Keine Dämpfung. Vesikuläratmen. Milz palpabel, überragt den Rippenbogen um drei Querfinger. Leber überragt den Rippenbogen um drei Querfinger. Palpation schmerzhaft. Massenhafte Hautblutungen. Große Netzhautblutungen, besonders um die rechte Papille.

15. August: Zusehends Abnahme der Kräfte. Schlechte Nahrungsaufnahme.

17. August: Versuch, physiologische Kochsalzlösung subkutan und per rectum zu geben. Subkutane Injektion führt sofort beim Einstich der Kanüle zu Kollapserscheinungen. Klystier wird nicht gehalten. Schneller Verfall. Befund am Cor unverändert, nur unregelmäßiger Puls.

20. August: Temperatursteigerung bis fast 40°. Völlige Benommenheit. Starke Hauthyperästhesie. Wenigstens zuckt Patient bei jeder Berührung trotz der Benommenheit. Andauernde Ablenkung beider Augen nach rechts. Leib weich. Abends 11½ Uhr Exitus letalis. — Sektion verweigert.

Ein zweiter Fall von Aorteninsuffizienz hatte einen etwas weniger langen Verlauf. Der Patient war nur 5 Wochen bettlägerig, aber die Entstehungsgeschichte lag nach der Anamnese viele Monate zurück.

Fall 24. Aorteninsuffizienz, Endocarditis lenta, Streptokokkensepsis (Str. mitior seu viridans). Akute hämorrhagische Nephritis, Bronchitis, Pleuritis.

Eduard Siegmund, 32 Jahre alt, Bauer.

Vater gestorben, an Lungenkrankheit, Mutter und 9 Geschwister leben und sind gesund.

Patient war als Kind gesund; im Alter von 12 Jahren erkrankte er an Gelenkrheumatismus, lag zu Bett; derselbe wiederholte sich in den folgenden Jahren immer im Frühjahr, mußte immer ein paar Tage liegen. Im 19. Lebensjahr lag er im Krankenhause zu Bogutschütz, wo der Gelenkrheumatismus ausgeheilt wurde. Von da an hatte er keinen Rückfall mehr. Patient war nicht Soldat, ist seit 8 Jahren verheiratet. Er hat zwei lebende Kinder, zwei sind klein gestorben. Die Frau hatte keine Fehlgeburten.

Erst im Frühjahr dieses Jahres traten wieder rheumatische Beschwerden bei ihm auf. Bei Witterungswechsel empfand er Reißen in den Knochen und Gelenken.

Trotzdem arbeitete er durch. Erst vor 3 Wochen legte er die Arbeit nieder und legte sich zu Bett.

Seine Hauptbeschwerden bestanden in Atemnot, Schmerzen auf der Brust, Husten und Auswurf von weißem Schleim, Herzklopfen, besonders bei Körperbewegungen, Appetitlosigkeit, schlechtem Schlaf, wechselnd starker Schwellung der Beinen.

11. Dezember 1905. Status praesens. Körpergewicht 67,8 kg, Temp. 39°, Puls 96, Atmung 32.

Ziemlich großer Mann von kräftigem Knochenbau, ziemlich schwacher, weicher Muskulatur, geringem Fettpolster. Die Haut zeigt außer in der Gegend der Knöchel nirgends Ödeme oder Exantheme.

Gesichtsfarbe auffallend gelblichblaß.
Wangen etwas gerötet (Herzfehlerfarbe).
Sichtbare Schleimhäute blaßrosa.
Augen o. B.
Pupillen reagieren.
Augenhintergrund sichtbarer Venenpuls.
Zähne gut erhalten.
Zunge feucht, weiß belegt, zittert nicht.
Gaumen und Rachen o. B.

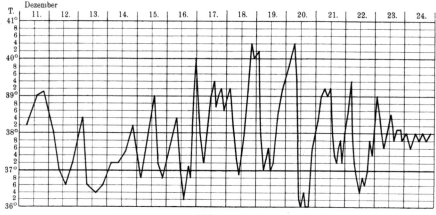

Abb. 178.

Fall 24. Endocarditis septica. Aorteninsuffizienz. Streptokokkensepsis.

Hals ziemlich mager. Im ganzen Verlauf der Karotiden äußerst starke Pulsation sichtbar, besonders stark hinter dem unteren Ansatz des Sternokleidomasto-ideus. Die aufgelegte Hand fühlt Karotidenschwirren, in beiden Supraklavikular-gruben Pulsation sichtbar, Schwirren fühlbar. Venenpuls nicht mit Sicherheit zu identifizieren.

Thorax kräftig gebaut, Clavicula ziemlich stark prominierend.

Lungen-Grenzen hinten in normaler Höhe, desgleichen vorn rechts; vorn links untere III. Überall sonorer Klopfschall, nur hinten über der linken Spitze vielleicht abgeschwächt. Überall reines Vesikuläratmen ohne Nebengeräusche.

Herz: Herzgegend in toto etwas vorgebuckelt, etwas median und unterhalb der linken Brustwarze sieht man eine leichte Erschütterung, die wohl dem Herzspitzenstoß entspricht; zu fühlen ist dieselbe relativ schwach, aber deutlich etwas hebend im 4. Inter-kostalraum in der Mamillarlinie.

Keine epigastrische Pulsation.

Herzgrenzen: Oben unt. III. Rippe. Rechts 1½ Querfinger lateral des rechten Sternalrandes. Links etwa Mamillarlinie.

Auskultation: An der Spitze geräuschartiger gespaltener 1. Ton, sehr schwacher 2. Ton. Nach der Basis zu 2. Ton deutlich stärker werdend, über der Pul-monalis leicht verstärkt. Auch hier 1. Ton etwas gespalten.

Über der Aorta undeutlicher 1. Ton, mittellautes systolisches Geräusch.

Radialpuls beiderseits gleichmäßig, regulär, frequent, anscheinend leidlich gut gefüllt, ausgesprochen celer et altus.

Periphere Arterien sonst überall deutlich hüpfend zu fühlen.

Starke Gefäßtöne.

Deutlicher Kapillarpuls am Lippenrot nachweisbar.

Abdomen zeigt Schnürfurche oberhalb des Nabels, Bauchdeckenreflexe ziemlich träge.

Leber perkussorisch vergrößert, den Rippenbogen vielleicht 1—2 Querfinger überragend. Leberrand nicht fühlbar.

Milz nicht nachweibar vergrößert.

Leistendrüsen beiderseits deutlich fühlbar.

Extremitäten: Knöchelgegend beiderseits deutlich verdickt und geschwollen, jedoch durch Fingerdruck beiderseits nur geringe Ödeme hinter dem medialen Knöchel nachweisbar.

Reflexe: sämtlich gut vorhanden.

Urin: verminderte Menge, hochgestellt, braungelb, z. T. starkes Sediment (Lateritium) zeigend. Albumen schwach +, Urobilin +.

Stuhl regelmäßig, o. B.

Sputum nicht vorhanden.

Blut: Hämoglobin 60%. Erythrocyten 3 800 000.

13. Dezember: Es sind jetzt rheumatische Schmerzen in beiden Fußgelenken aufgetreten.

Ferner hinten unten über beiden Unterlappen, besonders links, zahlreiche bronchitische oder pleuritische Geräusche. Kein Sputum.

14. Dezember: Herzgegend vorgewölbt, aber nirgends ein deutlicher Spitzenstoß sicht- und fühlbar. Auch von deutlichen systolischen Einziehungen nichts vorhanden. Mit der flachen Hand fühlt man nur eine ganz leichte diffuse Herzbewegung.

Herzdämpfung an der Basis von der linken vorderen Axillarlinie bis 2 Querfinger jenseits des Brustbeins = 23 cm breit. Oben: oberer Rand der 3. Rippe.

Am oberen Sternum zwei deutliche Aortengeräusche, am übrigen Herzen nur leise, undeutliche Töne.

Puls deutlich celer et altus.

Über dem unteren Lungenlappen hinten Schall etwas gedämpft tympanitisch.

Links hinten unten ziemlich viel feuchtes Rasseln, rechts abgeschwächtes Atmen mit feinen Geräuschen.

Leber nicht deutlich vergrößert, vielleicht ganz geringer Aszites.

Dunkler Stauungsharn mit auffallend wenig Eiweiß und viel Urobilin.

Diagnose: Chronische Endocarditis mit Aorteninsuffizienz, vielleicht alte Concretio pericardii (Spitzenstoß!).

Beiderseits hinten unten alte Pleuritis und Bronchitis, besonders links.

16. Dezember: Sehr unregelmäßiges remittierendes Fieber mit starken Schweißen. Im dunklen Urin heute Blutprobe positiv.

18. Dezember: Leukocyten 8500.

Hinten über der rechten Lunge jetzt deutliche, nicht sehr intensive Dämpfung. Im Bereich derselben sowie auch links laute pleuritische (?) Geräusche, die durch Hustenstöße nicht beeinflußt werden.

Urin seit 3 Tagen dunkelbraunrot, trüb. Blutprobe +.

Im reichlichen Sediment sehr zahlreiche kurze Zylinder, meist bräunlich granuliert, ausgelaugte Erythrocyten, spärliche weiße Blutkörperchen und Epithelzellen.

19. Dezember: Heute zweimal Erbrechen. Patient gibt auf Befragen an, Kopfschmerzen zu haben. Sonst ist er sehr euphorisch. Sein Aussehen ist sehr schlecht, blaßgelblich.

Von heute ab strenge Milchdiät. Ferner zum Abführen Bitterwasser.

21. Dezember: Sehr hohes, unregelmäßiges remittierendes Fieber, gestern von 40,4 auf 36,2° stürzend. Puls frequent, 100—130.

Das Erbrechen hält an. Urinmenge wechselnd, aber stark vermindert, rotbraun, enthält viel Blut, massenhaft Zylinder.

Über den Lungen starkes Rasseln.

Heute Blutentnahme zur bakteriologischen Untersuchung.

22. Dezember: Zustand des Patienten dauernd schlechter. Er ist mäßig benommen, reagiert aber noch auf Fragen nach seinem Befinden euphorisch mit „gut". Dabei wirft er sich viel herum im Bette. Infolge starken Juckreizes hat er sich die Haut von Brust und Bauch gehörig zerkratzt, auch an den Beinen.

Hautfarbe am ganzen Körper leicht urobilinikterisch.

Urinmenge gering, Erbrechen hält an. Ferner Stuhlverstopfung. Fieber nach wie vor unregelmäßig remittierend. Puls andauernd celer et altus.

23. Dezember: Die Blutplatten (20 ccm Blut mit Agar vermischt) waren nach 24 Stunden noch steril, zeigen heute nach 48 Stunden unzählige feine

Kolonien mit ausgesprochen schön grünem Hof. Im Ausstrich Kokken zu
zweien und in kurzen Ketten gelagert. In Bouillonkultur schöne lange Ketten bildend.
Traubenzuckeragar durch Stichkultur getrübt; danach handelt es sich zweifellos um den „Streptococcus mitior seu viridans", den Erreger der Endocarditis lenta.

24. Dezember: Unter zunehmendem Sopor erfolgt nachmittags der Exitus letalis.
Sektion verweigert.

Ein dritter Fall, der 4 Monate in unserer Beobachtung stand, konnte
gebessert entlassen werden. Es handelte sich um eine Mitralstenose.

Fall 25. Endocarditis lenta, Pericarditis, Mitralstenose. Streptokokkensepsis (Streptococcus mitior).

Martha Stankowitz, 23 Jahre alt, Dienstmädchen.

Mit 17 Jahren hatte sie einen schweren Gelenkrheumatismus, an dem sie
ein halbes Jahr zu Bett (zu Hause) lag. Seit dieser Zeit ist sie herzkrank. Sie bekam
häufig Herzklopfen, Atemnot bei der geringsten Anstrengung, hatte außerdem stets
Mattigkeit in den Füßen. Trotzdem ging sie vom 19. Jahre ab in Stellung als Dienstmädchen,
mußte allerdings bisweilen aussetzen. Vor 4 Wochen verließ sie wieder ihren Dienst, lag
zu Hause im Bett. Sie hatte starken Husten, Stechen in der linken Seite, starken Auswurf. Hände und Füße waren etwas angeschwollen. Von ihrem Arzt wurde sie trotz
ihres schweren Zustandes allein hierher geschickt, wo sie schwer krank und dyspnoisch
eintrifft.

5. Oktober 1905. Status praesens. Temperatur 38,8° Puls 116, Atmung 56.

Ins Bett gebracht, macht Patientin einen schwerkranken Eindruck. Hochgradige
Dyspnoe, Orthopnoe. Dabei sehr heftiger Husten. Es wird ein wässerigschleimiges
schaumiges Sputum entleert. Puls frequent, nicht sehr kräftig.

Der Husten läßt nach, leidliche Nachtruhe.

6. Oktober: Status: Temp. 37,4°, Puls 100, Atmung 42.

Mittelgroßes Mädchen von grazilem Knochenbau, mittlerer Muskulatur, geringem
Fettpolster. In den etwas dicken Hand- und Fußrücken sind geringe Ödeme gerade
noch nachweisbar.

Gesicht: „Herzfehlerfarbe". Gesichtshaut bräunlichgelb, Wangen bläulichrot,
Lippen stark dunkelrot.

Augen o. B. Pupillen reagieren.

Zähne o. B.

Zunge feucht, leicht belegt.

Gaumen und Rachen o. B.

Hals o. B. Keine Drüsen fühlbar.

Thorax ziemlich schmächtig.

Mammae nur mäßig entwickelt.

Lungengrenzen in normaler Höhe, schwach verschieblich.

Perkussion: Vorn überall guter Schall. Hinten: Über der rechten Lunge von
der Spina scapulae abwärts Schallverkürzung.

Auskultation: Vesikuläres Atmen überall, hinten über beiden Unterlappen
klein- und mittelgroßblasige Rasselgeräusche.

Herzspitzenstoß ziemlich stark hebend fühlbar im 5. Interkostalraum,
einen Querfinger breit lateral der Mamillarlinie. Die flach aufgelegte Hand fühlt
deutlich diastolisches Katzenschwirren.

Herzgrenzen: Oben: oberer Rand der 4. Rippe, rechts: rechter Sternalrand,
links: 1 Querfingerbreit lateral der Mamillarlinie.

Herzaktion beschleunigt, aber regelmäßig.

Herztöne: An der Herzspitze hört man zwei systolische und ein längeres
diastolisches Geräusch im Galopprhythmus.

Über der Herzmitte besonders deutlich das diastolische Geräusch.

An den anderen Auskultationsstellen Geräusche kaum hörbar.

2. Pulmonalton deutlich akzentuiert.

Radialpuls regelmäßig, ziemlich kräftig.

Abdomen nicht aufgetrieben.

Kein Meteorismus, kein Aszites.

Bauchdeckenreflexe nicht auslösbar.

Leber überragt perkussorisch einen Querfinger breit den Rippenbogen.

Milz nicht nachweisbar vergrößert.

Achsel- und Leistendrüsen nicht vergrößert.

Extremitäten: Hände und Füße leicht bläulichrot. Auf dem Rücken derselben deutliche Schwellung, doch Ödeme nur angedeutet. Am ehesten noch nachweisbar am
medialen Rand der Tibia.

Haut- und Sehnenreflexe o. B.

Urin o. B.

8. Oktober: Puls ist voller geworden.

Atemnot und Expektoration geringer, Sputum schleimig-eitrig. Keine Tuberkelbazillen darin gefunden, auch keine Influenzabazillen. Über beiden Lungen hinten unten bronchitische Geräusche.

Am Herzen ist das Schwirren geringer geworden. Herztöne kräftiger.

Stuhl angehalten.

Heute Nachmittag Temperaturanstieg bis 39,6°.

12. Oktober: **Hohes, unregelmäßiges, remittierendes Fieber besteht fort, ohne daß dafür ein besonderer organischer Grund vorläge. Es wird eine rekurrierende Endocarditis angenommen.**

Heute auch Puls bis 150.

Atmung ca. 40.

Patientin fühlt sich sehr schwach, klagt über Husten, Schmerzen in der Herzgegend, Appetitlosigkeit. In den letzten 3 Tagen täglich 1 mal Erbrechen.

17. Oktober: **Stark remittierendes Fieber.**

Klagen über Schmerzen unter dem linken Rippenbogen. **Die Milz ist daselbst als schmaler, zungenförmiger, den Rippenbogen nicht überschreitender Tumor zu palpieren.** Palpation ist schmerzhaft.

Am Herzen deutlich systolisches und präsystolisch-diastolisches Geräusch. Puls leidlich kräftig.

16. Oktober: Urin dunkelrot, hochgestellt. Seit 2 Tagen das erste Mal entleert, enthält reichlich Sedim. lateritium. Albumen —, Blut —, Urobilin —.

Sediment reichlich amorphe Urate, einige Oxalsäurekristalle, einige Plattenepithelien, ziemlich viele polynukleäre Leukocyten.

17. Oktober: **Systolisches und lautes präsystolisches Geräusch, daneben Töne hörbar.**

20. Oktober: Fieber seit 2 Tagen gefallen. Allgemeinbefinden bedeutend gebessert. Puls noch etwas unregelmäßig und Blutdruck 118. Deutliches diastolisches Geräusch.

Keine Herzschmerzen, kein Milzstechen mehr. Schlaf sehr gut, doch noch große Schwäche.

21. Oktober: Fieberfrei, leidliches Befinden.

Deutliches diastolisches Geräusch.

22. Oktober: **Gegen Abend plötzlich Temperaturanstieg.**

Geringer Herzschmerz.

23. Oktober: In der Nacht Anstieg der Temperatur bis 41,4°. Morgens Abfall auf 38°. Große Schwäche. Herzschmerzen. Auffallend langsamer Puls, deutliche Verdoppelung des 2. Tones, an Stelle des 2. Doppeltones meist ein Geräusch (präsystolisch).

Puls weich, dikrot.

Urin: Spuren Albumen, kein Blut.

Blutentnahme 20 ccm.

24. Oktober: **Blutplatten: grambeständige, zu zweien, auch zu dreien in Kettenform vereinigte Kokken. Kein Resorptionshof. 10 Kolonien. Streptococcus mitis.**

Gegen Abend plötzlich Atemnot, Temperaturabfall, Verlangsamung des Pulses. Starke Herzbeklemmung, Angstgefühl, Zyanose. Kalte Hände, Schwindel, Flimmern vor den Augen. Kein Schweiß.

25. Oktober: Nach Morphin Besserung. In der Nacht erholt sich Patientin wieder, Temperatur steigt aber wieder hoch an.

26. Oktober: Temperaturabfall zur Norm, keine Schweiße. Patientin klagt über **Schmerzen in den Gelenken, den Knien uud Fußgelenken.** Dieselben bis auf das rechte Knie sind geschwollen.

28. Oktober: **Remittierendes Fieber.** Injektion von 20 ccm **Aronsonsches Antistreptokokkenserum.** Temperatur steigt nachher bis 41.

29. Oktober: Injektion von 10 ccm **Aronson**sches Antistreptokokkenserum. Fieber gleichen Typus.

30. Oktober: Injektion von 20 ccm Serum; stets hohe Temperatur; keine sichtbare Einwirkung.

2. November: Patientin klagt über sehr heftige Herzschmerzen. Sehr deutliches diastolisches Schwirren.

3. November: Temperatur etwas herabgegangen, Schmerzen geringer.

4. November: Morgens ist die Temperatur wieder etwas herabgegangen. Subjektives Befinden gut. Im Laufe des Tages aber kein weiterer Temperaturabfall. Rechtes Fußgelenk ist schmerzhaft, die ganze Knöchelgegend leicht geschwollen.

9. November: In der Gegend des Malleolus extr. d. und des Metacarpus V. d. sich teigig anfühlende Schwellung, die stark schmerzhaft ist.

Herzbefund: An der Basis deutliches diastolisches Geräusch, ebenso an der Spitze mit deutlichem diastolischem Schwirren.

Milz: Palpatorisch nicht deutlich abgrenzbar, man fühlt nur eine weiche Resistenz, die sehr schmerzhaft ist.

In der Herzgegend starkes Druckgefühl. Puls die ganze Zeit über auffallend niedrig, regelmäßig äqual.

15. November: Gegen abend plötzlicher Schwächezustand, Puls flatternd, kaum fühlbar, Atmen beschleunigt, große Herzangst und Schmerzen in der Herzgegend.

Nach Kampfer, Morphin Besserung.

16. November: Morgens dem gestrigen analoger Anfall. Abends erneuter Anfall.

17. November: Heute abend rapider Temperaturabfall bis 37,5 °. Mehrfach Erbrechen. Im ganzen ziemlich gutes Befinden.

18. November: Temperatur subfebril. Patientin hat heute früh mehrmals erbrochen, fühlt sich aber sonst relativ wohl, hat heute zum ersten Male die ganze Nacht durchgeschlafen.

19. November: Patientin hat wieder die ganze Nacht geschlafen. Temperatur bis höchstens 37,5 °. Patientin hat keine Schmerzen, keine Atemnot; verlangt viel zu essen; objektiv über den Lungen kein pathologischer Befund.

Herz: Absolute Dämpfung, unterer Rand der III. Rippe, 1 Finger nach außen vom r. St.-R. 1 Finger nach außen von M.-Linie. Deutlich diastolisches Schwirren.

An der Spitze und auf dem Sternum deutliches diastolisches Geräusch. 2. Pulmonalton akzentuiert. Systolisches Geräusch an der Mitralis nicht deutlich, statt dem aber dumpfer systolischer Ton.

27. November: Spitzenstoß in M.-Linie, etwas hebend. An der Spitze starkes diastolisches Schwirren und diastolisches Geräusch, direkt übergehend in den systolischen Ton. Pulmonaltöne und Aortenton deutlich klappend hörbar. 2. Pulmonalton etwas, nicht stark akzentuiert. Schall rechts hinten unten etwas abgeschwächt; überall leises rauhes Atmen, kein Rasseln. Leber nicht vergrößert. Keine Ödeme. Puls ganz regelmäßig, wenig beschleunigt, leidlich kräftig.

NB. Mit dem relativ guten Herzbefund kontrastiert die große allgemeine körperliche Schwäche. Patientin klagt über große Beklemmungen am Herzen, kann im Bett nur mit ganz erhöhtem Oberkörper liegen, sieht blaß und zyanotisch aus.

1. Dezember: In den letzten Tagen leidliches Befinden, Puls stets relativ kräftig. Keine Ödeme. Über den Lungen kein Befund. Herzbefund unverändert.

Schlaf meist gut. Von Zeit zu Zeit heftige Stenocardie.

7. Dezember: Im ganzen recht gutes Befinden. Die stenokardischen Anfälle sind zweifellos seltener geworden und weniger heftig, dauern auch nicht mehr so lange.

In der Zwischenzeit ist Patientin recht wohl und beschäftigt sich mit Handarbeiten.

Den Anfällen geht häufig Erbrechen oder quälendes Würgen voraus.

Herzbefund im wesentlichen unverändert. Kein deutliches systolisches, nur deutlich diastolisches Geräusch an der Spitze.

10. Dezember: Im wesentlichen Status idem. Keine heftigen stenokardischen, nur relativ leichte Anfälle, meist gegen Abend.

12. Dezember: Vom 24.—28. Dezember Temperatursteigerungen bis 39 °. Anfälle von Herzklopfen, Atemnot und Erbrechen; gleichzeitig starker Puls und Atembeschleunigung. Danach stets relatives Wohlbefinden. Hin und wieder Temperatursteigerungen, leichte stenokardische Anfälle. Patientin ist meist außer Bett.

Herzbefund: Herzspitzenstoß etwa einwärts der Mamillarlinie, im 5. Interkostalraum ziemlich stark hebend fühlbar.

Grenzen: obere IV. l. Sternalrand, 1 cm r. vom St.-R., Mamillarlinie (rel. 1 Querfinger außerhalb Mamillarlinie).

Über der Herzspitze ein langgestrecktes, lautes diastolisches Geräusch, das nach der Basis zu schwächer wird, über sämtlichen Herzabschnitten aber hörbar ist. Der erste Ton an der Spitze ist rein.

Gesichtsfarbe gerötet, nicht zyanotisch.

Lungenbefund o. B.

Milz: Perkuss. scheinbar etwas vergrößert, doch ebenso wie Leber wegen großer Empfindlichkeit der Patientin nicht palpierbar.

Hände und Füße kalt.

Patellar-Sehnenreflexe lebhaft.

Urin meist in geringer Menge (600—800 ccm) Alb.-S.

Körpergewicht 48 kg.

Patientin wird auf Wunsch als gebessert entlassen.

Außerdem sah ich noch zwei weitere Fälle.

Einmal handelte es sich um einen 28 jährigen Mann (Fall 26), bei dem die Krankheit mit Gelenkschmerzen, Fieber, Schweißausbruch und Herzklopfen begann.

Man hörte über allen Ostien systolische und diastolische Geräusche. Im Vordergrunde standen die Erscheinungen einer Aorteninsuffizienz und Mitralinsuffizienz. Das Fieber war remittierend zwischen 38 und 39°. Komplikationen bestanden nicht. Er wurde nach viermonatlichem Krankenlager gebessert entlassen. Bei der letzten Eigenbeobachtung (Fall 27) handelte es sich um einen 32 jährigen Mann mit Endocarditis septica der Mitralklappe. Die Milz war enorm geschwollen, überragte um 3 Querfinger breit den Rippenbogen und war auf Druck sehr schmerzhaft. Die Krankheit begann mit Gelenkschmerzen, zunehmender Mattigkeit und schlechtem Aussehen 6 Monate vor der Aufnahme. Auffällige Blässe, lautes blasendes systolisches Geräusch an der Mitralis, der zweite Ton klappend, Herz nach rechts verbreitert. Die Leber war stark geschwollen. Komplikationen seitens der Lungen und der Nieren waren nicht vorhanden. Er starb nach viermonatlicher Krankheitsdauer. Das Fieber hatte dabei niemals 38° überstiegen.

Spezifische Therapie bei der Streptokokkensepsis.

Nachdem es Behring im Jahre 1892 bereits gelungen war, durch das Serum von Versuchstieren, die er durch Streptokokken immunisiert hatte, Mäuse und Kaninchen gegen hohe Dosen hochvirulenter Streptokokken zu schützen, haben sich in den nächsten Jahren Roger und besonders Marmorek mit Versuchen beschäftigt, ein Serum herzustellen, das die Streptokokkensepsis des Menschen günstig beeinflussen sollte. Während Roger durch Erhitzung abgetötete Streptokokkenkulturen zur Immunisierung der Tiere benutzte, zog es Marmorek vor, lebende Kulturen dazu zu verwenden. Er immunisierte Pferde und Schafe mit einer von menschlicher Angina stammenden Streptokokkenkultur, die er durch Tierpassage so virulent gemacht hatte, daß ein Hundertmillionstel ccm davon ein Kaninchen akut tötete. Die guten Resultate, die Marmorek mit seinem monovalenten Serum bei den Streptomykosen des Menschen erzielte, wurden nur von wenigen Autoren, wie Bordet u. a., bestätigt. Im Gegensatz zu diesem mit nur einem Stamme gewonnenen Marmorekschen Serum schufen Denys und van der Velde ein Serum, bei dem zur Immunisierung ein Gemisch verschiedener virulenter Streptokokken verwendet wurde, also ein polyvalentes Serum. Dabei war die Überlegung maßgebend, daß die menschliche Streptomykose vermutlich durch verschiedene Streptokokkenarten erzeugt würde.

Das zweite Prinzip des Marmorekschen Serums, die Steigerung der Virulenz durch Tierpassagen, verwarf Tavel in der Annahme, daß die Steigerung der Virulenz eine Änderung der ganzen Wesensart des Streptokokkus bedeutet. Er stellte daher mit unpassierten, frisch aus menschlichen Krankheitsherden gezüchteten Streptokokkenstämmen ein polyvalentes Serum her (Tavelsches Streptokokkenserum).

Aronson hingegen verwendete einen für Mäuse hochpathogen gemachten Streptokokkenstamm zur Immunisierung und stellte zum ersten Male ein Serum her, dessen Schutzwert im Tierversuch exakt austariert werden konnte. Später änderte er die Herstellungsart seines Serums, indem er nicht nur den eben erwähnten tierpathogenen Stamm allein, sondern daneben noch eine Anzahl unpassierter, von Menschen gewonnener Streptokokkenstämme zur Behandlung seiner Tiere benutzte.

Ein polyvalentes Antistreptokokkenserum wird weiterhin in Österreich nach den Angaben von Paltauf hergestellt.

Das von den Höchster Farbwerken abgegebene Antistreptokokkenserum „Höchst" nach Meyer und Ruppel hat den Vorzug, daß es außer mit einem hochvirulenten Passagestamm noch mit hochvirulenten unpassierten, direkt vom Menschen stammenden Originalstämmen gewonnen wird. Nach Meyer und Ruppel besitzen menschliche Stämme oft ohne jede Passage hohe Tiervirulenz, die sich jahrelang unverändert in defibriniertem Menschenblut konservieren läßt.

„Durch monovalente Immunisierung verschiedener Pferde mit differenten Stämmen ließ sich zeigen, daß diese untereinander verschieden waren und demgemäß differente Immunkörper bildeten. Avirulente Stämme wurden durch künstliche Steigerung ihrer Virulenz auf dem Wege der Tierpassage in einen hochvirulenten, stets gleichen Passagestamm umgewandelt. Dieser letztere hat noch immunisatorische Fähigkeit für Pferde und Mäuse und wurde zur Vorbehandlung der Versuchstiere verwendet, während jedes Pferd später mit einem menschlichen Originalstamm weiterbehandelt wird. Erst wenn das Serum jedes Tieres in kleinsten Mengen (1 Zentigramm bis 1 Milligramm) gegen den eigenen Stamm zu schützen vermag, werden die Sera aller Pferde zu einem Mischserum vereinigt, welches so nachweisbare Quoten gegen zahlreiche Streptokokkenstämme enthält und jederzeit mittelst der Blutkultur auf seinen genauen Schutz- und Heilwert eingestellt werden kann.‟

Das Mosersche Serum ist speziell als Scharlachstreptokokkenserum gedacht. Von der Annahme ausgehend, daß die Streptokokken die Erreger des Scharlachs sind, verwendete er verschiedene Stämme von „Scharlachstreptokokken‟ zur Immunisierung von Pferden und gewann so ein Serum, das sich noch jetzt in Österreich und Rußland großer Beliebtheit erfreut. In Deutschland wird es wohl jetzt weniger mehr angewendet. Es fehlt ihm eine zuverlässige Wertbestimmungsmethode.

Das Menzersche Serum ist durch Immunisierung von verschiedenen unpassierten Streptokokkenkulturen gewonnen, die von Gelenkrheumatismuskranken stammen. Es wurde zuerst nur zur Behandlung der Polyarthritis empfohlen, die Menzer irrtümlicherweise für eine Streptomykose hielt, später aber auch für die Streptokokkensepsis.

Während Moser und Menzer den Wert ihrer Sera nur am Menschen prüfen, bestehen für die anderen Sera Wertbestimmungsmethoden.

Aronson prüft sein Serum mittelst des hochvirulenten Passagestammes, von dem ein zehnmillionstel Kubikzentimeter Mäuse in 24 Stunden tötet. Das Antistreptokokkenserum „Höchst‟ wird geprüft gegen die Passagenstämme, gegen die zur Immunisation verwendeten menschlichen Originalstämme und gegen fremde, den Pferden nicht eingespritzte Streptokokkenstämme.

Worauf die Schutzwirkung des Antistreptokokkenserums beruht, ist noch nicht völlig bekannt. Soviel scheint sicher zu sein, daß bakteriotrope Substanzen, ähnlich wie beim Meningokokkenserum, eine große Rolle spielen. Das Serum hat die Fähigkeit, sowohl im Tierversuch, wie in vitro die phagocytären Vorgänge in mächtiger Weise anzuregen.

Anwendungsart. Bei der Behandlung der Streptokokkensepsis verwendet man das Serum entweder subkutan oder intravenös. Subkutan empfiehlt es sich, 50 cm in die Haut des Oberschenkels oder die Brusthaut einzuspritzen und diese Dosis je nach der Wirkung einmal oder mehrmals in den nächsten Tagen zu wiederholen. In schwereren Fällen, wo es auf recht schnelles Eingreifen ankommt, ist die intravenöse Injektion anzuraten. Sie hat den Vorteil der schnelleren Einwirkung und der sicheren Resorption, doch darf man dazu nur ein karbolsäurefreies, sicher steriles Serum verwenden (Paltauf, Höchst, Moser). Man gibt 50—100 ccm und kann diese Dosen in eintägigen Pausen ev. mehrmals wiederholen. Mitunter treten im Anschluß an die intravenöse Injektion leichte Kollapserscheinungen auf, die aber stets vorübergehend sind. Eine Kontraindikation gegen die intravenöse Anwendung des Serums ist jedoch die Endocarditis; dabei erlebte ich einmal eine starke Verschlimmerung.

Schließlich kann man das Serum intraspinal geben, wie ich das bei der Behandlung der Genickstarre mit Meningokokkenserum empfohlen habe. Ich habe neuerdings bei der Streptokokkenmeningitis, z. B. nach otogener

Sepsis, wiederholt Antistreptokokkenserum intralumbal gegeben. Es wird zu diesem Zwecke eine Lumbalpunktion vorgenommen und so viel Flüssigkeit abgelassen, wie man nachher Serum einzuspritzen beabsichtigt. Man kann auf diese Weise 10—20 ccm Serum auf einmal einspritzen.

Mehr zur prophylaktischen Anwendung bei drohender Streptokokkensepsis, z. B. bei Angina necroticans im Verlauf des Scharlachs oder bei Endocarditis septica ist der Versuch gerechtfertigt, die Serumtherapie zu kombinieren mit der Vakzintherapie nach Wrigthschen Prinzipien (Jochmann und Michaelis, F. Meyer). Es wird dadurch eine schnellere und stärkere Immunisierung erreicht, auch kann man ev. den eigenen pathogenen Stamm des Falles verwenden.

Klinische Resultate der Serumtherapie.

Wie sind nun die Heilerfolge bei der Anwendung der Antistreptokokkensera? Die Anschauungen darüber gehen weit auseinander. Die einen haben absolut gar keine Heilwirkung gesehen, die anderen preisen begeistert die spezifische Therapie. Die Gründe für diese differenten Angaben liegen darin, daß meist vom Serum zuviel verlangt wird. Sind erst massenhafte eitrige Metastasen vorhanden, und ist das Blut überschwemmt mit Streptokokken, so erreichen wir nichts. Es ergibt sich daraus, daß so früh wie möglich mit der spezifischen Therapie begonnen werden muß.

Bei der Angina mit Streptokokkensepsis, von der auf S. 605 ein Beispiel gegeben ist, empfiehlt es sich, namentlich wenn die Erreger im Blute nachzuweisen sind, sofort mit intravenöser Behandlung vorzugehen und mehrere Tage hintereinander je 50 ccm Serum zu injizieren, bis eine Besserung deutlich ist.

Bei der sekundären Streptokokkensepsis nach Scharlach habe ich die Serumtherapie viel angewendet. Ich gehe auf die Behandlung dieser Sepsisform hier etwas ausführlicher ein, weil sie ohne Zweifel die häufigste Form der Streptokokkensepsis ist. Wir hatten das Antistreptokokkenserum „Höchst" benutzt, weil es eine zuverlässige Wertbestimmung hat, die z. B. dem Moserschen Serum mangelt. Unter den 525 Fällen von Scharlach, die ich im letzten Jahre behandelte, haben wir nur die Fälle mit ungünstiger bzw. letaler Prognose der Serumtherapie unterworfen. Diese Behandlung wurde in vielen Fällen noch kombiniert mit der Einspritzung von abgetötetem Streptokokkenvakzin, das nach den bekannten Angaben von Wright hergestellt wird. Dasselbe wurde unter Kontrolle des opsonischen Index alle 5 Tage in steigender Dosis injiziert.

Man kann die Herstellung der Vakzinierung nach F. Meyer noch einfacher gestalten, indem man den Bodensatz einer durch Blutaussaat gewonnenen Bouillonreinkultur von Streptokokken zentrifugiert, mehrmals wäscht und mit 0,5 % Karbolkochsalzlösung auf das ursprüngliche Maß auffüllt. Diese Lösung wird 3 mal 2 Stunden bei 65 ⁰ abgetötet, kulturell geprüft und eine Nacht im Schüttelapparat geschüttelt. Sie stellt dann das gebrauchsfertige Vakzin dar, das zusammen mit den gebräuchlichen Serumdosen in eine Dosis von 0,1 ccm injiziert wird. In Abständen von je 5 Tagen wird dann mit den Dosen gestiegen.

Während wir von der prophylaktischen Vakzinbehandlung allein keinen Einfluß beim Scharlach sahen, insofern als Streptokokkenkomplikationen dadurch nicht verhütet wurden, schien die kombinierte Anwendung von Serum und Vakzin günstig zu wirken. Jedenfalls war es auffallend, daß die Mehrzahl der schweren und schwersten Fälle, die bei dieser kombinierten Behandlung zur Ausheilung kamen, ohne spätere Komplikationen verliefen.

Auf Grund meiner ausgedehnten Versuche bin ich zu folgendem Standpunkt gelangt:

Ausgesprochene Sepsisfälle, wie wir sie etwa vom 6. Scharlachtage an sehen, mit starker Rachennekrose, dicken Drüsenpaketen am Hals, eitrigen Metastasen, namentlich in den Gelenken, und völliger Überschwemmung des Blutes mit Streptokokken sind zum größten Teil auch durch die spezifische, gegen die Streptokokken gerichtete Therapie nicht zu retten. Immerhin haben wir in einzelnen Fällen, wo bei der Blutentnahme auf jeder Platte nur etwa 2—3 Streptokokkenkolonien gewachsen waren, durch energische intravenöse Serumbehandlung noch Heilung gesehen.

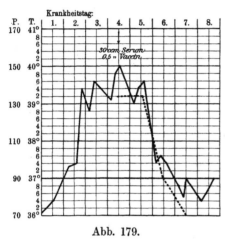

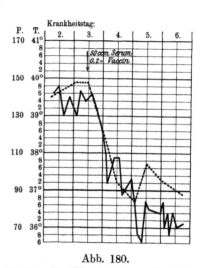

Abb. 179.

Abb. 180.

Fall 30. E. C., 12 Jahre alt. Septischer Scharlach. Schwester in 3 Tagen an Scharlach gestorben. Livides Exanthem. Schmierige Beläge auf den Tonsillen. Puls weich, Benommenheit. Jaktation. Nach Injektion von 30 ccm Serum und 0,5 ccm Vakzin kritischer Abfall. Komplikationslose Heilung.

Fall 31. Else W., 14 Jahre alt. Septischer Scharlach. Puls 150, weich. Starkes Exanthem mit livider Verfärbung. Fortgeschrittene Nekrose auf den Tonsillen mit kraterförmigen Einschmelzungen. Fuliginöser Belag auf Lippen und Zunge. Kopfschmerzen, Unruhe, Gelenkschmerzen. Einmalige Gabe von 50 ccm Serum und 0,2 ccm Streptokokkenvakzin, danach Abfall. Komplikationsloser Verlauf.

Die sog. foudroyanten Scharlachfälle, die oft schon am ersten oder zweiten Scharlachtage wie vergiftet zugrunde gehen, sind fast durchgehends auch bei dieser Therapie verloren, und das erklärt sich daraus, daß man weder im Blut, noch in den inneren Organen, noch auf den Tonsillen solcher Fälle Streptokokken findet; daß sie also der reinen Vergiftung durch das noch unbekannte Scharlachvirus erliegen (Jochmann). Es kommen unter dem Bilde dieses sog. foudroyanten Scharlachs aber bisweilen auch schwertoxische, durch Streptokokken verursachte Fälle vor, und bei diesen sah ich vom Antistreptokokkenserum, namentlich in der Verbindung mit der Vakzinbehandlung, sinnfällige Erfolge.

Am ehesten dürfen wir einen Erfolg von der Serumtherapie erwarten in den Scharlachfällen mit starker Nekrose der Tonsillen, die noch nicht zu einer stärkeren Blutinfektion geführt hat. Das Krankheitsbild kann dabei schon ein recht schweres sein mit tiefer Benommenheit, Meningismus, motorischer Unruhe, schlechtem Puls. Nur darf das Blut noch nicht völlig überschwemmt mit Streptokokken sein; einige wenige Kolonien auf den Platten machen die Prognose nicht gänzlich infaust, wenn sofort die Serumbehandlung eingeleitet wird. Sind aber erst größere Mengen Streptokokkenkolonien auf allen Platten zu zählen, dann kommen wir meist zu spät.

Die Einwirkung der Serumbehandlung, die ich meist mit der Vakzintherapie kombinierte, zeigte sich in seiner Hebung des Allgemeinbefindens, Klarerwerden des vorher benommenen Sensoriums, Besserung der Nahrungsaufnahme, Kräftigung des Pulses und Besserung der Atmung. Die Rachennekrosen reinigten sich. Diese Wirkung stellte sich etwa 24—36 Stunden nach der Injektion ein, bisweilen aber auch erst nach der zweiten und dritten Einspritzung.

Die Einwirkung auf die Fieberkurve ist sehr verschieden. Kritischer Abfall nach der Serumeinspritzung ist selten. Ich

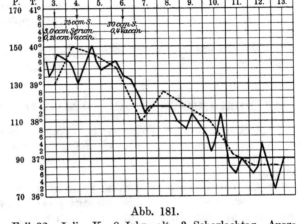

Abb. 181.

Fall 32. Julius K., 8 Jahre alt. 3. Scharlachtag. Ausgebreitetes Exanthem mit cyanotischer Verfärbung. Enorme Nekrose auf den Tonsillen, Gaumenlähmung, Nasenausfluss. Lippen trocken fuliginös. Völlig benommen. Tiefer Sopor wechselt ab mit starker motorischer Erregung. Durchfälle. Pat. läßt alles unter sich. Milz palpabel. Puls 160. Nach 3maliger Seruminjektion (2 mal mit Strept.-Vaccin) geheilt ohne Komplikationen.

sah sie fünfmal bei 80 Fällen von Streptokokkensepsis nach Scharlach.

Viel häufiger ist ein lytischer Abfall, der dann gewöhnlich in der Weise erfolgt, daß das Fieber 24—36 Stunden nach der Injektion tief sinkt, dann an demselben Tage noch einmal ansteigt, um schließlich am nächsten Tage lytisch abzufallen.

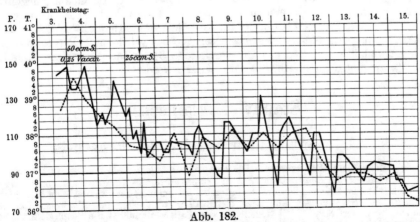

Abb. 182.

Fall 33. Walter N., 4 Jahre alt. 3. Scharlachtag. Hämorrhagisches Exanthem mit linsengroßen purpuraähnlichen Flecken. Völlig benommen. Nackenstarre, Hauthyperästhesie. Klonische Krämpfe. Durchfälle. Puls 150, weich. 50 ccm Serum intravenös. Am nächsten Tage klar. Puls besser. Ohne Komplikationen geheilt.

Bei der Streptokokkensepsis, die von äußeren Verletzungen, Schrunden, Rissen, Phlegmonen u. dgl. ihren Ausgang nimmt, ist die Anwendung der Serumtherapie die gleiche. Dabei werden jedoch als Unterstützung in der Regel chirurgische Maßnahmen, Inzisionen u. dgl. in Anwendung kommen.

Bei der chronischen Streptokokkenendocarditis ist die Serumtherapie leider meist erfolglos; durch Kombination der Serumtherapie mit einer Vakzintherapie nach Wright'schen Prinzipien sah ich in einigen Fällen Erfolge.

Die Serumtherapie der Puerperalsepsis wird in dem speziellen Kapitel besprochen.

Allgemeininfektion mit dem Streptococcus mucosus.

In einigen wenigen Fällen ist bei Streptokokkensepsis der eingangs schon erwähnte Streptococcus mucosus als Erreger im Blute gefunden worden. Außer Schottmüller haben Otten und Liebmann über einige derartige Fälle berichtet.

Am häufigsten scheint diese Sepsisform von entzündlichen Lungenherden auszugehen. Weitere Eintrittspforten waren: eitrige Mittelohrentzündung, Meningitis und Peritonitis.

In einem Falle Ottens lag eine eitrige Bronchitis mit Hypostase im Unterlappen vor; zwei weitere Fälle betrafen Bronchopneumonien, im vierten handelte es sich um eine croupöse Pneumonie.

Nach E. Fraenkel bietet die durch den Streptococcus mucosus bedingte Pneumonie ein ganz charakteristisches Aussehen, so daß sie sich schon makroskopisch leicht von einer durch den Lanceolatus herbeigeführten Pneumonie unterscheidet. Die Schnittfläche der Lunge wird in dem Falle der Mukosuspneumonie allmählich von einer dünnen Schicht eines schleimigen, Faden ziehenden, durchsichtigen Saftes überzogen, wodurch sie wie mit einem hellen Firnis bedeckt erscheint.

Zweimal ging diese Sepsisform mit Meningitis einher, die einmal vom Mittelohr und einmal von einem Empyem des Sinus sphenoidalis ihren Ausgang nahm. Daß dieser Streptokokkus im Eiter der Otitis media gelegentlich vorkommt, zeigen die Untersuchungen von Wittmaack, Liebmann u. a.

In einem Falle Ottens, der im Anschluß an eine syphilitische Mastdarmstriktur mit periproktitischen Abszessen, Cystopyelitis und Pelveoperitonitis sich entwickelte, konnten die Erreger bereits $3\frac{1}{2}$ Monate vor dem Tode und von da an mehrfach im Blute nachgewiesen werden.

Staphylokokkensepsis.

Allgemeines über Staphylokokkensepsis.

Ätiologie und Pathogenese. Die Staphylokokken haben ihren Namen von der Eigentümlichkeit, im Ausstrichpräparat in Traubenform zusammenzuliegen ($\sigma\tau\alpha\varphi\nu\lambda\acute{\eta}$, die Traube). Sie sind unbeweglich und behalten bei Anwendung der Gramfärbung ihre dunkelblaue Farbe. Sie wachsen auf allen Nährböden, am besten bei alkalischer Reaktion. Gelatine wird verflüssigt. Bei Gegenwart von Sauerstoff bilden die Staphylokokken auf der Oberfläche erstarrter Nährböden Pigment. Je nach der Farbstoffbildung unterscheidet man Staphylococcus aureus, citricus und albus. Der Staphylococcus aureus bildet auf der Agaroberfläche orangegelbe, runde Kolonien, auf Kartoffeln gedeiht er in Form saftiger, gelber Beläge.

Charakteristisch ist sein Wachstum auf Blutagarmischplatten. Mischt man staphylokokkenhaltiges Blut mit Agar im Verhältnis von 2 : 3, so entstehen nach 24 Stunden zwei Arten von Kolonien, schwärzliche Tiefenkolonien ohne Hämolyse und goldgelbe Oberflächenkolonien mit hellem Resorptionshof. Vgl. Fig. 183.

Auch der Staphyl. albus, der vielfach noch in dem Rufe steht, ein harmloser Saprophyt zu sein, findet sich in nicht ganz wenigen Fällen bei der Staphylokokkensepsis im Blute, teils allein, teils vermischt mit dem Aureus. Namentlich bei den von den Harnwegen ausgehenden Sepsisfällen ist der Albus nicht selten.

Für die Pathogenese der Staphylomykosen wichtig sind folgende Eigenschaften.

Der pyogene Staphylokokkus produziert Gifte, die imstande sind, sowohl die weißen als die roten Blutkörperchen schwer zu schädigen. Das erste dieser Gifte hatte van der Velde wegen seiner Eigenschaft, die Leukocyten zu zerstören, Leukocidin genannt. Man kann das leicht nachweisen durch Zusammenbringen von lebenden Leukocyten mit einem Tropfen Staphylokokkenfiltrat. Es läßt sich dann mikroskopisch konstatieren, wie die Leukocyten ihre amöboiden Bewegungen einstellen und zugrunde gehen.

Die Schädigung der roten Blutkörperchen erfolgt durch ein anderes, von den Staphylokokken sezerniertes Gift, durch das Hämolysin. Setzt man Staphylokokkenfiltrat roten Blutkörperchen im Reagenzglase zu, so verlieren dieselben ihren Farbstoff. Den nämlichen Vorgang kann man auch auf Platten beobachten, die durch Mischung von Blut mit Agar hergestellt und mit Staphylokokken beschickt sind. In der Umgebung der Oberfläche der Kolonien bildet sich dann ein heller Resorptionshof durch Hämolyse.

Bei der Entstehung der Staphylokokkensepsis spielen, entsprechend dem häufigen Vor-

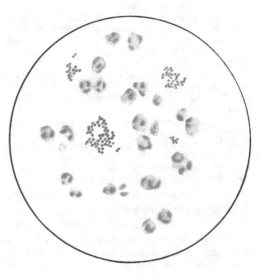

Abb. 183.
Staphylokokken-Eiter.

kommen der Traubenkokken auf der normalen äußeren Haut, besonders Hautaffektionen eine große Rolle. Verletzungen der Haut, Risse, Stiche, Quetschungen, Kratzwunden u. dgl. können daher Gelegenheit zur Entfaltung der pathogenen Eigenschaften der Kokken geben. So kommt es oft zu örtlichen Staphylokokkeninfektionen, die zu allgemeinen septischen Zuständen führen können. Daher spielen Furunkel, Karbunkel, Panaritien, Akneknötchen, Varicellen und Variolapusteln eine große Rolle bei der Entstehung der Staphylokokkensepsis.

In zweiter Linie kommen als Ausgangspunkt für Staphylokokkensepsis die Schleimhäute und zwar besonders die Schleimhäute der Harnwege in Betracht. Neben eitrigen Entzündungen wie Cystitis und Pyelitis können die verschiedensten therapeutischen Manipulationen, Bougieren, Katheterismus u. dgl., zur Entstehung von Staphylomykosen Veranlassung geben. Das sog. Katheterfieber ist in vielen Fällen nichts anderes wie eine Allgemeininfektion mit Staphylokokken. Ferner kommen von den Schleimhäuten als Ausgangspunkt für eine Staphylokokkensepsis die Schleimhaut der Tonsillen, so nach Angina und Scharlach, in Betracht und in seltenen Fällen auch die Schleimhaut des Genitalapparates im Puerperium.

Eine dritte Infektionsquelle für die allgemeine Staphylokokken-sepsis ist die akute Osteomyelitis. Tatsache ist es, daß man fast bei jeder Osteomyelitis die Kokken im Blute nachweisen kann, nicht nur bei jenen Formen, bei denen es an verschiedenen Knochen als Ausdruck einer metastasie-renden Sepsis zu einer Markeiterung kommt, sondern auch dort, wo nur ein Knochen befallen ist.

Eine interessante Beziehung besteht nach Joseph Koch zwischen der hämolytischen Fähigkeit der Staphylokokken und ihrer Pathogenität. Es hat sich herausgestellt, daß diejenigen Staphylokokken, die Hämolyse machen, auch pathogen und virulent sind, während die nicht hämolytischen harmlose, nicht pathogene Saprophyten sind. Durch systematische Untersuchung der Haut der Körperoberfläche mittelst Blut-agarplatten, die an die zu untersuchende Stelle angedrückt wurden, konnte Koch zeigen, daß 90% der Bakterienflora der menschlichen Haut aus harmlosen Saprophyten, haupt-sächlich weißen Staphylokokken besteht, und daß sich unter den übrigbleibenden 10% 3—5 echte pyogene Staphylokokken befinden.

Außer den genannten Toxinen, dem Hämolysin und Leukozidin, die beide von den lebenden Staphylokokken in die Kulturflüssigkeit sezerniert werden, enthalten die Staphylo-kokken noch das an den Zelleib gebundene Endotoxin, das auch die abgetöteten Kokken-leiber giftig macht. Je größer die Virulenz lebender Staphylokokken ist, desto größer ist auch die Toxinwirkung abgetöteter Staphylokokkenleiber. Die zum Studium solcher Endotoxine durch intravenöse Injektion abgetöteter Staphylokokkenleiber bei Versuchs-tieren verursachten Veränderungen werfen ein Licht auch auf analoge Verhältnisse beim Menschen: Fettmetamorphosen der Muskulatur des Herzens, parenchymatöse Trübung der Nieren, Nekrose der Zellen der gewundenen Harnkanälchen werden beobachtet.

Schließlich enthalten die Staphylokokkenleiber noch stark reizende und entzündungs-erregende Stoffe, die eine positiv chemotaktische Wirkung auf Leukocyten haben. Durch Injektion abgetöteter Staphylokokken in die vordere Augenkammer z. B. gelingt es nach Leber sehr leicht, eine massenhafte Ansammlung von Eiterzellen zu bewirken. Daß diese chemotaktischen Eigenschaften der Staphylokokken ein nicht ganz unwesent-liches Moment beim Zustandekommen von Eiterungen bilden, liegt auf der Hand.

Der Einbruch der Staphylokokken ins Blut von den oben genannten Eintrittspforten aus erfolgt entweder auf dem Lymphwege, wobei zunächst Lymphangitis und Lymphadenitis vorangehen, oder direkt von den Venen aus. Dabei können die Kokken im Laufe einer lokalen eitrigen Entzündung die Venenwand durchsetzen und nun weitergeschwemmt werden, oder aber sie verursachen eine eitrige Thrombophlebitis, von wo aus zerfallende kokken-haltige Thromben in den Blutstrom gerissen werden und Metastasen erzeugen.

Die Bildung vielfacher eitriger Metastasen ist ein besonders hervorstechendes Charakteristikum der Staphylokokkensepsis. Sie können auf verschiedene Weise zustande kommen. Zunächst können rein mechanische Momente dazu Veranlassung geben, indem abbröckelnde Thrombus-partikel bei ihrem Transport auf dem Blutstrom in den Lungenarterien und Kapillaren stecken bleiben und dort Abszesse verursachen oder, wenn sie kleiner sind, nach Passieren der Lungen ins linke Herz gelangen, wo sie an den Klappen haften bleiben und Endocarditis verursachen. Von hier aus können losgelöste Teilchen der Klappenauflagerungen in den großen Kreislauf gelangen und in Myokard, Milz, Nieren, Gelenken, Knochenmark Metastasen verur-sachen. Diese Erklärungsweise der Metastasenbildung trifft für einen Teil der Fälle wohl sicher zu, erklärt aber noch nicht den Grund, warum Staphylo-mykosen ganz unverhältnismäßig viel mehr zu eitrigen Metastasen neigen als Streptomykosen. Nach Lenhartz gehen 95 % der Staphylokokken-Allgemein-infektionen mit Metastasen einher. Ich sah unter 23 Fällen 20 Metastasen. Der Grund für diese Eigentümlichkeit ist in der Mehrzahl der Fälle darin zu suchen, daß das Gift der Staphylokokken die Zellen gewisser Organe besonders stark schädigt, die dann einen Locus minoris resistentiae für die Kokkenein-wanderung und ihre Ansiedlung bilden.

Rein experimentell läßt sich beweisen (v. Lingelsheim, Muskatello-Ottaviano), daß gerade diejenigen Organe, die am leichtesten durch Toxine zu schädigen sind, wie die Nieren und das Herz, besonders gern von metastatischen Abszessen befallen werden. Infiziert man Kaninchen intravenös mit Staphylokokken, so sind bei kurzer Dauer der Krankheit die eitrigen Metastasen auf Herz und Nieren beschränkt. Bei längerer Dauer findet man dann auch in den Lungen, Leber, Gelenken, Muskulatur Abszesse. Im Myokard ist der Vorgang der, daß man zunächst im Lumen kleiner Gefäße Kokken findet, die nach eitriger Einschmelzung der Wand in die Muskulatur dringen und Nekrosen und Eiterungen veranlassen. In den Nieren finden wir zahlreiche Abszesse in Stecknadelkopf- bis Erbsengröße. Ihr Sitz ist vornehmlich die Rinde, aber auch in der Marksubstanz finden wir streifenförmig angeordnete Abszesse. Während die multiplen Rindenabszesse durch verschleppte virulente Kokken in die Endarterien (Arteriae interlobulares) entstehen, nehmen die streifenförmigen Markabszesse ihren Ursprung von den in den Harnkanälchen nachweisbaren Zylindern, die durch die toxische Nephritis bedingt sind. Sie bilden nach Joseph Koch ein mechanisches Hindernis, bei dem die verschiedenen Traubenkokken sich sammeln. Außerdem stellen die toten Gewebselemente der Zylinder aber auch einen ausgezeichneten Nährboden für die wachsenden Kokkenhaufen dar, wodurch die verschiedenen Zylinder sich in richtige Bakterienzylinder verwandeln. Diese üben durch Fortwuchern der Kokken und Sekretion von Toxinen eine deletäre Wirkung auf die Nachbarschaft aus, wodurch Nekrose oder eitrige Einschmelzung des dem Zylinder benachbarten Gewebes erfolgen kann. Das Primäre ist also die Schädigung der Gefäßwandungen und Nierenepithelien durch die im Blute kreisenden Toxine, wodurch ein Austreten und Haftenbleiben der Staphylokokken an den lädierten Stellen, zugleich aber auch eine Ausscheidung durch den Urin ermöglicht wird. Die Ausscheidung der Staphylokokken durch den Urin ist nicht etwa ein physiologischer Vorgang, sondern wird erst ermöglicht durch eine Schädigung des eliminierenden Organes. Das geht auch daraus hervor, daß sie nicht sofort nach intravenösen Injektionen einsetzt, sondern erst 4—6 Stunden nachher. Diese Ausscheidung durch die Nieren erfolgt bei den Staphylokokken mit viel größerer Konstanz als bei den Streptokokken und ist wohl als ein Grund für die Häufigkeit der Nierenmetastasen anzusehen.

Hauptursache der Metastasenbildung bei der Staphylokokkensepsis ist die primäre Schädigung der Zellen der betroffenen Organe durch die Staphylokokkentoxine, wodurch erst der Boden geschaffen wird für die Ansiedelung der Kokken.

Wir finden überhaupt als Eigentümlichkeit der Staphylokokkenmykosen, daß lokalisierte Staphylokokkenerkrankungen ihre Entstehung einer primären Gewebsschädigung verdanken. So zeigte Grawitz z. B., daß beim Kaninchen nur dann eine eitrige Peritonitis durch Staphylokokkeninjektion erzielt wurde, wenn zuvor das Bauchfell mechanisch oder chemisch gereizt worden war. In demselben Sinne sprechen die bei intravenöser Staphylokokkeninjektion hervorgerufenen endokardialen Veränderungen nach Klappenverletzungen, die Entstehung der Osteomyelitis nach vorangegangenem Trauma u. a. mehr.

Bei der Staphylokokkenallgemeininfektion bereitet das Toxin erst den Weg für die Ansiedelung der Kokken und die dadurch bedingten eitrigen Metastasen. Damit hängt vornehmlich auch das Verhalten der Staphylokokken zum strömenden Blut und ihre Eigenschaft, es mehr als Transportmittel wie als Nährboden zu benutzen, zusammen.

Die Tatsache ist jedenfalls interessant, daß die Staphylokokken nach intravenöser Einspritzung bei Kaninchen merkwürdig schnell, etwa nach 24—48 Stunden, aus dem Blute verschwunden sind, während sie in verschiedenen Organen, besonders in den metastatischen Herden, wie Nieren, Knochenmark, Milz und in der Gallenblase, massenhaft nachgewiesen werden können. Im Gegensatz dazu kommt es bei der Injektion von Streptokokken im Tierexperiment in der Regel nicht zur Ausscheidung lokaler Herde in den inneren Organen. Es scheint also, als ob nach der erfolgten Ablagerung eines großen Teiles von Staphylokokken in den durch die Toxine primär geschädigten Organen das Blut relativ schnell mit den übrigbleibenden Staphylokokken fertig wird, während bei der Streptokokkensepsis, wo eine solche Metastasierung seltener erfolgt, die Vermehrung leichter ist. Es ist freilich dabei zu bemerken, daß die Verhältnisse beim Menschen nicht immer dem Tierexperiment parallel gehen. Die Frage, ob die Staphylokokken bei der Allgemeininfektion des Menschen im Blute sich vermehren, ist meines Erachtens noch nicht mit Sicherheit festgestellt. Folgende Momente sollen nach Joseph Koch gegen eine Vermehrung im Blut sprechen:

1. Die ins Blut der Versuchstiere injizierten Staphylokokken sind nach 24 Stunden gewöhnlich daraus verschwunden. Erliegt das Tier aber einer Sepsis in den ersten 24 Stunden, eine Erkrankung, bei der die Kokken aus dem Blut meist nicht verschwinden, so läßt sich kulturell sehr häufig eine Abnahme, nie aber eine Vermehrung der Traubenkokken durch vergleichende zeitliche Untersuchungen nachweisen.

2. Infiziert man die Versuchstiere intravenös und untersucht das Blut auf die Anwesenheit des Traubenkokkus, so findet man sie stets vereinzelt, nie in typischer Traubenform.

3. Gegen eine Vermehrung spricht ferner die Tatsache, daß die Staphylokokken im Verlauf einer Sepsis ganz aus dem Blut verschwinden können, um dann nach Durchbruch eines Eiterherdes oder nach Erweichung eines Thrombus wieder im zirkulierenden Blut zu erscheinen.

Als Kliniker möchte ich dazu sagen, daß man bei manchen Fällen, deren Blut man wiederholt untersuchen kann, den Eindruck gewinnt, als ob die Staphylokokken sich doch im Blute vermehren können, weil man z. B. gegen Ende des Lebens eine beträchtliche Zunahme der Kokken auf den Platten konstatieren kann, und die postmortale Untersuchung dann in der Regel eine völlige Überschwemmung des Blutes mit Staphylokokken zeigt. Die beobachtete Vermehrung der Kokken kann nun natürlich auch als vermehrte Zufuhr vom primären Herd aus erklärt werden, und in vielen Fällen wird das wohl auch zutreffen. Ich denke mir, daß das Richtige in der Mitte liegt. In der Regel werden die Staphylokokken im Blute sich nicht vermehren, sondern das Blut nur als Transportmittel auf dem Wege zu den Ausscheidungsorganen benutzen. Bei sehr starker Blutinfektion aber, wenn die Schutzkräfte des Blutes erlahmen, wird auch eine Vermehrung der Kokken im Blute möglich werden.

Verlauf. Da die Eintrittspforte oft durch geringfügige Verletzungen der äußeren Haut oder der Schleimhaut dargestellt wird, so kommen die Kranken oft erst zur Beobachtung, wenn die Lokalinfektion schon auf dem Wege zur Besserung oder verheilt ist. Das ausgesprochene Krankheitsbild ist meist sehr schwer: Bewußtseinsstörungen, Apathie und Delirien sind häufig; die Milz ist geschwollen, der Puls ist frequent und weich, die Leukocytenzahl ist stark erhöht. Die Haupteigentümlichkeit der Staphylokokkensepsis, ihre Neigung zur multiplen Metastasenbildung, die schon bei Besprechung der Pathogenese erwähnt wurde, macht das Bild zu einem ungemein wechselvollen. Während das eine Mal die häufigsten Komplikationen, nämlich die Erscheinungen eines Lungenabszesses im Vordergrunde stehen mit Dyspnoe, Schmerzen auf der Brust, Husten, Dämpfungserscheinungen und feuchten Rasselgeräuschen, beherrscht ein anderes Mal eine septische Endocarditis mit ihren charakteristischen Geräuschen das Krankheitsbild. Die Endocarditis ist außerordentlich häufig bei der Staphylokokkensepsis, häufiger noch wie bei der Streptokokkensepsis. Unter meinen 23 Fällen von Staphylokokkensepsis hatten 9 Fälle eine ulzeröse Endocarditis. Otten fand unter 55 Fällen des Lenhartzschen Materials 14 mal Endocarditis. Dabei ist am häufigsten die Mitralklappe ergriffen, an zweiter Stelle steht die Aorta, an dritter die Tricuspidalis. Bei meinen Fällen waren ergriffen:

4 mal die Mitralis,
2 mal die Mitralis und Aorta zusammen,
1 mal die Aorta,
1 mal die Tricuspidalis allein,
1 mal die Tricuspidalis und Pulmonalis,
_____
9 Fälle.

Eitrige Pericarditis bestand in meinen Fällen 3 mal. Weiter sehen wir bei der Staphylokokkensepsis häufig Erscheinungen, die an einen schweren Gelenkrheumatismus erinnern, wobei meist mehrere Gelenke befallen sind. Man findet dann in dem trüben Gelenkexsudat staphylokokkenhaltigen Eiter.

Schwere Zerebralsymptome, wie Nackenstarre, Benommenheit, Kernigsches Symptom, allgemeine Hauthyperästhesie finden wir bei der eitrigen Meningitis, die sich bisweilen nach Furunkeln im Gesicht als Staphylokokkenmetastase einstellt, aber in seltenen Fällen auch nach Angina oder Otitis media vorkommt. Eine Lumbalpunktion kann hier durch den Nachweis der Staphylokokken in der getrübten Zerebrospinalflüssigkeit leicht die Diagnose sichern.

Die so häufigen multiplen Abszesse in der Rinde und Marksubstanz der Nieren machen sich klinisch meist nur wenig bemerkbar, da der Urin in der Regel nur Spuren von Albumen enthält. Es gelingt aber bei systematischen bakteriologischen Untersuchungen des Urins oft, aus einem positiven Staphylokokkenbefunde die Diagnose auf Nierenabszesse zu stellen.

Sehr deutliche klinische Symptome macht dagegen der paranephritische Nierenabszeß, der gar nicht selten nach Furunkeln, Panaritien usw. als einzige Metastase der Staphylokokkenallgemeininfektion beobachtet wird. Von chirurgischer Seite, von Jordan, Koch usw., sind eine ganze Reihe solcher Fälle mitgeteilt. Im Anschluß an einen Furunkel oder Karbunkel will trotz Abheilung der lokalen Eiterung das Fieber nicht verschwinden. Es treten Schmerzen im Rücken, besonders in der Lendengegend auf, die Gegend einer Niere wird druckempfindlich, und schließlich kommt es zur Vorwölbung einer fluktuierenden Geschwulst zwischen der zwölften Rippe und der Crista ilei. Wird hier punktiert, so entleert sich staphylokokkenhaltiger Eiter. Die Eröffnung des Prozesses erzielt dabei meist Eiter. Die Nieren sind in der Regel nicht beteiligt, der Urin bleibt eiweißfrei.

In sehr seltenen Fällen kann ein Leberabszeß als Sitz von Metastasen nach einer Staphylokokkeninfektion auftreten. Otten beschreibt einen solchen Fall. Hier traten etwa fünf Wochen nach Eröffnung eines Furunkels im Nacken in der Lebergegend heftige Schmerzen auf. Die Leber überragte den Rippenbogen in der vorderen Axillarlinie um zweier Querfinger Breite. Die Probepunktion ergab staphylokokkenhaltigen Eiter, und nach erfolgter Eröffnung der Eiterhöhle trat Genesung ein.

Auch in der Parotis kommt es mitunter zu eitrigen Metastasen.

Noch bunter wird das Bild der Staphylokokkensepsis durch die mannigfachen Hauterscheinungen. Neben Erythemen, Hautblutungen sind es besonders pustulöse Hautausschläge und Abszesse, die öfter beobachtet werden, und die wohl auf embolischem Wege entstanden zu denken sind. Auch masernähnliche Ausschläge habe ich bei der Staphylokokkensepsis gesehen.

Fall 34. Einer dieser Fälle ist mir besonders lebhaft in Erinnerung, da es sich um einen 70jährigen Mann handelte, der mit der Diagnose Masern auf die Masernstation gelegt wurde und einen dem Morbillenexanthem zum Verwechseln ähnlichen Ausschlag zeigte, dabei aber keine katarrhalischen Erscheinungen, Kopliksche Flecke u. dgl., hatte und bei dem wir durch Blutaussaat eine enorme Überschwemmung des Blutes mit Staphylokokken fanden. Er kam zur Sektion und zeigte multiple Nierenabszesse und septische Milz. Der Ausgangspunkt der Sepsis bleib unbekannt.

Schließlich ist noch eine Hautmetastase bei Staphylokokkensepsis zu erwähnen, die in erbsen- bis mandelkerngroßen, blaurot schimmernden, knotenförmigen Infiltraten der Haut besteht.

Es handelt sich dabei um hämorrhagische embolische Infiltrate in der Subkutis.

Als Beispiel diene folgender Fall.

Fall 35. Staphylokokkensepsis mit Hautembolien.

Karl Umlauf, 64 Jahre alt.

Anamnese: Patient wird von Dalldorf mit der Diagnose Flecktyphusverdacht eingeliefert. Da er bewußtlos ist, kann Näheres über die Entstehung der Krankheit nicht erhoben werden.

Befund: Mittelgroßer, kräftig gebauter Mann mit einem über den ganzen Körper
verbreiteten Ausschlag. Dieser besteht aus leicht erhabenen linsen- bis zehn-
pfennigstückgroßen Flecken, die auf Druck nicht verschwinden und von
braunroter Farbe sind. Über den Lungen kein abnormer Befund.
  Herzgrenzen ohne Bes. Töne leise, aber rein.
  Puls: Sehr frequent und klein.
  Leber schneidet mit dem Rippenbogen ab.
  Milz: Perkussorisch vergrößert.
  Abdomen: o. Bes.
  Urin: Albumen positiv.
  Tod im Kollaps 2 Stunden nach der Einlieferung.
  Sektionsbericht: Endocarditis verrucosa valvulae mitralis et aortae.
Tuberculos. inveterat. apic. pulm. utriusque. Hypertrophia lienis. Nephritis parenchy-
matosa; Haemorrhagiae et Infiltrationes cutis. Haemorrhagia ventriculi et intestin.
Atrophia hepatis. Leptomeningitis chron. Hydrocephalus internus. Atrophia cerebri.

Manchmal wird das Krankheitsbild auch beherrscht durch das Auftreten
zahlreicher Muskelabszesse, die mit neuralgischen und rheumatischen Beschwerden einhergehen.

Fieber. Das Fieber bei der Staphylokokkensepsis ist in der Regel hoch
und zeigt die Form einer Kontinua oder ist schwach remittierend. Ausnahmsweise kommt ein intermittieren-
der Fiebertypus vor, so besonders wenn
die Staphylokokkensepsis mit Endocarditis kompliziert ist. Schüttelfröste
sind trotz der vielen eitrigen Metastasen
relativ selten bei der Staphylokokkensepsis. Der Puls ist meist dem Fieber
entsprechend frequent.

Diagnose. Die Diagnose der septischen Allgemeininfektion mit Staphylokokken wird am sichersten durch den
Nachweis im Blut gestellt nach der
bekannten Blutagarmischmethode. Wir
erhalten dabei nach 24 Stunden in
der Regel zwei Arten von Kolonien:
In der Tiefe schwärzliche Punkte ohne
hämolytischen Hof und an der Oberfläche weiße und goldgelbe Kolonien mit
hellem Resorptionshof. Beide Kolonien-
formen gehören dem Staphylokokkus

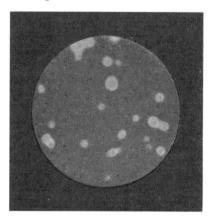

Abb. 184.
Kolonien von Staphylococcus aureus
auf Blutagar. Tiefenkolonien schwärzlich, Oberflächenkolonien goldgelb.

an, der offenbar an der Oberfläche, wo mehr Sauerstoff vorhanden ist, leichter
hämolysiert. Ein gutes Bild einer solchen Blutagarmischplatte zeigt Abb. 184.
Nicht immer gelingt es, auf diese Weise Staphylokokken nachzuweisen. Bisweilen tritt bei der Staphylokokkensepsis die Bakteriämie in den Hintergrund
im Vergleich zur Toxinämie.

Die Agglutinationsreaktion mit dem Blutserum der Erkrankten
läßt sich zur Diagnose einer Staphylokokkenallgemeininfektion nicht verwerten, da sie zu unsichere Resultate gibt. Dagegen läßt sich eine Serodiagnose
durchführen, wenn man von der Tatsache ausgeht, daß bei bestehender oder
überstandener Staphylokokkenallgemeininfektion im Serum des Kranken
Antistoffe entstehen, die sich gegen das Toxin der Staphylokokken, speziell
gegen das Hämolysin richten.

Durch Austitrieren der Menge dieser Antistoffe kann man nach Bruck, Michaelis
und Schulze diagnostische Anhaltspunkte gewinnen. Ist der Antilysinwert hoch, so ist
eine Staphylokokkenerkrankung wahrscheinlich; ist er niedrig, so besteht diese Wahrscheinlichkeit nicht. Näheres über die Technik dieser Methode ist in der Originalarbeit dieser

Autoren nachzulesen. Die Prüfung dürfte sich ihrer Kompliziertheit wegen nur für Kranken-
anstalten mit besonders geschulten Kräften eignen.

Prognose. Die Prognose der Staphylokokkensepsis ist im allgemeinen
sehr ungünstig. Man kann sagen, daß in der Regel dort, wo zahlreiche Kokken
bei der bakteriologischen Blutuntersuchung mit der Blutagarmischmethode
nachgewiesen werden, ein letaler Ausgang wahrscheinlich ist. Ausnahmen
kommen allerdings vor; zu den Ausnahmen gehören besonders die Osteo-
myelitisfälle, da hier die Möglichkeit vorhanden ist, chirurgisch einzugreifen
und dadurch den Herd der Staphylokokkeninfektion zu entfernen, was eine
große Chance für die Heilung bietet. Eine gute Prognose haben ferner die
perinephritischen Abszesse, die als einzige Metastase einer Staphylokokkeninfektion auftreten.

Unter 55 Fällen der Otten-Lenhartzschen Zusammenstellung wurden
11 geheilt = 20%. Von meinen 23 Fällen genas nur 1 (!).

Im folgenden sollen die verschiedenen Krankheitsbilder, die durch
Staphylokokkeninfektion hervorgerufen werden, durch einige selbst beobachtete
Krankengeschichten illustriert werden.

Von der Haut des Gesichts ausgehende
Staphylokokkensepsis.

Als ein Beispiel einer von der Haut des Gesichts ausgehenden Staphylokokkensepsis, die sich in der Regel durch besondere Malignität auszeichnen,
sei folgender Fall erwähnt, der zunächst einen erysipelähnlichen Eindruck
machte.

Fall 36. Es handelte sich um einen 38jährigen Postschaffner Robert L. Nach An-
gabe der Frau des Patienten ist er am 17. September mit Schmerzen in der Nase erkrankt.
Am 18. September ging er noch in den Dienst, befragte aber dann wegen einer schmerzen-
den Pustel am linken Nasenflügel einen Arzt. Am 20. September trat Rötung und
Anschwellung von Gesicht und Nase auf. Am Abend dieses Tages stellte der Arzt
Gesichtsrose fest. Der Patient war an diesem Tage bereits benommen und phantasierte.

Hier wurde er in benommenem Zustande eingeliefert und bot folgenden Befund:
Ziemlich großer Mann von kräftiger Muskulatur, sehr geringem Fettpolster.
Temperatur (Achsel) 39,2°, Puls ca. 120, Atmung 40.

Der Patient liegt unruhig mit schneller Atmung im Bette. Er ist absolut be-
sinnungslos, antwortet auf keine Frage, murmelt unverständliche Worte und fuchtelt
mit den Händen in der Luft, zeigende und zupfende Bewegungen machend.

Die ganze linke Gesichtshälfte ist geschwollen, verhärtet und von blauroter Farbe. Sie setzt sich gegen die gesunde Haut mit einem ziemlich deutlichen Wall ab. In der Stirnpartie zeigt die erkrankte Haut mehrere kleine
Eiterpusteln. Am linken Nasenflügel ein kleiner schwarzer Pustelschorf.

Das linke Auge ist infolge der starken Schwellung der beiden Lider völlig geschlossen.
Die Wimpern teilweise miteinander verklebt. Auch die Conjunctiva bulbi ist geschwollen
und von blutroter Farbe. Die Kornea ist nicht mehr spiegelnd, sondern matt, aber noch
durchsichtig. Der Augenhintergrund ist beim Spiegeln noch zu erkennen, aber nicht scharf.
Das linke Auge wird fast unbeweglich gehalten; die linke Pupille reagiert nicht auf Licht.

Die Zunge ist trocken und borkig, desgleichen die Schleimhaut der ganzen
Mundhöhle.

Tonsillen nicht auffallend geschwollen. Hals o. B. Keine Drüsen fühlbar.

Lungen: Wegen des somnolenten Zustandes des Patienten nicht genau zu untersuchen. Kein auffallender pathologischer Befund.

Herztöne rein.

Die Haut des Rumpfes zeigt an Brust, Bauch und Rücken zahlreiche kleine
punktförmige Petechien.

23. September: Patient absolut somnolent. Puls klein, flatternd. Herztöne
leise. Entnahme von 10 ccm Blut aus einer Vene der rechten Ellenbeuge zwecks bakteriologischer Untersuchung.

24. September: Die am 23. September vorgenommene kulturelle Aussaat von 10 ccm
Venenblut führte zu dem Resultate, daß schon nach 14 Stunden auf jeder der 5 Blut-

platten zahlreiche (30—80 auf jeder) Kolonien von Staphylococcus pyogenes aureus aufgingen.

Unter zunehmender Herzschwäche erfolgt frühmorgens um 4 Uhr der Exitus letalis.

Von dem Sektionsbefunde ist hervorzuheben, daß die Haut der linken Wange besonders am Nasenflügel und in der Umgebung des Auges livid verfärbt, diffus geschwollen und schuppend war; desgleichen die Stirn- und Kopfhaut bis etwa 2 cm über die Haargrenze hinaus.

Die Pleura beider Lungen war an mehreren Stellen fibrinöseitrig belegt. Ferner fanden sich in beiden Lungen zahlreiche Partien mit vermindertem und zum Teil aufgehobenem Luftgehalt. Im übrigen wiesen die Lungen auf dem Durchschnitte vermehrten Saftgehalt auf. Die Bronchial- und Schleimhaut war stark injiziert. An der Hirnbasis fand sich linkerseits in der Umgebung der Fossa Sylvii die Dura eitrig belegt. Auch die Pia war hier eitrig infiltriert.

Die Milz war erheblich vergrößert, schlaff, mit weicher Pulpa.

An der Vorderfläche der linken Niere in der Nähe des unteren Poles wurde ein von einem kleinen hämorrhagischen Hofe umgebener kleiner gelber Fleck gefunden, der sich als Abszeß herausstellte.

Anatomische Diagnose: Pneumonia septic. pulmon. utriusque et Pleuritis fibrinosa et purulenta. Pachy- et Leptomeningitis purul. circumscripta. Hyperplasia lienis. Abscessus ren. sinist.

Der Fall lehrt uns mancherlei für die Staphylokokkensepsis Charakteristisches. Zunächst beweist er die schlechte Prognose derjenigen Staphylomykosen, die von der Gesichtshaut und hier besonders von der Oberlippe und der Umgebung der Nase, Furunkeln, Pusteln u. dgl. ihren Ausgang nehmen. Der Grund dafür liegt in der nahen Beziehung, die zwischen den Venen und Lymphgefäßen des Gesichts und denen des Gehirns bestehen.

Im vorliegenden Fall ist auf den Lymphwegen eine Infektion der Meningen der Gehirnbasis erfolgt. In anderen Fällen vermittelt eine fortschreitende Thrombophlebitis die Infektion des Gehirns. Bei Furunkeln der Oberlippe und der seitlichen Nasenwand kommt es nicht selten zur Infektion der Vena facialis und ophthalmica, wodurch dann wieder der Sinus cavernosus infiziert werden kann.

Weiterhin ist in diesem Falle die mehrfach betonte Neigung zur Bildung von eitrigen Metastasen in den verschiedensten inneren Organen ausgesprochen. Wir finden eine Leptomeningitis, eine Pleuritis purulenta und einen Abszeß in den Nieren.

Von den Harnwegen ausgehende Staphylokokkensepsis.

Neben örtlichen Entzündungen der Harnwege, wie Cystitis und Pyelitis, können besonders therapeutische Manipulationen, wie Bougieren, Katheterismus, Dilatationen, zur Entstehung von Staphylokokkeninfektionen Anlaß geben. Man hat sich lange darüber gestritten, ob die nach solchen äußeren Eingriffen auftretenden plötzlichen Temperatursteigerungen, die unter dem Namen Katheterfieber bekannt sind, durch Infektion mit Bakterien oder durch Intoxikation mit Uringiften bedingt seien. Es mehren sich in neuerer Zeit die Beobachtungen, daß in den meisten Fällen von Katheterfieber von kleinen Schleimhautdefekten aus eine Einschwemmung von Bakterien in die Blutbahn stattfindet und zwar hauptsächlich von Staphylokokken. Bertelsmann und Mau, Lenhartz und der Verfasser haben zur Kenntnis dieser Frage beigetragen. In den meisten Fällen von Katheterfieber widersteht der Organismus siegreich dem Ansturm der Kokken, da er über genügend Schutzkräfte verfügt, die eine Vermehrung der Kokken nicht aufkommen lassen, sondern sie nach einiger Zeit abtöten. Klinisch macht sich dann die Einschwemmung der Keime ins Blut nur durch vorübergehende, ein bis zwei Tage anhaltende Fieberbewegungen bemerkbar. In anderen Fällen kommt es zur allgemeinen Sepsis und zum tödlichen Ausgang. Es ist noch hervorzuheben, daß bei der Sepsis der Harnwege besonders der Staphylococcus albus nicht selten allein oder auch zusammen mit dem Staphylococcus aureus gefunden wird. Streptokokken und Kolibazillen sind seltener die Ursache des Katheterfiebers. Ein gutes Beispiel einer schweren Kathetersepsis ist folgender selbst beobachteter Fall:

Fall 37. Staphylokokkensepsis nach Katheterismus.

Anamnese: der 25 jährige Fleischer S. stammt seiner Angabe nach von gesunden Eltern und ist früher niemals krank gewesen. Während seiner Militärzeit akquirierte er einen Tripper, nach dessen Ausheilung er in der Folgezeit häufig an Beschwerden beim Wasserlassen, Brennen und erschwertem Urinieren gelitten hat. Er unterzog sich deshalb zum erstenmal im Sommer 1904 einer Bougiekur. Im September 1904 heiratete der Patient. Schon in den ersten Monaten der Ehe traten etwa alle 14 Tage bis 3 Wochen nach vorangehendem Schüttelfrost Fieberanfälle auf, die in der Regel 1—3 Tage anhielten. Die Fiebersteigerungen erfolgten jedesmal dann, wenn das Wasserlassen besonders erschwert war. Vom Januar 1905 an litt er fast jede Woche 3 Tage lang an Schüttelfrost und Fieber.

Im Mai desselben Jahres wurde vom Arzt ein Abszeß zwischen Blase und Mastdarm festgestellt und eröffnet. Nunmehr schwand das Fieber und blieb 6 Wochen aus. Danach stellte sich allwöchentlich wieder hohe Temperatur und Schüttelfrost ein. Seit Anfang Oktober hat Patient meist zu Bett gelegen und dabei häufige Anfälle von Frösten und Fieber gehabt.

Am 10. November 1905 kam er nach Breslau, um sich einer spezialärztlichen Behandlung zu unterziehen. Er wurde täglich bougiert und ertrug diese Behandlung sehr gut. Ein günstiger Einfluß derselben machte sich insofern bemerkbar, als bis Anfang Dezember keine Temperatursteigerungen mehr auftraten.

Am 7. Dezember spürte er frühmorgens beim Erwachen Neigung zum Erbrechen und Frösteln. Er ging jedoch trotzdem wieder zum Bougieren, ohne seinem Arzt etwas davon zu sagen. Am 12. Dezember wurde er zum letztenmal bougiert. Die nächsten Tage fühlte er sich unwohl und bekam derartiges Fieber, daß er das Bett nicht mehr verlassen konnte. Er verspürte große Mattigkeit, hatte Kopfschmerzen und viel Husten und blutig gefärbten Auswurf. Auch bekam er 2 Tage vor der Aufnahme in die medizinische Klinik Stechen in der linken Brustseite.

Status praesens. Mittelgroßer Mann von grazilem Knochenbau in mäßigem Ernährungszustande. Gesicht stark fieberhaft gerötet. Keine Ödeme, keine Exantheme, keine geschwollenen Drüsen. Im vorderen Teil der Harnröhre dicht hinter der Fossa navicul. eine Striktur; eine zweite Harnröhrenverengerung ist in der Pars membranacea gelegen. Von Versuchen zu bougieren wird hier Abstand genommen, da der Patient seinen Urin spontan entleert und der Verdacht eines vorliegenden Katheterfiebers besteht. Die im hinteren Teil der Harnröhre gelegene Verengerung war nach Bericht des behandelnden Spezialarztes zuerst nur für filiforme Bougies durchgängig, hat sich aber im Laufe der Behandlung gut erweitert. Beim Eintritt in die Bougiekur bestand eine hochgradige Cystitis, die fast gänzlich geschwunden ist.

Kopf nirgends klopfempfindlich. Sensorium frei. Pupillen gleich, reagieren auf Lichteinfall und Konvergenz. Zunge trocken, stark grauweiß belegt. Schleimhaut des Rachens etwas gerötet.

Thorax flach, bei der Atmung scheint die rechte Seite etwas zurückzubleiben.

Lungengrenzen: Rechts vorn oberer Rand der V. Rippe, schlecht verschieblich, hinten unten beiderseits am X. Proc. mäßig verschieblich. Hinten unten in den abhängigen Partien beiderseits etwas verkürzter Schall. Links hinten unten in einem etwa handbreiten Bezirk reichliches Giemen und vereinzelte Rhonchi, Atemgeräusch etwas abgeschwächt. Nirgends deutliches Bronchialatmen. Rechts vorn: Von der III. Rippe bis zur Lungengrenze Tympanie, daselbst Vesikuläratmen mit einer mäßigen Menge feinblasiger Rasselgeräusche, besonders im Exspirium.

Mäßiger Hustenreiz, reichlicher Auswurf eines zähen, rubiginös gefärbten Sputums.

Herz: Innerhalb normaler Grenzen, Töne rein. Puls dikrot, sehr frequent, 156, von geringer Spannung, regelmäßig. Leukocytenzahl 9600.

Abdomen leicht aufgetrieben, ohne Druckempfindlichkeit. Unterer Leberrand 1 Querfinger unter dem Rippenbogen. Appetit mäßig, kein Erbrechen, Stuhl angehalten.

Milz: Nicht zu palpieren wegen Meteorismus, jedoch perkussorisch vergrößert.

Urin: Mäßige Mengen von Albumen. Kein Saccharum, kein Sanguis. Indikan +, Diazoreaktion +. Im Sediment massenhaft hyaline und granulierte Zylinder.

Reflexe in Ordnung. Sensibilität und Motilität intakt.

18. Dezember: Nachts schlecht geschlafen. Heute keine Stiche in der Brust mehr. Keine Kopfschmerzen. Puls etwas kräftiger wie gestern, jedoch immer noch sehr frequent. Hinten rechts von der Spina scapulae nach abwärts hat der Lungenschall überall etwas tympanitischen Beiklang. Hinten rechts unten jetzt deutlichere Dämpfung mit giemenden Geräuschen und abgeschwächtem Atmen. Hinten links wie gestern. Links vorn im 4. Interkostalraum Rasseln beim Exspirium.

Entnahme von 20 ccm Blut aus der Kubitalvene, Verteilung desselben auf 5 Röhrchen mit flüssig gemachtem Agar und Ausgießen auf ebensoviel Petrischalen.

19. Dezember: Vorn beiderseits kein normaler, sondern etwas tympanitisch gedämpfter Lungenschall, links bis zur III., rechts bis zur IV. Rippe. Atemgeräusch ist kaum noch hörbar, aber einzelne Rhonchi.

Am Rücken rechts hinten im unteren Drittel der Schall gedämpft, links handhoch gedämpft, darüber tympanitischer Schall. Oberhalb der Dämpfung rechts hinten unten reichliches feuchtes Rasseln, Atemgeräusch abgeschwächt. Links hinten unten diffuse bronchitische Geräusche, Atemgeräusch abgeschwächt.

Auf den gestern angelegten Blutplatten sind nach 20 Stunden unzählige Kolonien von Staphylococcus pyogenes albus gewachsen. Zunehmende Herzschwäche. Gegen ½3 Uhr Exitus letalis.

Sektionsprotokoll: Über mittelgroße kräftig gebaute männliche Leiche.

Bei Eröffnung der Brust liegt das Herz in normaler Ausdehnung frei. Beide Brustfellblätter sind mit dem Rippenfell verwachsen. Links in der Axillargegend im Bereich des Unterlappens abgekapseltes, hämorrhagisches, etwa 100 ccm betragendes Exsudat. Zwerchfellstand rechts an der IV., links oberer Rand der V. Rippe.

Herz: Im Herzbeutel trübe gelbliche Flüssigkeit (ca. 25 ccm). Die Herzklappen zeigen keine krankhaften Veränderungen.

Linke Lunge fühlt sich im Bereich des vorderen Randes äußerst derb und fest an, man fühlt runde Infiltrate bis zu Haselnußgröße über der ganzen Lunge verstreut. Die subpleural liegenden Knoten schimmern zum Teil in gelblicher Farbe durch die Pleura hindurch. Beim Einschneiden in die Knoten sehen dieselben z. T. graubraunrötlich aus, z. T. sind sie schon in mehr oder weniger fortgeschrittener Eiterung. Das übrige Lungengewebe zeigt vermehrten Saftgehalt. Die Bronchialschleimhäute stark entzündlich gerötet und mit Schleim bedeckt.

Rechte Lunge gleichfalls in großer Ausdehnung durch nicht mehr ganz frische Membranen mit der Rippenwand verklebt. Das ganze Organ fühlt sich etwas voller und verdichteter an als normal. Auch an dieser Lunge ist ganz besonders reichlich die vordere Randpartie mit Infiltration und Abszessen, ähnlich denen der anderen Seite, durchgesetzt. Die Abszesse der rechten Lunge erscheinen infolge ihres mehr infarktähnlichen Aussehens jünger als die der linken.

Bei Eröffnung der Bauchhöhle bedeckt das fettarme durchsichtige Netz die Baucheingeweide völlig. Nach Emporheben des Netzes liegen die geblähten, im allgemeinen blassen Darmschlingen vor. Ihre Serosa ist glatt und spiegelnd, kein freier Erguß in der Bauchhöhle.

Milz enorm vergrößert. Länge 22 cm, Breite 12 cm, größte Höhe 4 cm. Kapsel glatt, von braungrauer Farbe, Gewebe weich, auf dem Durchschnitt blaß ziegelrot. Pulpa quillt über die Schnittfläche empor. Hier und da kleine frische Infarkte.

Leber sehr groß, blaß, Acinizeichnung sehr deutlich. Gallenblase, Pankreas o. B. Magen etwas dilatiert, Schleimhaut der Serosa blaß.

Darm: Mesenterialdrüsen nicht geschwollen. Schleimhaut im Bereich des Jejunum blaß. Ileum stellenweise stark gerötet. Im Kolon sind die Follikel mäßig geschwollen. Nebennieren o. B.

Nieren: Linke Niere sehr groß, Kapsel glatt, läßt sich ohne Substanzverlust abziehen. Rinde blaß, leicht getrübt. Der Ureter ist mäßig erweitert. Rechte Niere wie links.

Blase: Blasenwand stark verdickt, sehr derb. Schleimhaut leicht verdickt, im Bereich der hinteren Wand in der Gegend des Trigonum Lieutaudii lebhaft infiltriert, zum Teil mit kleinsten Hämorrhagien durchsetzt. Pars prostatica der Harnröhre o. B. In der Pars bulbosa urethrae findet sich in der Schleimhaut eine etwa 4 cm lange, (durch Bougieren) gedehnte oberflächlich verzerrte, eingerissene Striktur. Das Narbengewebe setzt sich in die Nachbarschaft nach unten fort bis in die Gegend der abgeheilten Urethralfistel. Dicht hinter der Fossa navicularis, also im Anfangsteil der Urethra befindet sich eine zweite, in ihrer Konsistenz noch derbere Striktur von etwa 2 cm Länge. Der Bulbus urethrae ist induriert, das Bindegewebe der Nachbarschaft fast knorpelig hart. Die Schleimhaut der Urethra ist im übrigen blaß. Im Plexus prostaticus findet man Thromben in den Venen, sonst ist weder hier noch an kleinen Becken ein krankhafter Befund festzustellen. Hoden o. B.

Halsorgane: Rachenschleimhaut blaß, Tonsillen etwas vergrößert und geschwollen. Schilddrüse, Kehlkopf o. B. Trachealschleimhaut lebhaft gerötet. Aorteninnenwand glatt und glänzend. Ösophagusschleimhaut blaß.

Gehirn: Dura läßt sich leicht von der Pia trennen. Gehirnsubstanz, Schädeldach und Sinus o. B.

Diagnose: Sepsis. Pleuritis adhaesiva et exsudat. sinist. Abscessus per multi pulmonum. Hyperplasia lienis. Cystitis. Stricturae urethrae. Cicatrix perinei.

Epikrise. In ähnlicher Weise wie in diesem Fall kommen häufiger solche Sepsisfälle zustande. Eine Harnröhrenstriktur zwingt den Patienten, mit großer Anstrengung den Urin durch die verengte Stelle zu pressen, wobei er sich gelegentlich durch kleinste Risse oder Epithellücken Kokken ins Gewebe und auf diesem Wege in die Blutbahn preßt. So sind auch jene Fieberanfälle zu erklären, die bei demselben Kranken ohne vorangegangene therapeutische Manipulationen spontan auftraten.

Da im vorliegenden Falle die eine Striktur sehr weit vorn gelegen war, dicht an der Fossa navicularis, so ist anzunehmen, daß die strikturierte Stelle von Kokken bewohnt war, Gelegenheit zur Infektion war also vorhanden. Außerdem bestand beim Eintritt in die Bougiebehandlung eine schwere Cystitis, die sich erst im Laufe der Kur besserte und ebenfalls als Infektionsquelle in Betracht kommt. Gut im Einklang mit unserer Erklärung der von der Bougiebehandlung aufgetretenen Fieberanfälle und Schüttelfröste steht auch der Umstand, daß nach dem Beginn der Bougiekur das Fieber zunächst schwand und auch in den ersten drei Wochen der Behandlung nicht mehr auftrat. Aller Wahrscheinlichkeit nach hat die Dehnung der Striktur und die tägliche völlige Entleerung und Reinigung der Blase den Erfolg gehabt, daß die Cystitis sich besserte, und daß der Patient nicht mehr genötigt war, unter so großem Druck wie bisher den Urin herauszubefördern, daß also damit die Gefahr geringer wurde, sich selbst Bakterien in die Gewebe und in die Gefäße hineinzupressen.

Daß dann im Verlaufe der weiteren Behandlung, nachdem etwa vier Wochen alles gut gegangen war, doch noch als direkte Folge des Bougierens eine Sepsis auftrat, war ein unglücklicher Zufall, der aber meines Erachtens auch durch die peinlichste Asepsis bisweilen nicht vermieden werden kann. Kleinste Einrisse, wie ein solcher auch bei der Autopsie unseres Falles gefunden wurde, sind bei der Dilatation nicht zu vermeiden. Damit ist schon die Pforte geöffnet, die etwaigen pathogenen Keimen den Eintritt gewähren kann. Meist werden dieselben wohl nicht durch die Bougie hineingebracht, sondern der Urin, der nach der Dilatation entleert wird, kann, sofern er bakterienhaltig ist, wie bei der so häufigen komplizierenden Cystitis, die Infektion bewirken.

In unserem Falle, wo die Cystitis schon nicht mehr sehr hochgradig war, könnte man sich den Zusammenhang folgendermaßen denken. Der kleine Einriß in der gedehnten Striktur der Pars bulbosa war das Tor, durch welches Bakterien in den Körper eindringen konnten. Da nun noch eine zweite Striktur im vordersten Teile der Harnröhre vorhanden war, so war es leicht möglich, daß der Urin, wenn er an dieser zweiten Striktur sich staute, die dort sitzenden Bakterien abschwemmte und sie in jenen Einriß an die höher gelegenen Strikturstelle hineinpreßte. Einfacher freilich ist die Erklärung, daß von dem aus der Blase strömenden Urin die Infektion der eingerissenen Strikturstelle erfolgte. Die kulturelle Untersuchung des Harns ergab Staphylococcus albus in Reinkultur.

Wie in diesem Falle, so sind in den meisten Fällen von Katheterfieber nicht lokale Eiterungen, sondern kleinste Schleimhautdefekte oder Einrisse die Eintrittspforte der Blutinfektion. Der Weg, den die Kokken von hier aus nehmen, ist mitunter durch eine Thrombophlebitis im Plexus prostaticus gekennzeichnet. In sieben zur Sektion gekommenen Fällen von Katheterfieber finden sich fünfmal nur kleinste Schleimhautdefekte an der Strikturstelle und zweimal Prostataabszesse.

Als Beleg mögen folgende kurze Angaben dienen:

Bei einem von Lenhartz beschriebenen Fall von Katheterfieber (Staphylococcus albus) fehlte an der als Ausgangspunkt der Allgemeininfektion dienenden Strikturstelle die Schleimhaut und war eingerissen. In einem zweiten Falle von Kathetersepsis (Staphylococcus albus), die mit Endocarditis einherging, fand derselbe Autor eine narbig verengte Stelle der Pars membranacea mit teilweise eingerissener Schleimhaut. Bei zwei weiteren von Lenhartz mitgeteilten Fällen fand sich einmal (Sepsis durch Staphylococcus aureus) eine flächenhafte Schleimhautverletzung der Pars membranacea und Prostataabszeß und in einem anderen Fall war die Schleimhaut der verengten Stelle intakt, während in der Prostata und in einer Samenblase Eiter nachgewiesen wurde.

Von den 5 durch Bertelsmann und Mau mitgeteilten Beobachtungen gingen 4 in Heilung aus. Bei dem einen zur Sektion kommenden Falle, der mit Aortenendocarditis kompliziert war, fand sich an der Strikturstelle kein frischer Riß, jedoch schienen an einigen Stellen kleine Längsrisse bestanden zu haben, die sich wieder epithelisiert hatten.

Hitschmann und Michel fanden bei ihrem Falle von Katheterfieber nur eine Striktur und eine Via falsa in der Harnröhre, keine Abszesse.

Von den Harnwegen ausgehende Staphylokokkensepsis mit Endocarditis.

Auffallend häufig ist beim Katheterfieber wie überhaupt bei der Staphylokokkensepsis jene gefürchtete septische Metastase, die in der Regel die letale Prognose bedeutet: die Endocarditis. Unter sieben Fällen von Katheterfieber wurden fünfmal Endocarditis beobachtet.

Als Beispiel diene folgender Fall, bei dem klinisch die Differentialdiagnose gegen Typhus sehr erwogen wurde, die bakteriologische Blutuntersuchung stellte dann den wahren Sachverhalt fest.

Fall 38. Staphylokokkensepsis nach Cystitis; Endocarditis valv. mitral. Richard Zander, 32 Jahre alt.

Anamnese: Vor 8 Tagen erkrankt mit Schüttelfrost, hohem Fieber, etwas Husten, Kopfschmerzen, Durchfällen und Benommenheit des Kopfes. Seit einem halben Jahre leidet Patient an Blasenbeschwerden, angeblich infolge von einer Verengerung der Harnröhre. Vor 4 Jahren akquirierte er eine Gonorrhöe.

Status praesens. Großer, muskulös gebauter Mann in gutem Ernährungszustande. Gesicht fieberhaft gerötet. Lungen: Hinten beiderseits unten geringe Schallverkürzung und feuchte bronchitische Geräusche. Herz: Töne und Grenzen o. B. Puls: Weich, ca. 104. Abdomen: Meteoristisch aufgetrieben. Nirgends schmerzhaft. Milz: Perkussorisch vergrößert, aber nicht zu fühlen.

Stuhlgang: Diarrhoisch, Erbsenbrühstuhl, suspekt auf Typhus abdominalis.

Urin: Albumen positiv, im Sediment granulierte Zylinder und Leukocyten.

24. Dezember: Temperatur bleibt dauernd hoch, Leukozytenzahl 9600.

28. Dezember: Sensorium benommen, Status typhosus, Diazoreaktion negativ. Puls klein, frequent; leichte zyanotische Verfärbung der Lippen und der Haut der Extremitäten; große motorische Unruhe. Bakteriologische Blutuntersuchung (vom 27. Dezember) ergibt Staphylococcus pyogenes aureus und albus in großer Menge. Gegen Abend verfällt Patient sichtlich, der Puls ist kaum noch fühlbar. Nachts Exitus letalis.

Sektionsbericht: Endocarditis verrucosa valvulae mitralis (frische Auflagerungen von der Größe und Form einer kleinen Brombeere und grünlichgrauer Farbe), multiple Nierenblutungen, Nephritis, Cystitis (Blasenschleimhaut, durchsetzt von kleinen, fleckenförmigen, submukösen Blutungen), Hyperplasia lienis.

Wie in diesem Falle, so macht sich häufig die Endocarditis während des Lebens nicht bemerkbar. Geräusche sind nicht zu hören trotz relativ großer Auflagerungen. Blase und Niere dieses Falles sind auf Seite 593 und 594 abgebildet, um die multiplen Blutungen zu zeigen.

Von den Tonsillen ausgehende Staphylokokkensepsis mit Endocarditis.

Etwas weniger häufig als die Harnwege werden die Tonsillen zum Ausgangspunkte der Staphylokokkensepsis. Folgende Eigenbeobachtung illustriert eine solche nach Angina auftretende Sepsisform, die mit Endocarditis kompliziert war. Hier machte sich die Endocarditis im Gegensatz zu dem vorigen Fall auch klinisch deutlich bemerkbar.

Fall 39. Von den Tonsillen ausgehende Staphylokokkensepsis mit Endocarditis und Gelenkvereiterungen.

Georg Kramer, 19 Jahre alt.

Anamnese: Als Kind gesund; vor 2 Jahren Gelenkrheumatismus. Bisher keine Herzbeschwerden. Am 2. März Halsschmerzen auf beiden Seiten und plötzliche Übelkeit, Kopfschmerzen und Erbrechen. Kein Schüttelfrost. Allgemeine Mattigkeit und Halsschmerzen nahmen zu. Ein leichter, bläschenförmiger Ausschlag am linken Mundwinkel stellte sich ein. Kopfschmerzen, Fieber wurden heftiger, nachts phantasiert er. Der Zustand verschlechtert sich von Tag zu Tag, nur die Halsschmerzen nahmen an Intensität ab.

Status am 6. März: Mittelgroßer, mäßig genährter Mann. Nasenflügelatmen.

Sensorium: Verwirrt.

Linkes Kniegelenk eine Spur geschwollen und leicht schmerzhaft.

Linkes Schultergelenk auf Druck ebenfalls schmerzhaft.

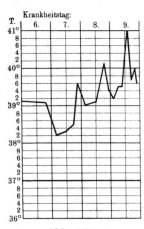

Abb. 185 a.

Fall 39. Von den Tonsillen ausgehende Staphylokokkensepsis mit Endocarditis und Gelenkvereiterungen.

Die Konjunktiven sind leicht gerötet.

Pupillen und Augenhintergrund o. B.

Die Rachenorgane leicht gerötet und geschwollen.

Keine Beläge.

Keine Halsdrüsenschwellungen.

Lungen o. B.

Herz: Grenzen: Linke Mamillarlinie, rechter Sternalrand, oberer Rand der 3. Rippe. An der Spitze deutliches systolisches Geräusch im Anschluß an den systolischen Ton. Klappender 2. Pulmonalton. Spitzenstoß verbreitert im 4. und 5. Interkostalraum innerhalb der Mamillarlinie.

Puls: Regelmäßig, Spannung gering.

Leib: Etwas eingezogen.

Milz: Nicht palpabel und perkussorisch nicht vergrößert.

Leber: Ebenso.

Urin: Etwas hochgestellt. Enthält Albumen und Indikan.

Leukocytenzahl: 9000.

7. März: Eine gestern vorgenommene Blutentnahme ergibt massenhafte Kolonien von Staphylokokken auf allen Platten.

8. März: Sensorium benommen. Patient läßt Stuhl und Urin unter sich. Rechtes Schultergelenk bei Bewegung schmerzhaft.

9. März: Schneller Verfall. Vollkommen benommen, stark beschleunigte Atmung und Pulsfrequenz.

10. März: Exitus letalis.

Die Sektion ergibt: Concretio pericardii, frische Endocarditis der Aortenklappen und Mitralis. Mitralklappen schwielig verdickt uud geschrumpft. Herzmuskelschwielen und frische endokarditische Herde. Geringes Lungenödem. Milz aufs doppelte vergrößert, Blutungen, Pulpa weich zerfließlich. Nieren akut geschwollen, kleiner Infarkt, kleine Blutungen. Processus vermiformis-Schleimhaut gerötet und geschwollen. Leber anäm. Infarkt mit hämorrhagischer Umgebung, beginnende periphere Einschmelzung. Bronchien sind trübe. Serosa fibrinöse Auflagerungen. Ödem des Gehirns, geringer Hydrops der Ventrikel, Flüssigkeit getrübt. In beiden Schultergelenken ein Eßlöffel trübseröser Flüssigkeit, die Staphylokokken enthält.

Die Endocarditis hatte sich in diesem Falle auf dem Boden alter, durch Gelenkrheumatismus bedingter Klappenveränderungen entwickelt. Wir sehen daraus aufs neue, wie bedeutsam solche alte Veränderungen an den Klappen für die Entwicklung einer septischen Endocarditis sind, ein Moment, das namentlich bei der Streptokokkenendocarditis häufig beobachtet wird.

Außerdem war es hier zu eitrigen Gelenkmetastasen in den Schultergelenken und zu Infarkten in Leber und Nieren gekommen.

Staphylokokkensepsis mit Meningitis.

Die postanginöse Staphylokokkensepsis führt in seltenen Fällen auch
zu eitriger Meningitis. Die Staphylokokken-Meningitis, die im ganzen nicht
häufig ist, geht sonst bisweilen noch von akuter und chronischer Otitis aus.
Die Diagnose ist durch die bakteriologische Untersuchung des Lumbalpunktates
leicht zu stellen. Folgende Beobachtung illustriert diese Meningitisform, die
hier noch mit Endocarditis vergesellschaftet war.

Fall 40. Staphylokokkensepsis mit Meningitis und Endocarditis.
Hedwig Rogalla, 17 Jahre alt.

Anamnese: Früher immer gesund. Beginn der jetzigen Krankheit vor ca. 14 Tagen mit katarrhalischen
Erscheinungen, Husten, Halsschmerzen, Heiserkeit.
Am 21. Januar wurde die Patientin ohnmächtig; seitdem Kopfschmerzen, Erbrechen und Fieber. Am 23. Januar
stieg das Fieber zu großer Höhe und die Patientin wurde
benommen.

Status praesens: Kräftiges, gut genährtes Mädchen,
völlig benommen; sie wirft sich unruhig umher
und gibt unartikulierte Laute von sich. Nackensteifigkeit, Kernigsches Symptom sehr ausgesprochen. Urin
und Stuhl gehen ins Bett. Es besteht Durchfall und
beständiger kurzer Husten. Gaumen und Rachen sind
schleimig belegt. Über den Lungen keine Veränderungen.
Über dem Herzen nichts Abnormes nachweisbar.

Puls: Kaum zu fühlen, von enormer Frequenz.

Leib: Ohne Bes.

Auf der Haut des Rumpfes und der Extremitäten kleine, frische, uncharakteristische Pusteln, daneben eine große Anzahl von Petechien.

Pupillen: Weit, rechts weiter als links; reagieren

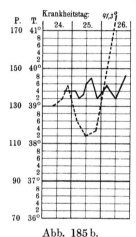

Abb. 185 b.

Fall 40. Staphylokokkensepsis
mit Meningitis und Endo-
carditis.

gut; im Augenhintergrund keine Veränderungen.

25. Januar: Eine Lumbalpunktion ergibt 12 ccm
trübes Exsudat mit massenhaften gelapptkernigen
Leukozyten und zahlreichen, durch Kultur identifizierten
Staphylokokken. Völlige Benommenheit, Andeutung
von Cheyne-Stokesschem Atmen.

26. Januar: Starke Verschlimmerung, Lungenödem, Exitus letalis.
Eine gestern vorgenommene Blutaussaat ergab massenhaft Staphylococcus pyogenes
aureus.

Sektionsbericht: Äußerst starke, frische Endocarditis verrucosa der
Aortenklappen, Hypertrophie des linken Ventrikels. Alte Schrumpfung und Verwachsung der Seminularklappen. Parenchymatöse Trübung des Myokards. Massenhafte kleine Abszesse auf den Nieren. Eitrige Meningitis, namentlich in
der Fossa Sylvii.

Während die meningitischen Erscheinungen hier klinisch deutlich ausgeprägt waren, entging die Endocarditis wiederum wie im Fall Zander der
klinischen Beobachtung. Die Auflagerungen machen keineswegs immer
deutliche Geräusche. Auch dieser Fall zeigt die Bedeutung der alten Klappenveränderungen für die Entstehung einer septischen Endocarditis. Denn es
bestand eine alte Schrumpfung und Verwachsung der Semilunarklappen der
Aorta, auf denen dann erst die frischen Auflagerungen sich lokalisierten.

Akute Osteomyelitis.

Der dritte Hauptausgangspunkt für die Staphylokokkensepsis ist die akute
Osteomyelitis, deren ausführliche Besprechung ja mehr in die chirurgischen

Lehrbücher gehört, und die wir hier nur insoweit berühren wollen, als sie für die Kenntnis der Staphylokokkensepsis von Bedeutung ist.

Zwei Formen von akuter Osteomyelitis sind zu unterscheiden:

1. Die primäre Osteomyelitis mit sekundärer Staphylokokken-Bakteriämie.
2. Die sekundäre Osteomyelitis bei primärer Staphylokokkensepsis.

Die erste Form, die primäre Osteomyelitis, ist das bekannte, mehr vor das Forum der Chirurgen kommende, namentlich bei Kindern beobachtete Krankheitsbild, das meist akut mit Fieber, Schüttelfrost und Schmerzen an den erkrankten Knochen einsetzt, und bei dem in der Umgebung des Herdes eine durch subperiostale Eiterung bedingte prallelastische Schwellung der Weichteile sich bildet. Das Knochenmark ist dabei in mehr oder weniger großer Ausdehnung vereitert, und es kommt durch Demarkation des gesunden von dem kranken Gewebe zur Sequesterbildung. Der Eiter enthält massenhaft Staphylokokken; in seltenen Fällen können auch andere Erreger bei dieser eitrigen Osteomyelitis in Betracht kommen. Es sind einzelne wenige Fälle von Streptokokken-Osteomyelitis beschrieben worden, so von Lannelongue, Lexer u. a. Auch Pneumokokken sind in ganz vereinzelten Fällen gefunden worden (Lexer). Die überwiegende Mehrzahl der Fälle wird jedoch durch Staphylokokken verursacht. Dabei sind wir nach neueren Untersuchungen in der Lage, fast in jedem Falle die Staphylokokken auch im Blute nachzuweisen. Trotzdem bedeutet dieser Nachweis in solchen Fällen von Osteomyelitis nicht eine so ernste Prognose wie sonst bei der Staphylokokkensepsis, da es häufig gelingt, durch Ausräumung des primären Herdes die Ursache der Einschwemmung der Kokken zu beseitigen und so auch Fieber und Allgemeinzustand zu bessern.

Auf welche Weise diese Form der Osteomyelitis zustande kommt, ist ja immer noch nicht ganz klar, doch hat man sich den Vorgang wohl so vorzustellen: Daß Staphylokokken gelegentlich von kleinsten Einrissen der Haut oder der Tonsillen aus ins Blut gelangen, ist ein wahrscheinlich nicht ganz seltenes Vorkommnis, nur daß die bakteriziden Kräfte des Blutes der Eindringlinge meist schnell Herr werden. In manchen Fällen kommt es aber zur Ablagerung von virulenten Kokken im Knochenmark, die dann entweder sofort oder nach mehr oder weniger langer Latenz die Entzündung verursachen können. Bisweilen begünstigt dabei ein Trauma durch Schaffung eines Locus minoris resistentiae die Ansiedlung im Blute kreisender Kokken.

Daß die Metaphysen der langen Röhrenknochen am häufigsten vom ganzen Skelett an eitrigen Herden erkranken, erklärt sich nach Lexer dadurch, daß infolge des großen Gefäßreichtums der jugendlichen langen Röhrenknochen, der physiologischen Hyperämie mit Blutstromverlangsamung an der Wachstumszone, ferner infolge der Anordnung feiner Gefäße und Kapillarschlingen in den ersten Markräumen der Knorpelfuge mit Gefäßsprossen, die Verhältnisse für eine mechanische Ablagerung und Ansiedlung der Bakterien gerade in den Metaphysen ganz besonders günstig liegen.

Die zweite Form der akuten Osteomyelitis ist die sekundäre Osteomyelitis, die im Verlauf einer Staphylokokkensepsis auftreten kann. Meist handelt es sich dabei um mehrfache eitrige Metastasen im Knochenmark, doch kommen auch auf einen Herd beschränkte Knochenmarkeiterungen vor. Ausgangspunkt der primären Staphylokokkensepsis sind dabei Phlegmonen, Verletzungen der Haut und Schleimhäute u. dgl. Weiterhin kann natürlich der Fall eintreten, daß zunächst die erste Form der Osteomyelitis bestanden hat, und daß dann nach Eintreten einer allgemeinen Staphylokokkensepsis weitere sekundäre eitrige Metastasen im Knochenmark entstehen.

Eine traurige Leidensgeschichte dieser Art ist folgender Fall:

Fall 41. Staphylokokkensepsis mit Osteomyelitis multiplex.
Frieda Ismar, 12 Jahre alt.

Anamnese: Vor 14 Tagen stieß sich Patientin beim Turnen gegen die große Zehe des rechten Fußes. Der Fuß schwoll an; einige Tage später bekam das Kind Fieber und starke Schmerzen; seit heute auch Schmerzen im linken Arm.

Status am 13. Dezember: Blasses Kind in mäßigem Ernährungszustande, Lippen mit schwarzen Borken belegt. Sensorium frei.

Herz: In normalen Grenzen. Herzaktion regelmäßig frequent. Über der Aorta ein systolisches Geräusch.

Lungen o. B.

Leib: Weich und nirgends druckempfindlich.

Urin: Albumen positiv, enthält viele Leukocyten.

Der rechte Fuß ist stark geschwollen, zwischen dem zweiten und dritten Metakarpalknochen Fluktuation. Die Haut darüber ist gerötet und schmerzempfindlich. Linker Arm im oberen Drittel sehr schmerzhaft, keine Schwellung.

15. Dezember: Bakteriologische Blutaussaat ergibt Staphylokokken in großer Menge. Die Schwellung am Arm hat zugenommen. Inzision am Fußrücken: Es findet sich eine bis zum unteren Drittel des Unterschenkels reichende Phlegmone. Starke Durchtränkung der Gewebe mit dickflüssigem Eiter. Im oberen Teil des linken Oberarmes wird an der fluktuierenden Stelle punktiert und inzidiert. Der Humerus liegt als rauher Knochen frei und wird bis zur Grenze zwischen oberem und mittlerem Drittel freigelegt.

18. Dezember: Das Kind klagt seit gestern über Schmerzen im linken Knie, ohne daß eine Schwellung nachgewiesen wird. Auch der linke Fußrücken ist etwas geschwollen und schmerzhaft. Puls frequent, jedoch von leidlicher Spannung.

21. Dezember: In der rechten Unterbauchgegend und an der rechten Schulter kleine oberflächliche Abszesse, die gespalten werden.

22. Dezember: Auf der Haut des Rumpfes Miliaria cristallina aufgetreten.

24. Dezember: Am rechten Handgelenk in der Dorsalgegend Fluktuation und Schwellung. Probepunktion ergibt Eiter. Inzision.

27. Dezember: Im rechten Kniegelenk ist Erguß nachweisbar; Probepunktion ergibt stark getrübtes Exsudat.

4. Januar: Der Gelenkerguß im rechten Kniegelenk hat sich nach der Punktion zurückgebildet.

8. Januar: Linkes Ellenbogengelenk mit Eiter gefüllt. An der Innenseite des linken Fußes hat sich eine fluktuierende Schwellung entwickelt. Haut darüber gerötet. Eine Inzision entleert massenhaft Eiter. Der Talus erweist sich als rauh und wird herausgehebelt und entfernt. Punktion eines taubeneigroßen Abszesses auf der linken Halsseite; auch an der rechten Schulter hat sich ein bis zur Fossa supraspinata reichender Abszeß entwickelt. Eine Punktion ergibt rahmigen Eiter. Phalanx 1 und 2 der großen Zehe sind völlig nekrotisch und werden entfernt.

15. Februar: Mehrere oberflächliche Abszesse am Bauch werden durch Inzision entleert. Aus mehreren Wunden über dem Os sacrum entleert sich rahmiger Eiter. Die Sonde dringt auf rauhe Knochen. Der vor 6 Tagen punktierte Abszeß hat sich aufs neue mit Eiter gefüllt.

21. Februar: Am rechten Oberschenkel großer schwappender Abszeß.

27. Februar: Exitus letalis.

Sektionsbericht: Sepsis. Osteomyelitis humeri sinistri, carpi et tarsi utriusque, tibiae sin. et femoris sin. Abscessus subcutan. multipl. Abscessus pulmonis et renis utriusque multipl. Pyelonephritis duplex. Cystitis.

Die Prognose der Staphylokokkensepsis bei der primären Osteomyelitis ist nicht so ungünstig wie bei den Staphylokokkenallgemeininfektionen aus anderen Ursachen, weil man hier oft imstande ist, durch Ausräumung des primären Herdes, der vereiterten Markstelle, die Ursache der Einschwemmung der Kokken zu beseitigen.

Anders ist es mit der sekundären Osteomyelitis, die als eitrige Metastase einer Staphylokokkensepsis auftritt. Hier ist die Prognose fast stets infaust.

Puerperale Staphylokokkensepsis.

Auch vom puerperalen Endometrium aus kann sich eine Staphylokokkensepsis entwickeln. Es gehört aber im allgemeinen zu den Seltenheiten, wenn eine puerperale Sepsis durch Staphylokokken verursacht wird. Ich konnte drei solcher Fälle beobachten, bei denen im strömenden Blute während des Lebens Staphylokokken nachgewiesen wurden. Sachs, der in 65 Fällen von Puerperalsepsis Streptokokken aus dem Blut isolierte, fand 7 mal Staphylokokken.

Einige Krankengeschichten sollen die puerperale Staphylokokkensepsis illustrieren.

Fall 42. Staphylokokkensepsis post abortum. Staphylokokken im Blut. Endocarditis valv. tricusp. et pulm.

Franziska Schwarz, 37 Jahre alt.

Anamnese: Seit 20 Jahren verheiratet. Der Gatte infizierte sich kurz vor der Verheiratung, bekam ein Ulkus am Penis und machte eine Spritzkur durch. Die Frau hat bisher 15 Aborte durchgemacht, zuletzt vor einem Jahre. 2 Kinder leben. Letzte Regel vor 3 Monaten. Beginn der Erkrankung vor 14 Tagen. Am 23. Mai ging die Frucht ab, danach trat Schüttelfrost auf, worauf der Arzt eine Ausräumung vornahm. Am 27. Mai trat wieder hohes Fieber auf, das seitdem anhielt. Seit 30. Mai: Ikterus und Benommenheit.

Status praesens. Mittelgroße kräftige Frau, sehr stark braungelber Ikterus, Nägel blaurot verfärbt, auf der Brust Petechien von Stecknadelkopfgröße. Zunge trocken belegt. Allgemeineindruck sehr schwer. Oberflächliche Atmung. Sensorium benommen.

Lungen: Hinten unten Krepitieren und Giemen, etwas abgeschwächtes Atmen.

Herz: Dämpfung überschreitet den rechten Sternalrand um 1 Querfinger und reicht nach links bis zur Mamillarlinie. Töne unrein, aber keine deutlichen Geräusche.

Leib: Aufgetrieben, ziemlich gespannt und anscheinend druckempfindlich, keine Dämpfung.

Nieren: Albumen positiv. Im Sediment zahlreiche granulierte Zylinder.

Portio: Weich, steht tief.

Uterus und Adnexe: Wegen Spannung nicht abzutasten.

Scheidensekret: Stinkend, schleimigeitrig, von mäßiger Menge, enthält bei der kulturellen Untersuchung Staphylokokken.

Blutaussaat ergibt enorme Mengen von Staphylococcus pyogenes aureus.

Leukocytenzahl: 36000.

1. April: Das Befinden hat sich über Nacht weiter verschlechtert. Exitus letalis.

Sektionsbericht: Endocarditis valvulae tricuspidalis et pulmonalis. Myocarditis, Pleuritis fibrinosa. Oedema pulmonum, Nephritis abscedens, Cystitis haemorrhagica, Hyperplasia lienis, Hepatitis parenchymatosa, Endometritis et Metritis necroticans.

Die Tatsache, daß nur ausnahmsweise eine Puerperalsepsis durch Staphylokokken verursacht wird, muß dazu auffordern, in solchen Fällen stets daran zu denken, ob nicht vielleicht der Ausgangspunkt der Sepsis außerhalb des Genitals zu suchen ist. Henkel hat auf solche Fälle besonders aufmerksam gemacht. Dies trifft z. B. aller Wahrscheinlichkeit nach auch bei folgender Beobachtung zu, wo bei einer Sepsis post abortum eine eitrige **Tonsillitis** gefunden wurde, die als Ausgangspunkt in Betracht kam.

Fall 44. Sepsis post abortum. Staphylokokken im Blut. Endocarditis valv. mitr.

Luise Krause, 39 Jahre alt.

Anamnese: Die Frau hat bereits 2 Aborte gehabt und 4 Kinder geboren, von denen 3 leben. Letzte Regel am 7. Januar 1910. Beginn der Erkrankung am 16. Febr. mit Blutung und Leibschmerzen. Bis zum 20. Februar Blutung und Fieber, am 22. Februar Schüttelfrost, danach Ausräumung durch den Arzt. An demselben Tage verspürte sie Schmerzen und Steifigkeit in allen Gliedern. Dieser Zustand dauerte bis zum 25. Februar, dann stieg das Fieber wieder und sie wurde ins Krankenhaus überwiesen.

Status praesens: Mittelgroße Frau von kräftigem Knochenbau, Zunge trocken belegt. Rötung der Tonsillen. Allgemeineindruck schwer. Sensorium frei. Rechtes Schulter- und linkes Ellenbogengelenk schmerzhaft, keine Ergüsse.

Lungen: Vorn unten seitlich pleuritisches Reiben.

Herz: Deutlich schabende systolische Geräusche über allen Ostien, besonders an der Tricuspidalis und an der Basis des Herzens.

Leib: Weich, nicht druckempfindlich.

Nieren: Albumen positiv. Im Sediment sehr zahlreiche granulierte und hyaline Zylinder.

Muttermund: Für Finger durchgängig.

Uterus: Groß, leicht retroflektiert.

Scheidensekret: Stinkend, eitrig, von reichlicher Menge, enthält Staphylokokken.

Im Blut werden bakteriologisch zahlreiche Staphylokokken nachgewiesen.

27. Februar: Allgemeinbefinden unverändert. Klagen über Schmerzen im rechten Unterschenkel und im linken Unterarm, daselbst harte empfindliche Infiltrationen, keine Rötung, keine Fluktuation; im Rachen Rötung der Tonsillen.

28. Februar: Befinden hat sich verschlechtert. Zeitweise benommen. Es besteht leichter Ikterus.

Lungen: Links hinten verkürzter Schall. Mittelblasiges Rasseln. Rechts hinten: Pleuritisches Reiben.

1. März: Völlig benommen. Mittags Trachealrasseln; nachts Exitus letalis.

Sektionsbericht: Pericarditis purul. Myodegener. cordis. Endocarditis verrucosa valv. mitr. Pneum. hypostat. lobi inf. utriusque. Hyperplasia lienis. Hepatitis et Nephritis parenchym. Endometritis. Tonsillitis purulenta.

Sekundäre Staphylokokkensepsis.

Neben den beschriebenen primären Staphylokokkenallgemeininfektionen kommt es gelegentlich auch zu sekundären Allgemeininfektionen mit Staphylokokken. Es entwickelt sich auf dem Boden einer vorher bestehenden anderen Infektionskrankheit eine Staphylokokkensepsis. Solche Fälle sind wohl stets infaust. Ich setze hierher eine nach Scharlach und eine nach Typhus auftretende Staphylokokkensepsis.

In folgendem Fall kam die sekundäre Infektion mit Staphylokokken zu einer Scharlacherkrankung hinzu:

Fall 46. Staphylokokkensepsis bei Scharlach mit multiplen Gelenkeiterungen. Martha B., 7 Jahre alt.

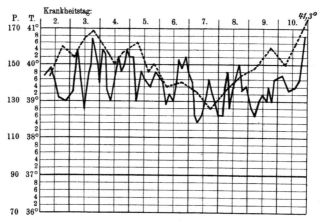

Abb. 186.

Fall 46. Staphylokokkensepsis bei Scharlach mit multiplen Gelenkeiterungen.

Anamnese: Am 2. Oktober plötzlich erkrankt mit Erbrechen, Fieber und Halsschmerzen. Eine Schwester des Kindes ist gestern an Scharlach gestorben.

Status praesens: Blasses, mäßig genährtes Kind. Zunge rot; etwas belegt. Auf beiden Tonsillen grauweißer Belag. Zahlreiche Halsdrüsen an beiden Seiten zu fühlen. Extremitäten und Stamm bedeckt mit einem mäßig starken Scharlach-Exanthem.

Lunge: Links hinten oben vielleicht Schallverkürzung; daselbst unbestimmtes Atmen. Über allen Teilen der Lunge reichliche Rasselgeräusche.

Herz: Herztöne rein; Puls sehr frequent.

Milz, Leber, Urin: ohne Bes.

Nervensystem ohne Bes.

4. Oktober: Fieber unverändert hoch. 50 ccm Antistreptokokkenserum subkutan.

5. Oktober: Exanthem heute sehr stark. Allgemeinbefinden schlechter. 50 ccm Antistreptokokkenserum Höchst subkutan.

6. Oktober: An der linken Halsseite starke Drüsenschwellung.

7. Oktober: Blutaussaat: Staphylococcus albus in großer Menge.

9. Oktober: Allgemeinbefinden schlecht.

10. Oktober: Heute Zeigefinger der linken Hand geschwollen. Im Blute keine Streptokokken nachweisbar.

11. Oktober: Alle größeren Gelenke des Körpers sind geschwollen; Haut gerötet; geringe Ergüsse. Exitus letalis.

Obduktion verweigert.

Als zweites Beispiel einer sekundären Staphylokokkensepsis sei hier ein Fall von Osteomyelitis des Brustbeins nach Typhus abdominalis erwähnt:

17 jähriger Schlosser. Er stürzte vor 2 Tagen angeblich 2 Etagen hoch herunter, anscheinend in unklarem Zustande. Er will schon seit 18 Tagen krank sein. Durchfall, Erbrechen, Appetitlosigkeit, Husten.

Früher stets gesund. Weiteres wegen Benommenheit des Patienten nicht zu erheben.

Status praesens: Kräftig gebauter Mann.

Temperatur 39,2°. Puls 130, dikrot.

Zunge trocken, rissig, mit Borken belegt.

Keine Nackensteifigkeit. Pupillen beiderseits gleich reagierend. Über den Lungen keine Dämpfung. Atemgeräusch überall vesikulär, ohne pathologische Geräusche.

Herz: Nicht verbreitert, Herztöne rein.

Auf dem Leibe keine Roseolen. Abdomen voll und ziemlich gespannt. Keine abnormen Dämpfungen oder Resistenzen. Deutliches Ileocökalgurren.

Milz: Nicht vergrößert.

Beide Malleolen am rechten Fuß gebrochen.

Urin: Diazoreaktion positiv. Reaktion sauer. Kein Blut, kein Zucker, kein Eiweiß, kein Indikan.

29. September: Im Stuhl etwas Blut. Reichliche Durchfälle. Widal 1 : 40 positiv.

30. September: Patient völlig benommen. Verschiedene Schüttelfröste. Hochgradige Herzschwäche.

2. Oktober: Rechtes Fußgelenk etwas abgeschwollen. Gipsverband in korrigierter Stellung. Patient ist etwas klarer. Puls besser. Von der chirurgischen Abteilung des Krankenhauses zur medizinischen verlegt.

4. Oktober: In der Nacht sehr unruhig. Puls 160.

6. Oktober: Pulsfrequenz andauernd sehr hoch. Ein Hautabszeß am Ellenbogen der rechten Seite wird inzidiert. Kultur des Eiters ergibt das Vorhandensein von Staphylococcus pyogenes aureus. Atmung freier.

7. Oktober: 2 kleine Hautabszesse am rechten Oberschenkel werden geöffnet. Patient unklar.

12. Oktober: Zunehmende Herzschwäche.

13. Oktober: Beim Wechseln des Gipsverbandes ergibt sich, daß keinerlei Komplikationen bei der Heilung der Fraktur aufgetreten sind. Abszesse am Oberschenkel gereinigt. Neue Abszesse am linken Fuß in der Fersengegend, ferner über dem Kreuzbein. Im Blut, welches steril aus der Armvene von der linken Ellenbeuge entnommen wurde, weist das Kulturverfahren Staphylococcus pyogenes aureus in Reinkultur nach.

Patient läßt unter sich. Sensorium unklar.

14. Oktober: Die Abszesse reinigen sich.

15. Oktober: Hinten links unten über der Lunge Dämpfung und großblasiges Rasseln.

16. Oktober: Dauernd hohe Pulsfrequenz. Fieber bis 40°. Starke Benommenheit. Leichte ikterische Färbung der Haut. Es fällt eine Pulsation auf dem Sternum in der Höhe der 3. Rippe auf. Eine besondere Schmerzhaftigkeit dieser Stelle ist nicht zu konstatieren.

Starkes Rasseln über den Unterlappen beider Lungen. Der erste Ton am Herzen, der bisher stark akzentuiert war, ist leiser als sonst.

Neue Eiterherde nicht aufgetreten.

17. Oktober: Puls fadenförmig.

18. Oktober: Exitus letalis.

Sektionsprotokoll: Sehr magere männliche Leiche. Totenstarre erhalten. Zwerchfellstand rechts 5., links 6. Interkostalraum. Über dem Kreuzbein mehrere Hautdefekte mit unterminierten Rändern, ohne eitrigen Inhalt. Ebensolcher talergroßer Hautdefekt an der Außenseite der Ferse des linken Fußes.

An der Stelle der Fraktur ist am rechten Bein äußerlich nichts nachzuweisen. Nach Eröffnung des Fußgelenkes ergibt sich, daß der Talus völlig gesplittert und der Malleolus internus abgesprengt ist. Eiter findet sich an der Bruchstelle nicht.

Bei Herausnahme des Sternums findet sich in der Höhe der 3. Rippe eine Kontinuitätstrennung im Brustbein, welche bedingt, daß der obere Teil des Corpus sterni nach hinten, der untere nach vorn abweicht. Auf der Rückseite des Sternums sind im Bereiche der Kontinuitätstrennung die den Knochen bedeckenden Weichteile zerstört, so daß der rauhe, z. T. mit dickem Eiter bedeckte Knochen frei zutage liegt. Die in derselben Höhe gelegenen Gelenkverbindungen der Rippen mit dem Sternum sind gelöst. Der Eiter ist nach dem vorderen Mediastinum durchgebrochen.

Herz von der Größe der Faust der Leiche. Im Herzbeutel etwa 5 Eßlöffel klarseröse Flüssigkeit. Endo- und Epikard glatt. Klappenapparat intakt. Herzfleisch trübe, schlaff; an einer Stelle eine grauweiße Schwiele. Farbe des Myokards graurot.

Linke Lunge frei im Pleuraraum. Im Oberlappen mehrere Herde, die im Zentrum Eiter enthalten und deren Umgebung infiltriert ist. Von diesen Herden übersteigt keiner Erbsengröße. Im Unterlappen Luftgehalt herabgesetzt. Blutgehalt vermehrt. Lunge im übrigen etwas ödematös. Bronchialschleimhaut gerötet.

Rechte Lunge enthält im Oberlappen einen Eiterherd von Erbsengröße. Im Unterlappen derselbe Befund wie links. Pleura parietalis stellenweise mit der Pleura costalis verwachsen.

Im Rachen auf den Tonsillen ein grauweißer Soorbelag.

Milz etwa auf das Doppelte der Norm vergrößert. Pulpa weich, dunkelrot. Follikel und Trabekel schlecht zu erkennen. Ein Kulturversuch aus dem Milzsaft ergibt Staphylococcus pyogenes aureus in Reinkultur.

Linke Niere von normaler Größe. Kapsel gut abziehbar. Auf der Oberfläche der Niere ein gelber Eiterherd mit hämorrhagischem Hof. Derselbe reicht tief in die Rinde hinab. Auf dem Schnitt ist die Zeichnung von Rinden- und Marksubstanz deutlich. Nierenbecken ohne Befund. Rechte Niere normal groß. Kapsel leicht abzuziehen. Auf der Oberfläche wechseln gelbweiße Partien mit dunkelroten ab. Auf dem Schnitt finden sich in der Rinde zahlreiche gelblichweiße Streifchen und diffus gelblichweiß gefärbte Partien mit verwischter Zeichnung. Nierenbecken, Ureteren ohne Befund.

Nach Eröffnung des Darmes finden sich im Ileum und in den untersten Teilen des Jejunum, namentlich aber in der Nähe der Ileocökalklappe zahlreiche bis markstückgroße dunkelpigmentierte Stellen, in deren Bereich die Schleimhaut vollkommen glatt (ohne Follikel) ist. Außerdem sind noch vereinzelte ganz geringe Epitheldefekte von Hanfkorngröße vorhanden.

Mesenterialdrüsen sind geschwollen, bis zu Haselnußgröße.

Magen ohne Bes.

Leber von normaler Größe, glatter Oberfläche, derber Konsistenz, Läppchenzeichnung deutlich, Gallenwege ohne Bes.

Schenkelgefäße frei.

Diagnose: Osteomyelitis sterni acuta. Abgeheilte Typhusnarben im Darm. Lungenabszesse, Nierenabszesse und Infarkte.

Kryptogenetische Staphylokokkensepsis.

Nicht immer sind wir in der Lage, den Ausgangspunkt der Staphylokokkensepsis festzustellen. Die lokale Erkrankungan der Eintrittspforte ist oft bereits verheilt und wir finden nur das schwere Bild der Allgemeininfektion.

Als Beispiel hierfür dient folgender Fall, bei dem Gelenkerscheinungen und Parotitis im Vordergrunde der Erscheinungen stand.

Fall 48. Kryptogenetische Staphylokokkensepsis mit Parotitis und multiplen Gelenkeiterungen.

E. Kulk, 52 Jahre alt, Landwirt.

Beginn der jetzigen Krankheit Anfang Juni mit allgemeiner Mattigkeit und Fieber. Zunächst arbeitete er leichte Arbeit weiter. Erst am 30. Juni wurde er bettlägerig. Seit diesem Tage lähmungsartige Schwäche im rechten Arm und linken Bein, in beiden Gliedern lebhafte Schmerzen.

Erbrechen, keine Kopfschmerzen, schlechter Appetit.

Status: Mittelgroßer Mann mit kräftigem Knochenbau, gut entwickelter Muskulatur, in mittlerem Ernährungszustande. Gesicht leicht fieberhaft gerötet. Sensorium frei. Auf der Brust und den Armen, sowie am linken Bein vereinzelte Quaddeln mit scharfer roter Umgrenzung. Keine Kratzeffekte. Auf dem Rücken ausgedehnte Akne. Keine Lymphdrüsenschwellung. Keine Ödeme. Beklopfen des Schädels nicht schmerzhaft empfunden. Geringer Druckschmerz der Halswirbelsäule. Gute aktive und passive Beweglichkeit des Kopfes.

Der rechte Oberarm wird im Schultergelenk aktiv nicht bewegt. Passiver Bewegungsversuch ruft heftige Schmerzen hervor. Die Konturen des rechten Schultergelenks sind im Vergleich mit dem linken verwaschen. Die Gelenkgegend erscheint voller. Bewegungen im rechten Ellenbogengelenk ebenfalls schmerzhaft, doch werden diese Schmerzen auf das rechte Schultergelenk lokalisiert. Druck gegen das Schultergelenk und Kneifen der Muskulatur schmerzhaft. Auch Bewegungen im Handgelenk schmerzhaft.

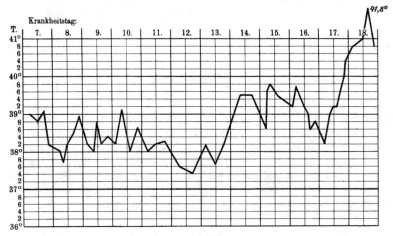

Abb. 187.

Fall 48. Kryptogenetische Staphylokokkensepsis mit Parotitis und multiplen Gelenkeiterungen.

Das linke Handgelenk ist geschwollen. Umfang 19 cm zu 18½ cm rechts.

Das linke Bein wird nicht gehoben; in Fuß- und Zehengelenken werden Bewegungen ausgeführt.

Passive Bewegungen des linken Beines rufen Schmerzen im Knie und auch im Hüftgelenk hervor. Das linke Kniegelenk ist um 1 cm voluminöser als das rechte; die Patella tanzt.

Die beiden Fußgelenke sowie die übrigen Gelenke sind objektiv nicht verändert. Druck gegen sämtliche große Gelenke der Unterextremitäten wird als intensiv schmerzhaft empfunden.

Die Pupillen sind gleich weit, reagieren prompt. Keine Augenmuskelstörungen. Keine Veränderungen des Augenhintergrundes.

Ohren ohne Bes.

Hals und Rachen ohne Bes.

Zunge: Schmierig belegt.

Thorax: Kräftig, symmetrisch.

Lungen: Von normaler Ausdehnung: Grenzen verschieblich; überall sonorer Schall; hinten beiderseits, namentlich links, reichlich trockenes Rasseln.

Patient hustet nicht, wirft nicht aus.

Herz: Grenzen 4. Rippe, Mamillarlinie, linker Sternalrand. Spitzenstoß nicht isoliert fühlbar.

Herztöne: Laut, rein.

Puls: Kräftig, regelmäßig, etwas celer.

Arterienrohr: Leicht rigide.

Abdomen: Geringer Meteorismus; Milzdämpfung überlagert. Leber nicht vergrößert.

Urin: Frei von Eiweiß und Zucker.

Diazo, Indikan negativ.

Leukozyten 11 600.

9. Juli: Agarkulturen aus dem Blute ergeben nach 36 stündigem Wachstum Staphylokokken (Staphylococcus pyogenes aureus).

Im körperlichen Befund keine Änderung. Temperaturen schwanken zwischen 38 und 39⁰. Puls 90—100. Patient ist zeitweise leicht somnolent; macht ungenaue Angaben.—

10. Juli: Starke Schwellung des rechten Kniegelenks.

14. Juli: Patient zeitweise, namentlich bei Nacht unklar. Organbefund derselbe. Urin zum Teil und Stuhl seit dem 11. Juli ins Bett. Durchfälle.

17. Juli: Gelenkbefund derselbe. Schwellung links in der Gegend der Parotis anscheinend wenig schmerzhaft; keine Fluktuation.

18. Juli: Temperatur morgens 41,6⁰. Patient vollständig somnolent. Parotisschwellung ausgedehnter, sonst Befund derselbe.

Verlegung nach der chirurgischen Klinik.

In der chirurgischen Klinik wurde die geschwollene Parotis inzidiert; es floß jedoch kein Eiter ab.

Das rechte Kniegelenk wurde punktiert, und da sich Eiter fand, drainiert.

Sektionsergebnis: Sepsis. Pneumonia hypostatica duplex, Tuberculosis inveterata apic. pulm. utriusque. Intumescentia lienis et infarctus. Degeneratio adiposa renum. Abscessus permulti renum. Abscessus regionis parotideae. Empyema articulationis genus dext.

Therapie der Staphylokokkensepsis.

Die Therapie ist eine rein symptomatische, wie sie bei der allgemeinen Behandlung der septischen Erkrankungen besprochen wurde. Die spezifische Serumbehandlung hat trotz vielfacher Versuche bisher völlig versagt. Die Wrightsche Vakzinationsmethode mit abgetötetem Staphylokokkenvakzin, die in Fällen von chronischer Furunkulose ausgezeichnete Resultate zeitigt, wie ich das an vielen Fällen beobachten konnte, versagt gänzlich bei der Staphylokokkensepsis. Das ist ja auch erklärlich, weil es sich dabei um akute, schnell zur Entscheidung kommende Fälle handelt, bei denen für eine langsame Immunisierung gar keine Zeit vorhanden ist.

Bei Fällen, die mit Osteomyelitis, Phlegmonen oder mit eitrigen Metastasen wie Gelenkeiterungen, Parotitis suppurativa u. dgl. einhergehen, ist eine schnelle und energische, chirurgische Behandlung von Nöten und führt dann bisweilen zur Heilung, wenn nicht schon eine multiple Metastasenbildung in den verschiedensten Organen Platz gegriffen hat.

Staphylokokken- und Streptokokkenmischinfektion bei der Lungentuberkulose.

Ein paar Worte noch über die Mischinfektionen bei der Lungentuberkulose, weil hier und da immer noch unrichtige Vorstellungen darüber bestehen. Zweifellos ist bei der kavernösen Phthisis pulmonum ein Teil der schweren Erscheinungen und das stark remittierende Fieber bedingt durch die Resorption von Toxinen vom erkrankten und zum Teil eingeschmolzenen Lungengewebe her. Streptokokken und Staphylokokken spielen natürlich eine große Rolle dabei; der Übergang der Streptokokken und Staphylokokken ins Blut ist jedoch außerordentlich selten bei der Lungenphthise. Zwar werden post mortem häufiger Streptokokken und Staphylokokken im Blute von Phthisikerleichen gefunden; auch kurz vor dem Eintritte des Todes gelingt es in seltenen Fällen, ein paar Streptokokken- und Staphylokokkenkolonien auf den Blutplatten nachzuweisen, während Blutuntersuchungen, die einige Tage vorher gemacht wurden, steril blieben. Es ist also dieser Nachweis kurz ante mortem ein Zeichen des Erlahmens der Schutzkräfte des Körpers, eine agonale Erscheinung. Intra vitam gehört der Nachweis der Eitererreger im Blut der Lungenkranken zu den größten Seltenheiten.

Das ist gegenüber anders lautenden Berichten von Autoren, die nicht mit einwandfreier Methode gearbeitet haben, aufs bestimmteste zu betonen. Diese Tatsache, auf die ich vor einigen Jahren aufmerksam gemacht habe, ist neuerdings an einem großen Material aus der Reicheschen Abteilung des Eppendorfer Krankenhauses bestätigt worden. (Benöhr, Mitteilungen aus den Hamburger Staatskrankenanstalten, Bd. 8, Heft 13 und Reiche, Mediz. Klinik 1909, Nr. 52.)

Pneumokokkensepsis.

Der häufigste Ausgang für eine Pneumokokkenallgemeininfektion ist die croupöse Pneumonie. Daneben kommen noch Angina, Otitis media, Meningitis und Cholecystitis in Betracht. Entsprechend der wichtigsten Infektionsquelle soll zunächst die Blutinfektion mit Pneumokokken bei der Pneumonie eingehend besprochen werden.

Der Diplococcus lanceolatus oder Pneumokokkus tritt paarweise auf. Die einzelnen Individuen haben eine charakteristische Lanzettenform oder Kerzenflammenform. Mitunter bildet er Ketten von 4—6 Gliedern. Er färbt sich mit allen Anilinfarben und behält bei der Gramschen Methode die Blaufärbung. Eine besondere Eigentümlichkeit ist die Kapselbildung, die immer je zwei Individuen einschließt und die am besten im Tier- oder Menschenkörper beobachtet wird, so z. B. im pneumonischen Sputum, in der Lumbalflüssigkeit der Pneumokokkenmeningitis oder im Blute einer an Pneumokokkenseptikämie verendeten Maus.

Der Pneumokokkus gedeiht auf allen Nährböden am besten bei 37⁰; auch bei 22⁰ wird Wachstum beobachtet. Während auf den gewöhnlichen Nährmedien das Wachstum relativ kümmerlich ist, gedeiht der Lanceolatus weit üppiger auf Nährböden, die mit menschlichem Serum versetzt sind. Auf der Agaroberfläche entwickeln sich durchsichtige Kolonien von derselben Größe wie die der Streptokokken. Sie haben ein gekörntes Zentrum und einen helleren Rand. In Bouillon entwickelt sich ein feines krümeliges Sediment, Milch wird koaguliert. Auf Blutagar nach Schottmüller bildet der Pneumokokkus einen dunkelgrünen Farbstoff, führt jedoch keine Hämolyse herbei. An der Ober-

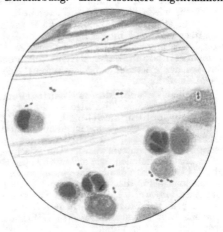

Abb. 188.
Pneumokokken in der Lumbalflüssigkeit
bei Meningitis.

fläche des Nährbodens entwickeln sich nach 24 Stunden flache, glänzende, grüne Kolonien von Stecknadelkopfgröße. Im Innern des Blutagar bilden die Pneumokokken schon nach 24 Stunden schwarzgrüne, stecknadelkopfgroße Kolonien, die in einem Tage bis zu Linsengröße anwachsen. Bei 22⁰ bleibt die grüne Farbstoffbildung aus. Blutbouillon zeigt nach 24stündigem Aufenthalt bei 37⁰ ebenfalls eine deutliche Grünfärbung.

Zur Differentialdiagnose zwischen Pneumokokken und Streptokokken ist der Blutagar sehr geeignet. Vom Streptococcus vulgaris haemolyticus unterscheidet den Lanceolatus ohne weiteres die Farbstoffbildung und das Fehlen der Hämolyse. Von dem Streptococcus mitior unterscheidet ihn, abgesehen von der Lanzettenform und der Kapselbildung im Tierversuch, die weit intensivere grüne Farbstoffbildung auf der Blutagarplatte. Auch das Wachstum im Innern des Blutagar ist beim Pneumokokkus viel stärker als beim Streptococcus mitis, dessen Kolonien sich erst nach 48 Stunden in Form zarter grüner Punkte entwickeln.

Die Lebensfähigkeit des Pneumokokkus ist im allgemeinen gering. Schon nach

drei Tagen gehen die Kulturen zugrunde. Dagegen hält er sich auffallenderweise gut in
eingetrocknetem Sputum oder Blut, vielleicht weil das eingetrocknete Eiweiß eine Art
Schutzhülle um ihn bildet. Eine Sekretion von löslichen Giftstoffen findet nicht statt.
Seine Giftwirkungen erklären sich vielmehr durch die Wirksamkeit der beim Zerfall der
Kokken freiwerdenden Endotoxine.

Von Versuchstieren sind am empfänglichsten für Pneumokokken Mäuse und Kaninchen. Sie sterben bei subkutaner Einverleibung geringer Kulturmengen in spätestens
drei Tagen unter dem Bilde der Septikämie.

Pneumokokkenbakteriämie bei Pneumonie.

Schon seit langem wird die Frage diskutiert, ob bei der Pneumonie
die spezifischen Erreger, die Pneumokokken, nur gelegentlich ins Blut übertreten und so zu einer Allgemeininfektion führen oder ob dieses Ereignis
mehr zu den konstanten Symptomen gehört. Die vielfach im Anschluß an
Lungenentzündung beobachteten Pneumokokkenmetastasen, Gelenkeiterungen
usw. lassen ja ohne weiteres einen Transport der Keime auf dem Blutwege
voraussetzen.

Die ersten Untersucher wie Belfanti u. a. hatten noch relativ selten positive Befunde
zu verzeichnen, weil ihre Methodik (mikroskopische Untersuchung des Ausstrichpräparates
oder Verimpfung des Blutes auf weiße Mäuse) noch nicht ganz zweckentsprechend war.
Später bei der Verwendung größerer Blutmengen und Aussaat auf Agar oder flüssige Nährböden mehrten sich die Mitteilungen von positiven Ergebnissen bei der Untersuchung des
lebenden Blutes der Pneumoniker. Schließlich kam es zu den widersprechendsten Angaben.
Die einen, wie Sittmann, A. Fraenkel, Lenhartz, Verfasser u. a., vertraten die Anschauung: etwa in 20—30 % der Fälle gehen die Pneumokokken bei der Pneumonie ins
Blut über und zwar in der Regel bei letal verlaufenden Fällen, so daß der positive Blutbefund eine ungünstige Prognose bedeutet. Die anderen, wie Casati, Baduel usw., vor
allem aber Prochaska, erklärten: Die Pneumokokken sind regelmäßig im strömenden
Blut bei der Pneumonie nachzuweisen; eine prognostische Bedeutung kommt ihrer Anwesenheit nicht zu.

Diese verschiedenen Resultate sind nach meinen jetzigen Erfahrungen —
ich überblicke ca. 70 Fälle — zweifellos bedingt durch die Unterschiede in
der Untersuchungsmethodik. Erste Voraussetzung für einwandfreie Ergebnisse
ist die Entnahme eines zureichenden Quantums Blut (5—20 ccm) aus der Armvene unter
aseptischen Kautelen, am besten mit der Luerschen Spritze. Die weitere Verarbeitung
dieser Menge ist entscheidend. Die Mischung mit flüssigem Agar und nachheriges Ausgießen auf Petrischalen, wie sie Lenhartz, Schottmüller und Verfasser stets empfohlen
haben, bietet den Vorteil, die gewachsenen Kolonien zählen zu können und so etwaige
Anhaltspunkte für die Schwere der Infektion zu finden. Der Nachteil besteht aber
darin, daß manche schon durch die bakteriziden Kräfte des Blutes geschwächte
Keime hierbei nicht zur Entwicklung gelangen. Die andere Methode, das entnommene Blut auf einen flüssigen Nährboden auszusäen, um die bakteriziden Kräfte zu
verdünnen, hat den Vorzug, daß ganz verschwindend wenig Keime sich anzureichern vermögen. Andererseits aber wird man über die Menge der im Blut tatsächlich kreisenden
Kokken nicht orientiert. Auch können Verunreinigungen, die in das Nährsubstrat gelangt
sind und sich ebenfalls vermehren, nicht so leicht als solche erkannt werden wie auf der
Agarplatte. Vergleichende Untersuchungen, die Schottmüller sowie Verfasser früher
vorgenommen haben, konnten besondere Unterschiede zwischen den genannten Methoden
etwa zugunsten der Aussaat des Blutes auf Bouillon nicht feststellen. Eine neuerdings
von Wiens empfohlene Untersuchungsflüssigkeit (Peptonwasser in einer Konzentration
von 1:10 mit 1% Dextrose) scheint jedoch wirklich Vorteile vor den festen Nährböden
zu haben.

Während ich früher bei der Blutagarplattenmethode in 35% der Fälle
von croupöser Pneumonie Pneumokokken im Blute nachweisen konnte, gelang
das bei Benutzung des dextrosehaltigen Peptonwassers in ca. 70% der Fälle.

Wir können danach wohl annehmen, daß in der überwiegenden Mehrzahl
der Fälle von Pneumonie die spezifischen Erreger im Blute kreisen. Ich habe
sie vom zweiten Tage an bis einen Tag nach der Entfieberung nachweisen
können. Der Gehalt des Blutes an Pneumokokken, die Pneumo-

kokkenbakteriämie, gehört also zu den gewöhnlichen Symptomen der Pneumonie.

Noch Lenhartz bezeichnete alle Fälle von Pneumonie mit Pneumokokkenblutbefund als Pneumokokkensepsis. Diese Bezeichnung habe ich schon vor Jahren als unrationell erklärt. Nach unserem heutigen Standpunkt ist sie noch weniger angängig. Man müßte sonst folgerichtig auch bei jedem Fall von Typhus von Typhussepsis sprechen, da auch dort regelmäßig die spezifischen Erreger im Blute gefunden werden. Die Bezeichnung Pneumokokkenbakteriämie halte ich für zweckmäßiger für alle die Fälle, wo nur eine geringe Anzahl von Keimen im Blute vorhanden ist und ihre Anwesenheit keine besonderen klinischen Symptome hervorruft. Dort aber, wo sich die Überschwemmung des Blutes mit Pneumokokken auch in klinischen Erscheinungen deutlich erkennbar macht durch lange anhaltendes hohes Fieber, Endocarditis, Gelenkmetastasen usw., ist der Ausdruck Pneumokokkensepsis angebracht.

Die Tatsache der fast konstanten Pneumokokkenbakteriämie läßt uns das klinische Bild der Pneumonie in einem anderen Lichte sehen wie bisher. Schwerere Störungen des Sensoriums und hoher Puls sind wohl in der Regel auf Rechnung der schweren Allgemeininfektion zu setzen. Auch ein über die normale Zeit hinaus dauerndes, meist remittierendes Fieber trotz eintretender Lösung der Pneumonie ist oft als Zeichen einer schwereren Blutinfektion anzusehen. Ebenso sind die häufigen Durchfälle, die ich besonders bei bronchopneumonischen Kindern mit positivem Blutbefund auffallend oft gesehen habe, wohl als Folge der Allgemeininfektion zu deuten. Auf die metastasierende Pneumokokkensepsis wird später genauer eingegangen.

Zweifellos gehen die meisten Fälle, die im Verlauf der croupösen Pneumonie sterben, an Blutinfektion zugrunde. Immerhin gibt es eine Reihe von Fällen, die nicht der Bakteriämie erliegen, denn wir wissen aus sorgfältigen postmortalen Untersuchungen des Blutes, daß nicht alle Pneumonieleichen Pneumokokken im Blute haben. Simmonds hatte bei 20% der Fälle negative Resultate. In solchen Fällen ist anzunehmen, daß wohl vorübergehend eine Bakteriämie während des Lebens bestanden hat, daß aber die bakteriziden Kräfte der Infektion Herr wurden, und daß dann der Organismus aus anderen Gründen (schwaches Herz infolge von Potatorium od. dgl.) zugrunde ging.

Bei der croupösen Pneumonie hat der auf flüssigen Nährböden gewonnene Nachweis einer Pneumokokkenbakteriämie keinerlei prognostische Bedeutung, da wir ja in den meisten Fällen die Kokken finden und über die im Blut kreisende Zahl nicht orientiert werden.

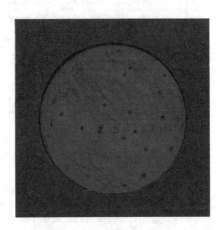

Abb. 189.
Pneumokokken-Kolonien aus der
Blutagar-Mischplatte.

Wollen wir hier prognostische Anhaltspunkte gewinnen, so empfiehlt es sich, die Blutagarplattenmethode (Aussaat von 20 ccm) heranzuziehen. Vereinzelte Kolonien trüben in der Regel die Prognose nicht. Auch da gibt es jedoch Ausnahmen, wo trotz geringer Kolonienzahl ein letaler Ausgang beobachtet wird. Sind auf jeder ausgesäten Platte eine große Anzahl Kolonien (30 und mehr) gewachsen oder sind gar die Platten überschwemmt mit Keimen, so ist das sicher ein schlechtes prognostisches Zeichen. Ich habe solche Fälle immer verloren.

Liegt klinisch keine Pneumonie vor, sondern septische Erscheinungen, hat also die Blutinfektion einen anderen Ausgangspunkt wie z. B. Otitis, Angina, Meningitis, so bedeutet der Nachweis der Pneumokokken im Blut stets eine recht ungünstige Prognose. Ein Bild von dem Aussehen der Pneumokokkenkolonien auf Blutagarmischplatten, wo sie sich als grünlichschwarze Punkte präsentieren, gibt Abb. 189.

Als diagnostisch wichtig dürfte sich der positive bakteriologische Blutbefund erweisen bei Fällen von zentraler Pneumonie, wo uns Perkussion und Auskultation bisweilen im Stich lassen.

Metastatische Pneumokokkensepsis.

Die Überschwemmung des Blutes mit Pneumokokken führt bei der Pneumonie in einer geringen Zahl der Fälle zu metastatischen Pneumokokkenlokalisationen, die sich in entzündlichen Erscheinungen äußern. Die bekannteste dieser Folgeerscheinung, zugleich die gefürchtetste, ist die Endocarditis. Schon in der vorbakteriologischen Zeit war der Zusammenhang zwischen Pneumonie und Endocarditis aufgefallen. Haßler, Traube und

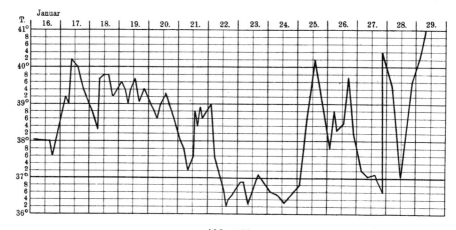

Abb. 190.

Fall 49. Pneumokokkensepsis nach croupöser Pneumonie mit Endocarditis septica und Meningitis purulenta.

Neuber teilen vereinzelte Fälle mit und weisen gleichzeitig auf die Eigentümlichkeit hin, daß diese Endocarditisfälle meist mit Meningitis zusammen einhergingen. Aber erst Netter sowie Weichselbaum zeigten durch bakteriologische Untersuchungen der Vegetationen auf den Herzklappen, daß die Ursache dieser Komplikation der Diplococcus lanceolatus sei. A. Fraenkel sah die Endocarditis nach Pneumonie in 0,8% seiner Fälle. Nur wenige Fälle sind mitgeteilt, so durch Lenhartz, wo schon während des Lebens zugleich mit der Diagnose Endocarditis auch die spezifische Ursache derselben durch den Nachweis der Pneumokokken im Blute festgestellt werden konnte. Ich beschreibe daher im folgenden zwei meiner eigenen Beobachtungen, die den Verlauf dieser schweren Komplikation sehr deutlich demonstrieren.

Fall 49. Pneumokokkensepsis nach croupöser Pneumonie mit Endocarditis septica und Meningitis pur.

Albert Hoffmann, 27 Jahre alt, Schlosser.

Vor 3 Tagen (am Abend des 13. Januar) bekam er plötzlich Schüttelfrost und Fieber, Stiche und Schmerzen in der rechten Brustseite, sowie Husten und Auswurf. Auch bestanden Kopfschmerzen und Schwäche in den Beinen. Gestern dreimal Durchfall, heute nacht ebenfalls mehreremal.

Status praesens: Mittelgroßer Mann in leidlichem Ernährungszustande. Muskulatur mäßig entwickelt, ebenso das Fettpolster.

Erhitztes Aussehen im Gesicht. Starke Coryza. Auf der Haut unterhalb der Nase mehrere Herpesbläschen, auch ist die Umgebung der linken Nasenöffnung leicht gerötet. Auf der Oberlippe in der Mitte mehrere Herpesbläschen.

Zunge: Grauweiß belegt, zittert nicht.

Schleimhaut des weichen Gaumens und der Tonsillen: Etwas gerötet, auf letzteren einige kleine Pfröpfe.

Pupillen: Gleich, reagieren auf Licht und Konvergenz.

Thorax: Patient atmet etwas oberflächlich, weil ihn die rechte Seite stark schmerzt.

Lungengrenzen: R. v. am unteren Rand der 6. Rippe, hinten beiderseits am 9. Proc.; verschieblich.

R. v. hört man vom 2. Interkostalraum nach abwärts dichte krepitierende Rhonchi.

Der Perkussionsschall ist in diesem Bezirk vielleicht eine Spur abgeschwächt.

H. r. von der Mitte der Skapula an bis zum 7. Proc. dichte krepitierende Rhonchi mit vereinzelten giemenden Geräuschen.

Die Atmung ist sehr oberflächlich, jedoch nirgends Bronchialatmen.

Auf der linken Lunge nichts Abnormes.

Viel Husten und reichlicher Auswurf.

Herz: In normalen Grenzen, Töne rein.

Puls: Von guter Spannung, regelmäßig (84).

Abdomen: Weich, ohne Druckempfindlichkeit.

Leber, Milz: Nicht vergrößert.

Mehrere Durchfälle.

Urin: Kein Albumen.

Status nervosus: o. B.

17. Januar: Reichlicher zäher, rubiginöser Auswurf mit viel Diplococcus lanceolatus.

Temperatur steigt auf 40,1.

R. v. oberhalb der Clavicula, sowie im 1. und 2. Interkostalraum deutlich verkürzter Schall. Innerhalb dieses Bezirkes dichte Rhonchi.

Das Atmen ist dabei sehr oberflächlich, so daß deutliches Bronchialatmen nicht gehört wird.

Vom 3. Interkostalraum nach abwärts normale Verhältnisse.

H. R. o. ausgesprochene Dämpfung bis zum unteren Skapulawinkel. In diesem Bereich Bronchialatmen mit mäßigen krepitierenden Rhonchis. Nach abwärts davon normaler Perkussionsschall und vereinzelte bronchitische Geräusche.

H. l. o. vereinzelte Rhonchi bei Inspir.

18. Januar: Sehr reichlicher rubiginöser Auswurf.

Lungenbefund derselbe.

Puls: Gut.

19. Januar: Nur spärliche, feinblasige Rhonchi oberhalb der Clavicula, sowie im 1. und 2. Interkostalraum in diesem Bezirk feste Dämpfung.

H. v. o. eine bis zur Mitte der Skapula reichende sehr ausgesprochene Dämpfung mit Bronchialatmen und feinblasigen krepitierenden Rasselgeräuschen.

20. Januar: Die Rasselgeräusche sind h. r. o. etwas dichter geworden. Im übrigen derselbe Befund.

24. Januar: Temperatur normal. Gutes Allgemeinbefinden.

25. Januar: Plötzlicher Temperaturanstieg.

Lungenbefund gegen gestern unverändert.

R. h. o. bis zur Skapulamitte und r. v. bis zur 4. Rippe nach abwärts dichtes Rasseln, kein Bronchialatmen. Subjektiv keine besondere Beschwerden.

26. Januar: **Über der Basis sterni ein systolisches Geräusch, das bisher noch nicht beobachtet worden ist.**

Blutentnahme 20 ccm.

Am Tage leidliches Wohlbefinden. Viel Husten ohne Auswurf.

Nachdem tags die Temperatur normal war, abends Anstieg bis 40,3. Gegen 11 Uhr abends wird er plötzlich sehr unruhig, springt im Bett auf, will hinaus, schreit und weint und ist völlig verwirrt. Nachts deliriert er stark und ist nur mit Mühe im Bett zu halten.

28. Januar: Puls weich, intermittierende Fieberbewegung. Früh normale Temperatur, abends 38,8.

Am Tage ist der Patient völlig verwirrt und sehr unruhig. Abends bekommt er plötzlich klonische Zuckungen auf der rechten Körperhälfte, die von Augenverdrehungen begleitet werden.

Nachts starke Verschlechterung des Allgemeinbefindens. Puls sehr frequent, 160, klein. Temperatur steigt gegen Morgen auf 40,4. Trachealrasseln. Patient liegt jetzt apathisch da. Keine Nackenstarre. Temperatur 41,0. Völlig benommen.

Lumbalpunktion ergibt flockiges Fluidum, das viel polynukl. Leukocyten, Lymphocyten, einzelne Erythrocyten und massenhaft Pneumokokken enthält.

Auf den Blutplatten vom 26. Januar sind in Massen Pneumokokken gewachsen.

Hb-Gehalt 100%, Erythrocyten 4 864 000, Leukocyten 28 000. Urin: Spur von Opaleszenz.

Gegen ½ 12 Uhr Exitus letalis.

Sektionsbericht: Endocarditis ulcerosa valvulae mitralis. Intumescentia lienis. Bronchitis. Tracheitis. Pneumonia lobi superioris dextri. Hypostasis lobi inferioris utriusque. Emphysema lobi medii dextri. Haemorrhagiae mucosae ventriculi et vesicae urinariae. Infarctus renis dextri. Meningitis acuta.

Wir sehen also, wie am 7. Tage die Pneumonie kritisiert und nach zwei fieberfreien Tagen ein erneuter Temperaturanstieg erfolgt, der als Beginn der Endocarditis anzusehen ist. Am Tage nach diesem erneuten Anstieg der Eigenwärme macht sich die Herzaffektion klinisch bemerkbar durch ein systolisches Geräusch an der Basis sterni. Unter sehr unregelmäßigem, meist intermittierendem Fieber bildet sich dann drei Tage später die Meningitis aus. Große Unruhe und Verwirrtheit stellen sich ein und schließlich Delirien. Am nächsten Tage treten anfallsweise klonische Zuckungen auf. Es tritt völlige Benommenheit auf, jedoch keine Nackenstarre. Der Zusammenhang der Erscheinungen wird beleuchtet durch die Untersuchungsergebnisse von Sputum, Blut und der durch Lumbalpunktion gewonnenen Zerebrospinalflüssigkeit, die sämtlich massenhaft Pneumokokken enthalten. Bei der zweiten meiner Eigenbeobachtungen war die Entwicklung der Endocarditis schon vor der Krise der Pneumonie erfolgt. Das ist etwas ungewöhnlich. Meist tritt die Endocarditis später auf.

Fall 50. Pneumokokkensepsis nach Pneumonie mit Endocarditis der Aorta. Meningitis purul.

Heinrich Wollweber, 43 Jahre alt.

Anamnese: Nicht zu erheben, weil Patient benommen.

Status am 20. Februar 1908: Kräftig gebauter Mann, vollkommen benommen. Fuliginöse Beläge der Zunge und der Lippen, schwere Atmung, typhöser Eindruck.

Lungen: Linker Oberlappen Dämpfung, Bronchialatmen und Rasselgeräusche. Rechte Lunge o. B.

Herz: Innerhalb normaler Grenzen. Über der Basis sterni ein leises diastolisches Geräusch, ebenso über der Aorta. Töne fast rein. Puls sehr frequent und klein.

Milz: Nicht palpabel.

Leukocytenzahl 8000.

21. Februar: Blutentnahme und -Aussaat. Zustand unverändert. Keine Nackenstarre. Kein Kernigsches Symptom.

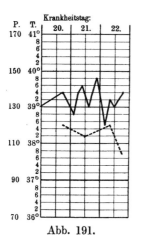

Abb. 191.

Fall 50. Pneumokokkensepsis nach Pneumonie mit Endocarditis der Aorta und Meningitis purul.

22. Februar: Exitus letalis. Auf den gestern ausgesäten Blutplatten sind Pneumokokken gewachsen.

Die Sektion ergibt: Hepatisation und beginnende Resolution der ganzen linken Lunge. Rechte Lunge enthält einzelne lobuläre pneumonische Herde. Auf der mittleren Seminularklappe der Aorta erbsengroße endokarditische Auflagerungen. Die Milz enthält zahlreiche eitrige Infarkte. Eitrige Meningitis, namentlich auf der Basis des Gehirns.

Ganz ähnlich wie der erste hier beschriebene Fall verliefen auch die früheren Beobachtungen von Traube, Lenhartz, A. Fraenkel, so daß wir ihren Verlauf fast als typisch ansehen müssen. Nach Ablauf der croupösen Pneumonie vergehen einige fieberfreie Tage, bis es zum erneuten Fieberanstieg kommt. Unter unregelmäßigem Fieber entwickelt sich dann eine Endocarditis, die, wie in den vorliegenden Fällen meist mit Meningitis vergesellschaftet ist und zum Tode führt. Schüttelfröste, die wir bei den vorhin beschriebenen beiden Fällen nicht sahen, treten gelegentlich auf. Der Sitz der Herzklappenentzündung bei dieser postpneumonischen Endocarditis ist nicht, wie Netter angab, mit besonderer Vorliebe nur der Klappenapparat des rechten Herzens, vielmehr sind regellos bald die eine, bald die andere Klappe befallen. Ich sah in den fünf Fällen, die ich beobachtet habe, zweimal die Aorta und einmal die Trikuspidalis befallen. Die Auflagerungen charakterisieren sich als polypöse Wucherungen von Erbsen- bis Haselnuß- oder Walnußgröße von graurötlicher Farbe. Bei weniger fortgeschrittenen Fällen sieht man rötliche wärzchenähnliche Exkreszenzen. Bisweilen werden ältere Klappenveränderungen, die von überstandenem Gelenkrheumatismus herrühren, zum Sitz der frischen endokarditischen Wucherungen.

Die Prognose dieser postpneumonischen Endocarditis ist absolut letal zu stellen; die von mir gesehenen Fälle sind sämtlich gestorben; auch A. Fraenkel, sowie Lenhartz berichten nur von tödlichem Ausgange.

Eine Besonderheit dieser Endocarditis ist, wie schon angedeutet, die Komplikation mit einer eitrigen Meningitis, die relativ oft zur Beobachtung kommt. A. Fraenkel sah sie viermal unter sieben Fällen, Lenhartz dreimal unter sechs Fällen, ich dreimal unter fünf Fällen von Endocarditis. Der Verlauf dieser Meningitis ist in seinen klinischen Symptomen recht wechselnd je nach der Lokalisation der Entzündung. Während bei manchen Fällen Nackenstarre, Kernigsches Symptom und Störungen des Sensoriums die Diagnose sehr leicht machen, gibt es auch Fälle, wo die speziell meningitischen Symptome nur undeutlich ausgeprägt sind.

A. Fraenkel beschreibt z. B. einen Fall, der während einer dreiwöchentlichen Behandlung mit Ausnahme einer leichten, nur dann und wann zutage tretenden Verdunklung des Sensoriums kein einziges meningitisches Symptom bot.

Auch bei den oben beschriebenen Fällen ist keine Nackenstarre vorhanden, kein Kernigsches Symptom; erst die Zuckungen und das benommene Sensorium zeigten in dem ersten Falle, daß eine schwerere Störung des Zentralnervensystems vorliegt. Mitunter deuten auch Paresen einzelner Hirnnerven auf das Vorhandensein einer komplizierenden Meningitis hin. Die Lumbalpunktion muß dann die Diagnose sichern. Auch gibt der Augenspiegelbefund durch die Feststellung einer Neuroretinitis bisweilen diagnostisch wertvolle Aufschlüsse.

Die Meningitis als metastatische Pneumokokkenlokalisation nach Pneumonie kommt häufig aber auch allein ohne begleitende Endocarditis zur Beobachtung und zwar in 0,5% aller Fälle von Lungenentzündung. Ihre Entstehung kann auf zwei verschiedenen Wegen zustande kommen, entweder auf dem Blutwege oder durch die Lymphbahnen. Bei dem letztgenannten Ausbreitungsmodus greift der entzündliche Prozeß aufs Mediastinum über, wo er in Form eines entzündlichen Ödems oder einer eitrigen Mediastinitis auftritt, und zieht sich dann bis zum Nasenrachenraum und den Nebenhöhlen der Nase hin, von wo die Basis des Gehirns infiziert wird. Der häufigere Weg aber ist die Blutbahn. Wir finden in diesen Fällen meist große Mengen von Pneumokokken im strömenden Blute. Als Typus dieser Fälle diene folgende Eigenbeobachtung, bei der sich der Beginn der Meningitis klinisch sehr deutlich markiert. Nach zwei fieberfreien Tagen tritt plötzlich hohes Fieber auf und Nackensteifigkeit stellt sich ein.

Fall 51. Pneumokokkensepsis mit Meningitis.

Rudolf Ziege, 48 Jahre alt.

Anamnese nicht zu erheben, da Patient benommen ist. Er soll vor drei Tagen akut mit Fieber erkrankt sein.

Status am 15. Februar 1909: Korpulenter, kräftig gebauter Mann. Spricht mitunter laut vor sich hin.

Herz: Töne über der Spitze leise, Herzaktion regelmäßig.

Puls: 110.

Lungen: Rechts vorn dichte, feine, krepitierende Rasselgeräusche.

Leib: Meteoristisch aufgetrieben.

Milz: Nicht palpabel.

Keine Roseolen.

Leukocytenzahl: 16000.

Augenhintergrund: o. B.

18. Februar: Der zunächst erhobene Typhusverdacht wird fallen gelassen, da Blutaussaat Pneumokokken ergibt. Keine Bazillen im Stuhl und Widal negativ.

19. Februar: Rechts oben vorn abgeschwächter Perkussionsschall, reichliche krepitierende Rasselgeräusche.

22. Februar: Scheinbar lytischer Abfall des Fiebers.

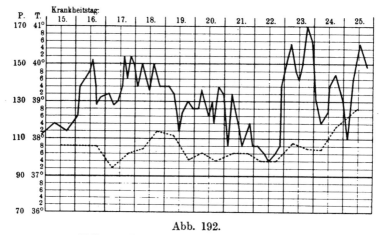

Abb. 192.

Fall 51. Pneumokokkensepsis mit Meningitis.

23. Februar: Erneuter hoher Fieberanstieg. Nackensteifigkeit. Lumbalpunktion: Erhöhter Druck, trübe Flüssigkeit. Im Zentrifugat hauptsächlich Leukocyten und vereinzelte grampositive Diplokokken. Starker Kräfteverfall. Dämpfung rechts oben unverändert.

25. Februar: Unter den Zeichen des Lungenödems Exitus letalis.

Die Sektion ergibt eine eitrige Meningitis, besonders in der Gegend der Stirnlappen. Croupöse Pneumonie des rechten oberen Lappens.

Die Prognose solcher Meningitisfälle ist absolut letal zu stellen.

Außer den genannten Pneumokokkenmetastasen, die durch die Allgemeininfektion des Blutes entstehen, sehen wir noch an anderen Stellen entzündliche und eitrige Prozesse. Eine besondere Prädilektionsstelle dafür sind die Gelenke. Wir sehen hier einmal seröse Ergüsse, die sich in mäßiger Schwellung des erkrankten Gelenkes äußern und das Allgemeinbefinden wenig beeinflussen, und zweitens Gelenkvereiterungen. Beide Affektionen aber werden durch den Pneumokokkus hervorgerufen, den man bisweilen im Gelenkexsudat nachweisen kann. Nach einer Zusammenstellung von Brunner sind diese Gelenkaffektionen in der Hälfte der Fälle monartikulär; im übrigen sind es relativ seltene Erscheinungen.

Folgende Eigenbeobachtung zeigt den Typus der serösen Gelenkentzündung nach Pneumonie:

Fall 52. Pneumonia croup. dextr.

Aug. W., 38 Jahre alt. Hereditär nicht belastet.

Seit Montag, dem 9. d. Mts., allgemeine Mattigkeit und Stechen in der rechten
Seite, in der Nacht vom 9. zum 10. d. Mts. heftiger Schüttelfrost und vermehrte
Schmerzen in der rechten Seite.

Am heutigen Tage (14.) Aufnahme in die Klinik.

Status praesens: Temperatur 39,3°, Puls 110, Respiration 40.

Mittelgroßer, kräftig gebauter Mann in gutem Ernährungszustande.

Gesicht: Stark gerötet.

Thorax: Gut gewölbt. Die rechte Brustseite beteiligt sich nur sehr wenig bei der
Atmung.

Lungenschall: Rechts hinten bis zum unteren Rande des Schulterblattwinkels
leicht gedämpft mit tympanitischem Beiklang. Weiter nach unten zu abgeschwächt.
Links hinten und vorn normal.

Atemgeräusch über dem rechten Ohrlappen rein bronchial, daneben äußerst zahlreiche klingende Rasselgeräusche. Über den übrigen Teilen der Lungen ausgebreitete
bronchitische Geräusche.

Husten sehr quälend, Auswurf reichlich, zähschleimig, rostfarben. Herz in
normalen Grenzen. Herztöne rein.

Puls klein, stark beschleunigt, leicht zu unterdrücken, doch regelmäßig.

Im Urin Spuren von Albumen, vereinzelte Zylinder.

15. März: Eine gestern vorgenommene Blutaussaat ergibt das Vorhandensein
zahlreicher Lanceolatuskolonien.

16. März: Schmerzen in dem rechten Handgelenk, deutliche Schwellung.
Im Urin kein Albumen, doch noch immer Zylinder. Über dem rechten Oberlappen unverändert scharfes Bronchialatmen und Knisterrasseln.

18. März: Fieberfrei. Keine Klagen bei unverändertem Lungenbefund. Puls ruhig,
von guter Spannung.

21. März: Schmerzen im rechten Handgelenk, deutliche Schwellung und Rötung.
Beweglichkeit stark behindert.

24. März: Nur noch vereinzelte Rasselgeräusche über dem rechten Oberlappen,
Bronchialatmen geschwunden. Im übrigen über den Lungen bronchitische Geräusche.

29. März: Schmerzen im rechten Handgelenk geschwunden, Schwellung bedeutend
vermindert. Lungenbefund unverändert.

18. April: Hand bedeutend abgeschwollen, fast gar nicht mehr schmerzhaft. Handgelenk beweglich, ebenso die Fingergelenke.

Über den Lungen noch etwas rauhes Atmen. Entlassen.

Also am fünften Tage der Pneumonie treten schmerzhafte Schwellung
und Rötung eines Handgelenkes auf; zwei Tage vorher werden Pneumokokken
im Blute nachgewiesen. Innerhalb von 14 Tagen weiteres Abklingen der Gelenksymptome und Heilung.

Weit schwerere Symptome sind die eitrigen Gelenkentzündungen.
Hier fällt das relativ häufige Erkranken des Schultergelenkes auf, aber
auch andere Gelenke können ergriffen werden. Diese eitrigen Entzündungen
sind sehr selten. Vogelius fand sie unter 5000 Fällen viermal.

Fall 53. Ich sah einen 4 Jahre alten Knaben mit Masern, der an Bronchopneumonie
erkrankte und nach 7 tägigem Bestehen derselben eine Vereiterung seines linken Fußgelenkes bekam. Im Blute wurden massenhaft Pneumokokken nachgewiesen.
Das Kind erlag seiner Sepsis einen Tag nach dem Auftreten der Gelenkeiterung.

Klinisch setzt die eitrige Gelenkentzündung in der Regel mit einem
Schüttelfrost ein, der sich dann häufig wiederholen kann. Das erkrankte Gelenk
ist geschwollen, stark gerötet und äußerst schmerzhaft.

Die Prognose solcher Fälle mit Gelenkeiterung nach Pneumonie ist
in der Regel recht schlecht, da es sich meist um eine starke Überschwemmung
des Blutes mit Pneumokokken handelt. Doch gelingt es in einzelnen Fällen,
wo der Organismus durch die Blutinfektion noch nicht allzusehr geschwächt
ist, und wo sonst keine weiteren Metastasen, namentlich keine Endocarditis

besteht, durch rechtzeitige Eröffnung des befallenen Gelenkes und Drainage, bei kleinen Gelenken ev. durch Resektion Heilung zu erzielen.

Die Gelenkaffektion ist dabei meist nicht die einzige Pneumokokkenmetastase. So erwähnt Brunner in seiner Zusammenstellung, daß sechs solcher Fälle mit Endocarditis vergesellschaftet waren; auch A. Fraenkel sah diese Komplikation. Lenhartz beschreibt einen Fall, der zugleich an Meningitis erkrankt war.

Außer den genannten durch Pneumokokken bedingten Metastasen bei der allgemeinen Blutinfektion nach Pneumonie sind noch einige seltenere Lokalisationen beobachtet worden. So wird das Knochenmark bisweilen der Sitz eitriger Entzündungen. Lexer hat eine Anzahl dieser Fälle zusammengestellt, wo es zu eitrige Osteomyelitis im Anschluß an Pneumonie und Bronchopneumonie gekommen ist. Diese Fälle sind freilich außerordentlich selten, und doch ist es fast verwunderlich, daß dieselbe nicht häufiger zur Beobachtung kommt, da man doch, wie E. Fraenkel zeigte, in der überwiegenden Mehrzahl der Fälle Pneumokokken im Knochenmark der Wirbel und der Rippen von verstorbenen Pneumonikern nachweisen kann. Bei den wenigen Autopsien, wo ich selbst darauf untersucht habe, fand ich unter fünf Fällen viermal Pneumokokken im Mark der Rückenwirbel.

An sonstigen Eiterungen nach Pneumonie sind beobachtet: Parotitis suppurativa, Strumitis, Peritonitis, Muskel- und Hautabszesse.

Die Strumitis scheint nach Honsel sich meist auf der Basis eines schon bestehenden Kropfes in Gestalt einer schmerzhaften Entzündung zu entwickeln. Die Affektion hat eine relativ günstige Prognose, da nach Entleerung des Eiters meist Heilung eintritt.

Einen Pneumokokkenabszeß zwischen den Rektalmuskeln sechs Wochen nach Pneumonie erwähnt Röger. Solche Eiterungen entwickeln sich häufig dort, wo ein Locus minoris resistentiae vorhanden ist. So bekam ein Kind mit Pneumonie pneumokokkenhaltige Abszesse an allen den Stellen, wo Koffeininjektionen gemacht wurden. In einem anderen Falle wurden an der Stelle eines unkomplizierten Knochenbruches bei einem Pneumoniker Pneumokokken gefunden (Netter-Mariage).

Auch am Verdauungsapparat können sich in seltenen Fällen Pneumokokkenmetastasen entwickeln. In der Magenschleimhaut kommen hämorrhagische Erosionen vor, die durch Schleimhautnekrose bedingt sind. In den Gefäßen der Umgebung dieser Stelle kann man Pneumokokken nachweisen. Dieulafoie, der diesen Prozeß beschreibt, nennt als Symptome derselben: Schmerzen, Erbrechen und Durchfälle mit stärkeren Blutungen. Bietet also ein Pneumoniker verdächtige Magensymptome, so empfiehlt sich, die Untersuchung des Stuhles auf Blut vorzunehmen. Die Affektion hat Ähnlichkeit mit den Erosionen der Magenschleimhaut, die bei der Streptokokkensepsis gelegentlich vorkommen, und die ich auf S. 609 näher beschrieben habe. Der Unterschied besteht jedoch darin, daß die Erosionen bei der Pneumokokkensepsis auf dem Blutwege zustande kommen, während sie bei der Streptokokkensepsis auf dem Lymphwege entstehen, nachdem die Streptokokken durch den Schluckakt in den Magen gelangt sind.

Bei der eitrigen Peritonitis nach Pneumonie, die außer auf dem Blutwege auch dadurch zustande kommen kann, daß die Pneumokokken durch das Zwerchfell hindurchwandern, kommen nach Dieulafoie neben den gewöhnlichen peritonitischen Symptomen auffallend häufig Durchfälle vor.

Auch an den Gefäßen können sich spezifische Entzündungen entwickeln. So kommt es bisweilen zu einer Thrombophlebitis, besonders an den unteren Extremitäten, die durch Lungenembolie zum Tode führen kann. In den

Thromben sowie im Blute findet man dabei Pneumokokken. Gauthier und Pierre haben 21 solcher Fälle zusammengestellt.

Daß aber auch die Arterien der Sitz einer durch Pneumokokken bedingten Entzündung werden können, lehrt folgende seltene Eigenbeobachtung, wo bei Bronchopneumonie eine septische Embolie in die Arteria brachialis erfolgte und eine Gangrän des Vorderarmes verursachte.

Fall 54. Pneumokokkensepsis. Otitis media purulenta. Empyem des Warzenfortsatzes. Morbilli. Bronchopneumonie. Embolie in die Art. brachialis.

Irma Jakob, 2½ Jahre alt.

Anamnese: Das Kind wurde am 1. April 1908 wegen Otitis media dextra auf der Ohrenabteilung aufgenommen. Es wurde dort am 7. April wegen Empyem des Warzenfortsatzes eine Aufmeißelung desselben vorgenommen. Das Kind erholte sich danach sehr schwer, die Wunde sezernierte viele Monate lang stark und zeigte noch am 20. Dezbr. starke übelriechende Sekretion. Dieser Zustand, abwechselnd mit leichten Besserungen, hielt bis zum August 1909 an.

Am 15. Juli wurde das Kind wegen ausgebrochener Masern nach der Infektionsabteilung verlegt. Hier fand sich am 16. Juli außer einem sehr ausgebreiteten Masernexanthem links hinten unten eine drei Querfinger breite Dämpfung und Bronchialatmen. Der Puls war äußerst elend und frequent.

Am 19. Juli blaßte das Exanthem ab.

Am 23. Juli wird der ganze linke Arm zyanotisch, fühlt sich kühl an, hängt schlaff herab. Der Puls an der Radialis und Brachialis ist nicht zu

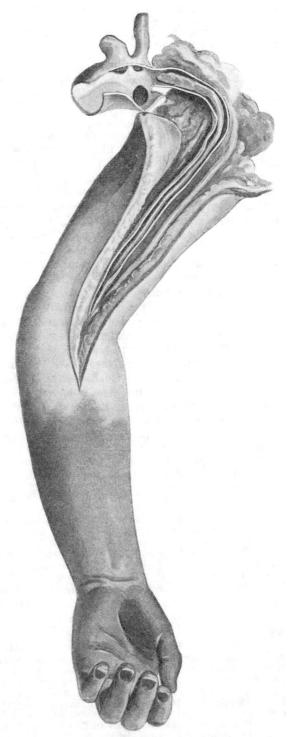

Abb. 193.
Embolie in die Art. brachialis. Gangrän des linken Unterarmes bei Pneumokokken-Sepsis.

fühlen. Auf den am Tage vorher ausgesäten Blutplatten sind massenhaft Pneumokokken gewachsen.

Am 25. Juli ist die ganze untere Partie des linken Armes und die linke Hand schwarzblau verfärbt (beginnende Gangrän). Am Nachmittag erfolgt der Exitus letalis.

Die Sektion ergibt: Bronchopneumonie des linken Unterlappens. Beginnende Gangrän des linken Unterarms. Beim Aufschneiden der linken Arteria brachialis zeigt sich ein graurötlicher Thrombus, der das Gefäß vollkommen ausfüllt und sich zentralwärts bis zum Arcus aortae verfolgen läßt (vgl. Abbildung). Hier findet sich an der Intima eine Stelle, wo der Thrombus etwas fester anhaftet und wo beim teilweisen versuchten Loslösen desselben eine Rauhigkeit der Oberfläche auffällt. Der Thrombus enthält Pneumokokken.

Außer diesen auf dem Blutwege entstandenen Pneumokokkenmetastasen sind hier noch kurz zwei postpneumonische Erkrankungen zu erwähnen, bei denen zwar bisweilen Pneumokokken im Blute gefunden werden, die aber trotzdem in der Regel wohl nicht durch die Blutbahn infiziert sind, die Pleuritis und das Empyem. Während ein geringer seröser Erguß in den abschüssigen Partien der Pleurahöhle wohl fast in jedem Falle von Pneumonie gefunden wird, sind größere seröse Ergüsse nach Pneumonie relativ selten; man sieht sie in etwa 1% der Fälle. Sie entstehen in der Regel durch direkte Fortpflanzung des entzündeten Prozesses vom Lungenparenchym her; trotzdem wird das Exsudat fast stets steril befunden. In seltenen Fällen enthalten aber auch solche serösen Ergüsse Pneumokokken und können auf diese Weise immer aufs neue zur Einschwemmung der Keime ins Blut Veranlassung geben.

Häufiger findet man bei postpneumonischen Empyemen Pneumokokken im Blut; auch hier kann dann eine beständige Einwanderung der Keime ins Blut stattfinden, die leicht zu anderen eitrigen Metastasen führt. Es ist daher schon aus diesem Grunde geboten, nach Rippen-Resektion den kokkenhaltigen Eiter zu entfernen, um die Quelle der septischen Infektion zu verstopfen.

Eine nicht selten mit dem Empyem oder mit Pleuritis zusammen beobachtete Pneumokokkenmetastase nach Pneumonie ist die Pericarditis, die auf dem Blutwege entstanden ist; sie kann teils serös, teils eitrig auftreten.

Aber auch ohne vorangegangene Pneumonie können primäre Pleuritis serofibrinosa und primäres Empyem zur Pneumokokken-Bakteriämie führen. Das lehrt folgender Fall:

Fall 55. Ein 5 jähriger Knabe erkrankt an Scharlach und bekommt am 18. Tage nach 13 tägiger Fieberfreiheit unter plötzlichem Temperaturanstieg auf 39⁰ eine hämorrhagische Nephritis; viel Blut und 1% Eiweiß im Urin. Am nächsten Tage Stiche auf der linken Brustseite, Dämpfung in den abhängigen Partien und abgeschwächtes Atmen. In den nächsten Tagen steigt die Dämpfung bis zur Mitte der Skapula. Probepunktion ergibt klar seröses Exsudat, das steril bleibt. Im Blute werden jedoch Pneumokokken nachgewiesen. Am 24. Tage tritt an Herzschwäche der Tod ein.

Bei der Autopsie findet sich Pleuritis serofibrinosa und im Exsudat werden vereinzelte Pneumokokken nachgewiesen. Keine pneumonischen Erscheinungen. Bronchitis, Nephritis haemorrhagica.

Da hier eine Bronchopneumonie nicht nachgewiesen werden konnte, so müssen wir annehmen, daß die Bakteriämie durch die Pleuritis veranlaßt wurde.

Eine Pneumokokken-Blutinfektion nach primärem Empyem lag in folgendem Falle vor:

Fall 56. Ein 46jähriger Tischler Sch. kam am 31. März in die Klinik zur Aufnahme, nachdem er 8 Tage vorher mit Schmerzen in der rechten Brustseite, Schüttelfrost und Fieber erkrankt war. Früher war er immer gesund gewesen. Über der ganzen rechten Lunge fanden sich zahlreiche bronchitische Geräusche und über den abhängigen Partien der linken Lunge Dämpfung und Knisterrasseln. Über dem Herzen war deutliches perikarditisches Reiben und an allen Ostien ein systolisches Blasen zu hören; der Puls war weich und frequent.

Die Blutentnahme ergab in 20 ccm Blut zwei Lanceolatuskolonien.

In den nächsten Tagen stellten sich die Zeichen eines Ergusses in der rechten Pleurahöhle ein, und am vierten Tage seines Aufenthaltes in der Klinik erfolgte unter zunehmender Herzschwäche der Exitus letalis.

Die Sektion ergab ein Empyem der rechten Pleurahöhle und einen eitrigen Erguß in den Herzbeutel; daneben Bronchitis, Tracheitis, keine Pneumonie, Intumescentia glandularum bronchialium, Cyanosis lienis, hepatis et renum.

Otogene Pneumokokkensepsis.

Im Vergleiche zur Lunge und Pleura treten die anderen Eintrittspforten für den Übergang der Pneumokokken ins Blut an Bedeutung erheblich zurück. So sind wiederholt Fälle beobachtet worden, wo vom Ohr aus eine Pneumokokkeninfektion ausging. Es ist bekannt, daß im Eiter der Otitis media nicht ganz selten Pneumokokken gefunden werden, die wohl meist durch die Tuba Eustachii vom Nasenrachenraum her dorthin gelangen. Die Fälle gehen in der Regel mit einer eitrigen Meningitis einher.

Eine Eigenbeobachtung möge das illustrieren.

Fall 58. Pneumokokkensepsis nach Otitis media und Cholesteatom, Meningitis purulenta, Bronchopneumonie.

Karl Schnuckel, 19 Jahre alt.

Anamnese: Patient hat im vorigen Jahre eine linksseitige Ohrenerkrankung durchgemacht. Vor 8 Tagen soll er mit Kopfschmerzen und Fieber erkrankt sein.

Status am 28. November 1906: Mittelgroßer Mann in schlechtem Ernährungszustande. Völlige Benommenheit.

Puls: 110, schwach, regelmäßig.

Respiration: Oberflächlich, 30 in der Minute.

Lungen: In den abhängigen Partien beider Unterlappen Bronchialatmen und Rasselgeräusche.

Herz: Grenzen normal, Töne rein.

Abdomen: Aufgetrieben, in der Blinddarmgegend schmerzempfindlich, keine Dämpfung.

Leber: Überragt den Rippenrand um einen Querfinger.

Milz: Deutlich als weicher Tumor unterhalb des Rippenbogens zu fühlen.

Urin: Frei von Zucker und Eiweiß.

Pupillen: Reagieren.

Augenhintergrund: o. B.

Ohren: Das linke Ohr sezerniert Eiter, der viel Pneumokokken enthält. Im linken Trommelfell zeigt sich im oberen und unteren Quadranten je eine Perforationsöffnung. Warzenfortsatz links nicht besonders schmerzempfindlich.

Keine Nackensteifigkeit.

Leukocytenzahl: 22 000.

7. Dezember: Patient ist benommen. Puls sehr beschleunigt, schwach. Patient ist heute ikterisch. Eine gestern vorgenommene Blutentnahme ergibt auf allen Platten massenhaft Pneumokokken. Heute geringe Nackensteifigkeit. Hauthyperästhesie, Kernigsches Symptom. Am Nachmittag verfällt der Patient auffallend schnell. Puls sehr schlecht; nachts Exitus letalis.

Die Sektion ergibt: Pneumokokkensepsis, Otitis media purulenta, Cholesteatom. Im linken Mittelohr ein etwa kirschkerngroßer, weißer geschichteter Tumor und etwas dickflüssiger Eiter. Meningitis purulenta. Bronchopneumonie pulmonis utriusque. Pleuritis fibrinosa duplex. Pericarditis. Hypertrophia ventriculi sinistri et dextri. Nephritis parenchymatosa. Hyperplasia lienis. Cicatrix hepatis. Ikterus.

Pneumokokkensepsis nach Meningitis.

Aber auch eine primäre Meningitis kann der Ausgangspunkt für eine Pneumokokkensepsis werden. Entstanden sind solche Meningitiden wohl in der Regel durch Fortpflanzung des Virus auf dem Lymphwege vom Nasenrachenraum her.

Fall 59. Pneumokokkensepsis nach Meningitis purulenta.

Karl Prinz, 21 Jahre alt.

Anamnese: Früher stets gesund. Seit 1½ Wochen liegt er fest zu Bett und klagt über sehr starke Kopfschmerzen. Nach Angabe der Angehörigen ist er meistenteils benommen gewesen und nachts häufig aus dem Bett gegangen.

Status am 3. Februar 1909: Blasser, kräftig gebauter Mensch von gelblicher Hautfarbe.

Lungen und Herz: o. B.

Abdomen: Etwas aufgetrieben, weich.

Milz: Nicht palpabel.

Keine Roseolen.

Patient ist etwas benommen und antwortet nur auf wiederholtes Fragen, meist zusammenhangslos. Er klagt besonders über starke Kopfschmerzen. Keine Nackenstarre oder sonstige meningitische Symptome.

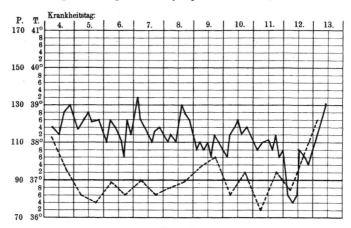

Abb. 194.

Fall 59. Pneumokokken-Sepsis nach Meningitis purulenta.

6. Februar: Patient ist noch benommen, besonders nachts sehr unruhig. Er wimmert bei jeder Berührung leise vor sich hin. Nahrungsaufnahme ist gering. Eine auffällige Pulsverlangsamung (72 Pulsschläge bei einer Temperatur von 38,9°) läßt an Typhus abdominalis denken. Der Stuhl ist geformt und enthält keine Typhusbazillen. Eine gestern vorgenommene Blutaussaat ergibt keine Typhusbazillen, jedoch vereinzelte Kolonien von Pneumokokken.

Leukocytenzahl: 8800.

11. Februar: Patient ist jetzt auch am Tage dauernd unruhig, klettert aus dem Bett und reagiert auf Anrufen kaum noch.

12. Februar: Der Puls ist klein und weich. Die motorische Unruhe hat weiter zugenommen. Patient ist völlig benommen.

13. Februar: Unter Erscheinungen des Lungenödems Exitus letalis.

Sektionsbericht: Meningitis purulenta. Oedema pulmon. Myodegeneratio cordis. Peritonitis exsud. inc.

Bei der **Differentialdiagnose** gegen die Meningitis cerebrospinalis und die tuberkulöse Meningitis sowie gegen die durch andere Keime erzeugten Hirnhautentzündungen ist die Lumbalpunktion ausschlaggebend, wenn nicht, wie in diesem Falle, schon die Blutuntersuchung die Diagnose gestattet. Im Lumbalpunktat finden sich neben massenhaften polynukleären Leukocyten die charakteristischen, grampositiven, lanzettenförmigen, zum Teil intrazellulär gelegenen Diplokokken. Bei der Streptokokken- und Staphylokokkenmeningitis sind die Erreger meist schon morphologisch im Ausstrich des Lumbalflüssigkeitszentrifugates gut zu erkennen, und wenn nicht, so bringt die Kultur die Entscheidung. Bei der epidemischen Genickstarre finden wir gramnegative, meist intrazellulär gelegene Kokken. Bei den letztgenannten drei Meningitisformen überwiegen an Menge die polynukleären Leukocyten. Bei der tuberkulösen Meningitis hingegen tritt die polynukleäre Leukocytenform zurück; es finden sich vorwiegend Lymphocyten. Außerdem kann man häufig Tuberkelbazillen schon im Ausstrichpräparat nachweisen. Bisweilen gestattet auch die Augenspiegeluntersuchung bereits die Diagnose Tuberkulose durch den Nachweis von Chorioidealtuberkeln.

Pneumokokkensepsis nach Angina, Cholelithiasis, Appendicitis.

Bisweilen kann man im Anschluß an Angina und Tonsillarabszesse septische Allgemeininfektionen mit Pneumokokken sehen. Auch kariöse Zähne können als Eintrittspforte dienen. An diese Möglichkeit ist zu denken, wenn über den Ausgangspunkt einer Allgemeininfektion mit Pneumokokken Unklarheit herrscht.

Auch bei Cholelithiasis und Cholecystitis ist in mehreren Fällen Pneumokokkensepsis beobachtet worden. Man fand dabei die Pneumokokken sowohl im Blut als auch im Eiter der erkrankten Gallenwege. Ich halte es für wenig wahrscheinlich, daß bei dieser Affektion verschluckte Pneumokokken vom Darm aus in die Gallenwege vorgedrungen sind; ich glaube vielmehr annehmen zu müssen, daß die Pneumokokken in solchen Fällen von irgend einer der genannten Ausgangsstellen, Angina od. dgl., ins Blut gelangt sind und nun in die Gallenblase ausgeschieden wurden, ähnlich wie z. B. die Typhusbazillen nicht aus dem Darm, sondern aus dem Blute in die Gallenblase gelangen.

Ganz ähnliche Überlegungen gelten für jene Fälle, wo bei Appendicitis im Eiter Pneumokokken gefunden werden. Die Annahme, daß dabei verschluckte Pneumokokken eine Rolle spielen, kann sehr wenig befriedigen, da diese Keime recht empfindlich sind und durch den Magensaft wohl meist abgetötet werden dürften. Der Transport auf dem Blutwege ist da weit eher zu vermuten. In der Regel ist ja sicher das Bacterium coli der primäre Entzündungserreger im Wurmfortsatz. Gelangen nun von irgend einer Infektionsquelle her Pneumokokken ins Blut, so treffen sie im entzündlich veränderten Wurmfortsatz auf einen Locus minoris resistentiae, wo sie sich anzusiedeln vermögen. Es ist aber auch denkbar, daß ohne die vorbereitende Tätigkeit des Bacterium coli abnorme Verhältnisse im Processus vermiformis vorliegen, welche die Ansiedlung pathogener, im Blute kreisender Keime begünstigen. So ist es in neuerer Zeit aufgefallen, daß nach Angina relativ häufig Perityphlitis beobachtet wurde (Weber), die man sich auf dem Blutwege entstanden vorstellt. In solchen Fällen mögen die Pneumokokken bisweilen eine Rolle spielen.

Zusammenfassung.

Fassen wir also die Beobachtungen über Pneumokokkensepsis noch einmal kurz zusammen, so ist zu sagen: Der häufigste Ausgangspunkt für eine Überschwemmung des Blutes mit Pneumokokken ist die Pneumonie. Weiter kommen: das Mittelohr, die Schleimhaut des Rachens und die Gallenwege, mitunter auch die Meningen in Betracht. Besonders charakteristisch für die Pneumokokkensepsis ist die häufige Beteiligung des Endokards in Form von ulzeröser Endocarditis und die Komplikation mit Meningitis.

Das Fieber bei der Pneumokokkensepsis ist in der Regel hoch und kontinuierlich, häufig aber auch durch steil intermittierende Temperaturbewegungen charakterisiert.

Während der Nachweis einer einfachen Bakteriämie bei der Pneumonie an sich die Prognose nur bei starker Blutinfektion trübt, ist die Prognose der mit eitrigen Metastasen einhergehenden Pneumokokkensepsis meist letal.

Spezifische Therapie der Pneumokokkensepsis.

Die spezifische Therapie der Pneumokokkenerkrankungen befindet sich *noch in den Anfängen* ihrer Entwicklung. Die ersten unzweifelhaften Erfolge mit einem Pneumokokkenserum hat Römer auf dem Gebiete der Augenheilkunde erzielt, bei der Behandlung des Ulcus serpens. Ein nach den Angaben von Römer hergestelltes Pneumokokkenserum wird von der Firma Merck in Darmstadt und von den Höchster Farbwerken hergestellt. Sein Heil- und Schutzwert scheint im wesentlichen auf bakteriologischen und antitoxischen Eigenschaften zu beruhen. Die Resultate, die bis jetzt bei der Pneumonie und bei septischen Erkrankungen damit gewonnen wurden, sind noch recht zweifelhaft. Es hängt das wohl hauptsächlich damit zusammen, daß es außerordentlich schwer oder vielleicht gar nicht möglich ist, ein Serum herzustellen, das gegen alle Pneumokokkenstämme wirksam ist. Die einzelnen Stämme differieren so erheblich voneinander, daß ein Serum, welches durch Immunisierung von Tieren mit einem Pneumokokkenstamm gewonnen wurde, zwar gegen den homologen Stamm wirksam ist, dagegen oft gänzlich unwirksam gegen andere Stämme.

Bei der Pneumonie sah Päßler durchschnittlich nach 6—12 Stunden in 70% der Seruminjektionen ein Sinken der Temperatur, in 54% der Fälle betrug die Senkung mehr als 2⁰.

Im ganzen urteilt Päßler wie folgt:

„Im günstigsten Falle scheint es zu gelingen, mit Hilfe des Serums die Pneumonie zu kupieren. Viel häufiger als ein sofortiges vollkommenes Sistieren der Krankheit sahen wir, namentlich bei sehr schweren Fällen, eine Abschwächung der allgemeinen Infektionserscheinungen. Der vor der Seruminjektion bedrohliche Krankheitsverlauf nimmt dann im ganzen einen ausgesprochen leichteren Charakter an. Speziell beobachteten wir das Schwinden schwerster Symptome von seiten der Respirationsorgane und des Kreislaufes, in den Fällen mit Pneumokokkämie vor allem auch Verschwinden der Pneumokokken aus dem Blute. Müssen wir somit die Heilwirkung des Römerschen Serums bei der fibrinösen Pneumonie noch als unsicher und in den meisten Fällen als unvollkommen bezeichnen, so ist sie doch, unseren bisherigen therapeutischen Resultaten nach zu urteilen, der Wirkung aller sonst möglichen unmittelbar gegen die Infektion selbst gerichteten Maßnahmen unbedingt überlegen."

Ähnlich äußern sich Knauth, Lindenstein u. a. Dagegen sind weniger befriedigt Jünger und May.

Ob die spezifische Therapie bei Pneumokokkensepsis gute Erfolge bringt, bleibt abzuwarten. Die so häufigen Fälle von Pneumokokkensepsis mit metastatischer Endocarditis oder Meningitis werden, fürchte ich, der Behandlung auch in Zukunft wenig zugänglich sein. Immerhin ist ein Versuch mit intravenösen und bei Meningitis gleichzeitig mit intralumbalen Injektionen des Serums gerechtfertigt. Doch würde ich dann raten, wie beim Meningokokkenserum nur große Dosen (intralumbal 20—30 ccm, intravenös 30—40 ccm) zu verwenden.

Gonokokkensepsis.

Im Anschluß an die Gonorrhöe kann es bisweilen zum Übergange der Gonokokken ins Blut kommen und damit zur septischen Allgemeininfektion, die mit den verschiedensten Metastasen einhergeht. Die bekanntesten klinischen Krankheitsbilder solcher Gonokokkenmetastasen sind: der Tripperrheumatismus und die Endocarditis.

Nachdem man schon lange den Zusammenhang dieser Erkrankungen mit der Gonorrhöe erkannt, gelang es von Leyden, im Schnitt in den endokarditischen Effloreszenzen Mikroorganismen zu finden, die morphologisch und tinktoriell den Gonokokken glichen; Züchtungsversuche mißlangen jedoch. Thayer, Blumer, Lenhartz gelang es, den spezifischen Erreger aus den endokarditischen Auflagerungen zu züchten. Der letztere erbrachte den Beweis der Spezifität noch dadurch, daß er die Kokken auf die Harnröhre eines Kranken übertrug und eine Gonorrhöe erzeugte; dasselbe Experiment machten Ghon und Schlagenhaufer.

Aus lebendem Blut wurden die Gonokokken bei der Endocarditis gonorrhoica von Thayer und Lazear isoliert. Später haben Reye, Prochaska u. a. eine Anzahl gleicher

Befunde erhoben. Bei Arthritis gonorrhoica hat zuerst Ahmann aus lebendem Blut Gonokokken gezüchtet und zugleich den Beweis ihre Spezifität durch die Übertragung auf die menschliche Harnröhre erbracht.

Bakteriologie. Der von Neisser im Jahre 1879 im Trippereiter zuerst gefundene Gonokokkus ist ein Diplokokkus, der semmelförmig oder in Gestalt einer Kaffeebohne auftritt. Die Kokken liegen mit den ebenen Flächen gegeneinander, da die Teilung in der Richtung einer auf der Längsachse des ursprünglichen Kokkenpaares senkrecht stehenden Linie erfolgt. Sie liegen im Trippereiter meist intrazellulär und oft in größeren Gruppen zusammen. Der Gonokokkus färbt sich mit allen Anilinfarben und entfärbt sich nach der Gramschen Methode. Auf den gewöhnlichen Nährböden gedeiht er nicht, auch nicht auf Löffler-Serum. Er ist am besten zu züchten in Nährmedien, die menschliches Blutserum enthalten, so z. B. auf einem Serumagar, der aus einem Teil menschlichen Blutserums und drei Teilen Fleischwasserpeptonagar besteht. Auch auf Agar, der mit Aszites oder Hydrozelenflüssigkeit gemischt ist, gedeiht er gut; ebenso auf dem Schottmüllerschen Blutagar.

Auf der Oberfläche des Serumagars wächst er in Gestalt stecknadelkopfgroßer grauer Kolonien, die nicht konfluieren. Im Innern der Blutagarmischplatten wächst er in Gestalt kaum stecknadelkopfgroßer schwarzer Punkte.

Die Resistenz der Gonokokken ist gering. Gegen Austrocknen sind sie sehr empfindlich; auch Hitze vertragen sie schlecht. Schon bei 45⁰ sterben sie nach einigen Stunden ab. Sie bilden kein lösliches Toxin. Die Giftwirkung, die der Gonokokkus hervorbringt, ist durch die in seiner Leibessubstanz enthaltenen Endotoxine verursacht. Für Tiere ist er nicht pathogen.

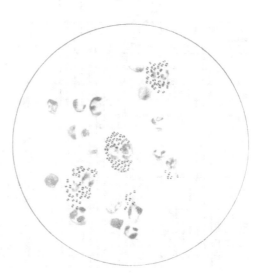

Abb. 195.
Gonokokken-Eiter.

Verlauf der Gonokokkenallgemeininfektion. Entweder gleichzeitig oder kurz nach dem Ausbruch einer Gonorrhöe erkrankt der Patient an heftigen Schmerzen in einem oder mehreren Gelenken. Meist ist nur ein großes Gelenk, das Kniegelenk oder das Ellenbogengelenk ergriffen, so daß die Monarthritis gewissermaßen als pathognomonisch für den Tripperrheumatismus angesehen wird. Die Gelenkerscheinungen können verschiedener Art sein; es kommen seröse und eitrige Ergüsse zur Beobachtung. Meist ist dabei auch das periartikuläre Gewebe stark geschwollen, so daß die ganze Umgebung des entzündeten Gelenkes lebhaft gerötet und schmerzhaft ist. Aber auch Fälle mit den heftigsten Gelenkschmerzen ohne jeden Erguß werden beobachtet. Die Erkrankung der einzelnen Gelenke dauert meist viele Wochen; Ankylosen sind häufig.

Das Fieber ist im Anfang der Gelenkerkrankung meist hoch, kann aber trotz Weiterbestehens seröser Entzündungen abklingen, wenn das ergriffene Gelenk die einzige Gonokokkenmetastase ist und die Bakteriämie nur vorübergehend war. Bei Vereiterungen der Gelenke oder Komplikationen mit Endocarditis, wo man beständig Gonokokken im Blute nachweisen kann, nimmt die Kurve einen sehr charakteristischen, stark intermittierenden Typus an.

Die Endocarditis gehört zu den hervorstechendsten Symptomen der Gonokokkensepsis. Sie kommt fast niemals allein vor, sondern ist in der Regel mit Gelenkerscheinungen verbunden, während andererseits Gelenkerkrankungen

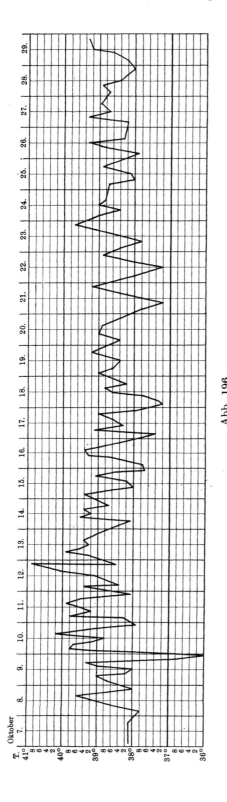

Abb. 196.

Fall 60. Gonokokkensepsis mit Arthritis, Endocarditis und Pericarditis.

ohne Endocarditis sehr häufig vorkommen. Die Endocarditis gonorrhoica ist meist nicht die einzige Beteiligung des Herzens; auch Pericarditis und Myocarditis gonorrhoica kommen zur Beobachtung. Häufig treten Endocarditis und Pericarditis zusammen auf wie in dem gleich zu beschreibenden Fall. Als Typen der Gonokokkensepsis mögen hier zwei Beobachtungen Platz finden, die ich seinerzeit in der Breslauer Medizinischen Klinik mitbeobachtet habe.

Fall 60. Gonokokkensepsis mit Arthritis, Endocarditis und Pericarditis.

Fritz Sch., 28 Jahre alter Schlosser aus Breslau, wurde am 7. Oktober 1903 in die Klinik aufgenommen, er erkrankte 4 Wochen vorher an Gonorrhöe, welche mit Einspritzungen behandelt wurde und zunächst ohne Komplikationen verlief; 14 Tage nachher traten plötzlich Gelenkschwellungen im linken Knie und Grundgelenk der rechten großen Zehe auf, welche nach einigen Tagen wieder nachließen; bald darauf stellten sich Kreuz-, Brust- und Rückenschmerzen ein; 3 Tage vor der Aufnahme häufig Schüttelfrost mit starken Kopfschmerzen. Zur Zeit der Aufnahme bestanden keine Gelenkschmerzen, kein Fluor ex urethra, keine Beschwerden beim Wasserlassen.

Aus dem Status sei nur kurz folgendes hervorgehoben:

Temperatur 38,1⁰. Puls 84, Respiration 32. Der Kranke ist ein mittelgroßer, kräftig gebauter Patient mit gut entwickelter Muskulatur. Lungenbefund ohne Besonderheiten.

Das Herz reicht perkussorisch nach oben bis zur 3. Rippe, nach rechts bis zur Mitte des Sternums, nach links bis in die Mamillarlinie; der Herzspitzenstoß ist nicht wahrnehmbar. Sämtliche Herztöne sind sehr leise, der erste Ton an der Herzspitze ist unrein, doch ist kein Geräusch zu hören, alle übrigen Herztöne sind rein, die Herzaktion ist regelmäßig. Der Radialpuls ist kräftig, regelmäßig, das Arterienrohr weich.

Die Milz ist nicht vergrößert, aus der Urethra entleert sich kein Eiter, doch gelingt es, im Abstrichpräparate vom Orificium urethrae zweifellose Gonokokken nachzuweisen, Hoden und Nebenhoden intakt, der übrige Organbefund weicht von der Norm nicht ab.

In den nächsten Tagen und Nächten klagte der Kranke über starke Kopfschmerzen, Schmerzen in der Brust, welche in die Tiefe mitten unter das Sternum lokalisiert wurden; es bestand kein Husten, dagegen starkes Oppressionsgefühl auf der Brust, Temperatur, siehe Kurve.

Am 9. Oktober wird abends 6½ Uhr eine Blutentnahme zu bakteriologischen Zwecken gemacht: 20 ccm Blut mittelst Venenpunktion entnommen, wird mit Glyzerinagar vermischt, in 8 Platten gegossen. Nach 44 Stunden sind 6 kleine, schwärzliche, kaum stecknadelkopfgroße Keime gewachsen, welche mikroskopisch als kleine, rundovale, nach Gram nicht färbbare Kokken erkannt wurden; dieselben gleichen morphologisch Gonokokken.

Bei weiterer kultureller Untersuchung wird nachgewiesen, daß sie nur auf hämoglobinhaltigen Nährböden und Aszitesagar gut gedeihen, schlecht auf Löfflerserum, gar nicht auf gewöhnlichem Glyzerinagar; nach 6 maligem Übertragen (alle 1—2 Tage) gelingt ein Weiterzüchten nicht mehr.

Der Kranke klagte in diesen Tagen über Schmerzen in der linken Brustseite, beim Atmen sowie beim Aufsetzen.

Die Herzdämpfung wurde am 12. Oktober erheblich vergrößert gefunden, nach rechts bis zum rechten Sternalrand, nach links etwa 2 cm über die linke Mamillarlinie, nach oben bis zur 3. Rippe. Man hört namentlich am linken Rande in der Nähe der Herzspitze und besonders am linken Sternalrande deutliches perikarditisches Reiben. Das Fieber ist intermittierend. Der Puls klein, aber regelmäßig. Der Befund am Herzen bleibt in den nächsten Tagen ungeändert. Am 22. Oktober ist im linken Unterlappen eine deutliche Schallverkürzung von der 7. Rippe ab, von der 9. Rippe ab völlige Dämpfung vorhanden; über den gedämpften Partien Bronchialatmen, in den untersten Lungenteilen abgeschwächtes Atmen zu konstatieren.

Die heftigen exazerbierenden Schmerzen auf der Brust dauern an, dabei tritt Husten in vereinzelten, sehr quälenden Anfällen auf mit hochgradiger Dyspnoe.

Am 26. Oktober ist das perikarditische Reiben verschwunden, dagegen ist ein hauchendes, meist diastolisches Geräusch am linken unteren Sternalrande aufgetreten, die Herztöne an der Spitze sind auffallend leise geworden. Die Dämpfung des linken Unterlappens ist größer und intensiver geworden; in der linken Vola manus ist eine ziemlich zirkumskripte Druckempfindlichkeit aufgetreten, welche bei aktiver und passiver Bewegung der Hand und Finger schmerzhaft ist (Tendovaginitis).

Der Lungenbefund ändert sich in den nächsten Tagen; das Bronchialatmen ist außerordentlich deutlich, der Stimmfremitus über den gedämpften Partien verstärkt, es wird reichlich Sputum von schleimig-eitrigem Charakter entleert; in diesem lassen sich weder mikroskopisch, noch kulturell Gonokokken nachweisen.

Das diastolische Geräusch über den unteren Teilen des Sternums ist konstant zu hören, während perikarditisches Reiben nicht mehr zu konstatieren ist.

Am 29. Oktober steigern sich die Schmerzen in der Brust, Zyanose und Dyspnoe werden stärker; der Herz- und Lungenbefund ist ungeändert.

Am 30. Oktober 1903 erfolgt der Tod.

Am 16. Oktober wurden zum zweiten Male 20 ccm Blut zur bakteriologischen Untersuchung abgenommen, mit Agar vermischt (bei 42° C) und sofort in 8 Petrischalen ausgegossen, nach 44 Stunden waren gegen 40 Keime gewachsen, welche durch weitere kulturelle und tinktorielle Untersuchung als Gonokokken erkannt wurden.

Die anatomische Diagnose war folgende: Pericarditis fibrinosa; Dilatatio et Hyperthrophia ventriculi utriusque; Endocarditis ulcerosa valvul. aortae; Degeneratio adiposa myocardii; Infarctus lienis. Pleuritis exsudativa pulmonis utriusque. Pneumonia lobi inferior. pulmonis utriusque. Haemorrhagiae ventriculi et intestini. Degeneratio adiposa et Hypertrophia hepatis. Aszites.

In dem zweiten Falle handelte es sich um eine Gonokokkensepsis, die im Puerperium aufgetreten war. Die Patientin kam zur Genesung.

Fall 61. Es war eine 26 jährige Patientin, die während eines Partus einen Darmriß bekommen hatte und wegen eingetretener Wunddiphtherie in die medizinische Klinik verlegt worden war. Die Wunddiphtherie heilte ab, die Temperatur fiel, und nach einigen völlig fieberfreien Tagen trat plötzlich eine neue Temperatursteigerung auf. Die Milz war palpabel. Es traten Schmerzen im rechten Knie und am rechten Rippenbogen auf ohne besondere, objektiv nachweisbare Veränderungen, und im kleinen Becken wurde ein großes Exsudat konstatiert. Nach einigen weiteren Tagen konnte eine doppelseitige Pyosalpinx festgestellt werden. Im kreisenden Blute wurden 8 Kolonien Gonokokken nachgewiesen.

Zur weiteren Behandlung in die gynäkologische Klinik verlegt, wurde die Patientin nach 3 Monaten als geheilt entlassen.

Außer den gewöhnlichen Formen der Gonokokkenmetastasen kommen bei der Gonokokkensepsis noch andere spezifische Komplikationen vor. So zeigt die oben beschriebene Eigenbeobachtung neben entzündlichen Erscheinungen am Herzen eine septische Pneumonie und Pleuritis. Auch Prochaska beschreibt einen Fall von Pleuritis nach Gonorrhöe, wo er die Erreger im Blute nachweisen konnte. Schon früher hatte Bordoni-Uffreduzzi bei einem Mädchen mit gonorrhoischer Polyarthritis, Pericarditis, Endocarditis und Pleuritis Gonokokken im Pleuraexsudat nachgewiesen.

Auch die Erscheinungen einer lobären Pneumonie können gelegentlich durch den Gonokokkus verursacht werden, wie Bressel an der Hand eines von ihm beobachteten Falles zeigte.

Während der Behandlung eines floriden Trippers mit Protargolinjektionen stieg eines Tages plötzlich die Temperatur an, und es zeigten sich die Erscheinungen einer Pneumonie, die nach 8 Tagen lytisch abfiel und die durch positiven Blutbefund als Gonokokkenpneumonie sichergestellt wurde. Im Blut sowohl als in dem reichlichen, zähen, mißfarbenen Auswurf (ohne Blutbeimengung) fanden sich Gonokokken. Der Patient kam trotzdem mit dem Leben davon.

Die **Prognose** der Gonokokkensepsis ist im allgemeinen nicht ungünstig. Fälle von Tripperrheumatismus ohne Endocarditis gehen trotz positiven Blutbefundes oft in Heilung aus. Die Endocarditis trübt die Prognose erheblich, doch ist zu betonen, daß diese Form der septischen Endocarditis noch die relativ gutartigste ist, da trotz nachgewiesener Gonokokken-Bakteriämie in einigen Fällen noch von Heilung berichtet wird.

Therapie. Vor allem ist die Ausheilung der Gonorrhöe geboten. Bei vereiterten Gelenken kommen chirurgische Maßnahmen in Betracht.

Im übrigen unterscheidet sich die Behandlung nicht von der üblichen Therapie der septischen Erkrankungen.

Kolisepsis.

A priori könnte man erwarten, daß bei dem konstanten Vorkommen des Bacterium coli im Darm die Kolisepsis ein häufigeres Vorkommnis sein müßte. Dieser Annahme schienen in den 80er bis 90er Jahren des vorigen Jahrhunderts die postmortalen Untersuchungsergebnisse zu entsprechen, die in einem ungemein hohen Prozentsatz zu positiven Koliblutbefunden führten. Aber der schon damals ausgesprochene Zweifel an der Richtigkeit der Resultate und der Zuverlässigkeit der Methodik ist durch spätere Untersucher gerechtfertigt worden. Nach Simmonds, der in jüngster Zeit mit einwandfreiem Verfahren postmortale Untersuchungen anstellte, sind auch nach dem Tode Kolibazillen nicht mehr häufig im Blute nachzuweisen. Er fand sie unter 1200 Sektionen in 8% und zwar außer nach Infektionen der Harnwege besonders dort, wo Erkrankungen in der Nachbarschaft des Verdauungstraktus und seltener der Gallenwege vorangegangen war. Da aber bei solchen postmortal gewonnenen Resultaten immer noch der Einwand möglich ist, daß in einem oder dem anderen Falle agonal oder erst nach dem Tode die Einwanderung ins Blut erfolgte, so bleibt die Zahl der sicher nachgewiesenen Kolibakteriämien eine beschränkte.

Bakteriologie. Das Bacterium coli commune ist ein in jedem Darm vorkommendes plumpes Kurzstäbchen, dessen verschiedene Varietäten recht erhebliche Differenzen in morphologischer und biologischer Hinsicht aufweisen können. Uns beschäftigt hier nur die typische Form.

Der Kolibazillus besitzt deutliche Eigenbewegung. Er färbt sich mit allen Anilinfarben und wird bei der Anwendung der Gramschen Methode entfärbt. Wachstum erfolgt auf allen Nährböden, sowohl bei aeroben wie anaeroben Bedingungen. Auf der Oberfläche der Gelatinemischkultur entwickeln sich teils runde Kolonien, teils solche von Weinblattform. Sie sind dabei den Typhuskolonien sehr ähnlich und unterscheiden sich nur durch ihre etwas gröbere Struktur und einen leicht bräunlichen Farbton im Zentrum. Die Gelatine wird nicht verflüssigt. Auf der Agaroberfläche wächst das Bacterium coli als saftiger grauweißer Belag. Auf der Kartoffel bildet sich ein saftiger Überzug, der anfangs farblos, später gelbbraun gefärbt erscheint. Milch wird schon nach 24 Stunden zur Gerinnung gebracht. Lackmusmolke wird stark gerötet. Auf Bouillon erfolgt eine gleichmäßige Trübung, bei längerem Wachstum bildet sich ein Oberflächenhäutchen. Setzt man Kaliumnitrit und Schwefelsäure hinzu, so erhält man deutliche Nitrosoindolreaktion. Auf Lackmus-Milchzuckeragar wächst das Bacterium coli in Gestalt von himbeerroten Kolonien auf blauem Grunde, weil es den Milchzucker unter Säurebildung zersetzt. Die gebildete Säure färbt den umgebenden Nährboden rot. Auf Traubenzuckeragar wird Gas gebildet. Auf Neutralrottraubenzuckeragar tritt neben der Gasbildung noch Fluoreszenz auf. In der Außenwelt ist der Kolibazillus relativ widerstandsfähig gegenüber den verschiedensten Einflüssen.

Die Tierpathogenität ist gering.

Die drei wichtigsten Infektionsquellen für die Kolisepsis sind entsprechend dem Hauptsitze dieser Bazillen die Gallenwege, der Darm und die Harnwege; in seltenen Fällen kommen noch die weiblichen Geschlechtsorgane in Betracht.

Das Bacterium coli, das ja zweifellos bei vielen örtlichen Entzündungen und Eiterungen, so z. B. bei Cholangitis, Cholecystitis, Leberabszessen, Peritonitis, Perityphlitis, Pyelitis, Cystitis u. dgl., eine ätiologische Rolle spielt, verursacht Allgemeinerscheinungen, die in vielen Fällen nur durch eine Toxinämie und weniger häufig durch eine gleichzeitige Überschwemmung des Blutes mit Bakterien, durch eine Bakteriämie, bedingt sind.

An klinischen Merkzeichen für eine vorhandene Kolisepsis ist vor allem die steil intermittierende Fieberkurve wichtig, die namentlich bei den von den Gallenwegen ausgehenden Fällen sehr ausgesprochen ist; meist ist das Fieber von Schüttelfrösten begleitet. Aber auch mäßig remittierendes Fieber wird beobachtet.

Die Pulsfrequenz entspricht meist der Fieberhöhe. Nur einmal sah ich bei Kolisepsis trotz hohen Temperaturanstieges keine entsprechende Pulssteigerung, so daß man an die relative Pulsverlangsamung bei Typhus erinnert wurde.

Die Neigung zur Metastasenbildung ist bei der Kolisepsis gering. Nach einer Zusammenstellung von Jakob wurde in 45 Fällen 11 mal Metastasenbildung beobachtet. Selbst dort, wo wiederholte Schüttelfröste auftreten, findet man meist keine Metastasen. Am häufigsten findet sich Endocarditis. Eitrige Metastasen sind beobachtet worden in Milz, Nieren, Leber, Lungen, in den Meningen und in der Thyreoidea.

Die Leukocytenzahl ist bei der Kolisepsis erhöht, ca. 5000—12000 und höher. Dieses Auftreten einer Leukocytose auch bei nicht mit Eiterung einhergehenden Koliinfektionen ist interessant im Gegensatz zu der Leukopenie beim Typhus.

Bei der **Diagnose** der Kolisepsis läßt die bakteriologische Blutuntersuchung häufig im Stich. Trotz ausgeprägter intermittierender Fieberkurve gelingt es oft nicht, die Erreger im Blute zu finden. Es gilt das besonders für die von den Gallenwegen ausgehende Sepsisform. Bei den von den Harnwegen ausgehenden Fällen gelingt es häufiger, zu positiven Resultaten zu kommen.

Das Agglutinationsphänomen ist zur Diagnose wegen der Verschiedenheit der Kolirassen nicht brauchbar.

Die **Prognose** ist nicht unbedingt ungünstig. In 41% der Fälle wird über Heilung berichtet. Es wurde schon erwähnt, daß nach Katheterismus vorübergehend eine Kolibakteriämie beobachtet worden ist, die dann nach Absinken der Temperatur wieder verschwand. Eine ungünstige Prognose haben stets die-

jenigen Fälle von Kolisepsis, die bei Pylephlebitis entstehen und bei denen die
Bazillen im Blute nachgewiesen werden.

Kolisepsis nach Infektionen der Gallenwege.

Gerade bei denjenigen Erkrankungen, die in der Regel durch die lokale
Tätigkeit der Kolibazillen hervorgerufen werden, bei Cholelithiasis und
Cholecystitis findet man verhältnismäßig selten die Bazillen im Blut.
Ich habe bisher in fast allen von mir beobachteten unkomplizierten Fällen von
Gallensteinkolik auf der Höhe des Anfalls und Fiebers Blutuntersuchungen
gemacht und dabei niemals eine Bakteriämie konstatieren können.

Dagegen treten bei ausgedehnten Eiterungen im Lebergebiete die
Bazillen öfter ins Blut über. Dieselben gehen in der Regel aus von einer
Cholecystitis. Es handelt sich meist um Kranke, die schon wiederholt
Gallensteinanfälle gehabt haben und die nun aufs neue einen Kolikanfall bekommen, der aber mit besonders schweren Allgemeinerscheinungen einhergeht.
Erbrechen, heftigste Schmerzen im Leib und Rücken, Schüttelfrost und Fieber stellen sich ein. Man findet die Leber stark geschwollen,
die Gegend der Gallenblase sehr druckempfindlich, und oft kann
man die Gallenblase als prall gefüllten Tumor deutlich palpieren. Ikterus
ist fast stets vorhanden. Erfolgt nicht rechtzeitig eine Operation und Entleerung des Eiters, so verschlimmert sich schnell das Krankheitsbild. Täglich
wiederkehrende Schüttelfröste und steil intermittierende Temperaturen setzen
ein und der Allgemeinzustand verschlechtert sich. Der Ikterus nimmt zu, die
eitrige Entzündung der Gallenwege setzt sich auf die Pfortaderäste fort,
und nun kommt es bald zu multiplen Abszessen in der Leber. Es folgt dann
ein oft mehrwöchentliches, mit täglichen Schüttelfrösten einhergehendes Fieber,
Metastasen in den verschiedensten Organen, in den Lungen, den Nieren, der
Milz, in der Haut treten auf, Endocarditis, selbst Meningitis kann sich hinzugesellen, und schließlich erfolgt der Tod. Ein günstiger Ausgang dieser Sepsisform ist selten, doch kann es unter Schrumpfungsvorgängen im Lebergewebe
gelegentlich zur Heilung kommen.

Vom Darm ausgehende Kolisepsis.

Vom Darm aus gehen relativ selten Kolibazillen ins Blut über. Hier
sind es in der Regel geschwürige Prozesse der Darmschleimhaut, die aus den

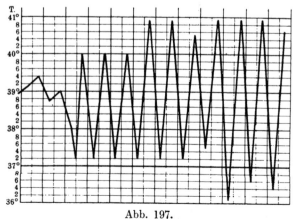

Abb. 197.
Fall 62. Kolisepsis. Pylephlebitis nach Perityphlitis.

verschiedensten Ursachen entstehen können, und bei denen es zu einer sekundären Kolisepsis kommt. Solche Fälle sind bei Dysenterie und Cholera beschrieben. Bisweilen wird eine Perityphlitis zum Ausgangspunkt einer Koliallgemeininfektion. Der Vorgang ist dann in der Regel der, daß sich zunächst im Anschluß an die Blinddarmentzündung eine septische Pfortaderthrombose entwickelt wie in dem gleich zu beschreibenden Fall und daß dann von der Pylephlebitis aus die Sepsis beginnt. In seltenen Fällen geht die Koliallgemeininfektion direkt von einem abgekapselten perityphlitischen Abszeß aus (Jakob, Wiens).

Ich habe vor Jahren folgenden Fall von Kolisepsis und Pylephlebitis nach Perityphlitis beobachtet.

Fall 62. Bei einer 40 jährigen Frau, die plötzlich unter den Erscheinungen einer Perityphlitis erkrankt war, nahm die Fieberkurve schon am zweiten Tage einen steil intermittierenden Typus mit täglichen Schüttelfrösten an; die Leber war dabei stark geschwollen und druckempfindlich. Als nach mehrwöchentlicher Krankheitsdauer schließlich der Tod an Peritonitis erfolgt war, zeigte sich bei der Autopsie, daß der Wurmfortsatz an einer zirkumskripten, aber von der Umgebung durch Verklebungen abgekapselten Stelle perforiert war, und daß eine Thrombophlebitis von dieser Gegend aus in einem der Pfortaderäste bis zur Leber führte, wo es zu multiplen Abszessen gekommen war. Einer derselben war durchgebrochen und hatte die tödliche Peritonitis erzeugt. Im Eiter der Leberabszesse fand sich massenhaft das Bacterium coli. Das Blut war während des Lebens steril geblieben.

Von den Harnwegen ausgehende Sepsis.

Am häufigsten nimmt die Kolisepsis von den Harnwegen ihren Ausgang; hier kommen sowohl Nierenbecken und Ureteren als auch Blase und Harnröhre als Eintrittspforte in Betracht. Dementsprechend sieht man nach Pyelitis z. B. bei Steinniere, ferner bei Cystitis und namentlich auch nach Katheterismus der Harnröhre Kolisepsis auftreten. Sehr lehrreich sind in dieser Beziehung die Befunde von Bertelsmann und Mau, die bei verschiedenen Patienten nach dem Bougieren Schüttelfröste auftreten sahen und dabei als Ursache derselben im strömenden Blut Kolibazillen nachweisen konnten. Nach Abfall des Fiebers war das Blut wieder völlig bakterienfrei.

Bei der nachfolgenden Eigenbeobachtung handelt es sich um eine Kolisepsis nach Cystitis. Eine 1½ Jahre vorher akquirierte Gonorrhöe hatte zur Harnröhrenstriktur geführt, in deren Gefolge eine Cystitis entstanden war.

Fall 63. Kolisepsis. Cystitis colibacterica. Hermann S., stud. chem.
Anamnese: Vor 1½ Jahren Gonorrhöe. Beginn der jetzigen Erkrankung vor 14 Tagen. Als er am 17. April aufstand, bekam er nach dem Ankleiden plötzlich Schüttelfrost mit darauf folgendem hohem Fieber (41°) und Kopfschmerzen, so daß er sich zu Bett legen mußte. Am Nachmittag desselben Tages war er ca. 2 Stunden lang bewußtlos. Er war so schwach, daß er hinfiel, als er einen Versuch zum Aufstehen machte. Auch war er zeitweise benommen; fortwährendes Erbrechen und Schmerzen im Epigastrium. Verstopfung.
Am nächsten Morgen trat Besserung ein, am Nachmittag war die Temperatur wieder normal. Den Temperaturverlauf der nächsten Tage zeigt die Kurve. Im ganzen folgten bis zum 1. Mai 15 jähe Temperaturanstiege mit Schüttelfrösten.
Status am 2. Mai: Mittelgroßer, kräftig gebauter Mann in gutem Ernährungszustande. Der Rücken ist mit zahlreichen Aknepusteln bedeckt. Die Untersuchung der inneren Organe mit Ausnahme der Blase ergibt nichts Abnormes.
Blase: Mitunter beim Urinlassen Brennen in der Harnröhre. Im Urin reichlich Leukocyten.
3. Mai: Abends starker Schüttelfrost. Die objektive Untersuchung ergibt keinen pathologischen Befund. Blutentnahme zwecks bakteriologischer Untersuchung (20 ccm) aus der linken Armvene. Im gefärbten Blutpräparat kein pathologischer Befund.
4. Mai: Fieberfrei. Genaue körperliche Untersuchung ergibt an Lunge, Herz, Abdomen normalen Befund.

Untersuchung: Im gefärbten Blutpräparat nichts Pathologisches nachweisbar. Augenhintergrund ohne Besonderheiten.

6. Mai: Urin wird steril abgenommen; es gelingt weder mit Nelaton, noch mit Silberkatheter, durch die Harnröhre zu kommen — starke Blutung.

Mikroskopisch: Reichlich Leukocyten und bewegliche Stäbchen. Abends starker Schüttelfrost.

Blutentnahme: Leukocytenzahl 8800.

7. Mai: Im Harne sind in drei Portionen, welche gesondert aufgefangen wurden, Reinkulturen von Bact. coli gewachsen.

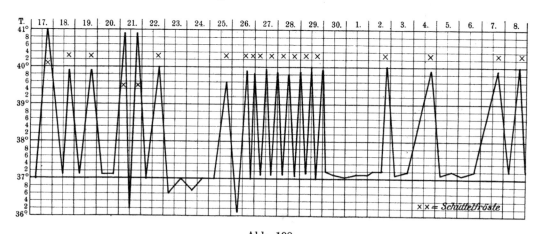

Abb. 198.

Fall 63. Kolisepsis nach Cystitis.

8. Mai: Im Blute sind 9 Keime von Bact. coli gewachsen. Schüttelfrost.

Die Untersuchung per rectum ergibt eine vergrößerte Prostata, aber keine bedeutende Schmerzhaftigkeit.

9. Mai: Fieberfrei. Kein Organbefund.

16. Mai: Fieberfrei. Urin leicht trübe, enthält Bact. coli in mäßig reichlichen Mengen und Leukozyten.

19. Mai: Keine Beschwerden. Urin: Eiweiß + (Spur). Leukocyten mäßig reichlich, vereinzelte bewegliche Stäbchen.

20. Mai: In ambulante Behandlung entlassen.

Puerperale Kolisepsis.

Durch Kolibazillen erzeugte Puerperalsepsis haben Lenhartz, Widal und Lemierre, Blumenthal und Hamm, Jakob und Wiens beschrieben. Am häufigsten ist sie nach Abort mit jauchiger Endometritis beobachtet worden; aber auch nach normalen Geburten wurde sie gesehen.

In einem von Jakob beschriebenen Falle handelte es sich um die thrombophlebitische Form der Puerperalsepsis mit Thrombose der Spermatika. Der Fall ging nach Unterbindung der thrombosierten Vene in Heilung aus.

Allgemeininfektion mit Typhusbazillen.

Beschreibung des Typhusbazillus siehe in dem Kapitel über „Typhus abdominalis".

Wir wissen durch die Untersuchungen des letzten Dezenniums, daß beim Typhus regelmäßig die spezifischen Keime im Blute kreisen, daß also die Bakteriämie zum Bilde des Typhus gehört. Nachdem Schottmüller zuerst an einem großen Material auf diese Tatsache aufmerksam gemacht hat, ist diese Feststellung allerseits bestätigt. Ich erwähne nur die Arbeiten von

Courmont und Lesieur, Jochmann, Rolly u. a. Seit der Einführung der Anreicherung auf Galleröhrchen durch Kayser und Conradi sind die Resultate noch konstanter und besser geworden. Man kann schon am ersten Fiebertage beim Typhus Bazillen im Blute nachweisen. Am konstantesten sind die Befunde während der Kontinua, etwas unsicherer sind sie während des amphibolen Stadiums und namentlich kurz vor der Entfieberung; in der fieberfreien Periode sind in der Regel keine Bazillen mehr nachzuweisen.

Die Menge der im Blute kreisenden Bazillen ist unabhängig von der Stärke der geschwürigen Veränderungen im Darm. So gibt es Fälle, bei denen die Überschwemmung des Blutes mit Typhusbazillen im Vergleich zu den geringfügigen Darmveränderungen so im Vordergrunde des Krankheitsbildes steht, daß man geneigt sein könnte, von einer septischen Erkrankung zu sprechen. Ich erinnere mich aus meinem Beobachtungsmaterial an zwei solcher Fälle.

Fall 65. Ein 24jähriger Mann kam nach einem ungemein schweren Krankheitsverlauf ad exitum. Während des Lebens hatte er im Blute eine auffallend große Menge von Bazillen beherbergt. Die Platten waren völlig überschwemmt mit Typhuskolonien. Bei der Autopsie fanden sich jedoch nur drei gut gereinigte Geschwüre im Ileum.

Fall 66. Die zweite Beobachtung betraf ein idiotisches Mädchen, das trotz großer Mengen von Typhusbazillen im Blute nur zwei deutliche Typhusgeschwüre mit zentraler Nekrose in der Gegend der Ileocökalklappe hatte und daneben nur wenige geschwollene, zum Teil an der Oberfläche grau verfärbte Peyersche Plaques zeigte.

Solche Beobachtungen bilden den Übergang zu den seltenen Fällen, wo eine Überschwemmung des Blutes mit Typhusbazillen besteht, ohne daß überhaupt irgend welche typhösen Veränderungen im Darm nachgewiesen werden können. Lenhartz, Weichardt u. a. haben solche Beobachtungen mitgeteilt. Es ist nicht unwahrscheinlich, daß in solchen Fällen die Tonsillen den Ausgangspunkt der Blutinfektion bildeten, da nach den Untersuchungen von Drigalski etwa 40% der Typhusfälle mit Angina einhergehen und sehr häufig Typhusbazillen in den Mandeln nachgewiesen werden.

In dem Lenhartzschen Falle handelte es sich um ein einjähriges Kind, dessen Geschwister an Typhus erkrankt waren und das während des Lebens im Blute Typhusbazillen in großer Menge hatte. Die Krankheitserscheinungen bestanden in völliger Benommenheit, Konvulsionen, Tetanie, unkoordinierten Augenbewegungen, Zyanose, hohem Fieber und Herzschwäche. Roseolen waren nicht vorhanden; die Milz war nicht fühlbar. Im Darm fand sich bei der Autopsie nur im Colon ascendens die Schleimhaut etwas aufgelockert und gerötet. Geschwüre oder Schwellung der Follikel oder Peyerschen Plaques bestanden nicht. Die Mesenterialdrüsen waren wenig geschwollen.

Eine andere Eigenschaft des Typhusbazillus, der ihm septischen Charakter verleiht, ist seine Fähigkeit, eitrige Metastasen in den verschiedensten Organen erzeugen zu können, so besonders im Knochenmark und Periost, ferner in der Schilddrüse, in der Muskulatur und im Unterhautzellgewebe. Diese Vorgänge spielen sich zum Teil unmittelbar im Anschluß an einen Typhus ab oder aber erst monate-, ja sogar jahrelang nachher. Die Typhusbazillen können sich in latentem Zustande an verschiedenen Stellen des Körpers, so besonders im Knochenmark und in den Gallenwegen viele Jahre halten. Im Knochenmark z. B. liegen sie, wie E. Fraenkel nachwies, in kleinen nekrotischen, von einem Fibrinnetz umgebenen Herden. Gelegenheitsursachen wie Traumen u. dgl. können dann zur Entfaltung ihrer entzündlichen Eigenschaften Anlaß geben und eitrige Knochenherde oder subperiostale Eiterungen verursachen.

Einige Autoren bestreiten noch die eitererregenden Eigenschaften des Typhusbazillus und erklären die posttyphösen Eiterungen durch Mischinfektionen, bei denen die eigentlichen Eitererreger abgestorben seien, so daß man nur noch den Typhusbazillus vorfinde. Diese Erklärung hat heute nur wenig

Wahrscheinliches mehr, da es auch im Experiment gelingt, durch Typhusbazillen beim Tier Eiterungen zu erzeugen. Ausführlicher kann auf diesen
Punkt hier nicht eingegangen werden. Natürlich gibt es auch eine Anzahl
posttyphöser Eiterungen, die durch Staphylokokken und Streptokokken bedingt werden. Dann sind aber die Eiterkeime in der Regel auch bakteriologisch
nachzuweisen, wie z. B. in dem oben beschriebenen Fall von Osteomyelitis
sterni bei Typhus abdominalis (S. 677).

Allgemeininfektion mit Paratyphusbazillen.

Daß die Paratyphusbazillen, die namentlich bei Fleisch- und Wurst-
vergiftungen eine große Rolle spielen, häufig zur Bakteriämie führen, besonders
bei den unter dem Bilde des Typhus abdominalis verlaufenden Fällen, ist eine
bekannte Tatsache, verdanken wir doch ihre Bekanntschaft erst der systematischen Durchführung bakteriologischer Blutuntersuchungen. An dieser
Stelle ist nur die Frage zu prüfen, ob auch der Paratyphusbazillus ebenso wie
der Typhusbazillus allgemeine Blutinfektionen ohne Darmerscheinungen verursachen kann. Auch solche Fälle kommen zweifellos vor.

Fall 67. So konnte ich z. B. bei einem Scharlachkinde drei Tage vor dem Tode aus dem
Blute neben vereinzelten Streptokokken massenhaft Paratyphusbazillen vom Typus B.
züchten. Besondere klinische Merkmale für diese Art der Blutinfektion waren bei den
schon durch die Scharlacherkrankung bedingten schweren Allgemeinerscheinungen nicht
zu erkennen. Autoptisch ließ sich feststellen, daß ein diphtherischer Prozeß im linken
Nierenbecken vermutlich der Ausgangspunkt der Infektion war. Darmveränderungen
fanden sich nicht.

Allgemeininfektion mit Parakolibazillen.

Eine Sepsis mit Bakterien aus der Parakolibazillengruppe hat Klieneberger beschrieben. Es handelte sich um ein mit täglichen Schüttelfrösten und intermittierenden Temperaturen einhergehendes
schweres Krankheitsbild mit unklarem Ausgangspunkt, bei dem aus dem
Blut und dem Harn kolibazillenähnliche unbewegliche Stäbchen isoliert wurden,
die auf Drigalski-Platten blaues Wachstum hatten, Traubenzuckeragar ver-
gärten und Milch nicht zur Gerinnung brachten.

Allgemeininfektionen mit dem Friedländerschen Kapselbazillus.

Der Friedländersche Bacillus pneumoniae ist ein kurzes, unbewegliches
Stäbchen. Er ist durch Kapselbildung ausgezeichnet, die am schönsten im Tierkörper
zur Beobachtung kommt. Er färbt sich mit allen Anilinfarben und entfärbt sich bei der
Gramschen Methode.
Wachstum erfolgt auf allen gebräuchlichen Nährböden. Auf der Oberfläche der
Gelatine bildet er weiße, porzellanähnlich glänzende Kolonien, die sich halbkugelig über
das Niveau des Nährbodens erheben. Auf Agar entwickelt sich ein weißer fadenziehender
Belag. Auf Traubenzuckernährboden wird Gas gebildet.
Er ist den verschiedenen äußeren Einflüssen gegenüber resistent. Die Tierpatho-
genität ist gering; Mäuse sind am empfänglichsten, Kaninchen sind dagegen immun.
Auch der Friedländersche Kapselbazillus kann zu einer Allgemein-
infektion führen. Daß in einzelnen wenigen Fällen die croupöse Pneumonie
durch ihn hervorgerufen wird, ist sicher.
Weichselbaum fand ihn unter 127 Fällen 9 mal bei der primären oder sekundären
Pneumonie im Parenchymsaft der Lunge.

Außerdem findet man ihn bisweilen bei Mittelohreiterungen. So kommen als Eintrittspforten hauptsächlich die seltenen, durch ihn verursachten Pneumoniefälle in Betracht und in zweiter Linie das Mittelohr; schließlich sind noch die Gallenwege als seltener Ausgangspunkt zu nennen.

Der erste, der eine durch den Friedländerschen Kapselbazillus hervorgerufene allgemeine Sepsis beschrieb, war Weichselbaum (1888). Sie nahm ihren Ausgang von einer Otitis media. Etienne stellte dann 1895 bereits 12 Fälle von Friedländer-Sepsis zusammen, darunter 2 mit Endocarditis. Aus dem lebenden Blute isolierte den Bazillus Canon, Bécaud, Böseler, Philippi, Jensen, Lemierre.

Klinisch verläuft die Friedländer-Sepsis teils mit, teils ohne eitrige Metastasen. Endocarditis, Pericarditis und multiple Gelenkeiterungen, subkutane Hauteiterungen und miliare Nierenabszesse werden dabei beobachtet. Bei den vom Mittelohr ausgehenden Fällen kommt es bisweilen zur eitrigen Meningitis durch direkte Fortpflanzung vom Felsenbein her. Die von den Gallenwegen ausgehenden Fälle beginnen mit Cholelithiasis bzw. Cholecystitis.

Ich setze einen Fall von Friedländer-Sepsis hierher, den Philippi beschrieben und den ich seinerzeit im Eppendorfer Krankenhause mitgesehen habe:

Fall 68. Am 31. März abends wurde ein kräftig gebauter, älterer Mann, lebhaft delirierend und unklar, so daß die Anamnese nicht erhoben werden konnte, aufgenommen. Es fand sich bei ihm auf der rechten Lunge hinten im Bereich des ganzen Oberlappens und des Unterlappens bis auf eine ca. 3 Querfinger breite Partie und vorn von der Spitze bis zur 4. Rippe absolute Dämpfung mit leicht tympanitischem Beiklang. Im Bereich der Dämpfung war bei dem sehr oberflächlichen Atmen des benommenen Patienten kein Atemgeräusch, wohl aber vereinzeltes feines Rasseln zu hören.

Nur im Bereiche der rechten mittleren Axillarlinie, in der Höhe der 3.—4. Rippe hörte man weiches Bronchialatmen.

Reichlicher, rubiginöser, schaumiger Auswurf. Am Cor sehr leise, aber reine Töne. Pulsfrequenz 116; Temperatur 39,1; Respiration 42.

Diagnose: Akute croupöse Pneumonie.

Am 1. April hielt sich die Temperatur etwa auf 39,4°; die Pulsfrequenz stieg auf 126 an, die Respiration auf 50.

Eine am Morgen vorgenommene Blutentnahme ergab schon am Abend auf allen Platten massenhafte Kolonien, die am nächsten Tag üppig gewuchert waren und durch ihre stearintropfenartige, glänzende Form und die weiteren biologischen Merkmale sich als Friedländer-Bazillen erwiesen.

Es fand sich in der rechten Lunge eine keineswegs ungewöhnlich aussehende, bretthärte pneumonische Infiltration des gesamten Oberlappens und des oberen Abschnittes des Unterlappens. Im vorderen unteren Teile des Unterlappens fand sich ein ausgedehnter Erweichungsherd, bestehend aus matschigen, dunkelroten, stinkenden Massen.

In den gefärbten Abstrichpräparaten aus den nicht erweichten Partien fand sich nur der Pneumobazillus Friedländer, während sich in den aus den erweichten Partien angefertigten Präparaten noch diverse andere Bakterien, aber nicht der Diplococcus lanceolatus fanden.

Meningokokkenallgemeininfektion.

Der Meningokokkus, Diploccocus intracellularis Weichselbaum, der Erreger der epidemischen Genickstarre, führt in seltenen Fällen zur septischen Blutinfektion. (Beschreibung des Meningokokkus siehe in dem Kapitel „epidemische Genickstarre".) Die Untersuchungen bei der letzten oberschlesischen Epidemie machen es wahrscheinlich, daß bei der Meningitis cerebrospinalis die erste Ansiedlung der Meningokokken zunächst auf den Tonsillen und der Rachenmandel vor sich geht, und daß erst von hier aus auf dem Blutwege oder auf dem Lymphwege die Infektion der Meningen erfolgt. Ob der Blutweg häufiger benutzt wird oder der Lymphweg, ist eine offene Frage. Die Benutzung des Blutes als Transportmittel zu der Prädilektionsstelle der Meningokokken, zu den Meningen, kann jedenfalls nur sehr vorübergehend sein; auch werden dann vermutlich die meisten Kokken durch die bakteriziden Kräfte des Blutes stark geschädigt; denn so viel ist sicher, daß man nur selten bei der epidemischen Genickstarre im Blut Meningokokken nachweisen kann, obgleich oft zweifellose Zeichen dafür da sind, daß sie das Blut passiert haben. So gelingt es z. B. in den serösen und eitrigen Gelenkentzündungen bei der Meningitis mitunter Meningokokken nachzuweisen; im übrigen aber gehört es zu den Seltenheiten, wenn man die spezifischen Keime im Blute der Genickstarrekranken während des Lebens findet. Immerhin sind eine Reihe von Fällen beobachtet worden, wo eine starke Überschwemmung des Blutes mit Meningokokken stattgefunden und zu schweren septischen Erscheinungen geführt hat. Dabei stehen neben den bekannten meningitischen Symptomen, wie Nackensteifigkeit, allgemeine Haut-hyperästhesie, Kernigsches Symptom, Störungen der Hirnnerven, vor allem eitrige Gelenkentzündungen, bisweilen auch Endocarditis und Peri-carditis im Vordergrunde des Krankheitsbildes.

Gwyn (1899) hat als erster Meningokokkensepsis beschrieben. Später sind von Achard, Grenet, Lenhartz, Rohde, Wasfield und Walker noch mehrere Fälle mitgeteilt worden.

Sehr interessant ist die Beobachtung Salomons, daß die septische Meningo-kokkenerkrankung wochenlang der Meningitis cerebrospinalis voraus-gehen kann. Die Krankheit begann hier mit Gelenksschwellungen und einem pete-chialen Exanthem. Dabei waren vom Ende der ersten bis zum Ende der vierten Woche Meningokokken im Blute nachzuweisen. Erst nach zweimonatlicher Krankheitsdauer traten Nackenstarre und weitere meningitische Symptome auf. Jetzt konnten auch im Lumbalpunktate Meningokokken nachgewiesen werden. Der Fall ging in Heilung aus.

Therapie. Bei der Behandlung der Meningokokkensepsis würde ich außer einer energischen intralumbalen Serumbehandlung der Meningitis mit Meningo-kokkenserum, wie ich sie seinerzeit zuerst angegeben habe, auch die intravenöse Injektion von Meningokokkenserum in Dosen von 20 ccm (ev. täglich wieder-holt) versuchen.

Pyocyaneusallgemeininfektion.

Der Bacillus pyocyaneus ist ein schlankes bewegliches Stäbchen, das an einem Ende eine Geißel besitzt. Er färbt sich mit den gewöhnlichen Anilinfarben und wird entfärbt bei der Gramschen Methode. Auf der Oberfläche der Gelatine wächst er in Gestalt von weißen Kolonien, in deren Umgebung der Nährboden verflüssigt und grün gefärbt wird. Auf Agar wächst er in Form eines üppigen grauen Rasens, der dem gesamten Nährboden eine grünliche, fluoreszierende Farbe gibt. Auf Bouillon bildet sich in den oberen Schichten eine Rahmhaut, unter der die Flüssigkeit grünlich gefärbt erscheint. Milch wird zur Gerinnung gebracht und nimmt eine grüne Farbe an.

Neben dem Gelatine verflüssigenden Ferment besitzt der Pyocyaneus noch ein proteolytisches Ferment, die Pyocyanase, das Eiweiß und Fibrin aufzulösen vermag. Außer-dem produziert der Bazillus ein lösliches Toxin, das in die Nährflüssigkeit übergeht.

Am empfänglichsten für Pyocyaneus ist das Meerschweinchen.

Allgemeininfektion mit dem Pyocyaneus, dem Bazillus des grünen Eiters, kommt bisweilen bei Kindern zur Beobachtung; bei Erwachsenen gehört sie zu den größten Seltenheiten. Simmonds fand bei bakteriologischen Blut-untersuchungen an 1000 Leichen nicht ein einziges Mal den Pyocyaneus; E. Fraenkel fand ihn unter 1100 Leichen 4 mal im Blut. Eintrittspforten sind die Nabelgegend, das Mittelohr und der Darm. Eine epidemie-artig auftretende, durch den Bacillus pyocyaneus verursachte Nabelinfektion bei Neugeborenen konnte M. Wassermann beobachten. Er fand dabei den Eiter in der Arteria umbilicalis, bei einigen postmortal untersuchten Fällen auch im Herzblut und im Eiter des Endokards sowie bei einzelnen auch in hämorrhagisch-pneumonischen Lungenherden.

In einem von Lenhartz beschriebenen Fall handelte es sich um einen elfjährigen Knaben, der nach 7 Jahre bestehender Otitis media an Pyocyaneussepsis mit Sinusthrombose und Meningitis zugrunde ging. Die Bazillen wurden hier schon während des Lebens im Blute nachgewiesen. Weitere Beobachtungen stammen von Kranhals, Soltmann, Blum, de la Camp u. a.

Danach führt die Erkrankung stürmisch in wenigen Tagen zum Tode Stark remittierendes hohes Fieber, Zerebralerscheinungen, Petechien, hämorrhagische und pustulöse Exantheme und Durchfälle sind dabei die vorwiegenden Erscheinungen; einige Male wurde auch Endocarditis beobachtet. Namentlich in den hämorrhagischen oder pustulös-hämorrhagischen Exanthemen ist ein für die Pyocyaneussepsis charakteristisches Symptom zu erblicken. Meist handelt es sich um atrophische Säuglinge, die der Pyocyaneussepsis erliegen; daß aber auch Erwachsene einer Allgemeininfektion mit diesem Bazillus erliegen können, zeigen die Beobachtungen von Canon, Soltmann, Kühn und de la Camp. Letzterer beobachtete einen sehr interessanten Fall, aus dem hervorgeht, daß auch exquisit chronisch verlaufende Formen von Pyocyaneusallgemeininfektion vorkommen.

Es handelte sich um eine 51 jährige Frau, deren Erkrankung sich über einen Zeitraum von 2 Jahren erstreckte und mit „rheumatischen" in Beinen, Armen, Rücken, Brust oder Lenden lokalisierten Schmerzen einsetzte. Nach ¾ Jahren schwanden diese Schmerzen, dagegen stellte sich heftiger Kopfschmerz und Verstopfung der Nase ein. Ein Jahr vor der Aufnahme ins Krankenhaus traten tägliche Fieberanfälle auf, denen nach 14 Tagen ein Ausschlag am ganzen Körper folgte, der in roten Flecken bestand. 8 Monate vor der Aufnahme bildete sich eine rot umschriebene Stelle am rechten Fuß, die spontan aufbrach und blutigwässerige Flüssigkeit austreten ließ; 4 Monate später ähnliche Stellen am linken Fuß. Während des sich noch über 6 Wochen erstreckenden Krankenhausaufenthaltes bestand unregelmäßig remittierendes, zwischen 35,8 und 40,2° schwankendes Fieber. Außerdem entwickelten sich hämorrhagische Infiltrationen und hämorrhagische Blasen neben der Wirbelsäule und im rechten äußeren Gehörgang sowie wenige Tage vor dem Tode ein, namentlich auf beiden Seiten des Rückens sehr reichliches, in geringem Maße auch auf Oberschenkel und Oberarm übergreifendes, sehr viel spärlicher auf Brust und Bauch vorhandenes, masernähnliches Exanthem, das sich am Abend des gleichen Tages auch auf Handrücken und Hohlhand sowie auf Stirn und Kinn ausgebreitet hat, aber bereits am nächsten Tage abblaßt und eine mehr kupferbraunrote Farbe annimmt.

Tags darauf tritt der Tod ein im Anschluß an einen, an dem erkrankten Ohr vorgenommenen operativen Eingriff.

Die Sektion ergab eine ulzeröse Rhinitis, frische warzige Endocarditis mitralis, Infarkte in der geschwollenen Milz, leichte hämorrhagische Enteritis. Aus dem Gewebe eines exzidierten Unterschenkelgeschwürs, aus dem Pustelinhalt waren bei Lebzeiten der Patientin Pyocyaneusbazillen in Reinkultur durch Ausstrich- und Kulturverfahren nachgewiesen. P. m. ließen sich die gleichen Bazillen aus dem Herzblut in Reinkultur gewinnen; auch in Abstrichen von den warzigen Auflagerungen auf der Mitralis und aus der Milz wurden Pyocyaneusbazillen gefunden.

Die Diagnose wird mit Sicherheit nur durch die bakteriologische Blutuntersuchung gestellt. Das eigenartige hämorrhagische Exanthem wird bisweilen ein guter Fingerzeig bei der Differentialdiagnose sein, namentlich dort, wo man in dem Pustelen- oder Blaseninhalt Pyozyaneusbazillen nachweisen kann.

Um die **pathologische Anatomie** der Pyocyaneussepsis hat sich neben Kranhals u. a. besonders E. Fraenkel verdient gemacht. Er fand auf Grund der Untersuchungen von 4 Fällen als charakteristisch für die Pyocyaneusallgemeininfektion multiple Nekrosen und Hämorrhagien in den verschiedensten Organen, wie Haut, Rachen-, Mundschleimhaut, Magenschleimhaut, Nieren, Lungen. Als Ursache dafür stellte er fest, daß die Wandungen der zu den erkrankten Organbezirken führenden Arterienästchen dicht mit Pyocyaneusbazillen durchsetzt waren.

Proteusallgemeininfektion.

Die Bazillen der Proteusgruppe, die man am häufigsten bei lokalen, mit Jauchung einhergehenden Prozessen in Gemeinschaft mit Streptokokken, Staphylokokken und anderen Eitererregern findet, so z. B. bei Endometritis, Peritonitis, Lungengangrän, wie auch bei Phlegmonen, Dekubitus usw. führen außerordentlich selten zu einer Allgemeininfektion. Ist der Proteus mit anderen Eitererregern zusammen irgendwo im Körper lokalisiert, so neigt er sicher wenig dazu, ins Blut überzugehen. Es kommt nicht selten vor, daß man in solchen Fällen wohl die übrigen Eitererreger im Blute findet, während der Proteus auf die erste Stelle beschränkt bleibt.

Experimentell haben diese Tatsache an Tieren Lannelongue und Achard studiert. Bei gleichzeitiger subkutaner und intravenöser Injektion von Eitererregern und Proteus gingen häufig die ersteren ins Blut über, während der Proteus allein an der Injektionsstelle lokalisiert blieb.

Bakteriologie. Der Proteus ist ein großes dünnes Stäbchen mit lebhafter Eigenbewegung, das oft Fäden bildet und sich mit allen Anilinfarben färbt. Bei der Gramschen Methode behält es die blaue Farbe. Es wächst unter allen Bedingungen bei Zimmer- und Bruttemperatur. Auf Gelatine erfolgt langsame Verflüssigung; auf der Agaroberfläche entwickelt sich nach 6 bis 8 Stunden ein grauer, schleierartiger Belag. Nach 24 Stunden hat der Belag ein trockenes, glänzendes, schilfriges Aussehen und bildet vielfache Fältchen. Auf Agarverdünnungsplatten sieht man nach 16 Stunden in der Tiefe gelegene gelblichweiße, uncharakteristische Kolonien. Wo einzelne Kolonien an die Oberfläche kommen, ist die Oberflächenauflagerung grau durchscheinend mit unregelmäßigem Rand. An vielen Stellen sieht man folgendes Bild: Gelblichgraues Zentrum, von dem aus nach allen Seiten zart grau durchscheinende, viel verästelte Arme sich in die Umgebung ausstrecken. Bei schwacher Vergrößerung sieht man, daß der Rand der tiefliegenden Kolonien teils in ein Fadengewirr, teils in dickere kurze Ausläufer mit scharf abgeschnittenen oder geknöpften Enden ausläuft.

Löfflerserum wird nicht verflüssigt. Es wächst ein grauweißer Belag. Milch gerinnt nach drei Tagen und wird später wieder verflüssigt. Bouillon wird nach 4—6 Stunden gleichmäßig getrübt, nach 24 Stunden liegt auf der Oberfläche ein faltiges Häutchen. Auf Lackmusmolke erfolgt Säurebildung.

Eintrittspforten der Proteussepsis sind verjauchte Wunden, Darm, Harnwege und Mittelohr.

Bei einem großen verjauchten Dekubitus nach Myelitis fand Brunner den Proteus im Herzblut der Leiche in großen Mengen. Bei Peritonitis nach Perityphlitis mit Perforation des Wurmfortsatzes fanden im Leichenblut zahlreiche Proteusbazillen Großmann und Canon in je einem Fall.

War in solchen Fällen immer noch die Möglichkeit einer agonalen Einwanderung denkbar, so sind andererseits auch Fälle mit intravitalem Nachweis einer Proteusallgemeininfektion beschrieben worden. Diese Fälle sind außerordentlich selten, jedoch unterliegt es nach den mitgeteilten Beobachtungen keinem Zweifel mehr, daß der Proteus auch allein ohne Begleitung von Eitererregern zu septischen Zuständen führen kann.

Bei einer Cystitis mit periurethralem Abszeß isolierten Bertelsmann und Mau den Proteus aus dem lebenden Blut; der Fall ging nach Spaltung des Abszesses in Heilung aus. In einem zweiten Fall kam es nach Bougieren der Harnröhre zu einer Mischinfektion von Proteus und Staphylokokken, die zusammen im strömenden Blute gefunden wurden. Die Staphylokokken überwucherten, der Kranke ging zugrunde und im Blute fanden sich post mortem nur noch die Staphylokokken. Bei einer Puerperalsepsis fand Lenhartz im Blut und im peritonitischen Eiter den Proteus. Die Kranke kam mit dem Leben davon.

Eine vom Mittelohr ausgehende Proteussepsis beschrieben Lubowski und Steinberg sowie Jochmann. Den von mir beobachteten Fall von Proteussepsis und Sinusthrombose setze ich der Seltenheit wegen hierher. Auf den aus dem lebenden Blut hergestellten Blutplatten war es dabei zur Entwicklung enormer Mengen von Proteusbazillen neben einzelnen Streptokokkenkolonien gekommen. Hier traten also ausnahmsweise die Eitererreger gegenüber dem Proteus zurück. Charakteristisch für die Proteusinfektion war die starke Jauchung und der Gestank des im Bulbus enthaltenen Eiters.

Wichtig für die Diagnose war das Aussehen der Blutagarmischplatten.

Die bei der üblichen Aussaat von 20 ccm Blut auf den Platten gewachsenen Kolonien hatten nach 20-stündigem Aufenthalt im Blutschrank bei 37⁰ folgendes Aussehen: Es sind stecknadelkopfgroße, braunschwarze, größtenteils in der Tiefe des Nährbodens gelegene Kolonien, die die Farbe des umgebenden Nährbodens nicht verändern. Da wo die Kolonien an die Oberfläche kommen, senden sie rings im Kreise, zarte, graue, stumpf endigende Arme aus, die radiär vom Zentrum der Kolonie ausstrahlen und zierliche Bilder darstellen.

Fall 69. Proteussepsis nach Otitis media und Sinusthrombose.

Der 39 jährige Kutscher Ch. Fr. klagte seit dem 7. Mai 1904 über Reißen und Stechen im linken Ohr und der linken Kopfseite. Seit 3 Wochen bestand Ohrenlaufen. Sonst stets gesund. Am 27. Juni zur Aufnahme gekommen, hatte er 37,4⁰ Temperatur. Der linke Processus mast. war lebhaft druckempfindlich. Es bestand eine Otitis media sinistra und eine Senkung der Meatuswand. Am 29. Juni wurde die Aufmeißelung des linken Warzenfortsatzes vorgenommen, wobei ein Eiterherd in die Cellulae mastoideae der Spitze des Prozesses gefunden wurde.

30. Juni: Schmerzen in der Wunde, Schlaflosigkeit.

4. Juli: Noch geringe abendliche Temperatursteigerung. Beim Verbandswechsel Ohnmachtsanfall.

11. Juli: Große Schwäche, Temperatur 39⁰. Im Mittelohr starke Eiterung. Lungen, Herz ohne Bes. Durchfall.

12. Juli: Keine Schmerzen, nur Schwächegefühl.

13. Juli: Schmerzen in der rechten Schulter, die geschwollen und auf Druck sehr empfindlich ist, ebenso bei Bewegung. Temperatur zwischen 39 und 40⁰.

15. Juli: Freilegung des Sinus auf ca. 2—3 cm Länge und 1 cm Breite. Probepunktion ergibt flüssiges Blut. Radikaloperation: Jugularisunterbindung. Nach der Operation phantasiert der Patient viel. Mittags tritt Trismus auf. Kein Schüttelfrost. Große motorische Unruhe. Patient läßt unter sich gehen.

Augenhintergrund nicht verändert, keine Neuritis optica. Milz vergrößert, innere Organe sonst ohne Besonderes. Temperatur 40⁰. Entnahme von 20 ccm Blut aus einer Armvene (10 Stunden später sind auf den Blutplatten enorme Mengen von Proteusbazillen und ca. 30 Kolonien von Streptokokken gewachsen).

Schultergelenke stark geschwollen, Schwellung der Fingergelenke am linken Zeigefinger. Zunehmende Benommenheit.

16. Juli: Temperatur 41⁰. Freilegung des Bulbus jugularis. Bei Inzision seiner lateralen Wand entleert sich eine schmierigjauchige Flüssigkeit. Abtragen der lateralen Wand. Tamponade. Nach der Operation schlechter Puls. Temperatur steigt bis 42⁰. Beständige Bewegungen mit Lippen und Kinn. Linksseitige Facialislähmung. Gegen 5½ Uhr starkes Schütteln des ganzen Körpers, das lange andauert und mehrmals einsetzt. Puls jagend und klein, 6¼ Uhr Exitus letalis.

Sektionsbericht: Thrombosis bulbi. ven. jugul sin. et Sin. transversi sin. Defect. part. jug. extern. ex operatione. Hyperaemia piae matris. Hyperplasia lienis. Myocarditis, Hepatitis, Nephritis. Dilatatio ventricul. cordis, Hypostasis pulm. dextr. Adhaesion. pleur. dext. Gastromalacia, Infilt. haemorrhagic. mucos. ilei. Enterit. levis follic. Intumescent. gland. mesent.

Allgemeininfektion mit Milzbrandbazillen.

Die Blutinfektion mit Anthraxbazillen kommt bei der äußeren örtlichen Erkrankung an Milzbrand, bei der Pustula maligna, nur selten vor. Bei den 20 Fällen dieser Art, die ich in den letzten Jahren sah, ist es mir nie gelungen, eine Bakteriämie festzustellen. Bertelsmann dagegen konnte in einem Fall bei äußerem Milzbrand am Halse die Erreger im Blute nachweisen; Patient kam zur Genesung. Häufiger ist die Allgemeininfektion dort, wo es zu inneren Erkrankungen an Milzbrand gekommen ist: beim Lungen- und Darmmilzbrand. Schottmüller gelang es, in einem Falle von Lungenmilzbrand, der zugrunde ging, schon während des Lebens die Bazillen im Blute zu finden. An der Leiche konnte ich sie in solchen Fällen zweimal nachweisen.

Therapie. Bei solchen Allgemeininfektionen mit Milzbrand empfiehlt sich dringend die Anwendung der Serumtherapie. Hierzu eignet sich am besten das nach der Sobernheimschen Methode hergestellte Serum.

Es werden Rindern zunächst abgeschwächte Kulturen zusammen mit hochwertigem
Milzbrandserum injiziert, dann etwas abgeschwächte Kulturen allein und nach mehrmaligen
Injektionen mit steigenden Dosen der letzteren wird übergegangen zu virulenten Kulturen
zunächst in kleineren, dann in größeren Mengen. Das Serum dieser Tiere hat dann einen
hohen Schutzwert.

Auf diese Weise gewonnenes Serum kann in Dosen von 10—20 ccm mehrmals subkutan oder intravenös injiziert werden. Bei sehr schweren Fällen sind
40—50 ccm intravenös auf einmal einzuspritzen. Hauptbedingung für den
Erfolg ist frühzeitige Behandlung. Ist nach 24 Stunden noch keine Besserung
der lokalen und allgemeinen Erscheinungen eingetreten, so ist die Injektion
zu wiederholen. Das kann unbedenklich vier-, fünfmal und häufiger geschehen.

Allgemeininfektion mit dem Gasbazillus.

Der Bacillus phlegmonis emphysematosae, der zuerst von E. Fraenkel
genauer beschrieben wurde, ist ein plumpes Stäbchen mit abgerundeten Enden, etwa von
der Größe des Milzbrandbazillus. Es ist unbeweglich und bildet keine Sporen. Es färbt
sich mit allen Anilinfarben und behält bei der Gramschen Färbung die dunkelblaue Farbe.
Der Bazillus ist streng anaerob und bildet auf zuckerhaltigen Nährböden Gas. Gelatine
wird verflüssigt.

Verimpft man geringe Mengen der Reinkultur dieses Bazillus auf Meerschweinchen
und zwar subkutan in die Bauchgegend, so entsteht eine ausgedehnte schmerzhafte Infiltration, die viel Ödemflüssigkeit und Gasblasen enthält. Kaninchen und Mäuse sind nicht
empfänglich; dagegen lassen sich Sperlinge infizieren.

Der Bacillus phlegmonis emphysematosae verursacht einerseits jene
eigenartige, ohne Eiterbildung verlaufende phlegmonöse Erkrankung, bei der es
unter Gasbildung zur Unterminierung und Zerstörung des Zell- und Muskelgewebes kommt; andererseits wird er häufig ohne Zusammenhang mit der Gasphlegmone im Blut von Leichen gefunden, bei denen er in allen Organen eine
massenhafte Gasentwickelung (Schaumorgane) erzeugt hat. Nach meinen
Erfahrungen sind es in der Regel geschwürige Prozesse im Darm: Karzi-
nomatöse, tuberkulöse, typhöse Ulzera, von denen aus die Bazillen wenige
Tage oder Stunden vor dem Tode der betreffenden Individuen ins Blut eindringen. So geraten sie in alle inneren Organe, vermehren sich post mortem
stark, bilden Gas und führen die Veränderungen herbei, die oft fälschlich
als stark vorgeschrittene Verwesungserscheinungen imponieren: Beim Öffnen
des Herzens entleeren sich große Gasblasen; im Unterhautzellgewebe finden
sich massenhaft kleinste Gasbläschen, Leber und Nieren sind weich, bröckelig
und von unzähligen kleinen Gasblasen durchsetzt.

Hier interessiert nur die Tatsache, daß der Gasbazillus zweifellos imstande
ist, durch seine Vermehrung im lebenden Blut schwere septische Krankheitsbilder zu verursachen. Solche Befunde sind von Welch, Schottmüller
und von Lenhartz mitgeteilt. Letzterer beschrieb einen höchst eigenartigen
Fall, bei dem es nach einem Abort zu einer Überschwemmung des Blutes
mit Gasbazillen kam.

Kurz nach dem Abort trat bei einer 26jährigen Frau eine zunehmende Kurzluftig-
keit und dunkle bronzegelbe und blaucyanotische Hautverfärbung auf, während
im Blute schon bei der mikroskopischen Untersuchung Gasbazillen nachweisbar waren;
die Kultur bestätigte diesen Befund. Bei der Leichenöffnung fanden sich allenthalben
Schaumorgane.

Allgemeininfektion mit Diphtheriebazillen.

Systematische Untersuchungen an Diphtheriekranken haben zu dem
Resultat geführt, daß ein Übertritt der spezifischen Erreger ins Blut in der Regel
nicht erfolgt. Die wenigen mitgeteilten Beobachtungen von postmortalen

Diphtheriebazillenbefunden können auch als agonale Einwanderungen aufgefaßt werden.

Schon im Jahre 1893 berichtete Howard über einen Endocarditisfall, bei dem
er angeblich Diphtheriebazillen im Endokard nachweisen konnte. Frosch fand in 10 von
14 postmortal untersuchten Fällen Diphtheriebazillen im Herzblut und in den inneren
Organen, oft in Gemeinschaft von Streptokokken.

Einen Fall von echter Wunddiphtherie mit postmortalem Befund von Löffler-
Bazillen beobachteten E. Fraenkel und Schottmüller.

Nach meinen Beobachtungen ist der postmortale Diphtheriebazillen-
befund im Blute recht selten. In den wenigen Fällen, wo er erhoben wurde,
hat es sich aller Wahrscheinlichkeit nach um eine agonale Einwanderung gehandelt.

Im lebenden Blut sind nur einmal Diphtheriebazillen nachgewiesen
worden, jedoch nicht bei einer echten Rachendiphtherie. Roosen-Runge
publizierte einen Fall von Endocarditis, bei dem wegen Pleurempyem eine
Rippenresektion vorgenommen werden mußte. Die bakteriologische Blutuntersuchung wies einen Bazillus nach, der alle Charakteristika des Diphtheriebazillus aufwies, aber für Meerschweinchen wenig virulent war. Derselbe
fand sich auch in den endokarditischen Auflagerungen und im Empyemeiter.

Allgemeininfektion mit Micrococcus tetragenus.

Der Micrococcus tetragenus hat die Eigenschaft, stets in Verbänden von je
vier Exemplaren aufzutreten. Er ist unbeweglich und färbt sich gut mit allen Anilinfarben.
Bei der Gramschen Methode behält er die dunkelblaue Farbe. Auf der Agaroberfläche
bildet er einen graugelblichen Rasen.

Für Mäuse und Meerschweinchen ist er stark pathogen; die Tiere gehen unter dem
Bilde einer Septikämie zugrunde.

In sehr seltenen Fällen hat man auch den Micrococcus tetragenus bei
septischen Allgemeininfektionen aus dem lebenden Blut gezüchtet. Meist handelte es sich dabei um Mischinfektionen, wobei neben Streptokokken in großer
Menge ins Blut übergegangen waren. Irgend eine besondere Nuance erhielt
dadurch das Krankheitsbild nicht. In einem Falle von Melzer (Münchn.
med. Wochenschr. 1910, Nr. 14) trat die Tetragenussepsis als Komplikation
zu einem Typhus abdominalis hinzu. Das Blut des Kranken agglutinierte
die Tetragenuskokken noch in einer Verdünnung von 1 : 500. Von italienischer und französischer Seite wird auch von Sepsisfällen berichtet, die allein
durch diesen Kokkus verursacht waren.

Allgemeininfektion mit neuen Sepsiserregern.

Folgende bislang noch unbekannte Keime sind vorläufig nur einmal als
Sepsiserreger beobachtet worden:

1. Ein von Stäubli beschriebenes influenzaähnliches Stäbchen, das mit
Streptokokken zusammen zu Sepsis und Endocarditis geführt hat und das der
Autor Bacterium exiguum getauft hat. Es ist 0,4 μ groß, gramnegativ und für
Tiere nicht pathogen.

2. Ein von E. Fraenkel und Pielsticker gefundenes, stark bewegliches
Bakterium mit Polfärbung, das den Bazillen der hämorrhagischen Sepsis,
Hühnercholera und ähnlichen nahe steht, und das die Entdecker Bacterium
anthroposepticum nennen. Letzteres hatte eine schwere, klinisch als Osteomyelitis imponierende Affektion eines Oberschenkels mit konsekutiver Bakteriämie hervorgerufen, welcher der Patient erlag. Dabei lag nicht das gewöhn-

liche Bild der Osteomyelitis vor, sondern eine nekrotisierende Form der Knochenmarksentzündung. Auch fehlten die sonst bei der Osteomyelitis so häufigen eitrigen Metastasen in Lungen, Nieren etc. vollkommen. Charakteristisch für diesen Bazillus war im Tierversuch die Beobachtung, daß bei infizierten Kaninchen hämorrhagische, eitrige Hoden- und Nebenhodenentzündungen auftraten.

Literatur.

Allgemeines.

Canon, Die Bakteriologie des Blutes bei Infektionskrankheiten. 1905. — Fraenkel, Eug., Über Knochenmark und Infektionskrankheiten. Münch. med. Wochenschr. 1902. Nr. 14. — Jochmann, Über die Bakteriämie und die Bedeutung der bakteriologischen Blutuntersuchung für die Klinik. Zeitschr. f. klin. Med. Bd. 54. Heft 5 u. 6, 1904. — Derselbe, Die Bedeutung des intravitalen und postmortalen Nachweises von Bakterien im menschlichen Blute, in Lubarsch-Ostertags Ergebnissen der allgemeinen Pathologie etc. 1906. — Derselbe, Deutsch. Arch. f. klin. Med. 1906. Bd. 87. — Jürgensen, V., Die Sepsis i. Deutsche Klinik von Leyden und Klemperer. 1903. — Koch, Jos., Neuere Ergebnisse auf dem Gebiete der Streptokokken- und Staphylokokkenerkrankungen, in Lubarsch-Ostertags Ergebnisse der allg. Path. etc. 1909. — Kocher und Tavel, Vorlesungen über chirurgische Infektionskrankheiten. — Lemierre, L'ensemencement du Sang. Paris 1904. — Lenhartz, Die septischen Erkrankungen. Nothnagels Handb. d. spez. Path. 1903. Bd. 3. — Derselbe, Über septische Endocarditis. Münch. med. Wochenschr. 1901. Nr. 28. — Derselbe, Internationale Beiträge zur inneren Medizin. 1902. Bd. 1. v. Leyden-Festschr. Leube, Spezielle Diagnose der inneren Krankheiten. Leipzig 1901. — Otten, M., Über bakteriologische Blutuntersuchungen an der Leiche. Virchows Arch. f. path. Anat. u. Phys. u. f. klin. Med. 1906, Bd. 184. — Romberg, Die akuten Infektionskrankheiten im v. Meringschen Lehrbuch.

Streptokokkensepsis.

Fette, Zur Vakzine-Behandlung der infektiösen Endocarditis an der Hand eines Falles von Streptococcus mitis-Infektion. Med. Klin. 1909. Nr. 6. — Fraenkel, Eugen, Über nekrotisierende Entzündung der Speiseröhre und des Magens im Verlauf des Scharlach und über sog. akute infektiöse Phlegmone des Rachens. Arch. f. path. Anat. u. Phys. u. f. klin. Med. 1902. Bd. 167. — Jochmann, Über die Bakteriämie bei der Lungentuberkulose. Deutsch. Arch. f. klin. Med. 1905. — Derselbe, Die Bakterienbefunde bei Scharlach und ihre Bedeutung für den Krankheitsprozeß. Zeitschr. f. klin. Med. Bd. 56, 3 u. 4. — Derselbe, Bakteriologische und anatomische Studien bei Scharlach mit besonderer Berücksichtigung der Blutuntersuchung. Deutsch. Arch. f. klin. Med. Bd. 78. Heft 3 und 4. — Königer, H., Histologische Untersuchungen über Endocarditis. Arbeit. aus d. path. Inst. zu Leipzig. 1903, Heft 2. — Kümmel, W., Über die vom Ohr ausgehenden septischen Allgemeininfektionen. Mitteil. aus d. Grenzgeb. d. Med. u. Chir. 3. Supplementbd. Gedenkbl. f. J. v. Mikulicz. 1907. — Liebman, E., The Value of Bacteriological Investigations in Otology with special Reference to Blood Cultures. The Archives of Otology. Vol. 37. Nr. 1, 1908. — Derselbe, The Importance of Blood Cultures in the Study of Infections of Otitic Origin. Amer. Journ. of the Med. Scienc. 1909, Sept. — Löning, Zur Kenntnis chronischer, durch den Streptococcus viridans verursachter Sepsisfälle. Deutsche med. Wochenschr. 1908. Nr. 24. — Otten, Beiträge zur Pathogenität des Streptococcus mucosus. Deutsch. Arch. f. klin. Med. 1906. Bd. 86. — Schottmüller, Zur Ätiologie der Pneumonia crouposa. Münchn. med. Wochenschr. 1905, Nr. 30. — Derselbe, Endocarditis lenta. Münch. med. Wochenschr. 1910. Nr. 12. — Derselbe, Über Meningitis cerebrospinalis epidemica. Münch. med. Wochenschr. 1905, Nr. 34, 35 u. 36. — Derselbe, Die Artunterscheidung der für den Menschen pathogenen Streptokokken durch Blutagar. Münch. med. Wochenschr. 1903. Nr. 20 u. 21. — Tollens, Angina und Pharyngitis phlegmonosa mit eitriger Thrombose des Sinus cavernosus und eitriger Meningitis basilaris. Zeitschr. f. Ohrenheilkunde. 1903. Bd. 44. Heft 3. — Uffenorde, W., Beiträge zur otogenen Allgemeininfektion. Zeitschr. f. Ohrenheilkunde. Febr. 1910. Bd. 60. Heft 12. — Wittmaack, Zur Kenntnis des Streptococcus mucosus als Erreger der Otitis media. — Ziegler und Jochmann, Zur Kenntnis der akuten myeloiden Leukämie. Deutsche med. Wochenschr. 1907. Nr. 19.

Puerperalsepsis.

Bumm, E., Grundriß zum Studium der Geburtshilfe. Wiesbaden, 1909. — Döderlein, Das Scheidensekret und seine Bedeutung für das Puerperalfieber. Leipzig, 1892. —

Freund, W. A., Über die Methoden und Indikationen der Totalexstirpation des Uterus. (Unterbindung und Exstirpation der Vena spermat. bei Pyämie.) Hegars Beitr. Bd. 1. S. 398. — Fromme, Klinische und bakteriologische Studien zum Puerperalfieber. Arch. f. Gyn. 1907. Bd. 85. — Derselbe, Die Physiologie und Pathologie des Wochenbettes. Berlin, 1910. — Henkel, Max, Zur Ätiologie der puerperalen Wundinfektion. Zeitschr. f. Geb. u. Gyn. Bd. 63. — Derselbe, Prognose und Behandlung der puerperalen Infektion. Deutsche med. Wochenschr. 1908. Nr. 43—45. — Herff, v., Das Kindbettfieber in Winckels Handb. d. Gyn. Bd. 3, 2. Teil. Wiesbaden 1906. — Koblanck, A., Zur chirurgischen Behandlung des Kindbettfiebers. Zeitschr. f. Geb. u. Gyn. Bd. 64. — Semmelweis, Ign. Phil., Die Ätiologie, der Begriff und die Prophylaxe des Kindbettfiebers. Pest, Wien u. Leipzig, 1861. — Schottmüller, Zur Pathogenese des septischen Abortes. Münch. med. Wochenschr. 1910. Nr. 35. — Sigwart, Zur Hämolyse der Streptokokken. Deutsche med. Wochenschr. 1908. — Sachs, E., Bakteriologische Untersuchungen beim Kindbettfieber. Zeitschr. f. Geb. u. Gyn. Bd. 65. — Schottmüller und Mau, Die Diagnose des Puerperalfiebers auf Grund der bakteriologischen Scheidenuntersuchung. Münch. med. Wochenschr. 1909. S. 434. — Schottmüller, Zur Bedeutung einiger Anaeroben in der Pathologie, insbesondere bei puerperalen Erkrankungen. Mitteil. a. d. Grenzgeb. d. Med. u. Chir. 1910. Bd. 21. — Derselbe, Über bakteriologische Untersuchungen und ihre Methoden bei Febris puerperalis. Münch. med. Wochenschr. 1911, Nr. 15. — Derselbe, Zur Ätiologie des Febris puerperalis und Febris in puerperio. Münch. med. Wochenschr. 1911, Nr. 11. — Walthard, Spezielle Pathologie der puerperalen Wunderkrankungen von Winckels Handb. d. Geb. Bd. 3. Heft 2.

Staphylokokkensepsis.

Bertelsmann, Deutsche Zeitsch. f. Chir. 1904, Bd. 72. — Bertelsmann und Mau, Münchn. med. Wochenschr. 1902. Nr. 13. — Bruck, Michaelis und Schultze, Beiträge zur Serodiagnostik der Staphylokokkenerkrankungen beim Menschen. Zeitschr. f. Hyg. u. Infektionskrankh. Bd. 50. 1905. — Jochmann, Zur Kenntnis der von den Harnwegen ausgehenden Sepsisformen. Deutsch. Arch. f. klin. Med. 1906. Bd. 87. — Jordan, Verhandlungen der Deutschen Gesellschaft für Chirurgie. 34. Kongr. 1905. — Koch, Über perinephritische Abszesse. Inaug.-Diss. Jena, 1903. — Neißer, Die Staphylokokken in Kolle-Wassermanns Handb. — Otten, Beiträge zur Kenntnis der Staphylomykosen. Deutsch. Arch. f. klin. Med. 1907. Bd. 90. — Reye, Mitteilungen aus den Hamburgischen Staatskrankenanstalten. 1903. Bd. 6. Heft 3.

Pneumokokkensepsis.

Fraenkel, A., Spezielle Pathologie und Therapie der Lungenkrankheiten. 1904. — Otten, M., Klinische Beobachtungen und bakteriologische Untersuchungen bei der croupösen Pneumonie der Kinder mit besonderer Berücksichtigung der meningealen Erscheinungen und der Bakteriämie. Jahrb. f. Kinderheilk. Bd. 69 d. 3. Folge, Bd. 19, Heft 5. — Wiens, Klinische und bakteriologische Untersuchungen bei croupöser Pneumonie mit besonderer Berücksichtigung der Bakteriämie. Zeitschr. f. klin. Med. Bd. 65. Heft 1 u. 2. — Jochmann, Arch. f. klin. Med. 1906. Bd. 87.

Kolisepsis.

Jakob, Über Allgemeininfektion durch Bacterium coli. Deutsch. Arch. f. klin. Med. 1909. — Liebermeister, Kolisepsis. Zeitschr. f. klin. Med. 1906. Heft 3.

Seltenere Sepsisformen.

Camp, de la, Charité-Annalen. Bd. 28. — Fraenkel, Eugen, Über Allgemeininfektionen durch den Bacillus pyocyaneus. Virchows Arch. f. path. Anat. u. Physiol. u. f. klin. Med. Bd. 183. — Fraenkel, E. und F. Pielsticker, Über ein bisher unbekanntes menschenpathogenes Bakterium, anscheinend aus der Gruppe der Bakterien der Septicaemia haemorrhagica. Zeitschr. f. Hyg. u. Infektionskrankh. 1909. Bd. 64. S. 146. — Jochmann, Versuche zur Serodiagnostik und Serotherapie der epidemischen Genickstarre. Deutsche med. Wochenschr. 1906. Nr. 20 und Vortr. auf dem 23. Kongr. f. inn. Med. München 1906. — Derselbe, Allgemeininfektion des Blutes mit Paratyphusbazillen bei einem Scharlachkind. Zentralbl. f. Bakt. Ref. 33, 1, S. 8 und Deutsche med. Wochenschr. 1903. Nr. 16. Bd. 5. S. 125. — Derselbe, Mischinfektion des Blutes mit Proteusbazillen und Streptokokken usw. Zeitschr. f. klin. Med. Bd. 57. Heft 1 u. 2. — Klieneberger, Carl, Zur Kasuistik der Parakolibazillenseptikämie. Zentralbl. f. nn. Med. Nr. 46, 1909. — Krannhals, Über Pyocyaneus-Infektionen. Deutsche Zeitschr. i. Chir. 1893. Bd. 37. — Krause, Paul, Zwei Fälle von Gonokokkensepsis. Berl. klin.

Wochenschr. 1904. Nr. 19. — Stäubli, Carl, Über einen Fall von Doppelsepsis. Münch. med. Wochenschr. 1905. Nr. 45.

Serumtherapie.

Jochmann und Michaelis, Über neuere Gesichtspunkte der Scharlachbehandlung. Berl. klin. Wochenschr. 1910. Nr. 20. — Marmorek, Le streptocoque et le sérum anti-streptococcique. Annales de l'institut, Pasteur. 195. — Meyer, F., Die Antistrepto-kokkensera und ihre klinische Anwendung. Handb. d. Serumtherapie von A. Wolff-Eisner. — Derselbe, Die Serumbehandlung der Streptokokkeninfektionen. Zeitschr. f. diät. u. phys. Therapie. 1902/03. Bd. 6. — Römer, Antipneumokokkenserum. Handb. d. Serumtherapie von Wolff-Eisner.

Erysipel.

Von

Georg Jochmann-Berlin.

Mit 1 Abbildung.

Unter Erysipel (Rotlauf, Rose) verstehen wir eine auf dem Lymphwege weiterwandernde akute Entzündung der Haut und des Unterhautzellgewebes, die durch Rötung, Schwellung und Schmerzhaftigkeit charakterisiert ist und die Neigung hat, sich flächenhaft auszubreiten. Neben der äußeren Haut werden bisweilen auch benachbarte Schleimhäute, wie z. B. die Rachenschleimhaut, befallen. Der Name kommt von ἐρυθρός (rot) und πέλας (Haut).

Geschichtliches. Die Krankheit war schon Hippokrates bekannt, der bereits zwischen idiopathischem und traumatischem Erysipel unterscheidet und Witterungseinflüsse als Ursache ansieht. Galen unterscheidet zwischen Erysipel und Phlegmone und führt die Krankheit auf Anomalien des Blutes zurück, die auf Störungen der Leberfunktion beruhen sollten. Diese Lehre hielt sich das ganze Mittelalter hindurch, ja sogar bis in die Zeit, da sich schon die Vorstellung Bahn gebrochen hatte, daß ein Kontagium bei der Entstehung des Leidens eine Rolle spielt. Als Kuriosum sei erwähnt, daß noch 1881 in dem Handbuch von Chelius wörtlich stand: „Die eigentliche Ursache der echten Rose ist Gallenreiz, Störungen der Funktionen der Leber, Anhäufung kranker Unreinlichkeiten." Schon Ende des 18. Jahrhunderts sprachen John Hunter und Gregory in England die Vermutung aus, daß es sich um eine kontagiöse Erkrankung handle. Ihr schlossen sich Velpeau und Trousseau in Frankreich an, die besonders den Zusammenhang des idiopathischen Erysipels mit kleinen Hautverletzungen betonten. In Deutschland vertraten Billroth und Volkmann (1869) die Anschauung, daß es sich um eine örtliche, von den Wirkungen eines besonderen Giftstoffes abhängige Störung handle. Hueter sprach dann den Gedanken aus, daß ein niederer Organismus aus der Klasse der Spaltpilze die Ursache sei. Aber erst die Ära Robert Kochs brachte die Entscheidung. Mit Hilfe der Methodik dieses genialen Forschers gelang es Fehleisen, die Tatsache festzustellen, daß ein Streptokokkus der Erreger sei, den man regelmäßig in den Lymphbahnen der erkrankten Hautbezirke, nie aber in der Blutbahn findet.

Ätiologie. Fehleisen isolierte diesen Streptokokkus in Reinkultur und nannte ihn Streptococcus erysipelatis. Den Nachweis für die Pathogenität des gefundenen Mikroorganismus erbrachte er dadurch, daß er am Kaninchen echtes Erysipel damit hervorrufen konnte. 36—48 Stunden nach der Impfung entwickelte sich unter Temperaturanstieg die charakteristische, scharf begrenzte Rötung, die langsam bis zur Ohrmuschel weiter wanderte. In Schnittpräparaten durch das amputierte Ohr konnten die Kokken ebenso wie in der erkrankten menschlichen Haut nachgewiesen werden. Der letzte Beweis für die ätiologische Rolle des Streptokokkus beim Erysipel wurde von Fehleisen dadurch erbracht, daß er bei sechs kranken Menschen, die an Lupus bezw. Karzinom litten, durch Impfung mit der Reinkultur dieser Streptokokken echtes Erysipel erzeugte.

Fehleisen war der Meinung, daß der Streptococcus erysipelatis streng zu trennen sei von dem Streptococcus pyogenes, den man bei Eiterungen, Sepsis u. dgl. findet. Diese Trennung konnte in der Folgezeit nicht mehr aufrecht erhalten werden. Von Eiselsberg erzeugte mit phlegmonösem Eiter typisches Erysipel am Kaninchenohr, E. Fränkel mit peritonitischem Eiter. Daß andererseits der Streptococcus erysipelatis beim Menschen

Eiterungen erzeugen konnte, lehrten Beobachtungen wie die von Hoffa, der in dem Eiter einer Kniegelenksentzündung Erysipelstreptokokken fand, mit denen er am Kaninchenohr wieder Erysipel erzeugen konnte. Ferner fand Simone bei einer Sepsis nach Erysipel dieselben Kokken in den inneren Organen. Widal sah bei einem phlegmonösen Abszeß nach Erysipelas cruris dieselben Streptokokken wie in der erysipelatösen Haut.

Der wichtigste Beweis gegen die Fehleisensche Lehre, daß der Streptococcus erysipelatis spezifisch und von dem Streptococcus pyogenes zu trennen sei, stand aber noch aus. Gelang es, mit Streptokokken, die aus nicht erysipelatös erkrankten Herden des Menschen stammten, durch Überimpfung auf einen anderen Menschen typisches Erysipel zu erzeugen, so war deutlich erwiesen, daß der Streptococcus erysipelatis und pyogenes identisch sind. Diesen Nachweis brachte Petruschky (1896), indem er zwei Karzinomkranken mit einer aus peritonitischem Eiter herrührenden Streptokokkenkultur impfte und ein typisches, rasch über Brust und Rücken wanderndes Erysipel hervorrief. Wir wissen also seitdem, daß Erysipel nicht ausschließlich nur durch Streptokokken hervorgerufen wird, die von einem erysipelkranken Menschen stammen, sondern auch erzeugt werden kann durch Streptokokken, die von einer Eiterung herrühren. Damit werden auch die Beziehungen des Erysipels zur Phlegmone klarer. Beide Krankheiten haben denselben Erreger. Auch die allgemeine Sepsis, die bisweilen im Gefolge des Erysipels auftritt, rückt in ein anderes Licht; sie kommt einfach zustande durch Überschwemmung des Blutes mit Erysipelstreptokokken, die dann zu mannigfachen metastasierenden Eiterungen Anlaß geben können. Schließlich sehen wir den inneren Zusammenhang zwischen Erysipel und Puerperalsepsis und verstehen das gleichzeitige Auftreten dieser Krankheiten in gewissen Hospitälern. Warum es in dem einen Fall zum Erysipel kommt, in dem anderen zur Sepsis, das hängt außer von der verschiedenen Virulenz der Kokken, auf die Widal zuerst hingewiesen hat, von der lokalen und allgemeinen Disposition des Organismus ab. Schließlich ist noch der Tatsache zu gedenken, daß im Tierversuch nicht nur mit Streptokokken, sondern auch mit anderen Mikroorganismen Erysipel erzeugt werden kann. Jordan, Felsenthal, Petruschky haben am Kaninchenohr mit Staphylokokken typisches Erysipel hervorgerufen. Neufeld erzeugte mit Pneumokokken ebenfalls typische Wundrose am Kaninchenohr, und Petruschky gelang dasselbe Experiment mit Bacterium coli.

In der menschlichen Pathologie dürfte fast ausschließlich der Streptokokkus als Erreger des Erysipels angesprochen werden. Es gibt nur einige wenige Beobachtungen, die für die Möglichkeit eines durch Staphylokokken entstandenen Erysipels sprechen. Bonome, Bordoni-Uffreduzzi, Jordan, Felsenthal, Jochmann haben solche Fälle beschrieben.

Fall 1. Bei dem von mir gesehenen Fall handelte es sich um einen Mann, der von einer Pustel an der Nase aus eine erysipelähnliche Entzündung der linken Gesichtshälfte bekam, die sich auch auf die behaarte Kopfhaut erstreckte. Er starb nach viertägiger, mit hohem Fieber und schweren Störungen des Sensoriums einhergehender Erkrankung an einer schon während des Lebens durch Blutkultur nachgewiesenen Staphylokokkensepsis. Der Fall ist auf S. 665 unter Staphylokokkensepsis genauer beschrieben.

Von Interesse ist an dieser Stelle nur das Resultat der mikroskopischen Untersuchung exzidierter Stückchen der erkrankten Haut. Es fand sich eine auf das Korium beschränkte Entzündung, die sich in zahlreichen Rundzelleninfiltraten dokumentierte. In den Lymphgefäßen fanden sich Staphylokokken; Streptokokken wurden weder mikroskopisch, noch in Kultur nachgewiesen. Von Eiterbildung war nirgends etwas zu finden. Auch das subkutane Gewebe war völlig frei von Eiterung. Der Einwand, daß es sich hier um eine dem Erysipel ähnliche Phlegmone gehandelt habe, besteht nach diesen Untersuchungsresultaten zu Unrecht, wenn man sich streng an die anatomische Definition der Phlegmone hält, denn die für Phlegmone charakteristische eitrige Entzündung des subkutanen Gewebes fehlte vollkommen. Die bakteriologische Untersuchung des Parenchymsaftes der erkrankten Hautpartie ergab eine Reinkultur von Staphylokokken, keine Streptokokken.

Die Untersuchung dieses Falles hat mich davon überzeugt, daß eine klinisch und anatomisch dem Erysipel zum Verwechseln ähnliche Hauterkrankung vorkommen kann, die durch Staphylokokken bedingt ist und in der Regel zu einer Staphylokokkensepsis führt.

Ausgangspunkt. Die Eintrittspforte für die Erysipelerreger bilden stets kleinere oder größere Kontinuitätstrennungen der Haut und einiger der äußeren Haut benachbarten Schleimhäute. Dort, wo die ursächlichen Hautläsionen so geringfügig waren, daß man sie nicht mehr sicher erkennen konnte, sprach man früher von idiopathischem Erysipel, während die von deutlich wahrnehmbaren Wunden ausgehende Rose als traumatisches Erysipel bezeichnet wurde. Diese Bezeichnungen haben nur noch historisches Interesse.

Am häufigsten erkrankt das Gesicht an Erysipel, einmal deshalb, weil hier die Haut weit häufiger als an bedeckten Stellen kleinen Verletzungen, Kratzwunden, Insektenstichen, Abschürfungen etc. ausgesetzt ist und zweitens weil nicht selten Ohren- und Nasenerkrankungen zum Ausgangspunkt der Rose werden. Akute und chronische Katarrhe der Nase, die mit Exkoriationen der Haut an den Nasenöffnungen einhergehen, Nebenhöhleneiterungen, Otitis media spielen eine große Rolle bei der Entstehung des Erysipels. Am Kopfe sind es häufig Traumen, die namentlich bei Arbeitern durch herabfallende Steine u. dgl. zur Erkrankung an Rose führen. An den unteren Extremitäten werden oft Ulcera cruris zum Ausgangspunkt von Erysipel, besonders bei Frauen. Bei Neugeborenen ist die Nabelwunde die häufigste Eintrittspforte, weiterhin wund gelegene Hautstellen am Gesäß. Ferner können von jeder durch Operation gesetzten Wunde Erysipele ausgehen. Die Zeiten sind noch nicht so fern, wo die Rose eine der gefürchtetsten Nachkrankheiten bei Operierten war. Es gab Hospitäler, wo die große Mehrzahl der Operierten an Erysipel erkrankte. Oft kam es vor, daß ein Erysipelfall, der in einen Saal mit operierten Kranken verlegt wurde, schließlich sämtliche Insassen des Raumes infizierte. Diese Gefahr wird seit Einführung der Asepsis und Antisepsis auf ein Minimum beschränkt. Notwendig ist allerdings dabei, daß jeder Erysipelkranke sofort aus der Umgebung Operierter entfernt und isoliert wird, damit nicht durch die Hand des pflegenden Personals der Keim auf aseptische Wunden übertragen wird.

Disposition. Zur Erkrankung am Erysipel gehört zweifellos eine gewisse Disposition. Es gibt Menschen, die trotz häufiger Berührung mit Erysipelkranken (Ärzte, Pfleger, Schwestern) niemals in ihrem Leben an Rose erkranken. Andererseits ist es eine bekannte Erfahrung, daß Leute, die einmal an Erysipel gelitten, relativ häufig ein Rezidiv bekommen. Kaum eine andere Krankheit neigt so zu Rezidiven wie das Erysipel. Die Disposition zur Erkrankung an Rose scheint ererbt werden zu können. Schwalbe konnte bei drei Generationen einer Familie ein habituelles Erysipel feststellen (Zülzer). Die Frauen haben im allgemeinen eine größere Neigung, am Erysipel zu erkranken, als die Männer.

Inkubation. Für die Berechnung der Inkubationsdauer sind zunächst die Übertragungsversuche Fehleisens zu verwerten. Bei seinen sechs Kranken, die er mit Reinkultur von Streptokokken impfte, sah er nach 15—61 Stunden die ersten Krankheitserscheinungen, Schüttelfrost und Fieber, auftreten. Bisweilen freilich kommt die Krankheit erst sechs bis acht Tage nach der Verletzung zur Erscheinung. Irgend welche Beziehung zwischen Dauer der Inkubation und Schwere des Verlaufes etwa wie beim Tetanus bestehen nicht. Auch Alter und Geschlecht spielen keine Rolle.

Krankheitsbild. Die Krankheit beginnt meist mit einem plötzlichen Fieberanstieg, der die gleichzeitig auftretende charakteristische Hautveränderung begleitet. In der Regel geht ein derber Schüttelfrost oder Frösteln der Temperaturerhöhung voraus. Bisweilen bemerkt der Kranke aber schon vorher ein gewisses Spannungsgefühl und Druckempfindlichkeit an der befallenen Hautpartie, und erst mehrere Stunden später treten Fiebererscheinungen auf. An einer zirkumskripten Stelle der Haut, beim Gesichtserysipel, z. B. an der Wange oder der Nase, rötet sich die Haut, wird heiß und schwillt an, so daß sie glänzt und sich über das Niveau der normalen Umgebung etwas erhebt; dadurch kommt eine scharf markierte, wallartige Abgrenzung gegen die gesunde Haut zustande. Nun rückt die Entzündung meist schnell in die Umgebung vor. Das geschieht in der Regel nicht in einer breiten Front, sondern so, daß Vorposten in Gestalt zungenförmiger roter Flecke und Zacken vom

Rande der erkrankten Partie aus ins Gewebe vorgeschoben werden. Bisweilen treten auch in der Umgebung einzelne kleine unregelmäßig konturierte rote Stellen und Streifen auf, die durch Lymphstränge mit dem Hauptherde zusammenhängen oder auch ohne Zusammenhang scheinen und die bald größer werden und konfluieren. So breitet sich die Rose oft von einem Tage zum anderen über eine ganze Gesichtshälfte aus, befällt die Augenlider, die stark ödematös werden, geht auf das Ohr über, das unförmig anschwillt, und wandert bis zur Haargrenze.

Auf die Ausbreitung haben die verschiedenen Spannungsverhältnisse der Haut, die von Langer und Pfleger genauer studiert worden sind, einen gewissen Einfluß. Dort, wo die Haut gleichmäßig gespannt ist, breitet sich die Rose gern diffus aus, während sie bei unregelmäßiger Spannung mehr in Gestalt von Zacken, Ausstülpungen usw. weiterschreitet. Damit hängt es auch zusammen, daß dort, wo die Haut fester auf der Unterlage haftet, häufig ein Stillstand des Erysipels erfolgt. So kommt es, daß der obere Teil des Halses und das Kinn in der Regel frei bleiben. Auch über das Ligamentum Poupartii hinaus wandert das Erysipel nur selten, ebenso macht es an der Haargrenze aus demselben Grunde bisweilen Halt. Viel öfter freilich ist dieses Haltmachen nur ein kurzes Stocken in der Vorwärtsbewegung, dann schreitet es auch in das Gebiet des Kapillitium weiter. Hier ist die Rötung sehr schwer zu sehen; auch die Schwellung setzt sich nicht so scharf gegen die Umgebung ab wie im Gesicht, doch markiert sie sich durch den speckigen Glanz der infiltrierten Partie und durch die Druckempfindlichkeit.

Wir sehen also, wie je nach der Beschaffenheit der Haut das Erysipel sehr verschiedene Formen zeigt: Auf der Wange eine über das Niveau der gesunden Umgebung sich erhebende Rötung und Schwellung, auf der behaarten Kopfhaut eine speckig glänzende Fläche, an den Augenlidern mit ihrem lockeren Gewebe ein Ödem, das bisweilen so starke Grade erreicht, daß die Augen überhaupt nicht geöffnet werden können. Die Haut der halbkugelig vorgewölbten Lider wird dadurch oft dermaßen gespannt, daß es zu einer oberflächlichen Nekrose kommt, wie ich das in mehreren Fällen beobachten konnte.

Ähnliche Verhältnisse finden wir am Scrotum und an den Labien; besonders am Scrotum, wo das Erysipel auch in Form eines starken Hautödems auftritt, das zu oberflächlicher Hautgangrän führen kann. Bei Individuen mit sehr schlechtem Ernährungszustande, Karzinom-Kachexie u. dgl. ist oft die Rötung des Erysipels so gering, daß sie kaum zu erkennen ist.

Das Bild des Erysipels kann aber noch in anderer Weise sehr variieren. Sehr häufig hebt sich auf der Höhe der Entzündung die Epidermis in Blasen ab, die in ihrer Größe sehr verschieden sind, von kleinsten miliaren Bläschen an bis zu taubeneigroßen, mit serösem Inhalt gefüllten Blasen. In dem Blaseninhalt sind häufig Streptokokken nachzuweisen; bisweilen ist derselbe aber auch steril. Je nach der Größe der Blasen spricht man von Erysipelas vesiculosum und bullosum.

Kommt es stellenweise zur Nekrose und zur Gangrän der Haut, so spricht man von Erysipelas gangraenosum. Ich erwähnte schon, daß an den Augenlidern und am Scrotum solche oberflächliche Hautgangrän gelegentlich zu beobachten ist, vermutlich infolge der starken Spannung der Haut durch das Ödem. Verhältnismäßig häufig sah ich Hautgangrän auch bei denjenigen Erysipelformen, die nach Ulcera cruris bei Varizenbildung auftraten, namentlich bei Frauen. Hier lokalisiert sich der Prozeß ja von vornherein in einem durch die chronischen Entzündungsvorgänge und Zirkulationsstörungen widerstandsunfähigen Gewebe, und so kommt es leichter zur Hautgangrän. Die dadurch entstehenden Defekte sind oft nur zehnpfennigstück- bis talergroß, können aber auch handtellergroß und größer werden und sind dann durch Transplantation wieder zu bedecken.

Während das Erysipel in der Peripherie weiter fortschreitet, blaßt die zuerst ergriffene Stelle meist schon nach ein bis zwei Tagen ab, etwa vorhandene Blasen trocknen ein, und die vorher entzündete Partie kehrt unter Schuppung wieder zur Norm zurück. Die meisten Erysipele haben nur eine beschränkte Ausdehnung und kommen nach vier bis acht Tagen zum Stillstand. Dabei ist z. B. nur eine Gesichtshälfte ergriffen oder die vordere Fläche des Unterarms oder die Vorderseite des Unterschenkels bei Ulcus cruris. Ein unaufhaltsames Weiterwandern, wie wir es später noch beim Erysipelas migrans kennen lernen werden, ist seltener.

Die Lymphdrüsen der Umgebung sind in der Regel geschwollen und schmerzhaft, doch erreicht diese Schwellung niemals hohe Grade; sie schwindet mit dem Rückgange der Krankheitserscheinungen. So schwellen die submaxillaren Drüsen am Hals an beim Gesichtserysipel, die retrozervikalen Drüsen, wenn die Rose vom Hinterkopf nach dem Nacken zu verläuft.

Das Fieber ist im Anfange meist hoch; 40° und mehr sind nichts Seltenes. Oft ist es kontinuierlich, meist aber stark remittierend. Mit dem Abblassen der Rose fällt es oft kritisch ab, aber auch lytischer Abfall ist häufig. Mitunter ist das Fieber bereits abgesunken, bevor der erysipelatöse Prozeß ganz verschwunden ist. Völlig fieberlose Fälle sind selten, kommen aber zweifellos vor. Ich sah unter 463 Beobachtungen 34 fieberfreie Fälle.

Der Puls entspricht in seiner Häufigkeit auf der Höhe der Krankheit der Fiebersteigerung. In der Rekonvaleszenz ist er meist auffällig verlangsamt, zwischen 50 und 65 Pulsschläge.

Im Anfange ist der Kranke oft stark benommen, motorische Unruhe und Delirien sind besonders bei Potatoren häufig. Apathie, Schlafsucht und Sopor sind zur Zeit des hohen Fiebers sehr gewöhnlich. Kopfschmerzen begleiten das Erysipel fast stets und können sich beim Kopferysipel zu exzessiven Graden steigern. Was dabei mehr auf Toxinwirkung oder auf lokale Schmerzhaftigkeit der Kopfschwarte zurückzuführen ist, bleibt im einzelnen Falle schwer zu entscheiden.

Sehr gewöhnlich sind Störungen des Verdauungsapparates. Appetitlosigkeit, Durst, mitunter Erbrechen, auch Durchfälle werden beobachtet. Die Milz ist häufig geschwollen und perkussorisch vergrößert, in schweren Fällen auch palpabel. Der Harn verhält sich meist normal, kann aber zur Zeit des Fiebers Spuren von Albumen enthalten.

Eine besondere, relativ seltene Lokalisation der Entzündung ist das Schleimhauterysipel. Es kommt bisweilen vor, daß die Rose mit anginösen Beschwerden beginnt. Der Kranke verspürt zunächst lebhafte Schluckbeschwerden, bekommt hohes Fieber, starke Coryza, und erst ein oder zwei Tage nachher zeigt sich ein Erysipel an der Nase. Hier ist also die Rose von den Mandeln durch den Nasenrachenraum und über die Schleimhaut der Nase nach außen gewandert. Im Rachen findet sich dabei eine scharf gegen die normale Umgebung abgesetzte Rötung; die Mandeln sind stark geschwollen und bisweilen finden sich Bläschen auf der Rachenschleimhaut. Die submaxillaren Lymphdrüsen sind vergrößert. Ganz besonders charakteristisch für diese erysipelatöse Angina finde ich nach meiner Erfahrung die auffallend starke Schmerzhaftigkeit des Rachens.

Fall 2. Das zeigte sich außer in anderen Fällen der beschriebenen Art auch in einem selbst beobachteten Fall, wo ein Gesichtserysipel bei einem kräftigen Mann durch die Nase auf die Rachenschleimhaut überwanderte und sich dort tagelang hielt. Die Tonsillen waren dabei stark geschwollen, ohne Pfröpfe oder Belag. Die Uvula war etwas ödematös, und eine düstere Röte bedeckte die gesamten Rachengebilde und hob sich scharf von der normalen Schleimhaut des weichen Gaumens ab. Dabei klagte der Patient über starke, auch ohne den Schluckakt vorhandene Schmerzen im Hals und konnte nur nach Kokainpinselung einige Schlucke Flüssigkeit zu sich nehmen.

Vom Rachen kann das Erysipel gelegentlich auch durch die Tuba Eustachii ins Mittelohr laufen und nach einer Otitis media mit Perforation des Trommelfelles auf die Haut der Ohrmuschel übergehen. Freilich ist es in diesem Falle bisweilen nicht ganz leicht zu entscheiden, ob die ursprüngliche Angina erysipelatöser Natur war, oder ob hier nicht die Otitis an sich mit ihrem streptokokkenhaltigen Sekret die Ursache für das Erysipel am äußeren Ohr geworden ist. Den letztgenannten Zusammenhang sah ich zweimal bei Scharlach bzw. Masern, eine Otitis, an die sich ein Erysipel des äußeren Ohres anschloß.

Zu den gefährlichsten Formen der Rose gehört das Erysipel des Larynx, weil hier ein akut einsetzendes Glottisödem plötzlich zum Tode führen kann. Es gibt ein primäres und ein sekundäres Larynxerysipel. Beim sekundären Larynxerysipel kann der Prozeß von einer erysipelatösen Angina aus auf den Kehldeckel und auf die aryepiglottischen Falten übergehen und damit zu starkem Ödem dieser Gebilde führen. Während man hier durch die vorangehenden Rachenerscheinungen schon gewarnt ist und bei drohendem Glottisödem unverzüglich zur Tracheotomie schreiten kann, ist das primäre Larynxerysipel weit tückischer.

Die Erscheinungen der Larynxstenose treten bisweilen nach kurzem Fieber und geringen Schluckbeschwerden so plötzlich auf, daß eine Rettung des Kranken nicht mehr möglich ist.

Fall 3. Mir ist von meiner Assistentenzeit lebhaft ein Fall in Erinnerung, wo eine an Diabetes leidende Frau eines Tages plötzlich Fieber bekam und über geringe Schluckbeschwerden klagte, ohne daß ich einen Grund dafür finden konnte, und die wenige Stunden nachher an Glottisödem infolge eines Larynx-Erysipels zugrunde ging, noch bevor eine Tracheotomie vorgenommen werden konnte.

Vom Rachen und vom Larynx aus kann das Schleimhauterysipel auch auf die Bronchien überwandern und zur Entstehung von Bronchitis und bronchopneumonischen Herden Veranlassung geben. Diese Art der Entstehung entzündlicher Lungenherde ist jedoch recht selten.

Eine andere erheblich häufigere Lokalisation des Schleimhauterysipels ist die Schleimhaut des weiblichen Genitalapparates. Hier geben namentlich die während der Geburtsvorgänge auftretenden Wunden die Möglichkeit zur Entstehung der Rose. Warum in einem Falle Erysipel auftritt, im anderen eine Puerperalsepsis, ist schwer zu entscheiden. Die Rose geht dabei stets von der Vulva aus. Die Labien schwellen infolge des entzündlichen Ödems unförmig an, und die geschwollenen hellroten Fleischwülste setzen sich scharf gegen die Umgebung ab.

Bisweilen kann es auch durch Spannung des Gewebes zur oberflächlichen Nekrose der Labien kommen. Von der Vulva kann das Erysipel weiter nach dem Bein oder dem Rücken und dem Bauch übergehen. Durch Fortpflanzung des Erysipels auf die Scheide oder häufiger durch Fortkriechen der Streptokokken in den Lymphwegen der Parametrien kommt es zur Parametritis oder Peritonitis, d. h. also zur lymphogenen Puerperalsepsis. Die Bezeichnung: Erysipelas puerperale grave interum, die Virchow gebrauchte, ist für die letztgenannten Prozesse wohl nicht mehr anwendbar. Es handelt sich dann eben nicht mehr um ein Erysipel, sondern um Prozesse, die zwar durch denselben Erreger hervorgerufen sind, die wir aber als septische Prozesse auffassen. Dieser schwere Ausgang ist aber nicht der regelmäßige. Ich habe bei zwei Wöchnerinnen Erysipel der Vulva gesehen, ohne daß sich eine Puerperalsepsis anschloß. Übrigens habe ich auch wiederholt Gebärende mit Gesichtserysipel in Behandlung gehabt, die trotz der Rose eine normale Entbindung und ein normales Wochenbett durchmachten, ohne ein Erysipel der Geburtswunden oder Sepsis zu bekommen.

Abweichungen und Komplikationen. Erysipelas migrans. In nicht ganz seltenen Fällen wandert das Erysipel von dem Ort seiner Entstehung über einen großen Teil des Körpers. Daß es vom Gesicht aus über den behaarten

Kopf bis zur Haargrenze am Nacken wandert, ist nichts Ungewöhnliches. Schwerer sind schon die Fälle, wo es noch weiter über den Rücken und ev. auf die Arme übergeht. Auch von einer unbedeutenden Mastitis aus bei stillenden Frauen sah ich wiederholt schwere Wandererysipele über die Brust, den Rücken und die Arme laufen. Der Prozeß geht dann in der Regel so vor sich, daß die ersten Stellen der Entzündung längst verblaßt sind, während die Peripherie weiterwandert. Sehr häufig flackert dann die Entzündung an den erst ergriffenen Stellen aufs neue wieder auf. Je mehr Körperfläche gleichzeitig vom Erysipel befallen wird, desto schwerer ist der Zustand, was ja erklärlich ist, da die Menge der in den Lymphbahnen vorhandenen virulenten Streptokokken zu schwerer Toxinvergiftung führen muß.

Das Fieber ist in diesen Fällen von Erysipelas migrans meist stark remittierend, seltener kontinuierlich. Sehr oft tritt bei diesen Wandererysipelen vorübergehende Fieberfreiheit ein, der dann wieder ein Aufflackern des Prozesses und damit erneute Temperatursteigerung folgt. Solche Rückfälle können sich sehr oft wiederholen. Die Folge ist, daß die Wanderrose wochen-, ja monatelang bestehen und dabei den Patienten natürlich aufs äußerste schwächen können. In der Fieberkurve spiegelt sich im allgemeinen der Gang des Prozesses, dergestalt, daß hohen Temperaturen ein Fortbestehen des Prozesses entspricht und beim Sinken des Fiebers auch die Entzündungserscheinungen nachlassen. Allerlei Komplikationen, die den Zustand des Kranken verschlechtern können, kommen hinzu. Bronchopneumonien, Nephritis, Pleuritis sind recht häufige Begleiterscheinungen. Vergl. Abb. 199.

Sehr oft treten nach dem Abblassen des Erysipels subkutane Hautabszesse in größerer Menge auf. Ich habe wiederholt den Eindruck gehabt, daß diese multiple Abszeßbildung in der letzten Periode des Wandererysipels eine Art Selbsthilfe der Natur darstellt, denn bei Eröffnung dieser meist oberflächlich gelegenen Abszesse entleeren sich mit Eiter stets enorme Mengen Streptokokken.

Haut: Neben der Bildung größerer Blasen beim Erysipel, deren wir schon oben gedacht haben, sind die wichtigsten Veränderungen der Haut, die im Anschluß an das Erysipel auftreten, Abszesse, Nekrosen und Phlegmonen.

Subkutane Abszesse finden sich besonders häufig beim lange dauernden, rezidivierenden Wandererysipel und zwar namentlich an dem Rücken und an den Extremitäten, kommen aber auch beim lokalisierten Erysipel, so z. B. auf dem behaarten Kopf oder auf den oberen Augenlidern, häufiger zur Beobachtung.

Schwerwiegender sind die phlegmonösen Prozesse, die sich gelegentlich im Anschluß an das Erysipel entwickeln. Sie kommen zustande durch die Infektion der tieferen subfaszial gelegenen Gewebsschichten. Oft sind Traumen die Ursache, daß die Erreger auch in die tieferen Gewebspartien gelangen. Sie werden im allgemeinen häufiger an den Extremitäten beobachtet, doch sah ich auch schwere Kopfphlegmonen im Anschluß an Erysipel, namentlich nach schweren Kopfverletzungen, z. B. bei Maurern durch herabfallende Steine.

Eine nicht seltene Begleiterscheinung ist ferner die schon oben erwähnte Nekrose der Haut und das oberflächliche Hautgangrän. Auffallend häufig sind Nekrose und Gangrän, wie ich schon oben sagte, bei denjenigen Erysipelformen, die nach Ulcera cruris mit Varizenbildung auftreten. Der Grund für die Disposition dieser Hautpartien zur Gangrän beruht auf zwei Momenten. Erstens liegt die Haut hier unmittelbar der Tibia auf ohne ein schützendes Fettpolster, ist also bei entzündlicher Anschwellung der Spannung besonders stark ausgesetzt. Zweitens handelt es sich hier bei der im Gebiet der Varizenbildung liegenden Haut schon von vornherein um ein durch die chronischen Entzündungsvorgänge und die Zirkulationsstörungen wenig widerstandsfähiges Gewebe. Die durch die Nekrose entstehenden Defekte können sehr verschieden groß sein, von Markstück- bis zu Handtellergröße.

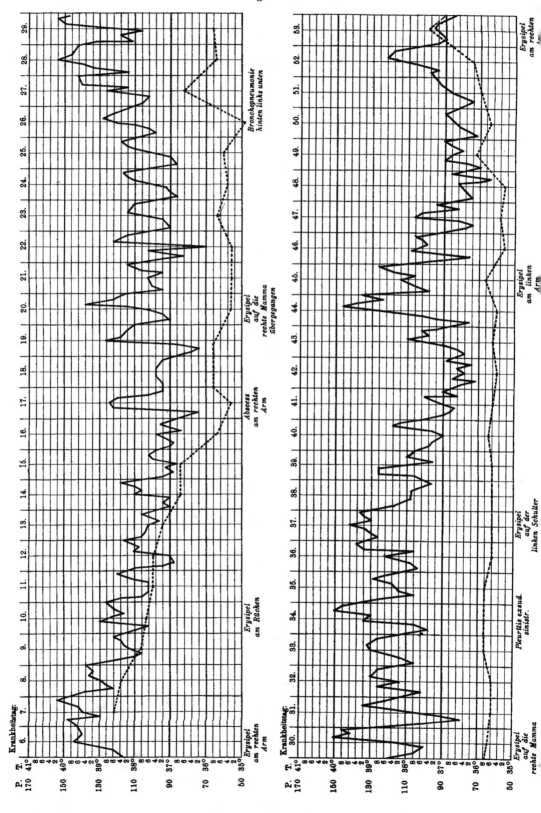

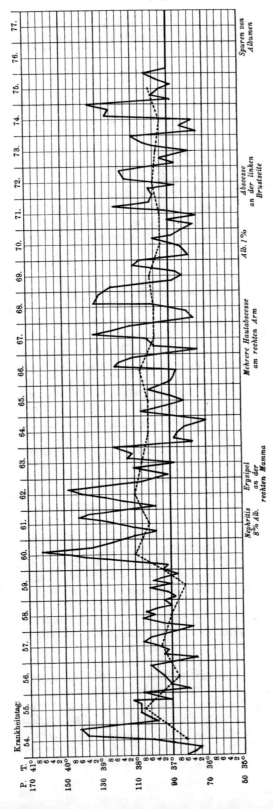

Abb. 199.

Fall 4. Wandererysipel, das vom Arm ausgehend über den Rücken auf beide Mammae überging und nach mannigfachen Komplikationen, Bronchopneumonie, Pleuritis, Nephritis, subkutanen Hautabszessen schließlich, nach 75 Tagen, doch noch zur Heilung kam.

Im Anschluß an Gangrän und subkutane Abszesse kommt es bisweilen zur Vereiterung von Lymphdrüsen, selten ist die Ausbildung eines purulenten Ödems. Harmlosere Hautveränderungen, die gelegentlich auftreten, sind der Herpes labialis und die Urtikaria.

Augen: Den Augen drohen vom Gesichtserysipel aus die schwersten Gefahren. Abgesehen von dem mehrfach erwähnten entzündlichen Ödem der Augenlider und mäßiger Konjunktivitis ist vor allem zu fürchten die Neuritis optica und die Entzündung des retrobulbären Zellgewebes, die beide durch Vermittlung der Blut- und Lymphwege von einer Gesichtsrose aus entstehen können und im Falle der Erhaltung des Lebens zu den schwersten Sehstörungen bis zur völligen Erblindung führen können. Grounow stellt im Handbuch von Graefe-Saemisch 53 derartiger Fälle zusammen.

Bei der Vereiterung des Orbitalgewebes kann die entstehende Amaurose entweder durch entzündliche Prozesse am Sehnerven oder durch Zirkulationsstörungen im Gebiete der Zentralgefäße bedingt werden, die entweder durch den bloßen Druck des entzündlichen Gewebes oder durch Thrombose bzw. Embolie hervorgerufen sind und sekundär zu einer Atrophie des Sehnerven führen.

Der Vorgang der nach Erysipel auftretenden Erblindung ohne Vereiterung des retrobulbären Zellgewebes ist in der Regel folgender: Beim Öffnen der bis dahin verschwollen gewesenen Augenlider bemerkt der Patient, daß er auf einem oder beiden Augen überhaupt nicht mehr oder erheblich schlechter als zuvor sehen kann. Dabei scheint das Auge äußerlich völlig intakt, während zuvor meist eine mehr oder weniger ausgesprochene Protrusio bulbi beobachtet worden ist, oder ev. auch Lidabszesse oder Nekrosen vorhanden waren.

Sepsis nach Erysipel ist ein relativ seltenes Ereignis. Denn das Erysipel ist eine lokal bleibende Streptomykose. Zahlreiche systematische bakteriologische Blutuntersuchungen beim unkomplizierten Erysipel ergaben uns stets negativen Befund. Unter 463 Fällen hatte ich 16 Fälle von Sepsis. Teils waren das Fälle, bei denen es zu Eiterungen im subkutanen Gewebe gekommen war, teils solche, die zu Phlegmonen geführt hatten. Aber auch reine Erysipelfälle ohne jede Eiterung können zur Sepsis führen. Es sind das meist verlorene Fälle, doch kommen auch Heilungen vor. Von meinen 16 Fällen starben 11. Das Fieber zeigt dabei hohen kontinuierlichen oder sehr stark remittierenden Verlauf und ist oft von Schüttelfrösten begleitet. Das Sensorium ist stark benommen. Die Milz wird palpabel. Haut- und Netzhautblutungen, Gelenkeiterungen, Lungenabszesse, Endocarditis können auftreten. Nicht selten ist auch eine Nephritis haemorrhagica.

Auch die eitrige Entzündung des retrobulbären Zellgewebes führt mitunter zur Sepsis, die dann meist von Meningitis begleitet ist. Letztere entsteht durch Fortleitung der Entzündung längs des Sehnerven auf die Hirnhäute.

Ein anderer Weg zur Entstehung der Meningitis nach Erysipel ist die Otitis media, die im Anschluß an das Erysipel des Rachens, aber auch nach dem des äußeren Ohres entstehen und sich auf den Sinus und die Meningen ausbreiten kann.

Herz: Die Widerstandskraft des Herzens spielt bei den schweren und über große Flächen ausgedehnten Erysipelformen und bei der Wanderrose eine große Rolle. Bisweilen findet man perkussorisch Dilatationen und hört blasende Geräusche an der Spitze oder an mehreren Ostien. Diese Geräusche bedeuten aber nicht ohne weiteres eine Endocarditis, sondern können auch allein durch muskuläre Schwäche bedingt sein und bei entsprechender Ruhe und Schonung wieder verschwinden. Endocarditis nach Erysipel ist selten.

Sie kann die Folge des Übertritts der Streptokokken ins Blut sein, sich also bei allgemeiner Sepsis entwickeln und bietet dann meist eine schlechte Prognose. Dasselbe gilt von der Pericarditis.

Lungen: An den Lungen kommen bronchopneumonische Prozesse, namentlich bei Wandererysipel, nicht ganz selten zur Beobachtung; weniger häufig sind croupöse Pneumonien. An eine primäre erysipelatöse Pneumonie, wie sie einzelne Autoren beschreiben, die durch doppelseitiges serpiginöses Fortschreiten der Hepatisation und starken Milztumor ausgezeichnet sein soll, glaube ich nicht. Es sind das Streptokokkenpneumonien, bei denen mir der Versuch, einen Zusammenhang mit Erysipel zu konstruieren, überflüssig erscheint.

Auch Pleuritis exsudativa ist eine nicht seltene Begleiterscheinung des Erysipels.

Nieren: Akute hämorrhagische Nephritis ist eine weniger häufige Komplikation. Ich sah sie unter 463 Fällen 8 mal. Sie hat keine unbedingt schlechte Prognose, sondern kann wieder völlig ausheilen. Von meinen 8 Fällen starben 5.

Gefäße. Beim Erysipel an den unteren Extremitäten kommt es zuweilen zur Thrombose der Vena femoralis mit starkem Ödem des ganzen Beines. Gefahrdrohend ist dabei der Eintritt einer Lungenembolie.

Rezidive. Eine besondere Eigentümlichkeit des Erysipels ist seine Neigung zu Rezidiven. Daß eine von der Rose befallene Stelle, die bereits abgeblaßt ist und zu schuppen beginnt, plötzlich wieder aufflammt, wobei der ganze Prozeß mit Fieber und Störung des Allgemeinbefinden wieder von neuem beginnt und sogar noch weiter wandert als zuvor, das ist gar kein ungewöhnliches Ereignis. Bei der Wanderrose sehen wir oft dieselbe Stelle wiederholt ergriffen werden. Diese Rückfälle (rechutes der Franzosen) pflegen sich kurz hintereinander zu wiederholen, so daß also zwischen dem Abblassen einer Gesichtsrose und dem Wiederaufflammen der erkrankten Partie nur wenige Tage liegen. Weit entfernt davon, durch einmalige Erkrankung an Erysipel eine Immunität gegen die Wiedererkrankung zu bekommen, scheint der Organismus eher eine gewisse Disposition dafür zu erlangen. Es ist eine bekannte Erfahrung, daß Menschen, die einmal an Rose gelitten haben, sie mehrfach wiederbekommen. Ich kenne eine ganze Reihe von Personen, die jedes Jahr an der Nase oder am Ohr oder an der Wange ihre Rose wiederbekommen, ohne daß sie besonderen Schädigungen oder Übertragungsmöglichkeiten ausgesetzt wären. Der Vorgang ist in vielen Fällen meiner Auffassung nach so zu denken, daß bei solchen Personen einzelne, wenn auch abgeschwächte Streptokokken in der erkrankt gewesenen Haut zurückbleiben und nun bei Gelegenheit sich wieder vermehren und Erysipel verursachen. Außerdem mögen bei manchen Personen noch Gelegenheitsursachen hinzukommen: chronische Ekzeme, Ulcera cruris, ein chronischer Schnupfen od. dgl., also Affektionen, die zu oberflächlichen Kontinuitätstrennungen der Haut führen und damit zum Eindringen neuer Erreger Veranlassung geben können.

Eine Folge solcher immer wiederkehrenden habituellen Erysipele sind häufig elephantiastische Veränderungen der Haut, die durch die chronischen Entzündungsprozesse in den Lymphwegen bedingt werden. Solche Verdickungen kann man an den Extremitäten und am Skrotum, seltener auch im Gesicht z. B. an der Oberlippe beobachten.

Fall 9. Ich habe jahrelang eine Frau behandelt, deren rechter Unterarm infolge eines habituellen Erysipels unförmig aufgetrieben war, und die seit ihrem 20. Jahre alljährlich gewöhnlich im Frühjahr und Herbst aufs neue Rötung und Schmerzhaftigkeit ihres Armes und Fieber bekam, aber meist schon nach 4—5 Tagen ihrer Arbeit als Waschfrau wieder nachging.

Erysipel der Säuglinge. Besonders widerstandsunfähig gegen das
Erysipel sind Kinder im ersten Lebensjahre und speziell Neugeborene. Hier
geht in der großen Mehrzahl der Fälle die Erkrankung von der Nabelwunde
aus und kann schon bei der Geburt durch streptokokkenhaltiges Lochialsekret
oder später durch unreinliche Behandlung verursacht werden. Daß gleichzeitig die Mutter an Puerperalsepsis und das Kind an Erysipel
erkrankt, ist ein nicht ganz seltenes Ereignis. Schon Trousseau wies darauf
hin, daß dabei wohl das gleiche Agens die ursächliche Rolle spielt. Heute
wissen wir, daß dieselben Streptokokken sowohl Sepsis wie Erysipel erzeugen
können. Oft fehlt dem Erysipel bei Neugeborenen die charakteristische
Schwellung. Man sieht nur eine mäßige Rötung, die sich mitunter nicht einmal
deutlich abgrenzt und sich erst in den nächsten Tagen von der normalen Umgebung allmählich markiert. Das Erysipel wandert von der Nabelwunde häufig
über den ganzen Rücken, oft auch über die unteren Extremitäten. Hohes
Fieber und Durchfall, Erbrechen, große Unruhe und Schwäche sind dabei zu
beobachten. Schließlich kommt es oft noch zu multiplen subkutanen Abszessen.
Die Krankheit dauert selten länger als eine Woche und führt fast stets zum
Tode.

Auch jenseits der ersten Lebensmonate ist die Prognose bei Säuglingen
stets recht ungünstig. Als Ausgangspunkt kommen noch in Betracht: Ekzeme
am Kopf, Rhagaden an der Lippe bei Skrofulösen, wunde Stellen an der Vulva
oder am Gesäß. Ferner gibt die Schutzpockenimpfung gelegentlich Veranlassung zum Erysipel und ebenso die rituelle Beschneidung des Penis. Außer
den erwähnten subkutanen Abszessen neigt das Erysipel in diesem Lebensalter
oft auch zu Hautnekrosen. Ich sah über tellergroße Nekrosen auf dem Rücken
eines Säuglings im Anschluß an Erysipel; auch am Scrotum, am Knöchel und
an der Ohrmuschel werden dieselben beobachtet. Die Kinder sterben entweder an der Schwere der Infektion oder an komplizierenden Krankheiten, wie
Bronchopneumonie, Sepsis und Peritonitis.

Sekundäres Erysipel. Kommt das Erysipel sekundär zu bereits bestehenden Krankheiten hinzu, so beeinflußt das die Prognose oft in ungünstigem
Sinne, namentlich dann, wenn die erste Krankheit die Kräfte schon sehr erschöpft hat. Eine geringe Widerstandsfähigkeit gegen die Rose scheinen die
Lungentuberkulösen zu haben. Ich sah wiederholt Phthisiker des zweiten und
dritten Stadiums, die an Erysipel erkrankten, an dieser Komplikation zugrunde
gehen. Ähnlich ist es beim Karzinom. Gefürchtet ist das Hinzutreten der
Rose bei Nierenkranken mit Ödemen, die ganz besonders zur Erkrankung an
Erysipel neigen. Auch Herz- und Leberkranke sind durch diese Komplikation
schwer gefährdet. Chronisch Bettlägerige, namentlich bei schweren nervösen
Leiden bekommen von Dekubituswunden aus nicht selten Erysipel, das bei
den durch langes Krankenlager geschwächten Patienten oft einen ungünstigen
Verlauf nimmt. Auch Typhuskranke können durch Infektion von Dekubitus-
stellen aus Erysipel akquirieren. Von der guten Krankenpflege hängt es ab,
ob diese Komplikation des Typhus häufig ist oder nicht.

Das Vorkommen des Erysipels beim Scharlach gilt für eine große Seltenheit, und es hat nicht an Leuten gefehlt, die daraus schlossen, der beim Scharlach
so oft gefundene Streptokokkus sei spezifisch und könne eben nur Scharlach,
nicht aber Erysipel hervorrufen; das ist natürlich ein Fehlschluß. Die Seltenheit des Erysipels beim Scharlach hängt damit zusammen, daß Kinder, aus-
genommen Säuglinge, überhaupt relativ selten an Erysipel erkranken. Heubner
sah während einer 15jährigen distriktspoliklinischen Tätigkeit nur in 16 Fällen
Kinder an Wundrose erkranken. Andererseits sind, wenn auch selten, zweifellose Erysipelfälle beim Scharlach beobachtet worden (Rikochon, Haller,

Lenhartz). Ich selbst sah in vier Fällen Scharlach mit Erysipel kompliziert. Dreimal ging dabei das Erysipel vom Ohr aus durch Vermittlung des streptokokkenhaltigen Sekretes bei der Otitis media im Laufe des Scharlachs.

Pathologische Anatomie. Das Erysipel ist pathologisch-anatomisch eine akute Hautentzündung, die durch das Eindringen von Streptokokken in die Lymphgefäße der Haut bedingt wird und ausgezeichnet ist durch eine zellig-exsudative Entzündung. Im Gegensatze zur Phlegmone, die durch eine eitrige Entzündung der Haut und vornehmlich des subkutanen Gewebes gekennzeichnet ist, kommt es beim Erysipel nicht zur Vereiterung. Nachdem durch irgend welche Kontinuitätstrennungen der Haut Streptokokken in die Lymphbahn eingedrungen sind, entsteht eine entzündliche Hyperämie und eine kleinzellige, mitunter auch zelligfibrinöse Infiltration der Haut und vornehmlich des Koriums, die sich bis in das subkutane Fettgewebe fortsetzt. Bei einem während des Lebens aus der erysipelatös erkrankten Stelle entnommenen Hautstückchen finden wir die Lymphgefäße und Lymphspalten der Haut vollgestopft mit Streptokokken, während die Blutgefäße stets frei von Kokken sind. In der Umgebung der streptokokkenhaltigen Lymphgefäße sind mehr oder weniger kleine Rundzellenansammlungen zu sehen.

Die Anschwellung der erkrankten Partie ist bedingt durch das entzündliche Exsudat, das in der erkrankten Kutis die Gewebsfasern auseinanderdrängt. Schneidet man von dem wallartigen Rande einer erysipelatös erkrankten Stelle ein Stückchen heraus, so kann man in dem makroskopisch noch unveränderten Bezirk die Einwanderung der Streptokokken in die Lymphgefäße erkennen, die hier noch keine entzündliche Reaktion ausgelöst hat. Auf der Höhe des Grenzwalles aber sieht man außer den mit Streptokokken angefüllten Lymphgefäßen das oben beschriebene Bild der Zellinfiltration und der serösen Durchtränkung des Gewebes.

Die Bläschenbildung beim Erysipelas vesiculosum kommt so zustande, daß die Zellen des Rete Malpighii aufquellen, sich verflüssigen und Hohlräume bilden. Das Dach dieser mit einem zellig serösen Exsudat erfüllten Hohlräume wird von den obersten Epidermisschichten gebildet und hebt sich von der Umgebung in Bläschenform ab. Wenn der Blaseninhalt vereitert, so entsteht eine Pustel, Erysipelas pustulosum. Bei Gangränbildung kommt es unter dichtester Zellinfiltration zur Nekrotisierung des Gewebes.

Der Ausfall der Haare an den vom Erysipel befallenen Partien der behaarten Kopfhaut erklärt sich dadurch, daß die Haarbälge von den Wurzelscheiden durch Exsudat getrennt werden und so eine Lockerung der Haare eintritt.

Das klinisch so prägnante Bild des Erysipels ist an der Leiche weniger deutlich, da die Rötung verblaßt und die Schwellung abnimmt, so daß die Markierung des Grenzwalles verloren geht. Oft deutet nur die Schuppung und bräunliche Pigmentierung der Haut auf das Erysipel hin.

Die Milz ist meist geschwollen. An den übrigen Organen finden sich oft parenchymatöse Veränderungen, wie wir sie bei den meisten akuten Infektionskrankheiten sehen, fettige Degeneration des Myokards, der Nieren und der Leber, Entzündung der serösen Häute. Die Veränderungen, wie wir sie bei der Sepsis nach Erysipel beobachten, werden eingehender in dem Kapitel über die septischen Erkrankungen besprochen.

Diagnose. Die Diagnose des Erysipels ist relativ einfach, wenn man die charakteristischen Symptome: Rötung, Schwellung und den dadurch bedingten Glanz und die Schmerzhaftigkeit der Haut, die scharf markierte Abgrenzung gegen die gesunde Umgebung und die Neigung zum Weiterschreiten berücksichtigt. Mitunter erleichtert die charakteristische Bläschenbildung die Diagnose. Bisweilen gelingt es, den Ausgangspunkt in Gestalt einer kleinen Hautläsion, Kratzwunde, Pustel od. dgl. festzustellen.

Nicht ganz leicht ist mitunter die Unterscheidung von phlegmonösen Entzündungsprozessen, die auch mit Schwellung, Rötung und Schmerzhaftigkeit und Fieber einhergehen. Namentlich dort, wo die Haut dünn ist, haben die phlegmonösen Entzündungen große Ähnlichkeit mit dem Erysipel. Im allgemeinen ist bei der Phlegmone die Schwellung härter als beim Erysipel, die Rötung hat einen dunkleren Ton und ist vor allem nicht so scharf gegen die gesunde Umgebung abgesetzt wie bei der Rose. Geht die phlegmonöse Schwellung in Eiterung über, so ist natürlich die Diagnose nicht mehr zu verfehlen.

Auch die Lymphangitis macht bisweilen, besonders an den Extremitäten, differentialdiagnostische Schwierigkeiten, weil auch hier Rötung, Schwellung, Schmerzhaftigkeit und Fieber besteht. Die Lymphangitis zeigt meist eine ausgesprochen streifige Rötung im Gegensatz zu der diffusen Röte des Erysipels. Auch kann man die entzündeten Lymphgefäße bei der Lymphangitis als harte Stränge deutlich abtasten. Die auf die oberflächlichen Lymphkapillaren beschränkte retikuläre Form der Lymphangitis ist vom Erysipel zu trennen einmal durch die netzartig miteinander verbundenen roten Flecke im Gegensatz zu der diffusen Rötung des Hauptherdes bei der Rose und dann durch die weniger scharfe Abgrenzung.

Auch der Milzbrand kann erysipelähnliche Bilder erzeugen, doch ist hier die brettharte ödematöse Schwellung und vor allem die Pustula maligna mit ihrem eingesunkenen nekrotischen Zentrum charakteristisch. Auch die Lymphdrüsenschwellung pflegt beim Milzbrand viel stärker zu sein als beim Erysipel. Schließlich vermag die bakteriologische Untersuchung des Pustelsekrets oder des Ödems in der Regel bald Aufklärung zu schaffen.

Schließlich kommen Erytheme zur Unterscheidung vom Erysipel in Betracht, wenn auch ihre Flüchtigkeit meist vor Verwechslungen schützt. Das Erythema exsudativum multiforme besteht aus vielfachen roten Effloreszenzen, deren Zentrum bald einsinkt und sich bläulich verfärbt, während die hellrote Peripherie weiterschreitet und mit anderen Effloreszenzen konfluiert. Dadurch kommen sehr charakteristische Bilder zustande, so daß nur selten die Unterscheidung vom Erysipel schwierig ist. Auch fehlt dabei Fieber und Schmerzhaftigkeit der erkrankten Hautstelle auf Druck.

Beim Erythema nodosum spricht schon von vornherein das multiple Auftreten der einzelnen, auf Druck schmerzhaften Knoten in der Haut gegen Erysipel; auch fehlt die Tendenz zum Fortschreiten in der Peripherie.

Schwierig ist oft die Unterscheidung des Erysipels vom Erysipeloid. Diese zuerst von F. J. Rosenbach beschriebene Hautentzündung tritt besonders bei Leuten auf, die viel mit Wild, Fleisch und Geflügel, Austern, Heringen u. dgl. in Berührung kommen, also bei Schlächtern, Geflügelhändlern, Gastwirten, Köchinnen usw. Sie beginnt in der Regel an den Endgliedern der Finger in Gestalt einer bläulichroten, scharf abgesetzten Schwellung, die langsam bis zum Handrücken fortschreitet und Jucken und Spannungsgefühl verursacht, ohne jedoch von Fieber und Allgemeinerscheinungen begleitet zu sein. Im Gesicht breitet sich der Prozeß meist in schmetterlingsflügelartiger Form von der Nase auf eine, seltener auf beide Wangen aus. Da es weder Fieber noch Allgemeinerscheinungen macht, so kommt diese Erkrankung namentlich dort differentialdiagnostisch in Betracht, wo ein fieberloses Erysipel vorzuliegen scheint.

Die Diagnose des Schleimhauterysipels ist wohl nur dann mit Sicherheit zu machen, wenn eine Rose der benachbarten äußeren Haut vorangegangen ist, denn Rötung und Schwellung der Rachenorgane mit Fieber und schwere Allgemeinerscheinungen berechtigen allein noch nicht zur Diagnose einer erysipelatösen Schleimhauterkrankung. Einen Anhalt hat man bisweilen in der auffallend großen Schmerzhaftigkeit des Pharynx, die nicht nur beim Schlucken, sondern dauernd vorhanden ist.

Prognose. Die Prognose des Erysipels ist im allgemeinen nicht ungünstig. Die Mortalität beträgt bei Gesichtserysipel etwa 3—5 %.

Auf einer aus inneren und chirurgischen Erysipeln gemischten Abteilung sah ich von 463 Fällen 65 sterben = 14,3 %. Diese höhere Sterblichkeit erklärt sich aus den schweren komplizierten „chirurgischen" Erysipeln, zu denen die infolge von Traumen, Quetschungen u. dgl. entstandenen Fälle gehören. Selbst schwere Wandererysipele können bei guter Herzkraft trotz monatelanger Dauer noch zur Heilung kommen. Gefährdet sind Potatoren, Greise und Säuglinge. Von neun Säuglingen, die ich an Erysipel erkranken sah, starben acht. Ungünstig ist die Prognose des Erysipels bei Individuen, die durch andere Krankheiten, wie Karzinom, Tuberkulose, Typhus, schon schwer geschädigt sind. Genauer wurde das bereits in dem Kapitel über das sekundäre Erysipel besprochen. Auch die Sepsis nach Erysipel hat natürlich eine schlechte Prognose. Von meinen 16 septischen Fällen, bei denen Streptokokken im Blut gefunden wurden, starben 11.

Therapie. Für die Behandlung der Wundrose ist eine Unzahl von Mitteln empfohlen worden. Die Beobachtung, daß bei der Anwendung der verschiedensten Behandlungsmethoden Erfolge gezeitigt wurden, spricht aber meines Erachtens weniger für die Güte des verwendeten Verfahrens als vielmehr für die Tatsache, daß die Rose sehr oft von selbst abklingen kann. Drei Wege sind hauptsächlich zur Bekämpfung des Erysipels beschritten worden:

1. der Versuch, durch desinfizierende Mittel die Streptokokken in der Haut abzutöten,
2. dem Weiterwandern des erysipelatösen Prozesses durch mechanische Mittel Einhalt zu gebieten,
3. die natürlichen Schutzkräfte des Organismus zu unterstützen.

Die für die Abtötung der Streptokokken empfohlenen Desinfektionsmittel alle aufzuzählen, hat wenig Wert, da die meisten Verfahren bereits nicht mehr angewendet werden. Immerhin sei hier ein kurzer Überblick der hauptsächlichsten Vertreter dieser Mittel hier gegeben.

Ein- bis zweimal täglich wiederholte Injektion einer 2%igen Karbolsäurelösung in Dosen von 1—2 ccm wurde von Hueter empfohlen. Dieses früher viel gebrauchte Verfahren ist heute verlassen, da es unnötige Schmerzen macht, unsicher im Erfolg ist und die häufige Einspritzung von Karbolwasser die Nieren schädigen kann. Ganz dasselbe gilt von den durch Küster in derselben Weise applizierten 1%igen Sublimatinjektionen und von der Kraskeschen Methode, Stiche und Einschnitte in die entzündete Partie zu machen, sie mit 5%igem Karbolwasser zu pinseln und hinterher noch Umschläge mit 2,5%iger Karbolsäure auf den entzündeten Bezirk zu legen. Ähnlich verfuhr Gluck, der nach ausgiebiger Stichelung des entzündeten Gewebes und zahlreichen Einschnitten, auch in die gesunden Grenzgebiete, 60%ige Ichthyolsalbe in dicken Schichten auflegte.

Das Ichthyol hat sich überhaupt längere Zeit sehr großer Beliebtheit bei der Anwendung zur Behandlung der Rose erfreut. Es wird entweder in einer 10—50%igen Kollodiummischung oder als Ammonium sulfoichthyolicum mit Vaseline mehrmals täglich in dicker Schicht auf die erkrankte Hautpartie und die Umgebung aufgepinselt. Nußbaum, der diese Behandlungsweise empfahl, erklärte ihren günstigen Erfolg durch die reduzierende Wirkung des

Ichthyols, die den Nährboden für das weitere Wachstum der Streptokokken ungeeignet macht. Die Methode wird noch heute viel geübt, nachdem Klein, Feßler u. a. nach Erfahrungen an großen Versuchsreihen Günstiges darüber berichtet haben. Ich habe das Ichthyol teils in der erwähnten Form, teils als 10%iges Ichthyolglyzerin vielfach versucht, kann mich aber den begeisterten Stimmen nicht ganz anschließen. Abgesehen davon, daß ein schnelleres Abheilen der Rose unter der Ichthyolbehandlung nicht erzielt werden konnte, wurde als störend empfunden, daß durch die bräunliche Farbe der mit Ichthyol bedeckten Partie oft die Übersicht erschwert und die Grenze des Prozesses verwischt wurde.

Von weiteren Desinfizientien, die zur Behandlung der Rose empfohlen wurden, seien der Vollständigkeit halber genannt: Kreolin, Resorzin, Jodtinktur, Terpentinöl und absoluter Alkohol.

So empfahl Rosenbach, eine 5%ige Karbolvaseline auf die entzündete Partie zu legen, Koch ein Kreolinjodoformlanolin in einer Mischung von 1 zu 4 zu 10. Acidum carbolicum und Alkohol zu gleichen Teilen pinselte Amici auf die an Rose erkrankte Haut und sah bei zweistündiger Wiederholung dieser Prozedur gute Erfolge. Eine ätherische Sublimatlösung wurde durch Cayet und Talamon auf die entzündeten Bezirke aufgestäubt und zwar in einer Mischung von Sublimat. corros., acet. citr. āā 1,0, Alcohol. abs. 5; Aether sulf. ad 100 zwei- bis dreimal täglich aufzustäuben. Fraipont berieselte die erkrankten Partien mit einer dünnen Sublimatlösung. Eine 30—50%ige Resorzinglyzerinlösung empfahl Schwimmer. Jodtinktur wurde von Hamburger ein- bis zweimal täglich an den Grenzbezirk der Rose in einer Ausdehnung von 2—3 cm eingepinselt und soll das Weiterwandern verhindert haben. Gereinigtes Terpentinöl vier- bis fünfmal täglich von der gesunden zur kranken Haut hin eingepinselt, soll nach Lücke gute Erfolge gehabt haben. Absoluten Alkohol benutzte von Langsdorf zur Behandlung, indem er Leinwandkompressen damit tränkte und sie unter einer Schutztaffetbinde auf die erysipelatösen Stellen applizierte. Behrendt sah Gutes bei wiederholten Waschungen mit absolutem Alkohol.

Von dieser großen Zahl von Desinfizientien benutze ich auf meiner Abteilung, nachdem ich in vielen Jahren eine Methode nach der anderen ausprobiert habe, jetzt nur noch eine geringe Auswahl, von der Beobachtung ausgehend, daß die einfachsten Mittel zu demselben Ziele führen wie die kompliziertesten. Das Gros der Fälle wird mit kühlenden Umschlägen von essigsaurer Tonerde oder Borwasser behandelt, die häufig gewechselt werden. Die Patienten empfinden das als die angenehmste Prozedur. Statt essigsaurer Tonerde kann man auch eine dünne Sublimatlösung (1 : 1000) nehmen, ohne daß freilich dadurch eine bessere Wirkung zu erwarten wäre. Auch Salbeneinwickelungen, am besten mit Borvaseline, werden viel gebraucht. Für das Gesicht verwendet man dabei dicken, mit der Salbe bestrichenen Pflastermull, der in Maskenform zurechtgeschnitten ist.

Von den mechanisch wirkenden Mitteln, die das Weiterwandern des Erysipels verhindern sollen, sind in erster Linie die von Wölfler 1889 empfohlenen Heftpflasterstreifen zu nennen. Dieses Verfahren entspringt zweifellos einem richtigen Gedanken. Wir sahen eingangs, daß die natürlichen Spannungsverhältnisse der Haut eine nicht geringe Rolle bei der Ausbreitung der Rose spielen und daß dort, wo die Haut straffer gespannt ist, häufig ein Stillstand des Erysipels erfolgt. Dadurch, daß man nun nach Wölfler Heftpflasterstreifen in der Umgebung des Erysipels, womöglich ringförmig, anlegt und dadurch die Haut scharf spannt, soll die Weiterverbreitung der Streptokokken in den Lymphbahnen verhindert werden. Wölfler hat auf diese Weise Gesicht- und Kopferysipel ausnahmslos zum Stillstand gebracht. Ich habe bei wirklicher Wanderrose trotz der Heftpflasterstreifen sehr häufig den Prozeß nach kurzem Stocken weiterwandern sehen. In einzelnen Fällen gelang es jedoch, den Prozeß zum Stehen zu bringen. Ich mache daher auch heute noch bei geeigneten Fällen, so z. B. besonders bei der auf die Extremitäten übergreifenden Wanderrose von diesem Verfahren Gebrauch. Es muß aber dabei beachtet werden, daß die Streifen so lange fest liegen müssen, bis die Rose völlig abgeblaßt ist. Eine Lockerung der Streifen, etwa damit die Haut sich erholen kann, darf nicht vorgenommen werden. Macht das Erysipel an der Grenze des Heftpflasterstreifens halt, so kommt es dort oft zu einer mehr oder weniger starken Schwellung, die sogar zur Nekrose führen kann und dann bisweilen doch eine Lösung der Streifen erforderlich macht.

Zu den mechanischen Bekämpfungsmitteln des Erysipel kann auch die Behandlung mit elastischen Stauungsbinden zählen, die ich in der letzten Zeit häufig angewendet habe. Es kommen dabei zweierlei Wirkungen in Betracht: einmal die Spannungsänderung der Haut dadurch, daß dieselbe fest gegen ihr Unterlage gepreßt wird, und zweitens Hyperämie, die ja eine Reihe von Heilwirkungen mit sich bringt. Ich habe versuchsweise 100 Fälle von Erysipel mit Stauung behandelt. Dieselbe wurde durch Anlegen der bekannten elastischen Binden um den Hals resp. die obersten Teile der befallenen Extremitäten vorgenommen und fast durchweg von den Patienten 22 Stunden lang täglich gut vertragen, namentlich wenn das unbequeme erste Schnürgefühl überwunden war. Das Hitzegefühl bei der Stauung am Hals wurde durch Auflegen von Eisbeuteln auf den Kopf gelindert. Nur ganz ausnahmsweise war empfindlicheren Personen die Umschnürung des Halses so unleidlich, daß die gewöhnliche Dauer von 22 Stunden bei ihnen abgekürzt werden mußte. Am wichtigsten bei einer rationellen Stauung ist die Geschicklichkeit und Sorgfalt, mit der die behandelnde Person die Umschnürung vornimmt, da es darauf ankommt, eben denjenigen Grad anzuwenden, der bei möglichster Schonung des Kranken doch eine ausgiebige venöse Stauung veranlaßt. Es muß eine kräftige heiße Stauung mit lebhafter Rötung und Schwellung der Haut entstehen, ohne daß besondere subjektive Beschwerden auftreten. Das Gesicht sieht dabei gedunsen aus. Wir benutzten $5\frac{1}{2}$ cm breite Gummibinden und bei einer kurzhalsigen Person $3\frac{1}{2}$ cm breite. Das Ergebnis dieser Behandlungsversuche ist dahin zusammenzufassen, daß in der Mehrzahl der Fälle schnelle Heilung erfolgte, charakterisiert durch raschen Temperaturabfall und Besserung des Allgemeinbefindens, daß jedoch $\frac{1}{4}$ der behandelten Fälle keine Besserung erkennen ließ. Es hat also den Anschein, als ob in den leichteren und mittelschweren Fällen von Rose die venöse Stauung und die dadurch hervorgerufene Hyperämie die Widerstandsfähigkeit des befallenen Körperteiles gegen die Streptokokkeninfektion zu steigern und die Heilung zu beschleunigen vermag, daß aber diese Unterstützung bei sehr schweren Infektionen nicht ausreicht.

Auf eine andere Art hat Ritter neuerdings die Hyperämie zur Behandlung des Erysipels herangezogen. Er behandelt es mit heißer Luft. Bei den Gliedmaßen wurden die Bierschen Kästen angewendet und für das Gesicht ein Schornstein, der die heiße Luft einer Spirituslampe fortleitet. Er wurde so weit vom Gesicht entfernt aufgestellt, daß der heiße Luftstrom noch eben erträglich empfunden wurde. Dabei wurden die Augen, wenn sie nicht verschwollen waren, besonders geschützt. Auf diese Weise wurde zwei- bis dreimal am Tage $\frac{1}{2}$—1 Stunde geheizt. Auffallend war nach Ritter der rasche Temperaturabfall und die prompte Heilung. Von den Patienten wurde die Heißluftbehandlung sehr angenehm empfunden. Daß erysipelatöse Prozesse gegen Hitze nicht sehr empfindlich sind, kann ich bestätigen. Ich habe schon vor neun Jahren im Eppendorfer Krankenhause auch in der Absicht, Hyperämie anzuwenden, meine Erysipelkranken mit heißen Breiumschlägen behandelt und dabei gefunden, daß sie gut vertragen wurden und in vielen Fällen zur Heilung führten. Ob die Behandlung mit heißer Luft die bisher geübten Verfahren so weit überragt, wie das Ritter auf Grund seiner Beobachtungen an 19 Fällen anzunehmen scheint, lasse ich dahingestellt. Wer, wie der Verfasser, Jahr für Jahr mehrere 100 Erysipele zu behandeln hat und sieht, daß bei leichten und mittelschweren Fällen die verschiedensten Behandlungsmethoden zum Ziele führen, während bei den schweren Wandererysipeln oft alles versagt, der wird in seinem Urteil immer zurückhaltender.

Die Behandlung des Erysipels mit Antistreptokokkenserum hat bisher nicht zu allgemein anerkannten Erfolgen geführt. Chantemesse, der mit dem von Marmorek hergestellten Serum arbeitete, hatte auf Grund der Behandlung von 500 Kranken den Eindruck, daß der Heilungsprozeß abgekürzt wurde, daß schon nach 24 Stunden Rötung, Schwellung und Schmerzhaftigkeit nachließen und daß schon wenige Stunden nach einer Einspritzung von 20—40 ccm das Fieber sinkt und das Allgemeinbefinden sich bessert. Eine Bestätigung dieser Angaben konnte weder von Petruschky, noch von Lenhartz erbracht werden.

Ich habe bei schweren Wandererysipeln und bei hochfiebernden Fällen, die einen septischen Eindruck machten, in letzter Zeit das Höchster Serum nach Meyer und Ruppel verwendet und dabei vereinzelte günstige Resultate erzielt, die ich auf Rechnung des Serums setzen zu müssen glaube. Das genannte Serum hat den Vorzug, daß es im Tierversuch austariert werden kann und aus menschenpathogenen Streptokokken hergestellt ist. Ich habe es in Dosen von 50 ccm subkutan gegeben und diese Dosen ein- bis zwei- bis viermal an jedem zweiten Tage wiederholt. Dabei schien mir weniger die Einwirkung auf den Lokalprozeß von Bedeutung zu sein, als vielmehr die Beeinflussung des Allgemeinbefindens; die Störungen des Sensoriums und der Puls besserten sich. Es schienen also hauptsächlich die toxischen Symptome günstig beeinflußt zu werden. Es mag auffällig erscheinen, daß gerade beim Erysipel, dieser exquisiten Streptomykose, das Antistreptokokkenserum auf den Lokalprozeß relativ wenig zu wirken vermag. Ich glaube mit Wolff-Eisner, daß die geringe Vaskularisation der Haut die Antistoffe des Serums nicht in genügender Menge an den Ort des erysipelatösen Prozesses gelangen läßt, dagegen vermag das Serum gegenüber den im Blute kreisenden Toxinen besser zur Wirkung zu kommen.

In einzelnen, sich über viele Wochen hinziehenden Fällen von Wandererysipel habe ich die Serumtherapie kombiniert mit der Vakzinebehandlung nach Wright, indem ich bei 60° abgetötete menschenpathogene Streptokokkenkulturen verschiedenster Herkunft, beginnend mit $^1/_{10}$ Öse, subkutan einspritzte und in Abständen von fünf Tagen diese Injektion wiederholte bzw. auf $^2/_{10}$ und $^3/_{10}$ Öse anstieg. Die günstigen Erfahrungen, die ich dabei in einzelnen Fällen gemacht habe, werden mich veranlassen, bei so schweren und schwersten Fällen den Versuch dieser Behandlung zu wiederholen.

Wenn ich also mein Urteil über die Serumtherapie beim Erysipel kurz zusammenfassen soll, so würde ich sagen: Bei allen den Fällen, wo es lediglich darauf ankommt, den Lokalprozeß zu beeinflussen, ist vom Serum kein Nutzen zu erwarten; dort aber, wo schwerere Störungen des Sensoriums, schlechter Puls etc. auf toxische Einflüsse schließen lassen, ist ein Versuch mit der Serumtherapie, am besten mit Höchster Serum, angebracht. Besonders angezeigt ist ein solcher Versuch auch beim Schleimhauterysipel und bei Fällen, die einen septischen Eindruck machen.

Symptomatische Therapie. Bei Herzstörungen, Unregelmäßigkeit oder Weichheit des Pulses geben wir Digalen (Cloetta) in Dosen von dreimal 15 Tropfen täglich mehrere Tage hintereinander oder Coffeinum natrio benzoicum (0,2) zwei- bis dreimal täglich oder in 20%iger Lösung subkutan. Bei Kollapsen ist Kampfer, Äther u. dgl. am Platze. Auch das Adrenalin in 1°/₀₀iger Lösung, (2—3 × 1 ccm) intramuskulär zu injizieren, brachte uns bisweilen bei schweren Kollapsen gute Erfolge. Gegen die Kopfschmerzen wird eine Eisblase verordnet. Sind die Schmerzen sehr heftig, so kann gelegentlich Pyramidon, 0,3, oder Antipyrin, 0,5, gegeben werden. Für regelmäßigen Stuhlgang ist zu sorgen und, wenn nötig, mit Glyzerinzäpfchen, Wasser- oder Seifeneinläufen nachzuhelfen.

Bei hohem Fieber und Störungen des Sensoriums ist die **Wasserbehandlung** sehr zu empfehlen. Man kann sie entweder in Form kühler Bäder, ähnlich wie beim Typhus, anwenden oder in Form lauwarmer Bäder mit kühlen Übergießungen. Als Abkühlungsbad wird ein Vollbad von 32° C verabreicht, das langsam im Laufe von 10 Minuten bis auf 26° C abgekühlt wird. Bei den lauwarmen Bädern ist eine Temperatur von 33° C empfehlenswert. Dabei wird Brust- und Nackengegend des Kranken mit kühlem Wasser übergossen. Die Bäderbehandlung, die ev. täglich vorgenommen werden kann, hat den Vorzug, daß sie hohe Temperaturen herabsetzt, daneben aber vor allem das Sensorium freier macht, die Expektoration anregt und die Haut vor Dekubitus schützt.

Daß der Erysipelkranke ins Bett gehört und eine seinem Fieberzustande angepaßte Diät erhält, versteht sich von selbst. Milch und Milchsuppen, Fleischbrühe, Alkohol in Form von Wein sind am Platze. Gegen den Durst werden reichlich Limonaden und Wasser oder kalter Tee verabreicht.

Prophylaxe. Die Verhütung der Weiterübertragung der Rose geschieht am besten durch die Isolierung der Kranken. Diese Anschauung hat sich bei der Einrichtung moderner Krankenhäuser immer mehr Bahn gebrochen. So werden z. B. im Berliner Rudolf Virchow-Krankenhause sämtliche Erysipele, sowohl die Gesichtsrosen und die erysipelatöse Angina, die sonst dem inneren Mediziner gehören, als auch die chirurgischen Erysipele sofort nach Feststellung der Diagnose auf eine besondere Station der Infektionsabteilung gelegt. Das ist sicherlich das radikalste Mittel, um Übertragungen zu vermeiden. Daß man Operierte und Verletzte durch Fernhaltung von Erysipelkranken vor Ansteckung zu schützen hat, ist ja wohl allgemein anerkannt. Auf den inneren Abteilungen der Krankenhäuser ist die Isolierung der Rosekranken aber nicht so allgemein durchgeführt; immerhin empfiehlt sich das auch hier auf das dringendste. Abgesehen davon, daß Kranke mit Dekubituswunden auf inneren Abteilungen eine Disposition zur Erkrankung bieten können, gibt es doch auch unter den inneren Kranken viele mit Hautrissen, Rhagaden u. dgl., die für die Infektion empfänglich sind. Aber auch außerhalb der Krankenhäuser ist der Erysipelkranke streng zu isolieren und allen denen, die mit dem Patienten in Berührung kommen, ist strengste Reinlichkeit und vor allem gute Händedesinfektion nach dem Anfassen der Kranken zur Pflicht zu machen. Namentlich Wöchnerinnen und Neugeborene sind vor der Berührung mit Rosekranken zu schützen.

Bei Personen, die an immer wiederkehrendem Erysipel leiden, gilt es, gewisse Reizzustände auszuschalten, die zur Wiedererkrankung Veranlassung geben könnten. Sachgemäße Behandlung der Rhagaden, an denen z. B. skrofulöse Kinder mit habituellem Erysipel leiden, ist hier zu nennen. Ferner die Behandlung chronischer Nasenkatarrhe, die häufig immer wieder zu einem neuen Ausbruch der Rose Veranlassung geben. Lenhartz empfiehlt solchen Leuten mit chronischen Nasenkatarrhen und Neigung zum habituellen Erysipel,

früh und abends etwas Goldcream aufzuschnüfeln, um dadurch der Rhagaden-
bildung vorzubeugen.

Literatur.

Fehleisen, Die Ätiologie des Erysipels. Berlin 1883. — Jochmann, Zur Frage
des Staphylokokkenerysipels. Mitteil. a. d. Grenzgeb. d. Med. u. Chir. — Jordan,
Über die Ätiologie des Erysipels im Verhältnis zu der pyogenen Infektion. Münch. med.
Wochenschr. 1901. Nr. 35. — Jochmann und Schöne, Über den therapeutischen
Wert der Stauungshyperämie bei Erysipel. Deutsche med. Wochenschr. 1909. Nr. 48.
— Lenhartz, Erysipelas (Rose, Rotlauf). Nothnagels spez. Pathol. u. Therap., Bd. 3. —
Ritter, Über die Behandlung des Erysipels. Münch. med. Wochenschr. 1910. Nr. 21. —
Schütze, A., Über Erysipel. Deutsche Klinik, Bd. 2. — Unverricht, Erysipel in Eb-
stein-Schwalbes Handb. d. prakt. Med., Bd. 4.

Der akute Gelenkrheumatismus.
(Polyarthritis rheumatica, Rheumatismus articulorum acutus.)

Von

Georg Jochmann-Berlin.

Mit 2 Abbildungen.

Der akute Gelenkrheumatismus ist eine fieberhafte, nicht
kontagiöse Infektionskrankheit. Er ist charakterisiert durch die
sprunghaft auftretende seröse Entzündung einer großen Anzahl
von Gelenken, durch die Neigung zu entzündlichen Veränderungen
am Endokard und durch die Eigenschaft, auf Salizylpräparate
prompt zu reagieren.

Anatomisch handelt es sich bei der Polyarthritis rheumatica um eine
seröse Synovitis. Die Synovialmembran ist injiziert, und das seröse Gelenkexsudat enthält in der Regel nur etwas Fibrin und einige Leukocyten.

Geschichtliches. Die Krankheit war schon den alten griechischen Ärzten bekannt,
doch wurde sie mit unter dem Sammelnamen Arthritis geführt, zu der man auch die Gicht
rechnete. Später trennte Ballonius (1632) den akuten Gelenkrheumatismus von der
Arthritis urica ab, aber immer noch fiel eine ganze Reihe von Affektionen unter denselben
Begriff, die wir heute davon zu unterscheiden gelernt haben: Die septischen Gelenkerkrankungen, der Tripperrheumatismus und die Rheumatoide. Als Ursache des Gelenkrheumatismus nahm man lange Zeit die Erkältung an (Cullen, 1784) und stellte sich vor, daß
die Verengerung der Blutgefäße durch Erkältung eine Störung der Zirkulation herbeiführt,
die eine Entzündung der Gelenke erzeugt. Später wurde die Gelenkaffektion als rein
nervöse Störung infolge von abnormer Innervation der sensiblen vasomotorischen und
trophischen Nerven aufgefaßt (Mitchell [1831], Froriep u. a.). Friedländer (1885)
wußte diese Vorstellung von der nervösen Entstehung in Einklang zu bringen mit der
Annahme einer Infektion. Andere führten die Krankheit auf chemische Einflüsse zurück.
Prout und besonders Fuller (1852) stellte die These von der Milchsäureanhäufung
auf. Durch die Erkältung, so nahm man an, wird die Tätigkeit der Schweißdrüsen gehemmt,
so daß die Milchsäure, das Produkt der Muskeltätigkeit, nicht ausgeschieden werden kann
und sich anhäuft; das sei die Ursache des Gelenkrheumatismus. Mit Beginn der bakteriologischen Ära trat an die Stelle dieser Theorien die Annahme, daß ein infektiöses Agens
die Ursache des Gelenkrheumatismus sei. Namentlich Hueter setzte sich für diese Auffassung ein. Die Art des Fiebers, das stets gleichzeitig mit dem Auftreten der Gelenkentzündung einsetzt, die charakteristischen Komplikationen am Herzen und an der Pleura,

das endemische und häufig auch epidemische Auftreten, vor allem aber die Beobachtung, daß tatsächlich eine Reihe ganz ähnlicher Gelenkentzündungen, namentlich die septischen, durch spezielle Erreger erzeugt werden, sprachen für eine Infektionskrankheit. Dabei lernte man das Bild des Gelenkrheumatismus immer genauer umschreiben. Die durch Staphylokokken und Streptokokken bedingten Entzündungen im Verlaufe der Sepsis schieden aus, ebenso der Tripperrheumatismus, als dessen Ursache der Neißersche Gonokokkus erkannt wurde. Auch die im Verlauf anderer Infektionskrankheiten auftretenden, dem Symptombilde der Polyarthritis rheumatica ähnlichen Krankheitszustände, die Rheumatoide (Gerhardt) wurden abgetrennt. Wir kommen auf diese Gelenkaffektionen, die nach Scharlach, Pneumonie, Typhus, Dysenterie, Syphilis und Meningitis cerebrospinalis beobachtet werden, gelegentlich der Besprechung der Differentialdiagnose zurück.

Ätiologie. Etwas ausführlicher muß hier auf die Versuche eingegangen werden, den Erreger des Gelenkrheumatismus zu finden. Diesem Ziel wurden in den letzten Dezennien unzählige Arbeiten gewidmet, seitdem Robert Koch die Wege gewiesen hatte, auf denen man zur Auffindung unbekannter Krankheitserreger gelangt. Das Gelenkexsudat, die Tonsillen, das Blut, das Exsudat der rheumatischen Pleuritis, der Harn und vor allem die endokarditischen Auflagerungen wurden Gegenstand sorgfältigster bakteriologischer Durchforschung. Das Resultat ist negativ geblieben; der Erreger des akuten Gelenkrheumatismus ist noch nicht bekannt. Diese Anschauung wird zwar nicht von allen Forschern geteilt, aber sie basiert auf ruhiger Abschätzung der realen Tatsachen, ohne sich ins Gebiet der Spekulation zu begeben. Einige wenige Daten, deren kritische Würdigung am Schlusse erfolgt, sollen kurz über den Gang der Untersuchungen orientieren.

Bei der Untersuchug des durch Punktion gewonnenen Gelenkinhaltes fanden Streptokokken Krause, Lion, Buday, Menzer; Staphylokokken wies Sahli in einem Falle nach. Singer konnte ein Gemisch von Streptokokken, Staphylokokken und Kolibazillen aus der abgeschabten Synovialwand eines Kniegelenks züchten. Völlig negative Resultate hatten mit der Aussaat des Gelenkexsudates Chvostek, Michaelis, Jochmann und viele andere.

Da bei den meisten Fällen von Gelenkrheumatismus eine Angina vorausgeht, so unternahm es eine Anzahl von Autoren, auf den Tonsillen nach den spezifischen Erregern zu fahnden. Fr. Meyer nahm Tonsillenschleim, übertrug ihn auf Bouillonnährboden und spritzte das in der Bouillon gewachsene Bakteriengemisch Kaninchen in die Venen und unter die Haut. Er erzeugte dadurch bei den Tieren nach Ablauf von einer Woche Gelenkergüsse, die bei frühzeitiger Punktion, d. h. innerhalb der ersten 3 Tage, einen zarten Streptokokkus enthielten. Mit diesem konnten bei Weiterimpfung wiederum Gelenkschwellungen bei Kaninchen hervorgerufen werden. Nach Ablauf von 3 Tagen war das Exsudat stets steril. In ¼ der Fälle entstand bei den Versuchstieren Endocarditis verrucosa; Blut und Organe waren im übrigen steril. Die Ergüsse gingen bei den Tieren in 10—12 Tagen zurück, und die Gelenke zeigten dann normalen Befund. Auch Poynton und Paine gelangen ähnliche Experimente. Glaser jedoch konnte sowohl mit Streptokokken aus den Tonsillen Gelenkrheumatismuskranker als auch mit Streptokokken von normalen Tonsillen seröse Gelenkergüsse bei Tieren nicht erzeugen. Auch Menzer hat in 11 Fällen von Angina rheumatica mit den von den Tonsillen gezüchteten Streptokokken Kaninchen infiziert und häufig Gelenkergüsse, Entzündungen der serösen Haut und Endocarditis erzeugt. Er hat aber dabei Exsudate beobachtet, die im Gegensatz zu den Meyerschen Resultaten dauernd bakterienhaltig waren, und hat mehrfach lokale Eiterungen, Lungenabszesse usw. gesehen. Seiner Anschauung nach haben sich die Streptokokken der rheumatischen Angina im Tierexperiment wie gewöhnliche Eitererreger verhalten.

Bei der bakteriologischen Untersuchung des Blutes Gelenkrheumatismuskranker fand Lyon Streptokokken, Sahli Staphylococcus pyogenes citr., Singer unter 66 Fällen 7 mal Staphylococcus pyogenes und 2 mal Streptokokken. Die Singersche Methode der Blutaussaat entsprach jedoch nicht den heutigen Anforderungen einwandfreier Technik. Achalm (1897) fand einen anaeroben Bazillus, der von einigen Autoren bestätigt, von den meisten aber abgelehnt wurde. Negative Resultate hatten Chvostek, Michaelis, Kraus, Schottmüller, Jochmann.

Im Harn hat Singer unter 88 Fällen 49 mal Kokken gefunden und zwar meist Staphylococcus pyogenes albus, seltener aureus und Streptokokken. Seine Annahme, daß diese Kokken aus der Niere stammen und als eine Ausscheidung der spezifischen Erreger aus dem Blut in den Harn aufzufassen sei, ist vollkommen irrig. Die Befunde, die er erhob, sind zweifellos Verunreinigungen gewesen; schon der häufige Befund des Staphylococcus albus spricht dafür. Seine Resultate wurden denn auch von verschiedensten Seiten nicht bestätigt: Chvostek, Kraus, Franz, Menzer u. a.

Am wichtigsten scheint mir die Untersuchung der erkrankten Herzklappen bei der rheumatischen Endocarditis. Gelenkrheumatismus und Endocarditis gehören klinisch so eng zusammen, daß ihre gemeinsame Ätiologie im höchsten Grade wahrscheinlich ist und man mit Recht annehmen kann, in dem Erreger der Endocarditis auch den des Gelenkrheumatismus zu finden. Freilich hat Leube noch 1893 die rheumatische Endocarditis als eine Sekundärinfektion der durch den Gelenkrheumatismus hierzu disponierten Herzklappen angesehen. Er suchte sich auf diese Weise abzufinden mit den Angaben vieler Autoren, die bei den endokarditischen Auflagerungen Bakterien nachgewiesen hatten. Ich verzichte darauf, die älteren Mitteilungen hier wiederzugeben. Ich erwähne nur, daß v. Leyden (1897) in 3 Fällen bei frischer verruköser Endocarditis, die sich an einen akuten Gelenkrheumatismus anschloß, in den Klappenvegetationen post mortem zarte Diplokokken nachwies, daß Poynton und Paine (1900) in 8 Fällen Diplokokken fanden und daß Bartel (1901) bei 4 Fällen rheumatischer Endocarditis Streptokokken feststellte, während er bei 7 weiteren Fällen negative Resultate hatte. Wassermann (1897) züchtete bei einem zur Sektion gekommenen Falle von Chorea nach Gelenkrheumatismus aus den zarten endokarditischen Effloreszenzen einen Streptokokkus, der, bei Kaninchen in die Blutbahn gebracht, in 5—8 Tagen multiple Gelenkergüsse erzeugte, während das Blut der Tiere steril blieb. Sehr interessant waren die Befunde Littens, der zwar vorzüglich beobachtet, aber, wie wir später sehen werden, seine Befunde nicht richtig gedeutet hat. Er beschrieb Fälle, wo typischer Gelenkrheumatismus in einen septischen Zustand überging und unter den Symptomen einer akuten Endocarditis zum Exitus führte. Er fand dabei feine Streptokokken auf den Herzklappen; das anatomische Bild der Endocarditis ist dabei wesentlich anders wie bei der rheumatischen Endocarditis. Weit vorgeschrittene Zerstörungen, Zerreißungen von Sehnenfäden, Klappenperforationen wurden festgestellt. Trotzdem hielt Litten diese ulzeröse Endocarditis nicht für septisch, sondern für eine besonders schwere Form des Gelenkrheumatismus und bezeichnete sie als Endocarditis maligna rheumatica. Charakteristisch für diese maligne Endocarditis ist nach Litten das Fehlen der Vereiterung der Metastasen und der Gelenke; auch die auftretenden Infarkte sind bland und vereitern nicht.

Negative Resultate bei der Durchforschung der Auflagerungen von rheumatischer Endocarditis hatten Königer, Lenhartz, Schottmüller u. a.

Wir sehen aus der Aufzählung dieser Befunde, daß die Meinungen über die Ätiologie des akuten Gelenkrheumatismus wirr durcheinander gingen. Auch jetzt sind die Anschauungen noch keineswegs einheitliche. Die einen halten den Gelenkrheumatismus auf Grund der Kokkenbefunde in den Herzklappen, im Blut und in den Gelenkexsudaten für eine abgeblaßte Form der Pyämie (Sahli), also für eine septische, durch Eiterkokken erzeugte Erkrankung. Besonders heftig hat Singer diese Ansicht verfochten. Er kam auf Grund seiner (sicher nicht einwandfreien) Befunde zu folgenden Schlüssen:

„1. Diese Endocarditis (resp. die Erkrankung des Herzens beim Rheumatismus) hat keine einheitliche Ätiologie, da verschiedene im Blute kreisende Mikroorganismen durch Lokalisation am Endokard Entzündung desselben hervorrufen können. In der großen Mehrzahl der Fälle sind die Staphylo- und Streptokokken die Erreger der Endocarditis.

2. In diesem Sinne ist die Endocarditis eine pyämische Erkrankung. Sie hat mit der wahren Pyämie nicht nur eine ätiologische Gemeinschaft, sondern zeigt auch in klinischer Richtung durch die Tendenz zu Metastasen, Hämorrhagien usw. Züge, welche dem Bilde der Pyämie eigenartig sind.

3. Die Endocarditis hat eine untrennbare Beziehung zum akuten Gelenkrheumatismus. Sie ist die Folge der häufigsten und wichtigsten viszeralen Lokalisation des rheumatischen Virus, welche meist, soweit die Verhältnisse der klinischen Beurteilung zugänglich sind, nach den Gelenkerscheinungen einsetzen."

In dieser Form werden die Singerschen Anschauungen heute wohl nur wenig Anhänger mehr haben. Von der Auffassung, daß die Staphylokokken mit dem Gelenkrheumatismus etwas zu tun haben, ist man, glaube ich, im allgemeinen zurückgekommen. Anders ist es mit der Annahme der Streptokokkenätiologie. Noch heute hält eine ganze Anzahl von Forschern den Streptokokkus für den Erreger des Gelenkrheumatismus; aber auch hier wieder differieren im einzelnen die Meinungen. Menzer vertritt die Ansicht, daß die gewöhnlichen, auch auf den normalen Tonsillen vorkommenden Streptokokken bei genügender Virulenz zur Erkrankung an Polyarthritis führen können, vorausgesetzt, daß eine gewisse persönliche Disposition (Insuffizienz des lymphatischen Rachenringes, Erkältung usw.) vorhanden sei, wodurch die Keime instand gesetzt wären, in das tonsilläre und peritonsilläre Gewebe einzudringen. Dieselbe Vorstellung überträgt Menzer auch auf den Scharlach, den er sich ebenfalls durch die gewöhnlichen Streptokokken infolge einer gewissen Disposition für diese Erkrankung entstanden denkt. So sehr es zu begrüßen ist, wenn auch die Reaktionsfähigkeit des menschlichen Körpers, die Disposition, bei der Lehre von den Infektionskrankheiten gebührend berücksichtigt wird, so scheint mir bei den Menzerschen Erklärungsversuchen doch eine erhebliche Überschätzung des Wesens der Disposition vorzuliegen. Andere Forscher glauben mehr an einen spezifischen Streptokokkus. Die gelungenen Tierexperimente, auf die sich die Autoren dabei stützen und die eine gewisse Affinität der Streptokokken für die Gelenke zeigen, beweisen meines Erachtens gar nichts für die Ätiologie des Gelenkrheumatismus, denn auch die septischen Gelenkerkrankungen werden häufig durch die Streptokokken hervorgerufen. Im übrigen können auch dieselben Gelenkerscheinungen wie durch die angeblich spezifischen Streptokokken bei den Versuchstieren auch durch Pneumokokken, Friedländer-Bazillen, Meningokokken usw. erzeugt werden.

Notwendig ist es nun aber, zu erfahren, warum einige Autoren, an deren zuverlässiger Methodik nicht gezweifelt werden kann, Streptokokken auf den Herzklappen bei rheumatischer Endocarditis gefunden haben. Solche Befunde wie die von Leyden, Litten, Bartel erklären sich meiner Ansicht nach ungezwungen auf folgende Weise: Es gibt einen besonderen Streptokokkus, den von Schottmüller gefundenen sog. Streptococcus mitis, der eine eigentümliche, schleichend verlaufende Form von Herzklappenentzündung, Endocarditis lenta, verursacht, und den man sowohl im Blut wie auf den Herzklappenauflagerungen findet. Das Krankheitsbild geht häufig mit Gelenkschmerzen einher und führt unter zunehmender Anämie meist erst nach vielen Monaten zum Tode. Pleuraexsudate, Milzschwellungen, Nephritis haemorrhagica sind dabei häufige Begleiterscheinungen. Charakteristisch ist, daß fast nie eitrige Metastasen auftreten, und daß die häufig vorkommenden Infarkte stets bland und nicht vereitert sind. Fast alle an dieser Krankheit Leidenden haben früher bereits an Gelenkrheumatismus gelitten. Es ist äußerst wahrscheinlich, daß die Mehrzahl von Forschern, welche feine Streptokokken auf den Auflagerungen von rheumatischer Endocarditis gefunden haben, dieses Krankheitsbild vor sich hatten. Ganz sicher gilt das für die Fälle von Litten, ferner von Bartel, dessen vier Beobachtungen von rheumatischer Endocarditis mit positiven Streptokokkenbefund geradezu typische Fälle dieser septischen Endocarditis lenta sind, und so werden auch die anderen Beobachtungen von positiven Streptokokkenbefunden auf den Herzklappen oder im Blute und Gelenkinhalt zu erklären sein. Es waren das also offenbar Fälle, die früher an Gelenkrheumatismus mit Endocarditis erkrankt waren und nach einem oder mehreren Rezidiven desselben eine Sekundärinfektion mit dem Streptococcus mitis akquirierten. Diese neue Erkrankung führte dann zur septischen Endocarditis lenta, die unter Gelenkschmerzen, mäßigen Fieberbewegungen und zunehmender Anämie schließlich zum Tode führte.

Meine durch jahrelange klinisch-bakteriologische Untersuchungen begründete Meinung ist die: Es kann heute gar keinem Zweifel mehr unterliegen, daß der Erreger der rheumatischen Endocarditis und damit auch des Gelenkrheumatismus noch unbekannt ist. Die genaueste bakteriologische Untersuchung der Klappenauflagerungen bei der rheumatischen Endocarditis ergibt fast durchgehend einen negativen Befund. Wo in einzelnen Fällen Kokken gefunden wurden, ist ein Zweifel an der richtigen Diagnose: rheumatische Endocarditis berechtigt und der Gedanke an die eben erwähnte Endocarditis lenta sehr naheliegend. In einzelnen seltenen Fällen mag es verkommen, daß

auf den Klappen postmortal eingewanderte Kokken gefunden werden; dann
kann man jedoch an der Lagerung derselben meist schon erkennen, daß sie
irgendwelche Beziehungen zu den vorhandenen Veränderungen im Leben nicht
gehabt haben. Vor allem aber ergibt die regelmäßig durchgeführte systematische
Blutuntersuchung bei Gelenkrheumatismuskranken und Leichen niemals einen
positiven Befund. Es beweisen das hundertfältige Untersuchungen, wie sie
Schottmüller, Jochmann, Simmonds u. a. gemacht haben. Wäre der
Gelenkrheumatismus tatsächlich nur ein abgeblaßtes Bild der Pyämie, so müßte
man doch ein einziges Mal die Kokken im Blute finden, die man bei der Pyämie
fast regelmäßig nachweisen kann, und die namentlich bei der dem Gelenkrheumatismus in mancher Beziehung so ähnlichen Endocarditis lenta stets im
Blute zu finden sind. Ergo: Der Erreger des akuten Gelenkrheumatismus ist nicht bekannt.

Pathogenese und Epidemiologie. Die Eintrittspforte des spezifischen
Gelenkrheumatismuserregers ist aller Wahrscheinlichkeit nach die Rachenhöhle (Mandeln und Rachentonsillen), finden wir doch in etwa 80% der Fälle
eine Angina als Vorboten der Gelenkerkrankung. Dabei spielen zweifellos
Erkältungseinflüsse eine begünstigende Rolle. Sowohl einmalige
starke Erkältungen, wie z. B. vollständige Durchnässung und plötzliche Abkühlung nach starkem Schwitzen als auch namentlich dauernde Erkältungsmöglichkeiten, der Aufenthalt in feuchten Wohnungen, dauernde Tätigkeit in
nasser Umgebung kommen in Frage. Daher sind gewisse Berufsarten besonders
zur Erkrankung an Polyarthritis disponiert: Droschkenkutscher, Dienstmädchen, Wäscherinnen, Kellner usw.

Das Geschlecht spielt bei der Erkrankung an Gelenkrheumatismus keine
Rolle; dagegen ist das Lebensalter von Bedeutung. Jugendliche Personen
im Alter von 16—35 Jahren neigen besonders zur Erkrankung, und namentlich
zwischen dem 16. und 20. Jahre ist die Krankheit relativ häufig. Bei Kindern
bis zum 6. Jahre ist der Gelenkrheumatismus selten, ebenso bei Greisen.

Das einmalige Überstehen der Krankheit hinterläßt keine Immunität,
sondern steigert im Gegenteil die Disposition zur Wiedererkrankung sehr erheblich. Bisweilen spielt zweifellos auch eine erbliche Disposition eine Rolle.
Es ist wiederholt beobachtet worden, daß in einzelnen Familien durch mehrere
Generationen hindurch Erkrankungen an Gelenkrheumatismus gehäuft aufgetreten sind.

Die Polyarthritis kommt namentlich in den Ländern der gemäßigten Zone
vor, doch ist sie auch hier sehr ungleichmäßig verbreitet. In Belgien, dem
südwestlichen Teile von England und in einigen Gegenden Rußlands soll sie
fast ganz unbekannt sein. Die Polargegenden sind ganz frei, und auch in den
Tropen ist die Krankheit wenig verbreitet, doch scheint sie in einzelnen tropischen
Ländern, z. B. in Indien, wieder häufiger zu sein. Die Krankheit herrscht in
den genannten Ländern endemisch, wobei jedoch gelegentlich eine epidemie-
artige Häufung der Fälle beobachtet wird. Dabei ist hervorzuheben, daß
man im allgemeinen nicht von schweren und leichten Epidemien sprechen
kann, wie z. B. beim Scharlach. Wir finden vielmehr auch bei solchem epidemie-
artigen Anschwellen die verschiedensten Grade der Krankheit, schwere und
leichte Fälle durcheinander; auch das auf einzelne Häuser oder Stadtviertel
beschränkte endemische Auftreten ist beobachtet. Von Person zu Person ansteckend, also kontagiös, ist der Gelenkrheumatismus nicht.

Die Jahreszeiten spielen insofern eine gewisse Rolle für die Ausbreitung
des Gelenkrheumatismus, als die Frühlingsmonate eine besondere Häufigkeit
der Krankheit mit sich bringen; aber auch in trockener Sommerhitze sind
Epidemien beobachtet worden. Die Kälte scheint keinen begünstigenden Ein-

fluß auf die Morbidität auszuüben. Das geht z. B. auch aus einer Zusammenstellung von Mosler hervor, der an dem Material des Rudolf Virchow-Krankenhauses in den kalten Wintermonaten nicht entfernt so viel Erkrankungen verzeichnete wie im Frühling. Auch die Feuchtigkeit der Luft, gemessen an den Niederschlagsmengen der einzelnen Monate, hat keine deutlichen Beziehungen zur Erkrankungsziffer.

Krankheitsbild. Die Erkrankung beginnt entweder plötzlich aus voller Gesundheit heraus unter Frösteln und hohem Fieber mit Schwellung, Schmerzhaftigkeit und Steifigkeit mehrerer Gelenke oder nach einer vorangehenden katarrhalischen oder follikulären Angina. Entzündliche Rachenerscheinungen finden sich als Vorboten in etwa 80% der Fälle. Seltenere Prodrome sind Laryngitis oder Otitis. Mitunter können auch andere Prodromalerscheinungen von mehrtägiger Dauer wie herumziehendes Gliederreißen, allgemeines Unbehagen und subfebrile Temperaturen vorangehen.

Die Gelenkerkrankung lokalisiert sich in der Regel zuerst an einem oder mehreren der größeren Extremitätengelenke, wobei die unteren Extremitäten bevorzugt werden. Bald aber werden auch an den Armen einzelne Gelenke ergriffen. Am häufigsten werden Knie- und Fußgelenke befallen, dann rangieren der Häufigkeit nach die Hand- und Fingergelenke und schließlich die Schulter- und Hüftgelenke. In leichteren Fällen werden nur zwei oder drei Gelenke ergriffen; in schwereren können manchmal alle Gelenke des Körpers ergriffen werden. Dann sieht man auch die Gelenke des Stammes affiziert, die Wirbelgelenke, besonders die der unteren Wirbel, ferner das Sternoklavikulargelenk; auch die Kiefergelenke können in Mitleidenschaft gezogen sein. In seltensten Fällen sah ich sogar die Symphysis pubis und sacroiliaca schmerzhaft erkrankt; auch die Articulatio crico-arytaenoidea kann beteiligt sein. Charakteristisch für das Fortschreiten des Gelenkrheumatismus ist das Sprunghafte. Nie werden alle befallenen Gelenke gleichzeitig ergriffen. Er geht nicht der Reihe nach etwa vom Fußgelenk beginnend zum Kniegelenk und Hüftgelenk usw. zentralwärts, sondern regellos springt er von einem zum anderen Gelenk über. Während das eine Gelenk nach einigen Tagen der Entzündung oft bereits in der Besserung ist, erkrankt das andere Gelenk mit um so größerer Heftigkeit. Oft sind die erst befallenen Gelenke bereits völlig wieder normal, wenn die zuletzt ergriffenen noch stark geschwollen sind und die größten Schmerzen verursachen. Ja, mehrfache Wiedererkrankungen desselben Gelenkes im Verlaufe eines Krankenlagers sind nicht selten. Hat so die Affektion in den meisten Fällen etwas ungemein Flüchtiges, so setzt sie sich mitunter in einem Gelenk mit um so größerer Zähigkeit fest und will oft wochenlang nicht daraus weichen.

Das erkrankte Gelenk ist meist geschwollen, die Haut darüber ist gerötet und fühlt sich heiß an. Die Schwellung ist bedingt teils durch Ausfüllung der Gelenkhöhle und der Gelenkfortsätze mit serösem Exsudat, teils durch seröse Durchtränkung der umgebenden Weichteile (periartikuläres Ödem), das z. B. besonders an dem Hand- und Fußgelenk meist deutlich ausgesprochen ist. Überhaupt ist die Entzündung nicht immer auf die Gelenke beschränkt, sondern dehnt sich auch auf die Sehnenscheiden und die Schleimbeutel, mitunter auch auf Faszien und Muskeln aus. An größeren, von Muskulatur nicht umhüllten Gelenken kann man den Erguß durch Fluktuation nachweisen; am Kniegelenk z. B. weist man das Tanzen der Patella nach. Die Schwellung kann sehr verschieden ausgesprochen sein. Häufig finden wir auch bei mittelschweren Fällen und lebhafter Schmerzempfindlichkeit objektiv gar keine deutliche Schwellung. Das konstanteste Symptom ist der Schmerz, der schon spontan in der Ruhelage vorhanden ist und sich bei der leisesten Bewegung zu größter Heftigkeit steigern kann; besonders auf Druck besteht lebhafte Empfindlichkeit. So

können die Kranken, wenn eine größere Zahl von Gelenken befallen ist, einen
äußerst hilflosen Eindruck machen. Steif wie ein Stück Holz liegen sie im Bett
mit im Knie und Hüftgelenk gebeugten Beinen und plantar flektierten Füßen
und sind ohne fremde Hilfe oft zu keinerlei aktiver Bewegung fähig. Bei starker
Beteiligung der Hand- und Fingergelenke sind sie auch zur Nahrungsaufnahme
nicht imstande und müssen gefüttert werden. Die leiseste Bewegung aktiver
und passiver Art, ja, schon jedes stärkere Auftreten des dem Bett sich Nähernden
ruft lebhafte Schmerzäußerungen hervor, so daß die Kranken ängstlich jeden
Bewegungsversuch vermeiden und Erschütterungen fürchten. Die notwendigsten
Veränderungen der Lage, so beim Umbetten oder bei der Defäkation und
beim Urinieren, verursachen die quälendsten Schmerzen und psychische Erregung.

Außerordentlich charakteristisch für die Krankheit ist die Neigung
zu starkem Schwitzen. Beständig fließt ein eigentümlich säuerlich riechender,
auch stark sauer reagierender Schweiß, ohne daß dabei etwa Temperaturein-
flüsse, kritische Fiebererscheinungen wie bei anderen Infektionskrankheiten
eine Rolle spielen. Dieser profuse Schweiß ist für den Kranken sehr lästig und
bringt auch noch die Gefahr mit sich, daß durch Erzeugung von Verdunstungs-
kälte, z. B. beim Lüften der Bettdecke, leicht wieder eine Abkühlung und damit
eine Verschlimmerung der Schmerzen verursacht werden kann.

Die Gelenkerkrankung geht stets mit Fieber einher. Die Temperatur
erreicht selten hohe Grade; sie steigt in der Regel nicht höher als 39,5° und
hat einen unregelmäßig remittierenden Verlauf. Eine Ausnahme machen die
seltenen hyperpyretischen Fälle, für die ich bei der Besprechung der Zerebralsymptome ein Beispiel gebe. Die Ausdehnung der Gelenkerkrankungen
spiegelt sich meist in der Fieberkurve, indem beim Befallen neuer Gelenke ein
erneuter Anstieg erfolgt, während beim Rückgange der entzündlichen Erscheinungen ein langsamer Abfall der Temperatur eintritt. Der Puls bleibt in mittlerer
Höhe, entsprechend der Temperatur und ist von guter Spannung. Die Atmung ist
oberflächlich, entspricht aber in ihrer Häufigkeit der Höhe der Fieberbewegungen.

Das Sensorium ist auch in schweren Fällen meist klar. Bisweilen
kommen Erregungszustände vor, von denen noch zu sprechen ist. Die Zunge
ist leicht belegt, aber in der Regel feucht; nur bei unbehandelten Fällen
kann man trockene, selbst fuliginöse Zungen zu sehen bekommen. Der
Appetit ist schlecht, doch besteht größeres Durstgefühl. Am Herzen hört
man schon im Beginn der Krankheit oft akzidentelle Geräusche, die nichts zu
tun haben mit den endokarditischen Geräuschen, die so häufig beim Gelenkrheumatismus auftreten und auf die wir noch zu sprechen kommen. Die Milz
ist bisweilen geschwollen, der Urin ist konzentriert, reagiert sauer und enthält
auf der Höhe des Fiebers bisweilen etwas Albumin.

Verlauf. Der einfache, unkomplizierte Verlauf einer Polyarthritis ist der,
daß in beständigem Wechsel die befallenen Gelenke abschwellen und frische Gelenke erkranken und dementsprechend das Fieber bald absinkt, bald wieder
ansteigt, und daß endlich, nachdem eine Reihe von Gelenken hintereinander befallen wurde, Fieber und Gelenksymptome allmählich verschwinden. Die Krankheit kommt nicht in raschem Abfall der Erscheinungen zur Entscheidung, sondern verläuft gleichsam im Sande. Dieser Verlauf dauert gewöhnlich drei bis
sechs Wochen, kann aber auch monatelang anhalten, wobei oft dasselbe Gelenk
wiederholt erkrankt, und andererseits kann in leichteren Fällen schon nach
einer Woche die Rekonvaleszenz eintreten. Die Intensität und Extensität der
Gelenkerkrankungen ist in den einzelnen Fällen sehr verschieden. Noch
vielgestaltiger kann die Krankheit durch Hinzutreten von Komplikationen
werden.

Komplikationen. Herz: Keine Infektionskrankheit mit Ausnahme der Sepsis bringt so mannigfaltige Störungen seitens des Herzens mit sich wie der Gelenkrheumatismus. Die Endocarditis und Pericarditis gehören zu den häufigsten Komplikationen dieser Krankheit und legen in sehr vielen Fällen den Grund zu einem Herzfehler, der den Kranken fürs ganze Leben schädigt. „Le rhumatisme aigu lèche les jointures, la plèvre, les méningues même, mais il mord le coeur" (Laségue).

Přibram berechnet die Zahl der Herzkomplikationen, die im Verlaufe des Gelenkrheumatismus auftreten, auf 34,3%; bei Kindern ist der Prozentsatz noch ganz erheblich höher. 60—80% der Fälle von kindlichem Gelenkrheumatismus erkranken an Endocarditis, und über die Hälfte behält einen Herzfehler zurück. Das Verdienst, die Endo- und Pericarditis als zum Bilde der Krankheit gehörig beschrieben zu haben, gebührt Bouillaud (1836), er schrieb:

„1. Im akuten Gelenkrheumatismus, wenn er heftig und generalisiert ist, ist die Koinzidenz einer Endocarditis, Pericarditis oder Endopericarditis das Gesetz und die Nichtkoinzidenz die Ausnahme.

2. Im akuten Gelenkrheumatismus, wenn er leicht, partiell und apyretisch auftritt, ist die Nichtkoinzidenz einer Endocarditis, Pericarditis oder Endopericarditis die Regel und die Koinzidenz die Ausnahme."

Nach unserem heutigen Standpunkt können wir sagen: in jedem Falle von Gelenkrheumatismus kann eine Endocarditis auftreten, ganz unabhängig davon, ob die Krankheit schwer oder leicht verläuft, und andererseits kann sie auch in den schwersten Fällen fehlen. Auch der Zeitpunkt des Auftretens ist ganz verschieden. Mitunter machen sich die Erscheinungen der Herzstörung gleich zu Beginn der Erkrankung bemerkbar, oft aber erst in einem späteren Stadium; nach Ablauf von drei Wochen ist ihr Auftreten selten. Es sind sogar Fälle beschrieben, wo die Herzerkrankung der Gelenkaffektion bis zu 14 Tagen vorausgegangen ist, doch sind das Ausnahmen; das häufigste Auftreten der Endocarditis fällt in die erste Woche.

Endocarditis. Der Beginn der Endocarditis ist für den Kranken oft noch ganz ohne subjektive Erscheinungen, während der sorgfältig beobachtende Arzt bereits Geräusche feststellen kann. Es gibt freilich Fälle, wo trotz beginnender Endocarditis keinerlei deutliche Geräusche gefunden werden. Oft bemerkt der Kranke aber Herzklopfen, Atembeklemmung, Schmerzen in der Herzgegend. Auch weist ein plötzliches Ansteigen der Temperatur auf entzündliche Vorgänge im Endokard hin, ebenso Steigerung der Pulsfrequenz, Kleinerwerden des Pulses und unregelmäßige und ungleiche Herzaktion.

Die häufigste Lokalisation der Endocarditis ist die Mitralklappe. Sie macht sich in einem blasenden systolischen Geräusch an der Spitze bemerkbar, bei dem man freilich zunächst oft im Zweifel sein kann, ob es akzidentell ist oder durch organische Veränderungen bedingt. Daß akzessorische Geräusche gar nicht selten bei der Polyarthritis vorkommen, wurde schon oben erwähnt. Für eine entzündliche Endocarditis werden die genannten subjektiven Erscheinungen, ferner der Fieberanstieg und die Veränderungen des Pulses sprechen. Absolut beweisend ist natürlich z. B. eine Verbreiterung des Herzens nach rechts und eine Verstärkung des zweiten Pulmonaltones. Diese Erscheinungen, die auf einen ausgebildeten Herzfehler hinweisen, beobachtet man freilich meist erst in der Rekonvaleszenz, wenn der Patient wieder beginnt aufzustehen und sich zu bewegen. Nicht immer kommt es zur Ausbildung einer Mitralinsuffizienz; die Endocarditis kann auch zur Ausheilung kommen. Etwas seltener ist die Erkrankung der Semilunarklappen der Aorta.

Pathologisch-anatomisch handelt es sich bei der Endocarditis, die im Verlaufe des Gelenkrheumatismus auftritt, um die sogenannte verruköse Form (von verruca = die Warze). Man findet dabei graurötliche Auflagerungen von Stecknadelkopf- bis

Kirschgröße, die auf den Klappen, namentlich auf den freien Schließungsrändern sitzen und auf diese Weise in leichten Fällen nur einen feinen Saum wärzchenähnlicher Exkreszenzen, bei stärkerer Ausbildung blumenkohlähnliche Gebilde darstellen. Zu tiefergreifenden Zerstörungen der Herzklappen, Perforation, Zerreißung von Sehnenfäden u. dgl. kommt es bei der rheumatischen Endocarditis in der Regel nicht, im Gegensatz zu der ulzerösen Endocarditis bei der Sepsis.

Histologische Veränderungen. Unter der Einwirkung des spezifischen Virus kommt es zunächst zu einer Nekrose des Endothels und der unmittelbar darunter liegenden Schichten der subendothelialen Schicht und der zarten obersten Bindegewebsschicht. Die nekrotischen Partien verwandeln sich nach Königer in ein eigentümlich homogenes, fibrinähnliches und strukturloses Gewebe. Diese Homogenität kommt dadurch zustande, daß aus dem Gewebssaft der Klappen eine gerinnbare Flüssigkeit ausgeschieden wird, welche mit dem nekrotischen Material verschmilzt. Die Subendothelialschicht beginnt zu wuchern; auch in der homogenen Masse findet man gewucherte fixe Gewebszellen. Gleichzeitig erscheinen in der Umgebung der nekrotischen Partien Leukocyten. Während die homogene Masse an Umfang zunimmt und beginnt, sich nach außen über die Umgebung vorzuwölben, lagern sich Blutplättchen und Fibrin aus dem vorbeiströmenden Blut auf diese veränderten Stellen der endokarditischen Oberfläche ab und verschmelzen mit dem nekrotischen Material, wobei jedoch die Hauptmasse der Erhebung von den Thromben gebildet wird. Solche thrombotische Auflagerungen können leicht zu Embolien Veranlassung geben. Nun beginnt bald die Organisation dieser weichen Auflagerungen; feine Kapillargefäße dringen in die vorher gefäßlose Klappe vor und es kommt zu einer Durchwucherung der Klappe und der Auflagerungen mit gefäßreiches Granulationsgewebe, das sich später in ein schwieliges Gewebe verwandelt und an die Stelle der Effloreszenzen eine starke Bindegewebsverdickung setzt. An alten, auf diese Weise verdickten Klappen spielen sich bei Rezidiven mit Vorliebe wieder frische Prozesse ab. Auf den schwieligen Verdickungen kommt es zur Nekrose, zur mäßigen Entwicklung eines homogenisierten Gewebes und dadurch zur Entstehung von Effloreszenzen.

Von der septischen Endocarditis, die wir gelegentlich der Besprechung der septischen Erkrankungen näher kennen lernen werden, unterscheidet sich die rheumatische Endocarditis nach Königer anatomisch durch den Charakter der Nekrosen: Durch das gänzliche Fehlen hyaliner Nekrosen und durch die gesetzmäßige, frühzeitig einsetzende Homogenisierung des ganzen nekrotischen Gewebes, vor allem aber durch die weniger ausgebreitete und tiefgreifende Nekrotisierung. Charakteristisch ist ferner für die rheumatische Endocarditis die Multiplizität der Herde, die sich bei genauer histologischer Untersuchung über das ganze Endokard, nicht etwa nur auf die Schließungslinien ausdehnen. An den Schließungsrändern der Klappen führt der Prozeß nur deshalb häufiger zur Ausbildung von Effloreszenzen, weil hier die Reibung ihre Entstehung begünstigt.

Pericarditis. Die Pericarditis steht an Häufigkeit der Endocarditis etwas nach. Přibram sah sie in 5 % der Fälle. Im Kindesalter kommt sie ungleich häufiger vor als beim Erwachsenen; hier begleitet sie etwa 10—20 % der Fälle. Sie beginnt oft mit Schmerzen in der Herzgegend, die meist in die linke Schulter und den Arm ausstrahlen. Für die objektive Untersuchung erscheint in der Regel an der Basis, mitunter aber auch an der Spitze ein kratzendes, schabendes Reibegeräusch, das nur zum Teil mit den Herztönen zusammenfällt, vielmehr die Pause zwischen diesen mehr oder weniger ausfüllt. Mit dem Fortschreiten der Entzündung bildet sich nun bald ein seröses Exsudat, das die beiden mit zottigen Fibrinauflagerungen bedeckten Perikardblätter auseinanderdrängt, so daß die Reibegeräusche verschwinden, und nunmehr die Erscheinungen des Ergusses in den Vordergrund treten. Der Spitzenstoß wird schwach und verschwindet allmählich, die Herztöne werden leiser, vor allem aber ist eine Vergrößerung der Herzdämpfung nachzuweisen mit der bekannten Dreieckform. Die Spitze des Dreiecks liegt am Jugulum, während die seitlichen Schenkel nach unten und außen divergieren.

Die Prognose ist in der Regel gut. Es ist oft erstaunlich, wie schnell große Ergüsse bei geeigneter Behandlung zurückgehen. Bisweilen freilich bleibt eine Obliteration des Herzbeutels mit ihren Folgeerscheinungen zurück. Man kann dann bisweilen mit der Kardiolyse nach Brauer noch Rettung bringen.

Bei der Polyarthritis der Kinder kommt es relativ häufig zu starker Verwachsung des Perikards im Anschluß an die Pericarditis; hier ist dann auch die Prognose erheblich weniger gut als bei Erwachsenen. Die Neigung zur bindegewebigen Veränderung der fibrinösen Entzündungsprodukte führt zu starker Verdickung des Perikards, zu zottenartigen Auflagerungen (Cor villosum), schließlich zu völliger Verwachsung der Perikardblätter (Concretio pericardii). Dabei kommt es zur Hypertrophie und Degeneration des Herzmuskels, und schließlich muß die Kraft des Herzens erlahmen.

Die Entstehung der Pericarditis ist ebenso wie die der Endocarditis auf dem Blutwege zu denken. Eine Fortpflanzung vom Endokard her, etwa von den entzündeten Aortenklappen aus, ist weniger wahrscheinlich.

Myocarditis. Auch eine Myocarditis entwickelt sich bisweilen im Laufe des Gelenkrheumatismus. Man wird hierauf aufmerksam, wenn eine dauernde Irregularität des Pulses auftritt, ohne daß Geräusche nachzuweisen sind.

Nach Aschoff und Tawara finden sich im Herzen von Rheumatikern eigentümliche Knötchenbildungen, die als spezifisch für Myocarditis rheumatica bezeichnet werden. Die Herde bestehen aus großen Konglomeraten rundlicher bis ovaler, meist einkerniger Zellen mit mächtig entwickeltem, basophil gefärbtem Protoplasma. Bei größeren, völlig ausgebildeten Knötchen sieht man eine Neigung zu kranzförmiger Anordnung der Zellen. Im ersten Stadium der Entwicklung liegen dazwischen Leukocyten und Lymphocyten, von denen letztere an Zahl stark überwiegen. Die Herde finden sich ausschließlich in dem perivaskulären Bindegewebe in nächster Nähe der Gefäße. Von Wichtigkeit ist der vorzugsweise subendokardiale Sitz und die dadurch bedingte Möglichkeit der Schädigung des hier verlaufenden Reizleitungssystems. Mancher plötzliche Herztod bei Gelenkrheumatismus könnte hierdurch seine Erklärung finden. Solche Herde finden sich nicht regelmäßig bei allen Herzen von Polyarthritis rheumatica, sie kommen jedoch nur bei rheumatischen Infektionen vor und sind für sie charakteristisch. Bei anderen Infektionskrankheiten und septischen Erkrankungen wurden sie nicht gefunden (Bracht u. Waechter). Aschoff u. Tawara, Die heutige Lehre v. d. path.-anat. Grundlagen d. Herzschwäche 1906. — Bracht u. Waechter, Beitr. zur Pathol. u. Ätiologie d. Myocarditis rheumatica. Dtsch. Arch. f. klin. Med. Bd. 96.

Seröse Häute. Bei der Polyarthritis können alle serösen Häute erkranken. Von der Pericarditis wurde schon gesprochen. Bisweilen tritt im Zusammenhang mit ihr eine seröse Pleuritis auf, die meist linksseitig, mitunter aber auch doppelseitig ist. Der Beginn kennzeichnet sich subjektiv durch Stechen auf der Brust und Kurzatmigkeit; objektiv sind Reibegeräusche, späterhin Dämpfungserscheinungen, abgeschwächtes Atmen und abgeschwächter Stimmfremitus zu beobachten. Solche Fälle sind meist mit Endocarditis und, wie schon oben angedeutet, mit Pericarditis vergesellschaftet und durch die Schwere der Erscheinungen gekennzeichnet. Doch wird die Prognose durch die Pleuritis allein nicht sonderlich getrübt, da die Exsudate in der Regel schnell resorbiert werden.

Polyserositis. Das gemeinsame Auftreten von Pericarditis und Pleuritis scheint in neuerer Zeit häufiger zu sein als früher. Mosler hat im Berliner Rudolf-Virchow-Krankenhaus in 18 Monaten unter 142 Erkrankungen an Gelenkrheumatismus 15 derartige Fälle gesehen.

Plötzlich auftretende heftige Stiche in der Herzgegend, die für die leiseste Berührung äußerst überempfindlich geworden ist, bis zur Orthopnoe sich steigernde Atemnot und Exazerbation des schon vorhandenen Hitzegefühls waren die subjektiven Symptome. Die starke Atemnot war dabei hauptsächlich auf Rechnung der schmerzhaften Pericarditis, weniger auf die der exsudativen Pleuritis zu setzen, denn auch bei sehr geringem Pleuraerguß trat Atemnot auf. Ein Übergreifen der Entzündung von Perikard auf die dicht unterhalb desselben liegenden Geflechte des Nervus vagus und sympathicus, die den Herzplexus bilden, schien dabei eine Rolle zu spielen. Objektiv hörte man sofort perikarditisches und pleuritisches Reiben und Dämpfung über den unteren Lungenpartien bei leiser Perkussion. Am zweiten Tag war dann in der Regel stark ausgeprägtes perikardiales und pleuritisches Reiben gleichzeitig mit dem Auftreten einer stärkeren Dämpfung in den hinteren unteren Lungenpartien festzustellen. Während nun in der Mehrzahl der Fälle das perikardiale Reiben im Laufe der Erkrankung andauert, verschwindet in der überwiegenden Mehrzahl bald das pleuritische Reiben bei Fortbestehen oder Zunahme der Dämpfung und Schwächerwerden des Pektoralfremitus über den unteren Lungenabschnitten: Die Pleuritis sicca hat sich also in eine exsudativa verwandelt. Das Endokard verhielt sich dabei verschieden; teils war es unbeteiligt, teils zeigten sich auch hier entzündliche Erscheinungen. Myocarditis, charakterisiert durch unregelmäßigen Puls, Dikrotie und Bigeminie wurde dabei in allen Fällen beobachtet. Wo das Endokard verschont blieb, heilten die

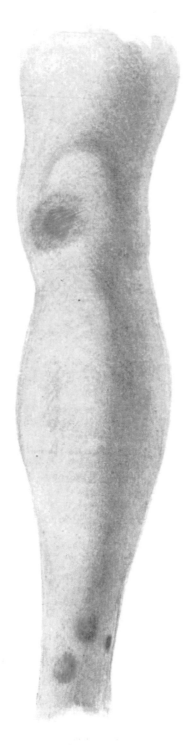

Abb. 200.
Erythema nodosum.

Fälle nach 14 Tagen bis spätestens 6 Wochen aus. War die Erkrankung mit einer Myocarditis kompliziert, so bedurfte es längerer Zeit zur Heilung. Oft heilte der Prozeß unter Bildung einer durch die Herzdehnung entstandenen Mitralinsuffizienz.

Pleuritis. Eitrige Pleuritis ist selten und dann stets die Folge einer Sekundärinfektion. Das durch Punktion gewonnene Exsudat der rheumatischen serösen Pleuritis ist steril. Die Pleuritis wie überhaupt Erkrankungen der serösen Häute beim Gelenkrheumatismus sind zweifellos bedingt durch den spezifischen und noch nicht bekannten Erreger, nicht etwa durch sekundär hineingelangte Keime.

In seltensten Fällen kommt es zu einer Peritonitis, die durch serösen Flüssigkeitserguß, Schmerzhaftigkeit und Aufgetriebenheit des Leibes ausgezeichnet sein soll (Marmonier). Ich habe sie nie gesehen.

Haut. Die starke Neigung der Gelenkrheumatismuskranken zum Schwitzen wurde schon erwähnt. Damit in Zusammenhang steht das häufige Auftreten von Schweißbläschen, Sudamina. Eine besondere Eigentümlichkeit ist das Auftreten von Erythemen. In nicht ganz seltenen Fällen sehen wir im Verlaufe eines Gelenkrheumatismus das Erythema nodosum auftreten, linsenbis walnußgroße Flecke, über denen die Haut nicht verschieblich ist und die auf Druck lebhaft empfindlich sind. Sie sind von derber Konsistenz, so daß auch die kleineren Knoten dem tastenden Finger nicht entgehen können, und haben eine blaßrötliche, später bläulichrote Färbung (Abb. 200). Sie finden sich meist an den Unterschenkeln und auf dem Fußrücken, seltener auf den Oberschenkeln und Armen. Die Knoten beginnen schon nach wenigen Tagen sich zu resorbieren, verkleinern sich und machen dasselbe Farbenspiel durch wie Blutextravasate in der Resorption, von der bläulichen Verfärbung über Grüngelb bis zur braunen Pigmentierung.

Rheumatismus nodosus. Auf eine eigenartige Hauterscheinung, subkutane Knotenbildung, hat zuerst Meynet (1875) aufmerksam gemacht.

Diese fast nur im Kindesalter vorkommende Form des Gelenkrheumatismus ist unter dem Namen Rheumatismus nodosus durch Hirschsprung, Barlow, Rehn und namentlich durch englische Autoren in der Folgezeit bekannter geworden. Es handelt sich meist um schwere, mit Endocarditis einhergehende Gelenkrheumatismen. Gewöhnlich erst in der dritten Woche der akuten Polyarthritis, oft auch noch später, treten hanfkorngroße bis haselnußgroße, schmerzlose, subkutane Knoten unter der unveränderten Haut auf, die sehr rasch entstehen (oft über Nacht) und in der Umgebung der erkrankten Gelenke zum Teil den Sehnen und Gelenkkapseln, zum Teil dem Periost aufsitzen; aber auch auf der Haut des Schädels und der Skapula sind solche Knoten beobachtet worden. Sie bestehen aus einem fibrinösen, zum Teil faserknorpeligen Gewebe. Sie verschwinden gewöhnlich rasch wieder. Ihre Zahl schwankt zwischen einzelnen wenigen bis zu 50.

Eine andere Art von Erythem, die gelegentlich bei Gelenkrheumatismus vorkommt, ist das Erythema exsudativum multiforme. Ferner kommen Hautblutungen vor in Gestalt linsengroßer Petechien, die namentlich auf der Streckseite der Extremitäten und in der Umgebung geschwollener Gelenke auftreten.

Es gibt Fälle, wo eine Trennung von den sog. hämorrhagischen Erkrankungen, von der Purpura rheumatica oder Peliosis rheumatica (Schönlein) sehr schwer ist. Die Purpura rheumatica, die nach Henoch besonders bei Kindern beobachtet wird, beginnt nach einige Tage dauernden Vorboten wie Appetitlosigkeit, Erbrechen, Gliederschmerzen mit geringem Fieber und den charakteristischen Blutflecken. Besonders auf den Unterschenkeln und Füßen, oft aber auch auf dem Bauch und den Armen und am allerehesten in der Umgebung der Extremitätengelenke sieht man viele kleine, stecknadelkopf- bis linsengroße, düsterrote und bläuliche runde Flecke. Auf Fingerdruck bleiben sie unverändert und zeigen hier und da im Zentrum eine papillöse Härte und Prominenz. Die Gelenkschwellungen und Schmerzen treten bald vor der Eruption der Flecke, bald hinterher auf. Meist sind die Fuß- und Kniegelenke befallen. Nach Hecker soll es sich dabei nicht um eine Entzündung der Gelenke handeln, sondern um eine seröse Infiltration der periartikulären Gewebe. Ob dieser Unterschied berechtigt ist, lasse ich dahingestellt. Auch die Knochen, namentlich die Tibia und die Knöchel sind auf Druck empfindlich. Nicht selten sind Ödeme, die am Scrotum und an den Knöcheln sowie auch an den Augenlidern auftreten können, ohne daß dabei gleichzeitig Albuminurie vorhanden ist. Nach einigen Tagen verblassen die Flecke. Oft aber erfolgt nach dem Verschwinden aller Erscheinungen ein Rezidiv mit neuen Flecken und Gelenkschwellungen. Namentlich frühzeitiges Aufstehen begünstigt nach Henoch diese neuen Eruptionen. So dauert die Krankheit oft mehrere Wochen. Die Affektion geht meistens ganz ohne Fieber einher; in seltenen Fällen wurden Temperaturen bis 39° beobachtet. Die Prognose ist gut. Solange wir den Erreger des Gelenkrheumatismus nicht kennen, wird eine Abtrennung der Polyarthritis von der Peliosis rheumatica, namentlich wenn sie mit Fieber und starken Gelenkschmerzen einhergeht, stets auf Schwierigkeiten stoßen. Zweifellos besteht zwischen ihnen eine sehr nahe Verwandtschaft.

Schon weniger in den Rahmen des Gelenkrheumatismus paßt die von Henoch beschriebene abdominale Form der rheumatischen Purpura, die mit Erbrechen, Darmblutungen und Kolik einhergeht und häufig Nephritis verursacht. Trotz der schweren Erscheinungen ist die Prognose dabei gut zu stellen.

Bei der Purpura haemorrhagica und Purpura fulminans sind die Gelenke in der Regel nicht beteiligt.

Muskeln. Bei länger bestehenden Gelenkentzündungen findet man stets eine Atrophie der bei der Bewegung der Gelenke beteiligten Muskeln; nament-

lich die Gelenkstrecker sind befallen. Größtenteils wird dabei eine Inaktivitäts-
atrophie im Spiele sein, jedoch hat Charcot trophische Beziehungen zwischen
Muskeln und Gelenken zur Erklärung herangezogen und angenommen, daß
reflektorisch von den erkrankten Gelenken aus trophische Zentren im Rückenmark beeinträchtigt werden. Diese Erklärung ist wenig wahrscheinlich; eher
kommen örtliche Einflüsse, Übergriffe des Entzündungsprozesses auf die Muskeln
und Sehnen in Betracht (Strümpell). Am häufigsten ist die Atrophie des
Musculus deltoideus nach Erkrankung des Schultergelenkes beobachtet worden.
Die Kranken können nach Ablauf der Gelenkerscheinungen den Oberarm aktiv
nicht mehr heben, und erst sehr allmählich stellt sich die alte Funktionsfähigkeit
wieder her. Wiederholt sah ich Atrophie im Extensor cruris quadriceps. Auch
in den kleinen Handmuskeln werden solche Zustände beobachtet. Anzeichen
von Entartungsreaktion bieten solche atrophischen Muskeln nicht.

Lungen. Die an den Lungen beobachteten Störungen sind sekundärer Natur.
Zwar wird eine rheumatische Pneumonie beschrieben, eine lobäre Entzündung der Lungen,
die bei schweren Fällen bisweilen vorkommt. Der Zusammenhang derselben mit dem noch
unbekannten Gelenkrheumatismusvirus ist natürlich nicht zu beweisen und auch wenig
wahrscheinlich. Es handelt sich vermutlich dabei entweder um eine Komplikation mit
croupöser Pneumonie oder aber um konfluierende lobulärpneumonische Herde, die durch
sekundäre Keime, wie Streptokokken oder Pneumokokken hervorgerufen werden. Auch
hypostatische lobuläre Pneumonien und Aspirationspneumonien kommen gelegentlich vor
und können bei den schon geschwächten Kräften das Leben gefährden. Auch Bronchitis
wird bisweilen beobachtet, ohne daß dabei besondere Beziehungen zu der Grundkrankheit
nachzuweisen wären.

Nieren. Akute parenchymatöse Nephritis ist eine sehr seltene Komplikation
des Gelenkrheumatismus. Sie kann vollkommen wieder zur Ausheilung gelangen, führt
aber bisweilen zur chronischen Nephritis. Mitunter kommt es durch Verschleppung von
Thromben, die sich von endokarditischen Auflagerungen losreißen, zu blanden Infarkten,
die sich dann durch Schmerzen in der Nierengegend, Albuminurie und Hämaturie anzeigen können. Sie sind immer ein ungünstiges Zeichen, weil dabei meist auch in anderen
Organen Embolien erfolgen.

Gehirn, Nervensystem. Von Erscheinungen seitens des Zentralnervensystems sind zunächst Erregungszustände zu nennen, die bei empfindlichen Personen als Folge der heftigen Schmerzen und der damit verbundenen
Schlaflosigkeit, vielleicht auch mitunter dem Einfluß von toxischen Einflüssen
zustande kommen, die in der Hauptsache wohl aber eine hysterische oder
neurasthenische Grundlage haben.

Fieberdelirien werden bei Potatoren im Verlaufe des Gelenkrheumatismus
ebenso wie bei anderen Infektionskrankheiten häufig beobachtet. Ob dabei
toxische Einflüsse eine Rolle spielen, die das durch den Alkohol geschädigte
Gehirn treffen und so die Aufregungserscheinungen auslösen, sei dahingestellt.

Jedenfalls außer allem Zusammenhang mit Alkohol sind jene eigentümlichen, glücklicherweise nur seltenen Fälle von Gelenkrheumatismus, die man
wegen ihrer schweren Gehirnsymptome Zerebralrheumatismus oder wegen
des exzessiven Fiebers als hyperpyretischen Gelenkrheumatismus bezeichnet. In jedem Stadium der Krankheit, ganz gleichgültig, ob es sich um
einen leichten oder um einen schweren Fall handelt, kann dieser gefürchtete
Zustand eintreten, wobei das Fieber unaufhaltsam auf 40, 41, 42 ° und noch
höher steigt. Dabei kommt es zu größter motorischer Unruhe und Delirien,
oft auch zu motorischen Reizerscheinungen, wie Konvulsionen, Meningismus
u. dgl., Symptome, wie sie auch beim Hitzschlag wahrnehmbar sind. Der
Puls wird jagend und klein und unter Kollapserscheinungen erfolgt der Tod.
Die Dauer dieses Zustandes beträgt oft nur wenige Stunden, kann sich aber
auch über Tage erstrecken. Da die anatomische Untersuchung des Gehirns
solcher Fälle gar keinen Aufschluß gibt, so bleibt nichts übrig, als eine un-

gemein schwere Giftwirkung des Gelenkrheumatismuserregers auf das Zentralnervensystem und die wärmeregulierenden Zentren anzunehmen.

Ein derartiger Fall, bei dem hauptsächlich die Fieberkurve von Interesse ist, war folgender[1]):

Fall 2. Hyperpyretischer Gelenkrheumatismus. Adam Wölfel, 32 Jahre alt.

Anamnese: Patient klagt über rheumatische Schmerzen und Anschwellung im linken Knie, die seit 4 Tagen besteht. Sonst keine Beschwerden.

Status am 8. Mai: Grazil gebauter Mann in mäßigem Ernährungszustande. Hautfarbe blaß. Keine Drüsenschwellungen. Das linke Kniegelenk ist geschwollen und schmerzhaft.

Puls: o. Bes.

Temperatur: Bis 38°.

Lungen: Keine Dämpfungserscheinungen.

Herz: Aktion regelmäßig, Töne rein.

Leib: o. Bes.

Urin: Frei.

Nervensystem: o. Bes.

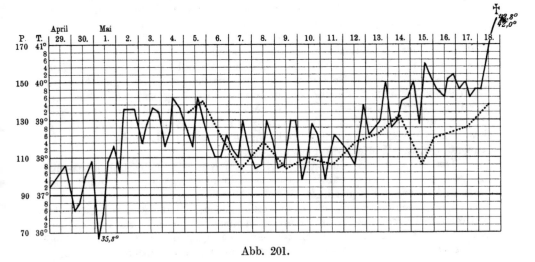

Abb. 201.

Fall 2. Hyperpyretischer Gelenkrheumatismus.

12. Mai: Salizyl ist ohne jeden Einfluß. Patient fühlt sich schwach und elend. Die Gelenkschmerzen halten an. An der Basis des Herzens hört man ein kratzendes, perikarditisches Geräusch, über der Spitze systolisches Geräusch. Temperatur bis 38,5°.

17. Mai: Der ganze Körper ist von Sudamina bedeckt. Die Geräusche über dem Herzen sind unverändert, desgleichen die Schmerzen in verschiedenen Gelenken. Antipyrin und Schwitz-Phönix-Apparat ohne Einfluß.

18. Mai: Zunehmende Herzschwäche, hyperpyretische Temperaturen. Exitus letalis.

Auf ähnliche toxische Einflüsse ist auch die Entstehung einer Chorea im Verlaufe des Gelenkrheumatismus zu beziehen. Früher glaubte man, daß die so häufig nebenher beobachtete Endocarditis durch embolische Vorgänge im Gehirn zur Entstehung der Chorea Veranlassung gäbe. Diese Anschauung erwies sich jedoch als irrig, da einerseits bei Choreaerkrankungen, die zur Sektion kamen, von Embolien nichts zu finden war, und andererseits Chorea nach Gelenkrheumatismus gar nicht selten auch ohne komplizierende Endo-

---

[1]) Ich verdanke die Krankengeschichte der Freundlichkeit von Geheimrat Goldscheider.

carditis vorkommt. Namentlich beim Gelenkrheumatismus findet sich diese Komplikation recht häufig; etwa die Hälfte aller Choreafälle hängt mit akutem Gelenkrheumatismus zusammen. Es ist also wohl ein ätiologischer Zusammenhang anzunehmen und die Chorea nicht nur als durch Sekundärinfektion bedingt aufzufassen. Der Verlauf dieser mit Polyarthritis einhergehenden Choreafälle ist gewöhnlich schwerer, länger dauernd und leichter rezidivierend als bei Choreafällen ohne Gelenkrheumatismus. In manchen Fällen hat das Salizyl dabei einen außerordentlich günstigen Einfluß.

Auch für die bisweilen beobachteten akuten Psychosen sind als auslösendes Moment toxische Einflüsse verantwortlich zu machen. Sie verlaufen entweder mit Halluzinationen und maniakalischen Erregungszuständen oder unter dem Bilde von Melancholie und Stupor. Sie dauern meist mehrere Monate, laufen aber in der Regel günstig aus.

Meningitische Symptome sind in einigen wenigen Fällen beschrieben worden, dürften wohl aber mit unter den Begriff des Meningismus fallen, d. h. also meningitische Erscheinungen darstellen, die auf toxischen Einflüssen beruhen. Tritt eitrige Meningitis auf, so ist das stets eine Sekundärinfektion. Häufiger kommen Hirnembolien zur Beobachtung, die durch verschleppte endokarditische Thrombenpartikel erzeugt werden.

Neuritische Erkrankungen kommen sowohl in der Form von Polyneuritis als auch in der Gestalt von Mononeuritiden und Neuralgien beim Gelenkrheumatismus vor und sind vermutlich auf Rechnung des spezifischen Virus der Polyarthritis zu setzen. Eine Polyneuritis kann schon in den ersten beiden Wochen der Polyarthritis auftreten und mit Schmerzen im Bereiche der erkrankten Nerven, Lähmungen und Muskelatrophien verbunden sein. Die Prognose dieser Komplikation ist günstig.

Die im Bereiche einzelner Nerven auftretenden neuritischen Erscheinungen, wie Trigeminusneuralgie, Ischias, Okulomotoriuslähmung geben ebenfalls eine günstige Prognose.

Unter dem Namen „larvierter Rheumatismus“ hat Immermann akut auftretende Trigeminus-Neuralgien beschrieben, die er zu Zeiten von epidemischem Gelenkrheumatismus auftreten sah. Sie gingen mit Fieber und Abgeschlagenheit, einmal sogar mit Endocarditis einher und wurden durch Salizylpräparate günstig beeinflußt.

Augen. Am Auge kommt im Zusammenhang mit dem Gelenkrheumatismus hauptsächlich Iritis vor, die sich durch große Schmerzen und das Auftreten eines gerinnenden Exsudates in der vorderen Augenkammer auszeichnet. Sie tritt entweder gleichzeitig mit dem Gelenkrheumatismus oder abwechselnd mit ihm auf und neigt sehr zu Rückfällen; oft rezidivieren die Anfälle jahrelang in derselben Jahreszeit. Embolien in die Arteria centralis mit Erblindung kommen im Anschluß an rheumatische Endocarditis vor, sind aber glücklicherweise selten. Ihre Prognose ist ungünstig. Auch Neuritis optica kommt gelegentlich vor und kann zur Atrophie führen; selten ist Episcleritis.

Blut. Veränderungen in der Beschaffenheit des Blutes sind nicht häufig. Hämoglobingehalt, Erythrocytenzahl und spezifisches Gewicht bleibt meist normal (Grawitz). Die Krankheit geht in der Regel mit einer mäßigen Leukocytose einher. In manchen Fällen soll es zu auffälligen Graden von Anämie kommen. Ich möchte jedoch glauben, daß es sich dabei meist um jene Fälle von Endocarditis lenta gehandelt hat, die gelegentlich der Besprechung der Ätiologie hervorgehoben wurden.

Variationen des Verlaufes. Überblicken wir die eben angeführten mannigfachen Symptome der einzelnen Organe, so ist daraus zu ersehen, ein wie wechselvolles Bild der Gelenkrheumatismus in seinem Verlaufe bieten kann. Die Fälle mit protrahiertem Verlauf gehen meist mit häufigen Rückfällen einher. Die Krankheit verläuft dann etwa so, daß nach drei bis vier Wochen zunächst ein Fieberabfall und Nachlassen aller Gelenkerscheinungen stattfindet, und daß dann nach fünf- bis sechstägiger Fieberfreiheit plötzlich aufs neue Gelenkschwellungen an einem oder an mehreren Gelenken mit gleichzeitigem Fieber auftreten, die dann nach etwa einer Woche wieder verschwinden. Nach kurzer fieberfreier Pause wiederholt sich dann das Spiel.

Fall 3. So sah ich z. B. bei einem 20jährigen Mädchen, bei dem in dreiwöchentlicher Krankheitsdauer nacheinander Knie-, Schulter-, Ellenbogen- und Handgelenke befallen waren, die Temperatur absinken. Nach achttägiger Pause schwoll unter Temperaturanstieg auf 39° das linke Kniegelenk an und blieb 5 Tage geschwollen. Dann gingen Schwellung und Fieber für 8 Tage wieder zur Norm zurück, um dann wieder zu rezidivieren. Das wiederholte sich nun mehrmals, so daß die Gesamtdauer der Krankheit drei Monate betrug.

Während hier die Rückfälle immer nur in einem Gelenk sich lokalisierten, erkranken in anderen Fällen dabei gleichzeitig mehrere Gelenke, oder eine andere Lokalisation, eine Pleuritis, Pericarditis oder Endocarditis tritt auf. Der Verlauf kann also außerordentlich variieren.

Nicht selten kommt es vor, daß die Gelenkerkrankung in einem einzigen Gelenk sich schließlich festsetzt, nachdem alle anderen bereits wieder normal geworden sind, und daß nun dieses eine Gelenk noch wochenlang geschwollen und schmerzhaft bleibt. Die Dauer der Krankheit ist außer von den Gelenkerkrankungen natürlich auch abhängig von den Komplikationen. Hier ist in erster Linie die Endocarditis zu nennen, die auch in günstig verlaufenden Fällen eine lange Schonung nötig macht. In seltenen Fällen kommt es durch eine Endocarditis zu plötzlichem Herztod, wenn Teile der Klappenauflagerungen sich losreißen und eine Hirnembolie erzeugen. Weit häufiger entwickelt sich eine chronische Endocarditis mit einem Herzfehler, der den Kranken für das ganze Leben mehr oder weniger in seiner Leistungsfähigkeit beeinträchtigen kann, je nachdem das Vitium gut kompensiert ist oder nicht.

Bei sehr hartnäckigen Gelenkerkrankungen kommt es ausnahmsweise durch Kapselverdickung, Erkrankung der Gelenkbänder, Verwachsung usw. zu dauernder Gelenkversteifung, zu Ankylosen einzelner Gelenke.

Rezidive. Eine besonders wichtige Eigenschaft des Gelenkrheumatismus ist die Neigung, zu rezidivieren; von den im Verlaufe desselben Krankenlagers so häufig auftretenden Rückfällen wurde schon gesprochen. Noch häufiger aber ist die Neigung des einmal an Gelenkrheumatismus Erkrankten, nach einiger Zeit ein Rezidiv aller Krankheitserscheinungen zu bekommen. Durch die einmalige Erkrankung an Polyarthritis wird geradezu eine Disposition zur Wiedererkrankung erworben, so daß solche Leute drei-, fünf- und achtmal an Gelenkrheumatismus erkranken können. Bei 142 im Rudolf-Virchow-Krankenhaus beobachteten Fällen von Gelenkrheumatismus handelte es sich bei 82 Kranken um den ersten Anfall, bei 60 Kranken um Rückfälle. Diese Neigung zu Rezidiven ist besonders wegen der Möglichkeit der Entstehung einer Endocarditis mit ihren Folgen recht verhängnisvoll. Ist bei einem Rheumatismus einmal eine Endocarditis aufgetreten und haben sich Klappenveränderungen, wenn auch leichter Natur, ausgebildet, so ist gelegentlich eines Rezidives die Chance, neue Auflagerungen auf den alten Veränderungen zu bekommen, natürlich erheblich vergrößert und die Gefahr, einen schweren Herzfehler zu bekommen, sehr nahe gerückt. Auch neigen solche alten Klappenveränderungen bekanntlich sehr zur Erkrankung an septischer Endocarditis.

Prognose. Aus dem Gesagten erhellt, daß die Prognose beim Gelenkrheumatismus im allgemeinen günstig ist. Bei geeigneter Behandlung gehen die Gelenkerscheinungen in der Regel völlig zurück. Die Angaben über die Mortalität schwanken zwischen 1,3 und 3,6% der Befallenen. Zweifelhaft wird die

Prognose, wenn das Herz in Mitleidenschaft gezogen wird, wenn sich also Endocarditis und Pericarditis hinzugesellen. Dann kann entweder plötzlich durch
Hirnembolie oder durch Herzlähmung der Tod eintreten, oder erst später setzt
eine Herzinsuffizienz als Folge des ausgebildeten Herzfehlers dem Leben ein
Ziel. Von schlechter Prognose sind die Fälle von hyperpyretischem Gelenkrheumatismus, die meist ein schnelles Ende herbeiführen, wenn es nicht gelingt, durch energische, die Temperatur herabsetzende Mittel Besserung zu
bewirken.

Diagnose. Die Diagnose des ausgebildeten Gelenkrheumatismus ist im
allgemeinen recht leicht zu stellen, wenn das typische Krankheitsbild mit Fieber,
multiplen Gelenkschwellungen und ev. noch mit Endocarditis zusammen vorliegt. Immerhin kommen namentlich bei weniger ausgeprägtem Symptomenkomplex Verwechslungen mit anderen Krankheiten in Frage. Es ist bekannt,
daß eine ganze Reihe von akuten und chronischen Infektionskrankheiten zu
Gelenkschwellungen Veranlassung geben; man faßt diese Zustände unter dem
Namen Rheumatoide (Gerhardt) oder Pseudorheumatismus (Bouchard)
zusammen.

Der Scharlachrheumatismus, jene im Verlaufe des Scharlachs gewöhnlich zwischen dem fünften und zehnten Krankheitstage mit lebhaften
Schmerzen und bisweilen auch mit serösen Ergüssen auftretende Gelenkaffektion
wird nur selten differentialdiagnostisch in Betracht kommen, weil meist das
charakteristische Exanthem oder aber typische Abschuppung besteht, wenn
solche Gelenkerscheinungen sich einstellen.

Andere Rheumatoide. Schmerzhafte Gelenkschwellungen kommen
weiter vor im Verlaufe von Pneumonie, Typhus, Meningitis cerebrospinalis,
Dysenterie, doch ist ja hier die vorliegende Grundkrankheit meist sofort erkennbar. Schwieriger kann unter Umständen die Unterscheidung von septischen
Prozessen sein, die auch gar nicht selten mit Gelenkerscheinungen einhergehen.
So kommen Schmerzen, Gelenkschwellungen und seröse Ergüsse häufig bei der
Streptokokkensepsis und Pneumokokkensepsis vor; seltener bei der Staphylokokkensepsis, wo sich mehr eitrige Gelenkentzündungen ausbilden. Namentlich
beim Puerperalfieber, das ja in der Mehrzahl der Fälle sich als Streptomykose
darstellt, sind Gelenkschwellungen nicht selten. Die ganze Anamnese, der
Fiebertypus, ev. Schüttelfröste, Netzhautblutungen und schließlich die bakteriologische Blutuntersuchung werden hier den Ausschlag bei der Diagnose geben.

Bei der akuten Osteomyelitis kommen Gelenkschwellungen in der Umgebung der eitrigen Knochenmarksherde vor. In zweifelhaften Fällen ist
da die bakteriologische Blutuntersuchung entscheidend, die bei Osteomyelitis
stets positive Resultate gibt.

Eine Verwechslung des Gelenkrheumatismus mit der Gicht ist selten.
Die Anamnese (Erblichkeit, Alkohol, Bleivergiftung), die stärkere Rötung der
Haut über den erkrankten Gelenken, das Befallensein des Metatarsophalangeal-
gelenkes der großen Zehe, das Beschränktbleiben auf die erkrankten Gelenke
im Gegensatz zu dem multiplen, sprunghaften Auftreten des Gelenkrheumatismus werden die Diagnose Gicht sichern.

Für den gonorrhoischen Gelenkrheumatismus ist das monoartikuläre
Auftreten wichtig. Es ist also in jedem Falle, wo nur ein Gelenk befallen ist,
zunächst an den Tripperrheumatismus zu denken und eine Untersuchung der
Genitalien vorzunehmen. Eine Prädilektionsstelle ist das Kniegelenk, doch
sah ich wiederholt auch gonorrhoische Erkrankungen der Handgelenke und
Ellenbogengelenke.

Aber auch die tuberkulösen Gelenkerkrankungen beschränken sich oft
auf ein Gelenk. Hier wird die langsame Entstehung der Krankheit, der Mangel

hoher Temperaturen und schließlich die spezifische Diagnostik mit Hilfe des Tuberkulins die Entscheidung herbeiführen.

Weiter ist daran zu erinnern, daß auch die Syphilis im sekundären Stadium Gelenkentzündungen verursacht. Der Nachweis anderer sekundärer Symptome, Papeln, Roseola, die Wassermannsche Reaktion, ev. auch die Erfolglosigkeit der Salizyltherapie geben hier den Ausschlag.

Eine Abgrenzung des Gelenkrheumatismus gegen das Erythema nodosum, die Purpura und Peliosis rheumatica wird immer etwas Unbefriedigendes haben, solange wir über die Erreger dieser Krankheiten noch im unklaren sind. So viel ist mit Sicherheit anzunehmen, daß sie ätiologisch sehr nahe verwandt sind. Es bleibt daher schließlich gleichgültig, ob wir von Gelenkrheumatismus mit Erythema nodosum oder von Erythema nodosum mit Gelenkaffektionen reden.

Eine Verwechslung mit Gelenkneurosen auf hysterischer Basis, die durch ihr multiples Auftreten und die lebhaften Schmerzen gelegentlich zu Täuschungen Anlaß geben könnten, wird wohl selten vorkommen, weil dabei wirkliche Gelenkschwellungen und Fieber fehlen.

Da auch eine isolierte Erkrankung der Wirbelgelenke als Ausdruck des Gelenkrheumatismus vorkommt, so kann die damit verbundene Schmerzhaftigkeit und Nackensteifigkeit im Verein mit dem Fieber den Gedanken an eine beginnende Meningitis aufkommen lassen. Das Fehlen sonstiger meningitischer Symptome, wie Kopfschmerzen, Kernigsches Symptom, Hauthyperästhesie, Pupillendifferenz, vor allem aber das Resultat einer Lumbalpunktion werden die Meningitis jedoch bald ausschließen.

Schließlich ist noch einer fieberhaften Gelenkaffektion zu gedenken, die in neuerer Zeit viel von sich reden gemacht hat und die unter dem Namen der Serumkrankheit bekannt ist. Es treten in einem oder mehreren Gelenken schmerzhafte Schwellungen auf, die mitunter mit Fieber verbunden sind und sehr häufig von urtikariaähnlichen Exanthemen begleitet werden; auch zeigt sich dabei meist eine allgemeine Drüsenschwellung. Die große Flüchtigkeit der Erscheinungen — sie sind meist nach drei bis vier Tagen abgeklungen — sowie die Überlegung, daß eine Serumeinspritzung vorangegangen ist, werden vor Verwechslungen dieser Gelenkaffektionen mit der Polyarthritis schützen.

Therapie. Die Behandlung des akuten Gelenkrheumatismus hat im Laufe der Jahrhunderte mit den wechselnden Anschauungen über seine Entstehung mancherlei Wandlungen erfahren. Lange Zeit wurde die Krankheit mit antiphlogistischen Maßnahmen bekämpft. Namentlich der häufig wiederholte Aderlaß wurde nach Bouillaud empfohlen. Um der stattgehabten Erkältung entgegenzuarbeiten, wurde der Kranke in Wolle gewickelt und diaphoretischen Prozeduren unterworfen, die den Kranken nur schwächten, ohne ihm zu nützen. Bei hohem Fieber gab man Kalium nitricum als kühlendes Getränk; auch Calomel und Sublimat, Tartarus stibiatus erfreuten sich vielfacher Anwendung. Unter dem Einfluß der oben berührten Theorie, daß die Anhäufung von Milchsäure Schuld an der Krankheit trägt, gab man später Alkalien in großen Dosen. Kalium carbonicum und aceticum wurden systematisch verabreicht, bisweilen zusammen mit Chinin. Ferner wurden dem Sublimat, dem Jodkalium, dem Colchicum und dem Zitronensaft eine spezifische Wirkung beim Gelenkrheumatismus zugesprochen. Von allen diesen Mitteln wird heute bei der Behandlung des Gelenkrheumatismus gelegentlich nur noch die Tinctura colchici, das Sublimat und das Jodkali verwendet, letzteres in Dosen von 1,5—2 g pro die in wässeriger Lösung am besten der Milch zugesetzt. Es soll die Resorption der Gelenkexsudate beschleunigen. Das Sublimat wird besonders von italienischer Seite als gutes Heilmittel gerühmt. Man gibt es besonders bei schweren Fällen intravenös in Dosen von ½ Zentigramm.

Ein wirklich spezifisches Mittel wurde in der Salizylsäure gefunden, die durch Buß, Ries und Stricker in die Therapie eingeführt wurde, nachdem Kolbe 1874 ein einfaches Verfahren zu seiner Darstellung angegeben hatte. Die spezifische Beeinflussung des Gelenkrheumatismus durch dieses Mittel ist in den meisten Fällen nicht zu verkennen, wenn die Wirkung auch nicht stets mit der gleichen Promptheit einzutreten pflegt. In manchen Fällen ist der Erfolg geradezu zauberhaft. So in die Augen springend ist die Wirkung der Salizylpräparate, daß man bei ihrer Anwendung in zweifelhaften Fällen ex juvantibus die Diagnose akuter Gelenkrheumatismus stellen könnte. Jedenfalls ist z. B. bei septischen Gelenkerkrankungen und beim Tripperrheumatismus in der Regel gar keine Einwirkung der Salizylsäure zu erkennen; auch die rheumatoiden Gelenkerkrankungen werden nur wenig dadurch gebessert.

Man kann das Salizyl als Acidum salicylicum oder Natrium salicylicum geben. Weiterhin kommen als Ersatzpräparate Aspirin, Salol, Salophen, Diplosal in Betracht.

Acidum salicylicum gibt man in Oblaten oder Capsulae amylaceae oder in Gelatinekapseln (Capsulae geloduratae) zu 0,5 g und läßt etwas Wasser oder Milch nachtrinken. Der Erwachsene bekommt diese Dosis stündlich, jedoch empfiehlt es sich nicht, den Kranken aus dem Schlaf zu wecken, sondern nachts nur dann das Pulver zu verabreichen, wenn der Patient wacht. Nach Verbrauch von 10—15 Kapseln pflegt meist schon eine erhebliche Besserung eingetreten zu sein; das Fieber fällt und die Gelenkerscheinungen schwinden. Ist eine solche Besserung eingetreten, so setzt man das Mittel am besten zunächst aus, um erst wieder bei einem der sehr häufig eintretenden Rückfälle dieselbe Dosis zu geben. Es ist das mehr zu empfehlen als die vielfach gebräuchliche, weiter fortgesetzte Salizylbehandlung mit kleineren Dosen, weil dadurch einmal Rezidive doch nicht verhindert werden, und zweitens die Empfänglichkeit für den Einfluß der Salizylsäure dadurch vermindert wird.

Die Nebenwirkungen, die bei Salizyldarreichungen oft auftreten, bestehen in profusem Schweiß, Magenverstimmung, Übelkeit, Erbrechen, Appetitlosigkeit; auch Durchfälle kommen gelegentlich vor. Einmal sah ich Ikterus. Weiterhin ist besonders charakteristisch das Ohrensausen und Schwindelgefühl. Diese Erscheinungen machen einen Wechsel des Präparates, unter Umständen sogar ein Aussetzen der Salizylbehandlung erforderlich. Eine Unterbrechung der Salizyltherapie ist daher geboten, wenn es zu schweren Nebenwirkungen kommt: Es können Erregungszustände mit heiterer Verstimmung, Delirien, Verwirrtheit, auftreten, namentlich bei neuropathischer Veranlagung. Auch Hauterscheinungen, wie urtikaria- oder scharlachähnliche Exantheme, sogar begleitet von hohem Fieber und Schüttelfrost sind beschrieben worden. Zuweilen kommt es ferner zur Salizyldyspnoe, wobei die Atmung auffällig tief und beschleunigt wird. Eine seltene Nebenerscheinung ist die Albuminurie.

Statt des Acidum salicylicum bevorzugen viele das Natrium salicylicum. Man gibt es in Dosen von 2—3 g zwei- bis dreimal pro die; mehr als 10 g sollen innerhalb 24 Stunden nicht gegeben werden; meist genügen 6—8 g täglich. Seines widerlich süßen Geschmackes wegen gibt man es entweder in Oblaten oder in Gelatinekapseln; auch in Lösungen mit einem Zusatz von Aqua menthae pip. kann es verabreicht werden (10,0 : 100,0 und Aqua menthae pip. 50). Das Mittel hat den Vorzug, daß man es nicht so oft zu nehmen braucht wie das Acidum salicylicum, sondern größere Dosen auf einmal nehmen kann.

Auch in Form von Klysmen kann man das Natrium salicylicum, wenn nötig, z. B. bei Brechneigung, Appetitlosigkeit u. dgl. verordnen, z. B. 4,0 g in 50 g Wasser mit einigen Tropfen Tinctura opii. Bei sehr schweren Fällen ist sogar die intravenöse Einverleibung des Mittels empfohlen worden (Mendel).

In neuerer Zeit wird viel das Aspirin in Dosen von 0,5 g bis 1 g mehrmals am Tage, 4—6 g pro die, gegeben. Es hat dieselbe günstige Einwirkung wie das Acidum salicylicum, wird besser vertragen und entbehrt meist stärkerer Nebenwirkungen.

Das Salol als Ersatz für die Salizylsäure empfiehlt Sahli, um Nebenwirkungen zu vermeiden. Es wird in Dosen von 2,0 g drei- bis viermal pro die gegeben. Im Körper spaltet es sich in seine Komponenten: Salizylsäure und Karbolsäure. Der Harn wird bei Salolgebrauch durch den Phenolgehalt grünlichschwarz. Es wirkt milder und langsamer und soll erst dann gegeben werden, wenn die Hauptwirkung mit Salizyl schon erreicht ist.

Als gutes Ersatzmittel wird ferner das Salophen zu 1,0 g vier- bis fünfmal am Tage gerühmt. Es ist geschmacklos und ohne Nebenwirkungen. Es wird langsam gespalten, so daß eine protrahierte Salizylwirkung zustande kommt.

Auch Diplosal, 0,5—1,0 g pro dosi viermal täglich, wird neuerdings viel gebraucht.

Eine Einwirkung auf die Vorgänge im Endokard haben die Salizylpräparate nicht; auch trotz ihrer Anwendung kann Endocarditis entstehen. Sie können jedoch vielleicht insofern die Gefahr einer komplizierten Herzerkrankung verringern, als durch ihren Einfluß die Krankheit zweiffellos häufig abgekürzt wird.

Neben Salizylpräparaten kommen noch Antipyretica zur Behandlung des Gelenkrheumatismus in Betracht. Antipyrin, Phenacetin, Antifebrin sind empfohlen worden. Das Antipyrin zu 0,25—0,5 g drei- bis viermal täglich gereicht, kann zur Abwechslung bei lange dauernden Fällen gegeben werden; auch in Lösungen, z. B. 3—4 : 180, zweistündlich einen Eßlöffel. Es setzt das Fieber und die Gelenkschmerzen unter profusem Schweiß herab ganz ähnlich wie das Salizyl. Davor zu warnen ist, es längere Zeit hintereinander nehmen zu lassen, da es dann für den Herzmuskel nicht unbedenklich ist. Auch urtikaria-, scharlach- und masernähnliche Ausschläge mit Fiebersteigerungen werden bei längerem Gebrauch beobachtet. Bei Kindern bis zu fünf Jahren gibt man zwei- bis dreimal so viel Dezigramm, wie das Kind Lebensjahre zählt.

Auch Antifebrin in Dosen von 0,25 g mehrmals täglich ist gelegentlich verwendbar, doch können dadurch leicht vasomotorische Störungen, Cyanose der Lippen und Wangen, Sinken der Körpertemperatur auftreten.

Das Phenacetin gibt man in Dosen von 0,5—1,0 g dreimal täglich. Schmerzen, Gelenkschwellungen und Fieber werden günstig beeinflußt. Außerdem hat es den Vorzug, daß Nebenwirkungen fast nie beobachtet werden.

Auch dem Salipyrin 0,5—0,1 g pro dosi, 3—5 g pro die werden günstige Wirkungen nachgerühmt, ebenso dem Laktophenin, dem Citrophen u. a.

Da in manchen Fällen die Wirkung der Salizylpräparate nachläßt oder sie wegen der Nebenwirkungen nicht länger gegeben werden können, so ist eine Auswahl von Mitteln, wie wir sie eben nannten, bisweilen sehr wertvoll, um abwechseln zu können. An erster Stelle werden stets Salizylpräparate, Natrium salicylicum oder Aspirin zu empfehlen sein. Muß man der Nebenwirkungen wegen aussetzen, dann kommen die Antipyretica, namentlich Antipyrin, in Betracht.

Es gibt freilich auch Fälle, die aller Medikation Trotz bieten, wo z. B. nach dem Abklingen aller anderen Gelenkerscheinungen ein einziges Gelenk befallen bleibt und wochenlang keine Besserung erkennen läßt. Hier muß man zu einer energischen lokalen Behandlung übergehen.

Auf die lokale Behandlung der erkrankten Gelenke ist von Anfang an großer Wert zu legen. Es empfiehlt sich, die geschwollenen Gelenke nach vorheriger Einreibung der Haut mit Olivenöl oder Vaseline mit einer Schicht Watte zu umhüllen und dann eine Schicht Guttapercha und Flanell darüber zu legen und sie auf diese Weise ruhig zu stellen und einer gleichmäßigen Wärme auszusetzen. Bei besonders lebhaften Schmerzen empfiehlt sich sogar die völlige Immobilisierung mittelst einer Schiene.

Auch Einreibungen der Gelenke mit Salizylsalbe, Mesotan, Rheumasan, Salit ist in manchen Fällen nützlich.

Ziehen sich die Entzündungserscheinungen in einem Gelenk länger hin, so ist die Biersche Stauung mit einer Gummibinde oberhalb des Gelenkes mehrere Stunden des Tages von Nutzen. Auch einfache Prießnitzsche Umschläge oder Alkoholumschläge sind zu empfehlen. Ferner sind besonders lokale Schwitzprozeduren mit Heißluftapparat von gutem Erfolg. Man verwendet dazu am besten die Bierschen Kastenapparate, bei denen die durch einen Spiritusbrenner erzeugte heiße Luft durch einen Schornstein in den Schwitzkasten geleitet wird. Wenn elektrischer Anschluß vorhanden ist, so können auch die elektrischen Glühlichtapparate verwendet werden. Für die einzelnen Gelenke sind hierfür besondere Apparate erforderlich. Sehr empfehlenswert ist die Behandlung mit heißen Sandsäcken, die Einpackung in erhitzte Moorerde, Fango u. dgl. Auch die Massage des Gelenkes, namentlich die ableitende Massage der zu den kranken Gelenken gehörigen Muskeln, ist nützlich und kann der Ausbildung von Ankylosen und Muskelatrophien vorbeugen. Auch passive Bewegungen kommen sehr in Betracht.

Über die Behandlung des Gelenkrheumatismus mit Bädern gehen die Anschauungen auseinander. Manche perhorreszieren die Bäderbehandlung ganz wegen der damit verbundenen Erkältungsgefahr. Solange noch akute Attacken auftreten und starke Neigung zum Schwitzen besteht, möchte auch ich nicht zur Anwendung warmer Bäder raten. Aber dort, wo in einem Gelenk, z. B. im Hand- oder Fußgelenk, Schmerzen und Schwellung lange persistieren, halte ich den Versuch mit lokalen warmen Bädern, wie sie Lenhartz empfiehlt, für empfehlenswert. Man nimmt dazu Wasser von 30—35° C in einer kleinen Wanne, ev. mit einem Zusatz von ½—1 Pfund Kochsalz. Das Gefäß und die badenden Teile werden in ein Wolltuch gehüllt. Nach dem Bade werden die betreffenden Glieder gründlich frottiert und mit wollenen Handschuhen oder Strümpfen bezogen; so Lenhartz. Bei lange dauernden Schulter- oder Hüftgelenkserkrankungen empfiehlt derselbe Autor warme Vollbäder von 37,5° C, 10—20 Minuten, mit einem Zusatz von 6—10—15 Pfund Mutterlaugensalz. Hinterher soll der Patient in einem gut gewärmten Zimmer auf dem Sofa oder Bett ausruhen, ohne nachzuschwitzen. Diese Vollbäder sollen anfangs nicht öfter als zwei- bis dreimal gegeben werden; später kann man sie jeden zweiten Tag wiederholen. Hauptsache ist die Vermeidung von Erkältungen.

Die Behandlung der Komplikationen geschieht nach den üblichen Grundsätzen. Bei Endocarditis wird meist eine Eisblase stundenweise verordnet. Oft sehen wir jedoch bei der Applikation eines Warmbeutels, also einer mit warmem Wasser gefüllten Gummiblase, auf die Herzgegend Herzklopfen und Schmerzen besser werden. Besonders vorsichtig sei man mit dem Aufstehen der Kranken, bei denen eine Endocarditis sich eingestellt hat. Solange der Puls noch labil ist, Schmerzen in der Herzgegend bestehen und leichte Temperatursteigerungen bei Aufstehversuchen eintreten, muß der Kranke noch das Bett hüten.

Bei der Pericarditis exsudativa ist in seltenen Fällen die Punktion erforderlich. Meist resorbiert sich der Erguß von selbst. Die perikarditischen Schmerzen werden am besten mit Morphium bekämpft.

Bei Myocarditis und Herzschwäche empfiehlt sich Digalen dreimal 12—15 Tropfen, per os oder auch intramuskulär gereicht, Coffein in 20%iger Lösung, Kampfer u. dgl.

Bei der hyperpyretischen Form des Gelenkrheumatismus sind neben den hier oft versagenden Salizylpräparaten vor allem energische Abkühlungsprozeduren erforderlich. Der Kranke ist in ein Bad von 30° C zu bringen, das innerhalb 20 Minuten auf 22° C abgekühlt wird. Auch kühle Übergießungen und Abklatschungen im lauwarmen Bade sind zu empfehlen. Dabei werden Alkohol und andere Herztonica verabreicht.

Einige neuere Mittel müssen noch kurz berührt werden. Zunächst die spezifische Therapie. Menzer hat auf Grund seiner Anschauungen über die Ätiologie des Gelenkrheumatismus, die wir oben bereits besprochen haben, zur Behandlung ein polyvalentes Antistreptokokkenserum empfohlen. Seine Vorschläge haben jedoch allgemeinere Anerkennung nicht finden können.

Von Interesse ist das Verfahren Gürichs, durch Schlitzung und Verätzung der Mandelpfröpfe den akuten sowohl als auch den chronischen Gelenkrheumatismus zu heilen. Er ging dabei von der mehrfach betonten Beobachtung aus, daß die Angina der häufigste Vorbote des Gelenkrheumatismus ist, und dachte sich, daß durch Beseitigung der Pfröpfe aus den Tonsillen ein gut Teil infektiöses Material aus dem Körper entfernt werden könne. Beim akuten Gelenkrheumatismus scheint diese Methode nach allem, was wir bis jetzt darüber wissen, nicht so viel zu leisten, als sich der Erfinder davon versprach.

Die Krankenpflege und Ernährung sind von größter Wichtigkeit bei der Behandlung des Gelenkrheumatismus. Das Zimmer des Kranken muß ausreichend warm sein, 20° C. Zugluft soll dabei aufs peinlichste vermieden werden. Die geringsten Luftströmungen durch schlecht schließende Fenster, Türen und kalte Wände können dem Kranken immer aufs neue Schmerzen verursachen und seine Leiden hinausziehen. Um Dekubitus zu verhüten, muß die Lagerung bequem sein, am besten auf einem Wasserkissen, da der Kranke oft gezwungen ist, dauernd unbeweglich auf einer Stelle zu liegen. Die Kranken haben auch in leichten Fällen das Bett zu hüten und dürfen es nicht vor Ablauf von mindestens einer Woche nach Verschwinden aller Fieber- und Gelenkserscheinungen verlassen. Kommt Endocarditis hinzu, so muß der Kranke besonders vorsichtig vor frühzeitigem Aufstehen gehütet werden. Auf sorgfältige Mundpflege ist sehr zu achten. Bei noch bestehender Angina werden Gurgelungen mit Wasserstoffsuperoxydlösung verordnet. Wichtig ist ferner die Sorge für regelmäßigen Stuhl; dabei muß ein Stechbecken benutzt und alles unnötige Aufdecken vermieden werden.

Die Ernährung richtet sich nach dem Fieber. Bei hohem Fieber gibt man am besten rein flüssige Nahrung, hauptsächlich kalte Milch und Milchsuppen, wie Haferschleim, Reissuppen, Grießsuppen, ev. mit Ei abgezogen. Dagegen werden reichlich kühlende Getränke verabreicht, teils um den Fieberdurst zu löschen, teils in dem Gedanken, durch eine ev. Verdünnung der im Blute kreisenden toxischen Substanzen eine Besserung des Zustandes zu erwirken. Dazu eignen sich Limonaden und kohlensäurehaltige Mineralwässer, wie Fachinger, Selters u. a. Bei geringerem Fieber kann man breiige Kost, gekochtes Obst, auch etwas leicht verdauliches Fleisch verordnen.

Die **Prophylaxe** des Gelenkrheumatismus besteht für Gesunde darin, möglichst von allen Erkältungsmöglichkeiten fern zu bleiben, sich nicht unnötig der Zugluft auszusetzen und vor allem, wenn sie nach anstrengender körperlicher Arbeit in Schweiß geraten sind, dafür zu sorgen, daß die erhitzte Haut abgetrocknet und frottiert wird. Auch empfiehlt es sich, nach einer erhitzenden, starken Bewegung, wie Laufen, Radfahren u. dgl., den Körper nicht sofort völlig ruhen zu lassen, wobei die erhitzte, schwitzende Haut leicht zu stark abgekühlt wird, sondern die Muskeln noch eine Weile zu bewegen und

gleichzeitig Muskeln und Gelenke durch wärmere Bekleidung zu schützen.
Auch warme Getränke beugen in solchen Fällen der Erkältungsmöglichkeit vor.
Rheumatikern, Leuten, die zu rheumatischen Erkrankungen neigen oder
bereits Gelenkrheumatismus gehabt haben, ist dringend anzuraten, wollenes
Unterzeug zu tragen und ihren Körper in vorsichtiger Weise abzuhärten. Letzteres kann durch regelmäßige kühle Abreibungen oder häufige lauwarme Bäder
mit nachfolgender kühler Dusche geschehen. Zu den Abreibungen nimmt man
täglich fortschreitend etwas kühleres Wasser, indem man mit 30° C beginnt
und im Laufe einer Woche bis auf 20° C absteigt. Man beginnt mit dem Abreiben der Brust und des Rückens, läßt dann nach einigen Tagen auch die
Arme hinzunehmen, um schließlich den ganzen Körper der Abkühlungsprozedur
zu unterziehen. Nach flüchtiger Abklatschung mit Wasser, dem noch ein Schuß
Franzbranntwein zugesetzt sein kann, muß vor allem kräftig frottiert werden,
bis die Haut ein angenehmes Wärmegefühl empfindet.

Oft wird sogar ein Berufswechsel erforderlich sein, wenn die Berufstätigkeit
immer wieder aufs neue rheumatische Schädigungen mit sich bringt.

Literatur.

Allgemeines.

Ballonius, Guil. Baillon, De rheumatismo et pleuritide dorsali etc. in Opp. omnia.
Vol. 4. Genevae 1762, p. 313 ff. — Bäumler, Der akute Gelenkrheumatismus. Deutsche
Klinik von Leyden und Klemperer. Bd. 2. — Bouillaud, Rech. sur le rh. articulaire
aigu et sur la loi de coincidence de la péricardite avec cette maladie etc. Paris 1836. —
Damsch, Akuter Gelenkrheumatismus in Ebstein-Schwalbes Handb. 1905, Bd. 3. —
Grawitz, Klinische Pathologie des Blutes. 1906. — Hecker, Hämorrhagische Erkran-
kungen in Pfaundler und Schloßmanns Handb. d. Kinderheilk. 1906. — Henoch,
Lehrbuch der Kinderkrankheiten. 1899. — Ibrahim, Akuter Gelenkrheumatismus in
Pfaundler und Schloßmanns Handb. d. Kinderheilk. 1906. — Immermann,
Deutsche med. Wochenschr. 1886, Nr. 41. — Jochmann, Die Bedeutung des intravitalen
und postmortalen Nachweises von Bakterien im menschlichen Blut in Lubarsch-Oster-
tags Ergebnissen. 1906. — Jürgensen, Lehrbuch der speziellen Pathologie. 1894. —
Königer, Histologische Untersuchungen über Endocarditis. Arbeiten aus d. path. Inst.
zu Leipzig, 1903. — Leube, Diagnose der inneren Krankheiten. 1901. — Menzer, Die
Ätiologie des akuten Gelenkrheumatismus. Biblothek von Coler, 1902. — Meynet,
Rhumatisme art. subaigu avec production de tumeurs multiples dans les tissus fibreux
périarticulaires et sur le périoste d'un grand nombre d'os. Lyon méd. 1875, Nr. 49. —
Mosler, Über die rheumatische Entzündung der serösen Häute. Berl. klin. Wochenschr.
1910, Nr. 7. — Přibram, Akuter Gelenkrheumatismus in Nothnagels spez. Path. u.
Therap. Bd. 5. 2. Hälfte. — Romberg, Über die Bedeutung des Herzmuskels für die
Symptome und den Verlauf der akuten Endocarditis und der chronischen Klappen-
fehler. Deutsch. Arch. f. klin. Med. 1893, Bd. 53, Heft 1 u. 2. — Schottmüller,
Endocarditis lenta. Münch. med. Wochenschr. 1910, Nr. 12 u. 13. — Senator, Die
Krankheiten des Bewegungsapparates. Zit. nach Ziemssens Handb. d. spez. Path. u.
Therap. Bd. 13, 2. Aufl. — Strümpell, v., Lehrbuch. 1907. — Vierordt, Der akute
Gelenkrheumatismus in Merings Lehrbuch. 1901.

Behandlung.

Buß, Zur antipyretischen Wirkung der Salizylsäure. Stuttgart 1876. — Lenhartz, Behandlung des akuten Gelenkrheumatismus in Penzoldt und Stintzing:
Spez. Therap. 1896. — Sahli, Salol ein neues Antirheumatikum und Antiseptikum. La
Semaine méd. 1885. — Stricker, Über die Resultate der Behandlung der Polyarthritis
rheumatica mit Salizylsäure. Berl. klin. Wochenschr. 1876, Nr. 1, 2 und Nachtrag Nr. 8.

Meningitis cerebrospinalis epidemica (Übertragbare Genickstarre).

Von

G. Jochmann-Berlin.

Mit 9 Abbildungen.

Die übertragbare Genickstarre ist eine akute, kontagiöse Infektionskrankheit, die teils in epidemischer Ausbreitung ungeheure Opfer fordern, teils in sporadischen Fällen ohne nachweisbaren Zusammenhang mit Epidemien auftreten kann.

Die Bezeichnung „epidemische" Zerebrospinal-Meningitis trifft daher nicht für alle Fälle das Richtige und ist besser durch das Wort „übertragbare" Genickstarre zu ersetzen.

Geschichtliches. Genauere Kenntnisse über die Erscheinungen dieser unheimlichen Krankheit besitzen wir erst seit dem Jahre 1805, wo sie in Genf in großer Ausbreitung auftrat. Die Wahrscheinlichkeit spricht für die Annahme eines höheren Alters der Seuche, jedoch ist erst in dem genannten Jahre der charakteristische Symptomenkomplex als eigenes Krankheitsbild beschrieben worden. Außer in Genf trat die Krankheit gleichzeitig in Nordamerika auf. Seitdem hat die Seuche die kultivierten Länder in mehreren Zügen heimgesucht. Nach Hirsch kann man 4 Perioden ihrer Ausbreitung unterscheiden. In der ersten Periode, die von 1805—1830 dauerte, waren besonders die Schweiz, Italien und Frankreich befallen. Nach einigen Jahren der Ruhe erfolgte 1835—1850 ein neuer Ausbruch der Krankheit in Dänemark, Schweden und Norwegen. Die dritte Periode dauerte von 1854—1875; hier trat die Seuche namentlich in Nordamerika epidemisch auf. Seit 1863 faßte sie auch in Deutschland festen Fuß und wütete in dem genannten Jahre zunächst in Oberschlesien. In der letzten Periode ihrer Ausbreitung, die die Zeit von 1875 bis jetzt umfaßt, ist die Krankheit in Deutschland nie mehr ganz erloschen. 1885—1891 starben in der Rheinprovinz eine große Anzahl von Personen an Genickstarre. In aller Erinnerung ist noch die große Epidemie, die in den Jahren 1904—1905 im oberschlesischen Industriebezirk und in dem angrenzenden Gebiet von Russisch-Polen herrschte, und die allein auf preußischem Gebiete bei annähernd 3000 Erkrankten fast 2000 Todesfälle im Gefolge hatte. 1906—1907 trat die Genickstarre in Nordamerika sowie in England epidemisch auf und forderte große Opfer. Auch im westlichen Deutschland, namentlich im Ruhrgebiet, hat sie sich seit 1906 epidemisch ausgebreitet und festgesetzt.

Neben diesem epidemischen Auftreten sind in den letzten Dezennien überall auch vereinzelte sporadische Fälle von Genickstarre in Deutschland beobachtet worden, die sich in keiner Weise von dem Bilde der epidemisch auftretenden Form unterscheiden und zweifellos irgend einen direkten oder indirekten Zusammenhang mit solchen Fällen haben.

Ätiologie. Als Erreger der epidemischen Genickstarre ist der Diplococcus intracellularis Weichselbaum oder kurz der Meningokokkus anzusprechen, der mit großer Regelmäßigkeit von allen Untersuchern während der letzten größeren Epidemien in der Lumbalflüssigkeit und im Nasenrachenraum der Kranken gefunden wurde. Nachdem Weichselbaum im Jahre 1887 zum ersten Male in sechs sporadischen Fällen den Erreger gesehen und beschrieben hatte, fand ihn Jäger auch bei der epidemischen Form der Meningitis. Die Angaben Jägers über die Eigenschaften des Kokkus stimmen nur insofern nicht mit der Weichselbaumschen Beschreibung und den heute feststehenden Merkmalen des Meningokokkus überein, als er sein Verhalten gegenüber der Gramschen Färbung nicht richtig darstellte. Jäger vertrat die Anschauung, daß die Meningokokken bei der Gramfärbung sich zum Teil entfärben, zum

Teil die Färbung behalten. Vielfache Nachprüfungen während der letzten
Epidemien, zu denen auch meine eigenen ausgedehnten Untersuchungen zu
rechnen sind, lassen es als sicher gelten, daß der Meningokokkus sich stets
bei der Gramschen Methode entfärbt, und daß Jäger vermutlich mit
Kulturen gearbeitet hat, die mit dem Diplococcus crassus, einem grampositiven, sehr ähnlichen Keime verunreinigt waren.

Die Annahme, daß auch Pneumokokken oder Streptokokken gelegentlich
Epidemien von Genickstarre hervorrufen könnten, trifft nicht zu. Zwar sind
diese Kokken, wie wir bei der Differentialdiagnose noch sehen werden, nicht
ganz selten die Erreger sekundärer Meningitiden, und es mag bisweilen auch
vorkommen, daß Fälle von Pneumokokken-Meningitis gehäuft auftreten, entsprechend dem gehäuften Auftreten von Pneumonie, aber als Ursache größerer
Epidemien der übertragbaren Genickstarre ist ausschließlich der Weichselbaumsche Diplokokkus anzusehen.

Bakteriologie. Im gefärbten Ausstrichpräparat zeigen die einzelnen Individuen einer Meningokokken-Kultur verschiedene Korngröße, so daß neben sehr
kleinen Formen stets auch sogenannte Riesenkokken vorhanden sind, die 3—4mal größer
sind als die anderen. Auch in der Färbungsintensität variieren die einzelnen Kokken
innerhalb eines Präparates sehr voneinander, so daß der Ausstrich einer Meningokokken-
Reinkultur einen recht charakteristischen Anblick bietet. Die einzelnen Exemplare liegen

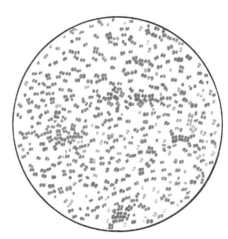

gern zu zweien oder in Tetraden und haben die Eigentümlichkeit, daß sie im Ausstrich der Lumbalflüssigkeit mit Vorliebe
intrazellulär gelagert sind, doch kommen
daneben auch extrazellulär gelegene Individuen vor. Bei Anwendung der Gra-
schen Methode entfärben sich die
Meningokokken stets.

Die besten Wachstumsbedingungen
findet der Meningokokkus bei 37°. Um
ihn aus der Lumbalflüssigkeit zu züchten, ist es notwendig, Nährböden zu verwenden, die menschliches oder tierisches Serum enthalten. Auf gewöhnlichem Agar gelingt es in der Regel nur,
eine Kultur zu erzielen. Später freilich,
nachdem die Reinkulturen längere Zeit auf
künstlichem Nährboden schon gezüchtet
waren, gewöhnen sie sich auch an die gewöhnlichen Laboratoriumsnährböden wie
Agar, Bouillon usw. und können auch
hier zu üppigem Wachstum gelangen. Am
besten eignen sich für die Fortzüchtung
Agar mit Zusatz von Aszites-, Hydrozelen-
oder Ovarialcysten-Flüssigkeit, Serum- oder
Placenta-Agar und Löfflerserum. Ein

Abb. 202.
Reinkultur von Meningokokken.

Zusatz von Traubenzucker zu den Aszitesagarplatten bringt oft ein erstaunlich üppiges
Wachstum zustande. Die Meningokokken wachsen innerhalb 24 Stunden in glasig durch-
scheinenden runden Kolonien. Ein vortreffliches Wachstum gelingt nach meinen Erfahrungen auch auf Blutagarplatten, die aus einer Mischung von 2 ccm flüssigen Agars
und 3 ccm menschlichen Blutes bestehen, Platten, wie man sie häufig von negativ aus-
fallenden bakteriologischen Blutuntersuchungen her zur Verfügung hat. Es wachsen
dabei bläulich graue durchscheinende Kolonien. Auf Gelatine wachsen die Meningokokken nicht, weil die Temperatur, bei der Gelatineröhrchen gehalten werden müssen,
für ihre Entwicklung zu niedrig ist.

Die Lebensfähigkeit des Weichselbaumschen Diplokokkus ist gering; er stirbt
oft schon in der ersten Generation auf künstlichen Nährböden ab. Auch bei der Weiterzüchtung namentlich dann, wenn man die Übertragung auf frische Nährböden nicht alle
5 Tage vornimmt, kommt es häufig vor, daß die Kulturen absterben. Bei Zimmertemperatur
gehen die Kokken in wenigen Tagen zugrunde. Gegen Licht und gegen Austrocknung
sind sie außerordentlich empfindlich. Die Kokken finden also ihrer großen Empfindlichkeit wegen in der Außenwelt wenig günstige Lebensbedingungen;

es ist daher wenig wahrscheinlich, daß sie sich außerhalb des menschlichen Körpers vermehren oder längere Zeit halten können.

Die Tierpathogenität der Meningokokken ist gering. Am ehesten sind noch junge Meerschweinchen empfänglich. Untersucht man viele Stämme, so gelingt es ab und zu, Kulturen zu finden, die eine große Virulenz haben, und die auch für Mäuse pathogen sind, so daß $^1/_{10}$ Öse, intraperitoneal injiziert, den Tod der Tiere herbeiführt. Man findet dann die Kokken im Blute und in den inneren Organen der Tiere. Diese Virulenz einzelner Stämme ist jedoch nicht konstant. Sie verliert sich mitunter bei der Weiterzüchtung der Kulturen ganz plötzlich aus unbekannten Gründen. Es ist das ein Umstand, der bei den Versuchen zur Herstellung des Meningokokkenserums große Schwierigkeiten bereitet hat. Nach Ruppel gelingt es, durch längere Züchtung der Stämme auf Blutbouillon eine Erhöhung der Virulenz zu erzielen, doch kann auch in solchen Kulturen eine schnelle Abnahme der Virulenz stattfinden.

Über die Giftbildung der Meningokokken ist noch wenig Sicheres bekannt. Eine Abscheidung von Toxinen in den Nährboden findet nicht statt. Zweifellos enthalten aber die Leibessubstanzen der Kokken giftige Substanzen, Endotoxine.

Agglutination. Durch Immunisieren von Kaninchen und Pferden mit Meningokokken gelingt es, ein hochwertiges Serum herzustellen, das den Meningokokkus noch in hohen Verdünnungen (1 : 1000) agglutiniert (Kolle-Wassermann, Jochmann). Die Agglutination wird am besten in der Weise festgestellt, daß fallende Serumverdünnungen, die mit gleichen Mengen Meningokokkenkultur versetzt sind, nach 24stündigem Aufenthalt im Brutschrank bei 37° geprüft werden. Einzelne schwer agglutinierbare Stämme werden erst dann agglutiniert, wenn man sie 24 Stunden bei einer Temperatur von 50 bis 55° C hält. Die Agglutinationsreaktion ist ein wichtiges Hilfsmittel, um die auf Aszitesagar gezüchteten, verdächtigen Kolonien als echte Meningokokken zu erkennen.

Differentialdiagnose von ähnlichen Kokken bei der Züchtung aus Lumbalpunktat und Rachensekret. Bei der Züchtung der Meningokokken aus der Lumbalflüssigkeit, die am besten auf Aszitesagar oder Blutagar vorgenommen wird, erwachsen in der Regel keine besonderen differentialdiagnostischen Schwierigkeiten gegenüber anderen ähnlichen Kokken. Nur der Diplococcus crassus kann sich mitunter auf den Platten einfinden. Seine Kolonien sind kleiner und nicht so durchscheinend wie die des Meningokokkus; der Gramfärbung gegenüber verhält er sich positiv. Jäger, der seinerzeit behauptete, daß der Weichselbaumsche Meningokokkus sich der Gramfärbung gegenüber verschieden verhalte, ist offenbar durch diesen Diplokokkus zu seinem Irrtum veranlaßt worden.

Schwieriger ist die Unterscheidung der echten Meningokokken von ähnlichen Keimen bei der Untersuchung von Rachensekret. Nach den Feststellungen während der letzten oberschlesischen Epidemie beherbergen die meisten Genickstarrekranken im Rachensekret, und zwar in der Gegend der Rachenmandel Meningokokken. Auch Personen, die mit den Kranken in nahe Berührung kommen, haben häufig dieselben spezifischen Keime auf der Schleimhaut ihres Rachens und der hinteren Nasenpartien, ohne selbst zu erkranken. Diese gesunden Kokkenträger spielen bei der Weiterverbreitung der Krankheit vermutlich eine große Rolle. Will man das Rachensekret gesunder oder kranker Personen untersuchen, so muß man eine Sonde von 20 cm Länge, die am Ende umgebogen und mit einem sterilen Wattebausch versehen ist, vom Munde aus hinter das Gaumensegel bis zur Rachenmandel bringen, oder aber eine mit dem Wattebausch versehene Sonde durch die Nase bis zur Pharynxwand hindurchführen. Das Sekret wird sofort auf Aszitesagar ausgestrichen und, wenn irgend möglich, unverzüglich in den Brutschrank gebracht. Einen längeren Transport bei niedrigerer Temperatur kann die sehr empfindlichen Kokken schon abtöten.

Zur Feststellung, ob Meningokokken im Rachensekret vorhanden sind, ist die Kultur unbedingt erforderlich, weil das einfache Ausstrichpräparat nichts Sicheres aussagt. Eine ganze Reihe von Kokken: der Micrococcus catarrhalis, der Diplococcus crassus, der Diplococcus flavus und der Micrococcus cinereus verhalten sich morphologisch ganz ähnlich wie der echte Weichselbaumsche Diplococcus. Der Micrococcus catarrhalis verhält sich sogar der Gramfärbung gegenüber ebenso wie der Meningokokkus. Es ist deshalb auch bei der Untersuchung der auf den Aszitesplatten gewachsenen Kolonien eine genaue Identifizierung zu verlangen. Sicheren Aufschluß gibt der Ausfall der Agglutinationsreaktion. Außerdem können aber auch kulturelle diagnostische Merkmale zur Feststellung der Identität benutzt werden. Dazu ist außer den bereits genannten kulturellen Eigenschaften des Meningokokkus besonders sein Verhalten gegenüber verschiedenen Zuckerarten von Bedeutung. Während er Lävulose, Milchzucker, Galaktose und Rohrzucker unverändert läßt, vermag er Maltose und Dextrose zu vergären. Benutzt man also z.B. Aszitesagarplatten, die mit Lackmuslösung und Maltose oder Dextrose versetzt und leicht alkalisch gemacht sind, so wird der blaue Agar durch die Meningokokkenkolonien rot gefärbt.

Die Lackmuszuckernährböden werden in folgender Weise hergestellt: Je 1 g der
verschiedenen Zuckerarten wird in 10 ccm Kahlbaumscher Lackmuslösung aufgelöst
und durch 2 Minuten langes Erhitzen im Wasserbade sterilisiert. Dann wird jedes Röhrchen
mit je 0,5 g steriler Normalsodalösung versetzt, und nun wird jede Zuckerlösung auf je
1 Kölbchen von flüssigem Aszitesagar (95 ccm) verteilt. Aus den Kölbchen werden dann
die zur Differentialdiagnose geeigneten blau gefärbten Platten gegossen.

Der Micrococcus catarrhalis läßt alle Zuckerarten unvergoren, ebenso der Micrococcus cinereus. Der Diplococcus crassus vergärt sie alle, und der Diplococcus flavus vergärt
Maltose Dextrose und Lävulose.

Epidemiologie. Die epidemiologischen Verhältnisse der Genickstarre sind
noch keineswegs völlig geklärt, wenn auch die Untersuchungen der letzten

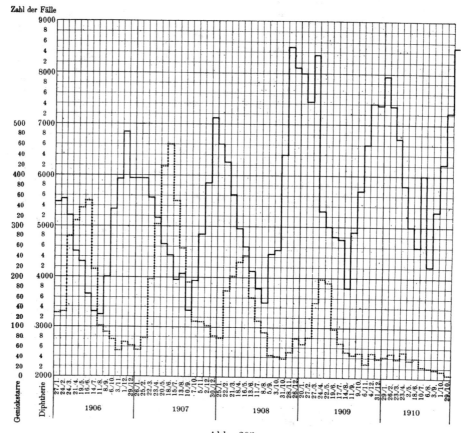

Abb. 203.

Vergleich der Morbiditätskurve von Genickstarre (punktierte Linie) und Diphtherie
(ausgezogene Linie) in den einzelnen Monaten. (Nach Gaffky.)

Epidemien manche Aufschlüsse gebracht haben. Die Krankheit tritt am
häufigsten im April und Mai auf; aus welchen Gründen, ist noch völlig unklar.
Am einfachsten wäre es ja, zu sagen, daß im Frühling Nasen- und Rachen-
katarrhe häufig vorkommen, und daß solche Affektionen zur Aufnahme
und Ansiedlung von Meningokokken disponieren müßten. Dagegen ist nun
aber zu bemerken, daß bei den Genickstarrekranken nur in seltensten Fällen
ein Schnupfen oder eine Angina der Krankheit vorausgeht oder sie begleitet.
Auch ist auffällig, daß gerade die Diphtherie, diejenige Erkrankung, bei der
Witterungseinflüsse, also die kalte Jahreszeit, einen begünstigenden Einfluß

auf die Höhe der Erkrankungszahl ausüben, sich in ihrer jahreszeitlichen Verteilung gerade umgekehrt wie die Genickstarre verhält. Es geht das deutlich aus der nebenstehenden Kurve hervor (Abb. 203).

Eine besondere Eigentümlichkeit der übertragbaren Zerebrospinalmeningitis ist ihr sprunghaftes Auftreten. Auch zu Zeiten von Epidemien ist das Fortschreiten der Seuche nicht kontinuierlich, sondern sprungweise tritt sie heute in diesem und morgen in jenem Dorfe desselben Kreises auf, ohne daß sich irgendwelcher Zusammenhang zwischen den Fällen nachweisen läßt. Eine Erklärungsmöglichkeit für dieses eigentümliche Verhalten ist während der letzten oberschlesischen Epidemie gefunden worden. v. Lingelsheim u. a. konnten nachweisen, daß auch gesunde Personen aus der Umgebung von Meningitiskranken auf den Schleimhäuten des Rachens und der Nase häufig Meningokokken beherbergen. Man kann daher annehmen, daß solche Fälle, bei denen eine direkte Beziehung zu anderen Erkrankungen nicht nachgewiesen werden kann, auf indirektem Wege durch Vermittlung solcher Bazillenträger angesteckt werden. Auch das Auftreten sporadischer Fälle kann durch die Vermittlung solcher Zwischenträger gut erklärt werden. Es gibt freilich Meningokokkenträger, bei denen sich ein Zusammenhang mit Genickstarrefällen nicht nachweisen läßt. Daraus darf man aber nicht schließen, daß der Meningokokkus überhaupt ein häufiger Parasit der Rachenschleimhaut sei, wie z. B. der Pneumokokkus. Es ist vielmehr anzunehmen, daß solche Bazillenträger ihre Kokken von einem anderen unerkannten Bazillenträger akquiriert haben, der aus der Umgebung eines Kranken stammte.

Eine direkte Kontaktinfektion, eine Ansteckung von Fall zu Fall, dürfte bei jenen Erkrankungen am wahrscheinlichsten sein, die kurz hintereinander in derselben Familie oder in demselben Haus auftreten, Fälle, wie sie in Oberschlesien häufig beobachtet wurden. Hierher gehören auch die gehäuften Fälle in Kasernen, Gefängnissen, Pensionaten und in dicht bewohnten Häusern. Auffällig bleibt aber die Tatsache, daß man bei Ärzten und Pflegepersonal in der Umgebung von Meningitiskranken, also bei Personen, die doch in allernächstem Kontakt mit den Kranken stehen, so außerordentlich selten Genickstarre auftreten sieht. Die direkte Berührung mit den Kranken allein, ja selbst die Ansiedlung von Meningokokken auf der Rachenschleimhaut kann also noch nicht zur Auslösung der Krankheit genügen; es gehört noch eine gewisse Empfänglichkeit dazu. Diese Empfänglichkeit hat das jugendliche Alter und namentlich das Kindesalter.

Nach Flatten erkrankten im Kreise Kattowitz in den Jahren 1905 bis 1907 im Alter von:

0— 5 Jahren	559	Fälle	30—35 Jahren	7	Fälle
5—10	„	248	„	35—40	„	3	„
10—15	„	72	„	40—45	„	2	„
15—20	„	47	„	45—50	„	2	„
20—25	„	15	„	50—55	„	5	„
25—30	„	14	„	55—60	„	1	„
				60 und darüber	0	„

Aber auch im jugendlichen Alter muß noch eine ganz besondere Disposition für die Krankheit vorhanden sein, sonst wäre die eigentümliche Tatsache nicht zu erklären, daß der Schulbesuch zur Verbreitung der Seuche nicht in der Weise beiträgt, wie wir das von Scharlach und Masern her kennen; ferner, daß in einzelnen kinderreichen Familien nur eines der Kinder erkrankt, während die anderen stets im Kontakt mit diesem gelebt haben, und schließlich, daß

·in dicht bewohnten Häusern, wo eine Person erkrankt, die Krankheit keine weiteren Fälle nach sich zieht.

Eine besondere Disposition zur Erkrankung an Genickstarre glaubt Westenhöfer in der lymphatischen Konstitution gefunden zu haben. Er machte die Beobachtung, daß fast bei allen Genickstarrekranken die Zeichen von Lymphatismus, allgemeine Drüsenschwellungen und Hypertrophie des Rachenringes, namentlich der Rachenmandel vorhanden waren. Ob diese Art von Disposition nun aber wirklich für alle Fälle gültig ist, muß zweifelhaft erscheinen im Hinblick auf die häufigen Erkrankungen völlig gesunder, kräftiger Soldaten ohne jedes Zeichen lymphatischer Konstitution.

Übertragungsmodus. Die Übertragung erfolgt durch Kontaktinfektion von Mensch zu Mensch, entweder direkt beim Verweilen in der Umgebung eines Genickstarrekranken oder indirekt durch Bazillenträger. Die Tröpfcheninhalation dürfte dabei eine große Rolle spielen. Die Meningokokken gelangen dabei auf die Schleimhaut der Nase und des Rachens und vermehren sich nun namentlich in der Gegend der Rachenmandel. Hier sind sie nach den Untersuchungen v. Lingelsheim am häufigsten und zahlreichsten zu finden. Von hier aus kommen sie bei disponierten Individuen vermutlich auf dem Blutwege in die weichen Hirnhäute und beginnen dort ihr verderbliches Werk. Westenhöfer vertritt die Anschauung, daß die Infektion direkt von der Rachenmandel aus auf dem Wege über die Keilbeinhöhle an einem Gefäß oder einem Nerven entlang auf die Basis des Gehirns übergreift. Der Nachweis, daß Meningokokken nicht ganz selten im Blute der Genickstarrekranken kreisen, läßt jedoch eher vermuten, daß die Infektion von den Rachenorganen her auf dem Blutwege erfolgt.

Eine Übertragung durch Gebrauchsgegenstände oder durch Staub ist nicht anzunehmen, da die Meningokokken wegen ihrer geringen Widerstandsfähigkeit in der Außenwelt schnell zugrunde gehen.

Der auffälligen Tatsache, daß die Genickstarre mit Vorliebe in der Gegend von Kohlengruben epidemisch auftritt (wie z. B. im oberschlesischen Industriebezirk, in Westfalen, in Österreichisch-Schlesien), hat Jehle eine genaues Studium gewidmet. Er ist dabei zu interessanten Schlüssen gekommen, die wir hier kurz erwähnen müssen. Seiner Ansicht nach findet die Genickstarre ihre epidemische Ausbreitung nur auf dem Wege der Gruben. Diese sind der Herd, wo sich die Bergleute infizieren, und von wo sie die Krankheitskeime in ihre Familien schleppen. Die Ansteckung der Bergleute erfolgt fast ausschließlich auf der Arbeitsstelle.

Er kommt zu diesem Schlusse auf Grund folgender Beobachtungen: Die Übertragung von einem Kinde zum anderen ist relativ selten, denn sonst müßte es bei der Genickstarre, wie bei den anderen ansteckenden Krankheiten, vor allem zu Schulepidemien kommen. Die Schule spielt aber bei der Verbreitung der Krankheit, wie wir oben bereits sahen, fast gar keine Rolle. Dagegen fand Jehle an den Fällen des Orlauer Epidemiespitals die merkwürdige Tatsache, daß in weitaus überwiegender Mehrzahl nur solche Kinder erkrankten, deren Väter in einer und derselben Grube beschäftigt waren, während die Kinder von Arbeitern anderer Schächte gesund blieben, obwohl sie mit den Kindern der betroffenen Familien zusammen spielten. Jehle nimmt daher an, daß die Grube das Zentrum ist, von dem die Erkrankungen an Genickstarre ihren Ausgang nehmen. Ist von irgendwoher ein Meningokokkenträger in die Grube gelangt, so infiziert er durch seinen Auswurf, vielleicht auch bei der Benutzung gemeinsamer Arbeitsgeräte und Trinkgefäße die Mitarbeiter desselben Schachtes, und diese bringen, ohne selbst zu erkranken, die Krankheitskeime in ihre Familien. Die Erkrankung des Kindes zu Hause erfolgt vermutlich durch Ausspucken und Ausschneuzen von seiten des heimkehrenden Vaters, der häufig an einer bei Bergleuten sehr gewöhnlichen chronischen Pharyngitis leidet. Daß gerade Kinder im zarten Alter besonders häufig erkranken, erklärt sich daraus, daß sie mit denEltern in innigstenKontakt kommen und einer Schmierinfektion durch Kriechen auf der Erde am leichtesten ausgesetzt sind. Die Tatsache, daß Kinder sich nur selten gegenseitig anstecken, erklärt Jehle damit, daß sie die im Nasen-Rachenraum sitzenden Meningokokken nicht herausbefördern, weil sie in der Regel nicht die Gewohnheit haben, durch Räuspern oder Schneuzen Schleim von sich zu geben.

Die Jehlesche Hypothese über die Entstehung der Genickstarreepidemien durch Grubeninfektion enthält sicher manches Richtige, nur darf man nicht vergessen, daß auch Epidemien und Endemien (in Kasernen, in Gefängnissen) ohne jede Beziehung zu Grubeninfektionen vorkommen. In sehr plausibler Weise ist aber durch die Jehleschen Beobachtungen einmal gezeigt worden, eine wie große Rolle die Kokkenträger bei der Übertragung der Genickstarre spielen.

Symptomatologie. Über die Dauer der Inkubationszeit lassen sich nur Vermutungen aufstellen. Sie ist jedenfalls sehr kurz und beträgt 2—3 Tage.

Die Krankheit beginnt meist plötzlich mit starken Kopfschmerzen, Erbrechen, Nackensteifigkeit, Schüttelfrost und Fieber. Nur selten gehen kurze, unbestimmte Prodromalsymptome wie Frösteln, Kopfschmerzen, Gliederreißen, Mattigkeit den meningealen Erscheinungen voraus. Die Plötzlichkeit des Beginnes ist eine besondere Eigenart der epidemischen Genickstarre im Gegensatz zur tuberkulösen Meningitis, bei der den schwereren Gehirnsymptomen oft lange Zeit Vorboten wie Kopfschmerzen, Apathie und verdrießliche Stimmung vorangehen.

Das Krankheitsbild der epidemischen Genickstarre setzt sich aus einer Reihe von Erscheinungen zusammen, die nach Intensität und Gruppierung außerordentlich wechseln können. Wir wollen hier daher zunächst die einzelnen Symptome besprechen und bewerten, um nachher an die Schilderung einzelner Typen der Krankheit heranzugehen.

Die Kardinalsymptome der epidemischen zerebrospinalen Meningitis sind, abgesehen von dem Meningokokkengehalt der Lumbalflüssigkeit, Kopfschmerzen, Erbrechen, Nackenstarre, allgemeine Hauthyperästhesie, Rigidität der Beinmuskulatur (Kernigsches Symptom) und mannigfache Störungen im Gebiete der Gehirn- und Spinalnerven. Die Erscheinungen erklären sich teils aus der eitrigen Entzündung der Meningen, teils aus dem Fortwandern des Prozesses auf einzelne Nerven. Gewisse seltenere Herdsymptome, wie Hemiplegien, Paraplegien, umschriebene Konvulsionen kommen durch lokalisierte entzündliche Herde in dem Zentralorgane selbst zustande. Als Folge der allgemeinen Infektion und Intoxikation sind die Fieberbewegungen, die Hauterscheinungen, wie der Herpes und die mitunter beobachteten Gelenkschwellungen aufzufassen.

Wir besprechen zunächst die zerebralen und nervösen Symptome.

Das quälendste Symptom der Genickstarre ist der Kopfschmerz; er ist hauptsächlich in der Stirn- und Schläfengegend, oft aber auch im Hinterhaupte lokalisiert und erreicht bisweilen eine derartige Höhe, daß die Kranken wimmern und schreien und sich mit beiden Händen den Kopf halten. Als „cri hydrocéphalique" hat man das Aufschreien der Meningitiskinder bezeichnet, das mitunter durch eine plötzliche Schmerzexazerbation z. B. während des Schlafens ausgelöst wird. Schwankungen in der Intensität des Kopfschmerzes, sowie der Wechsel von schmerzfreien mit schmerzvollen Perioden sind überhaupt sehr an der Tagesordnung. So findet man häufig die kranken Kinder morgens im Bette spielend und anscheinend munter, nachdem man sie abends wimmernd vor Schmerz hat daliegen sehen. Diese Schwankungen haben zum Teil wohl ihren Grund in dem Wechsel des Druckes der Zerebrospinalflüssigkeit, denn man kann häufig unmittelbar nach einer künstlich herbeigeführten Druckverminderung, nämlich nach einer Lumbalpunktion und dem Ablassen einer mäßigen Menge von Spinalflüssigkeit (20—30 ccm) eine Besserung der Kopfschmerzen eintreten sehen.

Ebenso wie der Kopfschmerz ist das Erbrechen ein zerebrales Symptom, das im Beginn der Krankheit und in der ersten Woche fast regelmäßig und mit großer Häufigkeit beobachtet wird, in der zweiten und dritten Woche aber nur seltener erfolgt. In den subakuten Fällen tritt es wieder häufiger auf, und im Stadium hydrocephalicum gehört es zu den häufigsten und quälendsten Symptomen.

Bewußtseinsstörungen der verschiedensten Art werden bei der Genickstarre im Beginn und gegen Ende der Krankheit häufig beobachtet. Zweifellos aber ist in den meisten Fällen während des größten Teiles der Krankheit das Sensorium klar (im Gegensatz zur tuberkulösen Meningitis). In den ersten Tagen der Krankheit ist ein großer Prozentsatz der Kranken völlig benommen, kommt aber in der Regel nach einigen Tagen wieder zum Bewußtsein.

Die Benommenheit der ersten Krankheitstage geht oft mit starken Delirien und großer motorischer Unruhe einher. Im hydrozephalischen Stadium finden wir häufig Sopor und gegen den Schluß der Tragödie tiefes Koma. Auch ein Wechsel zwischen klarem Bewußtsein und Bewußtlosigkeit ist nicht selten, namentlich bei den subakuten, langsam verlaufenden Fällen, bei denen schubweise Verschlechterungen mit Bewußtseinsstörungen, Fieber und vermehrten Meningealsymptomen einsetzen.

Bei manchen schweren Formen treten klonisch-tonische Krämpfe auf, die oft dem tödlichen Ende vorangehen. Bei Säuglingen sind Konvulsionen im Laufe der Krankheit relativ häufig.

Das eigentümliche Knirschen mit den Zähnen, das häufig beobachtet wird, ist zu erklären als ein reflektorisch hervorgerufener klonischer Krampf der Kaumuskulatur.

Die auffallendste Erscheinung ist die Steifigkeit des Nackens, die Nackenstarre. In den ausgesprochensten Fällen kann dieselbe so hochgradig sein, daß die Kranken den in den Nacken gezogenen Kopf tief in die Kissen bohren, und jeder Versuch, ihn aktiv oder passiv nach vorn zu beugen, vergeblich und ungeheuer schmerzhaft ist. Man vermag dabei mit der unter den Nacken geschobenen Hand passiv Hals und Rumpf wie ein starres System in die Höhe zu heben, ohne daß die geringste Neigung des Kopfes nach vorn erfolgt. Die Nickbewegung ist stets, auch in weniger ausgesprochenen Fällen, am stärksten beeinträchtigt, weniger die Seitwärtsdrehung des Kopfes. Ist die Steifigkeit nur geringfügig, so wird sie mitunter bei ruhiger Lage des Patienten kaum bemerkbar sein. Erst aktive oder passive Versuche, das Kinn der Brust zu nähern, lassen sie dann hervortreten und lösen Schmerzäußerungen aus. Im Beginn der Krankheit dauert es mitunter einige Tage, bis sich die Starre des Nackens voll entwickelt hat. Bei kleinen Kindern unter drei Jahren fehlt sie oft ganz oder ist bei passiven Bewegungen so leicht zu überwinden, daß sie nicht bemerkbar wird. Die Nackenstarre wird durch eine tonische Kontraktur der tiefen Nackenmuskeln, besonders des Splenius, bedingt und entsteht infolge der Reizung der austretenden motorischen Nervenwurzeln durch das entzündliche Exsudat.

In gleicher Weise kommt es zu einer starken Rigidität der langen Rückenmuskeln; durch Kontraktur der Wirbelstrecker wird die Wirbelsäule opisthotonisch gekrümmt. Bei hohen Graden von Nackenstarre und Opisthotonos ruht der Körper oft nur auf dem tief in die Kissen gebohrten Hinterhaupt und den Sitzbeinknochen.

Dieselbe Starre und Steifigkeit und die Neigung, sich zu verkürzen, haben auch die Beuger der Ober- und Unterschenkel. Man kann die Patienten nicht aufsetzen, ohne daß sie gleichzeitig die Beine im Hüft- und Kniegelenk beugen. Dieses nach Kernig benannte Symptom ist häufig, wenn auch nicht regelmäßig, vorhanden. Es tritt ungefähr um dieselbe Zeit wie die Nackensteifigkeit auf, also schon in den ersten Tagen, hält sich aber oft länger als die Nackenstarre.

Eine starke Druckempfindlichkeit der Wirbelsäule in ihrem ganzen Verlauf ist ebenfalls als eine durch die spinale Meningitis hervorgerufene Reizerscheinung aufzufassen.

Auf dieselbe Weise ist die ungemein häufige allgemeine Hauthyperästhesie zu erklären. Es ist das eines der wichtigsten Zeichen der Meningitis, namentlich in Fällen, wo Nackenstarre und Kernigsches Zeichen nicht ausgesprochen sind. Schon der geringste Druck mit dem Finger, leise Nadelstiche rufen selbst bei tief benommenen Kindern laute Schmerzäußerungen hervor. Diese Hyperalgesie ist am häufigsten an den unteren Extremitäten, seltener am Rumpf und an den Armen. Nicht nur die Haut, sondern auch die tiefer gelegenen Weichteile sind dabei empfindlich, so besonders die Muskeln, z. B. die Wadenmuskulatur ist außerordentlich schmerzempfindlich. Das macht sich am deutlichsten bei passiven Bewegungen bemerkbar.

Die Haut- und Sehnenreflexe verhalten sich verschieden. Die Patellarreflexe fehlen häufig, namentlich im Anfange der Krankheit und im Endstadium. In anderen Fällen verhalten sie sich normal, nur selten sind sie gesteigert. Im hydrozephalischen Stadium, wo Spasmen- und Flexions-Kontrakturen der Beine an der Tagesordnung sind, ist die Auslösung der Reflexe sehr erschwert.

Die Bauchdeckenreflexe sind meist vorhanden. Bei den gespannten Bauchdecken der Hydrozephalischen sind sie jedoch oft nicht auslösbar. Der Fußsohlenreflex ist in den schweren Fällen der ersten Woche oft erloschen, später ist er bisweilen stark gesteigert. Das Babinskische Phänomen ist bei Erwachsenen von der zweiten Woche der Krankheit an oft positiv. Fußklonus wird in den subakuten Fällen der Krankheit häufig beobachtet.

Augenstörungen sind häufig im Laufe der Genickstarre. Man beobachtet sie in etwa 50 % der Fälle. Pupillendifferenz und träge Reaktion kommen besonders im Anfange der Krankheit vor. Es sind das aber flüchtige Symptome, die oft wieder verschwinden. Im Endstadium finden wir häufig eine weite träge oder gar nicht reagierende Pupille und abnorm seltenen Lidschlag. Es betrifft das meist schwer benommene Kranke, die mit starrem Blick und weit geöffneten Lidspalten daliegen, ohne während einer längeren Beobachtungszeit einen Lidschlag zu tun. Auch starke Verengerung der Pupillen zusammen mit aufgehobener Lichtreaktion wird ebenfalls in schweren Fällen häufig beobachtet. Es muß jedoch betont werden, daß bei all diesen Pupillenanomalien ein auffälliger Wechsel vorkommt. So ist es z. B. nicht selten, daß die Pupillen an einem Tage starr gefunden werden und am anderen reagieren.

Nystagmus und nystagmusartige Zuckungen sind relativ selten und kommen besonders im Stadium hydrocephalicum zur Beobachtung. Etwas häufiger noch sieht man eigentümliche, langsam hin- und herpendelnde Bewegungen der Bulbi.

Die häufigste und schwerwiegendste Augenerkrankung im Verlaufe der
Genickstarre ist die Neuritis optica, schwerwiegend deshalb, weil sie in
vielen Fällen zur Erblindung führt.   Sie konnte während der letzten oberschlesischen Epidemie in 17 % der Fälle nachgewiesen werden.

Aber auch ohne ophthalmoskopische Befunde kann es zu hochgradiger
Amblyopie oder Amaurose kommen.   Als Ursache sind basale exsudative
Prozesse mit Affektion der basalen optischen Leitungsbahnen oder Hydro-
cephalus internus mit Kompression derselben anzusprechen.

In 4—5 % der Fälle kommt es zu metastatischer Ophthalmie, die
durch Verschleppung der Meningokokken auf dem Blutwege entsteht.   Sie
kommt fast nur einseitig, sehr selten doppelseitig vor.   Es entwickelt sich zunächst unter relativ geringen äußeren Entzündungserscheinungen eine Iritis, die
bald zur hinteren Synechie und zu Hypopion führt.   Aus der Tiefe des Auges
taucht dann ein gelber Reflex auf (amaurotisches Katzenauge).   Der erkrankte
Bulbus wird allmählich etwas kleiner und weicher als der gesunde, bleibt aber
in der Form erhalten und zeigt eigentlich nie hochgradige Schrumpfungs-
erscheinungen.   Die Krankheit geht meist ohne stärkere Schmerzen einher.

Eine große Rolle spielen die Augenmuskellähmungen, die in etwa
20—25 % der Fälle beobachtet werden.   Die hauptsächlichste Lähmung ist
die des Abduzens, die meist einseitig auftritt und sich aus der langen basalen
Verlaufsstrecke des Nerven erklärt. Infolgedessen ist das Schielen nach innen
eines der häufigsten Symptome der ersten Krankheitstage. Seltener ist
die Okulomotoriuslähmung und die Trochlearislähmung.   Auch einseitige Ptosis
wird bisweilen beobachtet.   Mitunter findet man auch eine konjugierte Abweichung der Augen nach der Seite oder nach oben, ohne daß eine Lähmung
der Antagonisten nachgewiesen werden konnte.   Die Erscheinung ist nach
Uhthoff als Großhirnsymptom aufzufassen.

Die totale Lähmung aller Augenmuskeln (Ophthalmoplegia totalis) gehört
zu den selteneren Erscheinungen der Krankheit.

Konjunktivitis ist nach meinen Erfahrungen und denen bei der oberschlesischen Epidemie selten und in der Regel die Folge des mangelhaften
Lidschlusses bei benommenen Kranken.   Es muß freilich gesagt werden, daß
sich die einzelnen Epidemien in dieser Hinsicht verschieden verhalten.   Eine
Reihe von Autoren hat nämlich auch über häufiges Auftreten von Konjunktivitis berichtet.   Auch Hornhautveränderungen werden nur selten bei
der Meningitis gesehen und sind dann meist als Keratitis e lagophthalmo aufzufassen.

Im Gebiete des Gehörorganes kommt es ebenso wie an den Augen
häufig zu schweren Störungen. Am bedenklichsten ist die Neuritis des Nervus
acusticus, die zur Taubheit führen kann. Die Ursache ist wohl darin zu suchen,
daß die Entzündungserreger von den Meningen aus an Nerven entlang ins
Labyrinth übergehen; freilich ist auch der metastatische Weg nicht ausgeschlossen.   Die Labyrintherkrankung erfolgt fast stets doppelseitig.   Die Ertaubung, die dadurch zustande kommt, tritt gewöhnlich schon in den ersten
Tagen der Krankheit auf.   Bei der letzten oberschlesischen Epidemie blieben
25 % der Genesenen taub.

Sehr häufig im Verlaufe der Meningitis ist die eitrige Mittelohrent-
zündung.   Sie entsteht wohl meist dadurch, daß auf dem Wege durch die
Tuba Eustachii vom Nasenrachenraum her die Meningokokken einwandern.
Perforationen des Trommelfelles sind dabei relativ selten.

Im Gebiete der verschiedensten Gehirnnerven kommen noch Störungen
vor, so am Hypoglossus, Glosso-pharyngeus und am Facialis. Ausgesprochene
Facialislähmung ist selten, doch werden leichtere Störungen, Verziehungen der

Gesichtsmuskulatur, ein eigentümlich starrer, feierlicher Ausdruck des Gesichts, mitunter auch Risus sardonicus beobachtet. Durch einen klonischen Krampf der Kaumuskulatur wird mitunter Trismus hervorgerufen.

Lähmungen der Extremitäten sind relativ selten. Vorübergehende Lähmungen eines Armes oder eines Beines, auch Lähmungen aller Extremitäten werden mitunter schon in den ersten Tagen der Krankheit beobachtet. In den späteren Stadien sah ich mehrmals Paraparesen der Beine, die sich langsam wieder zurückbildeten.

Ein eigentümlicher grobschlägiger Tremor der Hände, der Ähnlichkeit mit dem Zittern bei der Paralysis agitans hat, wird mitunter bei schwerkranken Kindern in späteren Stadien der Krankheit beobachtet (Göppert). Auch ich habe jüngst einen derartigen Fall gesehen.

Außer diesen am Nervensystem sich abspielenden krankhaften Vorgängen kommt noch eine Reihe von Veränderungen vor, die teils als Folge der allgemeinen Infektion und Intoxikation, teils als sekundäre Erscheinungen aufzufassen sind.

Während die Gaumenmandeln in der Regel weder gerötet, noch geschwollen sind, gehört die entzündliche Schwellung der Rachenmandel zu den häufigsten Begleiterscheinungen der Genickstarre. Auch findet man oft eine auffällige Rötung der hinteren Pharynxwand. Klagen über Halsschmerzen hört man von den Kranken fast niemals. Die Halslymphdrüsen sind fast stets vergrößert, ein Ausdruck für die lymphatische Konstitution der Genickstarrekranken. Schnupfen ist sehr selten bei der übertragbaren Meningitis.

Haut. Eines der interessantesten Begleitsymptome der Genickstarre, zugleich von diagnostischer Wichtigkeit, ist der Herpes labialis und facialis, der in etwa 70 % der Fälle beobachtet wird, und der im Gegensatz zu dem bei Pneumokokkenerkrankungen vorkommenden Herpes bei der übertragbaren Meningitis meist von großer Ausdehnung ist. Man findet ihn an den Lippen, auf der Wange, den Nasenflügeln, am Ohr und mitunter auch auf dem Rumpf oder sogar an den Oberschenkeln. Viele meiner Fälle hatten talergroße Konglomerate von Herpesbläschen auf der Haut des Kinnes oder der Wangenhaut. Auffällig ist, daß der Herpes bei Kindern unter drei Jahren niemals beobachtet wurde.

Von anderen Hautaffektionen sind zu nennen: masernähnliche Exantheme, die in der zweiten Krankheitswoche zuweilen beobachtet werden, Roseola, die auf der Streckseite der Extremitäten, aber auch auf Brust, Rücken und Wangen auftreten kann, und Urticaria.

Hautblutungen von Hirsekorn- bis Linsengröße, die nach einigen Wochen wieder verschwinden, kommen nicht selten zur Beobachtung.

Interessant ist ferner die gesteigerte vasomotorische Erregbarkeit der Haut, die häufig bei der Genickstarre auftritt.

Trousseau beschrieb die Beobachtung, daß die Gefäße besonders auf der Haut des Unterleibes bei der Genickstarre durch mechanische Reize viel leichter zur Erweiterung gebracht werden können als beim gesunden Menschen. Macht man z. B. mit dem Perkussionshammer einige Striche auf der Haut, so sieht man bald lebhafte rote Streifen auftreten. Ein besonderer diagnostischer Wert kommt diesem Symptom nicht zu.

Bei vielen Kranken sieht man nach 14 Tagen bis 3 Wochen eine kleienförmige Abschuppung der Haut an den vorderen Partien der Brust, des Abdomens und am Halse.

Ob die Meningokokken häufig oder gar regelmäßig ins Blut übergehen, läßt sich nicht mit Sicherheit sagen. Sie sind zwar schon mehrfach im kreisenden Blute nachgewiesen worden, aber der Nachweis gelingt keineswegs regelmäßig. Hat man die Auffassung von der hämatogenen Entstehung der Genick-

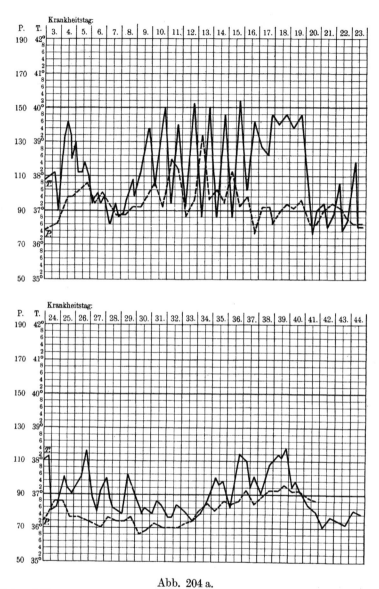

Abb. 204 a.

Fal   Hermann E., 11 Jahre alt.   Meningitis cerebrospinalis epidemica.
                    Ausgang in Heilung (s. Abb. 204 b).

starre, so muß man also annehmen, daß die Kokken bei ihrem Transport von
den Schleimhäuten der oberen Luftwege nach dem Gehirn nur sehr kurze Zeit
im Blute verweilen.   Vermutlich werden sie ihrer geringen Resistenz wegen in
den meisten Fällen schnell abgetötet.

    Einen Hinweis auf die hämatogene Entstehung der Meningitis haben wir auch in
den seltenen Fällen, wo den meningitischen Symptomen ein spezifisches Krankheitsbild
vorangeht, bei dem Meningokokken im Blute nachgewiesen werden.   In einem Fall von
Martini und Rohde erkrankte ein Soldat unter hohem Fieber an einem über den ganzen
Körper verbreiteten petechialen Exanthem.   Im Blut konnten Meningokokken
nachgewiesen werden.   Nackenstarre trat erst 2 Tage später auf.   Noch auffälliger war

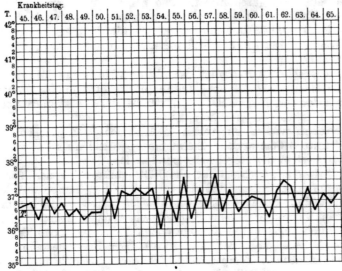

Abb. 204 b. (Fortsetzung von Kurve 204 a.)
Protrahierter Fall mit Ausgang in Heilung nach 65 Tagen.

die Beobachtung von Salomon. Hier begann die Erkrankung mit einem petechialen Exanthem und multiplen Gelenkschwellungen. Vom Ende der ersten Woche bis zur 4. waren Meningokokken im Blute nachweisbar. Erst nach 2 monatlicher Krankheitsdauer traten Nackenstarre und andere meningitische Symptome auf.

Auf dem Blutwege entstehen in einem Teile der Fälle wohl auch die multiplen Gelenkschwellungen am Handgelenk, am Ellenbogengelenk und am Kniegelenk, die zuweilen zur Beobachtung kommen. Bei einem unserer Kranken konnten wir in dem dicken eitrigen Exsudat des prall geschwollenen und äußerst schmerzhaften Kniegelenkes Meningokokken nachweisen. In anderen Fällen sind die Gelenkschwellungen nur durch seröse Ergüsse auf toxischer Basis bedingt.

Auch die seltener vorkommende Endocarditis wird durch die im Blute kreisenden Meningokokken verursacht.

Der Puls ist im Verlaufe der Genickstarre fast stets beschleunigt, doch ist die Frequenz ganz auffälligen Schwankungen unterworfen. Pulsverlangsamung wird nur selten beobachtet. Die Atmung ist für gewöhnlich von mäßiger Frequenz und regelmäßig, bei schwereren Fällen nimmt sie z. B. einen Cheyne-Stokesschen Typus an. Bronchitiden und Bronchopneumonien sind bei den schweren Fällen häufig und verschlechtern die Prognose sehr. Ihr Vorkommen ist erklärlich, wenn man bedenkt, wie leicht die oft schwer benommenen Kranken sich verschlucken und Mundinhalt aspirieren können. Die dabei entstehenden lobulären Pneumonien sind dann natürlich sekundärer Natur und nicht durch den spezifischen Erreger bedingt. In seltenen Fällen kommt es auch zu Bronchopneumonien, die durch den Meningokokkus hervorgerufen sind. Hier wird die Infektion auf dem Blutwege herbeigeführt.

Das Blut zeigt gewöhnlich das Bild der Hyperleukocytose; meist zählten wir über 10000, bei einigen Fällen über 20000 Leukocyten. Vorherrschend sind die polynukleären Leukocyten, die eosinophilen Zellen sind meist vermindert, können sogar vollständig fehlen. Besserungen im Krankheitsbilde gehen mit Ansteigen der eosinophilen Zellen einher.

Der Digestionsapparat zeigt, abgesehen von dem oben erwähnten Erbrechen, meist nur wenig Besonderes. Appetitlosigkeit kommt anfallsweise vor, ist aber nicht die Regel. Kinder unter einem Jahre haben sogar meist einen auffallend guten Appetit, und bei den hydrocephalischen Kindern steht die gute Nahrungsaufnahme oft in krassem Gegensatz zu der fortschreitenden Kachexie. Durchfälle werden namentlich im hydrocephalischen Stadium häufig beobachtet. Der Stuhl pflegt bei schweren Fällen spontan abzugehen, ebenso der Urin.

Ein nicht seltenes Symptom ist die kahnförmige Einziehung des Leibes, die ebenso wie die oben erwähnte Rigidität in der Muskulatur des Rückens und der Unterextremitäten auf der bei der Genickstarre vorhandenen Neigung zur Muskelhypertonie beruht.

Die Nieren werden nur selten in Mitleidenschaft gezogen. Bisweilen sieht man leichte Albuminurien. Schwerere Nephritiden sind selten.

Die Milz ist in der Regel nicht geschwollen.

Das Fieber zeigt keinen für alle Fälle gültigen Typus. Vor allem ist wichtig, darauf hinzuweisen, daß das Verhalten der Temperatur keineswegs einen Schluß auf die Schwere der Erscheinungen gestattet. Es kommen natürlich Fälle vor, die unter hohem Fieber nach wenigen Tagen tödlich enden; aber nicht durchgängig haben die schwersten Fälle stets hohe Temperaturen. Wir sahen z. B. einen Fall, der nach 26 stündiger Krankheitsdauer zugrunde ging und dessen höchste Temperatur 37,6° betrug. Gerade für die schweren, protahiert verlaufenden Fälle, bei denen sich ein Hydrocephalus entwickelt, ist es charakteristisch, daß sie nach einer anfänglichen Fieberperiode schließlich wochen- und monatelang bis zu ihrem Tode fieberfrei bleiben, wenn sich nicht noch sekundäre Komplikationen unter Bronchitis oder Bronchopneumonie hinzugesellen.

Am häufigsten zeigen die akuten und subakuten Formen ein unregelmäßig remittierendes Fieber zwischen 38° und 39,5°; der Abfall erfolgt meist lytisch, aber in unregelmäßigen Schwankungen.

Bisweilen hat das Fieber, namentlich bei protahiert verlaufenden Fällen, einen intermittierenden Charakter. (Vgl. Abb. 204.)

Als eine besondere Eigentümlichkeit der Genickstarre gilt die Beobachtung, daß die Temperatur nicht selten kurz vor dem Tode, selbst bei vorher geringem Fieber, eine exzessive Steigerung bis zu hyperpyretischen Graden erfährt; aber auch ein agonales Absinken bis zu 35,9° konnten wir in einem Falle beobachten.

Verlauf. Die epidemische Genickstarre zeigt eine Reihe von Verlaufsformen, die voneinander sehr erheblich differieren. Will man eine Vorstellung von dem Wesen der Krankheit gewinnen, so müssen daher verschiedene Typen unterschieden werden, die ich hier nach den Erfahrungen der letzten oberschlesischen Epidemie (Altmann, Göppert, Curtius u. a.), sowie nach eigenen Beobachtungen kurz skizzieren will.

Man unterscheidet am besten drei Gruppen: Einmal die akut verlaufenden Fälle, zweitens die Fälle mit protrahiertem Verlauf und schließlich die Genickstarre im Säuglingsalter, die wegen besonderer Eigentümlichkeiten für sich besprochen werden muß. Zu der ersten Gruppe gehören die unter stürmischen Erscheinungen foudroyant zum Tode führenden Fälle (Meningitis siderans) und ferner diejenigen Formen, die im Verlaufe von 5—6 Tagen teils mit letalem, teils mit glücklichem Ausgange ablaufen.

Das Schema der Verlaufsformen der Meningitis ist also kurz folgendes:

I. Gruppe: Die akut verlaufenden Fälle.
  1. Meningitis siderans,
  2. Die in 4—6 Tagen ablaufenden Fälle.

II. Gruppe: Protrahierte Fälle.
  1. Mit fortbestehender Eiterung und meist intermittierendem Verlauf.
  2. Mit Ausbildung eines Hydrocephalus internus.
III. Gruppe: Meningitis im Säuglingsalter.
I. Gruppe: Die akut verlaufenden Fälle. Die foudroyant verlaufende Form der Genickstarre, die Meningitis siderans, hat etwa folgenden Ablauf:

Aus völliger Gesundheit heraus plötzlich mit Kopfschmerzen, Erbrechen und Schüttelfrost erkrankt, verlieren die Patienten meist schon nach wenigen Stunden das Bewußtsein, fiebern hoch und werfen sich unruhig hin und her. Nackensteifigkeit ist dabei mitunter bereits vorhanden, fehlt aber auch häufig. Charakteristisch ist die allgemeine Hauthyperästhesie, besonders an den unteren Extremitäten. Der Puls ist klein und sehr frequent; das Verhalten des Fiebers ist verschieden. Bald herrschen hohe Temperaturen bis zu 39°, bald besteht nur sehr geringes Fieber. Die Zunge ist trocken und belegt, die Rachenschleimhaut gerötet. Unter zunehmender Benommenheit und Delirien gehen die Kranken in wenigen Stunden an Herzschwäche zugrunde. Fehlt die Nackenstarre, so ist in solchen Fällen die Diagnose oft schwer; die Untersuchung der Lumbalflüssigkeit bringt erst die sichere Entscheidung.

Die häufigste Verlaufsform ist diejenige, die nach 4—6 Tagen zur Entscheidung führt, d. h. entweder tödlich endet oder in Genesung ausgeht.

Die Krankheit setzt mit Kopfschmerzen, Erbrechen und Fieber ein. Nackensteifigkeit bildet sich in der Regel erst am zweiten Tage aus. Zunächst bestehen nur geringe Schmerzen beim Versuch, den Kopf zu heben. Betasten des Kopfes, Druck auf die Dornfortsätze der Halswirbelsäule ist schmerzhaft. Eine allgemeine Hauthyperästhesie stellt sich ein; jede Berührung und Bewegung ruft Schmerzempfindungen hervor. Bei der Lumbalpunktion entleert sich entweder unter hohem Druck eine trübe Flüssigkeit oder es tropft langsam dicker, rahmiger Eiter ab. Allmählich trübt sich das Bewußtsein; die Kranken werden unruhig, wollen aus dem Bett und delirieren. Der Kopf wird nun immer mehr nach hinten gezogen, während sich die Wirbelsäule opisthotonisch krümmt. Der Versuch, das Kinn der Brust zu nähern, macht die heftigsten Schmerzen, Seitwärtsbewegungen bleiben oft lange ungestört. Die Lippen sind trocken, die Zunge ist schmierig belegt; die Pupillen reagieren träge und sind oft ungleich. Häufig tritt an einem oder an beiden Augen Schielen auf. Am Kinn, an der Wange oder an den Lippen zeigen sich Herpesbläschen. Das Verhalten der Sehnenreflexe ist verschieden, bald normal, bald herabgesetzt, selten gesteigert. Der Urin und Stuhl gehen spontan ab.

Unter den Erscheinungen der Herzschwäche erfolgt der Tod in 4—6 Tagen, bisweilen unter Krämpfen in Form klonischer Zuckungen, die bald auf eine Seite beschränkt sind, bald über den ganzen Körper sich ausdehnen.

Die in Genesung ausgehenden akuten Fälle erkranken zunächst unter denselben schweren Erscheinungen: Bewußtlosigkeit, Delirien, Nackenstarre, Kernigsches Symptom, Hyperästhesie und hohes Fieber stehen im Vordergrunde. Nach 2 oder 3 Tagen wird der Patient wieder klarer, er klagt über Kopfschmerzen. Oft macht sich jetzt schon eine Störung des Gehörvermögens geltend. Nach 4—6 Tagen sinkt die Temperatur kritisch oder lytisch zur Norm ab, die Nackensteifigkeit wird besser, die Kopfschmerzen schwinden und der Kranke tritt in die Rekonvaleszenz ein. Einen solchen schnellen, günstigen Ablauf der Erscheinungen habe ich namentlich bei der Behandlung schwerer Fälle mit Meningokokkenserum gesehen. Einige Beispiele dafür sind bei der Besprechung der Serumtherapie wiedergegeben.

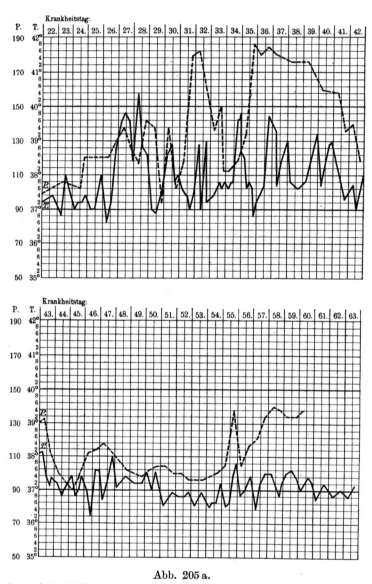

Abb. 205 a.

Fall 2. Georg Qui., 11 Monate alt. Meningitis cerebrospinalis. 3 Wochen vor der Aufnahme an Fieber, Erbrechen, Nackensteifigkeit erkrankt. Bei der Aufnahme hochgradiger
Opisthotonus, Kniee stark an den Leib gezogen. Lumbalflüssigkeit unter stark erhöhtem
Druck. Im Sediment massenhafte Leukocyten mit intracellulären Meningokokken. Entwicklung eines Hydrocephalus. Tod an Bronchopneumonie. (S. Abb. 205 b.)

II. Gruppe: Protrahierte Fälle. Bei den protrahierten subakuten
Fällen sind zwei Kategorien zu unterscheiden: einmal die Fälle, bei denen
der eitrige Prozeß an den Meningen über lange Zeit fortbesteht
oder weiterschreitet und zweitens die Fälle mit Ausbildung von
Hydrocephalus internus.

Die protrahierten Fälle mit fortbestehender Eiterung an den
Hüllen von Gehirn und Rückenmark zeigen zunächst alle jene schweren
Symptome wie die oben beschriebenen akuten Formen: sehr ausgeprägte

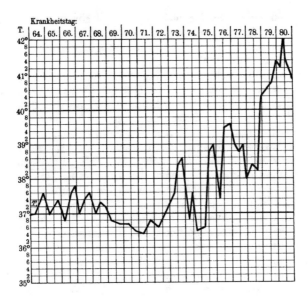

Abb. 205 b. (Fortsetzung der Kurve 205 a.)
Hydrocephalisches Stadium mit geringen Temperaturen. Am 75. Tage Bronchopneumonie.
† am 80. Tage.

Nackenstarre, Opisthotonus, Kernigsches Symptom, Benommenheit und
Delirien sind auch hier in den ersten Tagen vorhanden. Dann hellt sich das
Bewußtsein häufig auf, die Kranken werden wieder klarer und nehmen Anteil
an der Umgebung. Das anfangs hohe Fieber sinkt ab, ohne freilich bis zur Norm
herunterzugehen, der Kranke scheint auf dem Wege der Besserung. Nur der
Puls bleibt auffallend frequent und labil; ohne erkennbare Ursache finden
große Schwankungen der Pulsfrequenz statt, so daß man einmal 100 und einige
Stunden später 120—140 Pulse zählen kann, ohne daß die Temperaturbewegungen diesem Verhalten entsprechen. Dann aber kommen wieder Verschlechterungen, höheres Fieber und sehr frequenter Puls, starke Kopfschmerzen und
Bewußtseinstrübungen stellen sich ein. Die Pupillen reagieren träge und sind
auffallend weit, Schielen auf einem oder auf beiden Augen macht sich bemerkbar. Der Kranke wird unreinlich, läßt Stuhl und Urin unter sich gehen.
Dann kann wieder eine leichte Besserung mit absinkendem Fieber eintreten,
und so halten die Schwankungen des objektiven Befindens und
des Fiebers lange Zeit an, bis es nach 4—6 Wochen entweder zum tödlichen Ende oder zur endgültigen Entfieberung und zur Heilung kommt.
Eine hochgradige Abmagerung ist auch bei solchen Fällen an der Tagesordnung. Dem ungünstigen Ausgange gehen häufig Konvulsionen voraus; in
anderen Fällen führt Herzschwäche oder eine sekundäre Bronchopneumonie
das Ende herbei.

Der häufigste Ausgang der protrahierten Fälle ist die Entwicklung eines **Hydrocephalus internus**. Nachdem in den ersten 3 bis 4
Wochen der Erkrankung dieselben Erscheinungen wie bei der eben beschriebenen Form vorhanden waren, entwickelt sich bei dieser Kategorie von Kranken
ein sehr charakteristisches Bild, dessen wesentlichste Symptome Fieberlosigkeit,
hochgradige Abmagerung, Flexionskontrakturen an den
unteren Extremitäten und periodenweise auftretendes Er-
brechen sind. Die Fieberlosigkeit ist die Regel bei diesen Fällen des hydrocephalischen Stadiums. Oft entwickelt sich gegen das Ende hin eine Broncho-

pneumonie, so daß an Stelle der bisherigen Fieberfreiheit hohe Temperaturen treten. Auch Ausnahmen, bei denen das Fieber nie ganz verschwindet, sondern leicht remittierende Temperatur-Bewegungen zwischen 37⁰ und 38⁰ fortbestehen, kommen zur Beobachtung.

Das Sensorium verhält sich bei den hydrocephalischen Fällen verschieden. Fast stets ist es mehr oder weniger getrübt; nur ganz wenige Kranke machen einen klaren Eindruck und nehmen Anteil an der Umgebung. In den allermeisten Fällen liegen die Patienten teilnahmslos da mit ausdruckslosem Gesicht und reagieren nur auf laute Anrufe mit ,,ja" oder ,,nein", ohne sich auf die Beantwortung weiterer Fragen einzulassen. Nur bei passiven Bewegungen des Kopfes oder der Extremitäten geben sie Schmerzäußerungen von sich. Viele sind benommen, namentlich gegen das Ende hin. Delirien kommen auch in diesem Stadium vor, sind aber seltener als im Beginn der Krankheit.

Bei der Lumbalpunktion findet man bei solchen Kranken meist einen erhöhten Druck und klare Spinalflüssigkeit, in der beim Mikroskopieren nur ganz vereinzelte polynukleäre Leukocyten und in der Regel gar keine Meningokokken mehr nachgewiesen werden können. Erst die Kultur ergibt in einzelnen Fällen noch ein positives Resultat.

Die merkwürdigste Erscheinung bei den Kranken mit Hydrocephalus ist die schnell fortschreitende Abmagerung. Wer einmal einen Krankensaal mit 30—40 Genickstarrefällen gesehen hat, von denen der größte Teil die Erscheinungen des hydrocephalischen Stadiums bot, dem wird das entsetzliche Bild unvergeßlich bleiben. Bis zum Skelett abgemagert, so daß die Rippen stark hervortreten, mit welker, trockener, abschilfernder Haut, die sich in Falten aufheben läßt, liegen die Kinder auf dem Rücken oder auf der Seite mit nach hinten gezogenem Kopf und lordotisch gekrümmtem Rücken und stark im Hüft- und Kniegelenk flektierten Beinen. Die Flexionskontraktur im Kniegelenk erreicht dabei oft die höchsten Grade, so daß eine passive Streckung der Beine unmöglich ist, und der Versuch dazu selbst benommenen Kindern ein Stöhnen entlockt. Die Hyperästhesie ist oft weniger ausgesprochen als die Hyperalgesie bei passiven Bewegungen. Sehnenreflexe sind in diesem Stadium in der Regel nicht auszulösen. Die Arme werden meist gestreckt gehalten, der Leib ist kahnförmig eingesunken, die Augen sind weit geöffnet und blicken starr vor sich hin, die Pupillen reagieren träge und sind oft von abnormer Weite; auffällig ist der seltene Lidschlag. Ertaubungen treten im hydrocephalischen Stadium in der Regel nicht auf; wo sie vorhanden sind, stammen sie schon aus der ersten Krankheitswoche.

Im krassen Gegensatz zu der progredienten Abmagerung steht der gute Appetit der Kranken, die meist die verabreichten Speisen gierig zu nehmen pflegen. Man könnte daran denken, daß die schubweise auftretenden Anfälle häufigen Erbrechens, an denen die Kranken leiden, zu der Abmagerung beitragen, denn oft geben die Kinder tagelang alles wieder von sich, was sie aufgenommen haben. Charakteristisch ist aber, daß solche Perioden des Erbrechens bald wieder abwechseln mit besseren Zeiten, wo die Kranken alle Nahrung bei sich behalten, und trotzdem schreitet die Gewichtsabnahme unaufhaltsam fort. Hier müssen trophische Störungen, die durch den Hydrocephalus bedingt sind, im Spiele sein. Die Kranken sind stets unreinlich und lassen Stuhl und Urin unter sich gehen, so daß die Gefahr des Dekubitus droht, wenn nicht sorgsame Pflege sie bewacht. In vielen Fällen treten gegen das Ende hin tonisch-klonische Krämpfe in Armen und Beinen auf, die sich häufig wiederholen können. Herzschwäche oder sekundäre Komplikationen führen den Tod herbei. In seltenen Fällen kommt ein solcher Fall nach monatelangem Siechtum doch noch zur Heilung.

III. Gruppe: Die Genickstarre im Säuglingsalter. Im Säuglingsalter nimmt die Genickstarre oft einen von den beschriebenen Fällen abweichenden Verlauf, so daß eine gesonderte Besprechung wünschenswert erscheint. Genauere Beobachtungen über diese Erscheinungen verdanken wir besonders Göppert.

Zunächst ist darauf hinzuweisen, daß die Nackenstarre und das Kernigsche Symptom häufig fehlen. Die Kinder erkranken plötzlich unter Fieber und Unruhe. Ein wichtiges Symptom ist die Auftreibung der Fontanelle, die in vielen, nicht in allen Fällen vorhanden ist. Oft tritt sogar eine Ausdehnung des ganzen Kopfes auf, die Nähte klaffen weit infolge der Lockerung ihres Zwischengewebes durch entzündliche Hyperämie (Göppert). Sehr charakteristisch ist die Hyperalgesie bei passiven Bewegungen, die sich besonders deutlich an den unteren Extremitäten zeigt, so daß die Kinder namentlich beim Trockenlegen jämmerlich schreien. Das Bewußtsein verhält sich verschieden. In manchen Fällen erlischt es schon im Beginn der Krankheit oder am Ende der ersten Woche, und die Kinder gehen schnell zugrunde. In anderen Fällen machen die Säuglinge einen relativ munteren Eindruck, blicken mit lebhaften Augen um sich und trinken gut, nur das Fieber und die Hyperalgesie der Beine weisen auf die Krankheit hin. Oft treten tonisch-klonische Krämpfe hinzu.

Curtius beschreibt folgende Art von Krämpfen, die er besonders häufig bei Säuglingen sah: die Hände werden flektiert, die Finger zur Faust geballt, die Arme gestreckt, manchmal überstreckt, der Kopf nach hinten geschlagen, die Wirbelsäule nach vorn ausgebogen, die Beine meist gestreckt, immer in Spitzfußstellung. Speichel tritt schaumig aus dem Munde. Unter starkem Schweißausbruch erfolgt die Respiration stoßweise, sehr beschleunigt (60—80 Atemzüge), dabei besteht eine starke Inkoordination der Bulbi.

Gehen die Kinder nicht im Laufe der ersten oder der zweiten Woche zugrunde, so entwickelt sich meist ein Hydrocephalus, der dann die oben beschriebenen Symptome, Abmagerung, Erbrechen usw. mit sich bringt.

Die Prognose ist in allen Fällen bei Säuglingen äußerst ungünstig. Nur selten kommt ein Kind des ersten Lebensjahres zur Genesung, bei dem durch Lumbalpunktion Meningokokken nachgewiesen werden können.

Pathologische Anatomie. Die anatomischen Veränderungen, die der Einwirkung der Meningokokken zuzuschreiben sind, bestehen bei den akuten Fällen in einer eitrigen Entzündung der Pia und der Arachnoidea von Gehirn und Rückenmark. In den protrahiert verlaufenden Fällen entwickelt sich häufig ein hochgradiger Hydrocephalus internus.

Wir betrachten zunächst den Befund bei denjenigen Fällen, die etwa nach fünftägiger Krankheit zugrunde gehen. Die Hauptveränderungen sind meist an der Basis lokalisiert. Die Pia ist blutreich und getrübt. Trüb seröses oder eitriges Exsudat, das häufig mit Blut vermischt ist, liegt in den Subarachnoidealräumen. Eine sulzig eitrige Infiltration der weichen Hirnhäute findet man in der Gegend des Chiasma und der Sella turcica. Auch die Gegend der Brücke und des Oberwurms vom Kleingehirn zeigt oft dieselben Veränderungen. Von der Basis aus ziehen in vielen Fällen gelbe Eiterstreifen, die Furchen überbrückend, zur vorderen Hälfte der Konvexität. Die Sylvische Furche bleibt meist frei (im Gegensatz zur tuberkulösen Meningitis). Auf der Konvexität sind die Veränderungen sehr verschieden ausgesprochen. Meist sieht man eine diffuse Trübung der weichen Hirnhäute in ihren vorderen Partien; in anderen Fällen sind die Gefäße fast sämtlich von den genannten gelben Eiterstreifen flankiert. Oft breitet sich der Eiter auch über größere Flächen aus und bedeckt in einer mehrere Millimeter dicken Schicht kleinere oder größere Partien des Stirnhirns. In den schwersten Fällen sind die vorderen zwei Drittel der Konvexität wie mit einer dichten grünlichgelben Eiterhaube bedeckt. Auffällig ist, daß der Okzipitallappen meist frei ist. Vergl. umstehendes Bild (Abb. 206).

Die Ventrikeln enthalten trübe oder eitrige Flüssigkeit mit blutigen Beimengungen, oft aber sind sie auch leer.

Westenhöfer stellt sich auf Grund seiner Untersuchungen bei der oberschlesischen Epidemie den Gang des Prozesses in der Weise vor, daß die Meningokokken sich zunächst an der Rachenmandel einnisten, die er regelmäßig hypertrophisch fand. Von hier aus werden die mit dem Nasen-Rachenraum und den hintersten Abschnitten der Nase in Verbindung stehenden Höhlen infiziert und zwar das Ohr und die Keilbeinhöhle, in denen man fast regelmäßig die Zeichen einer eitrigen Entzündung vorfindet, und von da aus erkrankt das lockere Gewebe des Türkensattels und des Chiasma.

Im Gegensatz zu dieser Anschauung betont aber Göppert, daß der entzündliche Prozeß schon in den frischesten Fällen ganz launisch und verschiedenartig über das Gehirn verbreitet ist, und daß bei seinen Beobachtungen keineswegs das Chiasma die Prädilektionsstelle des ersten Eiters war. Auf der Konvexität befalle die Krankheit meist am frühesten den Bezirk der Arteria cerebri anterior und media. Die von Westenhöfer beschriebene Nasen-Rachenraum-Erkrankung, die er in ²/₃ der Fälle beobachtete, sei nicht obligatorisch und fehle besonders in den foudroyanten Fällen. Man könne sie also sicher nicht als einzige Eintrittspforte der Krankheit betrachten.

Ich möchte mich auf Grund eigener Befunde an 30 Sektionen dem Göppertschen Standpunkte anschließen. Ich halte es nicht für ausgeschlossen, daß sich in einer Reihe

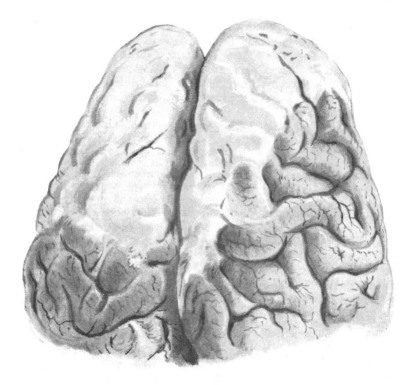

Abb. 206.
Konvexitäts-Meningitis. „Eiterhaube".

von Fällen der Infektionsmodus in der von Westenhöfer angegebenen Weise abspielt, also vom Nasen-Rachenraum her erfolgt, glaube aber, daß in der Mehrzahl der Fälle die Infektion auf dem Blutwege vom Rachen her oder, ganz allgemein gesprochen, von den oberen Luftwegen aus stattfindet. Dafür würde auch die Tatsache sprechen, daß es gar nicht selten gelingt, Meningokokken im Blute von Genickstarrekranken nachzuweisen.

In den foudroyant zugrunde gegangenen Fällen findet man gar keine makroskopisch nachweisbaren Veränderungen.

Am Rückenmark ist die eitrige Entzündung in der Regel an der Hinterfläche stärker ausgebildet als an der Vorderfläche. Besonders reichlich ist meist das Lendenmark mit Eiter bedeckt, dann folgt das Brustmark, während das Halsmark gewöhnlich frei bleibt. Die Veränderungen in der Gehirn- und Rückenmarkssubstanz selbst, die sich makroskopisch meist auf Hyperämie zu beschränken scheinen, charakterisieren sich mikroskopisch durch das Auftreten zahlreicher Lymphocytenansammlungen in der Umgebung der Gefäße und kleinster encephalitischer Herde.

Bei den Fällen, die nach wochen- und monatelangem Siechtum zugrunde gegangen sind, findet sich fast stets ein Hydrocephalus internus. Die Ventrikel sind enorm erweitert, die Gehirnwindungen abgeplattet und verstrichen. Abb. 207 gibt ein gutes Bild dieser hochgradigen Veränderungen.

Die Erscheinungen der Eiterung sind dabei oft ganz verschwunden; nur geringe Residuen davon, wie Trübungen und Verdickungen der Hirnhaut und Verwachsungen mit der Dura, sind noch zu sehen. An der Basis, namentlich um das Chiasma herum, findet sich ein zähes fibrinöses Gewebe. In manchen Fällen sieht man als Rest der Eiterstreifen, durch welche die Gefäße flankiert wurden, rostbraune streifenförmige Pigmentierungen längs der Gefäße, die durch Blutfarbstoff bedingt sind und als Rest des den eitrigen Ex-

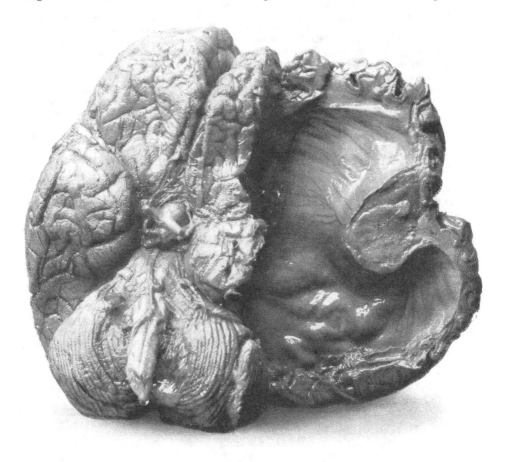

Abb. 207.
Enorme Erweiterung der Ventrikelhöhlen bei Hydrocephalus internus.

sudaten beigemengten Blutes aufzufassen sind. In anderen Fällen aber findet man neben einem stark ausgebildeten Hydrocephalus noch kleinere oder größere Mengen Eiters in den Subarachnoidalräumen. Die Ventrikel sind mit großen Mengen klarer Flüssigkeit gefüllt. Nur am Boden des Hinterhornes finden sich mitunter noch einige Eiterflocken. Sehr bemerkenswert ist die Tatsache, daß wir auch bei völlig klarer Ventrikelflüssigkeit meist noch Meningokokken darin nachweisen können, ein Zeichen dafür, daß der infektiöse Prozeß noch fortbesteht und die starke Sekretion seröser Flüssigkeit damit in Zusammenhang stehen kann.

Unsere Vorstellungen über die Ursache der Entstehung des Hydrocephalus im Anschluß an die Meningitis cerebrospinalis hat Göppert in dankenswerter Weise bereichert. Am naheliegendsten war ja der Gedanke, daß durch einen Verschluß der Ventrikelauslässe bei fortbestehender lebhafter Sekretion von seröser Flüssigkeit, ein Überdruck in den Ventrikeln auftritt und daß es so zur Erweiterung derselben kommt. Göppert spritzte leicht gefärbte Gelatine in die Seitenventrikel ein und studierte dann die Verteilung derselben. Dabei zeigte sich, daß nur in einem kleinen Teil der Fälle sämtliche Ventrikelausgänge verschlossen waren, und in einem anderen kleinen Teile das Foramen Magendii nicht mehr durchgängig war; bei den meisten Fällen aber bestanden keine organischen Hindernisse am Ausgange des vierten Ventrikels. Danach konnte man noch annehmen, daß vielleicht eine Steigerung des Gesamtdruckes der Spinalflüssigkeit im ganzen Ventrikuloarachnoidealsystem die Ursache des Hydrocephalus sei. Auch das erwies sich nicht als richtig, denn bei vergleichenden Versuchen fand sich, daß die Druckverhältnisse beim Hydrocephalus sehr wechselnde waren; daß sehr oft sogar verminderter Druck auch bei den Fällen ohne Verschluß der Ventrikelausgänge vorhanden war. Schließlich besteht noch die Möglichkeit, daß trotz offenen Foramen Magendii die Ausgänge des vierten Ventrikels durch eine Art Ventilverschluß verschlossen sind, indem die erweiterten Hemisphären des Kleingehirns von oben und seitlich gegen die Medulla drücken und so die Abflüsse versperren.

Der wichtigste Faktor beim Zustandekommen des Hydrocephalus scheint jedoch der mangelnde Gewebsturgor zu sein, der eine Folge der Kachexie des Kranken ist. Danach wäre nach Göppert das Stadium hydrocephalicum in folgender Weise zu definieren: Fortbestehen der spezifischen Genickstarreinfektion mit gesteigerter Sekretion wesentlich seröser Flüssigkeit. Infolge der Kachexie geringer Gewebsturgor, der die Erweiterung der Hirnhöhle bei stärkerem wie bei geringerem Drucke erlaubt. Organische und mechanische Abschlüsse unterstützen nur das Eintreten und sind für die Entstehung des inneren Wasserkopfes nicht obligatorisch.

An den Rachenorganen ist nach Westenhöfer die hauptsächlichste Erkrankung die Schwellung und Rötung der Rachenmandel. Mehr oder weniger intensiv beteiligt sind: die hintere Pharynxwand, der Tubenwulst der Tuba Eustachii und die hinteren Abschnitte der Nasenschleimhaut; Rötung und Schwellung ist dabei in den protrahiert verlaufenden Fällen weniger ausgesprochen als in den akuten. Die Entzündung geht ohne Veränderung des Epithels einher und ohne Eiterbildung; sie besteht in starker Hyperämie und Ödem.

Die Gaumentonsillen sind in der Regel nicht beteiligt. In seltenen Fällen kann es durch Mischinfektion zu einer Angina necroticans kommen.

Fast stets findet sich eine eitrige Entzündung des Mittelohres; Labyrinthvereiterungen sind seltener.

Neben dem Ohr ist die Keilbeinhöhle am häufigsten im Zustande der eitrigen Entzündung. Diese Erkrankung findet sich natürlich nur bei Kranken, die über drei Jahre alt sind, weil die Keilbeinhöhle erst von diesem Lebensalter an richtig entwickelt ist.

Die Siebbeinzellen sind in der Regel nicht erkrankt; nur in einzelnen Fällen findet sich auch hier Rötung und Schwellung.

Ein häufiger Befund ist die akute entzündliche Schwellung der Nacken- und Halslymphdrüsen. Sehr gewöhnlich ist eine große lymphatische Thymusdrüse vorhanden und bei erwachsenen Genickstarreleichen wird oft eine Persistenz der Thymusdrüse beobachtet.

Die Lungen zeigen nicht selten bronchitische und bronchopneumonische Veränderungen.

Am Herzen werden häufig intramuskuläre Rundzellenanhäufungen im Myokard teils in zirkumskripter, teils in diffuser Anordnung gefunden, die in manchen Fällen den Tod an Herzschwäche erklären. Am Endokard entwickelt sich in einzelnen Fällen eine Endocarditis verrucosa (Weichselbaum).

Am Darm findet man fast regelmäßig eine Schwellung der Peyerschen Plaques und der Follikel. Westenhöfer rechnet diesen Befund zu den Symptomen der lymphatischen Konstitution der Genickstarrekranken, die sich außerdem in den bereits genannten Erscheinungen, Hyperplasie des Nasen-Rachenringes, Persistenz der Thymus- und Halsdrüsenschwellungen bemerkbar macht.

Die Milz bietet nichts Abnormes. An den Nieren kommen trübe Schwellungen, Verfettung und Epithelnekrosen zur Beobachtung, meist aber sind die Veränderungen nur geringfügig.

Diagnose. Die Diagnose der Genickstarre bietet in den ausgesprochenen Fällen keine großen Schwierigkeiten, besonders dann nicht, wenn die Krankheit epidemisch auftritt. Es gibt aber eine große Anzahl von Formen, wo die sichere Erkennung des Leidens nicht leicht ist, namentlich dort, wo es sich um bewußtlose Kranke handelt, die ohne anamnestische Angaben zur Behandlung kommen. Auch in sporadischen Fällen ist die Diagnose der übertragbaren Genickstarre oft schwer, da die charakteristischen Symptome keineswegs immer deutlich ausgesprochen sind. Diagnostisch wichtig sind vor allem: der akute Beginn der Erkrankung, die Nackensteifigkeit, die Hyperästhesie und Hyperalgesie, die Kopf- und Rückenschmerzen, der Herpes, das Kernigsche Symptom, das Fieber und last not least der Nachweis von Meningokokken in der Lumbalflüssigkeit. Wenn mehrere von diesen charakteristischen Erscheinungen fehlen, namentlich wenn Nackenstarre und Kernigsches Symptom nicht vorhanden sind, dann ist die Verwechslung mit anderen akuten fieberhaften Erkrankungen, mit Influenza, Pneumonie oder Typhus nicht ganz ausgeschlossen. Ein wichtiger Fingerzeig ist oft die Feststellung der Hyperästhesie an den unteren Extremitäten, besonders die Schmerzempfindlichkeit bei passiven Bewegungen.

Ausschlaggebend für die Diagnose ist der Nachweis von Meningokokken in der Lumbalflüssigkeit, deren Untersuchung uns Quincke durch die von ihm eingeführte Lumbalpunktion ermöglicht hat. Die Technik dieses Verfahrens ist gewöhnlich leicht auszuführen; nur bei delirierenden und unruhigen Kranken kann man auf Schwierigkeiten stoßen.

Der Kranke liegt am besten auf der Seite, die Oberschenkel sind hochgezogen und der Rumpf ist nach vorn gekrümmt, so daß Knie und Kinn sich möglichst nähern. Da der Conus terminalis beim Erwachsenen in der Höhe des Bogens vom zweiten Lendenwirbel liegt, beim Kinde am dritten Lendenwirbel, so ist der beste Einstichsort, um den Subarachnoidealraum zu treffen, zwischen dem dritten und vierten Lendenwirbel gelegen. Man sucht sich diese Stelle am besten so, daß man die höchsten Punkte der Darmbeinkämme durch eine Linie verbindet; diese schneidet den vierten Lendenwirbeldorn. Also einen Dornfortsatz höher ist abzutasten und dann etwas seitwärts von der Mittellinie einzugehen. Man punktiert hier nach sorgfältiger Desinfektion mit Seife, Äther und Alkohol vermittelst einer 6—8 cm langen Hohlnadel, die durch einen eng anschließenden, vorn entsprechend der Nadelöffnung schräg abgeschliffenen Stahlmandrin ausgefüllt ist. Nach dem Durchstechen der harten Gewebsmassen fühlt man plötzlich etwa in der Tiefe von 5 cm den Widerstand nachlassen. Zieht man nun den Mandrin heraus, so tritt die Spinalflüssigkeit entweder tropfenweise oder bei höherem Drucke im Strahl hervor. Um die Druckhöhe zu messen, verbindet man die Punktionsnadel durch einen kleinen Gummischlauch mit einem Glassteigrohr und mißt mit dem Zentimetermaß die Wasserhöhe ab. Bei horizontaler Seitenlage beträgt der Druck bei einem Gesunden nach Krönig 100—150 mm Wasser. Übersteigt der Druck 150 mm, so gilt er als pathologisch erhöht.

Die Lumbalflüssigkeit ist in der Regel trübe und steht unter einem gesteigerten Druck. Der hohe Druck gehört aber nicht unbedingt zur Diagnose der Genickstarre. Es kommen auch oft normale Werte vor, selbst im Stadium hydrocephalicum, für das im allgemeinen der gesteigerte Druck charakteristisch ist. In manchen Fällen entleeren sich zuerst dicke Tropfen gelben Eiters, und nachher erst tropft langsam eine dünne, getrübte Flüssigkeit ab. Im Stadium hydrocephalicum findet sich meist ein wasserklares Exsudat, das sich oft unter hohem Druck, 200 mm und mehr, entleert. Trotz des wasserklaren Aussehens kann man durch Kulturversuche aber nicht selten Meningokokken darin nachweisen. Ist die Flüssigkeit getrübt, so bekommt man beim Zentrifugieren im Sediment massenhaft polynukleäre Leukocyten und Lymphocyten Daneben finden sich viele große einkernige Zellen, deren Kerne sich nicht so stark färben wie die Lymphocytenkerne. Sie übertreffen die Lymphocyten um das Zweibis Dreifache an Größe.

Im gefärbten Ausstrichpräparat finden sich dann die Meningokokken, zu zweien liegend oder in Tetradenform oder in kleinen Häufchen, teils innerhalb, teils außerhalb der Leukocyten. Das Gros der Kokken ist in der Regel intrazellulär gelegen. Bei spärlich vorhandenen Kokken hüte man sich vor der Verwechslung mit intrazellulären Zellgranulis.

Differentialdiagnostisch von großer Wichtigkeit ist es, daß die Kokken bei der Gramschen Methode sich stets entfärben. Kann man aus dieser Eigenschaft auch mit Wahrscheinlichkeit darauf rechnen, es mit Meningokokken zu tun zu haben, so ist es doch notwendig, sie noch genauer zu identifizieren. Das geschieht durch Aussaat der Lumbalflüssigkeit auf Aszitesagar, Blutagar oder Löfflerserum. Die gewachsenen Kolonien sind dann noch mit Hilfe eines hochwertigen Meningokokkenserums weiter zu prüfen. Wenn sie durch das agglutinierende Serum in hohen Verdünnungen agglutiniert werden, so sind es echte Meningokokken.

Findet man in der Lumbalflüssigkeit keine Meningokokken, so spricht das keineswegs gegen die Diagnose epidemische Genickstarre, denn in manchen Fällen sind die Erreger nur in sehr geringer Menge vorhanden. Mitunter bringt eine Wiederholung der Lumbalpunktion und der bakteriologischen Untersuchung das positive Resultat. Auch ist darauf hinzuweisen, daß die Färbbarkeit der Meningokokken oft schon durch 24stündiges Stehen bei Zimmertemperatur leiden kann. Im Stadium hydrocephalicum gelingt es relativ selten, die Erreger in der Spinalflüssigkeit nachzuweisen. Auch ein negativer Ausfall der Kulturversuche spricht keineswegs gegen epidemische Genickstarre. Die Bezugnahme auf Meningitisfälle der Umgebung, mit denen ein Zusammenhang des vorliegenden Falles nachgewiesen werden kann, gestattet dann oft noch mit Wahrscheinlichkeit die richtige Diagnose. Sehr empfehlenswert ist es in den Fällen, wo die Lumbalpunktion nicht zum Ziele führt, auch eine bakteriologische Untersuchung des Rachenabstriches vorzunehmen, durch die in den meisten Fällen Meningokokken nachgewiesen werden können.

Differentialdiagnose gegenüber sekundärer Meningitis und Meningismus. Handelt es sich um deutliche meningitische Symptome, so kommen differentialdiagnostisch zunächst die sekundären Meningitiden in Betracht, die durch Fortleitung einer eitrigen Entzündung auf die Hirnhäute entstanden sind. Es ist also genau darauf zu achten, ob Erkrankungen des Mittelohres (Otitis media), der Nase und ihrer Nebenhöhlen, Kopferysipel oder Verletzungen und dergl. vorhanden sind, die ev. zum Ausgangspunkt einer sekundären Meningitis werden konnten. Als Erreger kommen in Betracht: Streptokokken, Staphylokokken, Pneumokokken und Influenzabazillen.

Das Lumbalpunktat solcher sekundären Meningitis unterscheidet sich cytologisch nicht von der echten Genickstarre. Man findet auch hier polynukleäre Leukocyten in überwiegender Menge, sowie Lymphocyten. Handelt es sich um eine Streptokokken-Meningitis, so sind die Kokken schon aus ihrer Lagerung in Kettenform im Ausstrichpräparat gut zu erkennen; Staphylokokken liegen in Haufen zusammen und färben sich im Gegensatz zu den Meningokokken nach Gram. Bei den Pneumokokken ist die Lanzettform des Diplokokkus, die Kapselbildung und die positive Gramfärbung charakteristisch.

In zweiter Linie ist daran zu denken, daß bei den verschiedenen Infektionskrankheiten: Typhus, Pneumonie, Scharlach meningitisähnliche Symptome vorkommen, die mit dem Ausdrucke Meningismus bezeichnet werden. Man findet dabei Nackenstarre, Kernigsches Symptom, Hyperästhesie und erhöhten Druck der Lumbalflüssigkeit, ohne daß Eiterzellen oder Infektionserreger darin nachgewiesen werden können. Die meningitischen Symptome sind in diesen Fällen als toxische Einwirkungen der Erreger der Grundkrankheit aufzufassen. Beim Scharlach-Meningismus wird in der Regel die typische Scharlachzunge und Scharlach-Angina auf die richtige Diagnose leiten. Den Ausschlag für die Diagnose „Meningitis" gibt der Nachweis der Meningokokken.

Schwieriger schon ist oft die Unterscheidung von schweren Typhus-fällen, die mit Meningismus (Nackenstarre, völliger Bewußtlosigkeit und Kernigschem Symptom) einhergehen. Das Verhalten der Temperatur und des Pulses (hohes Fieber bei relativ langsamem Puls), die Milzschwellung, die Hypoleukocytose sprechen für Typhus. Entscheidend ist in der Regel die bakteriologische Untersuchung des Blutes, die beim Typhus den Nachweis der spezifischen Bazillen bringt oder der Ausfall der Widalschen Aggluti-nationsreaktion.

Auch der Meningismus bei Pneumonie kann zu Verwechslungen mit der Genickstarre führen. Er wird sowohl bei der croupösen Lungenentzündung, als auch besonders bei den Bronchopneumonien der Kinder, z. B. nach Masern oder Keuchhusten, zuweilen beobachtet. Ausschlaggebend für die Diagnose ist die Untersuchung der Lumbalflüssigkeit.

Außer diesen meningitisähnlichen Erscheinungen bei der Pneumonie kommt es im Verlaufe derselben bisweilen auch durch Verschleppung der spezi-fischen Keime auf dem Blutwege zu einer eitrigen Pneumokokken-meningitis, die zur Verwechslung mit der epidemischen Genickstarre führen kann. Hier leitet der Lungenbefund und die beschleunigte Atmung auf die richtige diagnostische Fährte. Der Nachweis der Pneumokokken in der Lumbal-flüssigkeit bringt dann die Entscheidung.

Am wichtigsten ist die Unterscheidung der epidemischen Genickstarre von der tuberkulösen Meningitis. Pathognomonisch ist dabei der Befund von Chorioideal-Tuberkeln bei der ophthalmoskopischen Untersuchung. Diffe-rentialdiagnostisch wichtig ist auch der Beginn der Krankheit. Während die tuberkulöse Meningitis ein Prodromalstadium von längerer Dauer besitzt, in welchem Kopfschmerzen, verdrießliche Stimmung, Apathie vorherrschen, pflegt die epidemische Meningitis plötzlich mit Erbrechen und Kopfschmerzen einzu-setzen. Bei der tuberkulösen Meningitis fehlt der Herpes, während die epi-demische Genickstarre in mehr als ²/₃ der Fälle mit Herpes einhergeht. Schließ-lich sprechen für die tuberkulöse Meningitis andere, auf Tuberkulose hin-deutende Verhältnisse: Heredität, Lungenaffektionen mit positivem Tuberkel-bazillenbefund, tuberkulöse Knochen- und Gelenkerkrankungen, Lymphdrüsen-tuberkulose, vorangegangene Pleuritiden etc.

Wertvolle Anhaltspunkte für die Diagnose bringt hier auch die Unter-suchung der Lumbalflüssigkeit. Bei der epidemischen Meningitis, mit Ausnahme des hydrocephalischen Stadiums, und bei den sekundären Meningitiden ist das Lumbalpunktat in der Regel stark getrübt und enthält im Sediment in überwiegender Menge polynukleäre Leukocyten. Im Gegensatz hierzu ist bei der tuberkulösen Meningitis die Spinalflüssigkeit meistens klar oder nur wenig getrübt und das Sediment enthält fast ausschließlich kleine, mononukleäre Lymphocyten. Bisweilen gelingt es außerdem mit Hilfe der Tuberkelbazillenfärbung säurefeste Bazillen im Sediment nachzu-weisen und so die Diagnose „tuberkulöse Meningitis" zu sichern.

Die bei septischen Erkrankungen vorkommende Meningitis wird durch die bakteriologische Blutuntersuchung und Prüfung der Lumbalflüssig-keit erkannt.

Schließlich gibt es eine Anzahl harmloser Affektionen, die in Zeiten der Epidemie mitunter für Meningitis gehalten werden können. Während der schlesischen Epidemie sah ich wiederholt solche Fälle. Einmal lag ein Rheumatismus der Nackenmuskulatur mit gleichzeitiger Angina, leichtem Fieber und Kopfschmerzen vor. In einem anderen Falle war eine Hysterische zu ihrem Arzte gegangen, hatte über heftige Kopfschmerzen geklagt und bei ihrer Untersuchung eine starke Nackensteifigkeit geboten. Sie wurde des-halb in die Klinik verlegt, wo die Nackensteifigkeit bald in einen arc de cercle überging und sofort die Diagnose Hysterie gestattete. Solche Beispiele könnten noch beliebig ver-mehrt werden. Sie lehren eine gewisse Vorsicht in der Stellung der Diagnose Genickstarre.

Prognose und Nachkrankheiten. Die Prognose der epidemischen Genick-starre mußte bis zur Einführung der Serumtherapie als sehr ungünstig bezeichnet werden, obgleich die einzelnen Epidemien hinsichtlich ihrer Mortalität differierten. Während der letzten oberschlesischen Epidemie war eine Mortalität von 70—80% zu verzeichnen. Seitdem man der Krankheit auf spezifische Weise mit Hilfe von Meningokokkenserum Herr zu werden sucht, sind die Mortalitätszahlen erheblich herabgegangen. Bei unseren ersten serotherapeutischen Versuchen, die wir bei der oberschlesischen Epidemie begannen, erzielten wir eine Herabsetzung der Mortalität auf 27 %. Die Angaben der verschiedenen Autoren, die seitdem mit Serum gearbeitet haben, differieren etwas, doch kann man sagen, daß im Durchschnitt bei Anwendung der Serumbehandlung noch etwa 20 % der Genickstarrekranken sterben.

In jedem Falle äußerst ungünstig ist trotz der Serumtherapie nach meinen Erfahrungen die Prognose bei Säuglingen.

Versuche, aus dem Vorhandensein oder Verschwinden einzelner Symptome prognostische Schlüsse zu ziehen, führen in der Regel zu trügerischen Ergebnissen, weil die Symptome der Genickstarre an und für sich schon großen Schwankungen unterliegen. So bietet z. B. die Beschaffenheit der Lumbalflüssigkeit keinerlei Anhalt für die Frage nach den Heilungsaussichten des Falls. Dicker, tropfenweise austretender Eiter bei der Lumbalpunktion beweist noch keineswegs, daß der Kranke verloren ist. Wir haben viele solche Fälle durch die Serumtherapie gerettet; aber auch vor Einführung dieser Behandlung haben einzelne von diesen Fällen einen günstigen Ausgang genommen. Andererseits kann man aus der klaren Beschaffenheit der Punktionsflüssigkeit im hydrocephalischen Stadium keineswegs auf einen günstigen Ausgang schließen. Relativ leichte Fälle, die schnell abfiebern, können zur Ertaubung oder auch nach mehrfachen Rückfällen zum Tode führen, während schwer benommene Kranke mit allen Symptomen der schwersten Meningitis bisweilen zur Heilung kommen.

Die Ausbildung eines Hydrocephalus mit seinen charakteristischen Symptomen: Fieberlosigkeit, Abmagerung, Apathie, Flexionskontrakturen usw. gibt in der Mehrzahl der Fälle eine ungünstige Prognose, doch können auch Fälle dieses Stadiums noch in Genesung übergehen.

Der vierte Teil der Genesenen büßte bei der letzten oberschlesischen Epidemie das Gehörvermögen ein. Die Folge des Gehörverlustes kann bei kleinen Kindern Taubstummheit sein. Nur bei einem kleinen Teil der Geheilten blieben bei der gleichen Epidemie leichte Störungen des Intellekts, Stumpfheit oder ein leichter Grad von Schwachsinn zurück. Schwerere geistige Defekte waren selten, doch wurde bei anderen Epidemien Verblödung im Anschluß an Genickstarre beobachtet. So sollen in Norwegen unter 539 Idioten 3,7 % durch die Genickstarre verblödet sein.

In einer Anzahl der geheilten Fälle bleibt Erblindung infolge von Neuritis optica zurück. Auch Augenmuskellähmungen können in einzelnen Fällen resistieren. Meist bilden sie sich jedoch zur Norm zurück.

Die im Gefolge der Meningitis zurückbleibenden Nervenstörungen beruhen auf lokalisierten Schädigungen der Gehirn- und Rückenmarksubstanz durch den eitrigen Prozeß. Hierher gehören Paraparesen, Paraplegien, Hemiplegien, Spasmen, Aphasie, Symptome, die oft einer langsamen Rückbildung fähig sind.

Bei einem anderen Teile bleiben als Folge eines chronischen Hydrocephalus Schwachsinn, Kopfschmerzen, Schwindel, Gedächtnisschwäche, Ataxie, Flexions-Kontrakturen zurück.

Der größte Teil der geheilten Fälle zeigt jedoch keinerlei Residuen der überstandenen Krankheit.

Prophylaxe. Das beste Mittel, um die Weiterverbreitung der Genickstarre zu verhüten, ist die Isolierung der Kranken, denn man gibt auf diese Weise möglichst wenig Personen Gelegenheit, sich zu infizieren oder Kokkenträger zu werden. Von den Angehörigen der Genickstarrekranken beherbergen nach Lingelsheim etwa 10—15 % auf ihrer Rachenschleimhaut Meningokokken. Am zweckmäßigsten wäre es daher, bei jedem Krankheitsfall die Kokkenträger aus seiner Umgebung zu ermitteln und sie so lange abzusondern, bis sie bei zweimaliger, in Abständen von zwei Tagen vorgenommener Untersuchung frei von Meningokokken sind. Die dazu notwendige bakteriologische Untersuchung könnte in staatlich eingerichteten Medizinal-Untersuchungsämtern ausgeführt werden, wie sie in Preußen, dank der Initiative Kirchners, überall errichtet wurden.

Die Durchführung der Isolierung der Kokkenträger stößt aber in der Praxis meist auf unüberwindliche Schwierigkeiten. Hat es schon an und für sich etwas Mißliches, völlig gesunde Personen ihrer Kokken wegen mehrere Wochen ihrem Berufe fernzuhalten, so wird die Schwierigkeit noch um so größer, als die Zahl der kokkentragenden Personen namentlich zu Zeiten von Epidemien eine sehr beträchtliche ist. Immerhin sollte man versuchen, wenigstens in sporadischen Fällen oder ganz im Anfange einer Epidemie die genannten Maßnahmen so weit als möglich durchzuführen. In den meisten Fällen wird man sich auf eine Belehrung der Bazillenträger beschränken müssen. Sie sind darauf aufmerksam zu machen, daß sie ansteckende Keime in ihrem Rachen tragen und sich deshalb im Verkehr mit anderen Personen, namentlich mit Kindern, sehr vorsichtig verhalten müssen. Besonders beim Sprechen dürfen sie den anderen nicht zu nahe kommen, damit die Tröpfchen-Infektion vermieden wird; dasselbe gilt für das Husten und Niesen. Sind die Schleimhäute katarrhalisch affiziert, so ist etwa vorhandener Auswurf mit besonderer Vorsicht zu behandeln. Regelmäßiges Gurgeln mit Wasserstoffsuperoxydlösungen (3 %) ist den Keimträgern zur Pflicht zu machen; auch empfiehlt es sich, täglich einmal Natrium sozojodolicum und Natrium biboracicum zu gleichen Teilen auf die Rachenschleimhaut einzublasen. Auch die Pyozyanase, die mit einem Spray auf die Schleimhaut des Rachens gebracht wird, ist zur Beseitigung der Kokken sehr empfohlen worden. Auf diese Weise verlieren die Kokkenträger durchschnittlich im Laufe von drei Wochen, meist aber schon etwas früher, ihre spezifischen Keime. In seltensten Fällen kommt es aber auch vor, daß sie die doppelte Zeit und noch länger die Kokken beherbergen.

Die Wäsche der Kranken (namentlich die Taschentücher, Kleidungsstücke und Bettwäsche) sind im strömenden Wasserdampfe zu desinfizieren. Nach Ablauf der Krankheit muß das Krankenzimmer nach den üblichen Desinfektionsvorschriften mit Formalin einer sorgfältigen Desinfektion unterzogen werden.

Therapie. Die Behandlung der epidemischen Genickstarre war bis zu dem Jahre 1905 eine rein symptomatische. Die Mortalität erreichte dabei bisweilen erschreckend hohe Grade; so starben während der oberschlesischen Epidemie 70—80 % aller Erkrankten.

Die ersten Versuche, die Krankheit mit einem hochwertigen Serum zu behandeln, also eine spezifische Therapie einzuleiten, wurde vom Verfasser unternommen. Da sich das von mir eingeführte Behandlungsverfahren der intralumbalen Injektion großer Dosen von Meningokokkenserum in der Folgezeit bewährte und überall, wo es konsequent angewendet wurde, die Mortalität über die Hälfte und noch mehr herabsetzte, so soll die spezifische Therapie hier in den Vordergrund gestellt werden; anschließend daran ist die symptomatische Behandlung zu besprechen.

Die Serumtherapie der Genickstarre.

Im Jahre 1905, als in Oberschlesien die Seuche noch verheerend wütete, wurde nach vielen Vorversuchen, die ich im Laboratorium der Medizinischen Klinik in Breslau vornahm, von der Merckschen Fabrik in Darmstadt die Herstellung eines Meningokokkenserums nach meinen Angaben begonnen. Nachdem in der Folgezeit festgestellt war, daß das Serum neben agglutinierenden Fähigkeiten nicht unbeträchtliche Mengen schützender und heilender, im Tierversuch nachweisbarer Stoffe enthält, wurde dazu geschritten, es am Menschen zu erproben. Im April 1906 konnte ich bereits auf dem Kongreß für innere Medizin auf Grund von 38 mit meinem Serum behandelten Fällen über die Indikationen und Anwendungsweise der Serumtherapie, sowie über eine Reihe günstiger Erfolge berichten. Insbesondere war schon damals festgestellt und wurde hervorgehoben, daß die intralumbale Injektion des Meningokokkenserums den Vorzug vor der subkutanen Anwendung verdient, und daß nur größere Dosen des Serums (bei Erwachsenen mindestens 20 ccm) einen Erfolg versprechen. Ausführlicher wurden unsere ersten Erfahrungen darüber in der Deutschen medizinischen Wochenschrift 1906, Nr. 20, niedergelegt. Weitere günstige Erfolge mit dem genannten Serum teilte noch in demselben Jahre Schöne aus dem Krankenhause zu Ratibor mit, der auf meine Veranlassung 30 Fälle damit behandelte und bei den behandelten Fällen eine Mortalität von 27 % im Gegensatz zu einer Mortalität von 53 % bei den unbehandelten Fällen des Krankenhauses verzeichnete.

Nachdem so die Möglichkeit gezeigt worden war, die epidemische Genickstarre durch eine spezifische Therapie in günstigem Sinne zu beeinflussen, ist eine große Literatur über die Serumbehandlung dieser Krankheit entstanden. An verschiedenen Stellen wird jetzt hochwertiges Meningokokkenserum hergestellt. Etwa gleichzeitig mit meinen ersten Mitteilungen im April 1906 haben Kolle und Wassermann aus dem Königlichen Institut für Infektionskrankheiten über die Herstellung eines Meningokokkenserums berichtet, das zu therapeutischen Zwecken bestimmt, aber damals noch nicht am Menschen erprobt worden war. Ein summarischer, von Wassermann abgefaßter kurzer Bericht über 57, von verschiedenen Ärzten behandelte Fälle erschien 1907; 47,3 % Mortalität war dabei zu verzeichnen. Über ein einheitlicher behandeltes Material verfügte Levy, der 1908 ausführlicher 23 mit dem Kolle-Wassermannschen Serum behandelte Fälle publizierte und eine Mortalität von 21,74 % hatte. Außer den genannten Sera werden in Deutschland jetzt in Höchst durch Ruppel, in Bern und in Dresden nach Kolle-Wassermann Meningokokkenserum hergestellt. In Amerika wird seit 1907 ein von Flexner eingeführtes Meningokokkenserum viel benutzt, in Österreich Paltaufsches Serum, in Frankreich ein von Dopter hergestelltes Serum.

Herstellung. Die Herstellung der verschiedenen Sera differiert etwas. Das Mercksche Serum wird dadurch gewonnen, daß Pferde intravenös erst mit steigenden Dosen abgetöteter Meningokokken, später mit den gleichen Mengen lebender Kulturen immunisiert werden. Dabei wird Wert gelegt auf die Verwendung möglichst zahlreicher frisch aus Lumbalflüssigkeit gezüchteter Stämme.

Die am Institut für Infektionskrankheiten in Berlin jetzt gebräuchliche Methode besteht darin, daß ein Serum von Pferden, die auf die gleiche eben angegebene Weise behandelt wurden, gemischt wird mit dem Serum einer Gruppe von Pferden, die mit wässerigen Extrakten aus Meningokokkenleibern, also wasserlöslichen toxischen Stoffen immunisiert wurden. Es wird damit beabsichtigt, die antitoxische Quote des Serums zu erhöhen.

Ruppel in Höchst gewinnt sein Serum durch Immunisierung mit einem Stamm, der durch Züchtung auf einem bestimmten flüssigen Nährboden eine enorm hohe Virulenz gewonnen hat. Während bekanntlich die Virulenz der Meningokokken gegenüber unseren Versuchstieren eine recht geringe ist, tötet jener Stamm in einer Dosis von 1/1000000

Kaninchen, Mäuse und Meerschweinchen unter dem Bilde einer Septikämie. Ich kann ebenso wie Neufeld das Bedenken nicht unterdrücken, daß solche Stämme durch die künstliche Virulenzsteigerung eine allzuweit gehende Änderung ihrer Wesensart erfahren.

Flexner stellt sein Serum in der Weise her, daß er Pferde zunächst subkutan, dann intravenös mit abgetöteten, später mit lebenden Kulturen, schließlich mit autolysierten Meningokokken-Kulturen behandelt.

Wirkungsweise. Die Wirkungsart des Meningokokkenserums setzt sich aus verschiedenen Komponenten zusammen: bakteriotrope, antitoxische und bakterizide Fähigkeiten teilen sich in den erreichten Heileffekt.

Die bakteriziden Eigenschaften des Meningokokkenserums spielen, wie ich glaube, nicht die wichtigste Rolle. Durch Plattenversuche konnte ich seinerzeit in dem Merckschen Serum mäßige Mengen bakterizider Kräfte nachweisen. Untersuchungen anderer Sera durch Neufeld ergaben im Plattenversuch keine deutlich nachweisbare bakterizide Wirkung. Ob die mittelst der Komplementbindungsmethode nachweisbaren Antikörper im Meningokokkenserum zu identifizieren sind mit bakteriziden Ambozeptoren unterliegt noch der Diskussion, jedoch sprechen fast alle neueren Untersuchungen dagegen.

In zweiter Linie kommen antitoxische Kräfte bei der Wirkung des Serums in Frage. Bei dem Absterben der bei der Meningitis in der Lumbalflüssigkeit enthaltenen Meningokokken werden Endotoxine frei, die zweifellos für das Zentralnervsystem des Erkrankten nicht gleichgültig sind. Gelingt es durch die Injektion des Serums dieses Gift zu neutralisieren, so wird das ohne Frage den Heilwert desselben unterstützen. Eine antitoxische Komponente des Meningokokkenserums habe ich durch Auswertung an Tieren nachgewiesen. Auch Flexner konnte konstatieren, daß die aus den Meningokokken extrahierten Toxine durch das Genickstarreserum neutralisiert werden. Wassermann beabsichtigt durch die Art der Herstellung seines Serums die giftneutralisierende Quote zu verstärken. Kraus und Dörr sehen sogar in der antitoxischen Wirksamkeit die Hauptwirkung des Meningokokkenserums. Ich möchte mit Wassermann, Flexner, Neufeld die giftneutralisierende Eigenschaft des Serums zwar als eine erwünschte Komponente der Heilwirkung betrachten, stelle jedoch die bakteriotrope Fähigkeit erheblich höher.

Die bakteriotrope Eigenschaft scheint mir der wirksamste Bestandteil des Serums zu sein. Man kann sowohl in vitro wie auch in der Peritonealhöhle des Meerschweinchens sehr gut nachweisen, daß die Gegenwart des Meningokokkenserums in außerordentlich wirksamer Weise die Phagocytose befördert.

Verteilt man gleiche Mengen gewaschener Meerschweinchenleukocyten auf verschiedene Reagenzgläser und setzt Meningokokkenserum in verschiedenen Verdünnungen zugleich mit einer geringen Kulturaufschwemmung zu, so kann man beobachten, daß nach zweistündigem Aufenthalt im Brutschrank in den Röhrchen mit spezifischem Serum eine ungleich ausgiebigere Phagocytose eintritt als bei Gegenwart normalen Pferdeserums. Dasselbe läßt sich an den Leukocyten des Meerschweinchenperitoneums nachweisen, wenn man mit Serum vorbehandelte Tiere mit normalen vergleicht und beiden Gruppen Meningokokken intraperitoneal injiziert.

Diese 1906 von mir festgestellten Tatsachen wurden von Neufeld bestätigt und zu vergleichenden Wertbestimmungen von Meningokokkenseris benutzt. Da nämlich die bakteriotrope Wirkung des Serums noch in sehr starken Verdünnungen eintritt, so kann man den Gehalt verschiedener Serumproben an phagocytären Schutzstoffen vergleichend feststellen.

Es ist dabei wohl zu bemerken, daß die spezifische Phagocytosewirkung im wesentlichen auf thermostabilen, von der Mitwirkung eines Komplementes unabhängigen Stoffen beruht. Diese Tatsache ist um so wichtiger als in der Lumbalflüssigkeit, wo doch das Serum zur Wirkung kommen soll, nur wenig Komplement enthalten ist.

Wertbestimmung. Große Schwierigkeiten machte die Frage der Wertbestimmung des Meningokokkenserums. Kolle und Wassermann empfahlen dazu die Bordet-Gengousche Komplementbindungsmethode, und zwar in der Modifikation, wie sie Wassermann und Bruck angegeben haben. Dabei wird als Antigen statt der Vollbakterien ein Standartextrakt aus Meningokokkenkulturen verwendet. Gleichbleibende Mengen des Schüttelextraktes aus Meningokokkenleibern werden mit abfallenden Mengen des Serums und umgekehrt gleichbleibende Mengen des Serums mit abfallenden Mengen des Extraktes versetzt. Normales Pferdeserum dient als Kontrolle. Diejenige geringste Menge Serum bzw. Extrakt, die noch völlige Hemmung der Hämolyse ergibt, gilt als Endtiter. Diese Wertbemessungsmethode bestimmt den Gehalt an ambozeptorartigen Substanzen. Es werden nur Sera abgegeben, von denen wenigstens 5 mg vollkommene Hemmung der Hämolyse mit dem Standartextrakt ergeben.

Die Komplementbindungsmethode gestattet zweifellos gewisse Schlüsse auf die Bildung von Antikörpern und ist daher zur Feststellung von vergleichenden Werten geeignet, ohne freilich ganz zu befriedigen. Geprüft werden damit das Wassermannsche und das Kollesche Serum, das Flexnersche Serum und seit neuerer Zeit auch das Mercksche Serum, das außerdem noch im Tierversuch austariert wird.

Die von mir vorgeschlagene Methode der Wertbestimmung ist die Austitrierung im Tierversuch. Die schwankende Tiervirulenz der Meningokokkenstämme erschwert zwar diese Prüfungsart erheblich, aber es gelingt bei Untersuchung zahlreicher Kulturen doch immer einzelne Stämme ausfindig zu machen, von denen ½ Öse oder noch geringere Dosen (bis $^1/_{20}$ Öse) für Mäuse oder junge Meerschweinchen tödlich sind. Solche Stämme behalten meist ihre Virulenz bei der Fortzüchtung auf bluthaltigem Nährboden. Mit solchen Stämmen lassen sich einigermaßen zufriedenstellende Wertbestimmungen an Mäusen und Meerschweinchen ausführen. Kolle, der anfangs diese Wertbestimmung im Tierversuch ablehnte, hat später diese Art der Auswertung ebenfalls für wünschenswert erklärt. Jedenfalls stellt man mit dieser Methode Schutzwerte fest, während man bei der Komplementbindungsmethode nicht mit Sicherheit sagen kann, daß die dabei nachgewiesenen Antikörper nun auch wirklich die für die Heilung notwendigen Stoffe darstellen.

Sehr beachtenswert scheint mir die Neufeldsche Methode der Wertbestimmung zu sein, die den Nachweis der phagocytosefördernden Stoffe bezweckt, also derjenigen Stoffe, die nach meiner von Anfang an vertretenen Anschauung die wirksamsten Bestandteile des Meningokokkenserums sind. Der Grund für diese Anschauung ergibt sich aus klinischen Beobachtungen, die später erwähnt werden. Bei vergleichenden Versuchen Neufelds zeigte gute bakteriotrope Wirkung das im Institut für Infektionskrankheiten in Berlin hergestellte Serum, sowie das nach meinen Angaben bei Merck hergestellte und das Berner Serum. Sehr geringe Wirkung gab das Höchster Serum, das auch keine Komplementablenkung zeigte.

Die Versuche von Kraus und Dörr, die Heilwirkung des Meningokokkenserums durch den Nachweis antitoxischer Stoffe zu prüfen, haben zu keinem allgemein befriedigenden Resultat geführt. Sie scheinen mir schon deshalb nicht von praktischem Wert, weil wir es bei dem Krankheitsbilde der epidemischen Genickstarre weniger mit toxischen Einflüssen als vielmehr mit einer echten Infektionskrankheit zu tun haben. Antiinfektiös muß in erster Linie das Heilserum wirken, wenn es den Infektionsprozeß bekämpfen soll. Die antitoxische Komponente tritt dagegen an Wichtigkeit zurück. Bei der Prüfung eines Meningokokkenserums ist es also nicht in erster Linie erforderlich den Gehalt an antitoxischen Kräften festzustellen, als vielmehr die antiinfektiöse Komponente zu prüfen. Dazu bleibt der Tierversuch das ideale Mittel, aber ich gebe zu, daß bei mangelndem Material die Beschaffung eines virulenten Stammes bisweilen Schwierigkeiten machen kann. In solchen Fällen scheint mir die Neufeldsche Methode große Beachtung zu verdienen.

Ungeeignet zur Wertbestimmung der Meningokokkensera ist die Prüfung des Agglutinationstiters, weil hohe Agglutinationskraft auch ohne Schutz- und Heilkraft erzeugt werden kann.

Anwendungsart. Meine ersten in Breslau und in Oberschlesien gemachten Erfahrungen hatten mich bald gelehrt, daß die subkutane Anwendung des Meningokokkenserums nur zweifelhafte Erfolge zeitigt. Erst als ich die Einspritzung des Serums in den Lumbalkanal vornahm, waren deutliche Heilerfolge zu verzeichnen. Auch war bald zu erkennen, daß geringe Mengen Meningokokkenserums, also etwa 10 ccm und darunter, gar keinen therapeutischen Wert hatten. Erst große Dosen und, wie gleich hinzugefügt werden soll, mehrfach wiederholte Dosen führten zum Ziele. Zur intralumbalen Anwendung des Serums kam ich auf Grund der Erwägung, daß subkutan eingespritzte Antikörper erfahrungsgemäß in sehr geringer Menge in den Spinalkanal gelangen und daß andererseits in der Lumbalpunktion mit nachfolgender Seruminjektion eine relativ einfache Methode gegeben ist, das wirksame Prinzip in möglichst ausgiebige Berührung mit dem Krankheitsherd zu bringen. Durch Versuche an der Leiche hatte ich mich überzeugt, daß Lösungen, z. B. Methylenblaulösungen, die man in den Lumbalkanal injiziert, in Horinzontallage des Körpers bis zur Hirnbasis und zwar bis an die Olfaktorii vorzudringen vermögen.

Im einzelnen ist die Technik der intralumbalen Serumbehandlung folgende: Zunächst wird eine regelrechte Lumbalpunktion vorgenommen. Wir bevorzugen dabei die Punktionsnadel nach Krönig, weil diese einen Hahn zur Unterbrechung des Abflusses besitzt und daher leichter den Druck zu messen gestattet. Zur Orientierung über die Punktionsstelle verbindet man den oberen

Rand der beiden Darmbeinschaufeln mittelst einer Linie. Diese schneidet den Dorn des 4. Lendenwirbels. Den nächst höher gelegenen Dorn tasten wir ab. Unterhalb desselben, also in dem Zwischenwirbelraum zwischen dem 3. und 4. Lendenwirbel liegt die geeignete Einstichstelle. Aber auch der nächst höhere und tiefere Interarkualraum können zur Punktion gewählt werden. Da wir genötigt sind, öfter zu punktieren und zu injizieren, so ist ein Wechsel in der Einstichstelle sehr erwünscht. Während in den Lehrbüchern gewöhnlich angegeben wird, bei Kindern in der Mittellinie und bei Erwachsenen der starken Bandmassen wegen 1 cm seitwärts von der Mittellinie zu punktieren, wähle ich fast stets die Mittellinie, da man hier am sichersten den Subarachnoidealraum trifft; nur muß man bei Erwachsenen den Kunstgriff anwenden, die Spitze der Nadel ein wenig nach oben, kopfwärts, zu dirigieren.

Man punktiert den Patienten am besten in Seitenlage. In der ersten Zeit haben wir bei der Serumtherapie der Meningitis meist im Sitzen punktiert, weil man dabei die Richtung der Nadel besser beurteilen kann; wir sind aber davon zurückgekommen, weil doch mitunter bei geschwächten Patienten ein Kollaps eintrat. Der Patient wird in Seitenlage so gehalten, daß Knie und Kinn sich möglichst nähern und so der Rücken so stark wie möglich gekrümmt wird. Bei unruhigen Patienten geben wir 1 cg Morphium vorher. Nur sehr selten ist es notwendig, eine kurze Chloroformnarkose vorzunehmen. Die Desinfektion der Einstichstelle geschieht mit Äther und Alkohol. Etwas Chloräthyl macht den Hautstich weniger schmerzhaft. Daß der richtige Weg verfolgt wird, merkt der Punktierende meist schon daran, daß der Widerstand, den die Weichteile und die harte Rückenmarkshaut der Nadel bieten, in der Tiefe von etwa 5 cm plötzlich nachläßt, ein Zeichen, daß die Dura durchbohrt ist. Bei weiterem Nachdrücken der Nadel gelangt diese durch den Wirbelkanal bis zu seiner vorderen Wand, die aufs neue der Spitze einen Widerstand entgegensetzt. Zieht man nun den Mandrin heraus, so tropft die Lumbalflüssigkeit ab. Eine Druckmessung ist nicht jedesmal erforderlich, sie ist jedoch dann wünschenswert, wenn sich ein besonders hoher Druck dadurch schon erkennbar macht, daß die Flüssigkeit im Strahl herausschießt und nicht nur abtröpfelt. Man verbindet dann mittelst eines Gummischlauches ein Steigrohr aus Glas mit der Punktionsnadel, und mißt die Steighöhe mit einem Zentimetermaß. Krankhaft erhöht ist der Druck, wenn er 150 mm übersteigt. In solchen Fällen können wir etwas mehr Flüssigkeit ablassen, als sonst zum Zwecke der Injektion erforderlich ist. Ganz allgemein empfiehlt es sich, mindestens soviel Lumbalflüssigkeit abfließen zu lassen, als man nachher Serum einzuspritzen beabsichtigt. Ist der Druck der Spinalflüssigkeit jedoch stark erhöht, so ist es unter Umständen geboten, noch 20—30 ccm mehr zu entfernen, als die hinterher zu injizierende Serummenge beträgt.

In seltenen Fällen ist das eitrige Exsudat so dick, daß die Eiterflocken die Punktionsnadel verlegen. Es ist deshalb von vornherein geboten, keine zu dünne Punktionsnadel zu verwenden. Kommen wir bei der regelrecht ausgeführten Punktion nicht zum Ziele, und scheint eine Eiterflocke den Weg zu verlegen, so empfiehlt es sich, nachdem man sich mittelst des Mandrins von der Durchgängigkeit der Nadel überzeugt hat, den Patienten vorsichtig aufzusetzen, um durch den so erhöhten Druck der Lumbalflüssigkeit das Hindernis durchzuspülen. Kommt man auch so nicht zum Ziel, so muß einen Interspinalraum höher punktiert werden, wo ev. weniger dicke Flüssigkeit vorhanden ist. Da mitunter dort, wo besonders häufige Punktionen mit nachfolgenden Injektionen erforderlich sind, Verklebungen innerhalb des Subarachnoidealraumes zustande kommen, die dann bei der Punktion den Ablauf der Flüssigkeit verhindern, so ist der von Levi gemachte Vorschlag beachtenswert, von vornherein mög-

lichst tief zu punktieren, um so noch mehrere Reserve-Zwischenwirbelräume
für eine erfolgreiche Punktion zur Verfügung zu haben. Die genannten Verklebungen können nach Axel Key und Retzius dadurch zustande kommen,
daß nach mehrfacher Durchlöcherung der Arachnoidea das Serum anstatt in
den Subarachnoidealraum in den Subduralraum gelangt, der normalerweise
nur ein kapillarer Spalt ist, aber durch die eingespritzte Flüssigkeit ausgedehnt
wird und nun die Wände des Subarachnoidealsackes aneinander drängt, so
daß sie verkleben können. Vor der Injektion ist die erforderliche Serummenge
auf Körpertemperatur zu erwärmen. Das geschieht am besten, indem man
die Serumfläschchen im Wasserbade auf 37 ^{0} erwärmt oder sie einige Zeit im
Brütschrank hält. Zur Einspritzung verwendet man am besten völlig aus Glas
bestehende Spritzen. Ich gebrauche die Luersche Spritze, weil diese am
leichtesten gereinigt und desinfiziert werden kann. Auch die großen, 50 ccm
enthaltenden Rekordspritzen sind zu empfehlen. Der Conus der Spritze wird
mit einem 4 cm langen Gummischlauch versehen, der mitsamt der Spritze
vor dem Gebrauch ausgekocht wird. Durch die Verbindung der Spritze und
der Punktionskanäle mit dem elastischen Gummischlauch vermeiden wir
mancherlei Unbequemlichkeiten für den Patienten. Besonders bei unruhigen
Patienten kann eine starre Verbindung zwischen Spritze und Punktionskanüle
leicht zu Läsionen infolge der Exkursionen der Spritze und ev. auch zum Ab-
brechen der Nadel führen. Die Einspritzung muß sehr langsam und vorsichtig
vorgenommen werden, um brüske Drucksteigerungen zu vermeiden und unter
ständiger Kontrolle des Pulses. Besonders vorsichtig ist dann zu injizieren,
wenn nur eine geringe Menge Flüssigkeit abgeflossen ist und trotzdem eine wirksame Serumdosis eingespritzt werden soll.

Klagen über Schmerzen im Bein haben nichts zu sagen; sie sind bedingt
durch eine leichte Reizung der austretenden Wurzeln und gehen stets schnell
vorüber.

Über drei Monate altes Serum ist nicht zu verwenden, da die
Erfahrung gelehrt hat, daß die Heilkraft des Serums bei längerem Liegen
nachläßt.

Nach der Injektion muß der Stichkanal fest mit einem sterilen Gaze-
tampon und darüber gelegten Heftpflasterstreifen komprimiert werden. So
wird das Nachsickern der Flüssigkeit meist vermieden.

Unterstützend wirkt dabei die nach jeder Injektion vorzunehmende
Hochlagerung des Beckens, die am besten dadurch erreicht wird, daß
Holzklötze von 15—20 cm Höhe unter die Fußenden des Bettes geschoben
werden. Diese Tieflagerung des Kopfes für 12 Stunden nach der Injektion
haben wir schon bei unseren ersten Fällen in Breslau und im Ratiborer Krankenhause mit Erfolg angewandt. Sie wird meist ohne Beschwerden von den Kranken
vertragen. Dort, wo Kopfschmerzen dabei auftreten, muß etwas Morphium
gegeben werden.

Von dem Einfluß des Serums auf das Krankheitsbild hängt es ab, wie
oft punktiert und injiziert werden muß. Es ist daher zunächst zu besprechen,
welche Einwirkung die genannte Behandlung auf die Erscheinungen der Genickstarre ausübt.

Klinische Wirkungsweise: In günstig verlaufenden Fällen ist der zunächst beobachtete Einfluß der Serumtherapie der, daß die benommenen Kranken
wieder zum Bewußtsein kommen. Auch die heftigen Kopfschmerzen, eins
der quälendsten Symptome im Beginn der Genickstarre, vergehen oft schon
bald nach der ersten Injektion. Gleichzeitig bessert sich oft schon nach der
ersten bis zweiten Einspritzung die Steifigkeit des Nackens und der Wirbelsäule. Am frühesten werden die Seitenbewegungen des Kopfes wieder möglich,

dann schwindet ganz allmählich auch die Hemmung der Nickbewegung. Bevor der Kranke die Halswirbelsäule wieder ganz nach vorn zu beugen vermag, so daß das Kinn die Brust berührt, vergehen oft acht bis zwölf Tage. Am längsten hält sich gewöhnlich das Kernigsche Symptom. Die Kranken können sich wohl im Bett aufsetzen, aber nicht ohne starke Flexion der Beine im Kniegelenk.

Sehr auffällig ist auch die Hebung des Appetites. Die Patienten, denen vorher selbst flüssige Nahrung nur schwer beigebracht werden konnte, trinken gut und verlangen sogar nach fester Speise. Etwa vorhandener Brechreiz ist schnell verschwunden.

Einen guten Anhalt für die fortschreitende Besserung haben wir in der Untersuchung der Lumbalflüssigkeit. Schon makroskopisch ist die Betrachtung der vor jeder neuen Seruminjektion durch die Punktion gewonnenen Spinalflüssigkeitsmenge sehr lehrreich. Vor der ersten Einspritzung ist dieselbe oft rein eitrig oder trübe. Mit jeder neuen Seruminjektion hellt sich die Flüssigkeit mehr auf, so daß wir oft nach drei oder vier Injektionen meist völlig klares Punktat erhalten; mitunter ist die Flüssigkeit schon nach der ersten Injektion klar. Dementsprechend verschwindet bei der mikroskopischen Betrachtung die Zahl der polynukleären Leukocyten zusehends und die Menge der (meist intrazellulär gelegenen) Meningokokken wird geringer. Wir haben also den für den Patienten unschätzbaren Vorteil, daß die Vermehrung der Meningokokken aufhört und die noch vorhandenen phagocytiert werden. Nach der dritten oder vierten Injektion gelingt es meist nicht mehr, Kokken durch das Kulturverfahren nachzuweisen, selbst dann nicht, wenn mikroskopisch vereinzelte Keime gefunden werden. Es ist also offenbar eine Schwächung der Lebensfähigkeit der Erreger eingetreten. Bisweilen dokumentiert sich der schädigende Einfluß, den die Kokken erleiden, dadurch, daß die phagocytierten Kokkenleiber wie angenagt aussehen und sich schlechter färben. Ähnliche Beobachtungen hat auch Flexner gemacht, der angibt, daß nach der Seruminjektion die phagocytierten Meningokokken nicht mehr so scharfe Konturen aufweisen wie die extrazellulär gelegenen und in Degeneration begriffen sind. In mehreren Fällen hatte ich auch den Eindruck, als ob neben dem Rückgang der Meningokokkenmenge nach der ersten und zweiten Injektion auch insofern eine Veränderung sich bemerkbar machte, als die vorhandenen Kokken fast ausschließlich intrazellulär lagen, während vorher im Verhältnis viel mehr Meningokokken außerhalb der Leukocyten gesehen wurden.

Ferner konnte ich ebenso wie Kovariczek, Levy u. a. konstatieren, daß an Stelle der an Zahl schnell abnehmenden polynukleären Leukocyten eine relative Vermehrung der Lymphocyten in Erscheinung tritt. Der wichtigste Einfluß des Serums ist also die Entfernung der Meningokokken aus dem Krankheitsherde, dadurch daß die Phagocytose in mächtiger Weise angeregt wird. Ob daneben noch bakteriolytische Kräfte wirksam sind, lasse ich dahingestellt. Hand in Hand mit dem Fortfall der Krankheitsursache geht der Rückgang der akut entzündlichen Erscheinungen, der sich in einer Aufhellung des vorher eitrigen Exsudates geltend macht.

Ein weiteres sehr wichtiges Kriterium bei der Serumtherapie der Genickstarre ist die Beobachtung des Fiebers. Dieser Satz muß für den Kenner dieser Krankheit fast paradox klingen; wußten wir doch, daß die Schwere des Krankheitsbildes sich im allgemeinen nicht in der Fieberkurve zu spiegeln pflegt. Trotzdem ist für die Serumtherapie die Temperaturmessung von der größten Bedeutung. Die meisten Formen der Meningitis cerebrospinalis zeigen ein unregelmäßig remittierendes Fieber zwischen 38,0 und 39,5⁰. Gelingt es uns

nach ein- oder mehrmaliger Injektion des Serums die vorher erhöhte Temperatur
zum Abfall zu bringen, so ist das meist der Beginn der endgültigen Genesung.
Solange wir trotz der Serumbehandlung noch Fieberbewegungen haben, ist
der Prozeß noch nicht zum Stillstand gekommen und wir müssen in der spezifischen Therapie fortfahren, natürlich unter Abwägung der anderen Symptome.
Eine einheitliche prompte Reaktion des Organismus auf die Einspritzungen
gibt es nicht. Ich möchte nicht einmal verschiedene Typen des Fieberver-
haltens aufstellen, da nach meinen Erfahrungen die Verhältnisse zu verschieden
liegen. Zweifellos — darin stimme ich mit Schöne, Levy, Flexner u. a.
überein —, kommen eine ganze Reihe von Fällen vor, wo der Patient auf eine
oder zwei größere Injektionen mit promptem Fieberabfall reagiert und nach
schnellem Schwin-
den der übrigen
Krankheitssym-
ptome genesen ist
(s. Abb. 208).
Dann aber sehen
wir bisweilen
Fälle, bei denen
das bestehende
remittierende Fie-
ber auch nach den
ersten 3—4 Se-
ruminjektionen
sich nicht ändert
und erst nach
mehrfachen In-
jektionen ein kri-
tischer oder lyti-
scher Abfall er-
folgt (s. Fall 3
und 4). In ande-
ren Fällen beob-
achten wir von
der ersten Injek-
tion an ein lang-
sam lytisch ab-

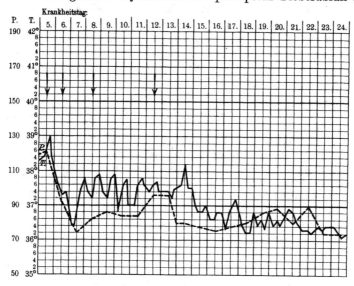

Abb. 208.

Fall 3. Paul B. 21 Jahre alt. Meningitis cerebrospinalis epidemica.
Nackenstarre, Kernigsches Symptom, Hauthyperästhesie. Bei
Lumbalpunktion entleert sich dicker gelber Eiter mit massenhaft
Meningokokken. ↓ = intralumbale Injektion von je 25 ccm Meningo-
kokken-Serum (Jochmann). Geheilt entlassen.

fallendes Fieber. Selbst vorübergehende Fiebersteigerungen haben wir nach
den Injektionen gelegentlich gesehen und uns als Ausdruck einer Toxinwirkung
erklärt, die durch den vom Serum bewirkten Zerfall einer größeren Menge
Meningokokken und durch das damit eintretende Freiwerden von Endotoxinen
zustande kommt.
      Sehr bemerkenswert scheint mir die Tatsache zu sein, daß wir in zwei
Fällen eine beginnende Neuritis optica unter Serumbehandlung wieder zurückgehen sahen.
      Die ungünstig verlaufenden Fälle rekrutierten sich in der Regel aus solchen
Kranken, die erst nach Ablauf von 1—2 Wochen ihrer Erkrankung in Behandlung
traten. Hier sind häufig schon Veränderungen eingetreten, die den beabsichtigten Heilbestrebungen nicht mehr zugänglich sind. Fälle z. B., bei denen
die eitrige Entzündung sich auch über die Konvexität des Gehirns ausgebreitet
hat, und bei denen wir bisweilen das Gehirn wie von einer Eiterhaube bekleidet
finden, sind wohl selten der Ausheilung zugänglich. Auch da, wo sich bereits
eine schwerere Neuritis optica mit Amaurose entwickelt hat, kann das Serum

nichts mehr daran ändern, ferner ist die bereits eingetretene zerebrale Ertaubung einer Besserung durch das Serum nicht fähig, obwohl mehrfach solche taube Kinder noch am Leben erhalten werden konnten.

Dort schließlich, wo es zur Ausbildung der gefürchtetsten Folgeerscheinungen der Meningitis, zum Hydrocephalus gekommen ist, bleibt die Serumtherapie meist machtlos; sie vermag wohl vorübergehende Besserungen, aber nur in den seltensten Fällen Heilung herbeizuführen.

Nebenwirkungen: Die bei der spezifischen Behandlung der Genickstarre auftretenden unerwünschten Nebenwirkungen sind verhältnismäßig gering. Bei der Injektion klagen die Patienten bisweilen über vorübergehende Schmerzen im Bein, wohl bedingt durch Reizung austretender Nervenwurzeln. Auch über das Gefühl des Taubwerdens und Einschlafens der unteren Extremitäten wird mitunter geklagt. Das sind aber stets schnell vorübergehende Beschwerden.

Dasselbe gilt von den Kopfschmerzen, die manchmal nach der Injektion bei Hochlagerung des Beckens und Tieflagerung des Kopfes auftreten. Nur selten ist es nötig, durch kleine Morphiumdosen die Patienten darüber hinwegzubringen.

Eine Urticaria, die sich meist symmetrisch über die Vorderseiten der oberen und unteren Extremitäten erstreckte und häufigen Juckreiz verursachte, haben wir ebenso wie Schöne, Levy, Flexner mehrfach gesehen. In einzelnen Fällen ging dieselbe mit den Erscheinungen einer ausgesprochenen Serumkrankheit einher: es gesellten sich Temperatursteigerungen und Gelenkschmerzen hinzu, die aber nach 3—4 Tagen stets wieder verschwanden. Levy sah in einem Fall auch vorübergehende Bewußtseinsstörungen.

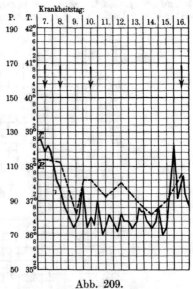

Abb. 209.

Fall 5. Margarete F. 12 Jahre alt. Meningitis cerebrospinalis epidemica. Bei der Aufnahme Nackenstarre, Kernigsches Symptom, Hauthyperästhesie. Starker Herpes, Abducensparese, völlige Taubheit. Im Lumbalpunktat massenhaft Meningokokken. ↓ = intralumbale Injektion von je 25 ccm Meningokokken-Serum (Jochmann). Geheilt entlassen.

Als Beispiel diene folgender Fall:

L., 18 Jahre alt, hat am 3., 5., 7., 9. und 11. Krankheitstage je 25—30 ccm Meningokokkenserum intralumbal eingespritzt bekommen. Bis zum 12. Tage remittierendes Fieber. Am 13. Tage fieberfrei. Am 14. Tage, also 11 Tage nach der ersten Seruminjektion, treten Schmerzen in beiden Kniegelenken auf. Das rechte Knie ist etwas geschwollen. Gleichzeitig entwickelt sich auf beiden Handrücken und den Streckseiten der Vorderarme ein stark juckendes, aus roten Flecken und Quaddeln bestehendes Exanthem. Zugleich steigt das Fieber wieder an und erreicht 2 Tage später 39,5, um dann abzuklingen. Am 19. Krankheitstage wieder fieberfrei. Das Exanthem breitet sich mit der Zunahme des Fiebers auch auf die Brust und die Vorderseite der Oberschenkel aus. Mit dem Abblassen des Exanthems und dem Rückgang der Kniegelenkschwellung schwand auch das Fieber. Die Serumkrankheit dauerte also 5 Tage. Vom 19. Tage an fieberfrei (s. Fall 4, Abb. 210).

Indikationen: Eine Vorbedingung für gute Erfolge der Serumtherapie ist die möglichst frühzeitige Behandlung der Kranken. Je früher wir bei den Patienten die Injektionen vornehmen, desto größer sind die Chancen für ihre Heilung. Es ist daher dringend geboten in Fällen, wo klinisch die Diagnose Genickstarre sicher ist und in der punktierten Lumbalflüssigkeit gramnegative, intrazelluläre Kokken gefunden werden, sofort mit der Serumbehandlung zu beginnen und nicht erst die kulturelle und durch Agglutinations-

reaktion zu erbringende Identifizierung der gefundenen Keime als Meningokokken abzuwarten. Ein Schaden erwächst dem Kranken auch dann nicht, wenn
die bakteriologische Untersuchung die Diagnose einmal nicht bestätigen sollte
und im anderen Falle sparen wir die hier außerordentlich kostbare Zeit. Fälle,
die erst im Stadium hydrocephalicum in Behandlung kommen, sind, nach
meinen Erfahrungen wenigstens, nicht mehr zu retten.

Levy stellt allerdings den Satz auf, daß die intralumbale Serumbehandlung bei
hydrocephalischen Genickstarrekranken die einzige Möglichkeit der Rettung sei und begründet diese Anschauung damit, daß Lingelsheim selbst im wasserklaren Liquor solcher
Fälle noch Meningokokken fand, woraus Göppert auf ein Fortbestehen der spezifischen
Genickstarre mit gesteigerter Sekretion wässeriger Flüssigkeit schloß. Ich bin zwar ebenfalls der Anschauung, daß ein chronischer spezifischer, durch die Meningokokken bedingter
Reiz zu der vermehrten Sekretion Veranlassung gibt, meine aber, daß die dadurch gesetzten
anatomischen Veränderungen, die starke Erweiterung der Ventrikelhöhlen, die Abplattung

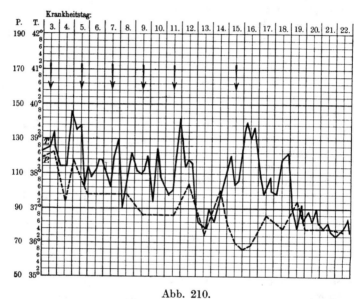

Abb. 210.

Fall 4. Richard L. 18 Jahre alt. Meningitis cerebrospinalis epidemica. Bei der Aufnahme
völlig benommen, Nackenstarre, Kernigsches Symptom, Hauthyperästhesie. Lumbalpunktat trüb, enthält viel Meningokokken. ↓ = intralumbale Injektion von je 25 ccm
Meningokokken-Serum (Jochmann). Vom 14. bis 15. Krankheitstag Serumkrankheit:
        Urticaria, Fieber, Kniegelenksschmerzen. Geheilt entlassen.

der Gyri und die Schädigung der Gehirnsubstanz meist schon zu weit fortgeschritten sind,
wenn wir klinisch die Diagnose auf entzündlichen Hydrocephalus stellen, als daß wir durch
die Serumbehandlung und die damit bewirkte Entfernung des spezifischen Reizes noch
Heilung erzielen könnten. So skeptisch ich also der genannten Anschauung gegenüberstehe,
so sehr würde ich mich freuen durch Serumbehandlung geheilte hydrocephalische Fälle
zu sehen.

In schweren Fällen empfiehlt es sich, täglich zu punktieren und Serum
zu injizieren bis eine deutliche Wendung zum Besseren zu erkennen ist, d. h.
also bis das Spinalpunktat makroskopisch klar ist und Allgemeinbefinden,
Kopfschmerzen, Appetitmangel, Nackensteifigkeit sich gebessert haben. Das
wird oft nach 3—4 Injektionen auch in schweren Fällen erreicht. Dann kann
einen Tag Pause gemacht werden und nun ein um den anderen Tag punktiert
werden, bis die Temperatur völlig normal ist. In mittelschweren Fällen, wo schon
nach der ersten Injektion ein deutlich günstiger Einfluß auf Fieber, Steifigkeit
der Wirbelsäule und Beschaffenheit der Punktionsflüssigkeit gesehen wird,

habe ich ohne Schaden zwischen den einzelnen Seruminjektionen einen Tag pausiert, und dabei nach 4—5 Injektionen Heilung erreicht. Bei Erwachsenen und bisweilen auch bei kräftigen Kindern über 14 Jahre injiziere ich jedesmal 25—30 ccm, bei Kindern bis zu 14 Jahren 20 ccm, bei Kindern unter 1 Jahre 10 ccm.

Bezüglich der Wahl des einzuspritzenden Serums möchte ich hier nur bemerken, daß meines Erachtens jedes polyvalente Serum geeignet ist, das von Pferden stammt, die mit zahlreichen, frisch aus Lumbalflüssigkeit gezüchteten Meningokokkenstämmen hoch immunisiert sind. Aus persönlicher Erfahrung kenne ich nur das nach meinen Angaben bei Merck hergestellte Serum, sowie das vom Institut für Infektionskrankheiten in Berlin ausgegebene Serum. Ich habe sie in den letzten Jahren beide benutzt und konnte bisher keinen Unterschied in ihrer Heilwirkung erkennen.

Resultate der spezifischen Therapie. Bei der Durchsicht der Literatur über die verschiedenen Meningokokkensera ergibt sich, ganz allgemein gesprochen, ein günstiger Erfolg der spezifischen Therapie. Daß bei jedem Serum neben den guten Resultaten auch Mißerfolge zu verzeichnen sind, ist verständlich, da erst eine hinreichende Erfahrung gesammelt werden mußte, um zu einer einigermaßen einheitlichen Methode der Behandlung zu gelangen. Es hat daher auch nicht allzuviel Wert, den Prozentsatz von Heilungen zusammenzustellen, der von den einzelnen Autoren mit diesem oder jenem Serum erzielt wurde. Die Resultate sind schwer zu vergleichen, weil die Grundsätze der Behandlung noch zu verschieden sind. Soviel aber ist sicher, daß die von mir zuerst vorgenommene und empfohlene Behandlung mit intralumbalen Seruminjektionen und zwar mit großen Dosen als die zweckentsprechendste überall anerkannt wurde. Überall wo ausreichende Serumdosen intralumbal gegeben wurden, konnte die Mortalität ganz erheblich im Vergleich zu den nicht mit Serum behandelten Fällen herabgedrückt werden. Während z. B. bei der oberschlesischen Epidemie noch eine Mortalität von 70—80 % und mehr vorherrschte, werden bei mit Serum behandelten Fällen im Durchschnitt etwa 25—30 % verzeichnet, ja einzelne Berichte sprechen sogar nur von 6—10 %. In Amerika fiel die Mortalität durch die Serumbehandlung von 70 % auf 25 % nach Beobachtungen an 393 Fällen (Flexner).

Es ist bei den einzelnen Autoren deutlich zu bemerken, daß die wachsende Vertrautheit mit der intralumbalen Serumbehandlung allmählich immer bessere Erfolge zeitigte; das ist klar aus Levys Angaben zu ersehen, und wenn ich meine persönlichen Erfahrungen an über 100 Fällen überblicke, die ich teils behandelt, teils mitberaten habe, so kann ich dasselbe konstatieren.

Auch die Dauer der Krankheit wird ganz wesentlich durch die Serumbehandlung verkürzt. In New-York z. B. kamen vor der Serumanwendung 350 Fälle zur Heilung, bei denen die Krankheit in 3 % eine Woche oder weniger lange dauerte, in 50 % dagegen fünf Wochen und länger. Von 285 mit Serum behandelten Fällen dagegen dauerten die Krankheitserscheinungen nach der ersten Seruminjektion durchschnittlich 11 Tage.

Schließlich muß noch als ein sehr wichtiges Resultat der spezifischen Therapie betrachtet werden, daß sie die gefürchteten Nachkrankheiten der Genickstarre, namentlich die Ausbildung des Hydrocephalus internus in der Mehrzahl der Fälle verhindert.

Der Erfolg der Serumtherapie — das sei zum Schluß noch einmal eindringlich wiederholt — beruht auf der möglichst frühzeitigen Behandlung mit intralumbalen, nicht zu kleinen Seruminjektionen.

Symptomatische Therapie. Die wichtigste symptomatische Behandlungsmethode bei der Genickstarre ist die Anwendung der Lumbalpunktion,

die namentlich von Lenhartz aufs wärmste empfohlen wurde. Zwei Gesichtspunkte kommen dabei in Betracht: Einmal werden mit der entleerten Lumbalflüssigkeit eine große Menge der Krankheitserreger entfernt, und zweitens
wird der in vielen Fällen krankhaft gesteigerte Druck der Spinalflüssigkeit
herabgesetzt. Führt man die Serumtherapie in der besprochenen Weise durch,
so wird dabei, solange noch Fieber besteht, schon zum Zwecke der Einführung
des Serums in gewissen Zeitabständen lumbalpunktiert. Aber auch wenn das
Fieber gefallen ist, und wegen guten Allgemeinzustandes kein Serum mehr
indiziert erscheint, ist dringend anzuraten, ab und zu eine Lumbalpunktion
vorzunehmen, um den Druck der Spinalflüssigkeit zu messen und eine bakteriologische Untersuchung vorzunehmen. Ist der Druck höher als 150 mm (im
Liegen), so muß Lumbalflüssigkeit abgelassen werden. Sind noch Meningokokken nachzuweisen, so ist es ratsam, noch weiter Serum zu geben.

Hat sich ein Hydrocephalus entwickelt, so ist die häufig wiederholte
Lumbalpunktion eine der wichtigsten therapeutischen Handlungen. Oft wird
der Patient nach dem Ablassen von Spinalflüssigkeit klarer, Aufregungs- und
Depressionszustände verschwinden, die Kopfschmerzen bessern sich, das Erbrechen läßt nach; also diejenigen Erscheinungen, die im hydrocephalischen
Stadium als Drucksymptome aufzufassen sind, können gebessert werden.
Leider ist die gute Wirkung, die durch die Druckherabsetzung bedingt wird,
nicht von langer Dauer. Es empfiehlt sich also, bei jeder erneuten Steigerung
der Krankheitserscheinungen die Lumbalpunktion zu wiederholen. Solange
noch Meningokokken vorhanden sind, muß daneben die Serumtherapie fortgesetzt werden.

Bei Säuglingen kann man im hydrocephalischen Stadium auch durch
die Fontanelle hindurch die Seitenventrikel punktieren und auf diese Weise
eine Entlastung herbeiführen. Es empfiehlt sich das besonders in denjenigen
Fällen, bei denen eine Lumbalpunktion wegen Verschlusses der Ventrikelausgänge
nicht mehr zum Ziele führt.

Die Methode der Durchtrennung des Ligamentum atlanto-occipitale, die
während der schlesischen Epidemie einige Male versucht wurde, dürfte wohl
nur wenige Anhänger finden.

Einer vielseitigen Anwendung erfreut sich die Anwendung warmer
Bäder bei der Behandlung der Genickstarre, die namentlich von Aufrecht
empfohlen wurden. Ich habe oft davon Gebrauch gemacht und sie in vielen
Fällen als ein gutes Mittel zur Beruhigung und Schmerzlinderung kennen
gelernt. Die Badewanne muß dann aber direkt neben dem Bett stehen, damit
der anstrengende und Erkältungsmöglichkeiten in sich schließende Transport
nach dem Badezimmer vermieden wird. Der Kranke muß gut unterstützt
werden und zwar am Gesäß und an den Schultern, nicht etwa am Kopf, denn
jede Berührung des Nackens und passive Vorwärtsbeugungen des Kopfes, wie
sie durch eine Unterstützung desselben bedingt werden, würden lebhafte
Schmerzen verursachen. Die Wasserwärme beträgt 35—38⁰ C.

Bei hochfiebernden Fällen sind die warmen Bäder weniger zu empfehlen.
Hier ziehe ich kalte Einwickelungen des ganzen Körpers bis zum Halse
hinauf vor. Dazu sind zwei Betten erforderlich. In das eine kommt eine große
wollene Decke und darüber ein in kaltes Wasser von ca. 15⁰ C getauchtes
Laken, in welches der Kranke eingewickelt wird; darüber wird dann sofort
die warme wollene Decke geschlagen. Nach 10 Minuten wird in dem zweiten
Bett ein anderes Laken mit Decke vorbereitet und die Prozedur wiederholt.
In der zweiten Einpackung kann der Kranke ½ Stunde liegen bleiben. Nachher
wird er gut abgerieben und zugedeckt.

Gegen die Kopfschmerzen empfiehlt sich eine Eisblase. Kälte wird auch gegen die Schmerzen im Nacken und in der Wirbelsäule angenehm empfunden. Man kann deswegen längs der Wirbelsäule mit Eiswasser gefüllte Gummischläuche applizieren. Auch die Leiterschen Kühlapparate, bei denen ständig kaltes Wasser durch die Kühlröhren fließt, sind empfehlenswert. Von den vielfach gebrauchten Einreibungen des Rückens mit Unguentum cinereum und Kollargolsalbe oder von Jodoformsalbe habe ich keine Besserung der Beschwerden gesehen.

Die verschiedenen Antipyretica wie Antipyrin, Pyramidon, Aspirin können gelegentlich gegen die Schmerzen versucht werden, haben aber meist nur wenig Einfluß. Bei starken Beschwerden, ebenso wie bei größerer Unruhe und Delirien tut noch die besten Dienste das Morphium in kleinen Dosen (0,005). Auch Chloralhydrat, am besten als Klystier gegeben, bringt die Kranken über schmerzvolle Stunden hinweg (Chloral. hydrat. 1,0—4,0, Muc. salep. 10,0, Aqu. ad 50,0; Mds.; die Hälfte zum Klystier).

Das Fieber wird am zweckmäßigsten nicht durch Antipyretica bekämpft. Wohltuend sind aber bei hoher Temperatur abkühlende Einwickelungen, wie sie oben geschildert wurden, oder öfter gewechselte kühle Prießnitzumschläge um die Brust.

Eine Beeinflussung des eitrigen Prozesses an den Meningen durch den inneren Gebrauch von Kalomel, der vielfach empfohlen wird, habe ich nicht konstatieren können. Auch die intravenöse Einspritzung von Kollargol hat keinen Erfolg; ebensowenig Günstiges sieht man von großen Gaben Jodkalium oder Jodnatrium, die zum Zwecke der Resorptionsbeförderung wiederholt empfohlen worden sind. Mehrfach empfohlen wurde in jüngster Zeit das Pilokarpin (Vohryczek) 0,03—0,04 : 200,0 Aqu. dest., 1—2—3stündlich 1 Kinderlöffel so lange zu reichen, bis Schweiß ausbricht. Nach einer Pause von einigen Stunden, während deren der Kranke abgetrocknet liegen bleibt, wird die Prozedur wiederholt.

Eine große Rolle in der Behandlung der Genickstarre spielt die Krankenpflege. Eine peinliche Pflege der Haut durch Bäder und Waschungen ist hier in erster Linie zu nennen. Die große Unreinlichkeit der benommenen Kranken und der Hydrocephalischen läßt beständig die Gefahr des Dekubitus befürchten. Es empfiehlt sich daher von vornherein, den Kranken auf ein Wasserkissen zu legen. Auch sorgsame Mundpflege ist bei den vielfach benommenen Kranken von großer Bedeutung, um die Entwicklung von Stomatitis und Soorbildung zu verhüten.

Da die Kranken gegen Geräusche und Licht oft recht empfindlich sind, so muß das Krankenzimmer ruhig gelegen sein und gedämpftes Licht haben.

Ein wesentlicher Punkt der Krankenpflege ist es ferner, die Entwicklung einer Bronchitis möglichst zu verhindern. Die Krankenräume müssen gut gelüftet, aber wohl temperiert sein. Hustende Genickstarrekranke isoliert man am besten und legt sie nicht mit anderen Genickstarrekranken zusammen, um die Übertragung sekundärer Bronchitis durch Anhusten zu vermeiden. Bei den Reinigungsbädern nimmt man mit Vorteil stets auch einige kühle Abgießungen der Brust vor, um die Kinder zu tiefen Inspirationen zu veranlassen und eine gute Durchlüftung der Lunge zu erzielen.

Außerordentlich wichtig ist eine ausreichende Ernährung, die, solange das Fieber anhält, hauptsächlich aus Milch, Griesbrei, Reisbrei, Apfelmus und dergl. besteht. Kranken mit stark nach rückwärts gezogenem Kopf, denen die Nahrungsaufnahme Schmerzen macht, und die sich beim Trinken aus dem Glase leicht verschlucken, gebe ich die flüssige Nahrung in einer Milchflasche mit Gummipfropfen, wie man sie in der Säuglingspflege benutzt. Die Kranken können dann, ohne sich zu verschlucken, die Flüssigkeit langsam aus der Flasche heraussaugen.

Ist das Fieber abgefallen, so gibt man bald gemischte Kost: Weißbrot mit Butter, Milchsuppen, Obstsuppen, Gemüse, gekochtes Obst, Zwieback, Fleischgelée, Kalbsmilch, Huhn, Taube usw.

Literatur.

Allgemeines.

Altmann, R., Zur Prognose der übertragbaren Genickstarre. Klin. Jahrbuch, 1906, Bd. 15. — Derselbe, Die epidemische Genickstarre. Med. Klinik 1905. Nr. 25. — Bloch, Über Meningitis cerebrospinalis epidemica. Med. Klinik 1905. Nr. 24. — Curtius, Über Meningitis cerebrospinalis. Med. Klinik 1905. Nr. 31. — Ebstein, W., Beiträge zur Lehre von der übertragbaren Genickstarre. Deutsches Archiv f. klin. Medizin 1908. — Eichhorst, H., Epidemische zerebrospinale Meningitis. Deutsche Klinik 1903. — Escherich, Th., Die Verwendung der Pyocyanase bei der Behandlung der epidemischen Säuglingsgrippe und der Meningitis cerebrospinalis. Wiener klin. Wochenschr. 1906 Nr. 23. S. 751. — Flatten, H., Die übertragbare Genickstarre im Regierungsbezirk Oppeln im Jahre 1905 und ihre Bekämpfung. Klin. Jahrb. 1906. Bd. 15. — Derselbe, Über Meningokokkenträger und ihre Bedeutung bei der Verbreitung und Bekämpfung der übertragbaren Genickstarre und über die Disposition zu dieser Krankheit. Klinisches Jahrbuch 1909. Bd. 20. — Göppert, F., Zur Kenntnis der Meningitis cerebrospinalis epidemica mit besonderer Berücksichtigung des Kindesalters. Klin. Jahrb. 1906. Bd. 15. Heubner, Zerebrospinalmeningitis. S. A. a. d. 2. Aufl. von Eulenburgs Enzyklopädie der gesamten Heilkunde. — Jäger, Untersuchungen über die Ätiologie der epidemischen Zerebrospinalmeningitis. Zeitschr. f. Hygiene u. Infektionskrankh. Bd. XIX, 1895. — Jehle, L., Die Rolle der Grubeninfektion bei der Entstehung der Genickstarreepidemien. Münch. med. Wochenschr. 1906. Nr. 29. — Derselbe, Über das Entstehen der Genickstarreepidemie. Wiener klin. Wochenschr. 1906. Nr. 25. — Jochmann, G., Über die epidemische Zerebrospinalmeningitis. Med. Klinik 1905. Nr. 26 u. 27. — Kernig, Über ein wenig bemerktes Meningitissymptom. Berl. klin. Wochenschr. 1884. 29. Dezbr. — Derselbe, Über die Beugungskontraktur im Kniegelenk bei Meningitis. Zeitschr. f. klin. Medizin, 1907. Bd. 64. S. 19. — Lenhartz, H., Über die epidemische Genickstarre. Ein Beitrag zur Bakteriologie u. Behandlung. Deutsches Archiv f. klin. Medizin 1905. Bd. 84. S. 81. — Lingelsheim, W., Die Feststellung von Meningokokken in den oberen Luftwegen bei übertragbarer Genickstarre. Klin. Jahrb. Bd. 17, S. 467 (Heft 3). — Markowitz, Meningokokken im kreisenden Blute. Wiener klin. Wochenschr. 1906. Nr. 44. S. 1312. — Martini u. Rohde, Ein Fall von Meningokokken-Septikämie. Berl. klin. Wochenschr. 1905. Nr. 32. — Meyer, E., Bericht über Rhinolaryngologische Beobachtungen bei der Genickstarreepidemie 1905. Klin. Jahrb. 1906. Bd. 15. — Oppenheim, Lehrbuch der Nervenkrankheiten. Berlin 1902. — Ostermann, A., Die Meningokokkenpharyngitis als Grund der epidemischen Genickstarre. Deutsche med. Wochenschr. 1906. Nr. 11. S. 414. — Radmann, Bemerkungen über die Genickstarre in Oberschlesien. Deutsche med. Wochenschr. 1905. Nr. 18. S. 707. — v. Strümpell, Lehrbuch der speziellen Pathologie und Therapie 1907. — Uhthoff, Über die Augensymptome bei epidemischer Genickstarre. Ophthalmologische Gesellschaft. Heidelberg 1905. — Westenhöfer, M., Pathologisch-anatomische Ergebnisse der oberschlesischen Genickstarreepidemie 1905. Klin. Jahrb. 1906. Bd. 15. — Derselbe, Pathologische Anatomie und Infektionsweg bei der Genickstarre. Berl. klin. Wochenschr. 1905. Nr. 24. S. 737. — Derselbe, Die Rachenerkrankung bei der Genickstarre. Fortschritte der Medizin 1905, Nr. 29. — Ziehen, Leptomeningitis cerebrospinalis in Ebstein-Schwalbes Handb. d. prakt. Medizin 1905.

Serumtherapie.

Dunn, The Serum Treatment of Epidemic Cerebro-spinal Meningitis. The Journ. of the Amer. Med. Assoc. July 4. 1908. — Derselbe, The method of administering Antimeningitis-Serum. Boston Med. and Surg. Journ. Dec. 3. 1908. — Flexner, Meningokokkenserum im Handbuch der Serumtherapie von Wolff-Eisner. München 1910. — Derselbe, Experimentelle Cerebrospinalmeningitis und ihre Serumbehandlung. Zentralbl. f. Bakt. 1906. Bd. XLIII, 1. — Experimental Cerebrospinalmeningitis and its serumtreatment. The Journ. of the Amer. Med. Assoc. Aug. 25. 1906. — Flexner and Jobling, The serum treatment of epidemic cerebrospinalmeningitis. Journ. of Experimental Med. Jan. 1908. — Dieselben, Analysis of 400 cases of epidemic meningitis treated with the antimeningitisserum. Journ. of Experimental Med. Sept. 1908. — Kurzer Bericht über 400 Fälle von Meningitis, behandelt mit intraspinaler Einspritzung von

einem Antiserum. Zentralbl. f. innere Med. 1908. Nr. 36. — Jochmann, G., Versuche
zur Serodiagnostik und Serotherapie der Genickstarre. Verhandl. des Kongresses f.
innere Medizin. Wiesbaden 1906. — Derselbe, Versuche zur Serodiagnostik und Serotherapie der epidemischen Genickstarre. Deutsche med. Wochenschr. 1906. Nr. 20. —
Kolle u. Wassermann, Versuche zur Gewinnung und Wertbestimmung eines Meningokokkenserums. Deutsche med. Wochenschr. 1906. Nr. 16. — Krohne, Über die bisherigen Erfolge der Behandlung der epidemischen Genickstarre mit Genickstarre-Heilserum
im Regierungsbezirk Düsseldorf. Zeitschr. f. Medizinalbeamte. 5. Februar 1908. —
Levy, Erfahrungen mit Kolle-Wassermannschem Meningokokkenheilserum bei 23
Genickstarrekranken. Klin. Jahrb. 1908. — Derselbe, Deutsche med. Wochenschr.
1908. Nr. 24; Med. Klinik 1908. Nr. 40. — Netter, Sur la méningite cérébrospinale.
Etiologie, prophylaxie, sérothérapie de la méningite cérébrospinale. Bull. de l'acad. de
méd. Séance. 4 Mai 1909. — Derselbe, Résultat du traitement sérothérapique dans
soixante-huit cas de méningite cérébrospinale. Un cas de méningite ayant nécessité vingt-
deux injections de sérum; idem. — Neufeld, Über die Wirkungsweise und die Wert-
bestimmung des Genickstarreserums. Med. Klinik 1908. Nr. 1. — Ruppel, Über den
Diplococcus intracellularis meningitis usw. Deutsche med. Wochenschr. 1906. Nr. 34. —
Schoene, Über die Behandlung von 30 Genickstarrekranken mit Jochmannschem
Meningokokkenserum. Inaug.-Diss. Darmstadt 1906. — Derselbe, Überblick über die
Behandlung von Genickstarrekranken mit Jochmannschem Meningokokkenserum. Die
Therapie der Gegenwart. Febr. 1907. — Wassermann, Über die bisherigen Erfah-
rungen mit Meningokokkenserum. Deutsche med. Wochenschr. 1907. Nr. 39.

Die epidemische Kinderlähmung (Heine-Medinsche Krankheit).

Die spinale Kinderlähmung; akute atrophische Spinallähmung. Akute Poliomyelitis der Kinder; Poliomyelitis anterior acuta.

Von

Eduard Müller-Marburg a. L.

Mit 27 Abbildungen.

Der Wechsel unserer Auffassungen über die „spinale Kinderlähmung"
zeigt sich schon äußerlich darin, daß sich dieses Kapitel in dem vorliegenden
Handbuch der inneren Medizin an einer Stelle findet, wo es die meisten Ärzte
zunächst nicht suchen werden — im Bande der Infektionskrankheiten. Vom
symptomatologischen Standpunkt aus war die Bearbeitung des Leidens im
Rahmen der Nervenkrankheiten sicherlich berechtigt; ätiologische und epidemiologische Gesichtspunkte zwingen aber zur Einreihung in die Infektionskrankheiten. Die Neurologie hat uns durch zahlreiche verdienstvolle Einzelarbeiten
von dem häufigsten Endstadium des Leidens, d. h. von der residuären spinalen
Kinderlähmung ein fast erschöpfendes Bild gegeben; das Wesen der Krankheit
ist uns jedoch fremd geblieben. Hier setzte klärend die epidemiologische und
vor allem die ätiologische Forschung ein. Die großen Rätsel, die uns die Krankheit aufgibt, sind zwar keineswegs gelöst; das Dunkel beginnt sich jedoch zu
lichten und die Richtungslinien, in denen sich die künftige Forschung bewegen
muß, liegen klar zutage. Eine grundlegende Tatsache ist vor allem gesichert:
das, was man mit „spinaler Kinderlähmung" bezeichnet hat, ist das Endprodukt
einer akuten spezifischen Infektionskrankheit.

Eine äußere Schwierigkeit liegt bei diesem Ortswechsel der Krankheitsbeschreibung in der Wahl der Überschrift. Der alte Name „spinale Kinderlähmung" gibt unzweifelhaft den praktisch wichtigsten Typus des Leidens am besten wieder; er ist aber nichts weniger als erschöpfend. Vielfach handelt es sich gar nicht um eine spinale, sondern um eine bulbäre und gelegentlich sogar um zerebrale Kinderlähmung. Weiterhin befällt die Lähmung nicht nur Kinder, die allerdings weitaus am meisten gefährdet sind, sondern auch jugendliche und ausnahmsweise sogar erwachsene Personen; endlich kommt es in zahlreichen abortiven Fällen überhaupt nicht zu deutlichen Lähmungen. Ähnliche Einwände lassen sich gegen den Namen „epidemische Kinderlähmung" geltend machen. Jene spezifische Infektions- krankheit, die auch zur „Poliomyelitis anterior epidemica" führt, kann zwar gröbere nervöse Ausfallserscheinungen verursachen, sie muß es aber nicht. Immerhin bringt dieser Name das infektiöse Moment klar zum Ausdruck und gleichzeitig die wesentlichsten Eigentüm- lichkeiten des Leidens: die Vorliebe für das Kindesalter und den gefürchteten Folgezustand, d. h. die spinale Vorderhornlähmung. In dem Namen spinale oder epidemische Kinder- lähmung liegt deshalb eine gewisse Gefahr. Er vernachlässigt nicht nur die zerebro-bulbären Formen, sondern vor allem auch die abortiven Fälle, die hinsichtlich der Ausbreitung des Leidens vielleicht gefährlicher als die typischen sind. Wir brauchen deshalb schon im Inter- esse der Prophylaxe und der gesamten weiteren wissenschaftlichen Erforschung des Leidens einen Sammelnamen für die symptomatologisch vielgestaltigen, aber ätiologisch einheit- lichen Krankheitsbilder. Eine ätiologische Bezeichnung wäre zweifellos am besten, zumal eine geeignete und erschöpfende pathologisch-anatomische, z. B. Poliomyelitis anterior acuta, oder Poliomyeloencephalitis acuta infectiosa (Eichhorst) ebensowenig zu geben ist, wie eine klinisch-symptomatologische. Das Virus ist uns morphologisch jedoch noch unbekannt und es erscheint uns deshalb nach den Vorschlägen Wickmans fast wünschens- wert, die verschiedenen klinischen Erscheinungsweisen jener spezifischen zur spinalen Kinderlähmung führenden Infektion unter der Bezeichnung Heine-Medinsche Krank- heit (nach den Männern, denen wir die wichtigsten Kenntnisse auf diesem Gebiete ver- danken) vorläufig zusammenzufassen. Der Name Heine-Medinsche Krankheit verstößt allerdings gegen die gute moderne Sitte, Autorennamen bei Wesensbezeichnungen mög- lichst zu vermeiden.

Epidemiologie (mit historischen Vorbemerkungen). Die „spinale Kinderlähmung" ist sicherlich schon älter als ihre erste genauere Krank- heitsbeschreibung und erste klinische Begriffsbestimmung, die uns der Cann- statter Arzt Jac. v. Heine im Jahre 1840 gegeben hat. Es scheint jedoch, daß das Leiden erst gegen Ende des vorigen Jahrhunderts in Form häufigerer, noch kleinerer Epidemien aufgetreten ist und erst seit Anfang dieses Jahrhunderts als schwere Seuche ausgedehnte Länder- strecken Europas und Nordamerikas heimsucht (vgl. die ausführlichen Dar- legungen Wickmans und Römers).

Hinweise auf das epidemische Vorkommen finden sich schon bei Heine; aber erst seit Beginn der 80er Jahre des vorigen Jahrhunderts mehren sich die Berichte, namentlich aus skandinavischen Ländern. Frühere Mitteilungen über kleinere Herde von Ch. Bull-Norwegen (1868), von Bergenholtz-Schweden (1881), Oxholm-Norwegen und Cordier-Frankreich fanden nicht die gebührende Beachtung. Von großer Bedeutung für die Kenntnis des Leidens sind trotz der noch kleinen Krankenzahl (43 bzw. 21 Fälle) 2 Epidemien geworden, die in den Jahren 1887 und 1895 Stockholm und Umgebung befielen und dem Direktor der dortigen Kinderklinik, O.Medin, zugrund legenden Studien namentlich über das Frühstadium des Leidens Anlaß gaben. Berichte über weitere kleinere Epidemien aus nordischen Ländern stammen von Leegaard-Norwegen (1886 und 1899), sowie von Bülow-Hansen und Harbitz (1893). Die ersten Herdbildungen in Deutschland und Österreich sind von Sänger, Strümpell (1886), Briegleb und Pleuß (1887), Auerbach- Frankfurt (1898), Zappert und Neurath-Wien (1898), Hoffmann-Düsseldorf (1904), J. Hoffmann-Heidelberg (1908) und Nonne-Hamburg beschrieben. Eine bedrohliche Ausbreitung gewann das Leiden im Beginn dieses Jahrhunderts zuerst in Skandinavien; es war die von Leegaard, Harbitz und Scheel, Geirsvold u. a. studierte große nor- wegische Epidemie in den Jahren 1905/06 und die von Wickman meisterhaft geschilderte Seuche von mehr als 1000 Fällen, die ausgedehnte Gegenden Schwedens gleichfalls im Jahre 1905 befiel. Darauf folgte — wiederum nach vorangegangenen „Warnern" in Form kleinerer Herde — die erste große amerikanische Epidemie, die nach den Berichten Collins, Wallace, Koplik u. a. allein in New York fast 2500 Fälle umfaßt haben soll. Seitdem bedroht sie immer neue Territorien Nordamerikas. Man schätzt die Zahl der erkrankten Kinder in den letzten 3—4 Jahren dort auf annähernd 20 000! Nach- dem im Jahre 1908 wiederum 100 Fälle in Wien und Niederösterreich zur Beobachtung kamen, meldeten im Sommer und Herbst des Jahres 1909 alle Zeitungen ein bedrohliches epidemisches Auftreten der Krankheit in verschiedenen Provinzen Deutschlands. Die ersten Nachrichten darüber kamen aus der Rheinprovinz und aus Westfalen; die Morbidität war dort auch späterhin am größten (vgl. die Berichte von P. Krause, Grober, Reckzeh, Wollenweber). Von Westfalen aus griff wohl die Epidemie auf das benachbarte Hessen-Nassau über (Eduard Müller). Fast gleichzeitig häuften sich die Fälle in Hannover (Eichelberg), in Schlesien (Förster) und Pommern (Peiper). Die Zahl der Krankheitsfälle während dieser großen deutschen Epidemie betrug sicherlich weit über 1000. Wir allein haben fast 200 Fälle in Hessen-Nassau gesammelt und größtenteils selbst untersucht! Gleichzeitig traten größere Herde in Oberösterreich und Steiermark, sowie in Paris und Umgebung auf (Netter).

Die Ursachen dafür, daß sich die epidemische Kinderlähmung nach einem Stadium gehäufter kleinerer Herdbildungen zur gefürchteten Seuche zu entwickeln droht, sind noch ganz dunkel. Es scheint uns nur, daß die großen Epidemien in Nordamerika, in Deutschland sowie in Österreich und Frankreich zunächst von mächtigen Verkehrszentren (z. B. New-York, Wien, Paris, den Industriegebieten Westfalens) ihren Ausgangspunkt genommen haben. Es drängt sich deshalb die Frage auf, ob nicht doch dem modernen, sich gleichfalls am Ende des vorigen Jahrhunderts mächtig entwickelnden Verkehr mit seinen stetig sich steigernden, geradezu internationalen Kontakt- und damit Infektionsmöglichkeiten eine gewisse Bedeutung zukommt. Die sich immer zahlreicher spinnenden Fäden des internationalen Personenverkehrs werden allerdings gerade in Großstädten und Industriezentren zu unentwirrbaren Knäueln, so daß die Frage der Einschleppung auch durch sorgfältigste Nachforschungen kaum mehr zu beantworten ist.

Strümpell gebührt das Verdienst, vom klinischen und epidemiologischen Standpunkt aus als erster die Auffassung der spinalen Kinderlähmung als akute spezifische Infektionskrankheit nachdrücklichst betont zu haben. Das epidemische Auftreten des Leidens war allerdings noch kein Beweis dafür, daß ein belebtes Virus die Krankheit erzeugt. Der neuerdings gelungene Nachweis der Verimpfbarkeit des Leidens von Affe zu Affe, also der Züchtung des Virus im Tierkörper hat ihn jedoch geliefert. Vieles weist auf die Richtigkeit der Auffassung Wickmans hin, daß die Heine-Medinsche Krankheit ein kontagiöses Leiden ist, das von Person zu Person übertragen wird. Wickman behauptet, daß jeder Fall an einen vorhergehenden anknüpft, sei es direkt oder indirekt. Auf diesen kontagiösen Charakter deutet nach ihm vor allem die Bildung kleinerer und größerer Herde hin, die unabhängig von der Dichtigkeit der Bevölkerung sich bilden. An dieser überaus häufigen Gruppenbildung der Fälle, die namentlich kleinere Epidemien zeigen, ist kaum zu zweifeln. Ebenso wie Wickman in Schweden fanden wir in Hessen-Nassau kleine und größere Gruppen infolge des Befallenseins derselben Wohnung, desselben Hauses, von Nachbarhäusern und infolge der Bevorzugung gewisser Straßen, Stadtbezirke und Ortschaften (vgl. Abb. 211 mit Gruppenbildung in drei Nachbarhäusern).

Auch große Herdbildungen dergestalt, daß nur bestimmte Teile größerer Provinzen und hier wiederum bestimmte Städte und Dörfer befallen wurden, während ungemein zahlreiche benachbarte Orte vollkommen frei blieben, haben wir in Hessen-Nassau beobachtet. Die Bindung der ersten Fälle an Eisenbahnen und größere Landstraßen konnten wir gleichfalls bestätigen. Sie geht allerdings da, wo die Epidemie größere Ausdehnung erreicht, — wohl infolge des lebhafteren Ortsverkehrs — gewöhnlich verloren. Auch in Hessen-Nassau fand die Übertragung des Leidens anscheinend von Person zu Person statt, aber weniger durch die nachweisbar infizierten Kinder als durch scheinbar gesunde oder nur abortiv erkrankte Zwischenglieder.

Die Entwickelung einer „Contaktepidemie", zu deren Erklärung
wir abgesehen von einer Erhöhung der Infektionsempfänglichkeit eine Virulenzsteigerung des Erregers oder gar Varietäten desselben heranziehen müssen,
ist wohl auf doppelte Weise möglich: auf dem Wege der autochthonen Entstehung von den niemals aussterbenden und ätiologisch damit identischen
sporadischen Fällen aus, oder durch Einschleppung besonders virulenter
Erreger von anderen Gegenden her. Bei der letzten Epidemie in Hessen-
Nassau schien uns der letztere Modus am wahrscheinlichsten. Das Leiden
wurde wohl von der zuerst verseuchten benachbarten Provinz Westfalen aus
eingeschleppt. Die Einschleppung des Leidens von bestimmten Herden aus in

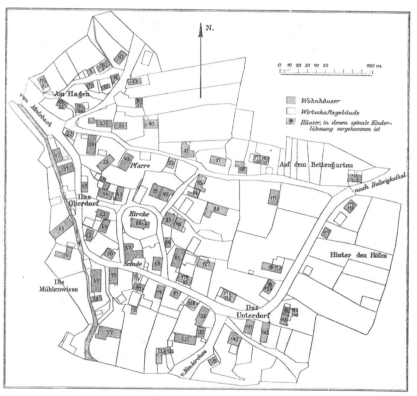

Abb. 211.
Dorf Münden im Fürstentum Waldeck.

zunächst freie, weiter entfernt gelegene Orte und Gegenden pflegt gleichfalls
auf doppeltem Wege zustande zu kommen — entweder dadurch, daß scheinbar gesunde Zwischenträger aus infizierten Gegenden in poliomyelitisfreie
Orte reisen, oder daß umgekehrt zunächst gesunde Personen vorübergehend
infizierte Gegenden aufsuchen, das Virus in sich aufnehmen und in ihrer
Heimat verbreiten.

Zwei Eigenbeobachtungen aus der großen deutschen Epidemie mögen
dies illustrieren:

In dem Städtchen Frankenau, wo seit langen Jahren keine Poliomyelitisfälle
mehr zur ärztlichen Beobachtung gekommen sind, erhielt die Hebamme Besuch von
zwei gesunden Frauen aus Westfalen und zwar aus der Arnsberger Gegend, wo

eine ausgedehnte Poliomyelitisepidemie herrschte. Etwa eine Woche später, also nach Ablauf der durchschnittlichen Inkubationsdauer, erkrankten 2 Kinder der Hebamme mit gastroenteritischen Erscheinungen. Während das jüngere nur 2 Tage an Durchfall litt, aber keinerlei Lähmungen bekam, trat bei dem älteren 5jährigen Knaben im Anschluß an die Magendarmstörungen, die dem Arzte anfänglich typhusverdächtig schienen, eine völlige schlaffe Lähmung der Beine auf. Späterhin erkrankte das Nachbarskind, das mit den Kindern der Hebamme zu spielen, pflegte, und ferner das erst 3 Monate alte, von seiner Mutter gestillte Mädchen des Lehrers, der in der Schule wohnte, die die älteren gesunden Kinder der Hebamme besuchten. Kurz vor dem Lehrerskind erkrankte noch der zweijährige Knabe des Fuhrmannes R.; die Geschwister dieses Knaben besuchten das gleiche Schulzimmer wie die gesunden Kinder der Hebamme (vgl. Abb. 212).

Die Frau eines Bahnbeamten in Garbenteich, wo nach den Berichten des behandelnden Arztes seit längerer Zeit keine frischen Poliomyelitisfälle vorgekommen sind, verreiste

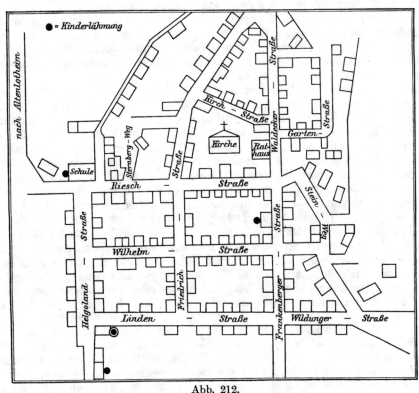

Abb. 212.
Städtchen Frankenau in Hessen-Nassau.

mit ihren beiden gesunden Kindern zu der Großmutter, die in der Nähe Marburgs wohnte, wo ein epidemisches Auftreten der Kinderlähmung herrschte. Etwa 5 Tage nach der Rückkehr erkrankten beide Kinder der Bahnbeamtenfrau an Poliomyelitis und zwar zunächst nur diese im ganzen Dorfe. Das eine Kind starb unter den Erscheinungen der Landryschen Paralyse, das andere zeigte nur geringe spinale Lähmungserscheinungen. Den späteren Beobachtungen Langermanns entnehmen wir, daß mit der Erkrankung dieser Kinder eine ganze Reihe weiterer Fälle in einen allerdings ziemlich komplizierten Zusammenhang zu bringen sind.

Für die Tatsache einer solchen Einschleppung von außen sprach in Hessen-Nassau auch die Tatsache, daß die Morbidität der seßhaften, rein bäuerlichen Bevölkerung sehr gering war; auffällig groß war sie jedoch bei Gewerben, welche die Väter oder andere Familienangehörige entweder selbst in infizierte Gegenden führten oder einen lebhaften Verkehr aus-

wärtiger Personen in ihrem eigenen Hause mit sich brachten (Gast-
wirte, Kutscher, Knechte, Schuhmacher, Landbriefträger, Telegraphenarbeiter
und Personen, die zur Arbeitsstätte eine größere Bahnfahrt oder einen längeren
Weg auch in infizierte Gegenden machen mußten). Auffällig ist ferner die von
Eichelberg in Hannover und von uns in der Stadt Marburg beobachtete
Prädilektion der Schuhmacherkinder (infizierter erdiger Schmutz?). Ärm-
liche, unhygienische Lebens- und Wohnungsverhältnisse schaffen andererseits
keine besondere Prädisposition zur Erkrankung; das Leiden befällt die Kinder
Armer und Reicher, ja sehr „exklusiv lebender Familien" (Zappert) in
gleicher Weise. Trotz alledem ist die direkte Übertragung der Kinderlähmung von einem kranken Kind auf ein anderes entschieden recht selten. Dagegen spricht das keineswegs seltene gleichzeitige Vorkommen des Leidens bei
Geschwistern und anderen Hausbewohnern. Die Geschwister erkranken gewöhnlich ungefähr zur selben Zeit, oft am gleichen Tage. Es liegt deshalb meist
wohl eher eine gleichzeitige und gemeinsame Infektionsquelle als eine gegenseitige Übertragung vor. In der Regel scheint eben die Übertragung entweder
durch scheinbar gesunde Zwischenglieder oder durch Patienten mit abortiven
Formen der Heine-Medinschen Krankheit stattzufinden. Diese Zwischenträger, welche das Virus anscheinend lange bei sich beherbergen können,
könnten zum Teil wirkliche „Virusträger" sein, insofern sie ohne erkennbare
klinische Krankheitserscheinungen das Virus z. B. im Speichel- oder Rachenschleim beherbergen oder nur mit ihren Gebrauchsgegenständen herumschlep-
pen. Vielleicht gelingt es mit Hilfe der Serodiagnose das Vorkommen solcher
Virusträger sicherzustellen (vgl. S. 820). Die klinische Begründung der
Kontagiosität liegt also in erster Linie in dem von Wickman und anderen
geführten und von uns in Hessen-Nassau noch weiter erhärteten Beweis, daß
sich bei günstigen Beobachtungsbedingungen fast immer ein direkter oder indirekter Kontakt zwischen jedem Einzelfall feststellen läßt, und daß weiterhin eine Neigung zur Gruppenbildung und zur radiären Weiterverbreitung des
Leidens unverkennbar ist. Zur Beweisführung sind allerdings sehr sorgfältige
und damit auch äußerst mühsame Nachforschungen an Ort und Stelle unerläßlich. Flüchtige Besuche, schriftliche Nachfragen oder gar Sammelforschungen
führen hier nur durch glücklichen Zufall zum Ziel. Bei starker Häufung der
Fälle oder in Großstädten droht die Gefahr, daß sich die Verhältnisse infolge
des äußerst verwickelten und gar nicht mehr kontrollierbaren modernen
Verkehrs und damit Infektionsmöglichkeiten vollkommen verwischen. Dadurch lockern sich die Beziehungen der Einzelfälle zueinander; es spricht
deshalb kaum gegen die Hypothese des notwendigen Kontaktes, daß sie
von Zappert in Wien nicht in derselben Weise gestützt werden konnte, wie
durch Wickman in Schweden und uns selbst in Hessen-Nassau; jedenfalls
ist, wie Wickman richtig sagt, überall da, wo die Kontagiosität scheinbar
vermißt wurde, auch eine andere Verbreitungsweise nicht gefunden worden.
An Stelle der Kontaktepidemie wird allerdings die Annahme einer „Kol-
lektivepidemie" (Fürntratt), d. h. einer mehr oder minder plötzlichen
aus inneren Ursachen an verschiedenen Orten auftretenden Steigerung einer
in sporadischen Fällen nie ganz aussterbenden Epidemie in neuester Zeit,
namentlich von österreichischen Autoren vielfach vertreten.

Daß tote Materialien, wie Nahrungsmittel, insbesondere Milch oder
Trinkwasser die Krankheit weiter verbreiten, ist im Hinblick auf die keineswegs
seltene Erkrankung von Brustkindern, die nur von der Mutter gestillt wurden,
wenig wahrscheinlich. Wo Nahrungsmittel die Krankheit weiter zu verbreiten
scheinen, droht zudem die Möglichkeit, daß die stets gleiche Person des Ver-
käufers oder Überbringers, z. B. des „Milchmannes", für die Infektion wichtiger

war als das Nahrungsmittel. Ein gewichtiger Einwand gegen die Hypothese der Kontagiosität ist, abgesehen von der Seltenheit direkter Übertragung ganz allgemein und abgesehen von dem Fehlen „spontaner" Affenpoliomyelitis, vor allem die Tatsache, daß Krankenhausepidemien bisher kaum beobachtet sind. Die Kinder kommen allerdings meist erst im Lähmungsstadium in das Krankenhaus und möglicherweise ist die Infektiosität der epidemischen Poliomyelitis in ähnlicher Weise wie beim Keuchhusten und anderen Infektionskrankheiten gerade im Prodromalstadium weitaus am größten. Der Befund, daß das sporadische Vorkommen gegen die Kontagiosität spricht, bedarf kaum der Widerlegung; solche „sporadischen" Fälle sehen wir ja auch bei der epidemischen Genickstarre, bei Scharlach und anderen Infektionskrankheiten. Erneute spätere Prüfung wird jedoch die Frage bedürfen, ob die Übertragung des Virus von Person zu Person nicht doch durch Vermittelung irgendwelcher tierischer Organismen erfolgen könnte. Die Analogien zwischen Lyssa und Poliomyelitis sind so frappant, daß man eine solche indirekte Übertragungsweise durch Tiere bei der weiteren Forschung nicht aus dem Auge verlieren darf. Wir selbst haben allerdings in Hessen-Nassau trotz unseres reichlichen Materials keine greifbaren Anhaltspunkte für einen solchen Übertragungsmodus gefunden (insbesondere nicht für eine Virusübertragung durch Flöhe, Wanzen, Läuse und Insekten, sowie eine Weiterverbreitung durch größere Tiere nach Analogie mit der Rattenpest).

Die Annahme, daß das Leiden von Person zu Person und zwar häufig durch Zwischenträger übertragen werden kann, gibt leider keinerlei Aufschlüsse über die Art und Weise, wie im Einzelfall die Infektion zustande kommt. Im Hinblick auf die experimentellen und klinischen Befunde ist die Aufnahme des Virus von den oberen Luftwegen, sowie vom Darmtraktus aus noch am wahrscheinlichsten. Da auch bei intrazerebraler Impfung die Ausscheidung des Virus im Speichel- und Rachenschleim erfolgt, erscheint die Hypothese begründet, daß Eingangspforte und Ausscheidungsstelle vermutlich die gleichen sind. Das Virus könnte direkt durch die Magen-Darmentleerungen und vor allem durch Speichel sowie Auswurf (Flüggesche Tröpfcheninfektionen!) sowie indirekt dadurch übertragen werden, daß das in solchen Ausscheidungen haftende Virus auf Nahrungsmittel und Gebrauchsgegenstände (Kleidungsstücke, Schuhe und dergl.) übergeht und verbreitet wird. Dies sind alles noch Rätsel, die nur durch die spätere experimentelle Forschung zu lösen sind.

Es ist eine schwer erklärliche, aber gesicherte Tatsache, daß die spinale Kinderlähmung in ihren häufigsten Erscheinungsweisen, insbesondere hinsichtlich der Eigenart der fieberhaften Vorläufererscheinungen, je nach Epidemie und Örtlichkeit erhebliche Verschiedenheiten zeigen kann. Dies hat die letzte große Epidemie in Deutschland von neuem bewiesen. In Westfalen erkrankten z. B. nach Krause etwa ⅔ der Fälle mit starken initialen Durchfällen, in Hessen-Nassau fanden wir solche Darmerscheinungen nur in der Minderzahl der Fälle, obwohl es von jener Nachbarprovinz aus infiziert wurde. Kramer sah in Schlesien sogar während der gleichen deutschen Epidemie gewöhnlich eine hartnäckige Obstipation! Vielleicht sind unsere Erfahrungen in Hessen-Nassau geeignet, diese Variabilität der Krankheitserscheinungen unserem Verständnis näher zu bringen. Während einer Poliomyelitisepidemie können zwar innerhalb einer Provinz bestimmte Initialerscheinungen, wie Anginen, Durchfälle und dergl. vorherrschen; die einzelnen kleineren Herde können aber einen besonderen Typus dergestalt zeigen, daß Gruppen von Kindern in dem einen Ort an anfänglichen Magen-Darmerscheinungen, in dem anderen an initialen Störungen der Respirationsorgane oder sonstigen fieberhaften Vorläufererscheinungen der Poliomyelitis erkranken.

Es zeigt sich also innerhalb der einzelnen Gruppen einer Provinz die gleiche
Erscheinung, wie in den ganzen während der letzten deutschen Epidemie befallenen Provinzen unseres Vaterlandes. Es scheint fast, als ob es bei der Weiterverbreitung von einem bestimmten Herde aus trotz der Vielgestaltigkeit der
späteren Lähmungsformen zur vorherrschenden Übertragung gleicher initialer
Zustandsbilder kommt (Virulenzschwankungen und Variabilitäten des Virus,
Besonderheiten der Mischinfektion, Gleichartigkeit der Eingangspforte?). Dafür
spricht auch die Tatsache, daß es bei gleichzeitiger Infektion mehrerer Geschwister
in der Regel zum gleichen Typus der Initialerscheinungen zu kommen scheint.
Die experimentell gefundene Abhängigkeit des Lähmungsbeginns von der
Eingangspforte (bei Infektion des Darmtraktus meist untere, der Respirationsorgane meist obere Extremitäten ergriffen!) weisen gleichfalls auf die Möglichkeit einer Bedeutung der Eingangspforte für die klinischen Zustandsbilder hin.
Jedenfalls ist es keineswegs sichergestellt, daß sich die Erscheinungsweisen der
epidemischen Poliomyelitis im Laufe der Jahre qualitativ geändert haben.
Es scheint nur das quantitative Mischungsverhältnis aller jener Verlaufsformen, die wir bei jeder größeren Epidemie beobachten können, erheblich zu variieren.

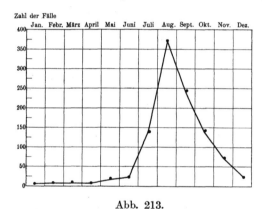

Abb. 213.

Monatsfrequenz der Heine-Medinschen
Krankheit in Schweden 1905 (nach Wickman).

Für erhebliche Virulenz-
schwankungen desErregers spricht
vielleicht auch der Wechsel von
Morbidität und Mortalität
nicht nur in den einzelnen Epidemien, sondern auch in den einzelnen Herden jeder Epidemie.
Wie verschieden die Morbidität
ist, erkennt man daraus, daß
nach Wickman in dem Orte
Traestena nahezu 10 % der Einwohner erkrankten! In Hessen-
Nassau bekamen nur etwa 0,005 %
der Bevölkerung und nur etwa
$^1/_{70}$ % der Gesamtzahl der Kinder
während der letzten großen
Epidemie Lähmungserscheinungen. Ebenso wie die Morbidität kann die
Sterblichkeit in den einzelnen Epidemien und in den einzelnen Herden
jeder Epidemie erheblich wechseln. Wir sahen in Hessen-Nassau Gruppen
mit auffallend bösartigem und solche mit merkwürdig benignem Krankheitsverlauf. Aus dieser durchschnittlich relativen geringen Morbidität darf
man kaum auf eine geringe Kontagiosität schließen. Es scheint fast, daß
in ähnlicher Weise wie bei Scharlach der individuellen Empfänglichkeit
große Bedeutung zukommt. Dafür spricht die Tatsache, daß in kinderreichen Familien in gleicher Weise, wie bei Scharlach und epidemischer
Genickstarre, meist nur ein Kind mit Lähmungen zu erkranken pflegt. Bei
vorhandener Disposition aber scheint es fast, daß die Infektionsgefahr eine
außerordentlich große ist und derjenigen beim Scharlach vergleichbar wird.
Merkwürdigerweise wird gelegentlich ein und dasselbe Haus in jahrelangen
Zwischenräumen wiederholt von Poliomyelitis befallen (Wickman, J. Hoffmann, Eigenbeobachtung). Ob es sich hier um eine Disposition der Bewohner bzw. der Familie oder der Örtlichkeit oder um ein jahrelanges Konservieren des Virus — nach Analogie der Pesthäuser? — handelt, entzieht sich noch
ganz der Beurteilung. Den von Déjérine und Johannessen betonten Ein-

fluß der neuropathischen Anlage konnten wir selbst nicht bestätigen. Nach Zappert besteht auch keine besondere Rassenprädisposition in unseren Breiten; die Kinder jüdischer Eltern erkrankten mit annähernd gleicher relativer Häufigkeit.

Vorerst kennen wir überhaupt nur zwei prädisponierende Dinge: das Alter und die Jahreszeit. Die Krankheit kommt zwar zu jeder Jahreszeit vor, sie bevorzugt aber doch ganz ausgesprochen Sommer und Herbst, eine Vorliebe, die kaum durch eine besondere Empfindlichkeit des Virus gegen Kälte zu erklären ist (vgl. Abb. 213). Im Gegensatz zu den meisten früheren Beobachtungen war die Morbidität während der Epidemie in Hessen-Nassau von Juli bis September wesentlich geringer als im Oktober und November. Über Dreiviertel der Gesamtzahl unserer Fälle erkrankten in diesen beiden Monaten. Während wir selbst im Juli nicht einen einzigen Fall sahen, kamen in Westfalen nach den Berichten Krauses sehr zahlreiche Fälle schon auf die Monate Juli und August. Die Tatsache, daß im Gegensatz zu Westfalen die Erkrankungsziffer in Hessen-Nassau erst im Oktober und November emporschnellte, beruhte vielleicht darauf, daß die Krankheit von Westfalen aus allmählich auf Hessen - Nassau übergriff und die letztere Provinz somit erst nachträglich infiziert wurde. Anscheinend bleiben aber solche Massenerkrankungen, wie sie zur Sommerzeit beobachtet werden, bei Entwickelung von Epidemien im Spätherbst und Winter gewöhnlich aus.

Die ausgesprochene Bevorzugung des frühen Kindesalters ist allgemein bekannt. Der Erwachsene ist zwar nicht absolut, aber relativ immun. Auch bei ihm scheinen abortive Fälle nicht selten zu sein; an ausgeprägten Formen der Heine-Medinschen Krankheit leidet er jedoch nur ausnahmsweise. Die Ursachen dieser relativen Unempfänglichkeit sind noch ganz unklar. Die epidemische Poliomyelitis könnte aus gleichen Gründen wie Scharlach und Masern vornehmlich nur deshalb eine Kinderkrankheit sein, weil der Erwachsene durch die bereits in der Krankheit überstandene Infektion immun geworden ist; die serologische Prüfung zahlreicher, scheinbar niemals poliomyelitis-infizierter Erwachsener könnte zur Entscheidung dieser Frage beitragen. Ein gewichtiger Einwand gegen diese Hypothese liegt nach Wickman darin, daß eine solche Immunität frühere ausgebreitete Epidemien zur Voraussetzung hat. Dafür gibt aber die epidemiologische Forschung keinen greifbaren Anhalt. Es müssen deshalb hier noch ganz andere Verhältnisse, etwa in ähnlicher Weise wie bei der epidemischen Genickstarre, mitspielen. Ob die Prädisposition des Kindesalters in letzter Linie mehr eine solche der Eingangspforte oder des Rückenmarks selbst ist, bleibt dahingestellt. Auf die letztere Möglichkeit hat man stets großes Gewicht gelegt und bald Eigentümlichkeiten der kindlichen Gefäßversorgung im Rückenmark, bald das Verhalten des Zentralkanals in diesem Alter als bedeutsam angesehen; die erstere hat man unseres Ermessens allzu sehr vernachlässigt. Man muß schon im Hinblick auf die Neigung des Kindesalters zur Erkrankung des Lymphapparates und die gut fundierte Hypothese, daß das Virus auf dem Wege der Lymphbahnen das Zentralnervensystem erreicht und überhaupt eine besondere Affinität zum Lymphgefäßapparat besitzt, sehr an eine solche im Kindesalter gesteigerte Transportmöglichkeit des Virus zum Rückenmark denken.

Die schon von vornherein unwahrscheinliche Behauptung von Impfgegnern, daß die Poliomyelitis durch die Vakzination übertragen wird, ist unzweifelhaft falsch. Zahlreiche Kinder erkranken schon vor der Impfung. Ein Zusammenhang mit der Impfung ist ebenso wie bei anderen Infektionskrankheiten nur insofern möglich, als zur Zeit einer Epidemie der uns noch unbekannte Poliomyelitiserreger von Person zu Person übertragen werden kann.

Die experimentelle Poliomyelitis. Ein außerordentlich fruchtbringendes Studium des Leidens gelang in neuester Zeit durch den Nachweis, daß eine experimentelle Übertragung des Leidens möglich ist. Ein gutes Versuchstier ist nur der Affe (insbesondere die phylogenetisch dem Menschen näher stehenden Arten der alten Welt; vgl. Flexner-Lewis). Nachdem zuerst Landsteiner und Popper die Verimpfung des Virus auf Affen geglückt war und Knöpfelmacher dies bestätigte, wurde die Möglichkeit einer künstlichen Züchtung des Virus, d. h. der Übertragung von Affe zu Affe fast gleichzeitig von Römer in Deutschland, von Flexner und Lewis in Amerika, von Landsteiner und Levaditi in Frankreich, sowie durch Leiner und von Wiesner in Österreich sichergestellt. Unter den Vögeln und Säugetieren erwiesen sich die Tauben und Hühner, Gänse, Kanarienvögel, Mäuse, Ratten, Meerschweinchen, Schafe, Ziegen, Pferde, Rinder, Schweine, sowie Hunde und Katzen bisher als unempfänglich. Wir selbst haben allerdings jüngst beobachtet, daß fast gleichzeitig mit einem Kinde in demselben Gehöfte mehrere Schweine und eine Ziege an einer symptomatisch der Kinderlähmung gleichenden nervösen Erkrankung litten. Ein gehäuftes Sterben von Tieren unter Lähmungserscheinungen während des epidemischen Auftretens der Poliomyelitis ist überhaupt verschiedentlich beobachtet, vor allem von Kaninchen, Hühnern und Hunden (vgl. Wickman, Krause, E. Müller). Ein solches gleichzeitiges Tiersterben kommt aber keineswegs regelmäßig vor. Seuchenhafte mit der Poliomyelitis vielleicht verwandte aber doch nicht identische Lähmungszustände, die sich, wie z. B. die Bornasche Pferdekrankheit auch bei Tieren finden, könnten zu Verwechslungen Anlaß geben, und es liegt endlich die Möglichkeit nahe, daß jene epidemiologischen und uns unbekannten Ursachen, die das zeitweise heftige Aufflackern der Heine-Medinschen Krankheit erklären, auch die gleichzeitige Häufung verwandter Tierseuchen begünstigen.

Nach Krause und Meinicke ist auch das Kaninchen, insbesondere das belgische Landkaninchen als Versuchstier brauchbar. Zu einigermaßen regelmäßigen und typischen klinischen und histologischen Befunden kommt es bei diesen Tieren jedoch nicht; es könnte deshalb höchstens die bisher noch niemals einwandsfrei bewiesene Rückimpfung der Kaninchenpoliomyelitis auf Affen die Diagnose der experimentellen Kinderlähmung sicherstellen. Die Möglichkeit einer experimentellen Virusübertragung auf Kaninchen, die schon früher von den verschiedensten Seiten bald mit angeblich positivem, bald mit negativem Ergebnis (Bülow-Hansen, Harbitz) versucht war, findet überhaupt energischen Widerspruch (Leiner-von Wiesner). Sie ist vor allem Römer trotz großer Versuchsreihen und starrer Anlehnung an die Vorschriften Krauses niemals gelungen. In seiner jüngsten umfassenden Arbeit hat Römer die „Kaninchenfrage" in ausführlicher Kritik besprochen, und die von Krause und Meinicke behauptete Brauchbarkeit als Versuchstier endgültig widerlegt. Andererseits ist es nicht ganz ausgeschlossen, daß Tiere, die sich bei den bisher geübten Übertragungsversuchen refraktär erwiesen, doch spontan d. h. nach dem uns im einzelnen noch wenig bekannten natürlichen Infektionsmodus an Poliomyelitis erkranken. Selbst bei Affen kommen Versager vor; die Impfung scheint nur bei Übertragung erheblicher Mengen von kranker Hirnrückenmarksubstanz frischer menschlicher Fälle mit genügender Regelmäßigkeit zu gelingen. Eine positive Impfung mit Emulsionen von Teilen des Zentralnervensystems (am besten recht erhebliche Quantitäten aus verschiedenen Abschnitten des Zentralnervensystems) kann auf die verschiedenste Weise gelingen (intrazerebrale, intraspinale, intraperitoneale, intravenöse, intra- und perineurale, vielleicht auch subkutane Verimpfung, selbst Injektionen in Lymphdrüsen und Verfütterung des Virus). Noch unentschieden ist die praktisch wichtige Frage, ob sich eine experimentelle Infektion auch von Wunden der äußeren Haut aus erzielen läßt. Am zweckmäßigsten scheint nach Römer die Kombination der subduralen und intraperitonealen Übertragung zu sein. Bei solchen Versuchen der Weiterzüchtung in vivo zeigt es sich, daß das Virus, das durch die Passagen an Virulenz eher zu gewinnen als zu verlieren scheint, fast nur am Zentralnervensystem haftet und sich dort mitunter lange halten kann (z. B. 24 Tage nach Leiner-v. Wiesner; 33 Tage nach Römer). Meist soll es allerdings mit dem Abflauen des akuten Stadiums aus dem Rückenmark verschwinden. Es kann in Nasen- und Rachenschleim sowie vor allem in den Speichel übergehen und sich anscheinend lange Wochen darin halten. Im Liquor cerebropinalis pflegt es jedoch, wenigstens in genügender Virulenz, zu fehlen; andererseits kann es in geschwollenen Lymphdrüsen, namentlich des Mesenteriums, sowie unter gewissen Voraussetzungen auch im Blut enthalten sein. — Trotz der Virusausscheidung in Nasenrachen- und Mundhöhle trotz des Zusammenlebens vieler Tiere in einem infizierten Käfig sind Spontanerkrankungen der Affen bisher nicht beobachtet; es sind anscheinend große Virusmengen erforderlich, um die Kinderlähmung des Menschen auf diese Tiere zu übertragen.

Die Morphologie des gegen Kälte — jedoch nicht gegen Austrocknung (Leiner-von Wiesner) — sehr widerstandsfähigen, aber durch Hitze leicht abtötbaren Virus ist uns noch unbekannt. Zweifellos handelt es sich aber um keinen leicht färberisch darstellbaren und leicht züchtbaren Mikroorganismus. Bei den gelegentlichen Bakterienbefunden, insbesondere von Diplokokken im Rachen (Geirsvold) und im Liquor cerebrospinalis (Schultze u. a., cf. Römer), handelt es sich sicherlich um Mischinfektionen, agonale Einwanderungen oder Verunreinigungen (Rückenhaut?), zumal das Virus durch Berkefeldfilter sowie durch Chamberland- und Pukallfilter filtrierbar ist. Die früheren positiven bakteriologischen Befunde sind durch noch zahlreichere negative reichlich kompensiert (Goldscheider bereits 1893, Siemerling und Dauber, Guinon und Rist, Wickman, Taylor, Wollstein, Starr u. a.). Stephens hat unter 262 Liquorproben nur 7 positive und wohl durch Verunreinigung zu erklärende Befunde gehabt! Niemand ist es bisher gelungen, typische poliomyelitische Veränderungen mit Bakterienkulturen experimentell hervorzurufen. Aus diesem Grunde hat auch der Nachweis anderer Mikrokokken (Dethloff, Potpeschnigg) und von Rhizopoden (Eller-

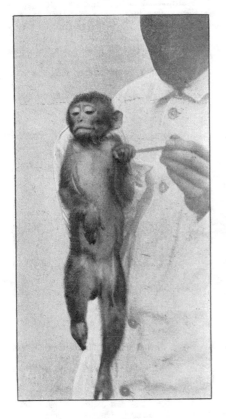

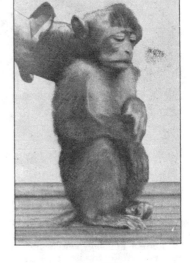

Abb. 214.   Abb. 215.

mann) nur noch historisches Interesse. Möglicherweise gehört der Erreger den Protozoen an. Dafür sprechen vielleicht auch die ganz auffälligen Analogien zwischen der Wutkrankheit und der epidemischen Poliomyelitis in ätiologischer, klinischer, pathologisch-anatomischer und experimenteller Hinsicht. Immuno-biologische Beziehungen zwischen beiden Erkrankungen fehlen nach Landsteiner und Levaditi allerdings. Die Züchtung in vitro und die färberische Darstellung dieses hypothetischen Poliomyelitisvirus sind bisher mißlungen. Die scheinbar positiven Kulturversuche von Flexner-Lewis sind nicht ganz beweisend. Die steril aufbewahrten Mischungen von Nährbouillon und Menschen- bzw. Kaninchenserum, in die die genannten Autoren wirksame Berkefeldfilter-Filtrate des Virus verimpften, zeigten Trübungen, die nicht bakteriell bedingt waren und vielleicht etwas größere Virulenz bei Weiterverimpfungen besaßen als zuvor. Die Befunde von Negrischen Körperchen, besonders in den Ganglienzellen des Ammonshornes, bei der Lyssa, und von ähnlichen Gebilden bei der Bornaschen Pferdeseuche (Jöst-Degen) lassen analoge Dinge auch bei der epidemischen Poliomyelitis erwarten; ganz sichere und eindeutige histologische Ergebnisse fehlen jedoch noch. Bonhoff hat eigenartige Einschlüsse — vor allem in den Gliazellen — beobachtet, die er mit den Lentzschen Modifikationen der Mannschen Färbung darstellen konnte. Es waren durchschnittlich 2 mm große, gewöhnlich rundliche Gebilde mit hellerem Hof, die möglicherweise mit dem Erreger etwas zu tun haben. Auch die Bedeutung anderer korpuskulärer Elemente, die von Römer, Flexner, Levaditi, Leiner und von Wiesner beobachtet wurden, ist noch strittig. In Berkefeldfilter-Filtraten hat Römer bei ultramikroskopischer Untersuchung sehr kleine, rundlich ovale, schwach leuchtende, unbewegliche und nur mit leichter Molekularbewegung ausgestattete Körperchen gesehen, die kaum als Eiweißteilchen anzusehen waren und in den Filtraten normaler Gehirne zu fehlen scheinen.

Die Inkubationsdauer schwankt nach Flexner bei experimenteller Affenpoliomyelitis zwischen 4—33 Tagen. In Marburg betrug sie im Einklang mit meinen klinischen Erfahrungen am gleichen Ort durchschnittlich 9½ Tage (Römer). Wir selbst haben wiederholt bei der Verimpfung von Virus, das lange Zeit in Glyzerin aufbewahrt war, eine sehr verzögerte Inkubationsdauer beobachtet. Die Art der Impfung sowie die Virulenz und Menge des Ausgangsmaterials scheint im Verein mit der Disposition des Individuums für die Länge der Inkubationszeit nicht gleichgültig zu sein. Am raschesten kommt die Krankheit wohl bei intrazerebraler Übertragung; die Inkubationszeit verzögert sich andererseits bei Verimpfung eines Virus, das die sog. bakteriensicheren Filter passiert hat. Das Virus scheint nach der Impfung rasch das Rückenmark, vermutlich lymphogen, zu erreichen, wenn auch die nervösen Ausfallserscheinungen sich erst später geltend machen.

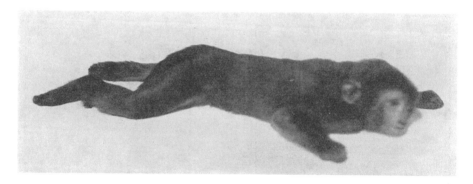

Abb. 216 (nach Römer).

Im großen und ganzen entspricht das klinische Bild der experimentellen Affenpoliomyelitis demjenigen des Menschen, von dem inkonstanten Fieber und der hohen Mortalität der Tiere vielleicht abgesehen. Es kommen neben schweren und rasch tödlichen Formen auch beim Affen abortive Fälle, sowie solche von bulbärem Typus vor. Nicht selten entwickelt sich die Krankheit unter ähnlichen Prodromalien wie beim Menschen. Die Tiere werden unruhig, verdrießlich und ängstlich, sie zeigen matten Blick, werden leicht müde und bieten zuweilen eine Art Hyperästhesie (vgl. Römer). Gastrointestinale Vorläufererscheinungen sind gleichfalls beobachtet. Es kommt dann zu rasch einsetzenden und rasch sich ausbreitenden motorischen Ausfallserscheinungen (vgl. Abb. 214, 215, 216 mit gekreuzter schlaffer Extremitätenlähmung, mit rechtsseitiger Vorderbeinparalyse und totaler schlaffer Paraparalyse). Der experimentelle Nachweis residuärer schlaffer Lähmungen mit typischer Atrophie und Entartungsreaktion steht allerdings noch aus. Recht merkwürdig ist die Tatsache, daß bei subduraler Impfung in eine Gehirnhälfte die anscheinend spinalen Lähmungen meist auf der gekreuzten Seite auftreten (Fortleitung des Virus auf dem Wege des „zentralen motorischen Neurons" auf die Vorderhornganglienzellen?). Das Sektionsergebnis entspricht beim Affen im wesentlichen demjenigen beim Menschen; es sind vor allem die mikroskopischen Veränderungen am Zentralnervensystem typisch. Auch die Liquorvermehrung fehlt nicht.

Das Tierexperiment ist imstande, durch Verimpfung von Teilen des Zentralnervensystems auf empfängliche Affen tödliche, akut entzündliche Hirn-Rückenmarkskrankheiten des Menschen ursächlich zu klären und die ätiologische Deutung scheinbar andersartiger Erkrankungen des Zentralnervensystems, wie zerebraler Lähmungsformen und von Fällen mit disseminierter Enzephalomyelitis oder Landryscher Paralyse des Erwachsenen, zu fördern. Die experimentelle Übertragung von menschlichem Poliomyelitis-material gelingt allerdings nicht mit voller Regelmäßigkeit. Römer empfiehlt die Ver-impfung größerer Mengen auf eine größere Zahl von Versuchstieren. Die gelegentlichen negativen Resultate schränken im Verein mit den technischen Schwierigkeiten der Impfung und vor allem mit den Kosten der Versuchstiere die praktische Brauchbarkeit dieser Ex-perimente erheblich ein. Jedenfalls sind im Zweifelsfall nur die positiven Ergebnisse absolut entscheidend. Ein positiver Befund liegt aber erst dann vor, wenn die Impfung von typischen Lähmungen gefolgt ist und der histologische Sektionsbefund gleichfalls typisch ist, oder wenn die experimentelle Weiterübertragung des Leidens auf andere Affen gelingt. Wieder-holt haben wir scheinbar charakteristische Lähmungen bei experimenteller Poliomyelitis gesehen, die gar nicht auf einer echten Virusinfektion, sondern auf anderweitigen Erkran-kungen, insbesondere gewöhnlichen Entzündungsprozessen beruhten, die sich im Anschluß an die intrazerebrale Impfung eingestellt hatten.

Die Serodiagnose der experimentellen Affenpoliomyelitis ist S. 819 u. 820 besprochen.

Symptomatologie. Die Kinderlähmung bevorzugt, wie schon der Name sagt, das frühe Lebensalter (etwa zwischen dem ersten und vierten Jahr).

Nach dem ersten Dezennium ist sie schon recht selten; Erwachsene befällt sie nur ausnahmsweise. Diese Tatsache spiegelt sich in den beigegebenen Kurven treffend wie-der. Fast $^9/_{10}$ meiner Patienten waren noch nicht 5 Jahre alt und mehr als $^3/_4$ meiner Fälle fielen in die ersten drei Lebensjahre. Das zweite Lebensjahr und hier wie-derum die letzte Hälfte desselben erscheint besonders gefährdet. Das erste Lebensjahr wird manchmal fast ebenso stark wie das dritte heimgesucht, die beiden ersten Lebensmonate allerdings ausgenom-men (vgl. Abb. 217—221, welche die Befunde in 100 Eigenbeobach-tungen frischer Poliomyelitis illu-strieren). In Westfalen hat Krause jedoch einen Fall von Kinderlähmung im zweiten Lebensmonat gesehen; mehrere Kinder meiner Beobachtung

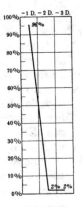

Abb. 217.
Prozentuale Ver-teilung auf die drei ersten Dekaden.

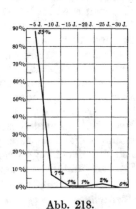

Abb. 218.
Prozentuale Verteilung auf die ersten sechs Quin-quennien.

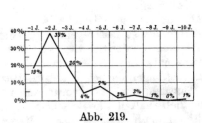

Abb. 219.
Prozentuale Verteilung auf die ersten zehn Lebensjahre.

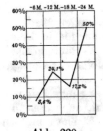

Abb. 220.
Prozentuale Ver-teilung auf die ersten vier Halbjahre.

Abb. 221.
Prozentuale Ver-teilung auf die ersten vier Vierteljahre.

erkrankten schon am Ende des dritten. Nur ganz vereinzelt finden sich ausgeprägte Formen des Leidens im zweiten und dritten Dezennium und als Rarität sogar noch im späteren Alter. Das gelegentliche Vorkommen echter epidemischer Poliomyelitis bei Erwachsenen ist andererseits auch pathologisch-anatomisch sichergestellt (Schultze, Rißler, Wickman u. a.).

Die Erkrankung bevorzugt keineswegs von vornherein schwächliche oder durch andere Leiden wenig widerstandsfähige Kinder. Die meisten Patienten sind im Gegenteil zuvor körperlich und geistig wohl entwickelt und völlig gesund: auch die nervöse Disposition spielt kaum eine wesentliche Rolle. Die Beteiligung der Knaben an der Gesamtziffer der Erkrankung scheint etwas größer als diejenige der Mädchen zu sein (u. a. Zappert, Löcker). Eine sehr hervorstechende Prädisposition des männlichen Geschlechts für die Erkrankung besteht hingegen nicht.

Die Angaben über die Inkubationsdauer wechseln erheblich. Sie zeigt vielleicht in den einzelnen Epidemien gewisse Schwankungen. Wickman schätzt sie auf ein bis vier Tage; in New-York schien sie drei Tage oder weniger, höchstens eine Woche zu betragen. Nach unseren Berechnungen an Fällen, in denen sowohl der Termin der Übertragung der Erkrankung von Person zu Person als auch der Ausbruch des Leidens genauer festgestellt werden konnte, ist diese Zeit zu kurz. Die Inkubationsdauer betrug im Einklang mit den experimentellen Erfahrungen Römers am gleichen menschlichen Ausgangsmaterial durchschnittlich annähernd eine Woche. Einige Autoren nehmen noch etwas längere Dauer an (z. B. Zappert 8—10 Tage). Über klinische Störungen während dieser Inkubationszeit ist bisher nichts Wesentliches bekannt; Zappert berichtet über gelegentliche vage Allgemeinsymptome, wie Müdigkeit, Appetitlosigkeit und Kopfschmerzen. Die klinische Erfahrung stimmt mit den tierexperimentellen Befunden Römers darin überein, daß sich aus der Länge des Inkubationsstadiums keine sicheren Rückschlüsse auf Schwere und Dauer der Erkrankung ergeben.

Den klinischen Verlauf der Erkrankung pflegt man in drei Stadien einzuteilen:

1. das Frühstadium mit seinen fieberhaften Vorläufererscheinungen,
2. das Reparationsstadium und
3. das Endstadium in Form der allbekannten schlaffen und atrophischen Spinallähmung.

Das Frühstadium kann man in zwei Phasen einteilen: in das Stadium der fieberhaften Vorläufererscheinungen und das Stadium der akut einsetzenden Lähmungen. Die genauere Kenntnis des Frühstadiums ist erst eine Errungenschaft der neueren Zeit. Wir verdanken sie vor allem den ausgezeichneten Forschungen Medins und Wickmans; auch die Erfahrungen der letzten großen Epidemie in Deutschland brachten neue Details.

Zu fieberhaften Vorläufererscheinungen kommt es fast regelmäßig. Sie können sich jedoch infolge der Geringfügigkeit und bei der Schwierigkeit ihrer Erkennung im frühen Kindesalter dem Nachweis entziehen. In einzelnen Fällen kann die Lähmung erst einige Zeit nach dem Abklingen der leicht fieberhaften Prodromalien einsetzen; auch dies führt zu Täuschungen. Von vornherein ist zu beachten, daß aus Eigenart und Grad der fieberhaften Initialerscheinungen keinerlei brauchbare Schlüsse auf Intensität und Extensität der späteren Lähmungen gezogen werden können.

Die fieberhaften Vorläufererscheinungen kann man wiederum in zwei Hauptgruppen teilen:

1. Fieberhafte Allgemeinerscheinungen ohne vorherrschende subjektive und objektive Lokalsymptome.
2. Fieberhafte Vorläufererscheinungen mit vorherrschenden Lokalsypmtomen. Diese teilen sich wiederum in drei Unterabteilungen:

a) Störungen von seiten der Atmungsorgane (Schnupfen, Bronchitis, vor allem Angina).

b) Störungen von seiten des Magen-Darmkanals (scheinbar gewöhnliche Gastroenteritis; auch hartnäckige Obstipation).

c) Meningitische Symptome.

Unter den fieberhaften Allgemeinerscheinungen interessiert neben der initialen Mattigkeit und Abgeschlagenheit, die als Zeichen der allgemeinen

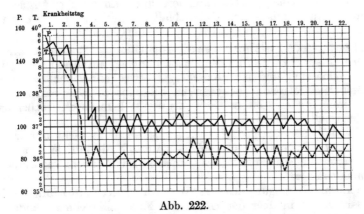

Abb. 222.

Infektion sich schon vor dem Fieber entwickeln können, zunächst das Verhalten der Körpertemperatur (Abb. 222—224). Temperaturerhöhungen sind eine fast regelmäßige Begleiterscheinung der ersten Krankheitstage. Sichere Fälle mit völlig fieberlosem Verlauf sind sicherlich recht selten. Mäßiges, sowie flüchtiges Fieber wird gerade im frühesten Krankheitsbeginn, wo es am ehesten zu erwarten ist, sehr häufig übersehen, zumal der Arzt zum kranken Kinde meist erst dann gerufen wird, wenn die fieberhafte Periode vorüber ist. In den meisten Fällen von Poliomyelitis besteht ein- bis mehrtägiges Fieber von mittlerer Höhe.

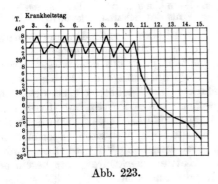

Abb. 223.

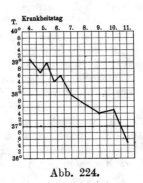

Abb. 224.

Auch bei raschem hohem Anstieg fehlen in der Regel Schüttelfröste und allgemeine Konvulsionen. Meist halten sich die Temperaturen zwischen 38,5 ° und 39,5 °; Anstiege bis 40,5 ° sind jedoch keineswegs selten. Häufig sind die Temperaturen nur subfebril. Ebenso wie die Höhe des Fiebers kann auch die Dauer wechseln. Meist hält es ein bis mehrere Tage an; es kann jedoch eine Woche und noch länger bestehen; mit dem Einsetzen der Lähmungen erfolgt zuweilen ein neuer Anstieg. Sein Charakter ist bald mehr remittierend, bald mehr kontinuierlich. Die Art des Abfalls wechselt gleichfalls, gelegentlich ist die Entfieberung geradezu kritisch. Vielfach bestehen noch wochenlang abendliche „Spitzen" von 38⁰ und mehr. Manchmal beobachtet man Rekrudeszenzen und Fieberrezidive (letzteres gewöhnlich nach etwa 4 Tagen). Die Höhe der Körpertemperatur gibt keinen Maßstab für die Schwere der kommenden nervösen Ausfallserscheinungen. Letale Fälle können mit relativ geringer Temperaturerhöhung einhergehen; auch der Fieberabfall deutet nicht immer auf eine günstige Prognose hin. Ein letaler Ausgang scheint überhaupt häufiger mit einem Fieberabfall als mit einem Ansteigen einherzugehen.

Die begleitende Pulsbeschleunigung kann viel stärker sein, als es der Fieberhöhe entspricht. Oft ist der Puls anfänglich auffallend weich, in seiner Frequenz welchselnd und manchmal sogar etwas unregelmäßig. Wir haben auch plötzlich einsetzende Tachykardien beobachtet. Eine scheinbar nervöse Pulsbeschleunigung (Läsion bulbärer Zentren?) kann noch wochenlang nach dem Fieberabfall bestehen.

Die Erhöhung der Atemfrequenz ist ebenfalls nicht immer eine einfache Folge des Fiebers. Manchmal ist sie durch die initiale Bronchitis oder Bronchopneumonie mitbedingt. Die Dyspnoe wird noch verstärkt durch Paresen der Atemmuskulatur.

Die initiale Beteiligung des Respirationstraktus ist häufig. In Hessen-Nassau sah ich sie in über der Hälfte der Fälle. Manchmal handelt es sich nur um einen hartnäckigen und mit dem Auftreten der Lähmungen rasch verschwindenden Schnupfen. Gar nicht selten ist eine initiale Angina ohne charakteristische Beläge der Tonsillen (in Fällen von Flexner mit auffälligem, gleichzeitigem Foetor ex ore); in wieder anderen Fällen besteht eine initiale Bronchitis mit starkem und vielfach tagelangem Husten, selbst frühzeitig sich entwickelnde Pneumonien sind beobachtet, Konjunktivitis sowie Lichtscheu kommen gleichfalls vor.

Die Diplokokken, die Geirsvold u. a. bei initialen Anginen im Rachen sowie in Spinalflüssigkeit und Blut gefunden hatten, sind zweifellos nicht die Erreger der Poliomyelitis. Es ist allerdings möglich, daß sie eine besonders häufige Mischinfektion darstellen und so zu fehlerhaften ätiologischen Deutungen führen können, wie wir dies von den Streptokokken bei dem gleichfalls noch unbekannten Virus des Scharlachs kennen.

Was die schon von Medin beobachteten initialen Magen-Darmstörungen anlangt, so ist die fast regelmäßige, mehr oder minder ausgesprochene Appetitlosigkeit im Stadium febrile als Allgemeinsymptom des infektiösen Prozesses leicht verständlich. Manchmal besteht — wohl infolge des Fiebers und des Wasserverlustes durch die Haut — starkes Durstgefühl; oft ist die Zunge belegt. Gelegentlich kommt es, abgesehen von Foetor ex ore (Potpeschnigg), zu Stomatitis, zum Teil mit Speichelfluß. Diese gelegentliche Stomatitis mit Speichelfluß ist deshalb von Interesse, weil nach experimentellen Erfahrungen das Virus durch den Speichel ausgeschieden wird und ähnliche klinische Beobachtungen in den Fällen Heines merkwürdig oft beschrieben sind („die Kinder greifen nach dem Munde, aus welchem Speichel ausfließt; die Alveolarränder sind stellenweise angeschwollen"). Solche Fälle stützten wohl den alten Glauben an die ätiologische Bedeutung der erschwerten Dentition; sie schienen vor allem die frühere englische Bezeichnung für die Poliomyelitis: „Paralysis during dentition" zu rechtfertigen. Erbrechen findet sich nur in einem Teil der Fälle und zwar gewöhnlich nur am ersten Tage. Es kann einfach ein meningeales Reiz- und ein fieberhaftes Allgemeinsymptom, aber auch die Folge einer anatomisch nachweisbaren akuten Gastroenteritis sein. Heftige Durchfälle, die allerdings nur ausnahmsweise mit starken Leibschmerzen einhergehen, können im Krankheitsbeginn zur Fehldiagnose einer reinen schweren Enteritis oder eines Typhus abdominalis Anlaß geben; die manchmal sehr übelriechenden Dünndarmstühle können angeblich auch „Blut", „Eiter" und „Schleim" enthalten.

Vipond meint sogar, daß epidemische Poliomyelitis und Typhus ätiologisch zu mindest verwandte Krankheiten sind! Er begründet dies durch folgende gemeinsame Merkmale: 1. Beide Krankheiten treten hauptsächlich in der warmen Jahreszeit auf. 2. Gleichzeitig mit einer Häufung von Typhusfällen bei Erwachsenen beobachtete er ein vermehrtes Auftreten der Poliomyelitis bei Kindern. 3. Bei beiden Erkrankungen kommen gewöhnlich Durchfälle vor. 4. Die Inkubationszeit ist annähernd gleich (ca. 10 Tage). 5. Unter 13 Fällen von Poliomyelitis war sechsmal die Widalsche Reaktion positiv, viermal war sie zweifelhaft; dreimal negativ. Zur Widerlegung dieser aus einzelnen klinischen Gründen begreiflichen Auffassung genügt wohl ein Hinweis auf die Ergebnisse der experimentellen Poliomyelitisforschung. In 11 Fällen meiner Beobachtung war übrigens die Agglutinationsprobe auf Typhus und Paratyphus im Reparationsstadium vollkommen negativ.

Krause hat solche Durchfälle in Westfalen in etwa $^2/_3$ der Fälle beobachtet (wir selbst nur in $^1/_4$!). Ihre Häufigkeit wechselt in den einzelnen Epidemien und an einzelnen Orten während derselben Epidemie außerordentlich. Im großen und ganzen sind Verstopfungen, die gelegentlich sehr hartnäckig sind, im Krankheitsbeginn häufiger als Durchfälle (besonders in der New Yorker Epidemie des Jahres 1907, in den Fällen Spielers, ferner bei den letzten großen deutschen Epidemien in den Provinzen Hessen-Nassau und Schlesien). Zu diesen Durchfällen kann eine anatomisch nachweisbare schwere Enteritis follicularis Anlaß geben. Manchmal sind sie allerdings nur Folge der zur Bekämpfung des Fiebers und der anfänglichen Verstopfung gerichteten Abführmittel. Die Ursache dieser Verstopfnug ist verschieden (Wasserverlust durch die Haut, das übermäßige Schwitzen, verringerte Nahrungsaufnahme, Bettruhe, Hyperästhesie, initiale Parese der Bauchmuskulatur und nicht zuletzt die spinale Erkrankung an sich).

Nur ausnahmsweise kommt es im Frühstadium — selbst bei Initialsymptomen von seiten des Zentralnervensystems und der Meningen — zu gröberen psychischen Störungen, vor allem in Form von tieferen Bewußtseinstrübungen (Fälle mit Koma: Medin, Wickman, Spieler, Zappert u. a.). Selbst in letalen Fällen bleibt das Sensorium meist bis zum Tode im wesentlichen frei. Häufig besteht aber in den ersten Krankheitstagen eine auffallende Schläfrigkeit am Tage mit großer Unruhe in der Nacht. Oft ist der Schlaf von häufigem Schreien, wirren Träumen, Phantasieren und Delirien (Starr), Zusammenfahren sowie ganz flüchtigen konvulsivischen Zukkungen der Muskulatur (wie Umsichschlagen und Hochfahren im Bett) begleitet. Die gleichzeitige Furchtsamkeit der Kinder hat schon Heine beobachtet. Sie sind tatsächlich oft unruhig, weinerlich, verdrießlich, leicht erregbar und ängstlich (großenteils infolge der Hyperästhesie, zum Teil auch infolge der Beteiligung des Großhirns im Krankheitsprozeß). Über Wutausbrüche berichtet Fürntratt.

Quälende Kopfschmerzen, wie bei echter Meningitis, fehlen fast stets. Mäßiges Kopfweh, namentlich im Hinterhaupt und in Verbindung mit anderen leichteren meningitischen Symptomen, sind jedoch häufig. Weitere zerebrospinale Reizsymptome sind wohl noch Drehschwindelanfälle, Krämpfe (zum Teil mit anschließenden Paresen), Zuckungen (ausnahmsweise auch in Form anfallsweiser und mit Bewußtlosigkeit einhergehender epileptiformer Spasmen), ein dem Intentionstremor ähnliches Extremitätenzittern (Wickman), sowie Zähneknirschen und „Verdrehen" der Augen. Ob die gelegentlichen, bei freiem Sensorium einsetzenden, bald mehr tonischen, bald mehr klonischen Spontanzuckungen (vgl. Zappert) in den Extremitäten, als zerebrale oder spinale Reizerscheinungen aufzufassen sind, bleibt dahingestellt.

Unter den spinal-meningitischen Symptomen sind zunächst spontane
Rückenschmerzen, die sich mit Druckempfindlichkeit der Wirbelsäule,
mit Wirbelsteifigkeit sowie mit Gliederschmerzen vergesellschaften können,
nicht selten. Eine starke reflektorische Wirbelsäulensteifigkeit, wie bei echter
Meningitis, besteht nur in einer kleinen Minderzahl der Fälle. Auch hochgradige Nackensteifigkeit ist entschieden selten. Meist handelt es sich nur
um eine mäßige, infolge der allgemeinen Hyperästhesie schärfer hervortretende
Nacken- und Wirbelsäulensteifigkeit und bei dem Opisthotonus vielfach gar
nicht um ein eigentliches Hineinbohren in die Kissen, sondern um ein schlaffes
Nachhintensinken des Köpfchens infolge hypotonischer und oft schmerzhafter Paresen der Nackenmuskulatur. Als charakteristisch bezeichnet
Förster eine starke reflektorische Wirbelsäulenüberstreckung bei Versuchen,
die Kinder aus der Rückenlage aufzurichten. Ausgeprägtes Kernigsches
Symptom (Förster, Eigenbeobachtungen) und das Lasègue-Ischiasphänomen
(Wickman, Lindner und Mally) sind selten; die Hyperästhesie führt hier
leicht zu Täuschungen.

Die meningealen Reizsymptome eilen fast stets den Paresen voraus;
doch kommt auch ein umgekehrtes Verhalten vor.

Auf das Vorkommen von Exanthemen machte schon Heine aufmerk-
sam. Man hat solche Fälle dadurch erklärt, daß sich die Poliomyelitis gelegentlich im Gefolge anderer Infektionskrankheiten, namentlich der Masern und des
Scharlachs entwickeln kann, oder daß keine echte Poliomyelitis, sondern eine
andersartige Myelitis vorlag. Unseres Ermessens kommen aber scharlach-
und masernähnliche Spätexantheme, die nicht medikamentöser Art sind und
späterhin zu Hautabschuppungen führen, auch bei unkomplizierter Poliomyelitis vor. Sie pflegen erst einige Zeit nach Krankheitsbeginn aufzutreten
(etwa eine Woche und später); über Spätexantheme und „Keratosis" von der
4. Krankheitswoche an berichtet auch Canestrini. Im Beginn des Reparationsstadiums sieht man auch in Fällen ohne anamnestisch nachweisbare Exantheme
gar nicht so selten kleinlamellöse Abschuppungen, ähnlich wie nach Masern. Der
Bericht über die Epidemie in Groß-New-York (im Jahre 1907) erwähnt gleichfalls
61 Fälle von Hauteruptionen. Dieselben können allerdings bei der Poliomyelitis
verschiedener Art sein. In seltenen Fällen liegt ein bläschenförmiger Herpes vor.
Häufiger ist noch, wohl infolge der starken initalen Schweiße, eine Miliaria
cristallina. Zu Verwechslungen mit dem erwähnten scharlachähnlichen
Exanthem können ausgedehnte „vasomotorische" Hautrötungen führen. Von
einzelnen Autoren, die eine ätiologische Verwandtschaft zwischen beiden Erkrankungen behaupten, wird auch eine Häufung der Herpes zoster-Fälle während
der Poliomyelitisepidemie berichtet. Es scheint gewissermaßen einen idiopathischen Herpes zoster zu geben, der ätiologische Beziehungen, wenn auch
nur verwandtschaftlicher Art, mit der epidemischen Poliomyelitis besitzen mag,
und einen symptomatischen, der durch verschiedene Ursachen, wie Verletzungen,
Kompressionen und sonstige entzündliche Erkrankungen der Spinalganglien
entsteht.

Die Brust- und Bauchorgane verhalten sich meist normal; gelegentlich kommt es aber zu Bronchopneumonien und erst durch Mischinfektion
mit dem Pneumokokkus zu lobären Pneumonien, sowie zu Milztumoren von
mäßiger Größe. Palpable Lymphdrüsenschwellungen fehlen gewöhnlich; die
häufige Schwellung der abdominalen Lymphdrüsen entzieht sich dem Nachweis. Einzelne Autoren berichten über flüchtige und gutartige Albuminurien
im Frühstadium sowie über gelegentlichen positiven Ausfall der Indikan- und
Azetonreaktion. Eine schwere Nephritis, wie z. B. nach Scharlach, kommt
hingegen bei der Poliomyelitis nach den übereinstimmenden klinischen und
pathologisch-anatomischen Erfahrungen kaum vor.

Die gemeinsamen Kennzeichen dieses in seinen Erscheinungsweisen so wechselnden fieberhaften Stadiums sind folgende:

1. Ein ungemein häufiges und geradezu pathognomisches Frühsymptom ist die außerordentliche Schmerzempfindlichkeit der Kinder bei jeder Berührung und passiver Bewegung. Diese Hyperästhesie wird außerordentlich leicht übersehen, zumal sie schon frühzeitig aufzutreten und bald wieder zu verschwinden pflegt. Sie kann meist nur noch durch genaue Anamnese nachgewiesen werden. Schon Heine hat diese charakteristische Überempfindlichkeit erwähnt (z. B.: schon beim Anfassen des Körpers fürchterliches lautes Schreien der Kinder). Neuerdings bestätigt Zappert die große Regelmäßigkeit solcher sensibler Reizerscheinungen.

Das klinische Bild dieser Hyperästhesie, die wir in nahezu $^9/_{10}$ der Fälle fanden, ist verschieden. Meist scheint eine frühzeitig einsetzende Hyperästhesie der Haut vorzuliegen, so daß die Kinder schon beim schonendsten Untersuchen, ja beim bloßen leisen Anfassen durch die Mutter laut zu schreien beginnen, aus Angst vor Berührung die Bettdecke festhalten und dergl. Diese Hyperästhesie kann den ganzen Körper betreffen; sie ist aber vielfach am stärksten am Rumpfe und an den später paretischen Gliedern. Mit dieser Überempfindlichkeit der Haut geht eine große Schmerzhaftigkeit bei passiven Bewegungen einher. Nicht selten treten die Schmerzen nur bei passiven Bewegungen auf, so daß die sonst ruhigen Kinder schreien und wimmern, wenn sie aufgesetzt oder aus dem Bett herausgenommen werden sollen. Viele Kinder schreien schon, wenn die Mutter die Bettdecke hochzieht; sie krümmen sich „wimmernd" beim Abhalten „wie ein Wurm", sie schreien laut, „man kann sie legen und heben wie man will". Vor allem sind die passiven Bewegungen mit Beteiligung der Wirbelsäule schmerzhaft. Dies täuscht vielfach eine starke reflektorische Wirbelsäulensteifigkeit vor, zumal sich die Kinder beim Herausnehmen aus Furcht vor dieser Wirbelsäulenbewegung ganz steif machen. Bei genauer Untersuchung findet man aber häufig eher eine schmerzhafte Schlaffheit infolge hypotonischer Paresen der Hals- und Rumpfmuskulatur und weniger ein reflektorisches als mehr bewußtes aktives Steifhalten nur für die Dauer der schmerzhaften passiven Bewegung.

Spontane Schmerzen, die meist im Rücken oder in den Extremitäten, vor allem aber in den Beinen lokalisiert sind, sind zweifellos häufig. In den Extremitäten kündigen sie vielfach die kommende Parese an. Mit dieser gelegentlich noch nach Eintritt der Lähmung wochenlang anhaltenden Schmerzhaftigkeit der Extremitäten kann sich eine intensive Druckempfindlichkeit der Muskulatur und Nervenstämme verknüpfen; die Gelenke erweisen sich jedoch bei genauer Prüfung als frei.

Die Pathogenese dieser sensiblen Reizerscheinungen ist noch nicht vollkommen klar. Oft drängt sich die Annahme einer Beteiligung der peripherischen Nerven am Krankheitsprozeß auf. Vorläufig liegt es jedoch am nächsten, die sensiblen Reizerscheinungen auf eine Beteiligung der Meningen und der grauen Hinterhornsubstanz am Entzündungsprozeß zurückzuführen. Die große Schmerzhaftigkeit bei passiven Bewegungen, namentlich im Bereich der Wirbelgelenke ist hierbei wohl ein meningeales Symptom; die auffällige Überempfindlichkeit gegen jede leise Berührung und die gelegentlich qualvollen spontanen Schmerzen können jedoch auch zentral und damit also im wahren Sinne des Wortes durch die Hinterhornaffektion, also durch die Poliomyelitis posterior, bedingt sein. Wir wissen ja heutzutage, daß sich die gleichen Veränderungen, wie in den Vorderhörnern fast regelmäßig, wenn auch in geringerem Grade im Bereich der Hinterhörner in frischen Fällen finden.

Die zweite Kardinalerscheinung des Frühstadiums ist die auch von Starr und Krause betonte auffällige Neigung der Krankheit zum Schwitzen (trotz Wasserverlustes durch den Darm infolge der Durchfälle und trotz hohen Fiebers). Dieses Schwitzen fand ich in $^3/_4$ meiner Fälle. Gewöhnlich besteht es nur in den ersten Krankheitstagen. Zwischen Schweißen und Fieberhöhe besteht kaum ein Parallelismus (vgl. Wickman). An dieser übermäßigen Schweißsekretion scheint sich der ganze Körper zu beteiligen. Manchmal ist diese Neigung zum starken Schwitzen noch wochen- ja monatelang ausgesprochen.

Ob diese übermäßige Schweißsekretion, die zu großem Durst der Kinder führen kann, mit einer Läsion von Schweißzentren und zentralen Faserbahnen zusammenhängt, ist noch ungewiß. Die gelegentlich noch lange fortbestehende Hyperhydrosis scheint diese Annahme zu stützen. Bei einem Erwachsenen haben wir noch 1½ Jahre nach Krankheitsbeginn eine geradezu segmentäre Hyperhydrosis am Brustkorb beobachtet.

Das dritte, praktisch allerdings weniger bedeutsame Kardinalsymptom besteht in dem Verhalten des Blutbildes. Die Leukocytenzahl war während des fieberhaften Stadiums in unseren Fällen fast niemals erhöht und vielfach sogar deutlich vermindert (3—5000). Es besteht also während des Stadiums febrile (ganz im Einklang mit unseren Zählungen bei experimenteller Affenpoliomyelitis) vielfach eine deutliche Leukopenie. Diese Leukopenie bzw. das Fehlen der Leukocytose besitzt vielleicht im Frühstadium der Poliomyelitis differentialdiagnostische Bedeutung. Auch Gay und Lucas fanden bei Kindern und erfolgreich infizierten Affen, daß das akute Stadium mit einer deutlichen Leukopenie einhergeht (gleichzeitig relative Lymphocytose und Eosinophilie). La Fétra, Potpeschnigg und Eckert fanden hingegen eher eine Leukocytose. Neben Mischinfektionen und Schwankungen des Blutbildes in den einzelnen Epidemien ist anscheinend auch der Zeitpunkt der Leukocytenzählung bedeutsam. Die Leukopenie findet sich vornehmlich bei den noch fiebernden Kranken. Bei der Kinderlähmung ist sie wohl ausgesprochener und häufiger als bei experimenteller Poliomyelitis. Die gleichzeitige relative Lymphocytose ist mit Vorsicht zu bewerten, da es sich gewöhnlich um Kinder handelt mit schon physiologisch stärkerer Lymphocytenbeteiligung an der Gesamtzahl der weißen Blutkörperchen.

Die geschilderten drei Kardinalerscheinungen des Frühstadiums finden sich keineswegs immer vereint. Gelegentlich sind sogar weder deutliche Hyperästhesie noch Schweiße, noch Leukopenie vorhanden. Es gibt eben auch hier keine Regel ohne Ausnahme.

Als weiteres diagnostisches Merkmal gilt das Verhalten des Liquor cerebrospinalis. Bei der Lumbalpunktion findet sich in der Regel neben reichlich fließendem Liquor ein gesteigerter Druck (manchmal noch wochenlang nach Krankheitsbeginn). Die Flüssigkeit selbst ist bei etwas erhöhtem Eiweißgehalt vollkommen klar und sowohl mikroskopisch wie bakteriologisch gewöhnlich steril. Der spärliche Zellgehalt besteht fast nur aus einkernigen, wohl im wesentlichen als Lymphocyten zu deutenden Gebilden (Wollstein, E. Müller u. a.). Einige Male wurden neben vorherrschenden Lymphocyten zahlreiche Leukocyten gefunden. Ausnahmsweise waren die letzteren sogar in der Überzahl (Raymond und Sicard, Netter). Nach Flexner und Gay-Lucas soll bei menschlicher und experimenteller Poliomyelitis der Eiweiß- und Zellgehalt der Lumbalflüssigkeit im präparalytischen Stadium am größten sein. Gerinnselbildung beim Stehenlassen des klaren Liquor ist von Spieler und Netter beschrieben. Eine Komplementbildungsreaktion scheint die Hirnrückenmarksflüssigkeit nach Wollstein und Römer nicht zu geben. Bei den gelegentlichen Diplokokken- und sonstigen Bakterienbefunden liegen wohl Verunreinigungen oder Mischinfektionen vor (manchmal auch agonale Einwanderungen). Der Diplokokkennachweis im Liquor, den zuerst Fr. Schultze geführt, aber von vornherein mit Vorsicht bewertet hat, bedeutet trotz alledem einen Markstein in der Geschichte der Poliomyelitis; er ist nämlich zum Ausgangspunkt der ätiologischen Forschung geworden.

Die schon aus klinischen Gründen wahrscheinliche und durch das Tierexperiment gesicherte Tatsache, daß das einmalige Überstehen der Poliomyelitisinfektion einen lang dauernden und fast sicheren Schutz gegen erneute Ansteckung gewährt, läßt das Auftreten spezifischer Antikörper im Blute erwarten. Eine weitere Analogie zwischen Lyssa und epidemischer Kinderlähmung zeigt sich darin, daß dieser Antikörpernachweis auch bei der Poliomyelitis nicht auf dem Wege der Komplementbindungsreaktion, sondern in gleicher Weise wie bei der Hundswut gelungen ist: das am Zentralnervensystem haftende Virus wird mit dem Blutserum immuner Tiere zusammengebracht und diese Mischung dem empfänglichen Affen eingespritzt; die Tiere bleiben jedoch gesund, weil die Mischung des Virus mit solchem Blutserum seine Wirksamkeit verliert. In zahlreichen Versuchen, die in verschiedenen Modifikationen, aber stets nach gleichen Prinzipien von Römer, Landsteiner und Levaditi, Leiner und v. Wiesner, Flexner und Lewis ausgeführt haben, wurde bewiesen, daß durch das Blutserum von Affen, die eine experimentelle Poliomyelitisinfektion überstanden haben oder mit Erfolg immunisierend vorbehandelt wurden, unter der Voraussetzung eines genügend langen Kontaktes das fein emulsionierte Poliomyelitisvirus in vitro seiner Infektionskraft beraubt wird. Wahrscheinlich ist der Rückschluß gerechtfertigt, daß diese im Blutserum kreisenden Antikörper auch die Ursache der erworbenen Immunität sind; die Ursache der angeborenen Unempfänglichkeit sind sie jedoch keineswegs. Das normale Serum der für die experimentelle Infektion unempfänglichen Pferde, Kaninchen und Hühner besitzt nämlich nach Flexner und Lewis diese infektionshemmende Wirkung nicht. Genauere Angaben über die Methodik einer solchen Serodiagnose finden sich bei Römer: möglichst homogene, durch Papierfilter von gröberen Partikelchen befreite, meist 5%ige Emulsionen des mit dem Virus behafteten Zentralnervensystems werden zu gleichen Teilen mit dem zu prüfenden Serum zusammengebracht. Diese Mischung läßt man 1 Stunde bei 37°, dann noch 23 Stunden entweder im Eisschrank oder bei Zimmertemperatur stehen; sie wird dann in Mengen von 0,6—0,8 ccm normalen Affen intrazerebral eingespritzt. Die Kontrollversuche werden stets so angestellt, daß entsprechende Mischungen von wirksamem Virus mit dem Serum eines normalen, d. h. von früherer Poliomyelitis freien Tieres gleich lange in Kontakt bleiben und in gleicher Weise sowie in gleichen Mengen empfänglichen Affen intrazerebral eingespritzt werden.

Das klinische Interesse, das diese experimentellen Versuche bieten, erhöht sich dadurch, daß der Antikörpernachweis in gleicher Weise auch beim Menschen, die eine Poliomyelitis überstanden haben, gelungen ist. Dadurch ist die Möglichkeit einer Serodiagnose der epidemischen Kinderlähmung gegeben (Netter-Levaditi, E. Müller-Römer, Flexner-Lewis). Diese Antikörper können schon einige Wochen nach der Infektion beim Menschen vorhanden sein und sich noch lange Jahre darnach im Blutserum halten. Die Methodik ist dieselbe wie beim Affenversuch; als Kontrolle benutzten Römer und ich das Blutserum Neugeborener, deren Mütter in der Anamnese keine auf Poliomyelitisinfektion irgendwie verdächtigen Anhaltspunkte darboten. Diese Serodiagnose ist vielleicht berufen, zahlreiche und gewichtige klinische und epidemiologische Fragen zu klären. Der negative Ausfall der Reaktion kann gegen Poliomyelitisinfektion in die Wagschale fallen; der positive ist nicht nur geeignet, in typischen Fällen die Diagnose noch weiter zu stützen; er vermag auch in klinischer Hinsicht abortive und seltenere Verlaufsformen (z. B. zerebrale, Landrysche Form, scheinbar rein meningitische Störungen) ätiologisch sicher zu stellen und in epidemiologischer Hinsicht die Frage nach der Dauer der Immunität, sowie nach den Beziehungen zwischen sporadischen und

epidemischen Fällen und nach dem Vorkommen klinisch sonst gesunder Virusträger zu entscheiden. Tatsächlich haben Netter und Levaditi sowie Römer
und ich den Antikörper auch in sporadischen Fällen, sowie bei abortiver Poliomyelitis und zerebraler Form gefunden. Die Methode hat jedoch den schwer-
wiegenden Nachteil, daß sie infolge ihrer Kostspieligkeit, der gelegentlich langen
Versuchsdauer und ihrer gesamten technischen Schwierigkeiten nur beschränkte
Anwendung finden kann; außerdem ist vollvirulentes Zentralnervensystem
in epidemiefreien Zeiten schwer erhältlich und nicht unbedingt haltbar. Auch
der notwendige Kontrollversuch ist nicht ganz einfach; es kommt gelegentlich
eben doch vor, daß die Infektion empfänglicher Affen mit scheinbar virulentem
Material mißlingt, oder daß die Affen an andersartigen Infektionen, z. B. eitriger
Encephalitis nach den intrazerebralen Impfungen sterben. Endlich könnte die
Persistenz der Antikörper in abgeheilten rudimentären oder gar abortiven
Fällen zu Täuschungen führen — dies um so mehr, als die Zahl der abortiven
Fälle während einer Epidemie möglicherweise eine außerordentlich große ist.
Es scheint mir deshalb, daß die klinische Beweiskraft dieser Serodiagnose in
Fällen des frühen Kindesalters viel größer ist, als bei Erwachsenen, die mög-
licherweise infolge einer solchen früheren abortiven Poliomyelitis positiv
reagieren.

Das Stadium der Lähmungen. Als typisch für die Poliomyelitis gilt das
Einsetzen der Lähmungen im unmittelbaren Anschluß an die fieberhaften Initialerscheinungen oder schon während derselben: In der Mehrzahl der Fälle stellen
sich die Paresen während des 1.—5. Krankheitstages ein (nach Wickman
meist 2—3 Tage nach Krankheitsbeginn). Sie können jedoch auch wesentlich
später, z. B. nach 8, ja 14 Tagen und manchmal sogar erst im Anschluß an
Fieberrezidive auftreten. Vielfach ist dieses verspätete Einsetzen der Lähmungen nur ein scheinbares und durch Mangel an Aufmerksamkeit der Umgebung bedingt. Die echte Verspätung muß nicht unbedingt auf einem Nachschub von Entzündungsherden beruhen; es kann ein plötzliches Versagen der
schon zuvor geschädigten Zentren vorliegen.

Das häufigste und deutlichste spinale Lähmungssymptom sind entschieden
die Beinmuskelparesen; in der Häufigkeitsskala folgt dann die Rumpfmuskulatur, nicht die obere Extremität. Die Beine werden in nahezu $^4/_5$ der
Fälle befallen (gewöhnlich nicht gleichzeitig, sondern kurz nacheinander). In
frischen Fällen ist diese Beinläsion viel häufiger doppelseitig, als rein einseitig;
sie ist jedoch mit Vorliebe asymmetrisch (in dem einen oder anderen Bein vor
allem wesentlich stärker und ausgebreiteter). Vielfach geht die Beteiligung
des geringer befallenen Beines derart rasch wieder zurück, daß die initiale
Doppelseitigkeit leicht übersehen wird. Gar nicht selten macht sich die Beteiligung des anderen Beines weniger durch grobe Lähmungen als durch auffällige Hypotonien und Verlust der Sehnenreflexe geltend. Eine besondere
Prädilektion der rechten oder linken Seite besteht nicht. Ein Prädilektionstypus besteht jedoch in frischen Fällen insofern, als die Beinparesen proximal
meist stärker, frühzeitiger und hartnäckiger sind als distal. Auch der umgekehrte Typus kommt gelegentlich vor. Proximal soll nach Lovett und
Lucas der Quadriceps femoris am häufigsten ergriffen werden. Unter den
weniger gefährdeten distalen Gruppen machen aber die Musculi peronei,
vielleicht auch der Tibialis anticus, eine Ausnahme. Die genauere Lokalisation der Paresen ist in frischen Fällen des frühen Kindesalters außerordentlich schwierig. Vielfach werden von Angehörigen und selbst von Ärzten
ausgeprägte Paralysen bei den kleinen bettlägerigen Patienten so lange,
bis die scheinbar genesenen Kinder wieder gehen und stehen sollen, völlig übersehen. Beginnende und leichte Lähmungen erkennt man im frühen Kindesalter

nur durch sorgfältige Anamnesen, durch genaue Kontrolle des Muskeltonus, sei es durch Palpation der Muskulatur (auffällige Weichheit), sei es durch passive Bewegungen —, durch eingehende Prüfung auf den Ausfall bestimmter Willkür- und Spontanbewegungen der Kinder und auf ihre Reaktion bei passiv gegebenen Lageveränderungen der Glieder, ferner durch Berücksichtigung der Spontanlage der Extremitäten im Bett und endlich durch täglich wiederholte Auslösung der Sehnenreflexe. Die Paralysen entwickeln sich meist nur scheinbar plötz- lich. Schon tagelang vorher macht sich oft eine gewisse Muskelschwäche geltend, die sich unter Verlust der Sehnenreflexe und Abnahme des Spannungszustandes der Muskulatur rasch zu groben Paresen steigert. Die Lähmungen pflegen also an Intensität und Extensität bald ihren Höhepunkt zu erreichen.

Auch Paresen der Rumpfmuskulatur sind im Frühstadium außer- ordentlich häufig. Sie fehlen bei schweren Lähmungen der Beine fast niemals. Gelegentlich kommen sie — wohl infolge einer besonderen Beteiligung des Dorsalmarkes — mehr oder minder isoliert vor. Da man in der Praxis bei den kleinen Patienten fast nur auf die wohlbekannten Extremitätenlähmungen und nicht auf die nur wenig geläufigen Paresen der Rumpfmuskulatur zu achten pflegt, wird gerade die Rumpfbeteiligung leicht übersehen. Noch am besten sind die ganz gewöhnlichen Paresen der Kopf- und Halsmuskulatur zu erkennen (schlaffes Nachhintensinken des emporgehobenen Köpfchens, das schlaffe Fallen desselben nach allen Seiten beim Aufsetzen). Ungemein häufig und für die Frühdiagnose wichtig ist die initiale Bauchmuskelschwäche. Sie ist im akuten Stadium meist doppelseitig und diffus, wenn sie auch ein- seitig und umschrieben stärker ausgeprägt sein kann. Die bereits von Du- chenne erwähnte Bauchmuskelparese ist im Frühstadium schon an der Hypo- tonie der Bauchdecken bei der Betastung erkennbar, sowie an der Unmög- lichkeit der Kleinen, sich ohne Unterstützung der Hände aus horizontaler Lage aufzurichten. Sie geht fast stets mit einer mäßigen, scheinbar meteoristischen Vorwölbung des Leibes, sowie Verschwinden oder Abschwächung der Bauch- deckenreflexe einher. Der Parallelismus zwischen Bauchmuskelparese und Areflexie ist allerdings kein regelmäßiger. Wenn gleichzeitig die Strecker der Wirbelsäule befallen sind, verliert das auf den Arm genommene oder empor- gehaltene Kind jeden Halt; es „klappt" merkwürdig leicht nach vorn und hinten zusammen (eine Mutter sagte uns: „das Kind ist so schlaff wie ein Lumpen"). Wenn eine solche Schlaffheit der Wirbelsäule beim Herausnehmen aus dem Bett, sowie beim Versuch passiver Bewegungen in den Wirbelgelenken besteht, kann die Hyperästhesie gerade diese Funktionsprüfung außerordent- lich erschweren. Bei starker Beteiligung der Rücken- und Hüftmuskulatur kann ganz akut jenes Zustandsbild entstehen, das für die juvenile Muskel- dystrophie so charakteristisch ist. Vor allem watscheln die Kinder beim Gehen; sie versuchen sich vom Boden in derselben Weise aufzurichten, wie die dysthro- phischen Kinder. Gar nicht selten und in tödlichen Fällen sogar ganz gewöhn- lich wird die Inspirationsmuskulatur ergriffen. Auf die Interkostalmuskel- parese weist vielfach schon die starke Zwerchfellatmung hin; die letztere pflegt glücklicherweise intakt zu sein. Wenn sie sich auch beiderseits beteiligt, tritt gewöhnlich rasch der Exitus ein. Auch einseitige röntgenologisch sichergestellte Zwerchfellähmungen kommen vor (Eigenbeobachtung).

Die Art und Weise der Beteiligung der oberen Extremitäten ist recht verschieden. Nur in der Minderzahl der Fälle beschränkt sich eine längerdauernde Lähmung ausschließlich oder mindestens vorherrschend auf die Arme. Diese sind meist einseitig oder wenigstens einseitig stärker ergriffen. In der Mehrzahl der Fälle treten die Armparesen in Form aufsteigender Lähmungen sekundär zu Beinparalysen hinzu (selten absteigende Paresen!). Die spätere Armlähmung

pflegt dann nur partiell und häufig nur einseitig oder auch einseitig viel stärker
zu sein. Ein spinal-hemiplegischer Typus ist nicht selten; gelegentlich kommt
es auch zu gekreuzten Extremitätenlähmungen. In ungefähr 10 % der Fälle
entsteht im Krankheitsbeginn — meist aber nur vorübergehend — eine doppelseitige, fast völlige Lähmung aller Extremitäten. Die Armparesen bevorzugen
die Schultermuskulatur und hier wiederum den Musculus deltoideus. Die
Schultermuskulatur pflegt überhaupt am häufigsten und hartnäckigsten befallen
zu sein (vgl. Abb. 225 u. 226 mit residuärer vorwiegender Beteiligung des
Schultergürtels). Die anfangs — ebenso wie an den Beinen — proximale Läh-

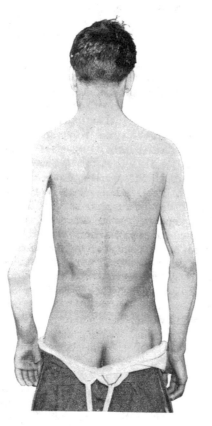
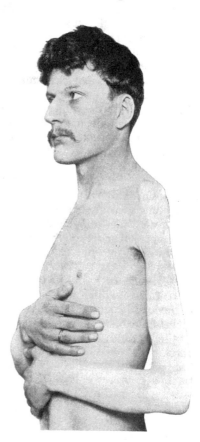

Abb. 225.   Abb. 226.

mung schreitet gewissermaßen distal bis zur völligen Armparalyse fort. Kleine
Hand- und Fingerbewegungen sind jedoch fast immer noch angedeutet. Auch
andere Typen der Armparesen, z. B. isolierte spinale Vorderarm- und Hand-
paresen, kommen vor.

   Der experimentelle Befund, daß die Lähmungen nach Infektion vom Darmtraktus aus meist die hinteren, nach Verimpfungen von den Respirationsorganen
aus meist die vorderen Extremitäten bevorzugen, zwingt zur Fragestellung,
ob die Eigenart der örtlichen Vorläufererscheinungen auch beim Menschen für
das spätere Einsetzen der Lähmung in den oberen oder unteren Extremitäten
bestimmend ist. In vielen klinischen Einzelfällen trifft dies sicherlich zu;

eine einigermaßen regelmäßige örtliche Bindung der späteren Lähmungen an die initialen Lokalsymptome fehlt jedoch. Obwohl z. B. bei der letzten Epidemie in Hessen-Nassau die Magen-Darmstörungen weniger häufig waren als die initialen Erkrankungen der Respirationsorgane, waren die Beinparesen trotzdem viel häufiger als die Armlähmungen. Die klinischen Initialerscheinungen sind allerdings nur recht unsichere Wegweiser für die Eingangspforte des Virus; sie können eben auch auf Ausscheidungsvorgängen beruhen.

Von dem allbekannten Gesetze, daß die frische Vorderhornläsion eine schlaffe ist und mit Verlust der Sehnenreflexe einhergeht, gibt es gelegentliche Ausnahmen. Es gibt erhebliche spinale Paresen ohne wesentliche Hypotonie, ja sogar — wohl infolge einer gleichzeitigen Pyramidenbahnschädigung — mit deutlicher Hypertonie, und andererseits ausgesprochene Hypotonien ohne schwere Lähmungen der willkürlichen Beweglichkeit. Die Sehnenreflexe verschwinden in der Regel, namentlich an den Beinen, schon frühzeitig — selbst dann, wenn gröbere Beinparesen vollkommen ausbleiben. Das Verschwinden der Patellar- und Achillessehnenreflexe kann überhaupt das einzige objektive Signal larvierter Poliomyelitisfälle sein. Außerhalb des Lähmungsbezirkes kann es nach Zappert andererseits zur Sehnenreflexsteigerung kommen. Das Verhalten der Hautreflexe wird verschieden geschildert. Die Bauchdeckenreflexe pflegen nach unseren Erfahrungen bei schweren Lähmungen der unteren Extremitäten und bei Beteiligung der Rumpfmuskulatur zu verschwinden — häufig, aber nicht so regelmäßig auch die Kremasterreflexe. Der Fußsohlenreflex geht bei schweren Lähmungen gewöhnlich später verloren als die Sehnenreflexe, um frühzeitiger wiederzukehren; er pflegt sich jedenfalls bei frischer Poliomyelitis mit ausgebreiteten Beinlähmungen — wenigstens vorübergehend — abzuschwächen. Der Typus erhaltener Fußsohlenreflexe entspricht meist dem normalen. Gelegentlich kommt es auch bei älteren Kindern, wo die physiologische Neigung zur Dorsalflexion der großen Zehe kaum mehr stört, zum Babinskischen Zehenphänomen, sowie zum Oppenheimschen Unterschenkelphänomen. Zur Auslösung dieser pathologischen Reflexe ist ein starkes Streichen erforderlich; sie beweisen wohl eine Beteiligung der Pyramidenbahn. Es kann sogar durch myelitische, im Pyramidenbahngebiet liegende Seitenstrangherde zu spastischen Paresen kommen!

Ataktische Bewegungsstörungen sind der Poliomyelitis fremd; ausnahmsweise wurde jedoch eine ataktische Form der Heine-Medinschen Krankheit beobachtet (Medin, Wickman). Die anatomisch oft nachgewiesene Läsion der Clarkeschen Säulen, der spinozerebellaren Faserzüge, sowie gewisser bulbärer und Hirngebiete, wie der Schleifenbahn macht dies verständlich. Vorherrschende ataktische Bewegungsstörungen meist von zerebellarem Typus, zum Teil mit gleichzeitigen Bulbärsymptomen vergesellschaftet, erwähnen auch Zappert, Spieler, Netter, Lindner, Mally und Nonne (über Tremor vgl. S. 825).

Der Satz, daß die Sensibilität im wesentlichen normal bleibt, gilt nicht für frische Fälle. Sensible Reizerscheinungen gehören zu den gewöhnlichsten Frühsymptomen. Die sensiblen Ausfallserscheinungen treten allerdings in den Hintergrund; sie fehlen aber keineswegs ganz. Bei der Schwierigkeit der Sensibilitätsprüfung im frühen Kindesalter sind nur grobe Empfindungsanomalien sicher zu stellen; auch diese werden leicht übersehen, weil sie sich rasch zurückzubilden pflegen. Bei etwas älteren Patienten finden sich vielfach ausgebreitete Hypästhesien, allerdings flüchtiger Art. Auch im Krankheitsbeginn sind jedoch grobe Störungen selbst bei Erwachsenen recht selten. Gewöhnlich ist vorwiegend die Hinterhornsensibilität im Sinne Strümpells geschädigt Schmerz- und Temperaturempfindungen). Dies ist im Hinblick auf die fast regelmäßige Beteiligung der Hinterhörner am Krankheitsprozeß leicht verständlich. Recht auffallend ist die grobe Herabsetzung der faradokutanen Sensibilität in vielen Fällen; wir selbst konnten sie wiederholt noch lange Zeit im Reparationsstadium nachweisen (Vulpian, Seeligmüller, Wickman, Oppenheim).

Daß grobe nervöse Störungen der Blasen-Mastdarmfunktion fast nur im Frühstadium vorkommen, hat schon Heine beobachtet. Seine Angaben haben sich späterhin vollauf bestätigt (Medin, Wickman, Förster, Krause, Eigenbeobachtungen). Nach unseren Befunden in Hessen-Nassau gehören nervöse Blasenstörungen allerdings zu den gewöhnlichsten Krankheitserscheinungen des Frühstadiums. Ihre Häufigkeit wird deshalb unterschätzt, weil sie flüchtig und leichter Art sind und sich dem Nachweis im frühen Kindesalter, wo die psychische Beherrschung der Blase noch wenig gefestigt ist, oft entziehen. Von der großen Häufigkeit leichterer Anomalien überzeugt man sich leicht durch genaue Beobachtung etwas älterer Kinder. Übrigens sind grobe Störungen bei Frühfällen keineswegs sehr selten; gelegentlich muß sogar katheterisiert werden. Wesentlich seltener als die Retentio urinae ist die Inkontinenz (gewöhnlich wohl kein Harnträufeln, sondern Automatismus). Schwere Grade der Harnverhaltung, die meist nur wenige Tage dauern, kommen fast nur bei ausgeprägten doppelseitigen Beinparalysen und gleichzeitiger erheblicher Beteiligung der Rumpfmuskulatur vor. Leichtere Erschwerungen der Urinentleerung können noch wochenlang fortbestehen. Auch spinal bedingte hartnäckige Obstipationen sowie Incontinentia alvi sind bei schon älteren Kindern beobachtet. Anomalien des Geschlechtstriebes und der Potentia coëundi spielen infolge der ausgesprochenen Bevorzugung des Kindesalters bei der epidemischen Poliomyelitis nur eine untergeordnete Rolle. In einem Falle frischer Poliomyelitis des Erwachsenen mit ausgebreiteten residuären Lähmungen haben wir langdauerndes Ausbleiben der Erektionen beobachtet.

Die Pathogenese dieser Blasen-Mastdarmstörungen ist keine einheitliche. Als Fehlerquelle kommen in Betracht die noch mangelhafte psychische Beherrschung der Blase im frühen Kindesalter, die Hyperästhesie (die Kinder fürchten sich auf den Topf gesetzt zu werden!), sowie die Bauchmuskelparesen. In der Mehrzahl der Fälle scheint jedoch die spinale Erkrankung die eigentliche Ursache zu sein (Läsion längerer zerebrospinaler, zu den sympathischen Zentren eilender Bahnen oder die von Forssner und Sjövall u. a. nachgewiesene Miterkrankung der grauen Substanz des Conus medullaris).

Das **Reparationsstadium** beginnt wohl pathologisch-anatomisch mit der Rückbildung des entzündlichen Ödems, der kleinzelligen Infiltration, sowie vielleicht noch mit der Erholung der Ganglienzellen von der gleichzeitigen primären Schädigung. Der Zeitpunkt der beginnenden klinischen Rückbildung kann schon mit dem Fieberabfall zusammenfallen; vielfach liegt er jedoch einige Zeit, Tage oder gar Wochen später. Wenn auch der Grad dieser Reparation ganz außerordentlich verschieden ist, so bleiben doch die früheren Ausfallserscheinungen wohl niemals in voller Intensität und Ausbreitung bestehen. Die Störungen des Allgemeinbefindens verschwinden meist rasch. Gleiches gilt bei den spinalen Formen für die leichteren begleitenden zerebrobulbären Störungen (wie Facialisparesen). Immerhin können auch nach Ablauf des Frühstadiums noch für Wochen und Monate leichtere psychische Veränderungen bestehen (zum Teil wohl infolge der früheren, wenn auch anatomisch geringfügigen Beteiligung des Großhirns). Die Kinder zeigen manchmal neben unruhigen Träumen eine Abnahme ihrer früheren geistigen Frische, vor allem eine gewisse Schläfrigkeit und Ängstlichkeit. Nach frischer Poliomyelitis des Erwachsenen beobachteten wir einmal eine durch früheren Alkoholabusus vielleicht mitbedingte, monatelang dauernde hochgradige Reizbarkeit und auffällige Vergeßlichkeit mit groben Erinnerungslücken ohne sonstige frühere zerebrobulbäre Störungen. In gleicher Weise wie die begleitenden zerebrobulbären Störungen zeigen die Blasen- und Empfindungsanomalien Tendenz zu schleuniger Rückbildung (abgesehen von dem gelegentlich eigenartigen Verhalten der faradokutanen Sensibilität, sowie gewissen Abstumpfungen der Schmerzempfindung und des Kitzelgefühls, die vielleicht nur auf primären Hautveränderungen beruhen). Die motorische Rückbildung, die nach Canestrini mit einer „Blutdrucksteigerung" in der paretischen Extremität einhergehen soll, erfolgt häufig in genau umgekehrter Reihenfolge, wie die Lähmungsentwicklung im Frühstadium. Meist erfolgt sie allmählich, gelegentlich jedoch sprungweise (geradezu über Nacht). Mit der aktiven Beweglichkeit der Extremitäten (bald gleichzeitig, bald früher oder später) können unter Zunahme des gesunkenen Muskeltonus die Sehnenreflexe wiederkehren. Als Übergang zur Norm zeigen sie manchmal eine vorübergehende krankhafte Steigerung; selbst Fußklonus wird bei der Reparation beobachtet. Ein deutlicher Tremor, der dem Ermüdungszittern gleicht und auch im Frühstadium vorkommt, entwickelt sich mit Rückbildung der Armlähmungen nicht selten im Gefolge der noch angestrengten Willensbewegungen, mitunter gleichzeitig mit einem eigenartigen faszikulärem Intentionszucken in den am Krankheitsprozeß beteiligten Muskelgruppen. In den schweren und vor allem in den dauernd gelähmten Muskelgruppen erhält sich die verdächtige Schlaffheit der Muskulatur und es stellt sich die oft rasch einsetzende hochgradige Muskelabmagerung ein. Meist ist diese Atrophie schon für das Auge und die Betastung deutlich ausgesprochen. Manchmal aber nimmt trotz der dauernden Paralysen das Muskelvolumen nur wenig ab (großenteils infolge sekundärer erheblicher Fettwucherungen). Wir haben dies vor allem in prognostisch ungünstigen Frühfällen, die lange Zeit häufig massiert wurden, beobachtet. Für die Betastung bleibt jedoch auch hier die verdächtige Weichheit und Schlaffheit bestehen.

In diesem Reparationsstadium pflegen sich die diagnostisch und prognostisch so wichtigen Veränderungen der elektrischen Erregbarkeit zu entwickeln. Im großen und ganzen nimmt schon bald nach der Entwicklung der gröberen Lähmungen die direkte und indirekte faradische Erregbarkeit bis zum völligen Verschwinden ab; gleichzeitig sinkt die quantitative galvanische Erregbarkeit vom Nerven und vor allem vom Muskel aus. Schon nach einigen Wochen können so die trägen überwiegenden Anodenzuckungen als qualitative Zeichen der eingetretenen Entartungsreaktion sichtbar werden. Die bekannten Regeln der Elektrodiagnostik lassen allerdings hier nicht selten im Stich. Vielfach besteht ein ausgesprochenes Mißverhältnis zwischen Willensbewegung des Muskels und dem Verhalten seiner elektrischen Erregbarkeit. Die aktive Kontraktion ist oft viel leichter und besser, als es die elektrische Reaktion erwarten läßt. Umgekehrt sieht man gelegentlich eine fast fehlende willkürliche Beweglichkeit in noch gut reagierenden Muskelgruppen trotz schon wochenlanger Krankheitsdauer. Wickman sagt mit Recht, daß die geläufigen Angaben über die diagnostische und prognostische Bedeutung der elektrischen Erregbarkeit bei der frischen Poliomyelitis einer Revision bedürftig sind. Schon äußere Gründe und die gebotene Rücksicht auf die kleinen Patienten machen allerdings in den meisten Fällen eine frühzeitige und wiederholte elektrische Prüfung unmöglich. Manchmal schien uns die im Reparationsstadium sich oft krankhaft steigernde mechanische Erregbarkeit der Muskulatur beim Beklopfen der Muskelbäuche und einzelner Bündel über die Chancen der Rückbildung besser und leichter als die Elektrodiagnostik zu orientieren. In zahlreichen Fällen sind bei dauernd gelähmten Muskeln keine gröberen qualitativen Zeichen der Entartungsreaktion nachzuweisen; es tritt ein kontinuierliches einfaches Sinken der quantitativen Erregbarkeit bis zum völligen

dauernden Verlust ein. Parallel damit geht gewöhnlich der allmähliche Muskel-
schwund. Als Folge der Muskellähmung sieht man schon im Reparationsstadium eine auffällige Kälte, Zyanose und gelegentlich auch ein deutliches
Ödem, namentlich an den distalen Extremitätenenden; dadurch können leichtere
spinale Sensibilitätsstörungen vorgetäuscht werden. Gleichzeitig können Anomalien der Schweißsekretion bestehen. Gröbere trophische Störungen, wie bei
Tabes und Syringomyelie, kommen jedoch bei epidemischer Poliomyelitis kaum
jemals vor.

Während die eingehende Kenntnis des Früh- und Reparationsstadiums
eine Errungenschaft der neueren Zeit ist, die wir vornehmlich den mustergültigen
Arbeiten Medins und Wickmans verdanken, wurde uns schon durch die
ältere klinische Forschung mit ihrer geradezu liebevollen Vertiefung in die
neurologischen Details ein fast erschöpfendes Bild des **Endstadiums,** der residuären atrophischen Vorderhornlähmung, überliefert. Die Namen Heine,
Duchenne, Erb, Charcot und Seeligmüller sind hier ganz besonders hervorzuheben. Die Entstehungsweise dieses gefürchteten Endprodukts der epidemischen Kinderlähmung bedarf noch in vieler Hinsicht der Klärung. Sie
ist praktisch deshalb so wichtig, weil sie uns Wegweiser für eine zielbewußte
orthopädische Therapie geben kann.

Vielgestaltige Formen dieses Endstadiums müssen schon dadurch entstehen, daß Lokalisation und Ausbreitung der residuären Lähmung so außerordentlich wechseln; dazu kommt die man-
nigfache Rückwirkung dauernder Paralysen
auf die Weichteile, sowie auf Skelett und Gelenkapparat. Namentlich da, wo eine Korrektur durch die orthopädische Therapie gefehlt
hat, kann es zu jenen geradezu grotesken Verunstaltungen des Körpers kommen, die den
Patienten zum bemitleidenswerten Krüppel
machen und Furcht und Schrecken vor der
Kinderlähmung im Volke rege halten. Die
Rückwirkung auf die Weichteile macht sich
vor allem an Haut und Muskulatur geltend.
Die kühle und oft zyanotische Haut kann
dünner, welker und spröde, leicht abschürfend
und vulnerabel werden und das Unterhautzellgewebe, wie das gelegentlich auch in
früheren Stadien der Fall ist, ein chronisch-
teigiges Ödem zeigen. Weiterhin kommt es
zu Wachstumsanomalien an Haaren und
Nägeln. Viel wichtiger als diese sekundären
Hautveränderungen, über die genaue histologische Untersuchungen noch ausstehen, sind
natürlich die Zeichen des Muskelschwundes.

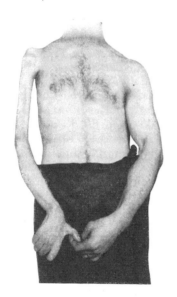

Abb. 227.

Die Atrophie in den zuvor gelähmten Gruppen kann eine so hochgradige sein,
daß die ganze Extremität fast buchstäblich aus Haut und Knochen besteht
(vgl. Abb. 227 mit schwerster einseitiger Armatrophie und sekundärem Schulter-
hochstand); kleinere, funktionell allerdings unwesentliche Faserzüge lassen sich
jedoch in den atrophischen Muskeln bei genauerem Zusehen gewöhnlich noch
auffinden. Manchmal sieht man in der atrophischen Muskulatur vereinzelte
fibrilläre Zuckungen (J. Hoffmann); bei der epidemischen Kinderlähmung
sind sie jedoch in allen Stadien keineswegs häufig. Diese fibrillären Zuckungen
sind eben bei Rückenmarkskrankheiten mehr die Begleiterscheinung des lang-

samen Untergangs von nervösem Vorderhorngewebe und nicht der raschen Ausschaltung und endgültigen Zerstörung, wie dies bei der epidemischen Kinderlähmung der Fall ist. Histologisch läßt sich feststellen, daß die Muskelfasern unter Verlust der Querstreifung atrophieren und unter erheblicher Kernvermehrung reaktive Wucherungen des späterhin noch schrumpfenden interstitiellen Bindegewebes einsetzten. Der Muskelbauch kann auf diese Weise unter gleichzeitiger Sehnenverkürzung allmählich in ein derbes sehniges Bindegewebe umgewandelt werden. Manchmal ist die Volumabnahme des atrophischen Muskels für die Betastung und das Auge viel geringer als es dem tatsächlich hochgradigen Schwund der Muskelfasern entspricht. Die reaktive Fett- und Bindegewebswucherung — auch ein hartes Ödem der tieferen Weichteile — täuscht eine größere Muskelmasse vor und führt sogar in einzelnen Fällen zur Volumenvergrößerung. Eine solche Pseudohypertrophie ist mehrfach beobachtet. Andere durch die Poliomyelitis des Kindesalters nur partiell gelähmte Muskeln zeigen im Laufe der weiteren körperlichen Entwicklung vermindertes Wachstum. Man hat gelegentlich den Eindruck, daß einzelne größere Bündel des gelähmten Muskels recht gut entwickelt und funktionsfähig sind im Gegensatz zu anderen, die vollkommen atrophisch zu sein scheinen. Die Regeln des Sherringtonschen Gesetzes (d. h. die Versorgung jedes Muskels von drei benachbarten motorischen Rückenmarkswurzeln) könnten im Verein mit dem teilweisen Untergang der Vorderhornganglienzellen desselben Segmentes das Auftreten einer solchen partiellen Atrophie ein und desselben Muskels verständlich machen. In den nicht gelähmten Muskelgruppen kann sich andererseits kompensatorische Hypertrophie entwickeln. Bei ausgebreiteten Lähmungen nur einer Extremität (namentlich nur eines Armes) sieht man gelegentlich eine auffallend mächtige Entwicklung der anderen gesunden Extremität — wohl durch den ins frühe Kindesalter zurückreichenden steten funktionellen Mehrgebrauch. Das genauere Verhalten der elektrischen Erregbarkeit ist in den Lehrbüchern der Elektrodiagnostik nachzulesen. Hier genügt die Tatsache, daß in den gelähmten Muskeln eine elektrische Zuckung bei den erlaubten Stromstärken vielfach überhaupt fehlt; die Muskelsubstanz ist eben geradezu vollkommen geschwunden. In anderen befallenen Muskelgruppen finden sich alle möglichen Übergänge zwischen einfacher quantitativer Erregbarkeitsherabsetzung bis zu der für die Vorderhornläsion typischen partiellen oder totalen Entartungsreaktion (träge, langgezogene, wurmförmige Zuckungen mit überwiegenden Anodenzuckungen bei nur direkter galvanischer Erregbarkeit). Bei solchen residuären Lähmungen ist fast regelmäßig auch der Knochen- und Gelenkapparat mitbeteiligt. Die Pathogenese dieser oft eigenartigen Veränderungen, die jetzt mit Hilfe der Röntgenphotographie vielfach studiert werden, ist noch nicht ganz geklärt. Jedenfalls sind die Knochenanomalien in erster Linie teils direkte, teils indirekte Folgen der Muskellähmung. Der letztere indirekte Modus findet sich namentlich an der Wirbelsäule; einseitige oder einseitig wesentlich stärkere Extremitätenlähmungen verursachen Schwerpunktsverlegungen beim Stehen und Gehen und damit — namentlich bei Lähmungsentwicklung im Kindesalter — indirekt Verkrümmungen der Wirbelsäule, vor allem Skoliosen. Im Gegensatz zu dieser statischen Skoliose steht die gleichfalls häufige paralytische Verkrümmung durch einseitige oder einseitig stärkere residuäre Rumpfmuskellähmungen (Abb. 228). Oft sind beide Momente in allerdings verschiedenem Mischungsverhältnis für die Entstehung der Wirbelsäulenverbiegung verantwortlich. Vornehmlich paralytisch ist natürlich der gelegentliche Schiefhals (durch residuäre Hals- und Nackenmuskellähmung). Bei Extremitätenlähmungen zeigt vor allem das Längenwachstum der Knochen auffällige Störungen. Sehr selten geschieht dies im Sinne einer echten, nicht durch Gelenkerschlaffung vorgetäuschten Verlängerung der gelähmten Glieder (Oppenheim, Seeligmüller, Kalischer, Neurath). Die Gründe für diese paradoxen Veränderungen sind noch unklar. Wahrscheinlich spielt die gleichzeitige Rachitis eine Rolle. Meist besteht eine abnorme Verkürzung der gelähmten Glieder; die letztere beruht weniger auf Atrophie als auf Hypoplasie der Knochen (Abb. 229). Bei den meist in früher Kindheit einsetzenden dauernden Muskellähmungen bleiben vor allem die Extremitätenknochen, die zum Ansatz und Ursprung der gelähmten Gruppen dienen, im Wachstum zurück. Es scheint eben die Funktion das Wachstum mitzubestimmen. Möglicherweise sind — abgesehen vom Funktionsausfall — auch „trophische"

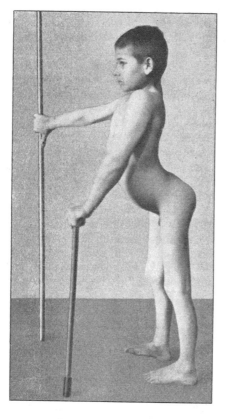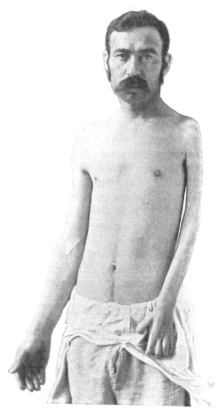

Abb. 228.   Abb. 229.

und „vasomotorische" Einflüsse für diese Knochenanomalien verantwortlich. Diese Knochenanomalien machen sich nicht nur durch geringeres Längenwachstum, sondern auch durch erhebliche Dickenabnahme, durch sonstige Strukturveränderungen und vor allem durch starke Verbiegungen geltend. Die Knochen werden dünner und biegsamer, sowie abnorm fetthaltig; der Durchmesser der Rindensubstanz nimmt ab, die Ansatzpunkte der gelähmten Muskeln werden undeutlich. Feinere Strukturveränderungen in der Anordnung der Knochenbälkchen sind größtenteils die Folge der veränderten Zug- und Belastungsrichtung. Die Details lassen sich in Röntgenbildern erkennen. Gleichzeitig können die Gelenkbänder, größtenteils infolge der hypotonischen Lähmungen, unter Atrophie der Gelenkknorpel derartig erschlaffen, daß abnorme Überbiegungen möglich werden und sogar Schlottergelenke entstehen. Grobe Knochenverbiegungen, bei denen gleichfalls eine komplizierende Rachitis bedeutsam sein kann, sind meist die Folge partieller, aber schwerer und in der Kindheit erworbener Muskellähmungen. Abgesehen von der rein statischen Rückwirkung einer partiellen Muskellähmung auf die benachbarten und vor allem auf die proximalen Knochensegmente (z. B. auf Haltung und Belastung des ganzen Beins bei Peroneuslähmungen) entstehen die mitunter grotesken Verunstaltungen gern durch abnormen Zug der leistungsfähigen Antagonisten gelähmter Muskeln. Infolge dieser stets einseitigen Bewegungsrichtung und infolge des Fehlens der durch das antagonistische Muskelspiel gewährleisteten physiologischen Bremswirkung einer Muskelaktion werden die krankhaft einseitigen Muskelbewegungen auch abnorm ausgiebig. Schon dadurch können die biegsamen Knochen und erschlafften Gelenke, bei denen sich im Laufe der weiteren körperlichen Entwicklung noch die Einflüsse des gleichfalls krankhaft veränderten Wachstums geltend machen, dauernd verunstaltet werden. Bei den bekannten Kontrakturen ist natürlich neben solchen Rückwirkungen der Antagonistenfunktion auch an die Einflüsse der Schwerkraft, der äußeren Druckwirkung, sowie der Schrumpfungstendenz der gelähmten Muskeln und an spätere Antagonistenverkürzungen, sowie nicht zuletzt an Kompensationsvorgänge zu denken. Der ganz außerordentlich häufige Spitzfuß kann z. B. nur einen Korrekturversuch abnormer Beinverkürzung darstellen; in anderen Fällen ist er die Folge des früheren Bettdeckendruckes, des schlaffen Herabsinkens der Fußspitze infolge der Schwerkraft bei herabhängendem Bein, sowie der Kontraktur der Wadenmuskeln. Auch hier spielen oft mehrere Ursachen gleichzeitig eine Rolle. Abgesehen vom Spitzfuß ist unter den dauernden Difformitäten auch der Klumpfuß recht häufig. Er zeigt sich im Endstadium der epidemischen Kinderlähmung in seinen verschiedensten Modifikationen. Erwähnenswert ist ferner das häufige Genu recurvatum. Über weitere Einzelheiten orientiert man sich am besten in den Lehrbüchern der Orthopädie und vor allem in dem Buche von Vulpius über die orthopädische Behandlung der Kinderlähmung. Es bedarf kaum noch der Erwähnung, daß alle diese sekundären Rückwirkungen der nervösen Erkrankung auf das Skelett im großen und ganzen um so häufiger und intensiver sind, je früher sich die Muskellähmung entwickelt; sie sind deshalb bei der epidemischen Poliomyelitis der Erwachsenen relativ geringfügig.

Die bulbäre oder pontine Form. Der autoptisch sichergestellten Tatsache, daß eine schwere frische Poliomyelitis geradezu regelmäßig mit Beteiligung bulbärer Gebiete einhergeht, entspricht durchaus die klinische Erfahrung. Der pathologisch-anatomische Prozeß führt allerdings nur in einem Teil der Fälle zu gröberen Funktionsstörungen. Viel häufiger als dauernde schwere Hirnnervenlähmungen finden sich leichtere und flüchtige. Solche Hirnnervenparesen können sich zunächst in jenen meist tödlichen Fällen entwickeln, wo in Form der Landryschen Paralyse rasch aufsteigende schwere Extremitäten- und Stammuskellähmungen bald den Bulbus erreichen und durch Läsion der Atemzentren zum Tode führen. Die Landrysche Form der Poliomyelitis gefährdet jedoch keineswegs immer das Leben. Wesentlich seltener als die aufsteigende Paralyse ist eine absteigende dergestalt, daß zu anfänglichen schweren Bulbärsymptomen, insbesondere zu Facialislähmungen, Rumpf- und Extremitätenparesen hinzutreten. Dieser auf- und absteigende Landrysche Typus beweist durch seine zahlreichen Übergänge am besten die ätiologische und symptomatologische Verwandtschaft der spinalen und bulbären Kinderlähmung. Dies gilt ganz besonders für die von Förster und Erb beschriebenen Fälle von

Poliomyelitis anterior acuta superior. Hier sind vorwiegend das obere Zervikalmark und zum Teil auch die Medulla oblongata befallen.

Hirnnerven- und Bulbärsymptome werden bei epidemischer Kinderlähmung um so häufiger gefunden, je frühzeitiger die Fälle untersucht werden. Ihre Prognose ist nämlich eine relativ gute; in der großen Mehrzahl meiner Fälle gingen die Paresen, die leicht übersehen werden, wiederum zurück. Die Sammelforschungen pflegen deshalb ganz fehlerhafte Bilder zu geben. Die klinische Erfahrung deckt sich auch hier mit dem Ergebnis der histologischen Untersuchung. Die motorische Region der Bulbärgebiete prävaliert hier keineswegs so, wie bei der spinalen Erkrankung; die Schädigung der Ganglienzellen in den Kernen sind meist geringfügig und beschränken sich nach Wickman gewöhnlich auf tigrolytische Erscheinungen. Anscheinend variieren auch Häufigkeit und Schwere der Bulbärerkrankungen in den einzelnen Epidemien.

In einer Reihe von Fällen zeigt sich die bulbäre Form gewissermaßen als ein selbständiges Krankheitsbild. Die Beteiligung des Rückenmarks kann sich dann klinisch gar nicht oder nur durch Verlust von Sehnenreflexen, durch umschriebene Muskelhypotonien und andere leichtere Spinalsymptome verraten. Bei dieser bulbären Form, die sich auch bei der experimentellen Affenpoliomyelitis findet (vgl. Abb. 230), ist am häufigsten der Facialis ergriffen. Diese Facialisparese, die in Fällen von Spieler und Potpeschnigg mit gleichzeitiger Geschmacksstörung einherging und in Hessen-Nassau in 13 unter 100 Fällen zu finden war, ist fast stets einseitig. Die Gehirnnervenläsion ist überhaupt in der Regel einseitig und auch bei doppelseitigem Auftreten nur ausnahmsweise sym-

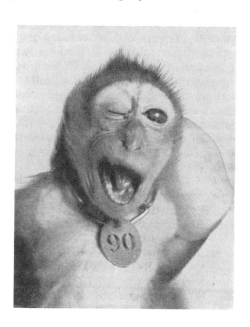

Abb. 230.
Linksseitige Facialisparese. (Nach Levaditi und Stanesco.)

metrisch. Eine Diplegia facialis ist jedoch wiederholt (z. B. von Medin sowie von mir selbst) beobachtet. Spasmen und Schmerzen im Facialisgebiet können den Paresen vorauseilen. Solche wohl pontine Facialisparesen können das einzige greifbare Symptom der Heine-Medinschen Krankheit sein (Encephalitis pontis nach Oppenheim und Wickman). Eine richtige ätiologische Deutung solcher Fälle ist nur beim epidemischen Auftreten der Poliomyelitis, bei typischen fieberhaften Initialerscheinungen, beim Fehlen von Ohrerkrankungen, sowie im frühen Kindesalter, wo anderweitige akut-entzündliche Facialislähmungen ungemein selten sind, mit hinreichender Sicherheit möglich. Ein- oder doppelseitige Hypoglossusparesen sollen sich nach Wickman nicht selten mit den Facialisparesen vergesellschaften (siehe Abb. 231); an Häufigkeit und Ausprägung treten sie jedoch gegenüber den letzteren erheblich zurück. Auch Lähmungen der äußeren Augenmuskulatur, vor allem Abduzensparesen, kommen vor. Solche meist einseitigen Ophthalmoplegien sind u. a. von Medin und Wickman beobachtet; der letztere Autor sowie Takahaski berichten sogar über akute Entwicklung doppelseitiger Ophthalmoplegia externa bei epidemischer Kinderlähmung. Selbst akutes Auftreten von Nystagmus (Medin, Ed. Müller, Netter) sowie von Pupillendifferenzen, vor allem der okulo-pupillären Sympathikusparesen (Pupillenverengerungen mit gleichzeitigem mäßigen Herabsinken des oberen Augenlides) sind beobachtet. Störungen der Licht- und Konvergenzreaktion sind jedoch ganz ungewöhnlich. Auch der Augenhintergrund ist wohl fast stets normal. Positive Augenspiegelbefunde sind nur ausnahmsweise und in diagnostisch zum Teil zweifelhaften Fällen beobachtet, z. B. von Tedeschi (linksseitige Optikusatrophie mit Amaurose in einem abgelaufenen Fall) und von Wickman (Neuritis optica im akuten Stadium). Zu schweren Schlingstörungen kommt es fast nur in tödlichen Fällen. Ungewöhnlich sind einseitige Gaumensegellähmungen (Medin, Ed. Müller) und Trigeminusstörungen. Wiederholt sind jedoch Sprachstörungen beschrieben ("schlechtes", "schwerfälliges", "verändertes", "langsames" Sprechen), vor allem Aphonien

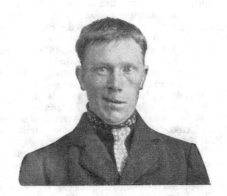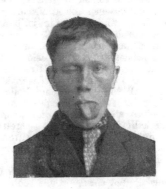

Abb. 231. Abb. 232.

Bulbäre Formen der Heine-Medinschen Krankheit mit Lähmung des linken Facialis und des linken Hypoglossus. In Abb. 232 versucht Patient die beiden Augen zu schließen. (Nach Wickman.)

und Dysarthrien. Prognostisch ungünstig ist wohl das gelegentliche fortwährende Gähnen. Zu diesen bulbopontinen Symptomen gehören neben gewissen selteneren Schwindelzuständen (J. Hoffmann), neben ataktischen Bewegungsstörungen von zerebralem Typus (Wickman, Zappert, Spieler) und der fast isolierten Akzessoriusbeteiligung (Wickman) auch die lebensgefährlichen bulbären Atemstörungen. Mit einer Läsion des Atemzentrums bringt man gleichfalls den gelegentlichen Cheyne-Stokes-Atemtypus, sowie die von Medin und Wickman beschriebenen Paroxysmen von heftigen Atembeschwerden mit gleichzeitiger Tachykardie in Zusammenhang.

Die zerebrale oder encephalitische Form. Strümpell hat die Lehre begründet, daß es eine mit der spinalen Kinderlähmung ätiologisch verwandte oder gar identische zerebrale Form gibt. Sie entsteht nach ihm auf der anatomischen Grundlage einer akuten, nicht eitrigen Encephalitis, vorzugsweise der motorischen Rindengebiete, also auf dem Boden einer Polioencephalitis. Sie unterscheidet sich also von der gewöhnlichen Poliomyelitis im wesentlichen nur durch die verschiedene Örtlichkeit der Entzündungsherde.

Es gibt tatsächlich eine allerdings sehr seltene Verlaufsform der Heine-Medinschen Krankheit, die man als zerebrale oder encephalitische bezeichnen kann. Gegen die Annahme einer ätiologisch gleichen vorherrschenden Erkrankung der motorischen Rindengebiete bestehen allerdings gewichtige experimentelle, pathologisch-anatomische und klinische

Gründe. Bei der experimentellen Affenpoliomyelitis kommt es gewöhnlich trotz intrazerebraler und subduraler Impfung nicht zu kortikal bedingten, sondern zu spinalen Paralysen mit anfänglicher Beteiligung des Lumbosakralmarkes. Die gesicherte pathologisch-anatomische Begründung einer auf „Polioencephalomyelitis" der Zentralwindungen beruhenden Form steht noch aus. Zweifellos finden sich bei der Poliomyelitis Herde auch in den Rindengebieten; die kortikale Erkrankung scheint aber stets mit stärkeren und sogar vorherrschenden Herden in noch anderen Teilen des Großhirns einherzugehen. Regelmäßig sind auch bulbäre Gebiete ergriffen. Die Tatsache, daß sich auf Grund einer gleichzeitigen Leukomyelitis des Rückenmarks und bulbärer Hirnteile Seitenstrang- bzw. Pyramidenbahnsymptome entwickeln können, legt den Gedanken nahe, daß die Entwicklung spastischer Paresen, die übrigens auch bei der experimentellen Affenpoliomyelitis beobachtet sind, bei der epidemischen Kinderlähmung kaum auf einer vorwiegenden Erkrankung motorischer Rindengebiete, sondern auf einer disseminierten Encephalomyelitis beruht und gleichzeitige Schädigungen der Pyramidenbahn in ihren bulbospinalen Abschnitten eine Rolle spielen. Damit stimmen die klinischen Erfahrungen gut überein. Frische Fälle von reiner zerebraler Lähmung einer Körperhälfte sind sicherlich ungemein selten. Wickman hat z. B. trotz seines reichen Materials in Schweden keinen einzigen derartigen Fall selbst beobachtet. Immerhin finden sich beim epidemischen Auftreten zweifellos auch spastische Lähmungen und als Ausdruck gleichzeitiger poliomyelitischer und encephalitischer Herde sogar bei denselben Kranken schlaffe und spastische Paresen. Der spastische Typus zeigt sich jedoch nur in einem geringen Prozentsatz der Fälle und auch hier machen die erwähnten pathologisch-anatomischen und klinischen Befunde von Seitenstrangaffektionen und von Schädigungen der Pyramidenbahn im bulbären Abschnitt es wahrscheinlich, daß die Paresen kaum durch eine isolierte oder ganz vorherrschende Polioencephalitis des Großhirns zu erklären sind. Eine spastische Parese kann bekanntlich nicht nur durch polioencephalitische Herde, sondern schließlich durch Läsionen in jeden Abschnitt der Pyramidenbahn entstehen. So sahen wir eine spastische Parese gleichzeitig mit einer gekreuzten peripherischen Facialislähmung, also die für die Brückenläsion typische Hemiplegia alternans inferior in einem sicheren Fall von epidemischer Poliomyelitis auftreten. Im Einklang mit der klinischen Erfahrung lehrt die pathologische Anatomie der Poliomyelitis, daß die Entzündungsherde im Großhirn stets doppelseitig, wenn auch einseitig stärker sind. Mit zerebraler Form sind deshalb Fälle der Heine - Medinschen Krankheit zu bezeichnen, die durch vorherrschende disseminierte Encephalitis bedingt sind und, wenigstens anfänglich, fast stets doppelseitige Symptome aufweisen. Ob die Zugehörigkeit der residuären und typischen zerebralen Kinderlähmung zur epidemischen Poliomyelitis beim Erwachsenen durch die Serodiagnose mit Sicherheit zu entscheiden ist, bedarf noch weiterer Untersuchungen. Bei einer von uns beobachteten zerebralen oder encephalitischen Form sprach der Ausfall der Blutuntersuchung für die Infektion mit dem Virus der Poliomyelitis. Frische tödliche Fälle von zerebralem Typus vermag auch die experimentelle Übertragung von kranker Hirn-Rückenmarksubstanz auf Affen ätiologisch zu erklären.

Die Begriffsbestimmung der zerebralen Formen ist in der Literatur keine einheitliche. Manche rechnen hierzu auch die bulbäre bzw. pontine und solche mit vorherrschenden zerebralmeningitischen Störungen. Die „zerebrale" Kinderlähmung im Sinne Strümpells sollte deshalb künftig als „encephalitische" bezeichnet werden.

Abortive Formen. Auf das Vorkommen abortiver Formen der epidemischen Poliomyelitis deutet schon der Vergleich mit anderen Infektionskrankheiten hin (z. B. Typhus, Scharlach). Der klinische Beweis liegt zunächst darin, daß während einer Epidemie in ein und derselben Familie mehrere Kinder gleichzeitig mit denselben Initialerscheinungen der Heine-Medinschen Krankheit mit und ohne nachfolgende Lähmungen erkranken können. In Hessen-Nassau sah ich z. B., daß in ein und derselben Familie gleichzeitig drei Kinder an jenen akuten Magen-Darmstörungen erkrankten, mit denen das fieberhafte Stadium der Kinderlähmung so häufig beginnt. Nur das eine Kind bekam eine typische spinale Parese, das zweite nur Verlust der Sehnenreflexe an den Beinen und das dritte blieb überhaupt von spinalen Störungen frei. Einen weiteren Beweis liefern die kontinuierlichen klinischen Übergänge zwischen abortiven und voll entwickelten Formen. Am deutlichsten ist dies oft bei der bulbären Kinderlähmung, wo pontine Facialisparesen, die sich unter fieberhaften Allgemeinerscheinungen entwickeln, nicht selten das einzig greifbare Symptom der epidemischen Poliomyelitis sind. In anderen Fällen kommt es neben der Facialislähmung noch zu anderen bulbären Symptomen und nicht selten tritt hier der Exitus ein. Die Sektion zeigt dann die typischen Veränderungen der epidemischen

Poliomyelitis. Ein weiterer Beweis liegt vielleicht darin, daß solche abortive Fälle die Krankheit anscheinend weiter verbreiten und dabei wieder zu typischen Lähmungen führen können. Endlich läßt, abgesehen vom Ergebnis der Serodiagnose, auch das Tierexperiment auf das Vorkommen abortiver Fälle beim Menschen schließen (abortive Affenpoliomyelitis, auch erkennbar an der späteren Immunität).

Die Häufigkeit dieser abortiven Formen, die sich wohl in jeder Epidemie finden, läßt sich bei dem jetzigen Stand unserer Kenntnisse gar nicht abschätzen. In Hessen-Nassau schien es mir, daß die abortiven Formen die typischen weit übertreffen und auch bei Erwachsenen häufig sind. In Orten, wo nur einzelne typische Fälle sicher gestellt wurden, kam es bei Kindern und Erwachsenen zu einer merkwürdigen Häufung von Mandelentzündungen, sowie zu schweren, von Diätfehlern unabhängigen und von erheblichen Störungen des Allgemeinbefindens, insbesondere von Mattigkeit und Muskelschmerzen begleiteten Durchfällen.

Die Erkennung der abortiven Form, die den üblichen Sammelforschungen durch Fragebogen natürlich ganz entgehen, wird durch die variablen klinischen Zustandsbilder erschwert. Das Symptomenbild der abortiven Poliomyelitis ist nämlich ebenso wechselnd wie dasjenige des akuten Stadiums der Kinderlähmung. Es bestehen also entweder nur fieberhafte Allgemeinerscheinungen ohne vorherrschende subjektive und objektive Lokalsymptome (wenn gleichzeitig Gliederschmerzen vorhanden sind, entwickelt sich gerne ein influenzaähnliches Zustandsbild) oder fieberhafte Vorläufererscheinungen mit vorherrschenden Lokalsymptomen. Diese teilen wir wiederum in drei Gruppen.

    a) Störungen von seiten der Atmungsorgane (Schnupfen, Bronchitis, vor allem Angina).

    b) Störungen von seiten des Magen-Darmkanals (insbesondere scheinbar gewöhnliche Gastro-Enteritis).

    c) Meningitische oder polyneuritische Symptome ohne wesentliche spinale Ausfallserscheinungen.

Die Intensität dieser initialen Zustandsbilder, in denen sich die abortiven Fälle gewissermaßen erschöpfen, braucht keineswegs geringer zu sein, als diejenige in Fällen schwerer Lähmung. Es gibt schwere Allgemeinerscheinungen ohne wesentliche Paresen und leichte Frühstadien mit späteren ausgebreiteten und unter Umständen sogar tödlichen Lähmungen.

In praxi ist eine Wahrscheinlichkeitsdiagnose nur bei einer Epidemie möglich (gleichzeitige Häufung der fieberhaften Initialerscheinungen der Poliomyelitis ohne nachfolgende Lähmung in derselben Familie, in der Nachbarschaft, sowie in der ganzen Gemeinde). Der Verdacht auf eine abortive Form ist um so mehr begründet, wenn die Kardinalerscheinungen des fieberhaften Stadiums der spinalen Kinderlähmung, also die geradezu pathognomische Hyperästhesie, die Schweiße und die Leukopenie sich im Krankheitsbild finden. Die Diagnose ist fast sicher, wenn es nach typischen Vorläufererscheinungen zu flüchtigen und leichteren spinalen Symptomen, wie z. B. Verlust der Sehnenreflexe, vorübergehenden Schwächezuständen und Hypotonien einzelner Muskelgruppen kommt. Streng genommen liegt dann mehr eine rudimentäre als eine abortive Poliomyelitis vor. Diese rudimentären Formen, die das klinische Bindeglied zwischen rein abortiven und typischen Bildern darstellen, erkennt nur derjenige, der bei einer vorhandenen oder drohenden Poliomyelitisepidemie in jedem einzelnen Fall einer diagnostisch auch nur einigermaßen unklaren akut-fieberhaften Erkrankung des Kindesalters (auch bei scheinbar gewöhnlichen Anginen, Magen-Darmkatarrhen und dergl.) von vornherein wiederholte und sorgfältige neurologische Untersuchungen vornimmt. Neuerdings hat uns die experimentelle Forschung noch die serodiagnostische Methode zum Nachweis abortiver Fälle ermöglicht. In einem einschlägigen von Römer und mir untersuchten Fall aus dem Kindesalter war die Serodiagnose positiv; sie hat damit die klinische Diagnose bestätigt und gleichzeitig den serologischen Beweis geliefert, daß es solche abortiven Fälle tatsächlich gibt. Gleiches haben Anderson-Frost bei abortiver Poliomyelitis gefunden. Unter 9 Patienten, die während einer Epidemie unter verdächtigen Symptomen, jedoch ohne gröbere Lähmungen erkrankten, zeigten 6 eine ausgesprochene neutralisierende Wirkung ihrer Sera. Die Verimpfung von Rachenschleim und Speichel, vielleicht auch von Lumbalpunktat, könnte ebenfalls zum Nachweis abortiver Fälle versucht werden.

Das Ausbleiben nervöser Störungen in den abortiven Fällen, in denen sich die Krankheit gewissermaßen im Stadium febrile erschöpft, spricht keineswegs, wie Wickman richtig sagt, gegen das Fehlen pathologisch-anatomischer Veränderungen im Zentralnervensystem. Die letzteren können wohl derart gering sein, daß sie ohne erkennbare Funktionsstörungen verlaufen.

Die „sporadische Kinderlähmung". Bei der sporadischen und der epidemischen Poliomyelitis handelt es sich sicherlich um ätiologisch gleiche Erkrankungen. Die klinischen Beweise, die man für eine Wesensverschiedenheit geltend gemacht hat, sind keineswegs stichhaltig. Man hat übersehen, daß der Typus der Initialerscheinungen bei der epidemischen Form je nach Epidemie und Örtlichkeit erheblich wechselt. Man muß deshalb das klinische Bild der sporadischen Fälle mit der Gesamtzahl der Typen bei der epidemischen Kinderlähmung vergleichen. Tut man dies, so findet man nicht den geringsten klinischen Unterschied zwischen sporadischen und den symptomatologisch so variablen epidemischen Fällen. Die Kardinalerscheinungen der Hyperästhesie und Schweiße (auf die Leukopenie hat man hierbei kaum geachtet) finden sich, falls man darauf achtet, bei der sporadischen ebenso wie bei der epidemischen Kinderlähmung. Es besteht jedoch die Fehlerquelle, daß die sporadischen Fälle nur ausnahmsweise im frühen Krankheitsbeginn zur klinischen Beobachtung kommen und daß die nachträglichen anamnestischen Erhebungen meist lückenhaft sind. Am besten zieht man solche sporadischen Fälle zum Vergleich heran, die etwas ältere Kinder und Erwachsene betreffen und demgemäß eine genaue Anamnese über die Frühsymptome zulassen. Solche Fälle lehren, daß sich die Lähmungen bei sporadischer Poliomyelitis nach den gleichen Vorläufererscheinungen in ganz gleicher Weise wie bei epidemischer entwickeln und den gleichen Prädilektionstypus besitzen. Sie zeigen ferner, daß gleichfalls initiale Blasen- und Mastdarmstörungen vorkommen, ebenso leichte und flüchtige Bulbärsymptome, wie Sprach- und Schluckstörungen, sowie Facialisparesen; wir selbst haben ausnahmsweise sogar residuäre Facialis- und Hypoglossuslähmungen, sowie dauernde Augenmuskelparesen beobachtet. In den sporadischen Fällen der Erwachsenen fanden wir vor allem Anklänge an die polyneuritische Form der Heine-Medinschen Krankheit. Wiederholt sahen wir bei sporadischen Fällen heftige, oft ruckartige und „lanzinierende" Rücken- und Extremitätenschmerzen mit gleichzeitiger Druckempfindlichkeit der Muskulatur den späteren Lähmungen tagelang vorauseilen und gelegentlich selbst nach Eintritt der Paralysen noch wochenlang fortbestehen. Daß die sporadischen Formen die Vielgestaltigkeit der epidemischen vermissen lassen und sich starrer an das Bild der klassischen spinalen Kinderlähmung anlehnen, mag wohl — abgesehen von der hypothetischen Variabilität des Virus — in erster Linie darauf beruhen, daß die weniger häufigen Verlaufs- und Lokalisationsformen der Lähmung bei einem vereinzelten Fall eben falsch gedeutet werden.

Ebensowenig stichhaltig wie die klinischen Einwände gegen die Wesensgleichheit sind die behaupteten epidemiologischen Unterschiede. Man hat aus der Tatsache, daß die „sporadischen" Fälle „isoliert" bleiben, während die „epidemischen" durch weitere Ansteckung sich ausbreiten, den Schluß gezogen, daß die sporadischen nicht infektiös und demgemäß wesensverschieden sind. Von fast jeder bei uns heimischen Infektionskrankheit wissen wir aber, daß neben gelegentlichen schweren Epidemien sporadische Fälle fast stets vorkommen. Auch die epidemische Genickstarre, mit der man die Poliomyelitis so gern vergleicht, stirbt niemals aus; sporadische Fälle der epidemischen Meningitis kommen stets vor. Den Grund dafür, warum eine spezifische Infektionskrankheit manchmal in Gestalt bedrohlicher Epidemien auftritt und in der Zwischenzeit in Form sporadischer Fälle nicht ausstirbt, wissen wir bei vielen Infektionskrankheiten, z. B. bei der Genickstarre und dem Scharlach ebensowenig wie bei der Poliomyelitis. Der epidemiologische Beweis für den tatsächlich sporadischen Charakter des einzelnen Falles ist zudem schwer zu führen. Das Fehlen anderer typischer Fälle am gleichen Ort beweist keineswegs den sporadischen Charakter; man muß auch die abortiven Fälle in Familie und Nachbarschaft, sowie den indirekten Übergangsmodus durch Zwischenträger aus weiterer Entfernung berücksichtigen. Die häufigen kleinen Endemien bilden endlich fließende Übergänge zwischen sporadischer und epidemischer Poliomyelitis. Die sporadische Poliomyelitis bevorzugt übrigens das gleiche Lebensalter wie die epidemische; aus einer Zusammenstellung sporadischer Fälle von Byron Bramwell läßt sich berechnen, daß nahezu $^4/_5$ der Gesamtzahl auf das Alter bis zu 6 Jahren fällt und die ersten drei Lebensjahre auch hier ganz besonders gefährdet sind. Einen serologischen Beweis für die Wesensgleichheit beider Formen sehen Netter und Levaditi sowie Römer und ich darin, daß das Serum abgelaufener sporadischer Fälle in gleicher Weise, wie dies die epidemischen tun, in vitro das Virus der epidemischen Kinderlähmung neutralisiert. Aus der Tatsache, daß durch das Blutserum epidemischer Fälle aus Frankreich ein aus Österreich stammendes Virus seine Infektionskraft verlor, ziehen Netter und Levaditi den interessanten Schluß, daß auch die Erreger dieser örtlich weit getrennten und voneinander scheinbar unabhängigen Epidemien identisch sind.

Pathologische Anatomie und Pathogenese. Im Frühstadium der epidemischen Kinderlähmung handelt es sich um eine spezifische Form akuter disseminierter Erkrankung des Nervensystems, die unter leichterer Beteiligung der Pia mit Vorliebe die graue Substanz des Rückenmarks zu befallen, sowie mit schwerer, auch primärer Schädigung der motorischen Vorderhornganglienzellen und auffälligen „Neuronophagien" daselbst einherzugehen pflegt. Die Ausbreitung der entzündlichen Infiltration mit ihren vorwiegend lymphocytären Elementen scheint besonders an den Lymphapparat des Nervensystems, vor allem an die Lymphräume, welche die Blutgefäße — sowohl Arterien wie Venen — umscheiden, gebunden zu sein. Genauere anatomische Untersuchungen sind in über 70 frischen Fällen gemacht, insbesondere von Rißler, Matthes, Wickman, Harbitz und Scheel, Warburg, Beneke und Marchand. Die Ergebnisse stimmen in den wesentlichsten Punkten überein, obwohl sie in den verschiedenen Epidemien und Ländern gewonnen sind. Eine weitere Klärung ist vom fachmännischen pathologisch-anatomischen Studium der experimentellen Affenpoliomyelitis zu erwarten.

Schon das makroskopische Verhalten läßt bei einiger Übung auf allgemeinere Erkrankung von Gehirn und Rückenmark schließen. Es finden sich bei klarer, meist vermehrter Zerebrospinalflüssigkeit eine starke arterielle, venöse und kapilläre Hyperämie und die Zeichen erheblicher seröser Durchtränkung in dem ödematösen und von makroskopisch ausgesprochener Herderkrankung meist freien Rückenmark. Die graue Substanz und diese wiederum vor allem im Bereich der Vorderhörner ist gerötet und z. T. „blutgesprenkelt" (größtenteils jedoch keine echten Blutungen, sondern nur stark erweiterte, blutüberfüllte Gefäße); auch die weiße Substanz kann einen rötlichen oder grauundurchsichtigen Farbenton annehmen. Infolge des Ödems quillt die graue Substanz vor und die in der Norm scharfe Demarkationslinie zwischen grauer und weißer Substanz geht verloren. Gelegentlich wird das Ödem so intensiv, daß für die Betrachtung mit dem

Auge geradezu eine „Rückenmarkserweichung" entsteht. Mitunter sind Hyperämie und Ödem in den bulbären Gebieten besonders ausgesprochen; auch die Hirnrinde kann bei etwas gespannter Dura und leicht abgeflachten Windungen bis tief rosarot gefärbt und das blutreiche Mark leicht rosa sein. Gröbere, mit bloßem Auge sichtbare Veränderungen der weichen Häute fehlen, von dem gelegentlichen Pia-Ödem und dem trotz fast leeren Hirnventrikeln meist reichlichen, klaren Liquor abgesehen. Die hinteren und vorderen Wurzeln, die Cauda equina und die Nervenstämme sind makroskopisch frei.

Erst die mikroskopische Untersuchung zeigt die überraschende Ausbreitung des akuten Krankheitsprozesses. Es liegt in frischen Fällen nicht nur eine Poliomyelitis anterior in den oft sehr ungleichmäßig affizierten Vorderhörnern, sondern auch eine Poliomyelitis posterior vor. Diese Erkrankung der ganzen grauen Substanz pflegt in den Anschwellungen und hier wiederum in der unteren bzw. in dem Lumbosakralmark am stärksten zu sein. Mit dieser vorherrschenden Poliomyelitis verbindet sich regelmäßig

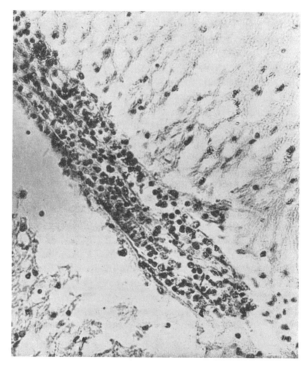

Abb. 233.
Starkes Rundzelleninfiltrat der Pia in der Tiefe der vorderen Fissur bei starker Vergrößerung
(Lumbalmark des Affen, nach Römer).

eine im mikroskopischen Bilde bald mehr diffuse, bald mehr herdförmige Leukomyelitis und mit dieser Veränderung im Rückenmark gehen wiederum gleiche, wenn auch an Intensität meist geringe Prozesse im Bulbus und in einzelnen Teilen des Großhirns einher. Neben dieser „disseminierten Encephalomyelitis" bestehen kleinzellige entzündliche Infiltrationen der Pia; sie sind im Bereich des Lumbosakralmarks und an den vorderen Rückenmarkspartien, vor allem an der vorderen Fissur — oft auch in der Gegend der Cauda equina — weitaus am stärksten (vgl. die Abb. 233 u. 234). An der Rundzelleninfiltration beteiligen sich vor allem die Lymphocyten; doch kommen auch andere Zellarten, wie die Polyblasten Maximovs und — manchmal sogar in reichlicher Menge — echte neutrophile Leukocyten vor. Mikroskopisch zeigen sich leichtere Veränderungen auch in den Wurzeln und den Spinalganglien. Die Pia kann auch an den bulbären Gebieten, in geringerem Grade selbst im Groß- und Kleinhirn entzündliche Rundzelleninfiltration aufweisen. Diese mikroskopischen Veränderungen sind, abgesehen vom Ödem, für das geradezu das Gegen-

teil gilt, oft viel stärker als das makroskopische Bild und die kurze Krankheitsdauer es erwarten läßt. Bei scheinbar fast negativem makroskopischem Befund ist in verdächtigen
Fällen deshalb eine mikroskopische Untersuchung und unter Umständen sogar eine Verimpfung auf Affen erforderlich.

Der Prozeß lehnt sich histologisch eng an die Gefäße an und zwar nicht nur an die
Arterien (Zentralarterien), sondern in meist gleicher, oft sogar überwiegender Weise auch
an die Venen (Zentralvene!) an; genau genommen sind weniger die Blutgefäße, als die um-
scheidenden Lymphräume ergriffen. Der Prozeß scheint auch histologisch hinsichtlich Entwicklung und Ausbreitung vornehmlich an den Lymphgefäßapparat des Nervensystems gebunden. Die Zellabstammung bei dieser Gefäßinfiltration ist noch strittig.
Vornehmlich sind es wohl echte Lymphocyten, teils jene Entwicklungsform, die Maximov
als Polyblasten bezeichnet hat (Wickman). Bei den Herden mit Neuronophagen sind es
andererseits wohl größtenteils echte Leukocyten. Auch die Glia- und Adventitiazellen

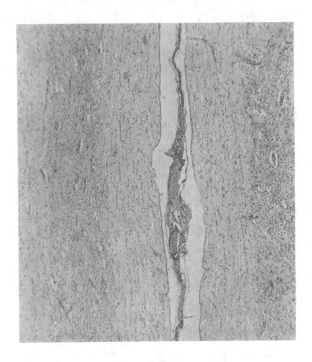

Abb. 234.

Übersichtsbild über einen Frontalschnitt durch poliomyelitisches Rückenmark des Menschen.
In der Mitte die stark besonders in der Umgebung der Gefäße infiltrierte Pia, davon rechts
und links fast normale weiße Substanz, noch weiter nach außen beiderseits die stark infiltrierten längs verlaufenden Vorderhornsäulen. Dann folgt links noch ein Stück weiße
Substanz (nach Römer).

sollen eine Rolle spielen. Eine intensive kleinzellige, wohl im wesentlichen aus lymphocytären
Elementen bestehende Infiltration scheint von der Pia aus, die hauptsächlich in der Gegend
der vorderen Fissur befallen ist, in die Vorderhörner einzudringen. Es kommt dort zu ausgedehnten Zellinfiltraten, die z. T. an die Gefäße gebunden sind, aber sich auch sonst im
Gewebe finden und wohl als Häufchen von Neuronophagen zu deuten sind (s. u.). Jedenfalls zeigen die Venen, Kapillaren und Arterien eine starke adventitielle Infiltration. Die
perivaskulären Lymphräume sind stark erweitert; es kommt zu Stasen und schweren interstitiellen Veränderungen und unter Umständen sogar zu rascher Zerstörung der Ganglienzellen mit fast spurlosem Verschwinden derselben. Die Erkrankung der Ganglienzellen
wird neuerdings vorwiegend als sekundäre aufgefaßt. Dafür spricht scheinbar die Tatsache,
daß die parenchymatösen Veränderungen dort am stärksten sind, wo die interstitiellen
ihren höchsten Grad erreichen, wenn auch andererseits trotz erheblicher Beteiligung des
Zwischengewebes die Ganglienzellen gelegentlich fast normal erscheinen. Im Falle ihrer

Erkrankung zeigen die Ganglienzellen bei der Nisslschen Methode Zerfall ihrer Tigroid-
schollen, bei Färbungen nach van Gieson und anderen Tinktionen Schwellungen, Ab-
rundungen und Schrumpfungen und erst relativ spät Degenerationen ihres Kerns mit vorangehendem Verlust seines Chromatins.   Wir selbst haben jedoch auf Grund neuerer
eigener histologischer Untersuchungen bei experimenteller Affenpoliomyelitis die Überzeugung gewonnen, daß eine primäre Beteiligung der Vorderhornganglienzellen

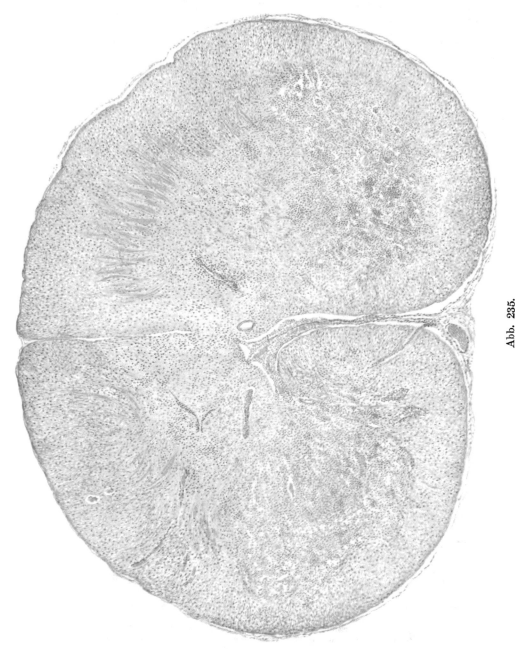

Abb. 235.
Akutes Stadium; im Bereich der Vorderhörner zahlreiche Neuronophagien.

anzunehmen und der Prozeß demgemäß als parenchymatöser und interstitieller aufzufassen ist. Diese Hypothese drängt sich schon durch die auffällige Affinität der Vorderhörner bei den verschiedensten Formen der experimentellen Virusüberimpfung, auch der intrazerebralen, auf. Sie wird weiterhin gestützt durch die Befund starker Neuronophagien, d. h. des Auffressens und Annagens von Vorderhornganglienzellen durch Leukocytengruppen (nach Wickman Polyblasten), die sich gerade in den schwersten und frischesten Fällen finden (vgl. Forssner und Sjövall, Wickman) und durch eine rein sekundäre Beteiligung der Ganglienzellen kaum erklärlich sind (vgl. Abb. 235). Diese frühzeitigen und intensiven Neuronophagien legen den Gedanken an eine besondere, mehr elektive Schädigung der Vorderhornganglienzellen recht nahe. In einem eignen, auch von Beneke kontrollierten Falle experimenteller Affenpoliomyelitis mit langer Inkubationszeit waren die interstitiellen Vorderhornveränderungen äußerst geringfügig. Trotzdem fand sich ein außerordentlich ausgedehnter Ganglienzellenverlust. Leiner und v. Wiesner haben schon früher über solche von interstitiellen Entzündungsprozessen scheinbar unabhängigen Ganglienzellen-Degenerationen berichtet; sie nehmen gleichfalls eine elektive Wirkung des Virus oder seiner Toxine auf die motorischen Vorderhornganglienzellen an und bezeichnen die letzteren als ein toxisches Zentrum, gegen welches der Strom der Rundzellen gerichtet ist. In der alten Charcotschen Lehre von der primären Schädigung der Ganglienzellen liegt also doch ein richtiger Kern! Das Fehlen eines starren Parallelismus zwischen dem klinischen und pathologisch-anatomischen Bild der Kinderlähmung spricht wohl gleichfalls für eine solche direkte Schädigung der Vorderhornganglienzellen durch das Virus selbst oder seine Gifte. Es kommen schwere, interstitielle Veränderungen ohne topisch entsprechende gröbere klinische Ausfallserscheinungen vor und umgekehrt schwere örtliche Funktionsstörungen ohne genügenden, topisch entsprechenden Befund am interstitiellen Gewebe und Gefäßapparat!

In der Medulla oblongata, wo der disseminierte Charakter des Prozesses schärfer hervorzutreten pflegt, entstehen neben ähnlichen Veränderungen der Pia ebenfalls kleinzellige Infiltrationen und zwar nicht nur innerhalb der Nervenkerne und in den subependymären Gebieten. Die stärksten Gefäßverände-

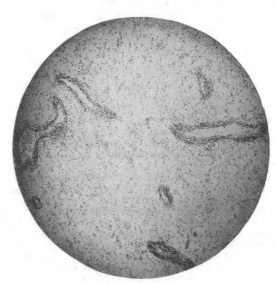

Abb. 236.
Starke Gefäßinfiltrate aus der Hirnrinde mit schwacher Infiltration des Gewebes bei experimenteller Affenpoliomyelitis (nach Römer).

rungen sind oft am Boden des 4. Ventrikels. Auch im Bereich der Pyramidenkreuzung können sich starke Infiltrate bilden. Gleichzeitig finden sich fast regelmäßig Großhirnveränderungen (cf. Abb. 236); sie sind allerdings meist geringfügig. Kleine Herde liegen in Rinde (Zentralwindung!) und Marklager, sowie in der Gegend der Zentralganglien, des Aquaeductus Sylvii und des 4. Ventrikels, sowie an anderen Stellen. Die Kapillaren sind dort erweitert und blutüberfüllt. Die entzündliche Piainfiltration schiebt sich längs der Hirnbasis nach vorn und zieht selbst in das Gebiet der Fossa Sylvii hinein. Auch das Cerebellum beteiligt sich gelegentlich (namentlich in seinen medialen Abschnitten).

Für die epidemische Poliomyelitis charakteristische, gröbere und konstante Erkrankungen der inneren Organe fehlen gewöhnlich. In Fällen schwerer initialer Magen-Darmstörungen kann sich nach Wickman, Krause u. a. mitunter das ausgesprochene anatomische Bild einer Enteritis follicularis mit Rötung der Darmschleimhaut sowie mit Schwellung der Peyerschen Plaques und Follikel, sowie der Mesenterialdrüsen entwickeln. In anderen Fällen findet man Tonsillenschwellungen, Bronchitiden, broncho-pneumonische Herde in den hyperämischen Lungen, ausgedehnte Atelektasen, sowie durch frühzeitige Mischinfektion mit dem Diplococcus lanceolatus lobäre Unterlappenpneumonien. Diese Lungenveränderungen sind jedoch vielfach durch primäre Atemmuskelparesen bedingt.

Schwellungen der gewöhnlich blutüberfüllten Milz kommen gleichfalls vor; ebenso kleine subperikardiale Blutungen am Herzen, sowie parenchymatöse Degenerationen an Leber und Niere.

Im **Reparationsstadium** beginnt sich der Prozeß bei der spinalen Form makroskopisch und mikroskopisch mehr und mehr auf das Vorderhorn zu lokalisieren. Bei ausgedehnter, irreparabler Erkrankung des nervösen Gewebes vernarbt das Vorderhorn gewissermaßen; es verschmälert sich vor allem und sinkt auf dem Querschnitt ein. Es entsteht so die von Prévert und Vulpian als anatomische Grundlage der residuären Kinderlähmung erkannten „Atrophie der Vorderhörner". Die vorderen Wurzeln, z. T. auch die ans Vorderhorn grenzenden weißen Stränge, atrophieren. Im mikroskopischen Bilde kündigt sich die Reparation durch das Auftreten von Körnchenzellen an, die für Resorption und Wegtransport der Zelltrümmer bedeutsam sind. Wucherungen erhaltenen Gliagewebes suchen den Defekt zu decken und bilden allmählich eine derbe, faserreiche, gliöse Narbe. Als Folge des anfänglich disseminierten Prozesses finden sich die praktisch meist belanglosen sekundären Degenerationen in verschiedenen Stranggebieten; sie sind mit der Marchi-Methode nachweisbar.

In einigen alten Fällen mit ausgebreiteten residuären Extremitätenlähmungen hat man atrophische Prozesse in den Zentralwindungen gefunden und als sekundäre Folgen ausgedehnter Vorderhornerkrankungen gedeutet (u. a. Sander, Probst).

Unsere bisherigen klinischen, experimentellen und pathologisch-anatomischen Kenntnisse berechtigen hinsichtlich der **Pathogenese** zu folgenden vorläufigen Schlüssen: Die Eingangspforte des von Person zu Person übertragbaren Virus bilden die oberen Luftwege oder der Magendarmkanal. Von hier aus erreicht wohl bei disponierten Personen der uns morphologisch noch unbekannte Erreger (Protozoenart?) hämatogen oder, was wahrscheinlicher bzw. häufiger ist, lymphogen und zwar auf dem Wege der Lymphgefäße der Nerven die Subarachnoidalräume des Rückenmarks. Für diesen lymphogenen Weg auf der Bahn der peripherischen Nerven spricht schon die experimentelle Tatsache, daß das Virus auf der kürzesten Bahn das Rückenmark zu erreichen sucht und bei Virusverimpfungen in einen Extremitätennerv das infizierte Glied meist zuerst erkrankt (Flexner-Lewis, Levaditi-Landsteiner). Auch die positiven Impfungen in die vordere Augenkammer, das Haften des Virus an geschwollenen Mesenterialdrüsen, sowie die Virulenz der Bulbi olfactorii nach Virusinjektion in die Nasenschleimhaut, sowie das Ausbleiben der Erkrankung nach Infektion des Ischiadicus mit proximaler Abklemmung und Durchtrennung des Nerven sprechen in diesem Sinne. Andererseits ist zu beachten, daß nach den experimentellen Untersuchungen von Flexner das Virus in den ersten Krankheitstagen sowie bei Verimpfung größerer Mengen auch im Blute enthalten sein soll. An das Rückenmark gelangt, infiziert das Virus wohl die Pia und die eigentliche Rückenmarkssubstanz entweder durch direkte Fortleitung des Virus vom peripherischen Nerven aus auf die vorderen Wurzeln und Vorderhornganglienzellen oder von der weichen Haut aus; in die Rückenmarkssubstanz gelangt, verbreitet es sich längs der Lymphscheiden, die die Rückenmarksgefäße umgeben (Wickman). Auf diese Weise kommt es zu der geschilderten primären Ganglienzellenschädigung mit Neuronophagien (cf. Abb. 237), sowie zur disseminierten, infiltrativen Encephalomyelitis mit leichter Beteiligung der Meningen. Wenn einige Zeit nach der Infektion des Rückenmarks die anatomischen Veränderungen einen erheblichen Grad erreicht haben, entwickeln sich greifbare Krankheitserscheinungen. Experimentell ist nämlich bewiesen, daß das Virus schon tagelang vor dem Auftreten der Lähmungen das Zentralnervensystem erreichen kann; außerdem kann der Grad der histologischen Veränderungen im Vergleich zur Krankheitsdauer auffallend stark sein (Beneke). Schon tagelang vor Entwicklung der Paralysen bestehen zudem sensible Reizerscheinungen, die z. T. auf einer sehr frühzeitigen Beteiligung der Meningen und des Rückenmarks beruhen mögen. Die anatomischen Veränderungen müssen anscheinend einen erheblichen Grad erreichen, bis sie zu klinischen Ausfallserscheinungen führen. Im Einklang mit dem anatomischen Bilde kommt es neben meningitischen Symptomen zu Krankheitserscheinungen, die den disseminierten Charakter des Leidens und vor allem die Tatsache beweisen, daß nicht eine reine Vorderhornläsion vorliegen kann (bulbäre und zerebrale Symptome, Sensibilitäts- und Blasenstörungen u. dgl.). Die Erklärung für das stärkere Befallensein der grauen Substanz, vor allem der Vorderhörner liegt z. T. in der besonderen Affinität ihrer Ganglienzellen für die Giftwirkungen des Virus, z. T. in ihrer lockeren Fügung und stärkeren Gefäßversorgung gegenüber den festeren weißen Stranggebieten. Bei der rasch fortschreitenden Leitungsunterbrechung spielt neben der Infiltration und der primären Ganglienzellenschädigung das starke Ödem der Rückenmarkssubstanz eine große Rolle. In der grauen Substanz findet dieses entzündliche Ödem ebenso wie die kleinzellige Infiltration die günstigsten physikalischen Bedingungen für das Fortschreiten nach oben und unten. Es könnte gewissermaßen eine Art röhrenförmige Ausbreitung des Ödems entstehen, wie wir dies aus gleichen physikalischen Gründen bei den röhrenförmigen Blutergüssen der Hämatomyelie kennen. Dieses Ödem könnte die rasche Entstehung und ebenso die rapide Rückbildung schwerer Ausfallserscheinungen in vielen Fällen erklären. Die gleichen Verlaufseigentümlichkeiten mögen freilich auch bei vorherrschend toxischer Ganglienzellenschädigung entstehen.

Die ältere, scheinbar durch Tierexperimente gestützte Hypothese (u. a. Hoche), daß embolische oder thrombotische Prozesse der Zentralarterien die vorherrschende Erkrankung der von diesem Gefäß versorgten Vorderhorngebiete verschulden, hat Wickman mit zwingenden Gründen bekämpft. Abgesehen davon, daß in ganz frischen Fällen solche Prozesse fehlten, sind die histologischen Veränderungen der epidemischen Poliomyelitis von denjenigen bei echten Embolien der Zentralarterien recht verschieden. Bei sicher embolischen Prozessen im menschlichen Rückenmark besteht zudem keine ausgesprochene Bevorzugung der grauen Rückenmarksubstanz; gleiches gilt für die experimentelle Embolie

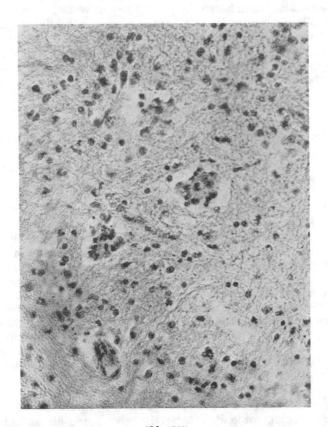

Abb. 237.
Neuronophagien im Vorderhorn bei experimenteller Affenpoliomyelitis (nach Römer).

der Rückenmarksgefäße. Weitere Gegenbeweise liegen darin, daß sich der entzündliche Prozeß bei der Poliomyelitis keineswegs im Versorgungsgebiet der Zentralarterien erschöpft und sich überhaupt nicht nur an die Arterien, sondern auch an die Venen und vor allem an den Lymphapparat des Nervensystems bindet.

Frühdiagnose, Differentialdiagnose. Trotz der Vielgestaltigkeit der fieberhaften Vorläufererscheinungen ist es während einer Epidemie möglich, schon vor dem Auftreten der Lähmungserscheinungen eine Wahrscheinlichkeitsdiagnose zu stellen. Dazu ist es notwendig, daß man während einer Epidemie bei jeder diagnostisch unklaren, akut-fieberhaften Erkrankung an die Möglichkeit einer Poliomyelitis denkt, ihre Erscheinungsweisen kennt und wiederholte eingehende neurologische Untersuchungen vornimmt. Fast alle uns geläufigen akut-fieberhaften Erkrankungen des Kindesalters kommen im frühen Krankheitsbeginn differentialdiagnostisch in Frage. Es droht vor allem die Fehldiagnose der Influenza, der Polyarthritis und Polyneuritis, des Muskelrheumatismus, der einfachen Angina, eines Katarrhs der Luftwege, einer Gastroenteritis, von Ruhr und Typhus abdominalis (vgl. S. 815) und nicht zuletzt der Meningitis cerebrospinalis epidemica oder tuberculosa. Auch anfängliche Verwechslungen mit traumatischen und tuberkulösen Gelenkerkrankungen, mit rachitischen Schwächezuständen, mit diphtheritischen Erkrankungen der Respirationsorgane, mit Pneumonien und sogar mit Perityphlitis und Peritonitis (gastrointestinale Störungen mit Hyperästhesie des Leibes!) sind keineswegs selten.

Solche Fehldiagnosen lassen sich ganz allgemein vermeiden, wenn man unter steter Kontrolle des neurologischen Befundes auch in scheinbar andersartigen akut-fieberhaften Erkrankungen auf die Kardinalerscheinungen des Frühstadiums achtet (die geradezu pathognomische Hyperästhesie, die typische Neigung zu profusen Schweißen, die Leukopenie oder zumindest das Fehlen der Leukocytose trotz hohen Fiebers, ev. schon an einem guten Ausstrichpräparat erkennbar). Weitere gemeinsame Kennzeichen des Frühstadiums sind die Schläfrigkeit der Kinder am Tage bei Unruhe in der Nacht, die lokalisierte Mattigkeit und Schwäche der Extremitäten (namentlich der Beine), die Abnahme des Muskeltonus und das Verschwinden der Sehnenreflexe in den später gelähmten Gliedern, sowie die gleichfalls hypotonische Bauchmuskelschwäche mit mäßigem Meteorismus und Verlust der Bauchdeckenreflexe.

Abgesehen von der Leukopenie schützen diese Kennzeichen des Frühstadiums auch vor der Verwechslung der Poliomyelitis mit der Influenza. Die symptomatologische Verwandtschaft ist im Frühstadium schon im Hinblick auf die katarrhalische, die gastrointestinale sowie die rheumatische Form der Grippe derart groß, daß Boström sogar die Überzeugung vertritt, daß es gar keine Grenze zwischen epidemischer Kinderlähmung und Influenza gibt. Tatsächlich sind die meisten abortiven Formen der Poliomyelitis symptomatisch von der Grippe kaum zu unterscheiden, wenn auch, wie Wickman richtig bemerkt, bei der epidemischen Kinderlähmung im Gegensatz zur Grippe die katarrhalischen Symptome zugunsten der so sehr hervorstechenden sensiblen Reizerscheinungen zurückzutreten pflegen. Die typischen Vorderhornlähmungen sind allerdings der Grippe fremd; außerdem ist die Boströmsche Hypothese durch die Ergebnisse der experimentellen Poliomyelitisforschung haltlos geworden. Bei der encephalitischen Lähmung kann in sporadischen Fällen der Poliomyelitis die Unterscheidung zwischen Grippe und Heine-Medinscher Krankheit ganz außerordentlich schwierig sein.

Zur Verwechslung mit Muskel- und Gelenkrheumatismus, Gelenkerkrankungen, sowie Polyneuritis geben gerne die mitunter schärfer lokalisierten sensiblen Reizerscheinungen im Frühstadium der Kinderlähmung Anlaß. In einer Eigenbeobachtung wurde ärztlicherseits — im Hinblick auf die initiale Hyperästhesie in der späterhin paretischen Schultergegend — zunächst an eine Schultergelenksluxation gedacht und ein Repositionsversuch vorgenommen. Auch die gelegentlichen Gelenkanschwellungen, die von Wickman, J. Hoffmann und Spiller bei der Poliomyelitis beschrieben sind, können zu Täuschungen führen. Nicht selten wird infolge der gleichzeitigen Hyperästhesie die Fehldiagnose Coxitis gestellt.

Die Unkenntnis der Tatsache, daß sich poliomyelitische Lähmungen durch heftige spontane Gliederschmerzen, sowie durch Druckempfindlichkeit der Muskeln und Nervenstämme anzeigen können, verschuldet es, daß man oft an eine echte Affektion der peripherischen Nerven und nicht an einen polyneuritischen Typus der Heine-Medinschen Krankheit denkt. Von einem solchen „polyneuritischen" Typus, der unseres Ermessens ziemlich häufig ist, kann man allerdings nur vom klinischen, nicht vom pathologisch-anatomischen Standpunkt aus sprechen. Bei der Poliomyelitis handelt es sich um eine ganz spezifische, örtliche Entzündung des Rückenmarks, wobei das Virus selbst am Zentralnervensystem haftet, bei der Polyneuritis hingegen um eine mehr allgemeine, hämatogene, toxisch-infektiöse Schädigung der peripherischen Nerven. Inwieweit allerdings bei der Heine-Medinschen Krankheit auch die peripherischen Nerven beteiligt sind, bedarf noch weiterer Studien. In älteren Fällen treten natürlich sekundäre Degenerationen auf; in frischen könnte ein im Blut kreisendes Virus zu hämatogener Aussaat akut-entzündlicher Infiltrate in den peripherischen Nerven führen. Weiterhin ist eine deszendierende Fortpflanzung des entzündlichen Prozesses von Rückenmark und Meningen auf die peripherischen Nerven auf dem Wege der kommunizierenden Saftbahnen, sowie eine rein toxische hämatogene Schädigung durch die bei der allgemeinen Infektion gebildeten Stoffwechselprodukte möglich.

Die klinische Differentialdiagnose macht dem Kenner nur ausnahmsweise Schwierigkeiten. Die wichtigsten Unterscheidungsmerkmale sind die große Seltenheit schwerer, nicht im Gefolge der Diphtherie entstandener Polyneuritiden im frühen Kindesalter, der bilateral-symmetrische Charakter der polyneuritischen Lähmungen im Gegensatz zu der oft einseitigen, mehr asymmetrischen und vielfach totalen Gliederlähmung der Poliomyelitis, die meist wohl langsamere Entwicklung der polyneuritischen Lähmungen, ihre Prädilektion für die distalen Extremitätenabschnitte (Radialis-Peroneus), die gemeinhin größere Hartnäckigkeit der sensiblen Reizerscheinungen, die größere Häufigkeit und das stärkere Hervortreten objektiver Sensibilitätsstörungen (auch im Bereich der Tiefenempfindung), das frühzeitige Einsetzen von Ödemen, sowie die häufigen gleichzeitigen postdiphtherischen Herzstörungen, die der Poliomyelitis fremd sind. Die auffallend rasche Rückbildung schwerer Lähmungsfälle fällt jedoch höchstens bei Erwachsenen, nicht aber im Kindesalter für die Polyneuritis in die Wagschale; auch die zeitlich enge Bindung der poliomyelitischen Paresen an die fieberhaften Initialerscheinungen sowie das Fehlen der Akkommodationsparesen und die große Seltenheit von schweren doppelseitigen Gaumenlähmungen sprechen gegen die postdiphtherischen Paresen, die noch am leichtesten zur Verwechslung Anlaß geben. Den durch chemische Gifte, wie Alkohol, Blei und Arsen hervorgerufenen Polyneuritiden, welche nur ausnahmsweise im Kindesalter vorkommen und den Nachweis der toxischen Schädigung gewöhnlich leicht gestatten, fehlt zudem das febrile Vorstadium.

Nach den Untersuchungen Wickmans, die wir durchaus bestätigen können, verlaufen letale Fälle der Poliomyelitis gern unter dem Bilde der Landryschen Paralyse (einer meist an den Beinen einsetzenden, rasch nach oben fortschreitenden und durch Bulbärsymptome, insbesondere Atemlähmung, meist tödlich einsetzenden schlaffen Lähmung). Unzweifelhaft sind viele als Landrysche Paralyse beschriebenen Fälle verkappte Poliomyelitiden. Eine sichere Deutung solcher Fälle ist klinisch wohl nur zu Zeiten einer Epidemie und beim Ausschluß anderer toxisch-infektiöser Ursachen, pathologisch-anatomisch durch den typischen mikroskopischen Poliomyelitisbefund und experimentell durch Verimpfung der kranken Hirn-Rückenmarksubstanz auf empfängliche Affen möglich. Bei zweifelhaften Fällen sollte man deshalb stets Teile des Zentralnervensystems zur etwaigen späteren Verimpfung in Glyzerin aufbewahren.

Die Unterscheidung der Poliomyelitis (besonders ihrer meningitischen Form) von echter tuberkulöser oder epidemischer Meningitis gelingt meist leicht durch die Lumbalpunktion: bei der Poliomyelitis klar-seröser, steriler Liquor mit nur vereinzelten Zellen, im Zentrifugat vorwiegend Lymphocyten;

bei epidemischer Meningitis eitriger Liquor mit massenhaften gelappt - kernigen Leukocyten und typischem mikroskopischem und kulturellem Kokkenbefund; bei der tuberkulösen Form getrübter Liquor, gleichfalls reichliches Zentrifugat und bei sehr sorgfältiger Untersuchung gewöhnlich Tuberkelbazillen. Auch ohne Lumbalpunktion gelingt die Differentialdiagnose bei genauer Kenntnis der Symptomatologie schon durch die der echten Meningitis eigentümliche tiefe Bewußtseinstrübung und die hochgradige, ev. mit Einziehung des Leibes einhergehende Wirbelsäulensteifigkeit, die bei der Kinderlähmung ungewöhnlich ist. Der gesamte ätiologische, symptomatologische und pathologisch-anatomische Unterschied ist von Wickman eingehend geschildert. Klinisch muß man vor allem daran festhalten, daß die typischen akuten Vorderhornlähmungen bei der echten Genickstarre nicht vorkommen und Augenhintergrundsveränderungen bei epidemischer Poliomyelitis ganz ungewöhnlich sind. Die Kinderlähmung hinterläßt auch kaum jemals so schwere Hörstörungen und Intelligenzdefekte, wie sie nach echter Genickstarre so häufig sind. Im Einzelfall vermag allerdings die meningitische Form der Poliomyelitis einer echten Genickstarre derart entsprechen, daß ohne Kontrolle durch die Lumbalpunktion in der Praxis Verwechslungen kaum zu vermeiden sind. Vielleicht erklärt das gelegentliche gruppenweise Vorherrschen meningitischer Poliomyelitisformen, wie wir dies in Hessen-Nassau beobachten konnten (vgl. Netter, Wickman), die klinische Annahme einer gleichzeitigen Häufung echter Genickstarrefälle oder von Kombinationen beider Erkrankungen. Man darf allerdings nicht den umgekehrten Fehler machen und die gelegentlichen echten Genickstarrefälle während einer Poliomyelitisepidemie für meningitische Formen der Kinderlähmung ansehen. In Hessen - Nassau haben wir z. B. an einem Orte, wo lange Zeit weit und breit keine echten Genickstarrefälle mehr zur Beobachtung gekommen waren, zu gleicher Zeit aber die Heine-Medinsche Krankheit epidemisch auftrat, eine echte Meningitis cerebrospinalis epidemica sichergestellt.

Jene Poliomyelitisfälle, die schon frühzeitig zu Atemmuskelparesen führen, können namentlich dann, wenn sie sich mit Initialsymptomen von seiten der Atmungswege, wie Bronchitis und Bronchopneumonien, vergesellschaften, mit akuten pneumonischen, ja selbst diphtheritischen Erkrankungen der Respirationsorgane verwechselt werden. Solche Verwechslungen haben wiederholt zu Injektionen von Diphtherieheilserum geführt (Zappert). Wir kennen mehrere Eigenbeobachtungen, wo wir — erst im Endstadium gerufen — eine sichere Entscheidung zwischen einer scheinbar gewöhnlichen, aber tödlichen Pneumonie und einer verkappten Poliomyelitis nicht mehr treffen konnten. Es ist stets zu beachten, daß man bei mechanischer Erschwerung der Atemmuskeltätigkeit durch rein lokale Erkrankungen gewöhnlich eine forcierte Tätigkeit der Interkostales und der akzessorischen Atemmuskulatur am Halse findet, während in schweren Fällen von Poliomyelitis gerade die Zwerchfellatmung scharf ausgesprochen ist und die Rippenatmung fast ganz fehlt.

Bei tatsächlich rachitischen Kindern liegt die Möglichkeit einer Verwechslung poliomyelitischer Lähmungen mit rachitischen Schwächezuständen der Muskulatur gar nicht so fern, zumal auch bei der Rachitis atonische und selbst atrophische Muskelparesen vorkommen. Vor Irrtümern schützt gewöhnlich das akute Einsetzen der mit Störungen der tiefen Reflexe und der elektrischen Erregbarkeit einhergehenden poliomyelitischen Paresen im direkten Anschluß an fieberhafte Vorläufererscheinungen. Dieses akute Einsetzen der Kinderlähmung schützt auch am besten vor der Verwechslung mit der von Oppenheim als Myatonia congenita bezeichneten angeborenen und mehr diffusen Muskelschlaffheit und Muskelschwäche.

Ausnahmsweise soll sich eine akute Poliomyelitis auch auf dem Boden anderer Infektionskrankheiten, insbesondere von Lues entwickeln; eine syphilitische Form ist jedoch keineswegs sichergestellt. In den bisherigen Beobachtungen handelt es sich fast ausnahmslos um einen symptomatisch ähnlichen, aber pathologisch-anatomisch verschiedenen Prozeß oder um echte Poliomyelitis bei früher syphilitisch infizierten Kranken.

Viel größer erscheint mir die Gefahr einer Verwechslung zwischen echtem Scharlach und rudimentären Poliomyelitisfällen, die mit initialer Angina beginnen, skarlatinöse Hautausschläge und spätere Schuppungen zeigen, sowie in neurologischer Hinsicht atypisch sind.

Während sich die Syringomyelie schon durch ihren chronischen, nur durch gelegentliche Schübe unterbrochenen Verlauf und ihre persistenten Empfindungsstörungen leicht von der Poliomyelitis unterscheidet, sind ausnahmsweise Verwechslungen mit der Hämatomyelie möglich. Ein Beispiel ist folgender, von uns selbst beobachteter und von Walter näher beschriebener Fall; er illustriert die wichtigsten unterscheidenden Merkmale und außerdem die Möglichkeit ursächlicher Beziehungen zwischen Traumen und epidemischer Kinderlähmung:

Ein zuvor im wesentlichen gesunder und bis zum Unfallstage voll arbeitsfähiger Dachdecker erlitt im Alter von fast 28 Jahren ein Trauma dadurch, daß er fast 2½ m hoch auf ein Pappdach fiel und zwar auf den Rücken (namentlich die linke Seite) und auf das linke Bein. Er wurde sofort ohnmächtig und blieb 5—10 Minuten ohne Besinnung auf dem Dache liegen. Als er von selbst zu sich kam, verspürte er sofort heftige Schmerzen im Kreuz und linken Bein, die im Ischiadicusgebiet bis ins Knie einstrahlten (keine gröberen äußeren Verletzungen, nur kleine Hautabschürfungen). Er setzte trotz alledem unter erheblichen Schmerzen seine Beschäftigung bis zum Abend fort, ging aber zeitiger wie gewöhnlich zur Ruhe. Er arbeitete dann noch länger als eine Woche; während dieser ganzen Zeit haben Zeugen jedoch beobachtet, daß er das linke Bein stets nachzog und er selbst hat seinen Arbeitskollegen wiederholt erklärt, daß er immer noch Schmerzen im Rücken und linken Bein verspüre. 10 Tage nach dem Unfall heftige Allgemeinerscheinungen (insbesondere Mattigkeit, Schwindel, Frostgefühl, zunehmende Schwäche und Zittern in den Beinen); 3 Tage später rasch sich entwickelnde Lähmung. Im Krankenhaus wurde eine typische spinale Kinderlähmung festgestellt. Die Diagnose gründete sich auf das hohe Fieber, auf die schlaffe Lähmung beider Beine und des rechten Armes, sowie die gleichzeitige Schwäche der Rückenmuskulatur; ferner Stuhlverstopfung, Harnverhaltung und bei der Lumbalpunktion klarer blutfreier Liquor. Später ungeheilt entlassen, seit dieser Zeit nur langsame und geringe Besserung.

Jetziger Befund: Mäßiger Ernährungszustand; keine zerebro-bulbären Störungen, keine nervösen Anomalien der bewußten Empfindung und der Blasen-Mastdarmtätigkeit. Innere Organe gesund. An den Beinen ausgebreitete typische residuäre Vorderhornlähmung mit schwerer Atrophie, namentlich in der Beinmuskulatur (links und rechts); auch Rumpfmuskulatur z. T. paretisch.

Epikrise. Eine traumatische Hämatomyelie lag hier nicht vor (keine zeitlich enge Bindung des Lähmungsbeginns mit dem Unfall, sondern allmähliche Entwicklung der Paralysen erst 10—14 Tage später; hohes, nicht durch Komplikationen bedingtes Fieber, anfängliche Bewußtseinstrübungen mit Kopfschmerzen und Schwindel, klarer Liquor; völlig normales Verhalten der Sensibilität, also keinerlei Hinterhornsymptome, trotz der sehr ausgebreiteten Vorderhornlähmungen).

Für eine epidemische Poliomyelitis sprach — abgesehen von den typischen Vorläufererscheinungen (auch Schweiße) und dem charakteristischen objektiven Befund — die Tatsache, daß zur Unfallszeit in dem Aufenthaltsorte des Verletzten die Kinderlähmung epidemisch aufgetreten war und sogar 2 Kinder des Meisters, wo der Verletzte wohnte, daran litten. Andererseits ein prädisponierender Einfluß des Traumas nicht unwahrscheinlich: schweres Rückentrauma, vornehmlich mit stumpfer Erschütterung der linken Seite und des linken Beines; vom Unfallstage ab bis zum Ausbruch der Kinderlähmung kontinuierliche Brücke von Beschwerden, vor allem Rückenschmerzen und Nachschleppen des linken Beines; bei der späteren Kinderlähmung wesentlich stärkere Beteiligung des linken Beines, also der vom Unfall stärker betroffenen Seite; Zeit zwischen Trauma und Ausbruch der fieberhaften Vorläufererscheinungen der Kinderlähmung der üblichen Inkubationsdauer der Poliomyelitis gut entsprechend. Ein ursächlicher Zusammenhang zwischen Trauma und epidemischer Poliomyelitis scheint hier in ähnlicher Weise wie bei traumatischen Pneumokokken-Pneumonien möglich.

Bei der Wernickeschen Polioencephalitis acuta superior fehlen
die Merkmale der akuten fieberhaften Infektionskrankheit; sie bevorzugt Erwachsene und entsteht gewöhnlich durch nachweisbare andere Schädlichkeiten,
insbesondere Alkohol. Sie neigt zu schweren psychischen Störungen, zu Doppel-
sehen und ausgebreiteten Augenmuskellähmungen, also zu Symptomen, die
in dieser Ausprägung und kombiniert bei Heine-Medinscher Krankheit
kaum jemals beobachtet worden sind. Viel schwieriger ist die Unterscheidung
des Leidens von andersartigen akut einsetzenden Bulbärlähmungen des Kindesalters.

Im Spätstadium kann eigentlich nur noch die progressive Muskelatrophie zu diagnostischen Irrtümern Anlaß geben. Die Anamnese bringt
hier die Entscheidung. Die Muskelatrophie ist eine fortschreitende Erkrankung,
die residuäre Vorderhornlähmung der epidemischen Poliomyelitis jedoch ein
abgeschlossenes Krankheitsbild. Schwierigkeiten entstehen höchstens in jenen
Fällen von Kinderlähmung, zu denen sich späterhin fortschreitende Muskelatrophien hinzugesellen.

Auf noch unsicherem Boden steht die Hypothese, daß eine mit der
akuten in ätiologischer Hinsicht identische chronische Form der epidemischen Kinderlähmung vorkommt. Nur das Tierexperiment vermag dies
zu entscheiden.

Prognose. Der Satz Wickmans, daß die bekannte Lehrbuchregel: die
Prognose quoad vitam günstig, quoad sanationem completam ungünstig —
nach beiden Richtungen erheblicher Einschränkung bedarf, ist zweifellos richtig.
Während einer Epidemie kann es im Frühstadium sogar zu erheblicher Mortalität
kommen und andererseits kommt es vor, daß frische und ausgebreitete Lähmungen auffallend rascher und sogar gänzlicher Rückbildung fähig sind. Die
Mortalität kann nach Epidemie und Örtlichkeit erheblich schwanken. Es
kommt sogar bei Epidemien innerhalb der gleichen Provinz in derselben Weise
wie innerhalb der einzelnen größeren Epidemien eine lokale Gutartigkeit und
Bösartigkeit der Infektion vor. Die Sterblichkeit stieg z. B. nach Wickman
in einem schwedischen Herde auf 42,3%! Andere Momente, die sonst die
Mortalität erheblich beeinflussen können, wie Ernährungszustand und körperliche Widerstandsfähigkeit des Kindes sind bei der epidemischen Poliomyelitis
kaum von Belang. Über die Durchschnittswerte bei großen Epidemien mögen
folgende Zahlen orientieren:

Autor	Epidemie	Gesamtzahl der Lähmungen	Gesamtzahl der Todesfälle	Mortalitäts- ziffer
1. Harbitz u. Scheel	Norwegen 1905	1053	145	13,8 %
2. Wickman	Schweden 1905	1025	145	14,1 %
3. Zappert	Österreich 1908	555	61	10,99 %
4. Krause	Deutschland, Reg.-Bez. Arnsberg 1909	436	66	15,1 %
Gesamtzahl		3069	417	13,55 %

Die durchschnittliche Mortalität erreicht also die beachtenswerte Höhe
von 13,4%. Auf 100 Eigenbeobachtungen in Hessen-Nassau kamen sogar
16 Todesfälle, allerdings nur unter Berücksichtigung der Fälle mit ausgesprochenen Lähmungen. Alle Mortalitätsberechnungen gelten zunächst für
ausgeprägte Fälle. Die Prognose würde sich viel günstiger gestalten, wenn es
möglich wäre, die zahlreichen abortiven Formen in Rechnung zu ziehen. —
Nach Zappert sind Knaben mehr gefährdet als Mädchen.

Der Tod erfolgt auf verschiedene Weise. Vielfach sind es die rasch aufsteigenden und zu bulbärer Atemlähmung führenden Landryschen Paralysen;
bald sind es von vornherein schwere bulbäre Typen und gelegentlich neben

meningitischen Formen mit starker, prognostisch wenig günstiger Nackensteifigkeit (Puschnig) auch solche Fälle, bei denen frühzeitig sich entwickelnde Pneumonien zum ungünstigen Ausgang beitragen. Die Kinder
sind überhaupt auch nach Ablauf des fieberhaften Stadiums durch die
Entwicklung von Bronchopneumonien noch weiterhin gefährdet. Am
größten erscheint die Lebensgefahr in der ersten Krankheitswoche, besonders
am dritten bis fünften Krankheitstage. Mit zunehmendem Alter nimmt
sie nach Wickman, Puschnig u. a. eher zu als ab. Die Aussicht auf
völlige Wiederherstellung ist andererseits auch bei ausgebreiteten Lähmungen, wenigstens in manchen Epidemien und im Kindesalter, nicht ganz
schlecht. Zappert sah Heilungen in 13,8%; wir selbst mindestens in 15%,
in der Mehrzahl der übrigen Fälle weitgehende Rückbildungen und nur in
etwa ⅓ der Fälle dauernde und schwere Lähmungen. Es ist merkwürdig, wie
rasch und vollständig selbst schwere Paralysen gelegentlich im Kindesalter
verschwinden können. Es kommt vor, daß völlige Arm- und Beinlähmungen
in wenigen Wochen ganz zurückgehen! Einen solchen günstigen Verlauf zeigen
allerdings fast nur Fälle mit rascherer Rückbildung der Lähmung (schon nach
Tagen und Wochen); wenn die Paralysen monatelang oder gar über ½ Jahr
bestehen, werden die Aussichten auf Wiederherstellung weitaus geringer und
schon nach etwa einem Jahre zeigt sich dann in leider betrübend zahlreichen
Fällen gewöhnlich der schwere dauernde Schaden. Immerhin können, namentlich unter dem Einfluß einer zielbewußten unermüdlichen Behandlung, auch
dann noch wesentliche Besserungen auftreten. Schwierig bleibt jedoch die
Entscheidung, ob dies geschieht durch Reparation der zuvor gelähmten Muskeln
(die auch nach diesem Zeitpunkt nicht ganz ausgeschlossen scheint, aber
sicherlich weder häufig noch erheblich ist), oder durch kompensatorische Über-
nahme der Funktion von seiten nicht gelähmter Muskelgruppen. Da die Rückbildung der initialen Lähmungen häufig in genau umgekehrter Weise erfolgt,
wie die Entwicklung der Paralysen, läßt sich die zeitliche Wiederkehr der
motorischen Extremitätenfunktion mit einiger Wahrscheinlichkeit voraussagen:
in den am frühesten und intensivsten gelähmten Extremitäten ist die Prognose
der Lähmung zeitlich und graduell meist am schlechtesten. Auch die distalen
Segmente erholen sich, namentlich in den Armen, viel häufiger und besser, als
die proximalen. Beim Erwachsenen ist die Prognose auch quoad sanationem
wesentlich schlechter als im Kindesalter. Die wiederholte Prüfung der elektrischen
und mechanischen Muskelerregbarkeit kann im Reparationsstadium über die
Chancen der Reparation orientieren; auch die Therapie ist in dieser Zeit nicht
ohne Einfluß. Bei der Prognose ist noch zu berücksichtigen: die Verschlechterung durch die sekundären Kontrakturen, Gelenk- und Knochenveränderungen
im Stadium der dauernden Lähmungen, sowie durch die Prädisposition einzelner
an früherer Poliomyelitis Erkrankter für atrophische Lähmungen im späteren
Alter. Auf dem Boden einer in der Kindheit erworbenen Poliomyelitis kann
es nämlich — vielleicht durch frühzeitiges Altern der vorher geschädigten
Vorderhorngebiete — zu spinalen fortschreitenden Muskellähmungen kommen
(Charcot, Vulpian, Strümpell, Cestan, Alessandrini, unveröffentlichte Eigenbeobachtung). Über andere Folgeerkrankungen, insbesondere
progressive Myopathien und kombinierte Erkrankungen der Hinter- und Seiten-
stränge des Rückenmarkes nach früherer Poliomyelitis berichten u. a. Cassirer, Wickman und Pierre Marie.

Therapie. Ein spezifisches Schutzmittel gegen die epidemische Poliomyelitis gibt es nicht. Die frappanten Ähnlichkeiten zwischen Hundswut und
Kinderlähmung lassen allerdings die Frage aufwerfen, ob sich nicht auch bei
der Poliomyelitis eine prophylaktische Immunisierung ermöglichen läßt. Die

klinischen und experimentellen Erfahrungen lehren tatsächlich, daß das einmalige Überstehen der Poliomyelitisinfektion Schutz vor bedenklicher Reinfektion gewährt. Die klinischen Beweise für diese Immunität sind jedoch weniger stichhaltig als die experimentellen. Die Morbidität der Gesamtbevölkerung ist eine sehr geringe; das epidemische Auftreten der Poliomyelitis in derselben Provinz erfolgte sehr selten und in Form einer zweiten, von der früheren unabhängigen Epidemie gewöhnlich nur nach langjährigen Zwischenräumen, also zu einer Zeit, wo die früher befallenen Kinder erwachsen und damit fast unempfänglich sind. Die Wahrscheinlichkeit einer zweiten Erkrankung ist damit eine ganz minimale. Auch die Angaben von Harbitz und Scheel, daß Distrikte, die in einem Jahre befallen wurden, im nächsten Jahre verschont blieben, lassen nur einen bedingten Schluß auf Immunität zu; andere Epidemien befielen jahrelang dieselbe Gegend. Das gelegentliche Vorkommen echter fieberhafter Rezidive (Medin, Leegaard, Förster, bisher unveröffentlichte Eigenbeobachtung in einem Fall mit erheblicher Bulbärbeteiligung) ist andererseits kein Gegenbeweis gegen die Tatsache der späteren Immunität. Es ist dies eine uns auch bei anderen spezifischen Infektionskrankheiten, z. B. Typhus abdominalis, geläufige Erscheinung; solche „Recidive" sind zudem nach Zappert oft nur protrahierte Entwicklungsformen der Poliomyelitis. Einige Beweiskraft erlangen die klinisch - epidemiologischen Beobachtungen, welche für eine spätere Immunität zu sprechen scheinen, erst im Verein mit den gleichlautenden experimentellen Ergebnissen. Nach Römer, Flexner, Lewis, Landsteiner, Levaditi, Leiner und v. Wiesner macht das glückliche Überstehen gelungener experimenteller Poliomyelitis die Affen gegenüber Reinfektion mit sonst virulentem Material unempfänglich. Eine prophylaktische Immunisierung gegen spätere Übertragung voll virulenter Hirnrückenmarksubstanz gelingt gleichfalls und zwar auf die verschiedenste Weise (durch Trockenvirus nach Landsteiner - Levaditi, mit kleinen Dosen vollvirulenten Virus nach Flexner-Lewis, mit Virus, das durch chemische Mittel abgeschwächt bzw. abgetötet oder erhitzt wurde, sowie mit Mischungen von Virus und antikörperhaltigem Blutserum nach Römer). Vielleicht gelingt es späterhin, eine ungefährliche und auch beim Menschen wirksame prophylaktische oder gar noch im Inkubationsstadium wirksame Impfung aufzufinden und damit namentlich jene Kinder, die in besonders gefährdetem Alter stehen, bei bedrohlichen Epidemien vor der Erkrankung zu schützen. Die Aussichten für eine solche Immunisierung im Inkubationsstadium sind allerdings noch recht trübe. Die epidemische Kinderlähmung bietet hierfür im Einzelfall weit ungünstigere Chancen, als die ihr in vieler Hinsicht so ähnliche Lyssa. Bei der letzteren haben wir eine zeitlich und örtlich genau bekannte Infektion; bei der Kinderlähmung ist dies gewöhnlich nicht der Fall. Die Lyssa hat ferner eine lange Inkubationsdauer, die eine rechtzeitige Immunisierung gestattet. Die Inkubationsdauer der Heine-Medinschen Krankheit ist andererseits nur kurz und eine richtige Diagnose meist erst dann möglich, wenn schon Lähmungen vorhanden sind. Falls aber die nervösen Zentren und Bahnen bereits geschädigt sind, so wird wohl jede Form spezifischer Behandlung, wie dies auch für die Lyssa gilt, gar nichts oder nur sehr wenig leisten. Sichere Ergebnisse hat auch der Immunisierungsversuch im Inkubationsstadium bei experimenteller Affenpoliomyelitis noch nicht gezeitigt. Gleiches gilt für die Versuche, die im Blute kreisenden Antikörper therapeutisch zu verwerten. Leiner und v. Wiesner finden das Serum wirkungslos. Zweifelhaft waren die experimentellen Ergebnisse von Flexner-Lewis und die klinischen Erfahrungen mit menschlichem Rekonvaleszentenserum von Nobecourt-Darré und Netter (auch bei Lumbalinjektion). Ein abschließendes

Urteil ist zurzeit nicht möglich; vielleicht gelingt doch noch eine genügende künstliche Anreicherung des Antikörpergehaltes. Vorläufig müssen wir uns mit allgemeinen **prophylaktischen Maßnahmen und symptomatischen Behandlungsmethoden** begnügen.

Dringend wünschenswert ist die Aufnahme der Kinderlähmung unter die **anzeigepflichtigen Infektionskrankheiten.** Diese Anzeigepflicht darf nicht nur für jene Gebiete, wo die Poliomyelitis in gefahrdrohender Weise auftritt, von Epidemie zu Epidemie durch die Behörden angeordnet werden; sie muß ständig und allgemein sein. Sie hat u. a. den Vorteil, die Aufmerksamkeit der Ärzte auf diese trotz ihrer relativen Seltenheit für Patienten und Familie, Gemeinde und Staat so gefährliche Erkrankung rege zu halten. Trotz der relativ geringen Morbidität ist die Kinderlähmung mit Recht gefürchteter als die meisten anderen Infektionskrankheiten; sie führt eben gern zu dauerndem Siechtum und damit — von den ideellen Gesichtspunkten ganz abgesehen — zu schweren materiellen Verlusten der Familie durch die jahrelange Behandlung der residuären Lähmungen, durch die besondere Fürsorge für die im Erwerbsleben meist schwer geschädigten Kranken, sowie zur weiteren bedenklichen Steigerung der öffentlichen Lasten der Kranken-, Armen- und Krüppelpflege. Neben der Anzeigepflicht verlangt die Prophylaxe im fieberhaften Stadium die **Isolierung der Kranken,** schon im Hinblick darauf, daß sie zur steten Quelle von Virusträgern werden **können** (Wickman). Ein längerer Transport der fiebernden, hyperästhetischen Kinder ist jedoch schwierig; er erhöht auch, falls die spätere Desinfektion des Transportmittels versäumt wird, die Gefahr der Krankheitsverschleppung. Im Hinblick auf die Möglichkeit indirekter Übertragung durch Zwischenträger ist es vorteilhaft, auch die scheinbar gesunden Geschwister vom **Schul- und Kirchenbesuch** (mindestens für die Dauer des Inkubationsstadiums, am besten noch einige Wochen länger) fern zu halten, sowie gemeinsame Impftermine ausfallen zu lassen. Zur Prophylaxe rechnet ferner die spätere **Wohnungsdesinfektion** mit Formaldehyddämpfen; sie ist nach Römer imstande, das Virus abzutöten. Die Vorsicht erfordert weiterhin in frischen Fällen eine Desinfektion der Entleerungen des Kranken, sowie seiner Bett- und Leibwäsche (Taschentücher!), des Geschirrs und dergl. Hierbei ist zu beachten, daß das Virus schon durch Hitze von 60° abgetötet wird. Den Pflegepersonen sind namentlich dann, wenn sie noch mit anderen gesunden Kindern in Berührung kommen, fleißige Waschungen der Hände mit Seife und möglichst warmem Wasser anzuraten. Zur persönlichen Prophylaxe gesunder Hausbewohner dient im Verein mit diesen Waschungen der Hände (ev. mit Zusatz von Wasserstoffsuperoxyd und übermangansaurem Kalium zum Wasser) und neben der Vermeidung von Diätfehlern die vorbeugende Pflege von Mundhöhle und vielleicht auch des Nasen-Rachenraumes. Hierzu benützt man auf Grund der experimentellen Versuche von Flexner und Lewis, sowie von Levaditi-Landsteiner am besten 1—3%ige Lösungen von Wasserstoffsuperoxyd (ev. Perhydrol-Mundwasser) oder Mentholpräparate. Auch die Formamintpastillen und die Pfefferminzplätzchen sind vielleicht nicht unzweckmäßig. Wer bei Epidemien besonders ängstlich ist, wird den Genuß ungekochter Speisen und Getränke im Hinblick auf die rasche Abtötung des Virus durch Hitze, sowie das Spielen der Kleinen auf dem Fuß- und Erdboden vermeiden. Eine Virusübertragung durch Nahrungsmittel ist allerdings recht unwahrscheinlich, so daß sich eine behördliche Nahrungsmittelkontrolle erübrigt. Ob allen diesen Maßnahmen tatsächlich g r o ß e Bedeutung zukommt, ist allerdings fraglich. Zu Zeiten einer Epidemie verlangt jedoch die geängstigte Bevölkerung vom ärztlichen Berater dringend prophylaktische Ratschläge und unsichere, ausweichende Antworten erhöhen nur die quälende Unruhe besorgter

Eltern. Möglichst gleichlautende Verordnungen, die nicht schaden können und dem gegenwärtigen Stande unseres allerdings gerade in dieser Hinsicht noch recht unzulänglichen Wissens noch am besten entsprechen, sind deshalb immer von Vorteil — für Ärzte und Publikum. Jedenfalls soll die Bevölkerung dahin belehrt werden, zu Zeiten einer Poliomyelitisepidemie schon im Beginn auch leichter fieberhafter Störungen des Kindesalters den Arzt zu konsultieren, die Kleinen möglichst von der Schule fern zu halten, sie zu Hause ins Bett zu stecken und darin bis zur völligen Erholung zu halten.

Für die symptomatische Behandlung des initialen Stadiums gilt wohl in erster Linie das „nihil nocere". Jede therapeutische Vielgeschäftigkeit, jedes differente Mittel ist hier vom Übel, von der Lumbalpunktion abgesehen, die durch Liquorverminderung und Druckentlastung bei rasch fortschreitenden Lähmungen und starker Schmerzhaftigkeit der Wirbelsäulenbewegung, sowie bei meningitischen Formen Ersprießliches leisten kann. Vielleicht könnte man zur Bekämpfung der gefährlichen Ödementwicklung im Zentralnervensystem im Hinblick auf die experimentellen Untersuchungen von A. E. Wright, B. Chiari und Januschke über die Hemmung von Transsudat- und Exsudatbildung durch genügende Anreicherung des Organismus mit Calciumsalzen die innerliche Darreichung von Chlorcalcium versuchen? (vgl. Arch. f. exp. Path. u. Pharm. Bd. 65, Heft 1 u. 2).

Vollkommen körperliche und psychische Ruhe ist für die kleinen Patienten weitaus das beste. Möglichst ruhige Lage im Bett, kühlende Umschläge auf den Kopf bei zerebralen und bulbären Erscheinungen, ein warmer Umschlag auf den Leib bei gleichzeitigen Durchfällen, Regelung der Darmfunktion bei Verstopfungen (Kalomel?) sind die wichtigsten Verordnungen, auf die man sich oft am besten beschränkt. Als Medikament verdienen — abgesehen von dem bei Krämpfen indizierten Brom — bei frischer Poliomyelitis vielleicht die Salizyl- und Chininpräparate, sowie vor allem das Urotropin, das durch Abspaltung von Formaldehyd in den Liquor cerebrospinalis eindringen soll und auch in den Tierexperimenten von Flexner-Lewis von günstigem Einfluß zu sein schien, eine gewisse Beachtung. Die Tierexperimente legen weiterhin bei gleichzeitigen Magen-Darmstörungen die interne Verordnung von Wasserstoffsuperoxydpräparaten (z. B. Magnesium-Perhydrol Merck) und mentholhaltigen Arzneien nahe (vielleicht auch in Form des einfachen Pfefferminztees?). Eine Heilwirkung des Arsazetins und Arsenophenylglyzins, sowie des Radiums und der Röntgenbestrahlung ist nach dem negativen Ausfall der Tierexperimente kaum zu erwarten. Gegen die sensiblen Reizerscheinungen nützen die üblichen Einreibungen mit Chloroformöl und dergl. kaum; auch die von Hohmann aus der Langeschen Klinik empfohlene orthopädische Behandlung der Hyperästhesie und schmerzhaften Wirbelsäulensteifigkeit durch Gipskorsetts (in leichter Lordosenhaltung) kommt im Hinblick auf die Flüchtigkeit der Hyperästhesie, sowie die Schwierigkeit einer Anlegung bei den hyperästhetischen Kindern wohl nur ausnahmsweise in Frage.

An Stelle der eben empfohlenen Passivität raten amerikanische Ärzte beim Auftreten von Lähmungen zu heißen Einpackungen und Bädern, die die Schmerzen lindern und die Rückenmarkshyperämie bessern sollen (von Körpertemperatur an mit allmählicher Erhöhung auf 39—40 ^{0} Celsius, 10—15 Minuten 3—4 mal täglich). Man hat außerdem noch zu Strychnininjektionen, zu Senfteigen und anderen „ableitenden" Methoden, die wie zu Blutentziehungen im Rücken und Nacken durch Blutegel und Schröpfköpfe und bei schweren Bulbärerscheinungen zur Hirnpunktion geraten (sichtlicher, aber flüchtiger Erfolg in einer Eigenbeobachtung). Auch bei leichten Poliomyelitisfällen sollen die Kinder mindestens noch 14 Tage nach Abklingen der Initialerscheinungen das

Bett hüten. Wiederholt sahen wir Verschlimmerungen, ja sogar das Einsetzen der Lähmungen bei allzu frühzeitigem Aufstehen mit Herumlaufen und körperlichen Anstrengungen. Die gleiche Vorsichtsmaßregel empfiehlt sich zu Zeiten einer Epidemie für alle auf abortive Kinderlähmung irgendwie verdächtigen Fälle von akuten Erkrankungen des Kindesalters. Unseres Ermessens ist selbst im Beginn des Reparationsstadiums jedem energischen Vorgehen zu widerraten. Das entzündete Zentralnervensystem heilt am besten unter Ruhe. Andererseits ist der vielfach übliche, allzu weitgehende therapeutische Pessimismus nicht am Platze. Er verführt leicht zur Vernachlässigung der gerade in dem späteren Reparationsstadium sehr zweckdienlichen Maßnahmen. Diese Maßnahmen verlangen bei anfänglich recht vorsichtiger, aber zielbewußter Anwendung zwar die größte Geduld und Ausdauer von seiten der Kranken, der Angehörigen und des Arztes; sie können aber in geeigneten Kombinationen die natürliche Heilungstendenz wirksam fördern. Es kommen vor allem passive und aktive Bewegungen, Massage, Bäder und elektrische Behandlung in Frage. Anfänglich (vielleicht 3—4 Wochen nach Auftreten der Lähmung!) empfehlen sich einfache warme Bäder, in denen die ersten Willensbewegungen am leichtesten gelingen, ferner eine milde Massage der gelähmten Glieder, z. B. in Form spirituöser Einreibungen, ein ganz vorsichtiges Elektrisieren mit geringen Stromstärken (ganz im Beginn schwerer Lähmungen am besten noch die „erregbarkeitherabsetzende" Anodenbehandlung und nicht zuletzt sanfte passive Bewegungen). Durch die letzteren verbessert man die Blutversorgung des gelähmten Muskels; außerdem vermeidet man so am besten die sekundären Kontrakturen (cave strengstens jede brüske Bewegung und jede Muskelüberdehnung!). Zur Verhütung der Spitzfußstellung dient die Fernhaltung des Deckbettdruckes und die Fixierung des Fußes in mehr rechtwinkeliger Stellung — etwa durch einen Heftpflasterstreifen — in der Zeit zwischen den vorsichtigen passiven Bewegungen. Auch methodische aktive Muskelübungen sind jetzt zweckmäßig. Bei gelähmten Kindern benutzt man hierzu nach Vorschrift der Amerikaner geeignete Spiele (Ballwerfen und Ballfangen, Kartenspiel; auch in die Händeklatschen und dergl.); zu Übungen der oberen Extremitäten dienen Kinderwagen, die durch zwei für die Arme bestimmte Hebel fortbewegt werden. Bei Beinlähmungen werden die Kleinen auf ein hölzernes, auf Rädern laufendes Brett gelegt, so daß sie sich wie eine Schildkröte bewegen können. Beim Nachschleppen eines Beines kann man rollschuhähnliche Fußgestelle unter denselben befestigen und dergl. Bei etwas älteren Patienten kann sachverständige und systematische Gymnastik zur Wiedererlangung der Muskelfunktion, zur Anpassung des Gliedes an die vielleicht dauernde Muskellähmung und zur Übung kompensatorischer Muskeltätigkeit Vorzügliches leisten. Der Kranke muß z. B. mit größter Aufmerksamkeit und möglichster Energie (cave jede stärkere Ermüdung!) mehrmals täglich mit den gelähmten Muskelgruppen einfache Bewegungen auszuführen suchen und gleichzeitig dieselben Muskelgruppen der gesunden Seite mitinnervieren. Eine andere, gleichfalls recht brauchbare Form bahnender Therapie besteht darin, daß man ev. im Bad, wo die ersten aktiven Bewegungen erleichtert sind, mit den gelähmten Muskeln die physiologische Bewegung passiv ausführt und den Patienten zum Versuch auffordert, diese Bewegung gleichzeitig aktiv mitzumachen.

Medikamentös könnte man Strychnin oder Yohimbin geben und im Hinblick auf die experimentell festgestellte Beeinflussung reparatorischer Vorgänge durch die Glandula thyreoidea auch Schilddrüsentabletten versuchen. Die diätetische Behandlung ist nicht zu vergessen, zumal gelegentlich ganz auffällige Abmagerungen des ganzen Körpers vorkommen. Nach einigen Monaten kann man etwas energischer vorgehen; durch kräftige und längere Massage versuche man den Ernährungszustand der atrophierenden und vor allem der kompensierenden erhaltenen Muskelgruppen zu bessern. Die elektrischen Sitzungen und die gymnastischen Übungen werden häufiger und länger. An Stelle der einfachen warmen Bäder treten Solbäder. Bei der elektrischen Behandlung, die bei den kleinen Patienten oft auf Widerstand stößt und schon deshalb manchmal mehr schadet als nützt, wird viel gesündigt; sie darf nicht zu früh beginnen (gewöhnlich erst mehrere Wochen nach Fieberabfall). Die Galvanisation des Rückenmarks, die in den ersten 6 Wochen am besten ganz unterbleibt, ist wohl im wesentlichen ein Hilfsmittel der Psychotherapie. Bei gelähmten Muskeln mit Entartungsreaktion nützt das in der Praxis übliche Faradisieren nur wenig. Jeder Elektrotherapie muß die Elektrodiagnostik vorangehen mit der Feststellung der Erregbarkeit der gelähmten Muskelgruppen. Besteht Entartungsreaktion mit Verlust der indirekten und direkten faradischen Erregbarkeit und überwiegenden Anodenzuckungen, so kommt nur die direkte Galvanisation mit der Anode als Reizelektrode in Betracht. Nach Ablauf von 1—2 Jahren versagt die Elektrotherapie meist ganz; eine gute Allgemeinpflege, die Massage der befallenen Extremitäten, insbesondere auch der erhaltenen Muskelgruppen, sowie eine fleißige Gymnastik mit möglichster Ausnützung aller noch irgendwie möglichen Bewegungsreste sind jedoch für die ganze Dauer der kindlichen Weiterentwicklung — vor allem bis zum Wachstumsabschluß — sehr am Platze.

Die Domäne der spezialistischen orthopädischen Behandlung bildet noch immer das Stadium der endgültigen Lähmungen (vor allem Stützapparate, Korrektur von Deformitäten, Bandagen, Sehnenverkürzungen und Sehnentransplantationen). Auf die orthopädischen Einzelheiten kann hier nicht eingegangen werden. Eine gute Orientierung bietet darüber die Arbeit von Machol und genaue Details das Buch von Vulpius. Nur durch stetes Zusammenarbeiten von Internisten bzw. Neurologen einerseits und Orthopäden andererseits wird es gelingen, im Einzelfall den richtigen Zeitpunkt für die orthopädische Behandlung, insbesondere operativer Art festzusetzen. Auch bei scheinbar verzweifelten Fällen kann die orthopädische Therapie noch von ganz überraschendem Erfolg sein. Vielfach verlangt sie allerdings gerade hier ein künstlerisches Geschick des Arztes, das leider nur wenigen gegeben ist.

Die psychische Therapie erfordert vor allem im Stadium der dauernden Lähmungen eingehende Berücksichtigung. Man muß den Patienten die psychische Anpassung an sein unglückliches körperliches Geschick möglichst erleichtern und die Einbuße an körperlicher Leistungsfähigkeit durch möglichst sorgfältige Erziehung — nach Vorschlag der Amerikaner auch durch Erzählungen von Anekdoten berühmter Männer mit körperlichen Schwächen — zu ersetzen, sowie das soziale Fortkommen durch richtige Berufswahl zu erleichtern suchen.

Literatur.

Umfassende und zuverlässige Literaturverzeichnisse, die fast alle wichtigeren Einzelarbeiten enthalten, finden sich in den jüngst erschienenen Arbeiten von Wickman (die akute Poliomyelitis, Heine-Medinsche Krankheit, im Lewandowskyschen Handbuch der Neurologie, Berlin 1911), sowie von Römer (Die epidemische Kinderlähmung, 1911). Ausführliche Darstellungen des Leidens bringen gleichfalls Wickman und Römer, sowie Eduard Müller (Die spinale Kinderlähmung, 1910).

Mit Rücksicht auf die genannten Arbeiten folgt in alphabetischer Ordnung hier nur eine Aufzählung jener Arbeiten, die in der vorstehenden Darstellung besonders berücksichtigt werden.

Alessandrini, Les atrophies musculaires tardives consécutives à la paralysie spinale infantile. Nouv. Iconogr. de la Salp. 1909. — Auerbach, Über gehäuftes Auftreten und über die Ätiologie der Poliomyelitis anterior acuta infantum. Jahrb. f. Kinderheilk. 1899,

Bd. 50. — Beneke, Über Poliomyelitis acuta. Münch. med. Wochenschr. 1910, Nr. 4. — Bielschowsky, Zur Histologie der Poliomyelitis anterior chronica. Zeitschr. f. klin. Med. 1899, Bd. 37, 1/2. — Bonhoff, Diskussionsbemerkungen im ärztl. Verein zu Marburg. Münch. med. Wochenschr. 1910, S. 105. — Zur Ätiologie der Heine-Medinschen Krankheit. Deutsche med. Wochenschr. 1910, Nr. 12. — Bramwell, 76 Fälle von Poliomyelitis anterior acuta. Scott. Med. and. Surg. Journ. Juni 1908. — Briegleb, Über die Frage der infektiösen Natur der akuten Poliomyelitis. Inaug.-Diss. Jena 1890. — Boström, Akute Kinderlähmung und Influenza. Leipzig 1910. — Bülow-Hansen und Harbitz, Beiträge zur Lehre der akuten Poliomyelitis. Zieglers Beitr. z. Path. u. path. Anatomie 1899, Bd. 25. — Canestrini, Über neue Symptome bei der Heine-Medinschen Erkrankung. Jahrb. f. Psych. u. Neurol., Bd. 31. — Cassirer, Fall von abgelaufener Poliomyelitis und Muskelatrophie. Neurol. Zentralbl. 1898. — Charcot, Leçons sur les maladies du système nerveux. Publ. par Bourneville, II édit., Paris 1877, Tome 2. — Dauber, Zur Lehre von der Poliomyelitis anterior acuta. Deutsche Zeitschr. f. Nervenheilk. 1893, Bd. 4. — Dethloff, Om poliomyelitismikroben. (Nogle bemerkninger ianledning of Diskussionen i. Medicinsk selskab Kristiania.) Norsk. Magaz. for Laegevidenskaben 1906, Nr. 3, p. 361. — Duchenne fils, De la paralysie atrophique graisseuse de l'enfance. Arch. général de Méd. 1864, Juillet, Aôut, Oct. — Duchenne de Boulogne, De l'éléctrisation localisée. Paris 1855 und 1870, 3 éd. — Eichelberg, Über spinale Kinderlähmung. Deutsche med. Wochenschr. 1910, Nr. 3. — Eisenlohr, Über akute Bulbär- und Ponsaffektionen. Arch. f. Psychiatrie 1879. — Derselbe, Pathologie und pathologische Anatomie der spinalen Kinderlähmung. Deutsch. Arch. f. klin. Med. 1880, Bd. 26, S. 557. — Ellermann, Über den Befund von Rhizopoden bei zwei Fällen von Pol. ac.; Zentralbl. f. Bakteriol. Bd. 40 (Orig.), Heft 5, S. 648. — Erb, W., Poliomyelitis acuta superior. Deutsche med. Wochenschr. 1906. — Derselbe, Über akute Spinallähmung bei Erwachsenen und über verwandte spinale Erkrankungen. Arch. f. Psych. u. Nervenkrankh. 1875, Bd. 5, S. 758. — Derselbe, Über Modifikationen der partiellen Entartungsreaktion und über das Vorkommen der chronischen atrophischen Spinallähmung beim Kinde. Neurol. Zentralbl. 1883, Nr. 8, S. 169. — Flexner und Lewis, The transmission of acute poliomyelitis to Monkeys. Journ. of Amer. Med. Assoc. 1909, Vol. 53, p. 20, 13. Nov. 1909. — Dieselben, The transmission of acute poliomyelitis to Monkeys. A further note. Journ. of Amer. Med. Assoc. 1909. — Dieselben, The nature of the virus of epidemic poliomyelitis. Journ. of Amer. Med. Assoc. 1909, Vol. 53, p. 25, 18. Dec. 1909. — Dieselben, Epidemic poliomyelitis in Monkeys. Forth note Journ. of Amer. Med. Assoc. 1910. — Dieselben, Epidemic poliomyelitis in Monkeys. Fifth note. Journ. of Amer. Med. Assoc. 1910. — Dieselben, Experimental epidemic. poliomyelitis in Monkeys. Journ. of Amer. Med. Assoc. 1910. — Dieselben, Experimental epidemic poliomyelitis in Monkeys. Seventh note. Journ. of. Amer. Med. Assoc. 1910. — Dieselben, Über experimentell erzeugte akute Poliomyelitis bei Affen und die Natur ihres Erregers. Münch. med. Wochenschr. 1910, Nr. 2. — Flexner, The contribution of experimental to human poliomyelitis. Journ. of Amer. Med. Assoc. 1910, Bd. 55, 24. Sept. — Flexner und Clark, Experimental poliomyelitis in Monkeys. Journ. of Amer. Med. Assoc. Vol. 56, 1911, Nr. 7, 18. Febr. — Dieselben, Contamination of the fly with Poliomyelitis-Virus. Ibidem, Vol. 56, Nr. 23. — Förster, Zur Symptomatologie der Poliomyelitis anterior acuta. Berl. klin. Wochenschr. 1909, Nr. 49. — Forssner und Sjövall, Über die Poliomyelitis acuta samt einem Beitrag zur Neuronophagienfrage. Zeitschr. f. klin. Med. 1907. Festschr. f. S. E. Henschen. — Fürntratt, Über Poliomyelitisepidemien mit besonderer Berücksichtigung der diesjährigen Epidemie in Steiermark. Das österreichische Sanitätsw. 1907, Jahrg. 21. — Van Gehuchten, Poliomyelitis ou Polynévrite. Un cas de paralysie segmentaire. Ann. de la Soc. belg. de Neurol. 1899, Nr. 6. — Derselbe, Cas de Poliomyélite antérieure aigue de l'adulte. Névraxe 1904. — Geirsvold, Epidemisk poliomyelit. Norsk. Magaz. f. Laegevid. 1905, Dec. p. 1280. — Goldscheider, Über Poliomyelitis anterior. Ver. f. inn. Med. zu Berlin 2. Jan. 1893 u. 23. Jan. 1893. Berl. klin. Wochenschr. 1893, Nr. 16 u. 30. — Derselbe, Über Poliomyelitis. Zeitschr. f. klin. Med. 1893, Bd. 23. — Grober, Die akute epidemische Kinderlähmung. Fortschr. d. deutsch. Klinik 1910. — Guinon et Rist, Deux cas de poliomyélite antérieure aigue sans réaction méningée cytologique chez un frère et une soeur. Compt. rend. de la Société des hôpit. de Paris 1903. — Harbitz, F., Pol.-Epidemien. Tidskrift f. d. norsk. Caegefornening N. F. 1906, Jahrg. 16, p. 82. — Harbitz und Scheel, Pathologisch-anatomische Untersuchungen über akute Poliomyelitis und verwandte Krankheiten von den Epidemien in Norwegen 1903—1906. Christiania 1907. — Dieselben, Akute Poliomyelitis und verwandte Krankheiten. Pathologisch-anatomische Untersuchungen aus den Epidemien in Norwegen 1903—1906.) Deutsche med. Wochenschr. 1907, Nr. 48. — Dieselben, Epidemic acute Poliomyelitis in Norway in the years 1903—1906. Journ. of the Americ. Med. Assoc. 1907, Vol. 49, Nr. 17. — Heine, Beobachtungen über Lähmungszustände der unteren Extremitäten und deren Behandlung. Stuttgart 1840. — Derselbe, Spinale Kinderlähmung. II. Aufl. Stuttgart 1860.

— Higier, Zur Klinik der Schweißanomalien bei Poliomyelitis ant. (Kinderlähmung) und posterior (Herpes zoster). Deutsche Zeitschr. f. Nervenheilk. 1901, Bd. 20. — Hoche, Über spinale Kinderlähmung. Arch. f. öffentl. Gesundheitspflege in Elsaß-Lothringen 1902, Bd. 22, S. 97. — Hoffmann, Aug., Zerebrale und spinale Kinderlähmung bei Geschwistern. Münch. med. Wochenschr. 1904, Nr. 50. — Hoffmann, J., Zur Kenntnis der syphilitischen akuten und chronischen atrophischen Spinallähmung. Neurol. Zentralbl. 1909. — Hohmann, Zur Behandlung des Frühstadiums der Poliomyelitis anterior acuta. Münch. med. Wochenschr. 1909. — Holt, Emmet und Bartlett, The epidemiology of acute poliomyelitis, a study of thirty-five Epidemies. The Amer. Journ. of med. sciences. May 1908. — Holt, Emmet, Some clinical features of epidemic poliomyelitis. Arch. of Pediatrics. 1910. — Johannessen, Bemerkungen über Poliomyelitis anterior acuta. Mag. for Laegevidenskalen 1901, Bd. 16, p. 299. — v. Kahlden, Über Entzündung und Atrophie der Vorderhörner des Rückenmarks. Zieglers Beitr. 1893, Bd. 13, 5. — Kalischer, Über Teleangiektasien mit unilateraler Hypertrophie und über Knochenverlängerung bei spinaler Kinderlähmung. Diss. 1889. — Knöpfelmacher, Experimentelle Übertragung der Poliomyelitis anterior acuta auf Affen. Med. Klin. Bd. 44. — Koplik, Akute Poliomyelitis (an epidemy). Arch. of Pediatr. May 1909. — Kramer, Die spinale Kinderlähmung. Med. Klin. 1909, Bd. 52. — Kraus, Über das Virus der Poliomyelitis acuta, zugleich ein Beitrag zur Frage der Schutzimpfung. Wien. klin. Wochenschr. 1910, Nr. 7. — Krause, P., Zur Kenntnis der westfälischen Epidemie von akuter Kinderlähmung. Deutsche med. Wochenschr. 1909, Nr. 42. — Krause und Meinicke, Zur Ätiologie der akuten epidemischen Kinderlähmung. Deutsche med. Wochenschr. 1909, Nr. 42, sowie 1910, Nr. 14. — Landsteiner, K. K. Gesellsch. d. Wiener Ärzte, 18. Dez. 1908. Bemerkungen zu der Mitteilung von P. Krause und E. Meinicke: Zur Ätiologie der akuten epidemischen Kinderlähmung. Deutsche med. Wochenschr. 1909, S. 1975. — Derselbe, Diskussionsbemerkungen auf der 4. Tagung der Vereinigung für Mikrobiologie. Zentralbl. f. Bakteriol., Bd. 47, Referat. — Landsteiner und Levaditi, La transmission de la paralysie infantile aux singes. C. R. Soc. de Biol. 27. Nov. 1909. — Landsteiner und Popper, Übertragung der Poliomyelitis anterior acuta auf Affen. Zeitschr. f. Immunitätsforschung 1909, Bd. 2. — Landsteiner und Prasek, Übertragung der Poliomyelitis acuta auf Affen. 2. Mitteilung. Zeitschr. f. Immunitätsforschung 1910, Bd. 4. — Langermann, Über das Vorkommen von epidemischer Kinderlähmung im Kreise Gießen. Korrespondenzbl. d. ärztl. Vereine d. Großherzogt. Hessen 1909, Nr. 12. — Leegaard, Kliniske og epidemiologiske undersoegelser over den akute poliomyelit i Norge Videnskebs Lelskabets. Strifter Christiania 1909. — Leiner und v. Wiesner, Diskussionsbemerkungen zum Vortrage des Herrn Zappert, Poliomyelitiserkrankungen in Wien. Gesellsch. f. inn. Med. u. Kinderheilk. zu Wien. (Pädiatr. Sekt.) 18. Nov. 1909. Berl. klin. Wochenschr. 1909, Nr. 51. — Dieselben, Experimentelle Untersuchungen über Poliomyelitis acuta. Wien. med. Wochenschr. 1910, Bd. 42. — Dieselben, Experimentelle Untersuchungen über Poliomyelitis acuta inferior. Wien. klin. Wochenschr. 1909, Nr. 49; 1910, Nr. 3, 9 u. 22. — Lentz und Huntemüller, Über akute epidemische Kinderlähmungen. Zentralbl. f. Bakt. 1910, Bd. 47. Ref. — Levaditi, Essais de culture du parasite de la paralysie infantile. Presse méd. 1910, Tom. 6. — Derselbe, L'étude expérimentale de la poliomyélite aigue. Presse méd. 1910, Tom. 33 et 41. — Levaditi und Landsteiner, Recherches sur la paralysie infantile expérimentale. C. R. de la Soc. de Biol. 3. Janvier 1910. — Dieselben, La poliomyelite expérimentale. Compt. rend. Soc. biol. à Paris 1910. — Dieselben, Étude expérimentale de la poliomyélite aigue. Compt. rend. Soc. biol. à Paris 1910. — Action exercée par le thymol, le permanganate de potasse et l'eau oxygénée sur le virus de la poliomyélite aigue. C. R. de la Soc. de Biol. 30. Avril 1910. — Leyden, Über Poliomyelitis und Neuritis. 3. Kongr. f. inn. Med. Berl. klin. Wochenschr. 1884, Nr. 20. — Lindner und Mally, Zur Poliomyelitisepidemie in Oberösterreich. Deutsche Zeitschr. f. Nervenheilk. 1910, Bd. 38. — Lovett und Lucas, A study of six hundred an thirty-five cases of infantile paralysis. Journ. of Amer. Med. Ass. 1908. — Machol, Die chirurgisch-orthopädische Behandlung der spinalen Kinderlähmung. Münch. med. Wochenschr. 1910. — Marburg, Zur Pathologie der Poliomyelitis acuta. Wien. klin. Rundschau 1909, Bd. 47. — Marchand, Über einen Fall von akuter Poliomyelitis bei einem Erwachsenen. Münch. med. Wochenschr. 1910. — Marie und Marinesco, Sur un cas de paralysie de Landry avec constation dans les centres nerveux de lésions poliomyélitiques, liées à la présence d'un microbe, Sem. méd. 1895. — Matthes, Sektionsbefund bei einer frischen spinalen Kinderlähmung. Deutsche Zeitschr. f. Nervenheilk. 1898, Bd. 13. — Medin, Über eine Epidemie von spinaler Kinderlähmung. Verhandl. d. 10. internat. Kongr. Berlin 1890. — Derselbe, Om den infantilia paralysien, med särskild hänsyn till dess akuta stadium. Nord. Med. Ark. 1896. — Derselbe, L'état aigu de la paralysie infantile. Arch. de méd. des enfants 1898. Mai, Juni. — Mönckeberg, Anatomischer Befund eines Falles von Landryschem Symptomenkomplex. Münch. med. Wochenschr. 1903. — Müller, Eduard, Über die Frühstadien der spinalen Kinderlähmung. Münch. med. Wochenschr. 1909, Nr. 48. — Derselbe, Die spinale Kinderlähmung. Berlin 1910. — Derselbe, Die Serodiagnose der epidemischen Kinderlähmung. Deutsche med. Wochenschr. 1911. — Über die epidemische Poliomyelitis. Arch. f. Kinderheilk. Bd. 53. — Derselbe, Über abortive Formen der spinalen Kinderlähmung. Vgl. Neurol. Zentralbl. 1910, Nr. 15. — Netter, Fréquence insolite des poliomyélites en France pendant l'été et l'automne 1909. Bull. et mém. Soc. méd. des hôpit. 1909. 12, 19. u. 26 Nov. — Derselbe, Unicité vraisemblable de la poliomyélite epidémique et de la paralysie infantile spinale. Bull. et mém. de la Soc. de méd. des hôp. de Paris. 10. Déc., 31. Déc. 1909. — Derselbe, Apparation sous forme epidémique de la paralysie infantile à Paris et sa banlieue en 1909. Bull. de l'Acad. de méd. 1910. 31. Mai. — Méningites bénignes d'allure épidémique. Bull. et mém. Soc. méd. des hôpit. 1910. 21. Octobre. — Derselbe, Paralysies infantiles à début méningitique. Formes méningitiques de la maladie de Heine-Medin. Bull. et mém. Soc. méd. des hôpit. 1910. 18. Nov. — Netter und Levaditi, Action microbicide exercée par des maladies atteints de paralysie infantile sur le virus de la poliomyélite aigue. Compt. rend. Soc. biol. à Paris 1910. 9 Avril. — Dieselben, Action microbicide exercée sur le virus de la poliomyélite aigue par les sérums des sujets antérieurement atteints de paralysie infantile. C. R. Soc. biol. à Paris 1910. — Neurath, Ein Fall von infantiler Hemiplegie, kombiniert mit poliomyelitischer Lähmung des zweiten Beines. Wien. med. Presse 1900. — Derselbe, Über seltenere Knochendeformitäten nach spinaler Kinderlähmung. Wien. med. Presse 1901. — Derselbe, Atypische Poliomyelitisfälle. Wien. med. Wochenschr. 1909. — Erfahrungen während der Poliomyelitisepidemie 1908/09 in Wien. Wien. klin. Wochenschr. 1909. Nr. 22 u. 37. — New Yorker Sammelforschung über die Epidemie 1907. Deutsch v. Max Kärcher. Jena 1910. — Nonne, Rückenmarkserkrankungen in Fällen von perniziöser Anämie, von Sepsis und im Senium etc. Deutsche Zeitschr. f. Nervenheilk. 1899, Bd. 14. — Oppenheim, Zur Encephalitis pontis des Kindesalters, zugleich ein Beitrag zur Symptomatologie der Facialis- und Hypoglossuslähmung. Berl. klin. Wochenschr. 1899. — Derselbe, Über die Poliomyelitis antérior chron. Arch. f. Psych. 1888, Bd. 19, S. 381. — Oxholm, Tilfaelde af omtrent samtidig optraedende Lammelse hos Börn. Tidskr. f. prakt. Med. 1887. — Peiper, Das Auftreten der spinalen Kinderlähmung (Heine-Medinsche Krankheit) in Vorpommern. Deutsche med. Wochenschr. 1910, Nr. 9. — Potpeschnigg, Bakteriologische Untersuchungsergebnisse bei Poliomyelitis (Heine-Medinsche Krankheit). Wien. klin. Wochenschr. 1909, Nr. 39. — Derselbe, Beobachtungen und Untersuchungsergebnisse aus der steiermärkischen Poliomyelitisepidemie im Jahre 1909. Jahrb. f. Kinderheilk. 1910, Bd. 54. — Probst, Über die Folgen der spinalen Kinderlähmung auf die höher gelegenen Nervenzentren. Wien. klin. Wochenschr. 1898. — Reckzeh, Die akute spinale Kinderlähmung im rheinisch-westfälischen Industriebezirk. Med. Klin. 1909, Bd. 45. — Redlich, Beiträge zur pathologischen Anatomie der Poliomyelitis anterior acuta infantum. Wien. klin. Wochenschr. 1894. — Rißler, Zur Kenntnis der Veränderungen des Nervensystems bei Poliomyelitis anterior acuta. Nord. med. Ark. 1888. — Derselbe, Referiert von v. Kahlden. Zentralbl. f. allg. Path. u. path. Anat. 1894, Bd. 5. — Roger, Atrophie musculaire progressive expérimentale. Annales de l'institut Pasteur 1892. — Römer, P. H., Untersuchungen zur Ätiologie der epidemischen Kinderlähmung. Münch. med. Wochenschr. 1909, Nr. 49. — Derselbe, Weitere Mitteilungen über experimentelle Affenpoliomyelitis. Münch. med. Wochenschr. 1910. Nr. 5. — Derselbe, Epidemiologische und ätiologische Studien über die spinale Kinderlähmung. Verh. d. deutsch. Kongr. f. inn. Med. 1910. — Derselbe, Die epidemische Kinderlähmung (Heine-Medinsche Krankheit). Berlin 1911. (Literatur.) — Rothmann, Über die sekundären Degenerationen nach Ausschaltung des Sakral- und Lendenmarkgraus durch Rückenmarksembolie beim Hunde. Arch. f. Anatomie u. Physiol. 1899. — Rusell, J. Risien, The prognosis and treatment of acute anterior poliomyelitis. Med. Soc. Transac. 1908. — Schultze, Beiträge zur Pathologie und pathologischen Anatomie des zentralen Nervensystems insbesondere des Rückenmarkes. Virchows Arch. 1876, Bd. 68. — Derselbe, Die anatomischen Veränderungen bei der akuten atrophischen Lähmung der Erwachsenen. Virchows Arch. 1878, Bd. 73. — Zur Ätiologie der akuten Poliomyelitis. Münch. med. Wochenschr. 1898, Nr. 38. — Derselbe, Zur pathologischen Anatomie und Ätiologie der akuten Poliomyelitis und der aufsteigenden (Landryschen) Paralyse. Zieglers Beitr. z. Path. u. path. Anat. 1905, Bd. 7. — Derselbe, Über die Ursache der akuten Poliomyelitis. II. Niederrhein. Gesellsch. f. Natur- u. Heilk. in Bonn. 22. Nov. 1897. Deutsche med. Wochenschr. 1897, 25. Mai. — Derselbe, Zur Anatomie und Ätiologie der akuten Poliomyelitis. Münch. med. Wochenschr. 1904. 23. Sitzungsber. — Seeligmüller, Über Lähmungen im Kindesalter. Jahrb. f. Kinderheilk. 1878 u. 1879, Bd. 12. — Derselbe, Spinale Kinderlähmung. Im Handb. f. Kinderheilk. v. Gerhardt 1880, Bd. 5. — Siemerling, Zur pathologischen Anatomie der spinalen Kinderlähmung. Arch. f. Psychiatrie. 1894, Bd. 26. — Spieler, Zur Epidemie der Heine-Medinschen Krankheit (Poliomyelitis anterior acuta) in Wien 1908/09. Wien. med. Wochenschr. 1910. — Spiller,

A report of two cases of paraplegia occuring in variola. One being a case of anterior Poliomyelitis in an adult. Brain 103, 1903. — Starr, M., Epidemic infantile paralysis. Journ. of Amer. med. Assoc. 1908, Vol. 51. — Strasburger, Zur Klinik der Bauchmuskellähmungen auf Grund eines Falles von isolierter partieller Lähmung nach Poliomyelitis anterior acuta. Deutsche Zeitschr. f. Nervenheilk. 1906. — Strümpell, Über die Ursachen der Erkrankungen des Nervensystems. Deutsch. Arch. f. klin. Med. 1884, Bd. 35. — Derselbe, Über die akute Encephalitis der Kinder (Polioencephalitis acuta). Jahrb. f. Kinderheilk. 1885. — Derselbe, Zur Ätiologie der spinalen Kinderlähmung (Poliomyelitis acuta). Beitr. z. pathol. Anat. u. klin. Med. Leipzig 1887. — Derselbe, Akute Poliomyelitis. Deutsche med. Wochenschr. 1908, S. 1611. Vereinsbeilage. — Strümpell und Barthelmes, Über Poliomyelitis acuta der Erwachsenen und über das Verhältnis der Poliomyelitis zur Polyneuritis. Deutsche Zeitschr. f. Nervenheilk. 1900. — Takahaski, Ein Fall von akut entstandener, doppelseitiger Lähmung des äußeren Okulomotorius und des Trochlearis. Klin. Monatbl. f. Augenheilk. 1908. — Taylor, E. W., Poliomyelitis of the adult. Journ. of nerv. and ment. dis. 1902, August. — Tedeschi, Paralisi spinale infantile acuta con emiatrofia faciale ed atrofia del nervo ottico. Atti dell' Accademia di Scienze mediche e naturali in Ferrata 1904. — Vulpian, Cas d'atrophie musc. graisseuse etc. Arch. de phys. norm. et pathol. 1868, Vol. 3. — Vulpius, Die Behandlung der spinalen Kinderlähmung. Leipzig 1910. — Wickman, Studien über Poliomyelitis acuta. Arb. a. d. Path. Inst. d. Univ. Helsingfors 1905, 1. Auch separat im Verlag S. Karger, Berlin 1905. — Derselbe, Über die Prognose der akuten Poliomyelitis und ätiologisch verwandter Erkrankungen. Zeitschr. f. klin. Med. 1907. Festschr. f. S. E. Henschen. — Derselbe, Beiträge zur Kenntnis der Heine-Medinschen Krankheit (Poliomyelitis acuta und verwandter Erkrankungen). Berlin 1907. — Derselbe, Über die akute Poliomyelitis und verwandte Erkrankungen (Heine-Medinscher Krankheit). Jahrb. f. Kinderheilk. 1908, Bd. 67. — Derselbe, Sur les prétendues relations entre la poliomyélite antérieure aiguë et la méningite cérébro-spinale sous forme epidémique. Bull. Soc. méd. des hôpit. 1909. — Derselbe, Weitere Studien über Poliomyelitis acuta. Ein Beitrag zur Kenntnis der Neuronophagen und Körnchenzellen. Deutsche Zeitschr. f. Nervenheilk. Bd. 38. — Derselbe, Über akute Poliomyelitis und Polyneuritis. Zeitschr. f. d. ges. Neurol. u. Psych. 1910. — Derselbe, Verhandl. d. 82. Versamml. d. Gesellsch. deutsch. Naturforscher und Ärzte in Königsberg 1910. — Derselbe, Die akute Poliomyelitis bzw. Heine-Medinsche Krankheit. Berlin 1911. — Wollenweber, Beobachtungen über die epidemisch auftretende Kinderlähmung. Zeitschr. f. Medizinalbeamte 1909, Bd. 21. — Wollstein, A biological study of the cerebrospinalfluid in anterior poliomyelitis. Journ. of exper. Med. 1908.

Die akute Miliartuberkulose.

Von

E. Steinitz-Dresden und O. Rostoski-Dresden.

Mit 3 Abbildungen.

Ätiologie. Entstehungsweise. Die akute Miliartuberkulose ist das Produkt einer Selbstinfektion des Organismus mit Tuberkelbazillen, die aus einem bereits im Körper befindlichen tuberkulösen Herde in großer Zahl in den Kreislauf übertreten, auf dem Blutwege in die Organe gelangen und durch ihre Ansiedelung dort zur Entstehung zahlreicher kleinster tuberkulöser Neubildungen (Miliartuberkel) führen.

Ein solcher Übertritt zahlreicher tuberkulöser Keime erfolgt, wenn der bazillenhaltige Inhalt eines verkästen tuberkulösen Herdes mit einem für den Blut- oder Lymphstrom durchgängig gebliebenen größeren Gefäß, einer Vene,

Arterie oder einem der großen Lymphstämme in Kommunikation tritt. Der tuberkulöse Prozeß durchsetzt oder arrodiert entweder die Gefäßwand, oder erweichte käsige Massen umspülen ein Gefäß, durch dessen an sich nicht veränderte Wandung die Tuberkelbazillen in Menge hindurchtreten und in die im Inneren zirkulierende Flüssigkeit gelangen; oder drittens der Herd hat seinen Sitz in der Gefäßintima selbst und braucht nur die ihn innen noch bedeckende Schicht derselben zu durchbrechen, um mit dem Lumen in Verbindung zu treten.

Die besonderen Vorbedingungen für ein solches Ereignis sind lediglich die Lokalisation eines tuberkulösen Herdes an größeren Gefäßen und ferner ein derartiges Verhältnis zwischen tuberkulöser Einschmelzung und reaktiver Gewebsneubildung, daß der Durchbruch in das Gefäßinnere rascher als ein Verschluß durch entzündliche Neubildung zustande kommt.

Sind auf diese Weise Bazillenmassen in das Blut gelangt, so werden sie von diesem fortgetragen, bleiben schließlich an viele Stellen verteilt in den Kapillaren entfernter Organe stecken und führen an jeder Stelle ihrer Ansiedelung zur Entstehung je eines Tuberkels, also im ganzen zu dem annähernd gleichzeitigen Aufschießen zahlreichster Organtuberkel.

Diese in kurzen Zügen dargelegte Auffassung von der Entstehung der akuten Miliartuberkulose statuiert die Bedeutung der stets vorhandenen älteren tuberkulösen Erkrankung, die schon 1858 von Buhl als unerläßlich erkannt wurde, und macht verständlich, warum nur ein geringer Bruchteil der so zahlreichen tuberkulöskäsigen Erkrankungen zur akuten Miliartuberkulose führt und warum nicht die ausgedehnteren Erkrankungen viel häufiger als die geringgradigeren. Der Eintritt einer akuten Miliartuberkulose ist eben nicht einfach abhängig von dem Vorhandensein und dem Umfange lokaler Prozesse, sondern vielmehr von der besonderen Lokalisation einzelner tuberkulöser Gebilde. In der Regel wird bei tuberkulösen Organerkrankungen ein Übertritt von Bazillen in die Zirkulation dadurch vermieden, daß die Blutgefäße im Bereiche des Herdes veröden, und mit den feinen Lymphbahnen zwar Bakterien innerhalb des Organs und bis zu den Lymphdrüsen verschleppt, in diesen aber festgehalten werden. Nur ausnahmsweise gelangen von eröffneten Kapillaren, ehe dieselben sich für den Blutstrom verschließen, und von den Lymphbahnen aus, nachdem das Filter der Lymphdrüsen durch eigene Erkrankung der letzteren undicht geworden ist, einzelne Bakterien in die Zirkulation.

Ganz andersartige Gelegenheiten zum Übertritt von Tuberkelbazillen erweisen aber anatomische Befunde bei der akuten Miliartuberkulose. Tuberkulöse Herde, die bis ins Innere für den Blutstrom durchgängig gebliebener Lungenvenen reichen, wurden zuerst von Weigert 1877 beschrieben und in kausale Beziehung zur akuten Miliartuberkulose gesetzt. Eine zweite analoge Lokalisation bietet die von Ponfick entdeckte, aber erst später in diesem Sinne gedeutete Tuberkulose des Ductus thoracicus, von dem aus der Infektionsstoff in die Vena cava und damit in den Blutkreislauf gelangt, und späterhin wurden auch in der Wand von Venen des großen Kreislaufes, des Herzens und der Arterien in gleicher Weise tuberkulöse Herde aufgefunden. Nach der Entdeckung des Tuberkelbazillus sahen Koch und Bergkammer massenhaften Übertritt von Bazillen durch die unversehrte Wandung von Gefäßen, die innerhalb von Lymphdrüsen von einem erweichten tuberkulösen Herd direkt umspült waren, und Benda wies nach, daß außer in der Form der Arrosion und der direkten Fortpflanzung des Krankheitsprozesses die Gefäßwand ebenfalls und vielleicht häufiger in der Form metastatischer Erkrankung der Intima zum Sitz tuberkulöser Veränderungen wird. (Endangitis tuberculosa).

Nachdem auf alle diese Möglichkeiten das Augenmerk gelenkt worden war,

ist es in weitaus der größten Mehrzahl, nach einer Zusammenstellung von
Schmorl in ca. 97% aller Fälle, gelungen, den Entstehungsmodus der Erkrankung in diesem Sinne durch Auffindung des Einbruchsherdes aufzuklären. —
Benda und nach ihm andere konnten auch in solchen Herden Tuberkelbazillen
in einer Zahl nachweisen, die zur Entstehung vieler Millionen von Tuberkeln
ausreicht, und zugleich zeigte Benda, daß bei der Entleerung eines solchen
erweichten Herdes in eine wässerige Flüssigkeit die Bakterien sich meist in derselben fein verteilen, und so in der Blutbahn die Möglichkeit gegeben ist, daß
jeder getrennt vom anderen in eine Organkapillare gelangt und demgemäß
eder einzelne zur Entstehung eines Tuberkels führt.

Die Ansicht der Ribbertschen Schule, daß zur Entstehung einer akuten
Miliartuberkulose das Eindringen weniger Bazillen in die Blutbahn genüge,
daß diese Bazillen sich infolge einer besonderen Disposition des betreffenden
Individuums im Blute oder an Stellen, zu denen sie mit dem Blute gelangen,
vermehren und dann dauernd den Kreislauf überschwemmen, kann im wesentlichen nicht als berechtigt anerkannt werden. Freilich wissen wir auf Grund
zahlreicher neuerer Untersuchungen von Liebermeister, Lüdke, Jessen
und Lydia Rabinowicz u. a., daß ein Übertritt vereinzelter Tuberkelbazillen
ins Blut bei Phthisikern jeden Stadiums keine Seltenheit ist. Aber gerade die
Häufigkeit dieser Befunde, die mit dem Fortschreiten des phthisischen Prozesses
steigt, muß unseres Erachtens davon abhalten, diese Tatsache mit der seltenen
und von dem Entwicklungsstadium der Phthise unabhängigen Entstehung
der akuten Miliartuberkulose in Verbindung zu bringen. — Die Möglichkeit
einer Vermehrung der Tuberkelbazillen im Blute selbst ist ja auch vollkommen
abzulehnen: „Der Tuberkelbazillus ist kein Blutbakterium" (Buchner), er
wächst im Blute nicht, wie Kulturversuche lehren, und ist sicherlich noch viel
weniger imstande, sich im strömenden Blute des menschlichen Körpers zu vermehren — ebensowenig aber auch innerhalb von Kapillaren, in denen die Bazillen
stecken bleiben; die angeblich hierfür beweisenden Befunde großer Bakterienhaufen in den Nierenglomerulis erweisen sich durch das Fehlen reaktiver Entzündungserscheinungen und die für Käseherde charakteristische Anordnung der
Bakterien in Zöpfen als in toto von verkästen Stellen aus verschleppte Emboli.
Dagegen stellt die Bendasche Endangitis tuberculosa, bei der es ja nach an-
fänglichem Eindringen weniger Bakterien in die Blutbahn, zu einer Vermehrung
derselben in einem oder mehreren Intimatuberkeln kommt, eine gewisse Vermittelung zwischen der Weigertschen und der Ribbertschen Auffassung
dar. Aber nach Benda liegt doch in Übereinstimmung mit der Weigertschen
Lehre das wesentliche Moment in dem Durchbruch des tuberkulösen Herdes,
der durch die zufällige ungünstige Lokalisation desselben bedingt ist, nach
Ribbert dagegen in einer besonderen individuellen Disposition, welche die
Vermehrung der Bazillen ermöglicht. Von einer solchen Disposition, die bei
Kranken fehlt, welche durch die Ausdehnung der lokalen Prozesse ihre Disposition für die tuberkulöse Erkrankung beweisen und die ein andermal im
umgekehrten Falle vorhanden ist, läßt sich schwer ein Begriff machen.

Auch bezüglich der von Ribbert angenommenen dauernden Überschwemmung des Kreislaufes mit Bazillen müssen wir auf Grund des von Benda
dargelegten Entstehungsmodus zu einem vermittelnden Standpunkt gelangen.
Wenn freilich Ribbert aus der verschiedenen Größe und Entwicklungsstufe
der Tuberkel in den einzelnen Organen, speziell in der Lunge, ein verschiedenes
Alter derselben und damit einen ungleichzeitigen Eintritt der Bazillen in das Blut
folgert, so ist dies nicht ganz zutreffend. Die großen Differenzen in der Entwicklung der Tuberkel in verschiedenen Organen, z. B. die Kleinheit der Leber-
tuberkel gegenüber denen der Lunge, erklärt er selbst im wesentlichen durch

die verschiedene Disposition der Organe. Das gleiche gilt aber auch für die verschiedenen Teile eines Organes. Schmorl zeigte, daß die Größe der Lungentuberkel nicht, wie Ribbert meinte, einfach von der Spitze nach unten zu abnimmt, sondern daß in blutarmen Teilen, wie den Spitzen, große, in blutreichen Teilen, z. B. bei Kranken, die längere Zeit bettlägerig waren, besonders in den hypostatischen hinteren Teilen, kleine Tuberkel sich finden. Die Begünstigung tuberkulöser Erkrankung durch Blutarmut und ihre Hemmung durch Blutreichtum, z. B. Stauung, ist eine altbekannte Tatsache.

Gewisse davon unabhängige Differenzen sind aber auch im Einklange mit der Weigert-Bendaschen Auffassung durch ungleichzeitige, schubweise Einschwemmung der Tuberkelbazillen zu erklären. Beim Einreißen eines erweichten Herdes mag wohl häufig die Entladung des gesamten Inhaltes mit einem Male geschehen, aber sie braucht auch nur, wie sich schon Weigerts Schüler, Brasch, ausdrückte, „ziemlich gleichzeitig" zu erfolgen. Schon die Auswaschung eines weniger stark erweichten Herdes durch den Blutstrom nimmt einige Zeit in Anspruch, die Durchbruchsöffnung kann sich durch thrombotische Auflagerungen schließen und späterhin aufs neue perforiert werden, und bei der Endangitis tuberculosa können mehrere Herde in zeitlichen Abständen zum Einbruch in die Blutbahn führen. So sind beide Möglichkeiten gegeben, der einer einmaligen momentanen Überschwemmung des Kreislaufes und der einer schubweisen Einfuhr.

Ausgangsort. Entsprechend der häufigsten Lokalisation des phthisischen Prozesses nimmt auch die akute Miliartuberkulose am häufigsten ihren Ausgang von der Erkrankung der Lungen, relativ oft allerdings unter Vermittelung der Bronchialdrüsen; so handelt es sich bei den oben erwähnten Beobachtungen von Koch und Bergkammer um Durchwanderung der Bazillen an den kleinen Venen und Arterien verkäster Bronchialdrüsen. Aber auch direkte Einbrüche und metastatische Gefäßtuberkel finden sich am häufigsten innerhalb der Lungen und zwar an den Lungenvenen, von denen aus der Weg direkt ins linke Herz führt, und von denen aus daher ja auch am unmittelbarsten eine Aussaat in den großen Kreislauf erfolgen kann. Wenn von den Lungen oder den Bronchialdrüsen her zunächst der Ductus thoracicus befallen wird, so gelangen von diesem aus die Keime in das rechte Herz und es kommt zunächst zur akuten Miliartuberkulose der Lungen, aber meist auch, indem die Bakterien zum Teil die weiten Lungenkapillaren passieren, zur Miliartuberkulose der übrigen Organe. Natürlich kann auch, wie in der Beobachtung von Buhlig durch ein offenes Foramen ovale eine direkte Aussaat in den Körperkreislauf ermöglicht werden. Die tuberkulöse Infektion des Ductus thoracicus erfolgt übrigens, wie zuerst Brasch angab, namentlich von der Pleura oder dem Peritoneum aus, die ja gewissermaßen Teile des Lymphsystems darstellen und durch die Weite ihrer Lymphöffnungen ausgezeichnet sind.

Nur selten führt die intestinale Phthise zur akuten allgemeinen Miliartuberkulose, weil aus Einbrüchen in die Venen des Pfortadersystems die Keime der Leber zugeführt und dort abgefangen werden, und nur, wenn vom Darm aus die Mesenterialdrüsen und von dort aus der Truncus lymphaticus oder Ductus thoracicus ergriffen werden, kommt es in gleicher Weise zur Infektion der Gesamtzirkulation.

Wiederholt ist der Ausgangspunkt einer Miliartuberkulose in den dem Mittelohr benachbarten Venensinus, in den Nebennierenvenen, seltener in Jugular- oder Thyreoidealvenen, einmal auch in der Vena azygos aufgefunden worden. Nicht zu selten führt die tuberkulöse Erkrankung der Harn- oder der Genitalorgane, häufig auch der Knochen und Gelenke zur akuten Miliartuberkulose. Ziemlich oft handelt es sich um tuberkulöse Abszesse in ver-

schiedenen Organen. Als außergewöhnlicher Ausgangsort sind tuberkulöse
Hauterkrankungen anzusehen; in einem von Mayer mitgeteilten Falle fand sich
frischer Einbruch eines perivenösen Tuberkels in das Lumen der Vena cephalica
bei tuberkulöser Erkrankung der Haut des Vorderarmes.

Seltener als im Ductus thoracicus und in den Venen, die zusammen in
mehr als $^3/_4$ aller Fälle im Spiele sind, wurden Einbruchsherde im Herzen und
zwar parietal, auch im Septum, zum Teil sich auf die Klappen fortsetzend oder
in Arterien, besonders in der Aorta oder in Zweigen der Lungenarterie gefunden.
Hanau und Sigg beschrieben einen Fall von käsiger Umwandlung der Wand
eines Aortenaneurysmas, das in eine Lungenkaverne hineinragte; Benda sah
eine Arrosion der Carotis interna durch Karies des Felsenbeins. Es ist klar,
daß solche Durchbrüche in Arterien zunächst nur das periphere Verbreitungsgebiet der betreffenden Arterie affizieren, und es unter Umständen bei einer
solchen partiellen Miliartuberkulose bleibt. Nur durch Passage der Kapillaren,
die aber weniger leicht als in der Lunge möglich ist, kann es auch hier zu allgemeiner Miliartuberkulose kommen.

Veranlassung und begünstigende Momente. Daß äußere Umstände
bei der Entstehung einer akuten Miliartuberkulose eine Rolle spielen können,
ist nicht zu verkennen, und diese Tatsache ist wohl eine der wesentlichen Unterlagen für die Ribbertsche Auffassung von der Bedeutung der individuellen
„Disposition" in der Genese der Erkrankung gewesen. Aber auch die ätiologische
Auffassung, zu der wir oben gekommen sind, gibt einer Wirksamkeit äußerer
Einflüsse sehr wohl Spielraum. Nach dem, was wir über die Vorbedingungen für
den stets anzunehmenden Einbruch in die Zirkulation sagten, können alle Umstände, die ein Fortschreiten tuberkulöser Zerstörung befördern und reaktive
Heilungsvorgänge hintanhalten, können Kongestionen, die unter Umständen
alte Herde zum Aufflackern führen, in anderen durch Erweiterung der Gefäße und Beschleunigung des Blutstromes den Eintritt von Gefäßverschlüssen
hindern und Einrisse begünstigen, können ferner mechanische Erschütterungen
u. dgl. Durchbrüchen in die Blutbahn und damit dem Eintritt akuter Miliartuberkulose Vorschub leisten.

Wenn daher Kummer und Sorge, geistige und körperliche Überanstrengung,
mangelhafte Ernährung und konsumierende Krankheiten für die akute Miliartuberkulose wie für viele andere Krankheiten zu prädisponieren scheinen, so
ist die Möglichkeit eines Zusammenhanges sehr wohl darin gegeben, daß alle
diese Umstände die Fähigkeit des Organismus zu reaktiven Heilungsvorgängen
beeinträchtigen. In derselben Weise erklärt sich wohl auch das von mehreren
Seiten beobachtete „fast epidemische Auftreten" akuter Miliartuberkulose
in bestimmten Monaten mancher Jahre durch die schädlichen Einflüsse einer
voraufgegangenen unfreundlichen Jahreszeit.

Nicht selten führen Schwangerschaft und Wochenbett durch die ungünstige
Beeinflussung einer bestehenden Tuberkulose überhaupt oder durch die Hyper-
ämisierung tuberkulöser Genitalorgane und die ausgedehnte Eröffnung von
Blutbahnen zum Ausbruch akuter Miliartuberkulose. Sonst können entzündliche Lungenerkrankungen, besonders die Bronchopneumonien nach Masern,
Angina durch Mobilisierung von Keimen in entzündeten Halsdrüsen, Typhus
durch die Beeinträchtigung des Kräftezustandes und die Eröffnung von Eintrittspforten durch die Darmgeschwüre, ebenso ferner fieberhafte Zustände
jeder Art den Eintritt der Erkrankung befördern. Auch Tuberkulininjektionen,
die von entzündlicher Reaktion gefolgt waren, sind in gleicher Weise angeschuldigt worden.

Relativ häufig ist nach Operationen an tuberkulösen Teilen, besonders
an Knochen, Gelenken und Lymphdrüsen, angeblich auch an Mastdarmfisteln

das Auftreten von Miliartuberkulose beobachtet worden. Gewiß können, besonders wenn nicht nur im Gesunden operiert wird, dabei Bazillen in die eröffneten Blutwege aufgenommen werden, in der Regel aber wohl nur in solcher Menge, daß sie zunächst eine Gefäßtuberkulose und erst durch deren Vermittelung akute Miliartuberkulose hervorrufen. Benda hat bei Knochentuberkulose auch ohne voraufgegangene Operation Gefäßtuberkel gefunden, und es mag häufig ein Zusammenhang mit einer Operation zu Unrecht angenommen werden. Das gleiche gilt für das Auftreten nach der Punktion wie auch nach rascher Resorption von Pleuraexsudaten, wobei freilich die plötzliche Erweiterung der Lymphbahnen und die Beschleunigung des Lymphstromes einmal zur reichlicheren Ausschwemmung von Keimen und zur Infektion des Ductus thoracicus führen kann. Klar ist die Entstehungsweise, wenn, wie in einem von Schulze mitgeteilten Falle, bei der Aufmeißelung eines Ohres wegen tuberkulöser Karies der Sinus verletzt worden ist.

Häufiger als bei Erwachsenen ist die akute Miliartuberkulose im Kindesalter. Diese Prädisposition des kindlichen Organismus ist nur eine Teilerscheinung seiner andersartigen Reaktion auf die tuberkulöse Infektion überhaupt. Wenn beim Kinde die lokale Gewebsreaktion an der Eintrittspforte der Bazillen häufig gering ist und es weniger leicht zur Bindegewebsneubildung und damit zu Gefäßverschlüssen kommt, vielmehr rasch eine Infektion der Lymphwege und ausgedehnte Erkrankung der Lymphdrüsen eintritt, so ist es verständlich, daß auch eine Infektion des Kreislaufes leichter als beim Erwachsenen erfolgt. Dahingestellt mag bleiben, ob dieses Verhalten nur auf Eigentümlichkeiten des kindlichen Organismus beruht oder ob, wie Hamburger meint, die Reaktion eine andere ist, weil es sich in der Regel beim Kinde um eine Erstinfektion, beim Erwachsenen dagegen um Reinfektionen handelt. Die frühere Infektion oder das längere Bestehen einer tuberkulösen Erkrankung würde dann eine relative Immunität gegen die akute Miliartuberkulose verleihen.

Symptomatologie. Die klinischen Erscheinungen der akuten Miliartuberkulose finden zum Teil ihre Erklärung in dem pathologisch-anatomischen Prozeß der multiplen Tuberkelbildung in den Organen, zum anderen Teile beruhen sie auf der Wirkung von Tuberkeltoxinen, die zunächst aus dem Einbruchsherde, späterhin auch von den sich entwickelnden Tuberkeln aus in das Blut gelangen.

Die ersten Krankheitssymptome gehen lediglich von den aufgenommenen Toxinen aus, deren Wirkung unmittelbar oder innerhalb von Stunden, allenfalls nach etwas längerer Zeit beginnt; Folgeerscheinungen der Tuberkelaussaat kommen erst nach Ablauf längerer Zeit des Wachstums zum Vorschein. — Wenn ein Einbruchsherd jüngeren Entwicklungsstadiums vorliegt, der im wesentlichen lebende Keime und daneben nur deren Stoffwechselprodukte entleert, sind in der Regel die initialen Toxinwirkungen von mäßiger Heftigkeit, und im weiteren Verlauf dominieren die Folgeerscheinungen der miliaren Tuberkelbildung an dieser oder jener Stelle; wo dagegen aus einem älteren Herde neben lebenden zahlreiche tote Bakterien und deren gefährliche Zerfallsprodukte sich dem Blute beimengen, ist der Krankheitsbeginn meist ein foudroyanter und die Toxinwirkung bleibt auch weiterhin überwiegend. Je nachdem in diesen Fällen die Aufnahme der Toxine rascher oder langsamer — vielleicht unter allmählichem Beginn durch Diffusion löslicher Stoffe noch vor dem eigentlichen Durchbruch oder aber momentan in ganzer Masse erfolgt, wird der Eintritt der Symptome mehr allmählich eingeleitet oder geschieht unvermittelt mit voller Schwere.

Unter diesen Einflüssen erfolgt die Entwicklung der Funktionsstörungen und der am Krankenbett sichtbar werdenden Veränderungen.

Fieber. Fast regelmäßig ist eines der ersten Symptome mehr oder minder hohes Fieber. Oft steigt die Temperatur unter ein- oder mehrmaligem Schüttelfrost am ersten und zweiten Tage auf 39—40⁰ und nimmt dann einen unregelmäßig remittierenden Verlauf an. Etwas seltener bleibt sie kontinuierlich auf der Höhe oder intermittiert wie beim septischen Fieber unter täglichem Schüttelfrost und zuweilen starken Schweißen. Gewöhnlich wird allerdings keiner dieser Typen konstant festgehalten, sondern die Fieberform wechselt; dabei kommt es relativ oft zu einem Typus inversus mit morgendlichen Spitzen. Andauernd hohe Temperaturen finden sich besonders bei sehr akuten Fällen mit starker Toxinwirkung und relativ geringer Beteiligung von Gehirn und Meningen an der tuberkulösen Aussaat. Dagegen hemmt erhebliche Beteiligung der letzteren starke Temperatursteigerungen oder ruft erhebliche Schwankungen hervor. Zu bemerken ist gegenüber dieser Neigung zu starken spontanen Schwankungen, daß die Beeinflußbarkeit des Fiebers durch Bäder oder Antipyretica in der Regel eine sehr geringe ist. Der Exitus erfolgt oft unter hyperpyretischer Temperatursteigerung oder auch im Kollaps bei subnormaler Temperatur bis zu 34, selbst 32⁰. — Seltener als die beschriebenen Fieberformen, aber doch wiederholt beobachtet, ist das Fehlen erheblicher Temperatursteigerungen. Namentlich scheint dies — ähnlich wie fieberlose Pneumonien — öfter bei alten Leuten mit Herzmuskelentartung vorzukommen. Leichtenstern spricht sogar von einer „ambulanten Form der akuten Miliartuberkulose". Aber auch bei Kindern und Kranken mittleren Lebensalters, meist freilich bei gleichzeitigem Bestehen irgend eines anderen konsumierenden Leidens, kommt ein solcher Verlauf vor. Relativ unbedeutend kann auch bei Phthisen, die ohnehin Fieber haben, die Steigerung desselben durch eine hinzutretende akute Miliartuberkulose sein.

Zirkulationssystem. Das vielleicht konstanteste Symptom der akuten Miliartuberkulose ist die Pulsbeschleunigung, die häufig weit über die der Temperatur entsprechenden Werte hinausgeht; Frequenzen von 120—160 bei hoher oder niedriger Temperatur sind häufig. Dabei verliert der Puls meist bald an Kraft und Fülle, wird leicht unterdrückbar und kaum fühlbar, klein und weich, aber nicht häufig dikrot. — Wie beim Fieber kommen auch hier bei alten Leuten und bei starker Meningealbeteiligung Abweichungen vor, aber etwas seltener. In diesen Fällen entwickelt sich die Pulsbeschleunigung zuweilen später.

Zeitig, manchmal schon im Beginn tritt Zyanose ein; selten erst später mit den allgemeinen Stauungserscheinungen.

Wie der Puls anzeigt, sind die Herzkontraktionen beschleunigt und schwach, der Blutdruck niedrig. Der rechte Ventrikel wird oft perkussorisch nachweislich dilatiert, es kommt zu Stauungen im kleinen und großen Kreislauf. Auskultatorisch treten nur selten systolische Geräusche auf, die in einem Falle von Mayer besonders laut und weit verbreitet waren und auf Thrombenbildung beruhten; bei längerer Krankheitsdauer entwickelt sich Akzentuation des zweiten Pulmonaltons.

Es kommt so in der Regel zu erheblichen Störungen von seiten der Zirkulation, die zum Teil Folgen der Toxinwirkung sind, zum Teil aber auch, wenigstens in den späteren Stadien, Folgen der Beeinträchtigung des kleinen Kreislaufs durch die Durchschnittsverringerung der Strombahn beim Untergang von Lungenkapillaren und durch die Verringerung der respiratorischen Hilfskräfte bei der verminderten Lüftung der Lungen. Im weiteren Verlaufe mag auch der sich steigernde Sauerstoffmangel schädigend auf das Herz wirken.

Im Blute findet sich in der Regel eine Leukopenie; bei der wiederholt beobachteten Entwicklung der Erkrankung bei Leukämie schwindet die Vermehrung der weißen Blutkörperchen auf der Höhe der Miliartuberkulose, während gleichzeitig bestehende Veränderungen der Erythrocyten zurückbleiben. — In den meisten Fällen dürfte im Blut der Nachweis von Tuberkelbazillen nach den S. 871 f. näher besprochenen Methoden gelingen, zuweilen finden sich als Zeichen der Mischinfektion andere Bakterien, besonders Eiterkokken.

Respirationsorgane. Zusammen mit der Pulsbeschleunigung oder noch vor ihr stellt sich eine Beschleunigung der Respiration auf 40 bis zu mehr als 60, bei Kindern sogar 90 Atemzügen in der Minute ein. Zu ihr tritt, meist vor dem Erscheinen der Zyanose, Dyspnoe, die sich zu unerträglichen Graden und zur Orthopnoe steigern kann, und quälender trockener Husten, beide wahrscheinlich unter der Reizwirkung der sich entwickelnden Tuberkel oder der Toxine auf den Vagus. Bei weichem Brustkorb, besonders bei Kindern, kommt es zu inspiratorischen Einziehungen des Sternums oder der seitlichen Thoraxpartien. Bei manchen Formen kommt es auch zeitig zu Unregelmäßigkeiten der Atmung, zu Cheyne-Stokesschem Typus erst im letzten Stadium. Unter dem Einfluß der heftigen Atembewegungen entsteht manchmal akute Lungenblähung. Selten tritt die Dyspnoe erst später, gegen den Ausgang der Erkrankung auf.

Abgesehen von älteren, physikalisch nachweisbaren Veränderungen ist an den Lungen häufig im Anfang ein physikalischer Befund nicht zu erheben. Mit der Größenzunahme der Tuberkel wird der Perkussionsschall mehr oder weniger deutlich gedämpft tympanitisch. Auskultatorisch wird zuerst allgemeines rauhes Atemgeräusch bemerkbar, dann infolge des unter dem Reiz der Tuberkel entstehenden Katarrhs der Bronchien, der zumeist erst die feineren, dann die gröberen Verzweigungen beteiligt, zuerst fein- und mittelblasiges Rasseln, dann auch grobes Rasseln und Giemen über die ganzen Lungen verbreitet, oft reichlicher über den oberen Partien. Bei Miterkrankung der Pleura durch Tuberkelbildung oder entzündliche Reizung kommen pleuritische Geräusche zustande. Jürgensen beobachtete wiederholt ein weiches pleurales Reiben und hielt dasselbe als durch Pleuratuberkel entstanden für pathognomonisch. — Zu bemerken ist, daß die Erscheinungen über den Lungen sehr gering bleiben oder gar fehlen können.

Auswurf ist anfangs gar nicht, späterhin spärlich vorhanden, meist farblos, schleimig, selten durch Blutbeimengungen streifig oder rostfarben wie bei Pneumonie. Nur bei längerem Verlauf kommt es zu schleimig-eitrigem, dem phthisischen ähnlichen Auswurf.

Im Röntgenbilde gibt die Erkrankung der Lungen das Bild diffuser Trübung und reis- oder marmorartiger Zeichnung.

Verdauungsorgane. Als initiale Erscheinung und später meist als Folge der Meningealerkrankung kommt es zu Übelkeit und Erbrechen. Der Appetit ist stets schlecht, die Zunge wird belegt und weiterhin trocken und rissig. Toxinwirkung führt zuweilen unter Darniederliegen der Peristaltik zu Obstipation und mäßigem Meteorismus oder aber zu Diarrhöen. Eine ev. Beteiligung des Magendarmkanals an dem anatomischen Prozesse kommt klinisch kaum zum Ausdruck. Die Leber ist zuweilen nachweislich vergrößert und häufig druckempfindlich, die Milzvergrößerung wird meist nicht palpatorisch, aber öfters perkussorisch nachweisbar.

Harnorgane. Der Urin ist von vornherein dunkelrot gefärbt, enthält oft Eiweiß und gibt fast stets, aber nicht ausnahmslos, positive Diazoreaktion, die gegen das Ende an Intensität zunehmen kann. Die Menge ist anfangs bald vermindert, in höherem Grade erst mit der sich entwickelnden Herzinsuffizienz. Tuberkelbazillen sind öfter im Urin zu finden.

Die Veränderungen im Urin sind als Folgen der Allgemeinerkrankung anzusehen, während die Miliartuberkulose der Nieren sich wohl nicht markiert.

Haut und sichtbare Schleimhäute. Schon zeitig werden, wie
erwähnt, Gesicht und Extremitäten zyanotisch, während im übrigen die Haut
auch bei hohem Fieber blaß ist. Zuweilen tritt im Anfang Herpes auf, im
weiteren Verlauf manchmal wenig zahlreiche, der typhösen Roseola ähnliche
Flecken.

Eine Miliartuberkulose der Haut wird nur ausnahmsweise sichtbar. In
einem Falle von Leichtenstern traten bis hanfkorngroße Papeln zuerst im
Gesicht, dann allmählich abwärts am ganzen Körper auf; teilweise bildeten sie
akneähnliche Pusteln. Das Auftreten eines Erythema nodosum ist wohl als
mehr zufällige Begleiterscheinung anzusehen.

Miliare Eruptionen werden zuweilen auf der Schleimhaut des Rachens
oder des Kehlkopfes bemerkbar. — In seltenen Fällen kam es im Verlaufe zu
skorbutähnlichen Erscheinungen, besonders Blutungen in die Mund- und Konjunktivalschleimhaut.

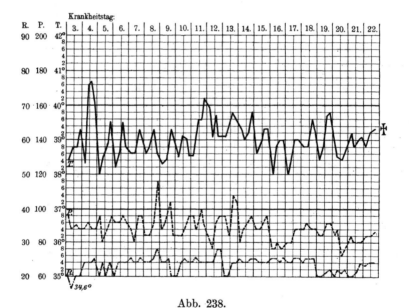

Abb. 238.

In einem Falle von Stanculescu entstand von der Herzgegend ausgehend allgemeines Hautemphysem, dessen Entstehungsweise durch die Sektion
nicht aufgedeckt wurde.

Nervensystem. Sehr wesentliche Symptome gehen vom Zentralnervensystem aus. Sie sind teils toxischen Ursprungs, teils Folge der Tuberkeleruption
und der Entzündungsvorgänge in Meningen und Gehirn.

Im Beginn treten Kopfschmerzen, Schläfrigkeit und Schwindel, dann
zunehmende Benommenheit auf. Dabei überwiegt die Unruhe über die zeitweise
vorhandenen oder in noch späterem Stadium eintretenden soporösen Zustände.
Sehr selten bleibt das Bewußtsein erhalten. — Die zuweilen schon vor starkem
Kräfteverfall auftretenden Zitterbewegungen, die starke Erschöpfung, das Zähneknirschen und dergl. sind zum Teil durch Giftwirkung auf das Nervensystem
zu erklären. Bei starker Beteiligung der Meningen finden sich die Symptome
der tuberkulösen Meningitis: außer den schon erwähnten Erbrechen und Pulsverlangsamung, Pupillenstörungen und Stauungspapille, Augenmuskellähmung

und Lähmung anderer Hirnnerven, Nackensteifigkeit, Spasmen der unteren
Extremitäten mit dem Kernigschen Zeichen, Hyperästhesie und Zuckungen.

In einzelnen Fällen wurden — ohne Meningealerkrankung — schwere
Depressionszustände (Melancholia atonica) oder Manie als beherrschendes
Symptom beobachtet. Wahrscheinlich handelt es sich dabei um eine vorher
bestehende Disposition, deren Äußerung nur durch Toxinwirkung ausgelöst
wurde.

Die Untersuchung des Augenhintergrundes ergibt in einem großen Teil
aller Fälle das Vorhandensein miliarer Tuberkel. In manchen Fällen sind nur
streifige Hämorrhagien der Netzhaut sichtbar, es können dann Tuberkel an
den nicht zugänglichen Abschnitten sitzen. Die Tuberkel präsentieren sich als
grau-gelbe oder weißliche Fleckchen, die meist zu Seiten der Netzhautgefäße
liegen und leicht prominieren. Sie können sich unter der Beobachtung, innerhalb weniger Tage, sichtlich vergrößern und erreichen etwa $1/_6$—$1/_3$ des Durchmessers der Papille.

Verlauf, Dauer und Ausgang. Der Hergang des Einbruches in die Blutbahn, Art und Menge der von dem Herde entleerten Toxine, Zahl, Virulenz
und Verteilung der Bazillen bestimmen Aufeinanderfolge und Kombination
der verschiedenen Symptome und erklären zusammen mit der individuellen
Reaktion des Organismus den verschiedenartigen und häufig wechselvollen
Verlauf der akuten Miliartuberkulose.

Mitten aus völligem Wohlbefinden oder nach mehr weniger ausgesprochenem Prodromen, mitunter auch in ganz allmählichem Übergange
aus einem schon vorher bestehenden leidenden Zustande führt die akute Miliartuberkulose rasch zu einem schweren Krankheitsbilde, das unter völligem
Darniederliegen der Kräfte und rapider, in keinem Verhältnis zu Fieber, Nahrungsaufnahme und dem Zustand der Verdauungsorgane stehender Abmagerung
stetig zum Schlimmeren fortschreitet, während die einzelnen Symptome ein
wechselndes Verhalten darbieten. Nur ausnahmsweise tritt zugleich mit einem
Aufhören des Fiebers und der anderen Erscheinungen ein Stillstand in dem
Kräfteverfall ein, um später aufs neue einzusetzen. Seltene Ausnahmen bilden
die Fälle, wo bei schon vorher mäßigem Kräftezustand und geringer Reaktionsfähigkeit des Organismus das Allgemeinbefinden bis kurz vor dem Tode keine
Störung aufwies.

Unter der großen Mannigfaltigkeit der Verlaufsweisen unterscheidet man
zweckmäßig nach dem Überwiegen verschiedener Symptomgruppen drei Typen
des Verlaufes.

1. Die typhoide Form. Die Erkrankungen, bei denen die Toxinwirkung
so stark ist, daß sie das ganze Bild beherrscht, und der Effekt der disseminierten
Tuberkelbildung kaum zum Ausdruck kommt, verlaufen wesentlich unter
schweren Allgemeinsymptomen, und ähneln daher außerordentlich dem Typhus.
Der Beginn ist freilich fast stets ein akuter, oft mit Schüttelfrost und Erbrechen;
aber manchmal geht auch ein Prodromalstadium mit Kopfschmerzen, Appetitlosigkeit, Krankheitsgefühl und mehrfachem Frösteln voraus. Das Fieber ist
vom Beginn der eigentlichen Erkrankung an hoch, kontinuierlich oder wenig
remittierend, der Puls ist mindestens dem Fieber entsprechend, meist stärker
beschleunigt, die Atmung wird im Verlauf frequent und dyspnoisch (s. Abb. 238,
typhoide Form mit späterem Hervortreten meningealer Symptome; Puls- und
Respirationsbeschleunigung sind in diesem Falle relativ mäßig), manchmal
tritt auch zeitig Zyanose und Blässe auf. Das Bewußtsein wird bald getrübt,
Unruhe und Delirien stellen sich ein. Zuweilen kommt nachweisbare Milzschwellung, Meteorismus, Diarrhöen, seltener Darmblutung hinzu. Auf der
Haut können roseolaähnliche Effloreszenzen erscheinen. Die Zunge ist belegt,

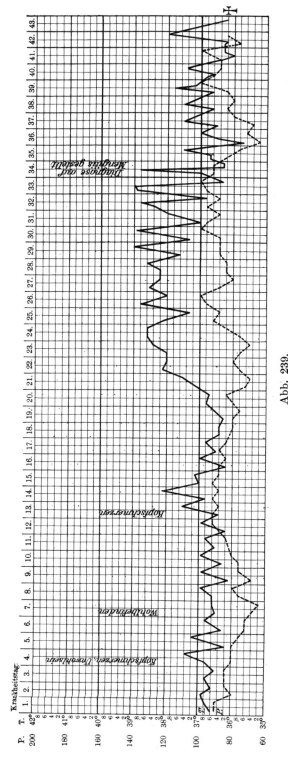

Abb. 239.

aber ohne daß, wie beim Typhus, die Ränder frei bleiben, bald werden auch meist Mund und Zunge trocken und fuliginös belegt, wie beim Typhus nur bei ganz schwerem Verlauf. Mit dem Fortschreiten der Erkrankung wird die Temperatur meist labiler, es folgt dann, wie beim Typhus, ein Stadium stärkerer, aber oft unregelmäßiger Remissionen, jedoch ohne entsprechenden Rückgang der übrlgen Krankheitserscheinungen. Häufig treten jetzt deutliche pulmonale oder meningeale Erscheinungen hinzu und bestimmen den weiteren Verlauf. Der Exitus erfolgt in der Regel ziemlich rasch, in 1—3 Wochen, im Kollaps und bei völlig getrübtem Bewußtsein.

2. Die meningeale Form. Wo die Toxine weniger massenhaft ins Blut eingeschwemmt werden, dagegen die metastatische Erkrankung des Gehirns und seiner Häute erheblich ist, überwiegen die Erscheinungen der tuberkulösen Meningitis und überdecken größtenteils die Symptome der übrigen Erkrankung. Unter raschem Temperaturanstieg oder aber ohne erhebliches Fieber treten Kopfschmerzen auf, die sich schnell und heftig steigern; der Puls zeigt mäßige Frequenz, oft auch bei bestehendem Fieber, häufig ist er unregelmäßig (s. Abb. 239, die Kurve zeigt auch das Prodromalstadium: die Kranke lag vorher wegen einer anderen, nicht fieberhaften Erkrankung auf der Station). Die Atmung läßt zunächst keinerlei Veränderung erkennen. Bald treten Nackensteifigkeit, Trübung des Sensoriums und

Delirien auf, zuweilen in der Form des Delirium tremens. Dann erscheinen Hirnnervenlähmungen, besonders im Gebiet der Augenmuskeln, Spasmen der unteren
Extremitäten und die übrigen Symptome der tuberkulösen Meningitis: eingezogener Leib, Blasenlähmung mit Urinretention, Hyperalgesien der unteren Extremitäten, gesteigerte oder fehlende Sehnenreflexe, Stauungspapille oder Neuritis
optica und Pupillenstörungen. — An das Stadium niedriger Temperaturen und
wenig frequenten Pulses schließt sich oft eine Periode der Pulsbeschleunigung und
des Ansteigens und unregelmäßigen Schwankens der Temperatur. Zugleich mit
diesem Wechsel kommt es manchmal zu scheinbaren Besserungen, zur Wiederkehr
des Bewußtseins und Hebung des Allgemeinbefindens, die aber von kurzer Dauer
sind. Husten, Auswurf und Dyspnoe treten auch im weiteren Verlauf trotz
anatomisch vorhandener Lungenerkrankung vollkommen zurück. Nur leichte
Irregularitäten der Atmung finden sich oft schon frühzeitig, und erst im komatösen Stadium tritt eine eigentümlich tiefe und beschleunigte Atmung, zuweilen
Cheyne-Stokesscher Typus auf. Sehr oft fehlt bis zum Schluß jedes deutliche Zeichen für die Ausbreitung der Erkrankung über das Zentralnervensystem hinaus, wenn sich dieselbe nicht durch das Auftreten von Chorioidealtuberkeln verrät. Präagonal kommt es sehr häufig zu exzessiver
Temperatursteigerung.

3. Die pulmonale Form. Wo weder die Toxinwirkung noch die Beteiligung der Meningen sehr stark ist, können bei reichlicher miliarer Aussaat
in den Lungen die Hauptsymptome
von den letzteren ausgehen. Fieber
und sonstige Symptome entwickeln
sich bei dieser Form etwas langsamer
als bei den anderen. Bald treten bei
von vornherein bestehendem Fieber
heftiger trockener Husten, Brustschmerzen, starke Puls- und Respirationsbeschleunigung auf (s. Abb. 240).
Im weiteren Verlauf steigern sich
mehr oder weniger rasch alle diese
Störungen und nach einigen Tagen
bestehen heftige Dyspnoe, ev. Orthopnoe, Zyanose oder Blässe und allgemeine Schwäche. Über den Lungen
treten erst feine, dann gröbere Rasselgeräusche auf, zugleich spärlicher
glasiger, selten blutig tingierter Auswurf. Der Perkussionsschall wird
über den Unterlappen oder hier und
dort in kleineren Bezirken gedämpft
tympanisch, selten über einem ganzen Lappen gedämpft. Der Kräfte-

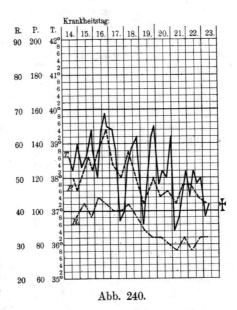

Abb. 240.

verfall ist kaum geringer als bei den anderen Formen, aber das Bewußtsein
bleibt oft längere Zeit, zuweilen dauernd erhalten und erst nach etwas
längerem Verlauf tritt unter Lungenödem der letale Ausgang ein.

Bei alten oder geschwächten Personen ist besonders häufig die pulmonale Form mit
wenig ausgeprägten Allgemeinsymptomen und protrahierterem Verlauf, bei kräftigen Leuten
mittleren Alters die typhöse. Bei Kindern steht besonders gern die Erkrankung der Meningen
im Vordergrund, oft so sehr, daß sie die übrige Erkrankung vollkommen überdeckt; ja
selbst bei fehlenden anatomischen Veränderungen innerhalb des Schädels können hier
meningeale Reizerscheinungen das Krankheitsbild beherrschen.

Zwischen den geschilderten drei Verlaufsweisen existieren natürlich alle Übergangsformen, und auch ein und dieselbe Erkrankung geht im Verlaufe häufig aus einer in die
andere Form über.

Von einer alten Phthise kann der Übergang zur akuten Miliartuberkulose ganz unmerklich erfolgen. Mäßige Steigerung des Fiebers, Hustens und der Dyspnoe, wie sie auch
sonst vorkommen, zuweilen aber auch auffällige Trübungen des Sensoriums, Pulsbeschleunigung und Zyanose treten allmählich auf, um zuletzt zuweilen doch, wenn die Diagnose
nicht gestellt wurde, unerwartet rasch, den Exitus herbeizuführen.

Die Dauer der Krankheitserscheinungen beträgt einige Stunden bis zu
2—3 Monaten, in der Mehrzahl der Fälle zwischen 2 und 3 Wochen. Der Verlauf
ist meist trotz des Wechsels einzelner Symptome ein stetig fortschreitender.
Selten kommen, wie erwähnt, Remissionen oder selbst Intermissionen von
mehreren Wochen vor. Verlaufsweisen wie in einem Falle von Reinhold, wo
in den Krankheitsverlauf eine vierwöchige Periode völligen Wohlbefindens
eingeschaltet war, sind so zu deuten, daß mehrere Einbrüche erfolgten oder daß
die anfängliche Toxinwirkung rasch vorüberging und die Wirkung der bazillären
Aussaat erst nach längerer Zeit in die Erscheinung trat.

Der Ausgang ist bis auf verschwindende Ausnahmen der Tod.

Pathologische Anatomie. Die Einbruchsstellen. Nicht nur ätiologisch steht das klinische Bild der akuten Miliartuberkulose mit dem Einbruchsherd in Beziehung, sondern ein Teil der Erscheinungen geht auch direkt
von diesem aus und hängt von seiner Beschaffenheit ab. Wir haben daher
hier auf den anatomischen Bau der Einbruchsherde kurz einzugehen.

Wo es sich an den Einbruchstellen ins Gefäßsystem nicht um bloße Durchwanderung der Bakterien oder um einfache Arrosion durch einen außerhalb
liegenden Herd handelt, liegt eine Erkrankung der Gefäßwand selbst vor, die
wie an anderen Organen unter der Form der Tuberkelbildung oder der diffusen
käsigen Entzündung verläuft. Die Tuberkelbildung tritt als Aussaat zahlreicher getrennter Knötchen auf, wie sie als miliare Intimatuberkulose besonders häufig am Ductus thoracicus vorkommt, oder in der Form des Konglomerattuberkels, der tropfenartig oder wie ein gestielter Polyp weit ins Lumen
in der Richtung des Blutstromes hineinragen kann und äußerlich wie ein
Thrombus erscheint.

Beide Erkrankungsformen können in unmittelbarer Verbindung mit einem
extravaskulären Ausgangsherd stehen. Aber auch ohne solche direkte Kontinuität kann der ursprüngliche und vorwiegende Sitz die Adventitia sein,
häufiger freilich die Gefäßintima.

Nach erfolgtem Durchbruch liegen je nach Zahl und Größe, Sitz und
Entwicklung der Herde große Höhlen mit käsiger Wandung vor, die nun
mit dem Blutstrom kommunizieren, oder es bestehen kleine Tuberkel ohne
erhebliche Erweichung, die durch Abstoßung der nekrotisch gewordenen bedeckenden Schicht mit dem Gefäßlumen in Verbindung getreten sind und käsige
Bröckel nach ihnen abgeben, zuweilen in der Mehrzahl und in verschiedenen Stadien.

Am Ductus thoracicus findet sich meist disseminierte Tuberkelbildung
oder diffus käsige Wandentzündung. Durchbrüche erweichter Herde, die zur
Kommunikation des Gefäßinneren mit einer Kaverne führen, gehen fast nur
von verkästen Drüsen, selten von der Lunge oder anderen Organen aus, und
zwar handelt es sich fast ausnahmslos um Durchbrüche in Venen, da es bei
Arterien in der Regel nicht zur Aufnahme von Kaverneninhalt ins Blut, sondern
zur — oft tödlichen — Blutung aus dem Gefäß kommt. Am häufigsten ist an
den Blutgefäßen die Entstehung einzelner größerer Intimatuberkel. Am
Herzen liegen die Herde primär meist in der Muskularis, in dem Falle eines
Aneurysmaherdes von Hanau und Sigg handelte es sich um diffus käsige
Wandveränderungen.

Die Miliartuberkulose. Entsprechend seiner Entstehung durch die plötzliche Aussaat großer Mengen von Tuberkelbazillen charakterisiert sich der anatomische Prozeß der akuten allgemeinen Miliartuberkulose durch das gleichzeitige Auftreten zahlreicher einzelner Tuberkelknötchen in fast allen Organen des Körpers. Die weitere Entwicklung erfolgt dann lediglich durch Vergrößerung aller dieser Knötchen und ev. in ihrer Umgebung auftretende Entzündungserscheinungen.

Die Miliartuberkel verteilen sich auf die meisten Organe und Organteile; jedoch zeigen sich — sicherlich als Folge der durch den Gefäßverlauf und durch Zufälligkeiten bei der Ausschwemmung bedingten Verteilung des infektiösen Materials — gewisse Verschiedenheiten in der Beteiligung der einzelnen Abschnitte, und ferner bilden sich in Abhängigkeit von der Qualität der Teile als Nährboden für den empfangenen Giftstoff — immer deutlicher mit der längeren Dauer des Krankheitsprozesses — Differenzen in der Entwicklung der Herde heraus. Je nach der Verlaufsdauer und nach der Örtlichkeit bleiben diese unter der Grenze des mit bloßem Auge Sichtbaren oder wachsen bis etwa zur Größe eines Hirsekorns (Milium) an, die sie allerdings bei rasch verlaufenden Fällen in der Regel kaum erreichen.

Wo die Einschwemmung der Tuberkelbazillen und damit die miliare Aussaat mehr schubweise erfolgt, finden sich mäßige Differenzen in Größe und Entwicklungsstadium der Tuberkel auch unabhängig von der lokalen Disposition. Fälle ausgedehnter tuberkulöser Erkrankung, bei denen größere Unterschiede der einzelnen Herde, also neben Tuberkeln verschiedenster Größe auch ausgedehntere Verkäsungen, vorliegen, sind dagegen als chronische Allgemeintuberkulosen von der akuten Miliartuberkulose zu trennen.

Bei der akuten Miliartuberkulose kommt die knötchenbildende Eigenschaft des Tuberkelbazillus am reinsten zum Ausdruck (Cornet). Die Bazillen beginnen nach Durchtritt durch die Wand der Kapillare innerhalb des Organes zu vermehren und verursachen zugleich eine Wucherung der fixen Zellen unter Bildung epitheloider Zellen und Langhansscher Riesenzellen. Des weiteren kommt es zur Einwanderung weißer Blutkörperchen aus den Blutgefäßen der Umgebung, während im Bereiche des Tuberkels die Gefäße zugrunde gehen und zwischen seinen Zellen feine Fasern auftreten, das sog. Retikulum. In manchen der Knötchen überwiegt auch die Einwanderung der lymphocytären Blutkörperchen die Wucherung der fixen Gewebselemente: lymphoide Tuberkel. Im Zentrum der frischen Tuberkel findet man, zum Teil innerhalb der großen Zellen, die Tuberkelbazillen. Bei genügender Dauer der Erkrankung kommt es dann vom Zentrum des Knötchens her zur Verkäsung, und zugleich sterben innerhalb der verkästen Partie die Bazillen ab und verlieren zum größten Teil ihre Färbbarkeit, so daß sie meist nur noch in den peripheren Teilen nachzuweisen sind. Zu ausgedehnteren Verkäsungen kommt es bei der akuten Miliartuberkulose, wie schon erwähnt, der Natur ihres Verlaufes nach nicht.

Von den Organen erkranken in erster Linie die Lungen, Leber, Nieren, Milz, dann die Meningen, Chorioidea, Schilddrüse, Knochenmark und Herz, weniger regelmäßig Venen, seröse Häute und andere Organe.

Die Lungen werden besonders oft und stark befallen, da sie bei Einbrüchen in den Ductus thoracicus, in Körpervenen oder das rechte Herz vor allen anderen Organen von den Bazillen erreicht werden und bei primärer Infektion des großen Kreislaufes durch die Bronchialarterien wie die anderen Organe exponiert sind. Zudem bieten sie durch ihren Luftgehalt den Bazillen einen besonders guten Nährboden. — Sawada hat durch experimentelle Untersuchungen wahrscheinlich gemacht, daß die Lokalisation der einzelnen Tuberkel den Lymphknötchen der Lunge entspricht, in deren engen Blutkapillaren die Bazillen stecken bleiben, während sie die weiteren der Alveolen passieren. Daß sich in den vorderen und oberen Lungenpartien meist größere Tuberkel mit stärkerer Verkäsung als in den anderen Abschnitten finden, wurde bereits erwähnt. — Das zwischen den Knötchen gelegene Lungengewebe ist hyperämisch, stellenweise findet sich entzündliche Exsudation in die Alveolarräume, die ev. zur Verkäsung in Form bronchopneumonischer Herde führt, selten zu lobärer hämorrhagischzelliger Infiltration. Zuweilen kommt es im Verlaufe zur Lungenblähung, gegen das Ende zu Ödem. — Im Kehlkopf und im Rachen finden sich in seltenen Fällen Miliartuberkel.

Gleich oft wie die Lunge befällt die Miliartuberkulose die Leber, die ebenfalls auf dem Wege zweier Gefäßsysteme, dem der Pfortader und der Leberarterie, durch die Keime erreicht werden kann. Entsprechend ihrem reich entwickelten Blutgefäßsystem wird die Leber meist zum Sitz besonders zahlreicher Tuberkel, die aber wieder infolge des reichen Blutgehaltes keine erhebliche Größe erreichen und häufig, auch weil sie sich durch ihre Färbung nur wenig abheben, lediglich mikroskopisch zu erkennen sind. Die Tuberkel sitzen meist im interazinösen Gewebe, das Entzündung und oft Gallengangwucherung zeigt. Die Tuberkel dringen in die peripheren Teile der Azini vor, selten entwickeln sie sich von vornherein im Innern derselben. Oft schwillt die Leber im ganzen an.

Die Milz ist fast konstant an der Erkrankung beteiligt und zeigt häufig eine ganz dichte Aussaat kleinster Knötchen, seltener spärlichere und etwas größere Tuberkel. Milzschwellung mit weicher, selten derber Konsistenz tritt in zwei Drittel aller Fälle ein.

An der Niere wird das Bild der Miliartuberkulose dadurch beeinflußt, daß ein Teil des Blutstromes ein doppeltes Filter passiert, indem vor die Kapillaren noch die gleich engen Arteriolen der Glomeruli eingeschaltet sind, und daß ein Teil der in ihnen haften bleibenden Bakterien mit dem Harnstrom in die Harnkanälchen hineingespült wird. So finden sich in der Niere zuweilen außer zahlreichen Knötchen im interstitiellen Gewebe von Mark und Rinde, an den Glomerulis oder in den Harnkanälchen, besonders den geraden Kanälchen der Marksubstanz Tuberkel, die an den letzteren bei längerer Dauer längliche Gestalt annehmen (sog. Ausscheidungstuberkulose).

Die Beteiligung der Meningen an der akuten Miliartuberkulose führt zunächst zum Aufschießen zahlreicher kleinster, glasiger, kaum sichtbarer Tuberkel, die oft in Reihen längs der Gefäße der Pia-Arachnoidea, weniger in der Dura liegen. Aber ganz regelmäßig kommt es daneben außer in ganz schnell verlaufenden Fällen zu erheblichen, weit mehr in die Augen fallenden entzündlichen Erscheinungen, besonders an der Hirnbasis, zu Hyperämie und kleinen Hämorrhagien und zur trüben oder fibrinöseitrigen Exsudation in die Zwischenräume der weichen Hirnhäute: Meningitis tuberculosa. Die Meningen der Hirnkonvexität und des Rückenmarks sind an der Erkrankung stets viel weniger beteiligt. In den Plexus chorioidei können auch Tuberkel und Exsudat auftreten. Seltener und spärlicher finden sich Tuberkel in der Substanz des Hirns und Rückenmarks, die aber häufig entzündlich ödematöse Durchtränkung erfährt; Hand in Hand damit wird die Ventrikelflüssigkeit vermehrt, es kommt zur Drucksteigerung, die erheblich werden kann.

Als gefäßreiche Organe weisen auch die Chorioidea, besonders in ihrer hinteren Hälfte, die Schilddrüse und das Knochenmark in der großen Mehrzahl aller Fälle miliare Tuberkel auf. Die mit dem Augenspiegel sichtbaren Tuberkel der Chorioidea haben einen Durchmesser von etwa 1 mm.

Am Herzen können alle Schichten von der Miliartuberkulose befallen werden, besonders finden sich endokardiale und subendokardiale Tuberkel in der Wand der Ventrikel. — Im Verlauf der Erkrankung kann als sekundäre Erscheinung Herzmuskeldegeneration hohen Grades eintreten. Sotow u. a. haben Veränderungen an den Herzganglien festgestellt, mit denen ev. die Pulsbeschleunigung der akuten Miliartuberkulose in Beziehung stehen könnte.

Die Venen und der Ductus thoracicus erkranken zuweilen auch sekundär, was an dem jugendlichen Entwicklungsstadium der Eruptionen zu erkennen ist. — Die serösen Häute, Pleura, Peritoneum und Perikard beteiligen sich nicht zu häufig und sind dann oft mit kleinen Knötchen dicht übersät, während das Endothel die letzteren entweder noch spiegelnd glatt überzieht oder mit fibrinösen Auflagerungen bedeckt ist. Trockene oder exsudative Pleuritis und Pericarditis, zuweilen erheblichen Grades, kommen mit oder ohne Tuberkelaussaat vor.

Die Schleimhaut des Magendarmkanals wird relativ selten befallen. In einzelnen Fällen sind größere Knötchen neben tuberkulösen Geschwüren, in anderen zahlreiche, nur mikroskopisch erkennbare Tuberkel in der Magenschleimhaut gefunden worden.

Eine Beteiligung der Haut findet in makroskopisch erkennbarer Weise sicherlich nur sehr selten statt, wahrscheinlich weil bei der kühlen Temperatur der Haut die Wachstumsbedingungen für die Tuberkel hier schlechte sind. Leichtenstern fand in einem Falle, in dem die Affektion schon intra vitam zu konstatieren war, Tuberkel im Stratum papillare der obersten Schicht der Kutis. Vielleicht ist aber mikroskopische Miterkrankung der Haut gar nicht so selten; wenigstens hat Geipel in einigen Fällen, die er darauf untersuchte, regelmäßig Miliartuberkel im Unterhautfettgewebe entdeckt.

Ein Auftreten von Tuberkeln in der Muskulatur scheint sehr selten zu sein. Dagegen sind an allen Abschnitten der Harnwege und der Genitalien Tuberkeleruptionen beobachtet worden, auch nicht selten — was von besonderem Interesse ist — an der Placenta.

Wenn der Einbruch in die Blutbahn von einer Arterie des großen Kreislaufes oder von einer Vene des Pfortadersystems aus erfolgt, kann sich die Aussaat auf das periphere Gebiet der Arterie bzw. die Leber beschränken, während der übrige Organismus frei bleibt: partielle Miliartuberkulose.

Diagnose. Das größte praktische Interesse beansprucht die akute Miliartuberkulose auf diagnostischem Gebiete. Ihre Diagnose ist wie die aller Erkrankungen mit vorwiegenden Allgemeinsymptomen nicht leicht, zumal, da der Fieberverlauf und die übrigen Symptome noch weniger charakteristische Merkmale bieten als sonst.

Bei fieberhaften Erkrankungen mit schweren Allgemeinsymptomen und ohne erklärenden Lokalbefund wird sich der Verdacht auf akute Miliartuberkulose besonders dann richten, wenn sie mit starker Beschleunigung von Puls und Respiration einhergehen. Tritt dazu erhebliche Dyspnoe und weiterhin auch Zyanose oder eine eigentümlich livide Hautverfärbung, so wird der Verdacht dringender. Das Ensemble dieser Symptome, namentlich die Tachykardie und Dyspnoe, die in einem Mißverhältnis zur Fieberhöhe und zu dem Organbefund stehen, werden schon an und für sich, wenn die auf die Diagnose anderer Erkrankungen gerichteten Prüfungen negativ ausfallen, unter Umständen zur Wahrscheinlichkeitsdiagnose der akuten Miliartuberkulose genügen. Oft handelt es sich um lediglich quantitative Abschätzung darüber, ob die nachweisbaren örtlichen Veränderungen sich zur Erklärung der Allgemeinerscheinungen genügend erweisen (Jürgensen). Frühzeitig kommt als unterstützendes Moment der positive Ausfall der Ehrlichschen Diazoreaktion hinzu.

Die Diagnose wird gestützt durch den Nachweis einer überstandenen oder bestehenden anderweitigen tuberkulösen Erkrankung nach Anamnese oder Befund oder durch hereditäre Belastung.

Macht sich im weiteren Verlaufe eine Lungenerkrankung durch Tympanie über großen Abschnitten beider Lungen, besonders den Unterlappen, durch feines Knistern, später gröbere Rasselgeräusche bemerkbar, die vorwiegend in den oberen Partien lokalisiert sind, besteht quälender, aber meist trockener Husten, so wird dies als Zeichen der Beteiligung der Lungen der Diagnose weiteren Anhalt bieten. Zu beachten ist aber, daß jegliche deutlichen Lungensymptome während des ganzen Verlaufes der Erkrankung fehlen können.

Schwellung der Milz und Leber und Schmerzhaftigkeit der letzteren sind ebenfalls zu verwerten. Wo die Symptome der tuberkulösen Meningitis zu den erwähnten allgemeinen Erscheinungen treten, werden sie ebenfalls auf die richtige Diagnose hinweisen. In diesem Falle können sogar jede erhebliche Temperatursteigerung und Pulsbeschleunigung fehlen. Zunehmende Benommenheit, Delirien, unverhältnismäßiger Kräfteverfall und Abmagerung im weiteren Verlauf sprechen für akute Miliartuberkulose.

Eine sichere Diagnose und, wo die Allgemeinerscheinungen von dem beschriebenen Verhalten abweichen, überhaupt eine Diagnose wird freilich nur möglich sein, wo eine spezifische Erscheinung auftritt, nämlich Miliartuberkel an sichtbarer Stelle, oder wo Tuberkelbazillen in den Körperflüssigkeiten nachgewiesen werden.

Die größte Bedeutung hat hier die ophthalmologische Feststellung der Chorioidealtuberkel. Der Nachweis der Tuberkelbazillen im Blute beweist freilich bei spärlichem Befund nur das Vorhandensein einer tuberkulösen Erkrankung überhaupt und desgleichen der Nachweis in der Spinalflüssigkeit nur die tuberkulöse Meningealerkrankung; trotzdem wird er, wenn die anderen Erscheinungen entsprechende sind, häufig die Diagnose entscheiden.

Zum Nachweis der Tuberkelbazillen im Blute läßt man am einfachsten nach Jessen und Rabinowicz 5—10 ccm Blut in die gleiche Menge 2,5%iger Zitronensäure einfließen. Die Mischung wird unter Vermeidung von Schaumbildung vorsichtig geschüttelt, ein bis mehrere Stunden im kalten Raum stehen gelassen und dann längere Zeit zentrifugiert. Das Sediment wird nach vorsichtigem Abgießen der Flüssigkeit ausgestrichen und nach den üblichen Methoden auf Tuberkelbazillen gefärbt. Natürlich ist meist längeres Suchen erforderlich. Andere Modifikationen des Nachweises sind in den hier und bei Jessen und

Rabinowicz zitierten Arbeiten nachzulesen. — Der Nachweis der Bazillen durch den Tierversuch ist wegen der dazu erforderlichen Zeit ohne praktische Bedeutung.

Bazillenbefund im Sputum zeigt nur das Bestehen anderweitiger tuberkulöser Erkrankung an, da die Knötchen der Miliartuberkulose gar nicht oder erst nach längerer Zeit Tuberkelbazillen in die Bronchien entleeren. Er ist wichtig, wo eine ältere Phthise auf andere Weise nicht nachgewiesen werden kann. Das gleiche gilt von dem Auftreten der Bazillen im Harn oder Stuhl. — In schwierigen Fällen wird, wo die Möglichkeit, bei einem Schwerkranken eine Aufnahme zu machen, besteht, die Röntgenuntersuchung zum Nachweis älterer Erkrankung oder der miliaren Tuberkulose der Lungen herangezogen werden.

Besondere Schwierigkeiten macht unter Umständen die Diagnose der Miliartuberkulose bei Kindern. Auch hier wird der Kontrast zwischen Atembeschleunigung und Dyspnoe einerseits und dem Lungenbefund andererseits, der eigentümliche Reizhusten, der Nachweis einer Bronchialdrüsenerkrankung und die anderen Symptome die Diagnose nahelegen.

Differentialdiagnose. Am wichtigsten ist die Unterscheidung der akuten Miliartuberkulose vom Typhus. Eine Verwechslung ist besonders dann möglich, wenn die Kranken bereits mit hohem Fieber und Benommenheit in die ärztliche Beobachtung kommen. Im klinischen Bilde spricht in erster Linie die relative Pulsverlangsamung für Typhus, starke Beschleunigung von Puls und Respiration für Miliartuberkulose, ebenso hinzutretende Dyspnoe oder Zyanose. Dikrotie des Pulses ist bei Typhus häufig, bei Miliartuberkulose selten, Pulsierregularität häufiger bei der letzteren. Leukocytenzählung und Diazoreaktion sind für eine Unterscheidung nicht zu verwerten.

Wie der Nachweis einer älteren tuberkulösen Erkrankung od. dgl. ist natürlich auch das Vorkommen von Typhusfällen in der Nähe des Kranken von Bedeutung.

Krankheitsbeginn mit deutlichen Prodromen, wiederholtem Frösteln, ist etwas häufiger bei Typhus, akuter Beginn mit Schüttelfrost und Erbrechen macht Miliartuberkulose viel wahrscheinlicher.

Im weiteren Verlauf bringt die bekannte Temperaturkurve des Typhus auf der einen, uuregelmäßiger Fieberverlauf der Miliartuberkulose auf der anderen Seite häufig Klarheit, läßt aber in atypischen Fällen im Stich. Häufig ist es die Inkongruenz der Temperaturkurve einerseits und der Puls- und Respirationskurve andererseits, welche die Miliartuberkulose gegenüber dem Typhus charakterisieren. — Treten Lungenerscheinungen auf, so werden beim Typhus unter mäßigem Hustenreiz bronchitische Geräusche, besonders über den Unterlappen, ohne perkussorische Veränderungen wahrnehmbar, bei Miliartuberkulose die oben beschriebenen Erscheinungen. Pleuritische Symptome sprechen mehr für letztere, besonders das weiche Reibegeräusch von Jürgensen, das aber sehr selten zu sein scheint. — Fehlen gastrointestinaler Symptome spricht gleichfalls für Miliartuberkulose, doch können sie sich auch beim Typhus lange oder dauernd auf leichte Verstopfung beschränken, und auch bei der ersteren Erkrankung kommen zuweilen Diarrhöen vor. — Roseolen in größerer Zahl, besonders wenn sie in charakteristischen Schüben und zur typischen Zeit auftreten, sprechen mit Sicherheit für Typhus, fühlbare Milz ist bei diesem häufiger.

Bei starker Meningealbeteiligung kann die Unterscheidung dadurch erschwert werden, daß der Puls gleichfalls verlangsamt wird. Häufig ist dann freilich auch das Fieber mäßig. Sonst müssen die meningealen Symptome zur Entscheidung führen; gewiß sind auch diese nicht immer leicht zu beurteilen, denn als sog. Meningismus können beim Typhus erhebliche Reizerscheinungen seitens der Hirnhäute auftreten, und zwar Benommenheit, Unruhe, Nackensteifigkeit, Reflexsteigerung und Hyperalgesie an den unteren

Extremitäten; dagegen weisen deutliches Kernigsches Phänomen, eingezogener Leib, fehlende Reflexe an den unteren Extremitäten oder das Vorhandensein des Babinskischen oder der gleichartigen Zeichen auf anatomische Veränderungen an Meningen bzw. Gehirn und sprechen daher im Zweifelfalle für Miliartuberkulose. Klarheit bringt hier die Lumbalpunktion, die bei Miliartuberkulose der Meningen mehr weniger stark getrübten Liquor, reichlich Lymphocyten, meist auch Tuberkelbazillen, bei Typhus klare Flüssigkeit ohne mikroskopischen Befund ergibt.

Zur Diagnosenstellung wird natürlich in allen zweifelhaften Fällen die bakteriologische Untersuchung mit herangezogen werden. Der Nachweis der Typhusbazillen einerseits und der Tuberkelbazillen andererseits im Blute gelingt heutzutage in der Mehrzahl der Fälle. Erinnert muß aber gegenüber der Überschätzung bakteriologischer Befunde daran werden, daß erstens beide Erkrankungen zusammen vorkommen können, zweitens Typhusbazillen auch bei Miliartuberkulose im Blute vorgefunden worden sind, in das sie bei Typhusbazillenträgern wahrscheinlich durch tuberkulöse Geschwüre aus dem Darm eingewandert waren. Natürlich sind solche Befunde seltene Ausnahmen. Die Möglichkeit des Nachweises der Typhusbazillen aus dem Urin und Stuhl soll hier nur erwähnt werden. Der Ausfall der Widalschen Reaktion kann zur Unterstützung der Diagnose meist erst etwa 10 Tage nach Beginn der Erkrankung herangezogen werden. Irreführende positive Resultate bei Miliartuberkulose kommen vor, sind aber selten, ebenso negativer Ausfall bei bestehendem Typhus.

In manchen Fällen ist eine Verwechslung mit Septicopyämie möglich, besonders wenn die Erkrankung im Puerperium auftritt. Regelmäßigkeit der Temperaturschwankungen und wiederholte Schüttelfröste sprechen für septische Erkrankung. Netzhautblutungen sind bei letzterer häufiger, ebenso deutliche Herzgeräusche. Im Blute findet sich bei Sepsis Vermehrung der Leukocyten und häufig gelingt in demselben der bakteriologische Nachweis der Eitererreger. Finden sich bei Verdacht puerperaler Sepsis im Genitalsekret zwar Eiterkokken, die jedoch auf der Blutagarplatte keine Hämolyse hervorrufen, so ist ihr Befund nicht für Sepsis zu verwerten. — Im Verlauf wird zuweilen durch das Auftreten embolischer Abszesse in Haut oder Netzhaut eine sichere Diagnose möglich.

Eine Unterscheidung von der Malaria, welcher der Temperaturverlauf zuweilen ähneln kann, wird durch das Fehlen von Symptomen seitens des Respirationsapparates bei der letzteren, durch die Regelmäßigkeit der Temperaturanstiege, die Schüttelfröste und schließlich durch den Nachweis der Malariaparasiten im Blute möglich. Anamnestische Angaben betreffs der Möglichkeit einer Malariainfektion bieten natürlich einen wichtigen Hinweis, und zu guter Letzt bringt der Erfolg der Chinintherapie Klarheit.

Wo eine Pneumonie in Frage kommt — rostbrauner Auswurf und Dämpfung können auch bei dieser anfangs fehlen und kommen gelegentlich auch bei Miliartuberkulose vor — wird starke Pulsbeschleunigung, zunehmende Zyanose, anhaltende Benommenheit, die bei Pneumonie selten ist, das Auftreten diffusen feinen Knisterns oder ausgesprochene Meningealsymptome, wobei wie beim Typhus an Meningismus und außerdem an eine gleichzeitige Pneumokokkenmeningitis zu denken ist, die Diagnose auf den richtigen Weg führen. Leukocytenzählung ergibt bei Pneumonie Vermehrung, bei Miliartuberkulose Verminderung; positive Diazoreaktion spricht mit größter Wahrscheinlichkeit für letztere. Die bakteriologischen Methoden, mit Vorsicht auch die Untersuchung des unter Kautelen entnommenen Sputums sind ebenfalls zu verwerten.

Die Unterscheidung der tuberkulösen Meningealerkrankung von andersartigen Meningitiden ist unter den betreffenden Kapiteln nachzusehen. Neben ausgesprochener tuberkulöser Meningitis wird man allgemeine Miliartuberkulose diagnostizieren, wo rasch eintretende Herzschwäche, Dyspnoe und Zyanose, Lungensymptome oder Chorioidealtuberkel darauf hinweisen. Häufig ist eine sichere Erkennung nicht möglich, weil die meningitischen Symptome die übrigen verdecken.

Bei wenig ausgeprägten Erscheinungen kann eine Miliartuberkulose im Anfang mit der akuten Bronchitis verwechselt werden. Die Schwere der Allgemeinerscheinungen, namentlich das längere Bestehen hohen Fiebers, Zyanose und rasche Entkräftung, die längere Dauer des trockenen Stadiums der Bronchialaffektion und die Lokalisation der Rasselgeräusche geben meist genügende Unterscheidungsmomente ab, so daß bei längerer Beobachtung eine Verwechslung kaum möglich ist. — Dagegen kann bei fieberlosem oder wenig fieberhaftem Verlaufe, namentlich bei alten Leuten, bis zum letalen Ende das Bild der einfachen chronischen Emphysem-Bronchitis und Herzmuskelentartung bestehen

Selten besteht die Gefahr, daß eine akute Miliartuberkulose durch eine exsudative Pericarditis oder Pleuritis verdeckt wird.

Ebenfalls ausnahmsweise stehen psychische Störungen so im Vordergrunde, daß Verwechslung mit einer Manie od. dgl. möglich ist.

Besondere Schwierigkeiten stellen einer richtigen und vollständigen Diagnose die Kombinationen der Miliartuberkulose mit anderen Erkrankungen entgegen. Bei der Vereinigung mit Typhus markiert sich zuweilen in der beginnenden Typhusrekonvaleszenz das Auftreten einer neuen Erkrankung durch erneuten Fieberanstieg, der freilich zuerst meist als Rezidiv imponiert, jedoch durch gleichzeitige Steigerung der Puls- und Atemfrequenz von vornherein als verdächtig erscheinen mag. Die Diagnose Sepsis und Miliartuberkulose dürfte mit irgend welcher Sicherheit nur zu stellen sein, wenn beide Erkrankungen bakteriologisch oder durch die oben erwähnten zweifellosen Zeichen (Chorioidealtuberkel und Abszesse) nachzuweisen sind. Bei anderen Kombinationen z. B. mit Gelenkrheumatismus, handelt es sich in der Regel nur um eine Aufeinanderfolge, die den Eintritt der Erkrankung verschleiert, aber eine Diagnose meist gestattet.

Prognose. Die Prognose der akuten Miliartuberkulose ist schlecht. Freilich ist, besonders nachdem die Heilbarkeit tuberkulöser Meningitis sicher gestellt ist, Heilung denkbar und auch von einzelnen Fällen, z. B. durch Eichhorst, berichtet.

Bei partieller Miliartuberkulose, wo nur ein umschriebenes Gebiet Sitz der Erkrankung wird, ist eine Heilung ohne weiteres denkbar. Aber auch in Fällen, die zur akuten allgemeinen Miliartuberkulose zu rechnen sind, kann die Toxinwirkung überwunden werden, und bei einem vorher gesunden, kräftigen Körper wird man in der Hoffnung, daß die Aussaat der Miliartuberkel keine gar zu reichliche und namentlich der Anteil der die schlimmsten Aussichten eröffnenden Lokalisation in den Meningen nicht zu erheblich ist, mit der Möglichkeit einer Heilung rechnen — freilich ist bei der Multiplizität der Erkrankung die Wahrscheinlichkeit gering, daß auch ein kräftiger Organismus die genügende Widerstandskraft besitzt.

Prophylaxe und Therapie. Die Prophylaxe der Miliartuberkulose fällt großenteils mit der Prophylaxe und Therapie der Tuberkulose überhaupt zusammen. Kräftigung des Organismus, die Heilung oder Abkapselung tuberkulöser Erkrankung befördert, beugt zugleich einer Miliartuberkulose vor. Operationen an tuberkulösen Organen sind nicht ohne zwingenden Grund und vorsichtig, möglichst im Gesunden auszuführen. Von sonst notwendigen Eingriffen, im besonderen von einer ratsam erscheinenden Punktion tuberkulöser Exsudate, wird aber die Furcht vor der Miliartuberkulose nicht abhalten dürfen, zumal nachdem erwiesen ist, daß die Mehrzahl aller exsudativen Pleuritiden, die früher als rheumatische ohne Besorgnis und ohne Schaden punktiert wurden, tuberkulöser Natur ist; höchstens wird man brüske Entleerungen vermeiden, die auch aus anderen Gründen nicht ratsam sind.

Die Therapie muß versuchen, den Körper möglichst bei Kräften zu erhalten. Gegen hohe Temperaturen, Benommenheit und Lungenerscheinungen wird man ev. ähnlich wie beim Typhus, aber mit noch größerer Vorsicht und Schonung der Kräfte von kühlen Bädern Gebrauch machen, unter Umständen auch Antipyretica anwenden. Tritt die Erkrankung in ein subakuteres Stadium ein, so sucht man durch vorsichtige, aber möglichst reichhaltige Ernährung den Kräftezustand zu heben. Gegen die Meningealerscheinungen halten wir wie bei der akuten Meningitis wiederholte Spinalpunktionen, namentlich zur Herabsetzung des Druckes, für angezeigt. Erregungszustände sind durch hydropathische Maßnahmen, wo nötig auch durch Narcotica zu bekämpfen, und es ist möglichst für ausreichende Nachtruhe zu sorgen. Beim Nachlassen der Herzkraft wird man alle Herzmittel, besonders Kampfer, auch Wein, anwenden, ohne sich damit für längere Zeit Erfolg zu versprechen.

Eine spezifische Therapie durch Medikamente, wie Jodkali, das in großen Dosen gegeben worden ist, erscheint uns zwecklos. Tuberkulin ist auf Grund theoretischer Erwägungen und nach den bisherigen Erfahrungen zu widerraten.

Literatur.

Mit Rücksicht auf die ausführlichen Literaturangaben bei Cornet und Benda (s. oben) sind hier nur die neueren oder dort nicht erwähnten Arbeiten angeführt.

Benda, Die Miliartuberkulose. In Lubarsch-Ostertag, Ergebnisse der allg. Pathol. und pathol. Anat. Bd. 5, 1900. (Mit zahlr. Lit.-Angaben.) — Bulius, Zur Klinik und Diagnostik der Tuberkulose im 1. Lebensjahre. Jahrb. f. Kinderheilk. Bd. 49, S. 2 u. 3, 1899. — Busse, Über das Vorkommen von Typhusbazillen im Blute von nicht typhuskranken Personen. Münch. med. Wochenschr. 1908, Nr. 21. — Cornet, Die akute allgemeine Miliartuberkulose in Nothnagel, Spez. Pathol. u. Ther. Bd. 14, 1900. (Mit vollst. Lit.-Angabe bis 1900.) — Esau, Ein Fall von Miliartuberkulose mit Staphylokokkensepsis. Münch. med. Wochenschr. 1905, Nr. 37. — Geipel, Über das Verhalten der Haut bei Miliartuberkulose. Sitzungsber. Münch. med. Wochenschr. 1909, Nr. 22. — Herz, Über Erscheinungen von Kreislaufstörungen bei Miliartuberkulose. Wien. klin. Wochenschr. 1906, Nr. 31. — Jessen und Rabinowicz, Über das Vorkommen von Tuberkelbazillen im kreisenden Blute. Deutsche med. Wochenschr. 1910, Nr. 24. (Mit Lit.-Ang.) — Jünger, Ein Fall von Leukämie, kompliziert mit Miliartuberkulose. Virchows Arch. Bd. 162, S. 2, 1900. — Klieneberger, Kongr. d. deutsch. Röntgengesellschaft. Münch. med. Wochenschr. 1909, Nr. 18. — Liebermeister, Über Tuberkelbazillen im Blute der Phthisiker. Vers. deutsch. Naturf. 1908, Zentralbl. f. allg. Pathol. u. pathol. Anat. 1908, S. 934. — Lippmann, Zum Nachweis der Tuberkelbazillen im strömenden Blute der Phthisiker. Münch. med. Wochenschr. 1909, Nr. 43. — Lüdke, Über den Nachweis von Tuberkelbazillen im Blute bei der Lungentuberkulose. Wien. klin. Wochenschr. 1906, Nr. 31. — Mayer, Zur Pathologie der Miliartuberkulose. Münch. med. Wochenschr. 1900, Nr. 3—4. — Ribbert, Über die Miliartuberkulose. Deutsche med. Wochenschr. 1906, Nr. 1. — Rose, Miliartuberkulose im Wochenbett. Münch. med. Wochenschr. 1909, Nr. 38. — Sawada, Aus Kenntnis der hämatogenen Miliartuberkulose der Lungen. Deutsch. Arch. f. klin. Med. Bd. 76, S. 4 u. 5, 1903. — Schmorl, Zur Frage der Genese der Lungentuberkulose. Münch. med. Wochenschr. 1902, Nr. 33—34. — Senator, Zur Diagnose des Abdominaltyphus und der Miliartuberkulose. Char.-Ann. Bd. 17, 1892, S. 272. — Sotow, Veränderungen der Herzganglien bei Miliartuberkulose der Kinder. Arch. f. Kinderheilk. Bd. 29, S. 3 u. 4, 1900. — Stanculescu, Ein Fall von Tuberkulose, kompliziert mit allg. subkutanem Emphysem. Spitalber. Bd. 25, S. 90, 4, 1905.

Lepra.

Von

Paul Krause-Bonn.

Mit 13 Abbildungen.

Synonyme: Aussatz; Lepra; mittelhochdeutsch: Miselsucht, Maltzei; englisch: Leprosy; französisch: la Lèpre; italienisch: la Lebbra; norwegisch: Spedalskhed; holländisch: Melaatscheid.

Unter Aussatz oder Lepra verstehen wir eine chronische infektiöse Krankheit, welche seit vielen Jahrhunderten das Menschengeschlecht befällt; sie verläuft außerordentlich chronisch, vielfach mit großen Verstümmelungen und führt meistens mit ganz geringen Ausnahmen unmittelbar den Tod herbei. Als Erreger der Lepra ist der von Armauer Hansen entdeckte Leprabazillus anzusehen.

Geschichtliches. Der Aussatz ist bereits in den ältesten Schriften der Indier, der Ägypter und der Juden als scharf charakterisiertes Krankheitsbild zu finden. In der Bibel spielt er vielfach eine große Rolle. Die Griechen bezeichneten den Aussatz gewöhnlich mit Elephantiasis oder als das Herakleische Übel.

Eine recht ausführliche, gute Schilderung gibt Aretäus Cappadox, welche Sticker in seiner Darstellung der Lepra in deutscher Übersetzung wiedergibt. Man erkennt daraus, daß den griechischen Ärzten das Krankheitsbild sehr gut bekannt war. Die erwähnten Völker wußten sich bereits nicht anders der Seuche zu erwehren, als dadurch, daß sie die davon Befallenen aussetzten. So vertrieb Moses die mit Lepra Behafteten aus dem Lager der Israeliten, so handelten die Perser, so handelten die Inder, die Chinesen, die Japaner. Alle die Unglücklichen, welche von der Krankheit befallen wurden, wurden aus der Gemeinschaft der Familie und der Gemeinde ausgestoßen. In Mitteleuropa wurde die Krankheit durch die Kriegszüge der römischen Soldaten, vor allem zur Zeit der Völkerwanderung verbreitet. Sie gehörte im Mittelalter zu den gefürchtetsten Krankheiten und erlangte eine sehr große Ausdehnung. Im 12. und 13. Jahrhundert gab es in Europa viele Hunderte, ja Tausende von Aussatzhäusern. Im 14. Jahrhundert läßt die Seuche bereits beträchtlich nach, etwa zu derselben Zeit, als die neue Geißel des Menschengeschlechts, die Syphilis, auftauchte. In einzelnen Gegenden Europas, speziell in Norwegen und Portugal war aber die Lepra bis heutigen Tages immer endemisch vorhanden. Nach Amerika soll sie durch Negersklaven, welche aus Afrika nach dem Süden von Nordamerika transportiert worden waren, eingeschleppt worden sein. Auffallenderweise verbreitete sie sich nicht unter den Indianern, dagegen unter den Europäern, Negern und Mischlingen. In Indien und China ist sie seit Anfang der menschlichen Geschichte stets vorhanden gewesen und verbreitete sich von dort aus auf die asiatischen und australischen Inseln. Nach Australien soll sie erst 1851 von China aus eingeschleppt worden sein; nach Südafrika ist sie in der Mitte des 18. Jahrhunderts durch Malayen gebracht worden.

Der Leprabazillus. Der Leprabazillus ist zuerst von Armauer Hansen im ungefärbten Präparate in den früher sog. Leprazellen gesehen worden. Der Autor bezeichnete letztere als „braune Körperchen", weil sie im frischen Zustand tatsächlich eine braune Farbe besitzen und hielt sie für ein spezifisches Kennzeichen der leprösen Natur einer Neubildung. Er fand in den braunen Körperchen kleine Stäbchen, die teils in Zellen eingeschlossen, teils frei in der Präparatflüssigkeit vorhanden waren. Nachdem er von Robert Koch eine Anweisung über die Färbungszeit und -Weise für Tuberkelbazillen erhalten hatte, gelang es ihm, auch die Leprabazillen damit zu färben. Kurze Zeit vorher war das auch A. Neisser geglückt.

Der Leprabazillus ist ein unbewegliches Stäbchen von etwa 6 μ Länge, welche man auch im frischen Präparat, im Inneren von Zellen besonders, wenn man die Zelle in Osmiumsäure zerzupft, sehen kann. Sie verhalten sich Anilinfarben gegenüber wie die Tuberkelbazillen, doch färben sie sich leichter als diese. Man bringt die Schnitte in der Kälte 24 Stunden in 5%iges Anilin-oder Karbolfuchsin und entfärbt sie mit Salzsäure-Alkohol und färbt mit Methylenblau oder Hämatoxilin nach. Die Färbung mit Karbolfuchsin kann man dadurch, daß man die Schnitte im Brutschranke bei 37⁰ läßt, bis auf 6 Stunden reduzieren. Von den meisten Untersuchern wird häufig angenommen, daß die Leprabazillen zum Teil in den Zellen, zum Teil außerhalb derselben liegen. Unna vertritt die Ansicht, sie liegen nur in den Lymphspalten und niemals in den Zellen, während Hansen der Meinung ist, daß sie nur in den Zellen vorkommen; alle Bazillen, die in dem Gewebe liegen, seien durch die künstliche Präparation dahin gebracht worden. Man sieht häufig in den Bazillen vereinzelte hellere Stellen, welche mit größter Wahrscheinlichkeit als Degenerations- oder Zerfallsprodukte aufzufassen sind.

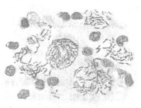

Abb. 241.
Leprabazillen in der Milz. Färbung mit der Tuberkel-bazillenprobe; Gegenfärbung mit Hämatoxylin.

Alle Kulturversuche sind bisher mißlungen. Die von einer Anzahl von Autoren, ich nenne Czaplewski, Babes, Glück, aus Lepra-Produkten gezüchteten Bazillen, haben sich keine allgemeine Anerkennung verschaffen können. Ich selber habe bei zwei Sektionen sehr ausgedehnte Kulturversuche gemacht. Ich verwandte dazu alle bekannten Nährböden (aerobe, anaerobe), stellte mir Nährböden aus menschlichen Organen (Leber, Milz, Lungen, Gehirn, Muskeln) her, ohne ein positives Resultat erhalten zu können. Gewebspartikel, welche in das Peritoneum von Tieren, Kaninchen, Meerschweinchen, Hunden eingebracht werden, werden meist reaktionslos resorbiert. In einzelnen Fällen entstanden kleine Knötchen, welche als nicht spezifisch anzusehen sind.

Der Leprabazillus ist im menschlichen Körper außerordentlich verbreitet, kein Organ bleibt davon verschont. Er kommt regelmäßig in starker Anhäufung vor. Wir wissen heute, daß diese Gebilde der Hauptsache nach keine Zellen, sondern Bazillen sind. Die braunen Körperchen in ihnen werden als gequollene Bazillen angesehen und gewöhnlich nach dem Vorgange von Unna als Gloea bezeichnet.

Vorkommen. Beim lebenden Menschen finden sich die Leprabazillen fast regelmäßig in dem Nasensekret, Sticker hat das Verdienst, darauf hingewiesen zu haben. Er zog daraus den Schluß, daß die Lepra eine Nasenkrankheit sei und hält den Primäraffekt in der Nase gelegen. Untersuchungen, die von vielen anderen (Kolle, Jeanselme und Laurens) vorgenommen wurden, bestätigten diese Angaben von Sticker. Ich selbst fand sie in sieben selbst untersuchten Fällen zum Teil außerordentlich zahlreich. Es ist daher begreiflich, daß beim Niesen, Husten und forcierten Sprechen Leprabazillen von den Kranken ausgestreut werden. Im Speichel sind oft Leprabazillen vorhanden, wenn sich auf der Zunge oder im Rachen rote Knoten und Infiltrate vorfinden. In Ulzerationen der Haut und Schleimhäute sind sie stets zu sehen. Doutrelepont konnte die Diagnose der Lungenlepra, welche an sich sehr selten ist, durch Untersuchung des Sputums stellen. Im Blut sollen sich die Leprabazillen besonders in weißen Blutkörperchen eingeschlossen finden. Die meisten dieser positiven Befunde sind allerdings in der Weise gewonnen, daß man einen Einstich in die Fingerbeere machte. Sticker fand dabei vor allem im Fieberanfall so zahlreich Bazillen, daß er annimmt, das Fieber sei in solchen Fällen durch Bazillenaussaat zu erklären. Ob in dem durch Venenpunktion gewonnenen Blute regelmäßig Bazillen zu finden sind, ist noch nicht einwandfrei bewiesen, immerhin ist es wahrscheinlich. Bei der Sektion findet man die Bazillen, vor

allem außerordentlich zahlreich in der Leber, in der Milz, in den Blutgefäß-
Endothelien, in den Venen, in den peripheren Nerven, auch im Zentralnervensystem, in den Lymphdrüsen, Testikeln und der Haut, seltener in den Lungen,
in den Nieren, im Darm (Doutrelepont), auch in anderen Organen hat man
sie, wenn auch spärlich, gefunden. Frei davon sollen die weiblichen Geschlechtsorgane und die bronchialen Lymphdrüsen sein.

Die von Uhlenhuth empfohlene Antiformin-Methode hat sich als Anreicherungs-
verfahren auch zum Nachweis der Leprabazillen im Sputum sehr bewährt und sollte stets
angewandt werden, wenn Verdacht auf Lungenlepra besteht.

Serologische Untersuchungen. Nach Meier kommt die Wassermannsche Reaktion bei der tuberösen Form der Lepra in ca. 70 % der Fälle vor, noch
häufiger ist dabei die Komplemententbindungsreaktion gegenüber Tuberkulin;
dadurch wird eine serologische Differentialdiagnose zwischen Lues und Lepra
ermöglicht. (Lepra, Bibliotheca international. Bd. II, S. 340.)

Nach K. Steffenhagen (Berl. klin. Wochenschr. 1910, Nr. 29) werden bei
der Lepra Komplemententbindungsreaktionen nur in frischen Fällen gefunden.

Epidemiologie. Nach unseren heutigen Kenntnissen ist der Mensch der
einzige Träger und Verbreiter der Lepra. Nach neueren, noch nicht allgemein
anerkannten Experimenten gelingt es, die Lepra auf Tiere zu übertragen (s. u.),
spontan kommt sie bei ihnen nicht vor. Unreinheit, Elend, schlechte hygienische
Verhältnisse tragen zu ihrer Verbreitung viel bei. Es ist sehr bemerkenswert,
daß auch heute in allen Gegenden, wo Lepra noch endemisch vorkommt, in
erster Linie die niedrigen Schichten der Bevölkerung befallen werden. Ausnahmen bestätigen auch hier die Regel. Zweifellos sind, vor allem bei engem
Zusammenliegen alle Menschen bis zu einem gewissen Grade für die Lepra
empfänglich. Es ist auffallend, wie gerade in Gefängnissen, in Zuchthäusern
durch einen Leprakranken die Krankheit starke Verbreitung finden kann.
Das bekannteste Beispiel dafür ist die Strafkolonie Neu-Kaledonien. Einige
der Sträflinge infizierten sich durch den Verkehr mit Eingeborenen. Heute
sind viele Hunderte von den Sträflingen durch diese angesteckt worden, während
die Krankheit unter den dort frei lebenden Europäern kaum vorkommt. In
Indien findet sich der Aussatz besonders zahlreich unter den Parias; in Konstantinopel in den dicht bevölkerten Zigeuner- und Judenvierteln. Die oben
erwähnten Isolierungsmaßnahmen der ältesten Völker beweisen besser als Worte,
daß alle Völker, die mit der Lepra in Berührung gekommen waren, sie für ansteckend hielten. Als Träger der Krankheit galt ihnen nur der kranke Mensch.
Infolgedessen trieb man ihn hinaus aus der Gemeinschaft und suchte durch
diese rigorose Maßnahme der schrecklichen Krankheit Herr zu werden.

Außer dem kranken Menschen werden verschiedene Nahrungsmittel
als Überträger der Lepra bezeichnet. Besonders in Norwegen ist der Glaube
weit verbreitet, daß die Lepra durch Fische übertragen werde, vor allem sollen
Seezungen und Forellen gefährlich sein, ferner wird das Schweinefleisch beschuldigt. Die jüdischen und mohammedanischen Religionsstifter verboten
daher aus religiösen Gründen das Schweinefleisch, offenbar weil sie annahmen, daß durch seinen Genuß Aussatz entstehen könne.

Die mutmaßlichen Übertragungswege der Lepra. Für die Erblichkeit
der Lepra liegen einwandfreie Beobachtungen nicht vor, vielmehr muß daran festgehalten werden, daß der Träger und Verbreiter der Lepra der Mensch ist.
Die von älteren Ärzten, besonders von Danielsen und Boeck aufgestellten
Stammbäume Lepröser, womit sie die Heredität beweisen wollten, zeigen nur,
daß die Lepra sehr häufig als Familienkrankheit vorkommt. Die Erkrankung
in direkter Deszendenz kann nur in 10—20 % der Fälle nachgewiesen werden.

Daß mehrere Generationen einer Familie leprös sind, kommt nur in einer ganz geringen Zahl der Fälle vor. Die Zeugungsfähigkeit der Leprösen scheint sehr schnell abzunehmen. So wurden nach Babes unter 1564 Ehen Lepröser vor der Erkrankung 2447 Kinder, nach Ausbruch der Krankheit nur 468 Kinder geboren. Von diesen Kindern wurden 75 leprakrank. Die von portugiesischen Ärzten verteidigte Ansicht, daß die Lepra eine oder mehrere Generationen überspringen kann, ist nicht einwandfrei zu beweisen.

Daß die Lepra in erster Linie von Mensch zu Mensch übertragen wird, dafür ist der größte Teil der Lepraerkrankungen Zeuge; in den von mir untersuchten Fällen konnte die Ansteckung in ganz bestimmter Weise für jeden Fall nachgewiesen werden. Zwischen Ausbruch der Krankheit und der Infektionsmöglichkeit lagen allerdings Jahre, in einem Falle sogar 18 Jahre dazwischen. Besonders lehrreich sind in dieser Hinsicht die von französischen Autoren angeführten Fälle von Lepra, welche an der Riviera beobachtet wurden. Während jahrhundertelang infolge strenger Isolierungsmaßregeln die Lepra aus Frankreich verschwunden war, trat sie in einigen der dortigen Städte wieder auf, und zwar konnte für jeden einzelnen Fall die Ansteckung von außen her nachgewiesen werden.

Ein besonders charakteristisches Beispiel ist folgendes: In der Stadt Tourette wurde im Jahre 1815 durch einen leprösen, von auswärts stammenden Dienstboten die Lepra eingeschleppt. Dadurch wurden die Dienstherrschaft, Mann und Frau, sowie eine aus sechs Personen bestehende Familie infiziert. Als in eine von diesen letzteren innegehabte Wohnung ein Gesunder einzog, erkrankte auch dieser kurze Zeit nachher an Lepra. In San Remo übertrug die Großmutter die Lepra auf die Enkelin, welche ihrerseits die Krankheit auf ihre vier Kinder übertrug.

In Rumänien waren unter 85 Kranken 9 Fälle vorhanden, in denen mehrere Lepröse in einer Familie gefunden wurden, in drei Familien je drei, in einer Familie vier. Bei sorgfältig anamnestischer Erhebung kann man in Gegenden, wo die Lepra nicht sehr verbreitet ist, den Nachweis führen, daß in solchen Fällen die Heredität keine Rolle spielt, sondern die Übertragung von Mensch zu Mensch stattgefunden hat. Bergmann teilt einen besonders instruktiven Fall mit. Er konnte einen Stammbaum von vier Generationen von Leprösen aufstellen. Bei der genauen Feststellung der Ansteckungsdaten zeigte sich aber, daß die Eltern mehrfach zu gleicher Zeit erkrankten, wie ihre Kinder und daß die Ansteckung durch dritte Personen erfolgt war. Die Hauptrolle spielt wohl dabei das enge Zusammenleben der Familienmitglieder, vor allem scheint das Schlafen in demselben Bett und der geschlechtliche Verkehr dabei eine Rolle zu spielen. Die Gemeinschaft der Gebrauchsgegenstände, der Kleider usw. ist besonders bei unhygienischen Verhältnissen eine Vergrößerung der Infektionsgefahr.

Übertragungen der Lepra von einem Ehegatten auf den anderen sind nicht gerade sehr häufig. Bei kurz dauernden Ehen zwischen Leprösen und nicht Leprösen sollen sie 2½% betragen, bei länger dauernden Ehen nach Münch 11%. In Rumänien wurde unter 260 Fällen nur ein einziger nachgewiesen, bei dem eine Infektion in der Ehe wahrscheinlich war. Der Geschlechtsverkehr als solcher wird wahrscheinlich eine geringere Rolle spielen als das enge Zusammenleben, besonders unter unhygienischen Verhältnissen.

Bei dem Zustandekommen der Infektion ist von großer Bedeutung die Form der Lepra. Nach Ansicht der meisten Lepraforscher ist die anästhetische Form wenig oder gar nicht kontagiös. Besonders jene Fälle von Knotenlepra werden für die Verbreitung der Krankheit als besonders gefährlich angesehen, wo durch Räuspern, durch Husten, durch offene Wunden die Leprabazillen eine weitere Verbreitung in der Umgebung finden können. Eine gewisse individuelle Disposition scheint vorhanden zu sein, wenn auch die Gesetze, unter denen sie zustande kommen, noch nicht bekannt sind.

Coffin behauptet, daß infiziertes Wasser die Lepra übertragen könne.

Verbreitung der Lepra in Deutschland. In Deutschland waren nach amtlichen Mitteilungen von Kirchner im Jahre 1907 26 Aussatzkranke vorhanden, davon 19 in Preußen und 7 in Hamburg; im Lepraheim in Memel waren 16 Aussatzkranke in Behandlung; 1908 25, davon in Preußen 19, in Bayern 1, in Sachsen 1, in Hamburg 4.

In den deutschen Kolonien kommt die Lepra gleichfalls vor; es wurden behandelt in Deutsch-Ostafrika 1907/08 31 Farbige, in Togo 14, Wendland schätzt die Zahl der Leprösen in Togo auf etwa 1000 (= 1,3—1,5 % der Bevölkerung); in Kamerun scheint sie sehr verbreitet zu sein, besonders im Süden des Schutzgebietes. In Deutsch-Südwestafrika wurde Lepra nicht beobachtet, während sie auf den Marschallinseln, Samoa, Deutsch-Guinea, Karolinen in geringer Anzahl konstatiert wurde (Lepra, Bibliotheca international. Bd. II, S. 77).

Die experimentell beim Menschen versuchte Übertragung der Lepra. Armauer Hansen in Bergen hat auf der ersten Leprakonferenz über Übertragungsversuche beim Menschen in zusammenfassender Weise interessante Mitteilungen gemacht. So impfte Dr. Danielßen im Jahre 1844 Knotenmaterial, später Blut von einem Leprösen sich selbst ein. Später impfte er zwei Gehilfen und einen Krankenwärter im St. Georgshospital in Bergen, ohne daß er selbst, noch die anderen Geimpften an Lepra erkrankten. Im Jahre 1846 ließ er sich einen kleinen leprösen Knoten unter die Haut des linken Oberarmes bringen und die Wunde vernähen. Sehr begreiflicherweise (wir befinden uns ja in der vorantiseptischen Zeit) trat Eiterung ein, die Wundnähte schnitten durch, es bildete sich ein Geschwür, welches innerhalb von einer Woche heilte. 1856 ließ sich Danielßen, sein Unterarzt Dr. Luhberg, der Ökonom, zwei Wärterinnen, der Diener und der Unterdiener am Longegardshospital in Bergen mit Knotenstückchen, Blut und Pleuraexsudat von Leprösen impfen. Nur bei letzterem entstand eine leichte Lymphangitis. 1857 wurden mehrere Syphilitiker und Favuskranke mit Knotenstückchen geimpft. 1858 ließ sich wiederum Dr. Danielßen und ein Wärter mit leprösem Material impfen. Alle diese Versuche hatten ein negatives Resultat. Nach Ansicht von Hansen ist es ein besonderes Glück gewesen, daß keiner von den Kranken an Pyämie zugrunde gegangen ist, da die Impfungen ja in vorantiseptischer Zeit vorgenommen wurden. In einigen Fällen konnte man annehmen, daß die mit Leprabazillen eingebrachten anderen Bakterien die ersteren getötet haben.

Professor Profeta hatte in Italien zwischen 1868 und 1875 Impfungen mit leprösem Material an zwei Weibern gemacht, gleichfalls mit negativem Erfolg. Dr. Bargilli in Mytilene hat zwei vergebliche Impfungen vorgenommen. Hansen hat bei zwei Personen, welche anamnestisch leprös behaftet waren, mit leprösem Material aus einem Knoten geimpft. Eine Reaktion trat nicht auf. Ein von Dr. Arning-Hamburg vorgenommener Impfversuch an dem Verbrecher Keanu auf den Sandwichs-Inseln fiel anscheinend positiv aus: Keanu wurde leprös. Der Fall ist aber nicht beweisend, da Verwandte, sogar der eigene Sohn des Verbrechers leprös waren, eine Infektionsmöglichkeit demnach vorher schon bestand.

Impfversuche mit leprösem Material an Tieren. Während frühere Untersucher übereinstimmend angeben, daß die Lepra auf Tiere nicht übertragbar sei, berichtet Sugai (Osaka), daß die japanische Tanzmaus das geeignetste Objekt zu einem Übertragungsversuch der Lepra sei; nach 148—186 Tagen sei nach Injektion in die Bauchhöhle oder in die Hoden Vermehrung der Leprabazillen, sowie viele der Lepra eigentümliche Veränderungen der Organe, wie der Leber, Mesenterial- und Bronchialdrüsen aufgetreten. Nicolle hatte Erfolg mit der Übertragung der Lepra auf einen Makakus. Kedrowsky gibt an, bei Kaninchen und weißen Mäusen positive Resultate gehabt zu haben. Bei Wanderratten soll eine lepraähnliche Erkrankung der Haut und der Lymphdrüsen vorkommen (Stefansky, Zentralbl. f. Bakteriol. Bd. XXXIII). Neuere Versuche aus der Eichhorstschen Klinik von Jezierski hatten in Übereinstimmung mit den meisten anderen Untersuchern ein negatives Resultat (Münch. med. Wochenschr. 1908, Nr. 639).

Ich selbst impfte eine große Anzahl von Kaninchen, Meerschweinchen, Ratten, Mäusen mit Infektionsmaterial, ohne daß die Tiere irgend welche leprösen Erscheinungen bekamen. Die mit Lungenmaterial Geimpften erkrankten an Tuberkulose, welche auch makroskopisch und mikroskopisch in der Lunge nachgewiesen wurde.

Symptomatologie. Vom klinischen Standpunkt unterscheiden wir am besten nach dem Vorgange von Danielßen

1. die Knoten-Lepra, Lepra nodosa,
2. die Nerven-Lepra, Lepra nervorum,
3. die gemischte Lepra, Lepra mixta.

Dazu soll die allen drei Formen gemeinsame Lepra der inneren Organe der Übersicht halber gemeinsam als 4. Abschnitt besprochen werden.

Inkubation. Die Inkubationszeit der Lepra ist eine ganz auffallend hohe. Unter 3—5 Jahren sind kaum Fälle beobachtet, gewöhnlich vergehen 5—10, ja 10—20 Jahre, ehe die Lepra bei einem Kranken, seit er sich der Infektionsgefahr ausgesetzt hat, ausbricht. Es sind eine ganze Anzahl von gut beglaubigten Erkrankungen in der Literatur niedergelegt, wo die Lepra bei Menschen ausbrach, welche seit 20—32 Jahren in leprafreien Gegenden gelebt hatten, die Infektion muß demnach vor dieser Zeit erfolgt sein. Nun ist es allerdings nicht unwahrscheinlich, daß bei solchen Patienten die Lepra vorher, ehe sie eine manifeste Erscheinung macht, vorhanden war und nicht erkannt wurde. Nach Angaben kritischer Beobachter ist aber an der Tatsache nicht zu zweifeln, daß in der Norm 5—10 Jahre vergehen, ehe die Lepra ausbricht.

Eine intrauterine Übertragung der Lepra scheint nicht stattzuhaben. Dagegen sind unzweifelhaft Fälle bekannt geworden, in denen die Lepra innerhalb der ersten Lebensmonate (5—6 Monate) bei Kindern ausbrach, welche von leprösen Eltern stammten (Zambaco).

Prodromalstadium. In der langen Inkubationszeit werden Erscheinungen, wie vorübergehendes Fieber, Kopfschmerzen, Verdauungsstörungen, neuralgische Schmerzen, Blutarmut, Menstruationsbeschwerden von einer Anzahl von Autoren als leprös bedingt angesehen; ob mit Recht, bleibt dahingestellt; tatsächlich sind allerdings hin und wieder lang bestehende Exanthemflecke, starkes Hautjucken, welches jahrelang bestehen kann, gefunden worden.

Initialerscheinungen. Als solche werden subjektive Sensibilitätsstörungen in Form von Hyperästhesie, Kältegefühl der Haut, starkes Jucken, Ameisenlaufen an Händen und Sohlen, leichte Fiebererscheinungen angesehen. In vielen Fällen tritt ein Ausfallen der Haare, eine starke Hypersekretion der Hautdrüsen, eine Rhinitis sicca mit häufigem Nasenbluten auf. Die Nasenaffektion kann in vielen Fällen das erste Symptom sein, welches auf eine Lepra hindeutet.

Nach Petersen treten die ersten sichtbaren Erscheinungen der Lepra stets auf der Haut in Form von Flecken, Knoten und Blasen auf; sie sind bereits der Ausdruck der Allgemeininfektion. Bei der Lepra nodosa traten in 68,8 % die ersten Flecken im Gesichte auf, bei der Lepra maculo-nervosa in 76 % an den Extremitäten. Sehr frühzeitig erkranken die Schleimhäute, besonders die der Nase und des Kehlkopfes.

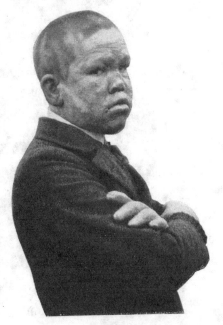

Abb. 242.
Lepra nodosa. Facies leontina.
(Eigne Beobachtung.)

1. Lepra nodosa.

Die Knoten-Lepra, Lepra nodosa hat ihren Namen daher, daß in der Haut eigenartige Knoten auftreten, welche dem Kranken ein sehr charakteristisches Aussehen geben. Im Frühstadium sind vielfach Erytheme in Form von linsengroßen und kleineren Flecken vorhanden, auch in Form von diffuser, eigenartig

rötlichbräunlicher Färbung von großen Partien der Haut. Solche Flecke treten
nach Eingabe von Jod in sehr charakteristischer Weise stärker hervor.   In
vielen Fällen ist man imstande, direkte Verdickungen der Haut darüber zu
konstatieren. Die Oberfläche ist glatt, häufig von eigenartigem Glanze. Die
Flecke werden meistens dunkler, je älter sie sind. Im Bereich dieser Flecken
besteht häufig Hautjucken und eine auch objektiv nachweisbare Hyperästhesie,

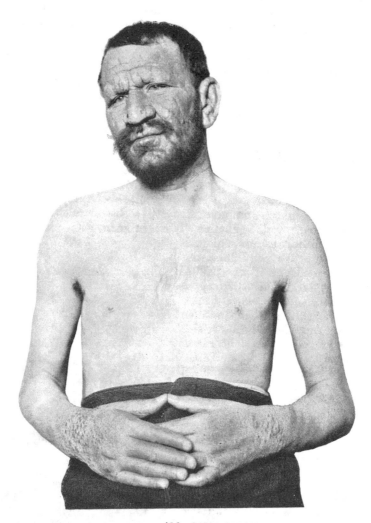

Abb. 243.
Lepra nodosa.
(Eigne Beobachtung.)

in späteren Stadien findet man auch anästhetische Zonen. In bezug auf Sitz
und Größe bestehen große Verschiedenheiten. An den Extremitäten finden
sie sich meistens an der Streckseite, vielfach sind sie auch symmetrisch angeordnet. Auch im Gesicht und am Rücken sind sie nicht selten. Die Farbe ist
nach Danielssen und Boeck im Anfang karmosinrot. Nach Babes finden
sich nicht selten blaurote Flecke. Allmählich färbt sich das Zentrum dunkler

und macht einer braunen bis braunroten Farbe Platz. Die Flecke schuppen manchmal ab.

Die Haare der Leprösen fallen vielfach aus, sowohl die des Bartes, wie die der Augenbrauen, der Achselhöhle und der Genitalsphäre. Bricht die Lepra im jugendlichen Alter aus, so kommt es vielfach überhaupt zu keiner Haarentwicklung. An den Stellen, wo sich Knoten oder Erytheme entwickeln, fehlt die Haarentwicklung regelmäßig. Die Sekretion des Schweißes ist meist eine normale, kann aber an Stärke sowohl Verminderung wie Vermehrung erfahren. Die Bildung der Knoten tritt ganz allmählich auf. In den meisten Fällen entwickelt sich zuerst dabei eine tiefe Infiltration der Haut. Die eigentliche Knotenbildung kann ganz allmählich, kaum bemerkbar vor sich gehen. Vereinzelt tritt sie unter Fieber, rheumatischen Schmerzen, mit starker Rötung der Haut auf. Die Knoten bilden sich in erster Linie im Gesicht und an den Extremitäten, namentlich an der Streckseite. Analoge Prozesse finden sich auch auf den Schleimhäuten, namentlich an der Schleimhaut der Nase, des Rachens, des Kehlkopfes. Die Knoten können sich innerhalb von Monaten langsam zurückbilden, auch ohne daß irgendwie therapeutisch eingegriffen wird. Unter der Wirkung von verschiedenen therapeutischen Maßnahmen ist durch Ätzbehandlung eine Rückbildung verhältnismäßig schnell zu erzielen. An Stelle des Knotens entsteht ein narbiges Gewebe, in anderen Fällen kommt es zu einer echten Geschwürsbildung der Knoten und zu einem außerordentlich langwierigen Krankheitsverlauf. Viele dieser Geschwüre heilen nur unter Zurücklassung von großen Mutilationen, be-

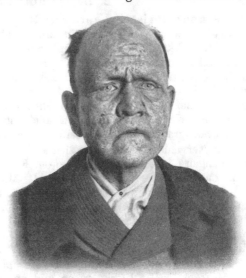

Abb. 244.
Lepra nodosa. Knoten weggeätzt. Facies leontina.
(Eigne Beobachtung.)

sonders an den Extremitäten, in erster Linie an den Händen. Dieses Vorkommnis ist die Regel. Von solchen geschwürigen Stellen gehen vielfach erysipelähnliche Eruptionen aus. Am charakteristischsten wird durch die Knoten das Gesicht der Kranken verändert (s. Abb. 242, 243 u. 244). Vielfach finden sich solche Knoten sehr reichlich in der Stirn-, Augenbrauen-, Backen-, Nasen-, Kinn- und Ohrläppchen-Gegend. Es kommt zuerst zu leichten Veränderungen der Haut, nachträglich zu einer mehr oder minder tiefen Infiltration, wodurch dann das ganze Gesicht einen Ausdruck bekommt, der seit alters her als Facies leontina bezeichnet wird. Auch das Ohrläppchen und besonders die Nasenspitze kann durch große Knoten verunziert werden, wodurch das Gesicht noch mehr verunstaltet wird. Durch Zurückbildung der Knoten kommt es zu eigenartigen atrophischen Veränderungen der Haut, wodurch dann das Aussehen solcher Kranken noch mehr ein abnormes wird, zumal vielfach auch die Augenlider deutliche Infiltrationen aufweisen. Die Augenwimpern sind meist nur spärlich oder fehlen. Nicht selten besteht ein Ektropium der Augenbindehaut.

Die Lippen sind meist wulstig, die Unterlippe hängt vielfach herab und ist nach
außen gestellt. Die Veränderungen an den Extremitäten sind zwar nicht
so charakteristisch, doch vielfach hochgradig genug, um ohne weiteres die
Diagnose zu ermöglichen. Auch hier kommt es zu eigenartigen knotigen Anschwellungen, wodurch eine Art Elephantiasis entsteht. Bei Auftreten von
geschwürigen Prozessen kommt es zu starker Deformation der Zehen, resp.
Finger, so daß ähnliche Bilder schließlich entstehen, wie sie bei der Syringomyelie bekannt sind. Regelmäßig stellen sich dabei trophoneurotische Störungen
ein, häufig entwickelt sich eine Entartung der Nägel.

Bei Zurückbildung der Leprome entwickelt sich in seltenen Fällen Fieber,
häufig bestehen Kopfschmerzen und rheumatische Erscheinungen. Die Kranken
fühlen sich dabei außerordentlich elend und klagen über heftige Schmerzen.

2. Lepra nervorum.

Die anästhetische Lepra oder Nervenlepra ist in erster Linie durch
Störungen seitens der Sensibilität und trophische Störungen ausgezeichnet,
welche durch Erkrankungen des peripheren Nervensystems bedingt sind. Außerdem bestehen regelmäßig andere lepröse Veränderungen an der Haut, den
Schleimhäuten und den anderen Organen, welche durch die Invasion der Leprabazillen in diese Organe bedingt sind. Es kommen Übergänge vor, welche eine
Abgrenzung der beiden Lepraformen sehr schwer ermöglichen. Bei den meisten
Formen der Knotenlepra bestehen auch Sensibilitätsstörungen, wenn auch
nicht so hochgradiger Art, wie bei der eigentlichen Nervenlepra.

Die Nervenlepra entwickelt sich außerordentlich schleichend. Allgemeinerscheinungen fehlen häufiger, als bei der Knotenlepra. Vereinzelt beherrschen
sie aber auch zeitweise das Krankheitsbild. Am Beginne der Erkrankung kommt
es zu erythematösen und erysipelatösen Veränderungen der Haut. In vielen
Krankheitsfällen besteht eine starke Fleckenbildung. Die Flecke sind von
rötlicher Farbe, manchmal sind sie stark pigmentiert. Die vorausgehende
Hyperämie ist sehr flüchtiger Art und wird häufig übersehen. Auch Blasenbildungen von pemphigusähnlichem Charakter sind beobachtet worden.

Sehr charakteristisch für diese Hauteruptionen ist ihr vielfach symmetri-
sches Auftreten. Die Flecke gehen und kommen eine Zeitlang in mehr oder
minder großen Intervallen. Die Haut wird an den befallenen Stellen schließlich
atrophisch, außer objektiv nachweisbaren, sensiblen Störungen über diesen
Flecken stellen sich dann ganz allmählich gröbere Veränderungen in Form von
Hyperästhesien ein, welchen ganze Nervenbezirke entsprechen. Der lepröse
Pemphigus geht vielfach mit hohem Fieber und neuralgischen Schmerzen einher.
Der Inhalt der Blasen ist von gelblicher Farbe. Die Blasen können sich innerhalb von Tagen zurückbilden. Es bleiben weiße Stellen mit pigmentierten
Rändern zurück. Auch mit Eiter gefüllte Bläschen sind wiederholt beobachtet
worden, welche mit Schorfbildung heilen. Regelmäßig bleiben Narben
zurück.

Eine besondere Besprechung verdienen die häufig sehr ausgeprägten
Sensibilitätsstörungen. Zu Anfang der Nervenlepra entsteht häufig Fieber
und Frösteln mit Lymphdrüsenschwellungen, eine allgemeine Hyperästhesie
der Haut und der Schleimhäute. Jede Berührung wird von den Kranken als
schmerzhaft empfunden, besonders auch an der Fußsohle, so daß das Gehen
vollständig unmöglich wird. Es treten auch Schmerzen in der Tiefe der Extremitäten auf, häufig werden lanzinierende Schmerzen im Nervus ischiadicus,
ulnaris und radialis beobachtet. Eines der konstantesten Symptome sind Neuralgien, durch welche die Kranken besonders in der Nacht gequält werden.

Sie treten in den Extremitäten oder nur im Gesicht, in der Wange, in der Gegend der Augen auf.

Auch der Muskelsinn, ebenso die Drucksensibilität zeigen deutliche Störungen. Was die Ausdehnung der Hyperästhesie anbetrifft, so gibt es

1. Formen, welche den ganzen Körper betreffen,
2. Formen, welche symmetrisch an den Extremitäten beginnen und allmählich sich ausbreiten,

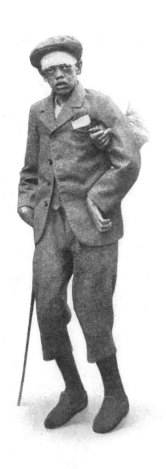

Abb. 245.
Lepra anaesthetica mit Kontrakturen.
(Eigne Beobachtung.)

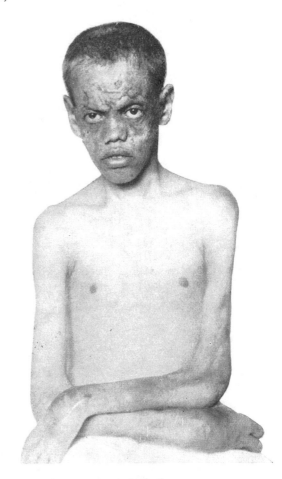

Abb. 246.
Lepra anaesthetica.
(Eigne Beobachtung.)

3. Formen, welche sich westenförmig noch auf den Rumpf erstrecken, worauf zuerst Düring aufmerksam gemacht hat.

Von seiten des sekretorischen Apparates besteht häufig eine ausgesprochene Schweißbildung, andere Teile der Haut erscheinen auffallend trocken.

Die Nerven, besonders die oberflächlich gelegenen sind vielfach als derbe Stränge zu fühlen.

Die allgemeine Empfindlichkeit nimmt innerhalb einer gewissen Zeit in den meisten Fällen ab. Die Neuralgien dagegen behalten ihren außerordentlich hartnäckigen Charakter.

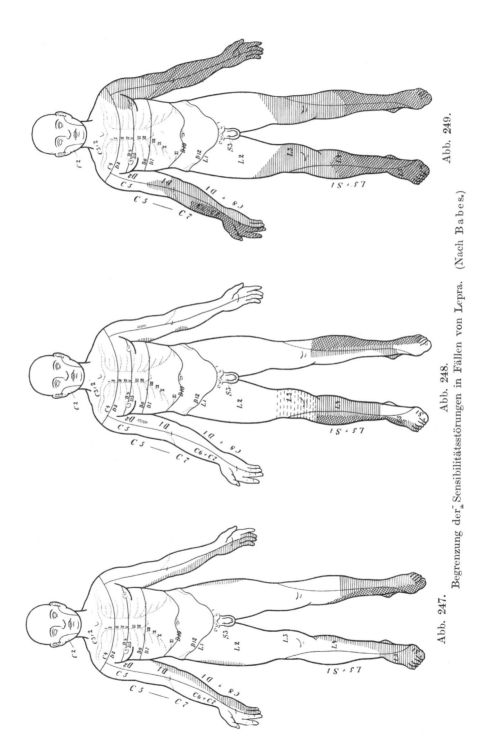

Abb. 247. Abb. 248. Abb. 249.

Begrenzung der Sensibilitätsstörungen in Fällen von Lepra. (Nach Babes.)

Das anästhetische Stadium der Nervenlepra. Die Anästhesie tritt, wie bereits erwähnt, in Form von Flecken auf, welche den vorher erwähnten Hautflecken entsprechen. Auch die nach dem leprösen Pemphigus entstehenden Narben werden anästhetisch. Viel charakteristischer sind aber jene Formen, bei denen die Anästhesie über große Teile der Körperoberfläche sich erstreckt. Sie beginnt meistenteils an den Händen und Füßen. Es treten anästhetische Zonen, z. B. an der Ulnarseite der Finger bis zum Ellbogen auf, Anästhesien im Peroneal- oder Tibialisgebiet, welche sich allmählich weiter ausbreiten. Meistenteils sind die Anästhesien symmetrisch angeordnet. In

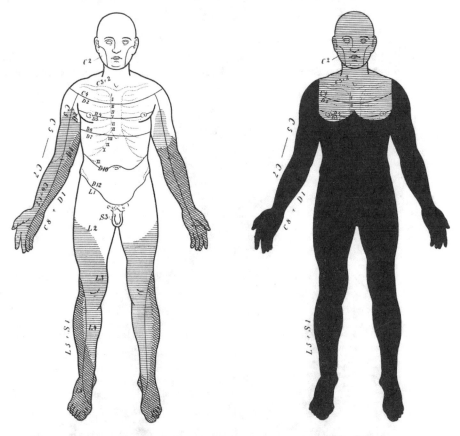

Abb. 250. Abb. 251.

Begrenzung der Sensibilitätsstörungen in Fällen von Lepra. (Nach Babes.)

selteneren Fällen dagegen asymmetrisch. Oberhalb der anästhetischen Zonen finden sich häufig Hyperästhesien, häufig mit Dissoziation des Gefühls. Auch eine Verlangsamung der Empfindung, besonders der Wärmeempfindung ist fast die Regel. Nadelstiche werden manchmal sehr verspätet und dann übermäßig heftig empfunden.

Die Nervenlepra bietet vielfach Bilder, welche an andere wohlbekannte Nervenkrankheiten erinnern. Vor allem können Symptome entstehen, welche eine Syringomyelie vortäuschen. Bei der Lepra überwiegen aber meistens die sensiblen oder trophischen Störungen derart die motorischen, daß eine

Abgrenzung möglich ist. Auch die Symmetrie der Sensibilitätsstörungen ist diagnostisch zu verwerten, ebenso das Fehlen von Skoliosen, von Atrophie der Interkostalmuskeln usw. In einzelnen Fällen kann sich allerdings die Diagnose sehr schwierig gestalten; man wird sich, wenn die Wichtigkeit des Falles es verlangt, schließlich dazu entschließen, durch histologische Untersuchung eines exstirpierten Hautstückes Klarheit zu schaffen. Ähnliche diagnostische Schwierigkeiten können gegenüber der Sklerodermie bestehen. Die Abgrenzung wird da immerhin sehr viel leichter sein als bei der Syringomyelie. Von anderen differentialdiagnostisch wichtigen Erkrankungen ist noch zu erwähnen die symmetrische Gangrän, die Sklerodaktylie, alle Arten von Neuritis und Polyneuritis, von Neuralgien (s. u.).

3. Die Lepra mixta.

Die Lepra mixta ist von einem gewissen Entwicklungsstadium der Krankheit an bei der größten Anzahl der Leprakranken vorhanden, da sich sehr häufig

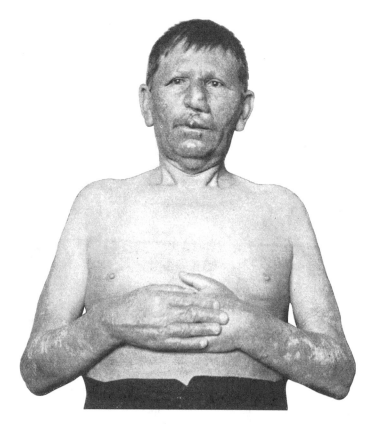

Abb. 252.
Lepra mixta mit Kankroid der Lippe.
(Eigne Beobachtung.)

sowohl bei Nervenlepra Knotenbildung zeigt, als auch bei der Knotenlepra die Lepra nervorum mehr in den Vordergrund tritt. Zweifellos gibt es Kranke, bei denen beide Formen bereits von Beginn der Krankheit an ausgeprägt sind. Worauf diese Verschiedenheiten beruhen, ist noch nicht sicher erklärt. Man

hat vermutet, daß bei der Knotenlepra in erster Linie die Haut, bei der Nervenlepra vor allem die Nerven der betreffenden Patienten einen besonders guten
Nährboden für die Leprabazillen darstellen. Meiner Ansicht nach ist das keine
Erklärung, sondern nur eine Umschreibung der Tatsachen. Auch die Annahme, daß besondere Varie-
täten der Leprabazillen dabei
eine Rolle spielen, ist eine hypo-
thetische.

4. Lepra der inneren Organe.

Zu gleicher Zeit mit den
Veränderungen der Haut entwickeln sich lepröse Erscheinungen der Schleimhäute
(s. S. 881), besonders in der
Nase; nach Sticker ist sie
meist primär befallen. Die
Schleimhaut des harten, wie
des weichen Gaumens, des Kehlkopfes wird im Laufe der Krankheit meist immer befallen; es
bilden sich Leprome, Geschwüre,
Narben, welche besonders im
Kehlkopfe und der Trachea zu
hochgradigen, das Leben gefähr-
denden Prozessen führen können. Die Schleimhaut erscheint

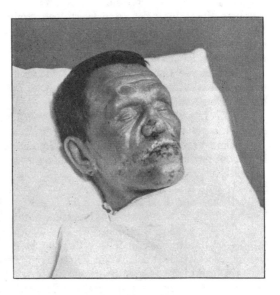

Abb. 253.
Lepra mixta mit Geschwürsbildung um den Mund.
(Eigne Beobachtung.)

blaßgeblich, infiltriert, starr, uneben, häufig mit Geschwüren bedeckt; im
Kehlkopfe wird der Prozeß eine Zeitlang aufgehalten, schreitet aber schließlich
weiter; die Schleimhaut der Luftröhre und der größeren Bronchien erfährt
die gleichen Veränderungen, wie die beschriebenen.

Werden die Lungen ergriffen, so kommt es zu Bronchitiden, zu Bronchopneumonien, Peribronchitiden und pneumonischen Prozessen, letztere sind
selten. Recht häufig findet sich die Komplikation mit Lungentuberkulose.

Bei vielen Leprakranken findet sich recht frühzeitig eine vox rauca,
von manchen Autoren wird sie sogar als eines der ersten Symptome angesehen.
Bei fortgeschrittener Kehlkopf- und Trachealerkrankung kommt es zu hochgradiger Schweratmigkeit und Erstickungsanfällen, bei denen leider auch infolge der Veränderung der Trachea durch Tracheotomie nicht viel zu helfen ist.

Appetitmangel findet sich häufig in den letzten Stadien der Erkrankung; ebenso häufig auch Störungen der Verdauung; Durchfälle, Obstipation mit schlecht gefärbtem Stuhl treten auf; Leprabazillen werden darin
nicht gefunden. Doutrelepont fand in den Infiltrationen der leprös veränderten Darmschleimhaut auch Bazillen und wies zuerst ihre lepröse
Natur nach.

Die Nieren sind selten leprös verändert; Albuminurie, Nephritis kommt
als Komplikation hin und wieder vor.

In seltenen Fällen findet sich auch Amyloidentartung der Leber, der
Milz; letztere ist auch sonst vielfach deutlich vergrößert.

Am Auge der Leprösen kommen in 60—80% lepröse Veränderungen
(Leprome) an der Conjunctiva bulbi mit sekundärem Katarrh vor; von weiteren

Erkrankungen seien der Pannus crassus leprosus, Infiltrationen der Kornea, Iritis, Iridocyclitis, Iridochoriiditis mit sekundärer Atrophie des Bulbus erwähnt; vereinzelt ist auch eine Panophthalmitis acuta beobachtet worden.

Lepröse im fortgeschrittenen Stadium der Erkrankung sind meist steril, sowohl Frauen, wie Männer, entsprechend den oben beschriebenen anatomischen Veränderungen der Geschlechtsteile. Der Hoden ist in den ersten Jahren meist leicht geschwollen, später wird er atrophisch. Die Menstruation ist viele Jahre gewöhnlich regelmäßig, sistiert aber mit dem Schwererwerden des Krankheitsprozesses.

Bricht die Lepra vor der Pubertätszeit aus, so entwickeln sich die männlichen Geschlechtsteile nur gering, die Kranken machen einen auffallend greisenhaften Eindruck.

Für Lepra spezifische Geisteskrankheiten gibt es nach J. Moreira nicht, wie das nach allgemeinen neueren Anschauungen zu erwarten ist.

Eine vorhandene Polyneuritis leprosa kann von dem Korsakowschen Syndrom begleitet sein; mit der Lepra zusammen können beinahe alle Formen der Geisteskrankheiten auftreten (Moreira, Lepra, Bibliotheca international. Bd. II, S. 173).

Dauer der Erkrankung. Die Lepra gehört zu denjenigen Krankheiten, welche einen außerordentlich langdauernden Verlauf haben. Die Dauer der Nervenlepra wird gewöhnlich auf 10—20 Jahre angegeben, die der Hautlepra auf 7—12 Jahre. Wenn innere Organe, z. B. der Kehlkopf frühzeitig befallen werden, so ist der Verlauf ein schnellerer, vereinzelt beobachtet man längere Zeit ein auffallend langes Stationärbleiben. Die Regel ist allerdings ein langsamer progressiver Verlauf. Bei der Hautlepra bildet sich ja zwar häufig eine ganze Anzahl von Knoten zurück, an ihrer Stelle treten aber neue auf. Größere Zurückbildungen hat man, wie bei anderen chronischen Krankheiten, in erster Linie nach Auftreten eines Erysipels oder anderer akuter Infektionskrankheiten beobachtet. Kommt die Lepra zum Stillstand, so wird vielfach eine Heilung vorgetäuscht. Man soll Dauerheilungen von Lepra sehr skeptisch gegenüberstehen, nach Jahren kann es noch zu Rückfällen kommen, welche sehr vielfach einen progredienten Verlauf nehmen.

Komplikationen. Tritt eine Lungenphthise auf, so wird meistens die Lepra ungünstig beeinflußt und führt schneller zum Tode. Von Komplikationen seitens der Haut sind noch beobachtet Ekzeme, Psoriasis, Ichthyosis, Favus, Herpes tonsurans, Erytheme. Bei schmutzigen Patienten kommt es auch häufig zu Skabies. Einmal beobachtete ich an der Nase das Auftreten eines Karzinoms (s. Abb. 252). Auch die Syphilis kommt nicht so selten als Komplikation vor. Am häufigsten sind sekundäre Infektionen in Form von Abszessen, Rhagaden, welche infolge der vorhandenen Schmerzlosigkeit zu tiefen Zerstörungen führen können.

Die Todesursache der Lepra liegt in den meisten Fällen im Auftreten von Komplikationen, vor allem spielen Pneumonie, Influenza, Sepsis, Darminfektion, Lungentuberkulose eine große Rolle. Bei leprösen Veränderungen des Kehlkopfes kommt es nicht selten im Anschluß an die hochgradigen Zerstörungen resp. Stenose zur Erstickung des Kranken.

Pathologische Anatomie der Lepra. Die pathologisch-anatomischen Veränderungen der von Lepra ergriffenen Organe sind durch Infiltrationen des Gewebes mit Leprabazillen ausgezeichnet, während andere Reaktionen des Gewebes fehlen. Vereinzelt finden sich leichte Grade der Entzündung in der Nähe der Bazillenherde. Besteht Mischinfektion mit Eiterkokken, so ändert sich das Bild. Es finden sich dann alle Grade der Entzündung bis zur völligen eiterigen Einschmelzung. Neben den Infiltrationen findet man Nekrose der Zellen aller Grade, in vielen Fällen auch gröbere Defekte ohne Narbenbildung.

Tritt der Leprabazillus in die Zellen ein, so treibt er sie auseinander. Wie oben bereits erwähnt, bilden die Leprabazillen eigenartig zusammengeklumpte gequollene Massen innerhalb der Zellen, welche den Anlaß gaben, diese Zellen als Leprabazillen zu bezeichnen. Ihre spezifische Natur haben sie nach den neueren Untersuchungen aber eingebüßt. Wir wissen, daß sie der Hauptsache nach als aufgequollene Bakterienmassen anzusehen sind.

Größere Infiltrationen im leprösen Gewebe bezeichnet man gewöhnlich als Leprome. Sie haben eine gelblichweißliche oder graurötliche Farbe, mit einzelnen dunkelbraunen Herden. Ihre Schnittfläche ist glatt und glänzend. Auf Druck entleert sich eine zähe Flüssigkeit von leimartiger Konsistenz, welche reichlich Bazillen enthält.

Haut. In der Haut kommen die Leprome in Form von mikroskopisch kleinsten Knötchen vor. Daneben finden sich große, mächtige Infiltrationen, welche wie Geschwülste aussehen können. Zwischen diesen beiden Extremen gibt es alle Grade des Überganges. Die Maculae der Leprösen enthalten nach neueren Anschauungen regelmäßig, wenn auch nur spärlich, Bazillen. Es handelt sich bei ihnen pathologisch-anatomisch nicht nur um eine Hyperämie, sondern regelmäßig um eine Infiltration, die sich nur durch ihre geringe Zellenanhäufung, nicht prinzipiell von der Lepra tuberosa unterscheidet. Die Bazillenherde finden sich gewöhnlich in der Haut und den Schleimhäuten unterhalb des Epithels, von dem sie durch einen durch die Ausbreitung der Lymphbahnen entsprechenden Raum getrennt bleiben. Die Haarbälge gehen ziemlich zeitig ebenso wie die Drüsen infolge der Erkrankung des Unterhautzellgewebes zugrunde, während die äußere Haut lange Zeit vollständig intakt bleiben kann.

In den regionären Lymhpdrüsen finden sich vielfach stark lepröse Infiltrationen. Die Lymphgefäße sind deutlich erweitert, die Drüsen selber in gleichmäßiger Weise angeschwollen. Am stärksten befallen und meistenteils die Inguinaldrüsen, weniger stark die Drüsen am Halse und in den Achselhöhlen usw.

Nervensystem. Nach Gerlach erkranken bei der Lepra maculosa anaesthetica die peripheren Nerven primär. An diese Krankheit schließt sich eine aszendierende Degeneration an. Er gelangte zu dieser Theorie, weil er nachweisen konnte, daß nur die degenerierten sensiblen Äste zu den anästhetischen Maculae zogen, ferner weil die Degeneration den höchsten Grad an den peripheren Enden der Nerven aufweist. Die Rundzellenwucherung der infiltrierten Schweißdrüsen greift auf die Nervenendigungen weiter, umwuchert sie und zerstört sie schließlich.

Dehio und Woit schlossen sich dieser Ansicht an, von neueren Untersuchern vor allem auch V. Klingmüller. Bei der Lepra maculoanaesthetica sind von Babes unter 22 Fällen 9mal Bazillen in den Ganglienzellen der Vorderhörner gefunden worden, in einem Falle von Kaliendero. Andere Untersucher fanden dagegen keine Bazillen. Gewebsveränderungen wurden nachgewiesen in den Golgischen Strängen, in den großen Zellen der Vorderhörner (Babes), in dem medialen Teile der Burdachschen Stränge (Woit). An den Gefäßen finden sich endotheliale Kernproliferationen und diffuse Wandveränderungen, wie sie bei jeder Kachexie oder jeder Form von Wurzelerkrankung vorkommen.

Die ausgedehntesten Untersuchungen aus der neueren Zeit liegen von Lie in Bergen vor, welcher 56 Rückenmarke untersuchte. Er fand fast regelmäßig Veränderungen der Hinterstränge, welche er als exogen auffaßt, bedingt durch die schwere Erkrankung der peripheren Nerven. Pierre Marie und Jeanselme hatten früher schon Ähnliches gefunden. Die hinteren Wurzeln und intervertebralen Ganglien wurden teils verändert gefunden (Looft), meist aber waren sie ohne pathologische Veränderungen. Babes und Kaliendero fanden auch dort Leprabazillen.

Lepra des Auges. Die Lepra der Konjunktiva ist für gewöhnlich sekundär. Es besteht eine weißliche Verdickung am inneren und äußeren Winkel, in welchen zwischen den oberflächlichen Lamellen freie oder in Zellen gelagerte Bazillen eingebettet sind. In vorgeschrittenen Fällen finden sich zum Teil sehr massenhaft die Bazillen im Konjunktivalsack; manchmal kommt es zu einer Durchbohrung und starken Ulzeration der Hornhaut. Auf dem Wege der Lymph- und Blutgefäße dringen die Bazillen ebenso wie auf dem Wege der Ziliarnerven in das innere Auge ein und verursachen lepröse Veränderungen in der Choreoidea. Die Retina bleibt gewöhnlich frei. Vereinzelt wurde eine Resorption der Linse beschrieben.

Lepröse Veränderungen des Respirationstraktus. Die Pharynx- und Tonsillenschleimhaut ist sehr häufig diffus infiltriert. Mikroskopisch sieht man zahlreiche polymorphe Zellen mit bläschenförmigen Kernen neben einkernigen Leukocyten. Die Nasenschleimhaut findet sich von Anfang an häufig verändert, namentlich in der Gegend der knorpeligen Nasenwand und der unteren Muschel. Es besteht daselbst eine mäßige gleich lepröse Infiltration, in späteren Stadien Atrophie der Schleimhaut, welche zur Eintrocknung des Sekretes führt, auch Erosionen und tiefer perforierte, geschwulstartige Bildungen kommen vor. Im Sekret finden sich, wie oben bereits erwähnt, zahlreiche Bazillen. Der Kehlkopf ist vielfach erkrankt und zeigt meist eine diffuse wulstige Wucherung der Schleimhaut, nicht selten mit Geschwürsbildung. Mikroskopisch sieht man große einkernige Granulationszellen, neben großen freien Bazillenherden trifft man auch vereinzelte Bazillen an. Die Lungen sind meist vollständig

frei von leprösen Veränderungen, In recht vielen Fällen besteht eine typische Lungentuberkulose, wie histologisch und vor allem durch den Tierversuch sicher nachgewiesen
ist. Selten findet man in den Lungen ohne nachweisbare histologische Veränderungen
Leprabazillen (Babes), es kommt aber manchmal zu echten leprösen Veränderungen
in den Lungen. Man findet dabei vielfach peribronchiale Herde lepröser Natur, auch mit
Kavernenbildungen, welche von Infiltrationen umgeben sind. Nicht selten findet sich
daneben eine Kombination mit Tuberkulose. Babes unterscheidet interstitielle, chronische
lepröse Lungenveränderungen von den akuteren käsigen und parenchymatösen, daneben
käme noch eine chronische lepröse Peribronchitis, häufig kombiniert mit Bronchektasien vor.

Die Lepra des Intestinaltraktus. Die Zunge ist nicht selten verändert,
man findet eine skleröse Glossitis, in welcher nur wenig Bazillen nachgewiesen
wurden. Auch Lepraknoten in der Tiefe der Muskulatur sind beobachtet worden.
Die Schleimhaut des Pharynx und der Tonsillen ist vielfach diffus infiltriert, die
Follikel sind vergrößert und bestehen aus polymorphen, protoplasmareichen Zellen mit
bläschenförmigen Kernen und einkernigen Leukocyten. Der Magen ist meist frei von
leprösen Veränderungen. Im Darm finden sich nicht selten Darmgeschwüre, welche
zum Teil rein leprös sind, zum Teil tuberkulös; die leprösen Geschwüre unterscheiden
sich durch ihre scharfen Ränder und starken markigen Infiltrationen von den tuberkulösen; es finden sich darin keine miliaren Knötchen, dagegen zahllose Leprabazillen. Die Leber ist meist mäßig vergrößert, die Kapsel verdickt, stellenweise mit
leprösen Infiltrationen. Im interstitiellen Gewebe finden sich einkernige Rundzellen um
die Gefäße herum, in welchen massenhaft Leprabazillen vorhanden sind. Vielfach sind auch
große Zellen beobachtet, ja die Bildung von Leprazellen innerhalb von Gefäßen. Auch
hier ist Kombination mit Tuberkulose vielfach vorhanden. Amyloidentartung der Leber
ist mehrfach beschrieben worden.

Die Lepra des blutbildenden Apparates. Die Lymphdrüsen sind bei den
Leprakranken in der Regel affiziert, besonders die am Halse, die in der Achselhöhle,
in der Leistenbeuge, im Mediastinum und im Mesenterium. Sie sind vergrößert und
gleichen häufig auf der Schnittfläche der Nebenniere (Virchow). Histologisch findet
man sehr häufig geschwollene Endothelien, in welchen zahlreiche Leprabazillen vorhanden sind. In späteren Stadien der Erkrankung kommt es zur Entwicklung von
Riesenzellen innerhalb des interfollikulären Gewebes. Im Zentrum dieser Zellen finden
sich zahlreiche Kerne, in dem Protoplasma kleinere und größere Vakuolen, welche sich bei
der Färbung als Kolonien von Leprabazillen ausweisen. In den Zellen finden sich manchmal sehr reichlich Blutpigment und große Fetttröpfchen. Von Neißer sind Veränderungen
von Lymphdrüsen beschrieben worden, welche sich durch Schwellung der Follikel aus-
zeichneten. In der Milz zeigen sich ähnliche Veränderungen wie in den Lymphdrüsen.
Bazillen werden regelmäßig darin gefunden, auch wenn sonstige anatomisch nachweisbare
Veränderungen fehlen. Die Bazillen sind vor allem in den größeren Pulpazellen der
Venen vorhanden. In sehr alten Fällen sind die Trabekel der Milz verdickt, die Follikel
atrophiert, die Gefäße sklerotisch. Die Knochen finden sich manchmal sekundär infolge
von Nerveneinflüssen oder von Komplikationen verändert, doch scheinen, wenn auch
selten, lepröse Knoten im Knochen, speziell in der Spongiosa der Phalangen, aufzutreten, welche von entzündlichen Zonen umgeben sind. Bei den Röntgenaufnahmen
hat sich ergeben, daß die Knochen auffallend atrophisch sind. An den Phalangen finden
sich häufig neben dem Knochenschwund Frakturen, Ankylosen und sklerotische Prozesse.
In seltenen Fällen kommt es an den Gelenken zur Arthropathie. Im Knochenmark sind
gleichfalls Leprabazillen isoliert und in Kolonien angetroffen worden und zwar besonders
in den Endothelzellen der Gefäße. Das Fettgewebe im Knochenmark ist meist ersetzt
durch ein derbes braunrotes Gewebe, in welchem sich mikroskopisch Züge von proliferierten
Gefäßen mit länglichen Zellen finden.

Lepra der Harn- und Geschlechtsorgane. Die Nieren sind sehr selten
leprös erkrankt, nur ganz vereinzelt finden sich Leprome; Komplikationen mit chronischer
Nephritis, vor allem Amyloidentartung sind nicht spezifischer Natur. Bazillen sollen sich
vereinzelt in den Glomeruli finden, die meisten Autoren konnten sich davon aber nicht
überzeugen.

Der Hoden, ebenso wie der Nebenhoden zeigt histologisch von vornherein tiefgehende Veränderungen, selbst wenn das Organ makroskopisch gesund erschien. Die
Funktion ist sehr frühzeitig gestört, allmählich kommt es auch zu einer beträchtlichen
Atrophie nebst Verhärtung und Verkleinerung. Der Nebenhoden scheint lange Zeit normal
zu bleiben und erst in späteren Stadien findet man darin auch Bazillen. Mikroskopische
Veränderungen des Hodens sind in der Regel interstitieller Art. Die Bazillen finden sich
zerstreut in einzelnen Exemplaren und in Haufen in Vakuolen der Leprazellen. In den
Samenbläschen finden sich meistenteils keine Bazillen, die Spermatozoen fehlen darin.
In den Ovarien finden sich gleichfalls zahlreiche Bazillen. Manchmal wurden die Ovarien

geschwollen, höckerig, mit großen sklerotischen Körpern angetroffen, zwischen denen das Gewebe weich erschien.

Lepröse Veränderungen anderer Organe. In den Muskelfasern finden sich vielfach Riesenzellen mit Leprabazillen. Der Knorpel kann zellig entarten und lepröse Wucherungen aufweisen; besonders im Nasen- und Ohrenknorpel, im Pankreas, in der Schilddrüse, in der Hypophyse, in der Prostata und in den Nebennieren sind einzelne Leprabazillen innerhalb größerer Zellen meist längs der kleinsten Gefäße gefunden worden. Auch in der nicht so seltenen, mehr oder minder stark ausgeprägten Periostitis wurden sie nachgewiesen.

Diagnose und Differentialdiagnose. Bei guter Anamnese und ausgeprägtem Krankheitsbild dürfte es leicht sein, die Lepra zu diagnostizieren. Schwierigkeiten machen atypische Fälle, speziell das außerordentlich vielgestaltige Bild der Nervenlepra kann dazu Veranlassung geben. Man wird vor allem versuchen, bei allen verdächtigen Fällen durch eingehende Untersuchung des Nasensekretes auf Vorhandensein von Bazillen die Diagnose zu sichern. Findet man die Nervenstämme verändert, so ist das als ein Verdachtsmoment für Lepra anzusehen. Die Abgrenzung gegen die Syringomyelie, Sklerodermie, Morvansche Krankheit erfordern besondere Sorgfalt.

Plehn hat in Kamerun eine Krankheit entdeckt, welche er als **Pseudolepra** bezeichnet. Bei ihr finden sich auf dem Rumpfe, spärlicher auf den Gliedern und dem Gesicht, runde bräunlichrötliche Flecke von Pfennig- bis Handflächengröße, deren Grund glatt, deren Ränder leicht erhaben sind. Der Temperatursinn und die Tastempfindung ist im Bereich der Flecken erhalten, häufig klagen die Kranken über Jucken. Nach mehreren Jahren treten häufig Geschwürsbildungen an den Zehen und Fersen auf, in deren Bereich aber das Gefühl bestehen bleibt. Schließlich können hochgradige Verstümmelungen der Zehen und Finger erfolgen, ja der Verlust ganzer Glieder. Der Tod tritt bei dieser Krankheit nach 10—15 Jahren auf. Leprabazillen konnten nirgends bei ihr gefunden werden.

Das wichtigste diagnostische Hilfsmittel bei der Lepra bleibt der Nachweis der Leprabazillen. Man kann in zweifelhaften Fällen die Tuberkulinprobe heranziehen; viel wird meistens allerdings damit nicht erreicht werden, weil neben der Lepra häufig Tuberkulose besteht.

Differentialdiagnostisch kommen in Betracht:

1. Die Syphilis. Die tuberöse Form der Lepra hat eine gewisse Ähnlichkeit mit ihr, welche allerdings nur oberflächlich ist. Bei der Lepra sind ja stets tiefe Infiltrationen vorhanden, wodurch man ohne weiteres eine Differentialdiagnose gegenüber den syphilitischen Flecken machen kann. Auch ihre Farbe ist für denjenigen, der sie eingehend beobachtet hat, eine recht charakteristische. Die Lepraknoten zerfallen im allgemeinen nur sehr langsam, während die syphilitischen Gummata meist einen sehr schnellen Zerfall zeigen. Bestehen Veränderungen an der Nase, so ist nur am Anfang eine diagnostische Schwierigkeit vorhanden. Bei der Lepra bestehen meist Verengerungen, während bei der Syphilis infolge von Atrophie und stärkeren Ulzerationen eine Verbreiterung der Höhlen statthat, welche mit äußerst stinkenden Borken bedeckt sind. Bei der Syphilis wird sehr frühzeitig das Knochengerüst ergriffen, bei der Lepra dagegen erst das knorpelige Septum. Heutzutage wird man zur Differentialdiagnose natürlich vor allem die Untersuchung durch Zuhilfenahme der Wassermannschen Reaktion, resp. Untersuchung auf Spirochäten zu stellen haben.

Kurz soll hier darauf hingewiesen werden, daß die im 18. Jahrhundert in Norwegen unter dem Namen Radesyge beschriebene Krankheit sehr wahrscheinlich eine Syphilisform, nicht die Lepra war. Dasselbe gilt von der in Schottland unter dem Namen „Sibbens" existierenden Erkrankung.

In zweifelhaften Fällen wird vor allem besonders sorgfältig der Nasenschleim auf Leprabazillen zu untersuchen, ev. auch ein Stück Haut zu exstirpieren sein, um in diesem Leprabazillen nachzuweisen.

2. Hautkrankheiten. Es ist vor allem der Lupus zu nennen, welcher

mehrfach zu Verwechslungen Veranlassung gegeben hat. Bei genauer Untersuchung ist eine Unterscheidung durch das Vorhandensein der Lupusknötchen
ermöglicht.

Hauteruptionen, besonders erythemaler Art, z. B. das Erythema nodosum,
auch ein längere Zeit bestehendes Erythem, welches Arning als Erythema
perstans pseudoleprosum geschildert hat, können vor allem in Lepragegenden
zu Fehldiagnosen Veranlassung geben. Dasselbe kann mit dem Pemphigus der
Fall sein, doch ist darauf hinzuweisen, daß bei der Lepra sich nur wenige Blasen
entwickeln und neue erst, nachdem die alten abgeheilt sind. Beim Abheilen entstehen eigenartig glänzende Narben und deutliche anästhetische Zonen der
Haut. Bei genauer Untersuchung wird eine Unterscheidung von Acne rosacea
des Gesichtes, von Sycosis, von Ichthyosis, von Elephantiasis nicht schwer sein.
Auch Hautgeschwülste wie Mykosis fungoides, Sarcoma pigmentoides, Fibroma
moluscum werden nur in Ausnahmefällen zu differentialdiagnostischen Schwierigkeiten Veranlassung geben.

3. Differentialdiagnose der Nervenlepra (s. S. 887).

Prophylaxe. Die beste Maßnahme, um der Lepra Herr zu werden, ist nach
der Ansicht des in dieser Frage sehr kompetenten norwegischen Arztes Armauer-
Hansen strenge Isolierung. Sie hat ja, wie in dem geschichtlichen Teil
auseinandergesetzt ist, ihre glänzende Probe im Mittelalter bestanden und die
damals außerordentlich weit verbreitete Krankheit eingedämmt. Die aus Norwegen bekannten Zahlen sprechen mehr als Worte für die Wirksamkeit dieser
Maßregel. Norwegen hatte im Jahre 1856 2870 Leprose, während es im
Jahre 1900 nur noch 577 waren. Der Eintritt in die Isolieranstalten war
damals ein freiwilliger, allerdings wurde er besonders dadurch erleichtert,
daß der Staat für alle Kosten aufkam. Später, als die Erfolge der Isolierung
klar zutage traten, wurde eine gesetzliche Isolierung auch in den Heimatorten
der Kranken durchgeführt. In Deutschland hat man auch seit Ende der 90er
Jahre eine Isolierung der Leprakranken vorgenommen. Vor allem ist Preußen
streng vorgegangen, indem es verlangt, daß alle Aussätzigen isoliert werden.
Diese Isolierung geschieht in dem Lepraheim bei Memel. Hamburg, wo eine
Anzahl von Leprakranken meist aus den überseeischen Staaten zuwandern,
isolierte sie in dem Eppendorfer Krankenhaus. Die Patienten wurden in kleine
Pavillons untergebracht, erhielten besondere Pflege und durften nur mit Er-
laubnis das Krankenhaus verlassen. Nur in besonderen Fällen wurde es den
Kranken gestattet, in eine isolierte Stadtwohnung zu ziehen. Die Kranken
waren verpflichtet, dem Dienstpersonal, den Mitbewohnern ihres Hauses über
die Natur ihrer Krankheit Mitteilung zu machen. Jährlich wurden sie mehrere-
mals von den zuständigen Medizinalbeamten eingehend untersucht. So rigoros
diese Maßnahmen für die Kranken erscheinen mögen, im Interesse für die Allgemeinheit sind sie zweifellos geboten.

Therapie. Die Lepra soll in seltenen Fällen von selbst heilen können;
das gehört aber zu den größten Seltenheiten. Man wird gut tun, erst dann von
einer Heilung zu sprechen, wenn ein bis zwei Jahrzehnte lang wirklich keine
neuen Symptome der Lepra aufgetreten sind. Trotz aller Bemühungen existiert
zurzeit noch keine spezifische Therapie. Auch die Serumtherapie, welche mehrfach angewandt worden, ist als spezifische nicht anzuerkennen. Das Serum
von Don Juan de Karascilla ist vielfach versucht worden. Von wirklichen
Erfolgen kann nach den in der Literatur niedergelegten Fällen keine Rede sein.

Deycke Pascha und Reschad Bey haben aus den Lepromen von
Leprakranken eine säurefeste Streptothrixart gezüchtet, aus welcher sie einen
kristallisierten Fettkörper gewannen, den sie wegen seines festen Gefüges Nastin
nannten.

Die Injektionen mit diesem Stoff erzeugen beim Leprakranken lokale Reaktionen an den leprösen Herden. Sie verursachen ferner Fieber, welches bei größeren Dosen sehr lang anhalten kann. Es ist von den Autoren nachgewiesen worden, daß die Leprabazillen nach Einspritzung dieses Stoffes ein Schwinden der säurefesten Substanz aufweisen, daß sie schließlich bei der Färbung auf Säurefestigkeit sich überhaupt nicht mehr färben, oder daß sie sich mit der Kontrastfarbe tingieren. Nach längerer Einwirkung des Nastins zerfallen sie. Die Untersucher nehmen an, daß durch das Nastin der Körper gegen das Fett des Leprabazillus immunisiert wird. Wahrscheinlich sind die entstehenden Antikörper fettspaltende Fermente (Lipase). Die Bakteriolyse, welche im Körper nach Einspritzung von Nastin entsteht, ist demnach nicht als spezifisch aufzufassen, sondern sie entsteht erst nach der Entfettung des Leprabazillus durch das eingespritzte Nastin. Daher würde dieser Stoff der Hauptsache nach eine prophylaktische Bedeutung haben, indem er das Fortschreiten des Prozesses verhindert. Die Forscher meinen, daß dadurch auch eine Immunität erzielt wird. Einen Heilwert für schwerste Fälle nehmen sie nicht an. Bei mittelschweren und leichten Fällen glauben sie an einen Stillstand, ja an ein Zurückgehen und in einzelnen Fällen an ein anscheinend völliges Verschwinden der Produkte und spezifischen Krankheitserreger. Ich habe selbst Gelegenheit gehabt, im Gülhane-Hospital in Konstantinopel einige Kranke zu untersuchen, deren Krankheitsprozeß nach den vorgezeigten Photographien ganz beträchtlich unter der Nastinbehandlung sich zurückgebildet hatte und zwar so sehr, wie ich es bei vielfachen eigenen therapeutischen Versuchen an Leprakranken trotz heißen Bemühens nie erlebt habe.

Man muß Lie recht geben, wenn er energisch darauf hinweist, daß für eine Serumtherapie zurzeit jede wissenschaftliche Grundlage fehlt, da bisher in einwandfreier Weise es noch nicht gelungen ist, die Leprabazillen zu züchten. Auch über andere Stoffe, welche im Körper der Leprösen auftreten, ist zurzeit nur wenig bekannt. Zweifellos sind noch eingehende Untersuchungen notwendig, ehe man eine wissenschaftliche Grundlage erhalten wird.

Unna empfahl zur Behandlung von Leprösen (Knotenlepra) Ätzung anzuwenden. Er nahm Karbol, Pasta caustica, Natronlauge, verwandte Schmierkuren von Pyrogallol und Rongalit. Er wandte auch Druck und Hitze zum Plätten der Haut an; innerlich gab er Gynokardöl als Tropfen, Pillen und subkutane Injektionen, auch als Klystier. Er behauptete, damit Heilungen erzielt zu haben.

Es ist demgegenüber darauf hinzuweisen, daß eine Wegätzung der Knoten bei der Lepra durch Kaustica und ähnliche Mittel nicht gleichbedeutend ist mit einer Heilung der Lepra. Ich habe mehrere monatelang auf diese Weise behandelte Kranke gesehen, welche an Stelle ihrer Hautleprome Narbengewebe erhalten hatten, ich kann aber nicht zugeben, daß man in solchen Fällen berechtigt gewesen wäre, von einer Heilung der Lepra zu sprechen; eine Besserung des Allgemeinbefindens war nicht eingetreten; im Gegenteil, die Allgemeinerscheinungen waren progredient und führten in mehreren Fällen schließlich zum Tode.

Römer hat Phenol- und Formalinlösungen zu verwenden empfohlen. Auch subkutane Injektionen von Formalinlösung, ferner Ichthyol, rohes Petroleum innerlich wie äußerlich, Galvanokaustik wurde versucht; durch all diese Mittel können wohl einzelne Knoten vernichtet werden, eine Heilung der Lepra ist das aber nicht. Auch die Röntgentherapie hat bei der Lepra vollständig versagt. Die von Wilkinson mitgeteilten positiven Resultate sind nicht einwandsfrei. Immerhin ist ja soviel sicher, daß durch die Röntgenbestrahlung gleichfalls eine lokale Wirkung auf die Leprome ausgeübt werden kann. Imbert hat in zwei Fällen, ebenso wie Ullmann die Beobachtung gemacht, daß ergraute Haare von Leprösen nach der Bestrahlung wieder schwarz werden.

Durch Finsenbestrahlung wird gleichfalls eine Besserung der einzelnen lokalen Prozesse erzielt, aber keine Heilung der Lepra als solche. Es ist begreiflich, daß wohlhabende Lepröse alles, was nur irgend möglich ist, für den Arzt herbeischaffen, um therapeutische Versuche an ihrem Körper vornehmen zu lassen.

Einer meiner Kranken, ein reicher Apotheker aus New Orleans in den Vereinigten Staaten, war auf die Lepraliteratur der ganzen Welt abonniert und überraschte mich fast täglich mit neuen Arbeiten, resp. Mitteilungen aus Tageszeitungen über angebliche Lepraheilungen. So teilte er mir eines Tages mit, daß ein lepröser Indianer, welcher von einer Klapperschlange gebissen worden war, nach Aussagen von mehreren Ärzten eine Heilung der Lepra, resp. eine hochgradige Besserung erfahren habe. Er ließ mir keine Ruhe, bis ich ihm Schlangentoxin, resp. Schlangen-Antitoxin besorgt hatte, und bat inständig, daß diese giftigen Stoffe ihm injiziert würden. Nach langem Sträuben entschlossen wir uns hierzu. Eine Wirkung trat bei dem Unglücklichen trotz alledem nicht ein, er wurde aber nicht müde, immer wieder neue und neue therapeutische Maßnahmen selber vorzuschlagen in der Hoffnung, daß doch schließlich das eine oder andere Mittel zur Heilung führen könne.

Marcondes de Moura will durch Injektion des nativen Giftes der Klapperschlange gute Erfolge gesehen haben.

Viel von sich reden hat in der neuesten Zeit das Oleum Gynocardiae oder Oleum chaulmoograe gemacht. Es ist ein Öl von gelblicher Farbe, welches aus dem Samen von Gynocardiae odoratae durch Pressung gewonnen wird. Es ist bei mittlerer Temperatur fest. Nach den Mitteilungen von A. Kupfer soll es bei Lepra gute Erfolge gehabt haben. Roca hat dieses Fett in großen Dosen anzuwenden empfohlen und zwar innerlich in Milch oder als Emulsion zu 4—10, ja bis zu 20 Tropfen steigend; äußerlich als Liniment (1%—10%—20%iges Öl), subkutan 1—3 ccm in steriler Lösung. Während ausländische Autoren, z. B. Joudran Miquee u. a. gute Erfolge davon gesehen haben, wurde von deutschen Ärzten, vor allem Doutrelepont, dem Präparate der Vorwurf gemacht, daß es innerlich außerordentlich schlecht vertragen werde. Vor Einspritzung des Mittels ist dringend zu warnen, da danach mehrfach Embolien beobachtet worden sind.

Antileprol, hergestellt von der Firma Bayer & Co. in Elberfeld aus Chaulmoograöl; es wird in Gelatinekapseln (à 0,5 resp. 1,0 g) nach dem Essen genommen; nach Engel-Bey soll es 2—5 g pro die mindestens 1—2 Jahre genommen werden, es sei ein wertvolles Mittel, welches mehrfach Besserungen gebracht hat.

Auch das Kochsche Tuberkulin hat man vielfach in der Therapie der Lepra angewandt. Es soll in einzelnen Fällen eine recht gute Wirkung haben, eine Heilung ist aber auch hierbei nicht erzielt worden.

Bei Nervenlepra ist von norwegischen Ärzten mehrfach die Schilddrüsenbehandlung angewandt worden. Heilerfolge blieben auch hierbei aus.

Die Wirkung des Quecksilbers auf die Lepra ist meistens sehr gering. Als Pflaster kann es bei Geschwürsprozessen einige Dienste leisten. Eine Heilung wird damit nicht erzielt. Sehr bemerkenswert ist die Wirkung der Jodpräparate. Durch selbst kleinere Dosen werden regelmäßig Allgemeinsymptome hervorgerufen, welche sich ganz charakteristisch vor allem in dem stärker Sichtbarwerden der Flecken und Knoten kundgeben. Bei größeren Dosen können lebensgefährliche Zustände durch Schwellung der Glottis auftreten, deshalb ist davor zu warnen. Eine Heilwirkung kommt aber der Jodwirkung gleichfalls nicht zu. Präparate wie Karbolsäure, Kreosot, Phosphor, Arsenik (inkl. der neueren Arsenikpräparate wie Atoxyl), Ichthyol, Aristol, Europhen, Airol, stärkere Ätzmittel wie Pyrogallol, Chrysarobin, Resorcin, Salzsäure sind versucht worden, sie können lokal einige Wirkung ausüben, als Heilmittel sind sie nicht zu bezeichnen.

Da in sehr vielen Fällen die inneren Organe der Leprakranken in ganz beträchtlicher Weise verändert sind, so erfordert ihre Behandlung das ganze Rüstwerk der symptomatischen Therapie. Morphium wird bei stärkeren Schmerzen selten entbehrt werden können. Ehe man dazu greift, wird man die modernen Antipyretica, vor allem Antipyrin, Salizylpräparate verwenden. Gegen die Ulzerationen ist eine sorgfältige Salbenbehandlung, Behandlung mit antiseptischen Umschlägen am Platze. Sehr vielfach sind chirurgische Maßnahmen notwendig, welche im allgemeinen prompt heilen, wenn sie lege artis behandelt werden. Wegen der Stenose des Kehlkopfes wird recht häufig Tracheotomie erforderlich. Die Augenerkrankungen bedürfen einer spezialistischen Behandlung.

Alles in allem, kann man sagen, es gibt zurzeit kein einziges Mittel, welches imstande wäre, die Lepra zu heilen. Besserungen können mit Hilfe der neuen Methoden, z. B. Finsenbehandlung, Röntgenbehandlung, Behandlung mit Ätzmitteln erzielt werden. Am bemerkenswertesten erscheinen mir die Erfolge mit der Nastinbehandlung. Eine Heilung ist damit allerdings bisher auch nicht erzielt worden.

Literatur.

Babes, Die Lepra. 24. Bd. von Nothnagels spez. Path. u. Therap. — v. Bergmann, Die Lepra. Deutsche Chir., 106. Lief. (Literatur bis 1897). — Danielßen, Behandlung der Lepra in Handbuch der speziellen Therapie von Pentzoldt und Stintzing. — Hansen, Studien über den Leprabazillus. Virchows Arch. Bd. 90. — Hansen und Looft, Die Lepra vom klinischen und pathologisch-anatomischen Standpunkte. Bibliotheca medica. — Kirchner und Kübler, Die Lepra in Rußland. Zeitschr. f. Hygiene, Bd. 37. — Koch, Die Lepraerkrankungen im Kreise Memel. Klin. Jahrb. 1897. — I. u. II. Leprakonferenz, Kongreßbericht 1897. 1909. — Lie, Behandlung der Lepra in Pentzoldt-Stintzings Handb. d. Therap. 1909. — Neißer, Der Aussatz in Ziemßens Handb. d. speziell. Path. u. Therap. — Nonne, Der gegenwärtige Stand der Lehre von der Lepra anaesthetica, mit besonderer Berücksichtigung der nervösen Erscheinungen derselben und ihre Stellung zur Syringomyelie, Lepra, Bibliotheca internationalis. — Rehn, Über eine lepraähnliche Krankheit im Kamerungebiete. Arch. f. Dermatol. u. Syph., Bd. 64. — Sticker, Aussatz oder Lepra im Handbuch der Tropenkrankheiten von Mense. 1905.

Pest.

Von

Georg Jochmann - Berlin.

Mit 4 Abbildungen.

Geschichtliches. Die Pest ist eine schon seit den ältesten Zeiten bekannte Seuche, die, ursprünglich im Orient heimisch, zu wiederholten Malen auch in Europa festen Fuß faßte und ungeheuere Opfer forderte. Sichere Nachrichten über eine in Ägypten und Syrien herrschende Beulenpest stammen bereits aus dem Anfange des dritten Jahrhunderts unserer Zeitrechnung. Eine allgemeine Verbreitung auf europäischem Boden fand die Seuche zur Zeit Justinians in der zweiten Hälfte des sechsten Jahrhunderts. Sie drang damals von Unterägypten über Palästina und Syrien nach Europa vor und „entvölkerte Städte und verwandelte das Land in eine Einöde" (Warnefried). Aus dem Mittelalter ist jener Seuchenzug am bekanntesten geworden, der unter dem Namen des „schwarzen Todes" im 14. Jahrhundert die ganze damals bekannte Erde überzog und nach Heckers Schätzung 25 Millionen Menschen, den vierten Teil der damaligen Bevölkerung, dahinraffte. Im 15. und 16. Jahrhundert schwand die Beulenpest niemals ganz aus Europa. Immer wieder erhob sie ihr Haupt und verursachte kleinere und größere Epidemien. Vom Ende des 17. Jahrhunderts an zieht sich die Seuche nach dem Südosten Europas zurück, um hier ab und zu noch in kleineren Kreisen epidemisch aufzutreten. Die letzte Epidemie im Südosten Europas hauste im Winter 1878/79 im russischen Gouvernement Astrachan. Westeuropa ist seit Mitte des 18. Jahrhunderts frei von größeren Ausbrüchen der Seuche geblieben. In Asien und Afrika dagegen haben sich bis heute endemische Pestherde erhalten, von wo immer wieder aufs neue große Epidemien ihren Ausgang nehmen. Zu erinnern ist an die große Epidemie in Hongkong 1894, in Bombay 1896, in der Mandschurei 1910/11.

Auf die wichtigsten Herde der Pest und die Verbreitungsweise der Seuche wird bei Besprechung der Epidemiologie genauer eingegangen. Hier sei nur darauf hingewiesen, daß die modernen Verkehrsstraßen zu Wasser und zu Lande jederzeit auch für Europa die Gefahr einer Verschleppung der Seuche in den Bereich der Möglichkeit rücken. So sind denn auch in den verschiedensten europäischen Häfen in den letzten 10 Jahren vereinzelte Pestfälle, die aus verseuchten Gegenden kamen, festgestellt worden. Pflicht der staatlichen Behörden ist es deshalb, namentlich den Schiffsverkehr auf das Sorgfältigste zu überwachen und im Falle der Einschleppung eines Pestkranken sofort alle erforderlichen Maßnahmen zu treffen, um einer Weiterverbreitung der Seuche vorzubeugen. Für die Ärzte aber erwächst die Forderung, sich mit dem Wesen dieser Krankheit vertraut zu machen, damit eine frühzeitige Erkennung eingeschleppter Fälle ermöglicht und weitere Ansteckungsgefahr verhindert wird.

Trotz der ungeheueren Literatur, die über die Pest existiert, ist das klinische Bild der Seuche eigentlich erst durch Griesinger um die Mitte des vorigen Jahrhunderts in klarer Weise gezeichnet worden. Bis dahin war eine Unzahl verschwommener Schilderungen vorhanden, die größtenteils auf spekulativer und philosophischer Grundlage aufgebaut waren. Große Verdienste um die pathologisch-anatomische Erforschung der Krankheit hat sich Clot-Bey, der Gründer der Medizin-Schule in Kairo, erworben, während die epidemiologische Seite der Pestforschung namentlich durch Hecker, Haeser und Hirsch gefördert wurde. Völlige Klarheit über die Pathogenese brachte erst die Entdeckung des Pestbazillus. Im Jahre 1894 bei einer Epidemie in Hongkong gelang es Kitasato und gleichzeitig Yersin, den Erreger der Seuche zu finden. Als dann im Jahre 1896 in Bombay eine große Pestepidemie einsetzte, entsandten Deutschland, Österreich, Rußland und Ägypten wissenschaftliche Kommissionen, die bald eine fruchtbringende Forschertätigkeit entfalteten und mit Hilfe der neugewonnenen ätiologischen Kenntnisse unser Wissen über die Natur und Verbreitung der Krankheit, sowie über ihre Klinik und pathologische Anatomie bereicherten und ausbauten. Später hat namentlich die englische Pestkommission wertvolle Beiträge zur Epidemiologie der Seuche geliefert.

Bakteriologie. Der Erreger der Pest ist ein plumpes, an den Enden abgerundetes, kurzes Stäbchen, das im gefärbten Ausstrichpräparat die Eigentümlichkeit hat, sich an beiden Polen stärker als in der Mitte zu färben. Am besten kommt diese Polfärbung zum Vorschein, wenn man die Ausstrichpräparate $\frac{1}{2}$ Minute mit Alcohol absolutus bedeckt, den man nachher durch Verdunsten in der Nähe einer Flamme entfernt, um nun mit einer dünnen Karbolmethylenblaulösung (Verdünnung 1 : 10) zu färben. Die genannte färberische Eigentümlichkeit, sowie seine Neigung, ins Blut des infizierten Organismus überzugehen und septische Blutungen zu erzeugen, kennzeichnen ihn als Angehörigen der Gruppe der hämorrhagischen Septikämie. Er ist unbeweglich und färbt sich nicht nach Gram. Eine besondere Eigenart des Pestbazillus ist seine Neigung, unter ungünstigen Wachstumsbedingungen, so z. B. in älteren Kulturen oder in der Leiche, Involutionsformen zu bilden, die weder in Größe, noch in Gestalt an seine Ursprungsform erinnern und keulen- oder bläschenförmige, mitunter auch große stäbähnliche Gebilde darstellen.

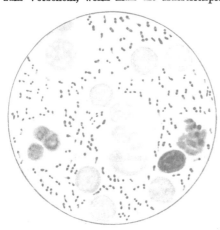

Abb. 254.
Bubonen-Eiter mit Pestbazillen.

Am besten gedeiht der Pestbazillus bei Luftzutritt auf schwach alkalischem Agar, auf dessen Oberfläche er tautropfenähnliche Kolonien bildet, die ein dunkleres granuliertes Zentrum und eine durchsichtige, breite Randzone besitzen. Das Temperatur-Optimum liegt zwischen 25—30° C. Genau dieselben Oberflächen-Kolonien wie auf der Agarplatte bildet er auch auf der Oberfläche der Gelatine. Er wächst auf allen gebräuchlichen Nährböden. Auf Bouillon bildet er lange, streptokokkenähnliche Ketten; Milch wird nicht zur Gerinnung gebracht.

Resistenz. Die Pestbazillen sind gegen Austrocknung sehr empfindlich; vollkommne Eintrocknung tötet sie in wenigen Stunden. Dagegen halten sie sich, vor Trockenheit geschützt, in der Außenwelt lange, z. B. in Butter oder in Milch mehrere Wochen; an Kleidungsstücken oder mit Eiter beschmutztem Verbandzeug sind sie monatelang haltbar. Die obere Wachstumsgrenze liegt bei 40°. Beim Erwärmen auf 60° sterben sie in 10 Minuten ab; Siedehitze tötet sie sofort. Durch Desinfizientien kann der Pestbazillus schnell vernichtet werden, so z. B. in 1%iger Sublimatlösung in wenigen Sekunden, in 1%iger Karbolsäure in 12 Minuten. Kalkmilch vermag pestbazillenhaltige Fäces in 1—2 Stunden zu sterilisieren.

Toxine. Die Pestbazillen sezernieren kein echtes Toxin; alle Giftwirkungen beruhen vielmehr auf den in den Bazillenleibern enthaltenen Giftstoffen. Die Virulenz ist nicht konstant; schon bei den direkt aus menschlichem und tierischem Material gezüchteten Stämmen ist die Virulenz sehr verschieden. Auch sieht man, ebenso wie bei der Züchtung der Meningokokken, sehr oft, daß virulente Kulturen plötzlich ihre Virulenz verlieren, während andere sie lange Zeit behalten.

Tier-Pathogenität. Am empfänglichsten für die Infektion mit Pestbazillen sind Meerschweinchen und Ratten. Außer diesen können noch spontan an Pest erkranken: Katzen, Mäuse, Ziesel, Murmeltiere (arctomys bobak). Meerschweinchen gehen bei subkutaner Einverleibung kleiner Mengen von Pestbazillen in wenigen Tagen zugrunde; ebenso durch Schwanzwurzelstich infizierte Ratten. Man findet dann an der Injektionsstelle ein hämorrhagisches Exsudat, stark geschwollene Lymphdrüsen in der Umgebung und zahlreiche weißgraue miliare Knötchen in Milz,

Leber und Lunge. Für die Sicherung der bakteriologischen Pestdiagnose ist von Bedeutung, daß die Pestbazillen auch bei subkutaner Infektion, auf die rasierte Haut des Meerschweinchens verrieben, die Krankheit übertragen und den Tod des Tieres bewirken. Diese Methode ist namentlich dort am Platze, wo es gilt, in einem mit vielerlei Bakterien verunreinigten Material, z. B. Fäces oder Leichenteile, die Pestbazillen festzustellen. Nachdem auf der Haut des Versuchstieres zuerst vakzineähnliche Bläschen entstanden sind, schwellen die benachbarten Lymphdrüsen an, die Haut wird infiltriert und nach 3—4 Tagen erfolgt der Tod.

Pathogenese. Die Pest entsteht in den meisten Fällen in der Weise, daß Pestbazillen von der äußeren Haut aus auf dem Wege der Lymphbahnen in den Körper eindringen, in die nächstgelegenen Lymphdrüsen gelangen und hier eine entzündliche Schwellung, einen Bubo, erzeugen. Dieser Prozeß kann in selteneren Fällen lokal bleiben. Viel häufiger gelangen die Erreger von hier aus, nachdem sie sich in dem Drüsengewebe vermehrt haben, in die Blutbahn und verursachen das Bild einer schweren septischen Erkrankung, die mit zahlreichen Blutungen in den verschiedensten Organen einhergeht und charakterisiert ist durch multiple hämatogen entstandene Drüsenschwellungen.

Die eigentliche Eintrittspforte der Bazillen ist fast nie zu erkennen. Eine Lymphangitis, die zu der ersten geschwollenen Lymphdrüse, zum primären Bubo, hinführt und so den Gang der Infektion andeuten könnte, ist in der Regel nicht vorhanden.

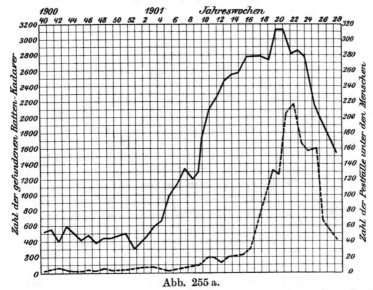

Abb. 255 a.

Beziehungen der Rattensterblichkeit (ausgezogene Linie) zur Pestmortalität des Menschen (punktierte Linie).

Der Bubo ist vielmehr stets der erste Proliferationsherd des eingedrungenen Virus. Kleinste Verletzungen und Kontinuitätstrennungen der Haut, Flohstiche usw. genügen, um dem Pestbazillus Einlaß zu gewähren. Außer von der äußeren Haut dringen die Keime nicht selten auch von der Schleimhaut aus in den Organismus ein. Mund- und Rachenhöhle, die Nasenschleimhaut, die Tonsillen, selbst die Konjunktiva können als Eintrittspforte dienen.

Eine zweite Form der Infektion kommt von den Luftwegen aus zustande. Der Auswurf von Pestkranken mit entzündlichen Lungenerscheinungen, sowie die Flüssigkeit des terminalen Lungenödems enthält massenhaft Pestbazillen, die, beim Aushusten in feinsten Sputumtröpfchen verteilt, Personen der Umgebung infizieren können.

Epidemiologie. Die Pest hat die Eigentümlichkeit, daß sie von gewissen Zentren aus, wo sie endemisch herrscht, auf den großen Verkehrsstraßen und unter Bedingungen, die ihrer Entwicklung günstig sind, also dort, wo die allgemeine Hygiene zu wünschen übrig läßt, ihre epidemische Ausbreitung findet. Wir kennen zurzeit vier endemische Pestherde. Der erste liegt in der chinesischen Provinz Yünnan. Hier ist die Pest unter den Murmeltieren, den Tarbaganen, sehr verbreitet. Die Eingeborenen wußten seit langem, daß Jäger, die diese

Tarbaganen erlegen, häufig sehr schnell erkranken und nach wenigen Tagen
zugrunde gehen. Daß es sich dabei um Pest handelte, ist erst durch neuere
Forschungen sichergestellt worden.

Ein zweiter Herd liegt in den westlichen Hochländern des Himalaya.
Von hier aus hat schon die große Epidemie im 14. Jahrhundert ihren Ausgang
genommen, die unter dem Namen des schwarzen Todes bekannt ist. Auch die
1896 in Bombay ausgebrochene Pest hat von hier aus ihre epidemische Ausbreitung gefunden. Dem Ausbruch der Seuche geht in diesen Bezirken meist
ein großes Sterben unter den Ratten voraus. Dann verlassen die Eingeborenen
ihre Dörfer und zerstreuen sich in andere Gegenden.

Dieselbe Beobachtung wurde bei einem dritten Pestherd gemacht, der
in Zentralafrika gelegen ist und von Robert Koch entdeckt wurde. In Uganda,
im Quellgebiet des Weißen Nil, herrscht die Pest unter den Negern endemisch
und ist unter dem Namen Rubwunga den Eingeborenen seit undenklichen
Zeiten bekannt. Die Negerdörfer wimmeln dort von Ratten, und jedesmal, bevor die Epidemie unter den Menschen wieder aufflackert, gehen Ratten
in großer Menge zugrunde. Auch betrachten das die Einwohner als Warnungs-
signal und verlassen den durchseuchten Bezirk.

Ein vierter Pestherd liegt in der sehr unzugänglichen Gegend von Zentral-
arabien bis nach Mesopotamien hin.

Die Ausbreitung der Pest ist unabhängig von klimatischen Bedingungen,
Wasser- oder Bodenverhältnissen. Bei ihrer Ausbreitung auf den Verkehrswegen, so besonders dem Schiffsverkehr, spielen die Ratten die größte Rolle,
So kommt es, daß namentlich die Hafenplätze gefährdet sind, und daß hier
besonders die mit dem Löschen der Ladung beschäftigten Arbeiter zuerst an der
Pest erkranken. Ist die Seuche auf diese Weise irgendwo eingeschleppt worden,
so kann sie bei mangelnder Bekämpfung eine langsam anschwellende Epidemie
verursachen. Oft handelt es sich anfangs nur um Fälle in Familien der zuerst
Erkrankten und um Personen, die sich bei der Pflege oder bei Besuchen der
Kranken ansteckten. Bald aber pflegen, zunächst immer noch in geringer Zahl,
in benachbarten Häusern oder in entlegeneren Quartieren Pesterkrankungen
auch bei solchen Personen aufzutreten, bei welchen eine Beziehung zu früher
Erkrankten in keiner Weise sich nachweisen läßt. So nistet die Seuche, wenn
sie einen günstigen Boden findet und sich selbst überlassen bleibt, im Laufe
von Wochen und Monaten allmählich sich ein, nimmt dann aber nicht selten
verhältnismäßig schnell zu, um nach Erreichung ihres Höhepunktes wiederum
erst schneller, dann langsamer abzunehmen. Ihr Erlöschen ist oft nur ein
scheinbares. Nach einer Ruhezeit von Wochen oder Monaten beginnt nicht
selten eine neue Epidemie, und auch dieser können weitere folgen. Den
Gang der Pest in Indien seit dem Jahre 1897 zeigt folgendes Bild.

Eine explosionsartige Ausbreitung, wie sie bei der Cholera oder beim
Typhus durch Wasserinfektion bewirkt wird, kommt bei der Pest nicht vor.

Die Übertragung erfolgt entweder von Mensch zu Mensch oder von pest-
infizierten Tieren aus. Hier sind in erster Linie die Ratten zu nennen. Weiterhin kommen für gewisse Bezirke die Murmeltiere oder Tarbaganen (arktomys
bobak) in Betracht. Aber auch Katzen, Meerschweinchen und Mäuse können
die Krankheit übertragen.

Die direkte Übertragung von Mensch zu Mensch spielt bei den leichteren
Fällen von Bubonenpest eine relativ geringe Rolle, namentlich wenn die Bubonen
nicht nach außen durchbrechen. Auch der Eiter perforierter Pestdrüsen enthält
meist nur einzelne und wenig virulente Pestbazillen. Dagegen sind sehr infektiös
die Fälle mit Allgemeininfektion des Blutes. Hier können die verschiedensten
Sekrete und Exkrete, Urin, Fäces, Blut, Sputum, sowie die Flüssigkeit des

terminalen Lungenödems die Übertragung vermitteln. Am gefährlichsten sind die mit Pestpneumonie einhergehenden Erkrankungen. Hier geschieht die Weiterverbreitung durch das Aushusten des massenhaft pestbazillenhaltigen Sputums, das in kleinsten Tröpfchen verspritzt wird und so die Umgebung aufs äußerste gefährdet. Die Einatmung solcher bazillengeschwängerter feinster Sputumtröpfchen führt entweder direkt durch Inhalation in die Lunge oder indirekt auf dem Wege über die Tonsillen und die mit der Lungenspitze korrespondierenden Lymphbahnen zur Pestpneumonie. Auch Verreibung solchen Pestsputums auf die Oberfläche der Haut kann die Krankheit übertragen.

Ferner kann durch infizierte Wäsche und Gebrauchsgegenstände eine Infektion erfolgen.

Viel Interessantes haben die Forschungen der letzten Jahre über die Rolle der Ratten bei der Weiterverbreitung der Pest gebracht. Drei Arten kommen

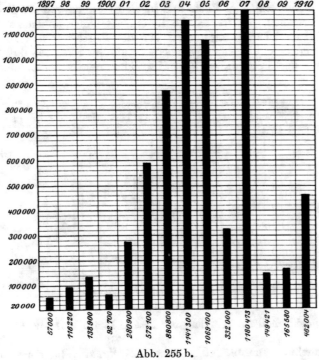

Abb. 255 b.
Gang der Pest in Indien seit dem Jahre 1897.

in Betracht: mus decumanus, die graue Wanderratte, die sich in den Kloaken und unterirdischen Gewölben der großen Städte befindet; mus rattus, die schwarze Schiffsratte, die von der erstgenannten stark verdrängt wurde und mus alexandrinus, die ägyptische Ratte, die durch den Schiffsverkehr auch bei uns sehr verbreitet ist.

Für die Übertragung der Pestbazillen von Ratte zu Ratte nahm man bisher die Infektion auf dem Verdauungswege durch das Annagen infizierter Kadaver als den häufigsten Infektionsmodus an. Diese Art der Infektion liegt um so näher, als die Ratten die Gewohnheit haben, ihre erkrankten oder verendeten Artgenossen anzunagen. Nach den neueren Untersuchungen scheinen jedoch in sehr vielen Fällen die Flöhe als Überträger der Krankheit in Betracht zu kommen. Frühere Laboratoriumsversuche, die sich mit dieser

Frage beschäftigten, waren sehr widersprechend, hauptsächlich deshalb, weil sie nicht den natürlichen Verhältnissen entsprachen. Nach neueren sehr sorgfältigen Untersuchungen einer englischen, auf Anregung des Lister Institutes in London zusammengetretenen Kommission ist jetzt festgestellt, daß der gemeine indische Rattenfloh (Pulex cheopis) die Pestbazillen von Ratte zu Ratte überträgt. Die Flöhe von toten oder kranken Ratten, die man in Pesthäusern fand, wurden im Laboratorium auf andere Ratten gesetzt mit dem Erfolge, daß auch diese an der Seuche erkrankten und Zervikalbubonen bekamen. Ferner wurden Meerschweinchen des Nachts in Häusern ausgesetzt, in denen Pestfälle unter Menschen vorgekommen waren. Unter 42 Versuchen wurden in 12 Häusern = 29 % eines oder mehrere Meerschweinchen, die am anderen Morgen große Mengen von Flöhen beherbergten, mit Pest infiziert und starben. Auch auf Affen wurde durch Flöhe von Pestratten die Krankheit übertragen. Jedenfalls ist jetzt nicht mehr daran zu zweifeln, daß die Flöhe die Krankheit von Ratte zu Ratte und in vielen Fällen von der Ratte auf den Menschen übertragen. Ob freilich die durch Rattenflöhe erfolgende Ansteckung den regelmäßigen Übertragungsmodus von der Ratte auf den Menschen darstellt, muß noch dahingestellt bleiben. Auffallend ist es, daß unter dem Pflegepersonal der Pestspitäler Pestinfektionen relativ selten sind, während

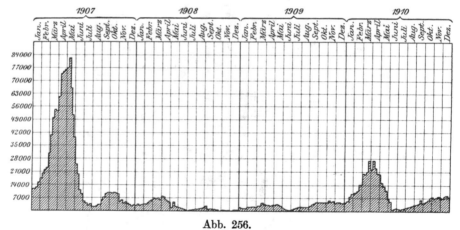

Abb. 256.
Jahreszeitliche Verteilung der Pest in Indien 1907—1910.

man doch annehmen müßte, daß hier recht häufig, z. B. bei der Aufnahme von Pestkranken, Gelegenheit gegeben sein muß, durch Flöhe angesteckt zu werden. Für die europäischen Verhältnisse ist zu bedenken, daß bei unseren einheimischen Ratten der indische Pulex cheopis sich nicht findet, und daß die bei uns lebenden Rattenflöhe, Pulex irritans und ceratophyllus fasciatus bei Laboratoriumsversuchen nicht so regelmäßig die Krankheit von Ratte zu Ratte übertrugen.

Außer durch Flöhe kann die Krankheit auch durch direkte Berührung der Rattenkadaver von der Ratte auf den Menschen übertragen werden. Ferner können auch die Ausscheidungen der Ratten, die in großen Mengen Pestbazillen enthalten, die Krankheit weiter verbreiten. Die menschlichen Wohnungen können um so eher infiziert werden, als pestkranke Ratten erfahrungsgemäß die Scheu vor den Menschen verlieren, aus ihren Schlupfwinkeln hervorkommen und nicht selten in den Wohnungen verenden.

Die jahreszeitliche Verteilung der Pest zeigt in den endemischen Pestherden einen immer wiederkehrenden Typus derart, daß vom Oktober an, dem Beginn der kalten Jahreszeit, die Zahl der Todesfälle langsam ansteigt und im Februar und März ihren Höhepunkt erreicht. April und Mai folgt dann ein rascher Abfall und während der Zeit von Mai bis September kommen nur wenige zerstreute Fälle vor. Vergl. Abb. 256.

Gottschlich stellt auf Grund seiner Beobachtungen bei den Pestepidemien in Ägypten (1899—1902) zwei verschiedene Typen auf: eine Sommerepidemie und eine Winterepidemie. Im Sommer sind die Fälle meist regellos über die ganze Ortschaft zerstreut; dabei handelt es sich fast ausschließlich um die Beulenpest, wobei als Infektionsträger die Ratten anzusehen sind. Bei den Winterepidemien spielt die Lungenpest die Hauptrolle, die durch Infektion von Mensch zu Mensch hervorgerufen wird. Der Grund liegt darin, daß die Menschen während der kalten Jahreszeit in ihre engen Wohnstätten sich zusammendrängen. Auch mag infolge der Witterungsverhältnisse noch eine erhöhte Prädisposition zu Erkrankungen der Atmungswege hinzukommen. Der Zusammenhang der Sommerepidemien mit der Rattenpest erklärt sich in folgender Weise. Während einer Pestepidemie geht der größte Teil der empfänglichen Ratten zugrunde; dementsprechend vermindert sich auch die Gelegenheit zur Infektion für den Menschen und die Seuche erlischt. In der seuchenfreien Zeit wird die Pest unter den Ratten erhalten in Form einzelner chronischer oder latenter Fälle, wie sie von Kolle und Martini im Laboratorium durch Versuche nachgewiesen worden sind, und wie sie sich auch unter natürlichen Verhältnissen finden. Im Frühjahr zur Wurfzeit, wenn eine neue empfängliche Generation von Ratten sich entwickelt, kann nun von einem einzelnen latenten Fall eine neue akute Pestepidemie unter den Ratten und damit gleichzeitig eine neue Epidemie unter den Menschen entstehen. Das Primäre ist in der Regel die Beulenpest. Kommt es bei dem einen oder dem anderen Falle zu einer sekundären Pestpneumonie, so kann diese zum Ausgangspunkt einer Lungenpestepidemie werden, die dann durch Tröpfcheninhalation von Mensch zu Mensch weiter übertragen wird.

Bekämpfung. Bei der Ausdehnung unseres modernen Weltverkehrs wird sich eine Einschleppung der Pest in Europa niemals ganz vermeiden lassen. Es wird also darauf ankommen, einzelne eingeschleppte Fälle sofort zu erkennen und die Weiterverbreitung der Seuche zu verhindern. Von den internationalen Abmachungen, die bei der Pariser Konvention im Jahre 1903 von den Mächten vereinbart wurden, ist eine der wichtigsten, daß sich die Staaten gegenseitig über etwaige Pesterkrankungen unterrichten, so daß gegebenenfalls prophylaktische Maßnahmen getroffen werden können. Die inneren staatlichen Maßnahmen sind den einzelnen Mächten überlassen.

Von großer Wichtigkeit ist die Beobachtung des Schiffsverkehrs. Schiffe, die aus pestverseuchten Ländern kommen, oder die in den letzten 10 Tagen einen pestverdächtigen Fall hatten oder solche, auf denen Rattenpest konstatiert wurde, werden 10 Tage in Quarantäne gelegt, die Passagiere werden beobachtet, die Ladung desinfiziert und die Ratten durch giftige Gase getötet. Dazu eignet sich besonders das Generatorgas (ein Gasgemisch aus Stickstoff, Kohlenoxyd und Kohlensäure); ferner das Claytongas (Schwefel-Dioxyd). Diese Gase werden in besonderen Apparaten, dem Nocht-Giemsaschen und dem Clayton-Apparat erzeugt und in das möglichst abgedichtete Schiff eingeleitet.

Die beste Handhabe für eine zielbewußte Bekämpfung der Pest bietet die richtige Erkennung der ersten Fälle von Übertragung der Seuche auf den Menschen. Zur richtigen Diagnose ist aber in erster Linie eine einwandfreie bakteriologische Untersuchung erforderlich, wie sie oben genauer geschildert wurde. Die Durchführung dieser Untersuchung geschieht in Preußen in amtlichen Pestlaboratorien, wo das verdächtige Material unter besonderen Vorsichtsmaßregeln verarbeitet wird.

Jeder Pestkranke oder pestverdächtige Fall muß in Deutschland nach dem Reichsseuchengesetz der Behörde angezeigt werden, die dann durch beamtete Ärzte die zur Verhinderung der Weiterverbreitung der Krankheit notwendigen Maßnahmen durchführen läßt. Als pestverdächtige Erkrankungen sind insbesondere schnell entstandene, mit hohem Fieber und mit schweren Störungen des Allgemeinbefindens verbundene Drüsenschwellungen anzusehen, sofern nicht andere Ursachen für diese Erscheinungen bestimmt nachgewiesen sind. Ferner haben nach dem Ausbruch einer Epidemie alle Erkrankungen und Todesfälle an Lungenentzündung, die in den gefährdeten Bezirken sich ereignen, als pestverdächtig zu gelten. Besonders wichtig ist es, bei den ersten Fällen in einem Ort Nachforschungen darüber anzustellen, wo und wie sich die Kranken infiziert haben, damit in erster Linie gegen die Infektionsquelle vorgegangen werden kann.

An Pest erkrankte oder krankheitsverdächtige Personen sind zu isolieren. Das geschieht am besten in einem eigens dazu eingerichteten Krankenhaus. Auch die Isolierung ansteckungsverdächtiger Personen, d. h. solcher, bei denen zwar keine verdächtigen Krankheitserscheinungen vorliegen, bei denen jedoch die Besorgnis gerechtfertigt ist, daß sie den Krankheitsstoff aufgenommen haben, kann in Preußen auf die Dauer von 10 Tagen angeordnet werden.

Das Haus, in dem ein Pestkranker gelegen hat, muß aufs genaueste nach Rattenkadavern untersucht werden. Der Vertilgung von lebenden Ratten, Mäusen und sonstigem Ungeziefer ist besondere Aufmerksamkeit zuzuwenden.

Alle Abgänge der Kranken sowie Gegenstände, die mit ihnen in Berührung gekommen sind, namentlich Bett- und Leibwäsche, Eß- und Trinkgeschirre, Verbandstoffe müssen aufs sorgfältigste desinfiziert werden. Von chemischen desinfizierenden Mitteln eignen sich besonders: verdünnte Karbolsäurelösung (3 %ig), auf die Hälfte verdünntes Karbolwasser sowie Chlorkalklösungen (2 % ig).

Alle Personen, die mit der Pflege des Kranken beschäftigt sind, müssen die allergrößte Vorsicht dabei beobachten. Jede kleinste, unbedeckte Wunde des Körpers kann zur Eintrittspforte des Pestbazillus werden. Gründliche Waschung und Desinfektion nach jeder Berührung des Kranken ist deshalb dringend erforderlich. Besonders gefährlich für die Umgebung sind die Kranken mit Lungenpest, weil kleinste, in der Luft suspendierte Teilchen des ausgehusteten Auswurfs die Bazillen übertragen können. Es empfiehlt sich deshalb, bei der Pflege solcher Kranken mit Mull bedeckte Drahtmasken zu tragen, die mit einer antiseptischen Flüssigkeit getränkt sind, um die Einatmung solcher in Tröpfchenform verstäubter Sputumpartikelchen zu verhindern.

Wegen der Möglichkeit der Pestübertragung durch Flöhe und andere Insekten ist es dringend geboten, sich durch gründliche Reinigung frei von Ungeziefer zu halten. In Pestgegenden schützt man sich vor dem Stiche der Flöhe durch Einreibungen mit Öl oder Fett. Allen Personen, die genötigt sind, in eine durchseuchte Gegend zu reisen oder mit Pestkranken in Berührung zu kommen, wie Ärzte, Schwestern, Pfleger, ist die aktive Immunsierung mit abgetöteten Pestkulturen dringend anzuraten, wie sie zuerst von Haffkine empfohlen wurde. Er verwendete 4—6 Wochen alte Bouillonkulturen, die 1 Stunde bei 60 ⁰ erhitzt und mit 0,5 %iger Karbolsäure versetzt wurden. Davon wurden Erwachsenen 2,5—3 ccm, Kindern 0,1—0,5 ccm subkutan injiziert; nach 8 Tagen wurde ein zweites Mal mit einer etwas höheren Dosis geimpft. Nach Haffkin ist die Morbidität der Geimpften um das Vierfache geringer als die der nicht Geimpften.

Kolle modifizierte diese Methode, indem er statt der 6 Wochen alten Kulturen frische, vollvirulente, durch Erhitzen abgetötete Agarkulturen verwendete. Die deutsche Pestkommission unter Gaffkys Leitung hat von dieser modifizierten Art der Haffkineschen Schutzimpfung ausgiebig Gebrauch gemacht und sie zum Schutze von kleineren Bevölkerungsgruppen empfohlen.

Nach der Einspritzung stellt sich eine schmerzhafte Infiltration in der Umgebung der Impfstelle ein, die erst nach mehreren Tagen zurückgeht. Die regionären Lymphdrüsen sind dabei häufig schmerzhaft und vergrößert. Einige Stunden nach der Injektion kann es zu einer Steigerung der Temperatur bis zu 38 und 39° kommen, die indessen nach Ablauf von einigen Tagen zur Norm zurückzukehren pflegt. Als Allgemeinerscheinungen stellen sich Kopfschmerzen, Mattigkeit in den Gliedern und mangelnde Eßlust ein. Der Impfschutz tritt bei den auf diese Weise aktiv immunisierten Menschen nicht vor dem fünften Tage nach der Injektion ein und erreicht sein Maximum ungefähr am 10. Tage nach der Injektion.

In Fällen, wo es nur darauf ankommt, einen Impfschutz von 3—4 Wochen zu erzielen, kann man auch eines der Pestsera, das Pariser Serum oder das Berner Serum verwenden, die auf Seite 914 u. 915 genauer besprochen werden.

Krankheitsbild. Die Inkubationsdauer der Krankheit beträgt 2—5 Tage, in seltenen Fällen bis zu 10 Tagen. Nur selten gehen dem ausgesprochenen Kranksein stunden- oder tagelang Vorboten wie Mattigkeit, Verlust des Appetits, Kreuzschmerzen, Kopfweh voraus. Die Krankheit setzt in der Regel plötzlich ein. Mitten in der Arbeit, scheinbar aus voller Gesundheit heraus, wird der Pestkranke von Schüttelfrost, heftigen Kopfschmerzen und von intensivem Schwindelgefühl befallen. Begleitet sind diese Symptome oft von Ekel und Erbrechen; bald danach stellt sich hohes Fieber ein. Seine Sinne umnebeln sich und auffallend schnell bemächtigt sich seiner eine große Schwäche. Das Gesicht wird schlaff und ausdruckslos, die Konjunktiven röten sich lebhaft, der Gang wird unsicher und taumelnd, die Sprache schwer und stammelnd. So bietet er das Bild eines Trunkenen. Dieser Eindruck wird oft noch dadurch verstärkt, daß Abschürfungen und blutige Beulen der Haut, die beim Schwanken und Hinstürzen des Kranken entstanden sind, das Aussehen entstellen. Die Zunge ist dick weiß belegt, wie mit Kalk betüncht, die Haut ist am ganzen Körper trocken und brennend heiß, oder sie zeigt bei hochgradiger Herzschwäche am Stamm Fieberhitze, während die peripheren Teile kühl und mit klebrigem Schweiß bedeckt sind. Der Puls ist stark beschleunigt und weich.

Schon meist in den ersten Krankheitstagen, seltener 1—2 Tage später erscheinen diejenigen örtlichen Symptome, die dem weiteren Verlauf der Krankheit ihr besonderes Gepräge geben. Je nachdem es sich um eine Drüsengeschwulst, eine Hautpustel oder die Zeichen einer Lungenentzündung handelt, unterscheiden wir Drüsenpest, Hautpest oder Lungenpest.

Drüsenpest. Das wichtigste klinische Symptom der Pest stellt die Anschwellung einer oder mehrerer Lymphdrüsen dar. Sind in irgendeinem Körperbezirk Bazillen in die Haut oder Schleimhaut eingedrungen, so werden sie, ohne daß an der Eintrittspforte eine Gewebsreaktion erfolgt, durch die Lymphbahnen schnell zu den nächsten Lymphdrüsen transportiert, wo es zu einer starken Vermehrung der Bazillen und dadurch zu einer Entzündung meist hämorrhagisch-eitrigen Charakters kommt. Dieser erste Proliferationsherd des Pestbazillus wird als primärer Bubo bezeichnet.

Von hier aus schreitet meist das Verderben weiter seinen Weg; entweder kriecht der Prozeß in den Lymphwegen fort und führt zu weiteren Lymphdrüsenschwellungen (primäre Bubonen zweiter Ordnung nach Albrecht und Ghon), oder es kommt durch Einbruch der Bazillen ins Blut zu einer Allgemeininfektion, so daß nun durch Vermittelung der Blutbahn gleichzeitig eine große Anzahl von Lymphdrüsen infiziert und in den Zustand entzündlicher Schwellung

versetzt werden kann (sekundäre Bubonen). Der primäre Bubo läßt sich bei
der Bubonenpest meist schon zur Zeit des plötzlichen Krankheitsbeginnes nachweisen; selten tritt er erst später in Erscheinung. Charakteristisch ist die
starke Schmerzhaftigkeit auf Druck, die meist schon bei sehr kleinen und schwer
palpablen Drüsenschwellungen die Erkennung sehr erleichtert. Es gibt nur
wenige Pestfälle, wo während des Lebens keine Bubonen nachgewiesen werden
können; die anatomische Untersuchung vermag stets eine oder die andere
Drüsenschwellung aufzudecken, außer in einzelnen Fällen von Pestpneumonie,
auf die wir noch zu sprechen kommen.

Der häufigste Sitz des primären Bubo ist die Leistengegend oder das
Oberschenkeldreieck; es folgt die Achselhöhle und schließlich die Gegend des
Unterkieferwinkels. Seltenere Lokalisationen sind: die Ellenbeuge und die
Kniekehle. Die Größe der Bubonen ist wechselnd. Mitunter sind sie so klein,
daß nur die Schmerzhaftigkeit auf Druck sie erkennen läßt; in anderen Fällen
können sie die Größe eines Gänseeies oder einer Männerfaust erreichen. Im
Beginn kann man die einzelnen Drüsen in ihren Konturen noch gut abgrenzen.
Die bedeckende Haut ist noch weich und geschmeidig; später wird die Haut
verdickt, starr und weniger faltbar. Es bildet sich durch Entzündung und
Infiltration des periglandulären Gewebes eine harte Resistenz um die Drüsen
herum, deren Konturen sich jetzt nur noch undeutlich abgrenzen lassen. Schließlich ist eine harte, rasch zunehmende Prominenz sichtbar, in der die vergrößerten
Drüsen eingepackt sind und in deren Nähe die Haut oft noch weit in die Nachbarschaft hinein teigig ödematös geschwollen ist. Bisweilen treten in der Umgebung noch Blutungen und Blaseneruptionen auf.

Anatomisch ist der Bubo durch eine exsudative, mit Blutungen einhergehende
und später nekrotisierende Entzündung charakterisiert. Oft sind mehrere Lymphdrüsen
durch die exsudative Entzündung zu einem Paket vereinigt, bei dem die Grenzen der einzelnen Drüsen auf dem Durchschnitt kaum noch zu erkennen sind. Die Vergrößerung der
Lymphdrüsen ist zum Teil auf Rechnung von Hämorrhagien zu setzen, die meist sehr ausgedehnt sind und die Drüsen auf dem Schnitt wie hämorrhagisch infarziert erscheinen
lassen.

Das periglanduläre Gewebe wird meistens in Mitleidenschaft gezogen, indem die
Hämorrhagien die Kapsel der Drüse durchbrechen und nun das umgebende Fett- und
Bindegewebe mit Blut und Ödemflüssigkeit durchtränken. Gleichzeitig kommt es zu
einer zellreichen, starken Infiltration des periglandulären Gewebes. Namentlich das subkutane Bindegewebe oberhalb primärer Bubonen ist stark infiltriert.

Beim Bubo der Leistenbeuge, der am häufigsten beobachtet wird, halten
viele Kranke das Bein im Hüftgelenk gebeugt, um die entzündete Partie zu
entspannen. Häufig sind dabei auch die iliakalen Drüsen in Mitleidenschaft
gezogen. Sie können bisweilen zu großen, druckempfindlichen, durch die Bauch-
decke hindurch tastbaren Resistenzen anschwellen, die, wenn sie auf der rechten
Seite gelegen sind, an eine perityphlitische Geschwulst erinnern. Noch täuschen-
der kann das Bild werden, wenn der primäre Bubo in der Leistenbeuge an
Größe ganz zurücktritt oder gar nicht nachgewiesen werden kann.

Der Bubo der Achselhöhle entsteht durch Schwellung der axillaren Lymphdrüsen. Daneben sind meist die Glandulae pectorales, infraclaviculares und supra-
claviculares und die zervikalen Lymphdrüsen sekundär infiziert. Typisch ist
dabei das Verstreichen der Infraklavikulargrube und der Mohrenheimschen
Grube und oft auch der Oberschlüsselbeingrube, das durch ödematöse Durchtränkung des periglandulären Gewebes zu erklären ist. Eine Folge dieser
Durchtränkung des lockeren Zellgewebes der Axilla ist auch das sog. Gallert-
zittern der Haut. Die Haut zittert beim Beklopfen wie mit dem Finger an-
geschlagene Gallerte.

Die primären Halsbubonen, die namentlich bei Kindern häufig sind,
entwickeln sich in der Regel an einem Kieferwinkel. Zuerst nur bohnen- oder

taubeneiergroß, schwellen sie im Laufe weniger Stunden mächtig an. Auch die benachbarten Drüsen des ganzen Halses werden infiziert und vergrößern sich zusehends, um bald infolge der Infiltration und ödematösen Durchtränkung des periglandulären Gewebes in einer enormen teigigen Geschwulst unterzutauchen, die schließlich den ganzen Hals einpackt. Die Haut darüber ist gespannt und glänzend. Oft schreitet das Ödem der Haut und die Infiltration des Zellgewebes noch weiter in die Nachbarschaft bis in die Gegend der Brustwarzen hin oder über den Nacken bis zur Scapula. In vielen Fällen solcher primären Halsbubonen kommt es durch sekundäre Infektion mit Streptokokken zu nekrotischen Vorgängen an den Tonsillen, die mit schmierigen Belägen und tiefen Ulzerationen einhergehen und zu mehr oder minder starken Blutungen führen können. In manchen Fällen kommt es dabei auch zur ödematösen Schwellung der Uvula, der Gaumenbögen und zum Glottisödem, so daß furchtbare Atemnot und inspiratorische Einziehungen im Jugulum und Epigastrium auftreten und nach qualvollem Kampfe unter immer stärker werdender Unruhe, tiefer Cyanose des ganzen Körpers und immer elender werdendem Puls der Tod an Erstickung eintritt.

Die Lymphdrüsen der Ellenbeuge sind fast stets nur sekundär infiziert, entweder durch retrograden Transport auf den Lymphwegen von der Achselhöhle aus oder auf dem Blutwege. Primäre Bubonen finden sich hier seltener vor. Dasselbe gilt für die Kniekehlengegend.

Die sekundären Bubonen können sich schon wenige Stunden nach dem Krankheitsbeginn entwickeln. Da sie durch Verschleppung von Pestbazillen auf dem Blutwege entstehen, so kann man bisweilen beobachten, daß multiple Drüsenschwellungen gleichzeitig an mehreren Körperstellen auftreten. Das Erscheinen sekundärer Bubonen ist daher als ein Zeichen der allgemeinen Blutinfektion aufzufassen. Dementsprechend kann man auch in allen diesen sekundären Lymphdrüsenschwellungen Pestbazillen nachweisen. Da sich die sekundären Bubonen zeitlich später entwickeln als der primäre Bubo, so sind sie in der Regel auch erheblich kleiner als diese, und die Umgebung ist meist weniger verändert. Sie sind selten über haselnußgroß, können aber bei längerer Krankheitsdauer natürlich auch größere Ausdehnung gewinnen. Die anatomischen Veränderungen sind ebenfalls geringer als beim primären Bubo. Auf dem Durchschnitt erscheinen sie graurot und von einzelnen Blutaustritten durchsetzt. Das umgebende Fettbindegewebe ist in der Regel nur ödematös durchtränkt und nicht hämorrhagisch infiltriert wie beim primären Bubo, doch kommen auch darin Ausnahmen vor.

Das weitere Schicksal der Bubonen ist verschieden; in manchen Fällen tritt eine Rückbildung ein. Die periglanduläre Infiltration geht zurück; die vorher gar nicht oder undeutlich tastbaren Konturen der geschwollenen Drüsen werden wieder deutlich, die bedeckende Haut wird weicher und dünner und läßt sich wieder falten, und die Drüsen werden kleiner. Häufig kommt es zur Erweichung und Vereiterung.

Anatomisch kann man etwa nach 4—6 tägiger Krankheitsdauer im Innern der Drüsen nekrotische Vorgänge beobachten, die zur Einschmelzung einzelner Teile der Drüsen führen, so daß man auf dem Schnitt aus mehreren kleineren Einschmelzungsherden eitrig-bröckeligen Inhalt hervorquellen sieht. Schreitet dieser Prozeß fort, so kommt es schließlich zu einer richtigen eitrigen Einschmelzung der betreffenden Drüsen; auch die bedeckende Haut wird erweicht und es erfolgt ein Durchbruch des Eiters nach außen. Diese Vereiterung scheint allein als Folge der Einwirkung des Pestbazillus auftreten zu können, doch mögen zuweilen auch sekundäre Eitererreger wie Staphylokokken und Streptokokken eine Rolle dabei spielen.

Die genannten nekrotisierenden Prozesse brauchen jedoch keineswegs in allen Fällen zur völligen Erweichung und zum Durchbruch der Drüsen zu führen. Zweifellos können vielmehr kleinere nekrotische oder eitrige Einschmelzungsherde, die innerhalb der Bubonen auftreten, spontan bei intakter Haut zur Resorption gelangen.

Die primären Bubonen enthalten in den ersten Tagen stets enorme Massen von Pestbazillen. In nekrotischen und eitrig eingeschmolzenen Drüsen finden sich dieselben im allgemeinen nur spärlich. Auch beobachtet man hier die oben erwähnten Involutionsformen.

H a u t. Eines der auffallendsten Hautsymptome, das jedoch bei den einzelnen Epidemien in sehr verschiedener Häufigkeit beobachtet wurde, sind die Hautblutungen. Sie scheinen in den Epidemien des Mittelalters häufiger gewesen zu sein als in der neueren Zeit. In Gestalt von blaurot bis blauschwarz gefärbten Flecken von Stecknadelkopf- bis Linsengröße sind sie besonders auf der Haut des Stammes und der oberen Extremitäten lokalisiert. Oft liegen sie in der Umgebung eines Bubo. Ihre Zahl ist verschieden; bald stehen sie ganz vereinzelt, bald sind sie in zahlloser Menge über die Haut des Körpers verstreut. Die Blutungen enthalten stets Pestbazillen, sind also als Pestmetastasen aufzufassen (Albrecht und Ghon).

Dieselbe Art der Entstehung hat vermutlich in einem Teil der Fälle auch der Pestkarbunkel. Man bemerkt zunächst eine blaurot gefärbte, lebhaft schmerzende Hautinfiltration von Hanfkorn- bis Markstückgröße, über der sich etwa nach Ablauf eines Tages die Epidermis als Bläschen abhebt. Kommt dann die Blase zum Platzen, wobei sich eine trübe, blutig-seröse Flüssigkeit mit massenhaft Pestbazillen entleert, so liegt als Geschwürsgrund das blaurot gefärbte Corium frei. In der Mitte des Geschwürs bildet sich ein schwarzer Schorf, während sich die Peripherie wallartig abhebt; in der Umgebung wird die Haut ödematös. Der Karbunkel, der spontan in der Regel keine Schmerzhaftigkeit zeigt, ist auf Druck lebhaft schmerzempfindlich.

Die Lymphdrüsen der Umgebung sind stark geschwollen. Häufig ziehen rote Lymphgefäßstreifen als Zeichen einer Lymphangitis zur nächsten geschwollenen Lymphdrüse. Die Größe der Karbunkel ist verschieden; sie schwankt zwischen Markstück- und Handtellergröße. Die Rückbildung erfolgt in den genesenden Fällen in der Weise, daß der Schorf sich abstößt, und die Geschwürsfläche granuliert und sich überhäutet.

Der Karbunkel, der dort, wo er als hervorstechendstes Symptom das Krankheitsbild beherrscht, zu der Bezeichnung Hautpest Veranlassung gibt, entsteht wahrscheinlich in der Mehrzahl der Fälle als Metastase auf dem Wege der Blutbahn; aber auch die Lymphwege kommen in Frage. Man findet nicht selten Karbunkel im Lymphgefäßbezirke von primären Bubonen, so z. B. bei primären inguinalen Bubonen an verschiedenen Stellen der unteren Extremitäten und über dem Os ilei. Dieselben sind auf dem Lymphwege durch retrograden Transport entstanden zu denken. Ein bezeichnender Fall dieser Art war z. B. folgender (H. C. Müller): Bei bestehendem primären Bubo in der Achselhöhle zeigte sich eine Lymphangitis am Oberarm mit Schwellung der Kubitaldrüse, über der schließlich ein Karbunkel aufschoß. Das fertige Bild hätte in diesem Falle leicht zu der Annahme verleiten können, daß der Karbunkel das Primäre gewesen sei und daß die Infektion der Achselhöhle erst sekundär von der Kubitaldrüse ausging, anstatt umgekehrt. Ob überhaupt primäre Karbunkel als erste Reaktion des Körpers auf das eingedrungene Pestvirus vorkommen, ist noch ein strittiger Punkt. Im allgemeinen ist ja die Eintrittspforte der Pestbazillen reaktionslos. Wir sahen oben bereits, daß nicht einmal eine Lymphangitis den Weg bezeichnet, den die Bazillen zum primären Bubo, ihrem ersten

Proliferationsherd, genommen haben. Trotzdem ist aber natürlich die Möglichkeit nicht zu bestreiten, daß bei intensivem Verreiben von Pestbazillen in die Haut am Orte der Infektion ein primärer Karbunkel sich entwickeln kann. Die deutsche Pestkommission hat bei 376 Kranken 11 primär entstandene Karbunkel beobachtet; davon starben nur zwei. Es geht daraus schon hervor, daß die Fälle mit Karbunkeln im allgemeinen nicht zu den schwersten Erkrankungen gehören.

Nervensystem. Die Symptome des Nervensystems können bei der Pest sehr mannigfach sein. Die Erscheinungen im akuten Stadium wurden schon oben kurz erwähnt. Kopfschmerzen und Schwindel sind hier an erster Stelle zu nennen. Die Kopfschmerzen sind von wechselnder Intensität, aber meist vorhanden. Mit dem Schwindelgefühl, an dem die meisten Kranken, ganz unabhängig von den Kopfschmerzen, leiden, hängt die eigentümliche Unsicherheit des Ganges zusammen, die den Pestkranken schwanken und taumeln läßt. Diese Erscheinungen müssen als funktionelle Störungen aufgefaßt werden, die durch das Gift der Pestbazillen bedingt sind, denn anatomische Veränderungen am Gehirn lassen sich nicht nachweisen.

Das Verhalten des Sensoriums ist wechselnd. Völlig klares Bewußtsein ist selten. Meist sind die verschiedenen Grade des Status typhosus ausgesprochen, von einfacher Somnolenz bis zum tiefen Koma. Häufig sind Delirien, teils ruhiger Art, wobei die Kranken in stillem Traumleben vor sich hin murmeln, teils mit Erregungszuständen, motorischer Unruhe und lautem Lärmen einhergehend. Bekannt und von allen Autoren erwähnt ist der „Wandertrieb" der Pestkranken. In dunklem Betätigungsdrange, der sie antreibt, nach Hause zu gehen oder sich an die Arbeit zu machen, stehen sie auf, wandeln umher und machen Fluchtversuche, so daß das Aufhalten und Zurückbringen der aufgestandenen Kranken in ein Pestspital zu den Hauptaufgaben des Personals gehört. Charakteristisch sind die Sprachstörungen der Pestkranken. Eine eigentümlich schwerfällige, lallende Sprache wird außerordentlich oft beobachtet. Sie findet sich sowohl bei günstigen wie bei tödlich endenden Fällen.

Nicht selten wird in den ersten Tagen Meningismus beobachtet: Nackenstarre, Kernigsches Symptom, Hyperästhesie. Aber auch echte Pestmeningitis kommt bisweilen vor, bei der die bakteriologische Untersuchung im Eiter der Meningen Pestbazillen nachweist.

Augen. Konjunktivitis ist fast bei allen Pestkranken mehr oder minder ausgesprochen. Die Conjunctiva bulbi wie die der Lider ist dabei in gleicher Weise beteiligt. Mitunter ist die Injektion so stark, daß die Bindehaut aus der Entfernung gleichmäßig rot erscheint. Die Alten sprachen von einem „wilden Blick" der Pestkranken, wobei wohl an solche Fälle von Konjunktivitis gedacht worden ist. Eine häufige Komplikation ist ferner die parenchymatöse Keratitis, die meist mit Iridokyklitis kombiniert beobachtet wird.

Ohren. An Komplikationen seitens des Ohres wurde in manchen Fällen Otitis media beobachtet; auch über zentrale Taubheit ist wiederholt berichtet worden.

Respirationsapparat. In manchen Epidemien sind die Erscheinungen seitens des Respirationsapparates gering. So berichtet Aoyama von der Hongkonger Epidemie z. B., daß die Lungen gewöhnlich intakt seien, und nur selten Bronchitis leichteren Grades bestehe. In anderen Epidemien aber können die Lungenerscheinungen im Vordergrunde des klinischen Krankheitsbildes der Pest stehen. Der dunkle, blutige Auswurf, der dabei entleert wird, hat dieser Form der Pest den Namen des „schwarzen Todes" gegeben, und unter diesem Namen hat die Lungenpest im 14. Jahrhundert 25 Millionen Menschen, den vierten Teil der europäischen Bevölkerung, hinweggerafft. Trotzdem geriet die Tatsache in Vergessenheit, daß der schwarze Tod nichts anderes als die Pest war; erst Hecker stellte die Zusammengehörigkeit der beiden als höchst wahrscheinlich hin. Zum ersten Mal anatomisch und ätiologisch sichergestellt wurde das Vorkommen einer primären Pestpneumonie durch Childe in Bombay 1896/97. Eine größere Ausdehnung gewann die Lungenpest in der Mandschurei im Jahre 1910/11.

Die Lungenpest beginnt mit einem Schüttelfrost, ohne daß Prodromalerscheinungen vorausgehen. Daneben sind wie bei der Beulenpest intensiver Kopfschmerz, Schwindel und Erbrechen vorhanden. Das Sensorium ist auffallend häufig frei. Das allgemeine Bild der Pest kann mehrere Tage anhalten, bevor die spezifisch pneumonischen Erscheinungen sich geltend machen. Oft machen sich zunächst pleuritische Schmerzen bemerkbar. Das Auftreten der Lungenherde verrät sich in dem Husten mit blutigem Auswurf. In typischen Fällen gleicht die Form des Hustens einer Hämoptoe. Jeder Hustenstoß bringt reichliches, förmlich hervorquellendes, dünnflüssiges, schaumig-blutiges Sputum hervor. In anderen Fällen ist der Husten quälend, und das Sputum wird unter großen Anstrengungen herausgebracht. Daneben herrscht hochgradige Dyspnoe und Cyanose; Atemfrequenzen von über 50 bilden die Regel. Frühzeitig stellt sich eine hochgradige Herzschwäche ein mit enorm frequentem Puls und minimaler Spannung. Die Perkussion ergibt wechselnde Befunde. Bald sind die Erscheinungen einer katarrhalischen Bronchopneumonie, bald mehr die einer croupösen Pneumonie ausgesprochen. Auskultatorisch findet sich über den Herden Bronchialatmen oder scharfes vesikuläres Atemgeräusch, groß- und mittelbasiges Rasseln, Pfeifen und Schwirren. Die primäre Lungenpest endet in allen Fällen tödlich. Der Tod tritt in der Regel am 2.—5. Tage der Krankheit ein.

Da bei der Lungenpest primäre Bubonen häufig fehlen, so wird diese Form der Krankheit von manchen Autoren auch als „Pest ohne Bubonen" bezeichnet. Diese Benennung besteht nicht zu Recht, da die Bronchialdrüsen meist infiziert sind und auch an anderen Körperstellen sekundäre Bubonen auftreten können. Das geht schon daraus hervor, daß bei der Pestpneumonie oft tagelang vor dem Exitus Bazillen im Blut nachgewiesen werden können, wodurch die Möglichkeit der Entwicklung von metastatischen Bubonen gegeben ist.

Die im Verlaufe der Drüsenpest auftretenden Pneumonien können verschiedener Natur sein. Einmal können es sekundäre durch den Pestbazillus erzeugte Pneumonien sein und zweitens Bronchopneumonien, wie sie auch bei anderen Infektionskrankheiten durch sekundäre Erreger, Pneumokokken, Streptokokken, Influenzabazillen hervorgerufen werden. Die sekundäre Pestpneumonie kann metastatisch auf dem Blutwege oder aber durch Aspiration bazillenhaltigen Rachenschleims hervorgerufen werden. Die perkussorischen und auskultatorischen Zeichen sind dieselben wie bei der primären Pestpneumonie. Das Sputum ist spärlich, zäh, glasig, von gelblich-eitrigen Flocken durchsetzt, meist nicht bluthaltig; nicht selten ist daneben Pleuritis sicca vorhanden. Trockenes Reiben geht mitunter den Verdichtungserscheinungen voraus. Die Prognose ist auch bei der Bronchopneumonie der Drüsenpest in der Regel infaust.

Von allen verderblichen Wirkungen, die der Pestbazillus im menschlichen Körper auszuüben vermag, ist die gefährlichste seine Einwirkung auf das Herz. Er bringt Drüsen zur Anschwellung und Vereiterung, er geht ins Blut über und umnebelt die Sinne, er bringt entzündliche Lungenerscheinungen hervor, aber alle diese Symptome reichen nicht hin, um seine todbringende Macht zu erklären. Sein Gift ist seine tödliche Waffe: Er vergiftet das Herz. Außer bei den ganz leichten, lokal bleibenden Erkrankungen beherrscht daher die Herzschwäche das klinische Bild; von der Widerstandskraft des Herzens ist die Prognose abhängig. Die Spannung des Pulses ist schon im Anfangsstadium herabgesetzt; häufig zeigt sich Dikrotie. Die Frequenz nimmt schnell zu. Im Anfang durchschnittlich 120 in der Minute, erreicht sie bei letal endenden Fällen oft Höhen von 200—210, um mitunter ganz kurz vor dem Tode auf 80 Schläge jäh abzufallen. Ein ungünstiges Zeichen ist es, wenn bei sinkender Temperatur, z. B. bei den Morgenremissionen der Puls hoch bleibt. Die Herzschwäche kann schon in den ersten Tagen, mitunter wenige Stunden nach dem Krankheitsbeginn zum Tode führen. Der Puls an der Radialis ist dann fadenförmig, für Augenblicke überhaupt unfühlbar, von rasender Schnelligkeit; infolge der schlechten Blutversorgung werden die peripherischen Körperteile kühl und cyanotisch. Arhythmien sind seltener und finden sich nur kurz vor dem Exitus, dagegen ist die Paradoxie des Pulses ein häufiges Symptom. Die schon normalerweise vorhandene Herabsetzung des arteriellen Druckes wird nach Gerhards Erklärung um so stärker sein, je größer die inspiratorischen Druckschwankungen und je schwächer der arterielle Druck ist. Ist der Blutdruck an sich schon sehr gering, so verschwinden an der Radialis des Pestkranken die auf das Inspirium fallenden Pulse häufig ganz. Besonders deutlich ist das bei der Pestpneumonie, wo die Verringerung der respiratorischen Fläche tiefe inspiratorische Druckschwankungen bedingt. In der Rekonvaleszenz wird oft eine Verlangsamung des Pulses beobachtet, ähnlich wie beim Erysipel. Statt dessen bleibt bei einzelnen Fällen für längere Zeit noch eine erhöhte Pulsfrequenz neben stark verminderter arterieller Spannung zurück. Eine Dilatation des Herzens wird in der Regel nicht beobachtet, ebensowenig auch Endocarditis und Pericarditis. Oft findet man Schwäche des ersten Tones bis zum völligen Verschwinden desselben. Systolische Geräusche an der Spitze, die als febrile Geräusche zu deuten sind, werden nicht selten bei der Auskultation wahrgenommen.

Die anatomischen Grundlagen für die schweren Störungen des Herzens sind gering und erklären die klinischen Erscheinungen nicht in zufriedenstellender Weise. Das Herz erscheint schlaff, in manchen Fällen dilatiert, die Muskulatur ist grau, wie gekocht (Albrecht und Ghon) oder graugelblich. Häufig sind perikardiale und endokarditische Blutungen. An den Ostien findet sich nichts Abnormes; dagegen zeigen die Venenwandungen in der Nachbarschaft von Bubonen Hämorrhagien, die dadurch entstanden sind, daß der hämorrhagisch-ödematöse Erguß, der das periglanduläre Gewebe durchsetzt, in die Adventitia der Gefäße einbricht und nun auch die anderen Gewebsschichten der Wandungen durchsetzt.

Die hochgradigen Erscheinungen von Herzschwäche sind bei der Geringfügigkeit der anatomischen Veränderungen vermutlich in erster Linie auf eine Intoxikation des Nervenapparates des Herzens und zugleich auf eine hochgradige vasomotorische Schwäche zu beziehen.

Fieber. Das Fieber steigt in der Regel steil an auf 39—40^0. Es kann sich mehrere Tage (3—4) kontinuierlich halten; meist aber ist es durch starke Remissionen ausgezeichnet. Die Tagesschwankungen betragen dann 1—2^0 und noch mehr. Bisweilen zeigt die Kurve von vornherein intermittierenden Charakter: frühmorgens 37^0 und abends 39—40^0. Schüttelfröste werden dabei, abgesehen von dem initialen Frost, nicht beobachtet. Bei den Fällen mit remittierendem Fieber pflegt vom dritten Tage an die Fieberkurve mit großen Remissionen lytisch abzufallen, ganz ähnlich dem Abfall des Fiebers beim Typhus. Eine kritische Entfieberung ist selten. Bisweilen werden terminale exzessive Temperaturen beobachtet, aber auch bei subnormalen Temperaturen kann der Tod eintreten. Eine prognostische Bedeutung kommt der Fieberkurve des akuten Stadiums nicht zu; ebensowenig den schon im Anfange auftretenden tiefen Morgenremissionen. Die Gesamtdauer des Fiebers ist sehr verschieden. Müller hat bei milden Fällen mindestens 6 Tage und bei schweren Fällen

28 Tage Dauer und darüber beobachtet. Bei verspätetem Auftreten sekundärer
Bubonen kann es zu erneutem Fieberanstieg kommen. Sehr kompliziert wird
mitunter der Fieberverlauf durch Mischinfektionen mit Eitererregern, Staphylokokken, Streptokokken u. dgl., die dann über längere Zeit ein stark remittierendes
Fieber bedingen können.

Verdauungsapparat. Der Verdauungsapparat zeigt in der Regel keine
speziell für die Pest charakteristischen Symptome. Der Appetit ist wechselnd.
Während bei manchen schweren Fällen Appetitlosigkeit sich findet, leiden
andere an Heißhunger. Großer Durst mit schmerzhaftem Hitzeempfinden im
Magen und Unterleib ist häufig. Erbrechen kommt außer als initiales Symptom
auch im weiteren Verlauf der Krankheit nicht selten vor. Müller faßt es als
ein zerebrales, von dem begleitenden initialen Schwindelgefühl abhängiges
Symptom auf, das keinen Zusammenhang hat mit Magen- und Darmveränderungen. Die Stuhlverhältnisse bieten nichts Charakteristisches. In vereinzelten
Fällen wurden blutige Stühle gesehen. Häufig ist Meteorismus.

In einzelnen Epidemien scheinen Darmsymptome mehr im Vordergrunde
zu stehen, so z. B. bei der Epidemie, die Wilms in Hongkong beobachtete. - Er
sah im Anfange häufig Diarrhöe und später Verstopfung. Die solitären Follikel
fand er geschwollen; auch die Mesenterial- und die retroperitonealen Drüsen
waren vergrößert und von blutigen Extravasaten umgeben. Wilms gewann
aus diesen Befunden die Überzeugung, daß der Pestbazillus in der Mehrzahl
der Fälle vom Darmtraktus her und nicht von der Haut aus in den Körper
eindringt. Diese Verallgemeinerung trifft wohl sicher nicht das Richtige.

Nach den Untersuchungen von Albrecht und Ghon fanden sich bei der
Epidemie in Bombay zwar oftmals Blutungen auf der Schleimhaut des Magens
und des Dickdarms, weniger häufig im Blinddarm, aber die mesenterialen
Lymphdrüsen waren nie derartig verändert, daß man daraus auf eine primäre
Infektion vom Darmkanal hätte schließen können.

Die Zunge ist zu Beginn mit einem dicken grauweißen Belag bedeckt, wie
mit Kalk übertüncht. Nach einigen Tagen pflegen sich die Ränder der Zunge
sowie die Spitze zu reinigen. Ikterus wird sehr selten beobachtet. Da oft in
der Gallenblase Pestbazillen gefunden werden und ihnen die Fähigkeit zukommt, Eiterung zu erzeugen, so wäre es denkbar, daß eine Cholecystitis zu
Ikterus führt.

Die Milz ist fast stets perkussorisch nachweisbar vergrößert und palpabel, oft schon am ersten Tage.

Der Urin wird entsprechend der Polydipsie der Pestkranken meist in reichlicher Menge ausgeschieden und ist von niedrigem, spezifischem Gewicht. Er
enthält häufig Spuren von Albumen. In schweren Fällen ist Nephritis häufig.
Anatomisch finden sich oft trübe Schwellung und fettige Degeneration der Nieren.

Das Blut zeigt eine mäßige Leukocytose.

In sehr vielen Fällen kommt es im Anschluß an den primären Bubo zu
einer allgemeinen Blutinfektion. Albrecht und Ghon konnten mittelst einer
sehr primitiven Methode (durch Untersuchung einiger aus der Fingerbeere
entnommener Blutstropfen) in 45 % Pestbazillen im Blute nachweisen. Es ist
also anzunehmen, daß sie bei besserer Methodik noch weit häufiger gefunden
werden. Bei der Lungenpest sind sie wohl stets im Blute zu finden. In der
Rekonvaleszenz und in leichten Fällen enthält das Blut keine Pestbazillen.
Bei Mischinfektionen weist die Untersuchung neben den Pestbazillen noch andere
Bakterien, meist Streptokokken, im Blute nach.

Diagnostisch kann die Untersuchung des Blutes von Bedeutung werden
bei foudroyanten Fällen, wo noch vor Ausbildung der Bubonen die schwersten

Allgemeinerscheinungen vorhanden sind und ein positiver Bazillenbefund die Diagnose entscheidet.

Krankheitsverlauf und -Dauer. Nachkrankheiten. Die Krankheitsdauer bei letal endenden Fällen ist sehr verschieden. Viele Fälle gehen wenige Stunden nach Beginn der Krankheit an Herzschwäche zugrunde. So kommt es, daß manche während der Arbeit oder auf dem Wege nach dem Spital vom Tode überrascht werden (Pestis siderans). Die größte Zahl der Todesfälle ereignen sich in den ersten acht Krankheitstagen; die Chancen auf Genesung wachsen demnach, wenn eine Woche überstanden ist; die mittlere Krankheitsdauer der genesenden Fälle ist 6—8 Tage.

Die Rekonvaleszenz bietet sehr wechselnde Verhältnisse. Häufig ist verlangsamter Puls, Labilität des Pulses und Irregularität vorhanden.

Andererseits berichtet Sticker von dauernden Lähmungen des hemmenden Vaguseinflusses auf, das Herz. An nervösen Nachkrankheiten beobachtet man: halbseitige und doppelseitige Gaumenlähmung, Rekurrens-Lähmung, Aphasie, Paraplegie und Hemiplegie.

Rezidive kommen bei der Pest bisweilen vor. Sie treten oft spät in der Rekonvaleszenz nach mehreren Wochen auf und verlaufen dann stets tödlich.

Die Mortalität beträgt ca. 70—90%. Nach Liebermeister sterben zu Beginn einer Epidemie oft fast alle Kranken. Die Lungenpest führt fast stets zum tödlichen Ausgang; nur äußerst selten kommt ein solcher Kranker mit dem Leben davon.

Prognose. Absolut infaust ist die Prognose bei der primären Pestpneumonie, beim primären Halsbubo, bei der Pestmeningitis und beim ulzerativen Zerfall der Tonsillen. Im übrigen richtet sich die Prognose nach dem Charakter der Epidemien, die nach ihrer Malignität sehr verschieden sein können. Sehr ernst ist die Prognose stets, wenn Pestbazillen ins Blut übergetreten sind, weil dann jederzeit die mannigfachsten Metastasen auftreten können. Vor allem hängt der Ausgang von der Widerstandskraft des Herzens ab. Von Anfang an abnorme Weichheit des Pulses, geringe Spannung, Paradoxie, Kühle an den peripheren Teilen des Körpers lassen auf einen ungünstigen Ausgang schließen. Dagegen berechtigt der Befund normaler Verhältnisse an Herz und Gefäßen nicht ohne weiteres zu der Hoffnung auf Genesung, denn schon wenige Stunden nach der Untersuchung kann die tödliche Herzschwäche hereinbrechen.

Bereits bestehende chronische Krankheiten wie Lungentuberkulose und Syphilis, ferner Potatorium verschlechtern die Prognose ganz erheblich.

Diagnose. Bei epidemischem Auftreten der Krankheit ist die Diagnose nicht schwer, wenn man den schweren Allgemeinzustand, die rauschartige Umnebelung der Sinne, den wankenden Gang, die lallende Sprache und die Weichheit des Pulses in Betracht zieht und örtliche Symptome an Lymphdrüsen, Haut oder Lungen sich bemerkbar machen. Schwieriger ist jedoch die Erkennung der Krankheit bei den ersten Fällen einer Epidemie oder bei pestverdächtigen Einzelerkrankungen, z. B. auf einem Schiffe oder in einer Hafenstadt.

Differentialdiagnostisch können dann in Betracht kommen: mit Inguinalbubonen einhergehende Erkrankungen der Sexualorgane, Milzbrand, Pneumonie, Typhus u. a. m. Sicher wird die Diagnose stets erst durch den Nachweis von Pestbazillen. Der Nachweis geschieht am einfachsten durch die Punktion einer verdächtigen Drüse mittelst der Pravaz-Spritze und der Untersuchung des aspirierten Drüseninhalts. Oft kann man schon im direkten Ausstrichpräparat nach Fixierung in Alkohol und Färbung mit Karbol-Methylenblau massenhaft der charakteristischen polgefärbten Stäbchen nachweisen. Bei vereiterten Drüsen ist dieser Befund freilich meist weniger häufig, weil hier oft nur vereinzelte Bazillen vorhanden sind, die überdies noch meist Involutionsformen angenommen haben. Der Kulturversuch und die Verimpfung auf empfängliche Tiere (Ratten, Meerschweinchen) ist in jedem Falle zur Unterstützung der Diagnose heranzuziehen.

Man streicht einige Tropfen Drüsensaftes auf die Oberfläche von schwach alkalischem Agar aus und bringt die Platte für 24 Stunden in eine Bruttemperatur von 30⁰. Sind verdächtige Kolonien mit der oben besprochenen Randbildung vorhanden, so muß ihre Identität festgestellt werden. Unbeweglichkeit, Polfärbung, Entfärbung nach der Gramschen Methode, Kettenbildung in Bouillon sind Zeichen, die für die Diagnose Pest sprechen. Den Schlußstein der Untersuchung bildet die Identifizierung durch ein hochwertiges, agglutinierendes Pestserum. Die Bazillen aus den verdächtigen Kolonien müssen bis zur Titergrenze durch das Serum makroskopisch deutlich agglutiniert werden.

Die Infektion der Meerschweinchen nimmt man durch Verreiben des Materials auf die rasierte Bauchhaut vor; Ratten werden durch Schwanzwurzelstich infiziert. Handelt es sich um Pest, so gehen die Tiere in der Regel unter den oben beschriebenen Erscheinungen in wenigen Tagen zugrunde.

Neben dem Drüsensaft kommt für die bakteriologische Untersuchung vor allem das Blut in Frage. Wir wissen, daß fast in allen schweren Fällen Pestbazillen im Blute kreisen. Man nimmt einige Kubikzentimeter Blut aus einer Vene der Ellenbeuge, verteilt sie auf mehrere Röhrchen alkalischer Bouillon und gießt einen Teil davon mit flüssig gemachtem Agar zusammen auf Platten aus. Außerdem empfiehlt es sich, direkt mit dem Blute Ratten intraperitoneal zu impfen.

Für die Diagnose der Lungenpest sind die starke Dyspnoe, die hämorrhagische Beschaffenheit des Sputums und der elende Puls pathognomisch. Den Ausschlag gibt die bakteriologische Untersuchung des Auswurfs und des Blutes. Im Sputum findet man bei Methylenblaufärbung massenhaft Pestbazillen mit typischer Polfärbung.

Auch die Serodiagnostik kann man bei der Krankenuntersuchung mit zur Diagnose heranziehen. Es muß freilich gleich hinzugefügt werden, daß ihre Ergebnisse für die Praxis nur von geringer Bedeutung sind; denn die Agglutinine entwickeln sich nicht gleich in den ersten Krankheitstagen, so daß man auf einen positiven Ausfall erst zu einer Zeit rechnen kann, wo die Diagnose meist schon gestellt ist. Als beweisend für Pest gilt eine positive Agglutinations-Reaktion in einer Verdünnung des Serums von 1:10.

Therapie. Die Behandlung der ausgebrochenen Krankheit ist in der Regel eine wenig dankbare. Abführmittel, Venaesektionen, Schwitzprozeduren, Quecksilberbehandlung, Öleinreibungen und viele andere warm empfohlene therapeutische Methoden haben völlig versagt. Von der internen Therapie gilt noch heute, was von ihr Duvigneau 1835 auf Grund seiner Beobachtungen in Ägypten sagte, daß nämlich dabei die Pest verläuft, „comme si l'on se fût borné à administrer de l'eau pure aux malades".

Das einzige Mittel, von dem man in einzelnen Fällen noch Heilung erhoffen kann, ist die spezifische Therapie, wie sie zuerst von Yersin versucht wurde. Freilich bleibt die günstige Wirkung auch dabei nur auf diejenigen Fälle beschränkt, die frühzeitig zur Behandlung kommen.

Durch Immunisierung von Tieren mit abgetöteten, später mit lebenden Pestkulturen in steigenden Dosen, erhält man ein Serum, das neben Agglutininen vor allem bakterizide Substanzen in größerer Menge enthält, vielleicht auch bakteriotrope Stoffe.

Das Pariser Pestserum wird im Institut Pasteur von Roux und Dujardin-Beaumetz durch Vorbehandlung von Pferden gewonnen. In derselben Weise wird das Berner Pestserum im Institut für Infektionskrankheiten zu Bern hergestellt. Speziell auf die Gewinnung eines antitoxischen Pestserums waren die Bestrebungen von Lustig und von Markl gerichtet. Lustig behandelte zu diesem Zwecke Pferde mit einem aus Pestkulturen gewonnenen Nukleoprotein und Markl immunisierte Tiere mit dem in die Kulturflüssigkeit übergegangenen Toxin der Pestbazillen.

Im Tierversuch am wirksamsten haben sich das Pariser und das Berner Serum erwiesen. Spritzt man Meerschweinchen oder Ratten vor der Infektion mit Pestbazillen eine wirksame Dosis des Pestserums intraperitoneal ein, so wird der Tod trotz der mehrfach tödlichen Menge von Pestkulturen verhindert. Es ist also zweifellos eine Schutzwirkung vorhanden. Nach erfolgter Infektion wirkt das Serum aber nur, solange die Pestbazillen sich nicht im Körper (in den Drüsen und Organen) verbreitet und vermehrt haben, also nur in den ersten Stunden nach Aufnahme der Pestbazillen in den Organismus.

Ganz entsprechend ist die Wirkung des Serums beim Menschen. Zur Schutzimpfung dort, wo es darauf ankommt, schnell einen wirksamen Impfschutz zu erzeugen, ist es sehr brauchbar, also z. B. bei den Angehörigen pestkranker Menschen, bei Ärzten, bei den Passagieren pestinfizierter Schiffe usw., wobei jedoch gleich hinzugefügt werden muß, daß die Dauer des Impfschutzes nur 3—4 Wochen beträgt, so daß es vorteilhafter ist, in Fällen, wo eine längere Dauer der Immunität erstrebt wird, zur aktiven Immunisierung zu greifen.

Therapeutisch kann das Serum nur dann günstig wirken, wenn es frühzeitig gegeben wird, d. h. bevor es zu einer Bakteriämie, zu einer Überschwemmung des Blutes mit Pestbazillen gekommen ist. Man gibt 30—40 ccm Serum intravenös oder intramuskulär und wiederholt diese Dosis in den nächsten Tagen mehrmals. In schweren Fällen kann man ohne Schaden die doppelte, auch dreifache Dosis geben.

In manchen Fällen von Bubonenpest hat diese Behandlungsmethode gute Resultate gebracht. Abfall der Temperatur, Besserung des Pulses, Klarerwerden des vorher benommenen Sensoriums wurden dabei beobachtet. Bei Lungenpest versagt die Serumtherapie fast stets, da hier die Überschwemmung des Blutes mit Pestbazillen zur Regel gehört.

Im übrigen muß die Therapie eine symptomatische sein. Das Fieber wird mit hydrotherapeutischen Maßnahmen, kühlen Packungen oder Bädern bekämpft. Die Ernährung ist die bei fieberhaften Infektionskrankheiten übliche. Die Bubonen behandelt man zunächst mit Eisumschlägen. Nach eingetretener Suppuration werden sie breit eröffnet und tamponiert. Eine frühzeitige Inzision des Bubo, noch ehe Eiterung eingetreten ist und Fluktuation beobachtet wird, ist besser zu unterlassen.

Injektionen antiseptischer Mittel in die geschwollenen Drüsen hinein haben keinen Zweck, da sie niemals alle Erreger abzutöten vermögen. Wichtig ist vor allem die Erhaltung der Herzkraft. Subkutane Injektionen von Coffein, Kampfer, Digalen usw. kommen hier in Betracht; der früher viel empfohlene Alkohol hat sich als Stimulans nicht bewährt. Intravenöse oder subkutane Kochsalzinfusionen sind geeignet, den sinkenden Blutdruck zu erhöhen.

Literatur.

Bericht über die Tätigkeit der zur Erforschung der Pest im Jahre 1897 nach Indien entsandten Kommission, erstattet von Gaffky, Sticker, Pfeiffer, Dieudonné. Arbeiten a. d. Kais. Gesundh.-Amte, Bd. 16, Berlin 1899. — Report of the commission sent by the Egytian Government to Bombay to study plague (Roger, Bitter, Ibrahim, Pascha Hassan, Cairo 1897). — Albrecht, H. und Ghon, A.: Über die Pestbeulenpest in Bombay im Jahre 1897. II. wissenschaftl. Teil des Ber. Bakt. pathol.-anat. Unters. mit Einschluß der pathologischen Histologie und Bakteriologie. Denkschrift d. math.-naturw. Klasse d. Kais. Akad. d. Wissensch. Wien 1898, Bd. 66. — Albrecht, H. und Ghon, A.: Über die Beulenpest in Bombay im Jahre 1897. II. wissenschaftl. Teil des Ber. C. Studien über den Pestbazillus. Denkschrift d. math.-naturw. Klasse d. Kais. Akad. d. Wissensch. Wien 1900, Bd. 66. — Müller, H. F.: Über die Beulenpest in Bombay im Jahre 1897. II. wissenschaftl. Teil des Ber. Klinische Untersuchungen. Denkschrift d. math.

naturw. Klasse d. Kais. Akad. d. Wissensch. Wien 1898, Bd. 66. — Müller, H. F. und
Pöch: Die Pest in Nothnagels spezieller Pathol. u. Therap. Wien 1900. — Kolle, W.:
Die Pest, Die Deutsche Klinik, Berlin und Wien 1903. — Dieudonné, A.: Pest in
Kolle-Wassermann, Handbuch d. path. Mikroorg., Bd. 2 und 2. Ergänzungsbd. —
Sticker, G.: Die Pest in Ebstein-Schwalbe, Handb. d. prakt. Med., Stuttgart 1906,
Bd. 4. — Kitasato, S.: Preliminary note on the bacillus of bubonic plague, Hong-
kong 1984. Lancet 1894, in Kolle-Wassermann, Handb. d. path. Mikroorg., Jena 1903,
Bd. 2. — Griesinger: Infektionskrankheiten in Virchows Handb. d. spez. Pathol. u.
Therap., II. 2., 1. Aufl., Erlangen 1857, 2. Aufl. 1864, — Kap. Pest in Eulenburgs
Realencycl. (1. Aufl.). — Hecker, J. C. F.: Der schwarze Tod im 14. Jahrhundert.
Berlin 1832. (Ins Englische übersetzt: B. G. Babington, London 1838). — Hirsch, A.:
Die orientalische Pest in ihren Beziehungen zur Vergangenheit und Gegenwart. Verhandl.
u. Mitteil. d. Ver. f. öffentl. Gesellsch. in Magdeburg, 1879. — Anweisung zur Bekämpfung
der Pest, festgestellt in der Sitzung des Bundesrates (3. Juli 1902), Berlin 1902.

Maltafieber.

Von

Claus Schilling-Berlin.

Vorkommen und Ätiologie. Wenn auch der Ausdruck „undulant fever"
der Engländer wohl die treffendste Bezeichnung dieses Krankheitsbildes ist,
so hat sich doch der Name „Maltafieber" so fest eingebürgert, daß er wohl
kaum mehr zu verdrängen ist. Und doch ist diese Bezeichnung keineswegs
genau: besser würde „Mittelmeerfieber" passen, da die Krankheit an allen
Küsten dieses großen Beckens, auch in Südfrankreich, vorkommt. Aber auch
aus dem tropischen Indien, aus Südafrika („camp fever"), China, Nord- und
Südamerika sind Fälle beschrieben worden. Nördlich etwa des 45. und süd-
lich etwa des 35. Breitegrades sind bisher autochthon entstandene Fälle nicht
beobachtet worden.

Das Maltafieber gehört zu den septikämischen Erkrankungen mit exquisit
chronischem Verlauf, charakterisiert durch länger dauernde Fieberperioden,
unterbrochen von apyretischen Zwischenräumen: „undulierendes" Fieber.

Der Erreger ist der von Bruce 1886 reingezüchtete Micrococcus melitensis, der meist als sehr kleiner Kokkus oder als sehr kurzes, ovales Stäbchen
von 0,3 μ Breite erscheint. Er entfärbt sich nach Gram, ist nicht selbständig
beweglich. Ausschlaggebend für seine ätiologische Rolle sind mehrere Labo-
ratoriumsinfektionen, die zu typischen Erkrankungen führten. Er kann durch
aseptische Milzpunktion, aber auch im peripheren Blute kulturell nachgewiesen werden.

Zu diesem Zweck entnimmt man mindestens 20 ccm steril aus der Armvene, gibt
sie in schwach, aber deutlich alkalische Bouillon, die man bei 37 ° hält. Von dieser aus
kann man dann weitere Kulturen anlegen, am besten auf 20 % Ascites-Agar. In der gleichen
Weise kann man Urin und Milch verarbeiten. Auf gewöhnlichem Agar ausgestrichen,
wachsen die Kolonien erst nach einigen Tagen als feinste, klare, tröpfchenartige Punkte,
die allmählich konfluieren und einen gelblichen Farbton annehmen. Nach längerem Fort-
züchten wächst der Melitensis etwas schneller und bildet dichten Rasen, bei dem die Gelbfärbung stärker hervortritt. Gelatine wird nicht peptonisiert. In Bouillon bildet er erst
eine Trübung, dann einen Bodensatz und verstärkt die alkalische Reaktion, auch in Lack-
musmilch.

Der Impfstich in Agar besteht aus kleinen homogenen, punktförmigen Kolonien, die sich allmählich bräunen. Auf Gelatine tritt nur geringes Wachstum ein.

Gegen hohe Temperaturen sind die Kulturen ziemlich empfindlich, weniger gegen Licht und Austrocknung. Im Staub, in steriler Milch, im Schmutzwasser und im Urin hält sich der Mikrokokkus bis zu 30 Tagen, im trockenen Boden bis zu 60 Tagen. In sterilem Wasser bleibt er 5—7 Wochen, in nicht sterilisiertem ebenfalls wochenlang am Leben.

Die Tierpathogenität ganz frischer Kulturen ist nur für Affen sichergestellt. (Bruce und Hughes). Diese Tiere zeigen ähnlichen Fieberverlauf wie der Mensch. Für Kaninchen und Meerschweinchen kann die Virulenz durch Tierpassagen sehr beträchtlich gesteigert werden. Ratten und Mäuse sind wenig empfänglich. Ziegen, Rinder und Equiden sind leicht zu infizieren, sie zeigen zwar keine Krankheitserscheinungen, scheiden aber den Mikrokokkus in Urin und Milch aus.

Die Infektion bewirkt im Blute der Kranken wie auch der Versuchstiere (Kaninchen, Affen etc.) die Bildung von Agglutininen. Der Titer ist beim Menschen nach längerer Dauer der Erkrankung etwa 1:300. Niedrigere Werte, wie dies z. B. Basset-Smith angibt (1:40), kann ich nicht als für Melitensisinfektion beweisend anerkennen: man findet auch bei Menschen, die sicher niemals Maltafieber gehabt, Werte bis zu 1:200. (Saisawa.) Bei Tieren (Kaninchen, Ziegen) läßt er sich bis zu 1:5000 steigern; solche Sera sind dann als Testsera gut zu verwenden.

Symptomatologie. Aus der gelegentlichen Laboratoriumsinfektion (per os) geht hervor, daß dabei die Inkubationszeit 6 Tage beträgt. Der gleiche Zeitraum hat sich in einzelnen Fällen natürlicher Infektion feststellen lassen.

Die Erkrankung beginnt mit ganz unbestimmten Symptomen: Kopfschmerz, Appetitlosigkeit, Gefühl von Müdigkeit in den Gliedern. Dann steigt die Temperatur langsam staffelförmig an, um nach einigen Tagen Werte bis über 40° zu erreichen. Häufig gibt aber irgend eine Gelegenheitsursache (Überanstrengung, Erkältung oder ähnliches) Anlaß zu einem plötzlichen Ausbruch des Fiebers. Ein Schüttelfrost tritt dabei nur selten auf. Die Temperaturunterschiede zwischen morgens und abends betragen oft mehrere Grade. Beim Nachlassen des Fiebers pflegen profuse Schweiße auszubrechen. Die Kranken sind sehr matt, klagen über Kopfschmerz und Übelkeit, über Schlaflosigkeit und Unruhe. Das Abdomen ist, namentlich in der Milz- und Lebergegend, druckempfindlich, der Stuhl ganz angehalten. Objektiv besteht ein dicker Belag der Zunge, Injektion und Schwellung des Pharynx, Erbrechen, unregelmäßige Diarrhöen. Milz und Leber sind häufig vergrößert. Der Puls ist etwas beschleunigt, doch nicht so sehr, als der Höhe des Fiebers entspräche (80—90). Bronchitis ist häufig. Dieser Zustand pflegt in leichten Fällen 10 und mehr Tage anzuhalten, dann werden die Abendtemperaturen allmählich niedriger, die subjektiven und objektiven Symptome lassen nach und der Kranke erholt sich wieder. Damit kann in günstigen Fällen der Krankheitsprozeß beendet sein. Bei schweren Infektionen aber hält sich das Fieber längere Zeit auf der Höhe und nimmt mehr einen kontinuierlichen Charakter an. Immer schwerer wird das Gesamtbild, der Kranke beginnt zu delirieren, Blase und Mastdarm werden unwillkürlich entleert. Die Zunge ist mit dickem, braunem Belag bedeckt, rissig; die Milz deutlich vergrößert und infolge der Spannung schmerzhaft. Die Herztätigkeit sinkt, der Puls wird klein und intermittierend, Hypostasen in den Lungen treten hinzu und der Kranke geht infolge von Herzinsuffizienz, Lungenödem oder Pneumonie zugrunde. Deshalb ist ständige Kontrolle der Herztätigkeit auch während der Intervalle von großer Wichtigkeit. Die Mortalität beträgt etwa 2%. Das Bild hat eine weitgehende Ähnlichkeit mit Typhus abdominalis.

In der weitaus überwiegenden Mehrzahl der Fälle aber geht der erste Anfall scheinbar in Genesung über. Doch schon nach wenigen Tagen der Erholung werden wieder abendliche Temperatursteigerungen wahrgenommen. Jetzt machen sich auch die Zeichen einer fortschreitenden Anämie (Oligocythämie) geltend — hochgradige Mattigkeit, Blässe der Schleimhäute —, beträchtlicher schmerzhafter Milztumor. Basset-Smith fand, daß die Zahl der Leukocyten reduziert und ihre phagocytierende Funktion abgeschwächt ist. Dazu tritt noch ein Symptom, das vorher nur angedeutet war, das sind die Schwellungen und Schmerzhaftigkeit einzelner Gelenke. Diese an akuten Gelenkrheumatismus erinnernde Gelenkentzündung beschränkt sich bald auf ein Gelenk, bald befällt sie deren mehrere oder sie lässt hier nach, um dort aufzutreten. Eine sehr quälende Komplikation ist die Schwellung und Entzündung der Hoden. Allgemeine, örtlich wechselnde Neuralgien, namentlich des Ischiadicus sind häufig. Die Kranken kommen sehr herunter, namentlich wenn quälende Obstipation wechselnd mit Durchfällen und Erbrechen hinzukommt. Schlaflosigkeit quält die Kranken. Nach 2—3 wöchentlicher Dauer lassen die Symptome wiederum nach; gewöhnlich schließt hieran eine Periode, in der zwar morgens normale Temperatur besteht, abends dagegen noch Fieber auftritt. Die Kranken machen auch in den Zwischenperioden einen schwerkranken Eindruck; Haarausfall ist häufig, auch leichte Ödeme an den Füßen. Es können sich noch mehrere Fieberperioden, in denen auch die Morgentemperaturen erhöht sind, anschließen; doch sind bei länger dauernden Infektionen die „Fieberwellen" nicht mehr so ausgesprochen und hoch. Die Differenz zwischen Morgen- und Abendtemperatur kann bis zu 4^0 betragen.

Die Zwischenperioden sind durch eine „sägeförmige" Kurve charakterisiert. Erst nach Monaten bleiben auch diese unregelmäßigen kleinen Temperaturschwankungen völlig aus, so daß der Kranke sich allmählich erholt; im ganzen kann die Krankheit bis zu einem Jahre dauern. In jeder Fieberperiode aber kann kontinuierliches Fieber, Hyperpyrexie, Herzschwäche und in deren Folge der Exitus eintreten.

Daß nach Überstehen eines Anfalles Immunität erworben werde, wird von Bruce behauptet, von Manson und Basset-Smith bestritten.

Der **pathologisch-anatomische** Befund ist wenig charakteristisch: die Milz ist gewöhnlich vergrößert, manchmal sehr hochgradig, weich und zerreißlich. Auf dem Schnitt tritt die Schwellung der Malpighischen Follikel deutlich hervor. Sie enthält dichte Haufen von Micrococcus melitensis. In den Lungen finden sich die Zeichen des Lungenödems oder einer Pneumonie. Der Darmkanal ist gewöhnlich nur leicht entzündet, speziell fehlen die für Typhus charakteristischen Ulcera. Alle Organe sind anämisch und nach langdauernder Krankheit atrophisch.

Diagnose. Die Diagnose kann in den ersten Tagen sehr schwierig sein. Das sicherste diagnostische Mittel ist die Reinzüchtung des Bruceschen Mikrokokkus aus dem Blute. Die Agglutination einer echten Melitensiskultur kann — entgegen Basset-Smith u. a. — nach Untersuchungen von Konrich und neuerdings von Saisawa, die noch nicht veröffentlicht sind, nur dann verwertet werden, wenn der Titer des Serums über 1: 500 liegt. Bei Kranken und bei Parasitenträgern werden Titer bis 1: 3000 gefunden. Zur Agglutinationsprobe können auch abgetötete Bazillenemulsionen verwendet werden. Nach Untersuchungen von Sicre scheint auch die Bordet-Gengousche Reaktion der Komplementbindung bei Maltafieberkranken gute Resultate zu ergeben. Als Antigen dienen Emulsionen des Mikrokokkus.

Die Malaria kann in veralteten unbehandelten Fällen einen Symptomenkomplex hervorrufen, der dem Maltafieber nicht unähnlich ist. Der Nachweis der Malariaparasiten und die Wirkung des Chinins wird die Diagnose zu klären gestatten. — Typhus abdominalis ist manchmal allein auf bakteriologischem Wege auszuschließen (Bazillennachweis im Stuhl und Urin, Gruber-Widalsche Reaktion). Ebenso lassen sich Infektionen mit Paratyphus B. nur durch bakteriologische Untersuchung des Blutes, der Fäces etc. von Maltafieber trennen (Samut). Schwierig ist die Unterscheidung von akutem und subakutem

Gelenkrheumatismus. Dieser ist meist von Ergüssen in die Gelenke begleitet, was bei Maltafieber nur ausnahmsweise beobachtet wird; Endocarditis tritt nur bei akutem Gelenkrheumatismus hinzu. Die starken Unterschiede zwischen Morgen- und Abendtemperatur sprechen gegen eine Arthritis rheumatica. Die bei dieser wirksamen Salizylpräparate versagen bei Maltafieber.

Prognose. Die Prognose ist im allgemeinen günstig; sie hängt von der Herztätigkeit und dem Eintritt von Komplikationen, namentlich von seiten der Lungen ab. In jedem Stadium der Erkrankung können solche bedrohliche Erscheinungen oft plötzlich auftreten.

In prognostischer Hinsicht bedeutungsvoll ist die Prüfung des Blutserums auf seine agglutinierende Kraft. Werte über 1:300 sind insofern von günstiger Vorbedeutung, als der Organismus energisch auf das Toxin des Mikrokokkus reagiert. Absinken des Titers deutet auf einen nahen Rückfall hin.

Prophylaxe. Die englische Mediterranean-fever-commission hat festgestellt, daß die Ziegen, die auf Malta in großer Zahl gehalten werden, und deren Milch (natürlich ungekocht) sehr viel getrunken wird, bis zu 50 % mit Micrococcus melitensis infiziert sind und 10 % von ihnen diesen Erreger auch in der Milch ausscheiden. Die Tiere erkranken auch bei künstlicher Infektion, z. B. per os, kaum merklich.

Diese Versuche sind von vielen Autoren nachgeprüft und auf andere Tierarten ausgedehnt worden. Fiorentini z. B. fand in Messina bei 40 Kühen fünfmal, bei 21 Ziegen fünfmal positive Agglutination durch Milch. Im Blute und Harn von Rindern ist der Mikrokokkus mehrfach nachgewiesen worden. Auch bei Hühnern fand sich der Mikrokokkus in der Milz (Fiorentini). Diese Autoren schließen daraus, daß Tiere die wichtigsten Reservoirs für das Virus darstellen und daß es hauptsächlich der Genuß ungekochter Kuh- und Ziegenmilch sei, der die Infektion veranlasse.

Diese Autoren gründen ihre Behauptungen hauptsächlich auf das Resultat der Agglutinationsprüfung; nun hat aber Saisawa nachgewiesen, daß das Serum von Ziegen, die in Berlin gehalten werden, echte Melitensisstämme bis zu Werten von 1:100 agglutiniere. Damit sinkt die Beweiskraft vieler derartiger Versuche beträchtlich.

Auf Malta ist deshalb der Gebrauch ungekochter Ziegen- und Kuhmilch für die Garnison und die Flotte verboten und die Zivilbevölkerung ist aufgeklärt, mit dem Erfolge, daß seit 1906 die Truppen fast gar keine Fälle mehr aufweisen und in der Zivilbevölkerung ihre Zahl gleichfalls abgenommen hat.

Wenn ich auch zugebe, daß in der Milch infizierter Tiere eine Quelle der Infektion liegen kann, so gilt das nicht für alle Verhältinsse. Neri, Antico und Spigai haben z. B. in Stiava eine heftige Epidemie von Maltafieber beobachtet, bei der sie Ziegenmilch vollkommen ausschließen konnten. Zu ähnlichen Schlüssen kommt Sergent. Da die Kranken mit dem Urin Kokken in großer Menge und bis zu 2 Jahren nach dem letzten Anfalle ausscheiden, da ferner diese Kokken der Austrocknung lange Widerstand leisten, so ist eine Übertragung durch unmittelbaren oder mittelbaren Kontakt sehr wohl denkbar. Von Bedeutung sind hierbei die Untersuchungen von Shaw, Vaccaro u. a., daß scheinbar ganz gesunde Personen im Urin Micrococcus melitensis ausscheiden und hohen Serumtiter aufweisen. Solche „ambulatorische" Fälle sind zwar noch zu wenig untersucht, können aber für die Verbreitung der Krankheit von allergrößter Bedeutung sein.

Demnach müssen die prophylaktischen Maßregeln in Gegenden, in denen das Maltafieber häufig ist, in folgendem bestehen: Aufklärung der Bevölkerung darüber, daß die Ausscheidungen der Kranken und Krankheitsverdächtigen die Infektion verbreiten. Anlage zahlreicher bequemer Aborte, Desinfektion der Fäkalien, Isolierung der Kranken, Verbot, ungekochte Milch zu trinken. Allmähliches Abschlachten der infizierten Tiere.

Therapie. Eine spezifische Therapie ist von Reid und Basset-Smith versucht worden; sie beruht auf den Prinzipien der Wrightschen Vakzinebehandlung. Die Erfolge sind sehr wenig ermutigend.

Es wurden den Kranken genau abgemessene Mengen von Melitensiskultur subkutan injiziert, ohne daß nennenswerte Lokal- oder Allgemeinreaktionen erfolgten. Das Körpergewicht stieg bei den meisten Kranken, es gelang auch in einigen Fällen, die Temperaturschwankungen günstig zu beeinflussen. Aber die Erfolge sind relativ geringe und keineswegs konstant. Bei den mehr akuten, schweren Infektionen hat Basset-Smith sogar eher eine ungünstige Einwirkung der Behandlung gesehen. Jedenfalls müßte bei jedem Versuch mit dieser Therapie sehr vorsichtig der opsonische Index des Serums kontrolliert werden.

Die symptomatische Therapie wird in erster Linie bestrebt sein, der Wirkung der Septikämie auf das Herz entgegenzuarbeiten. Der Kranke muß auch in den fieberfreien Perioden jede Anstrengung vermeiden, muß flüssige, aber kräftige Ernährung erhalten (Fleischsaft, Milch, Eier u. ä.); bei beginnender Unregelmäßigkeit des Pulses wird man sofort mit Digitalispräparaten eingreifen. Bei drohender Herzinsuffizienz sind Stimulantien (Kampfer u. ä.) angezeigt.

In zweiter Linie wird man das Fieber niedrig zu halten suchen. Chinin allein ist ohne Wirkung; bessere Wirkung hat Antipyrin und Aspirin. Bei gutem Puls wird man durch kühle Waschungen bzw. Bäder die Körperwärme niedrig halten können.

Die Anämie wird man durch Eisenpräparate, allein oder in Verbindung mit Arsenik zu beeinflussen suchen.

Die Gelenkschmerzen wird man in derselben Weise behandeln, wie sie beim Gelenkrheumatismus besprochen werden.

Gegen Störungen von seiten des Darmes wird man in erster Linie diätetisch vorgehen: nach einem leichten Abführmittel wird man den Kranken mit Reis- und Haferschleimsuppen, Fleischsaft, Kakao ernähren, aber nur bei heftigen Diarrhöen Opiate verwenden.

Protozoenkrankheiten.

Von

Claus Schilling-Berlin.

Mit 23 Abbildungen.

Die Protozoen-Infektionen im allgemeinen.

In der menschlichen wie in der tierischen Pathologie haben seit der Entdeckung des Malariaparasiten durch Laveran die Infektionskrankheiten, welche durch Protozoen hervorgerufen werden, einen immer breiteren Raum eingenommen. Neben zahlreichen, nicht pathogenen parasitären Protozoen kennen wir bereits eine ganze Reihe krankheitserregender einzelliger Tiere, die in folgender Weise einzuteilen sind:

1. Parasitische Protozoen der Haut. Im Jahre 1903 hat Wright in der sog. Orient- oder Aleppobeule Protozoen nachgewiesen, welche große Ähnlichkeit mit den unter 5. zu beschreibenden sog. Leishmanschen Körperchen haben und als Leishmania tropica bezeichnet werden (siehe hierzu S. 987).

Castellani fand in den Hauteffloreszenzen bei Frambösie Spirochäten, die der Spirochaeta pallida sehr ähnlich sind und von ihm Spirochaeta pertenuis genannt wurden.

2. Parasiten des Verdauungskanales. Amöben. Wir kennen zurzeit mehrere harmlose Rhizopoden aus dem Intestinaltraktus des Menschen (Entamoeba coli, Entamoeba buccalis, Chlamydophrys stercorea). Lösch sprach zum erstenmal Amöben als Ruhrerreger an; von Koch und Kartulis wurde dann ihre Pathogenität festgestellt; ihre Struktur wurde von Schaudinn genauer beschrieben, sie selbst als Entamoeba histolytica bezeichnet. Viereck und Hartmann haben 1907 eine zweite pathogene Amöbenart beschrieben, die sie im Stuhl von aus den Tropen zurückgekehrten Kolonisten fanden und seitdem in Dejektionen Kranker aus den verschiedensten Weltteilen nachweisen konnten. Viereck nannte sie wegen eines sehr charakteristischen vierkernigen Cystenstadiums Entamoeba tetragena. Sie sind unter dem Kapitel „Ruhr" (Seite 356 dieses Bandes) besprochen.

Flagellaten. Es mehren sich in der letzten Zeit die Berichte über dysenterieähnliche Erkrankungen, namentlich in den Tropen, bei denen in den Stühlen zahlreiche Flagellaten oder deren Cysten gefunden werden. Es handelt sich um Trichomonas hominis oder verwandte Formen (Lamblia). Trichomonas vaginalis ist dem gleichnamigen Darmflagellat sehr ähnlich.

Ciliaten. Balantidium coli wird namentlich in den Tropen nicht allzu selten im menschlichen Kot gefunden. Seine pathogene Rolle ist nicht zu bezweifeln, wenn auch noch nicht völlig geklärt.

3. Parasiten der roten Blutkörperchen. Die Erreger der menschlichen Malaria gehören der Gattung Plasmodium an, welche von Hartmann neuerdings unter die Binukleaten eingereiht werden (siehe unter Malaria).

4. Parasiten des Blutplasmas. Im Jahre 1902 fand Forde im Blut eines Europäers, der längere Zeit am Gambiaflusse (Westafrika) gelebt hatte, ein Trypanosoma, dessen ätiologische Rolle bei der Schlafkrankheit von Dutton, Castellani und Bruce festgestellt wurde: Trypanosoma gambiense (s. S. 973).

In Minas Geraes (Brasilien) fand Chagas im Blute kranker Kinder das Trypanosoma cruzi, das sowohl in seiner Gestalt, wie in seiner Entwicklung und in bezug auf den Überträger (Conorhinus, eine große Wanzenart), sich von Trypanosoma gambiense wesentlich unterscheidet (s. S. 979).

Neuerdings berichten Stephens und Fantham über ein menschliches Trypanosoma, das sich bei einem aus Rhodesia stammenden Kranken fand und durch die Lage des Hauptkerns am hinteren Ende des Körpers von anderen Formen unterscheidet. Diese Autoren nennen es Trypanosoma rhodesiense.

Im Jahre 1873 wies Obermeier im Blute Rekurrenskranker Spirochäten nach: Spirochaeta recurrentis (s. S. 968). Eine sehr ähnliche Spirochäte (Spirochaeta Duttoni) wurde von Dutton und Todd beim afrikanischen Rückfallfieber gefunden.

5. Parasiten der weißen Blutkörperchen. Leishman entdeckte in Indien 1902 im Milzsaft von Kranken, die an einer hochgradigen Vergrößerung der Milz und fieberhafter Kachexie (Kala-azar, tropische Splenomegalie) litten, kleinste Protozoen, die speziell durch zwei charakteristische Kerne ausgezeichnet sind; Donovan hat sie kurz darauf genauer beschrieben. Sie werden als Leishmania Donovani bezeichnet (s. S. 980).

6. Eine Sonderstellung nimmt die **Spirochaeta pallida,** der Erreger der Syphilis, von Schaudinn und Hoffmann 1905 entdeckt, ein, da sie einen generellen Gewebsparasiten darstellt.

Die pathogenen Protisten[1] unterscheiden sich sowohl in ihrer Morphe als in ihrem biologischen Verhalten ganz wesentlich von den pflanzlichen Krankheitserregern. Sie sind an ihre Wirte so eng angepaßt, daß es bisher nur bei ganz wenigen Formen gelingen wollte, sie außerhalb des Tierkörpers in Kulturen zu züchten; und auch dann, wenn sich in den Kulturen (z. B. bei Kala-azar im Kondenswasser von Blutagar) eine Vermehrung einstellte, so nahmen die Parasiten ganz neue Formen an (Flagellaten).

Trotzdem ist eine Übertragung, wie sie ja notwendigerweise auch bei den pathogenen Protozoen eintreten muß, nur dann denkbar, wenn ihnen eine weitgehende Anpassungsfähigkeit eigen ist. So sehen wir denn auch diese Mikroorganismen Formen annehmen, welche ihnen gestatten, entweder außerhalb des Wirtes lange Zeit auszudauern (Bildung von Cysten mit harter Schale bei Amöben, Flagellaten und Ciliaten des Darmes) oder sich sofort in einem zweiten Wirtsorganismus weiterzuentwickeln. In den meisten Fällen (Blutparasiten) ist dieser zweite Wirt ein blutsaugendes Insekt (Moskitos [Anopheles] bei der Malaria, Tsetsefliegen [Glossinen] bei den Trypanosomen, Wanzen [Cimex] bei Kala-azar, Zecken [Ornithodorus] beim Rückfallfieber). In diesen zweiten Wirten spielt sich nun ein Entwicklungsgang ab, der von dem beim Menschen beobachteten sehr verschieden ist: eigenartige Formen der Parasiten, die sich im Blute des Menschen vorgebildet hatten, treten zu einander in sexuelle Beziehungen (Gameten), es findet eine echte Befruchtung statt und erst aus den befruchteten weiblichen Geschlechtstieren entwickeln sich, meist in sehr großer Zahl, jene Formen, welche dazu bestimmt sind, die Infektion neuerdings auf den Menschen zu übertragen. Zwei verschiedene Vermehrungsarten wechseln also miteinander ab (Generationswechsel). Diese außerordentliche Mannigfaltigkeit in den Entwicklungsmöglichkeiten, eine Eigentümlichkeit gerade der Protisten, tritt auch bei den pathogenen Protozoen des Menschen hervor.

Die pathogenen Protozoen ernähren sich, indem sie Zellen oder Gewebssäfte ihres Wirtes aufbrauchen. Sie scheiden aber auch Stoffwechselprodukte aus, die als Giftstoffe wirken. Solche „Toxine" sind z. B. in den Sarkosporidien des Schafes (sog. Miescherschen Schläuchen) nachgewiesen worden. Die Toxine, welche z. B. bei der Malaria heftige Fieberreaktionen auslösen, entziehen sich aber noch zurzeit der Untersuchung mit unseren Methoden.

Die pathogenen Protozoen haben die Eigentümlichkeit, nach einem Zeitraum lebhafter Vermehrung in eine Periode der Ruhe überzugehen, in der ihre pathogene Wirkung fast oder gänzlich geschwunden zu sein scheint. Aber aus Gründen, die wir noch nicht näher kennen, setzt oft ganz plötzlich wieder eine lebhafte Vermehrung ein, es kommt zum Rezidiv.

Bakterielle Infektionen führen häufig zu einer dauernden Immunität; bei Protozoen-Krankheiten dagegen bedarf es entweder einer Reihe von Anfällen, wie beim Rückfallfieber, um Immunität zu erzielen, oder es bildet sich selbst nach vielen akuten Attacken ein solcher Zustand überhaupt nicht aus. Ist doch gerade die Neigung zu Rückfällen und der exquisit chronische Verlauf der Erkrankung geradezu charakteristisch für Infektionen mit Protozoen.

Allgemeine Bemerkungen zur Diagnostik.

Der Nachweis von **Darmparasiten** im Stuhl wird in erster Linie durch Untersuchung frischer Präparate geführt. Man entnimmt mit einer Platinöse aus dem ganz frisch entleerten, meist flüssigen Stuhl eine kleine Schleimflocke und bringt sie auf den Objektträger. Sie wird dann mit einem Deckgläschen bedeckt, an dessen vier Ecken mit Hilfe des Dochtes eines Wachslichtes kleine Füßchen angebracht sind. Durch leichtes Aufpressen eines heißen Spatels können die Wachsfüßchen abgeschmolzen und dadurch das Präparat leicht gepreßt werden. Um die Parasiten, speziell die Amöben, beweglich zu erhalten, sind erwärmbare Objekttische konstruiert worden. Meist genügt es, eine künstliche Lichtquelle dem Spiegel des Mikroskops zu nähern, wodurch das Objekt von unten her erwärmt wird.

Blutparasiten, Trypanosomen und Spirochäten sind lebhaft bewegliche Gebilde. Deshalb genügt es, einen kleinen Tropfen Blutes mit einem Deckgläschen aufzunehmen und dieses sofort auf einen Objektträger fallen zu lassen. Trypanosomen sind schon bei etwa 400 facher Vergrößerung dadurch zu erkennen, daß sie die Blutkörperchen in ihrer Umgebung hin- und herpeitschen. Spirochäten dagegen rufen nur, wenn sie massenhaft vorhanden sind, solche Bewegungen hervor. Man ist deshalb gezwungen, frische Präparate mit der Ölimmersion zu durchsuchen. Sehr wertvoll erweist sich hierbei die Untersuchung im sog. Dunkelfeld.

Der Nachweis von Malariaplasmodien im frischen Blutpräparat ist schwierig, die Blutschicht muß aus einer einfachen Lage von Blutkörperchen bestehen. Dann tritt in den infizierten Blutkörperchen das Pigment deutlich hervor und macht auf die hellen, im Blutkörperchen umherkriechenden Plasmodien aufmerksam.

Die Technik gefärbter Präparate gestattet einen raschen und sicheren Nachweis der verschiedenen Parasiten. Blutausstriche werden in der Weise hergestellt, daß man mit der Unterseite der schmalen Kante eines geschliffenen Objektträgers ein höchstens stecknadelkopfgroßes, frisch der Stichwunde entquellendes Bluttröpfchen aufnimmt, dann diese Kante auf einen Objektträger aufsetzt; das Bluttröpfchen breitet sich schnell in dem dadurch gebildeten Winkel aus. Nun schiebt man rasch den ersten Objektträger von rechts nach links über den zweiten hin und zieht (nicht schiebt) so das zähe Blut über den Objektträger hin. Auf diese Weise legen sich die Blutkörperchen eines neben das andere. Durch Hin- und Herbewegen des Objektträgers wird das Blutpräparat rasch getrocknet, dann auf 10 Minuten in Alk. abs.-Äther äa fixiert und neuerdings zum Trocknen aufgestellt.

Als eine Universalmethode für Blutparasiten kann die Romanowskysche Färbung bezeichnet werden. Sie beruht auf der Kombination von Methylenblau und Eosin, welche bei geeigneten Mischungsverhältnissen einen Farbstoff erzeugen, der alles, was Kern ist oder von ihm abstammt, leuchtend rot-violett, das Protoplasma der Protozoen hellblau färbt. Als brauchbar hat sich mir folgende Methode bewährt:

> Erste Lösung: Methylenblau medicinale Höchst 0,4 g
>   Borax 0,5 g
>   Wasser 1000 g
> Zweite Lösung: Eosin B A Extra Höchst 0,2 g
>   Wasser 1000 g.

Lösung 1 und 2 werden gemischt zu gleichen Teilen. Es handelt sich darum, das Gemenge im Moment der Mischung auf die Blutschicht zu bringen. (Ich habe dazu einen kleinen Apparat mit doppelt durchbohrtem Hahn konstruiert, welcher bei der Firma F. u. M. Lautenschläger in Berlin zu beziehen ist.) Nach etwa 10 Minuten sind die Präparate gut gefärbt. Will man sehr intensive Färbungen erzielen, so spült man schon nach 2 Minuten mit gewöhnlichem Wasser ab und bringt für weitere 5 Minuten ein zweites Quantum der Mischung auf. Die Blutkörperchen sind dann blaßblau gefärbt, das Protoplasma der Protozoen und der kleinen Lymphocyten kräftig blau und die Kerne der Parasiten und der weißen Blutkörperchen sowie die Blutplättchen tief rotviolett.

Auch die verschiedenen Arten der Tüpfelung der roten Blutkörperchen treten gut hervor.

Auch die Giemsasche Lösung, eine fertige Solution nach dem Prinzip der Romanowsky-Färbung (Grübler, Leipzig) hat sich vielfach bewährt.

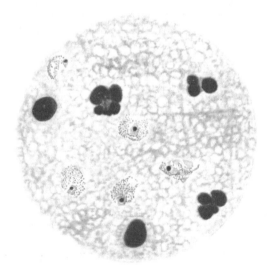

Abb. 257.
„Dicker Tropfen", nach Romanowsky gefärbt. (Protoplasma der Tertianparasiten blau, Chromatin und Schüffnersche Tüpfelung rot.)

Wenn es sich darum handelt, lediglich den Nachweis, ob Parasiten vorhanden sind oder nicht, zu führen, ohne daß auf das Studium feinerer Details Rücksicht genommen zu werden braucht, so leistet folgende Methode sehr gute Dienste:

Auf einen sorgfältig mit Alkohol absol. gereinigten Objektträger läßt man 4—5 Blutstropfen, die einem tiefen Hautstich entquellen, fallen, breitet sie rasch mit der Spitze einer Nadel auf einer Fläche von etwa Markstückgröße aus und läßt gut antrocknen. Nun wird das Präparat in gewöhnliches Wasser gestellt, wodurch sich das Hämoglobin aus den

Blutkörperchen löst und in bräunlichen Wolken zu Boden sinkt. Ist das Präparat gänzlich farblos geworden, so nimmt man es vorsichtig heraus und fixiert zweckmäßigerweise die Blutschicht in absolutem Alkohol für 10 Minuten. Darnach trocknen und zweimal mit dem oben bezeichneten Farbengemisch färben. Die ausgelaugten Blutkörperchen nehmen die Farbe nur schwach an, so daß sich die Kerne der weißen Blutkörperchen tief violettrot abheben. Malariaparasiten zeigen ein lichtblaues Protoplasma und einen hellroten Kern. Trypanosomen und Spirochäten sind kräftig violettrot gefärbt. Die Durchsicht eines solchen Präparates („dicke Tropfen" nach Roß-Ruge) erfordert natürlich viel weniger Zeit als die eines dünnen Blutausstrichs, doch sind die Parasiten durch das langsame Antrocknen etwas deformiert.

Hier möge noch ein praktischer Wink Platz finden: Man begnüge sich bei Untersuchungen auf Malaria nie mit dem Auffinden von 1 oder 2 Parasiten! Stets suche man ein Präparat sorgfältig ab, bis man mehr als etwa ein Dutzend Parasiten genau untersucht hat. Vielfach ist mehr als eine Parasitengeneration vorhanden, nicht selten sind zwei Parasitenarten miteinander kombiniert. Durch genaue Prüfung jedes einzelnen Plasmodiums wird man sich vor peinlichen Überraschungen namentlich in bezug auf die Wirkung der Chinintherapie bewahren.

Für den Nachweis der Leishmanschen Parasiten muß die Milz punktiert und der Gewebssaft im gefärbten Präparat untersucht werden.

Zur Untersuchung von Gewebsflüssigkeit auf Spirochäten leistet die Burrische Tuschemethode sehr gute Dienste: gute flüssige chinesische Tusche (z. B. von Günther u. Wagner) wird mit 9 Teilen Aqua dest. verdünnt, gekocht und dann stehen gelassen, so daß alle gröberen Partikelchen sich absetzen. Ein Tropfen der oben stehenden Flüssigkeit wird entnommen und mit einem Tropfen der zu untersuchenden Flüssigkeit auf dem Objektträger innig gemischt, ausgebreitet und trocknen lassen. Dann bringt man das Immersionsöl direkt auf die Tuscheschicht, taucht die Frontlinse ein und untersucht mit starker Vergrößerung (über 800fach). Die fein gezackten Spirochäten erscheinen gleichsam als Negativ, als helle Schlangenlinien auf dunklem Grunde.

I. Malaria.

Ätiologie. Das Krankheitsbild der Malaria wird hervorgerufen durch die Anwesenheit der Malaria-Plasmodien im Blut.

Das beigefügte Schema (s. S. 926) gibt den Entwicklungsgang der Malariaplasmodien wieder. Nr. 1 bezeichnet die jüngsten Formen, die in die roten Blutkörperchen eindringen (Merozoiten). Eine Ernährungsvakuole, welche sich im Plasma bildet, gibt dem Plasmodium das Aussehen eines Ringes. Diese wachsen allmählich heran auf Kosten des roten Blutkörperchens (Nr. 2, 3 u. 4), bilden Pigment und füllen schließlich die Erythrocyten gänzlich (Nr. 5) aus. Nun verschwindet die Vakuole und es tritt — bei der Tertiana nach 48 Stunden, bei der Quartana nach 72 Stunden, bei der Tropica nach ca. 48 Stunden — die Teilung ein (Nr. 6). Die kleinen Teilprodukte (Merozoiten, Nr. 1) heften sich wiederum an Blutkörperchen an und der Zyklus, die Schizogonie, beginnt von neuem. Ein Restkörper, der bei der Teilung übrig bleibt und das Pigment, ein Umwandlungsprodukt des Hämoglobins, enthält, wird von Phagocyten aufgenommen und in der Milz und den Kapillaren anderer Organe (Gehirn) abgelagert.

Außer den Schizonten treten auch Geschlechtsformen (Gameten) auf (Nr. 7 u. 12), die dadurch von den Schizonten zu unterscheiden sind, daß sie keine Vakuole, aber schon als kleinste Merozoiten Pigment besitzen. Die männlichen Gameten (Mikrogametocyten, Nr. 12, 13 u. 14) besitzen ein mehr homogenes Protoplasma und reichliches Kernmaterial; bei den weiblichen Formen (Nr. 7, 8 u. 9) dagegen tritt der Kern gegenüber dem dicht gefügten, an Reservestoffen reichen Protoplasma zurück. Die Gameten wachsen langsamer als die Schizonten. Bei der Tropica nehmen die reifen Gameten die Form etwa einer Wurst an, man bezeichnet sie auch als „Halbmonde".

Der Zeitpunkt, wann die Gameten im Verlaufe einer Neuinfektion auftreten, ist verschieden; Schaudinn sah sie schon nach dem 3. Fieberanfall im peripheren Blute.

Die Makrogameten sind gleichzeitig als Dauerformen aufzufassen, denn sie halten sich während der fieberfreien Periode im Blute und veranlassen die Rezidive. Ihr Kern wird durch eine Teilung reduziert (Nr. 10), der abgeschnürte Teil wird ausgestoßen, der zurückbleibende dagegen zerfällt in kleine Kernbröckel, welche sich mit Protoplasma umgeben und auseinanderfallen (Nr. 11). Auf diese Weise wird wiederum das Merozoitenstadium erreicht (Nr. 1).

Außerdem aber sind die Gameten zur Weiterentwicklung in dem Überträger, der Anophelesmücke, bestimmt. Wenn ein weiblicher Anopheles das gametenhaltige Blut

eines Malarikers aufnimmt, so ziehen sich die Mikrogametocyten etwas zusammen, das
Pigment sammelt sich an einer Stelle an, der Kern teilt sich in etwa 8—10 Stücke, welche
nach der Peripherie des Plasmodiums hinrücken. Dann schnellen plötzlich fadenförmige
Ausläufer aus der Zelle hervor, welche aus etwas Protoplasma und zum größten Teil aus

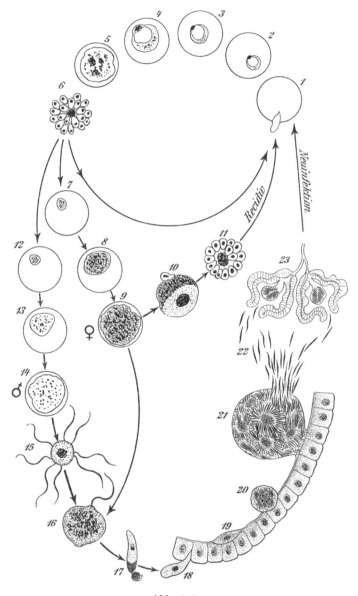

Abb. 258.
Schema des Entwicklungszyklus des Malariaparasiten.

Kernsubstanz bestehen (Nr. 15). Diese lebhaft beweglichen Fäden lösen sich von dem Restkörper, der das Pigment enthält, ab und schlängeln sich zwischen den Blutkörperchen umher. Inzwischen hat das Makrogamet (Nr. 9) seinen Kern durch eine Teilung reduziert
und den abgeschnürten Teil ausgestoßen. An einer Stelle wölbt sich nun ein zapfenartiger
Fortsatz hervor. Kommt einer der eben beschriebenen Fäden (Mikrogamet, das Analogon

eines Spermatozoon) mit diesem „Befruchtungshügel" in Berührung, so klebt er daran
fest und wird in das Plasma des Makrogameten eingezogen (Nr. 16). Es spielt sich hier
also eine echte Befruchtung (Anisogamie) ab. Innerhalb der nächsten Stunden nun wandelt
sich der befruchtete Makrogamet (Cygot) in den Ookineten um, indem er an einer Stelle
einen kleinen Zapfen vortreibt, der sich allmählich verlängert, so daß schließlich ein würm-
chenähnliches Gebilde entsteht (Nr. 17), an dessen einem Ende noch der Restkörper mit
dem Pigment, der später gänzlich abgestoßen wird, hängt. Diese Würmchen kriechen
durch den Blutbrei nach der innersten Zellschicht der Magenwandung hin und drängen sich
zwischen den Zellen hindurch (Nr. 18), um endlich zwischen dem äußeren Überzug des
Magens und dessen Epithel sich abzurunden (Nr. 19). Hier wachsen sie nun zu blasen-
förmigen Kugeln (Oocysten) heran (Nr. 20), in denen sich durch komplizierte Vorgänge
eine große Zahl feiner spindelförmiger Keime, jeder mit einem Kern versehen, entwickelt
(Nr. 21). Die gedehnte Cystenwandung zerreißt und der Inhalt wird nach der Leibeshöhle
(Lakunom) des Moskitos hin entleert (Nr. 22). Die kleinen Sichelkeime (Sporozoiten)
wandern nun nach der Speicheldrüse im Halsteile des Moskitos hin, dringen aktiv in die
Drüsenzellen dieses Organs ein und gelangen so manchmal in großen Massen in den Aus-
führungsgang dieser Drüsen (Nr. 23). Wenn ein so infizierter Moskito seinen Stechrüssel
in die Haut eines Menschen einbohrt, so wird durch die Muskelkontraktion der Inhalt der
Speicheldrüsen in die Wunde hineingepreßt, wo er eine Quaddel erzeugt. Und mit diesem
ätzenden Saft werden auch die Sporozoiten überimpft. Diese dringen nun in rote Blutkörperchen ein, runden sich ab und wachsen in der oben geschilderten Weise zu Schizonten heran. Damit ist der Kreislauf geschlossen. Es liegt also hier ein Wechsel zweier Generationen vor, einer ungechlechtlichen im Blute des Menschen (Schizogonie) und einer geschlechtlichen (Gamogonie) im Körper des eigentlichen Wirtes, der Anophelesmücke.

Die einzelnen Parasitenformen.

Von der überwiegenden Mehrzahl der Malariaforscher wird anerkannt,
daß wir mindestens drei Arten menschlicher Malariaparasiten zu unterscheiden
haben.

1. Plasmodium vivax (Grassi und Feletti), der Erreger des Tertian-
fiebers. Die jüngsten Formen, welche unmittelbar nach der Teilung im Blute
zu finden sind, stellen in gefärbten Präparaten nach Romanowsky kleine Ringe
von einem Durchmesser von etwa $1/5$ des Durchmessers eines roten Blutkörperchens dar. Die eine Hälfte des Ringes ist dicker als die andere; das kräftig rot
gefärbte Chromatinkorn liegt gewöhnlich in dem feiner gezeichneten Abschnitt
des Ringes. Innerhalb von 24 Stunden wachsen die Ringe etwa zu $3/4$ Blutkörperchendurchmesser heran, es bildet sich in ihnen dunkelbraunes körniges Pigment.
Im lebenden Zustand sind diese Parasiten lebhaft beweglich und strecken nach
allen Seiten Plasmafortsätze aus. In sehr dünnen, schnell fixierten Präparaten
finden diese Bewegungen ihren Ausdruck in der bizarren Gestalt der Parasiten.
Stets ist in diesem Stadium eine Vakuole gut zu erkennen, die sich aber im
Lauf der nächsten 12—16 Stunden immer mehr verkleinert, so daß der Parasit
nach 40—44 Stunden ein rundliches Protoplasmapünktchen darstellt, bis
$1\frac{1}{2}$ Blutkörperchendurchmesser groß. Der von den Parasiten befallene
Erythrocyt zeigt schon nach 24 Stunden unregelmäßige Gestalt und deutliche Vergrößerung bei gleichzeitiger Aufhellung. Bei guter Färbung tritt in
ihm schon früh eine feine gleichmäßige Tüpfelung auf, bestehend aus ziegel-
roten Pünktchen, die sich allmählich noch verstärkt. Diese nach Schüffner
benannte Tüpfelung ist charakteristisch für das Tertianfieber. Sie ist als eine
Art von Entmischung oder Ausfällung spezifisch färbbarer Körnchen im Erythrocyten unter dem Einflusse der Stoffwechselprodukte des Parasiten aufzufassen.
Die Teilung wird dadurch eingeleitet, daß sich das Pigment an einer Stelle des
Körpers, häufig in der Mitte, sammelt. Annähernd gleichzeitig teilt sich der
Kern in 15—25 Teilstücke, die sich über den Parasiten hin verteilen. Das
Protoplasma gruppiert sich um diese Tochterkerne, feine Einkerbungen schneiden
von außen her in das Plasmodium ein und schließlich entsteht eine Form, die

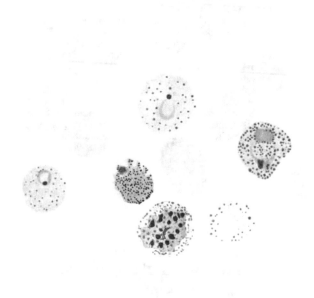

Abb. 259.
Tertiana-Schizonten.

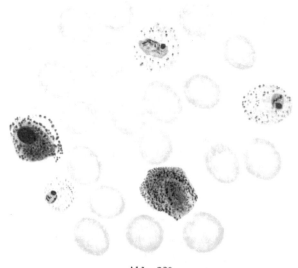

Abb. 260.
Tertiana-Gameten.

eine gewisse Ähnlichkeit mit einer Himbeere (Morula) besitzt. Dann weichen
die einzelnen Teilprodukte auseinander, ein Rest Protoplasma, mit Pigment-
klumpen erfüllt, bleibt als sog. Restkörper zurück.

Bei den Gameten fehlt die Nahrungsvakuole. Sie sind weniger beweglich

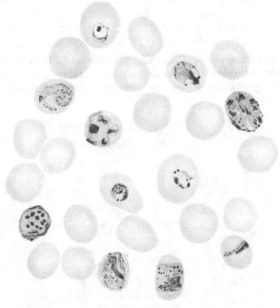

Abb. 261.
Quartana-Schizonten.

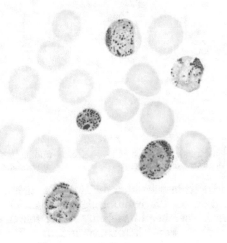

Abb. 262.
Quartana-Gameten.

als die Schizonten und erscheinen deshalb im Trockenpräparat meist rundlich
und wenig gelappt. Sie enthalten mehr Pigment als die Schizonten, das dauernd
über den ganzen Parasitenleib verteilt ist. Bei den halberwachsenen Formen

läßt sich deutlich zwischen weiblichen und männlichen Gameten unterscheiden:
die Mikrogametocyten haben ein helles Plasma und relativ viel Chromatin, die
weiblichen Makrogameten dagegen ein dunkles, dichtgefügtes Plasma und relativ
wenig lockeres Chromatin. Sie wachsen schließlich zu $1\frac{1}{4}$ bis $1\frac{1}{2}$ Blutkörperchengröße heran.

Die Umwandlung der Makrogameten in Schizonten spielt sich in der
Weise ab, daß der Kern sich teilt und ein Teilstück in den mit Pigment erfüllten
Abschnitt des Plasmodiums hineinrückt, der dann abgestoßen wird. Der
Rest aber teilt sich ganz nach dem Typus einer Schizogonie.

    2. Der Quartanparasit, Plasmodium malariae (Grassi und Feletti) ist
in seinen ersten Stadien, also innerhalb der ersten 24 Stunden, von gleich-
alterigen Tertianparasiten nicht zu unterscheiden. Mit dem Heranwachsen

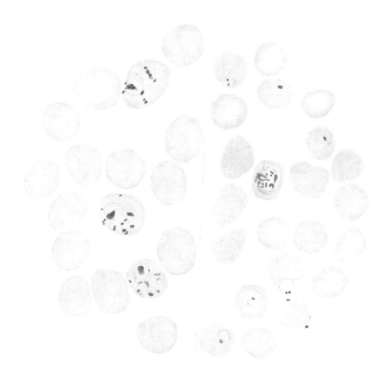

Abb. 263.

Große Tropica-Ringe mit Maurer-   Kleine und mittlere Tropica-Ringe;
scher Perniciosa-Fleckung.   beginnende Teilung.

zeigen speziell die Quartanaparasiten die Neigung, sich in die Länge zu strecken,
so daß Formen entstehen, die bandförmig quer von einem Rand zum anderen
durch das rote Blutkörperchen hinziehen. Dabei zehren die Parasiten das Blutkörperchen auf, ohne es wesentlich zu verändern. Etwa 60 Stunden nach der
Teilung sind die Parasiten bis zur Größe eines Erythrocyten herangewachsen,
sie teilen sich in 6—14, gewöhnlich in 8 Teilstücke.

    Die Gameten haben dieselben Merkmale wie die der Tertiana, sind nur
meist etwas kleiner.

    3. Plasmodium immaculatum sive praecox (Grassi und Feletti). Der
Parasit der Febris tropica oder perniciosa ist schon als jüngster Schizont von den

beiden anderen Arten zu unterscheiden; er zeichnet sich nämlich durch die
geringe Ausbildung seines Protoplasmas aus, das in gefärbten Trockenapparaten
als ein haarfeiner Ring von etwa $^1/_6$ Blutkörperchen-Durchmesser erscheint.
Häufig findet man zwei und mehr Parasiten in einem Erythrocyten. Im peripheren Blut wächst der Parasit innerhalb von ca. 40 Stunden höchstens bis
zu $^3/_4$ Blutkörperchengröße heran und erscheint stets als Ring von sehr feiner
Zeichnung. Eine Hälfte des Ringes ist etwas breiter als die andere, in dem
feineren Abschnitt liegen 1—2 Kerne. Diese Ringe enthalten nun sehr wenig
Pigment, das dem Plasma wie ein dunkler Staub beigemengt ist. Die
weitere Entwicklung spielt sich so gut wie ausnahmslos in den inneren
Organen ab, so daß man kurz vor dem neuen Anfall manchmal im kreisenden
Blute nur sehr spärliche Ringe von $^3/_4$ Blutkörperchen-Durchmesser sieht.
In Milz und Knochenmark findet man die reifen Parasiten als rundliche Scheib-
chen mit sehr feinem Pigment, kleiner als ein rotes Blutkörperchen. Bei der
Teilung, die sich gleich der des Tertianparasiten, wenn auch in kleinerem Maß-

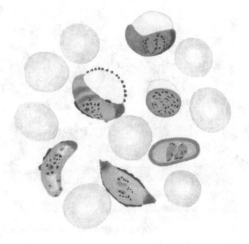

Abb. 264.

Tropica-Gameten (Halbmonde).

stabe, abspielt, entstehen 8—25 Teilstückchen. Die Gameten werden wesentlich massiger als die Schizonten, sie nehmen im ausgewachsenen Zustande
Wurstform an; häufig sieht man an der konkaven Seite dieser sog. ,,Halb-
monde" noch den Rest des sie beherbergenden Blutkörperchens. Es gelten auch
für sie die Unterschiede zwischen Mikrogametocyten und Makrogameten, welche
bei den Tertiangameten beschrieben wurden. Nach Romanowsky färbt sich
ihr Plasma häufig in einem rotvioletten Farbton.

Die mit Tropicaparasiten besetzten Blutkörperchen haben entweder
normale Größe oder sind eher etwas geschrumpft. Mit Hilfe einer sehr intensiven
Romanowskyfärbung (Modifikation nach Maurer) lassen sich in den befallenen
Blutkörperchen dunkelviolettrote, zackige, ungleich große Flecke darstellen,
welche für Tropica charakteristisch sind (Maurersche oder Perniciosa-Fleckung).

Es sind von verschiedenen, z. T. namhaften Forschern noch andere Arten menschlicher Plasmodien als Erreger bestimmter Malariatypen beschrieben worden. Die Gründe
dafür scheinen mir nicht zu genügen, so daß ich von einem tieferen Eingehen in diese Frage
hier absehe.

Epidemiologie. Die Grundlage für eine Betrachtung der Epidemiologie der Malaria bilden zwei Tatsachen: einmal, daß die ungeschlechtliche Vermehrung der Malariaplasmodien ausschließlich im Menschen, sonst in keinem anderen Tiere sich abspielt; und zweitens, daß die geschlechtliche Vermehrung allein in gewissen Anopheles-Arten vor sich geht. Aus diesen Tatsachen, die zu den am klarsten bewiesenen naturwissenschaftlichen Entdeckungen gehören, erklären sich ohne Zwang und beinahe lückenlos alle Beobachtungen über das Vorkommen der Malaria.

Wo Malaria auftritt, läßt sie sich durch sorgfältiges Nachforschen häufig auf Personen zurückführen, die malariakrank waren und sich, vielleicht nur vorübergehend, an dem neuen Krankheitsherd aufhielten, aber doch lange genug, um die dort vorhandenen Anophelen zu infizieren. Martini und Mühlens haben aus der Gegend von Wilhelmshafen gute Beispiele für solche Einschleppung

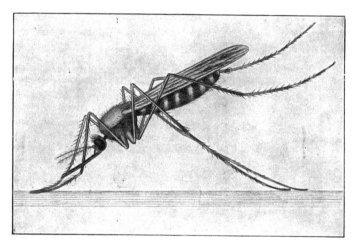

Abb. 265.
Anopheles ♀; charakteristisch ist die steile Haltung des Körpers.

ermitteln können. In exquisiten Malariagegenden, z. B. in Norditalien treten im Mai bis Juni jedes Jahres Neuinfektionen gehäuft auf; hier sind es diejenigen Kranken, welche im Winter an Rezidiven litten, die den im Frühjahr wieder ausschwärmenden Anophelen das Infektionsmaterial liefern. Daß nur gewisse Stadien der Plasmodien, die Geschlechtsformen (Gameten), dazu geeignet sind, die Anophelen zu infizieren, geht aus dem Schema S. 926 hervor.

Aber nicht bloß durch kranke Menschen, sondern auch infolge der Einschleppung infizierter Stechmücken kann Malaria auftreten. Ruge hält sogar diese Art der Verbreitung für die häufigere.

Soll sich aber im Anschluß an solche Fälle von Einschleppung ein Krankheitsherd entwickeln, so müssen dort Anopheles vorhanden sein. Nicht alle Anopheles-Arten übertragen das Wechselfieber, denn nicht in allen entwickeln sich die Geschlechtsformen bis zu Sporozoiten (s. das Schema). So hat Ronald Roß in der ersten Zeit seiner Untersuchungen vergebens im Anopheles Rossi die Entwicklungsstadien gesucht, bis er sie in einer anderen Art (wahrscheinlich A. Christophersi) fand; in der ersteren Art gelingt es nur experimentell in Ausnahmefällen eine Entwicklung zu erzielen. Das Heranreifen der Anopheles-parasiten findet nur bei etwas erhöhter Temperatur statt, die mindestens 17° betragen muß; am günstigsten sind Temperaturen zwischen 20 und 30°. Vorübergehender Abfall der Außenwärme selbst bis zu 8° unterbricht nur die Entwicklung, die aber beim Ansteigen der Wärme wieder weitergeht. In den Tropen, speziell im Küstenklima wird also die Gamogonie im Anopheles ständig vor sich gehen können, während in unseren Breiten nur warme Sommermonate dafür günstig sind (Juli bis Oktober). Es ist klar, daß die Malaria nur in der heißen und gemäßigten Zone vorkommen kann, während sie jenseits des 60. Grades nördlicher und des 40. Grades südlicher Breite fehlt.

„Wo keine Anopheles, da keine Malaria." Als Beweis für diesen Satz wird die Antilleninsel Barbados angeführt: diese Insel ist frei von endemischer Malaria, obwohl vielfach von auswärts Malariakranke dorthin kamen. Aber es existieren dort keine Anopheles; denn zahllose kleine Fischchen, Baricudos genannt (eine sehr kleine Phoxinus-Art) verhindern das Einnisten etwa einge-schleppter Stechmücken, die ja bekanntlich ihre Eier auf Wasser ablegen und deren Larven und Puppen ausschließlich im Wasser gedeihen.

Die Anopheles bedürfen zu ihrer Fortpflanzung gewisser Bedingungen. Es müssen ihnen natürliche Wasseransammlungen (Gräben, Sümpfe, Tümpel) zur Verfügung stehen; Regentonnen oder ähnliches benutzen sie nur ganz ausnahmsweise zur Eiablage; deshalb ist z. B. die Stadt Rom, die in der schwer verseuchten Campagna liegt, selbst ganz malariafrei. Andererseits vermögen sich aber die Anophelen auch ihrer Umgebung sehr gut anzupassen. Im dichten Urwald Brasiliens z. B. genügen ihnen die kleinen Wasserreservoirs, die in den Blattachsen gewisser Pflanzen sich halten. Selbst Salzgehalt des Wassers bis 3% hindert das Gedeihen der Brut einiger Anopheles-Arten nicht. In Süd-westafrika findet man während der kurzen Regenzeit Anopheleslarven und -puppen in den tiefen Spuren, die das Vieh an der Tränke zurückläßt.

Auf große Wasserflächen, die vom Winde bewegt werden, setzen die Mücken nur ungern ihre Eier ab; deswegen bevorzugen sie Sümpfe mit be-wachsenen Ufern. Bodenumwühlungen z. B. bei Kanalbauten, geben häufig Anlaß zu Malariaepidemien, weil hier künstlich Brutplätze für die Überträger geschaffen wurden und diese sich deshalb ungeheuer vermehrten. Die Höhen-lage eines Ortes ist nur dann ein sicherer Schutz gegen Moskitos, wenn dadurch große Temperaturschwankungen und tiefe Abkühlungen bedingt sind. Die höchste Höhe, in der in den Tropen Anopheles beobachtet wurde, ist nach Daniels 1800 m. Es wird natürlich sehr von der Beschaffenheit des Geländes abhängen, ob sich geeignete Brutplätze für die Mücken finden. Der oben zitierte Satz kann jedoch keineswegs etwa umgekehrt gelten: „Wo innerhalb eines Malariagebietes keine Malaria, da keine Anopheles." In der Südsee gibt es eine beträchtliche Zahl von Inseln, die, obwohl innerhalb von malariainfizierten Gruppen gelegen, trotzdem zwar nicht anopheles-, wohl aber malariafrei sind; es hängt dies wohl damit zusammen, daß hier infolge der Wildheit der Bewohner kein Verkehr zwischen diesen Inseln stattfindet, der zur Einschleppung durch einen Kranken führen könnte.

Es wurde bereits erwähnt, daß nicht alle Anophelesarten gleich geeignet sind, den Malariaparasiten als Wirte zu dienen. Daher kommt es, daß z. B. in Bengalen in den Flußniederungen der sog. „Malariaindex" (der Prozentsatz der Malariainfizierten innerhalb einer Bevölkerung, meist nach der Zahl der infizierten kleinen Kinder berechnet) ein relativ niedriger ist; sie sind hauptsächlich von Anopheles Rossi, einem „schlechten" Malariaüberträger (s. oben), bewohnt. Der Südrand des Himalaya dagegen weist einen hohen Malariaindex auf: hier

wird die Krankheit durch Anopheles Christophersi, einen sehr „guten" Überträger, verbreitet.

Gibt es außer dem Menschen noch Tiere, die den Malariaparasiten beherbergen, gewissermaßen als Reservoir für ihn dienen können? Bis heute
sind solche tierische Parasitenträger nicht bekannt; die „Malaria"-Parasiten der
Affen, der Vögel, der Pferde, der Rinder haben mit denen des Menschen nichts
zu tun.

Wenn nun auch die Moskitotheorie die epidemiologischen Tatsachen zum
größten Teil befriedigend erklären kann, so weist unser Wissen doch noch manche
Lücke auf. Ganz besonders interessant sind in dieser Beziehung die Malariaepidemien, wie z. B. eine solche 1908 über Indien hinwegging und ca. 2 Millionen
Menschen dahinraffte, und schätzungsweise eine Morbidität von 100 Millionen
Fällen erzeugte. Die Frage, welches die Ursache dieses Anschwellens der Mortalität auf das Doppelte des jährlichen Durchschnitts ist, hat bisher keine befrie-
digende Lösung gefunden. Es wäre von hohem Interesse, solche Exazerbationen
einer endemischen Malaria genau zu verfolgen.

Klinik der Malaria. Sowohl der Verlauf des einzelnen Anfalles als auch
das ganze Krankheitsbild berechtigen dazu, bei der Schilderung der Malaria
die Tertiana und Quartana von der Tropica zu trennen.

1. Das bei weitem charakteristischste Symptom der Malaria ist das
Fieber, dessen brüskes Auftreten und ebenso jähes Sinken der Krankheit
den bezeichnenden Namen Wechselfieber verschafft haben.

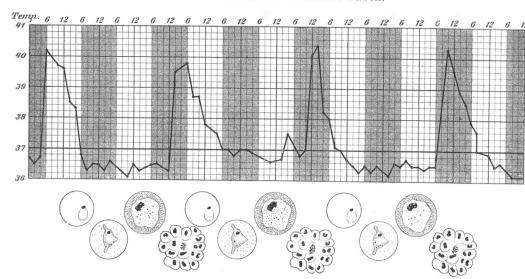

Abb. 266.

Tertiana simplex anteponens (nach Mannaberg). (Unter der Kurve sind die entsprechenden Stadien der Schizogonie eingezeichnet).

Nicht ohne Berechtigung unterscheidet der Kliniker in bezug auf den
akuten Fieberanfall zwischen einer frischen Infektion, sog. Erstlingsfiebern,
und den Rezidiven. Dem frischen akuten Anfall gehen schon 2—3 Tage, oft
auch nur mehrere Stunden lang, leichte Prodromalerscheinungen voraus, wie
Mattigkeit, leichter Kopfschmerz, Ziehen in den Gliedern und Frösteln, die
aber so geringfügig sein können, daß sie nur von aufmerksamen Patienten
überhaupt bemerkt werden.

Die Körpertemperatur steigt innerhalb weniger Stunden oft zu beträchtlicher Höhe. Temperaturen über 40⁰ sind häufig, über 41⁰ nicht selten. Ziemann sah einmal über 43⁰.

Subjektiv wird bei Tertiana und Quartana ein Erstlingsfieber ausnahmslos durch einen Schüttelfrost eingeleitet, der mit dem Beginn des Temperaturanstieges einsetzt und manchmal stundenlang andauert. Er kann sich vom Frösteln bis zum heftigsten Zittern und Zähneklappern mit Gänsehaut und livider Verfärbung der Lippen und Nägel steigern. Die Kranken liegen zusammengekrümmt, zitternd unter mehreren Decken und Kissen. Der Puls ist klein und stark gespannt, auf 100—140 Schläge beschleunigt. Dem Frost folgt in schnellem Übergang ein heftiges Hitzegefühl, das zuerst blasse Gesicht wird nun heftig gerötet und gedunsen, die Haut des Körpers ist brennend heiß und trocken. Der Kranke atmet schnell und oberflächlich, das Herz pocht stark und der Puls erreicht 100—120 Schläge und ist jetzt groß und weich. Heftige Kopfschmerzen fehlen so gut wie nie, der Kranke wirft sich unruhig hin und her, manchmal steigert sich diese Unruhe bis zu Delirien und zu Trübungen des Bewußtseins. Die Kranken klagen über Brennen der Augen, heftigen Durst, Unruhe, über

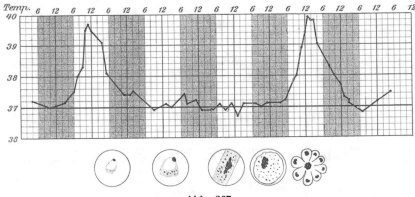

Abb. 267.
Quartana simplex (nach Silvestrini).

ziehende Schmerzen in den Gliedern und im Rücken, über Übelkeit, sehr häufig tritt Erbrechen, manchmal auch Durchfall ein. Mehrfach habe ich einen quälenden trockenen Husten beobachtet. Ein nahezu konstantes Symptom sind Klagen über heftige Schmerzen in der Milzgegend, seltener beim ersten Anfall, aber regelmäßig bei den späteren Anfällen ist eine Vergrößerung der Milz nachweisbar. Im Urin ist in einigen Fällen Eiweiß vorhanden. Schüttelfrost und Hitzestadium dauern durchschnittlich 6—7 Stunden, dann bricht gewöhnlich plötzlich über den ganzen Körper Schweiß aus und damit setzt auch die subjektive Besserung ein. 12—18 Stunden nach Beginn des Schüttelfrostes kann der Kranke sich bereits wieder ganz wohl fühlen, meist aber bleibt eine gewisse Mattigkeit zurück. Die Temperatur sinkt oft unter die Norm, der Puls ist langsam. Dieses Stadium normaler Temperatur dauert verschieden lange, bei Tertiana 36—30 Stunden, bei Quartana 50—44 Stunden. Dann setzt neuerdings Schüttelfrost und Fieber ein, die nach einigen Stunden wiederum von Schweißausbruch, Temperaturabfall und subjektiver Besserung abgelöst werden.

Nicht immer sind, selbst bei Erstlingsfiebern, alle diese Erscheinungen so ausgesprochen, namentlich das Hitzegefühl ist oft auffallend gering. Ich

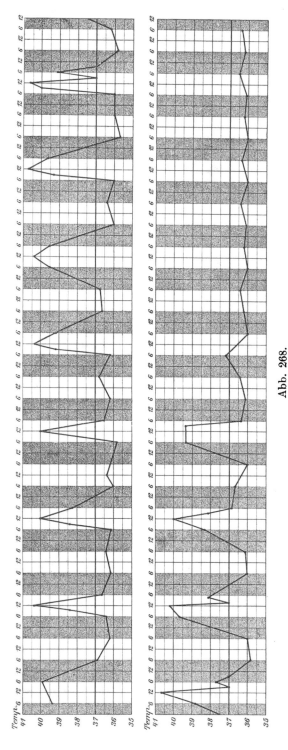

Abb. 268.

Unbehandelte Tertiana nach Ruge.

habe schon Kranke mit hohem Fieber von der Arbeit im Hofe der Faktorei ins Bett geschickt. — Der Beginn des Fieberanfalls fällt in den meisten Fällen in die Mittagsstunden, nach Mannaberg in 91% der Fälle zwischen 10 a. m. und 3 p. m.

Erstlingsfieber pflegen in den meisten Fällen typisch „nach dem Schema" zu verlaufen. Aber schon beim zweiten, dritten Anfall — die wir ja nur selten zu beobachten Gelegenheit haben, da wir natürlich möglichst früh mit Chinin eingreifen — fällt es bei unbehandelten Fällen auf, daß die Paroxysmen nicht mehr „nach der Uhr" einsetzen, sondern meist etwas früher, als nach 48 bezw. 72 Stunden; die Anfälle anteponieren. In anderen Fällen wieder ist ein Postponieren zu beobachten. Es rührt das daher, daß im Verlauf der wiederholten Schizogonien das Maximum der Teilungen früher bezw. später einsetzt und damit auch das Maximum der Toxinwirkung verschoben wird.

Auf diese Weise sind auch die sog. subintranten Anfälle zu erklären: noch ehe der eine Abfall abgeklungen und volle Entfieberung eingetreten ist, zeigt sich bereits die Wirkung neuer Teilungen; es treten verschiedene Parasiten-Generationen auf. Derartige Kurven können — ohne genaue mikroskopische

Kontrolle des Blutbildes — auch zu Verwechslungen mit Tropica (s. unten) Anlaß geben.

Diese subintranten Fieber leiten über zu den Fällen, bei denen zwei und mehr Generationen derselben Parasitenart im Blute kreisen.

	1. Tag	2. Tag	3. Tag	4. Tag	5. Tag	6. Tag	7. Tag	8. Tag	9. Tag
Tertiana duplex 1. Generation	I. Anfall	—	II		III.	—	IV.	—	—
Tertiana duplex 2. Generation		I.	—	II.	—	III.	—	IV.	—
Quartana triplex — Quartana duplex 1. Generation	I. Anfall	—	—	II.	—	—	III.	—	—
Quartana duplex 2. Generation		I.	—	—	II.	—	—	III.	—
3. Generation		—	I.	—	—	II.	—	—	—

Bei **Tertiana duplex** werden wir dann zur Zeit des Fieberanstiegs am 3. Tag halberwachsene Ringe der 1. Generation und Teilungsformen der 2. Generation gleichzeitig im Blute finden. Bei Quartana können nicht bloß zwei (**Quartana duplex**), sondern sogar drei Generationen miteinander abwechseln

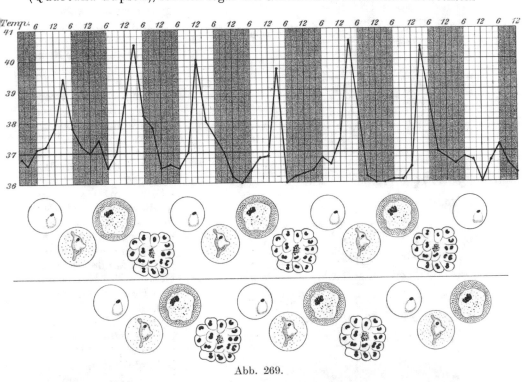

Abb. 269.

(Obere Reihe: 1. Generation im peripheren Blut. Untere Reihe: 2. Generation im peripheren Blut.)
Tertiana duplex (Quotidiana) nach **Marchiafava** und **Bignami**.

(**Quartana triplex**). Solche Fälle geben gelegentlich auch Veranlassung, ein Versagen einer (einmaligen) Chininanwendung zu konstatieren: das Spezifikum hat nur eine, nicht aber auch die zweite oder gar dritte Generation vernichtet.

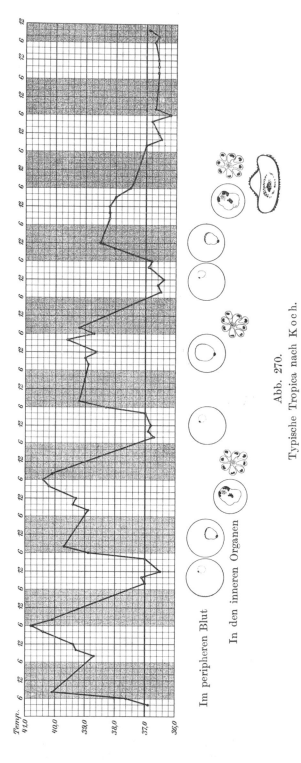

Abb. 270.
Typische Tropica nach Koch.

Im peripheren Blut

In den inneren Organen

Bei solchen Fällen tritt dann auch die Bedeutung der sorgfältigen und wiederholten Blutuntersuchung hervor. Ein großer Teil der Fieber, welche früher als „Quotidiana" bezeichnet wurden, mag auf solche Kombination mehrerer Parasitengenerationen von Tertiana oder Quartana zurückzuführen sein. Wenigstens trifft man diese Bezeichnung in den Berichten von Ärzten, die ihre Diagnosen auf Grund von mikroskopischen Blutuntersuchungen stellen, nur mehr ganz ausnahmsweise.

Durch Anteponieren und Postponieren können nun, namentlich bei Rezidiven, Fieberkurven entstehen, bei denen die Senkungen der Körperwärme nicht bis zur Norm abfallen, sondern nur Remissionen, die in kürzester Zeit von einer neuen Temperaturerhöhung gefolgt werden, darstellen (remittierendes Fieber). Rücken die Teilungen der Parasiten noch näher zusammen, so bleibt das Fieber längere Zeit annähernd auf der gleichen Höhe, wir haben dann eine Febris continua vor uns.

Es ist wohl ohne weiteres verständlich, daß, je enger die Anfälle aneinanderrücken, um so weniger auch die charakteristischen drei Stadien des Anfalls — Frost, Hitze, Schweiß — scharf hervortreten. Die Perioden der Erholung nach dem Temperaturabfall bleiben teilweise oder ganz weg und die kontinuierliche Wirkung der Toxine führt zu dem ernsten Symptomenkomplex der perniziösen Malaria.

Bleibt das Fieber gänzlich unbeeinflußt, was wohl nur selten vorkommt, so nimmt es, falls keine Komplikationen eingetreten sind, nach einer Dauer bis zu 3 Wochen von selbst innerhalb weniger Tage an Intensität ab und geht in eine Periode normaler Temperatur über (s. Abb. 268 auf S. 936). Der Kranke hat natürlich durch die wiederholten Anfälle bereits beträchtlich gelitten, er ist schwer ermattet und die wachsartige Blässe der Haut und der Schleimhäute zeigt schon äußerlich die Anämie an. Der Milztumor, welcher im Lauf der Erkrankung beträchtliche Grade erreicht haben kann, geht nur langsam zurück. Mehrfach wird Herpes labialis als Nachkrankheit eines Malariaanfalls erwähnt.

2. Das Tropenfieber, von den Italienern als Aestivo-autumnalfieber, vielfach auch als perniziöse Malaria (Tertiana maligna) bezeichnet, unterscheidet sich von dem eben beschriebenen Verlauf des Tertian- und Quartanfiebers in einigen wesentlichen Punkten. Koch gebührt das Verdienst, durch Beobachtung einiger Fieberanfälle in Ostafrika, die nicht sofort behandelt wurden, diese Fieberart als einen Typus für sich, als „Febris tropica", klargelegt zu haben (Abb. 270). Daß es sich hier um einen wohl charakterisierten Typus handle, hat schon Celsus (zit. nach Mannaberg) erkannt, der ihn als tertian, aber durch ca. 36 stündige Anfälle charakterisiert schildert. Der Beginn des Anfalls gleicht dem der Tertiana und Quartana in den wesentlichen Punkten. Nach weiteren 10—18 Stunden sinkt das Fieber (pseudo-kritische Einsenkung), erreicht aber nur in Ausnahmefällen normale Grade; meist tritt nur eine Remission bis auf etwa 38 ⁰ ein. Kurz darauf steigt die Temperatur von neuem und hält sich nun neuerdings etwa 12—18 Stunden auf ihrer Höhe. Der zweite Anstieg kann sogar höhere Werte erreichen als der erste. Erst 30—36 Stunden nach Beginn des Fiebers sinkt es bis zur Norm oder auch unter diese ab. Aber nach wenigen (höchstens 18) Stunden steigt die Eigenwärme neuerdings an, der zweite Anfall setzt ein.

Wie bereits erwähnt, spielt sich gerade der wichtigste Teil des Entwicklungszyklus des Tropicaparasiten, nämlich die Teilung, in der Milz, dem Knochenmark, im Gehirn, überhaupt in den Kapillaren der inneren Organe, ab. Auch die Ringformen werden manchmal bei Tropica im peripheren Blute vermißt und erst beim zweiten oder dritten Anfall werden sie ins periphere Blut hinausgeschwemmt. Man könnte also die Tropica als eine Organinfektion bezeichnen, im Gegensatz zu Tertiana und Quartana, bei denen die ganze Entwicklung der Parasiten sich im zirkulierenden Blute abspielt. Daraus kann man folgern, daß auch die Einwirkung der Malariatoxine, die ja gerade bei der Teilung ins Blut ausgestoßen werden, auf die lebenswichtigen Organe bei der Tropica eine besonders intensive ist.

Außerdem beschränkt sich, wie aus der typischen Kurve hervorgeht (Abb. 270), die fiebererregende Wirkung des Plasmodium immaculatum nicht ausschließlich auf das Teilungsstadium, sondern erstreckt sich noch weit darüber hinaus, ja es scheint, als ob etwa 20 Stunden nach dem Ausschwärmen der Merozoiten ins Blut neuerdings eine Produktion fiebererregender Substanzen vor sich gehe, welche dann den zweiten Anstieg nach 24 Stunden erzeugen. Ruge sagt denn auch, daß die Entwicklungsdauer des Plasmodiums des Tropenfiebers nicht ganz gleichmäßig sei und zwischen 24 und 48 Stunden schwanke.

Der Febris tropica ist es überhaupt eigen, daß sie in zahlreichen Fällen keineswegs „nach dem Schema" verläuft, sondern in weiten Grenzen variiert. Marchiafava und Bignami weisen darauf hin, daß häufig zu Beginn des Anfalls die Temperatur ganz allmählich ansteigt. In anderen Fällen geht die

Remission nach 24 Stunden bis zur Norm herab, so daß ein quotidianer Typus vorzuliegen scheint. Endlich kann die Intermission nach ca. 36 Stunden teilweise oder ganz ausbleiben, so daß eine Kontinua entsteht (s. Abb. 271).

Weiterhin neigt der Tropicaparasit noch mehr als Plasmodium vivax und malariae zum Ante- bzw. Postponieren. Eine Folge dieser Eigenschaft ist es denn auch, daß die Rezidive der Tropica sehr häufig von dem eben geschilderten typischen Verlaufe abweichen und derartig unregelmäßig werden, daß von einer charakteristischen Fieberkurve keine Rede mehr sein kann. So kommt es denn auch nicht selten vor, daß man bei solchen Rezidiven alle Formen des Parasiten gleichzeitig im Blute findet, ja sogar daß Teilungsformen aus den inneren Organen ins periphere Blut ausgeschwemmt werden.

Endlich finden wir gerade bei dem Parasiten des Tropenfiebers die Eigenschaft ganz besonders ausgeprägt, daß er den Wandungen der feinsten Kapillaren anhaftet. Gerade bei Tropica sind die Kapillaren manchmal erfüllt mit pigmenthaltigen Parasiten und Schollen von Pigment; auch die Endothelien der Gefäße nehmen Pigment auf, so daß z. B. bei Schnitten durch das Gehirn die feinsten Gefäßverzweigungen als stark pigmentierte Linien zu sehen sind.

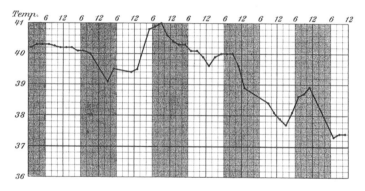

Abb. 271.
Tropica (Perniciosa) beginnend mit Kontinua (nach Ziemann).

Alle diese Momente vereinigen sich, um eine sehr intensive Wirkung der Parasiten und ihrer Stoffwechselprodukte auf die Gewebe hervorzurufen. Dementsprechend sind auch die klinischen Erscheinungen nicht selten ganz besonders schwere und bei keiner anderen Art des Malariafiebers treten so viele und so bedrohliche Symptome auf als bei der Tropica[1].

Die subjektiven Symptome sind im allgemeinen derselben Art wie bei Tertiana und Quartana, wenn auch bedeutende Abweichungen, namentlich in bezug auf die Schwere der Erscheinungen vorkommen können. Zu diesen gehört in erster Linie das Fehlen des Schüttelfrostes, das nach Ruge sogar die Regel ist. In vielen Fällen sind die subjektiven Erscheinungen, wie auch das Erbrechen, der Durchfall, die Herzaktion, sehr heftige. Das vehemente Erbrechen jeder aufgenommenen Flüssigkeit erhöht noch den quälenden Durst. Der Harn ist

---

[1] Man hat deshalb für die durch die „kleinen Parasiten" hervorgerufenen Infektionen die Bezeichnung „Perniciosa" oder „Tertiana maligna" eingeführt. Aber bei weitem nicht alle Fälle von Infektion mit Plasmodium immaculatum sind bösartig oder bedrohen direkt das Leben. Ferner können Tertian- und Quartanfieber sich zu den schwersten Erkrankungen steigern. Diese Namen bezeichnen also nur graduelle Unterschiede eines und desselben Krankheitstypus. Ich habe hier den kurzen Ausdruck „Febris tropica" beibehalten, obwohl auch er das Wesen dieses Malariatypus nicht ganz umfaßt.

infolgedessen hochgestellt und enthält in ziemlich vielen Fällen Eiweiß. Ruge erwähnt besonders die quälende Schlaflosigkeit. Die Fälle, in denen das Erbrechen gallig gefärbter Massen, die Diarrhöe und ein mehr oder weniger starker Ikterus besonders hervortreten, werden auch als Febris gastro-biliaris (biliary fever der Engländer) bezeichnet.

Dadurch, daß eine vollständige Intermission erst nach ca. 24—36 Stunden auftritt und auch dann nur kurz währt, sind die subjektiven Erscheinungen bei jedem neuen Anfall um so heftiger. Auch die Anämie macht rasche Fortschritte, und wenn nicht energisch mit Chinin behandelt wird, so tritt ein Nachlassen der Herztätigkeit ein, welches in schweren Fällen akut zum Tode führen kann (synkopale Form). Aber keineswegs immer ist der Verlauf ein so ernster, namentlich in Italien ist dieser Fiebertypus relativ milde. Nach einigen Anfällen werden die Attacken schwächer und hören schließlich ganz auf, so daß sich die Kranken in der nun folgenden fieberfreien Periode etwas erholen. Worauf diese Unterschiede im „Genius endemicus" der Malaria und speziell des Tropenfiebers beruhen, ist noch völlig unklar.

In manchen Fällen aber macht die anfängliche Unruhe des Fiebernden einem somnolenten Zustand, äußerster Mattigkeit, Unvermögen, die Glieder auch nur zu rühren, Platz. Das Bewußtsein erlischt gänzlich, die Reflexe sind herabgesetzt. Erscheinungen, die an Meningitis erinnern, wie Nackensteifigkeit, Pupillenerweiterung, Trismus, Schlingkrämpfe, Deviatio bulborum

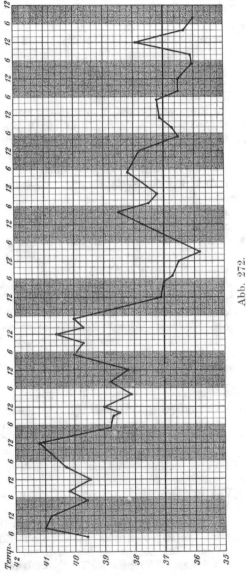

Abb. 272. Irreguläre Tropica (nach Marchiafava und Bignami).

treten hinzu. Mit dem Absinken des Fiebers können diese Symptome allmählich wieder verschwinden; in anderen Fällen aber tritt Cheyne-Stokessches Atmen und Singultus, endlich Lungenödem auf und der Kranke geht in tiefstem Koma zugrunde. Die Erscheinungen dieser komatösen Form beruhen in erster Linie auf schweren Störungen, seien sie toxischer oder mechanischer Natur, im Zentralnervensystem, speziell im Gehirn, sie sind namentlich in den Tropen leider nicht allzu selten, besonders in Indochina kommen sie bei etwa 16% der Tropenfieber vor.

Eine zweite Form der Malaria cerebri ist die delirante Form, die mit heftiger Unruhe und Bewußtseinsstörungen, speziell mit Erregungszuständen (Schreien, Lachen, Toben) oder Wahnideen (Melancholie, Angst, Fluchtversuchen) einhergeht. Sie zeichnet sich durch eine hohe Mortalität (nach Maillot in Algier bis zu 23%) aus. Auch eine epileptiforme Malaria wird unterschieden.

Ganz besonders bei Kindern treten zerebrale Erscheinungen häufig auf (Tetanie, Konvulsionen). Hier ist der Parasitenbefund im Blut gewöhnlich ein sehr reichlicher.

Ein eigentümlicher Symptomenkomplex spielt sich im Gebiete der Gefäße ab. Die Körperoberfläche nimmt eine blaßlivide Verfärbung an und fühlt sich kalt wie Stein an. Nach Mannaberg beruhen diese Erscheinungen auf einer akuten Gefäßparalyse in den inneren Organen mit der Erscheinung der Blutstase. Die Spannung der Arterien läßt nach, der Radialpuls ist kaum fühlbar und leicht zu unterdrücken. Die Kranken klagen über heftiges Hitzegefühl und brennenden Durst. Eigentümlich soll dieser algiden Form ein starrer ruhiger Ausdruck des Gesichtes sein. Auch hier wird die Mortalität auf 25—86% angegeben.

Eine Form, die wahrscheinlich auf einer Anhäufung von Parasiten in den Blutgefäßen des Darmes beruht, ist die sog. choleriforme Malaria, deren Charakteristika im Auftreten von flüssigem, selbst reiswasserähnlichem Stuhl und raschem Verfall der Kranken (Kühle der Haut, Zyanose, Wadenkrämpfen, kurz einem Stadium algidum) bestehen.

An weiteren Begleiterscheinungen, besser „Lokalisationen" des Tropenfiebers, die auf spezielle Lokalisation der Parasiten und ihre Folgen (Thrombosen) zurückzuführen sind, werden in der Literatur noch folgende erwähnt:

Am Herzen: Akute Herzdilatation und Angina pectoris (Ziemann). Gegen das Malariatoxin scheinen die muskulären und nervösen Elemente des Herzens relativ wenig empfindlich zu sein. Akute Herzparalyse ist offenbar sehr selten.

Im Gebiete des Zentralnervensystems: Hemiplegien, motorische Aphasie (Miene), Facialis- und Hypoglossuslähmung, Sprachstörungen (Marchiafava und Bignami), ein Symptomenkomplex ähnlich dem der multiplen Sklerose (Kiewiet de Jonge), Paraplegien der unteren Extremitäten mit Mastdarm- und Blasenlähmung; an den peripheren Nerven Neuralgien und Neuritiden mit motorischen Störungen. Auch der eigenartige trockene Husten, den Verfasser an sich selbst mehrfach beobachten konnte, dürfte unter die nervösen Symptome zu rechnen sein.

Von seiten der Lunge: Bronchitis, Bronchopneumonie, Pleuritis (Scheube). Es ist sehr wohl denkbar, daß in den Kapillaren der Lunge eine starke Anhäufung der Malariaparasiten stattfindet, die zur Exsudation und Infiltration der Alveolen und Scheidewände führen kann. Es zeigen sich dann Dyspnoe und Zyanose; man hört diffuses knisterndes Rasseln, Sputum fehlt beinahe oder ganz, kann aber blutig-schleimig sein. Die Erscheinungen verschwinden mit dem Anfalle.

Von seiten des Verdauungskanales: Durchfälle, Erbrechen gallig gefärbten Schleims (Gallenfieber), Kolitis bis zu dysenterieähnlichen Erscheinungen. Besonders zu erwähnen sind die oft hochgradig schmerzhaften Kardialgien.

Die Leber ist nicht selten im akuten Anfall geschwollen, geht aber nach der Chininbehandlung wieder zurück. Damit hängt wahrscheinlich auch der

Ikterus zusammen, der sich im Verlauf der Anfälle einstellt. Diese Störungen in der Leber sind bedingt durch Auflösung zahlreicher Blutkörperchen einerseits, durch Invasion der Kapillaren des Organs mit Parasiten andererseits (Malaria biliosa).

Akute Nephritis wird von Dansauer und Ewing beschrieben; nach Ziemann ist sie selten. Häufig dagegen ist unkomplizierte „Fieber"-Albuminurie.

Das Vorkommen einer Malaria-Orchitis wird von Ziemann bezweifelt. Die Dysmenorrhöen in den Tropen sind weniger als auf Malaria beruhend aufzufassen, sondern aus dem Einfluß des Tropenklimas zu erklären. Dagegen ist Abortus im Malariaanfall nicht selten.

Petechien, Nasenbluten und Netzhautblutungen sind nicht allzu selten bei Malaria zu beobachten.

Eine ganze Reihe der eben geschilderten Symptome können sich vereinigen, um das sog. Malariatyphoid zu erzeugen. Allein wie das Bild des echten Typhus abdominalis ja ein in weiten Grenzen schwankendes ist, so wird auch das der Malaria typhosa von einzelnen Autoren recht ungleich aufgefaßt und geschildert. Das Fieber verläuft als Kontinua oder Subkontinua, das Sensorium ist benommen, oft treten Delirien hinzu, Diarrhöen, galliges Erbrechen, Meteorismus werden beschrieben. Billet in Algier schildert den Verlauf der Malariainfektion (40 Fälle) als vollkommen gleich dem Bilde des Abdominaltyphus; dabei war dieser auf Grund des fehlenden Bazillennachweises und des Ausbleibens der Widalschen Reaktion mit Sicherheit auszuschließen; Billet hält deshalb die Bezeichnung „typhoide Malaria" aufrecht. Es handelt sich aber bei der Diagnose eines Malariatyphoids um eine Zusammenfassung mehrerer Symptome und um einen rein äußerlichen Vergleich, der unserer auf die Ätiologie gegründeten Denkweise heute nicht mehr entspricht.

Auf die wichtigste Nebenerscheinung der akuten Malaria, die Hämoglobinurie (Schwarzwasserfieber), werde ich in einem eigenen Abschnitt (S. 961) zu sprechen kommen.

Die Komplikationen der Malaria mit anderen selbständigen Krankheiten, mit Typhus, Dysenterie, Leberabszeß, Ikterus haben in der Zeit vor Laverans Entdeckung eine große Rolle gespielt. Sie haben auch heute noch ihre Bedeutung, speziell in den Tropen, wo die Infektion mit Plasmodien ja immer noch sehr häufig ist.

Für die Differentialdiagnose ist in erster Linie der Blutbefund maßgebend. Denn nicht immer ist die Fieberkurve, wie dies oben näher erläutert wurde, genügend charakteristisch; auch kommen in den Tropen Fieber (Rekurrens, Schlafkrankheit, Gelbfieber) vor, die in den ersten Stunden, selbst Tagen einem Malariaanfall außerordentlich ähnlich sein können. Die objektiven und subjektiven Symptome können im Stiche lassen. Aber auch die Blutuntersuchung ist nicht immer ganz eindeutig. Denn es kommt nicht selten vor, daß z. B. bei einem Anfall von Rekurrens oder Schlafkrankheit Malariaparasiten im Blute gefunden werden und deshalb die Erkrankung als einfacher Malariaanfall gedeutet wird. Manchmal macht erst das Versagen der Chinintherapie darauf aufmerksam, daß hier noch ein anderes ätiologisches Moment mit in Frage kommen könnte. Die spezifischen Erreger, speziell des Rückfallfiebers und der Schlafkrankheit pflegen im peripheren Blut nur sehr spärlich aufzutreten, so daß sie leicht übersehen werden können. Eine weitere Möglichkeit ist die, daß durch eine interkurrente Krankheit die latente Malariainfektion gleichsam mobil gemacht wird, und Plasmodien im peripheren Blut auftreten. Auch hier wird der Erfolg der Chininbehandlung zeigen, ob die Malaria die einzige Ursache des bestehenden Krankheitsbildes sei.

Betrachten wir die Kurven auf S. 940 u. 941 und erinnern wir uns der dabei zu beobachtenden subjektiven und objektiven Erscheinungen, so erscheint es wohl möglich, daß in solchen Fällen eine Zeitlang die Diagnose auf Typhus gestellt wird. Aber es ist bei Malaria doch selten, daß die Fieberkurve mehr als 3 Tage lang als Kontinua verläuft. Tiefe Remissionen bis nahe an die Norm pflegen ja auch bei Typhus vorzukommen, allein die Intermissionen selbst mit subnormalen Temperaturen, wie sie früher oder später im Verlaufe jeder Malariakurve eintreten, sprechen doch gegen Typhus. Einerseits der Parasitenbefund im Blute, andererseits das Auftreten von Roseola bei Weißen und der Ausfall der Widalschen Reaktion nach der ersten Woche, eventuell die Kultur der Typhusbazillen aus Stuhl und Blut (falls diese unter tropischen Verhältnissen ausführbar sind) werden auf den richtigen Weg führen.

Über Pneumonie und Malaria berichtet neuerdings Tsuzuki. Es herrscht bald das Bild der Pneumonie mit ihren bekannten klinischen Erscheinungen vor, bald überwiegt die Malariainfektion mit ihrem intermittierenden Charakter. Es besteht, wie F. Plehn hervorhebt, bei Negern eine ausgesprochene Disposition zu Bronchitiden und es ist wohl erklärlich, daß, durch einen Malariaanfall begünstigt, sich daraus eine Pneumonie entwickelt; meist handelt es sich um katarrhalische Entzündungen, teils um typische fibrinöse Exsudate.

Von Komplikationen von seiten des Darmes dürfte für die Tropen in erster Linie die Dysenterie in Frage kommen. Ganz besonders die Amöbenruhr zeichnet sich durch ihren rezidivierenden Charakter aus, und es ist ohne weiteres klar, daß die Invasion der Darmkapillaren durch Malariaparasiten einen Rückfall der Dysenterie auszulösen vermag.

Von weiteren Komplikationen sind in der Literatur erwähnt: Gingivitis und Parotitis, Magen-Darmkatarrh, Darmblutungen, Aszites.

Auch mit Nephritis kann sich die Malaria komplizieren. Von manchen Autoren, z. B. Rosenstein wird sie als eine ziemlich häufige Erscheinung und zwar als eine spezielle Lokalisation aufgefaßt. Es ist wohl begreiflich, daß die Nierenreizung während des akuten Anfalles, welche ihren Ausdruck in der häufig beobachteten Albuminurie findet, schwerere und dauernde Läsionen der Glomeruli und der Epithelien erzeugt, so daß die Nephritis dann mehr als eine Folgekrankheit der Malaria aufzufassen wäre. Bei Besprechung der Malariakachexie wird deshalb davon noch die Rede sein.

Ob auch Orchitis als Folge der Malaria, als eine spezielle Lokalisation des Virus oder aber als eine einfache Komplikation aufzufassen sei, scheint mir noch keineswegs geklärt. Laveran macht mit Recht darauf aufmerksam, daß Filariasis in den Tropen und Subtropen häufig sei und gerade dabei die Lymphbahnen der Beckenorgane und der männlichen Genitalien wesentlich beteiligt seien.

Als eine „Komplikation" der Malaria kann man die Schwangerschaft bezeichnen; die Anfälle und die durch sie hervorgerufene Anämie führen häufig Aborte herbei (nach Weatherley bis nahe an 50%). Zu berücksichtigen ist aber hierbei auch, daß das Chinin, das Allheilmittel in Malariagegenden, in hohen Dosen ein energisches Abortivum ist.

Der klinische Verlauf der Rezidive ist, wie bereits erwähnt, im allgemeinen leichter als der der Neuinfektionen. Doch trifft diese Beobachtung keineswegs in allen Fällen zu: vielmehr treten manchmal perniziöse Erscheinungen bei Kranken auf, die verschiedene Attacken bereits überstanden hatten. Immerhin ist es bei „alten" Malarikern nicht selten zu beobachten, daß sie scheinbar ganz wohl sind und ihren Geschäften nachgehen und trotzdem Fieber, sogar von ziemlich hohem Grade, haben. Es scheint also weniger die objektiv meßbare Reaktion, als die subjektive Empfindlichkeit abgenommen zu haben. Ferner geben solche chronische Malariakranke manchmal an, sie fühlten sich zwar etwas „fieberisch", aber die Messung hätte eine kaum nennenswerte Temperatursteigerung ergeben. Solchen Behauptungen gegenüber muß man zwar sehr skeptisch sein, trotzdem aber ist an dem Vorkommen sehr leichter, abortiver Rezidive nicht zu zweifeln.

Oft tritt der Fiebertypus bei einem späteren Rezidiv klarer zutage als bei dem vorausgehenden; aber ebenso häufig verwischt sich auch der Gang der Kurve, so daß völlig unregelmäßige Bilder zustande kommen. So beobachtete ich erst kürzlich, daß bei einem Kranken schon am Morgen ausschließlich kleine Tertianringe vorhanden waren, während das Fieber erst drei Stunden später einsetzte. Kurz man muß bei Rezidiven auf alle möglichen Überraschungen gefaßt sein.

Den abortiven Rezidiven stehen die sog. „larvierten" Malariaanfälle nahe, bei denen zwar kein typischer Anfall mit Frost, Hitze und Schweiß zustande kommt, aber in regelmäßigen, z. B. tertianen Abständen ein bestimmtes Symptom auftritt. Am häufigsten sind die Neuralgien, speziell im Gebiete des Trigeminus. Zu einer Vermehrung der Parasiten im peripheren Blute braucht es dabei gar nicht zu kommen; es ist sehr wohl denkbar, daß die in den inneren Organen sich teilenden Makrogameten — ich folge hierin Ziemanns Deutung — nur ganz geringe Mengen von Toxinen produzieren, die zwar keine Allgemeinreaktion hervorrufen, wohl aber an einem schon vorher affizierten Organe, z. B. dem Nervus supraorbitalis, Reizerscheinungen auslösen.

3. Das klinische Bild der Malariakachexie wird beherrscht von der Anämie und ihren Folgeerscheinungen. Die Haut hat einen eigentümlich wachsartigen, gelblichen Farbenton, der bei hochgradiger Melanose ins Bräunliche spielen kann. Die Schleimhäute sind von exzessiver Blässe. Der Kranke macht einen müden, gleichgültigen Eindruck, seine Bewegungen sind langsam, mühselig. Die Atmung ist oberflächlich, bei geringen Anstrengungen tritt sofort Ermüdung und leichte Dyspnoe ein. Das Herz ist nicht selten dilatiert, accidentelle Geräusche, Venensausen sind zu hören. Die Temperatur zeigt normale oder subnormale Werte. Die Erythrocyten sind hochgradig vermindert, bis zu 1 Million pro Kubikmillimeter, dementsprechend der Hämoglobingehalt. Die Leukocyten sind bald vermindert, bald vermehrt. Eine häufige Erscheinung sind Ödeme, die teils der Hydrämie, teils der verminderten Herzaktion ihr Entstehen verdanken. Sie finden sich nicht bloß an den Extremitäten, sondern auch das Gesicht ist gedunsen. Auch Ergüsse in die serösen Höhlen kommen vor. Das anämische Blut neigt zu Thrombenbildung, die sich in den Venen der Extremitäten lokalisieren können, aber auch in der Pfortader oder im Herzen selbst auftreten und plötzlichen Tod verursachen. Die Gefahr metastatischer Embolien ist eine große. Die Kapillaren sind mangelhaft ernährt und infolge dessen treten Blutungen sowohl an den Schleimhäuten (Nase, Bronchien) als auch in die Haut, die Muskeln auf; doch erinnert hier Mannaberg mit Recht an die Möglichkeit einer sekundären Skorbut-Erkrankung.

Dauernde, oft heftige Beschwerden verursacht der Milztumor, der manchmal so hohe Grade erreicht, daß er bis ins Becken hineinreicht. Auch die Leber ist meist vergrößert, doch kommt es infolge der vermehrten Bindegewebsentwicklung nicht selten zur sekundären Leberzirrhose mit ihren Folgeerscheinungen, endlich auch zu amyloider Degeneration. Dazu kommen noch häufig unregelmäßige Fieberbewegungen, doch gehören sie, wenn die Malariablutinfektion tatsächlich ausgeheilt ist, nicht unbedingt zum Krankheitsbilde.

Es kann sich aber auch gelegentlich eines Rezidives plötzlich eine komatöse oder algide Form des Malariaanfalles entwickeln, der der heruntergekommene Kranke dann erliegt.

Gewöhnlich liegt auch die Ernährung des Kranken schwer darnieder, da der Appetit oft gänzlich fehlt und die Füllung des Magens Beschwerden macht. Obstipation ist häufig.

Sekundäre Prozesse und Infektionen führen vielfach den Tod des Kranken herbei. Infolge der Thrombosen größerer Gefäße und anschließender Embolien tritt Gangrän an den Extremitäten auf. Pneumonien und Nephritiden treten hinzu.

Pathogenese und pathologische Anatomie. Mit dem Entwicklungsgang der Malariaplasmodien stehen die Krankheitserscheinungen bei Malaria in innigstem Zusammenhang. Die Umwandlung der eingeimpften Sporozoiten und ihre Vermehrung bis zum ersten ausgesprochenen Fieberanfall dauert 9—19 Tage. Er tritt offenbar erst ein, wenn eine genügend große Zahl von Parasiten bzw. Menge ihrer Toxine im peripheren Blute kreist.

Der akute Fieberanfall fällt zusammen mit dem Ausschwärmen der Merozoiten ins Blut und dem Freiwerden der Restkörper. Ruge hat dies einleuchtend dadurch erwiesen, daß er bei einem an Quartana Erkrankten einige Stunden vor dem zu erwartenden Fieberanfall Methylenblau gab; darauf blieb die Teilung der Parasiten aus, während halb- und ganz erwachsene Parasiten und Gameten noch längere Zeit im Blute des Kranken nachweisbar blieben, ohne daß sich der akute Anfall wiederholt hätte. Daraus geht hervor, daß allein der Teilungsvorgang das Fieber erzeugt, während den übrigen Entwicklungsstadien eine solche Wirkung nicht zukommt. Eine Ausnahme hiervon machen offenbar die Tropica-Parasiten, wie später gezeigt werden soll. Trotz der Heftigkeit der Reaktion infolge dieser Vorgänge ist es bisher, wie erwähnt, noch nicht gelungen, Stoffe nachzuweisen, welche als die fiebererzeugenden anzusprechen wären. Die positiven Versuche Rosenaus und seiner Mitarbeiter sind als anaphylaktische Reaktionen aufzufassen.

Die akute Oligocythämie, welche schon im ersten Anfall auftritt, ist verursacht durch die Zerstörung zahlreicher Blutkörperchen unter dem unmittelbaren Einfluß der Parasiten selbst. Doch hat Poech berechnet, daß nicht nur diese Blutkörperchen (bis zu 10 000 pro cmm) zerstört werden, sondern daß der Verlust innerhalb 3 Tagen ca. 1 000 000 Blutkörperchen pro cmm betragen kann. Wir müssen also im Blute des Malarikers Substanzen annehmen, welche direkt zerstörend auf intakte rote Blutkörperchen wirken. Bei der chronischen Malariainfektion, für welche die hochgradige Anämie charakteristisch ist, tritt außerdem die Wirkung auf die blutbildenden Organe deutlich in die Erscheinung, die nicht mehr imstande sind, die erlittenen Verluste durch gesteigerte Tätigkeit zu ersetzen.

Unter dem Einfluß des Malariavirus entstehen zwei Arten von Pigment: einmal das schwarzbraune klumpige Melanin, das sich in den heranwachsenden Parasiten bildet. Es ist frei von Eisen, da es mit Ferrocyankalium und Salzsäure keine Berlinerblaufärbung gibt; es kann also keine einfache „Ausfällung" des eisenhaltigen Hämoglobins sein, sondern muß durch komplizierte Prozesse im Parasiten gebildet werden, ähnlich wie manche Chromomonadinen gelbe und grüne Pigmente bilden; es ist doppeltpolarisierend (Schaudinn). Es wird in den Endothelien der Kapillaren und in den Kupfferschen Sternzellen der Leber gefunden. — Außerdem bildet sich offenbar aus den Resten zerstörter Phagocyten und Erythrocyten ein ockergelbes Pigment, das Hämosiderin, das eisenhaltig ist und in den Zellen der Leber, Niere, Milz und des Pankreas abgelagert und durch die Nieren ausgeschieden wird (Ruge). Diese Pigmente nun sind für die Malaria sehr charakteristisch; ob sie einfach als Fremdkörper wirken oder, allmählich gelöst, auch chemische Reaktionen auslösen, ist noch nicht näher erforscht.

Die Wirkung der Malariaparasiten auf die von ihnen befallenen Erythrocyten ist schon weiter oben geschildert worden (Abblassen, Aufblähung und feine Tüpfelung [bei Tertiana], Schrumpfung und grobe Fleckung [bei Tropica]). Aber auch die nicht infizierten Blutkörperchen werden betroffen. Schon bei frischen Infektionen treten Blutkörperchen auf, in denen man bei Methylenblau- oder Romanowskyfärbung feine stumpfgraublaue Tüpfelchen und Stippchen wahrnimmt: die sog. basophile Körnung. Was ihre Natur anlangt, so nehme ich mit Ziemann an, daß es sich nicht um Reste der Normoblastenkerne in „unfertigen" Erythrocyten handele, sondern eher um spezifische Ausfällungserscheinungen in fertigen roten Blutscheibchen. Diese basophile Körnung ist nicht allein bei Malaria zu beobachten, sondern tritt bei anderen schweren Blutkrankheiten und Diathesen, wie Anämie, Leukämie, bei Karzinom und bei Bleivergiftung (Grawitz) auf. Mit den Parasiten hat sie unmittelbar nichts zu tun.

Bei Romanowskyfärbung finden sich außerdem noch Erythrocyten, die einen eigentümlich grauroten bis grauvioletten Farbton annehmen; man bezeichnet sie als polychromatophile Blutkörperchen.

Endlich finden sich als Zeichen intensiver Störung der Funktion der blutbildenden Organe auch kernhaltige Erythrocyten (Normoblasten), abnorm große und kleine rote Blutkörperchen und sog. Poikilocyten (unregelmäßige Scheibchen) im peripheren Blute.

Auch auf die farblosen Zellen des Blutes ist das Malariavirus nicht ohne Einfluß. Normalerweise sind im Blut enthalten: polymorphonukleäre Leukocyten 65—75%, Lymphocyten 20—25%, eosinophile Leukozyten $\frac{1}{2}$—4%, große mononukleäre Leukocyten 5—8%. Zu Beginn des Fieberanfalls tritt eine vorübergehende polynukleäre Leukocytose ein; auf der Höhe und beim Abfall des Fiebers vermindern sich die Leukozyten im ganzen (Leukopenie), aber es folgt eine relative Vermehrung der großen mononukleären Leukocyten, die nach Roß bis zu 60—80% aller weißen Blutkörperchen betragen können. Manche dieser Phagocyten enthalten auch Pigment. Diese Vermehrung der großen Mononukleären ist nach Stephens und Christophers und Roß sogar diagnostisch verwertbar.

In der Milz, in deren venösen Sinus der Blutstrom verlangsamt fließt, lagern sich die mit Parasiten besetzten Blutkörperchen in großen Mengen ab. Die hochgradige Erweiterung der Bluträume ist wohl ebenfalls als eine toxische Erscheinung zu deuten, sie bedingt den akuten Milztumor.

Die mit Parasiten besetzten Erythrocyten haben, ähnlich den Leukocyten, die Eigenschaft, in den Kapillaren an der Gefäßwandung entlang fortzurollen. Beim Plasmodium immaculatum des Tropenfiebers ist die Tendenz, an den Gefäßwänden sich festzusetzen, besonders stark ausgeprägt.

Die Plasmodieninfektion des Blutes und das zirkulierende Pigment haben offenbar die spezifische Wirkung auf die Kapillarendothelien, sie einerseits schwellen zu machen, andererseits sie zur Phagocytose zu reizen. Ob noch eine abnorme Durchlässigkeit hinzukommt, läßt sich nicht mit Sicherheit sagen. Durch alle diese Momente wird die Verengerung und Verstopfung der Kapillaren durch infizierte Blutkörperchen sehr begünstigt. Aus diesen Faktoren im Verein mit der Annahme eines spezifischen Malariatoxins erklären sich dann die pathologisch-anatomischen Befunde bei an akuter Malaria Gestorbenen.

Die größten anatomischen Veränderungen zeigt die Milz: ihr Gewicht beträgt 300—950 g (gegenüber einer Norm von ca. 160 g). Ihre Kapsel ist entweder sehr dünn, oder, wenn schon perisplenitische Prozesse sich anschließen konnten, fleckweise oder allseitig verdickt. Die Substanz ist schmutzigbraun bis schwarzbraun, und gewöhnlich breiig, zerfließend. Die Follikel treten, da sie weniger Pigment enthalten, deutlich hervor. — Auf dem Schnitt tritt in erster Linie die hochgradige Erweiterung der Blutsinus hervor, die mit großenteils infizierten Blutkörperchen und mit Pigmentschollen ausgefüllt sind. Das Pulpagewebe besteht zum großen Teile aus den großen mononukleären Leukocyten, die mit Pigment und mit Schollen roter Blutkörperchen angefüllt, zum Teil geradezu vollgepfropft, zum Teil auch degeneriert sind. Die übrigen Zellelemente der Pulpa treten den Makrophagen gegenüber zurück. Infolge der Blutstauung entstehen manchmal Hämorrhagien und nekrotische Herde.

Die Leber ist gewöhnlich etwas vergrößert und ihre Farbe durch das Pigment in eine graubraune bis schwärzliche verwandelt. Die Kapillarendothelien enthalten Melanin, die Leberzellen das gelbe Eisenpigment. Auch hier entstehen Thrombosen, Hämorrhagien und nekrotische Herde. Das periportale Gewebe zeigt beginnende kleinzellige Infiltration, die ersten Anzeichen der bei chronischer Malaria sich entwickelnden Zirrhose.

Die streifenförmige und fleckige Pigmentierung der Nieren rührt von Ablagerung des Farbstoffes in den Glomeruli und den Kapillaren her. Auch hier finden sich Blutaustritte mit ihren Folgeerscheinungen.

Gefäßverstopfung in den Kapillaren der Darmwandung gibt Anlaß zu Hämorrhagen, zu Nekrosen der Schleimhaut von der Größe eines Punktes bis zu flächenhaften Substanzverlusten.

Wie in der Milz, so rufen auch im Knochenmark die gleichen Ursachen ähnliche Veränderungen hervor, das Mark ist braunrot, weich, ja zerfließend.

Die Muskulatur des Herzens scheint unter der Einwirkung des Toxins wenig zu leiden; wenigstens haben die französischen Autoren Laveran, Kelsch und Kiener keine makro- und mikroskopischen Veränderungen daran nachweisen können.

Ein Prädilektionsgebiet für die Ansammlung der Plasmodien und die Ablagerung von Pigment sind die Kapillaren des Gehirns. Die Färbung der Rindensubstanz spielt ins Graubraune bis Schiefergraue, während das Mark höchstens von feinen grauen Streifchen durchzogen ist. Auf mikroskopischen Querschnitten von Gefäßen sind in der Nähe der Wandung die pigmenthaltigen Parasiten in den Blutkörperchen angehäuft und auch die gequollenen Endothelien mit Pigment angefüllt. Manche Haargefäße sind geradezu von pigmentierten Massen verstopft. Auf diese Weise ist die Entstehung punktförmiger Hämorrhagien in der Gehirn- und Rückenmarksubstanz zu erklären.

Auch in den Lymphdrüsen wird das Pigment abgelagert, so daß sie eine graue Färbung annehmen.

Für die Schwere der Erscheinungen sind verschiedene Momente maßgebend, von denen aber mehr als eines als x in die Gleichung eingesetzt werden muß. So läßt sich z. B. aus der Zahl der im Blute nachweisbaren Parasiten nicht auf die Schwere der objektiven und subjektiven Symptome schließen. Denn es kommen schwere Fieber mit ganz spärlichen Parasiten im peripheren Blute vor; wir müssen in solchen Fällen annehmen, daß in den Organen (Milz, Knochenmark, Gehirn) große Mengen von Parasiten vorhanden sind, die nur nicht ins kreisende Blut hinausgespült werden.

Ob es besonders „virulente" Parasitenrassen gibt, ist mit Sicherheit nicht zu entscheiden, da uns die Möglichkeit des Tierexperimentes fehlt. Immerhin scheint es nach Analogie mit anderen Protozoeninfektionen (Trypanosomiasis) nicht ausgeschlossen, daß die Überträger (Anopheles) bei der Abschwächung bzw. Steigerung der Virulenz eine bedeutende Rolle spielen. — Die kleinen, sog. Tropicaparasiten (Plasmodium immaculatum) pflegen häufig schwerere Erkrankungen hervorzurufen, als die Tertian- und Quartanparasiten; ob dies mit einer stärkeren Toxinbildung jenes Typus zusammenhängt, läßt sich mangels jeder einwandfreien experimentellen Grundlage nicht bestimmt sagen, ist aber wahrscheinlich.

Der Parasit steht zum menschlichen Organismus in Wechselbeziehung. Man hat häufig den Eindruck, als ob ein Mensch den Einwirkungen der Parasiten gegenüber wesentlich empfindlicher sei als der andere. Daß Unterernährte, Rekonvaleszenten, Diabetiker, Alkoholiker schwerer unter Malaria leiden als vollkommen Gesunde, ist wohl ohne weiteres verständlich. Gerade in den Tropen werden beim weißen Kolonisten an die Wärmeregulierung des Körpers hohe Anforderungen gestellt, es kommen spezifisch chronische Krankheiten (Dysenterie, Filaria) hinzu, die die Widerstandskraft des Körpers herabsetzen. Aber abgesehen von allen diesen Momenten muß konstatiert werden, daß bei zwei Personen, die ungefähr gleich alt, bisher völlig gesund der Infektion unter den gleichen Bedingungen ausgesetzt sind, die Malaria wesentlich verschieden verlaufen kann, sowohl was die Schwere der einzelnen Anfälle, als was die Dauer der ganzen Infektion und ihre Beeinflussung durch Chinin anlangt.

Daß Personen, die z. B. an chronischem Darmkatarrh leiden, ganz besonders schwere Darmerscheinungen während des Anfalls zeigen werden, ist wohl klar.

Die Rezidive. Wie bereits erwähnt, kommen nach Schaudinn die Rezidive dadurch zustande, daß die Makrogameten sich teilen und zum Ausgangspunkt einer neuen Kette von Schizogonien werden. Wodurch diese Umwandlung der Geschlechtsformen in ungeschlechtliche ausgelöst wird, ist nicht bekannt, doch mögen Schwächungen des Wirtsorganismus durch Überanstrengung, interkurrente Krankheiten hierbei eine Rolle spielen. Solche parthenogenetische Teilungen gehen wahrscheinlich während der fieberfreien Periode dauernd vor sich, so daß auch in dieser Zeit Schizonten im Blute vorgefunden werden können. Der Eintritt eines Rezidivs dürfte davon abhängen, wieviele Makrogameten gleichzeitig sich in Schizonten umwandeln.

Die Untersuchungen von Roß und Thomson auf Grund genauer Zählungen beweisen nichts gegen Schaudinns mikroskopische Befunde, da die von ihnen während der Apyrexie gefundenen Schizonten sehr wohl von Makrogameten abstammen können.

Die kürzeste Zeit zwischen Anfall und Rezidiv dürfte etwa 7 Tage betragen. Einen bestimmten Turnus halten die Fieber nicht ein, sondern kommen völlig unregelmäßig wieder.

Auch in bezug auf den Fiebertypus wird eine strenge Gesetzmäßigkeit vermißt: typische Tertiana z. B. kann als Quotidiana, d. h. Tertiana duplex rezidivieren, wenn die Parasitengenerationen „durcheinander gekommen" sind. Doch ist bisher noch nicht beobachtet worden, daß etwa Tertiana in Quartana oder in Tropica oder umgekehrt übergegangen wäre.

Auf die Schwere der Rezidive lassen sich aus der Schwere des ersten Anfalls gleichfalls keine Schlüsse ziehen: im allgemeinen sind zwar die Rezidive leichter als die primären Paroxysmen, aber es kommt auch das Umgekehrte vor.

Die Zahl der Rezidive schwankt in außerordentlich weiten Grenzen. Am hartnäckigsten pflegt die Quartana zu sein, am raschesten pflegt die Tropica zu erlöschen; doch sind diese Angaben ohne rechten Wert, da die Infektion ja stets durch Chinin beeinflußt wird. Tertiana habe ich nach $2\frac{1}{2}$ Jahren rezidivieren sehen.

Von der Regenerationsfähigkeit der Gewebe wird es abhängen, ob die durch die Malariainfektion bedingten Schädigungen der Zellen wieder ausgeglichen werden können, oder ob, auch nach dem Erlöschen der Malariainfektion, jener Zustand bestehen bleibt und sich noch weiter entwickelt, den wir als

Malariakachexie bezeichnen. Deshalb spielt der Ernährungszustand, mit anderen Worten die soziale Lage des Kranken eine so große Rolle bei der Entwicklung dieses Krankheitsbildes. Die arme Landbevölkerung Italiens und Griechenlands leidet deshalb so schwer unter der Seuche.

Wenn die Regeneration der roten Blutkörperchen versagt, wenn der Körper nicht imstande ist, das Malariapigment rasch auszuscheiden, wenn die beginnende Restitution immer wieder unterbrochen wird durch Fieberanfälle, so resultiert schließlich hochgradige Anämie und ein stabiler Tumor der Milz. Mit ihr geht eine mangelhafte Ernährung der Organe und ungenügender Ersatz der im Stoffwechsel verbrauchten Zellen einher.

Die Organveränderungen, wie sie bei an Malariakachexie Verstorbenen zur Anschauung kommen, stellen eine Steigerung und Summation derjenigen der akuten Malaria dar. Die Milz kann 2, ja 3 kg schwer sein, ist von einer verdickten, fleckweise mit Schwielen bedeckten Kapsel umschlossen, die mit der Umgebung durch Adhäsionen verwachsen ist. In der Pulpa sind die pigmenthaltigen Makrophagen zugrunde gegangen und das Pigment größtenteils gelöst oder in derberen Massen in der Umgebung der Gefäße zusammengeklumpt; das Aussehen des Parenchyms wird von Mannaberg mit dem von Muskelfleisch verglichen. Mit der Reduktion des lymphatischen Gewebes geht eine Zunahme des bindegewebigen Gerüstes einher, dessen Hyperplasie schließlich das zuerst weiche Organ in einen derben „Fieberkuchen" verwandelt.

Die Veränderungen in der Leber sind minder hochgradig, das Pigment sammelt sich allmählich im perilobulären Bindegewebe an und wird schließlich ganz aufgebraucht. Die Acini sind von hyperplastischem Bindegewebe umgeben. Das Gesamtgewicht des Organs ist vergrößert. Auch aus dem Knochenmark verschwindet nach längerer Zeit das Pigment mehr und mehr, auch hier findet eine Vermehrung der Bindegewebselemente statt.

Die Nieren beteiligen sich gleichfalls in manchen Fällen an den sklerosierenden Prozessen der großen Unterleibsdrüsen. —

Nach den Untersuchungen Kochs und seit ihm vieler Forscher ist es wohl außer Zweifel, daß eine mehr oder weniger hohe aktive Immunität gegen Malaria erworben werden kann. Die erwachsenen farbigen Eingeborenen von Malariagebieten, die wegen ihrer Gefährlichkeit für Europäer verrufen sind, erkranken nur selten an Malaria. Sie pflegen zwar, wie die Beobachtungen A. Plehns und besonders die erfolgreichen Impfungen Ziemanns beweisen, keine absolute Immunität zu erwerben, aber doch seltener und dann auch gewöhnlich weniger schwer zu erkranken. Sie machen nämlich, wie Koch überzeugend nachgewiesen hat, als Kinder eine intensive aktive Immunisierung durch und sehr viele Negerkinder fallen der Malaria zum Opfer. Die Überlebenden aber erholen sich, indem der Milztumor zurückgeht und sie erfreuen sich einer relativen Immunität. Der Grad dieser Unempfindlichkeit hängt davon ab, wie häufig die Reinfektionen durch Stiche infizierter Moskitos erfolgen: je häufiger dies geschieht, desto höher steigert sich die Widerstandskraft des Organismus. An Orten, z. B. in Italien, wo die Infektionsgelegenheit während des Winters fast auf Null reduziert ist („Saison-Malaria" nach Dempwolff) wird dieser Immunisierungsprozeß immer wieder unterbrochen. Für die Europäer, welche als Kolonisten in die Tropen gehen, kommt diese Immunisierung nur in seltenen Fällen überhaupt in Frage: der Organismus erliegt fast stets vorher der Infektion, ehe er sich die nötige Immunität erworben hat. Solche teilweise immune Kolonisten bilden jedenfalls eine verschwindende Ausnahme.

Therapie. Zweck der Malariatherapie ist in erster Linie die völlige Vernichtung der Plasmodien, namentlich der Geschlechtsformen in den inneren Organen, nach Ehrlichs Bezeichnung: die Therapia sterilisans magna. In zweiter Linie, oft nicht minder wichtig als jene, müssen wir bestrebt sein, die Folgeerscheinungen der Infektion — die Anämie, den Milztumor, die Störungen des normalen Blutbildes — zu beseitigen. Je älter die Infektion ist, desto schwieriger ist es, jenes nähere und dieses weitere Ziel zu erreichen.

Im Chinin besitzen wir ein Spezifikum gegen die Malaria, das in seiner elektiven Wirkung auf die Malariaplasmodien bis vor kurzem einzig dastand, höchstens mit dem Quecksilber bei Syphilis zu vergleichen war.

In der Rinde des Chinabaumes — eine artenreiche Familie der Cinchonazeen — sind verschiedene basische Alkaloide, darunter mehrere Isomere, enthalten. Die für uns wichtigste ist das Chinin, nach Skraup $C_{20}H_{20}(OH)(OC_3H)N_2$, eine zweiwertige Base, in Wasser fast ganz unlöslich, die mit verschiedenen anorganischen und organischen Säuren einfach- bzw. doppeltsaure Salze bildet.

Das Sulfosalz (Chininum sulfuricum) zeichnet sich durch seine Schwerlöslichkeit (in 800 Teilen kalten, in 25 Teilen kochenden Wassers) aus. 2 SO_4H_3-Gruppen enthält das Chininum bisulfuricum, das in Wasser im Verhältnis von 1:12 löslich ist. Es kristallisiert in seidenglänzenden feinen Nadeln. Aus dem Sulfat wird das salzsaure Salz, Chininum hydrochloricum dargestellt. Es löst sich in 34 Teilen Wasser und 3 Teilen Alkohol. Es enthält 81,72 % Chininbase.

Im Chininum bihydrochloricum sind 2 HCl-Gruppen an das Chinin gebunden; dieses Salz ist noch leichter wasserlöslich als das Chlorhydrat.

Das gerbsaure Salz, Chininum tannicum, ist schwer in Wasser löslich, doch ist sein Geschmack viel weniger bitter als der der Base und der ersterwähnten Salze; es enthält aber nur 30—32 Teile Chinin. Es wirkt nicht so schnell als andere Salze; wo es also auf protrahierte Wirkung ankommt, kann es wohl Verwendung finden.

Der Kohlensäure-Äthylester des Chinins wird als Euchinin in den Handel gebracht; es ist fast gar nicht bitter, steht aber dem Chinin an Wirksamkeit etwas nach und ist ca. viermal so teuer als Chininum hydrochloricum.

In der Rinde ist das Chinin an Chinasäure gebunden.

Außerdem kommen noch zur therapeutischen Verwendung Chinin-bromhydrat, Chinin-valerianat, Chinin-citrat, Chinin-salizylat, Chinin-hydroferrozyanat, Chinin-arsenat, Chininchlorhydrat-Harnstoff (Chininum bimuriaticum carbamidatum). Das letztgenannte Salz hat sich wegen seiner geringen Reizwirkung und leichten Löslichkeit bei subkutaner Injektion als vorteilhaft erwiesen.

Am meisten wird das Chlorhydrat verwendet; Nocht empfiehlt auch die fast geschmacklose Base, die sich im Magensafte gut löst.

Anwendung. Ziehen wir aus diesen Tatsachen für die therapeutische Anwendung das Fazit, so wird diejenige die beste Art der Chininanwendung sein, welche gestattet, eine genügend große Chininmenge ins Blut zu werfen zu einer Zeit, wo die Teilungen der Parasiten eben einsetzen und wo noch keine Gameten gebildet wurden, also wenn möglich schon beim ersten Anfalle und innerhalb des Froststadiums.

Die ideale Methode wäre demnach die intravenöse Injektion kurz vor dem zu erwartenden Anfalle. Baccelli hat diese Methode auch mit Dosen bis zu 1 g angewendet [1]) und in schweren Fällen gute Erfolge erzielt; er will auch keine störenden Nebenwirkungen beobachtet haben.

---

[1]) Seine Vorschrift lautet:

Chinin mur.	1,0
Natr. chlorat.	0,075
Aqua dest.	10,0

Vor der Injektion zu filtrieren und aufzukochen.

Wegen der Scheu vor intravenösen Einspritzungen, wegen der immerhin etwas komplizierten Technik, die ja allerdings augenblicklich vielfach bei der Syphilisbehandlung mit Salvarsan geübt wird, und da uns andere bequemere und gleichfalls recht sichere Einverleibungsmethoden nicht fehlen, wird sich die intravenöse Injektion wohl kaum einbürgern.

Die subkutane oder intramuskuläre Injektion nicht zu konzentrierter Lösungen ist zweckmäßig in Fällen, wo die Resorption vom Magen aus nicht genügt oder versagt, z. B. bei heftigem Erbrechen. Giemsa gibt folgende Vorschrift:

Rp. Chinin. muriat. 10,0
Aqua. dest. 18,0
Äthylurethan 5,0

M. D. S. zur subkutanen Injektion.

Der Zusatz von Urethan befördert die Löslichkeit. Die Dosis ist höchstens 0,75—1,0 Chinin. Die Schmerzhaftigkeit ist gering, doch treten manchmal noch nach längerer Zeit Infiltrationen an den Injektionsstellen auf. Abszedierung habe ich nicht gesehen. Hat sich die Lösung nach längerem Stehen getrübt, so genügt zur Klärung leichtes Anwärmen. — Eine andere Form sind die Kadeschen sterilisierten Subkutan-Injektionen; 0,5 g Chinin ist in 1 ccm enthalten.

Durch die subkutane bzw. intramuskuläre Injektion wird die Resorption im Verhältnis zu der per os etwas verlangsamt, dauert aber auch länger an. Die Menge des unzersetzt im Harn ausgeschiedenen Chinins ist im ganzen geringer als bei intrastomachaler Resorption; doch kann daraus nicht unmittelbar auf eine geringere Resorption geschlossen werden; die Erfahrungen von Lichen und Panse sprechen direkt gegen eine solche Annahme.

Für die Praxis ist die Aufnahme vom Magen und Dünndarm aus in der überwiegenden Mehrzahl völlig genügend, vorausgesetzt, daß gewisse Bedingungen nicht außer acht gelassen werden.

Im menschlichen Organismus wird ein großer Teil des Chinins zerstört: es kommen von dem per os eingenommenen Alkaloid 28,7% (Schmitz) bis 41% (Flamini), im Durchschnitt also 40% wieder im Harne zur Ausscheidung. Da mit dem Kote nach Giemsas und Schaumanns Versuchen höchstens Spuren von dem aufgenommenen Salze abgegeben werden, so werden rund 60% im Organismus zersetzt. Ob dies im Darm geschieht oder ob nach der Resorption in den Organen, läßt sich zurzeit nicht entscheiden.

Die Resorption bei Einnahme per os erfolgt nur zum Teil im Magen; in erster Linie besorgt der Dünndarm die Resorption. Die Galle löst beträchtliche Mengen des Salzes auf (bis 60% in reiner Galle). Ins Rektum per clysma eingeführt, gelangen nur etwa 6% des Salzes zur Aufnahme. Schon 25—30 Minuten nach der Einnahme per os treten die ersten Spuren des Alkaloids im Harne auf, die Resorption ist also eine sehr schnelle. Auffallend ist, daß Giemsa und Schaumann im Blute 24 und mehr Stunden nach der Darreichung an Hunde entweder gar kein Chinin oder höchstens Spuren davon fanden. Die von ihnen in den Organen gefundenen Chininmengen bezifferten sich höchstens auf Milligramme: das Alkaloid wird also als solches in den Organen nicht aufgespeichert. Über die Zerlegung des Chinins hat auf A. Plehns Veranlassung Großer Versuche angestellt und kam zu dem Ergebnis, daß in der Leber zwischen 55 und 77% des dieses Organ durchströmenden Alkaloids zerstört wird.

Für den Grad der Zerlegung des Chinins durch den Körper ist es nicht gleichgültig, ob das Chinin auf einmal oder in kleineren Dosen wiederholt eingenommen wird. Giemsa und Schaumann konnten zeigen, daß auf erstere Weise im Durchschnitt 23,8%, auf letztere Weise 27,8% unzersetzt den Körper verlassen. Wenn es sich also darum handelt, eine möglichst große Menge Chinins im Körper in Zirkulation zu bringen, so ist die fraktionierte Anwendungsweise besser dazu imstande.

Bei diesen Versuchen muß aber berücksichtigt werden, daß bei täglich wiederholten Chiningaben die wieder ausgeschiedenen Mengen starken Schwankungen unterworfen sind, z. B. 12,3—77,7% nach Mariani. Bei subkutaner Einverleibung der Chininsalze kommt es wesentlich auf die Löslichkeit des Salzes und auf die Konzentration der eingespritzten Lösung an. Stärkere Lösungen rufen in der Subkutis oder den Muskeln Infiltrationen hervor und es scheint, als ob das Alkaloid in diesen ausgefällt würde und deshalb eine Verzögerung der Resorption einträte. Bei dieser Einverleibungsart fällt ein größerer Teil im Körper der Zersetzung anheim und nur 16—32 % werden unverändert mit dem Harne wieder abgegeben (Schmitz, Giemsa und Schaumann).

Der Bruchteil des Alkaloids, der im Harn auftritt, ist nicht ein Umwandlungsprodukt des Chinins, sondern weist alle Reaktionen, die für dieses charakteristisch sind, auf.

Der qualitative Nachweis von Chinin im Harn wird nach Giemsa und Schaumann durch Zusatz einer sauren Kaliumquecksilberjodidlösung [1]) geführt, mit dem es noch in hohen Verdünnungen von 1 : 200 000 Trübungen, in geringeren einen Niederschlag gibt, der sich beim Erwärmen löst und beim Erkalten wieder ausfällt. Bleibt der Harn beim Sieden trübe, so ist außer dem Alkaloid auch noch Eiweiß vorhanden; man filtriert dann die siedende Flüssigkeit: das Auftreten einer Trübung in dem allmählich erkaltenden Filtrat ist dann für Chinin beweisend. Die quantitative Prüfung beruht auf der Extraktion mit Äther und Wägung des gereinigten Trockenrückstandes.

Die größte Menge, ca. 15 %, des Chinins wird schon in den ersten 6 Stunden nach der Aufnahme per os wieder abgeschieden, dann sinkt die Kurve und erreicht, je nach Art der Aufnahme (per os, bei vollem bzw. leerem Magen, subkutan) am 5.—7. Tage den Nullpunkt.

Schon 1867 hat Binz die Wirkung der Chininsalze auf Infusorien (Paramaecium) untersucht und dabei festgestellt, daß geringere Konzentrationen von 1 : 30 000 erregend auf diese Infusorien wirken, daß aber Lösungen von 1 : 10 000 aufwärts diese Protozoen in wenigen Minuten abtöten. Provazek hat diese Versuche noch weiter geführt.

Es ist nach diesen Beobachtungen anzunehmen, daß das Chinin auch direkt im Körper auf die Malariaparasiten, nicht etwa indirekt durch Erzeugung von Antikörpern o. ä. wirkt. Daß dieses Alkaloid ausschließlich auf die Plasmodien der menschlichen Malaria, nicht aber auch auf andere protozoische Blutparasiten (Piroplasmen, Trypanosomen) wirkt, findet Analoga auf dem Gebiete der Chemotherapie, z. B. im Salvarsan (Dioxydiamidoarsenobenzol), das sehr intensiv auf Spirochäten, auf Trypanosomen aber nur schwach wirkt.

Aus den Untersuchungen Golgis, Mannabergs u. a., wie aus der praktischen Erfahrung geht hervor, daß das Chinin auf die Malariaplasmodien am intensivsten zur Zeit der Teilung wirkt, also dann, wenn es kurz vor dem zu erwartenden Temperaturanstieg im Blute kreist. Seine Einwirkung läßt sich im mikroskopischen Präparate gut kontrollieren. Die Merozoiten und jüngsten Schizonten werden eigentümlich gezackt, wie zernagt und zerrissen, sie nehmen ganz abenteuerliche Formen an und lösen sich schließlich zu Körnchen auf. Es ist in erster Linie das Protoplasma, welches vom Chinin angegriffen wird; aber auch der Kern ist nach Schaudinn „oft zerrissen und seine Teile zerstreut". Aber auch die kurz vor der Teilung stehenden Plasmodien nehmen unter der Chininwirkung ein „schollig glänzendes, homogenes, wie zerronnenes Aussehen" an (Mannaberg) oder erscheinen gebläht, die Teilstücke haben ein verschwommenes und zerrissenes Plasma und ebensolche Kerne (Schaudinn). An den mittelgroßen oder nahezu erwachsenen Parasiten sind solche Veränderungen meist nur angedeutet oder gar nicht zu sehen. Bei den jüngsten Formen des Plasmodium immaculatum der Tropica konnte Plehn keine Chininformen finden: „sie verschwinden scheinbar unverändert mit ihrem Wirt, dem roten Blutkörperchen". Von den Gameten werden nur die jüngsten Formen abgetötet. Es werden demnach nur diejenigen Formen angegriffen, welche entweder frei im Plasma (Merozoiten) liegen, die auf oder dicht unter der Oberfläche der Blutkörperchen liegen (jüngste Schizonten), oder die das Blutkörperchen schon bis auf einen verschwindenden Rest zerstört haben (Parasiten kurz vor der Teilung). Demnach scheint das intakte oder nur wenig veränderte Blutkörperchen gleichsam einen Schutz für den Parasiten darzustellen. Es dürfte dies mit der Löslichkeit des Chinin in den Lipoiden des Blutkörperchen zusammenhängen. So gut wie wirkungslos sind die Chininsalze auf die erwachsenen Gameten. Charakteristisch ist der von Schaudinn mitgeteilte Fall: sein Dienstmädchen, das unter seiner Aufsicht wiederholt Chinin erhalten hatte, wies dauernd im peripheren Blute Tertianagameten auf und Anopheles konnten sich an diesem Blute infizieren.

Diese Tatsachen gelten für diejenigen Plasmodien, welche im peripheren Blute zirkulieren. Anders ist es mit den in den inneren Organen, speziell in der Milz, eingeschlossenen Parasiten. Ein Patient Schaudinns hatte 14 Tage lang täglich 1,0 Chinin genommen, sein peripheres Blut war völlig frei von Parasiten; im Punktionssafte der Milz aber war „eine ganz enorme Fülle" von normalen Tertianparasiten zu finden, und zwar nicht bloß Gameten, sondern auch Schizonten in allen Entwicklungsstadien. Dieser Fall zeigt deutlich, daß

---

[1]) Die Lösung wird folgendermaßen hergestellt: Lösung I: 27 g Sublimat in 1500 g heißem destill. Wasser; Lösung II: 100 g Kalium jodatum in 500 g kaltem destill. Wasser. II wird zu I zugesetzt und 20 g Eisessig zugegeben. Der zuerst entstehende Niederschlag muß sich völlig lösen, die Lösung soll ganz klar sein.

eine Einwirkung des Chinins auf die in der Milz versteckt liegenden Parasiten nicht stattfindet, sondern daß nur die im zirkulierenden Blute kreisenden Parasiten davon getroffen
werden. Andererseits zeigt es aber auch, daß eine Person sehr wohl malaria-infiziert sein
kann, ohne daß im peripheren Blute Parasiten gefunden werden. Für die Nachbehandlung
der Malaria ist diese Tatsache von großer Bedeutung, da sie uns die Begrenzung der
Wirksamkeit der Chininbehandlung deutlich anzeigt. Die Ursachen der Resistenz
dieser in der Milz abgelagerten Parasiten gegen Chinin sind nicht aufgeklärt; entweder
wird das Alkaloid von den Milzzellen so intensiv gebunden und zerstört, daß es an die
Rezeptoren der Parasiten nicht herankommt, oder die Blutzirkulation in dem geschwollenen
Organ ist derart verändert, daß ein mechanischer Kontakt zwischen dem ja nur kurze
Zeit im Blute kreisenden Chinin und den Parasiten ausgeschlossen ist; endlich weisen die
Versuche Ehrlichs und seiner Schule auf die Möglichkeit hin, daß chinin-feste Parasiten
entstanden seien.

Auf die Zellen des menschlichen Körpers wirkt das Chinin im allgemeinen nur in
sehr großen Dosen (8 und mehr Gramm) schwer schädigend. Es sind Fälle von Vergiftung beobachtet, bei denen eine lähmende Wirkung auf das Herz im Vordergrunde stand.
Auch wird Amaurose nach großen und längere Zeit fortgesetzten Dosen beschrieben.

Therapeutische Dosen (1—2 g) bewirken bei den meisten Personen
leichtes Schwindelgefühl, Ohrensausen, Zittern der Hände, höchstens leichte
Übelkeit. Ziemann empfiehlt, diese Nebenwirkungen durch gleichzeitige
Gabe von Kalium bromatum 1,0 zu paralysieren. Ich habe es als zweckmäßig in solchen Fällen befunden, abends 6 Uhr 0,5—1,0 Trional oder ein
ähnliches Pulver zu geben, dann um 7 Uhr als Abendmahlzeit Haferschleim-
suppe o. ä. und endlich um 9 Uhr 1,0 Chinin. Dann verschläft der Patient
die Akme der Chininwirkung. Solche Vorsicht ist aber nur bei sehr sensiblen Kranken nötig. Doch kommen auch Fälle von Idiosynkrasie vor, die
mit skarlatiniformem Exanthem und Urticaria reagieren.

Külz beschreibt einen Fall von ausgedehnten Hämorrhagien in die Haut und die
Schleimhäute des Verdauungskanals mit profusen Blutungen in den Magen und massen-
haftem blutigem Stuhl. Gudden sah bei 4 % einer Schiffsbesatzung heftige Erscheinungen (Kopfschmerz, Erbrechen, Schüttelfrost und Fieber) nach geringen Dosen eintreten, und zwar speziell beim Maschinenpersonal.

Wenn auch die abortive Wirkung bei Schwangeren von manchen Autoren bestritten
wird, so ist doch bei heruntergekommenen Gravidis Vorsicht sehr geboten und die Anwendung zu hoher Dosen zu widerraten. Über Schwarzwasserfieber und seinen Zusammenhang mit Chinin wird in einem eigenen Abschnitt gehandelt werden.

Daß langdauernde Chininbehandlung oder -prophylaxe dem Organismus
schädlich sei, wird von manchen Ärzten behauptet. Plehn beschreibt eine
toxische Neurose des Herzens bei längerem exzessivem Chiningebrauch, nämlich hochgradige Erregbarkeit mit gesteigerter Frequenz und oft Irregularität
des Pulses ohne Vergrößerung des Herzens, die namentlich bei geringen seelischen Erregungen und unbedeutenden körperlichen Anstrengungen hervor-
trat. Andererseits habe ich mehrfach, z. B. an mir selbst, beobachtet, daß
regelmäßiger Chiningebrauch (1 g jeden 6. und 7. Tag) während vieler Monate
nicht die geringste Störung im Allgemeinbefinden wie in bezug auf die Herzaktion im Gefolge zu haben braucht. In den Tropen wirken eben mannigfaltige Faktoren (intensive Wärmeregulierung, häufig ungeeignete Ernährung,
Alkoholismus) zusammen.

Die schnellste Resorption erfolgt bei der Einnahme von Lösungen, die
aber wegen ihres äußerst bitteren Geschmackes von den meisten Patienten
auf die Dauer zurückgewiesen werden. Nach den Untersuchungen von Giemsa
und Schaumann ist nun der menschliche Magensaft imstande, 19,6 % der
eingebrachten Chininbase zu lösen; reine Galle löste 59,6 % des Chinins auf.
Man muß daher annehmen, daß der größte Teil des Chinins im Dünndarm
gelöst wird, was auch gut mit den übrigen Erfahrungen (Chininrausch, Ausscheidung) übereinstimmt.

Selbst die in Wasser fast unlösliche Chininbase wird rasch resorbiert, wie aus dem raschen Übertreten in den Harn hervorgeht.

Es liegt also kein ersichtlicher Grund vor, das Chinin — vorausgesetzt, daß ein gutes Präparat zur Verfügung steht, — nicht in Substanz zu geben. Sehr bequem ist die Tablettenform meist von Chininum hydrochloricum oder Chininum bihydrochloricum, doch werden diese in den Tropen mit der Zeit hart und es ist schon vorgekommen, daß sie unverdaut im Kot wieder erschienen. Gute Tabletten müssen, in Wasser gebracht, zerfallen, brauchen sich aber nicht zu lösen; sie werden am besten mit Amylum hergestellt, das als Quellkörper wirkt. Ebenso sind die von Zimmer (Frankfurt) hergestellten sog. Chininperlen, deren Hülle im Magensaft aufgeht, zuverlässig. Das gleiche gilt von frischen, weichen Gelatinekapseln. In den Tropen aber erhärten diese Gelatinekapseln zu wahren Flintenkugeln, die natürlich dann völlig nutzlos sind. Das Einwickeln der Pulver oder Tabletten in Zigarettenpapier ist sehr zu widerraten, da dieses verklebt und das eingeschlossene Chinin nicht zur Wirkung kommen läßt.

Das Chinintannat ist nahezu geschmacklos und kann durch Zusatz von Schokolade so verdeckt werden, daß selbst Kinder es leicht nehmen. Allein in Nochts Klinik ist nachgewiesen worden, daß die käuflichen Präparate nicht gleichmäßig viel des Salzes enthalten, daß seine Resorption nicht sicher sei und deshalb die wirksame Dosis nicht exakt bestimmt werden könne. In Italien wird das Tannat viel verwendet.

Es ist bei allen diesen Präparaten empfehlenswert, etwas Salzsäure (einige Tropfen auf ein halbes Weinglas Wasser) nachzunehmen, da diese die Lösung und Resorption im Magen befördert.

Wegen des hohen Preises des Chinins sind oft die Angaben über den Chiningehalt gefälscht. Am empörendsten trat dies in Italien zutage, wo die armen, von Fieber gequälten Menschen statt des teuren Chinins Gips oder Stärke in der Apotheke bekamen. Dort mußte der Staat die Chininfabrikation in die Hand nehmen.

In neuester Zeit ist Robert Koch energisch dafür eingetreten, das Wechselfieber, wenn irgend möglich sorgfältig mikroskopisch zu kontrollieren und zu einer Zeit, wo die größten Schizonten-Formen im Blute zirkulieren, also etwa 4—6 Stunden vor dem zu erwartenden Anfall das Chinin zu geben, und zwar nicht in kleinen, sondern in kräftigen Dosen auf einmal: für Erwachsene nicht unter 1 g, für Kinder soviel Dezigramme als sie Jahre zählen. Kinder vertragen übrigens Chinin recht gut. Das Chinin sollte auch niemals auf vollen Magen, also unmittelbar nach einer Mahlzeit gegeben werden, da sonst die Resorptionsbedingungen entschieden verschlechtert werden. Ruge teilt einen sehr instruktiven Fall mit, bei dem dreimal 1,0 g Chinin 6 Tage lang ohne jede Wirkung blieben, weil das Chinin jedesmal auf vollen Magen genommen wurde.

Auf diese Weise ist es in der Tat möglich, manchmal mit einer 1 g-Dosis per os einen Tertiana-Anfall zu heilen. Solch prompte Wirkung wird aber nur dann eintreten, wenn alle Teilungen der im Körper zirkulierenden Parasiten genau zur selben Zeit stattfinden, so daß wir sie alle entweder an der Teilung verhindern oder die jüngsten Schizonten mit dem Alkaloid treffen können. Solche strenge Regelmäßigkeit im Entwicklungszyklus halten aber höchstens die ersten Generationen eines Tertian- oder Quartanfiebers ein. Es war oben schon davon die Rede, wie häufig diese Fieber ante- bzw. postponieren, und wie unregelmäßig der Kreislauf der Parasiten werden kann. Am häufigsten wird dies bei der Tropica der Fall sein, die ganz besonders zu Verwirrungen des Teilungsrhythmus neigt, bei der auch die $3/4$- und ganz erwachsenen Parasiten im Blute gänzlich fehlen. Daß die Fieberkurve in einer Reihe von Fällen kein klares Bild ergibt, wurde schon hervorgehoben — abgesehen von der Schwierigkeit, in der Privatpraxis genaue zuverlässige Kurven zu erhalten.

Man ist daher in der Praxis nicht allzu selten vor die Notwendigkeit gestellt, von der gegebenen Regel abzuweichen und Chinin auch auf der Fieberhöhe zu geben. Am dringendsten wird diese Notwendigkeit bei den schweren perniziösen Formen, wo sogar die Indicatio vitalis ein sofortiges Eingreifen erheischt. In solchen Fällen wird auch die intravenöse Injektion unter gleichzeitiger Anwendung von Analepticis gerechtfertigt sein. In weniger dringlichen Fällen mag man sich der mehr protrahierten Wirkung des in das Unterhautzellgewebe und die Muskeln injizierten Chinins erinnern und 0,5 g in der oben angegebenen Lösung einspritzen.

Es ist nun das Verdienst Nochts, gestützt auf die Versuche von Giemsa und Schaumann, bewiesen zu haben, daß auch kleinere Chinindosen, wenn sie in kurzen Abständen gegeben werden, mindestens dieselbe Wirkung haben wie eine einmalige hohe Dosis. Ja die Versuche der beiden genannten Autoren lassen erkennen, daß bei „fraktionierter" Dosierung diejenige Chininmenge, die unzersetzt den Körper passiert, größer ist als bei der gleichen Quantität, auf einmal genommen. Neben diesem Plus an Wirksamkeit hat diese Nochtsche Methode den Vorteil, daß sie den Arzt zwar nicht von der mikroskopischen Diagnose wohl aber von der Feststellung der Stunde, in welcher die Teilungen der Parasiten zu erwarten sind, unabhängig macht. Es kann sofort nach Stellung der Diagnose mit der Chininmedikation begonnen werden, indem 0,2 g Chinin. hydrochl. in Abständen von 2 Stunden so lange genommen werden, bis die beabsichtigte Gesamtdosis von 1—2 g einverleibt ist. Fand sich im mikroskopischen Präparate nur eine Parasitengeneration, so wird man bestrebt sein, die vollste Chininwirkung auf diejenige Zeit, wo die Teilungen zu erwarten sind, zu konzentrieren; man wird also 12—10 Stunden vor dem zu erwartenden Anfalle die erste 0,2 g-Dosis geben.

Ein weiterer Vorteil ist der, daß bei ev. vorliegender Idiosynkrasie, namentlich aber bei Verdacht auf Schwarzwasserfieber, der Urin ständig kontrolliert werden kann, so daß beim Auftreten der ersten Spuren von Eiweiß oder einer erheblichen Steigerung der Nebenerscheinungen (Schwindel, Erbrechen, Schwerhörigkeit) die Chinindarreichung sofort unterbrochen werden kann. Ufer hat aus Nochts Klinik folgende Zusammenstellung veröffentlicht:

Mit 1 g-Dosen behandelt: 173 Fälle.	mit 1 g in 5 × 0,2 g-Dosen in 24 Stunden: 203 Fälle
Das Fieber blieb aus:	
nach einmaliger Darreichung	
in 26,4%	in 45,0%
nach zweimaliger Darreichung	
in 31,9%	in 40,5%
nach dreimaliger Darreichung	
in 4,3%	in 2,8%

Von den Patienten, deren Zustand längere Zeit hindurch verfolgt werden konnte, rezidivierten nach 1 g-Behandlung 16,7%, nach 5 × 0,2-Behandlung 17,7%. Demnach sind die sofortigen Resultate mit fraktionierten Dosen eher besser als mit der alten Methode, die Dauerresultate ungefähr die gleichen.

Die Methode war namentlich in den Tropen sehr willkommen und hat sich nach allen Berichten als zuverlässig und einfach bewährt.

Nachbehandlung. Die Dauerwirkung einer einmaligen Chinindosis wird von zwei Faktoren bestimmt: einmal davon, ob in dem Organismus des Kranken nur eine Parasitengeneration vorhanden war und ob wir mit unserem Medikamente alle Merozoiten abgetötet haben; dann aber auch davon, ob bereits Gameten gebildet wurden oder nicht. Kann der Arzt bereits beim ersten Anfall einer Neuinfektion eingreifen, so ist sehr wohl die Möglichkeit vorhanden, daß damit die Infektion völlig zum Erlöschen gebracht wird, noch ehe die widerstandsfähigen Gameten überhaupt zur Entwicklung gelangen. Da aber ein negativer Blutbefund noch nicht beweisend ist dafür, daß auch wirklich alle Plasmodien abgetötet sind, so wird man sich nicht mit einer einmaligen, wenn auch großen Chiningabe begnügen und durch das Ausbleiben des Fiebers täuschen lassen, sondern stets noch eine weitere Nachbehandlung einleiten. In der Praxis bekommt man meist Fälle in Behandlung, in denen die Milz und andere innere Organe bereits zahlreiche chininresistente Gameten enthalten, weil Chinin nicht zur rechten Zeit nach dem Anfalle oder nicht lange genug fortgegeben wurde. Theoretisch wäre es nun richtig, solche Fälle erst wieder mit Chinin zu behandeln, wenn Schizonten im Blute auftreten. Es wird aber wohl nur ausnahmsweise möglich sein, das Blut des Kranken unter so sorgfältiger mikroskopischer Kontrolle zu halten, selbst dann, wenn die Kranken intelligent genug sind, jedes kleinste Vorzeichen des Fiebers wahrzunehmen und sofort zur Blutuntersuchung zu kommen. Theoretisch müßte es genügen, kurz vor dem zu erwartenden Rezidiv 1—2 kräftige Chinindosen zu geben, um die inzwischen ins periphere Blut ausgeschwärmten Schizonten abzutöten. Da wir nun aber die Dauer des fieberfreien Intervalles zwischen zwei Rezidiven nicht genau vorherzusagen vermögen, so wird man also meistens gezwungen sein, die Nachbehandlung zu schematisieren und den Patienten eine Reihenfolge von Chinintagen vorzuschreiben. Nocht hat ein Schema aufgestellt, das sich in vielen Fällen bewährt hat: während der ersten 8 Tage wird täglich eine volle Chinindosis gegeben (für Erwachsene 1 g), dann werden 3 Tage Pause eingeschoben; dann folgen an 3 Tagen je 1 g; 4 Tage Pause; 3 Chinintage, 5 Tage Pause; 3 Chinintage, 6 Tage Pause usw., bis nach einer 10 tägigen Pause noch 3 Chinintage folgen. Dann ist die Kur, die im ganzen 84 Tage dauert, beendet. In Malariagegenden wird man nach der 6- bzw. 7- etc. tägigen Pause die Chininprophylaxe (s. u.) anschließen. Auch hier wird man die Eingrammdosis zweckmäßig auf $5 \times 0,2$ g 2-stündlich verteilen.

A. Plehn empfiehlt nicht mit Unrecht, schon nach den ersten 3 Chinintagen, die in der überwiegenden Mehrzahl der Fälle die Schizogonien unterbrochen haben, zu der von ihm und Ziemann empfohlenen 4- bzw. 3 tägigen Prophylaxe überzugehen; man erspart dadurch dem Patienten 5 Chinintage.

Die langsamere Resorption des intramuskulär eingespritzten Chinins bringt es mit sich, daß bei deren Anwendungsweise manchmal eine ein- bis zweimalige Injektion genügt, um Dauerheilung zu erzielen (Panse, Lichen).

In sehr vielen Fällen genügt die „Chininkur", um Rückfälle zu verhüten; doch nicht immer. Jedem Tropenarzt sind Fälle begegnet, wo Fieber nur äußerst schwer und unzuverlässig auf Chinin reagierten und Rückfälle trotz energischer Behandlung vorkamen. Werner teilt interessante Beobachtungen über Malariafälle aus Brasilien mit, bei denen sich das Chinin nur in hohen Dosen und dann nur auf kurze Zeit wirksam erwies.

Ersatzmittel des Chinins. Im allgemeinen ist es ganz überflüssig, nach solchen zu greifen, da das Chinin in irgend einer Form fast stets vertragen wird. Nur bei ausgesprochener Idiosynkrasie, z. B. bei Neigung zu Haut- und Schleimhautblutungen und ferner bei drohender Hämoglobinurie sind solche Ersatzmittel indiziert.

Bisher kommt allein das Methylenblau medicinale (0,1—0,2 g in Oblaten oder Gelatinekapseln, bis zu 1,0 g pro die) in Betracht. Es wirkt, ähnlich dem Chinin, auf die jüngsten Merozoiten, läßt aber die älteren Formen gänzlich intakt (Ziemann). Dabei hat es eine reizende Wirkung auf Magen und Darm und auf die Harnröhre; es ist empfehlenswert, etwas Muskatnuß beizugeben. Doch ist seine Anwendung bei Personen, die zu Schwarzwasserfieber disponiert sind, zu widerraten, da Panse darnach gleichfalls Hämoglobinurie auftreten sah. Aristochin und Salochinin sind von der Hamburger Schule (Mühlens) geprüft und als mangelhaft wirksam bezeichnet worden.

Symptomatische Behandlung der Anfälle. Der Schüttelfrost kann nicht kupiert, durch heiße Getränke und dicke Decken kaum gemildert werden. Im Hitzestadium wirken kühle Umschläge oder die Eisblase auf die brennende Stirn wohltätig. Sehr angenehm werden kühle Abwaschungen und lauwarme Vollbäder empfunden, während deren jedoch der Puls gut kontrolliert werden muß. Viele Patienten versuchen durch Auflegen vieler Decken und ähnliches „zum Schwitzen zu kommen", in der irrigen Annahme, daß dadurch der Temperaturabfall, der ja doch nur nach dem Abklingen der Toxinwirkung eintreten kann, herbeigeführt werde. Einläufe mit Wasser von 30 ⁰ wirken anregend auf die Darmtätigkeit, aber auch temperaturherabsetzend. Da nach der oben empfohlenen Nochtschen Methode das Chinin (0,2 g) schon während des Hitzestadiums gegeben werden soll, so dürften andere Antipyretica, wie Phenazetin, entbehrlich sein. Bei unerträglichen Kopfschmerzen, heftiger Unruhe oder Delirien ist eine Morphiuminjektion angezeigt. Den quälenden Durst bekämpft man mit Zitronenlimonaden oder mit Weißwein und Sauerbrunn, oder mit verdünntem Sekt. Stärkere Alcoholica sind nur bei Nachlassen der Herztätigkeit anzuwenden; doch wird der Zweck, die Herzaktion zu heben, viel zweckmäßiger durch eine Injektion von Digalen (0,5 ccm) oder Tinct. Digitalis erreicht. Ein sehr quälendes Symptom ist das Erbrechen. Läßt es sich durch Schnullen von Eisstückchen, horizontale Lagerung, Senfpapier auf die Magengegend nicht beseitigen, so tut eine Schüttelmixtur mit Chloroform häufig gute Dienste (Chloroform 10,0, Gummi arab. 10,0, Zucker 20,0, im Mörser zu zerreiben, mit Wasser ad 200 zu versetzen; hiervon bis zum Aufhören des Erbrechens eßlöffelweise stündlich). In hartnäckigsten Fällen bringt eine Magenspülung Erleichterung. Infolge der Milzschmerzen wird manchmal der Gebrauch von Morphium nötig. Der oft recht quälende Husten kann durch Kodein bekämpft werden.

Die Nachbehandlung des Malariaanfalles. In vielen Fällen erholt sich der Kranke unter einer energischen Chininbehandlung rasch und vollständig; der Milztumor geht in einigen Tagen zurück, der Verlust an roten Blutkörperchen und Hämoglobin ist oft schon in wenigen Tagen wieder gedeckt. Wenn es gelingt, die Rezidive zu unterdrücken und — in Malariagegenden — Neuinfektionen zu verhüten, so können auch die Folgen eines Anfalles schnell ausheilen.

Viel schwerer aber sind die Folgeerscheinungen, wenn erst einige Rezidive eingetreten sind. Dann ist die Regenerationsfähigkeit der blutbildenden Organe gestört und der Körper mit den Schlacken, dem Pigment, überladen. In erster Linie wird sich also die Therapie darauf richten müssen, die Neubildung des Blutes anzuregen und die Ausscheidung der Stoffwechselprodukte der Plasmodien zu befördern.

Von jeher hat der Arsenik mit Recht eine Rolle in der Malariatherapie gespielt; nicht als parasitizides Mittel, sondern auf Grund seiner Eigenschaft, den Stoffwechsel im allgemeinen zu heben. Eine Steigerung des Metabolismus muß auch eine Beschleunigung der Antikörperbildung und der Lösung und Ausscheidung des Pigments im Gefolge haben.

Die Form, in welcher man die Arsentherapie durchführen will, wird von dem Zustande des Verdauungskanales abhängen. Bei geschwächter Resorption oder komplizierendem Darmkatarrh ist die subkutane Einverleibung zu empfehlen, etwa in Form von Natr. cacodylicum (0,02 pro die), Arrhenal oder Fowlersche Lösung (5,0 zu 10 Aq.). Bei intakter Resorption gibt man Liq. Kalii arsenicosi (täglich von 3 × 4 Tropfen bis 3 × 12 Tropfen ansteigend und wieder abnehmend) oder Pilulae asiaticae (2—3 × täglich eine Pille) ev. Levico-Wasser. Der Erfolg setzt erst nach einigen Tagen ein. Die Wirkungen von Chinin und Arsen stören sich nicht.

Zur Hebung der Anämie sind die Eisenpräparate von Wert (Pillul. Blaudii, Liq. Ferri albuminati, Hämatogen Hommel oder ähnliches). Die Wirkung von Chinin, Eisen und Arsen suchte Grassi in seinem „Esanophele" genannten Präparat zu vereinigen. Jede Pille enthält 0,1 g Chinin. bimur., 0,001 Acid. arsenicos., 0,3 Ferri citric. In Italien wird es viel angewendet, auch Schaudinn hatte gute Erfolge damit, wogegen Ziemann es nicht empfiehlt.

Ein wesentlicher Bestandteil der Therapie der chronischen Malaria ist eine zweckmäßige Diät und Fürsorge für eine lebhafte Darmtätigkeit. Gerade in den Tropen ist häufig der Stuhlgang angehalten, der Kot infolge der starken Schweißbildung eingedickt. Frische Früchte und Fruchtsäfte, leichte salinische Abführmittel müssen für eine regelmäßige und ausgiebige Entleerung des Darmes sorgen.

Auf Malariker, die aus den Tropen zurückkehren, übt Höhenluft (500 bis 800 m) selbst im Winter einen ungemein anregenden Einfluß aus, der namentlich der Ernährung und dem Nervensysteme zugute kommt. In der warmen Jahreszeit kann die medikamentöse Therapie durch eine mäßige, vom Spezialarzte geleitete Hydrotherapie trefflich unterstützt werden.

Ebenso ist das Aufsuchen hochgelegener Orte innerhalb der Tropen ein wertvolles Mittel im Kampf gegen die chronische Malaria. Daß dort die Nachbehandlung mit Chinin fortgesetzt werden muß, ist selbstverständlich. Man vergesse aber nicht, daß der Aufenthalt eines an das feuchtwarme Küstenklima Gewöhnten im Gebirge mit seinen kühlen Nächten diesen zu rheumatischen und katarrhalischen Affektionen besonders disponiert.

Nur in ganz seltenen Fällen eines hochgradigen Milztumors, der infolge langdauernder Malaria bereits induriert ist und nicht mehr zurückgeht, kann eine operative Entfernung des ganzen Organs in Frage kommen.

Prophylaxe der Malaria. Die Malaria kann selbst in schweren Fiebergegenden wirksam verhütet werden, das beweisen zahlreiche Erfahrungen der letzten Jahre. Dank prophylaktischer Maßregeln hat das Wechselfieber in den Tropen wie in den gemäßigten Breiten viel von seinem Schrecken und seiner wirtschaftlichen Bedeutung eingebüßt.

Auf die allgemeine Prophylaxe, die sich gegen die Überträger richtet und in der Vernichtung dieser selbst wie ihrer Brut besteht, kann hier nicht eingegangen werden. Ebenso kann nur angedeutet werden, daß wir uns auch dadurch zu schützen vermögen, daß wir die Anopheles durch moskitosicheren Verschluß unseres Bettes, unserer Wohn- und Schlafräume fernhalten können. Nur auf die Chininprophylaxe soll mit einigen Bemerkungen eingegangen werden.

Wenn man von infizierten Anopheles gestochen wird, so vergehen etwa 10 Tage, bis sich eine so große Zahl von Schizonten gebildet hat, daß sie durch ihre gleichzeitige Teilung einen Fieberparoxysmus zu erzeugen vermögen. Gelingt es, die bereits im Blute kreisenden Schizonten abzutöten, so wird auch der Anfall kupiert.

Dieses Prinzip hat sich bei der überwiegenden Mehrzahl der Prophylaktiker als richtig erwiesen. Es ist in Form verschiedener Methoden zur Anwendung gebracht worden.

Ziemann empfiehlt als „Universalmethode", jeden 4. Tag 1 g Chinin zu nehmen; bei sehr intensiven Nebenerscheinungen ersetzt er es durch 1,0 g Euchinin. Wird auch dieses nicht vertragen, so geht Ziemann auf ½ g Chinin bzw. Euchinin herunter. Zur Linderung der Chininbeschwerden wird gleichzeitig 1 g Bromkalium genommen.

In Kamerun, das als Fieberland berüchtigt war, ist jetzt die Zahl der schweren Fieber wesentlich zurückgegangen.

A. Plehn empfiehlt, jeden 5. Tag 0,5—1,0 g Chinin zu nehmen. Nach meiner Erfahrung ist die Dosis von ½ g zu gering, um Rezidive zu verhüten.

Das Prinzip Kochs ist es, einen Zeitpunkt abzuwarten, wo sich bereits wieder einige Schizonten im Blute angesammelt haben können, aber noch nicht in so großer Zahl, daß ihre Teilungen eine Fieberreaktion des Körpers hervorrufen konnten. Eine Entwicklungsdauer von mehr als 10 Tagen nach dem infizierenden Anophelesstich vorausgesetzt, mußte eine Chiningabe kurz vorher diese Schizontengeneration des Körpers sterilisieren. Koch war außerdem bestrebt, dem Kranken das häufige Chininnehmen zu ersparen, dafür aber zwei kräftige Schläge hintereinander zu führen. Koch ließ ursprünglich jeden 9. und 10. Tag 1,0 g Chinin nehmen. In vielen Fällen aber mußten die Intervalle verkürzt werden, da sich Rezidive nicht vermeiden ließen. Es würde zu weit führen, alle Möglichkeiten für solche unvollkommene Resultate zu besprechen (ungewöhnlich rasche Vermehrung der eingeimpften Sporozoiten, gesteigerte Sensibilität der Infizierten für die Malariatoxine, ungenügende Chininresorption, schlechte Präparate). Eine Methode, die sich mir gut bewährt hat, ist die, regelmäßig an zwei bestimmten Wochentagen, z. B. am Sonnabend und Sonntag abends, also jeden 6. und 7. Tag je 1,0 g Chinin zu geben. Nach Krügers Erfahrung genügt es, bei besonders empfindlichen Personen die zweite Dosis auf 0,5 g zu reduzieren. Die 1 g-Dose kann auch auf 5 Dosen à 0,2 verteilt werden.

Eine andere Methode, die in Italien eingeführt ist und auch von den Engländern viel geübt ist, besteht in der täglichen Verabreichung von 0,2—0,6 g Chinin; in Italien werden Erwachsenen 4 Dezigramme, Kindern 2 Dezigramme Chinin. muriat. (= 3 Dezigramme Chin. tannicum) täglich gegeben. In besonders schwer verseuchten Distrikten werden sogar 0,6 g Chinin täglich verabreicht. Auf diesem Wege wurde in der Armee die Zahl der Erkrankungen von 4994 im Jahre 1901 auf 804 im Jahre 1908 heruntergedrückt.

Welche von den angegebenen Methoden im Einzelfalle zu bevorzugen sei, läßt sich schwer sagen. Nach eigener Erfahrung empfehle ich, jeden 6. und 7. Tag je 1 g zu nehmen. Für die Prophylaxe einer Gruppe von Personen, etwa von Plantagenarbeitern, die durch Laien überwacht werden muß, ist vielleicht das italienische Schema noch bequemer. Daß aber auch unter günstigen Umständen die Malaria mit der Chininprophylaxe allein nicht völlig ferngehalten werden kann, zeigt die Erfahrung mit der italienischen Armee.

Es wird deshalb immer das Bestreben des Hygienikers sein müssen, alle Methoden zur Bekämpfung der Malaria zu vereinigen, also sowohl die erwachsenen Moskitos durch Räucherungen im Winter zu reduzieren, als auch die Vermehrung durch Vernichtung der Brutplätze etc. zu beschränken und endlich die Parasiten im Menschen durch Chinin zu vernichten. Durch eine Vereinigung dieser verschiedenen Methoden sind z. B. die Amerikaner beim Bau des Panamakanales zu erstaunlich günstigen Resultaten gelangt.

Anhang: Schwarzwasserfieber.

Die **Ätiologie** und **Pathogenese** der als „Schwarzwasserfieber" bezeichneten Hämoglobinurie ist in vielen Punkten noch völlig unklar. Fest steht, daß es mit der Malaria aufs engste zusammenhängt. Panse hat in allen Fällen, deren Entstehen er beobachten konnte, vor dem Anfall Malariaparasiten gefunden. Plehn betont, daß Schwarzwasserfieber ganz ausschließlich und nur bei Malarikern vorkomme. Während des Anfalles und nach ihm werden häufig keine Parasiten gefunden, was, wie wir gleich sehen werden, wohl begreiflich ist. Vor Koch faßten die Tropenärzte diese Form der Hämoglobinurie nur als eine besonders schwere Form der Malaria auf und behandelten sie infolgedessen auch mit sehr energischen Chinindosen. Koch und nach ihm die überwiegende Mehrzahl der Autoren stellten fest, daß Schwarzwasserfieber so gut wie ausnahmslos nach dem Einnehmen von Chinin auftritt.

Es wäre ja nun sehr einfach, die Hämoglobinurie als ein Symptom der Chininvergiftung bei Malaria aufzufassen. Das geht aber nicht an.

Chinin löst in Konzentrationen unter 0,04 % die roten Blutkörperchen nicht mehr auf. Eine solche Konzentration aber wird im menschlichen Blute niemals erreicht. Auch wird Blut eines Hämoglobinurikers durch Chinin in der gleichen Konzentration gelöst, wie das eines normalen Menschen. Die Disposition zur Hämoglobinämie liegt also nicht in den roten Blutkörperchen. Selbst bei sehr schweren, ja tödlichen Chininvergiftungen wird Hämoglobinurie nicht erwähnt.

Aber auch die Malaria schafft im großen und ganzen nicht ohne weiteres eine Disposition zur Hämoglobinurie. Sie tritt bei Infektionen mit allen drei Parasitenarten auf. In Italien, speziell in Latium, erkranken jährlich viele Tausende an Malaria und trotzdem ist Hämaglobinurie dort offenbar eine Seltenheit. Dagegen ist sie im ganzen tropischen Afrika häufig; in Indien ist sie in gewissen Malariadistrikten nicht selten, in anderen kommt sie überhaupt nicht vor. Daß es sich bei solchen lokalisierten Herden um bestimmte Rassen von Parasiten handeln könne, ist deshalb nicht anzunehmen, weil Otto und van der Horst auch bei Personen, die ihre Malaria nur in Nordeuropa akquiriert haben konnten, Hämoglobinurie auftreten sahen. Einen spezifischen Parasiten des Schwarzwasserfiebers hat noch niemand demonstrieren können.

Die farbigen Völker der Tropenzone sind dem Schwarzwasserfieber weniger unterworfen, doch ist auch eine ganze Anzahl von Fällen unter Eingeborenen beobachtet worden; sie sind also keineswegs immun.

Auch die Zahl der Malariaparasiten im peripheren Blute spielt keine ausschlaggebende Rolle. Bei dem Falle, dessen Kurve S. 963 (Abb. 273) beigegeben ist, waren in den Tagen vor dem Anfall überhaupt keine, kurz vor dem Auftreten der Hämoglobinurie nur ganz spärlich große Tropicaringe im Blute nachweisbar. In anderen Fällen finden sich massenhafte Plasmodien im Blute und trotzdem löst das Chinin kein Schwarzwasserfieber aus.

Die Zahl der dem Schwarzwasserfieber vorausgegangenen Malariaanfälle ist sehr verschieden. Quennec gibt an, schon beim ersten Fieberanfall Hämoglobinurie gesehen zu haben. Meist aber haben sich doch mehrere Fieberattacken vorher abgespielt. Mit der Länge des Tropenaufenthaltes steigt die Disposition, um vom dritten Jahre etwa wieder abzunehmen.

Selbst die von Plasmodien besetzten Erythrocyten gehen nicht ausnahmslos unter dem Einfluß des Chinins zugrunde; es ist mehrfach beobachtet worden, daß sich auch nach der Chinindosis, die den Schwarzwasseranfall hervorrief, noch Schizonten im Blute fanden (Panse). Blutserum eines Hämoglobinurikers wirkt weder auf die eigenen, noch auf fremde Erythrocyten hämolysierend; ebenso lösen sich die roten Blutkörperchen des Kranken in fremdem Serum nicht schneller als im eigenen auf.

Daß der Malariaprozeß allein zur Bildung von Hämolysinen, die aber nach de Blasis Auffassung durch hemmende Substanzen paralysiert werden, im Blute Veranlassung gebe, will nicht glaubhaft erscheinen, da doch sonst bei den schwersten Fällen eigentlich der Eintritt von Hämolyse viel häufiger sein müßte. Auch fehlt bisher ein völlig einwandfreier Nachweis dieser Hämolysine; bis dahin schweben alle Theorien, wie die von Christophers und Bentley oder von Külz, die diese Hämolysine a priori annehmen, in der Luft.

Das Chinin, in welcher Verbindung es auch einverleibt werden möge, vermag hämolysierend zu wirken. Das Tannat soll nach Celli weniger hämotoxisch wirken als andere Salze. Nocht kann dies nicht bestätigen.

Die Hämoglobinurie bei Malaria ist aber auch nicht einfach als Chininintoxikation aufzufassen, weil auch andere Medikamente (Phenazetin, Antipyrin, Methylenblau) den gleichen Erfolg haben können; ferner weil früher Personen, die trotz Schwarzwasserfiebers Chinin bekamen, nichtsdestoweniger genasen. Die Chininmenge, welche genügt, um bei verschiedenen Personen einen Anfall von Blutzerfall auszulösen, ist sehr verschieden. Nocht hat eine Anzahl von Fällen gesehen, die auf ein Zentigramm Chinin mit hämolytischen Symptomen reagierten. Ja es ist bei denselben Personen beobachtet, daß eine Dosis Chinin Blutzerfall verursachte, während wenige Tage später die gleiche Dosis des gleichen Chininpräparates ohne Störung vertragen wurde.

Daß aber nur dem Chinin eine solche auslösende Wirkung zukommen könne, wird von vielen Autoren bestritten: z. B. A. Plehn führt 16 Fälle an, bei denen „der Termin des letzten Chiningebrauchs weit (?) zurücklag"; ein Neger habe niemals Chinin genommen.

Beachtung verdient noch die Tatsache, daß schon wenige Stunden nach dem Einsetzen der Temperatursteigerung und der Entleerung des dunklen Harnes ein oft sehr intensiver Ikterus einsetzt; ja Ruge gibt an, daß die Gelbsucht noch vor der Hämoglobinurie erscheinen könne. Dabei fehlen Anzeichen, die auf eine bereits etwa schon vorher gestörte Funktion der Leber hinweisen. Ponfick führt diesen Ikterus darauf zurück, daß auch in den Kapillaren Bilirubin gebildet werde.

Barrat und Yorke haben gefunden, daß normales Blut etwa 0,1—0,25 % gelöstes Hämoglobin enthält, beim Schwarzwasserfieber aber dieser Gehalt bis auf 0,95 % steigen kann.

Wir müssen annehmen, daß die Leber nicht imstande sei, diese doch gewiß nicht hohen Hämoglobinmengen rasch genug in Galle umzuarbeiten und daß der Überschuß durch die Niere ausgeschieden wird. Külz nimmt denn auch eine vorausgehende Schädigung der Leber, meist durch Malaria bedingt, an.

Endlich sei noch erwähnt, daß auch bei langdauernder Anurie infolge von Schwarzwasserfieber keine Erscheinungen der Urämie eintreten. Eine Erklärung hierfür vermag ich nicht zu geben.

Wir sind also bei der Erklärung der Ätiologie des Schwarzwasserfiebers gezwungen, uns mit dem vagen Begriffe der „Disposition" zufrieden zu geben. Diese Disposition tritt nur bei einzelnen malariainfizierten Personen manchmal ganz plötzlich ein, ist aber auch bei diesen nicht immer vorhanden. Sie verschwindet vielfach in relativ kurzer Zeit. Mit der Dauer des Bestehens der Malariainfektion wächst sie, nimmt aber nach Jahren wieder ab.

Symptomatologie. Die leichtesten Formen unterscheiden sich nicht von einem Malariaanfalle geringeren Grades; das Hauptsymptom, die Hämoglobinurie, kann so gering sein, daß sie von dem Kranken gar nicht beachtet wird. In der Mehrzahl der Fälle aber entwickelt sich ein charakteristisches, ernstes Krankheitsbild: 1—3 Stunden nach der Chiningabe setzt plötzlich ein sehr heftiger Schüttelfrost ein und schnell steigt auch die Temperatur in die Höhe. Der Kranke klagt über sehr heftige Kopfschmerzen, er erbricht zuerst helle, dann gallig gefärbte Massen, häufig ist auch akute Diarrhöe damit verknüpft. Schon nach 2—3 Stunden setzt Ikterus zuerst an den Skleren ein, der sich bald über den ganzen Körper ausdehnt und später einen bräunlichen Farbenton annimmt. Hautjucken wird von verschiedenen Autoren beschrieben. Der Kranke ist unruhig, von Brechreiz, heftigem Durst und Harndrang gequält, das Bewußtsein ist oft lange erhalten; doch macht er einen sehr schwerkranken Eindruck. Heftige Schmerzen im Rücken, besonders in der Nierengegend stellen sich im Laufe der Erkrankung ein. Der Urin, welcher im Fieberanstieg entleert wird, ist dunkelbraungelb und nimmt später den Farbton von dunklem Bier oder von englischem Porter an. Der Schaum ist schmutziggelb bis braun gefärbt. Das spezifische Gewicht ist nach Ruge hoch (1023 bis 1035), nach Ziemann trifft dies nicht in allen Fällen zu. Der Harn enthält wachsende Mengen von Eiweiß, auf der Höhe der Krankheit manchmal so viel, daß bei der Kochprobe die ganze Flüssigkeitssäule zu einer schwarzbraunen Masse gerinnt. Das Hämoglobin, durch die Hellersche Probe (Kochen des stark alkalisch gemachten Harns, Braunfärbung des Niederschlages) oder mit

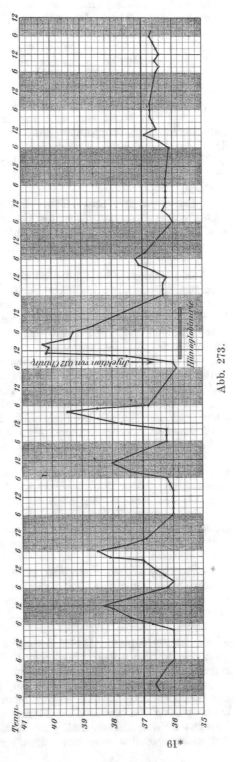

Abb. 273.

Hilfe des Spektroskops nachweisbar, ist anfänglich Oxyhämoglobin, später überwiegt Methämoglobin. Der mikroskopische Befund ist nicht so reichlich, wie
man nach der Schwere der Erscheinungen erwarten sollte. Es werden fein
granulierte Zylinder von gelbbrauner bis dunkelbrauner Färbung, in denen
noch Nierenepithelkerne nachweisbar sind, ausgeschieden; ferner Blasen-
epithelien, vereinzelte Nierenepithelien, spärliche hyaline und Epithelzylinder.
Blutkörperchen fehlen fast gänzlich. In leichten Fällen scheidet sich überhaupt kein organisiertes Sediment ab.

Im Blute spielt sich eine rapide Auflösung der Erythrocyten ab; die
Zahl der roten Blutkörperchen kann in zwei Tagen auf $1/5$ des Normalen sinken,
der Hämoglobingehalt entsprechend auf 20 %. Ob Blutkörperchenschatten
beobachtet wurden, konnte ich in der Literatur nicht finden. Poikilocyten
sind in relativ geringer Zahl zu finden, das Blutbild ist im ganzen wenig ver-
verändert.

Leber und Milz zeigen sich vergrößert, am Herzen hört man in schwersten
Fällen ein systolisches blasendes Geräusch. Der nach dem Anfalle entleerte
Kot ist dunkel; nach Castellani enthält er manchmal Hämoglobin (?), das
ihm einen lebhaft grünen Farbton mit rötlichem Niederschlag auf der Oberfläche verleiht.

In manchen Fällen aber ist der Zerfall der Erythrocyten ein so hochgradiger, die dadurch bedingte Schädigung eine so schwere, daß das Leben
unmittelbar bedroht ist. Der Herzmuskel erlahmt, der Puls wird klein und
jagend, das Bewußtsein erlischt, Singultus und Dyspnoe setzen ein und unter
Erscheinungen der Herzinsuffizienz geht der Kranke wenige Stunden nach
Einsetzen des Anfalles zugrunde.

In leichten Fällen dagegen gehen alle Erscheinungen schon nach wenigen
Stunden zurück. Die dunkle Färbung des Urins wird wieder heller und Eiweiß
und Hämoglobin sind nur mehr in geringen Mengen nachweisbar, um bald
ganz zu verschwinden. Mit dem Zurückgehen der Hämoglobinausscheidung
sinkt auch gewöhnlich das Fieber ab, die subjektiven Symptome, namentlich
das Erbrechen lassen nach und als Folgen des Fiebers und des starken Blutzerfalles bleibt nur eine mehr oder weniger ausgeprägte Schwäche zurück.

In den meisten Fällen tritt nur ein Anfall auf; es kommen aber auch solche
von rezidivierendem Charakter vor, wo auch ohne neuerliche Chiningabe ein
zweiter, ein dritter Anfall einsetzt. Das Zustandekommen dieser immerhin
sehr seltenen Erscheinung ist noch nicht erklärt.

In manchen Fällen werden, sei es durch die angewendeten Chinindosen,
sei es infolge der Auflösung der sie beherbergenden Erythrocyten, die Malariaparasiten zerstört, so daß mit dem Absinken der Temperatur auch der Malariaanfall beendet ist.

Zwischen diesen Extremen stehen Fälle, in denen zwar der Zerfall der
Erythrocyten aufgehört hat, aber schwere Veränderungen der Organe bestehen bleiben. Die häufigste Folgeerscheinung, in 61,3% der schwereren Fälle
(Werner), stellt die Oligurie bzw. Anurie dar. Sie ist bedingt durch die
Anhäufung körniger und scholliger Massen, die die Nierenkanälchen teilweise
oder ganz verstopfen. Dieser Abschluß des Harns ist nicht immer ein kom-
pletter, es werden selbst in tödlichen Fällen noch immer einige Kubikzentimeter
Harns entleert, der aber meist hellgelb und von auffallend geringem spezifischem Gewicht ist (1,008—1,018). Zwei bis drei Tage nach Aufhören der Hämoglobinausscheidung enthält er nur mehr sehr wenig geformte Elemente; eine
Durchspülung der verstopften Harnkanälchen findet also nicht mehr statt.
Dagegen ist der Eiweißgehalt ständig hoch. Die Körpertemperatur ergibt in
den meisten Fällen eine unregelmäßige Kurve, kann aber auch nach dem

ersten Paroxysmus zur Norm absinken und dauernd niedrig bleiben. Je nach der Widerstandsfähigkeit des Kranken hat dieses Stadium nun eine verschieden lange Dauer. In den schwersten derartigen Fällen steigern sich alle Symptome im Laufe einiger Tage langsam; der Kranke ist nicht fähig, die geringste Flüssigkeitsmenge bei sich zu behalten. Die anfängliche Unruhe weicht zunehmender Schwäche und Somnolenz, der Puls wird schwächer und das Leben erlischt unter den Erscheinungen der Herzparalyse. Bei anderen Kranken hinwiederum tritt nach einigen Tagen und trotz der bestehenden Oligurie eine entschiedene subjektive Besserung ein, indem die Unruhe sich legt, die Kopf- und Gliederschmerzen nachlassen und vor allem das quälende Erbrechen aufhört, so daß die Kranken wieder ausreichende Mengen Flüssigkeit aufnehmen können.

Noch nach zweitägiger Oligurie kann die Urinmenge wieder ansteigen, ja einer Polyurie Platz machen. Das Eiweiß verschwindet und unter allmählichem Steigen des Hämoglobingehaltes und der Zahl der roten Blutkörperchen tritt die Genesung ein. Der Ikterus hält sich noch lange in Haut und Schleimhäuten.

In anderen Fällen bleibt jedoch die Oligurie dauernd bestehen. Solche Kranke pflegen bis zu 10, selbst 13 Tagen nach dem Aufhören des Schwarzwassers sich relativ wohl zu fühlen, ganz besonders fehlen die Zeichen der Urämie. Als Folgen verminderter Herzkraft tritt Anasarka der Extremitäten und des Gesichtes auf. Ziemlich plötzlich setzen dann Dyspnoe und Pulsverschlechterung ein, die oft in kurzer Zeit zum Tode führen.

In solchen Fällen ist der pathologisch-anatomische Befund auffallend gering. Im Anfangsteile der Harnkanälchen finden sich, wie erwähnt, granulierte Massen, durch Hämoglobin bräunlich gefärbt, in den unteren Teilen gröbere, mehr schollige Zylinder, die das Lumen ganz oder großenteils ausfüllen. Sie geben auch die Eisenreaktion. Auffallend ist allerdings, daß diese Reaktion in den proximalen Teilen der Harnkanälchen stärker hervortritt als in den distalen.

Aber die Veränderungen an den Nierenepithelien — Schwellung, Granulierung — sind relativ geringe. Speziell die Glomeruli werden von den meisten Untersuchern als intakt bezeichnet, nur Werner erwähnt ein feinkörniges Exsudat in der Bowmanschen Kapsel, das die Eisenreaktion gibt. Die gewundenen Harnkanälchen sind häufig erweitert, das Epithel abgeplattet, ein Zeichen der Stauung oberhalb der verstopften Sammelröhren. Aus diesen Befunden gewinnt man die Vorstellung, daß Hämoglobin durch die Kapillaren und die Bowmansche Kapsel der Glomeruli ausgeschieden wird, daß der eiweißhaltige Harn, je weiter er nach abwärts dringt, um so stärker eingedickt wird, daß aber auch eine Rückresorption des Hämoglobins in den distalen Teilen der Harnkanälchen stattfindet. In den tieferen Teilen findet ein gerinnungsähnlicher Prozeß statt, der zum Verschluß massenhafter Sammelröhren führt.

Die Leber ist vergrößert; mikroskopisch sollen sich Thromben in den interlobulären Venen und nekrotische Partien im Parenchym finden.

Das Knochenmark ist gelb, gelatinös und zerfließend.

Die **Prognose** muß mit einer Mortalität von 5—10 % rechnen. Selbst nach 48 stündiger Oligurie sind noch Heilungen beobachtet worden.

Die **Therapie** des Schwarzwasserfiebers wird kausal in erster Linie bestrebt sein, die Anurie zu verhüten, also gleichsam die aus den Glomerulis ausgeschiedene Hämoglobinlösung zu verdünnen. Dies wird man dadurch zu erreichen suchen, daß man dem Organismus möglichst große Mengen von Wasser zuführt und zwar wenn möglich schon zu einer Zeit, wo eine Verstopfung der Harnkanälchen noch nicht eingetreten ist. Die sicherste Methode ist die intravenöse Injektion von isotonischer Kochsalz- oder Zuckerlösung. Mengen von 1 Liter können ohne Gefahr einverleibt werden. Man warte nicht zu lange mit dieser kleinen Operation, nehme frisch hergestelltes destilliertes Wasser und sterilisiere die Kochsalzlösung, 0,85 %, $^{1}/_{2}$ Stunde lang.

Die subkutane Einspritzung (Infusion) von Kochsalzlösung ist gleichfalls von Wert, hat aber den großen Nachteil, daß sie schmerzhaft ist und deshalb nur Mengen von ca. 250 ccm an einer Stelle injiziert werden können.

Als weitere, bequemere Einverleibungsmethode von Flüssigkeit sind hohe
Darmeinläufe von warmer Kochsalzlösung (¾—1 Liter) zu empfehlen, denen
man einige Tropfen Tinct. opii zusetzen kann. Sie müssen möglichst lange
behalten werden.

Das Nächstliegende, die Aufnahme größerer Flüssigkeitsmengen per os,
ist in vielen Fällen wegen des Erbrechens sehr erschwert, ja unmöglich. Man
wird versuchen, durch ganz flache Lagerung, durch Schnullen von Eisstückchen
und besonders durch Einnehmen der Seite 958 beschriebenen Chloroform-
mischung das Erbrechen zu stillen. Als Getränke seien Limonade, kalter Tee
und dünner kalter Kaffee empfohlen. Ziemann empfiehlt mit Recht, den
Kranken diese Getränke durch ein gebogenes Glasrohr saugen zu lassen. Um
dem Blutserum die nötigen Salze zuzuführen, empfiehlt der gleiche Autor
außerdem stündlich ein Weinglas von: Kal. carbonic., Natr. chlorat., Magnes.
sulf. āā 30,0, Aq. 1000. Der Durst soll danach oft rapide steigen.

In zweiter Linie werden wir versuchen, die Diurese zu steigern. Zu diesem
Zwecke dienen einerseits Diuretika, z. B. Liq. kal. acet., Oxymel Scyllae āā 15,0,
Aq. 150, 2 stündlich 1 Eßlöffel. Selbstverständlich müssen alle Diuretica,
die die Nierenepithelien reizen, wie Fruct. Juniperi, Ol. Terebinthinae und Tinct.
cantharidum, vermieden werden. Andererseits handelt es sich darum, durch
Steigerung der Herztätigkeit mit den der Bekämpfung der Kreislaufschwäche
dienenden Mitteln (Strophantin, Digalen, Coffein etc.) die Blutversorgung der
Niere zu heben.

Diese Therapie muß so früh als irgend möglich und energisch einsetzen,
soll sie die drohende Verstopfung der Harnkanälchen verhüten. Das Chinin
wird natürlich ausgesetzt; die Behandlung der Hämoglobinurie mit Chinin,
wie sie früher üblich war, ist gänzlich verlassen.

Vincent und Dopter haben in Versuchen in vitro gefunden, daß Kalzium-
chlorid die Hämolyse hemmt, und empfehlen deshalb dieses Salz bis zu 4 g
per os pro die zu geben. Billet empfiehlt subkutane Injektion von 100 bis
200 ccm einer Lösung von Calcium chlorat. 4,0, Natrium chlorat, 10,0, Aq.
dest. 1000,0; 2—3 mal in 24 Stunden zu wiederholen.

Von den Symptomen des Schwarzwasserfiebers ist das quälendste das
Erbrechen. Neben den oben erwähnten Hilfsmitteln (horizontale Lagerung,
Chloroformmixtur, Schnullen von Eisstückchen) wird von Ziemann und
Nocht Einführung des Magenschlauches empfohlen; die Entleerung großer
Schleimmassen bringt dem Kranken große Erleichterung. Injektionen von
Morphium beruhigen den Kranken und vermindern das Erbrechen; außerdem
lassen darnach die quälenden Kopf- und Lendenschmerzen nach. Sinapismen
auf die Magengrube lindern etwas die heftigen Schmerzen.

Bei Dyspnoe sind Sauerstoffinhalationen angezeigt.

Den einmal eingetretenen Verschluß der Harnkanälchen medikamentös
zu beeinflussen, ist aussichtslos. Es wird deshalb nur übrig bleiben, die Herzkraft aufrecht zu erhalten und die Ableitung der Stoffwechselprodukte nach
dem Darm durch hohe Einläufe und Kalomel oder ähnliche Mittel zu befördern.
Es ist deshalb Entkapselung der Niere und die Nephrotomie empfohlen worden,
um aus den eröffneten Kanälchen den Urin nach außen abzuleiten und den
intrarenalen Druck herabzusetzen. Allein Ziemann sah nach gelungener
Operation wieder Anurie eintreten, ein Beweis dafür, daß von der Schnittfläche auf die Dauer keine nennenswerte Sekretion stattfinden kann. Immerhin ist ein erneuter Versuch wohl gerechtfertigt. Vorbedingung aber ist, daß
die hochgradige Oligurie bzw. Anurie noch nicht länger als 24 Stunden besteht und daß der allgemeine Kräftezustand, vor allem die Herzaktion gut seien.

Über die Ausführung der Operation muß in Spezialwerken nachgelesen werden. Nach den bisherigen Erfahrungen (Ziemann, Külz) sind die Aussichten auf einen günstigen Erfolg der Operation sehr geringe; vielleicht deshalb, weil bisher meist erst nach dem zweiten Tage der Anurie operiert wurde.

Nach einem schweren Schwarzwasserfieberanfalle ist der Kranke hochgradig anämisch und infolgedessen sehr schwach, bei energischen Bewegungen zu Ohnmachten geneigt. Man wird nach den bei der Behandlung der Malaria gegebenen Grundsätzen die Kräfte durch roborierende, aber reizlose Diät, durch Arsen und Eisen zu heben bestrebt sein.

Während in der Mehrzahl der Fälle mit dem Absinken der Temperatur auch die Ausscheidung von Hämoglobin aufhört, gibt es Fälle, wo trotz des Chinins, trotz des Blutzerfalles die Malaria weiter geht. Da das sich anschließende unregelmäßige Fieber den heruntergekommenen Kranken sehr schwächt, so ist man genötigt, einzugreifen. Man wird versuchen, wie hoch man mit einer Chinindosis gehen darf, ohne daß Temperatursteigerung ausgelöst wird und Eiweiß im Urin auftritt. Im allgemeinen wird man mit einer Tagesdosis von 0,1 Chinin beginnen, die man in 4—5 kleine Dosen verteilt. Ständige Kontrolle der Temperatur und des Urins auf Eiweiß ist von größter Wichtigkeit. Wird diese Dosis vertragen, so steigert man sie, je nach dem Zustand des Kranken und der Dringlichkeit der Behandlung der bestehenden Malaria, bei mindestens eintägigen Abständen um 0,1 g pro die. Tritt Reaktion ein, so wiederholt man nach einigen Tagen die gleiche Dosis, so lange bis sie vertragen wird, ohne daß die Körperwärme erhöht wird oder Zeichen von Nierenreizung eintreten. Bei solcher fortschreitender Gewöhnungskur wird man schließlich dazu gelangen, die prophylaktischen bzw. zur Nachbehandlung erforderlichen Dosen ohne Störung geben zu können. Nochts Fall z. B. brauchte hierzu ca. 40 Tage.

Noch schwieriger ist diese Nachbehandlung, wenn so hochgradige Chininempfindlichkeit besteht, daß schon 0,1 g Chinin einen Anfall herbeiführt. Dann wird man mit 0,01 g Chinin pro die beginnen und sehr vorsichtig steigern müssen, bis Dosen erreicht werden, die auf die Malariaparasiten überhaupt wirken. In solchen Fällen soll nach den Angaben Cellis Chinintannat weniger gefährlich sein; im Nochtschen Institut konnte das nicht bestätigt werden. Es wäre außerdem ein Versuch mit Methylenblaubehandlung gerechtfertigt; doch ist auch nach diesem Farbstoff schon Hämoglobinurie beobachtet worden, so daß darin kein wesentlicher Vorteil vor dem Chinin liegt.

Es wird nicht selten beobachtet, daß bei Personen, die die Chininprophylaxe befolgten, plötzlich infolge der gewöhnlichen Chinindosis Schwarzwasserfieber auftritt. Nocht hat die Erfahrung gemacht, daß solche Kranke, ohne es eigentlich zu wissen, an latenter Malaria leiden. Die Chininprophylaxe verhindert ja, wie ich oben gezeigt habe, nicht die Infektion, sondern sie kupiert sie im Inkubationsstadium. Aber es kommen doch, namentlich bei ungenügenden (0,5 g) Dosen Neuinfektionen zum Ausbruch, die aber gewöhnlich sehr gelinde verlaufen, so gelinde, daß sie kaum Beachtung finden, da der Kranke sich in Sicherheit wiegt. Durch das Vorhandensein aber einer Malariainfektion im Organismus sind zwei Faktoren für die Entwicklung einer Hämoglobinurie gegeben; kommt die weiter oben geschilderte „Disposition" hinzu, so kann in der Tat ein akuter starker Zerfall roter Blutkörperchen und Schwarzwasserfieber eintreten.

Daraus ergibt sich in solchen Fällen, daß nicht, wie es scheinen möchte, das Chinin allein den Anfall hervorrief. Deshalb fällt die Prophylaxe für Schwarzwasserfieber zusammen mit der der Malaria. Und zwar eine lückenlose und

energische Prophylaxe mit nicht zu kleinen Chinindosen und in nicht zu großen
Abständen (s. unter „Malaria").

II. Rückfallfieber (Rekurrens).

Ätiologie. Auf Grund der Untersuchungen des letzten Jahrzehnts über
die Ätiologie des Rückfallfiebers sind wir genötigt, verschiedene Varietäten
von Rekurrensspirochäten zu unterscheiden. (Spir. Obermeieri der europäischen Rekurrens, Spir. Duttoni der afrikanischen Rekurrens, Spir. Novyi
des amerikanischen und Spir. Carteri des indischen Rückfallfiebers.)

Das klinische Krankheitsbild aber weist im wesentlichen so gleichartige
Züge auf, daß wir das Rückfallfieber vom klinischen Standpunkte immer noch
ungezwungen als eine einheitliche Krankheitsform auffassen können.

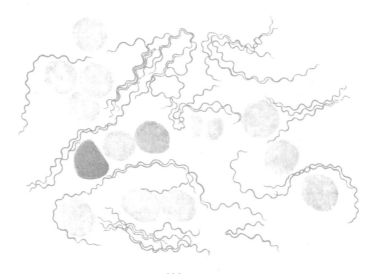

Abb. 274.
Spirochaeta Obermeieri.

Im Jahre 1868 hat Obermeier im Blute von Rekurrenskranken lebhaft bewegliche fadenförmige Gebilde nachgewiesen und 1873 die erste Ver-
öffentlichung hierüber herausgegeben — der erste Nachweis eines pathogenen
Mikroorganismus beim Menschen.

Nach den Schilderungen älterer Autoren kann das Rückfallfieber einen
ausgesprochen epidemischen Charakter annehmen, auch in Ländern, in welchen
es endemisch vorkommt. In Deutschland speziell traten in den Jahren 1868
bis 1872 die ersten größeren Epidemien auf, die letzte derartige Epidemie spielte
sich 1879—1880 ab. In Rußland, Ägypten, Nordafrika, Nordamerika und in
weiten Gebieten des Tropengürtels kommt Rekurrens endemisch vor.

Frankreich, Spanien und Italien scheinen bisher verschont geblieben
zu sein.

Schon kurz vor Beginn des Fiebers kann man im Blute spärliche Spirochäten nachweisen, ihre Zahl wächst am ersten und zweiten Tag; kurz vor
dem Einsetzen der Krisis verschwinden sie wieder. Im frischen Blutpräparat,

speziell bei Anwendung der Dunkelfeldbeleuchtung, kann man erkennen, daß der Körper der Spirochäte eine korkzieherartige Gestalt hat und daß der Typus der Bewegung der Spirochäten ein schraubender sei; auch kommen Verbiegungen, Dehnungen und Zusammenziehungen der Spirale vor. Diese Bewegungen sind so intensiv, daß sie ganze Blutkörperchenhaufen verschieben können. Während ihre Breite ziemlich gleichmäßig ist, kann die Länge in weiten Grenzen, von 10—40 Mikra, schwanken.

In gefärbten Trockenpräparaten stellen sich die Spirochäten, je nachdem der Blutstropfen schnell oder langsam eingetrocknet ist, als unregelmäßig geschlängelte Fäden oder als korkzieherartig gewundene Linien dar. Mit geeigneten Methoden kann man an beiden Enden feine fadenförmige Plasmafortsätze nachweisen. Ob die Spirochäten Geißeln besitzen, ist noch Gegenstand einer Streitfrage zwischen den einzelnen Autoren, ebenso in welcher Weise sich die Spirochäten teilen. Wahrscheinlich ist, daß sie sich sowohl längs als quer teilen können. Andere als diese fadenartigen Formen sind bisher mit Sicherheit noch nicht nachgewiesen worden. Eine Kultivierung in mehreren aufeinander folgenden Passagen ist noch nicht gelungen; außerhalb des Tierkörpers können sich die Spirochäten im Blutserum bis zu 130 Tagen lebend erhalten. Vom Menschen lassen sich die Spirochäten leicht auf Affen übertragen, von diesen aus gelingt dann die Weiterzüchtung auf Ratten und Mäuse ohne Schwierigkeit. Bei der afrikanischen Varietät gelingt es, auch direkt vom Menschen aus Mäuse durch intraperitoneale Impfung zu infizieren.

Der Nachweis der Spirochäten im peripheren Blute ist manchmal recht schwierig, da die Spirochäten auch auf der Höhe des Fiebers nur ganz vereinzelt vorhanden sein können. Zweckmäßig wird man sich der auf Seite 924 beschriebenen „dicken Tropfenmethode" bedienen, kann aber auch statt der Romanowskyfärbung eine stark verdünnte Anilinfarbe anwenden. In zweifelhaften Fällen kann die Impfung von Affen in Frage kommen.

Übertragung. In welcher Weise die Spirochaeta Obermeieri übertragen wird, steht noch nicht fest. Nach Analogie mit dem afrikanischen Rückfallfieber ist die Annahme berechtigt, daß ein blutsaugendes Insekt die Rolle des Überträgers spielt. Wanzen und Flöhe kommen auf Grund von Tierversuchen nicht in Frage. Die größte Wahrscheinlichkeit spricht dafür, daß wir in den Läusen die Überträger zu suchen haben, wenigstens ist es Sergent und Foley in Algier gelungen, in zwei Fällen Rückfallfieber durch Pediculus vestimenti auf gesunde Menschen zu übertragen. In Äquatorial-Afrika wird die Spirochaeta Duttoni durch eine Zecke, Ornithodorus moubata übertragen. Daß die Kontaktinfektion eine wesentliche Rolle spiele, ist nicht wahrscheinlich, es wurde z. B. gelegentlich der Leipziger Epidemie 1880 kein Fall von Rekurrens unter dem Pflegepersonal beobachtet. Immerhin muß auf Grund der Versuche von Manteuffel zugegeben werden, daß die Spirochäte die unverletzte Haut und die Schleimhäute zu durchdringen vermag.

Symptomatologie. Die Erkrankung setzt nach einer Inkubationszeit von zirka sieben Tagen, während deren höchstens vage Prodomalerscheinungen vorkommen, mit jäh ansteigendem Fieber ein, das gewöhnlich von einem Schüttelfrost eingeleitet wird. Der Kranke klagt über heftige Stirn- und Hinterhauptkopfschmerzen, über Kreuzschmerzen, Ohrensausen und große Abgeschlagenheit in allen Gliedern. Auffallend ist in einigen Fällen die Hyperästhesie der Muskulatur, namentlich der Waden. Die Kranken klagen über ziehende, selbst reißende Schmerzen in den Muskeln. Hinzu kommen Schmerzen in der Milzgegend. Die Zunge ist belegt, aber nicht so borkig und rissig wie bei Typhus. Das Sensorium der Kranken ist gewöhnlich frei oder nur wenig getrübt. Herpes kommt manchmal vor. Von seiten des Darmkanals besteht gewöhnlich Obstipation, in manchen Fällen auch Erbrechen. Objektiv läßt sich eine beträchtliche Milzschwellung, durch die das Organ die doppelte bis dreifache Größe des normalen erreicht, ferner leichte Vergrößerung der Leber und lebhafte Beschleunigung der Herzaktion feststellen. Die Zahl der Erythrocyten und des Hämoglobins nimmt etwas ab, es tritt geringe Leukocytosis der Polymorphonukleären auf. Der Urin enthält häufig geringe Eiweißmengen und ist hochgestellt. Die Haut ist heiß, aber nicht so trocken wie bei Malaria, häufig mehr oder weniger ikterisch. Im ganzen ähnelt das Bild in den ersten 24 Stunden sehr dem eines Malariaanfalles. Allein der Fieberabfall, welcher bei unserer heimischen Malaria nach etwa 18 Stunden einzusetzen pflegt, bleibt bei Rekurrens aus, höchstens tritt eine Remission ein. Das Fieber und die übrigen Erscheinungen halten mit geringen Schwankungen 5—7 Tage an, dann tritt ganz plötzlich, meist unter heftigem Schweißausbruch und Diarrhöen eine kritische Entfieberung, geradezu ein Temperatursturz um 4—6 Grade ein und damit eine Besserung aller Erscheinungen. Als auffallend wird es von den Autoren bezeichnet, wie rasch sich oft der beträchtliche Milztumor zurückbildet. Aber auch nach Abfall des Fiebers fühlen sich die Kranken noch matt; als ein Zeichen, daß die Herzfunktion stark beeinträchtigt ward, bleiben in manchen Fällen leichte Ödeme, besonders der unteren Extremitäten zurück. Die Temperatur ist dementsprechend nicht selten beträchtlich subnormal.

Als eine Art Komplikation des Rückfallfiebers wird von den älteren Autoren das biliöse Typhoid (besser: septisch-biliöse Rekurrens) beschrieben. Daß es sich in der Tat nur um eine Komplikation der Spirochäteninfektion handeln könne, geht aus einem Versuch Moczutkowskys hervor, der das Blut eines Schwerkranken einem gesunden Freiwilligen einimpfte; es trat bei diesem ein nicht besonders schwerer Rekurrensanfall auf. Die Eigenart des Krankheitsbildes besteht darin, daß am 4.—6. Tage nach Einsetzen des Fiebers sich rasch ein intensiver Ikterus ausbildet, während der Puls sich verlangsamt, daß der Kranke ganz plötzlich kollabiert und unter der Erscheinung der Herzlähmung zugrunde geht. Es ist auch schon beobachtet worden, daß dieses plötzliche Versagen der Leber- und Herztätigkeit erst während des ersten Rezidives auftrat. In anderen Fällen wiederum entwickelt sich aus dem Bilde des akuten Rekurrensanfalles ohne scharfen Übergang das eines Typhus mit profusen, oft blutigen Diarrhöen, hochgradig getrübtem Sensorium, Delirien und Koma. Die Mortalität steigt beim biliösen Typhoid bis zu 70 %. Auf Grund des pathologisch-anatomischen Befundes ergibt sich, daß eine Septikämie mit multipler Abszeßbildung und parenchymatöser Entzündung in allen Organen vorliegt.

Als echte Komplikationen finden wir diphtherische Angina, Bronchitiden, Pneumonien, Enteritis, akute Nephritis, Pachymeningitis haemorrhagica, ferner Apoplexien und Blutungen aus der Magenschleimhaut oder in die Konjunktiva erwähnt.

Nur ganz ausnahmsweise bleibt es bei einem einzigen Anfall, in 98 % der Fälle tritt ein Rezidiv auf. Die Dauer der Apyrexie ist sehr verschieden, im Durchschnitt $5\frac{1}{4}$ Tage, kann sich aber auch bis zu 17 Tagen verlängern. Der Verlauf des Rezidivs entspricht völlig dem des ersten Anfalls, pflegt aber im allgemeinen etwas leichter zu sein, vorausgesetzt, daß der Kranke die Folgen des ersten Anfalles schon ziemlich überwunden hatte. Während der erste Anfall im Durchschnitt $6\frac{3}{4}$ Tage dauert, beträgt der zweite durchschnittlich nur $5\frac{1}{2}$ Tage. Nach kritischem Abfall der Temperatur ist in der Mehrzahl der Fälle die Krankheit erloschen und nur in etwa 7 % der Fälle tritt nach durchschnittlich sechs Tagen ein zweites Rezidiv ein, das aber wesentlich kürzer als die vorausgehenden Anfälle verläuft. (Durchschnitt $3\frac{1}{4}$ Tage). Nur in besonders hartnäckigen Fällen setzt nach einer etwa neuntägigen Intermission neuerdings Fieber von zwei Tagen Dauer ein, dem dann nach etwa zehn Tagen Pause noch ein eintägiges viertes Rezidiv folgen kann. Es wird ganz von dem Grade abhängen, in dem sich der Kranke während der Zwischenpausen erholt, ob das Rezidiv einen leichten Charakter annimmt oder den hochgradig heruntergekommenen Kranken tötet. Die Mortalität beträgt je nach dem Charakter der Epidemie 2—10 %.

Pathologische Anatomie. Die Milz ist groß und derb, von schmutzigbraunroter Farbe. Auf dem Schnitt treten die vergrößerten Follikel deutlich hervor. Häufig sind Infarkte des Organs, die erbsengroß sind, aber auch $\frac{1}{4}$ der ganzen Milz einnehmen können und dann manchmal zur Milzruptur führen. Auch die Leber ist vergrößert, man findet in ihr, wenn auch nicht konstant, kleinste nekrotische Herde. In Fällen, wo starker Ikterus bestand, läßt sich dieser mikroskopisch auf eine katarrhalische Entzündung der Gallengänge zurückführen. In den Endothelien der Leber glaubt Darling Reste von Spirochäten gesehen zu haben. Im Knochenmark konnte Ponfick Erweichungsherde beobachten. Die Leber- und Nierenepithelien zeigen die Erscheinungen trüber Schwellung.

Therapie. Mit der Einführung des Dioxydiamidoarsenobenzols oder Salvarsans in die Therapie der Spirochäteninfektionen ist die Behandlung der Rekurrens mit einem Schlage auf eine neue Basis gestellt. Nachdem Ehrlich und Hata dieses Präparat an Tieren erprobt und als sehr wirksam erkannt hatten, nahm Iversen (St. Petersburg) die ersten Injektionen am Kranken vor und zwar mit erstaunlichem Erfolge. Die schmerzhafte und zu Nekrosen führende intramuskuläre Injektion ist jetzt wohl allgemein verlassen und durch die intravenöse ersetzt. Die Technik ist folgende: man löst in einem sterilen Gefäß das dem Vakuumröhrchen frisch entnommene Pulver (für Erwachsene 0,2—0,5 g Substanz) in ca. 250 ccm steriler und erwärmter physiologischer Kochsalzlösung, setzt tropfenweise Normalnatronlauge zu, bis der anfänglich sich bildende Niederschlag sich eben völlig gelöst hat. Die Injektion geschieht mit einer Kanüle mit Schlauchansatz in die Kubitalvene in der bekannten Weise. Es ist nach Iversen gleichgültig, in welchem Stadium des Fiebers man injiziert. $\frac{1}{4}$—$\frac{1}{2}$ Stunde nach der völlig schmerzlosen Injektion tritt gewöhnlich ein Schüttelfrost ein, wahrscheinlich veranlaßt durch die plötzliche Auflösung zahlreicher Spirochäten. Gleichzeitig steigt die Temperatur noch etwas an, der Puls wird lebhaft beschleunigt. Bei Schwerkranken tritt Benommenheit und selbst Delirium auf. Aber schon kurz darauf, etwa nach zwei Stunden, fängt die Temperatur an zu sinken und erreicht nach fünf bis zehn Stunden die Norm. Während dieser Krisis verschwinden auch die Spirochäten aus dem Blute. Gleichzeitig setzt eine überraschende subjektive Besserung ein, Kopf- und Gliederschmerzen verschwinden, die Kranken fallen in erquickenden Schlaf, aus dem sie ganz wesentlich gebessert erwachen. Es wird von hohem Interesse sein, zu erproben, ob dieses Mittel auch beim sog. biliösen Typhoid die gleichen raschen Erfolge zeitigt, ob also die Erkrankungsform nur eine schwere „Spirochätenseptikämie" ist oder ein eigenes Krankheitsbild darstellt. Von großer Bedeutung ist, daß nach genügenden Dosen von „606" fast keine Rezidive auftreten. Bei intramuskulärer Injektion sah Iversen nur in 8% der Fälle Rezidive auftreten, bei intravenöser Einverleibung (sieben Fälle) keinen Rückfall.

Ob nach der letztgenannten Technik eine Immunität von nennenswerter Dauer entsteht, ist noch nicht ermittelt; nach intramuskulärer Einverleibung sah Iversen nach 40 Tagen eine Reinfektion. Dies stimmt mit den Tierversuchen von Yakimoff und Kohl überein.

Angesichts dieser außerordentlich günstigen Resultate wird der Arzt verpflichtet sein, in erster Linie Salvarsan sofort zu injizieren. Die subjektiven Erscheinungen schwinden dann rasch, so daß nur übrig bleibt, die Kräfte des

Kranken durch roborierende Diät, eventuell in Verbindung mit einer Arsen-
kur, zu heben. In Fällen aber, wo das Salvarsan nicht gegeben werden kann
(Herzaffektionen, Erkrankungen des Sehnerven) wird man versuchen, den
Wirkungen der hohen Temperatur durch Pyramidon oder andere Antipyretika
entgegenzuarbeiten. Gegen drohenden Kollaps wird man durch Kampfer-
oder Ätherinjektionen und durch Digaleneinspritzungen ankämpfen. Die
heftigen Glieder- und Rückenschmerzen werden in manchen Fällen Morphiuminjektionen notwendig machen. Nach Ablauf der Krisis wird es unser Bestreben
sein, die Widerstandskraft des Kranken gegenüber dem zu erwartenden Rezidiv nach Möglichkeit zu steigern.

    Die afrikanische Rekurrens wird durch Spirocheeta Duttoni erzeugt und durch
eine Zecke, Ornithodorus moubata (Abb. 275) übertragen. Ratten, gegen Spir. Obermeieri immunisiert, können mit dieser afrikanischen Parasitenart infiziert werden, und
umgekehrt; es liegt hier also ein biologischer Unterschied vor.

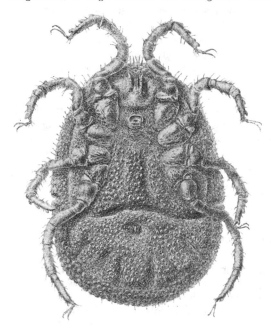

Abb. 275.
Ornithodorus moubata nach Zeichnung von Dönitz
(Unterseite, ca. 8 mal vergrößert).

Ornithodorus moubata lebt in
den Ritzen der Wände und des
Bodens von Eingeborenenhütten und
saugt nachts Blut von den Schlafen-
den. Die Zecke vererbt ihre Infektiosität auch auf ihre Nachkommen-
schaft bis zur fünften Generation.
Koch hat Spirochäten in den Eiern
und den jungen Larven gefunden.

    Das afrikanische Rückfallfieber
verläuft ganz ähnlich dem oben beschriebenen Krankheitsbilde. Iritis
soll häufig als Komplikation auftreten. Tödlicher Ausgang ist selten.
Die erste afebrile Periode kann 1 bis
20 Tage dauern, die späteren können
sich bis zu zwei Monaten ausdehnen.
Bis zu 11 Rückfällen sind beobachtet
worden. Bei den Eingeborenen verläuft eine Neuerkrankung in der
Regel leichter, vermutlich deshalb,
weil sie schon als Kinder der Infektion ausgesetzt sind und nur dann
neuerdings erkranken, wenn die Immunität im Laufe der Zeit schwindet.

    Auch der indische Typus des
Rückfallfiebers (Sp. Carteri) unterscheidet sich klinisch kaum von dem
europäischen; Schüttelfrost kommt
seltener vor. Die Krisis ist häufig
von kollapsähnlichen Zuständen begleitet, die eine mangelhafte Rekonvaleszenz während der ersten
fieberfreien Periode bedingen. In
ca. 24 % der Fälle ist die Krankheit mit einem Anfalle beendet. Mehr als vier Rückfälle
scheinen nicht vorzukommen. Das biliöse Typhoid wird relativ häufig beobachtet und
verläuft in ca. 70 % der Fälle tödlich. Der Überträger ist bisher noch nicht bekannt.
Immunitätsreaktionen bei Ratten haben zur Abtrennung der Spirochaeta Carteri geführt.

    Das gleiche gilt für die amerikanische Spirochäte, Sp. Novyi. Die durch diesen
Parasiten erzeugte Rekurrens deckt sich klinisch völlig mit der europäischen.

III. Trypanosomen-Krankheiten des Menschen.

1. Schlafkrankheit.

    Ätiologie und Verbreitung. Die sogenannte Schlafsucht der Neger fand ihre
erste genauere Beschreibung 1803 durch den englischen Arzt Winterbottom in
Sierra Leone (Westafrika). Im Jahre 1901 wurden von Forde zum ersten Male
Trypanosomen im Blut eines Kranken gesehen und von Dutton beschrieben.

Die Schlafkrankheit ist bisher nur im tropischen Afrika und auf der Insel Principe beobachtet worden. Durch Sklaventransporte wurde sie auch nach West-Indien gebracht, konnte aber dort keinen festen Fuß fassen; ebensowenig in Europa. Die hauptsächlichsten Herde der Krankheit sind der Kongo mit seinen Nebenflüssen und seit dem Beginn dieses Jahrhunderts auch der nördliche Teil des zentral-afrikanischen Seengebietes. Die weit verstreuten Herde im westlichen Sudan weisen zurzeit eine relativ geringe Morbidität auf.

Erreger: In allen Fällen ausgesprochener Schlafkrankheit ist bisher das Trypanosoma gambiense im Blute und den Gewebssäften nachgewiesen worden. Es ist ein Plasmaschmarotzer und dringt nicht in die zelligen Elemente des Blutes oder der Gewebe ein. Es besteht aus einem spindelförmigem Protoplasmaleib, welcher einen in der Mitte des Körpers liegenden Hauptkern und einen kleineren am abgestumpften Ende gelegenen Kern, die Geißelwurzel (Blepharoblast), umschließt. Von diesem geht ein Faden aus, welcher dem Körper entlang läuft und so eine Art Längsflosse, die sog. undulierende

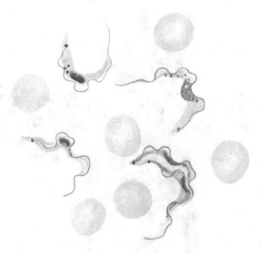

Abb. 276.
Trypanosoma gambiense.

Membran, bildet. Er ragt dann als freie Geißel noch etwas über das spitze Körperende hinaus. Das Trypanosoma ist sehr energisch beweglich und verrät sich dadurch in frischen Blutpräparaten, indem es die roten Blutkörperchen hin- und herpeitscht.

Bisher ist nur eine Form des Trypanosoma gambiense im Menschen mit Sicherheit festgestellt worden. Degenerationsformen, die Entwicklungsstadien vorzutäuschen vermögen, sind mehrfach als solche beschrieben worden. Die Größe des Parasiten schwankt in ziemlich beträchtlichen Grenzen.

Auf Grund biologischer Tatsachen, namentlich der chemotherapeutischen Resultate, wird man vielleicht gezwungen sein, verschiedene Rassen des Trypanosoma gambiense zu unterscheiden.

Der Nachweis der Trypanosomen ist deshalb oft recht schwierig, weil sie während des größten Teiles des Krankheitsverlaufes nur in äußerst geringer Zahl in der Blutbahn kreisen. Einfache Blutausstriche enthalten häufig so wenig Parasiten, daß ihre Entdeckung mehr oder weniger vom Zufall abhängig ist. Für solche Fälle hat sich die von Roß angegebene, von Ruge verbesserte Methode der „dicken Tropfen" sehr bewährt (S. 924).

Eine zweite zuverlässige Methode ist die der Drüsenpunktion. Man faßt eine der in den meisten Fällen deutlich vergrößerten Lymphdrüsen des Halses zwischen zwei Finger und sticht die Spitze der Kanüle einer Pravazspritze mit herabgedrücktem Stempel in die Drüse ein. Nun zieht man den Stempel hoch, beim Herausziehen der Spritze sprüht dann eine kleine Menge des Drüsensaftes in das Röhrchen hinein. Diese Flüssigkeit wird dann auf einen Objektträger ausgespritzt und frisch bezw. gefärbt untersucht.

Die Überimpfung von größeren Blutmengen (20—40 ccm) auf Affen wird man nur in besonders wichtigen Fällen heranziehen; sie ist deshalb nicht ganz zuverlässig, weil die Infektion manchmal nicht angeht, wenn nur ganz vereinzelte Trypanosomen eingespritzt wurden.

Broden und Rodhain haben festgestellt, daß der Liquor cerebrospinalis reich an Leukocyten sei (1000—1200 pro cmm in vorgeschrittenen Fällen). Diese Autoren legen besonderen Wert auf diesen Befund in bezug auf die Behandlungsdauer; nicht früher dürfe die Therapie abgebrochen werden, als bis die Zahl der Lymphocyten die Norm von zirka fünf Zellen pro cmm erreicht habe.

Die Übertragung des Trypanosoma gambiense erfolgt, wie durch die schönen Versuche von Kleine nachgewiesen ist, durch den Stich der Glossina palpalis (Abb. 277). Diese Fliege hat etwa die Größe einer Stubenfliege; der Rücken und Hinterleib ist dunkel-

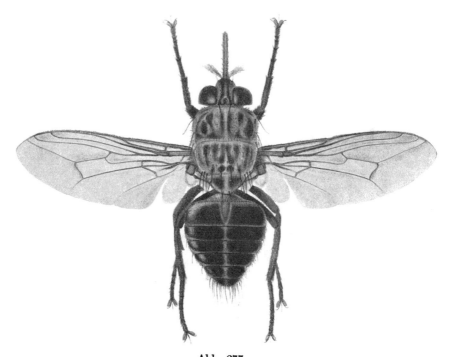

Abb. 277.
Glossina palpalis (nach Zeichnung von Dönitz, ca. 5mal vergrößert).

schwarz-braun gefärbt, die Zeichnung dieser Körperteile daher wenig deutlich. Die fünf letzten Glieder des hintersten Beinpaares sind schwarz. Die übrigen bekannten 14 Arten sind teils wesentlich größer, teils viel heller gefärbt und deutlich am Rücken und Hinterleib gezeichnet. Die Gattung Glossina ist bisher nur aus Afrika bekannt, wo sie vom 16° n. Br. bis 18° s. Br. in scharf begrenzten Distrikten weit verbreitet ist.

Charakteristisch ist die Haltung der Flügel, die beim ruhenden Insekt wie die Blätter einer Schere übereinanderliegen, und der gerade nach vorne gerichtete Rüssel.

Die Fliege haust im Ufergebüsch der Bäche, Flüsse und Seen. Von diesem Lieblingsaufenthalt entfernt sie sich nur 200—300 Meter. Ihr Verbreitungsgebiet ist oft eng umgrenzt. Sie legt keine Eier, sondern gebiert eine fäßchenförmige, ziemlich große Puppe. Diese wird in die trockene Spreu des Unterholzes nahe am Wasser abgelegt, verkriecht sich dann und verwandelt sich nach etwa 30—65 Tagen in das fertige Insekt.

Der Stich der Fliege ist wenig schmerzhaft. Hat mit dem Blute des Menschen auch Trypanosomen aufgenommen, so entwickeln sich diese im Verdauungstraktus des Insekts weiter. Wir kennen noch nicht alle Einzelheiten dieser Entwicklung;

es treten Geschlechtsformen auf, die sich oft massenhaft vermehren. Schließlich finden sich im Rüssel und Vormagen der Fliege Formen, die denen im menschlichen Blute sehr ähnlich sind.

Als zweiter Übertragungsmodus ist der Geschlechtsverkehr festgestellt. Hier dürfte das Überwandern der Trypanosomen aus der Blutbahn der kranken Person in die der gesunden durch kleine Epithelverletzungen an den Genitalien den wahrscheinlichsten Weg der Übertragung darstellen.

Pathogenese. Auf Grund der pathologisch-anatomischen und klinischen Befunde sind wir gezwungen, die Symptome der Schlafkrankheit aus einer Toxinämie zu erklären, obwohl es bis jetzt nicht gelungen ist, die Art dieses vom Trypanosoma gambiense produzierten Toxins mit Sicherheit nachzuweisen, oder gar dieses selbst zu isolieren. Daß wir es mit einem derartigen Gift zu tun haben, geht aus Versuchen mit dem dem Trypanosoma gambiense nahe verwandten Trypanosoma Brucei der Nagana der Pferde etc. hervor (Leber, Laveran). Es handelt sich jedenfalls um ein außerordentlich langsam wirkendes Gift, das eine spezielle Affinität zur Substanz des Zentralnervensystems besitzt.

Epidemiologie. Aus dem bisher Gesagten läßt sich nun die Epidemiologie der Krankheit erklären.

1. Die Schlafkrankheit ist auf das Verbreitungsgebiet der Glossina palpalis beschränkt. Es sind zwar im Laufe des letzten Jahres eine ganze Reihe von Fällen mitgeteilt worden, die sich in Nordwest-Rhodesia und im Nyassaland infiziert hatten, wo nach den bisherigen Feststellungen nicht Glossina palpalis, sondern ihr nahe verwandte Arten, Glossina morsitans und fusca vorkommen. Diese Fälle sind in ihrer Ätiologie noch nicht näher erklärt. Im großen und ganzen behält aber der obige Satz seine Bedeutung. Bei dem immer lebhafteren Zunehmen des inner-afrikanischen Verkehrs ist es sehr wahrscheinlich, daß sich die Krankheit allmählich über das ganze von Glossina palpalis bewohnte Gebiet dieses Kontinents ausdehnen wird.

Einen interessanten Beitrag, der beweist, daß da, wo keine Glossina palpalis vorkommt, auch die Schlafkrankheit sich nicht einnisten kann, liefert die Insel San Thomé. Dorthin sind aus Westafrika gewiß viele Fälle von Schlafkrankheit eingewandert, ohne daß in der eingeborenen Inselbevölkerung die Seuche um sich gegriffen hätte, eben weil die übertragende Fliege dort fehlt.

2. Der Träger der Infektion ist der kranke Mensch. An dem Beispiele der Erschließung des oberen Kongo läßt sich nachweisen, daß die Krankheit vom Unterlauf dieses Flusses nach dem Oberlauf hin, mit dem zunehmenden Verkehr Schritt haltend, sich ausgebreitet hat. Dies ist um so leichter erklärlich, als die Kranken im 1. Stadium selbst für gewöhnlich keine Ahnung davon haben, daß sie bereits infiziert sind, und als Parasitenträger vollkommen leistungsfähig bleiben, so daß sie, in ein bisher unberührtes Palpalis-Gebiet einwandernd, dort zum Ausgangspunkt eines neuen Herdes werden können.

3. Sehr beachtenswert sind die Befunde von Bruce und seinen Mitarbeitern, daß Tiere, speziell Antilopen, Rinder und Hunde, das Trypanosoma gambiense beherbergen können. Danach stellen diese Tiere gewissermaßen Reservoirs des Virus dar.

Symptomatologie. Die Krankheitserscheinungen haben in den ersten Stadien so wenig Charakteristisches an sich, daß sie leicht mit Malaria oder Rückfallfieber verwechselt, häufig überhaupt nicht beachtet werden.

Die Inkubationszeit beträgt etwa 10—20 Tage. Dann setzt ein Fieberanfall von mäßiger Heftigkeit mit Frösteln, Kopfweh und Brechreiz ein, der sich kaum von einem leichten Malariafall unterscheiden läßt, noch dazu, wenn Chinin gegeben wird, und dieses scheinbar nach 2—5 Tagen den Temperaturabfall bewirkt. Schon im ersten Anfall sind die Trypanosomen im Blute zu finden. Nun folgt eine Periode völligen Wohlbefindens von mehrtägiger, selbst mehrwöchentlicher Dauer, an die sich ein neuer leichter Fieberanfall anschließt. Solche Attacken folgen einander in ganz unregelmäßigen Intervallen. In der Zwischenzeit befinden sich die Kranken vollständig wohl und sind sogar, wie Koch hervorhob, zu außerordentlichen Leistungen befähigt. Dieses Stadium unregelmäßiger Fieber kann monatelang andauern, ohne daß die Natur des Leidens deutlicher hervortritt. Nach den Beobachtungen des französischen Arztes Kerandel tritt schon ziemlich frühzeitig ein eigenartiges Symptom hervor, nämlich eine Hyperästhesie der tiefen Muskelgruppen: ein Anstoßen etwa an die Kante eines Möbels, das ein Gesunder gar nicht beachten würde, erzeugt heftige Schmerzen in der Tiefe der getroffenen Stelle. Das erste objektive Zeichen ist die Schwellung gewisser Lymphdrüsen. Ganz besonders sind es die des Halses und des Nackens, die sich als erbsen- bis bohnengroße Knoten abtasten lassen und taubeneigroße Pakete bilden können. Die Kranken pflegen in diesem Stadium bereits über einen andauernden Kopfschmerz und Ziehen und Schmerzen in den Gliedern zu klagen. Bei Europäern ist ferner das Auftreten von Erythemen schon im frühen Stadium sehr charakteristisch. Es handelt sich um diffus fleckige Rötungen und leichte Infiltrationen der Haut, namentlich an den Extremitäten, von Zwei- bis Fünfmarkstückgröße. Diese Flecken entwickeln sich oft innerhalb eines Tages und verschwinden nach einem oder mehreren Tagen spurlos wieder. Bei Farbigen ist dies Symptom nicht zu erkennen. Vielleicht sind sie auf Thrombosierung feinster Hautkapillaren durch Trypanosomen und kleine Blutaustritte aus diesen zurückzuführen.

Endlich ist in sehr vielen Fällen eine Beschleunigung des Pulses bis auf 120 Schläge zu beobachten. Der Puls ist voll, etwas gespannt.

Während in diesen ersten Stadien des „Trypanosomen-Fiebers" die Erkrankung einen sehr unbestimmten Charakter zeigt, tritt im weiteren Verlauf eine stärkere Beteiligung des Zentralnervensystems hervor. Subjektiv äußert sich dies in einer Zunahme der Kopfschmerzen, des Druckgefühls auf der Brust und der ziehenden Gliederschmerzen. Die Kranken zeigen objektiv meist ein leicht deprimiertes Verhalten, sie sind ziemlich teilnahmslos, bei manchen läßt sich leichter Tremor der Zunge und der Hände nachweisen. Das Rombergsche Schwanken bei geschlossenen Füßen ist mehr oder weniger deutlich, Unsicherheit des Ganges manchmal recht ausgesprochen. Nicht selten sieht man vorübergehende Lähmungen des Nervus facialis. Die Reflexe sind für gewöhnlich intakt. In vielen Fällen tritt allmählich eine Änderung in der Psyche des Kranken deutlich hervor: Er wird gleichgültig gegen seine Umgebung, sitzt stumpfsinnig da oder er zeigt eine erhöhte Erregbarkeit, wird streitlustig und gemeingefährlich, schreit und lacht unmotiviert vor sich hin. Die Intelligenz der Kranken ist bedeutend beeinträchtigt. Epileptiforme Krämpfe treten auf. In diesem Stadium pflegen nicht selten die anfänglich vergrößerten Lymphdrüsen, speziell die des Halses, wieder zurückzugehen und sich in kleine, harte Knötchen umzuwandeln.

Hieran schließt sich mit unmerklichem Übergang das Stadium der psychischen Depression und des körperlichen Verfalles an. Die Kranken werden immer indifferenter und nun tritt auch immer deutlicher das charakteristische Symptom hervor, welches der Krankheit ihren Namen gegeben hat. Immer länger schläft der Kranke und immer schwerer ist er selbst für die Mahlzeiten aus seiner Somnolenz zu erwecken. Manche Kranke schlafen tatsächlich mit dem Bissen im Munde wieder ein. Ihr Ernährungszustand geht rasch herunter, die Haut wird trocken und rissig, es entwickeln sich Druckgeschwüre und nicht selten gehen die Kranken an einer von diesen ausgehenden Sepsis zugrunde. Oder es entwickelt sich eine eitrige Meningitis, die rasch zum Tode führt. Auch hypostatische und Schluckpneumonien sind häufig. Bei sorgfältiger Pflege kann dieses Stadium sich wochenlang hinziehen. Erst relativ spät tritt Lähmung der Muskulatur des Afters und der Blase ein, die Schlundmuskulatur funktioniert bis kurz vor dem Tode.

Pathologische Anatomie. Der Befund an der Leiche ist im Gegensatz zu der Schwere der Erscheinungen außerordentlich gering. Gewöhnlich ist der Körper hochgradig abgemagert, der häufig beobachtete Milztumor dürfte wohl in den meisten Fällen auf eine chronische Malariainfektion zurückzuführen sein. In unkomplizierten Fällen besteht der makroskopische Befund am Gehirn und Rückenmark nur in einer, serösen Durchtränkung der Arachnoidea und vermehrter Blutfüllung der Gefäße. In anderen Fällen aber bestehen Zeichen einer Meningitis, von trübseröser Durchtränkung der weichen Häute bis zur hochgradigen eitrigen Entzündung der Meningen, speziell an der Basis cerebri. Am Rückenmark sind Hämorrhagien in die weichen Hirnhäute beschrieben worden. Mikroskopisch ist in unkomplizierten Fällen nichts weiter im Gehirn und Rückenmark zu finden als eine geringgradige Infiltration der perivaskulären Lymphscheiden.

Prognose. Die Krankheit kann sich über mehrere Jahre hinziehen, auch wenn sie nicht durch eine spezifische Behandlung beeinflußt wird. Bisher ist eine Spontanheilung noch nicht beobachtet worden, jedenfalls sind Kranke, bei denen Erscheinungen von seiten des Nervensystems bereits ausgebildet sind, ohne eine energische Therapie sicher verloren. Eine solche Mortalität von 100 % steht in der gesamten Pathologie beinahe einzig da.

Therapie. Die Behandlung wird in erster Linie bestrebt sein müssen, alle Trypanosomen im Körper abzutöten. Dies gelingt mit Arsenpräparaten nicht allzu schwierig bei denjenigen Parasiten, die im Blute und den inneren Organen vorhanden sind. Eine Ausnahmestellung nimmt hierin das Gehirn und das Rückenmark ein. Während alle anderen Organe mehr oder weniger beträchtliche Mengen von Arsen in ihre Zellen aufnehmen, finden sich im Zentralnervensystem höchstens Spuren des Metalles. Auch in den Duralsack gehen Medikamente so gut wie gar nicht über. Es ist deshalb wohl erklärlich, daß eine medikamentöse Behandlung nur so lange Erfolg hat, als das Zentralnervensystem und speziell die Zerebrospinalflüssigkeit noch keine Trypanosomen enthält. Die Infektion dieser Organe scheint oft erst sehr spät einzutreten. Gelingt es also, die Kranken vorher energisch zu behandeln, so sind die Aussichten nicht ungünstig; um so günstiger, je früher wir behandeln können.

Von den Arsen-Präparaten ist in erster Linie das Atoxyl zu nennen, von Breinl und Kinghorn in die Therapie der Trypanosomiasis eingeführt.

Es ist das Natriumsalz der Paraamidophenylarsinsäure. In dem käuflichen Salz sind etwa 37 % Arsen enthalten, trotzdem kann es in Dosen bis zu 1 g in 20 % iger Lösung subkutan injiziert werden, ohne ernstlichere Störungen hervorzurufen. Die Behandelten klagen höchstens über ein brennendes Gefühl im Magen, das sich bis zum Erbrechen steigern kann. Wiederholte Injektionen haben eine spezifische Wirkung auf den Nervus opticus; es sind eine Reihe von Sehstörungen und Erblindungen nach Atoxyl beobachtet worden, bei denen weniger die hohe Dosis oder etwa der lange Gebrauch, sondern ohne Zweifel eine individuelle Disposition mitspielte. Es muß deshalb stets auf das geringste Zeichen von Fleckensehen oder Einengung des Gesichtsfeldes geachtet und, falls eine solche Erscheinung auftritt, die Kur sofort unterbrochen werden. Von den englischen Ärzten wird ein dem Atoxyl identisches Produkt, Soamin (Borroughs, Welcome and Comp.) angewendet, dem diese Wirkung auf den Sehnerven angeblich in geringerem Maße eigen sein soll.

Die Methode, die sich in den Händen deutscher Ärzte am besten bewährt hat, besteht darin, dem Kranken an je zwei aufeinander folgenden Tagen eine Doppelinjektion von 0,4—0,5 g Atoxyl subkutan zu machen und diese in Abständen von 14 Tagen 10—12 mal zu wiederholen. Nach einer solchen ca. 5½ Monate dauernden Behandlung wird drei Monate lang mit den Einspritzungen pausiert; während dieser neun Monate ist das Blut alle 14 Tage auf Trypanosomen zu untersuchen. Bei dieser Art des Vorgehens sind jetzt Erblindungen viel seltener geworden.

Die Wirkung des Atoxyls ist in der Tat erstaunlich. Schwerkranke im dritten Stadium gewinnen nach wenigen Injektionen wieder die Fähigkeit, sich aufzurichten, ja zu gehen. Die Schlafsucht nimmt ab, der Kranke gewinnt wieder Interesse für seine Umgebung. Diese Besserung Schwerkranker kann wochenlange anhalten; aber in der überwiegenden Mehrzahl dieser Fälle setzt nach einer mehr oder weniger langen Besserung wieder eine allmähliche Verschlechterung ein, die zwar durch weitere Injektionen wieder etwas zurückgedrängt werden kann, aber gewöhnlich bald zurückkehrt, um endlich, vielleicht nach vielen Monaten den Tod des Kranken herbeizuführen.

Kranke, bei denen eine Behandlungsperiode nicht zur vollen Heilung geführt hat, können zwar nach Ullrichs Erfahrung noch lange am Leben erhalten werden, erliegen aber dann trotz aller Nachbehandlung.

Auch bei den Fällen, bei denen schon deutliche subjektive und objektive Allgemeinerscheinungen vorhanden sind, ist die Dauerwirkung der Atoxylbehandlung zweifelhaft. Kranke dagegen, die bereits im ersten Stadium der Krankheit, solange als einzige Zeichen Drüsenschwellung und vorübergehende Temperatursteigerungen vorliegen, zur Behandlung kommen, haben wesentlich günstigere Heilungsaussichten. Ullrich berechnet sie auf ca. 25 %.

Die Wirkung auf die Trypanosomen ist eine frappante; sie verschwinden bereits nach acht Stunden aus dem Blute und den Lymphdrüsen und bleiben, namentlich wenn dauernd Atoxyl gegeben wird, auch in manchen Fällen verschwunden. Doch gibt es Kranke, in deren Blut trotz ständiger Atoxylzufuhr die Trypanosomen immer wiederkehren. Es dürfte sich hierbei um atoxylfeste Trypanosomenstämme im Sinne Ehrlichs handeln.

Über die Erfolge der Atoxylbehandlung Zahlen anzugeben, ist fast unmöglich, weil die Farbigen nur allzu sehr geneigt sind, sich der Behandlung zu entziehen. Außerdem wurde bei vielen Kranken mit der Behandlungsmethode gewechselt. Von neun Europäern, die ausschließlich mit Atoxyl behandelt worden waren, leben noch sechs, von denen einer noch krank, die übrigen fünf völlig wohl waren. Von diesen waren zwei im ersten, drei im zweiten Stadium in Behandlung gekommen. Seit der Infektion waren 3—5 Jahre verstrichen. Demnach sind von diesen Kranken 55 % als geheilt zu betrachten.

Verschiedene Kombinationen von Atoxyl mit anderen Arsenpräparaten oder mit arseniger Säure, Arsentrisulfid oder mit anderen Chemikalien (Strychnin, Silber- und Quecksilbersalzen) haben keine wesentlich besseren Resultate gezeitigt als das Atoxyl allein.

Von Ehrlich wurde das Arsenophenylglyzin in die Therapie der Trypanosomen eingeführt. Die Urteile über dieses Präparat lauten merkwürdigerweise sehr widerspruchsvoll: von Raven in Togo hat damit sehr gute Resultate: Er injiziert an zwei aufeinanderfolgenden Tagen je 20—25 mg Arsenophenylglyzin pro Kilo Körpergewicht in die Glutäen. Nach solcher einmaligen Behandlung hat er bisher Trypanosomen nur in wenigen Fällen wieder auftreten sehen.

Der große Vorteil einer so kurz dauernden Behandlung liegt auf der Hand. Andererseits aber berichten Eckart, Ullrich und Scherschmidt ziemlich gleichlautend über zahlreiche Rezidive und schwere Vergiftungen, selbst Todesfälle nach Arsenophenylglyzin. Es macht den Eindruck, als ob die Uganda-Trypanosomen im allgemeinen ganz besonders schlecht auf Arsen reagieren. Kopke hat auch bei einem Kranken aus Isle de Prince eine vollständige primäre Atoxylfestigkeit konstatieren können. Eine exakte Erklärung für diesen Unterschied vermögen wir zurzeit nicht zu geben.

Ein drittes Präparat von entschieden trypocider Wirkung ist der Brechweinstein (Plimmer und Thompson). Da die subkutane Injektion des Tartarus stibiatus zu Nekrosen und zu Abszeßbildung führt, injizieren Martin, Broden und Rodhain das Medikament in die Armvene. Sie empfehlen zwei Einspritzungen von 0,1 g im Abstand von zehn Tagen, außerdem aber auch Atoxyl (an zwei aufeinanderfolgenden Tagen bis zu 1,0 g subkutan). Die Einspritzung des Brechweinsteins in die Blutbahn verursacht bei manchen Patienten Kollapsanfälle, krampfartigen Husten und bei fortgesetzter Behandlung Stomatitis. Thiroux empfiehlt deshalb, der Brechweinsteininjektion eine subkutane Gabe von Coffein vorauszuschicken. Brechweinstein kann auch per os gegeben werden; 0,04 g dreimal täglich in Milch wurden von einer Patientin Mansons monatelang gut vertragen.

Ehrlich empfiehlt stets eine kombinierte Behandlung mit mehreren trypociden Mitteln, z. B. mit Arsenikalien und Farbstoffen und bezeichnete als besonders geeignet das sog. Tryparosan[1]). Broden und Rodhain sowie v. Raven haben es an zahlreichen Fällen als nützliches Adjuvans erprobt. Es wird bis zu 20 g pro die vertragen (von einem Negermagen!), wenn man es in 10 Dosen zu 2 g über den Tag verteilt. v. Raven gibt es abwechselnd mit Arsenophenylglyzin: 1. und 3. Tag Tryparosan, 2. und 4. Tag Arsenophenylglyzin.

Das A und Ω der Behandlung der Schlafkrankheit wird es also sein, die der Infektion ausgesetzten Personen so früh als möglich der Behandlung zuzuführen. Bei Europäern ist dies nicht so besonders schwierig; um so mehr bei Farbigen, die die ersten Fiebererscheinungen nicht beachten und außerdem dem Weißen möglichst aus dem Wege gehen. Die Behandlung wird sodann entweder in einer Doppelinjektion von Arsenophenylglyzin, in Verbindung mit Tryparosan, oder in einer Atoxyl- bzw. Soaminkur, eventuell in Verbindung mit Injektion von Tartarus stibiatus zu bestehen haben. Bei der letzteren ist eine ständige Beobachtung des Augenhintergrundes und der Sehschärfe etc. unerläßlich.

2. Trypanosomiasis in Brasilien.

Im Bezirke Minas Geraes in Südbrasilien fand Chagas eine Krankheit namentlich unter den Kindern, als deren Ursache er ein Trypanosoma, Schizotrypanum cruzi entdeckte. Bisher liegen nur ganz wenige Berichte über diese Krankheit, die mit der afrikanischen Trypanosomiasis (Schlafkrankheit) nichts zu tun hat, vor.

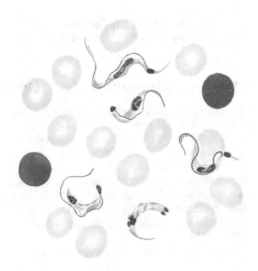

Abb. 278.
Schizotrypanum cruzi.

Im peripheren Blute der Kranken ist das Schizotrypanum anscheinend nur während der Fieberanfälle so zahlreich, daß es mit Hilfe des Mikroskops entdeckt werden kann. In der Zeit zwischen den Anfällen läßt sich die Infektion dadurch nachweisen, daß man einige Kubikzentimeter Blut auf Affen (Pinseläffchen) oder Meerschweinchen verimpft; nach 8—20 Tagen zeigen diese im peripheren Blute die Trypanosomen.

----

[1]) Tryparosan wie Arsenophenylglyzin sind nicht im Handel, können aber in geeigneten Fällen von Herrn Geh.-Rat Ehrlich persönlich erbeten werden.

Die Form des Schizotrypanum läßt sich aus der Figur erkennen. Es ist schlanker und kleiner als Tryp. gambiense, das hintere Ende mehr zugespitzt. Der Blepharoblast ist eiförmig, groß und ragt in Trockenpräparaten meist über die seitliche Kontur des Körpers vor. Der Parasit liegt fast stets frei im Plasma, doch kommen auch Formen vor, die deutlich innerhalb der Blutkörperchen gelagert sind.

Die klinischen Erscheinungen — bisher liegen nur kurze Berichte über zwei Kinder vor — sind die einer hochgradigen Kachexie, die der bei Ankylostomiasis beobachteten, sehr ähnlich ist. Chagas beschreibt die Krankheit folgendermaßen: „Hochgradige Anämie mit starkem organischen Verfall, und eine im Verhältnis zum Alter auffällige Verspätung der Entwicklung mit ausgesprochenem Infantilismus; Ödeme, die bei einigen Patienten generalisiert, bei anderen auf gewisse Zonen beschränkt waren. Schwellungen der oberflächlichen Lymphdrüsengruppen; sehr konstante und oft beträchtliche Milzschwellung, welche nicht auf Malaria zurückgeführt werden konnte; weniger häufig Leberschwellung; endlich verschiedene funktionelle Störungen, besonders des Nervensystems; ein prekärer Zustand der Intelligenz bis zur wirklichen Imbezillität.

Im Harn findet sich etwas Albumen. Es bestehen Fieberanfälle von intermittierendem Typus, die von fieberfreien Perioden unterbrochen werden.

In der infizierten Zone ist die Kindersterblichkeit eine große, sie wird auf Konvulsionen zurückgeführt. In anderen tödlichen Fällen tritt eine wirkliche Wassersucht auf."

Die Übertragung findet statt durch eine große Wanzenart, Conorhinus megistus, welche in den mit Gras gedeckten Hütten der Eingeborenen lebt, tagsüber in Ritzen und Spalten sich versteckt hält und nachts das Blut der Menschen saugt. Das Weibchen ist ca. 3,5 cm lang, das Männchen etwas kleiner.

Im Darmkanal und in Speicheldrüsen solcher teils natürlich, teils experimentell infizierten Conorhinus finden sich verschiedene Entwicklungsstadien des Schizotrypanum. Es gelang, frisch ausgebrütete Larven an einem kranken Pinseläffchen zu infizieren und durch diese die Krankheit zu übertragen, so daß an der Rolle der Conorhinus und der in ihnen gefundenen Parasiten kein Zweifel ist.

In den infizierten Versuchstieren, speziell in deren Lungen, spielt sich ein zweiter Entwicklungszyklus, eine Schizogonie ab.

Im Kondenswasser des von Novy und Mac Neal angegebenen Blutagars kann man diese Flagellaten auch züchten und in Passagen fortpflanzen.

Über therapeutische Versuche ist noch nichts bekannt.

IV. Tropische Splenomegalie (Kala-azar).

Ätiologie. In den achtziger Jahren des vergangenen Jahrhunderts wurden indische Kolonialärzte auf eine Epidemie aufmerksam, die sich in der Provinz Assam entlang den Verkehrsstraßen ausbreitete und sehr zahlreiche Opfer — ca. 20% der Bevölkerung! — forderte. Zuerst für eine Malariaform gehalten, wurde der als „Kála-ázar" („schwarze Krankheit") bezeichnete Symptomenkomplex durch die Entdeckung eines spezifischen Parasiten durch Leishman und kurz darauf durch Donovan als eine Krankheit sui generis abgegrenzt. Seitdem sind zahlreiche Berichte über solche Fälle aus China, Arabien, Ägypten, Tunis und Algerien und neuerdings aus Italien, Sizilien, Sardinien, Griechenland und Portugal veröffentlicht worden.

Der Erreger ist ein Protozoon, Leishmania Donovani, das in die Gruppe der Flagellaten bzw. Binukleaten (Hartmann) gehört und dort eine eigene Gattung bildet. Die Parasiten kommen, meist in großer Zahl, in der Milz, im Knochenmark, der Leber vor. Meist sind sie in große mononukleäre Leukocyten eingeschlossen; mit diesen werden sie dann auch nach anderen Organen und ins periphere Blut ausgeschwemmt. Wichtig ist ihr Vorkommen in der Darmschleimhaut, wo sie im Kapillarendothel oder in Makrophagen eingeschlossen liegen.

Ihr Aussehen wird am besten durch die Abb. 279 erklärt: die kleinen, $2 \times 3\ \mu$ messenden Körperchen mit einem rundlichen und einem zweiten, sehr charakteristisch stäbchenförmigen Kern sind meist in Makrophagen eingeschlossen; durch das Ausstreichen wird das Plasma der Wirtszelle häufig zerstört, so daß die Parasiten frei liegen. Beim Menschen sind andere als diese kleinen ovalen Formen bisher nicht gefunden worden. Sie bilden kein Pigment.

Bringt man sie in geeignetes Nährsubstrat — es genügt eine isotonische Lösung von Natrium citricum —, so entstehen nach einigen Tagen aus diesen Blutformen kleine Flagellaten von keulenförmiger Gestalt. Aus dem kleineren stäbchenförmigen Kerne entwickelt sich eine Geißel. Eine ähnliche Entwicklung spielt sich auch im Darmkanal einer Wanze, Cimex lectularius, ab. Ob diese auch in der Tat der Überträger der Krankheit ist, ist noch nicht experimentell festgestellt.

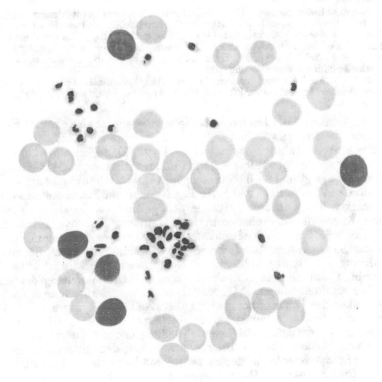

Abb. 279.
Leishmania Donovani.

Nicolle hat in Tunis die Krankheit mehrfach bei Kindern festgestellt und die Parasiten auch auf Hunde übertragen können. Als er zur Kontrolle Hunde, die anscheinend ganz normal waren, untersuchte, fand er in einem geringen Prozentsatz die Parasiten auch bei diesen in Milz und Knochenmark. Es ist daher sehr wahrscheinlich, daß diese gleichsam das Reservoir für die Leishmania darstellen.

Wie die Krankheit vom Hunde auf den Menschen übergehen kann, dafür fehlt noch jede exakte Grundlage. Daß aber auch hier ein blutsaugendes Insekt die Rolle der Überträger spielt, ist nach Analogie mit anderen Protozoenkrankheiten sehr wahrscheinlich. Basile bezeichnet als Überträger den Hundefloh, Pulex serraticeps.

Pathogenese. Soweit sich aus den wenigen Sektionsbefunden, die mikroskopisch genau untersucht sind, erkennen läßt, sind die Leishmanschen Körperchen hauptsächlich Schmarotzer der Kapillarendothelien, ähnlich, wie dies bei den Malariaparasiten beschrieben worden ist. Am wenigsten günstig scheinen ihrer Ansiedlung die Verhältnisse in den Lungenkapillaren zu sein; am geeignetsten die von einem verlangsamten Blutstrom durchspülten Organe, Milz, Knochenmark und Leber. Hier findet auch offenbar eine Ablagerung der mit Parasiten beladenen Makrophagen statt.

Außer dieser mehr mechanischen Beeinflussung der Kapillarendothelien muß aber auch noch eine Toxinwirkung angenommen werden, der die enorme Hyperplasie der Milzpulpa und die Umwandlung des gelben Knochenmarkes in rotes zuzuschreiben ist. In der Leber sind die Zentra der Acini atrophisch und durch eine Art Granulationsgewebe ersetzt. In der Darmwandung werden die Parasiten auch frei im submukösen Bindegewebe gefunden, wo sie — ähnlich wie die Amöben — zur Zerstörung des Epithels und zur Geschwürsbildung Anlaß geben.

Konstant findet man an Kala-azar-Leichen die Zeichen starker Abmagerung, Atrophie der Organe, der Anämie und einen manchmal enormen Milztumor. Das Organ ist derb und fest. Nur das Pulpagewebe ist vermehrt, es enthält die parasitenführenden Zellen, während die Follikel frei davon sind. Die Darmschleimhaut ist hochgradig atrophisch; Christophers beschreibt eine Art Granulationsgewebe, das die Schleimhaut zerstört und zur Geschwürsbildung Veranlassung gibt.

Da bei vielen Kala-azar-Kranken Malaria, Ankylostomiasis, Dysenterie u. ä. vorausging oder gleichzeitig vorhanden ist, so beeinflussen diese Infektionen den Sektionsbefund sehr erheblich.

Symptomatologie. Die tropische Splenomegalie ist eine exquisit chronische Krankheit, die sich gewöhnlich über $\frac{1}{2}$—$1\frac{1}{2}$ Jahre hinzieht.

Die kürzeste Inkubationszeit ist 20 Tage. Dann setzt gewöhnlich unter Schüttelfrost ein heftiges Fieber ein, das bald remittierenden, bald intermittierenden Charakter zeigt und 2—6 Wochen dauern kann. Rogers gibt an, daß häufig innerhalb eines Tages zwei und mehr Remissionen zur Norm eintreten, die von neuen starken Temperatursteigerungen gefolgt sind; er bezeichnet diese stark gezackte Kurve als sehr charakteristisch. Andere Kranken bieten das Bild einer Dysenterie, eines Magendarmkatarrhs, sogar einer Pneumonie. Subjektiv klagen die Kranken über Kopfschmerz, Fiebergefühl, Brechreiz, Schmerzen im Epigastrium, also lauter unbestimmte Symptome. Objektiv ist außer Fieber, ev. Durchfall und geringer Anämie nur eine mäßige Schwellung der Milz und der Leber zu konstatieren. Diese unbestimmten Erscheinungen lassen mit dem Absinken des Fiebers nach, kehren aber nach einigen Tagen, selbst Wochen wieder, und so wechseln fieberfreie und Fieberperioden während 1—3 Monaten miteinander ab; die Milz- und Leberschwellung und die Anämie aber schreitet langsam vor. Indem nun die Intervalle zwischen den Anfällen immer kürzer werden, geht die Krankheit in das zweite Stadium, das des kontinuierlichen mäßigen Fiebers über. Doch treten Anfälle hoher Temperatur bis 40⁰ auch jetzt noch auf. Die Kranken magern immer mehr ab, sind hochgradig anämisch; im Gegensatz zu der Magerkeit des Körpers steht der durch die enorm vergrößerte Milz und Leber aufgetriebene Bauch. Die Milz reicht manchmal bis ins kleine Becken hinab. Die Haut wird trocken und hart; die angeblich dunklere Färbung der Haut, die der Krankheit den Namen gab, ist von mehreren Autoren vermißt worden. Häufig treten papulöse und ulzeröse Exantheme der Haut hinzu. Spannung und Schmerzhaftigkeit des Leibes nehmen zu. Es bilden sich Knöchelödeme, manchmal auch Aszites aus. Die Zahl der roten Blutkörperchen sinkt auf 2—3 Millionen, die der weißen auf 7—800 pro cmm; namentlich die polymorphonukleären sind vermindert. Quälend sind die Durchfälle, die den Kranken nicht zur Ruhe kommen lassen. Es bildet sich eine Neigung zu Blutungen aus: aus dem Zahnfleisch, der Magen- und Darmschleimhaut, in die Haut, die Skleren und in die Hirnhäute. Solche Blutungen führen manchmal akut den Tod des Kranken herbei. Schließlich sinken die Körperkräfte aufs äußerste, und die Patienten gehen entweder an

Entkräftung oder an Peritonitis infolge von Perforation eines Darmgeschwürs, an Phthisis, Pneumonie, Noma, Enteritis oder Sepsis, von Dekubitalgeschwüren ausgehend, zugrunde.

Vergegenwärtigen wir uns noch, daß Malaria, Dysenterie, Ankylostomiasis und andere Krankheiten als Komplikationen hinzutreten können, so verstehen wir, weshalb vor der Entdeckung der Leishmania so große Unklarheit über das Wesen der Splenomegalie herrschte.

Diagnose. Die Diagnose kann allein auf Grund des Parasitennachweises gestellt werden. Das Durchsuchen von Leukocyten in Ausstrichen des peripheren Blutes ist sehr zeitraubend und oft umsonst. Man wird also versuchen, die Parasiten da aufzusuchen, wo sie in größerer Zahl vorkommen, in Milz, Leber und Knochenmark. Die Milzpunktion wird derart ausgeführt, daß eine ca. 6 cm lange Hohlnadel in das vergrößerte Organ eingestochen wird und, während der Kranke den Atem möglichst anhält, etwas Milzsaft mit einer Spritze, die absolut trocken sein muß, aspiriert wird. Da nun aber mehrfach Todesfälle infolge Verblutens aus dem geschwellten Organ vorgekommen sind, so käme die Punktion der Leber in Betracht. Hier ist die Gefahr der Blutung geringer, aber auch die Ausbeute an Gewebssaft und Parasiten weniger sicher. Vielleicht ist es einfacher, unter Lokalanästhesie eine Rippe freizulegen, diese zu trepanieren und das Knochenmark zu untersuchen.

Da die rein klinische Diagnose im ersten Stadium eine sehr unsichere ist, so erscheint es nicht ausgeschlossen, daß in diesem Abschnitt auch noch Heilungen vorkommen. Price gibt sogar an, nach Ablauf der Epidemie in Assam mit ca. 96% Mortalität nur mehr eine solche von 73,6% gesehen zu haben. Wenn aber die Fieberanfälle sich zu einem kontinuierlichen Fieber zusammengeschlossen haben, so ist eine Heilung nach bisherigen Erfahrungen nur äußerst selten. Rogers kontrollierte die Leukocytenzahl des Blutes: wenn diese unter 2000 pro cmm sinkt, so ist eine rasche Entwicklung der Krankheit zu erwarten.

Therapie. Die Therapie hat bisher keinen sicheren Erfolg gehabt. In den ersten Stadien soll Chinin, täglich oder zweitägig in hohen Dosen (1,0) intramuskulär injiziert, nützlich sein. Rogers empfiehlt die Leukocytenzahl als Richtschnur für die Therapie: gelingt es, diese zu heben, so ist Aussicht auf Heilung vorhanden. Auch Versuche mit Darreichung von Knochenmark haben wenig ermutigende Resultate gezeigt. — Die neuesten Fortschritte der Chemotherapie eröffnen die Aussicht, daß Präparate, die gegen andere Protisten sich als wirksam erwiesen (Arsenikalien, Farbstoffe), sich auch gegen Kala-azar bewähren werden. Manson berichtet, daß er bei zwei Fällen Atoxyl in täglichen Injektionen von 0,18 g mit Erfolg angewendet habe.

Die Erfahrungen mit Arsenophenylglyzin und Salvarsan sind bisher noch zu wenig zahlreich, um ein Urteil zu gestatten. Auch Versuche mit Röntgenstrahlen (s. Leukämie) wären angezeigt.

Da die Art der Übertragung des Kala-azar noch unklar ist, so kann von einer speziellen Prophylaxe nicht die Rede sein.

Auf Grund gewisser morphologischer Eigentümlichkeiten, vor allem wegen der Befunde bei Kindern, trennt Nicolle die Leishmania infantum von Leishmania Donovani. Nach den Erfahrungen von Gabbi und seinen Mitarbeitern kommt die Infektion in Italien auch bei Erwachsenen vor. Bei Kindern fallen zuerst Durchfälle auf, die von unregelmäßigem Fieber begleitet sind;

das Kind magert ab, seine Milz schwillt oft enorm an. Ein großer Prozentsatz der Kinder erliegt der schweren Kachexie. Nicolle hat bisher nur einen Fall von Heilung beobachtet. Die Therapie hat bisher noch keine Erfolge aufzuweisen.

Im Sekret und Belag der sog. Delhi- oder Aleppo-Beule hat Wright Parasiten gefunden, die ganz der Leishmania Donovani gleichen und als Leishmania tropica bezeichnet werden. In welcher Beziehung die beiden Prozesse, das Hautleiden und die allgemeine Infektion (Kala-azar), miteinander stehen, ist noch nicht geklärt.

Literatur.

Allgemeines.

Castellani und Chalmers, Manual of tropical diseases. London 1910. — Grall u. Marchoux, Paludisme. Paris 1910. — Handbuch der Tropenkrankheiten. Herausgeg. von C. Mense, 3 Bde. 1905/06. — Manson Sir Patrick, Tropical diseases. London. — Nocht, Vorlesungen für Schiffsärzte. Leipzig 1906. — Scheube, B., Die Krankheiten der warmen Länder. 1911.

Malaria.

Roß, R., Report on the prevention of Malaria in Mauritius. London. — Roß, Prevention of Malaria. London 1910. — Ruge, Malariakrankheiten, 1906. — Schilling, Tropenhygiene. Leipzig 1909. — Ziemann, Malaria und Schwarzwasserfieber, in Menses Handbuch, Bd. 3.

Febris recurrens.

Koch, R., Über afrikanischen Rekurrens. Berl. klin. Wochenschr. 1906. — Schilling, Rückfallfieber. In Menses Handb., Bd. 3, S. 668. —

Trypanosomenkrankheiten.

Sleeping sickness Bureau, Bulletin of the, Vol. 1—3. London, Royal Society. — Kleine und Taute, Trypanosomenstudien. Arb. a. d. Kais. Gesundh.-Amte, Bd. 31, Hft. 2.

Kala-azar.

Gabbi, Kala-azar in Sicilia et Calabria. Stud. mal. trop. della Calabria 1910, Vol. 1. — Leishman, Kala-azar. In Menses Handb., Bd. 3, S. 591. — Nicolle, Kala-azar. Arch. de l'Inst. Pasteur de Tunis 1910 u. 1911.

Gelbfieber.

Von

Claus Schilling.

Mit 1 Abbildung.

Ätiologie. Das Verbreitungsgebiet des Gelbfiebers umfaßt Zentralamerika, die Inseln des Golfs von Mexiko und die Ostseite Südamerikas. Von hier aus ist es nach Westafrika verschleppt worden; von hier aus griff es auch in vereinzelten Ausbrüchen nach den Südstaaten Nordamerikas und nach Spanien, Portugal und Italien hinüber.

Das Gelbfieber ist eine Infektionskrankheit. Der Erreger ist ein unterhalb der Grenze der mikroskopischen Sichtbarkeit liegender, belebter Mikroorganismus, der durch Porzellanfilter hindurch geht. Er kreist nur während der ersten drei Tage des Fiebers im Blute. Mit diesem wird er von einer Stechmückenart, Stegomyia calopus (fasciata), einer unserer gewöhnlichen Stechmücke nahe verwandten Culex-Art, aufgenommen und kann von dieser nach 13 und mehr Tagen wieder auf Gesunde mit dem Stich überimpft werden. Diese Mückenart existiert in Europa nur in einigen Teilen Süditaliens, Südfrankreichs und der iberischen Halbinsel. In den Tropen ist sie fast überall zu finden.

Wir verdanken diese Kenntnis hauptsächlich der Tätigkeit der Amerikanischen Kommission in Havana unter Reed und der französischen Expedition in Rio de Janeiro von Marchoux und Salimbeni.

Epidemiologie. Epidemiologisch merkwürdig sind die Ausbrüche von Gelbfieber in Westafrika (z. B. 1905/06 in Dahomey und Deutsch-Togo): es konnte nämlich keine Quelle dieser kleinen Epidemien ermittelt werden. Vielleicht trifft es, wie in Westindien, auch hier zu, daß unter den Kindern die Krankheit in anderer Form verläuft als bei Erwachsenen, namentlich bei Nichteinheimischen, daß deshalb solche Fälle bei Kindern nicht beachtet werden und so die Infektion dauernd fortgepflanzt wird.

Pathogenese. Das Virus bezw. das durch den Erreger erzeugte Toxin ruft im menschlichen Organismus Fieber, sowie heftige Entzündungen und Nekrosen der Epithelien der Leber, der Nieren und des Darmkanals hervor. Außerdem schädigt es die Kapillarendothelien, namentlich des Magens und Darmes, so daß schwere Blutungen in den Verdauungskanal hinein erfolgen. Eine Folge der Veränderungen im Leberparenchym ist der Ikterus, der der Krankheit den Namen gab, ferner eine Stauung in den Venen des Pfortadersystems, ganz besonders in denen des Magens und Duodenums. Deshalb treten in diesen Abschnitten des Darmes auch vorzugsweise Blutungen auf.

Symptomatologie. Die Inkubationszeit beträgt 3—5 Tage, in einzelnen experimentellen Fällen auch bis zu 13 Tagen (Marchoux und Salimbeni). Gewöhnlich setzt die Krankheit ohne prämonitorische Symptome mit Schüttel-frost und Fieber ein; aber schon hier zeigt sich, daß die Krankheit sehr weite Abstufungen in bezug auf die Schwere des Verlaufes aufweisen kann. Das Initialfieber kann zwischen 38 ⁰ und 41 ⁰ schwanken und demgemäß das Krankheitsgefühl ganz verschieden stark sein. Je niedriger sich das Fieber hält, desto günstiger ist die Prognose. Der Puls ist stets beschleunigt (bis 130 Schläge), voll und schnellend. Die Kranken klagen über Kopf- und Gliederschmerzen; ganz besonders charakteristisch sind heftige Schmerzen in der Lendengegend („coup de barre"). Das Gesicht hat ein eigentümlich gedunsenes Aussehen und ist stark gerötet, „wie das eines Betrunkenen",

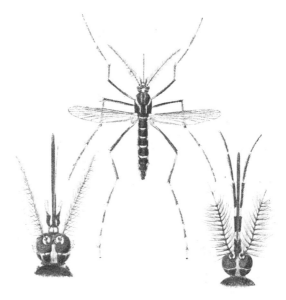

Abb. 280.
Stegomyia callopus, nach Dönitz, oben Weibchen, ca. 3¹/₂ mal vergrößert,
links unten Kopf von ♀, rechts unten Kopf von ♂.

die Konjunktiven sind injiziert, es besteht Lichtscheu. Als ganz besonders charakteristisch und für die Diagnose wertvoll wird hochgradige Druckempf-findlichkeit im Epigastrium, verursacht durch Spannung im Venensystem des Magens und Duodenums, angegeben (Caroll). Es besteht Aufstoßen und Erbrechen gallig gefärbter Schleimmassen. Ferner soll der Kranke einen sehr charakteristischen Geruch verbreiten, „wie in einem Fleischerladen".

Nachdem das Fieber 48—96 Stunden, manchmal auch noch etwas länger, angedauert, sinkt es plötzlich wieder zur Norm ab. Schon jetzt kann in den schwersten Fällen Kollaps, ja der Tod infolge Herzinsuffizienz eintreten. Gewöhnlich aber dauert die Remission nur wenige Stunden, es setzen jetzt die schweren Erscheinungen von seiten der inneren Organe ein. Am dritten Tage der Erkrankung macht sich, zuerst an den Skleren, dann schnell über den ganzen Körper fortschreitend, Ikterus bemerkbar. Am zweiten oder dritten

Tag finden sich im Urin einige hyaline Zylinder und Spuren von Eiweiß. Aber nur in leichtesten Fällen verschwindet das Albumen bald wieder aus dem Harn, und die Krankheit geht in wenigen Tagen vorüber; gewöhnlich ist nach 24 Stunden der Harn stark vermindert, durch Gallenfarbstoff dunkelbraungelb gefärbt und stark eiweißhaltig. Er enthält jetzt massenhaft granulierte Zylinder und degenerierte Nierenepithelien, auch Blut. Die Urinmenge sinkt von Tag zu Tag, so daß schließlich nur mehr wenige hundert Kubikzentimeter entleert werden. Dem Erbrochenen sind am vierten oder fünften Krankheitstage zuerst einige braune oder schwarze Krümelchen beigemengt, in schwereren Fällen ist der Mageninhalt schwarzbrauner, kaffeesatzartiger Schleim, in allerschwersten besteht das Erbrochene aus reinem dunklen Blut. Auch der Kot weist alle Abstufungen von Beimengungen einiger schwarzer Krümel bis zu rein blutigen Stühlen auf. Es treten auch Blutungen aus der geschwellten Zunge und dem schwammigen Zahnfleisch auf. Öfters erliegen die Kranken dann den Folgen der schweren Blutverluste. Die Patienten machen in diesem Stadium stets einen sehr schwerkranken Eindruck: der Körper magert rapide ab, die Kräfte verfallen schnell, es treten Delirien hinzu und der Kranke geht im Koma zugrunde. Oder aber die Herzaktion wird immer weniger genügend, es tritt Kollaps und Herztod ein. In günstigen Fällen aber fällt das Fieber vom siebenten oder achten Tag an staffelförmig ab, die Blutungen und das Erbrechen hören auf, das Eiweiß verschwindet und die Harnmenge steigt, und langsam erholt sich der Kranke wieder. Die Mortalität ist in den einzelnen Epidemien sehr verschieden, sie schwankt im allgemeinen zwischen 15 und 75%, kann aber über 90% steigen.

Rückfälle können noch mehrere Tage nach eingetretener Entfieberung vorkommen. Sie sind oft durch ungeeignete Kost veranlaßt. Kaffeesatzartiges Erbrechen setzt wieder ein, die Temperatur steigt, der Harn zeigt neuerdings Eiweiß. Solche Rückfälle sind höchst ernst zu nehmen, da der geschwächte Organismus, namentlich das Herz, ihnen keine Reservekräfte mehr entgegenzusetzen hat.

Bei Kindern tritt das Gelbfieber in einer abortiven Form auf. Es gleicht häufig dem ersten Fieberparoxysmus der Erwachsenen, ist aber am dritten Tage bereits zu Ende, so daß es nicht zu Ikterus und Nephritis kommt. In anderen Fällen aber kommt vom vierten Tage ab das typische Krankheitsbild wie beim Erwachsenen zur Entwicklung.

Das Überstehen der Erkrankung verleiht in der Mehrzahl der Fälle Immunität, die aber, soll sie dauernd eine völlige bleiben, anscheinend durch häufige Reinfektionen aufrecht erhalten werden muß.

Pathologische Anatomie. Gelbfieberleichen weisen ein eigentümliches Gemisch von gelber und livider Färbung auf. Je nach der Dauer der Krankheit sind auch die Befunde an den inneren Organen verschieden deutlich, Ikterus fehlt nur in den frischesten Fällen. Die Leber ist lebhaft gelb gefärbt, geschwollen, die Zeichnung verwaschen. Das Gewebe zeigt mikroskopisch alle Stadien von trüber Schwellung bis zur völligen Nekrose der Parenchymzellen. Die Nierenrinde ist gelbgraurötlich, die Markkegel hyperämisch; die Epithelien sind bald nur körnelig getrübt, bald fettig degeneriert. Die Milz ist meist gar nicht vergrößert. Magen- und Duodenalschleimhaut sind geschwollen, zum Teil nekrotisch, hochgradig kongestioniert und mit Blutungen durchsetzt. Der Inhalt besteht aus Schleim, mit mehr oder weniger verändertem Blute gemischt. Kleine Hämorrhagien finden sich in den serösen Überzügen der Organe, im Endokard und im Gehirn. Das Herz ist gewöhnlich schlaff, die Farbe der Muskulatur trübe graugelb.

Diagnose. Die Differentialdiagnose kann bei den ersten Fällen einer Epidemie — und gerade diese sind in prophylaktischer Beziehung höchst wichtig! — sehr schwierig, ja unmöglich sein. Malaria und Rekurrens lassen sich durch das Mikroskop feststellen; bei Denguefieber pflegen frühzeitig Gliederschmerzen aufzutreten. Akute gelbe Leberatrophie pflegt von Konvulsionen und Delirien begleitet zu sein. Vergiftungen mit Pflanzengiften oder mit Phosphor können in den Anfangsstadien nicht ausgeschlossen werden. Von entscheidender Bedeutung wird stets der Zusammenhang des Falles mit einem notorischen Gelbfieberherde sein. Im weiteren Fortschreiten der Krankheit dürfte die Diagnose immer klarer werden.

Die **Prophylaxe** hat gegenüber dem Gelbfieber da, wo sie energisch und planvoll durchgeführt wurde, in kurzer Zeit Resultate gezeitigt, wie sie bei keiner anderen Krankheit erzielt worden sind. Als Beispiel mag Rio de Janeiro gelten: durch Einführung einer strengen Meldepflicht, durch Isolierung aller verdächtigen Fälle in moskitosicheren Räumen und durch eine vortrefflich organisierte Kampagne gegen die Stechmücken (Räucherungen, Vernichtung ihrer Brutplätze) ist es Oswaldo Cruz im Laufe von vier Jahren gelungen, die Mortalität in Rio de Janeiro von 289 (i. J. 1905) auf 0 Fälle (1909) herunterzudrücken. Ähnliche Resultate wurden von Gorgas in Habana 1902 und neuerdings von demselben beim Bau des Panamakanals erzielt. In welcher Weise das Gelbfieber in Gegenden, wo es offenbar als latente Endemie vorhanden ist, zu bekämpfen ist, können wir nicht sagen, da wir nicht wissen, in welcher Weise die Krankheit sich von einer Epidemie zur folgenden erhält.

Therapie. Eine ätiologische Therapie des Gelbfiebers besitzen wir nicht. Da wir den Krankheitserreger nicht kennen, auch die Infektion bei Tieren nicht künstlich hervorrufen können, so ist kaum Aussicht auf eine solche Therapie vorhanden.

Da das Virus im Blute kreist und wohl in erster Linie durch die Nieren ausgeschieden wird, da ferner das Pfortadersystem am stärksten beeinflußt wird, so wird es in den ersten Stadien der Krankheit unser Bestreben sein müssen, einerseits eine möglichst intensive Durchspülung der Nieren und des Pfortaderkreislaufes zu bewirken, andererseits die Ausscheidung des Virus zu begünstigen.

Der Kranke bedarf auch in leichteren Fällen der Bettruhe. Durch eine Kalomeldosis, später durch leichte Abführmittel (Natrium sulfuricum) wird man die Tätigkeit des Magens und Darmes anregen.

Wichtig ist die Bekämpfung des Erbrechens durch ruhige horizontale Rückenlage, eisgekühlte Getränke in kleinen Schlücken oder durch die (bei „Malaria" angegebene) Chloroformmixtur. Man gebe verdünnten kalten Champagner, Limonaden, Kognak in Milch, Fruchteis u. a., soviel der Kranke verträgt, in kleinen Mengen und oft wiederholt. Sehr empfohlen wird der Zusatz von Natriumbikarbonat zu Zuckerwasser. Bei dauerndem Erbrechen sind hohe warme Einläufe mit etwas Natriumbikarbonat anzuwenden; mit gut sterilisierter (½ Stunde) intravenöser Kochsalzinfusion (0,9 %) warte man nicht zu lange. Die Hauttätigkeit kann durch lauwarme Abwaschungen und durch einige Gaben von Spirit. aether. nitrosi, 20—30 Tropfen stündlich, befördert werden. Von den Diuretica kommen in erster Linie die kardialen in Betracht. Durch Injektion von Digalen schont man den Magen und befördert die Zirkulation in Pfortader und Nieren. Tritt blutiges Erbrechen ein, so wird man versuchen, durch Eingeben von Adrenalin (10—20 Tropfen der 1‰ Lösung) die Blutung zu stillen; außerdem eine Eisblase auf das Epigastrium *auflegen.*

Kopfschmerzen werden durch die Eisblase, die Kreuz- und Leibschmerzen durch Sinapismen gelindert. Das Fieber wird man durch kühle Abwaschungen herabzudrücken versuchen.

Große Sorgfalt ist der Diät zuzuwenden. Namentlich während der Intermission und der Rekonvaleszenz darf nur flüssige, nahrhafte und leicht resorbierbare Diät gegeben werden (Milch, Schleimsuppen, Gelees, Eier, Fleischsaft u. a.).

Literatur.

Caroll, Gelbfieber, Menses Handb., Bd. 2, S. 108. — Otto, Gelbfieber, in Kolle-Wassermanns Handb. d. path. Mikr. 2. Erg.-Bd. — Otto und Neumann, Studien über Gelbfieber in Brasilien. Zeitschr. f. Hyg. 1905, Bd. 51, S. 357.

Denguefieber.

Von

Claus Schilling-Berlin.

Das Denguefieber, oder, wie es die Engländer sehr charakteristisch nennen, „break-bone-fever", ist eine Krankheit der Tropen und Subtropen. Doch sind auch in Griechenland und Spanien und in Nordamerika (bis zu 41⁰ n. Br.) Epidemien beobachtet worden. An einer weit verbreiteten Epidemie 1873 konnte Manson nachweisen, daß sie langsam den großen Wegen des Seeverkehrs folgte.

Es ist in erster Linie charakterisiert durch sein Auftreten in scharf abgegrenzten Epidemien, die in den Tropen meist in der heißeren Jahreszeit einsetzen und mit dem Beginn der kühleren Monate wieder verschwinden. Es muß aber angenommen werden, daß vereinzelte, häufig gar nicht als „Dengue" erkennbare Fälle auch in der Zeit zwischen den Epidemien vorkommen und so eine Epidemie mit der folgenden verbinden. Neben dem plötzlichen Auftreten und ebenso raschen Schwinden der Epidemien ist es für diese charakteristisch, daß sie eine sehr hohe Morbidität, auch unter den besser situierten Klassen der Bevölkerung, zeigen, daß aber die Erkrankungen so gut wie ausnahmslos in Heilung übergehen.

Gebiete mit geringer Höhe über dem Meer werden von dem Denguefieber bevorzugt, doch sind nur Orte über 1600 m über Meer vor Epidemien sicher. Auffallend ist, daß die Erkrankung fast gleichzeitig alle Bewohner eines Hauses befällt, daß sie z. B. von Haus zu Haus eine Straße entlang kriecht.

Ätiologie. Der Erreger des Denguefiebers ist noch unbekannt. Daß es sich um einen lebenden, vermehrungsfähigen Organismus handeln muß, werden wir weiter unten sehen. Nach Versuchen von Ashburn und Craig läßt sich die Krankheit durch Blut, das durch Chamberlain-Porzellanfilter geschickt wurde, übertragen; der Erreger muß also an oder unter der untersten Grenze mikroskopischer Sichtbarkeit stehen. Daß Moskitos und zwar Culex fatigans die Krankheit übertragen, hat Graham 1903 sehr wahrscheinlich gemacht und Ashburn und Craig 1907 bewiesen. Ein Freiwilliger, der, soweit nachweisbar, bisher der Infektion nicht ausgesetzt war, ließ sich von Moskitos (Culex fatigans) stechen, die zwei Tage zuvor an einem Denguekranken gesogen hatten. Drei Tage später stieg seine Temperatur ohne nennenswerte Symptome, aber am vierten Tag entwickelte sich das typische Bild des Denguefiebers. Wenn das experimentelle Material auch noch gering ist, so beweist es doch zur Genüge, daß auch diese Krankheit zu den durch blutsaugende Insekten übertragbaren gehört. Einen Entwicklungszyklus macht der Parasit im Moskito offenbar nicht durch; das stimmt gut überein mit der rapiden Ausbreitung einer Epidemie. Daß außerdem noch Kontaktinfektion vorkomme, wird von manchen älteren Autoren behauptet; zum mindesten ist die unmittelbare Übertragung nicht die Regel.

Symptomatologie. Wenn auch ausgeprägte Fälle ein sehr typisches Bild der Krankheit aufweisen, so wird doch von allen Autoren betont, daß im Verlaufe einer Epidemie auch Fälle vorkommen, die man, fielen sie nicht gerade in diese Periode, kaum als Dengue würde diagnostizieren können.

Allein das Fieber ist in allen Fällen vorhanden. In den Versuchen von Ashburn und Craig mit intravenöser Infektion und durch Moskitostiche betrug die Inkubationszeit $2\frac{1}{2}$—7, im Durchschnitt etwa 3 Tage. Manson beobachtete in einem Falle eine solche von 24 Stunden.

Prodromalerscheinungen sind nicht selten, aber völlig unbestimmt. Fieber kann schon vorhanden sein, noch ehe sich der Infizierte überhaupt krank fühlt. Die schweren Erscheinungen aber setzen plötzlich mit heftigen Schmerzen, namentlich in den Hüften ein, nach van der Burg vor allem in den Gelenken; dazu tritt Kopfweh, große Schwäche und Fieber. Ein Schüttelfrost ist selten. Die Gelenke können leicht geschwollen und gerötet sein. Ganz besonders aber sind es die Muskeln, die sehr schmerzhaft und steif sind; aktive Bewegungen sind oft äußerst schmerzhaft. Das Gesicht und auch die Haut des Körpers ist lebhaft gerötet, trocken und heiß, die Konjunktiven injiziert und feuchtglänzend. Die Rötung der Haut ist nicht skarlatinös, sondern ähnelt der beim Sonnenstich. Der Puls ist auf 120 und mehr Schläge akzeleriert, hart. Katarrh der Nasen-, der Kehlkopf- und Respirationsschleimhäute fehlt meist; dagegen sind Diarrhöen und Erbrechen nicht selten. Die Zunge ist in der Mitte belegt, an den Rändern stark gerötet. Der Appetit liegt ganz darnieder. Die Kranken fühlen sich schwerkrank, sind unruhig, können sich aber nicht ohne heftige Schmerzen bewegen.

Nach etwa 24—48 Stunden sinkt in typischen Fällen das Fieber ab und damit tritt ein Nachlassen aller subjektiven Symptome ein. Schon am 2., meist aber erst am 4. oder 5. Tage tritt nun der für Dengue charakteristische Hautausschlag ein: Zuerst in den Handflächen, auf dem Handrücken, den Vorderarmen, auf der Brust, am Rücken, ja über den ganzen Körper, auch an den Fußsohlen entstehen kleine rote, etwas erhabene Pünktchen und Fleckchen bis zu Erbsengröße, die am besten mit Masern zu vergleichen sind. Manchmal fließen sie zusammen zu größeren Flecken, die sich dann intensiver röten und an Scarlatina erinnern können. Jucken des Ausschlages fehlt. Gewöhnlich am 5. Tage setzt neuerdings Fieber mit ähnlichen subjektiven Symptomen wie das erste Mal ein, das dann am 6. oder spätestens 7. Tag kritisch abfällt, manchmal begleitet von Schweiß. Damit ist die Krankheit beendet. Das Exanthem blaßt, je nach dem erreichten Intensitätsgrade, schneller oder langsamer ab und heilt unter Bildung kleiner Schuppen. Die Rekonvaleszenz geht meist rasch vonstatten. Doch schildert Manson eine verlangsamte Rekonvaleszenz mit andauernder Schmerzhaftigkeit der Muskeln, weniger bei passiven Bewegungen als dann, wenn der Kranke diesen aktiv Widerstand leisten will.

Als Komplikationen werden Lungenödem und Meningitis erwähnt. Eine Erkrankung an Dengue bei vorher bereits geschwächten Personen schafft eine gesteigerte Disposition für andere akute Infektionskrankheiten, so daß, wenn die Rekonvaleszenz nicht recht fortschreiten will, ein Erholungsurlaub bzw. die Heimreise gefordert werden muß.

Nach dem Überstehen tritt Immunität ein, die aber höchstens ein Jahr dauert (Hare). Doch sind auch Rückfälle bzw. Neuinfektionen während derselben Epidemie beobachtet worden.

Diagnose. Die Differentialdiagnose ist im Verlauf einer Epidemie nicht schwer; dagegen ist die Erkennung der ersten, namentlich atypischer Fälle, sehr schwierig. Namentlich das Gelbfieber ist in den ersten drei Tagen schwer von Denguefieber zu unterscheiden. Doch tritt in typischen Gelbfieberfällen schon frühe Eiweiß im Harn auf, das bei Dengue fehlt. Das Erbrechen ist bei Gelbfieber gewöhnlich sehr heftig, hält sich dagegen bei Dengue in mäßigen Grenzen und nimmt nicht den Charakter des berüchtigten „Vomito nero" an. Vom dritten oder vierten Tage ab dürfte dann die Unterscheidung keine Schwierigkeiten mehr bereiten. Auch Influenza kommt in Betracht; sie geht aber nie mit so heftigen Muskel- und Gelenkschmerzen einher als das Denguefieber.

Therapie. Die Therapie kann, da wir den Erreger nicht kennen und pathologisch-anatomisches Material nicht vorliegt, nur eine symptomatische sein. Das Fieber wird man mit Antipyreticis oder kühlen Abwaschungen und Bädern zu beeinflussen suchen. Die Gliederschmerzen werden nur durch energische Morphiumdosen gelindert; Aspirin ist zu versuchen; Akonitin wird von Manson empfohlen. Von Stimulantien wird allgemein abgeraten.

Die Prophylaxe deckt sich, da es sich um eine durch Moskitos übertragbare Krankheit handelt, völlig mit der der Malaria und des Gelbfiebers. Es kann deshalb auf das dort Gesagte verwiesen werden. Wegen der Schwierigkeit der Unterscheidung von Gelbfieber wird es zweckmäßig sein, verdächtige Fälle moskitosicher abzuschließen.

Literatur.

Ashburn and Craig, Investigations regarding the etiology of Dengue fever. Philipp. Journ. of Science; medic. Sciences, Nr. 2, 1907, Vol. 2. (Außerdem die beim Kapitel „Protozoenkrankheiten" angeführten Lehr- und Handbücher der Tropenkrankheiten.)

Beriberi.

Von

Claus Schilling-Berlin.

Die Beriberi (Kaké der Japaner) verläuft unter dem Bilde einer Polyneuritis und zwar speziell der motorischen und sensiblen Nerven der Extremitäten und des Herzens.

Sie ist vorwiegend eine Krankheit der Tropen; die wichtigsten Herde weist das tropische Asien, speziell der malayische Archipel auf, dann folgt Südamerika, speziell die Küste von Brasilien, endlich Afrika; auch in Nordaustralien sind autochthone Fälle beobachtet worden. Aber auch auf die Subtropen und die gemäßigte Zone greift die Beriberi über. In Europa ist nur einmal eine autochthone Epidemie vorgekommen, nämlich in der Irrenanstalt in Dublin 1894—1896.

Ätiologie. Vom ätiologischen Gesichtspunkte aus müssen wir als erwiesen annehmen, daß gewisse Fälle von Beriberi auf Infektion zurückzuführen sind. Ob daneben beim Menschen eine rein alimentäre Form der Beriberi vorkommt, diese Frage werde ich weiter unten besprechen.

Daß in der Tat Beriberierkrankungen vorkommen, deren Ätiologie auf keine andere Weise erklärt werden kann, als durch die Übertragung eines Krankheitserregers vom Kranken auf Gesunde, ist durch eine Reihe von Beobachtungen festgestellt. So führt Baelz Fälle aus Japan an, bei denen die Verschleppung durch Kranke, das isolierte Vorkommen in verseuchten Krankensälen, Zimmern, Gefängnissen deutlich hervortritt. Ähnliche Beobachtungen machte Tsuzuki, Angier, Ingram, Durham, Gaide, Scheube u. a. Zwei besonders eklatante Fälle kamen auf der Kerguelen-Station der deutschen Südpolarexpedition vor.

Durch schwerkranke chinesische Arbeiter war die Krankheit dorthin eingeschleppt. Viele Monate, nachdem die Chinesen die Insel verlassen hatten, erkrankte ein Mitglied der Expedition, das nie mit den Chinesen selbst in Berührung gekommen war, später dann ein zweiter Herr, der mit jenen Arbeitern die Stationen erbaut hatte; dieser ist seiner Erkrankung nach monatelangem Leiden erlegen, während der Erstgenannte im Stadium schwerster Erschöpfung nach Australien gebracht werden konnte, wo er sich wieder erholte. Ein Einfluß der Nahrung ist in diesem Falle völlig auszuschließen. Diese Fälle sind ganz besonders deshalb bemerkenswert, weil die Infektionsquelle genau bekannt ist, und weil sie sich in einem kalten Klima abspielten, das im schärfsten Gegensatz zu den Tropen steht.

Der Erreger ist bisher noch nicht festgestellt; alle bisher als solche angesprochenen Organismen — Bakterien, Protozoën — konnten ernsthafter Kritik nicht standhalten. Speziell ist keiner der Versuche, den Erreger an oder in verschiedenen Nahrungsmitteln zu finden, eindeutig ausgefallen. Stanton hat mehr als 1000 systematische Untersuchungen an Beriberikranken ausgeführt, ohne einen spezifischen Erreger nachweisen zu können. Ebenso sind die Angaben, daß es gelungen sei, durch Überimpfung von Blut oder Organemulsionen bei Tieren Beriberi zu erzeugen, mit größter Skepsis aufzunehmen. Auch über die Art und Weise, wie dieser supponierte Erreger vom Kranken auf Gesunde übergeht, sind wir noch gänzlich im unklaren. Ein direkter, wenn auch inniger Kontakt mit Kranken scheint die Infektion nicht notwendig hervorzurufen. Dagegen sprechen manche Beobachtungen dafür, daß das Virus an bestimmte Lokalitäten gebunden ist.

Die Jahreszeit hat einen unzweideutigen Einfluß: die heiße und feuchte Jahreszeit weist überall in den Tropen und Subtropen die meisten Beriberifälle auf.

Männer erkranken viel häufiger als Frauen, Kinder nur sehr selten.

Die Lehre von der Entstehung der Beriberi infolge von ungeeigneter Ernährung hat in den letzten Jahren große Fortschritte gemacht. Schon seit langem haben in Ostasien tätige Ärzte den Reis als die Ursache der Beriberi beschuldigt. Daß aber Reis als Bestandteil oder Hauptmenge der Nahrung nicht ohne weiteres Beriberi erzeuge, geht aus mehreren Beobachtungen hervor; bei einer Epidemie unter den Buren in St. Helena kam er überhaupt nicht in Frage (Wheeler). Aus ausgedehnten Versuchen von Braddon, Fletcher, Vorderman, Fraser und Stanton, Ellis und Grijns und Hulshoff Pol geht hervor, daß die Vorbehandlung des Reises von sehr wesentlicher Bedeutung ist: das Enthülsen des Reises kann mit Maschinen ausgeführt werden („uncured" oder „white rice", polierter Reis); oder man läßt das noch in der Spelze liegende Korn („Padi") in Wasser quellen, dämpft es dann etwa 10 Minuten lang, trocknet den Reis und entschält ihn unmittelbar vor dem Gebrauch („cured" rice). Durch die Bearbeitung und das Polieren des Kornes mit der Maschine verliert der Reis ca. $^6/_7$ seines Fettgehaltes, ca. $^3/_4$ seiner Mineralbestandteile und ca. $^3/_4$ seines Gehaltes an Phosphorsäure (P_2O_5). Entschälter Reis enthält 0,41 % Fett, 0,41 % Asche und 0,2 % Phosphorsäure; gedämpfter Reis 2,08 % Fett, 3, 57% Asche und 0,5 % Phosphorsäure (nach Schaumann). Die Versuche der genannten Autoren, auf die hier nicht im Detail eingegangen werden kann, beweisen, zum Teil in frappanter Weise, daß der geschälte Reis die Entstehung von Beriberi begünstigt, der gedämpfte Reis dagegen Erkrankungen ganz verhütet oder doch zum mindesten ganz bedeutend vermindert. Immerhin deutet Schaumann an, daß auch bei „anscheinend vollwertiger Ernährung" Polyneuritis auftreten könne.

Zur weiteren Erläuterung dieser Frage haben Ejikman, Grijns, Axel Holst und neuerdings in sehr sorgfältiger Weise Schaumann den Tierversuch herangezogen. Wenn man Tauben, Hühner, Kaninchen, Katzen, Hunde, Ziegen ausschließlich mit einem Nahrungsmittel, z. B. Tauben nur mit entschältem Reis, Hunde mit lange erhitztem Fleisch, eine Ziege nur mit Mais und Reis ernährt, so gehen diese Tiere nach längerer oder kürzerer Zeit ein, nachdem sie stark an Gewicht verloren und mehr oder weniger ausgesprochene Lähmungen gezeigt haben. Namentlich bei Tauben und Hühnern treten bei einseitiger Reisfütterung diese Erscheinungen an den peripheren Nerven deutlich hervor und auch die Struktur der Nerven weist Degenerationserscheinungen auf. Diese Polyneuritis führt nun Schaumann auf den Ausfall an organischen Phosphorverbindungen zurück. Beim Menschen kann sowohl ungenügende Zufuhr von Phosphor in organischer Bindung als auch mangelhafte Resorption dieses wichtigen Elementes vom Darme aus für Entstehung der Beriberi verantwortlich gemacht werden.

Eine wesentliche Stütze findet diese Auffassung in der Wirkung phosphorreicher Nahrungsmittel bei experimenteller und bei der menschlichen Polyneuritis. Phaseolus radiatus, eine Bohnenart (japanisch: Katjang idjoe), ferner Weizenkleie, Erbsen, Reishüllen, Hefe, Hodensubstanz vermögen polyneuritiskranke Versuchstiere überraschend schnell zu heilen und die Erkrankung zu verhüten. Beim Menschen ist speziell Katjang idjoe geradezu ein Spezifikum bei Beriberi. Schaumann führt diese Wirkung auf den hohen Phosphorgehalt der Bohnen etc. zurück.

Es erscheint mir aber nicht ohne weiteres gerechtfertigt, das Ergebnis solcher Versuche mit der menschlichen Beriberi in Analogie zu stellen: die Versuchstiere waren mit wenigen Ausnahmen (Schaumann) ausschließlich mit einem einzigen Nahrungsmittel ohne jede Abwechslung ernährt worden. Holst hat nun gezeigt, daß einseitige Ernährung an sich schon imstande ist, Tiere schwer zu schädigen, zum Teil unter polyneuritischen Erscheinungen, und sicher zu töten. Ferner teilt Grijns mit, daß er bei einseitiger Ernährung von Hühnern mit frischem, ungeschältem Reis die Erscheinungen von Polyneuritis habe auftreten sehen. Die Bedeutung der Tierversuche für die Beurteilung der menschlichen Beriberi wird durch diese Überlegungen wesentlich eingeschränkt.

Wichtig ist ferner, daß bei jenen Versuchen, die Fletcher, Fraser und Stanton, Ellis, Hulshoff Pol u. a. in der Praxis ausführten, indem sie Gruppen von Gefangenen, Kranken etc. mit „cured" bzw. „uncured" Reis, mit oder ohne Zusatz von Katjang idjoe-Bohnen ernährten, die Infektion mit dem hypothetischen Beriberi-Erreger niemals völlig auszuschließen ist. Gegen alle diese Versuche kann man einwenden, daß die Versuchspersonen mittelbar oder unmittelbar mit akut Beriberikranken in Verbindung standen. Deshalb liegt die Annahme nahe, daß durch Ausfälle gewisser Substanzen, z. B. von organisch gebundener Phosphorsäure in der gemischten Kost der Tropenbewohner, z. B. durch Wegfallen der in den Hülsen des Reiskornes enthaltenen Substanzen, der Organismus eine Schwächung erfährt, infolge deren eine Invasion des (hypothetischen) Beriberierregers zur Infektion und zur Erkrankung speziell der Nervensubstanz führt.

Ganz besonders häufig tritt Beriberi sekundär zu Infektionskrankheiten, die den Körper bereits schwer schädigten, hinzu. Sie kommt also als Komplikation in Betracht bei Typhus abdominalis, Tuberkulose, Pleuropneumonien, Dysenterie, Ankylostomiasis u. ä. Auch in solchen Fällen ist die Auffassung, daß Beriberi als Sekundärinfektion auf dem bereits vorbereiteten Boden rasch Fuß faßte, sehr einleuchtend.

Es läßt sich also das, was wir über die Ätiologie der Beriberi wissen, in folgende Sätze zusammenfassen:

Das Vorkommen einer infektiösen Form der Beriberi muß als sicher angenommen werden; den Erreger und die Art der Übertragung kennen wir noch nicht.

Die Ernährung spielt bei der Entstehung der menschlichen Beriberi insofern eine wichtige Rolle, als ein dauernder Fehlbetrag gewisser, z. B. in den Hülsen des Reises, in Bohnen (Phaseolus radiatus) enthaltenen Substanzen (wahrscheinlich organischer Phosphorverbindungen) entweder ohne weiteres Polyneuritis verursacht, oder die Disposition für die Infektion wesentlich erhöht. Danach wäre also die Polyneuritis eine „spezifische Unterernährungskrankheit".

Symptomatologie. Über die Inkubationszeit bei der infektiösen Form der Beriberi liegen keine exakten Beobachtungen vor. Bei der „alimentären Form" der Autoren vergehen mehrere Monate, bis infolge der ungeeigneten Kost die ersten Erscheinungen auftreten. In den Versuchen von Fraser kamen die ersten Fälle 87, bis 141, ja 173 Tage nach Beginn der Verköstigung mit geschältem Reis vor. Es ist dies wohl so zu erklären, daß erst allmählich eine Verarmung des Nervensystems an den in zu geringer Menge zugeführten Substanzen (nach Schaumann organischen Phosphorverbindungen) eintritt, die vielleicht erst der Infektion den Boden bereitet.

Vom klinischen Standpunkte, je nach dem Verlauf der Krankheit unterscheidet Baelz: die abortive Form; ausgeprägte Polyneuritis erscheint als sensibel-motorischer Typus, der übergehen kann in den atrophischen Typus; hier unterscheidet Baelz die „trockene und die „hydropische Form"; die schwerste Form endlich ist die akute, kardio-vaskuläre. Endlich nimmt er noch eine latente Form der Kake an. Da diese Einteilung auch gleichzeitig die Pathologie berücksichtigt, so werde ich sie für die folgende Schilderung verwenden.

Die leichtesten, abortiven Erscheinungen werden häufig vom Kranken nur wenig beachtet, und nur von erfahrenen Ärzten als zum Krankheitsbilde der Beriberi gehörig erkannt: gewöhnlich während der Sommermonate tritt oft im Anschluß an eine „Erkältung" bei manchen Personen ein Gefühl der Schwere in den Beinen, der Schwäche in den Knien, verbunden mit einem Gefühl von Kribbeln und von Taubheit in der Haut der Unterschenkel auf. Bei geringen Anstrengungen stellt sich etwas Herzklopfen ein. Manchmal hört man Klagen über Druck in der Magengrube. Dise Erscheinungen können ganz spontan, namentlich mit Einsetzen der kühleren Jahreszeit, wieder verschwinden, und werden deshalb oft bloß auf die Sommerhitze geschoben. In anderen Fällen steigern sich jene Symptome aber mehr und mehr, und nun tritt die Beriberi als solche unverkennbar hervor.

Die ersten Erscheinungen pflegen gewöhnlich im Gebiete der sensiblen Nerven des Unterschenkels (Nervus communicans peronei, peroneus superficialis, saphenus) hervorzutreten: an der Außen- und Rückseite der Wade und auf dem Fußrücken ist die Tastempfindung herabgesetzt; die Kranken geben an, daß sie jede Berührung „wie durch Papier hindurch" empfinden (Baelz), klagen über ein „pelziges Gefühl" an den Unterschenkeln. Diese Hypästhesie und Parästhesie hält sich keineswegs genau an das Verbreitungsgebiet jener Nerven; die Planta pedis ist für gewöhnlich frei.

Alle Empfindungsqualitäten sind affiziert, doch nicht immer in gleichem Grade, so daß z. B. heiß und kalt gut unterschieden wird, während die Tastkreise bedeutend vergrößert sind. Hyperästhesien sind seltener, sie betreffen dann die tieferen Muskeln, namentlich der Wade (Caput internum des Gastrocnemius).

Die Störungen von seiten der Muskulatur setzen gleichfalls am Unterschenkel ein. Die Kante der Tibia tritt deutlicher hervor, die Wadenmuskeln werden schlapp und welk. Die elektrische Erregbarkeit der Muskeln nimmt etwas ab, die Zuckungen bei der Kathodenschließung werden langsamer und weniger stark. Gelegentlich stellen sich auch Krämpfe in den Waden ein. Aus diesen Erscheinungen der Muskelatrophie resultiert eine Änderung des Ganges solcher mittelschwer Erkrankter: der Patient hebt das Knie hoch, die Fußspitze kann nur unvollkommen gehoben werden, schleppt etwas auf dem Boden und die Ferse wird nach dem Aufsetzen der Zehen eigentümlich durchgedrückt, so daß der Gang etwas Stapfendes bekommt.

Von den Reflexen ist zuerst der Patellarreflex alteriert; anfänglich gesteigert, nimmt er bei längerem Bestehen der Krankheit ab, um schließlich völlig auszubleiben. Auch der Achillessehnenreflex kann frühzeitig verschwinden. Die übrigen Reflexe können dabei ganz intakt sein.

Das Vorhandensein des Plantarreflexes hängt davon ab, ob die Hypästhesie der Haut dieses Gebiet bereits ergriffen hat.

Die Beteiligung des Nerv. vagus zeigt sich in einer Beschleunigung des Pulses, die anfangs nur bei leichten körperlichen Anstrengungen auftritt, später aber dauernd besteht. Die Pulswelle wird spitz, schnellend, manchmal sogar dikrot, später wieder voller und weich. Als ein Zeichen verminderter Energie der Herzarbeit sind leichte Ödeme an den unteren Extremitäten, namentlich an der Tibiakante aufzufassen.

Objektiv ist in leichteren Fällen am Herzen gar nichts Abnormes nachzuweisen. In ernsteren Fällen tritt eine Dilatation namentlich des rechten Herzens ein, nachweisbar durch die Vergrößerung der Herzfigur nach rechts und später auch nach links. Solche Fälle müssen eigentlich schon zum zweiten Stadium der Krankheit gerechnet werden.

Die übrigen inneren Organe zeigen in unkomplizierten Fällen keinerlei pathologische Veränderungen. Von seiten des Magen-Darmkanals wird über Gefühl der Völle und Spannung in der Magengegend geklagt; manchmal besteht Verstopfung. Der Harn zeigt in leichteren Fällen keine Veränderung oder abnorme Bestandteile.

Auffallend ist dabei, wie gering das Krankheitsgefühl ist. Die Psyche bleibt auch bei schweren Fällen häufig völlig intakt, höchstens ist eine gewisse Niedergeschlagenheit zu beobachten. Diese relativ geringfügigen Störungen machen bei weitem die Mehrzahl der Fälle aus. Sie ziehen sich Wochen, ja Monate hin, um dann allmählich in Heilung überzugehen. Nach Baelz fällt die Besserung gewöhnlich mit dem Eintritt der kühleren Jahreszeit zusammen.

In manchen Fällen aber schreitet die Krankheit weiter vor. Die Neuritis greift über auf die Nerven des Knies und Oberschenkels, indem die Haut ihre

normale Sensibilität einbüßt; die Muskulatur ist auf Druck schmerzhaft. Gewöhnlich setzen jetzt auch die neuritischen Symptome an den Nerven der Arme
ein, auch hier wieder an der Peripherie, den Fingern beginnend, und zwar diesmal
an der Volarfläche. Häufig werden dann auch die Lippen und ihre nächste Umgebung gefühllos. Der Kopf, die Schultern und der Thorax bleiben gewöhnlich
frei. Daß es sich um eine Erkrankung der feinsten Nervenendzweige handelt
und nicht um in den Nervenstämmen oder im Zentralorgan gelegene Veränderungen, geht daraus hervor, daß in solchen schwereren Fällen die Grenzen der
hypästhetischen Zonen sich nicht genau an die Verbreitungsgebiete bestimmter
Nervenäste halten. Die Hypästhesie schreitet nur selten bis zur völligen Anästhesie fort. Am stärksten pflegt der Tastsinn affiziert zu sein.

Von den sensorischen Hirnnerven ist nur in extremen Fällen der Nervus
opticus affiziert, so daß ein zentrales Skotom entsteht.

Die Hyperästhesie der Muskeln breitet sich über den ganzen Körper aus
und kann so hochgradig werden, daß jede Berührung oder Bewegung von den
Kranken ängstlich vermieden und, wenn hervorgerufen, von lauten Klagen
begleitet wird.

Was aber das Bild schwerer Fälle hauptsächlich beherrscht, das sind die
Lähmungen und die Atrophie der willkürlichen Muskulatur. Vom leichten Gefühl der Schwäche steigert sich die Erkrankung bis zur absoluten Lähmung.
Der Gang ist sehr erschwert, der Kranke macht kleine, stapfende Schritte und
setzt die Beine breit, um nicht zu fallen. Schließlich werden auch diese Bewegungen unmöglich. In den Armen und Händen erlischt die rohe Kraft allmählich
gänzlich, so daß die Kranken völlig hilflos daliegen. Die Streckmuskeln sind
gewöhnlich stärker affiziert als die Beuger. Die Änderung in der elektrischen
Erregbarkeit zeigt sich in der verlangsamten Kathodenschließungszuckung und
in der Steigerung der Anodenschließungszuckung. Die faradische Erregbarkeit
nimmt schon zu Beginn der Krankheit ab, und erlischt eher als die galvanische.
Auch ihre Restitution ist eine langsamere. Manchmal schon vor den ersten
Symptomen der Parese tritt die Atrophie der befallenen Muskeln auf; namentlich
an den Unterschenkeln tritt das Knochengerüst bald deutlich hervor und schließlich sind in schwersten Fällen Arme und Beine, Abdomen und Thorax, zum
Teil selbst der Hals und das Gesicht, bis zum Skelett abgemagert. Nur in allerschwersten Fällen atrophieren auch die Interkostalmuskeln, das Zwerchfell
und die von den Hirnnerven versorgten Muskeln (Muskeln des Gesichtes, des
Kehlkopfes, Augenmuskeln). Die Lähmung des Nervus vagus führt zu hochgradiger Pulsbeschleunigung. Baelz erwähnt Geräusche bzw. Töne über den
Stämmen der großen Arterien. In extremen Fällen ist Herzlähmung, kombiniert
mit Paralyse der Atemmuskeln die Todesursache. Auch Schluckpneumonien
infolge Lähmung der Schlundmuskulatur werden beobachtet.

Mit zunehmendem Schwunde der Muskelfasern ist eine Vermehrung der
bindegewebigen Teile des Muskels verbunden und es kommt bei länger bestehenden Lähmungen zu Kontrakturen, namentlich im Unterschenkel. Die Kranken
treten, zwischen Krücken gehend, nur mit dem Fußballen und den Zehen auf
und sind nicht mehr imstande, die Ferse auf den Boden zu bringen. Passive
Bewegungen rufen lebhafte Schmerzen hervor.

Auch in extremen Fällen tritt niemals Fieber auf; nur terminale
Komplikationen rufen Temperatursteigerung hervor. Auch die inneren Organe
beteiligen sich nicht in charakteristischer Weise an dem Krankheitsbild: Träg-
heit der Verdauungstätigkeit ist bei dem Fehlen jeder körperlichen Bewegung
wohl erklärlich. Der Harn ist stark vermindert, aber sein spezifisches Gewicht
ist dabei nicht erhöht. Blase und Mastdarm funktionieren stets normal. Die

Psyche ist gewöhnlich ganz frei. Ob die von Agramonte beschriebenen Psychosen wirklich zum Bilde der Beriberi gehören, möchte ich dahinstellen.

Trotz der Schwere der Erscheinungen ist spontane Heilung nicht ausgeschlossen. Gewöhnlich bessern sich mit Eintritt der kühlen Jahreszeit die Symptome, oft tritt eine intensive Diurese ein. Dann gehen langsam, oft im Verlaufe mehrerer Wochen alle Erscheinungen wieder zurück. Am längsten dauert es, bis die Reflexe wiederkehren. Doch tritt nur in günstigen Fällen eine Restitutio ad integrum ein; häufig bleibt eine mehr oder weniger hochgradige Schwäche zurück und gewinnt die Haut ihre normale Empfindlichkeit nicht völlig wieder.

Am schwersten bilden sich die Kontrakturen zurück, da sie auf fibröser Neubildung an Stelle von Muskelgewebe beruhen. Langdauernde Varo-equinus-Stellung der Füße ist nicht selten. Auch die Pulsbeschleunigung kann lange bestehen bleiben.

Die Beriberi neigt sehr zu Rückfällen; manche Personen erkranken mehrere Sommer hintereinander. Wenn die vorausgehende Erkrankung nicht völlig verschwunden ist, so ist der Rückfall häufig schwerer als die primäre Erkrankung. Doch scheint eine allmähliche Immunisierung einzutreten, bis schließlich nur mehr eine in den Sommermonaten auftretende Schwäche beim Gehen und Neigung zu Herzklopfen als Spur der Erkrankung zurückbleibt.

Eine Folge verminderter Energie der Herzaktion ist bekanntlich das Austreten von Flüssigkeit in die Gewebe, namentlich in Form von Ödemen der Subkutis. Auch bei der Beriberi treten Ödeme auf, die geeignet sind, die Atrophie der Muskulatur gänzlich zu verdecken. An den unteren Extremitäten beginnend, steigen sie am Rumpf in die Höhe. Sehr bald pflegen auch die serösen Höhlen sich mit Transsudaten zu füllen, und es entsteht neben Tachykardie noch Atemnot und Auftreibung des Abdomens. Durch hochgradiges Hydroperikard und Pleuraexsudat kann sogar das Leben des Kranken gefährdet sein. Die Urinmenge ist verringert, der Harn ist hochgestellt, enthält Indikan, aber nur selten Eiweiß. Stellt sich durch medikamentöse Behandlung lebhafte Diurese ein, so tritt erst die Atrophie der Muskulatur deutlicher hervor, es zeigt sich also, daß wir in der sogenannten hydropischen Form nur die atrophische Beriberi vor uns haben, die durch den Hydrops gleichsam verdeckt war.

Scheube faßt die hydropische Form als eine vorzugsweise Erkrankung der vasomotorischen Nerven auf.

Zeigte sich schon bei der hydropischen Form die Einwirkung der Krankheit auf die Nerven des Herzens sehr deutlich, so gibt es noch einen anderen Krankheitstypus, bei dem die kardialen Symptome das Bild völlig beherrschen: die kardiovaskuläre Form. Diese „akute, perniziöse Beriberi" tritt bei manchen anscheinend völlig Gesunden, aber auch bei bereits an Polyneuritis Erkrankten oft ganz plötzlich auf. Deshalb ist die Prognose selbst bei leichten Fällen immer zweifelhaft. Nicht selten läßt sich eine Gelegenheitsursache — Überanstrengung, Ausbruch einer sekundären Erkrankung — nachweisen. Die Kranken klagen über Druckgefühl auf der Brust, Herzklopfen, Atemnot, Schwindel und Übelkeit; diese Erscheinungen steigern sich zu qualvoller Präkordialangst. Das Herz pocht in heftigen Schlägen. Sehr rasch bildet sich eine Dilatation aus, die namentlich die Herzdämpfung nach rechts verbreitert. Der erste Ton an der Spitze ist gedehnt oder in ein blasendes Geräusch verwandelt. Der zweite Pulmonalton ist akzentuiert, was auf Stauung im Lungenkreislauf hindeutet. Durch die heftige Kammerkontraktion wird das Blut mit hohem Druck in die Arterien getrieben: es entsteht ein sehr spitzer, dikroter Puls von 120 und mehr Schlägen. Das Sphygmogramm zeigt einen spitzen Gipfel und starke Rückstoßwelle bis zur Dikrotie (Baelz). Über den Hauptschlagadern (Art. cruralis) erzeugen die intensiven Schläge des Herzens Geräusche, die mit der Systole des Herzens zusammenfallen. Eine Folge der Tachykardie ist die Atemnot, die sich in schnappender und keuchender Atmung kundgibt. Aphonie, beruhend auf Lähmung der Kehlkopfäste des Vagus, ist selten.

Dieser Symptomenkomplex kann ganz akut auftreten; die Stauung im Pulmonalkreislauf führt zu Lungenödem, das den Tod in wenigen Stunden herbeiführt. Entwickelt sich die Parese des Vagus langsamer, so entstehen außerdem Ödeme an den abhängigen Körperteilen, während die Urinmenge sinkt und Indikan, selbst Eiweiß im Harn auftreten. Nur in leichten Fällen bildet sich diese kardiale Form wieder zurück, meist endet sie mit dem Tode.

Es sei hier nochmals auf die Bedeutung der Beriberi als Sekundärkrankheit bei schweren Allgemeininfektionen (Typhus, Tuberkulose u. ä.) hingewiesen. Die Prognose ist, je nach der Schwere des primären Leidens, häufig sehr ungünstig. Gravidität erhöht die an sich geringe Disposition der Frauen zur Polyneuritis ganz wesentlich.

Pathologie und pathologische Anatomie. Bei Leichen von an akuter Beriberi Verstorbenen findet man Veränderungen der Nerven, welche darauf hindeuten, daß der Prozeß viel älter ist, als die kurze Dauer der eigentlichen Erkrankung vermuten ließ. Es handelt sich eben um eine langsam verlaufende Neuritis, deren erste Stadien kaum oder gar nicht beachtet werden. Trifft nun eine ganz unspezifische Schädlichkeit, z. B. Überanstrengung, den Körper, so kommt die Schwere der schon bestehenden Veränderungen, oft ganz plötzlich, zum Vorschein. Betrifft die Neuritis einen lebenswichtigen Nervenstamm (Vagus, Phrenicus), so kann die Krankheit in kürzester Zeit tödlich enden. In allen Nerven, selbst den feinsten Hautästen ist eine Neuritis multiplex nachweisbar. Die Achsenzylinder der Nervenfibrillen knäueln sich auf, zerfallen in Bröckel und verschwinden gänzlich. Die Markscheide zeigt schaumige Struktur und zerfällt in Kugeln und Schollen. Unterdes wuchert die Schwannsche Scheide und wandelt die Faserbündel in „Kernstrangbündel" um (Dürck). Solche Bilder hat Baelz auch in den Nerven des Abdomens und im Plexus sympathicus gesehen, hier in der Umgebung der Ganglienzellen. Das leitende Gewebe hat zwar seine Funktion eingebüßt, ist aber noch umgewandeltes Nervengewebe (Neuroblasten) und deshalb ist eine Regeneration noch möglich. Wenn aber die peripheren Veränderungen zentralwärts vorschreiten, wenn Achsenzylinder und Markscheiden auch im Rückenmark (Gollsche und Burdachsche Stränge) bereits geschwunden sind, wenn auch die mit diesen Bahnen in Verbindung stehenden Ganglienzellen der Seiten- und Hinterhörner entartet sind, dann ist eine Regeneration ausgeschlossen (Beriberi-Tabes).

Die Atrophie der Muskelfasern ist anscheinend sekundärer Natur, sie besteht vor allem in hochgradiger Vermehrung der Muskelfaserkerne, die in breiten Streifen angeordnet liegen. Die degenerativen Vorgänge zeigen sich als ein Platzen der Sarkolemmschläuche und hernienartiges Austreten des Sarkoplasmas (Dürck). Die Fasern scheinen im allgemeinen nicht völlig zugrunde zu gehen, sondern werden meist nur schmäler; dafür spricht auch ihre Regenerationsfähigkeit. Scheube beschreibt außerdem eine fettige Degeneration der Muskelfasern, und eine „kolloide" Entartung, wobei die Querstreifung verloren geht und die Fasern homogen werden.

Die Muskulatur des Herzens reagiert in anderer Weise auf das Beriberigift. Hier tritt keine nennenswerte Vermehrung der Muskelkerne ein, sondern die kontraktile Substanz löst sich und schwindet, so daß röhrenartige Fasern, in denen die Querstreifung einer Körnelung Platz gemacht hat, entstehen. Daneben trifft man auch herdförmige Infiltrationsbezirke, die sich später in sklerosierte „Schwielen" umwandeln. Scheube sah in der Muskulatur des Herzens fettige Degeneration.

Der makroskopische Sektionsbefund zeigt bei der atrophischen Form hochgradige Atrophie sämtlicher Organe. Die Muskeln sind manchmal bis auf schlaffe Streifen verschwunden; das Herz ist sehr klein, die Koronargefäße stark geschlängelt, die Substanz dunkelbraun; die Klappen können vollständig intakt sein; die übrigen Organe bieten, wenn nicht Komplikationen vorliegen, nichts Charakteristisches.

Bei dem hydropischen Typus ist der anatomische Befund erweitert durch die ödematöse Durchtränkung der Gewebe, durch Hydroperikard, Hydrothorax und Aszites, die aber selten höhere Grade erreichen, und durch Lungenödem.

Die kardiale Form endlich weist beträchtliche Dilatation des Herzens, namentlich nach rechts bei intaktem Klappenapparat, und venöse Stasis, namentlich in den Lungen auf. Dann ist die Lunge von schaumig-hämorrhagischer Flüssigkeit durchfeuchtet, die sich auch in den oberen Luftwegen findet. Kleine Blutaustritte unterm Epikard, auf den Schleimhäuten sind häufig.

Ob die von Scheube bei Beriberi beschriebene Fettdegeneration der Nieren- und Leberepithelien zum pathologischen Bild der Beriberi gehört, möchte ich nicht entscheiden.

Diagnose. Die Differentialdiagnose kann in Beriberi-Ländern kaum je besondere Schwierigkeiten bieten. Keine andere Nervenkrankheit setzt gleichzeitig mit Hypästhesie und Schwäche in den Beinen, frühzeitigem Fehlen der Reflexe ein. Von multipler Neuritis infolge von Alkoholismus, Bleivergiftung u. a. unterscheidet sich die Beriberi durch das Fehlen der Schmerzhaftigkeit in den Nervenstämmen und in deren Ausbreitungsgebiet. Nur mit Landryscher aufsteigender Paralyse wäre vielleicht eine Verwechslung möglich.

Prophylaxe. Von Bedeutung für die Verhütung der Beriberi, namentlich in Gefängnissen, Irrenanstalten u. ä., ist die allgemeine Hygiene: Reinlichkeit, Unterbringung in großen, luftigen Räumen, Evakuierung der Kranken in Lazarette, gute und abwechslungsreiche Ernährung. Desinfektion wird von den einen Autoren empfohlen, von anderen als wirkungslos erklärt.

Nach den bereits oben zitierten Autoren (Ellis, Stanton und Fraser, Bréaudat u. a.) ist die wirksamste Prophylaxe in dem Ausschließen des maschinell enthülsten, „uncured" Reises zu suchen, bzw. in dem Zusatz von Politurabfall des Reises. Thézé gibt Statistiken über den Erfolg dieser Methode in zwei Gefängnissen in Indochina: vor Einführung des „cured", gedämpften bzw. nur teilweise enthülsten Reises waren unter durchschnittlich 559 Gefangenen pro Jahr 82 = 14,7% Todesfälle an Beriberi vorgekommen. 1903 wurde der „cured" Reis eingeführt; von da ab kam kein Todesfall mehr vor. Das zweite Gefängnis weist folgende Ziffern auf: vor der Neuerung 441 Gefangene jährlich, 31% Mortalität an Beriberi; nach der Neuerung 741 Gefangene 0% Todesfälle.

Über die sogenannte Segelschiff - Beriberi (Nocht) wird das Kapitel „Skorbut" Näheres enthalten.

Therapie. Eine ätiologische Therapie, welche sich gegen den — hypothetischen — Krankheitserreger richtet, kennen wir ebensowenig, wie diesen selbst.

Auf Grund der Untersuchungen von Schaumann müssen Nahrungsmittel, welche Phosphor in geeigneter organischer Verbindung enthielten, auch jene Ausfallserscheinungen zu beseitigen imstande sein, die durch den Mangel an solchen Verbindungen in der Nahrung entstanden waren. Und in der Tat haben die praktischen Versuche von Hulshoff Pol und Kiewiet de Jonge ergeben, daß wir in der sogenannten Adzucki- oder Kadjang-Jdjoebohne (Phaseolus radiatus) ein Mittel besitzen, das die Beriberi günstig beeinflußt. Der letztgenannte Autor gab 200 g der Bohne pro Tag als Purée, später, da manche Kranke sich die Bohnen in dieser Form „über" gegessen hatten, als Dekokt und sah danach bei allen Kranken die Erscheinungen zurückgehen oder ganz verschwinden. Zweckmäßig ist es, wie Moszkowski angibt, die Bohnen erst gut weich zu kochen, dann in der Brühe den Reis garkochen zu lassen und Reis und Bohnen zusammen zu geben.

Ähnliche günstige Resultate hatte Bréaudat mit dem Polierabfall des Reises („son du riz"), den er mit Sirup zu Pillen verarbeitete und von dem er ca. 36 g pro Tag zu den Mahlzeiten nehmen ließ. Er konnte dadurch in drei Hospitälern in Indochina die Beriberimortalität von 25,2% auf 4,6% herabdrücken. Diese Verwendung des Polierabfalls scheint sehr einfach und bequem zu sein. Es liegen hier offenbar die ersten erfolgreichen Versuche, wenn nicht zu einer ätiologischen Therapie, so doch zu einer Herabminderung der Disposition vor.

Denn mit Recht wird von Werner betont, daß allein schon die Veränderung der Kost und völlige Bettruhe in vielen, selbst mittelschweren Fällen genügt, um den Kranken der Heilung entgegenzuführen. In dem gleichen Ideengang bewegen sich offenbar auch die Beobachtungen der älteren Autoren, nach denen einfache Ortsveränderung, Aufsuchen kühleren Klimas in Höhenstationen, auf der See und in Europa genügt, um die Beriberi günstig zu beeinflussen. Damit sind natürlich in den meisten Fällen auch Änderungen in der Kost verbunden. Daß das Höhenklima — vielleicht wegen der Änderung des Luftdrucks — günstig wirkt, ist eine alte Erfahrung. An weiteren diätetischen Behandlungsweisen empfiehlt Baelz kalte Duschen und Einwicklungen, warnt aber vor heißen Bädern; dazu kommt Massage, die die Durchblutung der Muskeln erhöht und dadurch der Atrophie entgegenwirkt. Endlich wird man die erschlaffte Muskulatur faradisieren oder, bei vorgeschrittener Entartung, galvanisieren.

Ein Eingreifen mit Hilfe von Arzneimitteln wird hauptsächlich bei Zirkulationsstörungen notwendig sein. Während Scheube die Cardiaca warm empfiehlt, ist Baelz von ihrer Wirkung weniger befriedigt. Er gibt zu, daß Digitalis und die verwandten Präparate (Strophantus, Convallaria, Spartëin) den Puls verlangsame und die Diurese hebe, betont aber, daß diese Therapie bei einigen Fällen wirkungslos sei — wahrscheinlich deshalb, weil die Digitalis nur auf die muskulösen, nicht auch auf die nervösen Apparate des Herzens wirkt. Kokain 0,05 pro Dosi 3—4 × täglich hatte in manchen seiner Fälle gute Wirkung, ebenso Salizylsäure. In schweren akuten Fällen wird man Kampferinjektionen versuchen, außerdem wird in quälenden Angstzuständen Morphium notwendig sein. Um die Belastung des Herzens zu erleichtern, wird man Blut durch Aderlaß (300—400 ccm) entziehen. Die Diurese kann auch durch Hebung der Nierenfunktion (Calium aceticum, Diuretin) verstärkt werden. Abführmittel wirken gleichfalls entlastend.

Literatur.

Schaumann, Die Ätiologie der Beriberi. Arch. f. Schiffs- u. Tropenhyg. Bd. 14, Beitr. 8. (Außerdem die beim Kapitel „Protozoenkrankheiten" angeführten Lehr- und Handbücher der Tropenkrankheiten.)

Zoonosen.

Von

F. Lommel-Jena.

Mit 8 Abbildungen und einer Tafel.

———

Als Zoonosen bezeichnet man herkömmlicherweise Krankheiten, die vorwiegend bei Tieren vorkommen und nur von diesen auf Menschen übertragen werden. Früher war in der Begriffsbestimmung auch die Annahme vorhanden, daß die Zoonosen nur im Tierkörper entstehen. Diese Annahme ist natürlich mit der tieferen Einsicht in das Wesen der krankmachenden Substanz, die durch die Bakteriologie gewonnen wurde, weggefallen. Doch auch in anderer Beziehung entspricht der Ausdruck „Zoonose" nicht einem scharf umschriebenen, mit dem Wesen einer bestimmten Krankheitsgruppe sich deckenden Begriff. Nennt man alle kontagiösen Erkrankungen Zoonosen, die von Tieren auf Menschen übertragen werden können und bei letzteren ähnliche Erscheinungen hervorrufen, so wird man hierher zu rechnen haben: die Wut, die Rotzkrankheit, Maul- und Klauenseuche, die Räude, die Vakzine, ferner die durch Zestoden verursachten Wurmkrankheiten. Mit einigem Rechte könnte man hierzu auch die Tuberkulose, sowie manche tropische Krankheit (Trypanosomenkrankheiten) rechnen. Andererseits müßte man die Aktinomykose, die weit häufiger als beim Menschen beim Tier vorkommt, aber nur ausnahmsweise von Tieren auf Menschen übertragen wird, nicht unter die Zoonosen rechnen. Wenn somit genaueres Eindringen in die Ätiologie und Pathogenese der Krankheiten dazu geführt hat, einen altüberkommenen Begriff ins Wanken zu bringen, so erscheint es doch zweckmäßig, als Zoonosen Krankheiten zusammenzufassen, die häufig beim Tier vorkommen, von diesem mehr oder weniger regelmäßig auf den Menschen übertragen werden und bei diesem ähnliche Erscheinungen wie beim Tier hervorrufen. Als solche Krankheiten werden hier geschildert: Aktinomykose, Rotz, Maul- und Klauenseuche, Trichinose, Milzbrand und Wut.

Aktinomykose. (Strahlenpilzkrankheit.)

Ätiologie. Die Krankheit wird erzeugt durch Eindringen eines Mikroorganismus in den Körper, der botanisch in der Mitte zwischen Schimmel- und Spaltpilzen steht. Wie die höheren Schimmelpilze bildet er Verzweigungen und ein sporentragendes Mycel. Ein eng verflochtenes Netzwerk von Pilzfäden bildet im Körper eigenartige weißlichgelbe Körnchen, Aktinomycesdrusen, die in den Absonderungen der Krankheitsherde vorkommen und diagnostisch wichtig sind. Am Rand zeigen die Drusen kolbenähnliche Gebilde (Abb. 281), die nicht als Fruchtträger, sondern als Degenerationserscheinungen anzusehen sind. In dem fädigen Netzwerk finden sich zahlreiche Körnchen von dem Aussehen von Staphylokokken (Abb. 282); dies sind die Sporen des Pilzes, von den schwer färbbaren und ebenso schwer zu entfärbenden Sporen der Bakterien unterscheidbar durch die leichte und rasche Annahme von Anilinfarbstoffen. Es sind mehrere Arten der Aktinomycespilze zu unterscheiden, aerob und obligat anaerob wachsende, von denen die erste schwer, die zweite leichter auf künstlichen Nährböden (Serum, Aszitesagar, Kartoffel) wächst. Die verschiedenen Arten sind nicht streng voneinander zu trennen; so können anaerobe Kulturen allmählich an Sauerstoff gewöhnt werden.

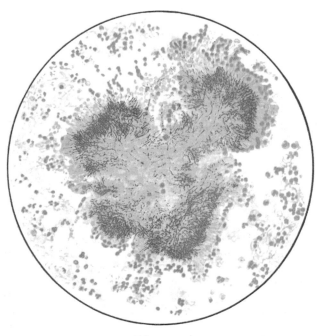

Abb. 281.
Aktinomycesdruse (nach Lenhartz).

Die Aktinomykose kommt besonders häufig beim Rind vor und wird außerdem bei Pferden, Ziegen, Schweinen, Schafen, auch bei Hunden und Katzen gefunden. Beim Rind ist meistens der Kiefer Sitz der Krankheit („Kieferwurm"), wobei der Knochen aufgetrieben wird. Auch Mandeln und Zunge erkranken häufig primär, seltener Haut, Darm und Lungen. Es können sich von diesen Herden Metastasen bilden. Finden sich Lokalisationen am Euter, so kann der Pilz in die Milch gelangen, was vielleicht für die Ätiologie der Intestinalaktinomykose der Menschen bedeutungsvoll ist.

Die Infektion scheint besondere Bedingungen vorauszusetzen. Wahrscheinlich kommt die direkte Übertragung vom Tier auf den Menschen nur selten vor. Bringt man Tieren experimentell Aktinomyceskulturen bei, so erkranken sie nur ganz ausnahmsweise; die Impfaktinomykose ist dann aber keine progrediente und destruktive Krankheit, wie die natürlich entstandene. Für diese ist es wahrscheinlich

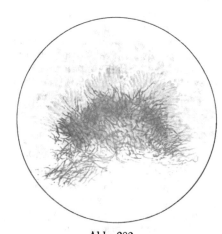

Abb. 282.
Aktinomycesdruse; stärkere Vergrößerung mit Sporen (nach Lenhartz).

sehr wichtig, daß mit dem Pilz ein als Reiz wirkender Fremdkörper eingeführt wird. Solche Fremdkörper, auf denen die Pilze saprophytisch ihr ektogenes, noch wenig bekanntes Dasein zubringen, sind vor allen Dingen Getreidegrannen (besonders Gerste), Stroh, auch Gräser, Holz.

Eintrittspforten der Erreger sind beim Menschen hauptsächlich die Schleimhaut des Mundes, die Zunge, der Rachen, die Tonsillen, kariöse Zähne.

Um die Erreger bildet sich eine Gewebsveränderung, die den Charakter eines chronischen Granulationsknotens aufweist. In der nächsten Umgebung der aus Pilzfäden bestehenden Aktinomyceskörnchen findet sich eine mit kleinen runden Zellen infiltrierte Zone, nach außen von dieser liegt eine Schicht polygonaler Zellen, unter denen sich auch Riesenzellen befinden. Durch Nekrose erfolgt ein Zerfall des kleinzellig infiltrierten Kernes, so daß kleine mit flüssigem Detritus angefüllte Hohlräume entstehen, die zu großen Höhlen zusammenfließen können. Durch vermehrte Bindegewebsbildung, die einer stark entzündlichen Wucherung folgt, können sich die Herde abkapseln und, oft unter Verkalkung, zur Ausheilung gelangen. Für die fortschreitende Einschmelzung des Gewebes einer-, die bindegewebige Abkapselung und Ausheilung andererseits sind maßgebend die individuelle Resistenz und die Heftigkeit der Infektion.

Eine starke Reaktion, bedeutende Schwielen- und Exostosenbildung pflegt sich beim Rind und Pferd zu finden, dementsprechend mächtige tumorartige Anschwellung und Neigung zu Lokalisation. Beim Menschen ist häufig die Entwicklung von Bindegewebsgranulationen ungenügend, die Gewebszerstörung überwiegt und begünstigt die Ausbreitung des Prozesses. Übrigens verhalten sich die verschiedenen Körpergewebe recht verschieden. In der Zunge, auch in den Lungen sind bindegewebige Abkapselung und Ausheilung sehr häufig, auch am Periost ist eine starke, zur Bildung speckschwartenähnlichen Narbengewebes führende Reaktion die Regel. Im lockeren subkutanen, prävertebralen, subpleuralen, retroperitonealen Bindegewebe ist die Neigung zu nekrotischer Einschmelzung, zur Bildung von Abszessen, die sich flächenhaft oder in buchtigen Fistelgängen weit ausbreiten, sehr bedeutend. Die Abszeßwand wird von nekrotischem Gewebe gebildet, das durch eine Zone von Granulationsgewebe vom Gesunden abgegrenzt wird. Die Einschmelzung kann sich auf große Bezirke erstrecken, Knochen zur Nekrose bringen, Muskeln und Bandapparate zerstören, in Hohlorgane einbrechen und — in der Regel — durch Fistelgänge den Weg zur Haut finden, durch die dann der Eiter zur Entleerung gelangt. Der zähe Eiter enthält sehr stark zerstörte Eiterkörperchen, Pilzkörner und infolge einer Mischinfektion manchmal auch noch andere Eitererreger. Bei genauer mikroskopischer Untersuchung aktinomykotischer Geschwülste wurden öfters die die Infektion vermittelnden Fremdkörper, vor allem Gerstengrannen, im Zentrum der Geschwulst nachgewiesen (Boström).

Symptome und Verlauf. Das Bild der Aktinomykose ist ganz verschieden je nach der Eintrittspforte. Am häufigsten dringt der Pilz von der Mund- und Nasenhöhle ein; ferner kann die Infektion ausgehen von den Atmungsorganen, vom Magendarmkanal, von der Haut und in selteneren Fällen von anderen oder von unbekannten Körperstellen aus.

Bei der Mundhöhlenerkrankung ist meistens die Submaxillar- und die Submentalgegend Sitz des Prozesses, der am Boden der Mundhöhle oder am Alveolarrand des Zahnfleisches als entzündliche Schwellung beginnt. Bald entwickelt sich eine derbe, einer ausgedehnten Periostitis gleichende Geschwulst, die sich an der Außen- oder Innenseite des Unterkiefers nach unten ausdehnt und oft weite Strecken der darüber liegenden schwach geröteten oder bläulich verfärbten Haut unter brettartig harter Infiltration in den Prozeß einbezieht. Tritt Erweichung ein, so erreichen Fistelgänge die Haut und durchbrechen sie. Die Abbildungen lassen dieses Stadium deutlich erkennen (Abb. 283 u. 284)[1]. Vielfach behauptet und bestritten wurde die Beteiligung kariöser Zähne bei der Aktinomycesinfektion. Jedenfalls kann sich bei ganz intakten Zähnen Kieferaktinomykose zeigen. Außerdem ist wahrscheinlich das Zahnfleisch bei Zahnkaries häufig mehr gelockert und der Verletzung mehr ausgesetzt. Immerhin konnten eine Reihe von Autoren (Israel, Ponfick, Partsch u. a.) Infektion von kariösen Zahnhöhlen aus beobachten und konnte Jaehn aktinomykotische

---

[1] Wir verdanken Abb. 283 und 284 Herrn Geh. Med.-Rat Partsch-Breslau.

Drusen im Pulpakanal feststellen. Auch beim Eindringen durch das Wurzelloch
bildet sich fast immer keine zentrale Knochenaktinomykose, sondern eine auf
das Periost übergreifende Periodontitis. Die Affektion kann am Ort der Entstehung ausheilen, meist unter Zurücklassung derber Narbenstränge, während
sie längs der Gefäßscheiden und Muskelinterstitien nach abwärts wandert.
Weniger Neigung zu solcher Senkung zeigen die vom Oberkiefer ausgehenden
Abszesse, die aber die Weichteile der Wange und die Knochen der Schädelbasis
einbeziehen und sowohl zu eitriger Meningitis als auch zum Übergang auf das
prävertebrale Bindegewebe und von da aus auf das hintere Mediastinum Veranlassung geben können. Erfolgt die Ausbreitung der Infiltration und Abszedierung
hauptsächlich unter der Haut, ohne wesentliche Beteiligung der tieferen Weichteile, so kann man von Dermaktinomykose (A. cutis faciei) sprechen.

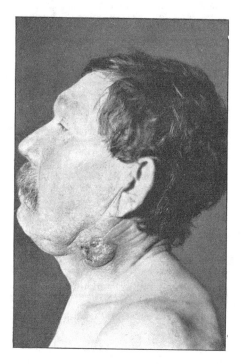 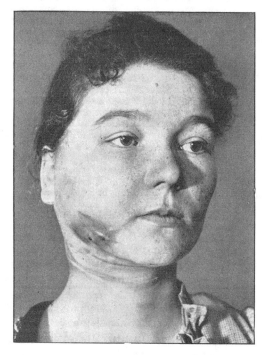

Abb. 283.   Abb. 284.
Mundhöhenerkrankung durch Aktinomykose (Durchbruch der Fistelgänge durch die Haut).

Selten ist die primäre Aktinomykose der Zunge, deren derbe und glatte Oberfläche dem Eindringen der Erreger nicht günstig ist. Man findet in ihr, vorwiegend
in der Nähe ihrer Spitze, derbe, oft scharf abgegrenzte, aber auch von einer um-
fangreicheren Infiltrationszone umgebene, oft schmerzlose Knoten, die sehr
geringe Neigung zur Fistelbildung und sehr geringer Progredienz aufweisen.
Dagegen sind die Tonsillen sehr geeignet, die mit Aktinomycespilzen behafteten
Fremdkörper und damit die Krankheit aufzunehmen. Von hier und von der
Pharynxwand aus entstehende Herde können entweder an der äußeren Seite
des Halses zum Vorschein und zum Aufbrechen gelangen oder sich längs der
Vorderfläche der Wirbelsäule ins hintere Mediastinum, in die Pleurahöhlen und
die Lungen verbreiten, um schließlich unter der Haut des Rückens zu erscheinen
und hier zum Durchbruch zu kommen.

Der Verlauf dieser verschiedenen Formen der Kopf- und Halsaktinomykose ist gewöhnlich ein sehr langsamer. Manchmal allerdings tritt die vom Kiefer ausgehende Erkrankung auch in Form einer akuten phlegmonösen Anschwellung mit heftigen neuralgieähnlichen Gesichtsschmerzen auf; in solchen Fällen, bei denen gewöhnlich bald Erweichung und Durchbruch des Eiters eintritt, werden sich häufig neben den Strahlenpilzkörnern Eiterkokken finden.

Bei ausgedehnten harten Infiltraten, die vom Mund und Rachen ausgehen, entsteht sehr häufig Kieferklemme und Erschwerung der Atmung und des Schluckaktes durch ödematöse Schwellung der Kehlkopf- und Schlundweichteile. Der Oberkiefer ist viel seltener als der Unterkiefer ergriffen.

Außer der sekundären, meist durch Senkung vom Halse aus entstandenen Lungenaktinomykose gibt es eine primäre Erkrankung der Lungen, die meistens durch Einatmung pilzhaltigen Staubes oder durch Aspiration von infizierten Fremdkörpern (z. B. eines kariösen Zahnfragmentes [Israel]) verursacht wird. Es entsteht zunächst in der Bronchialschleimhaut eine katarrhalische Schwellung, von hier aus bilden sich peribronchiale Herde und in der schon geschilderten Weise Knötchen, die nekrobiotisch erweichen und miliare Zerfallshöhlen bilden können. Es können durch starke Destruktionsprozesse und Zusammenfluß vieler Höhlen größere Kavernen entstehen, aus denen sich reichlich eigenartig riechender, eiterähnlicher Auswurf entleert, der Aktinomycesdrusen, Fettsäurenadeln, aber keine elastischen Fasern enthält.

Wenn die Kranken in ärztliche Behandlung treten, so geben sie meistens an, seit Wochen gehustet und Auswurf entleert zu haben. Im Auswurf findet sich auch manchmal etwas Blut, seltener treten größere Blutungen zutage. Die Temperatur erhebt sich zu gering oder auch mäßig fieberhaften Graden; der Ernährungszustand verschlechtert sich allmählich. Weiterhin entwickelt sich mit unregelmäßigem Fieberverlauf eine Bronchopneumonie mit den Zeichen stellenweise eintretender Lungenverdichtung, auch mit starker Einziehung der Brustkorbwand und mit Kavernensymptomen. Vorwiegend lokalisieren sich die Erscheinungen in den Unterlappen. Der ganze Symptomenkomplex kann einer chronischen Lungentuberkulose sehr ähnlich sein und wird, wenn nicht Strahlenpilzkörner im Auswurf erscheinen, oft mit dieser verwechselt. Besonders leicht wird dies der Fall sein, wenn, wie es selten vorkommt, die Aktinomykose sich vorwiegend in den Lungenspitzen lokalisiert.

Bei kleinen, tief liegenden oder stark zerstreuten Herden kann der Prozeß sich dem Nachweis lange entziehen, da er keine deutlichen Erscheinungen macht. Bleibt die Aktinomykose auf die Lunge beschränkt, so kommt dem Kranken manchmal eine gewisse Resistenz des Lungengewebes zugute dadurch, daß eine starke Neigung zu Demarkation und schwieliger Vernarbung besteht. Dadurch können große Strecken des Lungengewebes in derbe, schwielige Massen verwandelt werden.

Greift der Prozeß auf die Pleura über, so tritt pleuritisches Reiben auf, und es bilden sich Exsudate, die serofibrinös oder eitrig und hämorrhagisch sein können. Während die serösen Exsudate zur spontanen Resorption gelangen können, ist dies bei letzteren Formen natürlich nicht der Fall. Mit der Pleuritis stellen sich manchmal die ersten stärkeren subjektiven Störungen ein, und es kann vorkommen, daß vom Kranken unbemerkt gebliebene Verdichtungen und Schrumpfungen der Lunge vorhanden sind, wenn es sich angeblich nur um eine ziemlich frische Pleuritis handelt. In anderen Fällen bildet sich eine mit starken schwartigen Auflagerungen einhergehende Verwachsung beider Pleurablätter, ehe es zu einer Exsudatbildung kommt. Von der Lunge und der Pleura aus kann das Perikard ergriffen werden, ja das Herzinnere selbst, so daß die Erscheinungen von Klappenfehlern entstehen.

Noch zahllose andere Komplikationen können sich anschließen, sei es daß
die Lunge primär erkrankt, oder daß die Krankheit durch Senkung vom Halse
her sekundär in das Thoraxinnere eingedrungen ist. Es entstehen große buch-
tige Abszesse im prävertebralen und subperitonealen Bindegewebe, Wirbel- und
Rippenknochen werden arrodiert und sogar total zerstört; das Nierenlager,
der Psoas, das Beckenbindegewebe werden eitrig eingeschmolzen, die großen
Gefäße, Aorta, Vena cava werden von Eiter umspült, thrombosiert oder durch
umwachsendes schwartiges Gewebe stenosiert.

Wenn die Pleura ergriffen ist, geht der Prozeß meist auch auf das sub-
pleurale Bindegewebe der Thoraxwand und auf deren äußere Schichten über,
so daß sich die schon erwähnten Durchbrüche zur Haut vorbereiten können.
Es bilden sich am Rücken ausgedehnte, derbe, später erweichende und sich
öffnende Infiltrate, aus denen sich mit Aktinomyceskörnern vermischter Eiter
entleert.

Während manche Fälle der Lungenaktinomykose einen ziemlich akuten
Verlauf nehmen und einer rasch progredienten Phthise sehr ähnlich sehen, ziehen
sich andere 2—3 Jahre hin, bis unter Erschöpfung oder durch Komplikationen
der Tod eintritt. Doch sind auch geheilte Fälle bekannt geworden.

Die Bauchaktinomykose kann jedenfalls sekundär von den Brustorganen
aus oder metastatisch auf dem Blutwege entstehen. In anderen Fällen muß
angenommen werden, daß die Pilze mit den Speisen in den Verdauungskanal
gelangt sind. Die Einzelheiten dieses Vorganges sind aber keineswegs klar.
Die Möglichkeit, daß die Erreger mit der Milch von Kühen, die mit Euter-
aktinomykose behaftet sind, übertragen werden, wurde schon angedeutet. Am
häufigsten erkranken die Darmabschnitte, in denen der Inhalt am längsten ver-
weilt, vor allem das Cökum mit dem Processus vermiformis, dann die
dem Cökum nächsten Dick- und Dünndarmteile, auch die Flexura sigmoidea und das Rectum. Im Beginn des Krankheitsprozesses können dysenterieähnliche Erscheinungen auftreten, später entstehen umschriebene peritonitische Exsudatbildungen, Verwachsungen, damit Stenosierungen des Darm-
lumens, Übergang auf das subperitoneale Bindegewebe und auf die Bauch- und
Beckenwände. Auch Thrombosen und Embolien im Pfortadergebiet kommen
vor. Die klinischen Erscheinungen ähneln oft sehr dem wohlbekannten Bild
der subakuten oder chronischen Perityphlitis: es finden sich in der Cökalgegend
Schmerzhaftigkeit, Geschwulstbildung, peritonitische Erscheinungen, in das
Becken herabsteigende Infiltration. Schwankungen der Einzelsymptome können
Perityphlitisrezidive vortäuschen. Charakteristisch sind die später sich aus-
bildenden, undeutlich begrenzten, bretthartten, schmerzhaften Infiltrate der
Bauchdecken. Bei peripsoitischer Lokalisation findet man Beugestellung, auch
Ödem des betreffenden Beines. Auch parametritische Prozesse können vorkommen.
Bei Infektion des Mastdarmes entsteht Tenesmus mit blutig-schleimigen Stühlen
und eine eitrige Periproktitis. Wie bei Lungenaktinomykose, so kann auch bei
Darmaktinomykose die Krankheit lange Zeit unbemerkt bleiben, so daß schließlich die späten Folgeerscheinungen umfangreicher Veränderungen den Eindruck
akuter selbständiger Affektionen machen. So kann sich an die Darmaktinomykose eine akute Peritonitis anschließen; auch chronische Peritonitis kommt vor
und kann als Tuberkulose angesprochen werden.

Diagnose. Die Aktinomykose innerer Organe kann fast symptomlos verlaufen und der Erkennung große Hindernisse bereiten. Erkrankung der Haut
wird von Lupus und Tuberkulose am leichtesten zu trennen sein, wenn aus
etwaigen Fisteln die charakteristischen Körnchen zutage treten. Sitz in der
Nähe der Kiefer wird immer für Aktinomykose verdächtig sein. Erkrankung
der Zunge kann leicht für Karzinom gehalten werden. Bei diesem, das im Gegen-

satz zur Aktinomykose gewöhnlich an der Zungenbasis seinen Sitz hat, findet sich Schmerz, Neigung zu Ulzeration, Anschwellung der submaxillaren Lymphdrüsen, alles Erscheinungen, die der Aktinomykose nicht zukommen.

Die Strahlenpilzinfektion der Lungen ist von der Tuberkulose oft sehr schwer zu trennen. Gewöhnlich hat sie ihren Sitz in den Unterlappen. Sie geht oft mit beträchtlicher Schrumpfung der Thoraxwand einher, ohne daß vorausgegangene Pleuritis hierfür eine anderweitige Erklärung annehmen ließe. Phlegmonöse Schwellung an der Thoraxwand und Fistelbildung spricht natürlich für Aktinomykose.

Im Sputum kommen die Körner nicht selten (in ca. $^1/_4$ der Fälle) zum Vorschein; andererseits ergibt die Untersuchung auf Tuberkelbazillen, wie überhaupt die Anwendung aller die Tuberkulose sicherstellenden (oder ausschließenden) Methoden (Tuberkulinprobe) wertvolle Anhaltspunkte.

Die Darmaktinomykose wird sich manchmal durch Nachweis von Pilzen im Stuhl (und Harn) feststellen lassen. In anderen Fällen wird das Übergreifen des Prozesses auf die Bauchdecken an die Strahlenpilzkrankheit erinnern. Manchmal wird es immerhin nicht möglich sein, sie von Appendicitis, Perinephritis, Periproktitis u. a. sicher zu trennen. Befolgung des von Poncet und Thévenot gegebenen Rates: «il faut penser à l'actinomycose, comme on pense à la tuberculose, au cancer, à la syphilis» wird auch in weniger typischen Fällen noch die richtige Diagnose finden lassen.

Eine spezifische Diagnostik wurde von Widal angegeben. Durch Serum von Aktinomyceskranken werden Aufschwemmungen des Sporotrichon de Beurmann agglutiniert vermöge einer „Coagglutination mycosique" (Gruppenagglutination). Auch bei Soorkranken findet sich diese „Koagglutination". Am stärksten ist die Agglutination natürlich bei Sporotrichosekranken. Ferner fanden Widal und seine Mitarbeiter bei Aktinomykosekranken deutliche Komplementbindung mit Sporotrichonkulturen und Oïdiumkulturen. Rothe konnte diese Befunde hinsichtlich der Agglutination bestätigen und glaubt, daß die Methode in zweifelhaften Fällen die Diagnose „auf die Aktinomykose resp. auf eine Gruppe von Pilzerkrankungen, zu der die Aktinomykose gehört, hinlenken" kann.

Prognose. Der Strahlenpilz ist für den Menschen nur in verhältnismäßig geringem Grade virulent; darauf beruht eine ziemlich große Neigung zu Spontanheilungen. Allerdings sind auch Rezidive häufig. Für den Einzelfall richtet sich die Vorhersage namentlich nach dem Sitz der Erkrankung. Hautaktinomykose bietet die günstigsten Heilungsaussichten. Bei einer großen Reihe von Fällen, die die Gesichtsweichteile und den Hals betrafen, berechnen Poncet und Thévenot einen Todesfall auf 16 Fälle; bei Erkrankung der Brust- und Bauchorgane fanden dieselben Autoren einen Todesfall auf vier Heilungen. Sehr wichtig ist nach dem Gesagten die möglichst frühzeitige Erkennung des Leidens.

Therapie. Die Behandlung der Aktinomykose fällt dem Chirurgen zu. Nur da, wo die Erkrankungsherde dem operativen Eingriff nicht zugänglich sind, oder zur Unterstützung eines solchen, ist arzneiliche Behandlung am Platz.

Leicht zugängliche Krankheitsherde werden möglichst vollständig exstirpiert, wenn sie nicht zu ausgedehnt sind. Anderenfalls wird man sie möglichst ausgiebig eröffnen, Fistelgänge spalten, Granulationen mit dem scharfen Löffel energisch entfernen und die Wundoberfläche mit antiseptischen oder ätzenden Mitteln behandeln. Zur Ätzung werden empfohlen 8 % Chlorzinklösung, Argentum nitricum in Substanz, der Thermokauter. Jodoform, das als Jodoformgaze in die Fisteln gebracht, auf Flächenwunden als Pulver gestreut wird, ist ebenso wie bei der Tuberkulose als Antiseptikum besonders geschätzt. Da aber weder Jodoform, noch anderweitige Ätzmittel und Antiseptica (10 % Karbolsäurelösung, 1 % Orthokresol, 3 % Wasserstoffsuperoxyd) in den verzweigten Höhlen und Fisteln alle Pilze erreichen können, wurden von Hochenegg und Illich Sublimatinjektionen in die Infiltrate empfohlen, namentlich bei fehlender Neigung zur Einschmelzung. Es sollen von 0,1—0,25 % Lösungen täglich 4—5 ccm an der Grenze zwischen Kranken und Gesunden injiziert werden. Um die Erweichung harter Infiltrate zu beschleunigen, werden feuchtwarme Umschläge angewendet.

Die chirurgischen Grundsätze werden an der Haut meistens ohne Einschränkung durchführbar sein. Auch am Kiefer und an den Zähnen wird dies in der Mehrzahl der Fälle möglich sein. Kariöse Zähne, namentlich solche, von denen Narbenstränge zu den infiltrierten Weichteilen der Wange hinführen, müssen extrahiert und die Alveole gründlich mit dem Thermokauter oder chemischen Mitteln geätzt werden. In manchen Fällen kann versucht werden, wie bei der chronischen Wurzelhautentzündung den Zahn unter Sterilisierung des Wurzelkanals mit Trikresol-Formalin und Jodkristallen zu erhalten. Bei Lokalisation in der Gegend des Kieferwinkels mit diffuser Induration und mangelnder Erweichungstendenz können Zweifel darüber entstehen, wie weit ein blutiger Eingriff auszudehnen ist. Garré rät, angesichts der guten Prognose der Aktinomykose von schweren verstümmelnden oder lebensgefährlichen Eingriffen hierbei abzusehen. Herde in der Zunge oder den Tonsillen können eröffnet, ausgekratzt und tamponiert werden, kleine Zungenherde allenfalls auch radikal ausgeschnitten werden. Aktinomykotische Senkungsabszesse am Hals müssen bald und gründlich in Angriff genommen werden, da die Gefahr des Übergreifens auf das Mediastinum, die Lungen und serösen Höhlen des Thorax, ebenso des Einbruchs in die großen Venen und damit einer Pyämie sehr nahe liegt. Sind die Thoraxorgane: Ösophagus, Mediastinum, Wirbelsäule, Rippen, Lunge und Pleura bereits erkrankt, so sind der chirurgischen Therapie enge Grenzen gezogen. Immerhin kann durch Rippenresektion, auch durch teilweise Abtragung der Lungen und Entleerung von Abszessen der Körper im Kampf gegen die Erkrankung manchmal mit Aussicht auf Erfolg unterstützt werden. Etwas bessere Erfolge können von der operativen Behandlung der Bauchaktinomykose erwartet werden durch ausgiebige Spaltung der Fistelgänge, unter Umständen durch Resektion infiltrierter oder arrondierter Darmabschnitte.

Unter den nichtchirurgischen Hilfsmitteln der Therapie nimmt die innerliche Verabreichung von Jod die erste Stelle ein. Man gibt große Dosen von Jodkalium, 2—6 g täglich, und setzt dies mehrere Wochen lang fort. Auch noch bedeutend höhere Gaben werden empfohlen. Das Mittel scheint nicht spezifisch auf den Strahlenpilz einzuwirken. Dagegen befördert es wohl die Erweichung und Aufsaugung der entzündlichen Infiltrate. Namentlich von den Tierärzten wird dieser Medikation großes Vertrauen entgegen gebracht. Es sollen damit bei Rindern über 50 % Heilungen zu erzielen sein. Auch parenchymatöse Einspritzung von einprozentiger Jodkalilösung, alle acht Tage mit 2—4 ccm, erwies sich als vorteilhaft (Rydygier). Föderl konnte sechs Fälle binnen 6—18 Monaten zur Heilung bringen durch Injektionen mit kakodylsaurem Natron in allmählich steigender, dann wieder fallender Menge. Auch innerlicher Gebrauch von Kupfersulfat (0,2 täglich) wurde empfohlen. Versuche spezifischer Behandlung scheinen über die ersten Anfänge noch nicht hinaus gelangt zu sein. Die Behandlung durch Tuberkulininjektionen, die von Billroth, von Kahler und Socin, später von Zupnik versucht wurde mit anscheinend günstigem Ergebnis, scheint keine allgemeinere Verbreitung gewonnen zu haben.

Literatur.

Boström, Zieglers Beitr. z. path. Anat. u. allg. Path., Bd. 9, 1890. — Foedel, 37. Versamml. d. deutsch. Gesellsch. f. Chir. zu Berlin 1908. (Ref. Münch. med. Wochenschrift 1908, S. 1202.) — Jaehn, H., Arbeiten aus dem zahnärztl. Institut der Univ. Breslau. — Illich, Beitr. z. Klinik d. Aktinomykose. Wien 1892. — Kolle und Hetsch, Die experimentelle Bakteriologie und die Infektionskrankheiten. Berlin und Wien 1908. — Koranyi, Zoonosen in Nothnagels Handbuch der spez. Path. u. Therap. Bd. 5, Wien 1897. — Lanz, Über Perityphlitis actinomycotica. Korrespondenzbl. d. Schweiz. Ärzte 1888. — Lexer, Aktinomykose. Handb. f. prakt. Chir. Bd. 1. — Partsch, Die Aktinomykose des Menschen. Volkmanns Sammlung klin. Vorträge Nr. 306 bis 307, Leipzig 1888. — Derselbe, Die Eingangspforte des Actinomyces. Wiener klin. Wochenschr. 1893. Nr. 6. — Ponfick, Die Aktinomykose des Menschen. Festschr. zum 25 jährigen Jubiläum Virchows. Berlin 1882. — Rothe, Über die Agglutination des Sporotrichon de Beurmann durch Serum von Aktinomykosekranken. Deutsche med. Wochenschr. 1910. Nr. 1. — Widal, Annal. de Dermatolog. et de Syphiligr. 1908. S. 588. — Zupnik, Über die gattungsspezifische Behandlung der Aktinomykose. Wiener klin. Wochenschr. 1904.

Rotz.

Ätiologie. Der Rotz (Malleus) eine übertragbare, meist chronische, seltener akut verlaufende Infektionskrankheit, die am häufigsten bei Pferden und Eseln, auch bei Maultieren, Ziegen, Kaninchen, Hunden vorkommt, wird erregt durch einen Bazillus, der den Tuberkelbazillus ähnelt, leicht auf verschiedenen Nährböden gezüchtet werden kann und keine Sporen bildet (Abb. 285).

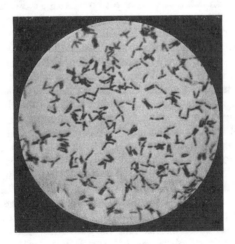

Abb 285.
Rotzbazillen. Ausstrich aus Agar-Reinkultur. (Nach Kolle-Hetsch.)

Trotzdem bleibt er unter Umständen ziemlich lange lebensfähig, so daß er von den Tieren in virulentem Zustand mit dem Futter, dem Staub des Stalles aufgenommen werden kann. Fäulnis, Sonnenlicht und völlige Austrocknung heben seine Lebensfähigkeit bald auf. In den Absonderungen der kranken Tiere kommen sehr reichlich virulente Bazillen vor.

Die Pferde erkranken am häufigsten durch Ansteckung von Tier zu Tier, meist durch Vermittlung des Atmungsapparates, aber auch durch den Verdauungskanal. Der Mensch nimmt das Gift am häufigsten durch kleine Hautwunden auf, die mit Rotzsekret verunreinigt werden, seltener durch Einatmung; auch durch die Schleimhäute (Nase, Bindehaut) kann die Infektion erfolgen. Noch zweifelhaft ist die Aufnahme durch die Schleimhäute des Verdauungskanals. Kutscher, Stallknechte, Tierärzte, Abdecker sind der Ansteckung am meisten ausgesetzt.

Pathologische Anatomie. Auf das Eindringen der Rotzbazillen antwortet das Gewebe mit Bildung von Knötchen, die aus epitheloiden Zellen bestehen, um die sich Leukocyten ansammeln, um so zahlreicher, je vorgeschrittener die Entwicklung des Knötchens ist. Im Zentrum des Knötchens sind die Bazillen leicht in größerer Zahl auffindbar. Sie bringen das Gewebe zur Nekrose, und unter der Einwirkung der Leukocyten entsteht eine Verflüssigung, die einen Abszeß oder bei oberflächlicher Lage ein Geschwür verursacht. Die Knötchen sitzen beim Pferd besonders in der Nasen-, Kehlkopf- und Trachealschleimhaut, beim Menschen vor allem in den Muskeln, auch in Leber, Milz und Nieren. Der Hautrotz hat seinen Sitz besonders in der Kutis; aus kleineren Pusteln oder größeren Eiterblasen entstehen Geschwüre mit unregelmäßig gestalteten Rändern und starker Sekretion zähen übelriechenden Eiters, die sich bedeutend nach der Fläche und Tiefe ausdehnen können. Von hier greift die Krankheit als phlegmonöse Entzündung auf das subkutane Bindegewebe über, bewirkt Venenthrombosen, die eitrig zerfallen, und die per contiguitatem oder auf metastatischem Wege entstehenden Muskelherde. Erkrankt beim Menschen die Nasenschleimhaut, so greift der Prozeß in die Tiefe auf die Nasenknochen und -Knorpel über, die dabei nekrotisieren; es können perforierende Geschwüre am Gaumen entstehen und die Mundhöhle in den Prozeß miteingezogen werden. Die Kehlkopf- und Luftröhrenschleimhaut ist nicht selten für sich allein, oft auch neben anderen Lokalisationen ergriffen. Hier können die Stimmbänder, die Kehlkopf- und Trachealknorpel zerstört werden. In den Lungen zeigen sich neben miliaren Rotzknötchen die Erscheinungen der lobulären Pneumonie. Knötchen und aus ihnen hervorgegangene oder metastatisch entstandene Abszesse finden sich in zahlreichen anderen Organen, so in der vergrößerten Milz und in der Leber. In den Gelenken können seröse und eitrige Ergüsse entstehen.

Symptome und Verlauf. Wie bei den Pferden, so kann auch beim Menschen der Rotz in a k u t e r und c h r o n i s c h e r Form auftreten. Nach der Aufnahme des Giftes gehen der ersten auffallenden Lokalisation 3—5 Tage und länger dauernde Prodrome (Unbehagen, Kopfschmerz, Fieber) voraus. Dann entwickelt sich an der infizierten Hautstelle eine Infiltration, aus dieser ein Geschwür, von dem aus lymphangitische Stränge zu den schmerzhaft geschwollenen Lymphdrüsen führen. Die Hautinfektion kann, namentlich im Gesicht, auch zunächst unter dem Bild eines Erysipels verlaufen. Nach 3—7 Tagen kündigt sich die Allgemeininfektion durch metastatisch verschleppte Entzündungsherde an entfernten Körperstellen an: man findet an entfernten Hautstellen teils schmerzlose Schwellungen, die rasch in Eiterungen übergehen, teils schmerzhafte rote, mit blutigem Sekret gefüllte Beulen, deren Aufbruch große, tiefe Geschwüre hinterläßt, die oft weite Gewebsstrecken zerstören. Außerdem besteht meist unregelmäßiges Fieber, das oft höher ansteigt, wenn etwa zwischen dem 6. und 12. Tage der Erkrankung sich ein für den Rotz ziemlich charakteristischer, daher diagnostisch bedeutungsvoller H a u t a u s s c h l a g zeigt. Er besteht aus manchmal spärlichen, oft reichlichen roten Fleckchen, die zunächst einem Flohstich gleichen, bald aber sich papulös erheben, in Eiterpusteln umwandeln und sowohl die Haut, als auch die Schleimhäute befallen. Einzelne Pusteln können konfluieren, außerdem schießen auch neue größere Pusteln auf, deren Hülle platzt und einen oft geschwürig zerfallenden Defekt hinterläßt. Daneben bilden sich Abszesse in den Muskeln und in den inneren Organen, die Nasenschleimhaut beteiligt sich an der Erkrankung, es tritt unter starken Schweißen rapider Kräfteverfall, Prostration und Kreislaufschwäche und bald der Tod ein.

Weniger häufig als dieser akute H a u t r o t z findet sich der a k u t e N a s e n - r o t z. Dabei ist zunächst wie bei einem starken Schnupfen die Nasenatmung erschwert, die Nasenschleimhaut sondert zähes Sekret ab, das bald reichlicher, dünnflüssig, blutig und eitrig wird und an den Nasenrändern eintrocknet. Die Haut der äußeren Nase und ihrer Umgebung kann erysipelartig anschwellen, sogar gangränös zerfallen. Die Ausbreitung der Schleimhautgeschwüre auf den Mund, Rachen, Kehlkopf und die Luftröhre bringt Schlingstörungen hervor, die Stimme wird heiser, der Atem höchst übelriechend. Die tieferen Luftwege und die Lungen erkranken unter dem Bild schwerer Bronchitis und pneumonischer Infiltration mit eitrigschleimigem, hämorrhagischem oder jauchigem Auswurf. Zu diesen Lokalsymptomen gesellen sich die beschriebenen Erscheinungen der allgemeinen Infektion und ihrer zahlreichen Metastasen. Am akutesten, binnen 2—3 Tagen, verläuft der Rotz, wenn er sich sekundär aus chronischen Lokalisationen entwickelt. Der tödliche Ausgang ist die Regel, jedoch sind einige Fälle von geheiltem akuten Rotz mitgeteilt worden.

Der chronische Rotz entwickelt sich meistens ganz unmerklich und schleichend. Anfangs werden oft nur Glieder- und Gelenkschmerzen geklagt, nach Wochen entwickeln sich langsam oft sehr umfangreiche Abszesse. Die durch Haut- und Unterhautabszedierungen entstandenen Geschwüre können stellenweise vernarben, ja es können bedeutende Remissionen durch solche Heilungsvorgänge vorkommen, die nach monatelangem Bestand von neuen Krankheitserscheinungen abgelöst werden. Die typische Hauteruption des akuten Verlaufs fehlt, ebenso die Beteiligung der Lymphgefäße und -knoten. Die Dauer kann sich auf Jahre erstrecken.

Der chronische Rotz kann nach Babes auch, wie beim Pferd, völlig latent verlaufen. Man findet dann Rotzknoten in den Lungen, die sklerosieren und zentrale Verkalkung zeigen, ähnlich wie dies bei der Tuberkulose der Fall ist. Auf diese Weise kann Heilung erfolgen, ebenso ein Latenzstadium, das in akute Allgemeinerkrankung übergehen kann, wenn durch ein Trauma oder eine akute Infektionskrankheit die in den Knoten jahrelang lebensfähig gebliebenen Bazillen mobilisiert werden. Anscheinend spielen dabei Mischinfektionen eine wesentliche Rolle; vielleicht in der Weise, daß die Virulenz der Rotzbazillen durch Hinzukommen von Staphylokokken und anderen Erregern gesteigert wird. Jedenfalls wurden öfter aus Abszessen bei bakteriologisch sichergestellten Rotzfällen Eitererreger gezüchtet. Gerade da, wo aus latenten oder nicht genügend beachteten chronischen Lokalisationen akuter Rotz entsteht, wo also der sonst durch die Anamnese manchmal aufgedeckte Zusammenhang mit erkrankten Tieren nicht offenbar wird, ergeben sich oft große diagnostische Schwierigkeiten. Die Kasuistik enthält nicht wenig Fälle, bei denen zunächst das Bild der Pyämie oder des Typhus vorzuliegen schien. Einen typhusähnlichen Fall von Laboratoriumsinfektion, der die Möglichkeit diagnostischer Irrtümer deutlich dartut, teilt Hoke mit: 4 Tage nach Beschäftigung mit einem rotzigen Versuchstier traten Fieber, Mattigkeit, Halsschmerzen auf; die nächsten Tage verliefen so sehr nach dem Bilde eines Typhus (Leukopenie), daß auch in der Lebergegend auftretende Schmerzen als Cholecystitis typhosa gedeutet wurden. Später zeigten sich Akneknötchen und Furunkel, die nur Staphylokokken enthielten. Es zeigten sich Roseolen, dabei bestand ein Milztumor. Muskel- und Gelenkschmerzen, dann universelle Pusteleruption, endlich starke Infiltrate klärten erst in den letzten Tagen vor dem Tod (am 16. Tag) die Diagnose, die durch einen primären Leberabszeß mit Rotzbazillen autoptisch sichergestellt wurde. v. Koranyi berichtet über Beginn mit multiplen schmerzhaften Gelenkschwellungen, die durchaus dem Krankheitsbild der rheumatischen Polyarthritis entsprachen; erst die folgende diffuse tiefrote Verfärbung und Entzündung der Haut über den Gelenken und noch mehr die in der Beinmuskulatur sich entwickelnden Knoten führten dann zur richtigen Beurteilung.

Diagnose. Die Diagnose des Rotzes ist am leichtesten da, wo sie durch offenbare Ansteckungsgelegenheit nahe gelegt ist. Anderseits kann sie sehr erschwert sein, wenn ätiologisch unsichere Entzündungen — Lymphangitis, Lymphadenitis — an Tierkadavern erworben wurden. Akuter Rotz kann, wie erwähnt, mit Polyarthritis rheumatica und mit Abdominaltyphus verwechselt werden, ebenso mit anderen septischen und pyämischen Infektionen. Diagnostisch wichtig ist die oben beschriebene Hautaffektion. Abszesse, die sich bei chronischem Rotz oft im periartikulären Gewebe bilden und langsam verlaufen, können sehr leicht mit Tuberkulose verwechselt werden. Oft kann nur die bakteriologische Untersuchung Klarheit bringen. Man findet im Eiter der uneröffneten Abszesse die Rotzbazillen, weit unsicherer im Sekret der offenen Geschwüre. Auf Kartoffeln kultiviert, bildet der Bazillus in zwei Tagen ein dünnes gelbliches Häutchen, das in einem weiteren Tag bernsteingelb wird und sich weiterhin rötlich färbt. Beweisender ist der Tierversuch: impft man ein männliches Meerschweinchen intraperitoneal mit Rotzsekret, so schwellen nach zwei Tagen die Hoden durch Entzündung der Tunica vaginalis und durch Orchitis außerordentlich an (Straussche Reaktion). Das Zeichen ist jedoch nicht absolut beweisend, sondern kann auch bei andersartigen Infektionen sich einstellen. Ein weiteres Hilfsmittel, namentlich auch zur Erkennung zweifelhafter Bakterienkulturen, ist die unten beschriebene Agglutinationsreaktion.

Schütz nud Schubert arbeiteten eine Komplementablenkungsmethode für die Rotzdiagnose aus. Pferde, deren Serum noch in Mengen von 0,1 ccm vollständige Hemmung der Hämolyse bewirkt, gelten als rotzkrank. Schwächere Hemmung ist nicht beweisend. Die Reaktion versagt manchmal, namentlich bei altem Rotz. Beim Menschen scheint die Methode noch nicht erprobt zu sein.

Prognose. Der akute Rotz führt unter dem Bilde der Pyämie fast immer zum Tode. Bessere Aussichten bestehen beim chronischen Rotz. Ist dieser in der Nase lokalisiert, so ist allerdings der tödliche Ausgang die Regel. Dagegen geht chronischer Hautrotz nicht selten in Heilung über. Bollinger nimmt hierbei eine Heilbarkeit von 50 % an. Daß auch in der Lunge vorhandene Rotzknoten zur Latenz, ja zur Heilung gelangen können (Babes), wurde schon erwähnt.

Prophylaxe und Therapie. Die Prophylaxe ist beim Rotz um so bedeutungsvoller, als die Therapie ziemlich machtlos ist. Durch energische Bekämpfung der Krankheit unter den Pferden ist ihre Verbreitung bei den Menschen viel geringer geworden. Frühzeitige Erkennung ist hierzu die wichtigste Vorbedingung, die bei dem okkulten chronischen Lungenrotz der Pferde oft schwierig zu erfüllen ist. Es dienen hierzu zwei spezifische Proben: die Malleinprobe und die Agglutinationsreaktion. Das Mallein ist ein dem Tuberkulin entsprechendes aus Rotzbazillenkulturen hergestelltes Präparat. Seine Wirkungs- und Anwendungsweise ist ebenfalls dem Tuberkulin sehr ähnlich. Rotzkranke Tiere reagieren mit Fieber und Krankheitserscheinungen bei Injektion geringfügiger Dosen, die bei gesunden Tieren keine Erscheinungen machen. Bei fiebernden und schwerkranken Tieren ist die Probe nicht anwendbar, aber auch weniger notwendig. Fehlresultate bleiben bei der Probe freilich nicht aus. Es ist daher die Agglutinationsreaktion als wertvolle Ergänzung nicht zu unterlassen. Getrocknete und zerriebene Rotzbazillen werden mit karbolisierter Kochsalzlösung aufgeschwemmt. Zu einer Reihe von Proben dieser hundertfach verdünnten Aufschwemmung werden abgestufte Mengen des verdünnten Tierserums hinzugefügt und nach 24 stündigem Verweilen der Proben im Thermostaten auf Präzipitation geachtet. Zu beachten ist, daß die Niederschlagsbildung auch durch normales Pferdeserum hervorgerufen werden kann; Rotzserum ist aber meist schon in viel größeren Verdünnungen wirksam. — Das Verfahren kann, wenn man Serum von Pferden besitzt, die mit abgetöteten Rotzbazillen vorbehandelt wurden, auch umgekehrt zur Erkennung zweifelhafter Rotzbazillen Verwendung finden.

Rotzkranke und rotzverdächtige Pferde müssen nach dem Reichs-Viehseuchengesetz angezeigt werden. Manifestkranke Pferde werden getötet, verdächtige zweimal der Malleinprobe unterworfen. Solche, die dabei negativ reagiert haben, müssen isoliert bleiben und werden erst nach Monaten und nach erneuter negativer Malleinprobe der Freiheit zurückgegeben. Die Ställe müssen gründlich desinfiziert werden. Menschen, die mit kranken Tieren zu tun haben, müssen die große Ansteckungsfähigkeit der Krankheit im Auge behalten. Wunden müssen durch Deckverbände geschützt, wenn sie trotzdem verunreinigt werden, gründlich gereinigt und kauterisiert werden.

Kranke Menschen sind streng zu isolieren. Das Pflegepersonal muß sich der großen Übertragungsgefahr dauernd bewußt bleiben. Die gründliche Desinfektion der Umgebung des Kranken ist unumgänglich nötig.

Eine spezifische Behandlung des Rotzes gibt es bis jetzt nicht. Versuche, Malleinimpfungen zu Heilungszwecken zu benützen, sind nicht erfolgreich gewesen. Nach Überstehen der Erkrankung bleibt eine Immunität zurück, aber es ist bis jetzt nicht gelungen, ein abgeschwächtes Vakzin herzustellen, das die künstliche Erzielung von Immunität ermöglichte. Im Serum behandelter Tiere finden sich neben Agglutininen und Präzipitinen anscheinend keine spezifischen Schutzstoffe.

Rotzknoten müssen möglichst exzidiert werden; Rotzabszesse sind alsbald zu eröffnen, mit dem scharfen Löffel auszukratzen und mit Sublimat- oder Karbolgaze zu tamponieren. Hautgeschwüre werden nach Reinigung kauterisiert (Galvanokauter, Argentum nitricum, Jodtinktur). Für ähnliche Behandlung der Nasengeschwüre wird Chlorzink empfohlen, außerdem antiseptische Nasenspülungen (Karbollösung, übermangansaures Kali, Chlorwasser). Phlegmonöse und erysipelartige Hautentzündungen werden mit Eisumschlägen oder antiseptischen Umschlägen behandelt.

Als Allgemeinbehandlung ist eine Quecksilberschmierkur durch verschiedene günstige Beobachtungen gerechtfertigt. Gold sah zweimal Heilung unter dieser Behandlung (zweimal täglich 2 g Ungt. ciner., jeden zweiten Tag ein warmes Bad). Andere konnten keine günstige Wirkung wahrnehmen.

Literatur.

Babes, Übertragung des Rotzes auf den Menschen. Roman. med., ref. in Zentralbl. f. inn. Med. 1906. Nr. 14. — Bollinger, Artikel „Rotz" in Ziemssens Handb. d. spez. Path. 1876. Bd. 3. — Garrè, Rotz in Penzoldt-Stintzings Handb. d. gesamt. Therap. Jena 1909. — Heanley, Agglutination and sedimentation in human glanders. Lancet 1904, Febr. — Hoke, Ein Fall von akutem Rotz (Laboratoriumsinfektion). Prager med. Wochenschr. 1907. — Kolle und Hetsch, Die experimentelle Bakteriologie und die Infektionskrankheiten. Berlin und Wien 1908. — v. Koranyi, Zoonosen. In Nothnagels Handb. d. spez. Path. u. Therap. Bd. 5, Wien 1897. — Schütz und Schubert, Die Ermittlung der Rotzkrankheit mit Hilfe der Komplementablenkungsmethode. Arch. f. wissenschaftl. und prakt. Tierheilkunde. Bd. 35. 1909.

Maul- und Klauenseuche.
(Stomatitis epidemica, Aphthenseuche.)

Ätiologie. Die Maul- und Klauenseuche der Tiere wird gelegentlich auf den Menschen übertragen und erzeugt bei ihm einen bläschenförmigen Ausschlag an den Schleimhäuten der Mundhöhle, aus dem oberflächliche Geschwüre hervorgehen. Dabei bestehen auch mehr oder weniger starke Erscheinungen einer allgemeinen Infektion.

Das infektiöse Virus ist noch nicht genauer bekannt. Es scheint sich um einen äußerst kleinen Erreger zu handeln, da infektiöse Aufschwemmungen des Bläscheninhalts ihre Infektiosität nicht einbüßen, wenn sie durch bakteriendichte Filter hindurchgegangen sind. Die Erreger sind gegen Hitze sehr empfindlich; schon Temperaturen von 80 ⁰ vernichten sie in wenigen Minuten.

Die Krankheit befällt vor allem Rinder, Schweine, Ziegen, Schafe, auch Hirsche und Rehe. Die Tiere erkranken unter mäßigem Fieber, Mattigkeit und Freßunlust. Dabei zeigt sich eine Rötung der Schleimhaut im Maul und der Haut zwischen den Zehen. Hier bildet sich nach 1—2 Tagen ein Blasenausschlag, indem Epithelschicht bezw. Epidermis durch ein seröses Exsudat von der Unterlage abgehoben werden. Durch Platzen des Häutchens verwandeln sich die Blasen in oberflächliche Geschwüre, die, mit Schmutz sekundär infiziert, nur langsam heilen und schmerzhaft sind. Die Lokalisation an Oberkiefer, Zahnfleisch und Lippen bewirkt eine große Freßunlust; infolgedessen magern die Tiere rasch bedeutend ab. Die von der Klauenentzündung betroffenen Gliedmaßen bewirken Lahmheit. Durch Bildung von Blasen am Euter kann das infektiöse Material leicht in die Milch gelangen. Bei jungen Tieren finden sich oft Erscheinungen einer heftigen Gastroenteritis, die durch Verschlucken des Blaseninhaltes oder durch Übertragung des Virus auf dem Blutwege zustande kommen kann. Nach etwa einer Woche bilden sich alle Erscheinungen zurück. Doch kommen schwere Fälle vor, bei denen unter Lungenentzündungen, schweren Darmkatarrhen, Myo- und Pericarditis der Tod erfolgt. Es gibt gutartige Seuchen und solche mit hoher Mortalität. Der Hauptschaden der Seuche besteht in der großen Einbuße an Milchproduktion. Die Übertragung von Tier zu Tier erfolgt durch die Sekrete der Entzündungsflächen, durch den Speichel und alle damit infizierten Gegenstände oder Mittelpersonen. Es wird angenommen, daß das Virus nicht nur direkt am Orte der Erkrankung, sondern auch durch die Atmungsorgane in den Körper eindringen und sich auf dem Blutweg verbreiten kann.

Die Ansteckung des Menschen erfolgt wohl am häufigsten durch Genuß infizierter Milch, seltener durch Butter und Käse aus solcher Milch. Durch direktere Übertragung können Leute erkranken, die mit krankem Vieh zu tun haben.

Symptome und Verlauf. Es entwickelt sich nach 4—8 tägigem Inkubationsstadium, während dessen Prodromalerscheinungen wie Mattigkeit, Ziehen in den Gliedern, leichtes Fieber beobachtet werden, eine ausgebreitete Stomatitis, bei der die Mundschleimhaut, namentlich an Lippen, Zunge und Wangen, stark gerötet, gelockert und schmerzhaft ist. Auf der entzündeten Schleimhaut bilden sich wie beim Tier Blasen, aus diesen oberflächliche, oft sehr schmerzhafte Geschwüre. Die Geschwürsbildung kann sich auch auf das äußere Lippenrot, auf die Ränder der Nasenöffnung und auf die Rachenschleimhaut erstrecken. Selten sind Blasenbildungen an den Zehen und an den weiblichen Brüsten beobachtet worden; ebenso Blasen an den Fingern bei Melkern, die sich direkt angesteckt hatten. Auch die Genitalschleimhaut kann von dem Bläschenausschlag betroffen werden.

Schwerere Störungen können entstehen durch eine außerordentlich starke ödematöse Anschwellung der entzündeten Zunge, die sich zu solchem Grade steigern kann, daß Erstickungsgefahr eintritt. Nach Heilung solcher starker Anschwellungen kommt es manchmal zu Schrumpfungen des Zungengewebes. Übrigens können Schrumpfungen sich auch am Zahnfleisch nach sehr heftiger Entzündung einstellen.

Störungen von seiten des Darmkanals sind meist ziemlich ausgeprägt. Der Appetit liegt gänzlich darnieder, was bei der schmerzhaften diffusen Ulzeration der Mundschleimhaut und bei dem dicken, schmierigen, übelriechenden Belag der Zunge nicht zu verwundern ist. Anfangs besteht oft Druckgefühl in der Magengegend, Brechneigung und heftige Diarrhöe. Nach etwa drei Tagen pflegt der Durchfall aufzuhören, statt dessen stellt sich hartnäckige Verstopfung ein. Auch die Haut kann sich, besonders bei Frauen und Kindern, mit einem schwachen, flüchtigen, masernähnlichen Ausschlag beteiligen, der sich besonders an den Unterarmen und Unterschenkeln, manchmal auch an Rumpf und Schultern zeigt. Charakteristisch ist die öfter vorhandene Neigung zu Blutungen, die an Skorbut erinnert. Man findet Petechien und Sugillationen in der Haut, ferner auch Darm-, Nasen- und Nierenblutungen. Die Geschwürsbildung im Mund führt zu starker Schwellung der Lymphdrüsen am Hals und Nacken. Die Milz vergrößert sich nicht. Wiederholt wurde bei Männern und Knaben Orchitis beobachtet.

Diagnose. Die Erkennung der Aphthenseuche ist nicht immer leicht. Bei epidemischem Auftreten allerdings oder bei anamnestisch sicher gestellter Infektion durch verdächtige Milch wird die Diagnose von vornherein in die richtige Bahn gelenkt. Besonderer Wert muß auf den Nachweis von Störungen der Verdauungsorgane und auf den beschriebenen Bläschenausschlag an der Haut gelegt werden, da diese Erscheinungen bei der sonst so ähnlichen Stomatitis aphthosa nicht vorkommen. Auch fehlen die heftigen Prodromalerscheinungen bei letzterer Krankheit im Gegensatz zur Maul- und Klauenseuche. Vor allem ist aber nur diese durch Bildung von Blasen im Munde ausgezeichnet, die erst nach Platzen des Häutchens und Entleerung des milchigtrüben Inhalts seichte Geschwürchen hinterlassen, die dann allerdings den weißen oder gelblichen Geschwürchen der aphthösen Stomatitis sehr ähneln. Die Stomatitis ulcerosa zeichnet sich durch starken, in ziemliche Tiefe greifenden geschwürigen Zerfall aus.

Prognose. Die Prognose ist meistens günstig, doch sind junge Kinder und namentlich Säuglinge gefährdet. Verschiedene Epidemien können sehr verschiedene Mortalitätsgrade aufweisen. Spiegel stellte bei einer größeren Epidemie 8 % Mortalität fest. Der Tod tritt am häufigsten durch stark behinderte Nahrungsaufnahme und heftige Diarrhöen ein. Auch unter septischen Erscheinungen kann der letale Ausgang erfolgen.

Prophylaxe. Die Prophylaxe der epidemischen Stomatitis fällt zum großen Teil der tierärztlichen Tätigkeit und der Viehseuchenbekämpfung zu. Erkrankte Tierbestände müssen streng isoliert, später die Ställe desinfiziert werden; die Milch aus solchen darf nur in gekochtem Zustand abgegeben werden. Diese Maßnahmen sind durch veterinärpolizeiliche Vorschriften geregelt. Ein weiteres Hilfsmittel zur Vorbeugung der Viehseuche ist mit dem von Löffler und Uhlenhuth ausgearbeiteten Schutzimpfungsverfahren gewonnen. Die Tiere erwerben durch Überstehen der Krankheit eine Immunität, die manchmal nur einige Monate, manchmal mehrere Jahre anhält. Durch wiederholte Behandlung von Pferden und Rindern mit steigenden Dosen des Virus kann man ein stark wirksames Serum erhalten, dessen Einspritzung gefährdete Tiere für zwei Wochen lang unempfänglich macht. Dieser Schutz läßt sich jedoch beliebig lang erhalten, durch etwa alle zehn Tage wiederholte Injektion kleiner Serummengen; er tritt sofort nach der ersten Injektion ein. Allerdings versagt der Schutz gegenüber Infektion mit großen Mengen Virus, so daß durch die Serumprophylaxe keineswegs die sonstigen veterinärpolizeilichen Maßregeln überflüssig gemacht werden. Aktive Immunität, durch Injektion von Lymphe oder eines Gemisches von Lymphe und Serum, ist für die praktische Anwendung weniger empfehlenswert, da zwar die Immunität länger anhält, aber auch später eintritt — nach etwa fünf Wochen — und da durch Erkrankungen der geimpften Tiere Ansteckungsmöglichkeiten entstehen. Um ohne derartige Gefährdungen dauernd Schutzserum zu gewinnen, soll eine preußische „Maul- und Klauenseuche-Serumgewinnungsstation" auf einer einsamen kleinen Insel errichtet werden (Löffler).

Bei bereits erkrankten Tieren wird durch die Serumeinspritzung die Krankheit erheblich abgekürzt und gemildert und die in bösartigen Seuchengängen häufigen Todesfälle sehr verringert. Versuche über Anwendung des Serums beim Menschen sind noch nicht bekannt geworden.

Eine persönliche Prophylaxe kann in der Weise ausgeübt werden, daß die Milch vor dem Genuß abgekocht wird. Bei herrschender Maul- und Klauenseuche wird diese Maßregel nicht umgangen werden dürfen, am wenigsten bei

Kindern, die durch eine schwerere Infektion doch bedeutend geschädigt oder gefährdet werden können. Da die Krankheit von Mensch zu Mensch sehr leicht übertragen wird, sollte man Kranke isolieren. Um Wundinfektionen zu vermeiden, müssen Leute, die mit kranken Tieren oder Menschen zu tun haben, etwaige Verletzungen sorgfältig unter einem Deckverband halten. **Therapie.** Eine spezifische Behandlung der Aphthenseuche ist beim Menschen gegenwärtig noch nicht erprobt. Eine Reihe von desinfizierenden Mitteln wird zur direkten Behandlung der Schleimhautulzerationen empfohlen. Siegel rühmt besonders das Gurgeln und Mundspülen mit 3 %iger Lösung von Kali chloricum, sowie die innerliche Verabreichung dieses Salzes, 5,0 : 100,0, dreimal täglich einen Eßlöffel voll. Da aber gute anderweitige Mittel zur Behandlung der Mundschleimhaut zur Verfügung stehen, muß warnend auch auf die bekannte das Blut schädigende Wirkung dieses Salzes hingewiesen werden. v. Mikulicz und Kümmel betonen, daß die innere Darreichung bei nicht unbeträchtlicher Gefahr wohl kaum einen besonderen Vorzug mit sich bringt, da die vielgerühmte Ausscheidung des Mittels im Speichel nur für minimale Mengen zutrifft und etwa 90 % unverändert im Harn abgehen. Das beste Desinfiziens, ohne giftige oder reizende Nebenwirkung, dürfte wohl das Wasserstoffsuperoxyd in 2 %iger Lösung sein. Außerdem sind zu Mundspülungen die 3 %ige Borsäurelösung, 1 %oo ige Kaliumhypermanganikum-Lösung empfehlenswert. Ferner bepinselt man die Geschwüre mit 4—10 %iger Boraxlösung. Für Kinder eignet sich besonders folgender Pinselsaft: Boracis 2,0 (statt dessen auch Natr. tetraboracici 2,0), Aqu. dest., Mell. rosati, Glycerini āā 6,0. MDS. Zum Bepinseln des Zahnfleisches (der Lippen, der Zunge). (v. Mikulicz und Kümmel.)

Schmerzhafte Ulzerationen werden auch durch Betupfen mit Argentum nitricum günstig beeinflußt, indem sich auf ihnen eine schützende Decke koagulierten Eiweißes bildet.

Effloreszenzen an den Händen und anderen Stellen der Körperoberfläche werden wie ein akutes Ekzem behandelt.

Zweckmäßig ist es immer, sofort mit Beginn der Erkrankung den Darmkanal durch milde Laxantien zu entleeren, da immer mit der Aufnahme infektiösen Materials durch den Magendarmkanal gerechnet werden muß. Da häufig, namentlich bei Kindern, mehr oder weniger heftige gastrointestinale Störungen bestehen, so muß eine sorgfältige diätetische Schonungstherapie angewendet werden. Etwa vorhandene Konstipation ist durch Laxantien zu beseitigen, unter denen das Kalomel wegen möglicher ungünstiger Einwirkung auf die Stomatitis ausgeschlossen bleiben muß. Gegen die schweren hämorrhagischen Formen schlägt Garrè Chiningebrauch vor.

Literatur.

Ebstein, Maul- und Klauenseuche beim Menschen. Deutsche med. Wochenschr. 1896. — Garrè, Zoonosen in Penzoldt-Stintzings Handb. d. gesamt. Therap. Jena 1909. — v. Koranyi, Zoonosen in Nothnagels Handb. d. spez. Path. u. Therap. Wien 1897. — Löffler, Die Serotherapie, die Seroprophylaxe und die Impfung bei Maul- und Klauenseuche und deren Wert für die Veterinärpolizei. Deutsche med. Wochenschr. 1909. Nr. 45. — Löffler und Frosch, Summarischer Bericht über die Maul- u. Klauenseuche. Deutsche med. Wochenschr. 1897. — v. Mikulicz und Kümmel, Die Krankheiten des Mundes. 2. Aufl., Jena 1909. — Siegel, Mundseuche. Arch. f. Laryngol. u. Rhinol. 1895. — Derselbe, Münch. medizin. Wochenschr. 1905.

Trichinose.

Ätiologie. Die Trichinose (Trichinenkrankheit) entsteht durch Aufnahme eines Rundwurms in den Verdauungskanal, indem hier eine Entwicklung des Parasiten erfolgt und weiterhin eine Einwanderung in die Körpergewebe, speziell in die Muskeln.

Daß die schon früher, zuerst wohl von James Paget (1835) gesehenen Parasiten eine große pathologische Bedeutung besitzen und durch ihre Einwanderung in den Körper schwere, früher verkannte Krankheitserscheinungen hervorrufen können, wurde zuerst von Zenker (1860) nachgewiesen. Zenker zeigte auch, daß das Wohntier der Trichine vor allem das Schwein ist, und daß der Genuß von trichinehaltigem Schweinefleisch der gewöhnliche Infektionsmodus ist.

Die **Trichine** (Trichina spiralis) ist ein mit bloßem Auge eben noch wahrnehmbarer, zu den Nematoden zu zählender Rundwurm, der in Schweinen, Ratten und, wohl viel seltener, auch in anderen Tieren vorkommt. Der Leib ist nach hinten nur wenig verdickt, beim Weibchen größer als beim Männchen. Das männliche Hinterleibsende trägt an der Rückenhälfte zwei konische Zapfen, die nach dem Bauche gerichtet sind. Statt eines Spikulums wird die muskuläre Kloake durch Umstülpung nach außen vorgestreckt.

Gelangen mit der Nahrung Trichinen in den Darm, so erlangen sie hier Geschlechtsreife, begatten sich und bringen ungeheure Mengen junger Trichinen hervor, die dann in die Körpergewebe einwandern. Hier, vor allem im Muskelgewebe, wachsen die jungen Würmchen heran, durch eine reaktive Gewebsbildung im Muskel werden sie eingekapselt und gelangen in das Ruhestadium, das erst beendet wird, wenn das infizierte Muskelfleisch in den Magen eines neuen Wirtsorganismus gelangt, wo die eingekapselten Muskeltrichinen durch die Verdauung befreit werden und neue günstige Lebensbedingungen finden.

Dann wachsen in 2—3 Tagen geschlechtsreife Männchen und Weibchen heran. Die letzteren sind in diesem Zustand etwa 3 mm lang, die Männchen nur 1,2—1,6 mm. Das bedeutende Längenwachstum des Weibchens kommt jedoch erst nach der Befruchtung zustande dadurch, daß der hintere Körperabschnitt durch die außerordentliche Streckung des Uterus zunehmen muß.

Der Uterus des befruchteten Parasiten füllt sich mit Eiern, die nach vorne zu mehr längliche Gestalt annehmen, weiterhin sich in völlig entwickelte Embryonen verwandeln, die den Körper des Muttertieres durch eine Öffnung verlassen. Die Embryonen bezw. schon geborenen jungen Trichinen sind 0,08 bis 0,12 mm lang. Die Zahl der von einer weiblichen Trichine hervorgebrachten Embryonen wird auf 200 bis 1000 geschätzt. Die Embryonen finden sich im Darm 6—7 Tage nach der Aufnahme trichinösen Fleisches, also 4—5 Tage nach der Befruchtung. Die Darmtrichinen können im Darm noch lange nach der Aufnahme vorhanden sein, noch nach 11—12 Wochen. Die jungen Trichinen haben durch zahlreiche Kerne, die sich fast im ganzen Körper finden, ein granuliertes Aussehen. Eine namentlich am gefärbten Präparat deutliche schräg gestellte bändchenförmige Unterbrechung der körnigen Substanz, die am Ende des ersten vorderen Viertels liegt, ist besonders charakteristisch. (Abb. 1 auf Taf. III.)

Nach früherer Annahme würden die jungen Trichinen frei im Darmkanal geboren, aktiv die Darmwand durchdringen und hier den Weg zum Muskelgewebe einschlagen. Es können jedoch niemals die jungen Trichinen im Darmrohr aufgefunden werden. Spätere Untersuchungen zeigten nun, daß die Darmtrichinen in das Epithel der Darmschleimhaut eindringen und die Embryonen unmittelbar in die Lymphspalten der Darmzotten absetzen. Über die Wege und Triebkräfte, die die Würmchen von hier in das Muskelgewebe bringen, liegen sehr zahlreiche Untersuchungen und Äußerungen vor. Man rechnete viel mit aktiver Wanderung der Parasiten im Bindegewebe oder in den Lymphspalten. Andererseits wiesen die freilich sehr selten mikroskopischen Befunde von wandernden Embryonen in Blutgefäßen auf die Möglichkeit einer passiven Verschleppung in der Blutbahn hin. Daß tatsächlich dieser Vorgang der ausschlaggebende, wenn nicht einzige Rolle bei der Verbreitung der Parasiten darstellt, konnte Stäubli zeigen. Er fand bei infizierten Tieren im kreisenden Blut fast immer zahlreiche Embryonen. Der Nachweis gelang durch Entnahme einer größeren Menge Blut aus dem Herzen und Abscheidung eines Sediments durch Zentrifugieren nach Zusatz von 3 %iger Essigsäure, die die roten Blutkörperchen auflöst (Abb. 1 auf Taf. III). So konnten z. B. bei einem Meerschweinchen eine Menge von 9000 gleichzeitig im Blut zirkulierenden Embryonen ermittelt werden. Die Verbreitung auf dem Blutweg ist bei der großen Menge der hier in Transport begriffenen Parasiten und bei der Raschheit, mit der immer wieder Gelegenheit zur Festsetzung im Muskelgewebe eintritt, jedenfalls pathogenetisch ganz überwiegend; daneben können kurze Wanderungen, die bis in benachbarte Lymphgefäßgebiete führen, z. B. in die Peritonealhöhle, nur eine untergeordnete Rolle spielen. In die Blutbahn gelangen die Parasiten, indem sie mit der Lymphe den Ductus thoracicus passieren und sich in das Venensystem ergießen. Am zahlreichsten findet man sie im Blut zwischen dem 8. und 25. Tage nach der Infektion. In quergestreifte Muskulatur verschleppt, verlassen die Parasiten die Blutbahn, dringen durch die Kapillarwand in das Bindegewebe und von hier sofort in die Muskelprimitivbündel ein. Bevorzugt werden bestimmte Muskeln, so das Zwerchfell, die Interkostal-, Zungen- und Kehlkopfmuskeln. Vielleicht ist die bei diesen Muskeln besonders starke Blutzufuhr die Ursache hiervon. Was der quergestreiften Muskulatur die besondere Anziehungskraft für die Trichinen verleiht, ist unbekannt; es liegt nahe, an chemotaktische Wirkungen zu denken.

Die Einwanderung der jungen Parasiten in die Muskulatur erfolgt (in Tierexperimenten) vom 9. bis 10. Tage an nach der Infektion. In der Muskelfaser nimmt das Würmchen sehr rasch an Größe zu und ist in 10—14 Tagen bis zum Zehnfachen der ursprünglichen Größe herangewachsen. Mit dieser Zunahme ist eine spiralige Aufrollung verbunden, die etwa mit der 4. Woche beginnt und 5 Wochen nach der Infektion beendet ist. Die Muskeltrichine hat bei diesem Vorgang eine Länge von etwa 1 mm erreicht und gleichzeitig ihre vorher kaum nachweisbare innere Organisation durch Differenzierung des Verdauungskanals mit Mund- und Afteröffnung, des den Ösophagus umgebenden Zellenkörpers und der noch unvollständigen Genitalorgane ausgebildet. Um die aufgerollte Trichine bildet sich im 2. und 3. Monat eine bindegewebige Kapsel, die später allmählich verkalkt. Damit ist ein Ruhezustand eingetreten, an den sich ein neues Entwicklungsstadium, das zur geschlechtsreifen Darmtrichine, erst dann wieder anreiht, wenn das Muskelfleisch und mit ihm die verkalkte Kapsel im Verdauungskanal eines neuen Wirtes aufgelöst wird.

Der Name „Trichina spiralis" wurde von Railliet in „Trichinella spiralis" umgewandelt, da die Bezeichnung Trichina schon 1830 für eine Dipterengattung vergeben worden war.

Vorkommen und Verbreitung. Die Trichinose scheint auf der ganzen Erde vorzukommen. Die weitaus zahlreichsten Mitteilungen über Erkrankungen stammen aus Deutschland. Die Häufigkeit der Infektion ist teilweise abhängig von der Verbreitung der Trichinose unter den Schweinen, teils von der Art der üblichen Nahrungszubereitung. Wo rohes Fleisch genossen wird, ist die Infektion natürlich viel häufiger möglich.

Die Trichinose tritt sporadisch und in größeren oder kleineren Epidemien auf. Vereinzelte, namentlich leichtere Fälle entziehen sich wohl oft der Diagnose; bei solchen findet man dann etwa später bei der Sektion verkalkte Trichinen als zufälligen Nebenbefund. Solche Beobachtungen wurden schon lange vor Zenkers Entdeckung öfter gemacht und gaben Anlaß zu der Auffassung, daß die Trichine ein harmloser Parasit ohne pathologische Bedeutung sei. Mit einem Schlage wurde die furchtbare Gefahr der Trichineninfektion ins hellste Licht gerückt, als 1863 in Hettstädt (in Sachsen) eine große Epidemie mit 16 % Mortalität auftrat, der 1865 eine Epidemie in Hedersleben (Sachsen) folgte, bei der von 2000 Einwohnern 337 erkrankten und 101 starben. Neuere Massenerkrankungen fanden statt in Homberg (bei Kassel, 1903) und in Rothenburg o. T. (1908) mit 182, bezw. 60 Erkrankungen. Insgesamt wurden 1860—1880 in Deutschland 8491 Erkrankungen mit 6,04 % Todesfällen, 1881—1898 6326 Erkrankungen mit 5,02 % Mortalität verzeichnet. Den weitaus größten Teil der Erkrankungen liefert Norddeutschland. Berichte über frühere Epidemien von „Wurstvergiftung" und dergleichen lassen mit einer gewissen Wahrscheinlichkeit die nachträgliche Diagnose einer Trichineninfektion zu.

Pathologische Anatomie. Die meisten Sektionsberichte bei Menschen stammen aus der 4. bis 7. Krankheitswoche; über frühere Erscheinungen geben Beobachtungen an Tieren Aufschluß. Hier findet sich bei starker Infektion eine starke Hyperämie der Magen-, Duodenal- und Jejunalschleimhaut, die wohl auch beim Menschen angenommen werden darf. Das schon von außen rosa schimmernde aufgetriebene Darmrohr enthält schleimigen, oft leicht blutig gefärbten Inhalt. Die Darmzotten zeigen oft Epithelverluste, die tieferen Mucosaschichten entzündliche Infiltration. In die Zotten eingebohrt, sogar in die zentralen Zottenchylusgefäße eingedrungen, finden sich die Darmtrichinen, die ihre Brut in die Chylusgefäße absetzen. In den späteren Wochen fand Cohnheim an 17 menschlichen Leichen der Hederslebener Epidemie Darmkatarrhe mäßigen Grades. Andere Autoren fanden Magen- und Darmgeschwüre, die vielleicht einen zufälligen Nebenbefund darstellen, möglicherweise aber auch mit Verstopfung kleinster Gefäße durch wandernde Embryonen in Verbindung zu bringen sind. Die Darmtrichinen wurden in großen Mengen vorgefunden; sie halten sich hier sehr lange auf und wurden von Kratz noch am Ende der 11. Woche vorgefunden. Die Mesenterialdrüsen sind stark geschwellt und enthalten reichlich eosinophile Zellen und gelegentlich Trichinenembryonen. Bauchfellentzündung wurde wohl bei Tieren, nicht aber bei Menschen gefunden. Doch findet man leicht in der Peritonealhöhle außer eosinophilen Zellen auch Embryonen, von denen man annehmen muß, daß sie auf dem Lymphweg dorthin gelangt sind, die aber nicht zu weiterer Entwicklung kommen. Sehr häufig besteht Bronchitis, auch hypostatische und pneumonisch hepatisierte Lungenteile. Kleine Lungeninfarkte kommen vielleicht durch Verstopfung kleiner Gefäßästchen durch Embryonen zustande. Im Herzmuskel wurden beim Menschen keine Trichinen gesehen. Dies dürfte sich daraus erklären, daß die Herzmuskelfasern wenig Sarkolemm besitzen und daher zerfließen und durch den Säftestrom weggeschwemmt werden, sowie die Faser durch einen Parasiten angebohrt wurde, so daß das Embryo immer außerhalb der Fasern bleibt (Graham). Möglicherweise entsteht aber am Herzen manchmal eine akute infektiöse Myocarditis. Cohnheim berichtet von schlaffer Beschaffenheit des grauoder braunvioletten, selten gelblichen Herzfleisches, in dem die Muskelfasern oft auffallend körnig waren. Stäubli berichtet von einer am Herzen vorkommenden „eosinophilen Myocarditis" mit starker Rundzelleninfiltration. Die Milz ist in einzelnen Fällen vergrößert; die Leber zeigt in späteren Krankheitswochen stark verfettetes Parenchym. Ebenso erweisen sich die Nieren häufig als verfettet.

An den Muskeln ist gewöhnlich in den ersten Wochen bezw. Monaten mit bloßem Auge keine charakteristische Veränderung wahrnehmbar. Es besteht eine größere Dichtigkeit und Zähigkeit des Gewebes, die Farbe wechselt von dunkelrotbrauner („spickgansfarbener") bis hellroter („lachsfarbener") Schattierung. Im zweiten Monat können unter günstigen Umständen „feine, in der Längsrichtung verlaufende, hellgraue Streifchen von bis $\frac{1}{2}$—1, selbst bis 2 mm Länge" gefunden werden, die um so deutlicher sind, je dunkler das umgebende Gewebe ist (Cohnheim). „Diese Streifen sind der optische Ausdruck der durch die Trichinen gesetzten Veränderung des Muskelgewebes." Häufiger ist aber in den ersten Monaten makroskopisch nichts zu erkennen, auch nicht bei genauester Betrachtung, so daß ohne mikroskopische Untersuchung über die Abwesenheit von Trichinen nichts ausgesagt werden kann. Anscheinend ganz normale Muskeln können sich als äußerst stark trichinig erweisen. Wenn in späten Stadien starke Verkalkung der Kapseln eingetreten ist, ist bei genauer Untersuchung ihre Wahrnehmung in Form kleinster weißer Pünktchen möglich. Da Sektionsberichte über menschliche Leichen aus den ersten Wochen nicht vorliegen, ist man beim Studium der ersten Stadien der Muskeltrichinose auf Tiermaterial angewiesen. Dieser von vielen Beobachtern verfolgte Vorgang stellt sich nach Stäubli in folgender Weise dar: Die wandernden Embryonen treten aus den Muskelkapillaren aus und dringen, wie schon Virchow nachgewiesen hat, in die Muskelprimitivbündel ein. Es gelingt kaum je, Embryonen im Bindegewebe des Muskels nachzuweisen. Die frühere Annahme, daß sich die Trichine im Bindegewebe entwickle, beruht darauf, daß die ausgebildete Trichine infolge Schwund des von ihr befallenen Primitivbündels zwischen den Muskelfasern liegt. Innerhalb der Muskelfaser wandelt sich der Parasit unter starker Größenzunahme zu der schon beschriebenen Muskeltrichine um. Gleichzeitig treten bedeutende Veränderungen der befallenen Muskelfasern und ihrer nächsten Umgebung ein. Die Faser verliert in der direkten Umgebung des Parasiten ihre Querstreifung, dann nimmt sie im ganzen eine homogene Beschaffenheit an, die später in den Zustand des körnigen Zerfalls übergeht. In Hämatoxylin-Eosin färbt sich in diesem Stadium die Faser bläulich, während die gesunden Fasern einen roten Ton annehmen. Weiterhin wird der körnig zerfallene Inhalt des ganzen Sarkolemmschlauches resorbiert und nur an der Stelle, wo der stark gewachsene, nunmehr spiralig sich aufrollende Wurm liegt, erscheint der kollabierte Schlauch spindelförmig aufgetrieben. Er bleibt aber zwischen den benachbarten Muskelfasern, mit vermehrten Kernen besetzt und mit einem kleinen Rest körniger Substanz gefüllt, auch zu beiden Seiten der Auftreibung noch deutlich erkennbar. Die dem Sarkolemm anliegenden länglichen Kerne vermehren und vergrößern sich während dieses Vorganges stark. Sie nehmen eine ovale oder bläschenförmige Gestalt an, können in Gruppen in dem körnigen Rest der Muskelfasern liegen und häufen sich oft in der Nähe des Parasiten an. Später unterliegen sie einer Degeneration, die sich in verringerter Färbbarkeit zeigt. Auch an den nicht befallenen Muskelfasern sind häufig Reaktionserscheinungen bemerkbar, die sich namentlich in allgemeiner Muskelkernvermehrung zeigen. Nicht selten freilich werden solche Erscheinungen vermißt, was in Verschiedenheiten der zeitlichen Entwicklung der Parasiten und der Intensität der Infektion begründet sein mag. Manchmal findet sich an den nicht befallenen Muskelfasern eine wachsige Degeneration (Zenker, Fiedler, Volkmann), auch eine von Nonne und Höpfner beschriebene hydropische Entartung mit Vakuolenbildung. Interstitielle Reaktionsprozesse können ganz fehlen oder schon frühzeitig stark entwickelt sein. Man findet dann im Perimysium internum neben gewucherten Bindegewebszellen Reihen von eingewanderten Leukocyten, unter denen sich oft auffallend viel eosinophile polymorphkernige finden. Die Kapsel der Trichine wird gewöhnlich aus dem verdickten Sarkolemm hergeleitet; an ihrem Aufbau wirken möglicherweise außerdem eingewanderte Bindegewebszellen mit. Um sie herum legt sich ein ziemlich reich entwickeltes mit den Kapillaren der Muskelfasern in Verbindung stehendes Gefäßnetz. An den Polen der Kapseln häuft sich bei manchen Individuen Fettgewebe an, manchmal nur wenige Zellen, manchmal aber so große Mengen, daß sekundär das umgebende Muskelgewebe verdrängt wird und der Anschein entstehen kann, als ob die Trichine primär in das Fettgewebe einwandert sei. Die Verkalkung der Kapseln, die frühestens nach 6 Monaten eintritt, beginnt an den Polen und breitet sich von hier auf die übrige Wand aus. Später können auch die Parasiten verkalken; doch können in völlig verkalkten Kapseln noch ganz unversehrte Trichinen enthalten sein, andererseits können auch bei ganz durchsichtiger Kapsel Kalkeinlagerungen an der Trichine beobachtet werden. In der Kapsel können sich die Parasiten viele Jahre, ja jahrzehntelang lebensfähig erhalten. Abgestorbene Trichinen werden aufgelöst oder verkalken; in die verkalkten kann junges Bindegewebe hineinwuchern und sie zum bröckeligen Zerfall und schließlicher Resorption bringen.

Die Zahl der Muskeltrichinen kann außerordentlich groß sein. Die Schätzung, daß ein Mensch 100 Millionen beherbergen könne, wird verständlich, wenn man beim Schwein in 4 g Kehlkopfmuskulatur 2123, in der Zunge 2042, in den Kaumuskeln 492 zählen konnte (Johne). Diese Muskeln, ferner das Zwerchfell, die Interkostalmuskeln, die Augenmuskeln werden am stärksten von der Trichineneinwanderung betroffen, da sie als besonders aktive Muskeln eine sehr starke Blutzufuhr erhalten.

Symptome und Verlauf. Die ersten Erscheinungen der Trichineninfektion sind sehr unbestimmt und vieldeutig. Die Klagen bestehen meistens in allgemeinem Unbehagen, Gefühl der Völle, Frösteln, manchmal auch Schüttelfrost und vor allem in Störungen seitens der Verdauungsorgane, also in Aufstoßen, Übelkeit, Erbrechen, Kolikschmerzen und folgenden Durchfällen. Statt der Durchfälle, die so heftig auftreten können, daß das Bild des Brechdurchfalls zustande kommt, kann auch Verstopfung vorhanden sein. Nunmehr stellt sich Fieber ein und als besonders konstantes Symptom eine schwere „Muskellähmigkeit", ein peinliches Gefühl der Abgeschlagenheit in den Muskeln, namentlich in der Nacken-, Lumbal- und Beugemuskulatur. Da in diesem Stadium, den ersten 2—3 Tagen, von einer Trichineninvasion in die Muskeln noch nicht die Rede sein kann, so muß die Erscheinung auf andere Weise ihre Erklärung finden; vielleicht sind Gifte im Spiele, die von den Darmtrichinen abgesondert werden, oder aus ihrer verdauten Kapsel stammen. Die Muskelbeschwerden verschwinden wieder, so daß die Kranken sich für wieder genesen halten können, bis mit der Invasion neue Beschwerden entstehen. Ein weiteres sehr häufiges Frühsymptom sind die Ödeme der Augenlider, auch des übrigen Gesichtes, die bei der Hederslebener Epidemie bei 264 Fällen nur 28 mal nicht beobachtet wurden. Sie treten frühestens am 7. Tag auf; später, etwa am 9. Tag treten auch Schwellungen an den Extremitäten und am Scrotum auf. Stäubli weist darauf hin, daß dies Ödem einsetzt mit dem Beginn der Embryonenwanderung und hält Strömungshindernisse in den Kapillaren für die Ursache, die durch die das ganze Kapillarlumen ausfüllenden Würmchen leicht erzeugt werden können.

Meistens schon in den ersten Tagen der Erkrankung setzt Fieber ein, das oft unregelmäßig und in mäßigen Grenzen verläuft, aber auch, gewöhnlich zwischen dem 9. und 11. Tag, sehr bedeutende Grade erreichen kann. Es wird durch Frösteln, ab und zu auch durch Schüttelfrost eingeleitet. Das Fieber zieht sich oft recht lange Zeit hin und klingt ganz allmählich ab. Bei Kindern fehlt es sehr häufig, nicht selten auch bei Erwachsenen. Der Puls ist entsprechend dem Fieber beschleunigt. Die Herztätigkeit zeigt sich wie bei anderen schweren Krankheiten oft noch lange Zeit nach der Genesung sehr labil.

An die „Muskellähmigkeit" der ersten Tage schließt sich, unmittelbar oder durch eine Reihe von Tagen getrennt, als Folge der Trichineneinwanderung die Muskelsteifigkeit an, die auch unter Umständen sich sehr verspätet entwickeln kann. Sie kann fehlen bei schwacher Infektion. Bei schwereren Fällen findet sich Anschwellung und Härte der Muskeln, die bei Druck empfindlich sein und bei Bewegung außerordentlich schmerzen können. Infolgedessen liegen die Kranken möglichst regungslos im Bett und halten, da die Flexoren der Extremitäten neben den Nacken- und Rumpfmuskeln besonders stark ergriffen werden, Arme und Beine in leichter Beugestellung. Auch stark flektierte Seitenlage ist charakteristisch. Die Steifheit pflegt in der 5. und 6. Woche am intensivsten zu sein, später macht sie einer gewissen Schwäche Platz. Besondere Erscheinungen macht die Funktionstörung der Atmungsmuskulatur, des Zwerchfells und der Zwischenrippenmuskeln; hierbei kann schwere Dyspnoe entstehen. Erkrankung der Kaumuskulatur kann Trismus und Schluckstörungen zur Folge haben, bei Zungen- und Kehlkopfbeteiligung kann das Sprechen sehr erschwert und die Stimme heiser sein. Die Muskelschwellung und -starre dürfte reflektorisch durch Erregung der sensiblen Muskelnerven, außerdem auch durch Hyperämie zu erklären sein.

Die schon als Initialsymptome genannten Magendarmerscheinungen können während des ganzen Verlaufs bestehen bleiben. Öfter werden blutigschleimige Diarrhöen beobachtet, auch profuse Blutungen kommen vor als Folgeerscheinung der schon erwähnten Schleimhautgeschwüre in Magen und Darm. Diese immerhin seltenen Geschwüre scheinen nicht nur zufällig zusammentreffende primäre Vorgänge zu sein, sondern werden vielleicht durch Verstopfung kleinster Gefäßbezirke durch wandernde Embryonen hervorgerufen.

Im diarrhoischen, oft erbsensuppenähnlichen, aber auch reiswasserartigen Stuhl werden keine Trichinen gefunden. Wenn es einige Male gelang, unter besonderen Verhältnissen ganz vereinzelte Exemplare im Stuhl zu entdecken, so handelt es sich nur um Ausnahmen.

Die Atmungsorgane beteiligen sich am Krankheitsbild mit einer häufig und frühzeitig einsetzenden Bronchitis, die um so leichter zu bronchopneumonischen Entzündungsherden Anlaß gibt, als die Atmung und der Husten durch die Insuffizienz der Atemmuskulatur oft sehr beeinträchtigt sind. Komplikationen seitens der Respirationsorgane spielen daher in der Mortalität der Trichinose eine große Rolle. Unter 101 Todesfällen bei der Massenerkrankung in Hedersleben waren 64 auf Störungen der Atmungsorgane zurückzuführen (Kratz).

Die Milz wurde von manchen Autoren als oft deutlich vergrößert (Schleip), von anderen als gewöhnlich normal befunden. Die Nieren lassen manchmal eine leichte Reizung durch Albuminurie, Gehalt an Zylindern und Epithelien erkennen. Sehr auffallend ist die starke Diazoreaktion des Harnes, die Stäubli bei allen von ihm untersuchten oder beschriebenen Fällen feststellte. Dieses Symptom würde, da Trichinose klinisch sehr dem Typhus abdominalis ähneln kann, eine derartige Verwechslung gelegentlich noch begünstigen können.

Eine Reihe von Erscheinungen sind auf die Beteiligung des Zentralnervensystems zu beziehen. Nur ausnahmsweise in ganz schweren und häufig letal verlaufenden Fällen wurden Delirien beobachtet. Häufig besteht quälende Schlaflosigkeit; andererseits findet sich bei Kindern manchmal auffallende Schlafsucht. Ein meningitisähnlicher Zustand wurde von Stäubli beschrieben: es bestand Nackensteifigkeit, eingezogener Leib, Kernigsches Phänomen. Bei der Lumbalpunktion zeigte sich, daß das Liquor cerebrospinalis vermehrt war und unter erhöhtem Druck stand. Im übrigen erwies es sich als völlig normal, nichts sprach für ein entzündliches Exsudat. Es handelte sich wahrscheinlich um eine durch einen vermutlich toxischen Reiz entstandene Erhöhung der normalen Sekretion des Liquors. Die meningitischen Erscheinungen verschwanden nach der Punktion. Ähnliche Fälle von „Meningismus" werden bekanntlich auch bei anderen fieberhaften Infektionskrankheiten beobachtet.

Sehr bemerkenswerte Änderungen zeigen sich auf dem Gebiet der Reflexerregbarkeit. Die Hautreflexe verhalten sich normal. Dagegen fehlen sehr häufig, wie Nonne und Höpfner zuerst betonten, die Patellar- und Trizepsreflexe. Stäubli konnte dies an seinen Fällen bestätigen und fand auch die

Achillessehnenreflexe erloschen. Er betont dabei eine eigentümliche Kombination von Kernigschen Phänomen und Mangel der Patellarsehnenreflexe und hält eine differentialdiagnostische Verwertung dieses Doppelsymptomes für möglich. Das Kernigsche Phänomen besteht bekanntlich darin, daß bei Rückenlage und senkrechter Haltung des Oberschenkels das Bein im Kniegelenk nicht gestreckt werden kann, oder daß der Kranke beim Aufsitzen die Beine im Knie beugt. Da man bei Vorhandensein des Kernigschen Phänomens (Meningitis) die Patellarsehnenreflexe häufig verstärkt findet, so ist das Doppelsymptom, das auch von Hegler und von Geisböck beobachtet wurde, allerdings sehr auffallend. Stäubli ist geneigt, das Kernigsche Phänomen bei Trichinose als Ausdruck eines vielleicht toxischen Krampfzustandes bestimmter Muskelgruppen, teils als Folge der Muskelschmerzhaftigkeit aufzufassen und damit den Beugekontrakturen in anderen Muskelgebieten anzureihen. Für die Erklärung des Mangels der Patellarsehnenreflexe können anatomische Veränderungen im sensiblen und im motorischen Teil des Reflexbogens nicht herangezogen werden. Möglicherweise ist eine Erschwerung des Übergangs des von den motorischen Nervenendigungen ausgehenden Erregungszustandes auf die Muskelfasern im Spiele. Die Störungen der Reflextätigkeit verschwinden nach einiger Zeit wieder, unter Umständen sogar noch während des Fortbestehens akuter Krankheitserscheinungen (Fieber). Mehrmals sah Stäubli (ebenso Hegler) das Wiedererscheinen der Sehnenreflexe und das Verschwinden der Diazoreaktion zeitlich zusammentreffen; er hält es daher für möglich, daß beide pathologische Erscheinungen auf dieselbe Ursache, vermutlich auf den Zerfall des Muskeleiweißes, zurückzuführen seien. — Die verminderte Anspruchsfähigkeit der Muskelfasern auf motorische Reize zeigt sich auch in einer von Nonne und Höpfner beschriebenen Herabsetzung der elektrischen Erregbarkeit der Muskeln, die teils gering, teils in einzelnen Nervengebieten sehr erheblich sein kann und nicht mit pathologisch-histologischen Veränderungen verbunden ist.

Sensible Störungen sind selten, nur über Hautjucken wird ziemlich oft geklagt, auch Parästhesien in Form von Ameisenlaufen kommen vor. Kratz beschrieb als häufige Erscheinung Anfälle von Schmerz in der Magengegend, wobei Kollapssymptome vorkommen, und glaubte als Ursache die Einwanderung der Parasiten ins Zwerchfell annehmen zu sollen.

Von seiten der Haut werden starke Schweißausbrüche, Miliaria und selten Petechien beobachtet. Blutaustritte zeigen sich in Form starker Ekchymosen auch im subkonjunktivalen Gewebe, dabei kann auch ein starker Konjunktivalkatarrh bestehen.

Sehr wichtige auch diagnostisch bedeutungsvolle Veränderungen spielen sich im Blute ab. Es entwickelt sich, wie zuerst Thayer und Brown beobachten konnten, eine starke Eosinophilie. Schleip bestätigt diesen Befund an 64 Kranken der Homberger Epidemie und fand, daß die Eosinophilie um so ausgesprochener war, je schwerere Erkrankung vorlag. Es wurden 20—62% eosinophile Zellen gezählt. Der höchste Wert, 86%, wurde von Kerr beobachtet. Da auch eine allgemeine Hyperleukocytose besteht, so sind auch die absoluten Werte stark erhöht; so fanden Thayer und Brown 16 000 eosinophile Zellen im cmm Blut im Vergleich zu 150—250 der Norm. Die aus Stäublis Monographie entnommene Abbildung 2, Taf. III, bezieht sich auf einen Fall mit 36 % Eosinophilen bei einer Gesamtleukocytenzahl von 14 500. An der allgemeinen Hyperleukocytose nimmt die Vermehrung der polymorphkernigen neutrophilen Leukocyten einen wesentlichen Anteil. Die Angabe von Thayer und Brown, daß die Vermehrung der eosinophilen auf Kosten der neutrophilen erfolge und die weitere Annahme, daß die eosinophilen aus den letzteren hervorgingen, konnte von den nachfolgenden Untersuchern nicht bestätigt werden. Stäubli und Hegler beobachteten, daß die neutrophilen Leukocyten, obwohl sie im prozentischen Verhältnis zeitweise mehr oder weniger vermindert erscheinen, doch absolut dauernd und zum Teil sehr erheblich — bis auf das Dreifache der Norm — vermehrt sind. Dagegen können die Lymphocyten im Anfang der Erkrankung in ihrer absoluten und relativen Zahl einen Abfall aufweisen. Später aber vermehren sie sich und es kann eine erhebliche absolute und relative Lymphocytose eintreten.

Es liegt nahe, eine Erklärung der Eosinophilie in irgend einem auf die Zellen wirkenden positiv-chemotaktischen Reiz zu suchen, der von Giftstoffen der Parasiten ausgeht. Schleip ist der Ansicht, daß, wie von den Helminthen, die den Darm nicht verlassen, so auch von den Trichinen schon mit dem Freiwerden aus den Kapseln oder mit dem Heranreifen im Darm gewisse Wirkungen auf die Eosinophilen ausgeübt werden. Um diese Annahme beurteilen zu können, ist es nötig, den Zeitpunkt festzustellen, mit dem die Eosinophilie erscheint. Die meistens erst mit der dritten Woche beginnenden Blutanalysen bei den am Menschen gemachten Beobachtungen geben hierüber keine hinreichende Kenntnis. Dagegen sind die von Opie und von Stäubli mit dieser Fragestellung unternommenen Tierversuche geeignet, Aufschluß zu geben.

Stäubli fand an den von ihm mit Trichinen gefütterten Meerschweinchen, daß die Leukocytose zwischen dem 7. und 13. Tag nach der Verfütterung auftritt. Die Vermehrung der eosinophilen Zellen tritt frühestens am 8. Tag, meist etwas später ein. Sie kann sehr bedeutend sein; in einem Fall berechnet Stäubli für ein Meerschweinchen eine Vermehrung der Eosinophilen um ca. 250 Millionen. Während der Entwicklung der Darmtrichinen nimmt die Zahl der Eosinophilen nicht zu. In dem Moment, wo die Vermehrung einsetzt, ist sofort ein rapides Ansteigen der Werte zu beobachten. Die Eosinophilie ist also „nicht bedingt durch giftige Stoffe, die etwa aus den Kapseln der Muskeltrichinellen im Magen freigemacht und im Darm resorbiert werden, und auch nicht als Fernwirkung des im Darm sich abspielenden Prozesses aufzufassen, sondern stets in enger Beziehung zu der Auswanderung der Embryonen oder deren Einwanderung in die Muskulatur" (Stäubli). Zu übereinstimmenden Ergebnissen führten auch die Versuche von Opie. Auch bei anderen Tierarten (Kaninchen, Ratte, Maus) konnte ein ähnliches Verhalten festgestellt werden. Die Eosinophilie bleibt, wie Stäubli an Tieren, Geisböck an Menschen beobachtete, noch sehr lange Zeit nach der Trichineninvasion bestehen; beim Menschen war sie nach einem Jahre, bei einem Meerschweinchen nach 3½ Jahren noch nachweisbar. Sie ist keine absolut konstante Erscheinung. Sie kann fehlen bei besonders schwerer Trichineninfektion, indem hier dem allzu starken krankmachenden Reiz gegenüber die Reaktionstätigkeit des Körpers versagt. Ein Absinken beziehungsweise Verschwinden der eosinophilen Zellen kann ferner zustande kommen durch bakterielle Mischinfektionen. Die leukocytenvermehrende Wirkung bakterieller Infektionen (Sepsis, Pneumonie) erstreckt sich nämlich nur auf die neutrophilen Leukocyten, während die eosinophilen geradezu im Sinne einer Leukopenie beeinflußt werden.

Nicht selten ist bei der Trichinose eine bakterielle Mischinfektion vorhanden. Sie ist die Ursache der öfter beobachteten Neigung zu Pustulosis und Furunkulose, die nach früherer Auffassung direkt erzeugt wurde durch Trichinen, die in das subkutane Bindegewebe eingedrungen sind. Stäubli konnte in einem solchen Fall Streptokokken aus dem Blute züchten.

Nachwirkungen der Trichinose machen sich vor allem unter dem Bilde des „Muskelrheumatismus" geltend. Es ist glaublich, daß nicht wenige Fälle von chronischen „rheumatischen" Beschwerden unerkannte sporadische Trichinosefälle sind. Curschmann konnte dies in einem Falle durch Muskelexzision nachweisen. Eine Verallgemeinerung dieser Beobachtung erscheint statthaft, wenn man eine Statistik von Williams zugrunde legt, der bei 5,34% aller Leichen in Nordamerika Muskeltrichinen fand.

Diagnose. Die wichtigsten Merkmale der Trichinose sind: akuter, fieberhafter Beginn mit mehr oder weniger hervortretender Beteiligung des Magendarmkanals, Gefühl des Abgeschlagenseins in allen Gliedern, Ödeme in Gesicht,

namentlich an den Augenlidern, Konjunktivalkatarrh, Muskelschmerzen und
-steifheit, Schlaflosigkeit, Neigung zu Schweißen, Fehlen der Patellarreflexe,
Kernigsches Phänomen, Hyperleukocytose und Eosinophilie, Embryonengehalt
des Blutsediments, Mangel eines starken Milztumors, starke, lang andauernde
Diazoreaktion.

Nicht alle Kranke freilich zeigen dieses ausgesprochene Bild in solcher
Deutlichkeit, daß die Diagnose ohne weiteres klarliegt. Wenn Massenerkrankungen bestehen, wenn die Anamnese deutlich auf den Genuß trichinigen
Fleisches hinweist, ist ja die richtige Beurteilung auch bei den zahlreichen
weniger typischen Fällen erleichtert. Anders bei sporadischen Erkrankungen.
Hier ist besonders leicht möglich die Verwechslung mit Typhus abdominalis.
Auch jener erste Fall, an dem Zenker die wachsartige Degeneration der Muskulatur zu studieren gedachte und die akute Trichinose fand, wurde intra vitam
als Typhus angesehen. Eine Ähnlichkeit beider Krankheiten im Beginn ist
nicht zu leugnen; beiden gemeinsam ist der Beginn mit Störungen seitens
des Magendarmkanals mit anschließendem Fieber, mit Diazoreaktion. Das
Fehlen des Milztumors sowie der Agglutinationsreaktion ist in der ersten Zeit
nicht zur Differentialdiagnose geeignet. Brauchbarer schon ist das bei Trichinose
selten fehlende Lid- (und Gesichts-) Ödem, das für Typhus verwertbare Roseola-
exanthem.

Von größter Bedeutung ist die Feststellung des Blutbefundes, der bei
Typhus und Trichinose geradezu entgegengesetzt sich verhält. Bei Typhus
besteht Verminderung der Leukocyten, namentlich auch der eosinophilen,
die gänzlich fehlen können; bei Trichinose besteht Hyperleukocytose und starke
Eosinophilie. Dieser Blutbefund ist fast sicher entscheidend für die Diagnose
der Trichinose. Die Eosinophilie bei anderen Krankheiten, wie Asthma, Helminthiasis, ist nicht mit Hyperleukocytose verbunden, auch handelt es sich
bei diesen Zuständen nicht um akute fieberhafte Erkrankungen. Andere mit
Hyperleukocytose einhergehende Krankheiten lassen eine Beteiligung der
eosinophilen Zellen, die höchstens stark vermindert sein können, vermissen.
Scharlach, der mit Vermehrung der Gesamtleukocytenzahl und der eosinophilen Zellen einhergeht, kann diagnostisch nicht in Betracht kommen, dagegen
sehr wohl die Polymyositis acuta primaiia auch Dermatomyositis
genannt, die in ihrer Erscheinung so ähnlich ist, daß sie auch als „Pseudotrichino-
sis" bezeichnet wurde. Wie die echte Trichinose kann diese Krankheit Temperaturerhöhung, Schweiße, schmerzhafte Rigidität der Muskeln, namentlich Beteiligung der Augen-, Kehlkopf- und Zungenmuskeln aufweisen, auch Beugekontrakturen und Herabsetzung der Patellarsehnenreflexe können sich hinzugesellen. Mosler und Peiper konnten in einem derartigen Fall die durch
Muskelexzision bekräftigte Diagnose der Polymyositis stellen auf Grund des
mehrmonatigen Bestehens starken Gesichtsödems, des Fehlens gastrointestinaler Erscheinungen und jedes ätiologischen Momentes. Als wichtiges differential-
diagnostisches Moment der primären Polymyositis gegenüber der Trichinosis
betont Stäubli „die stärkere Mitbeteiligung der Haut und des Unterhautzellgewebes, und zwar nicht nur in der Form von ödematöser Durchtränkung,
sondern entzündlicher Hyperämie". Diese Zeichen sind um so wichtiger, als
nach von Schenk eine, wenn auch mäßige Eosinophilie auch bei der „Dermatomyositis" vorkommen kann.

Die Stuhluntersuchung auf abgegangene Darmtrichinen ist aussichtslos.

Dagegen verspricht die von Stäubli am Meerschweinchen erprobte
Methode des mikroskopischen Nachweises der kreisenden Embryonen im Blutsediment, die natürlich nur im richtigen Zeitraum

anzuwenden ist, ein sehr wertvolles Mittel zur Diagnose zu werden, namentlich bei Entnahme einer etwas größeren Blutmenge aus einer Vene.

Die Exzision eines Muskelstückchens zum Zweck mikroskopischer Untersuchung kann als letztes Mittel zur Entscheidung herangezogen werden.

Neuerdings gelang auch eine spezifische Serodiagnostik der Trichinose. Die Komplementbindungsmethode, angestellt mit dem Serum des trichinösen Individuums und einem alkoholischen Antigenextrakt, gewonnen aus Muskeltrichinen, die durch Pepsinverdauung der Muskeln isoliert werden, ergibt Hemmung der Hämolyse. Bei experimentell infizierten Tieren wird die Reaktion, die nach 14 Tagen noch fehlt, nach 10 Wochen deutlich positiv. Beim Menschen ist noch $1\frac{1}{2}$ Jahre nach der Injektion Komplementbindung nachgewiesen (Ströbel).

Prognose. Die Mortalität war in den einzelnen Epidemien sehr verschieden. Es starben in Hettstädt von 156 Kranken 16,6%, in Hedersleben von 337 Kranken 30%, in Blankenburg nur 5%, in Homberg starb von 130 Erkrankten niemand. Die Mehrzahl der Todesfälle ereignet sich in der dritten bis fünften Woche. Bei 64 von 84 Todesfällen fand Kratz die Atmungsorgane wesentlich beteiligt. Die starke Funktionsstörung der besonders von der Invasion betroffenen Atemmuskeln — Interkostalmuskeln und Zwerchfell — läßt dies verständlich erscheinen, da es dabei leicht zu Störungen der Expektoration und sekundär zu Bronchopneumonien kommt. Sehr bedeutungsvoll wird am einzelnen Fall nicht nur die Zahl, sondern die durchaus nicht bei allen Fällen gleiche Lokalisation der Trichinen sein. Neben den Störungen, die durch Ausfall der Funktion lebenswichtiger Muskeln eintreten, wird auch mit dem Einfluß auf den Stoffwechsel gerechnet werden müssen, den der Ausfall großer Mengen von Muskelgewebe mit sich bringt, ferner vielleicht mit toxischen Wirkungen, die von den zerfallenden Muskelfasern ausgehen.

Prophylaxe. Je weniger wir imstande sind, gegen die eingetretene Infektion mit einiger Sicherheit vorzugehen, um so größere Bedeutung kommt der Prophylaxe der Trichinose zu, die sichere und zweifellose Erfolge aufzuweisen hat. Da so gut wie ausschließlich der Genuß von trichinigem Schweinefleisch die Ansteckung vermittelt, so müssen sich alle Vorbeugungsmaßregeln gegen die Verbreitung der Krankheit durch die Schweine richten. Bei der großen volkswirtschaftlichen Bedeutung der Schweinezucht kann natürlich von einer Verdrängung des Schweinefleisches vom Nahrungsmittelmarkt nicht die Rede sein. Es kann aber darauf hingewirkt werden, trichiniges Fleisch vom Verbrauch auszuschließen und die Verbreitung der Trichinose unter den Schweinen zu vermindern. Vorausgeschickt sei, daß noch so zweckmäßige Maßregeln in dieser Beziehung keine völlige Sicherheit bieten können. Es muß daher darauf gedrungen werden, daß außerdem eine individuelle Prophylaxe ausgeübt werden soll, derart, daß nur solches Schweinefleisch genossen wird, in dem durch die Zubereitung allenfalls vorhandene Trichinen zuverlässig abgetötet sind. Die Muskeltrichinen sterben sicher ab bei einer Temperatur von 62—70°. Bei dieser Temperatur tritt die graue Verfärbung des Fleisches durch Zerstörung des Blut- und Muskelfarbstoffes ein, so daß ein für jeden Laien leicht kenntliches Kriterium vorhanden ist, ob die Erhitzung an allen Stellen des Fleisches hinreichend gewesen ist. Die Erfahrung lehrt, daß dies bei großen Fleischstücken erst nach langer Zeit erreicht wird; so stieg in einschlägigen Versuchen des Kaiserlichen Gesundheitsamtes die Temperatur innerhalb einer großen Kalbskeule erst nach $3\frac{1}{2}$ stündigem Kochen auf 71°. Die Räucherung des Fleisches, namentlich die sogenannte Schnellräucherung (Bestreichen des Fleisches mit Kreosot oder mit Holzessig) ist gegen die Trichinen wirkungslos.

Bei Heißräucherung und Einpökeln hängt die Wirkung von der Dauer und Intensität dieser Zubereitungsart ab. Beim Einpöckeln kann nach 6 Wochen bis 5 Monaten die Abtötung der Parasiten erfolgen. Am gefährlichsten ist natürlich der Genuß rohen Schweinefleisches, da in diesem alle Trichinen völlig ungeschädigt bleiben, während bei ungenügender Zubereitung doch mit wenigstens teilweiser Vernichtung oder Schädigung gerechnet werden darf. Es ist notwendig und aussichtsvoll, die Bevölkerung durch Aufklärung über die Gefahren des Genusses von rohem oder ungenügend zubereitetem Schweinefleisch (in der Schule, der Presse, durch behördliche Bekanntmachungen) gegen die Trichinose zu schützen, namentlich da, wo anderweitige Maßnahmen nicht in genügendem Umfang durchgeführt sind.

Unter diesen Maßnahmen ist die wichtigste die Verhinderung des Vertriebs trichinigen Fleisches durch behördliche Trichinenschau. Sie wird am besten in der Weise durchgeführt, daß nur in öffentlichen, gut beaufsichtigten Schlachthäusern geschlachtet und jedes Schwein vor Freigabe zum Verkauf durch amtlich angestellte Trichinenschauer auf Trichinenfreiheit untersucht wird. Zu diesem Zweck müssen eine Reihe von Muskelstückchen, zwischen Glasplatten platt gedrückt, bei 30—40 facher Vergrößerung mikroskopisch untersucht werden. Die Muskelstückchen werden entnommen aus den Muskeln, die die Prädilektionsorte der Trichineneinwanderung darstellen, also aus einem Zwerchfellpfeiler, aus dem Rippenteil des Zwerchfelles, aus einem Kehlkopfmuskel und aus der Zunge, möglichst in der Nähe des Übergangs in die Sehne oder in den Knochenansatz. Schwach trichinige Schweine können allerdings der Entdeckung entgehen. Auch durch fahrlässiges Übersehen sind schon wiederholt schwere Trichinoseerkrankungen vorgekommen.

Die obligatorische Trichinenschau ist in einer Reihe deutscher Bundesstaaten eingeführt, in anderen ist sie den lokalen Polizeibehörden überlassen. Im gesamten Deutschen Reich ist die Trichinenschau obligatorisch in bezug auf aus dem Ausland eingeführtes Fleisch.

Ist ein Schwein trichinös befunden, so sind polizeiliche Nachforschungen über seine Provenienz zu verlangen, um infizierte Schweinebestände festzustellen. Die Schweinezucht in Abdeckereien, in denen trichiniges Fleisch entweder direkt von den Schweinen gefressen oder durch trichinige Ratten übertragen wird, sollte verboten sein.

Therapie. Kann, was nur selten der Fall ist, die trichinige Beschaffenheit des genossenen Fleisches kurze Zeit nach dem Genuß festgestellt werden, so besteht noch die Möglichkeit, das Fleisch durch Magenspülung und energische Abführmittel aus dem Verdauungskanal zu entfernen. Die Natur weist schon auf diesen Weg hin, indem bei manchen Epidemien die Fälle am leichtesten verliefen, bei denen bald heftiges Erbrechen und Durchfälle auftraten. Die Entleerung des Darmes wird auch später noch am Platze sein, da die Darmtrichinen ja wochenlang im Darm vorhanden sind. Als geeignete Mittel werden Kalomel, Rizinusöl, Sennainfus empfohlen. Man wird freilich nicht viel erhoffen dürfen, da ja die Darmtrichinen in dieser Zeit tief in den Krypten der Darmwand verborgen, ja in die Mucosa selbst eingedrungen sind. Dasselbe wird die Wirkung der von Merkel empfohlenen hohen Darmeinläufe beeinträchtigen können, ganz abgesehen davon, daß es durchaus unsicher ist, ob im einzelnen Fall ein hinreichender Teil der Spülflüssigkeit über die Ileocökalklappe hinaufdringt.

Der *Alkohol* gelangte in den Ruf eines Mittels gegen die Darmtrichinen dadurch, daß bei verschiedenen Epidemien Schnapstrinker oder Leute, die das Schweinefleisch gleichzeitig mit Branntwein genossen hatten, angeblich leichter erkrankt waren. Die Alkoholzufuhr (bis 250 ccm Kognak täglich) bezeichnet

Merkel deshalb als rationell, weil Trichinen selbst in verdünntem Alkohol ziemlich rasch zugrunde gehen. Da der Kognak aber ein etwa 50%iges Alkokolgemisch darstellt und im Magendarmkanal sehr rasch noch stark verdünnt wird, dürfte er wohl mehr als Herzreizmittel wirken.

Die Beobachtung, daß die Trichinen in Glyzerin, auch bei Verdünnung mit Wasser (1:3) zugrunde gehen, veranlaßte Fiedler, Glyzerin per os zu reichen. Erfolge erzielte er ebensowenig wie Mosler, der vor dem Mittel wegen giftiger Wirkung warnt. Dagegen sah Merkel einen Patienten nach Trichineninfektion gesund bleiben, dem er 150 g Glyzerin an einem Tag verabreicht hatte.

Mosler führte das „Benzin" in die Therapie ein in folgender Verordnung: Benzoli 6,0, Mucilag. Gummi arabic. 25,0, Succi liquirit. 8,0, Aqu. menth. piperit. 120. MDS. Umgeschüttelt, 1—2 stündlich 1 Eßlöffel zu nehmen. Unter „Benzin" ist hier, wie Stäubli betont, das Benzol zu verstehen, jedoch ist es wahrscheinlich, daß öfter wirkliches Benzin verwendet wurde. Die Erfolge, die Kratz mit diesem Mittel in Hedersleben erzielte, beschränken sich darauf, daß „keine nachteiligen Wirkungen" eintraten. Das von Friedrich empfohlene Kalium picronitricum ist als wirkungslos verlassen. Einen schweren Fall sah von Jaksch heilen nach drei Tage lang dauernder Darreichung von je 5,0 g Thymol, dem längere Zeit tägliche Gaben von 30,0 g Calcium phosphoricum nachfolgten.

Mit Inunktion grauer Salbe wollte man die Muskeltrichinen bekämpfen; ein aussichtsloses, durch angreifende Wirkung auf den Gesamtkörper schädliches Beginnen.

Stäubli versuchte im Tierexperiment die im Blut zirkulierenden Embryonen durch Injektion von Arsenpräparaten zu treffen. Hierzu dienten ihm Atoxyl und Arsazetin. Erfolge waren nicht zu verzeichnen, so daß Stäubli von den doch nicht harmlosen Mitteln abzusehen rät. Bei einem mittelschweren Fall Merkels schloß sich an die Einverleibung von Atoxyl (2,25 g in 18 Tagen) eine Steigerung der Eosinophilie und dann die Rekonvaleszenz an.

Solange uns keine sicher wirkenden spezifischen Mittel gegen die Trichinose zur Verfügung stehen, wird auf rationelle symptomatische Behandlung besonderer Wert zu legen sein. Die Ernährung muß mittelst reichlicher, kalorien- und eiweißreicher, leicht verdaulicher Kost von Anfang an hochgehalten werden, da die Krankheit bei ihrer langen Dauer große Ansprüche an den Kräftezustand und die Reservekräfte des Stoffwechsels stellt. Die schmerzhafte Muskelrigidität wird man mit spirituösen Einreibungen bekämpfen. Die Bronchitis erheischt sorgfältige Behandlung, namentlich auch mittelst hydropathischer Maßnahmen. Selten wird bei Schlingbeschwerden Ernährung durch die Magensonde erforderlich sein. Bei der Nachbehandlung werden Massage und Heilgymnastik eine Rolle zu spielen haben.

Literatur.

Askanazy, A., Zur Lehre von der Trichinosis. Zentralbl. f. Bakt., Parasiten u. Infekt.-Krankh. Bd. 15, 1894, S. 225. — Derselbe, Virchows Arch. Bd. 141, 1895, S. 42. — Braun, Max, Die tierischen Parasiten des Menschen. 4. Aufl., Würzburg 1908. — Cohnheim, J., Tödliche Trichinosen mit parenchymatöser Degeneration von Leber, Herz, und Niere. Virchows Arch., Bd. 33, S. 447. — Derselbe, Zur pathologischen Anatomie der Trichinenkrankheit. Virchows Arch. Bd. 36, Heft 2, S. 161. — Curschmann, Berichte der medizinischen Gesellschaft zu Leipzig vom 8. Januar 1895. Schmidts Jahrbücher 245, 1895. — Ebstein, Wilh., Einige Bemerkungen über die Komplikationen der Trichinose mit Magenaffektionen, insbesondere der korrosiven Magenduodenalgeschwüre. Virchows Arch. Bd. 40, S. 289, 1867. — Fiedler, A., Über die Wirkung des Benzins auf Trichinen. Arch. f. Heilk., Bd. 5, 1864, S. 337. — Derselbe, Beiträge zur Entwicklungsgeschichte der Trichinen, nebst einigen Mitteilungen über die Wirkung einzelner Medikamente und anderer Agenzien auf dieselben. Arch. d. Heilk. Bd. 5, S. 12, 1864.

— Derselbe, A., Eine Trichinenendemie in Dresden, mit besonderer Berücksichtigung des Verlaufes der Körpertemperatur bei Trichiniasis. Arch. d. Heilk. Bd. 6, H. 6, 1865, p. 503. — Derselbe, Zur Trichinenlehre. Deutsch. Arch. f. klin. Med. Bd. 1, S. 67, 1866. — Derselbe, Zur Therapie der Trichinenkrankheit. Deutsch. Arch. f. klin. Med., Bd. 37, S. 185, 1885. — Friedreich, N., Ein Beitrag zur Pathologie der Trichinenkrankheit des Menschen. Virchows Arch. Bd. 25, 1862, S. 399. — Derselbe, Beobachtungen über Trichinosis. Deutsch. Arch. f. klin. Med. Bd. 9, S. 45. — Geisböck, F., Beobachtungen über Trichinose (zugleich ein Beitrag zur diagnostischen Bedeutung der Blutuntersuchung). Wiener klin. Wochenschr. 1909, Nr. 12. — Geisse, A., Zur Frage der Trichinenwanderung. Deutsch. Arch. f. klin. Med. Bd. 55, 1896. — Graham, Y., Beiträge zur Naturgeschichte der Trichina spiralis. Arch. f. mikr. Anat. u. Entw.-Gesch. Bd. 50, 1897, S. 219. — Grohe und Mosler, Über die gegenwärtig in Greifswald herrschende Trichinenkrankheit. Berliner klin. Wochenschr. 1866, Nr. 50, S. 473. — Heller, A., Invasionskrankheiten in v. Ziemssens Handb. d. spez. Path. u. Therap. Bd. 3, 1874, S. 348. — Hertwig und Graham, Über die Entwicklung der Trichinen. Münch. med. Wochenschr. 1895, Nr. 21, S. 504. — Hirsch, Handbuch der historisch-geographischen Pathologie. Bd. 1 u. 2. — Johne, A., Der Trichinenschauer. 9. Aufl., Berlin 1904. — Kratz, F., Die Trichinenepidemie zu Hedersleben. Leipzig 1866. — Derselbe, Vorläufiger Bericht über die Trichinenepidemie in Hedersleben. Berliner klin. Wochenschr. 1865, Nr. 52, S. 509. — Langerhans, Rob., Über regressive Veränderungen der Trichinen und ihrer Kapseln. Virchows Arch. Bd. 130. — Derselbe, Die menschlichen Parasiten. Leipzig u. Heidelberg, Bd. 1, 1863 u. Bd. 2, 1876. — Derselbe, Das Benzin als Gegenmittel gegen die Trichinen. Virchows Arch. 1864, Bd. 29, S. 467. — Marchand, Die tierischen Parasiten des Menschen. Handb. d. allg. Path. von Krehl u. Marchand. Leipzig 1908, S. 340. — Merkel, G., Behandlung der Trichinenkrankheit in Handb. d. spez. Therap. inn. Krankh. F. Penzoldt und R. Stintzing, 1. Bd. — Derselbe, Zur Behandlung der Trichinose beim Menschen. Deutsch. Arch. f. klin. Med. 36. Bd., 1885, S. 357. — Mosler, Fr., Helminthologische Studien und Beobachtungen. Berlin 1864. — Derselbe, Über das Benzin und seine anthelmintische Wirkung. Berliner klin. Wochenschr. 1864, Nr. 32, S. 317. — Derselbe und E. Peiper, Tierische Parasiten in Nothnagels spez. Path. und Therap. Bd. 6, 1894. — Nonne und Höpfner, Klinisch-anatomische Beiträge zur Pathologie der Trichinenkrankheit. Zeitschr. f. klin. Med. Bd. 15, 1889, S. 455. — Opie, E. L., An experimental study of the relation of cells with eosinophile granulation. The Amer. Journ. of the Med. science, Vol. 127, 1904. — Peiper, E., Zur Symptomatologie der tierischen Parasiten. Deutsche med. Wochenschr. 1897, Nr. 48. — Rupprecht, B., Die Trichinenkrankheit im Spiegel der Hettstädter Endemie betrachtet. Hettstädt 1864. — Schenk von Geyern, Ein Fall von chronischer Dermatomyositis. Inaug.-Diss. München 1907. — Schleip, K., Die Homberger Trichinosisepidemie etc. Deutsch. Arch. f. klin. Med. Bd. 80, 1. H., 1904. — Seifert, O., Klinisch-therapeutischer Teil zu M. Brauns: Die tierischen Parasiten des Menschen. 4. Aufl., Würzburg 1908. — Stäubli, Karl, Trichinosis. Wiesbaden 1909. — Derselbe, Klinische und experimentelle Untersuchungen über Trichinosis. Verhandl. d. XXII. Kongr. f. inn. Med. Wiesbaden 1905, S. 353. — Derselbe, Klinische und experimentelle Untersuchungen über Trichinosis und über die Eosinophilie im allgemeinen. Deutsch. Arch. f. klin. Med. Bd. 85, 1905, S. 286. — Derselbe, Beitrag zum Nachweis von Parasiten im Blut. Münch. med. Wochenschr. Nr. 50, Dez. 1908. — Derselbe, Zur Kenntnis der Verbreitung der Trichinellen. Münch. med. Wochenschr. 56. Jahrg., 1909, Nr. 7, S. 325. — Ströbel, Die Serodiagnostik der Trichinosis. Münch. mediz. Wochenschr. 1911. S. 672. — Thayer, W. S., On the increase of the eosinophile cells etc. The Lancet 1897, Sept. 25, p. 777. — Virchow, Rud., Darstellung von der Lehre der Trichinen. Berlin 1864. — Derselbe, Die Lehre von den Trichinen. 3. Aufl. Berlin 1866. — Williams, H., The frequency of trichinosis in the United States. Journ. of Med. Research. Zentralbl. f. Bakt., Paras. u. Infekt.-Krankh. Ref. 1902, S. 440. — Zenker, F. A., Beiträge zur Lehre von der Trichinenkrankheit. Deutsch. Arch. klin. Med. Bd. 1, 1866, S. 90. — Derselbe, Über die Trichinenkrankheit beim Menschen. Virchows Arch. Bd. 18, 1860, S. 561. — Derselbe, Zur Lehre der Trichinenkrankheit. Deutsch. Arch. f. klin. Med., Bd. 8, 1871, S. 387.

Milzbrand.

Der Milzbrand (Anthrax) ist vor allem eine Krankheit der Herbivoren. Am häufigsten findet er sich beim Rind, vielfach auch bei Ziegen und Schafen. Er tritt seuchenhaft unter den Viehherden mancher Gegenden auf, namentlich in Flußniederungen und in warmer Jahreszeit.

Ätiologie. Der Erreger der Krankheit, der Milzbrandbazillus (Bacillus anthracis), zuerst 1849 von Pollender im Blute milzbrandkranker Tiere gesehen, gedeiht leicht nicht nur auf den üblichen bakteriologischen Nährböden, sondern auch in verunreinigtem Erdboden, auf Dünger, auf Pflanzenresten, feuchten Weideplätzen. Die Milzbrandbazillen sind ziemlich groß, unbeweglich und oft in Ketten aneinander gereiht (Abb. 286). Sie färben sich nach Gram und bilden Dauerformen, Sporen, die äußerst haltbar und, wenn sie etwa durch Überschwemmungen weiter verbreitet werden, geeignet sind, eine Ausdehnung der Seuche in weitem Umfang herbeizuführen. Meistens infizieren sich die Tiere durch Aufnahme von Sporen mit dem Futter; auch durch Insektenstiche kann eine Übertragung zustande kommen, sowie durch Wunden der Maul- und Rachenschleimhaut. Die Erkrankung der Tiere kann sehr verschiedenartig sein, am häufigsten ist der Darmmilzbrand, bei dem unter Fieber, Durchfällen, Kolik, Hinfälligkeit eine Sepsis mit sekundären Metastasen in Form von Karbunkeln einen rasch tödlichen Verlauf nimmt

Die Sektion ergibt eine Schwellung der Milz und der Lymphdrüsen, hämorrhagische Entzündung der Schleimhäute, parenchymatöse Organdegeneration.

Beim Menschen kommt der Milzbrand fast nur durch direkte oder indirekte Übertragung von erkrankten Tieren aus zur Entwicklung. Die Infektion geht am meisten von Rindern und Schafen aus. Leute, die sich mit kranken Tieren und ihren Abgängen berufsmäßig beschäftigen, sind daher am meisten gefährdet. Zu diesen gehören also die Stallbediensteten, Hirten, Fleischer; Leder- und Bürstenarbeiter sind durch die Verarbeitung der mit Sporen infizierten und damit jahrelang infektionstüchtigen Felle und Borsten sehr gefährdet, nament-

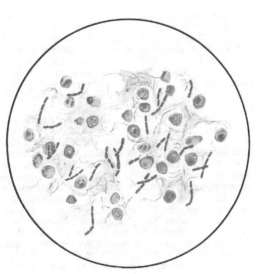

Abb. 286.
Milzausstrich (Maus).

lich wenn das Rohmaterial aus verseuchten Gegenden (China) eingeführt wird. Daß vereinzelte Fälle von Übertragung von Mensch zu Mensch — bei der Pflege milzkranker Menschen — beobachtet wurden, kann nicht verwunderlich sein. Meistens ist die verletzte oder — scheinbar — auch unverletzte Haut des Menschen die Eintrittspforte des Giftes. Die Verletzung kann auch durch Stich eines an Milzbrandmaterial infizierten Insektes zustande kommen. Beim Menschen viel seltener als beim Tier ist die Schleimhaut des Verdauungskanales Eintrittspforte der Bazillen; am leichtesten dann, wenn die bazillenhaltigen Speisen (Fleisch) in den leeren Magen gelangen. Auch Übertragung durch Genuß der Milch milzbrandiger Kühe ist berichtet worden. Auch durch die Lungen und Bronchien kann der Milzbrand eindringen; dies kommt als „Hadern- oder „Wollsortiererkrankheit" dann vor, wenn sporenhaltiger Staub eingeatmet wird. Ferner sind Fälle beschrieben, in denen nachweislich die Rachenschleimhaut oder die Tonsillen Eintrittspforte waren.

Pathologische Anatomie. Dringt, wie gewöhnlich, die Infektion durch die Haut ein, so bildet sich der sog. H a u t k a r b u n k e l (Pustula maligna), eine meist ziemlich harte, gut umschriebene Infiltrationszone, in deren Mitte sich bald ein schwarzer Schorf, aus nekrotischem Epithel und Rete Malpighi, durchtränkt mit eingetrockneter Lymphe, bildet. Die um den Karbunkel gelegene Haut und das Bindegewebe unter ihm sind in oft weiter Ausdehnung serös durchtränkt und oft von Fibrinablagerungen und Blutextravasaten durchsetzt. In dem Schorf findet man öfter Milzbrandbazillen, nicht selten sind sie bereits verdrängt durch sekundär eingewanderte Mikroben, namentlich Streptokokken; zahlreich, aber auch öfter schon abgestorben, finden sie sich in den tieferen nekrotischen Teilen des Karbunkels. Ihre größte Tätigkeit entfalten sie in jener weiteren, serös oder fibrinös durchtränkten Umgebung des Karbunkels. Von hier dringen sie auf den Lymphwegen in die regionären Lymphdrüsen, die anschwellen, von Blutungen und von ungeheuren Mengen Stäbchen durchsetzt sind. Seltener als diese Form ist die des M i l z b r a n d ö d e m s (erysipelatöser Anthrax), einer diffusen, blassen, rasch um sich greifenden Schwellung der Haut, besonders der Stellen mit lockerem Unterhautzellgewebe (am Auge, Hals) ohne begleitenden Schorf. Am häufigsten findet sich nur ein Karbunkel, eben der primäre. Sekundäre Hautkarbunkel können metastatisch bei allgemeiner Milzbrandinfektion entstehen.

Auch in Form von ödematösen Hautanschwellungen, auf denen sich die Haut in Blasen abstoßen und die Kutis darunter gangränös werden kann, kommen derartige Metastasen vor.

Karbunkelähnliche Gebilde können sich auch beim Darmmilzbrand auf der Schleimhaut finden, am häufigsten in den oberen Abschnitten des Dünndarms, auch im Ileum, im Duodeum, Magen, Mastdarm. Aus beetartigen, ziemlich scharf abgegrenzten, seröseitig durchtränkten Erhebungen, die rot gefärbt und mit membranösen bazillenhaltigen Auflagerungen bedeckt sind, entwickeln sich Erosionen oder tief greifende Geschwüre, von denen sich schwarzbraune gangranöse Gewebsteile abstoßen. Die Darmwand, das Mesenterium und das retroperitoneale Gewebe sind in weiter Ausdehnung hpyerämisch und sulzig infiltriert. Die Zahl der Darmkarbunkel ist oft eine sehr große, es können 30—40 vorhanden sein.

Beim Lungenmilzbrand finden sich pneumonische Herde, in denen sich auch gangränöse Zonen zeigen können. Die Lungen sind im ganzen außerordentlich hyperämisch, an der Schleimhaut der Luftwege finden sich neben der starken Hyperämie hämorrhagische Infiltrationen. Die Pleura beteiligt sich mit Entzündung, die zu Ergüssen führen kann, die stark geschwollenen Bronchiallymphdrüsen sind von Hämorrhagien durchsetzt, am Herzen finden sich wie bei anderen Sepsisformen parenchymatöse Degeneration, subendokardiale Blutungen, auch endokarditische Prozesse an den Klappen.

Außer diesen lokalisierten Organveränderungen finden sich beim tödlich verlaufenden Milzbrand noch eine Reihe ziemlich konstanter Befunde: die Milz ist blutreich, weich, oft vergrößert. In den Nieren findet sich Hyperämie und manchmal starke Degeneration des Epithels. Namentlich in den kleinen Gefäßen der Niere findet sich die auch in anderen Kapillargebieten vorkommende völlige Verstopfung des Gefäßlumens durch ungeheure Massen von Bazillen. Wie bei anderen septischen Erkrankungen werden in den verschiedenen Parenchymen (Leber, Nieren, Gehirn) oft zahlreiche Blutextravasate beobachtet. Ein sehr häufiges Vorkommnis scheint eine hämorrhagische Meningitis zu sein (S c h m o r l, Verhandl. der Deutsch. pathol. Gesellsch. 1902).

Pathologische Physiologie. Es scheint teils von der Virulenz der Bazillen, teils von der individuellen Resistenz des erkrankten Organismus abzuhängen, ob eine heftige Lokalreaktion entsteht oder nicht. Heftige lokale Entzündung mit mächtiger Infiltration des Gewebes durch ein zellreiches fibrinöses Exsudat findet sich bei geringerer Empfänglichkeit bzw. niedriger Virulenz. Die diffuse Ausbreitung der Erreger in den Körpergeweben, ohne daß der abgrenzende Wall einer entzündlichen Infiltration sich ausbildet, pflegt für schwere Fälle kennzeichnend zu sein. Dieser Vorgang ist sehr gewöhnlich beim Lungenmilzbrand, bei dem die Bazillen häufig eine besondere Virulenz aufweisen, da sie in ungeschwächter Kraft als Sporen auskeimen, die in dem eingeatmeten Staub enthalten waren. Doch kann auch in der Lunge bei geringer Virulenz (z. B. bei Einatmung von Bazillen) eine heftige Lokalreaktion vorkommen mit reichlicher Exsudation von Zellen und großen Mengen abgetöteter Bazillen. Dringen die Bazillen in größeren Mengen in die Blutbahn ein, so bilden sich teils Metastasen, die von örtlicher Entzündung beantwortet werden, teils verbreiten sie sich bei stark disponierten Individuen im ganzen Körper ohne Lokalinfektion und führen unter starker Vermehrung durch allgemeine Intoxikation zum Tode. Doch ist die Anschauung, daß die Anwesenheit virulenter Bazillen im Blute unter allen Umständen eine so schwere Komplikation sei, nicht unbestritten. Abgesehen von dem Transport spärlicher Bazillen, der auch in den Anfangsstadien der Infektion im Blute stattfinden kann und eine schlechte Prognose nicht zuläßt, können auch ein massenhaftes Vorhandensein und eine Vermehrung von Bazillen im Blute beobachtet werden, ohne daß die Erkrankung zum Tode führt. C o ß m a n n, der diese Tatsache im Gegensatz zu den geläufigen Anschauungen feststellte, verweist auf das analoge Verhalten bei Streptokokken- und bei Staphylokokkeninfektion.

Worauf die verderbliche Wirkung des Milzbrandbazillus beruht, ist noch nicht aufgeklärt. Man muß natürlich an spezifische Giftstoffe denken, doch sind solche bis jetzt noch nicht gefunden. Es ist unbekannt, ob es sich um Toxine oder Endotoxine handelt. Von Milzbrandagarkulturen können den Versuchstieren große Mengen einverleibt werden, ohne daß eine Intoxikation entsteht [1].

Die Intensität der krankmachenden Wirkung ist, wie erwähnt, zum großen Teil von der jeweiligen Virulenz der Erreger abhängig. Sehr hoch pflegt diese zu sein, wenn die Bazillen aus den gegen jede Schädigung besonders widerstandsfähigen Sporen ausgekeimt sind. Auf nicht zusagenden Nährböden mindert sich die Bazillenvirulenz bedeutend. Temperaturen von 42—43° erweisen sich als virulenzvermindernd.

Wie die Virulenz der einzelnen Milzbrandkulturen, so ist auch die Resistenz der einzelnen Tierarten eine sehr verschiedene. Man findet eine ganz verschiedene Empfänglichkeit bei verschiedenen Tierarten; manche erkranken häufig spontan, z. B. Pferde, Rinder, Schafe, Büffel; andere nur bei absichtlicher Infektion zu Versuchszwecken, z. B. Mäuse, Meerschweinchen, Kaninchen, Ratten. Hund, Schweine, Vögel, Kaltblüter erweisen sich als unempfänglich. Die Abstufungen der Empfänglichkeit sind so konstant, daß man sie als Maßstab für Virulenzprüfungen mit Sicherheit erweisen kann. Bedeutende Abschwächung der Kulturen macht sie nicht infektiös für Mäuse, geringere führt zwar noch bei Mäusen, aber nicht bei Meerschweinchen den Tod herbei, bei noch geringerer Virulenzminderung bleiben zwar Kaninchen am Leben, die anderen Tierarten sterben. Innerhalb derselben Tierart bestehen individuelle Schwankungen der Empfänglichkeit, bei demselben Individuum kommen zeitliche Schwankungen vor. Die Resistenz wird durch mancherlei Einflüsse vermindert, z. B. durch Hunger, Abkühlung, Ermüdung; auch durch Vergiftungen; so verlieren z. B. Ratten durch Phloridzinfütterung ihre ziemlich bedeutende Widerstandskraft. Auch mit zeitlicher Erhöhung der Resistenz muß gerechnet werden, z. B. durch Einverleibung von Stoffen, die eine Leukocytose hervorrufen. Der Mensch ist gegen Milzbrand verhältnismäßig wenig empfänglich.

Die Verschiedenheiten der Empfänglichkeit werden durch die Arbeiten von Gruber und Futaki aufgeklärt. Ein Schutzmittel gegen Milzbrandinfektion ist hohe Körpertemperatur; das Huhn ist schon vermöge seiner hohen Temperatur (41—42°) ein dem Milzbrandbazillus nicht zugänglicher Organismus. Eine weitere Abwehrmaßregel ist die lebhafte Phagocytose. Sie ist am deutlichsten beim Huhn, dessen Leukocyten auch die virulentesten Bazillen in großer Zahl auffressen und verdauen. Die Phagocyten des Hundes zeigen diese Tätigkeit in etwas geringerem Maße; noch weit geringer ist sie bei den hochempfänglichen Meerschweinchen und Kaninchen. Freilich entziehen sich häufig die Bazillen der Phagocytose durch Bildung dichter Kapseln, die in den tierischen Säften unter Verbrauch eines in ihnen enthaltenen Stoffes erfolgt. Damit beginnt ein Waffenstillstand zwischen Bazillus und Phagocyt, in dem kein Gegner den anderen zu schädigen vermag. Für den Ausgang der Infektion ist entscheidend, ob es einem Teil der ins Blut gelangten Bazillen gelingt, Kapseln zu bilden, ehe sie der Phagocytose verfallen; oder ob sie von vornherein mit Kapseln in die Blutbahnen gelangen. Finden die Bazillen im subkutanen Bindegewebe günstige Bedingungen, so gelangen sie rasch zur Kapselbildung und dringen gekapselt in die Lymph- und Blutwege ein; dagegen gehen sie im subkutanen Bindegewebe des Hundes und des Huhnes rasch zugrunde, so daß für Kapselbildung keine Zeit bleibt. Die Abtötung der Bazillen erfolgt bei diesen Tieren durch das Vorhandensein oder durch die bald erfolgende Entstehung eines milzbrandfeindlichen Stoffes, der teils in der Lymphe vorgebildet ist, teils aus den in das Zellgewebe einwandernden Leukocyten sezerniert wird. Die Lymphe übt dabei auf die Leukocyten einen Sekretionsreiz aus. Beim Meerschweinchen oder Kaninchen sind keine anthrakoziden Stoffe in der Lymphe enthalten, auch lockt diese aus den Leukocyten keine solchen heraus. Beim Kaninchen gewinnt die Lymphe durch Stauung die Eigenschaft des Sekretionsreizes, infolgedessen übersteht es eine in das nach Biers Verfahren ödematös gemachte Gewebe erfolgende Infektion. Immerhin zeigen die Kaninchenleukocyten auch hierbei einen viel geringeren Gehalt an milzbrandfeindlichen Stoffen als die des Huhnes; bei Meerschweinchen fehlen solche überhaupt. Diese Stoffe, die Leukanthrakozidine, werden an das normale Blutplasma, das ganz wirkungslos ist gegen Milzbrandbazillen, überhaupt nicht abgegeben. Dagegen enthalten die Blutplättchen (Kaninchen, Ratten) bakterizide Substanzen (Plakanthrakozidine), die bei der Gerinnung

---

[1] Das Fehlschlagen aller Versuche, wirksame Milzbrandtoxine sicherzustellen, führte auch neuerdings wieder dazu, die alte Vorstellung Toussaints zu erörtern, daß Kapillarembolien durch die massenhaft gewucherten Milzbrandbazillen Todesursache seien. Strueff glaubt bei akuten Milzbrandinfektionen die bakterielle Embolie der Lungen als Todesursache festgestellt zu haben, während er für langsamer verlaufenden Milzbrand die Mitwirkung von Toxinen allerdings nicht ablehnt.

frei werden und ins Serum gelangen, vielleicht bei Milzbrandinfektion auch an das zirkulierende Blut abgegeben werden.

Zu ganz ähnlichen Resultaten gelangte Preiß. Je mehr Zeit und Gelegenheit zur Kapselbildung den Bazillen im Körper bleibt, um so gefährlicher werden sie. Auch in stark immunen Tieren fehlen die Bedingungen (Stoffe?), die zur Kapselbildung nötig sind, nicht völlig, wohl aber sind sie in verschiedener Masse vorhanden. Aus der geringeren oder größeren Zahl der gekapselten Keime an der Impfstelle können Schlüsse auf die anthrakozide Wirkung des betreffenden Gewebssaftes gezogen werden; auch gekapselte Keime können bei starken anthrakoziden Kräften des Körpers vernichtet werden. Tödliche Milzbrandinfektionen ohne Kapselbildung kommen nicht vor. Reichliche Phagocytose scheint eine Folgeerscheinung des Absterbens der Bazillen (durch die Anthrakozidine) zu sein. Wie für die natürliche Immunität, so hat auch für die künstliche Immunität die Hemmung der Kapselbildung die größte Bedeutung. Mit Immunseren (s. u.) behandelte, sonst hoch empfindliche Tiere bringen die Bazillen zum Absterben, indem sie ebenso wie natürlich immune Tiere die Kapselbildung schon an der Impfstelle verhindern. An der Impfstelle bildet sich weniger, aber leukocytenreicheres eiterähnliches Exsudat.

Symptome und Verlauf. Die häufigste und wichtigste Form, der Hautmilzbrand, kommt selten im ersten Beginn, meist erst nach Ausbildung des Karbunkels dem Arzte vor Augen. Anfänglich, meist 2—3 Tage nach der Infektion, auch noch früher, seltener 8 Tage danach, findet sich auf geröteter Hautstelle ein leicht erhabener, flohstichähnlicher Fleck, der sich zu einer kleinen Papel umwandelt und schon bald ein schwärzliches, hartes Zentrum erkennen läßt. Dieser Primäraffekt findet sich am häufigsten an leicht zugänglichen Hautstellen, an den Händen, Armen und im Gesicht. Meist handelt es sich nur um einen Herd, doch können auch mehrere sich finden, was manchmal durch Selbstinfektion (Berühren mit den karbunkelkranken Händen) zustande kommen kann. Die Papel verwandelt sich im Laufe von 12—15 Stunden in ein von stärkerer Rötung und Schwellung umgebenes Bläschen mit gelblichem oder blutig gefärbtem und eitrig getrübtem Inhalt. Eintrocknen oder Aufkratzen durch den Kranken läßt einen trockenen dunkelblauroten oder schwärzlichen Schorf entstehen, der sich nach der Tiefe und Breite stärker ausdehnt und mit der prallinfiltrierten Umgebung einen derben „von ödematosem Hof in größerem Umfang umgebenen Knoten" (Karbunkel) darstellt. Am Rand des Schorfes bildet sich ein Kranz von neuen Bläschen. Der Schorf wird bald ganz schwarz, trocken und so derb und hart wie Sohlenleder, so daß eine Durchtrennung nur mittelst eines kräftigen und scharfen Messers möglich wäre. Indem nun nach der Tiefe und Breite der Schorf sich weiter ausdehnt und eine sehr bedeutende Größe gewinnen kann, entsteht um ihn eine immer massigere derbe Infiltration, die ohne scharfe Grenze wiederum in ein sehr ausgedehntes Ödem übergeht, das an nachgiebigen Körperteilen (Gesicht) zu außerordentlichen Verunstaltungen führen kann. (S. Abb. 287.) Von dem Karbunkel kann man schon frühzeitig gerötete Lymphgefäße zu den regionären Lymphknoten verlaufen sehen, die weiterhin unter Schmerzen anschwellen und oft von entzündlich geröteter und geschwollener Haut bedeckt sind. Der Karbunkel selbst ist schmerzlos und unempfindlich. Zu Ende der ersten oder im Laufe der zweiten Woche stellt sich nun um das nekrotische Karbunkelgewebe herum eine demarkierende, zu langsamer Abstoßung führende Eiterung ein, die in leichteren Fällen auch schon in den ersten Tagen entstehen kann. Dabei geht das Ödem zurück, der Schorf wird weicher, lockert sich ganz allmählich, die Lymphdrüsen schwellen ab, und schließlich bleibt eine granulierende, später vernarbende Fläche zurück.

Schon frühzeitig begleiten allgemeine Symptome die Entwicklung des Karbunkels: Fieber, Mattigkeit, Appetitmangel. Bei schweren Fällen können diese schon in den ersten Tagen sich zu einem ganz schweren Krankheitsbilde steigern, indem heftiges Erbrechen, große Hinfälligkeit, Kreislaufschwäche, hohes Fieber, Kopf- und Gliederschmerzen besonders hervortreten. Weiterhin kann das Erbrechen blutig werden, es stellen sich blutige Durchfälle ein, Zyanose, Kollapstemperaturen, profuse Schweiße, Versiegen der Darmsekretion erinnern geradezu an das Bild der asphyktischen Cholera. In diesem Zustand erfolgt oft der Tod, am häufigsten am Ende der ersten oder am Anfang der zweiten Woche. Wie durch den Milzbrandbazillus, so kann auch durch

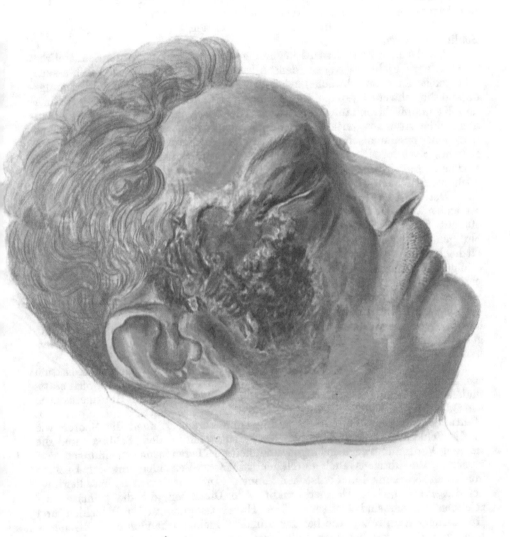

Abb. 287.
Hautmilzbrand.

Eitererreger aus der demarkierenden Entzündungsmasse eine Septikämie entstehen, die nach Wochen und Monaten noch zum Tode führen kann.

Die andere Form des Hautmilzbrandes, das Milzbrandödem, kommt am häufigsten im Gesicht und an den Schleimhäuten vor. Es findet sich eine teigig-weiche, durchscheinende Schwellung, die hell- bis dunkelrot, aber auch anämisch und weiß aussehen kann. Auf der entweder glatten oder chagriniert aussehenden Haut bilden sich oft Blasen, die platzen und zu Borken eintrocknen können, so daß dann kaum ein Unterschied gegenüber dem Karbunkel besteht. Überhaupt ist eine ganz strenge Scheidung beider Formen nicht durchführbar. Im allgemeinen verläuft das Ödem weniger günstig als der Karbunkel. Milzbrandödem der Schleimhäute, des Mundes und der oberen Luftwege verläuft gewöhnlich letal, sei es durch Allgemeininfektion oder durch Atmungs- und Schlingstörungen.

Der Lungenmilzbrand beginnt gewöhnlich plötzlich mit Schüttelfrost und hohem Fieber. Neben den Allgemeinerscheinungen (Kopfschmerzen, Mattigkeit, Kreislaufschwäche) zeigen sich als Symptome seitens der Atmungsorgane die schwere Dyspnoe, die Rötung und Schwellung der Nasen-, Rachen- und Kehlkopfschleimhaut, die Bronchitis. Rasch entwickelt sich, unter zunehmender Atemnot, unter Husten und schaumigem, manchmal blutigem Auswurf eine pneumonische Infiltration, neben der unter Schmerzen ein pleuritisches Exsudat sich bilden kann. Im Auswurf finden sich öfter Milzbrandbazillen. Am dritten oder schon am zweiten Tage pflegt der Tod einzutreten, doch wurden auch Heilungen beobachtet.

Der Milzbrand des Magendarmkanals zeigt neben den früh einsetzenden Allgemeinsymptomen völligen Appetitmangel, heftiges Erbrechen, oft mit blutiger Beimengung, Diarrhöe mit bald serös werdenden, oft auch blutigen Entleerungen. Dabei ist der Bauch meteoristisch aufgetrieben und oft hochgradig druckempfindlich. Nach kurzem, aber sehr stürmischem Verlauf erfolgt am zweiten oder dritten Tag unter dem Bild der Peritonitis (Darmperforation) oder des toxischen Kollapses der Tod. Doch kommen auch leichtere, günstig verlaufende Fälle vor und, wo größere Personenreihen milzbrandhaltige Nahrungsmittel aufnehmen, können neben schweren Fällen auch leichte so oft beobachtet werden, daß unter deren Berücksichtigung die Prognose des Darmmilzbrandes sich kaum ungünstiger gestaltet als die des Hautkarbunkels.

So charakteristisch die Krankheitsbilder je nach der primären Lokalisation sein können, so sehr kann andererseits auch eine Verwischung der Linien stattfinden. So können bei primärem Milzbrand der inneren Organe Hautmetastasen wie Ödem, Blasenbildung und nekrotische Schorfe erscheinen, die dem primären Hautmilzbrand sehr ähneln; beim Lungenmilzbrand können die Sporen wie in die Schleimhäute der Atmungsorgane, so auch in den Schlund und die tieferen Verdauungswege gelangen und heftige Magendarmerscheinungen verursachen, die übrigens auch durch metastatische Verschleppung der Bazillen von einem Karbunkel aus entstehen können. Im allgemeinen fehlen allerdings bei dieser sekundären Darmerkrankung die Diarrhöen, die die primäre auszeichnen. Auch sind bei sekundärer Hautbeteiligung meist Petechien und Hämorrhagien zu sehen, die bei der primären nicht vorhanden sind. Gemeinsam sind den verschiedenen Lokalisationen die Allgemeinerscheinungen der starken Infektion des ganzen Körpers, die auf einer Milzbrandsepsis beruhen. Diese septischen Erscheinungen können übrigens, allerdings in ziemlich seltenen Fällen, auch ohne anderweitige primäre Lokalisationen zur Beobachtung gelangen. Man muß hier annehmen, daß die Erreger an ihrer Eintrittspforte ohne anatomische Veränderungen eindringen. Besonders durch Einatmung kann dies von der Lunge und den oberen Luftwegen aus geschehen.

Diagnose. Die Diagnose des Milzbrandes ist dann meistens sehr erleichtert, wenn es sich um Hautmilzbrand in charakteristischer Form handelt und gleichzeitig die Anamnese darauf hinweist, daß Infektionsgelegenheit vorhanden war. Ergibt die Anamnese keine derartigen Anhaltspunkte, so kann leicht die Frage entstehen, ob es sich um einen Milzbrandkarbunkel oder um einen gewöhnlichen Karbunkel handelt. Der letztere entwickelt sich aber langsamer, ist dabei sehr schmerzhaft, von sehr starker entzündlicher Schwellung und Rötung umgeben, später entleert sich reichlicher Eiter aus mehreren Hautöffnungen. Rotzknoten können durch die meist multiplen Hautaffektionen von Milzbrand unterschieden werden. Milzbrandödeme können mit Erysipel, das sich freilich meist durch schärfere Begrenzung gegen die gesunde Haut kennzeichnet, verwechselt werden.

In vielen Fällen wird die b a k t e r i o l o g i s c h e Sicherstellung der Diagnose nicht entbehrt werden können. Diese gelingt nicht selten schon durch mikroskopische Betrachtung gefärbter Präparate, die durch Ausstrich des Sekretes des verdächtigen Krankheitsherdes gewonnen sind. Oft aber sind die Milzbrandbazillen nur sehr spärlich oder nur vermischt mit zahlreichen anderen Bakterien vorhanden. Zu beachten ist, daß manche Fäulnisbakterien große Ähnlichkeit mit den Milzbrandbazillen haben, auch hinsichtlich der Kapselbildung. Es muß daher oft zum T i e r v e r s u c h bzw. zur Kultur gegriffen werden. Verimpft man das verdächtige Material subkutan auf Mäuse oder Meerschweinchen, so vermehren sich die Milzbrandbazillen unter Entwicklung einer tödlichen Sepsis so stark, daß sie im Blut leicht nachgewiesen werden können. Zum Kulturverfahren dienen Agaroberflächenplatten und Gelatineplatten.

Schwieriger als der Hautmilzbrand wird die Erkrankung des M a g e n d a r m k a n a l s erkannt. Auch hier wird die Diagnose sich am sichersten aus der Anamnese ergeben, wenn nämlich festgestellt wird, daß der Kranke Fleisch von milzbrandkranken Tieren genossen hat. Es kann auch Darmmilzbrand entstehen dadurch, daß mit Staub Milzbrandsporen auf die Mundschleimhaut gelangen. Gelingen derartige Feststellungen nicht, so werden bei fortgeschrittener Krankheit erst sekundäre Hauteruptionen auf die richtige Spur führen.

Der L u n g e n m i l z b r a n d ähnelt klinisch zunächst so sehr der croupösen Pneumonie, daß es nur mit Hilfe der Anamnese gelingt, Milzbrand zu diagnostizieren. Hier wie bei anderen unklaren Milzbrandfällen kann vielleicht die Untersuchung des strömenden Blutes auf Bazillen Aufklärung bringen. Es wurde schon erwähnt, daß auch bei günstig verlaufenden Fällen Bazillen im Blute kreisen können. Man kann diese, wie S t ä u b l i an Tieren gezeigt hat, ebenso gut wie zahlreiche andere Parasiten nachweisen, indem man einen frisch aus einer Stichstelle ausquellenden Tropfen Blut in eine Mischpipette aufsaugt und mit der 10—15 fachen Menge 3%iger Essigsäure verdünnt, zentrifugiert und das aus Leukocytenkernen und Parasiten bestehende Sediment etwa nach M a y - G r ü n w a l d färbt. Man findet die Bazillen in Kontrastfärbung auf dem rosa gefärbten Grund (S t ä u b l i, Münch. med. Wochenschr. 1908, Nr. 50).

Prognose. Am günstigsten ist die Prognose beim Hautmilzbrand, der weitaus häufigsten Form. Die meisten Fälle, etwa zwei Drittel, gelangen zur Heilung, oft ohne jede Behandlung. Daraus ist zu ersehen, daß die Empfehlung von Heilmitteln sich nicht auf einzelne Beobachtungen günstig verlaufener Fälle, sondern nur auf große Reihen stützen darf. Wo die Eruption unter der Form des Milzbrandödems verläuft, da ist dies als Zeichen von verminderter Resistenz des Organismus von ungünstiger Bedeutung.

Schwerer sind die Fälle von Darm- und Lungenmilzbrand. Bei letzterer Form werden 50—87% Todesfälle berichtet, während bei Darmmilzbrand (Epidemien durch Genuß milzbrandigen Fleisches) auch leichtere Fälle nicht selten sind.

Prophylaxe. Vorbeugende Maßregeln müssen sich zunächst gegen den
Milzbrand bei den Tieren richten. Hierzu stehen neuerdings sehr wirksame
Maßregeln zur Verfügung in der von Sobernheim angegebenen Schutzimpfung
des Viehes (s. u.), die es ermöglicht, Milzbrandseuchen unter der Tierwelt sehr
einzuschränken. Eine Reihe von weiteren Vorkehrungen sind in Deutschland
durch Reichsgesetz angeordnet. Besitzer kranker oder verdächtiger Tiere
müssen auf die Ansteckungsgefahr aufmerksam gemacht werden; kranke Tiere
dürfen nicht geschlachtet, Fleisch und sonstige Produkte nicht verkauft werden.
Die gestorbenen Tiere dürfen nur von Tierärzten seziert werden, die Kadaver
sind sicher unschädlich zu machen (tiefes Vergraben). Felle und Haare, die
aus dem Auslande eingeführt werden, müssen nach Reichsgesetz vor der Verarbeitung genügend desinfiziert werden. Neuerdings ist es gelungen, auch feinere
Lederwaren ohne Schädigung wirksam zu desinfizieren (s. medizin. Klinik 1910,
Nr. 19). Bei manchen Betrieben wird besonders der Staub als gefährlich beseitigt werden müssen (Absaugen und Verbrennung).

Therapie. Die Behandlung verfügt besonders gegenüber dem Hautmilzbrand über eine ganze Anzahl von Methoden.

Um das Virus an Ort und Stelle zu zerstören, werden Ätzungen des primären Karbunkels mit verschiedensten Ätzmitteln sowie Exzision angewendet.
Weiterhin hat man Injektionen von antiseptischen Chemikalien in die Umgebung des Karbunkels empfohlen.

Als Ätzmittel wurden besonders das Ätzkali (Bourgeois) und die konzentrierte Karbolsäure (Borstieber) gelobt, während das Bestreuen des Karbunkels mit gepulvertem Sublimat große Schmerzen, nicht genug begrenzte
Hautzerstörungen und die Gefahr der Quecksilbervergiftung mit sich bringt
(Rainbert). Barlach isoliert die Pustel durch einen Kranz von tiefen Thermo-
kauterstichen und spritzt, 5—10 cm von der Pustel entfernt, in kreisförmiger
Anordnung an verschiedenen Stellen Jodtinktur ein (insgesamt 1 ccm). 2—5%-
ige Karbolsäure in und um den Karbunkel eingespritzt, wird von Rainbert und
Wilkinson gelobt.

Diesen Einspritzungen wird nach dem Vorgang von Tournier und
Chambon oft die Exzision mit dem Messer vorausgeschickt. Die Exzision
wird in ganz gesundem Gewebe (?) ausgeführt. Sie kann auch (Lejars u. a.)
mit dem Kauter vorgenommen werden. Bei Exstirpation mit dem Messer
wird die Wundfläche meist noch geätzt. Noch zahlreiche Modifikationen dieses
chirurgischen Vorgehens werden mitgeteilt, die aber, da auf denselben prinzipiellen Voraussetzungen beruhend, hier nicht im einzelnen aufgezählt zu werden
brauchen.

Es fragt sich, wie weit diese Methoden geeignet sind, die Absicht, den
bazillenhaltigen Krankheitsherd auszuschalten, zu verwirklichen. Gelänge dies,
so müßten die oft bedeutenden Verunstaltungen, die sie mit sich bringen, in
Kauf genommen werden. Leider gelingt jene Absicht nicht. In dem Stadium,
das zur ärztlichen Behandlung kommt, sind größere oder geringere Mengen
von Bazillen schon so weit in die Umgebung und in die Lymphbahnen eingedrungen, daß ein Operieren im gesunden Gewebe ausgeschlossen ist. Es ist
zu erinnern an das Experiment von Friedrich, der wenige Minuten nach wirksamer Infektion von Mäusen am Schwanz durch Abtragung des Schwanzes
an seiner Wurzel die Allgemeininfektion nicht mehr verhüten konnte. Wenn
in der menschlichen Pathologie die Verhältnisse auch anscheinend bedeutend
günstiger sind, so wird trotzdem sehr häufig nach tagelangem Bestehen der
Erkrankung, nach einer Entwicklung, die die Diagnose überhaupt ermöglicht.
eine Entfernung aller oder der meisten Bakterien nicht mehr zu ermöglichen sein,

Gerade von chirurgischer Seite wird daher mehr und mehr die streng konservative Behandlung des Karbunkels empfohlen (v. Bergmann, v. Bramann). Nach Lengfellner wird sie dem obersten Grundsatz gerecht, „das infizierte Gewebe in seinem Kampfe nicht zu stören, da jede Beeinträchtigung den Übertritt virulenter Keime in die Blutbahn heraufbeschwören kann". Daß durch Exzision zahlreiche Lymphwege eröffnet und infiziert werden können, ist ja ohne weiteres einleuchtend. Wenn wir bedenken, daß die Bildung eines Karbunkels eine Abwehrmaßregel des Organismus ist, die nur bei resistenteren Arten und Individuen eintritt, und die eine günstigere Prognose erlaubt, als dies bei diffusem Ödem der Fall ist, so dürfte dies allerdings für konservatives Verfahren ins Gewicht fallen. Man würde sich also zu beschränken haben auf Reinigung der Umgebung der Pustel, Ruhigstellung und Hochlagerung des erkrankten Gliedes, Bedeckung der Pustel mit einem Salbenverband. Die Empfindlichkeit der Milzbrandbazillen gegen höhere Temperatur ermöglicht es, sie durch starke, den Körperzellen noch nicht schädliche Überwärmung des erkrankten Gewebes zu bekämpfen. Man kann diese durch Auflegen von Kataplasmen, besser von Schlauchspiralen, durch die warmes Wasser fließt, oder durch elektrische Wärmevorrichtungen erzielen. Die Begünstigung der Hyperämie dürfte, soweit sich die Verhältnisse übersehen lassen, den Schutzkräften des Körpergewichtes ebenfalls zugute kommen. Die von Gruber und Futaki an Kaninchen beobachtete Eigenschaft der Stauungslymphe, milzbrandfeindliche Stoffe hervorzulocken, könnte vielleicht auch beim Menschen die Anwendung der Bierschen Stauung geeignet erscheinen lassen. Vielleicht wird durch die schon von Zülzer empfohlene Stauungsbinde auch die Verbreitung der Bazillen in den Lymphbahnen erschwert. Bei allen Behandlungsmethoden des Hautmilzbrandes ist, um Überschätzung des therapeutischen Wertes zu vermeiden, die große Zahl der Spontanheilungen zu bedenken. Volkstümliche Mittel, wie die Bedeckung der Pustel mit Nußblättern, finden damit ihre Rechtfertigung.

Wenn durch Genuß milzbrandigen Fleisches Gesundheitsstörungen drohen, wird man den Magen durch Spülung oder Brechmittel, den Darm durch Abführmittel möglichst bald entleeren. Zu einer derartigen Abortivkur wird selten Veranlassung sein. Örtliche Behandlung des Darmmilzbrands, etwa durch Antiseptika, erscheint nicht aussichtsreich, wenn auch von tierärztlicher Seite die Verabreichung großer Gaben Kreolin gerühmt wird. Ebenso wird man bei Lungenmilzbrand an der Schleimhaut der Atmungsorgane und in der Lunge nicht eingreifen können. Dagegen wird man hier noch mehr wie beim Hautmilzbrand alle Veranlassung haben, den Körper im Kampfe gegen die Allgemeininfektion zu unterstützen. Zu diesem Zweck hat man verschiedene, meist antiseptisch wirkend Mittel innerlich, d. h. per os, subkutan und intravenös angewendet, z. B. Jod, Karbol, Sublimat, Chinin. Von allen diesen Mitteln werden gute Erfolge mitgeteilt. Intravenöse Kollargoleinspritzungen werden von Fischer gerühmt. Von irgend welcher Sicherheit der Wirkung dürfte aber bei all diesen Stoffen, die bei der großen Verdünnung im Blute natürlich nicht direkt keimtötend wirken können, kaum die Rede sein.

Dagegen ist die spezifische Behandlung, die Immunisierung mit Milzbrandserum ein bedeutender Fortschritt der Therapie. Sie beruht auf der Tatsache, daß durch einmaliges Überstehen von Milzbrand eine länger dauernde aktive Immunität erzeugt wird und daß durch Schutzstoffe, die im Serum immun gewordener Tiere erscheinen, auch eine vorübergehende passive Immunität übertragen werden kann. Worauf die Wirksamkeit des Serums beruht, ist freilich noch nicht klargestellt, da weder im Tierkörper, noch im Reagenzglas bakterizide Stoffe nachgewiesen werden konnten.

Die ersten Versuche, eine künstliche Milzbrandimmunität herbeizuführen, gingen von Toussaint aus. Er versuchte Tiere zu immunisieren mittelst Blut kranker Tiere, das auf 55° erwärmt war. Erfolge lassen sich dabei nur dann erzielen, wenn die Bazillen zwar noch lebensfähig geblieben sind, aber an Virulenz so stark abgenommen haben, daß eine milde aktive Immunisierung eintritt. Abgetötete Bazillen vermögen keine Immunität hervorzurufen. Pasteur zeigte auf Grund dieser Überlegungen, daß wiederholte Impfung mit künstlich abgeschwächten Kulturen immunisierend wirke. Als Mittel zur künstlichen Abschwächung diente ihm eine längere Züchtung der Bazillen bei einer Temperatur von 42—43°. Durch stufenweise Einverleibung von weniger abgeschwächten Bazillen (oder Sporen) konnte eine gewisse Immunität erzeugt werden, die vom 8. Tage an einsetzend, zu einer gewissen Höhe ansteigt und in längerer Zeit allmählich wieder abklingt, so daß sie nach einem, auch schon nach einem halben Jahr im allgemeinen verschwunden ist. Die derart geimpften Tiere machen dabei eine leichte Milzbranderkrankung durch. Diese Methode der aktiven Immunisierung ist vielfach in größtem Umfang an Tieren durchgeführt worden, mit recht gutem Erfolg. Freilich ist es umständlich und teuer, nicht nur dadurch, daß zweimal geimpft werden muß, sondern vor allem deshalb, weil der oft nicht ganz sicheren Bemessung der Virulenz des Vakzins Todesfälle (bis 1%) bei dem Vieh zu verzeichnen sind. Die präventive Impfung der Rinder wurde ganz außerordentlich verbessert durch die von Sobernheim angegebene Simultanmethode, die darin besteht, daß den Tieren gleichzeitig eine abgeschwächte Milzbrandkultur und ein Milzbrandserum von starkem Gehalt an Schutzstoffen einverleibt wird. Die Wirkung tritt rasch ein, so daß Epidemien im Keime erstickt werden können, und hält lange an. Einmalige Impfung genügt. Subkutane oder auch intravenöse Anwendung von Serum (30—100 ccm) ist imstande, auch schwer erkrankte Tiere zu retten.

In der menschlichen Medizin ist allein die passive Immunisierung durch Heilserum brauchbar. Man gewinnt ein hochwertiges Serum aus dem Blut aktiv immunisierter Tiere. Schon Marchoux und später Sclavo haben ein derartiges Serum hergestellt. Das von Sclavo ist in einer großen Anzahl von Fällen mit sehr gutem Erfolg angewendet worden. So berichtete Sclavo bereits 1903 über 164 mit seinem Serum behandelte Kranken, unter denen sich zahlreiche schwere Fälle befanden. Die Gesamtmortalität betrug 6%, während ohne Serumbehandlung eine Mortalität von 24% beobachtet wurde. Legge erzielte mit diesem Serum, das außerhalb Deutschlands vorgezogen zu werden scheint, bei 67 Fällen 58 Heilungen, die Gestorbenen kamen entweder zu spät zur Behandlung oder waren mit Komplikationen behaftet. Es wurden 20—40 ccm Serum eingespritzt. In Deutschland ist das nach Sobernheims Angaben aus Schafen dargestellte Serum gebräuchlich. Man wendet ein- oder mehrmals Injektionen von ca. 20 ccm an und erzielt die rascheste Wirkung durch intravenöse Einspritzung. Wilms berichtet über sehr gute Heilung bei ganz schweren Fällen und bezeichnet die Anwendung dieses Serums als die erfolgreichste Therapie, die mangels anderweitiger spezifischer Heilmittel bei schweren Fällen, auch bei intestinalem Milzbrand, wenn dieser der Diagnose zugänglich ist, immer angewendet werden sollte. Auch Läven, der bei schwerem Milzbrand wiederholt 30—40 ccm intravenös einspritzte, empfiehlt dies Mittel, ohne allerdings ein abschließendes Urteil über seinen Wert abzugeben. Gegebenenfalls müßten nach seinem Vorschlag bei schwereren Fällen größere Mengen, 100 bis 150 ccm, intravenös verabreicht werden.

Literatur.

Barlach, Milzbrand und seine Behandlung. Münch. med. Wochenschr. 1907, Nr. 15. — Coßmann, Über einen bemerkenswerten Fall von Milzbrandinfektion. Münch. med. Wochenschr. 1907, Nr. 20. — Eppinger, Die Hadernkrankheit. Jena 1894. — Gruber und Futaki, Über die Resistenz gegen Milzbrand und über die Herkunft der milzbrandfeindlichen Stoffe. Münch. med. Wochenschr. 1907, Nr. 6. — Dieselben, Weitere Mitteilungen über die Resistenz gegen Milzbrand, Deutsche med. Wochenschr. 1907, Nr. 39. — Koranyi, Zoonosen in Nothnagels Handb. der spez. Pathol. u. Ther. Bd. 5, Teil 5, Wien 1897. — Läven, Deutsche Zeitschr. f. Chirurg. Bd. 95. — Lengfellner, Ein Fall von äußerem uud innerem Milzbrand. Münch. med. Wochenschr. 1907, Nr. 11. — Nikolaier, Milzbrand. Deutsche Klinik Bd. 2, 1903. — Pollender, Caspers Viertel-

jahrsschr. f. gerichtl. Med. Bd. 8. — Preiß, Exper. Studien über Virulenz, Empfäng-
lichkeit und Immunität beim Milzbrand. Zentralbl. f. Bakteriol. Abt. 1, S. 49, 1909. —
Schwarz, Zur Frage der Behandlung des äußeren Milzbrandes beim Menschen. Deutsche
Zeitschr. f. Chirurgie Bd. 92, 1908. — Sobernheim, Milzbrand. Handb. der pathog.
Mikroorganismen von Kolle u. Wassermann, Bd. 2, 1903. — Derselbe, Immunität bei
Milzbrand. Ebenda Bd. 4, 1904. — Derselbe, Darstellung der Schutzstoffe und Me-
thoden der Schutzimpfung gegen Milzbrand. Handb. der Technik u. Methodik der Im-
munitätsforschung von Kraus u. Levaditi, Jena 1908. — Strueff, Ursache des Todes
bei dem akuten Milzbrande. Zentralbl. f. Bakteriol. Abt. 1, S. 50, 1909. — Wilms,
Serumbehandlung des Milzbrandes. Münch. med. Wochenschr. 1905, Nr. 23.

Wut (Lyssa, Rabies).

Ätiologie. Die Tollwut (Hundswut, Lyssa, Hydrophobie, Wasserscheu)
wird erregt durch Infektion mit einem Krankheitsgift, das fast ausschließlich
durch den Biß kranker Tiere übertragen wird. Am häufigsten erkranken Hunde,
auch Wölfe, seltener Rinder, Pferde, Schafe, Katzen. Für die Übertragung auf
den Menschen kommen fast immer die Hunde (und Wölfe) in Betracht.

Der Erreger der Tollwut ist noch unbekannt. Dagegen sind wir über verschiedene
seiner Eigenschaften, namentlich durch Pasteurs Arbeiten, unterrichtet. Daß es sich um
ein korpuskuläres Element handelt, geht daraus hervor, daß es durch Porzellanfilter zurückgehalten wird.

Das Virus ist gegen Erwärmung sehr empfindlich und büßt schon bei 45° seine
Virulenz ein; ebenso nimmt diese ab bei Luftzutritt und Austrocknung. Gegen Fäulnis
und Kälte ist es dagegen sehr unempfindlich.

Der Infektionsstoff hat eine große Affinität zum Nervengewebe, besonders zum
Gehirn und Rückenmark, wo es in der weißen und grauen Substanz reichlich vorhanden
ist. Ferner kommt es im Speichel vor und wird beim Biß mit diesem übertragen. Bedeutungsvoll ist, daß der Speichel infizierter Tiere schon lange vor dem Erscheinen irgend
welcher Krankheitserscheinungen infektiös ist (Nocard und Roux). Das Blut enthält
kein Virus, ebensowenig die meisten übrigen Körpergewebe.

Eine Übertragung durch Zwischenträger kommt nicht vor. In über 90%
der Fälle erfolgt sie durch den Biß wütender Hunde. Je größer die Wunde,
um so gefährlicher ist sie; am gefürchtetsten sind die Bisse des Wolfes, denen
eine besonders große Mortalität folgt. An bekleideten, (stark behaarten) Körperstellen sind die Bisse oft weniger infektiös. Auch durch bloßes Lecken von
seiten wutkranker Hunde, sowie durch Obduktion wutkranker Tiere kann
Übertragung erfolgen; nicht aber durch Genuß von Milch und Fleisch von
solchen. Eine intrauterine Übertragung der Wut scheint nicht vorzukommen.

Will man Tiere (Kaninchen) zu diagnostischen Zwecken (Feststellung, ob im gegebenen Fall Wut vorliegt oder nicht) oder zur Gewinnung von Impfstoff krank machen,
so bringt man das Virus, da die Aufnahme durch die Haut unsicher ist, möglichst direkt
ins Zentralnervensystem, entweder nach Trepanation ins Gehirn oder in den Subduralraum;
auch ins Auge, in die Muskulatur.

Von der infizierten Wunde dringt das Gift sehr schnell in den Körper ein. Die Erfahrung lehrt, daß Menschen und Tiere auch nach alsbaldiger Kauterisation der Wunde
erkranken können. Nach Pasteur und Galtier können Kaninchen, denen Virus in die
Ohrspitze injiziert und 20 Miunten später das Ohr amputiert wurde, dennoch an Wut erkranken. Das Gift wird hier offenbar auf dem Blut- und Lymphweg fortgeführt. Außerdem pflanzt es sich aber auch im Nervengewebe fort, sei es Schritt für Schritt wie in einer
Kultur, sei es auf dem Wege des besonderen Lymphgefäßsystems, das die peripheren Nerven
mit dem zentralen Nervensystem verbindet. Injektion von Lyssagift in die peripheren
Nerven erzeugt daher mit derselben Sicherheit die Erkrankung wie bei subduraler Impfung.
Dabei ist der anatomische Aufbau des Nervensystems maßgebend für die klinische Erkrankungsform insofern, als z. B. bei Vagusinfektion zuerst bulbäre Symptome, bei Ischia-
dicusinfektion von den Hinterextremitäten aufsteigende Lähmung eintritt. Rückenmarks-
durchschneidung verzögert das Fortschreiten der Vergiftung. Erfahrungsgemäß kann die
Wut auch beim Menschen mit vorwiegend kortikobulbären oder mit spinalen Erscheinungen

einhergehen, je nachdem die Wunde im Gesicht oder an den oberen oder an den unteren Gliedmaßen sich befindet.

Die **pathologische Anatomie** kennt keine makroskopisch wahrnehmbaren, für die Wut charakteristischen Veränderungen. Bei Hunden ist das fast regelmäßige Vorhandensein unverdaulicher Fremdkörper im Magen für die Diagnose bedeutungsvoll.

Histologische Veränderungen beachtenswerter Art finden sich an den Speicheldrüsen und im Zentralnervensystem. Die Submaxillaris und die Sublingularis wiesen bei Hunden und Menschen eine starke Rundzelleninfiltration im interstitiellen Bindegewebe, namentlich auch um die nervösen Ganglien herum, ferner an den Epithelien Vergrößerung, Trübung, Kernvermehrung auf (Elsenberg).

Am Zentralnervensystem wurde von den meisten Untersuchern eine Ansammlung lymphoider Zellen längs der Gefäße gefunden, die aber auch bei anderen akuten und chronischen Erkrankungen vorkommt, also nicht sicher spezifisch ist. Außerdem wurden Erweichungs- und Nekroseherde an verschiedenen Stellen des Rückenmarks, und zwar in der grauen und in der weißen Substanz gefunden, die Folge einer akuten Myelitis zu sein scheinen. Babes beschrieb als spezifische und diagnostisch bedeutungsvolle Veränderungen mikroskopische Tollwutknötchen — nodules rabiques — die durch Ansammlung kleiner perizellulärer Herde (Lymphzellen) um die Nervenzellen zustande kommen. Die Nervenzellen zeigen dabei eine Degeneration, die sich in Schwund der chromatischen Elemente und Vakuolenbildung äußert. Högyes fand ähnliche Veränderungen, die sich in den der Infektionsstelle zunächst liegenden Rückenmarksteilen zuerst entwickeln. Neben solchen Vakuolen fand Golgi auch Atrophie in den Zellfortsätzen. Van Gehuchten und Nelis beschrieben spezifische Veränderungen der peripheren zerebrospinalen und sympathischen Ganglienzellen, die darin bestehen, daß die Zellen zum Teil verschwinden und durch Häufchen von kleinen Zellen ersetzt werden, die in vorgeschrittenen Stadien nur mehr das Bild der kleinzelligen Infiltration erkennen lassen. Dabei zieht sich die ziemlich große Ganglienzelle von der Endothelkapsel, die sie sonst vollständig ausfüllt, zurück, während wuchernde Endothelzellen oder auch einwandernde Leukocyten den Raum einnehmen. Diese Veränderungen erweisen sich als konstant und in höherem Maße spezifisch als die vorher beschriebenen Merkmale. Beim Tiere sind sie am deutlichsten in den Gehirnganglien zu finden, besonders im Plexus nodosus des Vagus, an dem man mit Nissls Methode binnen 24 Stunden die histologische Diagnose stellen kann. Freilich nur bei positivem Befunde; der negative ist nicht streng beweisend, da in frühen Krankheitsstadien die Läsion noch fehlen kann.

Nicht geringere diagnostische Bedeutung kommt den von Negri beschriebenen Körperchen zu, verschieden großen rundlichen oder ovalen Gebilden, die in den Ganglienzellen des Gehirns sich finden, eine membranöse Hülle und in ihrem Inneren eine Differenzierung, sei es von Vakuolen oder Zentralkörperchen, aufweisen. Sie färben sich leicht mit verschiedenen Färbeverfahren (Eosinmethylenblau, Hämatoxylin, Giemsa) (s. Abb. 288). Am zahlreichsten und regelmäßigsten finden sie sich im Ammonshorn, seltener und spärlicher in anderen Hirnteilen, nicht im Rückenmark. Negri hält sie für Protozoen und für die Erreger der Lyssa. Andere Autoren widersprechen dem und erblicken in ihnen spezifische Zellveränderungen. Für die parasitäre Natur der Gebilde spricht: ihr ausschließliches und nahezu konstantes Vorkommen bei der Wut (wenigstens bei Straßenwutinfektion), die Lokalisation im Zentralnervensystem, die typische Innenstruktur u. a. Gegen eine solche Auffassung spricht: das Fehlen der Körperchen in sicher virulentem Material (Speichel, Speicheldrüsen), sowie ihre Seltenheit im Rückenmark. Ferner fehlen sie auch an ihrem Prädilektionsort, im Ammonshorn, während der Inkubationszeit, wenn das Organ bereits stark infektiös ist. Während infektionstüchtiges Lyssagift Bakterienfilter durchdringt, ist es ausgeschlossen, daß dessen Poren von Negrischen Körpern durchdrungen werden.

Häufigkeit und Verbreitung der Wut. Abgesehen von Australien ist kein Land frei von Lyssa. Soweit statistische Angaben aus den einzelnen Kulturländern vorliegen, müssen Ungarn, Frankreich, Deutschland und Belgien als besonders verseucht gelten, in Deutschland vorwiegend die an Rußland und Österreich angrenzenden Gebiete. Die Häufigkeit der Lyssa beim Menschen läßt sich einigermaßen beurteilen nach der Inanspruchnahme der Institute für Schutzimpfung: es wurden in Frankreich geimpft 1334 Personen (1900), in Ungarn 1204 (1895), im Deutschen Reich 332 (1900). Durch sanitäre polizeiliche Vorschriften konnte die Erkrankung gegen früher stark zurückgedrängt werden, Epidemien sind seit vielen Jahren nicht mehr zur Beobachtung gekommen.

Symptome und Verlauf. Die Inkubationszeit der Wut ist sehr verschieden. Am häufigsten beträgt die Zeit zwischen der Ansteckung und dem Tod 20—60 Tage. Öfter wurde eine sehr kurze Inkubation von 13—14 Tagen festgestellt, bei noch früherem Auftreten der Krankheitserscheinungen wird die Richtigkeit der Diagnose bezweifelt. Nicht selten findet sich eine viel langsamere Entwicklung, mehrmonatige, sogar 3—5 jährige Inkubationszeit.

Bei Fällen, in denen die Krankheit angeblich 20—25 Jahre nach dem Biß sich entwickelte, entsteht der Zweifel, ob nicht in dieser langen Zeit eine nochmalige Infektion erfolgt ist. Die Inkubation wird um so länger dauern, je unempfänglicher das Individuum ist, je kleiner die Menge des eingeimpften Virus ist, je kleiner und weniger aufnahmefähig die Verletzung ist. Ist der Weg des Virus zum Zentralnervensystem sehr kurz, wie bei Kopfwunden, so wird die Inkubation kurz sein.

Die Verletzungen heilen ebenso wie nicht infizierte. Die Angaben, daß die Wunden vor dem Ausbruch der Krankheit wieder aufbrechen, sich röten und anschwellen, sind nicht stichhaltig. Dagegen kann die Schädigung, die zunächst die Nerven in der Nähe der Verletzung erleiden, klinisch nachweisbar

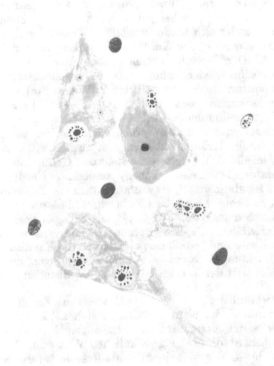

Abb. 288.

Negrische Körperchen.

werden in Sensibilitätsstörungen: die Bißstelle kann anästhetisch, ihre Umgebung hyperästhetisch sein (Kriebeln, Brennen, ziehende Schmerzen).

Im Verlauf der Wut kann man ein Prodromalstadium mit vorherrschenden depressiven Gemütsstörungen unterscheiden, ein Stadium der hochgradigen nervösen Erregung, die sich namentlich in Krämpfen der Schling- und Atmungsorgane äußert, weiterhin ein Stadium der Lähmung und Erschöpfung. Dieses letzte paralytische Stadium dauert gewöhnlich kürzer als das der vorhergehenden Exzitation. Diese verleiht der Krankheit den Charakter der rasenden oder konvulsiven Wut; sie kann, wie beim Tier, auch fehlen; dann nennt man den Zustand stille (paralytische) Wut.

Die Gemütsstörungen äußern sich meist in tiefer Niedergeschlagenheit und Interesselosigkeit. Oft besteht — wie beim Tier — ein Trieb zu Körperbewegung, der Anlaß zu weiten planlosen Gängen gibt. Der Schlaf ist unruhig, durch schreckhafte Vorstellungen unterbrochen. Die psychische Veränderung kann beeinflußt sein durch die Furcht des Kranken vor der ihm bekannten, schrecklichen Krankheit; sie tritt aber auch ohne solche Befürchtungen ein, z. B. bei Kindern. Die Depression kann unterbrochen werden von Heiterkeitsausbrüchen, sich bis zur Melancholie und Selbstmord steigern. Die Parästhesien verbreiten sich von der verletzten Körpergegend auf andere Gebiete, die Kranken werden auch gegen Gesichts- und Gehörseindrücke überempfindlich. Es zeigen sich nun Temperaturerhöhungen und nach 2—8 Tagen tritt unter stärkeren Erscheinungen von seiten der Medulla oblongata das zweite Stadium ein. Die Atmung wird unregelmäßig, schnappend, oft von Seufzern unterbrochen. Beim Schlingen entsteht ein zusammenschnürendes Krampfgefühl im Schlund, das bei jedem neuen — vergeblichen — Schluckversuch immer quälender sich wieder einstellt. Wegen der Schmerzen, die den Krampf begleiten, vermeidet der Kranke das Trinken, bis ihn der Durst neuerdings dazu zwingt. Der Versuch zu trinken, schon der Gedanke daran oder der Anblick des Wassers löst wieder Krämpfe aus mit allgemeinem Zittern, Schauder, Herzklopfen, inspiratorischem Atemstillstand (Wasserscheu, Hydrophobie). Derartige Krämpfe können sich häufen, indem jeder Reiz: Vorstellungen, Gehörs- und Lichtempfindungen, Anblasen der Haut u. dgl. bei der hochgesteigerten Reflexerregbarkeit des verlängerten Markes Reaktionen auslöst. Tonische und klonische Krämpfe können sich auch auf die gesamte Körpermuskulatur erstrecken. Die Übererregbarkeit des Gehirns äußert sich in unruhigem Umherlaufen, Schreien, Toben, rasendem Umsichschlagen. Die Speichelsekretion ist stark gesteigert, anfangs auch die Schweißbildung. Stets ist Muskelzittern zu beobachten. Das Fieber kann bedeutende Höhe erreichen, namentlich kurz vor dem Tode. Nach $1\frac{1}{2}$ bis 3 Tagen tritt nach immer gehäufteren Krampfanfällen die Erschöpfung des Nervensystems zutage. Die Anfälle werden seltener und schwächer, oft können die Kranken wieder trinken. Es zeigen sich Lähmungen verschiedener Muskelgruppen, auch Hemiplegien, Paraplegien. Meist tritt der Tod im Kollaps 2—18 Stunden nach dem Eintritt der Lähmungserscheinungen ein.

Die paralytische Form der Wut, vielleicht durch besonders große Virusmengen verursacht, ist beim Menschen seltener. Die Lähmung tritt oft zuerst an der verletzten Extremität ein. Im allgemeinen ist diese Form dem letzten paralytischen Stadium der gewöhnlichen Wut sehr ähnlich. Während diese meist am 3. bis 4. Tag tödlich endet, dauert die paralytische Form etwas länger, etwa 6 Tage lang.

Diagnose. Es ist nicht möglich, eine Infektion mit Lyssa vor dem Ausbruch der Krankheit festzustellen. Von den Prodromen sind die diagnostisch wichtigsten die zentripetal verlaufenden Reizerscheinungen an der Stelle der Verletzung. Die ausgebrochene Wut ist nicht zu verkennen, wenn durch schwache sensible Reize (Anblasen) die charakteristischen Wutanfälle hervorgerufen werden. Schlingkrämpfe bei traumatischem Tetanus sind stets mit Trismus verbunden, der bei Lyssa fehlt. Der Wut sehr ähnlich kann das Delirium tremens auftreten, bei dem aber das Delirium früher und viel deutlicher als die nur manchmal vorhandenen Schlingstörungen auftritt. Hydrophobische Krampfzustände können gelegentlich bei hysterischen und neurasthenischen Individuen vorkommen; hier fehlt aber die allgemeine Erhöhung der Reflexerregbarkeit und die Gruppierung der Erscheinungen in Anfällen. Bei akuten maniakalischen Anfällen ist nicht die bei Lyssa typische Reihenfolge der Sym-

ptome zu beobachten. Sehr schwer kann die Entscheidung sein bei pseudo-
hydrophobischen Krämpfen, die nach verdächtigen Bissen durch Autosug-
gestion bei nervösen Personen entstehen können.

Sehr wichtig ist immer die Entscheidung, ob das beißende Tier wirklich
wutkrank gewesen ist. Zu diesem Zwecke ist es unter Umständen erforderlich,
dasselbe zunächst noch zu weiterer Beobachtung kurze Zeit am Leben zu lassen,
selbstverständlich in sicherem Gewahrsam. Weiterhin wird man das verlängerte
Mark des Tieres zur Erzeugung experimenteller Lyssa auf Kaninchen über-
impfen. Man versendet die aseptisch entnommene Medulla oblongata am
besten in Glyzerin an eine Schutzimpfungsstation. Bei frischem Mark wird
eine Emulsion subdural eingespritzt, schon in Fäulnis übergehendes wird, um
Meningitis zu vermeiden, intramuskulär verimpft. Um auch hierbei Septikämie
zu vermeiden, kann man zur Emulsionierung 1% Karbollösung verwenden und
die Emulsion 24 Stunden im Eisschrank aufbewahren, wobei das Lyssavirus
sich resistent genug erweist, um sicher wirksam zu bleiben (Marx). Allerdings
muß bei diesem diagnostischen Verfahren mit der 2—3 Monate dauernden Inkubationszeit gerechnet werden, die namentlich dann, wenn die Emulsion mit
Karbol erfolgen mußte, so lange währen kann.

Große Bedeutung für die sichere Erkennung der Wutkrankheit beim Tiere
kommt den Negrischen Körperchen zu. Sie sind leichter nachzuweisen wie die
Babesschen Knötchen, deren Nachweis sich nur zur Vervollständigung der
Untersuchung oder bei Abwesenheit der Negrischen Körperchen empfiehlt.
Zahlreiche Tieruntersuchungen zeigten, daß diese im Ammonshorn vom Tage
der ersten klinischen Erscheinungen an in 98—99% der Fälle zu finden sind.
Der Nachweis kann in wenigen Stunden geführt werden (Schnelleinbettung
kleiner Stückchen des Ammonshorns, oder, noch bequemer, Objektträger-
ausstrich- oder Abklatschpräparat, Härtung mit Äthylalkohol, Giemsafärbung).
Wo Negrische Körperchen gefunden wurden, werden die geschilderten Tierversuche entbehrlich. Auch faulendes Gehirnmaterial ist noch verwendbar.

Prognose. Die Wut bricht — ohne Behandlung — nur bei 15—20% der
von kranken Tieren Gebissenen aus. Bei großen und tiefen Wunden wie bei
Gesichtswunden ist die Gefährdung bedeutend größer. Die ausgebrochene
Wut verläuft beim Menschen stets tödlich; bei vereinzelten gegenteiligen Mit-
teilungen steht die Richtigkeit der Diagnose nicht hinreichend fest. Beim
Hunde sind vereinzelte Spontanheilungen beobachtet worden; beim Menschen
sah man nach Pasteurscher Schutzimpfung vereinzelte Zeichen beginnender
Wut wieder verschwinden.

Therapie. Abgesehen von den rein symptomatischen Maßnahmen, die die
Leiden des Wutkranken lindern sollen, kann es sich nur um Prophylaxe
handeln. Dabei muß einerseits die Möglichkeit der Infektion eingeschränkt,
andererseits die Wirkung des in den Körper eingedrungenen Giftes aufgehoben
werden. Letzterer Aufgabe dient die Schutzimpfung, erstere wird durch
sanitätspolizeiliche Maßnahmen erfüllt.

Diese richten sich gegen die Hunde, die hauptsächlichsten Verbreiter der Krankheit.
Man sucht die Zahl der Hunde — ohne starken Erfolg — durch eine Hundesteuer einzuschränken. Herrenlose Hunde müssen von den Behörden getötet werden. Besondere Maßregeln sind beim Auftreten von Wut unter den Tieren notwendig. Im Deutschen Reich
sind solche durch das Reichs-Viehseuchengesetz (1. Mai 1894) angeordnet.

Die kausale Therapie der Wut ging aus von der Entdeckung Pasteurs,
daß durch Injektion abgeschwächten Wutgiftes Hunde gegen nachfolgende
Wutinfektion immun werden (1884).

Die Virulenz des Wutgiftes kann in verschiedener Weise verändert werden. Das
Virus, das im Gehirn eines auf natürlichem Wege mit Lyssa infizierten Hundes sich befindet,

nannte Pasteur Straßenwutvirus (virus de la rage des rues). Es macht bei subduraler Einverleibung ein Kaninchen in annähernd 15 Tagen krank. Durch fortgesetzte Kaninchen- oder Meerschweinchenpassagen steigert sich die Virulenz maximal; das Gift erregt schon nach 6—7tägiger Inkubation die Erkrankung. Pasteur nannte es wegen seiner Konstanz fixes oder Passagevirus. Es bleibt konstant, auch wenn es wieder auf den Hund über- tragen wird. Eine Verminderung der Virulenz erfolgt durch Fortimpfung des Virus auf Hunde, namentlich aber bei Impfung von Affe zu Affe. Pasteur gebrauchte zur Abstufung der Virulenz die Austrocknung. Bei dem von ihm angegebenen Verfahren wird das Rücken- mark eines mit Virus fixe krank gemachten Kaninchens aseptisch entnommen, in Stücke geschnitten und in trockener Luft (in Flaschen über Ätzkalistücken) bei 23° aufbewahrt. Hier trocknen die Stückchen in 3—4 Tagen zu einer zerreiblichen Masse, deren Giftigkeit von Tag zu Tag sinkt und nach etwa 14 Tagen ganz aufhört. Eine aus dem getrockneten Mark durch Zerreiben mit sterilisiertem Wasser gewonnene Emulsion wird nun subkutan eingespritzt, nach einer Reihe von Einspritzungen steigender Virulenz tritt Immunität ein. Wie sie zustande kommt, ist noch nicht völlig geklärt. Die Annahme, daß durch die Aus- trocknung des Markes eine wirkliche Verminderung der Virulenz eintrete, wurde schon von Pasteur selbst aufgegeben zugunsten der Vorstellung, daß bei gleichbleibender Virulenz nur eine Keimverminderung erfolge. Das von Pasteur behauptete Vorhandensein einer besonderen vakzinierenden Substanz im Mark wurde unwahrscheinlich, als Högyes gleich gute Immunisierungserfolge mit der von ihm empfohlenen Dilutionsmethode erreichte, d. h. durch Einspritzung stark verdünnter, dann mehr konzentrierter Emulsionen. Es handelt sich offenbar um eine ausschließlich aktive Immunisierung, die Högyes in der Weise erklärt, daß die Zellen des Zentralnervensystems durch die allmähliche Giftzufuhr giftfest werden, so daß sie später gegen die von der Bißstelle eingedrungenen Lyssamikroben immun werden. Marx dagegen glaubt, daß die eingespritzten modifizierten Wutmikroben, die im menschlichen Organismus nicht resistent sind, zerfallen und durch ihre frei werdenden Toxine die Bildung spezifischer Antikörper veranlassen. An Affen erwies sich jedenfalls die Resistenz des Wutvirus nach Kaninchenpassagen vermindert; vielleicht verhält sich der menschliche Organismus analog.

Die postinfektionelle Schutzimpfung nach Pasteur ist um so aussichts- voller, eine je längere Inkubationszeit zur Verfügung steht. Pasteur unter- schied eine einfache Behandlung (Traitement simple), die bei nicht sehr aus- gedehnten Extremitätenverletzungen geübt wird, und eine intensive Behand- lung bei sehr ausgedehnten und bei Kopfwunden. Bei der ersten Methode werden geringere Dosen mit weniger rascher Steigerung verabreicht. Im Berliner Tollwutinstitut wird bei schwereren Fällen eine noch intensivere Behandlung mit guten Erfolgen ausgeübt (nach Marx, Beginn mit achttägigem Mark, schon am 6. Tag dreitägiges). Högyes injiziert verschiedene verdünnte Emul- sionen (1:10000 bis 1:10 [Rückenmark : physiologischer Kochsalzlösung]) und erzielt damit gleichgute Erfolge.

Die Schutzimpfungen werden, seitdem zuerst 1886 das Institut ,,Pasteur" gegründet worden war, gegenwärtig an einer großen Zahl ähnlicher Institute ausgeführt, im Deutschen Reich seit 1898 in der Tollwutstation des Institutes für Infektionskrankheiten in Berlin. Bis 1900 wurden dort geimpft 853 Personen, von denen 2 (= 0,24%) starben. Vor der Schutzimpfung starben von den durch wutkranke oder -verdächtige Tiere Gebissenen durchschnittlich 15—16% an Wut.

Von entscheidender Bedeutung für den Erfolg der Behandlung ist deren frühzeitiger Beginn. Je kürzer die Inkubationszeit ist — bei großen Kopf- wunden, bei Kindern — um so ungünstiger sind die Aussichten auf Erfolg. Die für die Immunisierung notwendige Zeit beträgt 15 bis 20 Tage. Bei In- fektionen, die so schwer sind, daß die Krankheit nach 14 Tagen zum Ausbruch gelangt, ist jede Rettungsimpfung vergebens. Dagegen betrachtet Babes alle Gebissenen, die nach intensiver Behandlung am 15. Tage nach dem Biß noch gesund sind, als gerettet.

Die Mißerfolge bei manchen Fällen mit sehr kurzer Inkubationszeit haben neuerdings zu noch rascherem Vorgehen gedrängt. Man stützt sich dabei auf die Tatsache, daß vom menschlichen Organismus bei subkutaner Anwendung vom Virus fixe bedeutend größere Mengen vertragen werden, als die ursprünglichen Beobachtungen von Pasteur erkennen lassen. So verträgt der Mensch beschwerdelos die subkutane Injektion einer Emulsion aus frisch entnommenen Markstückchen, von der ein Tausendteil ein Kaninchen in 7 Tagen tötet. Ferran (zit. nach Frosch) erzielte demgemäß Immunität mittelst unverändertem fixem Virus in 5 Tagen. Dabei stellt er die interessante Behauptung auf, daß kleine Mengen des unveränderten Virus fixe tödlich wirken können und nicht immunisieren, große dagegen unschädlich sind und Immunität verleihen, wohl deshalb, weil neben dem Wuterreger auch Toxine eingeführt werden, auf die mit Antitoxinbildung geantwortet wird, und zwar in einem gegenüber den einverleibten Erregern zu geringen Maße, wenn zu wenig Toxin eingeführt wurde.

Es muß bemerkt werden, daß die geschilderte intensive Behandlung nicht ohne Widerspruch geblieben ist. Mehrfach wurden Krankheitserscheinungen beobachtet (vorübergehende Lähmungen an den Extremitäten, Sensibilitätsstörungen, Fieber, sogar vorübergehende Myelitis), die auf zu reichliche Einverleibung von Mark zurückgeführt und als Intoxikationserscheinungen gedeutet wurden.

Neben dem mehr oder weniger veränderten Pasteurschen Verfahren wird von Babes noch eine Serumbehandlung der Lyssa angewandt und empfohlen. Das Serum wird von Schafen oder Kaninchen, die am besten mit peritonealer Injektion vorbehandelt wurden, gewonnen. Auch Hunde, die nach subkutaner Infektion an etwas gemilderter Lyssa erkranken und genesen, liefern ein hochwertiges rabizides Serum. In Verbindung mit der zu aktiver Immunisierung führenden Pasteurschen Methode kann diese passive Immunisierung durch Serum wertvoll werden.

Von der von Tizzoni und Bongiovanni mitgeteilten Methode, das Virus durch Radiumstrahlen zu töten, kann dasselbe wohl nicht behauptet werden. Die Autoren geben an, nicht nur in vitro durch Radiumstrahlen Virus fixe zerstört zu haben, sondern auch bei Kaninchen nach intraokularer Infektion durch Bestrahlung des Auges den Ausbruch der Wut verhindert zu haben.

Eine nicht unwichtige Maßregel zur Verhütung der Wut ist auch die lokale Behandlung der frischen Wunde, um das Gift möglichst früh zu vermindern oder zu entfernen. Man wird zu diesem Zweck die frische Wunde mit dem Kauter oder mit rauchender Salpetersäure energisch ausbrennen. Höllenstein ist dagegen nicht empfehlenswert, weil er keine Tiefenwirkung erzielt, sondern nur einen ziemlich oberflächlichen Schorf, unter dem das Gift geschützt liegen bleibt. Man kann überhaupt nicht im geringsten eine Sicherheit, auch bei noch so energischem Vorgehen, von dieser Lokalbehandlung erwarten, am wenigsten dann, wenn große Verletzungen bestehen, oder wenn Nervenäste betroffen sind, die das Virus besonders rasch weiterführen.

Die Behandlung der ausgebrochenen Wut ist eine sehr traurige und aussichtslose Aufgabe. Angaben über Fälle von geheilter Wut müssen den größten Zweifeln begegnen, namentlich bei nervösen Personen, die auf Grund nervöser Sensationen in Aufregungszustände geraten. Pasteur, ein durch seine reichen Erfahrungen besonders glaubwürdiger Autor, glaubte allerdings bei einer Frau Erscheinungen beginnender Wut beobachtet zu haben, die durch eine Reihe von Impfungen dann zum Rückgang gebracht werden konnten.

Die schweren Erregungszustände der Kranken erfordern ausgiebigen Gebrauch von Narcoticis. Als solche sind brauchbar das Chloralhydrat, das per os und im Klysma verabreicht werden kann, und das Morphium in subkutaner Anwendung. Auch die Chloroformnarkose kann nötig werden; allerdings kann ihre Einleitung durch die enorme Reflexerregbarkeit der Kranken erschwert oder untunlich gemacht werden. Nach Penzoldt können die furchtbaren Anfälle gemildert werden durch große Gaben Kurare, von dem stündlich 0,2—0,3 g subkutan angewendet werden. Manchmal werden warme Bäder und Dampfbäder vorübergehend wohltätig empfunden. Sensible und sensorische Reize

(Luftzug, Licht, Schall) müssen wegen der hohen Reflexerregbarkeit möglichst ausgeschaltet werden.

Literatur.

Babes, Behandlung der Wutkrankheit des Menschen. Penzoldt-Stintzings Handb. d. ges. Ther. Bd. 2, 4. Aufl., Jena 1909. — Bollinger, Wutkrankheit in Ziemssens Handbuch der speziell. Pathol. Bd. 3, Zoonosen. — Casper, M., Pathologie der Tollwut in Lubarsch-Ostertag, Ergebn. d. allgemein. Pathol. u. pathol. Anat, 7. Jahrgang 1900/1901. — Frosch, Lyssa. Handb. der pathog. Mikroorganism. von Kolle und Wassermann Erg.-Bd. 1, Jena 1907. — Heller, Schutzimpfung gegen Lyssa. Jena 1906. — Högyes, Lyssa in Nothnagel, Handb. der spez. Pathol. u. Ther. Bd. 5, Teil 5, Wien 1897. — Kolle und Hetsch, Experimentelle Bakteriologie und Infektionskrankheit. 2. Aufl., Berlin und Wien 1908. — Marx, Bericht über die Tätigkeit der Tollwutstation am Institut für Infektionskrankheiten zu Berlin im Jahre 1898. Klin. Jahrb. Bd. 7, 1899. — Derselbe, Bericht über das Jahr 1899. Ebenda Bd. 7, 1900. — Negri, Beitrag zum Studium der Ätiologie der Tollwut. Zeitschr. f. Hygiene u. Infektionskrankh. Bd. 43 u. 44.

Kultur in Neutralrotagar.

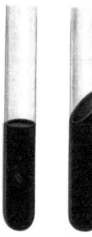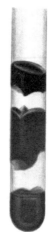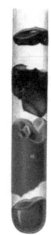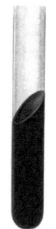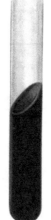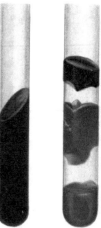

Unbeimpft (Kontrolle) — Typhus — Paratyphus A. — Paratyphus B u. B. enterit. Gärt. — Dysenterie Shiga-Kruse — Dysenterie Flexner, „ Strong ., Y — B. faecalis alcaligenes — Bact. coli

Kultur in Milch.

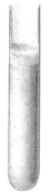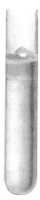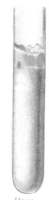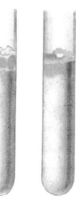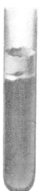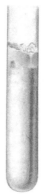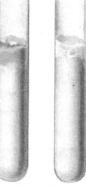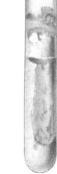

Unbeimpft Kontrolle) — Typhus — Paratyphus A — Paratyphus B u. B enterit. G. — Paratyphus B 14 Tage alt — Dysenterie Shiga-Kruse — Dysenterie Flexner Strong Y — B. faecalis alcaligenes — Bact. coli

Kultur in Lackmus-Molke (Petruschky).

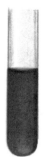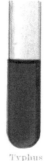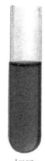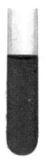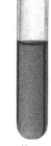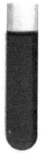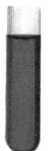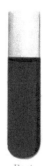

Unbeimpft (Kontrolle) — Typhus — Paratyphus A — Paratyphus B (2 Tag) B. enteritidis Gärt. — Paratyphus B (8. Tag) — Dysenterie Shiga-Kruse — Dysenterie Flexner ., Strong ., Y — B. faecalis alcaligenes — Bact. coli

Kultur in Lackmus-Mannit-Nutrose-Lösung (Barsiekow I).

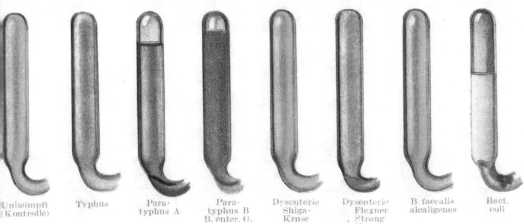

| Unbeimpft (Kontrolle) | Typhus | Para-typhus A | Para-typhus B B. enter. G. | Dysenterie Shiga-Kruse | Dysenterie Flexner „ Strong „ Y | B faecalis alcaligenes | Bact. coli |

Kultur in Lackmus-Milch-Zucker-Nutrose-Lösung (Barsiekow II).

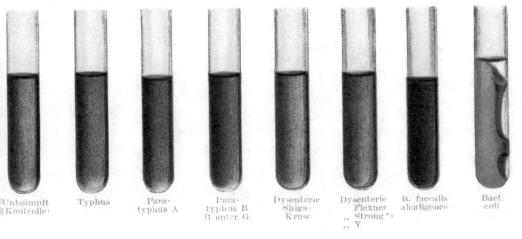

| Unbeimpft (Kontrolle) | Typhus | Para-typhus A | Para-typhus B B enter. G. | Dysenterie Shiga-Kruse | Dysenterie Flexner „ Strong*) „ Y | B. faecalis alcaligenes | Bact. coli |

Kultur in Lackmus-Traubenzucker-Nutrose-Lösung (Barsiekow III).

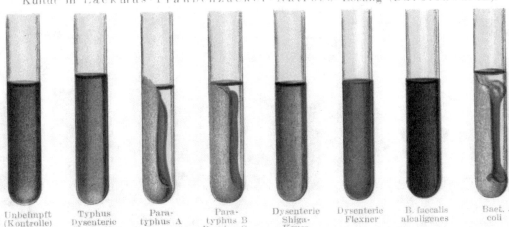

| Unbeimpft (Kontrolle) | Typhus Dysenterie Strong*) „ Y | Para-typhus A | Para-typhus B B. enter. G. | Dysenterie Shiga-Kruse | Dysenterie Flexner | B. faecalis alcaligenes | Bact. coli |

*) Vgl. S. 577.

Gummelt gez.

Verlag von Julius Springer in Berlin.

Handbuch der inner. Medizin. Bd. I.　　　　　　　Kultur Typen der T

Text

Kultur auf sehräger Gelatine.

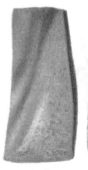
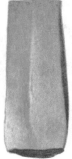
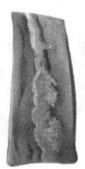
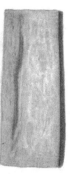
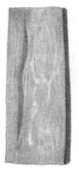
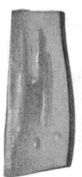
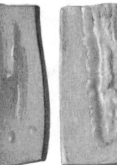

| Typhus | Para- typhus A | Para- typhus B u. B. enterit Gärtner | Dysenterie Shiga- Kruse | Dysenterie Flexner ,, Strong ,, Y | B. faecalis alcaligenes | Bact. coli | Negative Indol Reaktion | Positive Indol- Reaktion |

Kultur auf Kartoffel

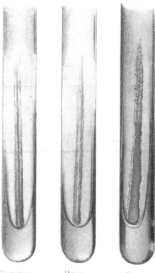

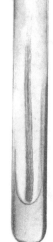
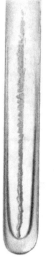
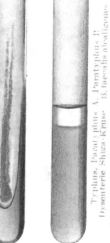

| Typhus | Para- typhus A | Para- typhus B u. B. enterit. Gärtner | Dysenterie Shiga- Kruse | Dysenterie ,, Strong ,, Y | B. faecalis alcaligenes | Bact. coli |

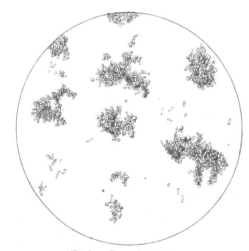
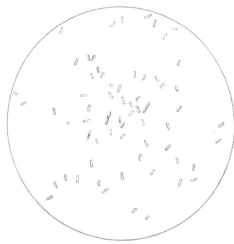

Typhus B, agglutiniert.　　　　　　　Typhus B, nicht agglutiniert.

Widalsche Reaktion. Mikroskopisch. Halbschematisch.

Abb. 1—3 Natürliche Blut-Agarkulturen iu Petrischalen.

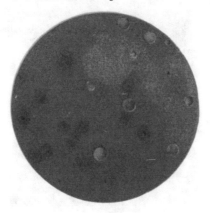

Abb. 1.

Typhus B.-Kolonien nach 48 Std. Wachstum. a) graue oberflächliche, b) schwärzliche tiefliegende
2 ccm Blut in 5 ccm Glycerin-Agar.

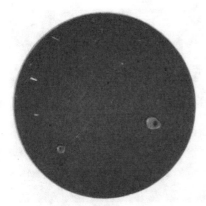

Abb 2.

Typhus B.-Kolonien nach 20 Std. Wachstum
2 ccm Blut in 5 ccm Gallen-Agar

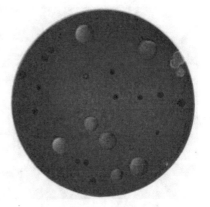

Abb. 3.

Typhus B.-Kolonien nach 48 Std. Wachstum
2 ccm Blut in 5 ccm Gallen-Agar

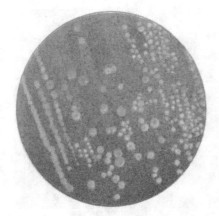

Abb. 4.

ackmus-Nutrose-Agar (Drigalski-Conradi).
Ausstrich von Typhus B (blaue Kolonien)
und B. Coli (rote Kolonien).
Der blaue Nährboden in der Umgebung der
roten Kolonien leicht gerötet.

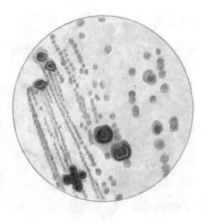

Abb. 5.

Fuchsin-Agar (Endo), Ausstrich von Typhus B
(hellgraue Kolonien) und B. Coli (rote Kol.).

Gummeli gez.

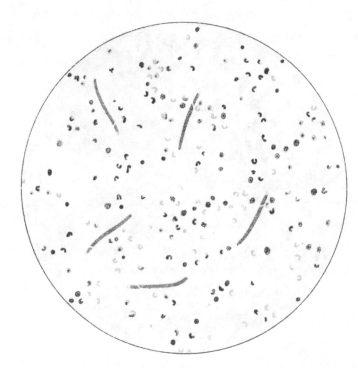

Abb. 1.

Trichinenembryonen im zirkulierenden Blut. Bändchenförmige Unterbrechung der Kernsubstanz. Färbung mit eosinsaurem Methylenblau. (Nach Stäubli.)

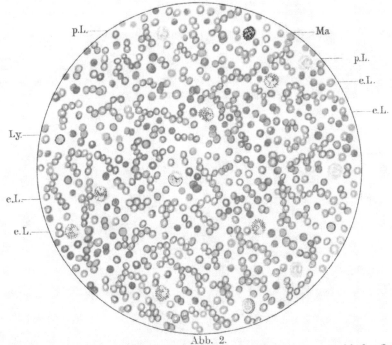

Abb. 2.

Blut bei Trichinose, 36 % eosinophile Leukozyten bei 14 500 Gesamtzahl der Leukozyten.
(Nach Stäubli.)
e. L.: eosinophile polymorphkernige Leukozyten.
p. L.: neutrophile polymorphkernige Leukozyten.
Ly.: Lymphozyten. Ma.: Mastzelle.

Autorenregister.

Die kursiv gedruckten Zahlen beziehen sich auf die Literaturverzeichnisse.

Abadie *231*.
Abderhalden 48.
Abel 243, *276*.
Achard 520, *572*, 582, 708.
Ackermann 318, *339*.
Adrian 210.
Affanassieff 197.
Agramonte 997.
Ahlfeld 87.
Ahmann 697.
Ahna, de 289.
Albanus 338.
Albarran *339*.
Albers 203.
Albrecht 905, 908, 911, 912 *915*.
Allen, A. *339*.
Alessandrini 847, *852*.
Alkan 30.
Altmann 772, *798*.
Amici 732.
Anderson 834.
Andral 371.
Angier 992.
Anthony *193*, 234, *239*.
Antico 919.
Anton 216.
Aojama 909.
Apelt 497.
Aranja 197.
Arloing 279.
Arnheim 197, 203.
Arning 880, 894.
Aronson *276*, 503, 604, 653, 654.
Arrhenius 43, *63*.
Arsumanianz *192*.
Arthus 45.
Arzt, L. 520, 560, 571, *572*.
Aschhoff *63*.
Ascoli 63, 270.
Ashburn 989, 990, *991*.
Askanazy *1027*.
Auerbach 800, *852*.
Auspitz 171.
Austerlitz 583.
Autenrieth 203.

Babes 61, 262, 877, 879, 882, 891, 892, *897*, 1011, *1013*, 1040, 1043—1045, *1046*.
Baber 1012.
Babinski 252.
Baccelli 951.
Bach 468, 472.

Baduel 682.
Baermann 562, 567, 568, *572*.
Baelz 992, 994—998, 1000.
Baer 228.
Bargilli 880.
Baginski *191*, *192*, 197, 207, 228, *276*, 286.
Bahrdt 132, *192*.
Bail 15, *63*.
Ballonius 736, *758*.
Bälz 336.
Bancel 439, *572*.
Barlach 1036, *1038*.
Barlow 747.
Bartel 738, 739.
Barth *339*.
Barthelmes *856*.
Barthelmy 366.
Barther *191*.
Bartlett *854*.
Barrat 962.
Barrs 507.
Barsiekow 523, *572*.
Barykin 570.
Basch 171.
Bassenge 502.
Basset-Smith 917, 918, 920.
Basile 981.
Batty *574*.
Bauer 53.
Bauer, J. 121.
Baudi 260.
Baumgarten 11, 12, 23, 24.
Bäumler 135, *192*, 219, 220, 222, 223, *228*, 758.
Beaurepaire, de *193*.
Beckers, J. K. 547, *572*.
Beck, M. *228*, *277*, 288.
Bécaud 707.
Beclère 177.
Béco 582.
Behrendt 732.
Behla 197.
Behring, v. 1, 20, 26, 28, 44, 46, 61, *63*, 262, 263, *276*, 281, 282, 287—290, *291*,
Bein 233.
Belfanti 682.
Benda 857—861, *875*.
Beneke 835, 840, *853*.
Benöhr 681.
Bensaude 520, *572*.
Bensen *368*.
Bentley 962.

Bergh, van der 317, *339*.
Bergell 503.
Bergenholtz 800.
Berghaus 266, *276*.
Bergkammer 857, 859.
Bergmann, v. 879, *897*, 1037.
Bernstein *192*.
Bernutz 233.
Bertelsmann 666, 670, 703, 710, 711, 715.
Besançon 445, *572*.
Besser 361.
Besredka 47, 49, 63, 503.
Bidder *572*.
Biedert *207*, *277*.
Bielschowsky *853*.
Biermer 198, 204, 205, *207*, 216, 226, 227, *228*, 373.
Biernatzki *339*.
Bignami 939, 942.
Billet 943, 966.
Billroth 279, 578, 717, 1008.
Binz 205, 953.
Birch Hirschfeldt 582.
Birmer 210.
Birt 571.
Blasis, de 962.
Bloch *798*.
Blumenthal *64*, 289, *291*, 566, *572*, 704.
Blum 709.
Blumer 696.
Bluth 247.
Bockenheimer 289.
Boeck 878, 882.
Boer *276*, *277*.
Boese, J. 520, 560, 571, *572*.
Böhme 57.
Bohn 69, *191*, *193*.
Bokay *192*, *277*.
Bollinger 184, *193*, 371, 522, *572*, 1012, *1013*, *1046*.
Bondi 567, *572*.
Bongiovanni 1045.
Bonhoff 810, 853.
Bonome 718.
Borchardt 209.
Bordet 29, 33—35, 51, 52, 62, *63*, 197, *207*, 653, 787, 918.
Bordoni-Uffreduzzi 700, 718.
Bör 263.
Bornträger 351.
Böseler 707.
Bosse *193*.

Sachregister.

Verlag von Julius Springer in Berlin.

Ergebnisse der inneren Medizin und Kinderheilkunde.

Herausgegeben von Proff. DDr. F. Kraus - Berlin, O. Minkowski - Breslau, Fr. Müller - München, H. Sahli - Bern, A. Czerny - Straßburg, O. Heubner - Berlin.
Redigiert von Proff. DDr. Th. Brugsch - Berlin, L. Langstein - Berlin, Erich Meyer - Straßburg, A. Schittenhelm - Erlangen.

Sechster Band. (1910.) Mit 101 Textabbildungen und 1 Tafel.
Preis M. 22.—: in Halbleder gebunden M. 24.60.

Lungendehnung und Lungenemphysem. Von Prof. Dr. N. Ph. Tendeloo - Leiden. (Mit 9 Abb.)
Allgemeine Diagnose der Pankreaserkrankungen. Von Dr. K. Glaeßner - Wien.
Die Frage der angeborenen und der hereditären Rachitis. Von Dr. E. Wieland - Basel.
Warum bleibt das rachitische Knochengewebe unverkalkt? Von Dr. Fr. Lehnerdt-Halle.
Die klinische Bedeutung der Eosinophilie. Von Dr. C. Stäubli - Basel. (Mit 6 Abb. u. 1 Taf.)
Chlorom. Von Dr. K. Lehndorff - Wien.
Krankheiten des Jünglingsalters. Von Prof. Dr. F. Lommel - Jena.

Über den Hospitalismus der Säuglinge. Von Dr. W. Freund - Breslau. (Mit 14 Abb.)
Sommersterblichkeit der Säuglinge. Von Dr. H. Rietschel - Dresden. (Mit 25 Abb.)
Die chronische Gastritis, speziell die zur Achylie führende. Von Prof. Dr. K. Faber - Kopenhagen.
Zur Differentialdiagnose pseudoleukämieartiger Krankheitsbilder im Kindesalter. Von Dr. E. Benjamin - München.
Der Mongolismus. Von Prof. Dr. F. Siegert - Köln. (Mit 23 Abb.)
Myxoedem im Kindesalter. Von Prof. Dr. F. Siegert - Köln. (Mit 24 Abb.)

Siebenter Band. (1911.) Mit 59 Textabbildungen und einer Tafel.
Preis M. 20,—; in Halbleder gebunden M. 22,50.

Neuere Ergebnisse der Malariaforschung. Von Stabsarzt Dr. H. Werner.
Die funktionellen Neurosen nach Trauma. Von Professor Dr. M. Rosenfeld.
Über disseminierte Hauttuberkulosen im Kindesalter. Von Dr. Carl Leiner und Dr. Fritz Spieler. (Mit 1 Taf.)
Über Röntgenschädigungen mit besonderer Berücksichtigung der inneren Medizin. Von Dr. Karl Engel.
Die Pseudoleukämie. Von Dr. Hans Hirschfeld.
Pflege und Ernährung der Frühgeburten. Von Dr. E. Oberwarth.
Über Abführkuren mit Glaubersalzwässern und ihre wissenschaftlichen Grundlagen. Von Dr. Julius Schütz.
Periodisches Erbrechen mit Acetonämie. Periodische Acetonämie. Von Professor Dr. Rudolf Hecker.

Über Gastroskopie. Von Dr. Hans Elsner. (Mit 7 Abbildungen.)
Die syphilitischen Tumoren des Magens und sonstige syphilitische Tumoren der Oberbauchgegend und ihre Diagnostizierbarkeit, mit besonderer Berücksichtigung der mit Hilfe der topographischen Gleit- und Tiefenpalpation erzielten Resultate. Von Hofrat Dr. Theodor Hausmann. (Mit 5 Abbildungen.)
Über Inanition im Säuglingsalter. Von Dr. Iwan Rosenstern. (Mit 23 Abbildungen.)
Der Infantilismus. Von Dr. Georg Peritz. (Mit 15 Abbildungen.)
Über Wirbelversteifung mit thorakaler Starre. Von Oberarzt Dr. J. Plesch. (Mit 9 Abbildungen.)
Die Pathogenese des Ulcus ventriculi mit besonderer Berücksichtigung der neueren experimentellen Ergebnisse. Von Dr. S. Möller.
Autorenregister und Sachregister.

Jährlich erscheinen zwei Bände.

Ergebnisse der Chirurgie und Orthopädie.

Herausgegeben von

Geh. Med.-Rat Prof. **Dr. E. Payr**
Direktor der Chirurgischen Universitätsklinik in Leipzig.

und

Geh. Med.-Rat Prof. **Dr. H. Küttner**
Direktor der Chirurgischen Universitätsklinik in Breslau.

Dritter Band. (1911.) Mit 175 Textabbildungen und 16 Tafeln.
Preis M. 22.—; in Halbleder gebunden M. 24.60.

Die funktionelle Diagnostik bei Schilddrüsenerkrankungen. Von Prof. Dr. Th. Kocher - Bern.
Die Wassermann-Neißer-Brucksche Syphilis-Reaktion im Dienste der Chirurgie. Von Dr. H. Coenen - Breslau.
Das maligne Lymphom (malignes Granulom, Hodgkinsche Krankheit). Von Privatdozent Dr. K. Ziegler - Breslau. (Mit 1 Tafel.)
Die veralteten traumatischen Verrenkungen der Schulter, des Ellenbogens und der Hüfte. Von Professor Dr. J. Dollinger - Budapest. (Mit 27 Textabb. und 13 Tafeln.)
Chirurgie der heißen Länder. Von Prof. Dr. C. Goebel - Breslau. (Mit 39 Textabb.)
Die Hypophysis cerebri in ihrer Bedeutung für die Chirurgie. Von Dr. Ed. Melchior - Breslau. (Mit 12 Textabb. und 2 Tafeln.)
Die operative Behandlung der Verletzungen und Erkrankungen der Wirbelsäule. Von Dr. A. Nast-Kolb - Stuttgart.

Der Sanduhrmagen. Von Dr. K. Spannaus - Breslau. (Mit 16 Textabb.)
Die chirurgische Behandlung der Gallensteinkrankheit unter besonderer Berücksichtigung der Dauerresultate. Von Prof. Dr. C. Steinthal - Stuttgart.
Die operative Behandlung der Blasengeschwülste und ihre Erfolge. Von Prof. Dr. A. von Frisch - Wien.
Das Karzinom der weiblichen Genitalien. Von Prof. Dr. W. Hannes - Breslau. (Mit 2 Textabb.)
Die angeborene Hüftluxation mit besonderer Berücksichtigung der Luxationspfanne. Von Professor Dr. K. Ludloff - Breslau. (Mit 65 Textabb.)
Der Plattfuß. Von Prof. Dr. B. Baisch - Heidelberg. (Mit 14 Textabb. und 1 Tafel.)

Sachregister. Autorenregister.

Jährlich erscheinen zwei Bände.

Zu beziehen durch jede Buchhandlung.

Verlag von Julius Springer in Berlin.

Diätetik innerer Erkrankungen. Zum praktischen Gebrauch für Ärzte und Studierende. Nebst einem Anhang: Die diätetische Küche. Von Prof. Dr. **Th. Brugsch**, Assistent der II. Medizin. Klinik der Universität Berlin. 1911.
Preis M. 4.80; in Leinwand gebunden M. 5.60.

Kochlehrbuch und praktisches Kochbuch für Ärzte, Hygieniker, Hausfrauen, Kochschulen. Von Prof. Dr. **Chr. Jürgensen**, Kopenhagen. Mit 31 Figuren auf Tafeln. 1910. Preis M. 8.—; in Leinwand gebunden M. 9.—.

Die Praxis der Hydrotherapie und verwandter Heilmethoden. Ein Lehrbuch für Ärzte und Studierende. Von Dr. **A. Laqueur**, Leitendem Arzt der Hydrotherapeut. Anstalt am Rudolf-Virchow-Krankenhaus zu Berlin. Mit 57 Textfiguren. 1910. Preis M. 8.—; in Leinwand gebunden M. 9.—.

Leitfaden der Therapie der inneren Krankheiten mit besonderer Berücksichtigung der therapeutischen Begründung und Technik. Ein Handbuch für praktische Ärzte und Studierende. Von Dr. **J. Lipowski**. Zweite, verbesserte und vermehrte Auflage. 1904. In Leinwand gebunden Preis M. 4.—.

Einführung in die experimentelle Therapie. Von Dr. **Martin Jacoby**, fr. a. o. Professor an der Universität Heidelberg, zurzeit Leiter des Biochemischen Laboratoriums am Krankenhaus Moabit, Berlin. Mit 9 Kurven und zahlreichen Tabellen. 1910. Preis M. 5.—; in Leinwand gebunden M. 5.80.

Mikroskopie und Chemie am Krankenbett. Für Studierende und Ärzte bearbeitet von Professor Dr. **Hermann Lenhartz**, Direktor des Eppendorfer Krankenhauses in Hamburg. Sechste, wesentlich umgearbeitete Auflage. Mit 92 Textfiguren, 4 Tafeln in Farbendruck und einem Bildnis des Verfassers. 1910.
In Leinwand gebunden Preis M. 9.—.

Medizinisch-klinische Diagnostik. Lehrbuch der Untersuchungsmethoden innerer Krankheiten für Studierende und Ärzte. Von Professor Dr. **F. Wesener**, Oberarzt des Städtischen Elisabeth-Krankenhauses zu Aachen. Mit Röntgendiagnostischen Beiträgen von Dr. **Sträter** in Aachen, sowie Textabbildungen und 21 farbigen Tafeln. Zweite, umgearbeitete und vermehrte Auflage. 1907.
In Leinwand gebunden Preis M. 18.—.

Makro- und mikroskopische Diagnostik der menschlichen Exkremente. Von **M. L. Q. van Ledden-Hulsebosch**. Mit 255 naturgetreuen Abbildungen auf 43 Tafeln in Lichtdruck. 1899. Kartoniert Preis M. 30.—.

Klinische Abbildungen. Sammlung von Darstellungen der Veränderung der äußeren Körperform bei inneren Krankheiten. In Verbindung mit Dr. **W. Schüffner**, Assistenzarzt an der Medizinischen Klinik in Leipzig, herausgegeben von Dr. **H. Curschmann**, Geh. Med.-Rat, o. ö. Professor der spez. Pathologie und Therapie und Direktor der Med. Klinik in Leipzig. 57 Tafeln in Heliogravüre mit erläuterndem Text. 1894.
In Halbleder M. 36; in eleg. Mappe M. 36.—. Einzelne Tafeln mit Text M. 1.—.

Untersuchungs- und Behandlungsmethoden der Kehlkopfkrankheiten. Von Dr. **Theodor Heryng**. Mit 164 Textabbildungen und 4 Tafeln. 1905. In Leinwand gebunden Preis M. 12.—.

Die Krankheiten der oberen Luftwege. Aus der Praxis für die Praxis. Von Professor Dr. **Moritz Schmidt**. Vierte, umgearbeitete Auflage von Professor Dr. **Edmund Meyer** in Berlin. Mit 180 Textfiguren, 1 Heliogravüre und 5 Tafeln in Farbendruck. 1909. In Leinwand gebunden Preis M. 22.—.

Zu beziehen durch jede Buchhandlung.

Lehrbuch der Herzkrankheiten. Von James Mackenzie, M. D., M. R.

C. P. 'Autorisierte Übersetzung der zweiten englischen Auflage von Dr. F. Grote in Caux. Mit einem Vorwort von Wilhelm His. Mit 280 Textfiguren. 1910. Preis M. 15.—; in Leinwand gebunden M. 17.—.

Lehrbuch der Nervenkrankheiten. Von G. Aschaffenburg-Köln,

H. Curschmann-Mainz, R. Finkelnburg-Bonn, R. Gaupp-Tübingen, C. Hirsch-Göttingen, Fr. Jamin-Erlangen, J. Ibrahim-München, Fedor Krause-Berlin, M. Lewandowsky-Berlin, H. Liepmann-Berlin, L. R. Müller-Augsburg, Fr. Pineles-Wien, F. Quensel-Leipzig, M. Rothmann-Berlin, H. Schlesinger-Wien, S. Schoenborn-Heidelberg, H. Starck-Karlsruhe, H. Steinert-Leipzig. Herausgegeben von Dr. Hans Curschmann, Dirigierendem Arzt der Inneren Abteilung des St. Rochus-Hospitals in Mainz. Mit 289 in den Text gedruckten Abbildungen. 1909. In Leinwand gebunden Preis M. 24.—.

Klinik und Atlas der chronischen Krankheiten des Zentralnervensystems. Von Professor Dr. August Knoblauch, Direktor

des Städt. Siechenhauses zu Frankfurt a. M. Mit 350 zum Teil mehrfarbigen Textfiguren. 1909. In Leinwand gebunden Preis M. 28.—.

Handbuch der Neurologie. Unter Mitarbeit hervorragender Fachgelehrter

herausgegeben von Professor Dr. M. Lewandowsky. Erster Band: Allgemeine Neurologie. 1618 Seiten. Mit 322 zum Teil farbigen Textabbildungen und 12 Tafeln. 1910. Preis M. 68.—; in 2 Halblederbände gebunden M. 73.50. Zweiter Band: Spezielle Neurologie I. 1170 Seiten mit 327 Textabbildungen und 10 Tafeln. 1911. Preis M. 58.—; in Halbleder gebunden M. 61.50. Dritter und Vierter (Schluß-)Band: Spezielle Neurologie II. Erscheinen im Herbst 1911 bzw. Frühjahr 1912.

Der Einfluß psychischer Vorgänge auf den Körper, insbe-

sondere auf die Blutverteilung. Von Professor Dr. Ernst Weber, Oberassistent am Physiologischen Institut der Universität Berlin. Mit 120 Textfiguren. 1910. Preis M. 14.—; in Leinwand gebunden M. 16.—.

Neurasthenie. Eine Skizze. Von Dr. Otto Veraguth, Privatdozent an der Uni-

versität Zürich. 1910. Preis M. 3.60.

Die Neuralgien der täglichen Praxis. Von Dr. O. Schellong in

Königsberg i. Pr. 1911. Preis M. 1.80.

Die akute Poliomyelitis bzw. Heine-Medinsche Krankheit.

Von Privatdozent Dr. Ivar Wickman, Stockholm. Mit 12 Textabbildungen und 2 Tafeln. 1911. Preis M. 5.—.

Die epidemische Kinderlähmung (Heine-Medinsche Krankheit). Von

Professor Dr. Paul H. Römer, Abteilungsvorsteher am Institut für Hygiene und experimentelle Therapie in Marburg. Mit 57 Textabbildungen. 1911. Preis M. 10.—; in Leinwand gebunden M. 11.—.

Die spinale Kinderlähmung. Eine klinische und epidemiologische Studie

von Prof. Dr. Eduard Müller, Direktor der Medizinischen Universitäts-Poliklinik in Marburg. Mit Unterstützung von Dr. med. M. Windmüller, Assistenzärztin der Poliklinik. Mit 21 Textabbildungen und 2 Tafeln. 1910. Preis M. 6.—.

Verlag von Julius Springer in Berlin.

Technik der mikroskopischen Untersuchung des Nervensystems.
Von Dr. **W. Spielmeyer**, Privatdozent und Assistent an der Psychiatrischen und Nervenklinik in Freiburg i. Br. 1911.
In Leinwand gebunden Preis M. 4.40.

Eine eigenartige familiär-hereditäre Erkrankungsform
(Aplasia axialis extracorticalis congenita). Von Privatdozent Dr. **L. Merzbacher**, Oberarzt an der Kgl. Universitätsklinik für Gemüts- und Nervenkrankheiten zu Tübingen. Mit 39 Textfiguren. 1910. Preis M. 4.80.

Die elektrische Entartungsreaktion.
Klinische und experimentelle Studien über ihre Theorie. Von Dr. **Emil Reiß**, Oberarzt an der Medizinischen Klinik des Städtischen Krankenhauses zu Frankfurt a. M. 1911.
Preis M. 4.80; in Leinwand gebunden M. 5.60.

Konstitutionelle Verstimmung und manisch-depressives Irresein.
Klinische Untersuchungen über den Zusammenhang von Veranlagung und Psychose. Von Privatdozent Dr. **Eduard Reiß**, Oberarzt an der Kgl. Universitätsklinik für Gemüts- und Nervenkrankheiten zu Tübingen. 1910.
Preis M. 10.—.

Untersuchung der Pupille und der Irisbewegungen beim Menschen.
Von Dr. **Karl Weiler**, Assistent der Kgl. Psychiatrischen Klinik in München. Mit 43 Figuren im Text und auf 3 Tafeln. 1910. Preis M. 6.60.

Die Gefäßdrüsen als regulatorische Schutzorgane des Zentralnervensystems.
Von Professor Dr. **E. von Cyon**. Mit 117 Textfiguren und 8 Tafeln. 1910. Preis M. 14.—.

Die Nerven des Herzens.
Ihre Anatomie und Physiologie. Von **E. von Cyon**. Übersetzt von **H. L. Heusner**. Neue, vom Verfasser vervollständigte Ausgabe, m. e. Vorrede f. Kliniker u. Ärzte. Mit 47 Textfiguren. 1907. Preis M. 9.—.

Das Ohrlabyrinth
als Organ der mathematischen Sinne für Raum und Zeit. Von Professor Dr. **E. von Cyon**. Mit 45 Textfiguren, 5 Tafeln und dem Bildnis des Verfassers. 1908. Preis M. 14.—; in Leinwand gebunden M. 15.60.

Der vestibuläre Nystagmus
und seine Bedeutung für die neurologische und psychiatrische Diagnostik. Von Professor Dr. **Rosenfeld**, Oberarzt der Psychiatrischen und Nervenklinik zu Straßburg i. E. 1911.
Preis M. 2.40; in Leinwand gebunden M. 3.20.

Zeitschrift für die gesamte Neurologie und Psychiatrie.
Herausgegeben von **A. Alzheimer**-München. **R. Gaupp**-Tübingen, **M. Lewandowsky**-Berlin, **K. Wilmanns**-Heidelberg. Redigiert von **A. Alzheimer** und **M. Lewandowsky**. — A. Originalienteil. B. Referatenteil.
Die Zeitschrift erscheint in zwanglosen Heften, die zu Bänden von 40—50 Bogen vereinigt werden. Der Preis jedes Bandes beträgt M. 24.—.

Therapeutische Monatshefte.
Herausgegeben von **W. Heubner**-Göttingen, **L. Langstein**-Berlin, **Erich Meyer**-Straßburg.
Die Zeitschrift bringt neben kritisch ausgewählten Originalien in ihrem Referatenteile eine vollständige kritische Besprechung aller wichtigen Publikationen auf dem Gesamtgebiete der Therapie. Jedes Heft enthält ferner unter der Rubrik: **Ergebnisse der Therapie** eine zusammenfassende kritische Übersicht über ein größeres therapeutisches Gebiet. Jährlich Preis M. 12.—.

Zu beziehen durch jede Buchhandlung.

Verlag von Julius Springer in Berlin.

Praktische Kinderheilkunde in 36 Vorlesungen für Studierende und Ärzte.

Von Prof. Dr. **Max Kassowitz** in Wien. Mit 44 Abbildungen im Text und auf einer farbigen Tafel. 1910. Preis M 18.—; in Leinwand gebunden M. 20.—.

Einführung in die moderne Kinderheilkunde. Für Studierende

und Ärzte. Von Prof. Dr. **B. Salge**, Direktor der Universitätsklinik in Göttingen. Zweite, verbesserte Auflage. Mit 15 Textfiguren. 1910.
In Leinwand gebunden Preis M. 9.—.

Arbeiten zum zehnjährigen Bestehen des Kinderasyls der Stadt Berlin. Heinrich Finkelstein zugeeignet von seinen Schülern

und Mitarbeitern. Berlin, im Mai 1911. Mit 59 Textfiguren und 1 Tafel. 1911.
Preis M. 8.—.

Therapie des Säuglings- und Kindesalters. Von Dr. A. Jacobi,

Professor der Kinderheilkunde an der Columbia-Universität zu New York. Autorisierte deutsche Ausgabe der zweiten Auflage. Von Dr. O. Reunert. 1898.
In Leinwand gebunden Preis M. 10.—.

Kinderpflege-Lehrbuch. Bearbeitet von Professor Dr. A. Keller, Direktor,

und Dr. **W. Birk**, Assistent des Kaiserin Auguste Victoria-Hauses zur Bekämpfung der Säuglingssterblichkeit im Deutschen Reiche. Mit einem Beitrage von Dr. **A. T. Möller**. Mit 40 Textabbildungen. 1911. Kartoniert Preis M. 2.—.

Pflege und Ernährung des Säuglings. Ein Leitfaden für Pflegerinnen

und Mütter. Von Dr. **M. Pescatore**. Vierte veränderte Auflage, bearbeitet von Prof. Dr. **Leo Langstein**, stellvertretendem Direktor des Kaiserin Auguste-Victoria-Hauses zur Bekämpfung der Säuglingssterblichkeit im Deutschen Reiche. 1911. Kartoniert Preis M. 1.—.

Vorträge über Säuglingspflege und Säuglingsernährung.

Gehalten in der Ausstellung für Säuglingspflege in Berlin im März 1906 von **A. Baginsky, B. Bendix, J. Cassel, L. Langstein, H. Neumann, B. Salge, P. Selter, F. Siegert, J. Trumpp**. Herausgegeben von dem Arbeitsausschuß der Ausstellung. 1907. Preis M. 2.—.

Wie ist die Bevölkerung über Säuglingspflege und Säuglingsernährung zu belehren? Kritik und Vorschläge für Ärzte,

Behörden und Fürsorgeorgane. Von Professor Dr. **Leo Langstein**, Dirigent des Kaiserin Auguste Victoria-Hauses zur Bekämpfung der Säuglingssterblichkeit im Deutschen Reiche. 1911. Preis M. 1.—.

Das Kaiserin Auguste Victoria-Haus zur Bekämpfung der Säuglings-

sterblichkeit im Deutschen Reiche. Mit 30 Abbildungen im Text und einem Titelbild. 1911. Preis M. 1.—.

Zeitschrift für Kinderheilkunde. Herausgegeben von H. Finkelstein-

Berlin, **L. Langstein**-Berlin, **M. von Pfaundler**-München, **C. Frhr. v. Pirquet**-Wien, **B. Salge**-Freiburg i. B. — A. Originalienteil. B. Referatenteil, herausgegeben von Dr. **Hans Bahrdt**-Berlin.
Der Preis jedes Original-Bandes beträgt M. 18.—; jedes Referatenbandes M. 28.—.

Ergebnisse der Inneren Medizin und Kinderheilkunde.

Herausgegeben von Proff. DDr. **F. Kraus**-Berlin, **O. Minkowski**-Breslau, **Fr. Müller**-München, **H. Sahli**-Bern, **A. Czerny**-Straßburg, **O. Heubner**-Berlin. — Redigiert von Proff. DDr. **Th. Brugsch**-Berlin, **L. Langstein**-Berlin, **Erich Meyer**-Straßburg, **A. Schittenhelm**-Erlangen. Jährlich 2 Bände.
Bis Sommer 1911 sind erschienen Band I bis VII.

Zu beziehen durch jede Buchhandlung.

Verlag von Julius Springer in Berlin.

Technik der Thoraxchirurgie. Von Dr. **F. Sauerbruch**, o. ö. Professor, Direktor der Chirurg. Universitätsklinik Zürich und Dr. **E. D. Schumacher**, Privatdozent, I. Assistent an der Chirurg. Universitätsklinik Zürich. Mit 55 Textfiguren und 18 mehrfarbigen Tafeln. 1911. In Leinwand gebunden Preis M. 24.—.

Ergebnisse der Chirurgie und Orthopädie. Herausgegeben von Geh. Medizinalrat Prof. Dr. **E. Payr**-Leipzig und Geh. Medizinalrat Prof. Dr. **H. Küttner**-Breslau. Jährlich 2 Bände.
Bis Herbst 1911 sind erschienen: Band I—III.

Jahrbuch für orthopädische Chirurgie. Bearbeitet von Dr. **Paul Glaessner**, Orthopädischer Assistent der Chirurgischen Universitäts-Poliklinik in der Kgl. Charité zu Berlin. Erster Band: 1909. Mit einem Vorwort von Prof. Dr. Pels-Leusden. In Leinwand gebunden Preis M. 6.—. Zweiter Band: 1910. In Leinwand gebunden Preis M. 6.—.
I. u. II. Band, zusammen in 1 Band broschiert Preis M 10.—.

Lehrbuch der Muskel- und Gelenkmechanik. Von Dr. **H. Strasser**, o. ö. Professor der Anatomie und Direktor des Anatomischen Instituts der Universität Bern. I. Band: Allgemeiner Teil. Mit 100 Textfiguren. 1908. Preis M. 7.—. II. Band: Spezieller Teil. Erscheint im Laufe des Jahres 1912.

Schmerzlose Operationen. Örtliche Betäubung mit indifferenten Flüssigkeiten. Psychophysik des natürlichen und künstlichen Schlafs. Von Professor Dr. **C. L. Schleich**. Mit 33 Abbildungen im Text. Fünfte, verbesserte und vermehrte Auflage. 1906. Preis M. 6.—; in Leinwand gebunden M. 7.20.

Neue Methoden der Wundheilung. Ihre Bedingungen und Vereinfachung für die Praxis. Von Prof. Dr. **C. L. Schleich**. Zweite, verbesserte Auflage. 1900. Preis M. 7.—; in Leinwand gebunden M. 8.20.

Zur Kenntnis der Narbenstrikturen und Narbenverschlüsse nach Intubation. Nach Beobachtungen im Leipziger Kinderkrankenhause. Von Dr. med. **Friedrich Lehnerdt**. 1907. Preis M. 1.20.

Über die Wirkungsweise der Gaumen- und Schlundmuskulatur bei angeborener Gaumenspalte. Von Hofrat Dr. med. **C. Röse**. Mit 14 Figuren. 1909. Preis M. 1.—.

Das Gebiß des Menschen und der Anthropomorphen. Vergleichend-anatomische Untersuchungen. Zugleich ein Beitrag zur menschlichen Stammesgeschichte. Von Dr. **P. Adloff**. Mit 9 Textfiguren und 27 Tafeln. 1908. Preis M. 15.—.

Atlas der Zahnheilkunde in stereoskopischen Bildern. Von Zahnarzt **Karl Witzel**. Serie I (Doppelserie): Anatomie. 52 Tafeln mit deutschem, englischem und französischem Text. 1909. In Mappe M. 24.—. Serie II (Doppelserie): Röntgenaufnahmen. 50 Tafeln mit deutschem, englischem und französischem Text. 1910. In Mappe M. 24.—. Serie III: Chirurgische Erkrankungen des Mundes und der Kiefer, von Geh. Med.-Rat Prof. Dr. C. Partsch-Breslau. Erscheint im Herbst 1911. In Mappe ca. M. 12.—.

Zu beziehen durch jede Buchhandlung.

Verlag von Julius Springer in Berlin.

Lehrbuch der Geburtshilfe. Von Dr. **Max Runge**, Geh. Medizinalrat, ord. Professor der Geburtshilfe und Gynäkologie, Direktor der Universitäts-Frauenklinik zu Göttingen. Achte Auflage. Mit 236, darunter zahlreichen mehrfarbigen Textfiguren. 1909. In Leinwand gebunden Preis M. 15.—.

Lehrbuch der Gynäkologie. Von **Max Runge**. Vierte Auflage, bearbeitet von Prof. Dr. **R. Birnbaum**, Privatdozent an der Universität Göttingen. Mit 211, darunter zahlreichen mehrfarbigen Textfiguren. 1910. In Leinwand gebunden Preis M. 14.—.

Das Kochsche Tuberkulin in der Gynäkologie und Geburtshilfe. Von Dr. **R. Birnbaum**, Privatdozent an der Universität und Assistenzarzt an der Königlichen Universitäts-Frauenklinik zu Göttingen. 1907. Preis M. 3.—.

Klinik der Mißbildungen und kongenitalen Erkrankungen des Fötus. Von Professor Dr. **R. Birnbaum**, Oberarzt der Universitäts-Frauenklinik zu Göttingen. Mit 49 Textabbildungen und einer Tafel. 1909. Preis M. 12.—; in Leinwand gebunden M. 13.60.

Massage und Gymnastik in Schwangerschaft und Wochenbett. Von Dr. med. et jur. **Franz Kirchberg,** leitendem Arzt des Berliner Ambulatoriums für Massage. 1911. Preis M. 1.20; in Leinwand gebunden Preis M. 1.60.

Hebammen-Lehrbuch. Herausgegeben im Auftrage des Königl. Preußischen Ministers der geistlichen, Unterrichts- und Medizinal-Angelegenheiten. Ausgabe 1905. Mit zahlreichen Abbildungen im Text. In Leinwand gebunden Preis M. 3.—; in Halbleder gebunden M. 3.50.

Das Weib in seiner geschlechtlichen Eigenart. Nach einem in Göttingen gehaltenen Vortrage von Dr. **Max Runge**, Geh. Medizinalrat, ord. Professor der Geburtshilfe und Gynäkologie, Direktor der Universitäts-Frauenklinik zu Göttingen. Fünfte Auflage. 1904. Preis M. 1.—.

Der Krebs der Gebärmutter. Ein Mahnwort an die Frauenwelt. Nach einem in Göttingen gehaltenen Vortrage von Dr. **Max Runge,** Geh. Medizinalrat, ord. Professor der Geburtshilfe und Gynäkologie, Direktor der Universitäts-Frauenklinik zu Göttingen. 1905. Preis 50 Pf.

Die Ursachen des Kindbettfiebers und ihre Entdeckung durch **J. Ph. Semmelweis.** Einem allgemein gebildeten Leserkreise geschildert. Von Dr. **Theodor Wyder.** ord. Professor der Gynäkologie und Direktor der Frauenklinik an der Universität Zürich. Mit Semmelweis' Bildnis. 1906. Preis M. 1.—.

Geburtshilfe und Gynäkologie bei Aëtios von Amida. (Buch 16 der Sammlung.) Ein Lehrbuch aus der Mitte des 6. Jahrhunderts n. Chr., nach den Codices in der Kgl. Bibliothek zu Berlin (besonders den Sammlungen C. Weigels) zum ersten Male ins Deutsche übersetzt von Dr. med. **Max Wegscheider,** Frauenarzt in Berlin. 1901. Preis M. 3.—.

Zu beziehen durch jede Buchhandlung.

Radiumtherapie. Instrumentarium, Technik, Behandlung von Krebsen, Keloiden, Naevi, Lupus, Pruritus, Neurodermitiden, Ekzemen, Verwendung in der Gynäkologie. Von Dr. **Louis Wickham**, Médecin de Saint-Lazare, Ancien chef de clinique dermatologique de la Faculté de Paris, Lauréat de l'Académie, und Dr. **Degrais**, Chef de Laboratoire à l'hôpital Saint Louis, Lauréat de l'Académie de Médecine. Von der Académie de Médecine de Paris preisgekrönte Arbeit. Vorwort von Professor **Alfred Fournier**. Autorisierte deutsche Ausgabe von Dr. **Max Winkler**-Luzern mit einer Einführung von Professor Dr. **J. Jadassohn**-Bern. Mit 72 Textfiguren und 20 mehrfarbigen Tafeln. 1910.

Preis M. 15,—; in Halbleder gebunden M. 17.40.

Die Röntgentherapie in der Dermatologie. Von Dr. **Frank Schultz**, Privatdozent, Oberarzt der Abteilung für Lichtbehandlung an der Königlichen Universitätspoliklinik für Hautkrankheiten zu Berlin. Mit 130 Textfiguren. 1910

Preis M. 6,—; in Leinwand gebunden M. 7.—.

Der Lupus. Seine Pathologie, Therapie, Prophylaxe. Für den praktischen Gebrauch. Von Professor **Luigi Philippson**, Direktor der Dermatologischen Universitätsklinik zu Palermo. Aus dem italienischen Manuskript übersetzt von Dr. **Fritz Juliusberg**. Mit 14 Figuren auf Tafeln. 1911.

Preis M. 2,—; in Leinwand gebunden M. 2.60.

Dermatologische Diagnostik. Anleitung zur klinischen Untersuchung der Hautkrankheiten. Von Professor Dr. **L. Philippson**, Direktor der Klinik für Hautkrankheiten und Syphilis an der Universität Palermo. Aus dem Italienischen übersetzt von Dr. **Fritz Juliusberg**. 1910. Preis M. 2,80; in Leinwand gebunden M. 3.60.

Dermatologische Propädeutik. Die entzündlichen Erscheinungen der Haut im Lichte der modernen Pathologie. Sieben Vorlesungen für Ärzte u. Studierende. Von Professor Dr. **S. Róna**, Vorstand der Abteilung für Hautkrankheiten des St. Stephanspitals in Budapest. 1909. Preis M. 3.60.

Verhandlungen der Deutschen Dermatologischen Gesellschaft. Neunter Kongreß, gehalten zu Bern, 12.—14. September 1906. Im Auftrage der Gesellschaft herausgegeben von Professor Dr. **Jadassohn**, Geschäftsleiter des Kongresses.

I. Teil. Referate, Vorträge und Diskussion über die Ätiologie und allgemeine Pathologie der Syphilis. Mit 7 Tafeln. 1907. Preis M. 10.—.
II. Teil. Mit 8 Tafeln und 2 Textabbildungen. 1907. Preis M. 10.—.
— Zehnter Kongreß, gehalten zu Frankfurt a. M., 8.—10. Juni 1908. Im Auftrage der Gesellschaft herausgegeben von Professor Dr. **K. Herxheimer**, Geschäftsleiter des Kongresses. Mit 15 Tafeln und 14 Abbildungen im Text. 1908. Preis M. 18.—.
— General-Register. I.—X. Kongreß. 1909. Preis M. 3.—.

Kosmetik. Ein Leitfaden für praktische Ärzte. Von Sanitätsrat Dr. **Edmund Saalfeld** in Berlin. Zweite, verbesserte und vermehrte Auflage. Mit 15 Textfiguren. 1909. In Leinwand gebunden Preis M. 3.60.

Atlas der ätiologischen und experimentellen Syphilisforschung. Mit Unterstützung der Deutschen Dermatologischen Gesellschaft von Professor Dr. **Erich Hoffmann**. Mit 34 lithogr. und photogr. Tafeln und dem Bildnis Fritz Schaudinns. 1908. In Leinwand gebunden Preis M. 48.—.

Die Ätiologie der Syphilis. Von Dr. **Erich Hoffmann**, Professor, Oberarzt an der Dermatologischen Universitätsklinik zu Berlin. Mit 2 Tafeln. 1906.

Preis M. 2.—.

Verlag von Julius Springer in Berlin.

Die experimentelle Chemotherapie der Spirillosen (Syphilis,
Rückfallfieber, Hühnerspirillose, Frambösie). Von **Paul Ehrlich** und
S. Hata. Mit Beiträgen von H. J. Nichols-New York, J. Iversen-St. Petersburg,
Bitter-Kairo und Dreyer-Kairo. Mit 27 Textfiguren und 5 Tafeln. 1910.
Preis M. 6.—; in Leinwand gebunden M. 7.—.

Beiträge zur Pathologie und Therapie der Syphilis. Unter
Mitwirkung von Dr. G. Bärmann-Petömbökan (Sumatra), Dr. C. Bruck-Breslau,
Dr. Dohi-Tokio, Dr. Kobayashi-Sasheho (Japan), Erich Kuznitzky-Breslau,
Dr. R. Pürckhauer-Dresden, Dr. L. Halberstädter-Berlin, Dr. S. von Pro-
wazek-Hamburg, Dr. Schereschewsky-Göttingen und Dr. C. Siebert-Char-
lottenburg. Herausgegeben von Dr. **Albert Neisser,** ordentlicher Professor an der
Universität Breslau, Geheimer Medizinalrat. 1911.
Preis M. 22.—; in Leinwand gebunden M. 24.—.

Die experimentelle Syphilisforschung nach ihrem gegen-
wärtigen Stande. Von Dr. **A. Neisser,** Geh. Medizinalrat, ord. Professor
an der Universität Breslau. 1906. Preis M. 2.40.

Die Serodiagnose der Syphilis. Von Dr. **Carl Bruck,** Privatdozent und
Oberarzt der Dermatologischen Universitätsklinik in Breslau. 1909. Preis M. 4.80.

Praktische Anleitung zur Syphilisdiagnose auf biologischem
Wege. (Spirochaeten-Nachweis, Wassermannsche Reaktion.) Von Dr. **P. Mulzer.**
Mit 19 Abbildungen und 4 Tafeln. 1909. Preis M. 3.60; in Leinwand gebunden M. 4.40.

Die Therapie der Syphilis. Ihre Entwicklung und ihr gegenwärtiger Stand.
Von Dr. **Paul Mulzer** in Berlin. Mit einem Vorwort von Geh. Reg.-Rat Professor
Dr. P. Uhlenhuth. 1911. Preis M. 2.80; in Leinwand gebunden M. 3.60.

Sekundäre Spät-Syphilis. Von Professor **Alfr. Fournier.** Autorisierte Über-
setzung aus dem Französischen von Dr. Bruno Sklarek, Charlottenburg. Mit
5 mehrfarbigen Tafeln. 1909. Preis M. 12.—.

Beiträge zur Ohrenheilkunde. Festschrift, gewidmet **August Lucae** zur
Feier seines siebzigsten Geburtstages. Mit 1 Heliogravüre, 4 Tafeln und 12 Textabbildungen. 1905. Preis M. 12.—.

Die chronische progressive Schwerhörigkeit. Ihre Erkenntnis und
Behandlung. Von Dr. **August Lucae,** Geh. Medizinalrat und Professor an der
Kgl. Friedrich Wilhelms-Universität zu Berlin. Mit 25 Textfiguren und 2 Tafeln.
1907. Preis M. 18.—; in Leinwand gebunden M. 20.—.

Das Schielen. Ätiologie, Pathologie und Therapie. Von **Claud Worth,** F. R. C. S.
Autorisierte deutsche Ausgabe von Dr. E. H. Oppenheimer. Mit 25 Textfiguren.
1905. Preis M. 4.—.

Zu beziehen durch jede Buchhandlung.

Verlag von Julius Springer in Berlin.

Vorlesungen über Physiologie. Von Dr. M. von Frey, Professor der
Physiologie und Vorstand des Physiologischen Instituts an der Universität Würzburg. Mit 80 Textfiguren. Zweite, neubearbeitete Auflage. 1911.
In Leinwand gebunden Preis M. 11.—.

Die Untersuchung des Pulses und ihre Ergebnisse in gesunden und
kranken Zuständen. Von Dr. M. von Frey, Professor der Physiologie und Vorstand des Physiologischen Instituts an der Universität Würzburg. Mit zahlreichen in den Text gedruckten Holzschnitten. 1892. In Leinwand gebunden Preis M. 7.—.

Der Herzmuskel und seine Bedeutung für Physiologie, Pathologie und Klinik
des Herzens. Ein Versuch zur Entwickelung einer allgemeinen Pathologie und Symptomatologie der Herzmuskelerkrankungen auf anatomischer Grundlage. Von Dr. Ehrenfried Albrecht, Arzt in Berlin. Mit 3 Lichtdruck- und 4 lithographierten Tafeln. 1903. Preis M. 14.—.

Geschmack und Geruch. Physiologische Untersuchungen auf dem Gebiete
des Geschmackssinnes. Von Dr. Wilhelm Sternberg. Mit 5 Textfiguren. 1906.
Preis M. 4.—.

Allergie. Von Prof. Dr. C. Frhr. v. Pirquet, Direktor der Universitäts-Kinderklinik
in Breslau. Mit 30 Textfiguren. 1910. Preis M. 3.60.

Physiologie und Pathologie des Mineralstoffwechsels nebst
Tabellen über die Mineralstoffzusammensetzung der menschlichen Nahrungs- und Genußmittel sowie der Mineralbrunnen und -Bäder. Von Dr. Albert Albu, Privatdozent für innere Medizin an der Universität zu Berlin, und Dr. Carl Neuberg, Privatdozent und chem. Assistent am Pathol. Institut der Universität Berlin. 1906.
In Leinwand gebunden Preis M. 7.—.

Der Harn sowie die übrigen Ausscheidungen und Körperflüssigkeiten von Mensch und Tier. Ihre Untersuchung und
Zusammensetzung in normalem und pathologischem Zustande. Ein Handbuch für Ärzte, Chemiker und Pharmazeuten sowie zum Gebrauche an landwirtschaftlichen Versuchsstationen. Unter Mitarbeit zahlreicher Fachgelehrter herausgegeben von Dr. Carl Neuberg, Universitätsprofessor und Abteilungsvorsteher am Tierphysiologischen Institut der Königl. Landwirtschaftlichen Hochschule Berlin. 2 Teile. 1862 Seiten Großoktav mit zahlreichen Textfiguren und Tabellen. 1911.
Preis M. 58.—; in 2 Halblederbänden gebunden M. 63.—.

Biochemie. Ein Lehrbuch für Mediziner, Zoologen und Botaniker von Dr. F. Röhmann, a. o. Professor an der Universität und Vorsteher der chemischen Abteilung
des Physiologischen Instituts zu Breslau. Mit 43 Textfiguren und 1 Tafel. 1908.
In Leinwand gebunden Preis M. 20.—.

Biochemisches Handlexikon. Unter Mitarbeit hervorragender Fachgenossen
herausgegeben von Prof. Dr. Emil Abderhalden. Direktor des Physiologischen Instituts der Tierärztlichen Hochschule in Berlin. In sieben Bänden.
Bisher liegen vor: I. Band, 1. Hälfte, 1911, Preis M. 44.—; geb. M. 46.50. I. Band, 2. Hälfte, 1911, Preis M. 48.—, geb. M. 50.50. — II. Band, 1911, Preis M. 44.—; geb. M. 46.50. — III. Band, 1911, Preis M. 20.—; geb. M. 22.50. — IV. Band, 1. Hälfte, 1910, Preis M. 14.—. IV. Band, 2. Hälfte, 1911, Preis M. 54.—. IV. Band, kpl. geb. Preis M. 71.—. — V. Band, 1911, Preis M. 38.—; geb. M. 40.50. — VI. Band, 1911, Preis M. 22.—; geb. M. 24.50. — VII. Band, 1. Hälfte, 1910, Preis M. 22.—.
Ausführliches Inhaltsverzeichnis steht zur Verfügung.

Zu beziehen durch jede Buchhandlung.

Untersuchungen über Aminosäuren, Polypeptide und Proteine. 1899–1906. Von **Emil Fischer.**
Preis M. 16.—; in Leinwand gebunden M. 17.50.

Untersuchungen in der Puringruppe. 1882–1906. Von **Emil Fischer.**
Preis M. 15.—; in Leinwand gebunden M. 16.50.

Untersuchungen über Kohlenhydrate und Fermente. 1884 bis 1908. Von **Emil Fischer.** Preis M. 22.—; in Leinwand gebunden M. 24.—.

Die chemische Entwicklungserregung des tierischen Eies.
(Künstliche Parthenogenese.) Von **Jacques Loeb.** Professor der Physiologie an der University of California in Berkeley. Mit 56 Textfiguren. 1909.
Preis M. 9.—; in Leinwand gebunden M. 10.—.

Über das Wesen der formativen Reizung. Von **Jacques Loeb,**
Professor der Physiologie an der University of California in Berkeley. Vortrag, gehalten auf dem XVI. Internationalen Medizinischen Kongreß in Budapest 1909.
Preis M. 1.—

Pflanzenphysiologie. Von Dr. **W. Palladin,** Professor an der Universität zu
St. Petersburg. Mit 180 Textfiguren. 1911.
Preis M. 8.—; in Leinwand gebunden M. 9.—

Die Variabilität niederer Organismen. Eine deszendenz-theoretische
Studie. Von **Hans Pringsheim.** 1910.
Preis M. 7.—; in Leinwand gebunden M. 8.—.

Umwelt und Innenwelt der Tiere. Von **J. von Uexküll,** Dr. med. h. c.
1909. Preis M. 7.—; in Leinwand gebunden M. 8.—.

Biologie des Menschen. Aus den wissenschaftlichen Ergebnissen der Medizin
für weitere Kreise dargestellt. Bearbeitet von Dr. Leo Heß, Prof. Dr. Heinrich Joseph, Dr. Albert Müller, Dr. Karl Rudinger, Dr. Paul Saxl, Dr. Max Schacherl. Herausgegeben von Dr. **Paul Saxl** und Dr. **Karl Rudinger.** Mit 62 Textfiguren. 1910. Preis M. 8.—; in Leinwand gebunden M. 9.40.

Biochemische Zeitschrift. Beiträge zur chemischen Physiologie und Patho-
logie. Herausgegeben von E. **Buchner**-Breslau, P. **Ehrlich**-Frankfurt a. M., F. **Hofmeister**-Straßburg, C. **von Noorden**-Wien, E. **Salkowski**-Berlin, N. **Zuntz**-Berlin. Redigiert von C. **Neuberg**-Berlin.
Preis des Bandes von 32—36 Bogen M. 12.—

Deutsche Monatsschrift für Zahnheilkunde. Organ des Zentral-
Vereins deutscher Zahnärzte. Schriftleitung: Zahnarzt **Julius Parreidt,** Leipzig. Erscheint seit 1882. Jährlich M. 16.—.

Zu beziehen durch jede Buchhandlung.